□明清名医全书大成

黄元御医学全书

中国中医药出版社

·北京·

图书在版编目（CIP）数据

黄元御医学全书 / 孙洽熙主编 . —2 版 . —北京：中国中医药出版社，2015.2（2023.9 重印）

（明清名医全书大成）

ISBN 978-7-5132-2323-2

Ⅰ.①黄…　Ⅱ.①孙…　Ⅲ.①中国医药学—古籍—中国—清代

Ⅳ.① R2-52

中国版本图书馆 CIP 数据核字（2015）第 013728 号

中国中医药出版社出版

北京经济技术开发区科创十三街 31 号院二区 8 号楼

邮政编码　100176

传真　010-64405721

山东临沂新华印刷物流集团有限责任公司印刷

各地新华书店经销

开本 787×1092　1/16　印张 72.25　字数 1660 千字

2015 年 2 月第 2 版　2023 年 9 月第 4 次印刷

书号　ISBN 978-7-5132-2323-2

定价　298.00 元

网址　www.cptcm.com

服 务 热 线　010-64405510

购 书 热 线　010-89535836

维 权 打 假　010-64405753

微信服务号　zgzyycbs

微商城网址　https://kdt.im/LIdUGr

官 方 微 博　http://e.weibo.com/cptcm

天猫旗舰店网址　https://zgzyycbs.tmall.com

如有印装质量问题请与本社出版部联系（010-64405510）

明清名医全书大成丛书编委会

审定委员会 （按姓氏笔画排列）

马继兴　史常永　李今庸　李经纬　余瀛鳌

张灿玾　俞长荣　郭霭春　裘沛然

总　主　编　胡国臣

副总主编　傅　芳　宋志恒　张年顺　樊正伦　吴少祯

编　　　委 （按姓氏笔画排列）

于　杰　于淑芬　王　燕　王　键　王　璟

王兴华　王国辰　王岱平　王育学　王咪咪

王振国　王晓平　包来发　田思胜　成肇仁

朱立专　乔海法　竹剑平　任春荣　齐　昉

刘　炜　刘　虹　刘　洋　刘华东　刘宏光

刘学义　刘明礼　刘振荣　孙中堂　孙洽熙

李　林　李　颖　李玉清　李世华　李庆和

李刘坤　李刘周　李志庸　李桂兰　李继明

李敬林　苏　礼　杨　利　杨　震　杨金萍

汪正宜　汪幼一　汪桂范　张　敏　张玉杰

张东超　张印生　张民庆　张志斌　张朝阳

陆　拯	陆小左	陈　钢	陈　熠	邵金阶
林慧光	欧阳斌	招萼华	易　杰	罗根海
周玉萍	姜典华	郑　林	郑怀林	郑洪新
项长生	柳长华	胡思源	俞宜年	施仁潮
祝建华	姚昌绥	秦建国	袁红霞	徐　麟
徐又芳	徐春波	高　萍	高尔鑫	高传印
高新民	郭君双	黄英志	曹爱平	盛　良
盛维忠	盛增秀	韩学杰	焦振廉	傅沛藩
傅海燕	薛　军	戴忠俊	魏　平	

学术秘书　芮立新

前　言

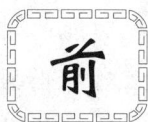

　　《明清名医全书大成》系列丛书是集明清30位医学名家医学著作而成。中医药学是一个伟大的宝库，其学术源远流长，发展到明清时期，已日臻成熟，在继承前代成就的基础上，并有许多发展，是中医的鼎盛时期。突出表现在：名医辈出，学派林立，在基础学科和临床各科方面取得了很大成就，特别是本草学和临床学尤为突出。同时著书立说很活跃，医学著作大量面世，对继承发扬中医药学起到了巨大的推动作用。

　　本草学在明代的发展达到了空前的高峰，其著述之多，内容之丰，观点之新，思想之成熟，都是历代难以与之媲美的。尤其是明代李时珍的《本草纲目》被誉为"天下第一药典"。全书52卷、62目，载药1892种，附本草实物考察图谱1110幅，附方万余首。他"奋编摩之志，僭纂述之权"，"书考八百余家"，"剪繁去复，绳谬补遗，析族区类，振纲分目"，在药物分类、鉴定、生药、药性、方剂、炮制、编写体例等许多方面均有很大贡献，其刊行以来，受到国内外医药界的青睐，在中国药学史上起到了继往开来的作用，多种译本流传于世界诸多国家，其成就已远远超出医药学的范围，曾被英国生物学家达尔文誉为"中国的百科全书"。除时珍之卓越贡献之外，还有缪希雍的《神农本草经疏》，是对《神农本草经》的阐发和注释，与其一生药学经验的总结，详明药理及病忌、药忌，为明代本草注疏药理之先。更有清代张璐的《本经逢原》，其药物分类舍弃《神农本草经》三品窠臼，而遵《本草纲目》按自然属性划分，体例以药物性味为先，次以主治、发明，内容广泛，旁征博引，参以个人体会。全书以《神农本草经》为主，引申发明，凡性味效用，诸家治法以及药用真伪优劣的鉴别，都明确而扼要地作了叙述，使"学人左右逢源，不逾炎黄绳墨"而"足以为上工"也。另外，尚有薛己的《本草约言》，汪昂的《本草备要》，徐灵胎之《神农本草经百种录》，陈修园之《神农本草经读》，张志聪之《本草崇原》等，这些书也都各具特点，流传甚广。

　　明清时期基础理论的研究仍以《内经》以来所形成的自发唯物论和朴素

辩证法理论体系为基础，不断地总结医疗实践经验，有所发明，有所创造，从不同方面丰富和发展了中医学的理论。如明代的张景岳等十分强调命门在人体的重要作用，把命门看成是人体脏腑生理功能的动力，并受朱震亨相火论的影响，把命门、相火联系起来，在临床上对后世医学有相当影响。清代叶天士、吴鞠通、王孟英等对温热病发生、发展规律的探讨，以及对卫气营血辨证和三焦辨证的创立等。关于人体解剖生理的认识：有些医家对脑的功能有新的记述。如李时珍有"脑为元神之府"，汪昂记有"人之记性在脑"，喻嘉言有"脑之上为天门，身中万神集会之所"等记述，对于中医学理论体系的丰富和发展，都作出了很大的贡献。

临床各科在明清时期得到了很大发展，因此时医学十分注意临床观察，临床经验丰富。很多医家都非常重视辨证论治及四诊八纲，如李时珍的《濒湖脉学》，是这一时期重要的脉学著作，该书以歌诀形式叙述介绍了 27 种脉象，便于学习、理解、诵读和记忆，流传甚广。孙一奎在《赤水玄珠·凡例》中概括地指出："凡证不拘大小轻重，俱有寒热、虚实、表里、气血八个字。苟能于此八个字认得真切，岂必无古方可循？"张景岳在《景岳全书》中强调以阴阳为总纲，以表里、虚实、寒热为六变。他使中医基础理论和临床实践结合得更加紧密，形成了理、法、方、药的完整理论体系。

内科医著明清时期很多。薛立斋的《内科摘要》一书，首开中医"内科"书名之先河。也正式明确中医内科的概念，使内科病证的诊治有了很大提高。具有代表性的著作有王肯堂的《证治准绳》，张景岳的《景岳全书》等。从学术理论方面，以温补学派的出现和争论为其特点。其主要倡导者有薛立斋、孙一奎、张景岳、李中梓等，主要观点是重视脾肾。薛立斋注重脾肾虚损证，重视肾中水火和脾胃的关系，因而脾肾并举，注重温补。温补派的中坚张景岳的《类经附翼》《景岳全书》，原宗朱震亨说，后转而尊崇张元素和李杲，反对朱说，力倡"阳非有余，阴常不足"。极力主张温补肾阳在养生和临床上的重要性。李中梓则在薛立斋、张景岳的影响下，既重视脾胃，也重滋阴养阳。温补之说，成为明清时期临床医学发展上的一大特点。

温病学派的兴起是明清时期医学的突出成就之一。叶天士的《温热论》，创温病卫气营血由表入里的传变规律，开卫气营血辨证论治法则。吴鞠通的《温病条辨》，乃继承叶氏温病学说，但提出了温病的传变为"三焦由上及下，由浅入深"之说，成为温病三焦辨证的起始。其他如王孟英的

《温热经纬》等著作都丰富了温病学说。

骨伤科、外科在明清时期也有了一定的发展。这一时期外科闻名的医家和医学专著空前增多。如薛立斋的《外科枢要》，汪石山的《外科理例》等，记述外科病证，论述外科证治，各有特点。骨伤科有王肯堂的《疡医证治准绳》，是继《普济方》之后对骨伤科方药诊治的进一步系统归纳。

妇产科在明清时期发展很快，成就比较显著。如万密斋的《广嗣纪要》对影响生育的男女生殖器畸形、损伤，以及妊娠等做了记述。薛立斋在《保婴撮要》中强调妇科疾病之养正，记述有烧灼断脐法，以预防脐风；王肯堂的《女科证治准绳》收录和综合前人对妇产科的论述。武之望的《济阴纲目》列述了经、带、胎、产等项，纲目分明，选方实用。

儿科在明清时期内容较前更加充实，专著明显增多。如万密斋的《全幼心鉴》《幼科发挥》《育婴秘诀》《广嗣纪要》《痘疹世医心法》等儿科专著，继承了钱乙之说，强调小儿肝常有余，脾常不足的特点，治疗重视调补脾胃，除药物外，还注意推拿等法。王肯堂的《幼科证治准绳》综合历代儿科知识，采集各家论述，对麻痘、热症等多种小儿疾病论述颇详，流传甚广。

眼、耳鼻咽喉及口腔科在这一时期也有一定的进展。如王肯堂的《证治准绳》论述眼疾171症，详述证治，是对眼病知识的较好汇集。薛立斋的《口齿类要》记述口、齿、舌、唇、喉部的疾患，注重辨证治疗，简明扼要，介绍医方604首，为现存以口齿科为名的最早专书之一。

气功及养生方面，在此期也较为重视，出现了不少有影响、有特色的养生学专著。如万密斋的《养生四要》。张景岳在《类经·摄生》中也阐发了《内经》的有关养生论述，对养神和养形做了精辟论述，富有唯物辩证精神。另如叶天士在《临证指南医案》中记述300例老年病的验案，强调颐养功夫，寒温调摄和戒烟酒等。

清朝末年，西方医学开始传入中国，因此，西医学术对中医学术产生很大影响，在临床上中西医病名相对照，并以此指导临床诊治，中西医汇通学派形成。如其代表人物唐容川，立足中西医汇通，发扬祖国医学，精研中医理论，遵古而不泥古，建立了治疗血证的完整体系。

综上所述，明清时期名医辈出，医学确有辉煌成就，在中医药学发展的长河中占有重要的位置，这就是我们编辑出版《明清名医全书大成》之目的所在。

全书共收录了30位医家，集成30册医学全书，其中明代13位，清代

17 位。收录原则为成名于明清时期（1368～1911）的著名医家，其医学著作在两部以上（包括两部）；每位医家医学全书的收书原则：医家的全部医学著作；医家对中医经典著作（《内经》《难经》《神农本草经》《伤寒论》《金匮要略》）的注疏；其弟子或后人整理的医案。整理本着搞清版本源流、校注少而精，做到一文必求其确。整理重点在学术思想研究部分，力求通过学术思想研究达到继承发扬的目的。

本书为新闻出版署"九五"重点图书之一，在论证和编写过程中，得到了马继兴、张灿玾、李今庸、郭霭春、李经纬、余瀛鳌、史常永等审定委员的指导和帮助，在此表示衷心感谢。本书 30 位主编均为全国文献整理方面有名望的学科带头人，经过几年努力编撰而成。虽几经修改，但因种种原因，如此之宏篇巨著错误之处在所难免，敬请各位同仁指正。

编著者

1999 年 5 月于北京

内容提要

《黄元御医学全书》收录了《四库全书》著录的黄氏存世医书11种，即《素问悬解》《灵枢悬解》《难经悬解》《伤寒悬解》《金匮悬解》《伤寒说意》《四圣心源》《四圣悬枢》《素灵微蕴》《长沙药解》《玉楸药解》，凡101卷。

黄元御字坤载，号研究，别号玉楸子，山东昌邑人。生于1705年，卒于1758年，是清代乾隆年间著名医家，曾任清室太医，被誉为"一代医宗"。

黄氏之作，是积20余年研习医学经典的心得体会写成。书中对《素》《灵》《难经》《伤寒》《金匮》诸书，进行了重新编次、厘定；对其原书文字，逐段诠释，阐发其经旨微义，确有独到之处，诸如对天人相应、阴阳五行、沉经络腧穴、病能脉法、气血营卫、泻南补北等经旨医理，多有创见、发挥。

黄氏于临床，精通五运，明彻脏腑，娴熟脉法，组方遣药，配伍精当，验之于证，疗效颇高，曾荣受乾隆帝亲题之"妙悟岐黄"扁额。

《黄元御医学全书》，除收载黄氏医书11种外，还收录了本书主编写的"黄元御医学学术思想研究"一文，凡数万言，可供今人及来者对黄氏医学建树、学术思想、医术特色及治学态度的研究等有所参考。

校 注 说 明

　　《黄元御医学全书》，清·黄元御撰，包括《素问悬解》《灵枢悬解》《难经悬解》《伤寒悬解》《金匮悬解》《伤寒说意》《四圣心源》《四圣悬枢》《素灵微蕴》《长沙药解》《玉楸药解》等十一种医著，均系《四库全书总目提要》所著录者。

　　黄氏精研《素问》《灵枢》《难经》《伤寒》《金匮》，凡二十余年，谓："《素问》旧本刺法篇亡，实误载于诊要经终论内，未尝亡也，今取彼文，以补此篇。旧本此篇（经络论）误在玉机真脏论，本病论原亡，取此篇补之。《灵枢》乃《素问》之原。岐黄而后，难《灵》《素》者，扁鹊耳。《伤寒》之次第，乱于叔和，而叔和祖述之伤寒例，混热病于伤寒，遂启后来传经为热之讹。"为此，黄氏复《素问》八十一篇之旧，重新编次为养生、脏象、脉法、经络、孔穴、病论、治论、刺法、雷公问、运气等十类，分为一十三卷，逐一诠释，名曰《素问悬解》。于《灵枢》，正其错乱，发其幽杳，重新编次为刺法、经络、营卫、神气、脏象、外候、病论、贼邪、疾病等九类，分为九卷，八十一篇，逐一诠释，名曰《灵枢悬解》。于《难经》之二卷，八十一难，亦逐一诠释，名曰《难经悬解》。于《伤寒》，亦重新编次，分为十二类，一十四卷，逐条诠释，名曰《伤寒悬解》，并撰"仲景微旨"冠于书首，附"伤寒例"于书末。于《金匮》，逐一考校订正，分为七类，二十二卷，详加诠释，名曰《金匮悬解》。黄氏于《伤寒悬解》撰成之后，深觉其心得言犹未尽，乃复撰《伤寒说意》十卷，以发其精蕴。《四圣心源》十卷，理法方药毕陈，以薪传黄帝、岐伯、越人、仲景四圣之微旨。《四圣悬枢》五卷，析温、疫、痘、疹之义，述四圣及前哲之精言，传己之精验。《灵素微蕴》四卷，二十六篇，乃黄氏研习《素》《灵》之心得体会及医案医话。《长沙药解》四卷与《玉楸药解》八卷，为诠释仲景常用方药与《伤寒》《金匮》未载药物之专著，兼及前贤得失，便于后学参用。

　　清·冯承熙（赓廷）国学正崇尚黄氏之学，赞其"奥析天人，妙烛幽隐，自越人、仲景而后，罕有其伦"，《素问悬解》"条理分明，篇第昭晰，其所移置，则若符节之合也，义意周密，脉络融贯，其所诠释，则若日星之炳也"。为弘扬黄氏医术，乃于同治十一年壬申（公元1872年）精校而梓行之，并将其所撰"校余偶识"一卷附于书末，颇有参考价值，此刻本至为精善（以下简称"素冯本"）。

　　冯承熙赞黄氏"博极群书，兼综众妙，蕴探玉版，钥启灵兰，意蕊争飞，心源默印"，《难经悬解》使"榛芜路辟，匣镜尘捐，宿障云开，旧疑冰释"。为使其广为流传，"庶几斯学晦而复明，微言绝而更续，播之后代，永永无穷"，乃于同治十一年壬申精校而梓行之（以下简称"难冯本"）。

　　冯承熙继校刻《素问悬解》《难经悬解》之后，于光绪六年庚辰（公元1880年）精校《灵枢悬解》而梓行之。据考，此刻本系本书世传之唯一刻本（以下简称"灵冯本”）。

传世之《伤寒悬解》刻本较多，举凡道光十二年壬辰（公元1832年）阳湖张琦（翰风）宛邻书屋（北京）刻本（以下简称“宛邻本”），咸丰十一年辛酉（公元1861年）长沙徐树铭（受衡）燮和精舍（福州）刻本（以下简称“闽本”），同治七年戊辰（公元1868年）江夏彭器之（菽毓）成都刻本（以下简称“蜀本”），同治八年己巳（公元1869年）长沙黄济重庆刻本（以下简称“渝本”），光绪二十年甲午（公元1894年）上海图书集成印书局排印本（以下简称“集成本”），及公元1934年上海锦章书局石印本（以下简称“石印本”）等。“宛邻本”虽刊行较早，刻刊甚精，惜仅存前八卷，非系完本。“闽本”虽刊行稍晚，然系足本，刻刊亦精，可谓善本。

传世之《金匮悬解》刻本、抄本较多，举凡乾隆十五年庚午（公元1750年）山东历下申士秀精抄本（以下简称“申本”），咸丰十一年辛酉长沙徐树铭燮和精舍刻本（以下简称“闽本”），同治七年戊辰江夏彭器之成都刻本（以下简称“蜀本”），同治八年己巳长沙黄济重庆刻本（以下简称“渝本”），光绪二十年甲午上海图书集成印书局排印本（以下简称“集成本”），公元1934年上海锦章书局石印本（以下简称“石印本”）等。其中“申本”最为精善，价值最高。

传世之《伤寒说意》刻本、抄本亦较多，举凡乾隆年间黄氏得意门生金陵毕武龄（维新）精抄本（以下简称“毕本”），咸丰十一年辛酉长沙徐树铭燮和精舍刻本（以下简称“闽本”），同治七年戊辰江夏彭器之成都刻本（以下简称“蜀本”），同治八年己巳长沙黄济重庆刻本（以下简称“渝本”），光绪二十年甲午上海图书集成印书局排印本（以下简称“集成本”），公元1934年上海锦章书局石印本（以下简称“石印本”）等。其中“毕本”最为精善，价值最高。

传世之《四圣心源》刻本较多，举凡道光二十二年壬寅（公元1842年）丹徒赵克宣（竹坪）、赵克宜（小楼）昆仲据道光十二年壬辰阳湖张琦宛邻书屋刻本校刻之“赵本”，咸丰十一年辛酉长沙徐树铭燮和精舍刻本（以下简称“闽本”），同治七年戊辰江夏彭器之成都刻本（以下简称“蜀本”），同治八年己巳长沙黄济重庆刻本（以下简称“渝本”），光绪二十年甲午上海图书集成印书局排印本（以下简称“集成本”），公元1934年上海锦章书局石印本（以下简称“石印本”）等。其中“赵本”最为精善。

传世之《四圣悬枢》刻本，有咸丰十一年辛酉长沙徐树铭燮和精舍刻本（以下简称“闽本”），同治七年戊辰江夏彭器之成都刻本（以下简称“蜀本”），同治八年己巳长沙黄济重庆刻本（以下简称“渝本”），光绪二十年甲午上海图书集成印书局排印本（以下简称“集成本”），公元1934年上海锦章书局石印本（以下简称“石印本”）等。其中“闽本”最佳。

传世之《素灵微蕴》刻本，有道光十年庚寅（公元1830年）阳湖张琦宛邻书屋刻本（以下简称“宛邻本”），咸丰十一年辛酉长沙徐树铭燮和精舍刻本（以下简称“闽本”），同治七年戊辰江夏彭器之成都刻本（以下简称“蜀本”），同治八年己巳长沙黄济重庆刻本（以下简称“渝本”），光绪二十年甲午上海图书集成印书局排印本（以下简称“集成本”），公元1934年上海锦章书局石印本（以下简称“石印本”）等。其中“宛邻本”最为精善，学术价值最高。

传世之《长沙药解》刻本，有道光十二年壬辰阳湖张琦宛邻书屋刻本（以下简称"宛邻本"），咸丰十一年辛酉长沙徐树铭福州刻本（以下简称"闽本"），同治七年戊辰江夏彭器之成都刻本（以下简称"蜀本"），同治八年己巳长沙黄济重庆刻本（以下简称"渝本"），光绪二十年甲午上海图书集成印书局排印本（以下简称"集成本"），公元1934年上海锦章书局石印本（以下简称"石印本"）等。其中"宛邻本"最为精善，学术价值最高。

传世之《玉楸药解》刻本，有咸丰十一年辛酉长沙徐树铭燮和精舍刻本（以下简称"闽本"），同治七年戊辰江夏彭器之成都刻本（以下简称"蜀本"），同治八年己巳长沙黄济重庆刻本（以下简称"渝本"），光绪二十年甲午上海图书集成印书局排印本（以下简称"集成本"），公元1934年上海锦章书局石印本（以下简称"石印本"）等。其中"闽本"最佳。

鉴于以上11种医籍诸版本已逾数十年乃至百年以上，近代从未排印刊行，仅1990年人民卫生出版社出版过笔者校勘的繁体竖排本，然因系繁体竖排，印数亦少，因之研习不便，传而不广，因此亟待全面校勘整理成一个较好的简体横排的通行范本，以资今人研习应用，是乃此次校勘整理之本意也。

此次校勘，《素问悬解》《灵枢悬解》《难经悬解》，分别以"素冯本"、"灵冯本"、"难冯本"为底本，其内容不删节，不改编，以保持各书原貌。

《素问悬解》，补入唐·王冰"黄帝内经素问序"、宋·林亿"重广补注黄帝内经素问序"，以资识《素问》之源流梗概及补辑校勘情况。据说尚有另一版本存世，学术价值不如"素冯本"，且至今尚未得睹，故无主校本、旁校本。以人民卫生出版社1956年据唐·王冰注，宋·林亿等校，明·顾从德翻宋刻本《重广补注黄帝内经素问》影印本为他校本（以下简称"王注本"）。参考隋·杨上善《黄帝内经太素》（人民卫生出版社1955年据兰陵堂仿宋嘉佑刻本影印本）、《灵枢经》（人民卫生出版社1956年据明·赵府居敬堂刻本影印本）、南京中医学院《难经校释》（人民卫生出版社1979年版）、《伤寒论》（人民卫生出版社1957年据明·赵开美翻宋刻本排印本）、《金匮要略方论》（人民卫生出版社1956年据明·赵开美刻本影印本、清康熙六十年辛丑宝纶堂刻本），黄氏之《灵枢悬解》《难经悬解》《黄氏医书八种》等医籍。

《灵枢悬解》，补入宋·史崧《黄帝素问灵枢经叙》，以资识《灵枢》之版本源流。因"灵冯本"系世传之唯一刻本，故无主校本、旁校本。以《灵枢经》（版本同前）为他校本（以下简称《灵枢经》）。参考隋·杨上善《黄帝内经太素》（版本同前）、晋·皇甫谧《针灸甲乙经》（人民卫生出版社1963年据明刻《医统正脉》本缩印本，以下简称《甲乙经》）《难经校释》《伤寒论》《金匮要略方论》（版本均同前），黄氏之《素问悬解》《难经悬解》《黄氏医书八种》等医籍。

《难经悬解》，以清刻本为主校本。以《难经本义》（元·滑寿著，人民卫生出版社1963年新一版）为他校本。参考《难经集注》（吴·吕广等注，宋·王九思等辑，商务印书馆1955年版）《难经校释》《伤寒论》《金匮要略方论》（版本均同前），黄氏之《素问悬解》《灵枢悬解》《黄氏医书八种》等医籍。

《伤寒悬解》，以"闽本"为底本，其内容不删节，不改编，以保持本书原貌。补入汉·张机"伤寒杂病论序"，宋·孙奇、林亿、高宝衡"伤寒论序"，以资识《伤寒论》之源流梗概。以"宛邻本"、"蜀本"为主校本。以"集成本"、"石印本"为旁校本。以《伤寒论》（版本同前）《伤寒说意》（毕本）为他校本。参考《重广补注黄帝内经素问》《灵枢经》《难经集注》（版本均同前），及黄氏其他医籍等。

《金匮悬解》，以"申本"为底本，其内容不删节，不改编，以保持本书原貌。补入宋·孙奇、林亿、高宝衡《金匮要略方论原序》，以资识《金匮》之源流梗概。以"闽本"、"蜀本"为主校本。以"集成本"、"石印本"为旁校本。以《金匮要略方论》（版本同前）为他校本。参考书目及版本同前。

《伤寒说意》，以"毕本"为底本，其内容不删节，不改编，以保持本书原貌。补入清·赵汝毅"伤寒说意跋"，以资识黄氏医书版本源流梗概。以"闽本"、"蜀本"为主校本。以"集成本"、"石印本"为旁校本。以《伤寒论》（版本同前）、《伤寒悬解》（"宛邻本"、"闽本"）为他校本。参考书目及版本同前。

《四圣心源》，以"赵本"为底本，其内容不删节，不改编，以保持本书原貌。补入徐树铭"昌邑黄先生医书八种序"、杨希闵（铁俑）"黄先生医书八种后跋"、彭器之"重刻黄氏医书序"、完颜崇实"黄氏遗书序"、顾复初"重刻黄氏遗书序"、欧阳兆熊序、黄济序等，以资识其精蕴及考究版本源流。以"闽本"、"蜀本"为主校本。以"集成本"、"石印本"为旁校本。以《重广补注黄帝内经素问》《灵枢经》《难经集注》《伤寒论》《金匮要略方论》（版本均同前）及黄氏之其他医籍为参校本。

《四圣悬枢》，以"闽本"为底本，其内容不删节，不改编，以保持本书原貌。以"蜀本"为主校本。旁校本、参校本与《四圣心源》相同。

《素灵微蕴》，以"宛邻本"为底本，其内容不删节，不改编，以保持本书原貌。以"闽本"、"蜀本"为主校本。旁校本、参校本与《四圣心源》相同。

《长沙药解》，以"宛邻本"为底本，其内容不删节，不改编，以保持本书原貌。以"闽本"、"蜀本"为主校本。以"集成本"、"石印本"、《伤寒悬解》《金匮悬解》《伤寒说意》为旁校本。以《神农本草经》（人民卫生出版社1957年新一版）《新修本草》（群联出版社1955年第一版）《本草纲目》（商务印书馆1954年重印本）为他校本。参考《重广补注黄帝内经素问》《灵枢经》《难经集注》《伤寒论》《金匮要略方论》，及黄氏其他医籍等。

《玉楸药解》，以"闽本"为底本，其内容不删节，不改编，以保持本书原貌。以"蜀本"为主校本。以"集成本"、"石印本"为旁校本。他校本与《长沙药解》相同。参考黄氏其他医籍等。

以上黄氏11种医籍，均予以全书点校。校勘以对校（《素问悬解》《灵枢悬解》除外）、本校、他校为主，酌情运用理校。具体问题的处理，见以下各点。

1. 底本未载之个别字、词、句，无关宏旨者，均不补入，也不出注，以保持该书原貌。系明显脱漏者，原书不动，出注录以校本之文，以供参正。对未载之个别段落，出注录以校本之文，以供参考。

2. 底本中确系明显之错字、俗字、避讳字，或笔划小误者，如日月混淆、已巳己不分等，均予迳改，不出校记。如系底本错讹脱衍，需辨明者，则据校本改正或增删，

并出校注明。

3. 底本与校本不一，难以肯定何者为是者，原文不动，出校注明。

4. 黄氏诠释中引录他书之文献，多有删节，或缩写改动。凡不失原意者，均置之不论，以保持该书原貌。

5. 经文及黄氏诠释中未注释之文义古奥难明的字、词等，则予以注释。

6. 凡属难、僻、异读而无简化字者，均注音。注音采用直音法，即汉语拼音加同音字。

7. 凡属通假字，原文不动，首见出注说明。

8. 生僻难明之成语、典故等，出注说明其出处。

9. 十一种目录，凡有简约错讹者，均据正文做了增补订正。

西安市中医医院　孙洽熙
1995 年 10 月 1 日

全　书　总　目

素问悬解

清·黄元御 撰

黄帝内经素问序①

启玄子王冰撰

夫释缚脱艰，全真导气，拯黎元于仁寿，济羸劣以获安者，非三圣道则不能致之矣。孔安国②序《尚书》曰：伏羲、神农、黄帝之书，谓之三坟，言大道也。班固③《汉书·艺文志》曰：《黄帝内经》十八卷，《素问》即其经之九卷也，兼《灵枢》九卷，乃其数焉。虽复年移代革，而授学犹存，惧非其人，而时有所隐，故第七一卷，师氏藏之，今之奉行，惟八卷尔。然而其文简，其意博，其理奥，其趣深，天地之象分，阴阳之候列，变化之由表④，死生之兆彰，不谋而遐迩自同，勿约而幽明斯契，稽其言有征，验之事不忒，诚可谓至道之宗，奉生之始矣。

假若天机迅发，妙识玄通，蒇⑤谋虽属乎生知，标格⑥亦资于诂训，未尝有行不由径，出不由户者也。然刻意研精，探微索隐，或识契真要，则目牛无全。故动则有成，犹鬼神幽赞，而命世奇杰，时时间出焉。则周有秦公，汉有淳于公，魏有张公、华公⑦，皆得斯妙道者也。咸日新其用，大济蒸人⑧，华叶递荣，声实相副，盖教之著矣，亦天之假也。

冰弱龄慕道，夙好养生，幸遇真经⑨，式为龟镜。而世本⑩纰缪，篇目重叠，前后不伦，文义悬隔，施行不易，披会亦难，岁月既淹，袭以成弊。或一篇重出而别立二名，或两论并吞而都为一目，或问答未已别树篇题，或脱简不书而云世阙，重合经而冠针服，并方宜而为咳篇，隔⑪虚实而为逆从，合经络而为论要，节⑫皮部为经络，退至教以先针⑬，诸如此流，不可胜数。

且将升岱岳，非径奚为？欲诣扶桑，无舟莫适。乃精勤博访，而并有其人，历十二年，方臻理要，询谋得失，深遂夙心。时于先生郭子斋堂受得先师张公秘本，文字昭

---

① 黄帝内经素问序　原不载，据明·顾从德《重广补注黄帝内经素问》影印本补。
② 孔安国　汉曲阜人，字子国，孔子十二世孙，武帝时官谏议大夫、临淮太守。鲁恭王坏孔子故宅，于壁中得《古文尚书》、《论语》、《孝经》，皆科斗文字，当时无能知者，安国以今文读之。承诏作《书传》，定为五十八篇，并撰《古文孝经传》、《论语训解》。
③ 班固　公元32~92年，东汉安陵人，字孟坚。幼承家学，稍长就读于洛阳太学，博览群书。汉明帝诏为兰台令史，后迁为郎，典校秘书，续其父彪著《汉书》，积思二十余年乃成，为世所重。
④ 由表　"由"，通"犹"。"表"，明也。"由表"，犹明显也。
⑤ 蒇（chǎn 产）　解也。
⑥ 标格　"标"，书也。"格"，法式也。"标格"，在此指经典著作。
⑦ 魏有张公、华公　"张公"，张机，即张仲景。"华公"，华佗。"魏"与史实有误，张、华二公系东汉人。
⑧ 蒸人　众人也。
⑨ 真经　在此指《内经》。
⑩ 世本　指唐代之《内经》传本。
⑪ 隔　变易也。
⑫ 节　支解也。
⑬ 针　指"针解篇"。

晰，义理环周，一以参详，群疑冰释。恐散于末学，绝彼师资，因而撰注，用传不朽，兼旧藏之卷，合八十一篇，二十四卷，勒成一部。冀乎究尾明首，寻注会经，开发童蒙，宜扬至理而已。

其中简脱文断，义不相接者，搜求经论所有，迁移以补其处。篇目坠缺，指事不明者，量其意趣，加字以昭其义。篇论吞并，义不相涉，阙漏名目者，区分事类，别目以冠篇首。君臣请问，礼义乖失者，考校尊卑，增益以光其意。错简碎文，前后重叠者，详其指趣，削去繁杂，以存其要。辞理秘密，难粗论述者，别撰《玄珠》①，以陈其道。凡所加字，皆朱书其文，使今古必分，字不杂糅。庶②厥③昭彰圣旨④，敷畅玄言，有如列宿高悬，奎张不乱，深泉净滢，鳞介咸分，君臣无夭枉之期，夷夏有延龄之望。俾工徒勿误，学者惟明，至道流行，徽音累属⑤，千载之后，方知大圣⑥之慈惠无穷。

时大唐宝应元年岁次壬寅序
将仕郎守殿中丞孙兆重
朝奉郎守国子博士同校正医书上骑都尉赐绯鱼袋高保衡
改误
朝奉郎守尚书屯田郎中同校正医书骑都尉赐绯鱼袋孙奇
朝散大夫守光禄卿直秘阁判登闻检院上护军林亿

---

①　玄珠　书名。《黄帝内经素问》新校正云："详王氏《玄珠》，世无传者。今有《玄珠》十卷、《昭明隐旨》三卷，盖后人附托之文也。"
②　庶　幸也。
③　厥　代词，犹言"乃"。
④　圣旨　在此指医圣之微言。
⑤　徽音累属　"徽音"，懿美之德音。"属"，续也。"徽音累属"，造福无穷也。
⑥　大圣　在此指岐黄之术。

重广补注黄帝内经素问序^①

　　臣闻安不忘危,存不忘亡者,往圣之先务,求民之瘼^②,恤民之隐^③ 者,上主之深仁。在昔黄帝之御极也,以理身绪余治天下。坐于明堂之上,临观八极,考建五常,以谓人之生也,负阴而抱阳,食味而被色。外有寒暑之相荡,内有喜怒之交侵,夭昏札瘥,国家代有。将欲敛时五福^④,以敷赐厥^⑤ 庶民,乃与岐伯上穷天纪,下极地理,远取诸物,近取诸身,更相问难,垂法以福万世。于是雷公之伦^⑥,授业传之,而《内经》作矣。

　　历代宝之,未有失坠。苍周之兴,秦和述六气之论,具明于《左史》,厥后越人得其一二,演而述《难经》,西汉仓公传其旧学,东汉仲景撰其遗论,晋皇甫谧刺而为《甲乙》,及隋杨上善纂而为《太素》,时则有全元起者,始为之训解,阙第七一通^⑦,迄唐宝应中,太仆王冰笃好之,得先师所藏之卷,大为次注,犹是三皇遗文,烂然可观。

　　惜乎! 唐令列之医学,付之执技之流,而荐绅^⑧ 先生罕言之。去圣已远,其术晻昧,是以文注纷错,义理混淆。殊不知三坟之余,帝王之高致,圣贤之能事,唐尧之授四时,虞舜之齐七政,神禹修六府以兴帝功,文王推六子以叙卦气,伊尹调五味以致君,箕子^⑨ 陈五行以佐世,其致一也。奈何以至精至微之道,传之以至下至浅之人,其不废绝,为已幸矣!

　　顷在嘉祐中,仁宗念圣祖之遗事将坠于地,乃诏通知其学者,俾之是正。臣等承乏^⑩ 典校,伏念旬岁。遂乃搜访中外,裒^⑪ 集众本,寖^⑫ 寻其义,正其讹舛,十得其三四,余不能具。窃谓未足以称明诏,副圣意,而又采汉唐书录古医经之存于世者,得数十家,叙而考正焉。贯穿错综,磅礴会通,或端本以寻支,或溯流而讨源,定其可知,次以旧目,正缪误者六千余字,增注义者二千余条,一言去取,必有稽考,舛文疑义,于是详明。以之治身,可以消患于未兆,施于有政,可以广生于无穷。恭惟皇帝抚大同之运,拥无疆之休^⑬,述先志以奉成,兴微学而永正,则和气可召,灾害不生,陶一世之民,同跻于寿域矣。

国子博士臣高保衡
光禄卿直秘阁臣林亿　等谨上

---

① 重广补注黄帝内经素问序　原不载,据明·顾从德《重广补注黄帝内经素问》影印本补。
② 瘼(mò　莫)病也。
③ 隐　痛苦也。
④ 五福　语出《书·洪范》,一曰寿,二曰富,三曰康宁,四曰攸好德,五曰考终命。
⑤ 厥　其也。
⑥ 伦　辈也。
⑦ 通　量词,在此指卷。
⑧ 荐绅　泛指士大夫有爵位之人,同搢绅、缙绅。
⑨ 箕子　商纣王叔父,名胥余,为太师,封子爵,国于箕,故称箕子。纣暴虐,箕子谏不听,乃被髪佯狂为奴,为纣所囚。周武王灭商,释箕子之囚,访以天道,作《洪范》。武王封之朝鲜而不臣。
⑩ 承乏　原意为官员适缺乏,以己摄代而承之,林亿等借此以自谦。
⑪ 裒(póu　抔)聚也。
⑫ 寖　疑为"寑"字。"寑",浸之古字。
⑬ 休　美好也。

素问悬解自序

黄帝咨岐伯作《内经》，垂《素问》《灵枢》之篇，医法渊源，自此而始，所谓玄之又玄，众妙之门者也。秦汉而后，韦绝① 简乱，错落舛互②，譬之棼③ 丝，不可理矣。

玉楸子盛壮之年，雍正甲寅，时年三十。误服庸工毒药，幸而未死。遂抱杜钦④、褚炤⑤ 之痛，愤检汉后医书，恨其不通。通者，思邈真人《千金》一书而已。上溯岐黄，伏读《灵》《素》，识其梗概，乃悟医源。至其紊乱错讹，未能正也。

乾隆甲戌，客处北都⑥ 成新书八部⑦。授门人毕子武龄，字维新，金陵人。服习年余，直与扁仓并驾。毕子既得先圣心传，复以笺注《素》《灵》为请。其时精力衰乏，自维⑧ 老矣，时年五十。谢曰不能。乙亥春初，毕子又以前言请。且谓医尊四圣，自今日始，仲景二注⑨ 已成，岐黄扁鹊之书，迄无解者，三圣之灵，未无遗恨！过此以往，来者诵法新书，心开目明，而不解先圣古义，又将恨无终穷也。

时维二月，寒消冻解，律转阳回⑩，门柳绽金⑪，庭兰孕玉⑫。玉楸子客况萧蓝⑬，旅怀索落⑭，歌远游⑮ 之章，诵闲居之赋⑯，幽思缕起，殊非杜康所解，乃笺释《素问》，以消郁烦。十一月终书成，淆乱移正，条绪清分，旧文按部⑰，新义焕然。

嗟乎！仆以东海顽人，远宾上国⑱，研田为农⑲，管城作君⑳，流连尺素㉑，爱惜分

---

① 韦绝 "韦"，柔皮。"绝"，断也。"韦绝"，古时无纸，削竹为简而书之，以韦编联诸简，谓之韦编，年移代革，皮韦断绝，谓之韦绝。

② 舛互 紊乱抵牾。

③ 棼（fén 汾）乱也。

④ 杜钦 汉南阳杜衍人，字子夏，少好读书，家富而偏盲，故不好为吏。官不至而最有名，以材能称京师。

⑤ 褚炤 南齐阳翟人，字彦宣，少秉高节，一目眇，官至国子博士，不拜。常非从兄褚渊（字彦回）身事二代，彦回以轺车给之，炤大怒，索火烧之。

⑥ 北都 北京。

⑦ 新书八部 指《伤寒悬解》《金匮悬解》《四圣悬枢》《四圣心源》《长沙药解》《伤寒说意》《素灵微蕴》《玉楸药解》。

⑧ 维 度也，犹思也，与"惟"通。

⑨ 仲景二注 指《伤寒悬解》《金匮悬解》。

⑩ 律转阳回 "律"，六律六吕。"律转阳回"，节月变更，青阳来至。

⑪ 门柳绽金 "绽"，裂也。"门柳绽金"，门前翠柳，黄花绽开。

⑫ 庭兰孕玉 阶下兰花，蕾似碧玉。

⑬ 客况萧蓝（líng 零） "蓝"，落也。"客况萧蓝"，客居他乡，寂寥清凄。

⑭ 旅怀索落 "索"，独也。"旅怀索落"，羁旅生活，孤独寂莫。

⑮ 远游 《楚辞》篇名。

⑯ 闲居之赋 即《闲居赋》，晋·潘岳撰。见《文选》。

⑰ 按部 选择义理，按比而用之，以为部次。在此作复原解。

⑱ 上国 京师。

⑲ 研（yán 彦）田为农 "研"，通"砚"。"砚田"，砚台。"农"，通"浓"。"研田为农"，砚中浓墨，经常盈满。

⑳ 管城作君 "管城"，即管城子。"管城作君"，刻意翰墨，阐扬圣言。

㉑ 流连尺素 "流"，通"留"。"素"，帛也，古人用以书也。"流连尺素"，沈酣医籍之撰著也。

阴①。春雪才收，秋露忽零，星斗屡易，弦望几更②，倏而陇阴促节，急景催年③，冰澌长河，霜结修檐④。岁凛凛以愁暮，心悢悢⑤ 而哀离，夜耿耿而永怀，昼营营而遥思，此亦羁客迁人骚牢⑥ 悱⑦ 怨之极，概诚足悲忧不可说也。无何稿脱书清，事竣业就，遂作岐伯之高弟，黄帝之功臣，是即拥旄万里之荣，南面百城之乐也，贫而暴富，莫加于此矣。

《南史》沈攸之⑧ 有言，穷达有命，不如读书，掩卷怆然，情百其慨。武夫学剑，仅敌一人，医士读书，遂宰天下。痛念先圣传经，本以起死，讵知下工学古，反以戕生，良由文义玄深，加之编写凌乱，岂其终身无灵，实乃白头不解。仆以为死生大矣，何必读书也。

乾隆二十年十一月己亥黄元御撰

---

① 爱惜分阴　争分夺秒也。
② 星斗屡易，弦望几更　"弦"，半月，"望"，满月。"星斗屡易，弦望几更"，光阴似箭，岁月贸迁。
③ 陇阴促节，急景催年　"陇"，通"垄"。"急景"，时光急促也。"陇阴促节，急景催年"，日月如梭，又届岁末。
④ 冰澌长河，霜结修檐　冰流曰"澌"。"修"，长也。"冰澌长河，霜结修檐"，江河冰封，霜结长檐。
⑤ 悢（liàng 亮）悢　惆怅也。
⑥ 骚牢　牢骚也。
⑦ 悱（fěi 诽）　无奈也。
⑧ 沈攸之　公元? ——478 年，南朝宋人，字仲达，出身行伍，晚年好读书，手不释卷。详见《宋书》及《南史》本传。

新刻素问悬解叙

　　昔唐太仆王冰注《素问》，精勤博访，历十二年方臻理要，宋光禄卿林亿辈典① 校旧文，犹或议之，盖将阐扬至道，羽翼微言，固若斯之难也。迄今披览遗编，综观体要，未尝不叹其研精于经者深而为功于世者大也。然或条绪未明，强为移置，或讹舛未正，曲为诠释，诚有足议，未可尽从。林亿辈从而正之，虽多所发明，亦得失相半，要未能踌躇而满志也。

　　夫后人之著述，每视② 古人而益详。观王冰之注，视全元起之训解为详矣，观林亿之校正，视王冰之注又加详矣。岂古人之心思材力果不逮后人耶？非也。道经递阐而益明，理以互证而愈邃，窃意后世必有探微穷奥，集其大成，远胜于前人之所为者。乃自宋元以来，士大夫咸薄为艺术，置而勿讲③，盖斯道亦渐微矣。

　　向读黄坤载先生《素灵微蕴》《四圣心源》诸书，奥析天人，妙烛④ 幽隐，每谓自越人、仲景而后，罕有其伦。继而闻先生犹有《素问》《灵枢》《难经》诸解，神往者久之。顾世无刊本，且闻其后裔珍藏甚密，欲一觏⑤ 卒不可得。春初，陈子梦陶偶游坊肆，见先生遗书抄本若干帙，举以告余。遂与访之，则《素问》《灵枢》《难经》诸解具在焉。亟购以归，日夜披读，寝食俱忘。观其条理分明，篇第昭晰，其所移置，则若符节之合也。义意周密，脉络融贯，其所诠释，则若日星之炳也。然后叹穷微探奥，集其大成，远胜于前人之所为者，窃幸于先生见之也。

　　《难经悬解》既已梓而行之，今将刻《素问悬解》，因书以冠篇首。

同治十一年壬申四月阳湖冯承熙叙

---

① 典　掌管也。
② 视　比也。
③ 讲　研习也。
④ 妙烛　"妙"，神妙也。"烛"，明察也。"妙烛"，洞察也。
⑤ 觏（gòu 够）　见也。

目　录

素问悬解目录终

素问悬解卷一

昌邑黄元御解

养生①

上古天真论一

昔在黄帝，生而神灵，弱而能言，幼而徇齐，长而敦敏，成而登天。

初，神农氏母弟封于有熊②之国。神农之后，炎帝榆罔之③代。有熊国君少典之妃曰附宝，感电光绕斗④而有娠。生帝于轩辕之丘⑤，因名轩辕，国于有熊，故号有熊氏，出于公族⑥，故姓公孙氏，长于姬水，又姓姬氏。

神农氏衰，帝与炎帝榆罔战于阪泉⑦之野，三战胜之，诸侯尊为黄帝，代神农氏以治天下。在位百年，崩于荆山⑧之阳。

黄帝初生而有神灵，方弱而能言语，幼而徇顺齐整，长而敦厚敏捷，成而羽化登天。成谓道成。

黄帝铸鼎于鼎湖⑨之山，鼎成升天。西汉方士传述此语，意黄帝、老子为道家之祖，尚养生之术，其终当必不死也。

乃问于天师曰：余闻上古之人，春秋皆度百岁而动作不衰，今时之人，年半百而动作皆衰者，时势异耶？人将失之耶？

天师，岐伯。古人百岁不衰，今人半百而衰，此古今时势之异耶？抑人失调摄之法耶？

岐伯对曰：上古之人，其知道者，法于阴阳，和于术数，饮食有节，起居有常，不妄作劳，故能形与神俱，而尽终其

天年，度百岁乃去。

上古之人，其知道者，法阴阳，和术数，节饮食，慎起居，不妄作以劳形神，故形神健旺，终其天年，百岁乃去，不伤夭折也。

今时之人不然也，以酒为浆，以妄为常，起居无节，醉以入房，以欲竭其精，以耗散其真，不知持满，不时御神，务快其心，逆于生乐，故半百而衰也。

今时之人，不知养生之法，以酒醴为浆，以妄作为常，起居无节，醉以入房（醉以入房，正其起居无节，起居无节，正其妄作为常也），以淫欲竭其精液，散其天真，不知保盈而持满，时尝劳思而用神，务求快心于当前，遂至戕生于异日，是以早衰也。

夫上古圣人之教下也，虚邪贼风，避

① 养生　原不载，据目录补。
② 有熊　古地名，在今河南省新郑县治。皇甫谧云："有熊，今河南新郑是也。"
③ 之　语助词，无义。《诗·鄘风·君子偕老》："玼兮玼兮，其之翟也。"
④ 感电光绕斗　"感"，感受，感应。"电"，阴阳激耀。"斗"，北斗。"感电光绕斗"，为环绕北斗之祥光所感应。
⑤ 轩辕之丘　古地名，在今河南省新郑县西北。丘，原作"邱"，避孔丘名讳，今改正。下同。
⑥ 公族　犹公姓也。
⑦ 阪泉　古地名，其说有四，以下二说义胜。①《括地志》："阪泉今名黄帝泉，在妫州怀戎县东。"怀戎，即今河北省保安县。②山西省阳曲县东北，本名汉山，晋文公卜伐楚，遇黄帝战于阪泉之兆，因改名阪泉山。见《左传·僖二十五年》、《嘉庆一统志·太原府》
⑧ 荆山　山名，在今河南省灵宝县（原阌乡县）南，亦名覆釜山。
⑨ 鼎湖　古地名。《史记·封禅书》："黄帝铸鼎荆山，鼎成，乘龙上仙，后世因名其处曰鼎湖。"

之有时，恬憺虚无，真气从之，精神内守，病安从来。是以志闲而少欲，心安而不惧，形劳而不倦，气从以顺，各从其欲，皆得所愿。故美其食，任其服，乐其俗，高下不相慕，其民故曰朴。

风随八节，居八方，自正面来，谓之正风，不伤人也，自冲后来者，谓之虚邪贼风，乃伤人也。如冬至后四十六日，天气在北，风自北来，是为正风，风自南来，是谓贼风。（义详《灵枢·九宫八风篇》）

上古圣人知道，其教下也，虚邪贼风，避之有时，冬避南风，夏避北风，四时八节，以类推之。恬憺虚无，神宇不扰，真气自然顺从，精神内守，毫无走散，病邪安所从来。是以志闲而少嗜欲，心安而不恐惧，形劳而不倦乏，气从而顺，各从其欲，上下俱足，皆得所愿。故美其食不择精粗，任其服不论善恶，乐其俗不争荣辱，高下不相倾慕，其民故曰浑朴。

是以嗜欲不能劳其目，淫邪不能惑其心，愚智贤不肖不惧于物，故合于道，所以能年皆度百岁而动作不衰者，以其德全不危也。

道合则德全，故百岁不衰。

帝曰：人年老而无子者，材力尽耶？将天数然也？岐伯曰：女子七岁，肾气盛，齿更发长。二七而天癸至。任脉通，太冲脉盛，月事以时下，故有子。

肾主骨，其荣发，齿者骨之余，肾气方盛，故齿更而发长。天一生水①，故癸水谓之天癸，阴气始凝，则天癸至。任脉者，八奇经之一，行于身前，为诸阴脉之统领，阴旺则此脉通达。太冲者，八奇经之一，行于身前，为诸经脉之血海。奇经乃十二经之络脉，血生于脾，藏于肝，注于经脉，经脉隆盛，流于络脉，归诸太冲，故血富于冲，为人身血海之一。太冲脉盛，月满而泄，是谓月事。月事初来，

阴气盛壮，不后不先，应时而下，地道通畅，故一承雨露，则能有子。

三七肾气平均，故真牙生而长极。四七筋骨坚，发长极，身体盛壮。五七阳明脉衰，面始焦，发始堕。六七三阳脉衰于上，面皆焦，发始白。七七任脉虚，太冲脉衰少，天癸竭，地道不通，故形坏而无子也。

肾气盛满，平均莫溢，故真牙皆生，发长已极。阳明胃脉行身之前，自面下项而走两足，其经多气多血，少年发荣而面润者，血以濡之，气以煦之也，阳明脉衰，气血消减，故面焦而发堕。手之三阳，自手走头，足之三阳，自头走足，三阳俱衰，故面焦而发白。任脉虚空，冲脉衰少，天癸枯竭，地道不通，故形容散坏，而无子也。

任主胞胎，缘三阴以任脉为宗。血，阴也，而内含阳气，故温暖而化君火，任脉充盈，血海温暖，则能受妊。以其原于任脉，故名为妊。任脉虚空，血海虚寒，是以无子也。

丈夫八岁，肾气实，发长齿更。二八肾气盛，天癸至，精气溢泻，阴阳和，故能有子。

天癸既至，精气溢泻，阴阳和敷，故能有子。天癸者，男女肾水之总名也。

三八肾气平均，筋骨劲强，故真牙生而长极。四八筋骨隆盛，肌肉满壮。五八肾气衰，发堕齿槁。六八阳气衰竭于上，面焦，发鬓颁白。七八肝气衰，筋不能动，天癸竭，精少，肾气衰，形体皆极。八八则齿发去。

肝主筋，前阴，诸筋之聚，肝木生于肾水，水寒木枯，生气亏败，故筋力消乏，而前阴痿弱也。

肾者主水，受五脏六腑之精而藏之，

① 天一生水　天一所生之癸水也。语出《河图》。

故五脏盛，乃能泻。今五脏皆衰，筋骨解惰，天癸尽矣，故发鬓白，身体重，行步不正，而无子耳。

五脏六腑皆有精，而总藏于肾，故五脏之精俱盛，而后肾能泻。今五脏皆衰，以至筋骨懈惰，则天癸尽矣，故发白身重，行步倾斜，而无子也。

肾为水，肾气者，水中之阳，三阳之根也。肾气温升，化生肝木，肝木主生，人老而不生者，肾气之败，而非肾水之亏。发白面焦，由于三阳之衰。三阳之上衰者，肾气之下虚也。

帝曰：有其年已老而有子者，何也？岐伯曰：此其天寿过度，气脉常通，而肾气有余也。此虽有子，男不过尽八八，女不过尽七七，而天地之精气皆竭矣。

肾气有余，则生意未枯，老犹生子。然此虽有子，而人之大凡，男不过尽于八八六十四，女不过尽于七七四十九，而天地之精气皆竭，不能生矣。

怀胎生子，精气之交感也。乾为天，坤为地，男应乾，女应坤。乾以中爻交坤则为坎，坤以中爻交乾则为离，坎离者，乾坤所生之男女也。人之夫妇相交，男以精感，而精中有气，是即乾卦之阳爻也，女以气应，而气中有精，是即坤卦之阴爻也。男子之气先至，女子之精后来，则阴包阳而为男，女子之精先来，男子之气后至，则阳包阴而成女，是即坎男离女之义也。《易》曰乾道成男，坤道成女，先至者在内，后至者在外，包负不同，故男女殊象也。

帝曰：夫道者，年皆百数，能有子乎？岐伯曰：夫道者，能却老而全形，身年虽寿，能生子也。

有道之人，能延年却老，形体不坏，身年虽寿，实与少壮无异，故能生子。

黄帝曰：余闻上古有真人者，提挈天地，把握阴阳，呼吸精气，独立守神，肌肉若一，故能寿敝天地，无有终时，此其道生。

上古真人，天地在其提携之内，阴阳归其把握之中，呼水中之气以交阳，吸火中之精以交阴，独立而守阳神，年高而有童颜，故能寿敝天地，无有尽时。此其得道长生，所谓却老而全形者也。

中古之时，有至人者，淳德全道，和于阴阳，调于四时，去世离俗，积精全神，游行天地之间，视听八达之外，此盖益其寿命而强者也，亦归于真人。

中古至人，德淳而道全，和于阴阳之消长，调于四时之寒温，去尘世而离凡俗，积阴精而全阳神，游行天地之间，形骸常存，视听八达之外（八达与八方同），聪明无蔽，此盖益其寿命而强壮者也，其究亦归于真人。

其次有圣人者，处天地之和，从八风之理，适嗜欲于世俗之间，无恚嗔之心，行不欲离于世，举不欲观于俗，外不劳形于事，内无思想之患，以恬愉为务，以自得为功，形体不敝，精神不散，亦可以百数。

其次圣人，处天地之中和，顺八风之道理（八风，见《灵枢·九宫八风篇》），调适嗜欲于世俗之间，消除恚嗔于方寸之内，和光同尘，行事不欲离绝于人世，抱真怀朴，举动不欲观美于凡俗，外无事务之劳形，内无思想之害心，以恬愉无竞为务，以优游自得为功，形体不至敝坏，精神不至散失，此虽未必长生，亦可享年百数也。

其次有贤人者，法则天地，象似日月，辨列星辰，逆从阴阳，分别四时，将从上古合同于道，亦可使益寿，而有极时。

其次贤人，法则天地之清宁，象似日

月之升沉，辨列星辰之盈缩，逆从阴阳之消长，分别四时寒温，效其开阖，将从上古真人合同至道，此亦可使益其年寿，而但有尽时，不能长存也。

四气调神论二①

春三月，此谓发陈，天地俱生，万物以荣。夜卧早起，广步于庭，被抔缓形，以使志生，生而勿杀，予而勿夺，赏而勿罚。此春气之应，养生之道也。逆之则伤肝，夏为寒变，奉长者少。

春属木而主生，阳气舒布，此谓发陈（言其发达敷陈）。天地合德，俱布生气，万物滋息，以此向荣。当夜卧早起，广步于庭，被髮缓形，以使志生（松活官骸，以畅血气），生而勿杀，予而勿夺，赏而勿罚（厚施恩膏，以济生灵），此春气之应，养木令发生之道也。逆之则伤肝木，木枯不生心火，夏为寒变（灾变），所以奉火令之长育者少矣。

夏三月，此谓蕃秀，天地气交，万物华实。夜卧早起，无厌于日，使志无怒，使华英成秀，使气得泄，若所爱在外。此夏气之应，养长之道也。逆之则伤心，秋为痎疟，奉收者少，冬至重病。

夏属火而主长，阳气畅茂，此谓蕃秀（言其蕃衍颖秀）。天地合气，上下交通，万物盛大，以此华实。当夜卧早起，无厌倦于长日，使志无怒，令华英之成秀，使气得泄，若所爱之在表。此夏气之应，养火令长育之道也。逆之则伤心火，火郁而感风寒，秋为痎疟（义详"疟论"），所以奉金令之收敛者少矣，冬寒一至，必当重病，以长气失政，秋冬之收藏皆废也。

秋三月，此谓容平，天气以急，地气以明。早卧早起，与鸡俱兴，使志安宁，以缓秋刑，收敛神气，使秋气平，无外其志，使肺气清。此秋气之应，养收之道

也。逆之则伤肺，冬为飧泄，奉藏者少。

秋属金而主收，阴气凝肃，此谓容平（言其形容平淡）。天气敛缩，政令不舒，地气消落，以此清明（燥旺湿收，云消雾散故也）。当早卧早起，鸡鸣而兴，使志安宁，以缓秋刑，收敛神气，使秋气得平，无外其志，使肺气肃清。此秋气之应，养金令收敛之道也。逆之则伤肺金，金病不能敛藏，冬为飧泄（肺金不敛，则肾水不藏，相火泄露，水寒土湿，饮食不消，肝木冲决，是为飧泄也），所以奉水令之封藏者少矣。

冬三月，此谓闭藏，水冰地坼，无扰乎阳。早卧晚起，必待日光，使志若伏若匿，若有私意，若已有得，去寒就温，无泄皮肤，使气亟夺。此冬气之应，养藏之道也。逆之则伤肾，春为痿厥，奉生者少。

冬属水而主藏，阴气蛰封，此谓闭藏（言其蛰闭归藏）。天政严寒，水冰地裂，保守精神，无扰阳气。当早卧晚起，必待日光，使志若沉伏不发，若隐匿不宣，若有私意暗存，若有独得秘宝，去寒就温，以避杀厉，无泄露皮肤，使卫气亟夺。此冬气之应，养水令闭藏之道也。逆之则伤肾水，水衰不生肝木，春为痿厥（阳气不藏，则水寒不能生木），所以奉木令之发生者少矣。

逆春气则少阳不生，肝气内变。逆夏气则太阳不长，心气内洞。逆秋气则太阴不收，肺气焦满。逆冬气则少阴不藏，肾气独沉。

春生、夏长、秋收、冬藏，此四时自然之令也。逆春气则少阳不生，肝气内郁而变作，是君火失胎，夏为寒变之由也。逆夏气则太阳不长，心气内虚而空洞，是

---

① 二 原脱，据目录补。

风寒乘袭，秋为痎疟之由也。逆秋气则太阴不收，肺气枯焦而壅满（焦即"痿论"肺热叶焦之意），是相火失藏，冬为飧泄之由也。逆冬气则少阴不藏，肾气寒陷而独沉（相火蛰藏，则肾水温升，而化乙木，少阴不藏，相火外泄，水寒不能生木，故肾水独沉），是风木伤根，春为痿厥之由也。

"脏气法时论"：肝主春，足厥阴少阳主治，心主夏，手少阴太阳主治，肺主秋，手太阴阳明主治，肾主冬，足少阴太阳主治。肝为足厥阴乙木，胆为足少阳甲木，心为手少阴丁火，小肠为手太阳丙火，肺为手太阴辛金，大肠为手阳明庚金，肾为足少阴癸水，膀胱为足太阳壬水。逆春气，病在肝木，而曰少阳不生，逆夏气，病在心火，而曰太阳不长，逆秋气，病在肺金，而曰太阴不收，逆冬气，病在肾水，而曰少阴不藏者，以春夏为阳，故言少阳太阳，而不言厥阴少阴，秋冬为阴，故言太阴少阴，而不言阳明太阳也。

夫阴阳四时者，万物之终始，生死之根本也，逆其根则伐其本，坏其真矣。所以圣人春夏养阳，秋冬养阴，以从其根，故与万物沉浮于生长之门。

万物发荣于春夏，枯悴于秋冬，是阴阳四时者，万物之终始，死生之根本也。若违阴阳之宜，而逆其根，则伐其本源，坏其天真，出生而入死矣。所以圣人于春夏阳盛之时，而养其阳根，阳根在阴，秋冬阴盛之时，而养其阴根，阴根在阳。盖春夏阳旺于外，而根则内虚，秋冬阴旺于外，而根则里弱，养阴阳以从其根者，恐其标盛而本衰也。根本既壮，故与万物沉浮于生长之门。生长者，天地之大德，秋冬之收藏，所以培春夏生长之原也。

从阴阳则生，逆之则死，从之则治，逆之则乱。反顺为逆，是谓内格。唯圣人从之，故身无苛病，万物不失，生气不竭。

从阴阳之理则生，逆阴阳之性则死，从之则无有不治，逆之则无有不乱。从者，顺也，反顺为逆，是谓内与道格。唯圣人从之，故身康而无苛病，万物皆无所失，生气不至败竭也。

逆之则灾害生，从之则苛疾不起，是谓得道。道者，圣人行之，愚者佩之。是故圣人不治已病治未病，不治已乱治未乱，此之谓也。夫病已成而后药之，乱已成而后治之，譬犹渴而穿井，斗而铸兵，不亦晚乎！

阴阳之理，逆之则灾害生焉，唯从之则苛疾不起，是谓得道（道即上文养生长收藏之道也）。道者，圣人行之，愚者背之（佩与背同）。是故圣人不治已病而治未病，不治已乱而治未乱，正此谓也。盖病有本，乱有源，道者，拔本塞源之法也，故病不作而乱不生。若已病已乱而后治之，则已晚矣。

金匮真言论三①

黄帝问曰：天有八风，经有五风，何谓？岐伯对曰：八风发邪，以为经风，触五脏，邪气发病。

风随八节，而居八方，所居之处，正面为实，冲后为虚（冲后，对面）。八方之风，自正面来者，为正风，不伤人也，自冲后来者，谓虚邪贼风，乃伤人也（义详《灵枢·九宫八风》）。邪风有八，而经止②五风（风论：肝风、心风、脾风、肺风、肾风，是为五风，即下文东西南北中央之五风也），缘八风各自冲后发

---

① 三 原脱，据目录补。

② 止 仅也。

为邪风是其常也（经，常也），而风客五脏，脏伤病发，止有五邪，故曰五风。

东风生于春，病在肝，腧在颈项，南风生于夏，病在心，腧在胸胁，西风生于秋，病在肺，腧在肩背，北风生于冬，病在肾，腧在腰股，中央为土，病在脾，腧在脊。

五风各秉五方之气，同类相感，而伤五脏。肝木应春，春风在东，心火应夏，夏风在南，肺金应秋，秋风在西，肾水应冬，冬风在北，脾土应中，风在四维，其伤人也，悉自本经腧穴而入。风自正面来者，其伤人浅，是谓正风，自冲后来者，其伤人深，是谓贼风（如春之西风，秋之东风也）。此皆言正风者，举正风以概邪风也。

故春气者，病在头，夏气者，病在胸胁，秋气者，病在肩背，冬气者，病在四肢。故春善病鼽衄，仲夏善病胸胁，长夏善病洞泄寒中，秋善病风疟，冬善病痹厥。

春病在头，以肝腧在颈项，夏病在胸胁，以心腧在胸胁，秋病在肩背，以肺腧在肩背，冬病在四肢，以肾腧在腰股。鼽衄者，头病也（鼽，伤寒鼻塞，衄，血自鼻流）。长夏土湿，益以饮食寒冷，伤其脾阳，水谷不化，脾陷肝郁，风木下冲，故生洞泄（《史·仓公传》谓之迵风，迵与洞同，即此病也）。秋风敛束，闭其经脉，寒邪则病风疟（义详"疟论"）。痹厥者，腰股以下之病也。

故冬不按跷，春不鼽衄，春不病颈项，仲夏不病胸胁，长夏不病洞泄寒中，秋不病风疟，冬不病痹厥、飧泄而汗出也。跷，音乔，又音脚。

按跷，按摩摇动，导引血气之法也。四时之气，以冬藏为本，冬令闭藏，顺而不扰，故春木发生，金之收气不废，而无

鼽衄之病，是不病颈项也。春既不病，则生长收藏皆得其政，四时之病俱绝矣。

帝曰：五脏应四时，各有收受乎？岐伯曰：有。东方青色，入通于肝，开窍于目，藏精于肝，故病在头。其类木，其味酸，其臭臊①，其音角，其数八，其畜鸡，其谷麦，其应四时，上为岁星，是以知病之在筋也。

收受，谓同气相投也。肝主筋，故病在筋。

南方赤色，入通于心，开窍于舌②，藏精于心，故病在胸胁。其类火，其味苦，其臭焦，其音徵，其数七，其畜羊，其谷黍，其应四时，上为荧惑星，是以知病之在脉也。

心主脉，故病在脉。

中央黄色，入通于脾，开窍于口，藏精于脾，故病在舌本。其类土，其味甘，其臭香，其音宫，其数五，其畜牛，其谷稷，其应四时，上为镇星，是以知病之在肉也。

脾主肉，故病在肉。

西方白色，入通于肺，开窍于鼻，藏精于肺，故病在背。其类金，其味辛，其臭腥，其音商，其数九，其畜马，其谷稻，其应四时，上为太白星，是以知病之在皮毛也。

肺主皮毛，故病在皮毛。

北方黑色，入通于肾，开窍于耳，藏精于肾，故病在溪。其类水，其味咸，其臭腐，其音羽，其数六，其畜彘，其谷豆，其应四时，上为辰星，是以知病之在骨也。

溪谓关节。肾主骨，故病在骨。

---

① 臊　原作"燥"，形近之误，据王注本《素问·金匮真言论》改。
② 舌　《素问》诸本均作"耳"。详见《校余偶识》。

夫精者，身之本也，故藏于精者，春不病温。夏暑汗不出者，秋成风疟。

五脏之精，一身之根本也，藏於精者，四时皆可无病。独言春不病温者，以五脏虽皆藏精，而藏精之权，究归于肾，所谓肾者主水，受五脏六腑之精而藏之也（"上古天真论"语）。水旺于冬，冬水蛰藏，阳根下秘，相火莫泄，内热不生，是以春无温病。然有宜藏者，有宜泄者，若夏暑窍开，寒随窍入，而汗不出者，是宜泄而反藏也。皮毛闭敛，寒气莫泄，则秋成风疟矣。

故曰阴中有阴，阳中有阳。平旦至日中，天之阳，阳中之阳也，日中至黄昏，天之阳，阳中之阴也，合夜至鸡鸣，天之阴，阴中之阴也，鸡鸣至平旦，天之阴，阴中之阳也。

天之阴阳，分于昼夜。

故人亦应之。夫言人之阴阳，则外为阳，内为阴，言人身之阴阳，则背为阳，腹为阴，言人身脏腑之阴阳，则腑者为阳，脏者为阴，肝心脾肺肾五脏皆为阴，胆胃大肠小肠三焦膀胱六腑皆为阳。

人之阴阳，分于内外、腹背、五脏、六腑。

故背为阳，阳中之阳心也，背为阳，阳中之阴肺也，腹为阴，阴中之阴肾也，腹为阴，阴中之阳肝也，腹为阴，阴中之至阴脾也。此皆阴阳表里内外雌雄相输应也，故以应天之阴阳也。

阳中有阳亦有阴，阴中有阴亦有阳，所以应天之阴阳也。

所以欲知阴中之阴、阳中之阳者，何也？为① 冬病在阴，夏病在阳，春病在阴，秋病在阳。皆视其所在，为施针石也。此平人脉法也。

阴盛于冬，故病在阴。阳盛于夏，故病在阳。春阳未盛，故病在阴。秋阴未盛，故病在阳。

故善为脉者，谨察五脏六腑，一逆一从，阴阳表里雌雄之应，藏之心意，合心于精，非其人勿教，非其真勿授，是谓得道。

察五脏六腑从逆之殊，阴阳表里雌雄之应，所以视其所在，为施针石也。

生气通天论四②

黄帝曰：夫自古通天者，生之本，本于阴阳。天地之间，六合之内，其九州、九窍、五脏、十二节，皆通乎天气。

人物之生，原通于天。自古及今，人物错出，所以通于天者，以其生育之本，本乎阴阳。阴阳之在人物，则为人物之气，而原其本初，实为天气。天人一气，共此阴阳而已，故天地之间，六合之内（四方、上下为六合），其凡九州（冀、兖、青、徐、扬、荆、梁、豫、雍为九州）、九窍（上窍七、下窍二）、五脏（肝、心、脾、肺、肾）、十二节（四肢十二节），无不皆通乎天气。

天气清静，光明者也，藏德不止，故不下也。天明则日月不明，阳气者闭塞，地气者冒明，则上应云雾不精，白露不下。交通不表，万物命故不施，不施则名木多死。

天气清静，而光明者也，以其浑沦渊穆③，藏德不止，清静常存，故光明不败也（不止即不竭意）。若使天德不藏（天明即不藏德），则烟雾昏蒙，日月无辉，清静既失，光明亦丧矣。日月之所以明者，清气升而浊气降也。天德泄露，浊气上逆，阳气闭塞而不显达，地气迷漫而障天光，则云雾阴晦，淑清无时，天气郁

---

① 为 通"谓"。
② 四 原脱，据目录补。
③ 浑沦渊穆 浑然一体，幽深完美之意。

浊，白露不下（天晴则露下，一阴则不下）。乾坤交泰，天施地承，雨露降洒，膏泽下沾，故万物生长，草木畅茂。乾坤浊乱，交泰无期，天德不施，地道莫承，则物命殒伤，名木多死也（名木秉天地精华，故先应之）。

恶气不发，则风雨不节，白露不下，则菀槁不荣，贼风数至，暴雨数起，天地四时不相保，与道相失，则未央绝灭。数犯此者，则邪气伤人，此寿命之本也。

浊气不散，云雾时作，则风雨飘骤而不节（承云雾不精句），白露不下，天地常阴，则草木郁槁而不荣（菀与郁同。承白露不下句），贼风数至，暴雨常兴（承风雨不节句），天地四时，乖其常候，是为与道相失，则万物之生长未央而绝灭。人若起居不谨，数犯乎此者，则邪气伤人（贼风暴雨之邪），此寿命夭折之原也。（以上二段①，旧② 误在"四气调神论"中）

苍天之气，清静则志意治，顺之则阳气固，虽有贼邪，弗能害也，此因时之序，故圣人传精神，服天气而通神明。失之则卫气散解，邪害孔窍，内闭九窍，外壅肌肉，此谓自伤，气之削也。

人秉苍天之气，清静不扰，则志意平治（承天气清静，光明者也），内无受邪之根，从顺莫违，则阳气密固，外无中邪之隙，虽有贼风虚邪，弗能害也。此善因四时之序，顺其开阖而莫违者。故圣人传此精神，佩服天气，而通神明。以人之精神，本乎天地阴阳，清静顺从，佩服不失，自能通神明之德，避贼邪之害也。若其失之，反清静顺从之常，则卫气散解，邪害孔窍。风寒裹束，气血不行，脏腑郁塞，九窍内闭，经络阻滞，肌肉外壅。此虽缘邪③ 气之伤，实以扰乱卫阳，不能保护皮毛而致，是谓自伤，人气之所以削，

伐，寿命之所以夭折也（此谓自伤，承上邪气伤人句）。

阳气者，若天与日，天运常以日光明，是故阳因而上，卫外者也。失其所则折寿而不彰。

人之阳气，若天之与日，天运常以日为光明，人运当以阳为寿命，此定理也。天之阳曰日，人之阳曰卫，日行三百六十五度，而天运一周，卫气一日五十度，七日有奇，卫行三百六十五度，而人运一周（所谓七日来复者，此也）。日夜沉地下，昼升天上，卫气夜入阴脏，昼出阳经，下则同下，上则同上，是故阳因而上，卫于身外者也。若失其所，不能卫护皮毛，则贼邪感伤，寿命夭折，不能与日同其彰明矣。（人生于阳，死于阴，纯阳为仙，纯阴为鬼，人居鬼仙之中，阴阳各半，其半阳可仙，半阴可鬼）

阳气者，一日而主外，平旦人气生，日中而阳气隆，日西而阳气已虚，气门乃闭。是故暮而收拒，无扰筋骨，无见雾露。反此三时，形乃困薄。

卫气夜行阴脏二十五周，平旦寅初，自足少阴经出于足太阳之睛明（穴名，在目内眦），目开则行于头，分行手足六阳二十五周，日入阳衰，复归五脏。夜行于里，日行于表，是一日之中，全主在外也。人气即卫气，气门，汗孔也，人于卫阳出入，气门开阖之际，顺而莫逆，乃可无病。是故日暮阳藏，气门关闭，当收敛皮肤，杜拒外邪，不可扰动筋骨，以开孔窍，被冒雾露，以召虚邪。若其反此三时（平旦、日中、日西），开阖失节，以致感伤外邪，形乃困迫衰削，此夭折之由

---

① 以上二段 指"天气清静……则未央绝灭。"
② 旧 黄氏对其所见《素问》传本之称谓。下同。
③ 邪 原脱，据上节经文"邪气伤人"补。

来也。

因于寒，欲如运枢，起居如惊，神气乃浮。因于暑汗，烦则喘喝，静则多言，体若燔炭，汗出而散。

虚邪乘袭，形气困薄之因，是不一致。如因于冬寒，表敛窍闭，是卫气沉潜之候。欲如户枢运转，户有开阖，而枢则不移。若起居躁率，惊动卫阳，则神气浮散，表虚邪客，此寒邪之伤卫阳者也。如因于夏暑，毛蒸理泄，是卫气浮散之候。感冒风邪，闭其经热，烦则喘喝而不安，静则多言而不慧，体如燔炭，不可向迩①，一得汗出，霍然而散，此暑邪之伤卫阳者也。

因于湿，首如襄，湿热不攘，大筋软短，小筋弛长，软短为拘，弛长为痿。因于气，为肿，四维相代，阳气乃竭。

如因于湿淫，卫郁不运，头闷如裹。湿蒸为热，不得驱除，浸淫经络，伤其筋膜，大筋则软短不舒，小筋则弛长失约，软短则为拘挛，弛长则为痿痹，此湿邪之伤卫阳者也。如因于气阻，卫遏不行，皮肉肿胀，四肢更代而皆病，则经阳堙塞，乃至败竭，此气滞之伤卫阳者也。

阳气者，烦劳则张，精绝，辟积于夏，使人煎厥。大怒则形气绝而血菀于上，使人薄厥，目盲不可以视，耳闭不可以听，溃溃乎若坏都，汩汩乎不可止。汩，音骨。

人之阳气，宜清静不宜烦劳，烦劳则扰其卫阳，泄而不敛，阳根失秘，君相升炎，是以有张而无弛也。壮火熏蒸，阴精消槁，日月积累，至于夏暑火旺之候，使人病热厥，燔灼如煎。邪热冲逼，有升无降，一当大怒，则形气暴绝，血菀（郁同）。于上，使人卒然昏厥，迷乱无知，目盲不视，耳闭不闻。阳气升泄，奔腾莫御，溃溃乎若大河之坏堤防（都，堤防

也），汩汩乎如洪流不可止息。此烦劳之伤卫阳者也。（"脉解"：少阴所谓少气善怒者，阳气不治，肝气当治而未得，故善怒，善怒者，名曰煎厥。"厥论"：厥或令暴不知人，何也？岐伯曰：阳气盛于上则邪气逆，逆则阳气乱，阳气乱则不知人。薄与暴义同。目盲耳闭者，昏溃不知人也。"大奇论"：脉至如喘，名曰暴厥，暴厥者，不知与人言，暴厥即薄厥也。《史·扁鹊传》：虢太子病尸厥，即此证也）

阳气者，精则养神，柔则养筋。风客淫气，精乃亡，邪伤肝也。因而饱食，筋脉横解，肠澼为痔。因而大饮，则气逆。因而强力，肾气乃伤，高骨乃坏。魄汗未尽，形弱而气烁，穴腧以闭，发为风疟。腧气化薄，传为善畏，及为惊骇。

人之阳气，精专则养神明，柔和则养筋膜。神者，阳气清明所化，精而不扰，阳气淑清，则神旺也。物之润泽，莫过于气，气清则露化，所谓熏肤、充身、泽毛，若雾露之溉，是谓气也（《灵枢·决气》语）。专气致柔（《老子》语），顺其自然之性，血濡而气煦之，故筋膜和畅也。若风邪感袭，客于皮毛，淫泆不已，精液乃亡，此以同气相感，邪伤肝脏也（肝为厥阴风木）。肝主筋，心主脉，因而饱食不消，则肝气郁陷，筋脉横解，肠澼之后，必生痔病。盖金主降敛，木主疏泄，水化气升，谷消滓降，大肠以阳明燥金之气，收固魄门，是以不泄。过饱脾伤，不能化水为气，则水谷顺下，并趋二肠。脾失升磨，陷遏肝气，肝木抑郁，违其发舒之性，既不上达，自当下寻出路，以泄积郁，魄门冲决，水谷齐行，催以风木之力，故奔注而下，燥金失敛，是谓肠澼，言其辟而

_____

① 向迩　靠近也。

不阖也。疏泄之久，筋脉下郁，三焦之火，亦随肝陷，是以肛门热肿，而成痔疮。疮溃皮破，经脉穿漏，营血不升，故随粪下。肛肿血下，全以筋脉横解之故也。因而大饮，以酒性之辛烈，益其肝胆，以酒性之濡湿，助其脾胃。肝脾湿热则下陷，胆胃湿热则上逆，而胆从相火化气，得酒更烈，故气遂常逆也。因而强力，筋骨疲乏，子病累母，肝肾俱伤，高骨乃坏。凡机关之处，必有高骨，如膝、踝、肘、腕皆是，肾伤髓败，不能充灌溪谷，故高骨枯槁也。若暑月汗流，热蒸窍泄，壮火侵食①，形气消败，忽而感袭风寒，穴腧敛闭，则邪郁经中，发为风疟也。肾主恐，肝主惊，若寒邪深入，及于经脉穴俞（俞与腧同，传输之义）。以从容输泄之气，化为壅迫不舒，经郁脏应，则传为善畏，及为惊骇。缘五脏俞穴皆在于背，出于太阳寒水之经，水瘀寒作，肾志感发，则生恐惧，水寒木孤，肝胆虚怯，则生惊骇也。

有伤于筋，纵，其若不容，开阖不得，寒气从之，乃生大偻。汗出偏沮，使人偏枯。汗出见湿，乃生痤疿。劳汗当风，寒薄为皶，郁乃痤。陷脉为瘘，留连肉腠。营气不从，逆于肉理，乃生痈肿。高粱之变，足生大丁②，受如持虚。

筋者，所以束骨而利机关也，若有伤于筋，则纵缓痿废，官骸失职，若不能为容。倘汗孔开阖失宜，寒气从而袭之，筋脉短缩，乃生大偻，驼背弓腰，不能直也。肝藏血，肺藏气，气盛于右，血盛于左，气阻而血凝，则右病偏枯，血瘀而气梗，则左病偏枯，总以经络闭塞，营卫不行也（经络闭塞，营卫不行，轻则为麻，重则为木，木之极，则偏枯无用矣）。若汗出偏沮，则是经络偏闭，其无汗之处，必病偏枯。若汗出窍开，而见湿气，浸淫孔穴，阻碍气道，卫气郁遏，发于气门，

冲突皮肤，则生痤疿（疖之小者为痤，更小为疿）。若劳烦汗出，当风感寒，寒气外薄（薄，迫也），汗液内凝，则结为粉皶（皶，粉刺也）。若郁于皮肉之间，肉腐脓生，乃成痤证。若寒邪闭束，筋膜结郁，卫阻热发，肉腐脓生（如瘰疬疮病）。而表寒不解，卫气内陷，腐败益深，经脉穿漏，脓血常流，是谓瘘证（如鼠瘘、痔瘘病）。此其留连肉腠之中，久而不愈者也。若寒邪迫束，营气瘀涩，不得顺达，逆于肌肉腠理之间，阻梗卫气，卫郁则生表寒，营郁则生经热。久而营卫壅塞，肌肉肿硬，经热蒸腐血肉，溃烂则成痈疽。痈者，气血之浅壅于经络，疽者，气血之深阻于肌肉者也。若膏粱之人，饮食肥甘，肌肉丰盈，脉络壅塞，郁热蒸烁，多生大丁，如持虚器而受外物，得之最易也。以上诸证，皆卫气失所，不能保护皮毛，而外伤于风邪者也。

故风者，百病之始也，清静则腠理闭拒，虽有大风苛毒，弗之能害，此因时之序也。

凡诸病证，皆由经脏亏损，皮毛失护，外感风邪，郁其里气而成，故风者，百病感伤之始也。惟营卫清静，则肉腠敛闭，拒格外邪，虽有大风苛毒，弗之能害，此所谓因时之序也。（上文清静则志意治，虽有贼邪，弗能害也，此因时之序，此收应其义）

岐伯曰：阴者，藏精而起亟也，阳者，卫外而为固也。阴不胜其阳，则脉留薄疾，并乃狂。阴之所生，其本曰和，淖则刚柔不和，经气乃绝。是故刚与刚，阳气破散，阴气乃消亡。阳不胜其阴，则五脏气争，九窍不通。阴争于内，阳扰于

---

① 食　蚀也。
② 丁　通"疔"。

外，魄汗未藏①，四逆而起，起则熏肺，使人喘鸣。阴之所生七句②，阴争于内六句③，旧误在"阴阳别论"。

阴在内，培植阳根，所以藏精而起亟也（亟与极同。相火在水，阴气封藏，乃三阳之根，如天之斗极④也）。阳在外，守护皮毛，所以卫外而为固也（封固）。阴阳不偏，彼此环抱，则表里和平，百病不起。阴不胜其阳，则经脉留薄，迫促不畅（"疏五过论"留薄归阳。留，聚也，薄，迫也，阴虚阳盛，则阳气留聚而迫促也）。及其日久病深，阳气相并，乃成狂易（狂易，《汉书》语。《难经》：重阳者狂，重即并也）。阴之所生，其本曰和（阳不亢则阴生），淖则刚柔不和（热多则淖泽，淖则阳刚胜其阴柔，故不和），经气乃绝（络为阳，经为阴），是故刚与刚并而无柔，亢阳失根，终于破散，阳气破散，阴气乃至消亡也。阳不胜其阴，则阴气痞塞，五脏逼处，彼此格争，愈生胀满，隧路阻梗，九窍皆闭。阴争于内，壅滞不通，则阳扰于外，浮散无着，阳泄窍开，魄汗未藏，而手足寒冷，四逆而起，起则水土湿寒，胃气不降，君相二火，拔根上炎，逼蒸肺部，使人喘鸣也。

凡阴阳之要，阳密乃固，阳强不能密，阴气乃绝。故曰阴在内，阳之守也，阳在外，阴之使也。两者不和，若春无秋，若冬无夏，因而和之，是谓圣度。阴平阳密，精神乃治，阴阳离决，精⑤气乃绝。因于露风，乃生寒热。

阴根在上，阳根在下，阴气封藏，阳根下秘，则精神气血，保固不失，此乃阴阳之要也。阳强不秘，相火炎升，精血消亡，阴气乃绝。故曰阴在内，阳之守也，阳在外，阴之使也（卫护）。阳以护阴，阴以抱阳，两者互根，宜相和也，两者不和，则若有春而无秋，有冬而无夏。独阳孤阴，不能生长，因而和之，调济无偏，是谓圣度。先圣法度。阴不可绝，亦不可盛，但取其收藏阳根而已。唯阴平而阳秘，精神乃交泰而治安也。精根于气，本自上生，气根于精，本自下化，阴阳离决，水火不交，则癸水下流，不能温升而化阳气，丁火上炎，不能清降而化阴精，精乃绝根于上，气乃绝根于下。一因风露侵凌，闭其皮毛，里气郁发，乃生寒热。以卫秉金气，其性清凉，感则外郁，而生表寒，营秉木气，其性温暖，感则内郁，而生里热，此经络之寒热也。而阴阳离决，上下分居，阳盛则生其上热，阴盛则生其下寒，此脏腑之寒热也。（阴在内，阳之守也四句⑥，旧误在"阴阳应象论"）

是以春伤于风，邪气留连，乃为洞泄。夏伤于暑，秋为痎疟。秋伤于湿，上逆而咳，发为痿厥。冬伤于寒，春必温病。四时之气，更伤五脏。

四时之气，春生、夏长、秋收、冬藏，顺之则治，逆之则乱。春木发生之际，伤于风邪，闭其皮毛，郁乙木升扬之气，遏陷而贼脾土，一交夏令，木陷不生君火，火败土伤，水谷不化，催以风木，开其魄门，乃为洞泄，所谓长夏善病洞泄寒中者（"金匮真言论"语），湿旺而木郁也（"阴阳应象论"：湿盛则濡泄）。夏火长养之候，伤于暑热，开其皮毛，寒邪内入，客于经中，一得秋风敛闭，卫与邪争，则为痎疟（义详"疟论"）。秋金收

---

① 藏 原作"尽"，据王注本《素问·阴阳别论》及本节黄解改。
② 阴之所生七句 指"阴之所生……阴气乃消亡。"
③ 阴争于内六句 指"阴争于内……使人喘鸣。"
④ 斗极 北斗星与北极星也。
⑤ 精 原作"阴"，据王注本《素问·生气通天论》及本节黄解改。
⑥ 阴在内，阳之守也四句 指"故曰阴在内，阳之守也，阳在外，阴之使也。"

敛之时，伤于湿气，湿旺胃逆，肺气不降，壅碍冲逆，则生咳嗽。肺以辛金，化气湿土（足太阴湿土主令，肺以手太阴同经共气，而不能主令，故从湿化也）。当长夏湿盛，脾阴素旺之人，多被湿伤，虽交秋令，而燥不胜湿，土湿胃逆，肺无下行之路，偶感清①风，闭其皮毛，肺气郁冲，则生咳嗽。湿气不除，久而流注关节，侵伤筋膜，则发为痿厥，髋膝不用也。冬水蛰藏之会，伤于寒气，寒束皮毛，表气莫泄，郁其相火，积为内热。春阳升布，相火发泄，上热愈隆，一伤风露，卫气愈敛，内热郁发，遂成温病。四时之气，更伤五脏，缘阳强不密，精气皆竭，故感袭风露，发为诸病也。

是以圣人陈阙字。阴阳，筋脉和同，骨髓坚固，气血皆从。如是则内外调和，邪不能害，耳目聪明，气立如故。

圣人陈布阴阳，均平不偏，使筋脉和同，骨髓坚固，气血皆从。如是则内外调和，邪不能害，清升浊降，耳目聪明，年寿虽高，气立如故，此得阴阳之要者也。

阴阳应象论五②　旧名大论
按：大论俱在五运六气，此无其例。

黄帝曰：阴阳者，天地之道也，万物之纲纪，变化之父母，生杀之本始，神明之府也。积阳为天，积阴为地。阳生阴长，阳杀阴藏。治病必求于本。

阴阳，天地之大道也，万物之主，变化之原，生杀之本，神明之府也（五语与"天元纪论"同）。积阳则为天，积阴则为地。阳升阴降，则能生能长，阳降阴升，则能杀能藏（"天元纪论"：天以阳生阴长，地以阳杀阴藏）。生杀之本始在于，是以治病必求于本。

故清阳为天，浊阴为地，地气上为云，天气下为雨，雨出地气，云出天气，清阳上天，浊阴归地。故清阳出上窍，浊阴出下窍，清阳发腠理，浊阴走五脏，清阳实四肢，浊阴归六腑。

清阳为天，浊阴为地，地气上腾则为云，天气下降则为雨。雨降于天，而实出地气，地气不升，则天无雨也，云升于地，而实出天气，天气不降，则地无云也。地气上为云，以浊阴而化清阳，是清阳上天也，天气下为雨，以清阳而化浊阴，是浊阴归地也。人亦如之，故清阳则出上窍，而走五官，浊阴则出下窍，而走二便，清阳则发腠理，而善疏泄，浊阴则走五脏，而司封藏（"五脏别论"：五脏者，藏精气而不泻也）。清阳则实四肢，而化营卫（"阳明脉解"：四肢者，诸阳之本也，阳盛则四肢实）。浊阴则归六腑，而成粪溺，得乎天者亲上，得乎地者亲下，自然之性也。

重阳必阴，重阴必阳，寒极生热，热极生寒，寒气生浊，热气生清。清气在下，则生飧泄，浊气在上，则生䐜胀。此阴阳反作，病之逆从也。

重阳之下，化而为阴，阳极生阴也，重阴之下，化而为阳，阴极阳生也，是以寒极则生热，热极则生寒，一定之数也。寒气则生浊，寒则凝泣也，热气则生清，热则散扬也。清气宜升，清气在下，则生飧泄，肝脾下陷而不升也，浊气宜降，浊气在上，则生䐜胀，肺胃上逆而不降也。此阴阳反作，升降倒置，病之逆从也（逆顺失常）。

阴静阳躁，水为阴，火为阳，阳为气，阴为味，味归形，形归气，气归精，精归化，化生精，气生形，精食气，形食味，形不足者，温之以气，精不足者，补

---

① 清（qīng　敬）　通"清"，寒也。
② 五　原脱，据目录补。

之以味，味伤形，气伤精，精化为气，气伤于味。

阴静阳躁，其性然也，故水静则为阴，火躁则为阳。阳化为气，阴化为味。味厚则形充，故味归形，形充则气旺，故形归气。气降精生，故气归精，精由气化，故精归化。精化于气，故化生精，形生于气，故气生形。精根于气，故精食气，形成于味，故形食味。气旺则形充，故形不足者，温之以气，味厚则精盈，故精不足者，补之以味。味过则形伤，故味伤形，气盛则精耗，故气伤精（精化为气，则精伤也）。精温而气化，故精化为气，味厚而气滞，故气伤于味也。

气味辛甘发散为阳，酸苦涌泄为阴，阴味出下窍，阳气出上窍。味厚者为阴，薄为阴之阳，气厚者为阳，薄为阳之阴。味厚则泄，薄则通，气薄则发泄，厚则发热。壮火之气衰，少火之气壮，壮火食气，气食少火，壮火散气，少火生气。

气味辛甘发散之气为阳，酸苦涌泄之气为阴。阴味重浊而走下窍，阳气轻清而走上窍。味厚者为阴，薄者为阴中之阳，气厚者为阳，薄者为阳中之阴。味厚则走泄，薄则流通，气薄则发泄（发泄皮毛），厚则发热。热盛则为壮火，壮火之气衰，少火之气壮，以壮火食气，火盛则气耗也，气食少火，火微则气生也。壮火散气，故气败于壮火，少火生气，故气益于少火也。

阳化气，阴成形。阴胜则阳病，阳胜则阴病。阳胜则热，阴胜则寒。重热则寒，重寒则热。寒伤形，热伤气，气伤痛，形伤肿，故先痛而后肿者，气伤形也，先肿而后痛者，形伤气也。

阳化为气，阴成其形。阴胜则阳败而病生，阳胜则阴败而病生。阳胜则为热，阴胜则生寒。重热则寒作，重寒则热生。

寒闭其表则伤形，热蒸其里则伤气，气伤则内郁而为痛，形伤则外发而为肿，故先痛而后肿者，气病而伤形也，先肿而后痛者，形病而伤气也。

风胜则动，热胜则肿，燥胜则干，寒胜则浮，湿胜则濡泻。天有四时五行，生长化收藏，以生[1] 寒暑燥湿风，人有五脏，化五气，以生喜怒悲忧恐。故喜怒伤气，寒暑伤形，喜怒不节，寒暑过度，生乃不固。故曰冬伤于寒，春必病温，春伤于风，夏生飧泄，夏伤于暑，秋必痎疟，秋伤于湿，冬病咳嗽。

风胜则动摇，热胜则胕肿，燥胜则干枯，寒胜则虚浮，湿胜则濡泻，五脏之化五气，偏胜则然也。天有四时，分应五行，木生、火长、土化、金收、水藏。生则生风，长则生暑，化则生湿，收则生燥，藏则生寒，是生长化收藏，以生寒暑燥湿风也。人有五脏，化为五气，肝风、心暑、脾湿、肺燥、肾寒。风则生怒，暑则生喜，湿则生忧，燥则生悲，寒则生恐，是寒暑燥湿风，以生喜怒忧悲恐也。故喜怒则内伤乎气，寒暑则外伤其形，喜怒不节，寒暑过度，形气伤损，生乃不固。故曰冬伤于寒，相火失藏，内热蓄积，春必病温，春伤于风，生气不达，陷而克土，夏生飧泄，夏伤于暑，寒随窍入，风闭皮毛，秋必痎疟，秋伤于湿，肺胃不降，寒气外敛，冬生咳嗽，此缘五情、六气、表里皆伤之故也。（冬伤于寒，春必病温诸义，详见"生气通天论"中）

岐伯曰：在天为玄，在人为道，在地为化。化生五味，道生智，玄生神。

此段同"天元纪论"。（"五运行论"亦有此段）

---

[1] 生　原作"应"，音近之误，据王注本《素问·阴阳应象大论》及本节黄解改。

在天为玄，玄妙不测也，在人为道，道理皆备也，在地为化，化生无穷也。地有此化，则生五味，人怀此道，则生智慧，天具此玄，则生神灵。

东方生风，风生木，木生酸，酸生肝，肝生筋，筋生心，肝主目。神在天为风，在地为木，在体为筋，在脏为肝，在窍为目，在味为酸，在色为苍，在音为角，在声为呼，在变动为握，在志为怒。怒伤肝，悲胜怒，风伤筋，燥胜风，酸伤筋，辛胜酸。

在天为风，在地为木，在人为肝，肝者，人之风木也。筋生心，木生火也。握，筋缩手卷也。悲胜怒，金克木也，燥胜风、辛胜酸亦同。

南方生热，热生火，火生苦，苦生心，心生血，血生脾，心主舌。其在天为热，在地为火，在体为脉，在脏为心，在窍为舌，在味为苦，在色为赤，在音为徵，在声为笑，在变动为忧，在志为喜。喜伤心，恐胜喜，热伤气，寒胜热，苦伤气，咸胜苦。

在天为热，在地为火，在人为心，心者，人之君火也。血生脾，火生土也。恐胜喜，水克火也，寒胜热、咸胜苦亦同。

中央生湿，湿生土，土生甘，甘生脾，脾生肉，肉生肺，脾主口。其在天为湿，在地为土，在体为肉，在脏为脾，在窍为口，在味为甘，在色为黄，在音为宫，在声为歌，在变动为哕，在志为思。思伤脾，怒胜思，湿伤肉，风胜湿，甘伤肉，酸胜甘。

在天为湿，在地为土，在人为脾，脾者，人之湿土也。肉生肺，土生金也。怒胜思，木克土也，风胜湿、酸胜甘亦同。

西方生燥，燥生金，金生辛，辛生肺，肺生皮毛，皮毛生肾，肺主鼻。其在天为燥，在地为金，在体为皮毛，在脏为

肺，在窍为鼻，在味为辛，在色为白，在音为商，在声为哭，在变动为咳，在志为悲。悲伤肺，喜胜悲，燥伤皮毛，热胜燥，辛伤皮毛，苦胜辛。

在天为燥，在地为金，在人为肺，肺者，人之燥金也。皮毛生肾，金生水也。喜胜悲，火克金也，热胜燥、苦胜辛亦同。

北方生寒，寒生水，水生咸，咸生肾，肾生骨髓，髓生肝，肾主耳。其在天为寒，在地为水，在体为骨，在脏为肾，在窍为耳，在味为咸，在色为黑，在音为羽，在声为呻，在变动为栗，在志为恐。恐伤肾，思胜恐，寒伤骨，湿胜寒，咸伤骨，甘胜咸。

在天为寒，在地为水，在人为肾，肾者，人之寒水也。髓生肝，水生木也。思胜恐，土克水也，湿胜寒、甘胜咸亦同。

故曰天地者，万物之上下也。阴阳者，万物之能始也。水火者，阴阳之征兆也。左右者，阴阳之道路也。阴阳者，血气之男女也。

天在上，地在下，万物在中，是万物之上下也。物秉阴阳，而化形神，是万物之能始也（才能所始）。阳盛则化火，阴盛则化水，是水火为阴阳之征兆也。阳升于左，阴降于右，是左右为阴阳之道路也。男子为阳，女子为阴，是阴阳即血气之男女也。盖天之六气在上，地之五行在下，人居天地之中，秉天气而生六腑，秉地气而生五脏。其阳上阴下，火降水升，亦与天地同体，是天地之阴阳，即血气之男女，无有二也。

帝曰：法阴阳奈何？岐伯曰：天不足西北，故西北方阴也，而人右耳目不如左明也，地不满东南，故东南方阳也，而人左手足不如右强也。帝曰：何以然？岐伯曰：东方阳也，阳者其精并于上，并于上

则上明而下虚，故使耳目聪明而手足不便也，西方阴也，阴者其精并于下，并于下则下盛而上虚，故其耳目不聪明而手足便也。俱感于邪，其在上则右甚，在下则左甚，此天地阴阳所以不能全也，故邪居之。

东南在左，西北在右，阳气左升而上盛，故右耳目不如左耳目之明，阴气右降而下盛，故左手足不如右手足之强。上下俱感于邪，上则右甚，下则左甚。耳目为阳，手足为阴，左耳目之阳盛，右手足之阴盛，右耳目之阳虚，左手足之阴虚。此天地阴阳所偏缺而不能俱全也，故邪偏居之。

天有精，地有形，天有八纪，地有五里。天地之动静，神明为之纲纪，故能以生长收藏，终而复始，为万物之父母。惟贤人上配天以养头，下象地以养足，中傍人事以养五脏。天气通于肺，地气通于嗌，风气通于肝，雷气通于心，谷气通于脾，雨气通于肾。六经为川，肠胃为海，九窍为水注之气，以天地为之阴阳。阳之汗，以天地之雨名之，阳之气，以天地之疾风名之。暴气象雷，逆气象阳。故治不法天之纪，不用地之理，则灾害至矣。

天有精，地有形，精者形之魂也，形者精之魄也。天有八纪，八方之纪度也，地有五里，五方之道理也（里与理同）。天地之动静，有神明以为纪纲，故能以生长收藏，四时变化，终而复始，为万物之父母，以其阴阳不偏也。惟贤人上配天以养头，下象地以养足，中傍人事以养五脏，缘在人为道，维道生智，故能法天地之阴阳焉。盖天地人同气，天气轻清，而通于肺，地气重浊，而通于嗌（咽通六腑，浊阴归六腑也），风气为木，而通于肝，雷气为火，而通于心，谷气为湿，而通于脾，雨气为水，而通于肾。六经为

川，肠胃为海，九窍出入，津液流通，为众水灌注之气，因人以天地为之阴阳，而禀天地阴阳之气，故与天地相参。阳分之汗，以天地之雨名之，阳分之气，以天地之疾风名之，暴烈之气象雷，违逆之气象阳。阴阳皆备，何可不法，故人之治身，而不法天之纪，不用地之理，与天地相乖，则灾害至矣。

阳胜则腠理闭，汗不出，身热齿干，喘粗为之俯仰，以烦冤腹满死，能冬不能夏。阴胜则汗出，身常清，数栗而寒，寒则厥，厥则腹满死，能夏不能冬。此阴阳更胜之变，病之形能也。能冬、能夏之能，音耐。

灾害至则阴阳偏胜，大病作矣。阳胜则表闭无汗，身热齿干，喘粗气逆，为之俯仰（气闭不通，故身俯仰），里气壅闷，以烦冤腹满死（烦冤，郁烦懊恼之意），能冬寒不能夏热。阴胜则表泄汗出，战栗身寒，寒则气逆身厥，厥则腹满死（阴凝气胀），能夏热不能冬寒。此阴阳更胜之灾变，病之形能如是也。

帝曰：调此二者奈何？岐伯曰：能知七损八益，则二者可调，不知用此，则早衰之节也。年四十，而阴气自半也，起居衰矣。年五十，体重，耳目不聪明矣。年六十，阴痿，阳大衰，九窍不利，下虚上实，涕泣俱出矣。故曰知之则强，不知则老，故同出而异名耳。智者察同，愚者察异，愚者不足，智则有余，有余则耳目聪明，身体轻强，老者复壮，壮者益治。是以圣人为无为之事，乐恬憺之能，从欲快志于虚无之守，故寿命无穷，与天地终，此圣人之治身也。

"上古天真论"：女子二七天癸至，七七天癸竭，男子二八天癸至，八八天癸竭，七为阴数，故当损，八为阳数，故当益。能知七损八益，则阴不偏胜，阳不偏

衰，故二者可调，不知用此，则早衰之节也。人年四十，而阴气自居一半，起居始衰。年五十，阳气渐虚，阴气渐盛，身体沉重，耳目不聪明矣。年六十，阴器①痿弱，阳气大衰，九②窍不利，浊阴逆升，下虚上实，涕泣俱出矣。故曰知七损八益之法则强，不知则老。人同此理，而老壮绝异，总由知与不知，故同出而异名耳。智者察其同出之原，愚者察其异名之殊，不知为人事之差，而以为天命之常，故愚者常不足，智者常有余，有余则耳目聪明，身体轻强，老者复壮，壮者益治（治，安）。是以圣人未尝无事，而所为者，无为之事，未尝无能，而所能者，恬憺之能，从欲快志于虚无之守，故寿命无穷，与天地终，此圣人之治身也。

素问悬解卷一终　　阳湖冯光元校字

---

① 器　原作"气"，音同之误，据本节经文文义改。
② 九　原作"七"，据本节经文改。

素问悬解卷二

昌邑黄元御解

藏　象①

十二脏相使论六② 旧名"灵兰秘典"。以篇末误重"气交变论"，结文有藏之灵兰之室一语，王冰因改此名。新校正引全元起本原名。"十二脏相使"，义取篇首愿闻十二脏之相使名篇。"奇病论"：治在"阴阳十二官相使中"，即谓此篇。今故改从原名。

黄帝问曰：愿闻十二脏之相使，贵贱何如？岐伯对曰：悉乎哉问也！请遂言之。心者，君主之官也，神明出焉。肺者，相傅之官，治节出焉。肝者，将军之官，谋虑出焉。胆者，中正之官，决断出焉。肾者，作强之官，伎巧出焉。膻中者，臣使之官，喜乐出焉。脾胃者，仓廪之官，五味出焉。小肠者，受盛之官，化物出焉。大肠者，传道之官，变化出焉。三焦者，决渎之官，水道出焉。膀胱者，州都之官，津液藏焉，气化则能出矣。凡此十二官者，不得相失也。

十二脏之相使贵贱，谓五脏六腑有君有臣，臣为君使，君贵而臣贱也。膻中即心主，心之包络也，亦名心包络。《灵枢·胀论》：膻中者，心主之宫城也，卫护心君，故为臣使之官。《灵枢·行针》：膻中为二阳脏所居，故喜乐出焉，心主喜，心主与心同居膻中，故亦主喜乐也。三焦，少阳相火，随太阳膀胱之经下行，而温水脏，水旺于下，故下焦如渎（《灵枢·营卫生会论》语）。川渎之决，全赖

相火之力以泄水，虽属风木，而风木之温，即水中相火所左升而变化者也，故为决渎之官，水道出焉。膀胱，水府，一身津液，归藏于此，是一贮水之州都也。水主藏，不主出，其所以出者，肺气之化水也。盖膀胱之水，悉由气化，饮入于胃，化气升腾，上归于肺，肺气清降，化为雨露，而归膀胱，则成小便。肺气善化，则水善出，缘水之所以化气，与气之所以化水，原于相火之蛰藏，脾土之温燥也。足太阴以湿土主令，湿气不盛，二火生之也。相火泄于肾而陷于膀胱，则膀胱热而肾水寒，癸水上泛，脾土寒湿，不能蒸水化气，上归肺部，水与谷滓并注二肠矣。肺从脾土化湿，清气堙塞，郁生痰涎，亦不能降气化水，下归膀胱。水贮二肠，不入膀胱，而湿土左陷，风木抑遏，又失疏泄之政。木郁欲达，冲决不已，未能前通水府，则必后开谷道，是以大便不收，而小便不利。《灵枢·本输》：三焦者，入络膀胱，约下焦，实则闭癃，虚则遗溺。所谓实者，相火陷于膀胱，生其热涩，并非相火之旺也。若相火秘藏，肾水和暖，则脾土温燥，既能化水为气，而归肺部，肺金清燥，亦能化气为水，而归膀胱。癸水温升，乙木条达，膀胱清利，疏泄无停，此水道所以通调也。

故主明则下安，以此养生则寿，殁世

---

① 藏象　原不载，据目录补。
② 六　原脱，据目录补。

不殆，以为天下则大昌。主不明则十二官危，以此养生则殃，使道闭塞而不通，形乃大伤，以为天下者，其宗大危，戒之戒之！

君主明则以下皆安，以此养生，则享寿考，殁世而不危殆，以此为天下，则君明臣良，朝野大昌。主不明则以下皆危，以此养生，则遭祸殃，臣使之道闭塞，气血梗阻，形乃大伤，以为天下，则君蔽臣奸，宗族大危。

五脏别论七①

黄帝问曰：余闻方士或以脑髓为脏，或以肠胃为脏，或以为腑，敢问更相反，皆自谓是，不知其道，愿闻其说。

或以脑髓肠胃为脏，或又以为腑。

岐伯对曰：脑、髓、骨、脉、胆、女子胞，此六者，地气之所生也，皆藏于阴而象于地，故藏而不泻，名曰奇恒之腑。

奇恒者，异于寻常也。

夫胃、大肠、小肠、三焦、膀胱，此五者，天气之所生也，其气象天，故泻而不藏，名曰传化之腑。此受五脏浊气，不能久留，输泻者也。魄门亦为五脏使，水谷不得久藏。

使，使道也。"十二脏相使论"：使道闭塞而不通，即此。

所谓五脏者，藏精气而不泻也，故满而不能实，六腑者，传化物而不藏，故实而不能满也。所以然者，水谷入口，则胃实而肠虚，食下则肠实而胃虚，故曰实而不满，满而不实也。

五脏主藏精气，精气常在，故满而不实，六腑主受水谷，水谷常消，故实而不满。

五脏生成论八②

心之合脉也，其荣色也，其主肾也。

肺之合皮也，其荣毛也，其主心也。肝之合筋也，其荣爪也，其主肺也。脾之合肉也，其荣唇也，其主肝也。肾之合骨也，其荣髮也，其主脾也。

心主脉，血行脉中，色者，血之外华，故合脉而荣色。心火制于肾水，其不至上炎者，肾制之也，故所主在肾。肺主皮，气行皮里，毛者，气之外发，故合皮而荣毛。肺金制于心火，其不甚肃杀者，心制之也，故所主在心。肝主筋，爪者筋之余，故合筋而荣爪。肝木制于肺金，其不过发生者，肺制之也，故所主在肺。脾主肉，唇者，肌肉之本，故合肉而荣唇。脾土制于肝木，其不至湿陷者，木制之也，故所主在肝。肾主骨，脑为髓海，髮者，脑之外华，故合骨而荣髮。肾水制于脾土，其不至下流者，脾制之也，故所主在脾。

色味当五脏，赤当脉，白当皮，青当筋，黄当肉，黑当骨。生于心，如以缟裹朱，生于肺，如以缟裹红，生于肝，如以缟裹绀，生于脾，如以缟裹栝萎实，生于肾，如以缟裹紫，此五脏所生之外荣也。

缟，素绢也。《史·高帝纪》：为义帝发丧，兵皆缟素。五脏之色，不甚外显，皆如以素绢裹之者，此平人也（"脉要精微论"：赤欲如白裹朱，黄欲如罗裹雄黄，即此义也）。

故色见青如翠羽者生，赤如鸡冠者生，黄如蟹腹者生，白如豕膏者生，黑如乌羽者生，此五色之见生也。

五色鲜明则生。

青如草兹者死，黄如枳实者死，黑如炲者死，赤如衄血者死，白如枯骨者死，此五色之见，死也。

---

① 七　原脱，据目录补。
② 八　原脱，据目录补。

五色晦黯则死。兹与滋同。炲，烟煤也。衃血，瘀血成块也。

赤当心，苦，白当肺，辛，青当肝，酸，黄当脾，甘，黑当肾，咸。故心欲苦，肺欲辛，肝欲酸，脾欲甘，肾欲咸，此五味之所合也。

由五色而及五味，其于五脏配合相当，亦以类从。故五脏之各欲其本味者，此五味之所合也。

多食咸，则脉凝泣而变色，多食苦，则皮槁而毛拔，多食辛，则筋急而爪枯，多食酸，则肉胝胎而唇揭，多食甘，则骨痛而髪落，此五味之所伤也。泣与涩通。胝，音支。胎，音皱。

多食咸，脉凝涩而变色者，水胜火也。多食苦，皮槁而毛拔者，火胜金也。多食辛，筋急而爪枯者，金胜木也。多食酸，肉胝胎而唇揭者，木胜土也（胝，皮肉生茧。《淮南子》：申包胥茧重胝胎，皮肉卷缩，揭皮折裂也）。多食甘，骨痛而髪落者，土胜水也。此五味之所伤也。

诸血者，皆属于心，诸脉者，皆属于目，诸筋者，皆属于节，诸髓者，皆属于脑，诸气者，皆属于肺，此四肢八溪之朝夕也。

心主脉，血行脉中，故诸血皆属于心。目者，宗脉之所聚也（《灵枢·口问》语），故诸脉皆属于目。筋者，所以束骨而利机关也（"痿论"语），故诸筋皆属于节。脑为髓海（《灵枢·海论》语），故诸髓皆属于脑。膻中为气海（"海论"语），故诸气皆属于肺。此四肢八溪之朝夕也。（朝夕与潮汐同。四肢八节，谓之八溪，血、气、脑、髓，朝（潮）夕（汐）灌注于此）

脏气法时论九①

黄帝问曰：合人形以法四时五行而治，何如而从？何如而逆？得失之意，愿闻其事。岐伯对曰：五行者，金木水火土也，更贵更贱，以知死生，以决成败，而定五脏之气，间甚之时，死生之期也。

合人形者，统脏腑、经络、一切形体而言。法四时五行而治者，法四时之分属五行者，以治人形也。贵者主令，贱者不主令，因五行贵贱，知脏气衰旺，以此断其死生成败，定有消长存亡之期也。（义详下文）

帝曰：愿卒闻之。岐伯曰：肝主春，足厥阴少阳主治，其日甲乙，肝苦急，急食甘以缓之。心主夏，手少阴太阳主治，其日丙丁，心苦缓，急食酸以收之。脾主长夏，足太阴阳明主治，其日戊己，脾苦湿，急食苦以燥之。肺主秋，手太阴阳明主治，其日庚辛，肺苦气上逆，急食苦以泄之。肾主冬，足少阴太阳主治，其日壬癸，肾苦燥，急食辛以润之。

春属木，肝木主之，足厥阴肝经（乙木）、少阳胆经（甲木）主治。其在一岁则为春，其在一日则为甲乙，皆肝气主令（下文仿此）。夏属火，心火主之，手少阴心经（丁火）、太阳小肠经（丙火）主治。长夏属土，脾土主之，足太阴脾经（巳土）、阳明胃经（戊土）主治。秋属金，肺金主之，手太阴肺经（辛金）、阳明大肠经（庚金）主治。冬属水，肾水主之，足少阴肾经（癸水）、太阳膀胱经（壬水）主治。

病在肝，愈于夏，夏不愈，甚于秋，秋不死，持于冬，起于春，禁当风。肝病者，愈在丙丁，丙丁不愈，加于庚辛，庚辛不死，持于壬癸，起于甲乙。肝病者，平旦慧，下晡甚，夜半静。肝欲散，急食辛以散之，用辛补之，酸泻之。

① 九 原脱，据目录补。

肝病遇火则愈，火其子也，故愈于夏，遇金则甚，克我者也，故甚于秋，遇水则持，水其母也，故持于冬，遇木则起，助我者也，故起于春。肝为风木，故禁当风。十干之中，丙丁为火，庚辛为金，壬癸为水，甲乙为木，戊己为土。一日之中，平旦为木，日中为火，下晡为金，夜半为水，日昳①与四季为土（日昳，日昃②。四季，辰戌丑未四时），亦与一岁相同（下文仿此）。肝欲升散，故以辛味散之。辛散则为补，酸收则为泻，故用辛补之，酸泻之，凡本味为泻，对宫之味为补，下文皆然。

病在心，愈在长夏，长夏不愈，甚于冬，冬不死，持于春，起于夏，禁温食热衣。心病者，愈在戊己，戊己不愈，加于壬癸，壬癸不死，持于甲乙，起于丙丁。心病者，日中慧，夜半甚，平旦静。心欲软，急食咸以软之，用咸补之，甘泻之。

心为君火，故禁温食热衣。心欲和软，故以咸味软之。余义仿首段类推。

病在脾，愈在秋，秋不愈，甚于春，春不死，持于夏，起于长夏，禁温食饱食湿地濡衣。脾病者，愈在庚辛，庚辛不愈，加于甲乙，甲乙不死，持于丙丁，起于戊己。脾病者，日昳慧，日出甚，下晡静。脾欲缓，急食甘以缓之，用苦泻之，甘补之。

脾为湿土，故禁湿地濡衣。温食助其湿热，饱食助其胀满，故皆禁之。脾欲松缓，故以甘味缓之。余义仿首段类推。

病在肺，愈在冬，冬不愈，甚于夏，夏不死，持于长夏，起于秋，禁寒饮食寒衣。肺病者，愈在壬癸，壬癸不愈，加于丙丁，丙丁不死，持于戊己，起于庚辛。肺病者，下晡慧，日中甚，夜半静。肺欲收，急食酸以收之，用酸补之，辛泻之。

肺为燥金，其性清凉，故禁寒饮食寒

衣。肺欲降收，故以酸味收之。余义仿首段类推。

病在肾，愈在春，春不愈，甚于长夏，长夏不死，持于秋，起于冬，禁犯焠㶥热食温炙衣。肾病者，愈在甲乙，甲乙不愈，甚于戊己，戊己不死，持于庚辛，起于壬癸。肾病者，夜半慧，四季甚，下晡静。肾欲坚，急食苦以坚之，用苦补之，咸泻之。焠，音翠。㶥，音哀。

肾以癸水从君火化气，故禁焠㶥热食温炙衣。焠㶥，煎焙烧燎之物。肾欲坚凝，故以苦味坚之。余义仿首段类推。

夫邪气之客于身也，以胜相加，至其所生而愈，至其所不胜而甚，至于③所生而持，自得其位而起。必先定五脏之脉，乃可言间甚之时，死生之期也。

以胜相加者，以所胜加所不胜也。其所生者，己所生也。其所不胜者，克己者也。于所生者，生己者也。自得其位者，同气者也。先定五脏之脉，知其生克衰旺，乃可言其间甚死生之期也。

肝病者，两胁下痛引少腹，令人善怒。虚则目䀮䀮无所见，耳无所闻，善恐，如人将捕之。气逆则头痛颊肿，耳聋不聪。取其经厥阴与少阳血者。䀮，音荒。

肝脉自足走胸，行于两胁，病则风木郁陷，故胁下痛引少腹。生气不遂，故善怒。肝窍于目，故虚则目无所见。肝与胆同气，肝木陷则胆木逆，胆脉循耳后下行，胆木上逆，浊气冲塞，故耳无所闻。肾主恐，胆木拔根，相火升泄，肾水沉寒，故善恐惧。气逆者，胆木上逆也，少阳胆脉，自头走足，循颊车，下颈，胆脉上逆，故头痛颊肿，耳聋不聪。取厥阴少阳血者，实则泻之，虚则补之也。

心病者，胸中痛，胁支满，胁下痛，膺背肩甲间痛，两臂内痛。虚则胸腹大，胁下与腰相引而痛。取其经少阴太阳，舌下血者。其变病，刺郄中血者。郄与隙同。

心脉自胸走手，下膈上肺，循臂内后廉下行，病则君火上逆，故胸胁满痛，两臂内后廉痛。君火刑肺，肺气逆冲，故膺背肩甲间痛（小肠脉绕肩甲，交肩上，此肺与小肠交病也）。心在膈上，小肠在腹中，虚则心与小肠皆郁，故胸腹大。肝位在胁，肾位在腰，肾水凌火，火衰木陷，故胁下与腰相引而痛。心窍于舌，故取少阴太阳之经与舌下之血者。其变异殊常之病，则刺郄中之血，郄中，手少阴之郄，即阴郄穴也。

脾病者，身重，善饥，肉痿，足不收，行善瘈，脚下痛。虚则腹满肠鸣，飧泄，食不化。取其经太阴阳明，少阴血者。

脾主肌肉，其经自足走胸，病则湿盛脾郁，经脉下陷，故身重肉痿，足软不收。湿伤筋脉，软短拘缩，故行则善瘈，脚下作痛（足心）。虚则不能消磨水谷，故腹满肠鸣，飧泄，饮食不化。取太阴阳明之经，兼取少阴之血者，水泛则土湿，泻肾水以泻土湿也。

肺病者，喘咳逆气汗出，肩背痛，尻阴股膝髀腨胻足皆痛。虚则少气不能报息，耳聋嗌干。取其经太阴阳明，足太阳之外、厥阴之内血者。尻，音考。髀，音皮。腨，音篆。胻，音杭。

肺主气，其性降敛，病则降敛失政，故喘咳逆气汗出。前行无路，逆冲肩背，故肩背痛。尻阴股膝髀腨胻足皆痛者，肝

经之病也。厥阴肝脉，起足大指，循足跗，上腘内，循股阴，过阴器，木被金刑，经脉郁陷，是以痛生。虚则肺气微弱，不能布息。甲木刑之，是以耳聋（甲木化气相火，脉循耳后下行）。乙木侮之，是以嗌干（乙木胎生君火，风火皆旺，故病嗌干。《灵枢·经脉》：肝足厥阴之脉，甚则嗌干）。足太阳经行于骽①外，足厥阴经行于骽内，取太阴阳明之经，兼取太阳之外、厥阴之内血者，实则肺金刑木，故补壬水以生肝气，虚则肝木侮金，故泻寒水以弱风木也。

肾病者，胫肿腹大身重，喘咳，寝汗出，憎风。虚则胸中痛，大腹小腹痛，清厥，意不乐。取其经少阴太阳血者。

肾脉自足走胸，循腨内，入少腹，络膀胱，贯胸膈，入肺中，病则水旺土湿，故胫肿腹大身重。水泛胸膈，肺气格阻，故生喘咳。肾水主藏，藏气失政，故寝睡汗出。表泄阳虚，是以憎风。虚则肾气衰弱，阳根升泄，甲木下拔，逆冲胸膈，故胸中痛。湿土下陷，风木抑遏，怒而贼脾，故大腹小腹皆痛。湿旺脾郁，四肢失秉，故手足厥冷。阳根既败，君火失归，故意不欢乐（心主喜，君火失根，则惊怯恐惧，是以不乐），取少阴太阳经血，实泻而虚补之也。

肝色青，宜食辛，黄黍鸡肉桃葱皆辛。心色赤，宜食咸，大豆豕肉栗藿皆咸。脾色黄，宜食甘，粳米牛肉枣葵皆甘。肺色白，宜食酸，小豆犬肉李韭皆酸。肾色黑，宜食苦，麦羊肉杏薤②皆苦。

五脏各有所发之色，各有所宜之味。辛散，酸收，甘缓，苦坚，咸软，毒

---

① 骽（tuǐ 腿）下肢也。
② 薤（xiè 械）薤白也。

药攻邪，五谷为养，五畜为益，五果为助，五菜为充，气味合而服之，以补精益气。此五者，辛酸甘苦咸，各有所利，或散或收，或缓或急，或坚或软，四时五脏，病随五脏所宜也。

顺四时，按五脏，以随五味所宜，五味之用得矣。

阴之所生，本在五味，阴之五宫，伤在五味。是故味过于酸，肝气以津，脾气乃绝，味过于苦，脾气不濡，胃气乃厚，味过于甘，心气喘满，色黑，肾气不衡，味过于辛，筋脉沮弛，精神乃央，味过于咸，大骨气劳，短肌，心气抑。谨和五味，骨正筋柔，气血以流，凑理以密，如是则骨气以精，谨道如法，长有天命。沮与阻同。凑与腠同。

气为阳，味为阴，人身阴之所生，本在五味，而一味过偏，则一宫受伤，阴之五宫，亦伤在五味。是故味过于酸，肝气敛缩，津液郁生，生气不遂，怒而贼土，脾气乃绝。味过于苦，燥其脾精，脾土失滋，中脘不运，胃气乃厚（厚，郁满也）。味过于甘，中焦壅滞，心气莫降，因生喘满，肾气莫升，因而不衡（衡，平也，肾气下陷，故不平）。色黑者，水郁之所发也。味过于辛，肝气发散，津液消耗，筋脉沮弛，精神乃央（肝主筋，心主脉，肝者肾之子，心之母，肾藏精，心藏神，精神之交，路由筋脉，筋脉沮弛，则精神交济之路格矣，故精神乃央，央者，尽也）。味过于咸，肾水伐泻，大骨气劳（大骨无力），肌肉短缩（即卷肉缩筋意）。阳根既败，心气遂抑（咸寒泄水中阳气，君火绝根，故心气抑郁）。调和五味，使之不偏，则筋骨血气皆得其养，不至偏伤矣。（此段旧误在"生气通天论"）

宣明五气+①

五味所入，酸入肝，苦入心，甘入脾，辛入肺，咸入肾，是谓五入。

五味各有所入之脏。

五味所禁，酸走筋，筋病无多食酸，咸走血，血病无多食咸，甘走肉，肉病无多食甘，辛走气，气病无多食辛，苦走骨，骨病无多食苦，是谓五禁，无令多食。

五脏各有所禁之味。

五脏所主，肝主筋，心主脉，脾主肉，肺主皮，肾主骨，是谓五主。

五脏各有所主之形。

五脏所藏，肝藏魂，心藏神，脾藏意，肺藏魄，肾藏精，是谓五脏所藏。

五脏各有所藏之神。

五脏化液，肝为泪，心为汗，脾为涎，肺为涕，肾为唾，是谓五液。

五脏各有所化之液。

五脏所恶，肝恶风，心恶热，脾恶湿，肺恶燥，肾恶寒，是谓五恶。

五脏各有所恶之气。（本气无制，则反自伤，是以恶之）

五脉应象，肝脉弦，心脉钩，脾脉代，肺脉毛，肾脉石，是谓五脏之脉。

五脉各有所应之象。

五邪所见，春得秋脉，夏得冬脉，长夏得春脉，秋得夏脉，冬得长夏脉，是谓五邪。

五脉各有所见之邪。（贼邪刑克）

五邪所乱，邪入于阳则狂，邪入于阴则痹，抟阳则为巅疾，抟阴则为喑，阳入之阴则静，阴出之阳则怒，是谓五乱。

五邪各有所乱之部，邪入于阳分则狂，扰其神也。邪入于阴分则痹，阻其血

---

① 十　原脱，据目录补。

也。邪抟阳经则为巅疾，手足六阳皆会于头也。邪抟阴经则为喑哑，手足六阴皆连于舌也。阳邪入之阴经则静，脏气得政也。阴邪出之阳经则怒，长气不遂也。是谓五邪所乱。

五精所并，精气并于肝则怒，并于心则喜，并于脾则忧，并于肺则悲，并于肾则恐，是谓五并，虚而相并者也。

五精各有所并之脏，乘其虚而相并者也。

五气所病，肝为语，心为噫，脾为吞，肺为咳为嚏，肾为欠为嚏，胆为怒，胃为气逆为哕，大肠小肠为泄，下焦溢为水，膀胱不利为癃，不约为遗溺，是谓五病。

五气各有所见之病。

五病所发，阴病发于骨，阳病发于血，阴病发于肉，阳病发于冬，阴病发于夏，是谓五发。

五病各有所发之处，所发之时。

五劳所伤，久行伤筋，久视伤血，久坐伤肉，久卧伤气，久立伤骨，是谓五劳所伤。

五劳各有所伤之体。

脉　　法[①]

经脉别论十一[②]

黄帝问曰：余闻气合而有形，因变以正名，天地之运，阴阳之化，其于万物，孰少孰多，可得闻乎？岐伯对曰：悉乎哉问也！天至广，不可度，地至大，不可量，大神灵问，请陈其方。

百族[③]之生，二气相合，而有其形，因彼万变，以正其名，天地之气运，阴阳之化生，其于万物之中，何者最少？何者最多？此亦当有自然之数也。天至广，不可度，地至大，不可量者，言天地广大，生物无穷，难可以数目计也。请陈其方者，请言其概举之法也。

草生五色，五色之变，不可胜视，草生五味，五味之美，不可胜极。天食人以五气，地食人以五味。嗜欲不同，各有所通。

万物虽繁，五色五味概之。气为阳，本之天，味为阴，本之地，天食人以五气，地食人以五味。人之嗜好不同，而于五气五味各有所通，是人人之所不外者也。

五气入鼻，藏于心肺，上使五色修明，声音能彰，故心肺有病，而鼻为之不利也。五味入口，藏于肠胃，味有所藏，以养五气，气和而生，津液相成，神乃自生。

五脏阴也，而上化清阳，气通于天，通天气者为鼻，故五气入鼻，藏于心肺。心主五色（“五脏生成”：心合脉，其荣色），肺主五声（《难经》语）。故上使五色鲜明，声音响振。心肺有病，则火金上逆，胸膈郁塞，故鼻窍不利（心肺有病二语[④]，旧误在“五脏别论”中）。六腑阳也，而下化浊阴，气通于地，通地气者为口，故五味入口，藏于肠胃。味有所藏，以养五脏之气，脏气冲和，则生津液，津液相成，神乃自生。盖水谷入胃，化气生津，津者，五脏之精也。精气之清灵者，发而为神，所谓神者，水谷之精气也（《灵枢·平人绝谷》语）。心藏脉，脉舍神（《灵枢·本神》语）。神旺则脉气流通，传于气口，以成尺寸，盈虚消长之机，悉现于此。《灵枢·营卫生会》：

---

① 脉法　原不载，据目录补。
② 十一　原脱，据目录补。
③ 百族　“族”，类也。“百族”，万物也。
④ 心肺有病二语　指“故心肺有病，而鼻为之不利也。”

血者，神气也，以其行于脉中，而得心神之运化故也。（以上三段，旧误在"六节脏象论"）

帝曰：气口何以独为五脏主？岐伯曰：胃者，水谷之海，六腑之大源也。五味入口，藏于胃，以养五脏气。气口亦太阴也，是以五脏六腑之气味，皆出于胃，变现于气口。

气口者（即寸口），脉之大会，手太阴之动脉也（《难经》语）。水谷入胃，传输六腑，是胃者，水谷之海，六腑之大源也。五味入口，藏于胃腑，充灌四维，以养五脏之气。而其消磨水谷，化生精气，分输脏腑，散布经络之权，全在于脾。脾以太阴，而含阳气，左旋而善动故也。肺为手太阴，气口者，肺经动脉，亦太阴也，是与足太阴同气。故五脏六腑之气味，皆出于胃，自胃而输脾，自脾而输肺，自肺而注本经，变见于气口。气口为脏腑诸气所朝宗，故独为五脏之主也。（此段旧误在"五脏别论"中）

食气入胃，散精于肝，淫气于筋。食气入胃，浊气归心，淫精①于脉。脉气流经，经气归于肺，肺朝百脉，输精于皮毛。毛脉合精，行气于腑，腑精神明，留于四脏，气归于权衡。权衡以平，气口成寸，以决死生。

食谷入胃，脾土消磨，化生精气，上归肺金，肺气宣布，传诸皮毛脏腑，必由筋脉而行，故食气入胃，散精于肝，淫气于筋，筋者，脉之辅也。次则浊气归心，淫精于脉，脉者，血之府也（"脉要精微论"语）。脉气流于十二经中，而十二经气，总归于肺，以气统于肺，十二经之气，皆肺气也。肺朝百脉（如天子朝会诸侯然），输精于皮毛，以肺主皮毛也。皮毛与经脉合精，行气于腑，腑精通乎神明，留于肺肝心肾四脏（脾为四脏中气，

故不言也），传输均匀，则气归于权衡（权衡，所以称物者）。权衡以平，四脏无偏，注于经脉，归诸气口，气口成寸，以决死生。此气口尺寸之原委也。

饮入于胃，游溢精气，上输于脾，脾气散精，上归于肺，通调水道，下输膀胱，水精四布，五经并行，合于四时五脏阴阳，揆度以为常也。

饮入于胃，化为精气，游溢升腾，上输于脾，脾气散此水精，上归于肺，肺气降洒，化为雨露，通调水道，下输膀胱，以成小便，此水滓之下传者。至其水精，则周流宣布，并行于五经之中（五脏之经），合于四时五脏之气，阴阳调适，揆度均平，以为常也，是气口尺寸之由来也。

三部九候论十二②

黄帝问曰：余闻九针于夫子，众多博大，不可胜数。余愿闻要道，以属子孙，传之后世，著之骨髓，藏之肝肺，歃血而受，不敢妄泄，令合天道，必有终始，上应天光星辰历纪，下副四时五行，贵贱更互，冬阴夏阳，以人应之奈何？愿闻其方。

四时五行，贵贱更互，当令为贵，退度为贱，五行更代于四时，互为贵贱也。

岐伯对曰：妙乎哉问也！此天地之至数。帝曰：愿闻天地之至数，合于人形血气，通决死生，为之奈何？岐伯曰：天地之至数，始于一，终于九焉。一者天，二者地，三者人，因而三之，三三者九，以应九野。故人有三部，部有三候，以决死生，以处百病，以调虚实，而除邪疾。

九野，八方与中央也。

---

① 淫精　原作"精淫"，据王注本《素问·经脉别论》及本节黄解乙转。

② 十二　原脱，据目录补。

帝曰：何谓三部？岐伯曰：有下部，有中部，有上部。部各有三候，三候者，有天有地有人也。必指而导之，乃以为真。

指而导之，指其处而开导之也。

上部天，两额之动脉，上部地，两颊之动脉，上部人，耳前之动脉。中部天，手太阴也，中部地，手阳明也，中部人，手少阴也。下部天，足厥阴也，下部地，足少阴也，下部人，足太阴也。

两额之动脉，足少阳之颔厌也。两颊之动脉，足阳明之地仓、大迎也。耳前之动脉，手少阳之和髎也。手太阴，太阴之鱼际、太渊、经渠也（即寸口脉）。手阳明，阳明之合谷也（在手大指次指歧骨间）。手少阴，少阴之神门也（在掌后高骨内）。足厥阴，厥阴之五里也（在气冲下三寸）。足少阴，少阴之太溪也（在内踝后）。足太阴，太阴之箕门也（在冲门下。胃气则候足跗上，阳明之冲阳）。

故下部之天以候肝，地以候肾，人以候脾胃之气。帝曰：中部之候奈何？岐伯曰：亦有天，亦有地，亦有人。天以候肺，地以候胸中之气，人以候心。帝曰：上部以何候之？岐伯曰：亦有天，亦有地，亦有人。天以候头角之气，地以候口齿之气，人以候耳目之气。

手阳明大肠与手太阴肺为表里，肺位在胸，手阳明经，自手走头，入缺盆，络肺，下膈而属大肠，亦自胸膈下行，故阳明之合谷，可以候胸中之气。

三部者，各有天，各有地，各有人。三而成天，三而成地，三而成人。三而三之，合则为九，九分为九野，九野为九脏，故神脏五，形脏四，合为九脏。

地之九分，则为九野，人应九野，则为九脏，故神脏五，肝、心、脾、肺、肾（肝藏魂、心藏神、脾藏意、肺藏魄、肾

藏精），形脏四，脑髓、骨、脉、胆（义详"五脏别论"），合为九脏。（三而成天至合为九脏十句，与"六节藏象论"同）

帝曰：何以知病之所在？岐伯曰：察九候独小者病，独大者病，独疾者病，独迟者病，独热者病，独寒者病，独陷下者病。必审问其所始病，与今之所方病，而后各切循其脉，视其经络浮沉，以上下逆从循之。其脉疾者病，其脉迟者病，其脉代而钩者病在络脉，脉不往来者死，皮肤着者死。

独小、独大、独疾、独迟、独热、独寒、独陷下，所谓七诊也。九候之中，有一候独异，如七诊之条者，则病在此经矣。必审问其往日之所始病，与今日之所方病，而后于九候之中，各切循其脉，视其经络浮沉，以上下逆顺而循之。其脉或疾或迟者，病在经脉，（"仲景脉法"[1]：数为在腑，迟为在脏。疾者，六腑之经，迟者，五脏之经）。其脉代而钩者，病在络脉，（钩为夏脉，络脉属阳，应乎夏气。代，止也），是病脉也。其脉不往来者，经绝而死，皮肤枯着者，卫败而死，是死脉也。按其所候，以分部次，则病之所在无逃矣。

帝曰：决死生奈何？岐伯曰：九候之相应也，上下若一，不得相失。一候后则病，二候后则病甚，三候后则病危。所谓后者，应不俱也。察其脏腑，以知死生之期。必先知经脉，然后知病脉。

应不俱者，后动不能俱应也。察其脏腑[2]，以知死生之期者，腑脉浮数，脏脉沉迟，浮数昼死，沉迟夜死也（《难经》：浮大昼死，沉细夜死）。先知经脉，然后知病脉者，经脉相应，病脉不相应，知经

---

[1] 仲景脉法　指《伤寒论·辨脉法》。
[2] 脏腑　原作"腑脏"，据本节经文乙转。

脉则知病脉，知病脉则知死脉矣。

帝曰：以候奈何？岐伯曰：以左手足上，去踝五寸按之，右手当踝而弹之，其应过五寸以上，蠕蠕然者不病，其应疾，中手浑浑然者病，其应迟，中手徐徐然者病，其应上不能至五寸，弹之不应者死。蠕，音渊。

以候者，候经脉、病脉，以决死生也。以左手足上，去踝五寸按之，按手足少阴动脉之旁，相去五寸之远，右手当踝而弹之，以观神门、太溪二脉之动。其脉应过五寸以上，蠕蠕然如虫动者不病（蠕蠕，虫动貌），是经脉也。其应疾，中手浑浑然大动者病，太过。其应迟，中手徐徐然微动者病（不及），是病脉也。其应上不能至五寸，弹之不应者死，是死脉也。此三部九候之总法，一候可以概九候也。盖心藏神，肾藏精，人以精神为本，故独取心肾之脉于左手足者，探其本也。肺气右行，若取手太阴，则应于右手候之矣。

三部九候皆相失者死。上下左右之脉相应，如参春者病甚。上下左右相失，不可数者死。中部乍疏乍数者死。中部之候相减者死。中部之候虽独调，与众脏相失者死。参伍不调者病。形气相得者生。形盛脉细，少气不足以息者危。形瘦脉大，胸中多气者死。脱肉身不去者死。目内陷者死。形肉已脱，九候虽调，犹死。

九候相应，上下如一，不得相失，一候后则病，二候后则病甚，三候后则病危，三部九候皆相失，则九候皆后，是以死也。上下左右之脉相应，如参春者，如数人并春，杵声参举，参差不齐，九候杂乱，是以病甚，亦即相失之渐也。上下左右相失，不可数者死，是相失之极者也。中部乍疏乍数者死，神气俱败，迟疾无准也（中部手太阴肺[1]，肺主藏气，手少阴

心，心主藏神也）。中部之候相减者死，神气之亏败也。中部之候虽独调，与众脏相失者死，神气无依，亦难久驻也。参伍不调者病，未至相失之剧也。形气相得者生，脾肺无亏也（脾主肉，肺主气）。形盛脉细，少气不足以息者危，形充而气败也。形瘦脉大，胸中多气者死，气充而形败也。脱肉身不去者死，肉脱而身体不能动移，形气俱败也。目内陷者死，阳败而神脱也。形肉已脱，九候虽调，犹死，形败而气无所附，亦将散亡也。

七诊虽见，九候皆从者不死。所言不死者，风气之病及经月之病，似七诊之病而非也，故言不死。若有七诊之病，其脉候亦败者，死矣，必发哕噫。

七诊虽见，九候皆从顺者不死。所言不死者，是外感风气之病及女子经月之病，脉络闭涩，故相应不一，脏腑未尝亏损，虽似七诊之病，而实非也。若果有七诊之病，兼之其脉候亦败者，则人死矣。土败胃逆，必发哕噫也。

真脏脉见者，胜死。肝见庚辛死，心见壬癸死，脾见甲乙死，肺见丙丁死，肾见戊己死，是谓真脏见皆死。

所谓脉候亦败者，真脏脉也，真脏脉见者，至其胜己之时则死。肝见庚辛，金克木也。心见壬癸，水克火也。脾见甲乙，木克土也。肺见丙丁，火克金也。肾见戊己，土克水也。（肝见庚辛六句[2]，旧误在"平人气象论"中）

帝曰：冬阴夏阳奈何？岐伯曰：九候之脉，皆沉细悬绝者为阴，主冬，故以夜半死，躁盛喘数者为阳，主夏，故以日中死。是故寒热病者，以平旦死。热中及热

① 肺 原作"脉"，形近音近之误，据下文"手少阴心"改。
② 肝见庚辛六句 指"肝见庚辛死……是谓真藏见皆死。"

病者，以日中死。病风者，以日夕死。病水者，以夜半死。其脉乍疏乍数乍迟乍疾者，日乘四季死。

寒热病者，肝胆二木之郁，平旦属木，故以平旦死。热中、热病，君相二火之亢，日中属火，故以日中死。病风者，风旺木枯，日夕属金，肝木被克，故以日夕死。病水者，夜半水旺，故以夜半死。其脉乍疏乍数乍迟乍疾，土败失其和平，四季属土，故日乘四季死。是皆冬阴夏阳之分析者也。

帝曰：其可治者奈何？岐伯曰：经病者，治其经。孙络病者，治其孙络。血病，身有痛者，治其经络。其病在奇邪，奇邪之脉，则缪刺之。留瘦不移，节而刺之。上实下虚，切而从之，索其结络脉，刺出其血，以通其气，必先去其血脉，而后调之。度其形之肥瘦，以调其气之虚实，实则泻之，虚则补之，无问其病，以平为期。

留瘦不移者，病气淹留，形容瘦损，而证无改移也。节而刺之者，樽节①而刺之也。

平人气象论十三②

黄帝问曰：平人何如？岐伯对曰：人一呼脉再动，一吸脉亦再动，呼吸定息脉五动，闰以太息，命曰平人。平人者，不病也。常以不病调病人，医不病，故为病人平息以调之为法。

平人之脉，一呼再动，一吸再动，呼吸定息五动，闰以太息六动（太息，众息中一息极长者）。一息六动，是谓平人。一动脉行一寸，六动六寸。每刻一百三十五息，脉行八丈一尺。两刻二百七十息，脉行十六丈二尺。左右二十四经以及任、督、两蹻，二十八脉，一周于身。一日百刻，经脉五十周。此平人营卫运行之

大数也。（义详《灵枢》）

人一呼脉一动，一吸脉一动，曰少气。人一呼脉三动，一吸脉三动而躁，尺热，曰病温，尺不热，脉滑，曰病风，脉涩，曰痹。

一呼一动，一吸一动，曰少气，是阳虚而脉迟者。一呼三动，一吸三动而躁，尺肤热，曰病温，尺肤不热而脉滑，曰风，脉涩，曰痹，是阴虚而脉数者。迟数不平，所谓病人之脉也。

人一呼脉四动以上，曰死，脉绝不至，曰死，乍疏乍数，曰死。平人之常气禀于胃，胃者平人之常气也，人无胃气曰逆，逆者死。

一呼四动以上，是数之极者，绝不至，是迟之极者，乍疏乍数，是非迟非数，营卫散乱而无准，故皆主死。其所以死者，无胃气也。

春胃微弦曰平，弦多胃少曰肝病，但弦无胃曰死，弦而有毛曰秋病，毛甚曰今病。脏真散于肝，肝藏筋膜之气也。

春脉弦，春脉微弦曰平者，春有胃气，而微见弦象，曰平也。下仿此。弦而有毛，金克木也。肝旺于春，故脏真俱散于肝。肝藏筋膜之气者，肝主筋也。

夏胃微钩曰平，钩多胃少曰心病，但钩无胃曰死，钩而有石曰冬病，石甚曰今病。脏真通于心，心藏血脉之气也。

夏脉钩，钩而有石，水克火也。心旺于夏，故脏真俱通于心。心藏血脉之气者，心主脉也。

长夏胃微软弱曰平，弱多胃少曰脾病，但代无胃曰死，软弱有石曰冬病，石甚曰今病。脏真濡于脾，脾藏肌肉之气也。

---

①　樽节　"樽"，酒器也，"节"，一定度数也。"樽节"，在此指按法度而刺之。
②　十三　原脱，据目录补。

长夏脉软弱代者，土不主时，随四时代更，虽具四时之脉，而软弱犹存，软弱即胃气也。但代无胃者，更换四时之脉，而无软弱也（此统四季之月言）。软弱有石，水侮土也。脾旺于长夏，故脏真濡于脾。脾藏肌肉之气者，脾主肌肉也。

秋胃微毛曰平，毛多胃少曰肺病，但毛无胃曰死，毛而有弦曰春病，弦甚曰今病。脏真高于肺，以行营卫阴阳也。

秋脉毛，毛而有弦，木侮金也。肺旺于秋，故脏真俱高于肺（肺居五脏之上）。以行营卫阴阳者，肺主卫也。

冬胃微石曰平，石多胃少曰肾病，但石无胃曰死，石而有钩曰夏病，钩甚曰今病。脏真下于肾，肾藏骨髓之气也。

冬脉石，石而有钩，火侮水也。肾旺于冬，故脏真俱下于肾（肾居五脏之下）。肾藏骨髓之气者，肾主骨髓也。

夫平心脉来，累累如连珠，如循琅玕，曰心平，夏以胃气为本。病心脉来，喘喘连属，其中微曲，曰心病。死心脉来，前曲后居，如操带钩，曰心死。

琅玕，珠类。

平肺脉来，厌厌聂聂，如落榆荚，曰肺平，秋以胃气为本。病肺脉来，不上不下，如循鸡羽，曰肺病。死肺脉来，如物之浮，如风吹毛，曰肺死。

不上不下，不升不降也。

平肝脉来，软弱招招，如揭长竿末梢，曰肝平，春以胃气为本。病肝脉来，盈实而滑，如循长竿，曰肝病。死肝脉来，急益劲，如新张弓弦，曰肝死。

如揭长竿末梢者，软弱之象也。如循长竿者，劲而多节也。

平脾脉来，和柔相离，如鸡践地，曰脾平，长夏以胃气为本。病脾脉来，实而盈数，如鸡举足，曰脾病。死脾脉来，锐坚如乌之喙，如鸟之距，如屋之漏，如水之流，曰脾死。

如鸡举足，举而下迟也。乌喙、鸟距，锐而坚也。屋漏者，滴而不联也。水流者，往而不反也。

平肾脉来，喘喘累累如钩，按之而坚，曰肾平，冬以胃气为本。病肾脉来，如引葛，按之益坚，曰肾病。死肾脉来，发如夺索，辟辟如弹石，曰肾死。

如引葛，言其硬也。发如夺索，言其紧也。

凡治病，察其形气色泽，脉之盛衰，病之新故，乃治之，无后其时。形气相得，谓之可治，色泽以浮，谓之易已，脉从四时，谓之可治，脉弱以滑，是有胃气，命曰易治，取之以时。形气相失，谓之难治，色夭不泽，谓之难已，脉实以坚，谓之益甚，脉逆四时，为不可治。必察四难，而明告之。

脉实以坚，无胃气也。

所谓逆四时者，春得肺脉，夏得肾脉，秋得心脉，冬得脾脉。其至皆悬绝沉涩者，命曰逆四时。未有脏形，于春夏而脉沉涩，秋冬而脉浮大，名曰逆四时也。

未有脏形，未有真脏之形也。（二段① 旧误在"玉机真脏论"）

脉从阴阳，病易已，脉逆阴阳，病难已。脉得四时之顺，曰病无他，脉反四时及不间脏，曰难已。

间脏，隔脏相传也。《难经》：七传者死，间脏者生。

反四时者，有余为精，不足为消。应太过，不足为精，应不足，有余为消。阴阳不相应，病名曰关格。

有余为精，正气旺也。不足为消，正气衰也。应太过而不足为精，邪不胜正也。应不及而有余为消，正不胜邪也。阴

---

① 二段 指"凡治病……名曰逆四时也。"

阳不相应，失其常度也。关格，义详下文。（此段旧误在"脉要精微论"）

人迎一盛，病在少阳，二盛病在太阳，三盛病在阳明，四盛以上为格阳。寸口一盛，病在厥阴，二盛病在少阴，三盛病在太阴，四盛以上为关阴。人迎与寸口俱盛四倍以上为关格。关格之脉赢，不能极于天地之精气，则死矣。此段旧误在"六节脏象论"。

人迎，足阳明之脉动，在喉旁，阳明行气于三阳，故人迎盛则病在三阳。寸口，手太阴之脉动，在掌后，太阴行气于三阴，故寸口盛则病在三阴。格阳者，阴盛而不交于阳，故阳为阴格而盛于人迎。关阴者，阳盛而不交于阴，故阴为阳关而盛于寸口。人迎与寸口俱盛四倍以上，为关格（义详《灵枢》"终始"、"禁服"二篇）。关格之脉，阴阳皆赢（赢，有余也），此赢则彼绌，不能极于天地之精气，则死矣，不能尽其所受于天地精气之数也。极，尽也。

病热而脉静，泄而脉大，脱血而脉实，病在中，脉实坚，病在外，脉不实坚者，皆难治。此段旧误在"玉机真脏论"。

病热而脉静，火泄而阳败也。泄而脉大，血脱而脉实，木陷而土败也（土湿木陷，疏泄失藏）。病在中，脉实坚，邪盛于里也。病在外，脉不实坚，正虚于表也。

帝曰：有故病五脏发动，因伤脉色，各何以知其久暴至之病乎？岐伯曰：悉乎哉问也！脉滑浮而疾者，谓之新病，脉小弱以涩，谓之久病[1]。征其脉小，色不夺者，新病也，征其脉不夺，其色夺者，此久病也。征其脉与五色俱不夺者，新病也，征其脉与五色俱夺者，此久病也。此段旧误在"脉要精微论"。

有故病五脏发动，因伤脉色，有故病埋根数经，五脏发动，因以伤其色脉也。（此因病之新故一语，而问及之）

脉要精微论十四[2]

黄帝问曰：诊法何如？岐伯对曰：诊法常以平旦，阴气未动，阳气未散，饮食未进，经脉未盛，络脉调匀，气血未乱，故乃可诊有过之脉。

平旦经络调匀，气血安静，故可诊有过之脉。

切脉动静，而视精明，察五色，观五脏有余不足，六腑强弱，形之盛衰，以此参伍，决死生之分。

视精明，察五色，观目中五色也。余义详下文。

夫脉者，血之府也，长则气治，短则气病，代则气衰，细则气少，上盛则气高，下盛则气胀，数则烦心，涩则心痛，大则病进。浑浑革革，至如涌泉，病进而危。弊弊绵绵，其去如弦绝者死。

长者，气舒畅也。短者，气迫促也。代者，动而中止也。细者，虚而不充也。上盛则气高，肺胃之逆也。下盛则气胀，肝脾之下陷也。数则心烦，君火之升炎也。涩则心痛，寒水之上犯也。大则病进，正虚而邪旺也。浑浑，盛也，革革，硬也，浑浑革革，至如涌泉，病进而危，大则病进也。弊弊，虚浮也，绵绵，软弱也，弊弊绵绵[3]，去如弦绝者，气不续也。此明切脉动静之义。

夫精明五色者，气之华也，赤欲如白裹朱，不欲如赭，白欲如鹅羽，不欲如盐，青欲如苍璧之泽，不欲如蓝，黄欲如

---

[1]　脉滑浮而疾者……谓之久病　原载于王注本《素问·平人气象论》。
[2]　十四　原脱，据目录补。
[3]　弊弊绵绵　原脱，据本节经文及上文"浑浑革革，至如涌泉，病进而危"文例补。

罗裹雄黄，不欲如黄土，黑欲如重漆色，不欲如地苍。五色精微象见矣，其寿不久也。

精明者，气之华也，言目乃五气之光华也（精华发越，而生光明，故曰精明）。其中五色欲鲜明，不欲晦黯。若五色微见晦黯之象（精微，微也），则光华外减，神气乃败，其寿不得久也。

夫精明者，所以视万物，别黑白，审短长，以长为短，以白为黑，如是则精衰矣。

目所以辨白黑短长，若长短黑白淆乱，则精华已衰，所以年寿不永也。此明视精明、察五色之义。

五脏者，中之守也。中盛脏满，气胜伤恐者，声如从窖中言，是中气之湿也。言而微，终日乃复言者，此夺气也。衣被不敛，言语善恶不避亲疏者，此神明之乱也。仓廪不藏者，是门户不要也。水泉不止者，是膀胱不藏也。得守者生，失守者死。

五脏者，中之守也，言五脏主藏精气，中之守护也。中气壅满，语音不彻，声如从土窖中言，是脾土之湿也。言而微弱，终日乃复言者，此肺气之夺也。衣被不掩，言语善恶不避亲疏者，此心神之乱也。水谷泄利，仓廪不藏者，是门户失约也。小便遗失，水泉不止者，是膀胱不藏也。如此则失其守矣。得守者生，失守者死。此明观五脏有余不足之义。

六腑者，身之强也。头者，精明之府，头倾视深，精神将夺矣。背者，胸中之府，背曲肩随，腑将坏矣。腰者，肾之府，转摇不能，肾将惫矣。膝者，筋之府，屈伸不能，行则偻俯，筋将惫矣。骨者，髓之府，不能久立，行则振掉，骨将惫矣，得强则生，失强则死。

身之强也，言身之所以为强壮也。头倾视下，深，下也。阳气陷也。背曲肩垂（随，垂也），宗气衰也。头背腰膝骨髓皆见颓败，如此则失其强矣。得强则生，失强则死。此明六腑强弱、形之盛衰之义。

帝曰：脉其四时动奈何？知病之所在奈何？知病乍在内奈何？知病乍在外奈何？知病之所变奈何？请问此五者，可得闻乎？

义详下文。

岐伯曰：请言其与天运转大也。万物之外，六合之内，天地之变，阴阳之应，彼春之暖，为夏之暑，彼秋之忿，为冬之怒。四变之动，脉与之上下，以春应中规，夏应中矩，秋应中衡，冬应中权。

与天运转大，言与天运转移，同其广大也。凡万物之外，六合之内，一切天地之变，莫非阴阳之应，彼春之暖化而为夏之暑，彼秋之忿化而为冬之怒。四变之动，见于天时，脉亦与之上下，以春应中规之圆，夏应中矩之方，秋应中衡之浮，冬应中权之沉，天人合气也。

持脉有道，虚静为保。春日浮，如鱼之游在波，夏日在肤，泛泛乎万物有余，秋日下肤，蛰虫将去，冬日在骨，蛰虫周密，君子居室。

持脉有道，以清虚宁静为保（保与宝同）。春日浮，如鱼之游在水波之下，半沉半浮也。夏日在肤，泛泛乎（盛也）如万物之有余，则全浮矣。秋日下肤，如蛰虫之将去，半浮半沉也。冬日在骨，如蛰虫之周密，君子之居室，则全沉矣。

是故冬至四十五日，阳气微上，阴气微下，夏至四十五日，阴气微上，阳气微下。阴阳有时，与脉为期，期而相失，知脉所分，分之有期，故知死时。

水藏于冬，阳在下而阴在上，及冬至四十五日，则阳气微上，阴气微下。火长于夏，阴在下而阳在上，及夏至四十五日，则阴气微上，阳气微下。阴阳之上下有时，悉皆与脉为期，期而相失，是何部不应，则知何脉所分，分之有其日期，故知人死之时节也。

微妙在脉，不可不察，察之有纪，从阴阳始，始之有经，从五行生，生之有度，四时为宜。补泻无失，与天地如一，得一之情，以知死生。是故声合五音，色合五行，脉合阴阳。

阴阳者，脉之纲纪，故察之有纪，从阴阳始。阴阳分而为五行，故始之有经，从五行生。五行运而为四时，故生之有度，四时为宜。法阴阳五行四时，以治百病，则补泻无失，与天地如一。得此一之情，以知死生。是故听五声合乎五音，察五色合乎五行，诊脉合乎阴阳，神圣工巧之妙尽矣。此答帝问脉其四时动之义。

心脉搏坚而长，当病舌卷不能言，其软而散者，当消环自已。

心窍于舌，其脉搏坚而长，是心火之上炎也，当病舌卷不能言。其软而散者，则心火退矣，当消环自已。消，尽也，尽一经之环周，其病自已也。

肺脉搏坚而长，当病唾血，其软而散者，当病灌汗，至令不复散发也。

肺脉搏坚而长，是肺气之上逆也，当病唾血。其软而散者，则肺气发达，泄于皮毛，当病灌汗（汗如浇灌），至令不复发散而愈也。

肝脉搏坚而长，色不青，当病坠若搏，因血在胁下，令人喘逆，其软而散，色泽者，当病溢饮。溢饮者，渴暴多饮，而溢入肌皮肠胃之外也。

肝脉搏坚而长，是肝气之郁陷也，色青者，为肝脏内伤，色不青，当病损坠与搏击，因而瘀血在胁下，阻甲木下行之路，逆冲胸膈，令人喘逆。其软而散，色

光泽者，是水气之泛溢，当病溢饮。溢饮者，渴而卒暴多饮，水未及消，而溢入于皮肤肠胃之外也（皮肤之内，肠胃之外）。

脾脉搏坚而长，其色黄，当病少气，其软而散，色不泽者，当病足胻肿，若水状也。

脾脉搏坚而长，是脾气之郁，其色黄者，湿盛阳虚，脾土困乏，当病少气。其软而散，色不泽者，则湿不上侵，而下流膝踝，当病足胻肿，若水状也。

胃脉搏坚而长，其色赤，当病折髀，其软而散者，当病食痹。

胃脉搏坚而长，是胃气之郁，色不赤，为胃腑内伤，色赤者，当病折髀，胃脉从气冲下髀，抵伏兔，经血瘀阻，故髀骨如折而色赤也。其软而散者，则胃气虚弱，当病食痹，食痹者，食下而气滞如塞也。

肾脉搏坚而长，其色黄而赤者，当病折腰，其软而散者，当病少血，至令不复也。

肾脉搏坚而长，是肾气之郁，其色黄而赤者，土邪克水，湿蒸为热，当病折腰。肾位于腰。其软而散者，肾气微弱，当病少血，至令不能复旧也。

肝与肾脉并至，其色苍赤，当病毁伤，不见血，已见血，湿若中水也。

肝主筋，其脉弦，肾主骨，其脉沉，肝与肾脉并至，而其色苍赤，苍为肝色，赤为心色，心主脉，脉舍血（《灵枢·本神》语），脉色如此，是筋骨血脉皆病，当病形体毁伤。无论不见血与已见血，其身应湿，若中水也。中水者，水入于经，其身必湿。寒水侮土，脾湿内动，外溢经络，故湿如中水（中水与中风、中湿之中同义）。

帝曰：诊得心脉而急，此为何病？病形何如？岐伯曰：病名心疝，少腹当

有形也。帝曰：何以言之？岐伯曰：心为牡脏，小肠为之使，故曰少腹当有形也。

心与小肠为表里，故小肠为心之使道，凡心内瘀浊，必传小肠。心脉紧急，病名心疝，小肠受之，是以少腹当有形也。

帝曰：诊得胃脉，病形何如？岐伯曰：胃脉实则胀，虚则泄。

胃主受盛，实则藏而不泄，故胀，虚则泄而不藏，故泄也。（此皆甲木刑胃之证，非但胃土自病）

欲知寸口太过与不及，寸口之脉中手短者，曰头痛，寸口脉中手长者，曰足胫痛，寸口脉中手促上击者，曰肩背痛，寸口脉沉而横，曰胁下有积，腹中有横积痛，寸口脉沉而喘，曰寒热，寸口脉沉而弱，曰寒热及疝瘕少腹痛。脉急者，曰疝瘕少腹痛。

中手，动应于手也，寸口脉中手而短者，足三阳之不降也，其病在上，曰头痛（足三阳自头走足，经气不降则寸浮，故脉短）。中手而长者，足三阴之不升也，其病在下，曰足胫痛（足三阴自足走胸，经气不升则尺浮，故脉长）。中手短促而上击者，手三阳之不升也，病在升路之半，曰肩背痛（手三阳自手走头，皆由肩升）。脉沉而横者，足厥阴之不升也，病在升路之半，曰胁下有积，腹中有横积痛（足厥阴由小腹上行胁肋）。脉沉而喘动应手者，曰寒热，少阳胆经外闭于风寒也（足少阳化气相火，风寒外束则生寒，相火内郁则生热也）。脉沉而软弱不达者，曰寒热及疝瘕少腹痛，厥阴肝经外闭于风寒也（厥阴，阴极阳生，阴极则生寒，阳复则发热）。木弱由于水寒，水寒木郁，结而不行，则生疝瘕，冲击不宁，则少腹疼痛。脉紧急者，曰疝瘕少腹痛，

以其水寒之深，而木郁之极也。

脉滑曰风。脉涩曰痹。缓而滑曰热中。盛而紧曰胀。尺脉缓涩，谓之解㑊。安卧脉盛，谓之脱血。尺涩脉滑，谓之多汗。尺寒脉细，谓之后泄。尺粗长热者，谓之热中。解与懈同。㑊与迹同。

风病脉滑，卫气闭敛而营血郁动也。痹病脉涩，营血凝瘀而卫气阻滞也。缓而滑曰热中，热气之外达也。盛而紧曰胀，寒气之外束也。尺脉缓涩，谓之解㑊，邪热消烁，阴精耗损，而形迹懈怠也。安卧脉盛，谓之脱血，身未动摇而脉不宁静，是血亡而气不守也。尺肤涩而脉滑，谓之多汗，是营血化汗而外泄也（血亡则皮涩，脏气不行则脉滑）。尺肤寒而脉细，谓之后泄，是水寒木陷而下冲也。尺肤粗而常热，谓之热中，是邪热烁阴，而皮肤失其润泽也。（此上二段[1]，旧误在"平人气象"中）

粗大者，阴不足，阳有余，为热中也。来疾去徐，上实下虚，为厥巅疾。来徐去疾，上虚下实，为恶风也，故中恶风者，阳气受也。

皮粗而脉大者（统尺寸言），阴不足，阳有余，此为热中也（承上尺粗常热者，谓之热中，而申明之）。来疾而去徐，是上实而下虚，上实者，此为厥巅之疾（三阳不降，其病在头）。来徐去疾，是上虚而下实，上虚者，此为恶风也（"仲景脉法"[2]：风则浮虚，恶风，邪风也）。故中恶风者，阳气受之，阳气在上，是以上虚也。

有脉俱沉细数者，少阴厥也。沉细数散者，寒热也。浮而散者，为眴仆。诸浮不躁者，皆在阳，则为热，其有躁者，在

---

① 此上二段　指"欲知寸口太过与不及……谓之热中。"

② 仲景脉法　指《伤寒论·辨脉法》。

手。诸细而沉者，皆在阴，则为骨痛，其有静者，在足。数动一代者，病在阳之脉也，泄及便脓也。

有脉俱沉细数者，此少阴之厥也。足少阴自足走胸，上行为顺，下行为逆，肾气虚寒，不能上化木火，故脉沉细数者，乙木沉陷而郁动于水中也。此缘少阴逆行，肝木失生，故脉象如是。沉细数散者，此为寒热也，沉细则水旺而生寒，数散则木郁而生热。沉细者，少阴之阴胜而阳败也，数散者，厥阴之阴极而阳复也。浮而散者，此为眴仆，浮则相火上逆，散则甲木拔根，甲木失根，阳气浮散，旋转不宁，故头目眴运而昏迷颠仆也。诸浮而不躁者，皆在阳经，则为热，其有躁者，则在手三阳，手三阳者，阳中之阳也。诸细而沉者，皆在阴经，则为骨痛，其有静者，则在足三阴，足三阴者，阴中之阴也（阳性浮，故浮则皆在阳经，浮而躁，则阳盛极矣，是以在手。阴性沉，故沉则皆在阴经，沉而静，则阴盛极矣，是以在足也）。数动而一代者，此病在阳之脉也，主大便泄利及便脓血。盖阳明胃腑，主受盛水谷，胃土上逆，壅碍少阳下行之路，甲木不舒，侵逼胃腑，水谷莫容，故生泄利。少阳相火，传于胃腑，自胃腑而传大肠，瘀蒸腐烂，故便脓血。其数动而一止者，少阳阳明之经瘀塞而不通畅也。

诸过者，切之涩者，阳气有余也，滑者，阴气有余也。阳气有余，为身热无汗，阴气有余，为多汗身寒，阴阳有余，则无汗而寒。

卫性收敛，敛则脉涩，营性疏泄，泄则脉滑，诸脉有过者，切之涩者，是阳气有余也，滑者，是阴气有余也。阳气有余，为身热无汗，清气之外敛也，阴气有余，为多汗身寒，温气之外泄也，阴阳俱有余，则无汗而寒，营卫皆闭，表寒而里热也。

臂多青脉曰脱血。颈脉动喘疾咳曰水。目裹[①]微肿，如卧蚕起之状，曰水。溺黄赤，安卧者，黄疸。目黄者，曰黄疸。已食如饥者，胃疸。面肿曰风。足胫肿曰水。妇人手少阴脉动甚者，妊子也。

肝藏血，其色青，臂多青脉者，风木疏泄而肝血脱亡也。颈脉者，足阳明之大迎（结喉旁之动脉），颈脉动喘疾咳者，水邪上逆而肺胃之气阻也。目裹[②]者，足阳明之承泣（穴名），目裹微肿，如卧蚕起状者，水邪侮土，直犯阳位也。溺黄赤者，脾土湿陷，肝木抑遏，郁生下热，传于膀胱，膀胱湿热，故溺黄赤。水道梗涩，风木不能疏泄，湿热淫蒸，传于周身，则为黄疸。脾气困乏，故安卧不欲动转。目黄者，亦曰黄疸，湿气浸淫于头目也。已食如饥者，胃疸，胃腑湿热，水谷消化之速也（疸与瘅同，热也）。面肿曰风，风动则面浮也。足胫肿曰水，水旺土湿，阳气不能下达也。妇人手少阴脉动甚者，妊子也，手少阴脉动神门（在掌后下廉高骨内）。胎生土位，碍水火交济之路，君火上炎，故神门动甚。其于气口，则应在左寸也（此段旧误在"平人气象"中）。此答黄帝问知病所在之义。

寸口脉沉而坚者，曰病在中，寸口脉浮而盛者，曰病在外。脉盛滑坚者，曰病在外，脉小实而坚者，病在内。

沉坚为中，浮盛为外，盛滑为外，小实为内，此表里阴阳之形体也。（此段旧误在"平人气象"中）

尺内两傍，则季胁也，尺外以候肾，尺里以候腹。中附上，左外以候肝，内以

---

① 裹　原作"里"，形近之误，据王注本《素问·平人气象论》及上下文义改。
② 裹　原作"里"，形近之误，据本节经文改。

候膈，右外以候胃，内以候脾。上附上，右外以候肺，内以候胸中，左外以候心，内以候膻中。前以候前，后以候后，上竟上者，胸喉中事也，下竟下者，少腹腰股膝胫足中事也。

尺内两傍，则季胁以下之部也，尺之外侧以候肾，尺之内侧以候腹，此诊下焦之法也。中附上，两关脉也，左之外以候肝，内以候膈，右之外以候胃，内以候脾，此诊中焦之法也。上附上，两寸部也，右之外以候肺，内以候胸中，左之外以候心，内以候膻中（手心主也）。此诊上焦之法也。前部之脉以候前半，后部之脉以候后半，上竟上者（竟，尽也）。胸膈咽喉中事也，下竟下者，少腹腰股膝胫足中事也。

推而外之，内而不外，有心腹积也。推而内之，外而不内，身有热也。推而上之，上而不下，腰足清也。推而下之，下而不上，头项痛也。按之至骨，脉气少者，腰脊痛而身有痹也。故曰知内者，按而纪之，知外者，终而始之。此六者，持脉之大法。

知内者，按其处而经纪之，言不差也。知外者，终其事而如始之，言不乱也。此六者，持脉之大法，谓两寸、两关、两尺诊法之大要也。此答帝问知病乍在内、知病乍在外之义。

帝曰：病成而变何谓？岐伯曰：风成为寒热，久风为飧泄，脉风成为疠，瘅成为消中，厥成为巅疾，病之变化，不可胜数。

病成而变者，病成而变生诸证也，此因上文知病之所变而重问之。风成为寒热者，风闭皮毛，则生寒热。久风为飧泄者，风木郁陷，则生飧泄。脉风成为疠者，风伤卫气，卫闭而遏营血，血热不得透发，经脉腐败，则生痂癞也。瘅成为消

中者，胃腑湿热，故善食而善消也。厥成为巅疾者，足之三阳，厥逆不降，故生巅顶之疾也。此皆病成之所变化，诸如此类，不可胜数也。

帝曰：诸痈肿筋挛骨痛，此皆安生？岐伯曰：此寒气之肿，八风之变也。帝曰：治之奈何？岐伯曰：此四时之病，以其所胜治之则愈也。

痈疽肿硬，筋挛骨痛，此因风寒闭其经脉，营卫阻梗而成，乃八风感袭之所变化也。按其四时之病，以其所胜治之则愈，如以寒治热、以风治湿之类。

帝曰：人之居处动静勇怯，脉亦为之变乎？岐伯曰：凡人之惊恐恚劳动静，皆为变也。是以夜行则喘出于肾，淫气病肺，有所惊恐，喘出于肺，淫气伤肝，有所坠恐，喘出于肝，淫气害脾，度水跌仆，喘出于肾与骨，淫气伤心。当是之时，勇者气行则已，怯者则着而为病也。故曰诊病之道，观人勇怯骨肉皮肤，能知其情，以为诊法也。

夜行劳力汗出，君火失藏，汗为心液。则喘出于心。心火淫泆，而刑肺金，是以病肺。有所惊恐，胆火升炎（胆主惊），肺金受伤，则喘出于肺。肝木被刑，是以伤肝。有所堕恐，风木下陷，则喘出于肝（堕坠亦生惊恐。肝胆皆主惊，胆病则上逆，肝病则下陷，故堕坠惊恐，肝偏受之）。脾土被刑，是以害脾。度水跌仆，而生恐惧，肾水受病（肾属水而主恐）。心火被刑，是以伤心。勇者气盛，故流行而不病，怯者气虚，故留着而为病也。

夫饮食饱甚，汗出于胃，惊而夺精，汗出于心，持重远行，汗出于肾，疾走恐惧，汗出于肝，摇体劳苦，汗出于脾。故春秋冬夏四时，阴阳生病，起于过用，此为常也。

汗出则气泄而阳亡，是以病生。故春

秋冬夏四时之中，或阴或阳（春夏为阳，秋冬为阴），其一切生病，皆起于过用其精气而得，此为常事也。（二段①旧误在"经脉别论"）

素问悬解卷二终　　武进刘康来校字

---

① 二段　指"帝曰：人之居处……此为常也。"

素问悬解卷三

昌邑黄元御解

脉　法①

玉机真脏论十五②

黄帝问曰：春脉如弦，何如而弦？岐伯对曰：春脉者，肝也，东方木也，万物之所以始生也，故其气来软弱轻虚而滑，端直以长，故曰弦。反此者病。帝曰：何如而反？岐伯曰：其气来实而强，此谓太过，病在外，其气来不实而微，此谓不及，病在中。帝曰：春脉太过与不及，其病皆何如？岐伯曰：太过则令人善怒，忽忽眩冒而巅疾，其不及则令人胸痛引背，下则两胁胠满。

眩冒巅疾，足少阳之上逆也。胸痛引背，胆火之刑肺也。两胁胠满，足厥阴之下陷也。

帝曰：善。夏脉如钩，何如而钩？岐伯曰：夏脉者，心也，南方火也，万物之所以盛长也，故其气来盛去衰，故曰钩。反此者病。帝曰：何如而反？岐伯曰：其气来盛去亦盛，此谓太过，病在外，其气来不盛去反盛，此谓不及，病在中。帝曰：夏脉太过与不及，其病皆何如？岐伯曰：太过则令人身热而肤痛，为浸淫，其不及则令人烦心，上见咳唾，下为气泄。

身热肤痛，君火之上炎也，肺主皮肤，君火刑肺，是以痛生。浸淫者，皮肉生疮，黄水流溢，到处湿烂，浸淫不已也。烦心咳唾，火逆而克肺金也。下为气

泄，小肠陷也。

帝曰：善。秋脉如浮，何如而浮？岐伯曰：秋脉者，肺也，西方金也，万物之所以收成也，故其气来轻虚以浮，来急去散，故曰浮。反此者病。帝曰：何如而反？岐伯曰：其气来毛而中央坚，两旁虚，此谓太过，病在外，其气来毛而微，此谓不及，病在中。帝曰：秋脉太过与不及，其病皆何如？岐伯曰：太过则令人逆气而背痛，愠愠然，其不及则令人喘，呼吸少气而咳，上气见血，下闻病音。

逆气而背痛，肺气之上逆也。愠愠，不快也。上气见血，下闻病音者，气道壅阻，上行则血见，下行则呻吟也。

帝曰：善。冬脉如营，何如而营？岐伯曰：冬脉者，肾也，北方水也，万物之所以合藏也，故其气来沉以搏，故曰营。反此者病。帝曰：何如而反？岐伯曰：其气来如弹石者，此谓太过，病在外，其去如数者，此谓不及，病在中。帝曰：冬脉太过与不及，其病皆何如？岐伯曰：太过则令人解㑊，脊脉痛而少气不欲言，其不及则令人心悬如病饥，眇中清，脊中痛，少腹满，小便变。

如弹石者，水旺而坚凝也。如数者，火旺而阴消也。解㑊者，水旺火亏，形迹懈怠也。脊脉痛者，水寒而筋急也。少气不欲言者，阳虚而神惫也。心悬如病饥

---

① 脉法　原不载，据目录补。
② 十五　原脱，据目录补。

者，君火失根，心内虚馁也。肷中清者，季胁以下寒也。少腹满，小便变，水寒土湿，木郁不能疏泄也。

帝曰：善。四时之序，逆从之变异也，然脾脉独何主？岐伯曰：脾脉者，土也，孤脏以灌四傍者也。帝曰：然则脾善恶可得见之乎？岐伯曰：善者不可得见，恶者可见。帝曰：恶者何如可见？岐伯曰：其来如水之流者，此谓太过，病在外，如乌之喙者，此谓不及，病在中。帝曰：夫子言脾为孤脏，中央土以灌四傍，其太过与不及，其病皆何如？岐伯曰：太过则令人四肢不举，其不及则令人九窍不通，名曰重强。

帝问四时之序，心肾肝肺四脏应之，从则气和，逆则变生。逆从之变，相异如此，皆四脏之所主者，而脾脉独何主也？如水之流者，土胜水也。如乌之喙者，木克土也。四肢不举者，中气不得四达也。九窍不通者，胃逆则七窍上塞，脾陷则二窍下闭也。

胃之大络，名曰虚里，贯膈络肺，出于左乳下，脉宗气也。乳之下，其动应衣，宗气泄也。盛喘数绝者，则病在中，结而横，有积矣，绝不至曰死。

胃之大络，名曰虚里（穴名），贯胸膈，络肺脏，出于左乳下，乃诸脉之宗气也（诸脉皆禀气于胃）。乳之下，其动应衣，是宗气之外泄也。盖胃以下行为顺，下行则浊气全降，虚里不甚跳动，阳衰湿旺，胃土上逆，浊气不降，蓄积莫容，故其动应衣。此宗气升泄，不能下蛰也，虚劳惊悸之家，多有此证。若盛喘数绝者（数绝，数之极也），缘甲木克贼戊土，二气壅迫之故，则病在中。若气结而横阻，是少阳之经痞塞不开，应有积矣，此太过者也。若经脉不至，则胃败而曰死，此不及者也。（此因脾脉而及胃脉）

人以水谷为本，故人绝水谷则死，脉无胃气亦死。所谓无胃气者，但得真脏脉，不得胃气也。所谓脉不得胃气者，肝不弦、肾不石也。以上二段①，旧误在"平人气象"中。

胃气即水谷之气也，故人绝水谷则死，脉无胃气亦死。无胃气者，但得真脏脉，不得胃气也。不得胃气者，太过则肝脉但弦，肾脉但石，不及则肝并不弦，肾并不石，第见胜己之邪，而本气全无也。

真肝脉至，中外急，如循刀刃责责然，如按琴瑟弦，色青白不泽，毛折，乃死。真心脉至，坚而搏，如循薏苡子累累然，色赤黑不泽，毛折，乃死。真脾脉至，弱而乍数乍疏，色黄青不泽，毛折，乃死。真肺脉至，大而虚，如以毛羽中人肤，色白赤不泽，毛折，乃死。真肾脉至，搏而绝，如指弹石辟辟然，色黑黄不泽，毛折，乃死。诸真脏脉见者，皆死不治也。五脏已败，其色必夭，夭必死矣。

青白，金克木也。赤黑，水克火也。黄青，木克土也。白赤，火克金也。黑黄，土克水也。肺主皮毛，毛折，肺气败也。色夭，即不泽也。（五脏已败三句②，旧误在"三部九候论"中）

大骨枯槁，大肉陷下，肩髓内消，动作并衰，真脏未见，期一岁死，见其真脏，乃与③之期日。

真脏见，计其胜克，乃与之期日。

大骨枯槁，大肉陷下，胸中气满，喘息不便，其气动形，期六月死，真脏脉见，乃与之期日。

其气动形，喘息而身动也。

大骨枯槁，大肉陷下，胸中气满，喘

---

① 以上二段　指"胃之大络……肾不石也。"
② 五脏已败三句　指"五脏已败，其色必夭，夭必死矣。"
③ 与　通"预"。

息不便，内痛引肩项，期一月死，真脏见，乃与之期日。

内痛，胸腹胁肋诸处痛①也。

大骨枯槁，大肉陷下，胸中气满，喘息不便，内痛引肩项，身热，脱肉破胭，真脏见，十日之内死。

身热，阳根外脱也。脱肉破㿏，脾败也。

大骨枯槁，大肉陷下，胸中气满，心中不便，腹内痛引肩项，身热，破胭脱肉，目匡陷，真脏见，目不见人，立死，其见人者，至其所不胜之时则死。

目不见人，神败也。不胜之时，遇克贼也。

急虚，身中卒至，五脏绝闭，脉道不通，气不往来，譬于堕溺，不可为期。其脉绝不来，若人一呼五六至，其形肉不脱，真脏虽不见，犹死也。

急虚，极虚。身中卒至，邪中于身，卒然而至也。五脏绝闭，五脏内闭之甚也，脉道不通，经脉外塞也，内外皆阻，故气不往来，如此则譬于陨堕重渊之内，倾刻死亡，不可为期。如其脉绝不来，与人一呼五六至，则其形肉不脱，真脏虽不见，犹必死也。

帝曰：见真脏曰死，何也？岐伯曰：五脏者，皆禀气于胃，胃者，五脏之本也。脏气者，不能自致于手太阴，必因于胃气，乃致于手太阴也，故五脏各以其时，自胃而致于手太阴。邪气胜者，精气衰也，病甚者，胃气不能与之俱致于手太阴，故真脏之气独见，独见者，病胜脏也，故曰死。

五脏各以其时，自胃而至于手太阴者，故春弦、夏钩、秋毛、冬石之中，皆有胃气也。精气，正气也。病胜脏者，邪胜正也。

帝瞿然而起，再拜而稽首曰：善。吾得脉之大要，天下至数，五色脉变，揆度奇恒，道在于一，神转不回，回则不转，乃失其机，至数之要，迫近以微，著之玉版，藏之脏腑，每旦读之，名曰玉机。

天下至数至名曰玉机，与"玉版论要"相重。

通评虚实论十六②

黄帝问曰：何谓虚实？岐伯对曰：邪气盛则实，精气夺则虚。帝曰：虚实何如？岐伯曰：气实者，热也。气虚者，寒也。气虚者，肺虚也。气逆者，足寒也。非其时则生，当其时则死。余脏皆如此。气实者热二语③，旧误在"刺志论"中。

邪气盛满则实，精气劫夺则虚。气实者，阳郁而生热。气虚者，阴郁而生寒。所谓气虚则寒者，肺主气，气虚者，肺虚也。肺气虚则上逆，气逆者，阳不归根，肾气虚，是以足寒也。非其司令之时则生，当其司令之时则死。余脏皆如此也。（当其时则死，令气败故也）

帝曰：何谓重实？岐伯曰：所谓重实者，言热病，气热脉满，是谓重实。

热病阳气实矣，益以气热而脉满，是重实也。

帝曰：何谓重虚？岐伯曰：脉气上虚尺虚，是谓重虚。帝曰：重虚何如？岐伯曰：所谓气虚者，言无常也。尺虚者，行步恇然。脉虚者，不象阴也。如此者，滑则生，涩则死也。

上，寸也，脉气寸虚，是上虚也，益以尺虚，则下亦虚，是重虚也。所谓脉气上虚者，言无平人之常气也（"平人气象论"：胃者，平人之常气也）。尺虚者，

---

① 痛　原脱，据上下文义补。
② 十六　原脱，据目录补。
③ 气实者热二语　指"气实者，热也；气虚者，寒也。"

足膝无力，行步恇然（恇，虚怯也）。脉之上下俱虚者，不象太阴之候也（《难经》：寸口者，脉之大会，手太阴之动脉也）。如此者，滑则生，滑为阳也，涩则死，涩为阴也。（"仲景脉法"①）

帝曰：络气② 不足，经气有余何如？岐伯曰：络气不足，经气有余者，脉口热而尺寒也。秋冬为逆，春夏为从。

络为阳，经为阴，络气不足，经气有余者，阳升火泄，脉口热而尺中寒也。秋冬阳气收藏则为逆，春夏阳气生长则为从也。

帝曰：经虚络满何如？岐伯曰：经虚络满者，尺热滑，脉口寒涩也。此春夏死，秋冬生也。帝曰：治此者奈何？岐伯曰：络满经虚，灸阴刺阳，经满络虚，刺阴灸阳。

经虚络满，则阳乘阴位，阴乘阳位，尺肤热滑，而脉口寒涩也。春夏阳不生长，故死，秋冬阳气收藏，故生。络满经虚，灸以补阴，刺以泻阳，经满络虚，刺以泻阴，灸以补阳也。

帝曰：经络俱实何如？何以治之？岐伯曰：经络皆实，是寸脉急而尺缓也，皆当治之。滑则从，涩则逆。夫虚实者，皆从其物类始，故五脏骨肉滑利，可以长久也。

络实则寸急，经实则尺缓，皆当泻之。治，泻也。滑则为从，涩则为逆。夫虚实之象，各从其物类始，物生则滑利，死则枯涩，其大凡也，故五脏骨肉之滑利者，可以长久也。

帝曰：寒气暴上，脉满而实，何如？岐伯曰：实而滑则生，实而涩③ 则死。帝曰：脉实满，手足寒，头热，何如？岐伯曰：春秋则生，冬夏则死。帝曰：其形尽满何如？岐伯曰：脉急大坚，尺涩而不应也。如是者，从则生，逆则死。帝曰：

何谓从则生，逆则死？岐伯曰：所谓从者，手足温也，所谓逆者，手足寒也。

寒气自下焦暴上，阳为阴格，则脉满而实。实而滑者，生气犹存，则生，实而涩者，阳根已断，则死（肝脉滑，肺脉涩，实而滑者，肝木之生气未亡也，实而涩者，肺金之收气绝根也）。阳不归根，则脉实满，中气不能四达，则手足寒，阳气升则头热，此水火不交，阳盛于上而阴盛于下者。左右者，阴阳之道路也。阳升于左则为春，升于上则为夏，春阳半升，未至极盛，故生，夏则阳盛之极，故死。其死者，上焦阳亢，而无阴也。阴降于右则为秋，降于下则为冬，秋阴半降，未至极盛，故生，冬则阴盛之极，故死。其死者，下焦阴孤，而无阳也。其形尽满者，阴内而阳外，阳盛于经而不行也。阳郁于表，则脉急大坚，阴凝于里，则尺涩而不应也。四肢禀气于脾胃，手足温者，中气未败，是谓从，从则生，手足寒者，里阳绝根，是谓逆，逆则死也。

帝曰：乳子而病热，脉悬小者，何如？岐伯曰：手足温则生，寒则死。帝曰：乳子中风热，喘鸣肩息者，脉何如？岐伯曰：喘鸣肩息者，脉实大也。缓则生，急则死。

病热而脉悬小，阳虚而外浮也，病脉相反，此非婴儿所宜。手足温者，中气未绝，则生，寒则土败而死也。中风发热，喘鸣肩息者，脉必实大，表闭而阳郁也。缓则经气松和，故生，急则经气束迫，表阳内陷，故死也。

帝曰：肠澼便血何如？岐伯曰：身热

① 仲景脉法 指《伤寒论·辨脉法》。
② 气 原作"脉"，据王注本《素问·通评虚实论》及本节黄解改。
③ 涩 《校余偶识》："涩，旧本皆作逆。王冰注云：逆谓涩也。"

则死，寒则生。帝曰：肠澼下白沫何如？岐伯曰：脉沉则生，脉浮则死。脉浮而涩，而身有热者死。帝曰：肠澼下脓血何如？岐伯曰：脉悬绝则死，滑大则生。帝曰：肠澼之属，身不热，脉不悬绝，何如？岐伯曰：滑大者曰生，悬涩者曰死，以脏期之。

肠澼便血者，泄利之后，继以下血，血藏于肝，是风木下陷，疏泄而不藏也。身热者，温气陷亡，阳根已断，浮散而无归也，故死，寒则阳根未断，故生。肠澼下白沫者，大肠下陷，而不收也，白为金也，庚金失敛，故下白沫。脉沉者，中气未败，阳随土蛰，故生，脉浮者，中气败竭，微阳散越，故死。脉浮而涩，而身有热者，微阳外郁，升越无归，必死无疑也。肠澼下脓血者，肝肠俱陷，脂血凝滞，湿气瘀蒸，故成腐败。脉悬绝者，金木逼迫，胃气全无，故死，滑大者，阳气未亡，结滞将开，故生。肠澼之属，身不热，脉不悬绝者，滑大则阳气未亏，故生，悬涩则阳气欲绝，故死。其将死也，以脏期之，肝见庚辛，心见壬癸，脾见甲乙，肺见丙丁，肾见戊己，则不可活矣。

帝曰：癫疾何如？岐伯曰：脉搏大滑，久自已，脉小坚急，死不治。帝曰：癫疾之脉，虚实何如？岐伯曰：虚则可治，实则死。帝曰：消瘅虚实何如？岐伯曰：脉实大，病久可治，脉悬小坚，病久不可治[①]。

阴盛则癫，癫者，有悲恐而无喜怒，肺肾旺而心肝衰也。脉搏大滑者，阳气未败，故久而自已，脉小坚急者，纯阴无阳，故死不可治。脉虚者，正气不足，故可治，实则邪旺正亏，是以死也。消瘅者，风木疏泄，相火升炎。脉实大则阳根下盛，故病久可治，脉悬小坚则孤阴下旺，微阳失居，故病久不可治也。

帝曰：余闻虚实以决死生，愿闻其情。岐伯曰：五实死，五虚死。帝曰：愿闻五实五虚。岐伯曰：脉盛、皮热、腹胀、前后不通、闷瞀，此谓五实，脉细、皮寒、气少、泄利前后、饮食不入，此谓五虚。帝曰：其时有生者何也？岐伯曰：浆粥入胃，泄注止，则虚者活，身汗，得后利，则实者活，此其候也。（此段旧误在"玉机真脏论"）

五实者，所谓邪气盛则实者也，五虚者，所谓精气夺则虚者也。实而不虚，虚而不实则死，粥入泄止，是虚不终虚，汗出利下，是实不终实，故生也。

帝曰：愿闻虚实之要。岐伯曰：气实形实，气虚形虚，此其常也，反此者病。脉实血实，脉虚血虚，此其常也，反此者病。谷盛气盛，谷虚气虚，此其常也，反此者病。帝曰：如何而反？岐伯曰：气盛身寒，此谓反也。气虚身热，此谓反也。脉盛血少，此谓反也。脉小血多，此谓反也。谷入多而气少，此谓反也。谷不入而气多，此谓反也。

虚实之要，虚实之大要也。

气盛身寒，得之伤寒。气虚身热，得之伤暑。脉小血多者，饮中热也。脉大血少者，脉有风气，水浆不入也。谷入多而气少者，得之有所脱血，湿居下也。谷入少而气多者，邪在胃，及于肺也。夫实者，气入也，虚者，气出也。入实者，右手开针空也，入虚者，左手闭针空也。

气盛身寒，得之伤寒，寒束而气闭也。气虚身热，得之伤暑，热烁而气泄也。脉小血多，饮中热也，酒入经络而血

[①]　病久不可治　此下王注本《素问·通评虚实论》载"帝曰：形度骨度脉度筋度，何以知其度也"十六字。王注云："形度，具《三备经》，筋度脉度骨度，并具在《灵枢经》中。此问亦合在彼经篇首，错简也。一经以此问为'逆从论'首，非也。"

沸也。脉大血少，脉有风气，水浆不入也，风动血耗，水浆不能入经脉，而润其枯燥也。谷入多而气少，得之有所脱血，湿居下也。血脱亡其温气，阴旺湿生，谷入虽多，温气难复，故气少也。谷入少而气多，邪在胃，及于肺也，肺胃上逆，浊气不降，下愈虚而上愈盛也。夫实者，气入而内闭也，虚者，气出而外泄也。入实者，右手开其针空，以泄内闭也，入虚者，左手闭其针空，以防外泄也（右手出针，故左手闭针空）。虚实之大要如此。（二段①旧误作"刺志论"，今移正之）

诊要经终论十七②

黄帝问曰：诊要何如？岐伯对曰：诊病之始，五决为纪。欲知其始，先建其母。所谓五决者，五脉也。

诊病之始，以决断五气之盛衰为纲纪。欲知此气盛衰之所始，先建其母，知其母气之虚实，则知子气盛衰之所始矣。所谓五决者，决断五脉也。

夫脉之大小滑涩浮沉，可以指别。五脏之象，可以类推。五脏之音，可以意识。五色微诊，可以目察。能合脉色，可以万全。

脉之大小滑涩浮沉，可以指下别之，寸脉大，尺脉小，肝脉滑，肺脉涩，心脉浮，肾脉沉也。五脏之象，可以其类推之，肝脉弦，心脉钩，脾脉代，肺脉毛，肾脉石也。五脏之音，可以意识，肝音呼，心音笑，脾音歌，肺音哭，肾音呻也。五色微诊，可以目察，肝色青，心色赤，脾色黄，肺色白，肾色黑也。

赤脉之至也，喘而坚，诊曰有积气在膈中，时害于食，名曰心痹。得之外积，思虑而心虚，故邪从之。

心属火，其色赤，赤脉之至，喘而坚（"平人气象论"：病心脉来，喘喘连属，

其中微曲，曰心病。死心脉来，前曲后居，如操带钩，曰心死），是心气之结滞也。诊曰有积气在膈中，堵塞胃脘，时害于食，名曰心痹。得之思虑劳神，而心气虚馁，故邪气从而客之。

白脉之至也，喘而浮，有积气在胸中，下虚上实，喘而虚，惊，寒热，名曰肺痹。得之醉而使内也。

肺属金，其色白，白脉之至，喘而浮，是肺气之结滞也。诊曰有积气在胸中，下虚而上实（肺气不降，痞塞胸中故也），喘促而虚乏，心胆惊怯（肺病不能收敛君相二火故也），皮毛寒热（肺主皮毛，皮毛失敛，感冒风寒，故生寒热），名曰肺痹。得之醉后入房，纵欲伤精，肺气不得归宿也。（肺金生水，而水中之气，秉之于肺，是为母隐子胎。纵欲伤精，亡泄水中阳气，肺气无根，故逆而上结）

青脉之至也，长而左右弹，有积气在心下，支胠，头痛腰痛足清，名曰肝痹。得之寒湿。与疝同法。

肝属木，其色青，青脉之至，长而左右弹（弹，动摇也），此肝气之结滞也。诊曰有积气在心下，偏支左胠，头痛腰痛足清（甲木上逆则头痛，乙木下陷则腰痛，火根于水，火泄水寒，则足清冷），名曰肝痹。得之寒湿伤其脾肾，乙木不能生长也（肾水寒则肝木不生，脾土湿则肝木不长）。此与疝气同法。

黄脉之至也，大而虚，有积气在腹中，有厥气，名曰厥疝。得之疾使四肢，汗出当风。女子同法。

脾属土，其色黄，黄脉之至，大而虚，此脾气之结滞也。诊曰有积气在腹中，有厥逆之气，名曰厥疝（土病则木

---

① 二段　指"帝曰：愿闻虚实之要……左手闭针空也"二段。

② 十七　原脱，据目录补。

克之，厥疝者，肝气之寒湿凝结者也）。得之疾使四肢，汗出当风，风闭皮毛，中气不得四达也（脾主四肢，疾使四肢，劳伤中气，汗出当风，又加外感，中气更病也）。女子亦同此法。

黑脉之至也，上坚而大，有积气在小腹与阴，名曰肾痹。得之沐浴清水而卧。

肾属水，其色黑，黑脉之至，上坚而大，此肾气之结滞也。诊曰有积气在小腹与阴器，名曰肾痹。得之沐浴清水而卧，寒气入于孔窍，随卫气而内沉（人卧则卫气内沉），伤及肾脏也。

是以头痛巅疾，下虚上实，过在足少阴巨阳，甚则入肾。

足太阳经上额交巅，下项，行身之后，自头走足，头痛巅疾，下虚上实，太阳不降，浊气上逆也。太阳与少阴为表里，故过在足少阴巨阳。甚则自少阴之经而入肾脏也。

徇蒙招尤，目瞑耳聋，下实上虚，过在足少阳厥阴，甚则入肝。

徇蒙招尤，昏蒙扰乱之意。招尤，掉摇也（尤与繇同音，繇与摇相似，因作尤，古文多如此）。足少阳经起目锐眦，循耳后，下项，行身之侧，自头走足，徇蒙招尤，目瞑耳聋者，少阳不降，相火上逆也。相火拔根，升浮摇荡，故神气飞扬，耳目眩晕，此上虚也。少阳与厥阴为表里，少阳上逆，则厥阴下陷，二窍堵塞（二阴），疏泄不行，此下实也。甚则自厥阴之经而入肝脏也。

腹满䐜胀，支膈胠胁，下厥上冒，过在足太阴阳明，甚则入脾。

足阳明经下膈抵脐，行身之前，自头走足，腹满䐜胀，支膈胠胁者，阳明不降，浊气上逆也。戊土上逆，碍甲木降路，故胸膈胠胁偏支痞塞。甲木升摇，则神气昏晕，此上冒也。阳明与太阴为表

里，阳明上逆，则太阴下陷，清气不升，故骽足厥冷，此下厥也。甚则自太阴之经而入脾脏也。（甚则入脾句，补。下二段亦同）

咳逆上气，厥在胸中，过在手阳明太阴，甚则入肺。

手太阴经上膈属肺，自胸走手，咳逆上气，厥在胸中（厥，气逆也），此太阴不降，浊气上逆也。太阴与阳明为表里，手阳明经自手走头，下缺盆，络肺，亦当俱病，故过在两经。甚则自太阴之经而入肺脏也。

心烦头痛，病在膈中，过在手巨阳少阴，甚则入心。

手少阴经起于心中，上系目系，自胸走手，心烦头痛，病在膈中，此少阴不降，君火上逆也。少阴与巨阳为表里，手太阳经自手走头，入缺盆，络心，循颈上颊，至目锐眦，亦当俱病，故过在两经。甚则自少阴之经，而入心脏也。（以上十二段[①]，旧误在“五脏生成论”中）

帝曰：愿闻十二经脉之终奈何？岐伯曰：太阳之脉，其终也，戴眼反折，瘛疭，其色白，绝汗乃出，出则死矣。

足太阳经起目内眦，上头下项，行身之背，经气绝则筋脉短缩，故戴眼反折。戴眼者，黑珠全上，但见白睛也。瘛，筋急，疭，筋缓也。色白者，肺气败也（肺金为寒水之母，其色白）。寒水主藏，绝汗出者，寒水不藏也。（《难经》：六阳气俱绝，即腠理泄，绝汗乃出，大如贯珠，转出不流）

足太阳气绝者，其足不可屈伸，死必戴眼。瞳子高者，太阳不足，戴眼者，太阳已绝，此决死生之要，不可不察也。此

_____

① 以上十二段 指“诊病之始，五决为纪……甚则入心。”

段旧误在"三部九候论"。

太阳之经，自头走足，其足不可屈伸者，筋脉之痿疭也（急则不可伸，缓则不可屈）。瞳子高者，戴眼之渐也。

少阳终者，耳聋，百节皆纵，目环绝系，绝系一日半死。其死也，色先青白，乃死矣。

足少阳经起目锐眦，循耳后，下项，经气绝则少阳上逆，浊气填塞，故耳聋。肝胆主筋（《灵枢·本脏》：肝合胆，胆者筋其应），诸筋者皆会于节，筋败不能联属关节，故百节皆纵。目环绝系，环，惊视也（义见《说文》），胆木拔根，目系又绝，故瞻视惊惶，眴转不定。木色青，金色白，青白者，金克木也。

阳明终者，口目动作，善惊妄言，色黄，其上下之经盛而不行则终矣。

足阳明经起于目下，环口入齿，经气绝则戊土上逆，甲木失根，升浮摇荡，故口目动作，善惊妄言。妄言者，君相皆逆，神明惑乱也。色黄者，土败也。上下之经盛而不行者，经气之郁满也。

少阴终者，面黑齿长而垢，腹胀闭，上下不通而终矣。

少阴肾水，其色黑，肾主骨，齿者，骨之余也，经气绝则面黑齿长而垢，水败而骨枯也。寒水侮土，土陷木郁，故腹胀气闭，上下不通，所谓肾气实则胀也。（少阴终者，肾气之败，非肾水之枯也）

太阴终者，腹胀闭，不得息，善噫善呕，呕则逆，逆则面赤，不逆则上下不通，不通则面黑，皮毛焦而终矣。

太阴湿土，其位在腹，经气绝则湿土郁满，故腹胀气闭。胃逆肺壅，不得喘息。浊气填塞，胃脘莫容，故善噫善呕。呕则气愈冲逆，逆则收敛失政，二火上炎，故面赤。不逆则中气胀满，上下不通，不通则水侮金败，面黑者，水侮土

也，皮毛焦者，肺气败也。

厥阴终者，中热嗌干，善溺心烦，甚则舌卷卵上缩而终矣。此十二经之所败也。

厥阴风木，胎君火而主疏泄，经气绝则火胎升泄，中热心烦。风木疏泄，则小便频数，而实梗涩不利。风动津耗，故咽嗌干燥，而实不能饮。肝主筋，其脉下过阴器，上入颃颡，舌卷卵缩者，筋脉短急也。两经同气，故言一经以概两经，此六者，皆十二经之所败也。

凡相五色之奇脉，面黄目青，面黄目赤，面黄目白，面黄目黑者，皆不死也。

黄为土色，是有胃气，故皆不死。

面青目赤，面赤目白，面青目黑，面黑目白，面赤目青，皆死也。二段[1]旧误在"五脏生成论"。

无黄色则胃气绝，故皆死。

玉版论要十八[2]

黄帝问曰：余欲临病人，观死生，决嫌疑，欲知其要，如日月光，可得闻乎？愿闻要道。岐伯对曰：治之要极，无失色脉，用之不惑，治之大则。色脉者，上帝之所贵也，先师之所传也。

色脉无失，是治病之极要者。先师，僦贷季[3]也。

上古使僦贷季理色脉而通神明，合之金木水火土、四时、八风、六合，不离其常，变化相移，以观其妙，以知其要。欲知其要，则色脉是矣。

上古天帝，使僦贷季传色脉之法，而通神明之德，合之五行、四时、八风、六合，不离其平常一定之理，而于其变化移异之中，以观其综错之妙，以知其诊候之

---

[1] 二段 指"凡相五色之奇脉……皆死也。"
[2] 十八 原脱，据目录补。
[3] 僦（jiù 就）贷季 岐伯祖世之师。

要。欲知其要，则所谓色脉是矣。（答欲知其要语）

色以应日，脉以应月，常求其要，则其要也。夫色之变化，以应四时之脉，此上帝之所贵，以合于神明也，所以远死而近生。生道以常，命曰圣王。

色以应日光之显晦，脉以应月魄之亏盈，常求其诊候之要，则此乃其要也。色之变化，以应四时之脉象，此上帝之所以贵重，上帝，天帝。以合于神明也，此所以远死而近生。生道以之增长，命曰圣王。

帝曰：余欲闻其要于夫子矣，夫子言不离色脉，此余之所知也。岐伯曰：治之极于一。帝曰：何谓一？岐伯曰：一者，因得之。帝曰：奈何？岐伯曰：凡治病必察其上下，适其脉候，观其志意，与其病能也。闭户塞牖，系之病者，数问其情，以从其意，得神者昌，失神者亡。

一者，病之主宰，必有因而后得之。闭户塞牖，系之病者，数问其情，以顺其意。察其志意之间，得神者昌，失神者亡，此得一之因也。（以上四段，旧误在"移精变气论"。凡治病四语[1]，旧误在"五脏别论"）

帝曰：善。余闻揆度奇恒，所指不同，用之奈何？岐伯曰：揆度者，度病之浅深也，奇恒者，言奇病也。请言道之至数，五色脉变，揆度奇恒，道在于[2]一，神转不回，回则不转，乃失其机。至数之要，迫近以微，著之玉版，命曰玉机。

恒，常也，揆度奇恒者，于色脉之中，揆度奇病之异于寻常者也。五色脉变者，五色五脉之变化也。道在于一者，道之至数，原不繁乱也。得其一者，察脉望色，全以神运，神明运转，无所回绕[3]也。倘有回惑之意，则神不运转，失其玄机矣。至数之要，迫近而不远，微渺而不

著，著之玉版，命曰玉机，甚为玄妙也。

至道在微，变化无穷，孰知其原！窘乎哉，消者瞿瞿，孰知其要！闵闵之当，孰者为良！恍惚之数，生于毫厘，毫厘之数，起于度量，千之万之，可以益大，推之大之，其形乃制。

窘，难也，言至道难知也。瞿瞿，勤勤也，"檀弓"：瞿瞿如有求而弗得也。闵闵，深远也，谓至道深微。往者瞿瞿求之，孰知其要（消者，前人之既往者）！来者闵闵求之，孰者为良（当者，后人之现在者。闵，依《尔雅》作黾、勉训，亦通）！由恍惚而生毫厘，由毫厘而起度量，以至千之万之，可以益大，推而大之，至于无外，其义乃备，所谓变化无穷也。（此段旧误在"十二脏相使论"中）

容色见上下左右，各在其要。上为逆，下为从，女子右为逆，左为从，男子左为逆，右为从。其色见浅者，汤液主治，十日已，其见深者，必齐主治，二十一日已，其见大深者，醪酒主治，百日已。色夭面脱，不治，百日尽已。

容色，面部之色，色见上下左右，各在其要地。自下而上为逆，阴加阳也，自上而下为从，阳加阴也。女子有余于血，不足于气，右属气分为逆，左属血分为从。男子有余于气，不足于血，左属血分为逆，右属气分为从。其色见浅者，汤液主治，十日已，其见深者，必药剂主治，二十一日已，其见大深者，醪酒主治，百日已，已者，愈也。色夭面脱者，不治，百日尽已，已者，死也。（此及下文，皆言色脉变化）

---

① 凡治病四语　指"凡治病必察其上下……与其病能也。"

② 于　原作"乎"，音近之误，据王注本《素问·玉版论要》及本节黄解改。

③ 绕　原作"挠"，形近音近之误，据上下文义改。

阴阳反作，易，重阳死，重阴死。脉短气绝死。病温虚甚死。搏脉痹蹙，寒热之交。脉孤为消气，虚泄为夺血，孤为逆，虚为从。

阴阳反作，互易其位，以阳加阳，重阳则死，以阴加阴，重阴则死。脉短气绝者，卫阳亡脱则死。病温虚甚者，壮火食气则死。鼓搏不宁之脉，经脉闭塞，营卫不通也，其病在骸足痹蹙，皮毛寒热之交。脉孤为消气，正气消败，而邪气独见也。虚泄为夺血，营血被夺，而经络虚脱也。孤者邪旺，为逆，虚者正衰，为从。

治在权衡相夺，奇恒事也，揆度事也。行奇恒之法，以太阴始。行所不胜曰逆，逆则死，行所胜曰从，从则活。八风四时之胜，终而复始，逆行一过，不复可数。论要毕矣。

治法在权衡轻重，以相商夺，权衡相夺，即揆度奇恒是也，奇恒，人事也，揆度，己事也。行奇恒之法，以手太阴寸口为始。太阴之脉，行所不胜曰逆，逆则死，如火克金是也，行所胜曰从，从则活，如金克木是也（手太阴肺为辛金）。八风四时之气，迭相胜克，终而复始，逆行一过，则灾变丛生，不复可数。此皆色脉之要，不可不知，论要毕于此矣。

阴阳别论十九[①]

黄帝问曰：人有四经十二从，何谓？岐伯对曰：四经应四时，十二从应十二月，十二月应十二脉。

四经应四时，肝心肺肾之经分应四时，肝木应春，心火应夏，肺金应秋，肾水应冬。从，顺也。十二脉，手足十二经也。

脉有阴阳，知阳者知阴，知阴者知阳。三阳在头，三阴在手，所谓一也[②]。

脉有阴阳，知阳脉之体象者而后知阴，知阴脉之体象者而后知阳。阳明行气于三阳，其脉在头，足阳明之人迎动于结喉之旁，是三阳之长也，故曰三阳在头。太阴行气于三阴，其脉在手，手太阴之气口动于鱼际之下，是三阴之长也，故曰三阴在手（太阴行气于三阴，是脾脉，非肺脉，而脾肺同经，故“经脉别论”：气口亦太阴也）。阴阳虽自异位，然而彼此相通，所谓一也。

所谓阴阳者，去者为阴，至者为阳，静者为阴，动者为阳，迟者为阴，数者为阳。鼓一阳曰钩，鼓一阴曰毛，鼓阳盛极曰弦，鼓阳至而绝曰石，阴阳相过曰溜。

鼓一阳曰钩，心脉也。鼓一阴曰毛，肺脉也。鼓阳盛极曰弦，肝脉也。鼓阳至而绝曰石，肾脉也。阴阳相过曰溜，脾脉也。“玉机真脏论”：其来如水之流者，此谓太过，病在外，是阴阳相过曰溜之义也。（鼓，有力也。一阳，阳之微也。一阴，阴之微也。鼓阳盛极，直而长也。鼓阳至而绝，沉以搏也）

凡阳有五，五五二十五阳。所谓阳者，胃脘之阳也。所谓阴者，真脏也，见则为败，败必死矣。

阳者，阳明胃气也，五脏之中，皆有胃气，故凡阳有五，而一脏之中，遇五脏相乘，则兼见五脉，故有五五二十五阳。凡此所谓阳者，即胃脘之阳也。所谓阴者，真脏脉也，见之则为胃阳之败，败必死矣。

凡持真脏之脉者，肝至悬绝急，十八日死，肺至悬绝，十二日死，心至悬绝，九日死，肾至悬绝，七日死，脾至悬绝，四日死。

---

① 十九　原脱，据目录补。

② 所谓一也　此下王注本《素问·阴阳别论》载“别于阳者，知病忌时，别于阴者，知死生之期”十七字。

悬绝者，无胃气也。脏气五日一周，肝至悬绝急，十八日死，脏气三周，遇肺而死也。肺至悬绝，十二日死，脏气二周，遇心而死也。心至悬绝，九日死，脏气不及二周，遇肾而死也。肾至悬绝，七日死，脏气一周，遇脾而死也。脾至悬绝，四日死，脏气不及一周，遇肝而死也。

死阴之属，不过三日而死，生阳之属，不过四日而死。所谓生阳死阴者，肝之心，谓之生阳，心之肺，谓之死阴，肺之肾，谓之重阴，肾之脾，谓之辟阴，死不治。

死阴之属，不过三日而死，遇其所克也。生阳之属，不过四日而死，遇其所生也。所谓生阳死阴者，肝之心，传其所生，谓之生阳（自肺之肾、之肝、之心，四日遇胜己之脏，故四日而死），心之肺，传其所克，谓之死阴（自心之脾、之肺，三日遇胜己之脏，故三日而死），肝心为阳，肺脾肾为阴，肺之肾，以金传水，谓之重阴，肾之脾，以水值土，谓之辟阴（辟，偏也），皆死不治也。

谨熟阴阳，无与众谋。别于阳者，知病处也，别于阴者，知死生之期。善诊者，察色按脉，先别阴阳，审清浊，而知部分，视喘息，听音声，而知所苦，观权衡规矩，而知病所主，按尺寸，观浮沉滑涩，而知病所生，以治无过，以诊则不失矣。善诊者至末，旧误在"阴阳应象论"中。

别于阳者，知病处也，熟于二十五阳，故知病处。别于阴者，知死生之期，熟于真脏之脉，故知死生之期。善诊者，察色按脉，先别阴阳，审颜色之清浊，而知部分，视喘息，听音声，而知所苦，观脉之权衡规矩，而知病之所主，按尺寸，观浮沉滑涩，而知病之所生，以治则无

过，以诊则不失矣。

曰：三阳为病，发寒热，下为痈肿，及为痿厥腨㾓，其传为索泽，其传为㿉疝。㾓，音渊。

三阳，太阳也，太阳为病，发寒热（《伤寒》：太阳病，发热恶寒是也），下则寒水泛滥，而为痈肿，及为痿厥腨㾓。痿厥者，足膝不健，腨㾓者，骸肚作疼也。水寒木枯，其传为索泽（木主五色，木枯则无光泽。索，尽也），水寒筋缩，其传为㿉疝（㿉，囊肿而偏坠也）。

曰：二阳之病发心脾，有不得隐曲，女子不月，其传为风消，其传为息贲者，死不治。

二阳，阳明也，阳明以燥金主令，胃土从燥金化气，二阳之病，阳旺土燥，子母相传，则发于心，表里相传，则发于脾。脾藏营，是为生血之原，心藏脉，是为血行之路，心脾枯槁，前后失荣，则不得隐曲（隐曲，不利），经脉闭涩，则女子不月（月事不行）。其下传肝木而为风消（仲景《伤寒》、《金匮》：厥阴之为病，消渴。肝为厥阴风木，故曰风消），其上传肺金而为息贲者（息贲，喘息奔冲，义与奔通），金木枯焦，死不治也。

曰：一阳发病，少气善咳，善泄，其传为心掣，其传为膈。

一阳，少阳也，少阳以相火主令，甲木从相火化气，一阳发病，相火上炎，肺金受刑，则少气善咳，胃土被逼，水谷莫容，则善泄。君相同气，则其传为心掣（胆火冲心，则胁肋牵心而痛。掣，引也）。胆胃俱逆，则其传为膈（胆胃俱逆，上脘填塞，饮食不下，则为噎膈）。

二阳一阴发病，主惊骇背痛，善噫善欠，名曰风厥。

一阴，厥阴也，阳明厥阴发病，厥阴则主惊骇，肝主惊也，阳明则主背痛，背者

胸之府也，胃土上逆，肺金不降，则后冲脊背，而生疼痛。噫者，胃土上逆，而浊气不下行也。欠者，阴阳之相引也。日暮阳衰，阴引而下，阳引而上则为欠，肺气欲降而未降也（开口阿①气为欠，义详《灵枢·口问》）。肺气降敛，随阳明而下行，故属之阳明。名曰风厥，厥阴风木之气逆也。

二阴一阳发病，善胀，心满善气。

二阴，少阴也，少阴少阳发病，少阴水泛而土湿，少阳木郁而土困，则善作膜胀。甲木上冲，土败胃逆，而水胜火负，心君莫降，故心满而善气也。（浊气上填）

三阳三阴发病，为偏枯痿易，四肢不举。

三阴，太阴也，太阳太阴发病，水旺土湿，则为偏枯痿易，四肢不举。土湿胃逆，肺金不布，则右半偏枯，土湿脾陷，肝木不达，则左半偏枯。痿易者，湿旺而筋弛，不能联属关节也。四肢禀气脾胃，脾胃寒湿，四肢失禀，故手足不举也。

三阳结，谓之膈。二阳结，谓之消。三阴结，谓之水。一阴一阳结，谓之喉痹。结阳者，肿四肢。结阴者，便血一升，再结二升，三结三升。阴阳结斜，多阴少阳，曰石水，少腹肿。

三阳结，谓之膈，小肠手太阳结则大便干，膀胱足太阳结则小便涩，下窍不能出，则上窍不能入。缘阳衰土湿，中脘不运，肝脾下陷，则二便堵塞，粪溺不利，肺胃上逆，则胸膈壅阻，饮食莫下也。二阳结，谓之消，大肠手阳明结则燥金司令，胃足阳明结则戊土化燥，传于厥阴，血燥风生，则为消渴也。三阴结，谓之水，足太阴结则湿土司令，手太阴结则辛金化湿，土湿不能克水，癸水泛滥，则为水胀也。一阴一阳结，谓之喉痹，足厥阴结则乙木下陷，足少阳结则甲木上逆，清道堵塞，则为喉痹也。结阳者，肿四肢，四肢禀气于胃，阳明

为三阳之长，阳明郁结，中气不达，则四肢臃肿也。结阴者，便血一升，再结二升，三结三升，太阴为三阴之长，太阴滞结，土湿木陷，则血从便下，愈结则愈脱也。阴阳结斜，多阴少阳，曰石水，少腹肿，阳结于上，阴结于下，阴盛阳衰，则为石水，少腹肿胀。石水者，水邪坚凝而不散也。

阳加于阴，谓之汗。阴虚阳搏，谓之崩。阴搏阳别，谓之有子。阴阳虚，肠澼死。三阴俱搏，二十日夜半死。二阴俱搏，十三日夕时死。一阴俱搏，十日平旦死。三阳俱搏且鼓，三日死。二阳俱搏，其病温，死不治，不过十日死。三阴三阳俱搏，心腹满，发尽，不得隐曲，五日死。

阳加于阴，谓之汗，阳气郁发于阴中，则表开而汗泄也。阴虚阳搏，谓之崩，太阴脾虚，风木下陷，温气抑遏，不能升达，则鼓搏弗宁，血海冲决，而为崩证也。阴搏阳别，谓之有子，胎妊凝结，中气壅阻，阴搏于下而不升，阳别于上而不降，阴阳不交，而人则无病，谓之有子也。阴阳虚，肠澼死，阴阳俱虚，而肠澼不敛，阳气脱泄，则人死也。三阴俱搏，二十日夜半死，手足太阴俱搏，脾肺阴旺，脏气四周，死于夜半阴旺之时也。二阴俱搏，十三日夕时死，手足少阴俱搏，水胜火负，脏气不及三周，夕时火衰而死也。一阴俱搏，十日平旦死，手足厥阴俱搏，脏气二周，平旦木旺而死也（木贼土败故）。三阳俱搏且鼓，三日死，手足太阳俱搏且鼓，不及一周，三日而死。二阳俱搏，其病温，死不治，不过十日死，手足阳明俱搏，其病温热，金土枯燥，死不可治，不过脏气二周，十日而死也。三阴三阳俱搏，心腹满，发尽，不得隐曲，五日死，太阴太阳俱搏，水寒土湿，心腹满胀，发作既尽，不得隐曲，脏气一周，五日而死也（不得隐曲，下

① 阿 通"呵"。

部不得屈伸，胀满之极故也）。

大奇论二十①

肝满肾满肺满皆实，即为肿。肺壅，喘而两胠满。肝雍，两胠满，卧则惊，不得小便。肾雍，胠下至少腹满，胫有大小，髀䯒大，跛易偏枯。雍与壅通。胠，音区。

满，胀满也，肝满肾满肺满皆实，即为肿胀。实者，脏气郁塞而不通也。肿者，经气阻梗而不行也。肺壅则喘而两胠满，肺位于右而脉行两胁也。肝壅则两胠满，肝位于左而脉行两胁也。卧则肝气愈壅，胆气不得下降，是以惊生。风木不升，疏泄莫遂，故不得小便。肾壅，胠下至少腹满，肾位于腰，壅则肝木失生而下陷也（肝脉自少腹行两胠）。肾脉出然谷，循内踝，上腨内，出腘中，上股内后廉，贯脊属肾，经脉郁塞，故胫有大小，髀䯒肿大，跛易偏枯也。易，变也，变轻捷而为跛蹇，故曰跛易。"阴阳别论"：三阳三阴发病，为偏枯痿易，亦此义也。三脏之满，皆由壅塞而致，壅者，满之原也。

心脉满大，痫瘛筋挛，肝脉小急，痫瘛筋挛。肝脉骛暴，有所惊骇，脉不至，若喑，不治自已。

心脉满大，君火不降也，主痫瘛筋挛（痫，惊也，瘛，筋急也），肝脉小急，风木不升也，主痫瘛筋挛，缘肝藏魂，其主筋，心藏神，其主脉，木火之升降失政，则神魂不安而病惊痫，筋脉失荣而挛瘛也。肝脉驰骛暴急，则风木疏泄而胆火弗藏，主有所惊骇。肝脉不至，若其喑痖失声，此缘经络之结塞，气通则愈，不治自已。（肝脉循喉咙，入颃颡，故脉不至有喑痖者）

肾脉小急，肝脉小急，心脉小急，不鼓，皆为瘕。肾脉大急沉，肝脉大急沉，

皆为疝。心脉搏滑急为心疝，肺脉沉搏为肺疝。三阳急为瘕，三阴急为疝。二阴急为痫厥，二阳急为惊。

肾肝心脉小急而不鼓，皆为瘕②聚，阳衰而阴凝也。肾脉大急沉，肝脉大急沉，皆为寒疝，水寒木郁，欲发而不能也。心脉搏滑急为心疝，肺脉沉搏为肺疝，火冷而金寒也。三阳急为瘕，三阴急为疝，寒水凝冱而瘕生，湿土郁陷而疝作也（三阳，太阳。三阴，太阴）。水寒土湿，肾肝凝瘀，阴气抟结，故生瘕疝。二阴急为痫厥，二阳急为惊，癸水寒而戊土湿，胃气逆而胆火升也（二阴，少阴。二阳，阳明）。水寒土湿，阳明不降，胆木拔根，故生惊痫，惊者，阳神升泄而不根于阴，是以惶骇不安，痫者，阴精沉陷而内无微阳，是以怯惧莫宁，厥者，升降巅倒而气逆也。

肾肝并沉为石水，并浮为风水，并小弦欲惊，并虚为死。

肾肝并沉为石水，水凝于下而不散也。并浮为风水，水瘀于表而莫泄也（风闭皮毛，水凝于经）。并小弦欲惊，乙木不达而甲木失根也。并虚为死，阳根断绝而生气败亡也。

脾脉外鼓沉为肠澼，久自已。肝脉小缓为肠澼，易治。肾脉小搏沉为肠澼下血，血温身热者死。心肝澼，亦下血，其脉小沉涩为肠澼，二脏同病者可治，其身热者死，热见七日死。脉至而搏，血衄身热者死。

脾脉外鼓沉，是脾土湿陷，欲升而不能也（陷而欲升，故外鼓，欲升不能，故内沉）。陷遏肝气，风木下冲，则为肠澼。久而湿去脾升，其病自已。肝脉小

---

① 二十　原脱，据目录补。
② 瘕　原作"疝"，据本节经文改。

缓，是乙木软弱而不升也，肝气下冲，亦为肠澼，而脉见小缓，则肝邪非旺，其病易治。肾脉小搏沉，是癸水寒沍而不能升也。水寒木郁，陷冲下窍，亦为肠澼。肝藏血，肝木失生（水寒则木不生），风气疏泄（木郁不达则风生），肠澼不已，必病下血。血温而身热者，温气下亡而相火上泄，阳根败竭，则人死也。心肝合邪而肠澼者，亦主下血，以肝藏血，心藏脉，脉者血之所由行也，木陷风生，则脉不藏血而下流谷道，故病下血。若其小沉涩者，则但为肠澼而已，以涩则气梗，沉则木陷，小则沉陷未极，故第主肠澼。其心肝二脏同病者可治，以肝病则陷，心病则逆，君火上逆，风木不能全泄，阳根于下窍，是以可治。若其身热者亦死，温气下脱而君火上亡，微阳绝根，是以死也。热见七日，火之成数①既满，则不可活矣。"通评虚实论"：肠澼下白沫，脉浮而涩，涩而身有热者死，正此义也。若脉至而鼓搏有力，血衄而身热者亦死，温气上脱而阳根外亡也。

胃脉沉鼓涩，胃外鼓大，心脉小坚急，皆膈偏枯。男子发左，女子发右，不喑舌转可治，三十日起，其从者喑，三岁起，年不满二十者，三岁死。

胃脉沉鼓涩（沉取鼓涩），阳明之阳虚而气滞也。胃外鼓大（浮取鼓大），阳明之湿旺而气逆也。心脉小坚急，阳明不降，君火升泄而失根也。此皆中脘阻隔（膈与隔通），窒其金木升降之路，必病偏枯。肝藏血而位于左，肺藏气而位于右，男子有余于气，不足于血，病则左为逆，右为从，女子有余于血，不足于气，病则右为逆，左为从。偏枯之病，男子发左，女子发右，是逆也，若不喑而舌转者，则邪在经络而未入脏腑（仲景《金匮》：邪入于脏，舌即难言），逆而病轻，

则犹可治，三十日起。其男子发右，女子发左，是为从者，若声音喑痖，则从而病重，亦当三岁乃起。若年不满二十者，以少壮而得衰老之病，则三岁死，不能起也。盖水火相交，是为既济，水交于火，则金清而右降，火交于水，则木温而左升，而金木升降之机，全在脾胃，脾土不升，则水木下陷而生寒，胃土不降，则火金上逆而生热，水木陷则左病，火金逆则右病，此偏枯之由来也。胃脉沉鼓涩，胃外鼓大，心脉小坚急，是胃逆而火升也，举此则脾陷而水沉之义，不言可知矣。

脉来悬钩浮，为常脉。脉至如喘，名曰暴厥，暴厥者，不知与人言。脉至如数，使人暴惊，三四日自已。

脉来悬钩浮，是为常脉，以阴主降，阳主升，悬钩浮者，阳气之升也。《关尹子》：升阳为贵，降阴为贱，阳气能升，平人之常，未为病也。若脉至而如喘，则阳升之过，而冲逆无根，名曰暴厥，暴厥者，神迷志乱，不知与人言也。人之经气，升降回环，则迟数平均，若脉至如数非数，浮宕②无归，此缘君相二火升泄失藏，法当使人暴惊。三四日后，君相下蛰，则病自已，所以然者，脉非真数，阳根未拔也。

脉至浮合，浮合如数，一息十至以上，是经气予不足也，微见九十日死。

脉至浮合，浮合者，浮而常合，不分散也，此与数脉无异。若一息十至以上，是经气予不足也，以其浮数而不沉数，故但责经气之虚。微见此象者，法主九十日死，九十日者，一岁四分之一，经气虚败，不过三月而死也。

脉至如涌泉，浮鼓肌中，是太阳气予

---

① 成数　整数也。
② 宕（dàng　砀）　通"荡"。

不足也，少气，韭英而死。

脉至如涌泉，浮鼓肌肉之中，但有出而无入，是太阳寒水之气不足，无以封藏阳气也。法主少气，冬末春初，韭英始发，寒水方衰，则人死矣。

脉至如悬雍，悬雍者，浮揣切之益大，是十二腧之予不足也，水凝而死。

悬雍，喉间垂肉，《灵枢·忧恚无言》：悬雍者，声音之关也。脉至如喉间之悬雍，悬雍者，浮揣切之而益大，是十二腧之不足，脏腑之气输泄无余也，法主水凝而死。六脏六腑之腧，皆在背上太阳寒水之经，是为十二腧，太阳经衰，不能蛰藏阳气，脏腑之气泄于背腧，是为十二腧之不足。俟至寒旺水凝，而阳气升泄，全失蛰藏之政，是以死也。

脉至如颓土之状，按之不得，是肌气予不足也，五色先见黑，白垒发死。

脉至如颓土之状，虚大无力，按之不得，是肌肉之气不足。五色之中，先见黑色，法主白垒发死，脾主肌肉，土败而水侮之，故先见黑色。垒与藟同，即蓬藟也，白垒发于春中，木胜土败，是以死也。

脉至如交漆，交漆者，左右旁至，是脾气予不足也，微见三十日死。

脉至如交漆，交漆者，中流已断，而左右旁至，点滴不属，非久欲绝，是脾气之不足。中气颓败，微见三十日，晦朔一更而死矣。"平人气象论"：如屋之漏，如水之流，曰脾死。水流为大过（"玉机真脏论"：其来如水之流者，此谓太过，病在外），屋漏为不及（滴漏不连也）。屋漏，即交漆左右旁至之象也。

脉至如火薪之燃，是心精之予夺也，草干而死。

脉至如火薪之燃（燃，灼也），但见其上炎而不见其下交，是心精之被夺也

（心之精液被夺）。秋暮草干，寒水方交，微阳愈败，则死矣。如薪火之燃者，心火虚浮而失根也。

脉至如散叶，是肝气予虚也，木叶落而死。

脉至如树叶之散，是肝气之虚。金旺秋深，木叶脱落，则人死矣，肝木被贼故也。

脉至如省客，省客者，脉塞[1] 而鼓，是肾气予不足也，悬去枣花而死。

脉至如省客，省客者，脉象闭塞而中有鼓动之意，其至无常，譬如省客，去来莫定，是肾气之不足。水寒木陷，悬去枣花，而人死矣。悬，远也，枣花开于夏初，至远不过去枣花之时，木终火代，肾气绝根，则人死矣。

脉至如偃刀，偃刀者，浮之小急，按之坚大急，五脏郁热，寒热，独并于肾也，如此其人不得坐，立春而死。

脉至如偃刀，偃刀者，浮之而小急，按之而坚大急，此缘五脏郁热，而发为寒热。阳郁则先寒，阳发则后热，热剧阴亡，病势独并于肾。如此阳气郁蒸，其人不得安坐，俟至立春，水枯木发，则人死矣。

脉至如丸泥，是胃精予不足也，榆荚落而死。

脉至如丸泥，不能充灌四旁，是胃精之不足，中脘虚败而四维失养也。榆荚一落，木旺土奔[2]，则人死矣。

脉至如横格，是胆气予不足也，禾熟而死。

脉至如横木之格阻，是胆气之不足。甲木上逆，秋深禾熟，金胜木败，则人死矣。胆脉自胃口而行两胁，胆气逆升，横塞心下，痞硬不通，故曰横格。

---

[1] 塞　原作"涩"，音同之误，据王注本《素问·大奇论》及本节黄解改。

[2] 奔（fèn 偾）　败也。

脉至如弦缕，是胞精予不足也，病善言，下霜而死，不言可治。

脉至如弦缕，紧急微细，是胞精之不足，寒水失藏而微阳欲败也。病善言，则君火绝根，霜落阴凝而人死，不可言治。如弦，急也。如缕，细也。胞，膀胱也。心主言，善言者，君火绝根而失藏也。火泄神败，故死于霜落之时。《易》：初六履霜，阴始凝也。

脉至如丸滑，不直手，不直手者，按之不可得也，是大肠气予不足也，枣叶生而死。

脉至①如丸滑，不直手（直，当也），不直手者，按之则去，不可得也，是大肠之气不足。庚金失敛，初夏枣叶方生，火令甫交，金气伤败，而人死矣。

脉至如华者，令人善恐，行立常听，不欲坐卧，是小肠气予不足也，季秋而死。

脉至如草木之华者，虚浮软弱，令人善恐，行立常听，不欲坐卧，癫病初发多如此，是小肠之气②不足。丁火衰而癸水旺，是以恐生（肾主恐）。季秋金谢水交，则人死矣。

所谓深之细者，摩之切之，其中手如针也。坚者，聚也，搏者，大也。

凡脉所谓深之而愈细者，摩之切之，其中手如针芒也，此解上文沉小之义。坚者，气聚而不散，搏者，脉大而不收也，此解上文坚搏之义。（此段旧误在"病能论"）

素问悬解卷之三终

阳湖钱增祺校字

---

① 至　原作"直"，音近之误，据本节经文改。
② 之气　原作"气之"，据前后文例乙转。

素问悬解卷四

昌邑黄元御解

经 络①

阴阳离合论二十一②

黄帝问曰：余闻天为阳，地为阴，日为阳，月为阴，大小月三百六十日成一岁，人亦应之。今三阴三阳不应阴阳，其故何也？岐伯对曰：阴阳者，数之可十，推之可百，数之可千，推之可万，万之大，不可胜数，然其要一也。

三阴三阳，手三阴、足三阴、手三阳、足三阳也。阴阳之数，数之则少，推之则多，至于十百千万，万之大，不可胜数矣，然其要归则一也。

天覆地载，万物方生，未出地者，命曰阴中之阴，则出地者，命曰阴中之阳。阳予之正，阴为之主，故生因春，长因夏，收因秋，藏因冬，失常则天地四塞。阴阳之变③，其在人者，亦数之可数。

天覆地载，万物方生，地下曰阴，地上曰阳，未出地者，命曰阴中之阴，则出地者，命曰阴中之阳。天以阳予之正（天以生为正。正与政同），地以阴为之主（地以成为主），故生因于春，长因于夏，收因于秋，藏因于冬。此天地之常也，失常则天地四塞。天地不失其常，则天地之阴阳可数，人禀天地之气，阴阳之变，其在人者，亦有数之可数也。

帝曰：愿闻三阴三阳之离合也。岐伯曰：圣人南面而立，前曰广明，后曰太冲，太冲之地，名曰少阴，少阴之上，名曰太阳。太阳根起于至阴，名曰阴中之阳。

圣人南面而立，前向南面，后背北方，前曰广明（广大光明），后为太冲，太冲之地，名曰少阴（"水热穴论"踝上各一行，行六者，此肾脉之下行也，名曰太冲），少阴之上，名曰太阳（少阴自足上行，太阳自头下行）。太阳根起于至阴（穴名，在足小指④），名曰阴中之阳。

中身而上，名曰广明，广明之下，名曰太阴，太阴之前，名曰阳明。阳明根起于厉兑，名曰阴中之阳。

中身而上，名曰广明（阳在上），广明之下，名曰太阴（阴在下），太阴之前，名曰阳明（前即上也，太阴自足上行，阳明自头下行）。阳明根起于厉兑（穴名，在足大指之次指），名曰阴中之阳。

厥阴之表，名曰少阳。少阳根起于窍阴，名曰阴中之少阳。

厥阴与少阳表里，故少阳为厥阴之表。少阳根起于窍阴（穴名，在足小指之次指），名曰阴中之少阳。

是故三阳之离合也，太阳为开，阳明

---

① 经络　原不载，据目录补。
② 二十一　原脱，据目录补。
③ 变　原作"数"，据王注本《素问·阴阳离合论》及本节黄解改。
④ 足小指　原作"足大指"。《校余偶识》："王冰注云：至阴，穴名，在足小指。黄注谓足大指。考至阴之穴，实在足小指外侧，黄注当是传写之讹。"据改。

为阖，少阳为枢。三经者，不得相失也，搏而勿浮，命曰一阳。

太阳，阳之将衰，故为开。阳明，阳之盛极，故为阖。少阳，阳之未盛亦未衰，故为枢。三经者，不得参差相失也。阳性浮，搏而勿浮（鼓搏而不至太浮），命曰一阳，一阳者，三阳不失而合为一也。

帝曰：愿闻三阴。岐伯曰：外者为阳，内者为阴，然则中为阴，其冲在下，名曰太阴。太阴根起于隐白，名曰阴中之阴。

阳在外，阴在内，是中为阴也。其冲在下，名曰太阴，毛际两旁，足太阴之冲门也（冲者，经气之街衢也），太阴根起于隐白（穴名，在足大指），名曰阴中之阴。

太阴之后，名曰少阴。少阴根起于涌泉，名曰阴中之少阴。

太阴在前，少阴在后。少阴根起于涌泉（穴名，在足心），名曰阴中之少阴。

少阴之前，名曰厥阴。厥阴根起于大敦，阴之绝阳，名曰阴中之绝阴。

厥阴行身之侧，亦在少阴之前。厥阴根起于大敦（穴名，在足大指），阴之极，阴而绝阳，名曰阴中之绝阴（纯阴也）。

是故三阴之离合也，太阴为开，厥阴为阖，少阴为枢。三经者，不得相失也，搏而勿沉，名曰一阴。阴阳冲冲，积传为一周，气里形表，而为相成也。

太阴，阴之将衰，为开。厥阴，阴之盛极，为阖。少阴，阴之未盛亦未衰，故为枢。三经者，不得参差相失也，阴性沉，搏而勿沉（鼓搏而不至极沉）命曰一阴，一阴者，三阴不失而合为一也。阴阳运行，冲冲流注，积至传遍六经，而为一周。一日一夜，周身五十，气布于里，形固于表，而为相成也。

血气形志二十二①

夫人之常数，太阳常多血少气，少阳常少血多气，阳明常多气多血，少阴常少血多气②，厥阴常多血少气，太阴常多气少血，此天之常数。

六经气血多少，常数如此。

刺太阳出血恶气，刺少阳出气恶血，刺阳明出血气③，刺少阴出气恶血，刺厥阴出血恶气，刺太阴出气恶血也。

六经气血多少既殊，故刺法不同。

足太阳与少阴为表里，少阳与厥阴为表里，阳明与太阴为表里，是为足之阴阳也。手太阳与少阴为表里，少阳与心主为表里，阳明与太阴为表里，是为手之阴阳也。凡治病，必先去其血，今知手足阴阳所苦，乃去其所苦，伺之所欲，然后泻有余，补不足。

手足阴阳有所苦欲，刺者宜顺其所苦欲而补泻之。

形乐志苦，病生于脉，治之以灸刺。形乐志乐，病生于肉，治之以针石。形苦志乐，病生于筋，治之以熨引。形苦志苦，病生于咽嗌，治之以甘药④。形数惊恐，经络不通，病生于不仁，治之以按摩醪药。是谓五形志也。

形志苦乐有五等，故有五治。

太阴阳明论二十三⑤

黄帝问曰：太阴阳明为表里，脾胃脉也，生病而异者，何也？岐伯对曰：阴阳

① 二十二　原脱，据目录补。
② 多气　原作"少气"，据王注本《素问·血气形志篇》及下节经文"刺少阴出气恶血"改。
③ 出血气　原作"出血恶气"，据王注本《素问·血气形志篇》及上节经文"阳明常多气多血"改。
④ 甘药　《校余偶识》："旧本甘作百。新校正云：按《甲乙经》咽嗌作困渴，百药作甘药。"
⑤ 二十三　原脱，据目录补。

异位，更虚更实，更逆更从，或从内，或从外，所从不同，故病异名也。

帝问：太阴阳明相为表里，此脾胃之脉也，生病而异者，何也？盖脾胃虽皆属土，而阴阳既异其位，则阳实而阴必虚，阳虚而阴必实，阳从而阴必逆，阳逆而阴必从，更实更虚，更逆更从，是其常也。阳主外，阴主内，其脏腑之虚实逆从，原无一定，则病邪之从外从内，实有不同，所从不同，故病异名也。

帝曰：愿闻其异状也。岐伯曰：阳者，天气也，主外，阴者，地气也，主内。阳道实，阴道虚，故犯贼风虚邪者，阳受之，饮食不节，起居不时者，阴受之。阳受之则入六腑，阴受之则入五脏。入六腑则身热不时卧，上为喘呼，入五脏则腹满闭塞，下为飧泄，久为肠澼。

愿闻其异状者，愿闻其所以异之状也。阳为天气，主外，阴为地气，主内。阳道实，故能格拒风寒，阴道虚，故能容纳水谷，贼风虚邪，外伤其表，故阳受之，饮食起居，内伤其里，故阴受之。阳受之则入六腑，六腑阳也，阴受之则入五脏，五脏阴也。入六腑则胃土上逆，心肺不降，身热不能时卧，上为喘呼，入五脏则脾土下陷，肝木抑遏，少腹腹满闭塞，风木后冲，下为飧泄，久为肠澼不敛也。

喉主天气，咽主地气，故阳受风气，阴受湿气。伤于风者，上先受之，伤于湿者，下先受之。阴气从足上行至头，而下行循臂至指端，阳气从手上行至头，而下行至足，故曰阳病者上行极而下，阴病者下行极而上。

喉主天气而通于五脏，咽主地气而通于六腑，六气通于喉而伤在六腑，五味通于咽而伤在五脏者，阴阳各从其类也，故阳受天之风气，阴受地之湿气。伤于风者，上先受之，伤于湿者，下先受之，同

气相感也。人之阴气，从足上行至头，而下行循臂至指端，足之三阴，自足走胸（足太阴上膈挟咽，连舌本，足少阴上膈循喉咙，挟舌本，足厥阴上膈循喉咙，连目系，与督脉会于巅，足三阴皆上行至头），手之三阴，自胸走手也，阳气从手上行至头，而下行至足，手之三阳，自手走头，足之三阳，自头走足也。阳病者上行极而下，阳经升于手而降于足也，阴病者下行极而上，阴经降于手而升于足也。

帝曰：脾不主时何也？岐伯曰：脾者，土也，治中央，常以四时长四脏，各十八日寄治，不得独主于时也。脾脏者，常着于胃土之精也，土者，生万物而法天地，故上下至头足，不得主时也。

脾土主治中央，常以四时之季长于四脏，各十八日，寄治于四维，不得独主于时也。脾胃相为表里，脾脏者，常附着于胃，是土之精也，土者，生万物而法天地，头象天，足象地，故上下至头足（胃土自头至足，脾土自足至头），不得主时也。

帝曰：脾病而四肢不用何也？岐伯曰：四肢皆秉气于胃，而不得至经，必因于脾，乃得禀也。今脾病不能为胃行其津液，四肢不得禀水谷气，气日以衰，脉道不利，筋骨肌肉皆无气以生，故不用焉。

土无专官，寄旺于四维，四肢者，脾土之四维也，故脾主四肢。脾病而四肢不用者，以四肢所禀，水谷之气，胃者水谷之海，是四肢皆禀气于胃也。而水谷消化，权在脾土，故水谷入胃，脾土消之，化生精气，注于四肢，然后至①手足之经。胃腑但主受盛，不主消化，水谷不消，则泄利而下，不能化生精气，至于手足经络，必因脾土之消磨，四肢乃得禀水

---

① 至　原作"知"，音近之误，据上下文义改。

谷之气也。今脾病不能消磨水谷，为胃腑行其津液，四肢不得禀水谷之气，气日以衰，则脉道不利，筋骨肌肉皆无气以生之，故手足不用也。

帝曰：脾与胃，以膜相连耳，而能为之行其津液，何也？岐伯曰：足太阴者，三阴也，其脉贯胃属脾络嗌，故太阴为之行气于三阴。阳明者，表也，五脏六腑之海也，亦为之行气于三阳。脏腑各因其经而受气于阳明，故为胃行其津液也。

足太阴为三阴，其脉贯胃属脾络嗌，是手足三阴之长也，故太阴为之行气于三阴。行气于手足三阴。阳明者，太阴之表，五脏六腑之海也，水谷入胃，得脾土之消磨，化生精气，传于阳明之经，亦为之行气于三阳。行气于手足三阴。脏腑各因其经络而受气于阳明，实即太阴之力，故为胃行其津液者，以其善消也。

脉解二十四①

太阳所谓肿腰脽痛者，正月寅，寅太阳也，正月阳气出在上，而阴气盛，阳未得自次也，故肿腰脽痛也。所谓病偏虚为跛者，正月阳气冻② 解，地气而出，冬寒，颇有不足者，故偏虚为跛也。所谓强上引背者，阳气大上而争，故强上也。所谓甚则狂癫疾者，阳尽在上，而阴气从下，下虚上实，故狂癫疾也。所谓耳鸣者，阳气盛上而跃，故耳鸣也。所谓浮为聋者，皆在气也。所谓入中为喑者，阳盛已衰，故为喑也。内夺而厥，则为喑痱。少阴不至者，厥也。脽，音谁。

此篇解《灵枢·经脉》之义。

《灵枢·经脉》：膀胱足太阳之脉，是动则病脊痛，腰似折，项背腰尻腘踹脚皆痛，是所谓肿腰脽痛也（肿字讹，按"经脉"当作脊、作背。脽，尻骨，《汉书·东方朔传》：连脽尻，师古曰：臀

也）。以正月属寅，寅为太阳，正月阳气自地下出在地上，而阴气犹盛，阳未得遽然自次于地上也，木气郁冲，故肿腰脽痛也。"经脉"：髀不可以曲，腘如结，踹如裂，是谓踝厥，是所谓病偏虚为跛也。正月阳气冻③ 解，地气而出，而冬寒未尽，闭蛰初开，阳气颇有生发不足之处，有所不足之处，故偏虚为跛也。"经脉"：病冲头痛，项背腰尻皆痛，是所谓强上引背也。以阳气大上而相争，故强上引背也。"经脉"：痔虐狂癫疾，是所谓甚则狂癫疾也。以阳尽在上，而阴气从下，下虚上实，故狂癫疾也。"经脉"：小肠手太阳之脉，耳聋目黄颊肿，是所谓耳鸣，所谓浮为聋也。耳聋即耳鸣之重者，以阳气盛上而跃动，冲于听宫之内，郁勃鼓荡，故耳鸣也，甚则孔窍闭塞，遂成聋病，皆在乎阳气之上浮也。所谓入中为喑者（"经脉"阙此条），以声为阳气所发，太阳入中，而交少阴，则阳盛已衰，少阴之脉贯膈入肺，循喉咙，挟舌本，阴气充塞，故为喑痱也。肾气内夺而厥逆，下陷则为喑痱而骸足痿痹，此肾气之虚也（肾气，水中之气）。厥者，阳根微弱，少阴之动气（肾间动气）不能上升而下陷也（至者，肾气上升也）。

少阳所谓心胁痛者，言少阳盛也，盛者心之所表也，九月阳气尽而阴气盛，故心胁痛也。所谓不可反侧者，阴气藏物也，物藏则不动，故不可反侧也。所谓甚则跃者，九月万物尽衰，草木毕落而堕，则气去阳而之阴，气盛而阳之下长，故为跃。

① 二十四　原脱，据目录补。
② 冻　原作"东"，形近音近之误，据王注本《素问·脉解》及本节文义改。
③ 冻　原作"东"，形近音近之误，据本节经文改。

"经脉"：胆足少阳之脉，是动则病心胁痛，是所谓心胁痛也，此以少阳之逆行而上盛也。足少阳以甲木而化相火，与少阴君火相为表里，故盛者心之所表也。九月阳衰阴旺，相火不蛰，甲木逆冲，故痛生心胁。缘少阳之脉，自心下而行两胁，胁痛者，甲木之自伤，心痛者，相火之累君火，君相同气也（心下，胃之上口，胆木刑胃，上口作痛，心君被逼故也）。"经脉"：不能转侧，是所谓不可反侧也。心胁痛甚，不可反侧，以阴主蛰藏，物藏则不动，故不可反侧也。"经脉"：手少阳三焦之脉，是动则病耳聋，浑浑焞焞，是所谓甚则跃也。以阳气盛上而踊跃，冲动听宫，则耳窍喧鸣，聋即浊气上逆而闭塞者。缘九月万物皆衰，草木堕落，则二火蛰藏，去阳之阴（之，往也），是其常也，今甲木逆行，气盛而上，自下长生，跃动不已，收藏失政，故为跃也。

阳明所谓洒洒振寒者，阳明者午也，五月盛阳之阴也，阳盛而阴气加之，故洒洒振寒也。所谓胫肿而股不收者，是五月盛阳之阴也，阳者衰于五月，而一阴气上，与阳始争，故胫肿而股不收也。所谓上喘而为水者，阴气下而复上，上则邪客于脏腑间，故为水也。所谓胸痛少气者，水气在脏腑也，水者阴气也，阴气在中，故胸痛少气也。所谓甚则厥，恶人与火，闻木音则惕然而惊者，阳气与阴气相薄，水火相恶，故惕然而惊也。所谓欲独闭户牖而处者，阴阳相薄也，阳尽而阴盛，故欲独闭户牖而居也。所谓病至则欲乘高而歌，弃衣而走者，阴阳相争，而外并于阳，故使之弃衣而走也。所谓客孙脉则头痛鼻衄腹肿者，阳明并于上，上者则其孙络太阴也，故头痛鼻衄腹肿也。

"经脉"：胃足阳明之脉，是动则病洒洒振寒，是所谓洒洒振寒也。以阳明者

午也，午半阴生，是五月阳盛之极，而渐之于阴也（之，往也）。一阴既生，阳盛而阴气加之，阳郁不达，故洒洒振寒也。"经脉"：大腹水肿，膝膑肿痛，循膺乳气街股伏兔皆痛，是所谓胫肿而股不收也。以五月阳盛，而生一阴，阳气衰于五月，而一阴气上，与阳始争，卫气阻格，郁为肿胀，故胫肿而股不收敛也（不收，谓肿胀也）。"经脉"：大腹水肿，是所谓上喘而为水也。以阳明阳体而含阴精，有阴则降，阴降则戊土化燥而不湿，阴气下降而复上，上则阴邪客居于肺胃之间，故为水也，水阻气道，是以上喘也。"经脉"：膺乳气街皆痛，气不足则身以前皆寒，是所谓胸痛少气也。以水在肺胃之间，水者阴气也，阴气在中，阳气阻碍，不得下行，故胸痛少气也。"经脉"：病至则恶人与火，闻木音则惕然而惊，贲响腹胀，是谓骭厥，是所谓甚则厥，恶人与火，闻木音则惕然而惊也。以一阴逆上，与阳气相薄，水火相恶，而君火居其败地，故惕然而惊也。"经脉"：心欲动，独闭户牖而处，是所谓欲独闭户牖而处也。以阴阳相薄，阳败而阴盛，君相皆怯，故欲独闭户牖而居也。甚则欲上高而歌，弃衣而走，是所谓病至则欲乘高而歌，弃衣而走也。以阴阳相薄，始而阳败阴胜，则惊惕而安静，继而阳复，再与阴争，而一阴外并于二阳，则狂歌而奔走，故使之弃衣而走也。"经脉"：汗出鼽衄，大腹水肿，是所谓客孙脉则头痛鼻衄腹肿也。以阳明之气为太阴所并，浊阴上填，上者太阴之孙络也，太阴之脉，上膈挟咽，行于头上，阴气冲塞，故头痛鼻衄，脾郁湿动，故腹肿也。（余义见"阳明脉解"中）

太阴所谓病胀者，太阴子也，十一月万物气皆藏于中，故病胀也。所谓上走心为噫者，阳明络属心，故曰上走心为噫

也。所谓食则呕者，物盛满而上溢，故呕也。所谓得后与气则快然如衰者，十一月阴气下衰，而阳气且出，故曰得后与气则快然如衰也。

"经脉"：脾足太阴之脉，是动则病腹胀，是所谓病胀也。以太阴子也，十一月三阳蛰闭，万物之气皆藏于中，藏而不泻，故病胀也。"经脉"：腹胀善噫，是所谓上走心为噫也。以阳明之络属心，太阴之湿传之阳明，湿旺胃逆，浊气不降，郁塞心宫，则噫而出之，故上走心为噫也。"经脉"：舌本强，食则呕，是所谓食则呕也。以湿盛胃逆，水谷不下，胃口盛满莫容，因而上溢，故呕也。"经脉"：腹胀善噫，得后与气则快然如衰，是所谓得后与气则快然如衰也。以湿旺脾郁，中气不运，得后泄失气，则满胀消减。缘十一月子半阳生，阴气下①衰，而阳气且出，阳出则滞气运转，泄于魄门，故曰得后与气则快然如衰也。

少阴所谓腰痛者，少阴者肾也，十月万物阳气皆伤，故腰痛也。所谓呕咳上气喘者，阴气在下，阳气在上，诸阳气浮，无所依从，故呕咳上气喘也。所谓邑邑②不能久立久坐，起则目䀮䀮无所见者，万物阴阳不定，未有主也，秋气始至，微霜始下，而方杀万物，阴阳内夺，故目䀮䀮无所见也。所谓少气善怒者，阳气不治，阳气不治则阳气不得出，肝气当治而未得，故善怒，善怒者，名曰煎厥。所谓恐，如人将捕之者，秋气万物未有毕去，阴气少，阳气入，阴阳相薄，故恐也。所谓恶闻食臭者，胃无气，故恶闻食臭也。所谓面黑如地色者，秋气内夺，故变于色也。所谓咳则有血者，阳脉伤也，阳气未盛于上而脉满，满则咳，故血见于鼻也。

"经脉"：肾足少阴之脉，是动则病脊股内后廉痛，是所谓腰痛也。以少阴者肾也，十月万物之阳气皆伤，木枯不能上发，下陷水中，肾水之位在腰，故腰痛也。"经脉"：咳唾则有血，喝喝而喘，咽肿上气，是所谓呕咳上气喘也。以水主蛰藏，阳气升泄，蛰藏失政，阴气在下，阳气在上，诸阳气浮，不得归根，逆行而上，无所依然，故呕咳上气喘也。"经脉"：喝喝而喘，坐而欲起，目䀮䀮如无所见，是所谓邑邑不能久立久坐，起则目䀮䀮无所见也。以万物当阴长阳藏之时，而阴阳不定，未有主也。盖秋气始至，微霜始下，而方杀万物，阳降阴升，是其常也，而阴阳内夺，升降反作，阳气升浮，飘荡无根，故目䀮䀮无所见也。"经脉"：心如悬，若饥状，烦心心痛，是所谓少气善怒也。以少阴水胜火负，阳气不治，所以不治者，阳气虚浮，蛰藏失位也。水中之气，是谓阳根，阳失蛰藏之位，则阳根寒陷，不能温生乙木，肝气当代子布治，而生气亏虚，发达不遂，是以善怒。善怒者，木郁生热，陷而不升，名曰煎厥。"经脉"：气不足则善恐，心惕惕如人将捕之，是所谓恐，如人将捕之也。以秋气方终，万物未能遽谢，阴气犹少，而阳气已入，陷于重渊之下，阴阳相薄，故恐也。"经脉"：饥不欲食，是所谓恶闻食臭也。以寒水侮土，湿盛胃逆，上脘痞塞，胃无容纳之权，故恶闻食臭也。"经脉"：面如漆柴，是所谓面黑如地色也。以木主五色，入肾为黑，秋气内夺，水寒木枯，故黑变于色也。"经脉"：咳唾则有血，是所谓咳则有血也。以水旺阳蛰之日，而阳泄不藏，则阳脉伤矣，阳气未应上盛，而蛰藏失政，阳脉郁满，满则气逆咳生，故血见于鼻也。

---

① 下　原作"不"，形近之误，据本节经文改。
② 邑邑　衰弱也。

厥阴所谓癫疝，妇人少腹肿者，厥阴者辰也，三月阳中之阴，邪在中，故曰癫疝少腹肿也。所谓腰脊痛，不可以俯仰者，三月一振，荣华万物，一俯而不仰也。所谓癫癃疝肤胀者，曰阴亦盛而脉胀不通，故曰癫癃疝也。所谓甚则嗌干热中者，阴阳相薄而热，故嗌干也。

"经脉"：肝足厥阴之脉，是动则病丈夫癫疝，妇人少腹肿，是所谓癫疝，妇人少腹肿也。以厥阴者辰也，三月三阳方升，三阴方降，是为阳中之阴，阴邪在中，木郁不达，故曰丈夫癫疝，妇人少腹肿也。"经脉"：腰痛不可以俯仰，是所谓腰脊痛，不可以俯仰也。以三月阳气一振，万物荣华，乃风木发达之日，而生气不足，木陷水中，肾水位在腰脊，仰则痛甚，故一俯而不能仰也。"经脉"：胸满呕逆飧泄，狐疝遗溺闭癃，是所谓癫癃疝肤胀也。以阴盛阳微，木气失荣，疏泄弗遂，脉胀不通，故肾囊癫肿，小便闭癃，而痕疝凝结也。"经脉"：甚则嗌干，是所谓甚则嗌干热中也。以厥阴处水火之中，阴阳相薄，彼此交争，阴胜则寒，阳复则热，阳复热多，故嗌干也。

阳明脉解二十五[①]

黄帝问曰：足阳明之脉病，恶人与火，闻木音则惕然而惊，钟鼓不为动，闻木音而惊，何也？愿闻其故。岐伯对曰：阳明者，胃脉也，胃者土也，故闻木音而惊者，土恶木也。

此篇解《灵枢·经脉》足阳明脉一段。（"经脉"原文，详引于"脉解"中）

帝曰：善。其恶火何也？岐伯曰：阳明主肉，其脉血气盛，邪客之则热，热甚则恶火。帝曰：其恶人何也？岐伯曰：阳明厥则喘而悗，悗则恶人。帝曰：或喘而死者，或喘而生者，何也？岐伯曰：厥逆连脏则死，连经则生。

三阳以阳明为长，其血气最盛，风寒客之，闭其皮毛，则阳郁而发热，热甚则恶火，以其助热也。阳明以下行为顺，阳明厥逆，胃口填塞，肺气壅阻，则喘促烦乱，是以恶人，以其助烦也（悗，懊恼烦乱也）。厥逆连脏，则气闭而死，连经则经闭而脏通，是以生也。

帝曰：善。病甚则弃衣而走，登高而歌，或至不食数日，逾垣上屋，所上之处，皆非其素所能也，病反能者，何也？岐伯曰：四肢者，诸阳之本也，阳盛则四肢实，实则能登高也。帝曰：其弃衣而走者何也？岐伯曰：热盛于身，故弃衣欲走也。

阳升于手而降于足，故四肢为诸阳之本。

帝曰：其妄言骂詈不避亲疏而歌者何也？岐伯曰：阳盛则使人妄言骂詈不避亲疏而不欲食，不欲食，故妄走也。

少阳胆木，随阳明胃土下行，阳明不降，则少阳不得下行，阳明与少阳皆逆，则阳盛于上，相火上炎，君火不清，烦怒时作，故使人妄言骂詈，不避亲疏。甲木逆冲，胃口填塞，故不欲食。君主烦懑，神宇不宁，是以妄走也。

皮部论二十六[②]

黄帝问曰：余闻皮有分部，脉有经纪，筋有结络，骨有度量，其所生病各异。别其分部，左右上下，阴阳所在，病之终始，愿闻其道。岐伯对曰：欲知皮部，以经脉为纪，诸经皆然。

分，分地。部，部位。经，大经。纪，小纪。结，抟结。络，联络。度，尺

① 二十五　原脱，据目录补。
② 二十六　原脱，据目录补。

度。量，寸量。皮脉筋骨，处所不同，其所生病各异，总于皮部别之。别其皮之分部，定上下左右之位，以辨阴阳所在，而详病之终始，所以考究一身之分野，而知百病之起止也。欲知皮部，必以经脉为纪，诸经皆有经纪之方，按经脉分之，则皮部明矣。

阳明之阳，名曰害蜚，上下同法，视其部中有浮络者，皆阳明之络也。络盛则入客于经。阳主外，阴主内。

阳明之阳络，名曰害蜚。上谓手阳明，下谓足阳明。同法，主病之法皆同也。视其部中有浮络者，是皆阳明之络也。络脉盛满，则入客于经。阳络主外，阴络主内。

少阳之阳，名曰枢持，上下同法，视其部中有浮络者，皆少阳之络也。络盛则入客于经。故在阳者主外，在阴者主出，以渗于内。诸经皆然。

义如上文。在阳络者主外，在阴经者出于经络而渗于内，亦主内之变文也。诸经皆同。

太阳之阳，名曰关枢，上下同法，视其部中有浮络者，皆太阳之络也。络盛则入客于经。

义如上文。

少阴之阴，名曰枢儒，上下同法，视其部中有浮络者，皆少阴之络也。络盛则入客于经，其入经也，从阳部于经，其出者，从阴内注于骨。

少阴之阴络，名曰枢儒，义如上文。络盛则入客于经。其入经也，从阳络之部注于经。在阴经者主出，以渗于内，故从阴经内注于骨也。

心主之阴，名曰害肩，上下同法，视其部中有浮络者，皆心主之络也。络盛则入客于经。

心主，手厥阴。上谓手厥阴，下谓足厥阴。义如上文。

太阴之阴，名曰关蛰，上下同法，视其部中有浮络者，皆太阴之络也。络盛则入客于经。

义如上文。

凡十二经络脉者，皮之部也。邪客于皮则腠理开，开则邪入客于络脉，络脉满则注于经脉，经脉满则入舍于腑脏也。故皮有分部，不与而生大病也。与，与豫同。

经脉附骨，络脉附皮，凡十二经之络脉，是为皮之部也。邪自皮而入络脉，自络脉而入经脉，自经脉而入腑脏，则大病成矣。而其先则自皮始，故皮有分部，不知豫为防护，此大病所由生也。

是故百病之始生也，必先于皮毛，邪中之则腠理开，开则入客于络脉，留而不去，传入于经，留而不去，传入于腑，禀于肠胃。

此言百病始生，由浅入深之原。

帝曰：夫子言皮之十二部，其生病，皆何如？岐伯曰：皮者，脉之部也，邪之始入于皮也，溯然起毫毛，开腠理。其入于络也，则络脉盛，色变，其色多青则痛，多黑则痹，黄赤则热，多白则寒，五色皆见，则寒热也。其入客于经也，则感虚，乃陷下，其留于筋骨之间，寒多则筋挛骨痛，热多则筋弛骨消，肉烁䐃破，毛直而败。

皮之十二部者，十二络脉之部也。皮者脉之部，即络脉之部也。邪之始入于皮也，溯然（犹洒然意）起毫毛，开腠理，而入于络脉。其入于络也，隧路梗阻，卫气不行，则络脉盛满，色因邪变。多青则痛，多黑则痹，黄赤则热，多白则寒，五色皆见，则阴阳交争，寒热互作也。其入客于经也，则乘虚内入，脉乃陷下。其留于筋骨之间，寒多则筋挛骨痛，热多则筋弛骨消，肉烁腘破，毛直而败。其所生病虽异，其始不过此条，其终乃淫泆传变耳。

帝曰：善。夫络脉之见也，其五色各异，青黄赤白黑不同，其故何也？岐伯对曰：经有常色，而络无常变也。帝曰：经之常色何如？岐伯曰：心赤、肺白、肝青、脾黄、肾黑，皆亦应其经脉之色也，此皆常色，谓之无病。帝曰：络之阴阳，亦应其经乎？岐伯曰：阴络之色应其经，阳络之色变无常，随四时而行也。寒多则凝泣，凝泣则青黑，热多则淖泽，淖泽则黄赤，五色俱见者，谓之寒热。帝曰：善。

随四时而行者，秋冬寒盛，则营血凝涩，泣与涩通。其色青黑，春夏热盛，则营血淖泽，其色黄赤也。（此段王冰分之为"经络论"，今正之）

经络论二十七①

督脉者，起于少腹以下骨中央，女子入系挺孔，其孔，溺孔之端也。其络循阴器，合纂间。其男子循茎，下至纂，与女子等，绕纂后，别绕臀，至少阴与巨阳中络者，合少阴，上股内后廉，贯脊属肾。

督脉者，起于少腹以下横骨之中央，女子则入系于挺孔，其孔当溺孔之端也。其络循阴器，合于纂间（督脉自尾骶以上，在脊背者，方是经脉，此乃其络脉也。前后二阴之间，即任脉之会阴也），其男子则循茎，下至纂间，与女子等，绕纂后，别绕臀，至足少阴经与足巨阳之中络者，合少阴经，上股内后廉，贯脊属肾（足太阳经挟脊贯臀，入腘中，曰中络者，是其挟脊之里行，非外行也。足少阴经上股内后廉，贯脊属肾，合于太阳少阴，二经并行，自尾骶以上，方是督脉之经），此督脉之下行，前通于任脉者。

（横骨中央，任脉之分也。纂间，会阴，督任冲三脉之所起也）

其少腹直上者，贯脐中央，上贯心，入喉，上颐，环唇，上系两目之下中央。与太阳起于目内眦，上额，交巅上，入络脑，还出，别下项，循肩膊内，挟脊，抵腰中，入循膂，络肾。

督脉起于少腹以下骨中央，绕纂后而后行，其少腹直上者，贯脐中央，上贯于心，入喉，上颐，环唇，上系两目之中央，是任脉也。任督本一脉，以前后而异名耳。自两目中央交于督脉，与足太阳经起于目内眦，上额颅，交巅上，入络于脑，还出脑外，别行下项，循肩膊之内，挟脊骨，抵腰中，入循背膂，络于肾，此督脉之自头项而下行者也。

督脉为病，脊强反折。督脉生病治督脉。

督脉行于身后，其为病，脊强而反折。督脉生病治督脉，治其本经二十八穴。法详"气府论"。

任脉者，起于中极之下，以上毛际，循腹里，上关元，至咽喉，上颐，循面，入目。

任脉者，起于中极之下，中极，任脉穴名，在脐下四寸，中极之下，谓会阴也。在前后二阴间。自会阴以上毛际，循腹里，上关元（任脉穴名，在中极上），至咽喉，上颐，循面，入目，此任脉之经中行而上者也。（即上文之少腹直上者）

脉满起，斜出尻脉，络胸胁，支心，贯膈，上肩，加天突，斜下肩，交十椎下。背胸邪系阴阳左右如此。（此段旧误在"气穴论"）

任脉之经满溢而浮起者，是任脉之络也，斜出尻脉（即督脉），前行而上，旁

————

① 二十七　原脱，据目录补。

络胸胁，支心，心旁偏支。贯膈，上肩，加于天突（任脉穴，在缺盆骨中），斜下肩后，行脊背，交于十椎之下，督脉之中枢也。督为诸阳之纲，行于背后，任为诸阴之长，行于胸前，而任脉之络，左右上行而络胸胁，自肩斜下而交脊背，其背胸邪系阴阳左右如此，不但经脉中行自腹上头而已，此任脉之络旁行而上者也。

任脉为病，男子内结七疝，女子带下瘕聚。此生病，从少腹上冲心而痛，不得前后，为冲疝，其女子不孕，癃痔遗溺嗌干。其病前后痛涩，胸胁痛而不得息，不得卧，上气短气满痛。其病前后痛涩至末，旧误在"气穴论"中。

任为诸阴之长，阴凝气滞，肝肾寒郁，其为病，男子内结七疝，女子带下瘕聚。肾主蛰藏，肝主疏泄，寒水旺则结为疝瘕，风木旺则流为带下，无二理也。此脉生病，从少腹而上，冲心而痛，不得前后便溺，名曰冲疝，其女子则不孕（女子胎妊，以任脉能孕也），癃痔遗溺嗌干，木郁莫泄则为癃，木郁后陷则为痔，风木陷泄则为遗溺，风木升扬则为嗌干，总缘任脉之阴盛，水寒而木郁也。若男若女，其病前后痛涩，胸胁疼痛而不得喘息，不得睡卧，上气短气胸满而痛也。

治在骨上，甚者在脐下营。其上气有音者，治其喉中央。在缺盆中者，背与心相控而痛，所治天突与十椎及上纪，上纪者，胃脘也，下纪者，关元也。

治在骨上，谓毛际中间，任脉之曲骨穴也。甚者在脐下营，脐下之阴交穴也（任脉穴）。其上气有音者，治其喉中央，在缺盆骨中者，天突穴也（任脉穴）。背与心相控（牵也）而痛，所治天突与十椎及上纪。十椎，督脉之筋束也（以其脉斜下肩，交十椎下），上纪者，胃脘也，任脉之中脘也，下纪者，任脉之关元也。

（背与心相控至末，旧误在"气穴论"）

冲脉者，起于气街，并少阴之经，挟脐上行，至胸中而散。

冲脉者，起于气街，足阳明之动脉也（在毛际旁）。并足少阴之经，挟脐两旁上行，至胸中而散。

冲脉为病，逆气里急。其病上冲喉者，治其渐，渐者，上挟颐也。

冲脉为病，经气上冲，逆气而里急。其病气逆之极，上冲咽喉者，则治其渐，渐者，上挟颐也，足阳明之大迎也。（旧本"经络论"是"皮部论"后文，王冰分为两篇，此篇误在"骨空论"中。详"皮部论"论十二正经，此篇论奇经三脉，征之"气府论"，亦前论十二正经，后论奇经三脉，则此是"经络论"无疑，取此篇以补之）

孔　穴[①]

气穴论二十八[②]

黄帝问曰：余闻上古圣人，论理人形，列别脏腑，端络经脉，会通六合，各从其经，气穴所发，各有处名，溪谷属骨，皆有所起，分部逆从，各有条理，四时阴阳，尽有经纪，内外之应，皆有表里，其信然乎？气穴三百六十五，以应一岁，未知其所，愿卒闻之。其信然乎以上，旧误在阴阳应象论。

六合，十二经脉之合，太阴阳明为一合，少阴太阳为一合，厥阴少阳为一合，手足十二经表里相合，是谓六合。气穴，脉气之孔穴。属骨，骨节之连属。分部，分野之部位。外内之应，皆有表里，阳外

---

① 孔穴　原不载，据目录补。
② 二十八　原脱，据目录补。

阴内，表里相应也。

岐伯稽首再拜对曰：窘乎哉问也！其非圣帝，孰能穷其道焉，因请溢意尽言其处。帝捧手逡巡而却曰：夫子之开余道也，目未见其处，耳未闻其数，而目以明，耳以聪矣。岐伯曰：此所谓圣人易语，良马易御也。帝曰：余非圣人之易语也，世言真数开人意，今余所访问者真数，发蒙解惑，未足以论也。然余愿夫子溢志尽言其处，令解其意，请藏之金匮，不敢复出。

真数，至数也。

岐伯再拜而起曰：臣请言之，脏俞五十穴，腑俞七十二穴，水俞五十七穴，热俞五十九穴。俞与腧同。

脏腧五十穴，五脏之脉，各有井荥输经合五穴，五五二十五，左右合[1] 五十穴，腑腧七十二穴，六腑之脉，各有井荥输原经合六穴，六六三十六，左右共七十二穴，详见《灵枢·本输》。水腧五十七穴，热腧五十九穴，详见"水热穴论"。

项中央一穴，喑门一穴，耳中多所闻二穴，天窗二穴，肩贞二穴，眉本二穴，天柱二穴，大椎上两旁各一，凡二穴，背俞二穴，中䯒[2] 两旁各五，凡十穴，委阳二穴。

项中央——风府，一穴，喑门，即痖门，一穴，皆督脉穴也。耳中多所闻，即听官，左右二穴，天窗左右二穴，肩贞左右二穴，皆手太阳经穴也。眉本——攒竹，左右二穴，天柱左右二穴，大椎上两旁各一，凡二穴（王冰注：《甲乙经》、《孔穴图经》并不载，未详何俞。林亿新校正：大椎上旁无穴，大椎下旁穴名大杼），背俞（王冰注：即大杼）左右二穴，中䯒两旁各五，肺俞、心俞、肝俞、脾俞、肾俞，左右凡十穴，委阳左右二穴，皆足太阳经穴也。

天突一穴，脐一穴，关元一穴，扶突二穴，下关二穴，曲牙二穴，大迎二穴，犊鼻二穴，巨虚上下廉四穴。

天突一穴，脐中——神阙，一穴，关元一穴，皆任脉穴也。扶突左右二穴，手阳明经穴也。下关左右二穴，曲牙，即颊车，左右二穴，大迎左右二穴，犊鼻左右二穴，巨虚上下廉——上巨虚、下巨虚，左右四穴，皆足阳明经穴也。

天牖二穴，上关二穴，目瞳子、浮白二穴，枕骨二穴，完骨二穴，肩解二穴，两髀厌分中二穴，分肉二穴。

天牖左右二穴，手少阳经穴也。上关，即客主人，左右二穴，目瞳子髎、浮白，左右四穴，枕骨——上窍阴，左右二穴，完骨左右二穴，肩解，即肩井，左右二穴，两髀厌分中（髀枢骨分缝中）——环跳，左右二穴，分肉（新校正：按《甲乙经》无分肉穴详处，所疑是阳辅，在足外踝上），左右二穴，皆足少阳经穴也。

天府二穴，膺俞十二穴，胸俞十二穴，踝上横二穴，阴阳跷四穴。

天府左右二穴，手太阴经穴也。膺俞十二穴，云门、中府，左右四穴，手太阴经穴也，周荣、胸乡、天溪、食窦，左右八穴，足太阴经穴也。胸俞十二穴，俞府、或中、神藏、灵墟、神封、步廊，左右十二穴，足少阴经穴也。踝上横二穴，内踝上——交信，左右二穴，足少阴经穴也，外踝上——跗阳，左右二穴，足太阳经穴也。阴阳跷四穴，阴跷，即照海，左右二穴，足少阴经穴也，阳跷，即申脉，左右二穴，足太阳经穴也。

水俞在诸分，热俞在气分[3]，寒热俞在两骸厌中二穴，大禁二十五，在天府下

---

① 合　原作"各"，形近音近之误，据文义改。
② 䯒　脊也。
③ 分　王注本《素问·气穴论》作"穴"。

五寸。凡三百六十五穴，针之所游行也。

水俞在诸阴络，聚水之分（"水热穴论"：凡五十七穴，皆脏之阴络，水之所容，外侧骨厌中）。阳关，左右二穴，足少阳经穴也。大禁二十五，在天府下五寸—五里，左右二穴，手阳明经穴也。大禁，谓禁刺之穴。《灵枢·玉版篇》：迎之五里，五往而脏之气尽矣，故五五二十五，而竭其腧矣，传之后世，以为刺禁，故曰大禁二十五。凡此三百六十五穴，皆针之所游行也。（旧本：头上五行，行五，五五二十五穴，即热俞五十九内之穴，系"水热穴论"文，误衍于此。今删之，止得三百三十九穴。意者，大禁二十五，是五脏禁刺之穴各五，五五二十五穴，非但五里一穴也）

帝曰：余已知气穴之处，游针之居，愿闻孙络溪谷亦有所应乎？岐伯曰：孙络三百六十五穴会，亦以应一岁，以溢奇邪，以通营卫。营卫稽留，气竭血着，卫散营溢，外为发热，内为少气。疾泻无怠，以通营卫，见而泻之，无问所会。内解泻于中者十脉，孙络之脉别经，其血盛而当泻者，亦三百六十五脉。并注于络，传注十二络脉，非独十四络脉也。

孙络，络脉之支分者。孙络三百六十五穴会（穴与别经会通，故曰穴会，经深络浅，悉共此穴，非经穴之外又有络穴也），亦以应一岁，与三百六十五穴之应岁相同，以游溢外感之奇邪（奇邪自此游溢传衍），以通达本经之营卫。若奇邪外感，营卫稽留，气竭血着，卫散营溢（奇邪外客，营涩卫阻，卫气不通，则上下断竭，郁发而散越。营血不流，则经脉痹着，瘀蓄而满溢），血着营溢，则外为发热，气竭卫散，则内为少气。此宜疾泻无怠，以通营卫之阻。一见奇邪留着，而即泻之，无问其穴俞之所会在于何经。奇邪内解，泻于在中之大经者十

脉（五脏之经，左右十脉），而孙络之脉，别经而行，其血盛而当泻者，与穴数相同，亦三百六十五脉。孙络满则注于大络，传注十二络脉之中。十二经之大络。络脉之多，以至三百六十五，非独奇经之十四络脉而已也。（奇经八脉，经脉之络也，任、督各一，冲、带、阳维、阴维、阳跷、阴跷左右各二，合为十四络脉也）

帝曰：善。愿闻溪谷之会也。岐伯曰：溪谷三百六十五穴会，亦以应一岁。肉之大会为谷，肉之小会为溪，肉分之间，溪谷之会，以行营卫，以会大气。邪溢气壅，营卫不行，脉热肉败，必将为脓，内销骨髓，外破大腘。留于节腠，必将为败，积寒留舍，营卫不居，卷肉缩筋，肋肘不得伸，内为骨痹，外为不仁，命曰不足，大寒留于溪谷也。其小痹淫溢，循脉往来，微针所及，与法相同。

溪谷三百六十五穴会，亦以应一岁，与三百六十五络之应岁相同。肉之大会为谷，聚会。肉之小会为溪，肉分之间（肉腠分理），溪谷之会，以行营卫，以会大气。奇邪淫溢，经气壅阻，以至营卫闭涩不行，蓄积郁蒸，脉热肉败，必将为脓，内销骨髓，外破大腘。若留于节腠之间，必将为废败之证，以积寒留舍弗去，则营卫格碍不居，久而肉卷筋缩，肋肘不得直伸，内为骨痹，外为不仁（肌肉麻痹），命曰正气不足，此以大寒留于溪谷也。其小痹淫溢，循脉往来，而不深入者，则微针所及，与大痹之法相同也。

人有大谷十二分，小溪三百五十四名，少十二俞，此皆卫气之所留止，邪气之所客也，针石缘而去之。

大谷十二分，四肢之十二节也（此肉之所大会，亦经脉之所大会，故曰大谷）。小溪三百五十四名，十二经之气穴也。少十二俞者，除十二经之俞穴也。除十二俞

外，大谷十二，小溪三百五十四，是溪谷三百六十五穴会，以应一岁也（计三百六十六穴，中多一穴，王冰注：四当作三字之讹也），此皆卫气之所留止，邪气之所客也。法用针石因而去之，去其邪而复其正也。（此段旧误在"五脏生成论"）

气府论二十九①

足太阳脉气所发者七十八穴，两眉头各一，入髮至项三寸半，旁五，相去三寸，其浮气在皮中者凡五行，行五，五五二十五，项中大筋两旁各一，风府两旁各一，挟背以下至尻尾二十一节，十五间各一，五脏之俞各五，六腑之俞各六，委中以下至足小指旁各六俞。

足太阳自头走足，行身之后，其脉气所发者七十八穴。两眉头——攒竹，左右各一。入髮（曲差穴）至项三寸半（三乃五之讹，此其长不止三寸），两旁五行，相去三寸，其浮气在皮中者凡五行，每行五穴，其中行为督脉囟会、前顶、百会、后顶、强间五穴，次挟督脉旁行两行，足太阳经五处、承光、通天、络却、玉枕，左右各五穴，次挟太阳两旁二行，足少阳经临泣、目窗、正营、承灵、脑空，左右各五穴，五五共二十五（强间、玉枕、脑空穴在项上，新校正疑项为顶字之讹，非）。项中大筋两旁——天柱，二穴，（风府督脉穴）。两旁——风池，二穴（足少阳经穴）。挟背以下，自大椎②至尻尾二十一节，脊骨十五节间两旁各一，是太阳之外行也，附分、魄户、神堂、谚譆、膈关、魂门、阳纲、意舍、胃仓、肓门、志室、胞肓、秩边十三穴，此《中诰》、《孔穴图经》所载者，合大椎旁——大杼一穴，近代《铜人图》膏肓一穴，共十五穴，左右三十穴，其太阳之里行，五脏之俞各五，肺俞、心俞、肝俞、脾俞、肾俞，左右十穴，六腑之俞各六，胆俞、胃俞、三焦俞、大肠俞、小肠俞、膀胱俞，左右十二穴。委中以下至足小指傍各六俞，委中、昆仑、京骨、束骨、通谷、至阴，左右十二穴。内除督脉五穴、足少阳十二穴，共计七十八穴。其兼督脉、少阳之穴言者，以皆太阳之脉气所会通也。

足阳明脉气所发者六十八穴，额颅髮际旁各三，面鼽骨空各一，大迎之骨空各一，人迎各一，缺盆外骨空各一，膺中骨间各一，挟鸠尾之外，当乳下三寸，挟胃脘各五，挟脐广三寸各三，下脐二寸挟之各三，气街动脉各一，伏兔上各一，三里以下分之，所在穴空，至中指各八俞。鼽，音求，与頄同。

足阳明自头走足，行身之前，其脉气所发者六十八穴。额颅渐际两旁各三，悬颅、阳白（足少阳经二穴）、头维，左右六穴。面鼽骨空各一，四白，左右二穴。大迎之骨空各一，左右二穴。人迎各一，左右二穴。缺盆外骨空各一，天髎，左右二穴（手少阳经穴）。膺中骨间各一，气户、库房、屋翳、膺窗、乳中、乳根，左右十二穴。挟鸠尾之外（蔽心骨），当乳下三寸，挟胃脘各五，不容、承满、梁门、关门、太乙，左右十穴。挟脐旁广三寸各三，滑肉门、天枢、外陵，左右六穴。下脐二寸两旁挟之各三，大巨、水道、归来，左右六穴。气街动脉各一，左右二穴。伏兔上各一，髀关，左右二穴。三里以下分之，所在穴空，至足中指各八俞，三里、解溪、冲阳、陷谷、内庭、厉兑，此井荣俞原经合六俞，合巨虚上廉、巨虚下廉，左右十六穴（三里以下分之，阳明正脉，自三里下足跗，入中指内间，

---

① 二十九　原脱，据目录补。
② 椎　原作"指"，据《甲乙经》卷三改。

其支者，自三里下廉三寸而别，入中指外间）。共六十八穴。

足少阳脉气所发者六十二穴，客主人各一，两角上各二，耳前角下各一，耳前角上各一，直目上髪际内各五，锐髪下各一，耳后陷中各一，下关各一，耳下牙车之后各一，缺盆各一，腋下三寸，胁下至胠八间各一，髀枢中旁各一，膝以下至足小指次指各六腧。

足少阳自头走足，行身之侧，其脉气所发者六十二穴。客主人各一，左右二穴。两角上各二，前角上——曲鬓，后角上——天冲，左右四穴。耳前角下各一，悬厘，左右二穴。耳前角上各一，颔厌，左右二穴。直目上髪际内各五，临泣、目窗、正营、承灵、脑空，左右十六。锐髪下各一，和髎，左右二穴（手少阳经穴，手足少阳之会）。耳后陷中各一，翳风，左右二穴（手少阳经穴，手足少阳之会）。下关各一，左右二穴（足少阳经穴，足少阳阳明之会）。耳下牙车之后各一，颊车，左右二穴（足阳明经穴，足少阳阳明之会）。缺盆各一，左右二穴（足阳明经穴，手足六阳之会）。腋下三寸，胁下至胠八条肋骨之间各一，渊腋、辄筋、天池（三穴在腋下三寸。天池，手厥阴经穴）、日月、章门（章门，足厥阴经穴。天池、章门，皆足少阳厥阴之会）、带脉、五枢、维道、居髎（六穴在胁下至胠），左右共[①]十八穴。髀枢中旁各一，环跳，左右二穴。膝以下至足小指次指各六俞，阳陵泉、阳辅、丘墟、临泣、侠溪、窍阴，左右十二穴。共六十二穴。

手太阳脉气所发者三十六穴，目内眦各一，目外各一，颧骨下各一，耳中各一，耳郭上各一，上天窗四寸各一，柱骨上陷者各一，巨骨穴各一，肩解各一，肩解下三寸各一，曲掖上骨穴各一，肘以下至手小指本各六俞。

手太阳自手走头，行于臂外之后，其脉气所发者三十六穴。目内眦各一，睛明，左右二穴（足太阳经穴，手太阳之会）。目外各一，瞳子髎，左右二穴（足少阳经穴，手太阳之会）。颧骨下各一，颧髎，左右二穴。耳中各一，听宫，左右二穴。耳郭上各一，角孙，左右二穴（手少阳经穴，手太阳之会）。上天窗四寸各一，窍阴（足少阳经穴，在天窗上四寸）、天窗，左右四穴。柱骨上陷者各一，肩井，左右二穴（足少阳经穴）。巨骨穴各一，左右二穴（手阳明经穴）。肩解各一，秉风，左右二穴。肩解下三寸各一，天宗，左右二穴。曲掖上骨穴各一，臑俞，左右二穴。肘以下至手小指本各六俞，小海、阳谷、腕骨、后溪、前谷、少泽，左右十二穴。共三十六穴。

手阳明脉气所发者二十二穴，大迎骨空各一，鼻孔外廉项上各二，柱骨之会各一，髃骨之会各一，肘以下至手大指次指本各六俞。

手阳明自手走头，行于臂外之前，其脉气所发者二十二穴。大迎骨空各一，左右二穴（足阳明经穴）。鼻孔外廉项上各二，迎香（在鼻孔外廉）、扶突（在项上），左右四穴。柱骨之会各一，天鼎，左右二穴。髃骨之会各一，肩髃，左右二穴。肘以下至手大指次指本各六俞，三里、阳溪、合谷、三间、二间、商阳，左右十二穴。共二十二穴。

手少阳脉气所发者三十二穴，颧骨下各一，眉后各一，角上各一，项中足太阳之前各一，下完骨后各一，挟扶突各一，肩贞各一，肩贞下[②] 三寸分间各一，肘

---

① 左右共　原作"共左右"，据前后文义改。
② 下　原脱，据王注本《素问·气府论》及本节黄解补。

以下至手小指次指本各六俞。

手少阳自手走头，行干臂外之中，其脉气所发者三十二穴。骱骨下各一，颧髎，左右二穴（手太阳经穴，手少阳之会）。眉后各一，丝竹空，左右二穴。角上各一，颔厌，左右二穴（足少阳经穴，手少阳之会）。项中足太阳之前各一，风池，左右二穴（足少阳经穴，手少阳之会）。下完骨后各一，天牖，左右二穴（完骨，足少阳经穴）。挟扶突各一，天窗，左右二穴（手太阳经穴）。肩贞各一，左右二穴（手太阳经穴）。肩贞下三寸分间各一，肩髎、臑会、消泺，左右六穴。肘以下至手小指次指本（小指之次指）各六俞，天井、支沟、阳池、中渚、液门、关冲，左右十二穴。共三十二穴。

督脉气所发者二十八穴，面中三，髪际后中八，项中央二，大椎以下凡二十一节，至尻尾及旁十五穴。脊椎法也。

督脉自头下脊，行身之后，其脉气所发者二十八穴。面中三穴，兑端、水沟、素髎。髪际后中八穴，神庭、上星、囟会、前顶、百会、后顶、强间、脑户。项中央二穴，风府、哑门。大椎以下凡二十一节，至尻尾及两旁十五穴，陶道、身柱、神道、灵台、至阳、筋缩、中枢、脊中、悬枢、命门、阳关、腰俞、长强、会阳（会阳，足太阳经穴，在尻尾两旁，左右二穴，故云尻尾及旁），共二十八穴。此脊椎之法也。

任脉气所发者二十八穴，目下各一，龈交一，下唇一，喉中央二，膺中骨陷中各一，鸠尾下三寸，胃脘五寸，胃脘以下至横骨六寸半一，下阴别一。腹脉法也。

任脉自腹上头，行身之前，其脉气所发者二十八穴。目下各一，承泣，二穴（足阳明经穴，任脉之会）。龈交一，空穴（督脉穴，任脉之会）。下唇一穴，承浆。喉中央二穴，廉泉、天突。膺中骨陷中各一穴，璇玑、华盖、紫宫、玉堂、膻中、中庭，共六穴。鸠尾下三寸，胃脘五寸，胃脘以下至横骨六寸半，共长十四寸半，每寸各一穴，鸠尾（蔽心骨间）、巨阙、上脘、中脘、建里、下脘、水分、神阙、阴交、气海、石门、关元、中极、曲骨，共十四穴。下阴别一穴，会阴（督任冲三[①]脉，皆起于此穴），共二十七穴（少一穴）。此腹脉之法也。

冲脉气所发者三十二穴，手少阴各一，足少阴舌下各一，挟鸠尾外各半寸至脐寸一，挟脐下旁各五分至横骨寸一，厥阴毛中急脉各一，阴阳蹻各一。腹脉法也。

冲脉挟腹直上，行身之前，其脉气所发者三十二穴。手少阴——阴郄，各一，左右二穴。足少阴舌下——廉泉，各一，左右二穴（廉泉，任脉穴，足少阴之会。冲脉并少阴上行，故廉泉属冲脉）。挟鸠尾外广各半寸至脐，每寸一穴，幽门、通谷、阴都、石关、商曲、肓俞，左右十二穴，挟脐下旁广各五分至横骨，每寸一穴，中注、四满、气穴、大赫、横骨，左右十穴，皆足少阴经穴也（冲脉并足少阴经上行）。厥阴毛中急脉各一，左右二穴。阴阳蹻各一，阴蹻，足少阴之交信，左右二穴，阳蹻，足太阳之跗阳，左右二穴。共三十二穴（其中手少阴、足厥阴、阴阳蹻诸穴，皆冲脉之所会也）。此腹脉之法也。

手足诸鱼际脉气所发者，凡三百六十五穴也。

鱼际，手太阴寸口穴名。手足掌根丰肉皆谓之鱼，此统言手足诸经也。

---

① 三　原作"之"，据上下文义改。

水热穴论三十①

黄帝问曰：少阴何以主肾？肾何以主水？岐伯对曰：肾者至阴也，至阴者盛水也。肺者太阴也，少阴者冬脉也，故其本在肾，其末在肺，皆积水也。

肾为足少阴，于五行为癸水，少阴何以主肾？肾何以主水？盖火为阳，水为阴，肾者至阴也，阴旺则水盛，是以至阴者盛水也。肺者手太阴秋脉也，肾者足少阴冬脉也，冬水生于秋金，故其本在肾，其末在肺，皆积水也。缘肺金下降，而生肾水，肾脉贯胸膈，入肺中，肾水泛滥，则自其经脉而浸肺脏，皆为积水之区也。

帝曰：肾何以能聚水而生病？岐伯曰：肾者胃之关也，关门不利，故聚水而从其类也。上下溢于皮肤，故为胕肿。胕肿者，聚水而生病也。

肾所以聚水而生病者，以肾者胃之关也。盖水谷入胃，脾阳消磨，化为雾气，上归于肺（肺主气）。肺金清降，则化精水，精藏于肾，水渗于膀胱。膀胱通利，川渎注泄，则胃无积水，而土不伤湿。而水之所以下行者，肝气泄之也。肝为风木，其性疏泄，水满膀胱，泄以风木之力，故水道流畅而不癃。而风木之生，全由水中之阳，阳根左旋，温升而化乙木故也。是胃关之开阖，悉凭肾气。肾者胃之关也，关门不利，故聚水而从其类，流于肺部，同气相投也。皮肤者，肺之所司，水自肾脏，以类相从，上下溢于皮肤，经络壅阻，则为胕肿。胕肿者，聚水泛滥而生病也。

帝曰：诸水皆生于肾乎？岐伯曰：肾者牝脏也，地气上者属于肾，而生水液也，故曰至阴。勇而劳甚则肾汗出，肾汗出逢于风，内不得入于脏腑，外不得越于皮肤，客于玄府，行于皮里，传为胕肿，

本之于肾，名曰风水。所谓玄府者，汗空也。

牝，阴也。肾为牝脏，位在土下。土之湿者，水气之浸润也，故地气之上腾而生水液者（如云升雨降之义），悉属于肾（《难经》：肾主五液，自入为唾，入肝为泪，入心为汗，入脾为涎，入肺为涕），故曰至阴。勇而劳甚则肾汗出，肾汗出而逢于风，闭其皮毛，内不得入于脏腑，外不得越于皮肤，于是客于玄府，行于皮里，浸淫经络，传为胕肿。其原本之于肾，因为风邪所闭，是以名曰风水。所谓玄府者，即汗空也。

故水病下为胕肿大腹，上为喘呼不得卧者，标本俱病。肺为喘呼气逆不得卧，肾为水肿，分为相输俱受者，水气之所留也。

肾水泛滥，则下为胕肿大腹，肺气冲逆，则上为喘呼不得偃卧，是标本俱病也。喘呼气逆不得卧者，肺之所为也，水肿者，肾之所为也，分为彼此相输而上下俱受者，总皆水气之所留蓄也。

帝曰：水俞五十七处者，是何主也？岐伯曰：肾俞五十七穴，积阴之所聚也，水所从出入也。尻上五行行五者，此肾俞也。伏兔上两行行五者，此肾之街也。左右各一行行五者，三阴之所交结于脚也。踝上各一行行六者，此肾脉之下行也，名曰太冲。凡五十七穴者，皆脏之阴络，水之所客也。

水俞五十七处者，是何所主也？肾主水，故水俞谓之肾俞。肾俞五十七穴，乃积阴之所聚，水之所从出入也。尻上（尾骶骨上）五行，每行五穴，中行督脉，长强、腰俞、命门、悬枢、脊中五穴，次挟督脉两旁，足太阳经之里行也，

---

① 三十　原脱，据目录补。

白环俞、中膂俞、膀胱俞、小肠俞、大肠俞五穴，左右同，又次挟里行两旁，足太阳经之外行也，秩边、胞肓、志室、肓门、胃俞五穴，左右同，此二十五穴者，皆肾气之所输泄也。伏兔，足阳明经穴，伏兔上两行，挟脐上行，足少阴经脉也，横骨、大赫、气穴、四满、中注五穴，左右同，此十穴者，肾气之街衢也。次外左右二行，足阳明经脉也，气冲、归来、水道、大巨、外①陵五穴，左右同，此十穴者，三阴之所交会而结于脚者也。大钟、照海、复溜、交信、筑宾、阴谷六穴，左右同，此十二穴者，肾脉之下行者也，名曰太冲（以与冲脉同行，是冲脉之原，故曰太冲，非厥阴之太冲也）。凡此五十七穴者，皆脏脉之阴络所通，水之所客也。

帝曰：夫子言治热病五十九俞，余论其意，未能领别其处，愿闻其处，因闻其意。岐伯曰：头上五行行五者，以越诸阳之热逆也。大杼、膺俞、缺盆、背俞，此八者，以泻胸中之热也。气街、三里、巨虚上下廉，此八者，以泻胃中之热也。云门、髃骨、委中、髓空，此八者，以泻四肢之热也。五脏俞旁五，此十者，以泻五脏之热也。凡此五十九穴，皆热之左右也。

领别，领会而分别也。头上五行，每行五穴，中行督脉，上星、囟会、前顶、百会、后顶五穴，次挟督脉两旁，足太阳经脉也，五处、承光、通天、络却、玉枕五穴，左右同，次挟太阳两旁，足少阳经脉也，临泣、目窗、正营、承灵、脑空五穴，左右同，此二十五穴者，以散越诸阳热气之上逆也（足之三阳，自头走足，热病表闭经郁，则三阳上逆，头上发热）。大杼，足太阳经穴，膺俞，手太阴经穴（王冰注：名中府），缺盆，足阳明

经穴，背俞，足太阳经穴（王冰注：即风门热府俞。《孔穴图经》虽不名之，既曰风门热府，即治热之背俞也。按：王冰"刺疟"及"气穴论"注，并以背俞为大杼，此云即风门热府，其说殊无定准），左右各一，此八穴者，以泻胸中之热也（八穴皆在胸背之间）。气街、三里、巨虚上下廉，皆足阳明经穴，左右各一，此八穴者，以泻胃中之热也。云门，手太阴经穴，髃骨，手阳明经穴（即肩髃），委中，足太阳经穴，髓空，督脉穴（即腰俞），左右各一，此八穴者，以泻四肢之热也（王冰注引《中诰孔穴图经》云：腰俞，一名髓空。按：腰俞是中行督脉内之一穴，不在左右，如此止有七穴，其说似未确也）。五脏俞旁五，足太阳经穴，脏俞在挟脊第一行，脏俞旁五穴在挟脊第二行，魄户、神堂、魂门、意舍、志室五穴，左右同，此十穴者，以泻五脏之热也。凡此五十九穴者，皆热病左右所输泄之处也。（此谓热病五十九刺）

所谓三里者，下膝三寸也。巨虚者，跷足胻独陷者。下廉者，陷下者也。所谓跗上者，举膝分易见也。此段旧误在"针解篇"。

三里者，下膝三寸，是其穴也。三里之下，是谓巨虚，巨虚者，跷上（阳跷发于太阳之申脉，循外踝上行）足胻独陷者，胻外两筋之间也，此巨虚之上廉，是谓上巨虚。巨虚下廉，为下巨虚，下廉者，上巨虚之下为条口，条口之下陷下者也（以上皆足阳明经穴）。所谓跗上者（"长刺节论"：足阳明跗上动脉，灸之），举②膝分以下鼓动应手，甚易见也（即足阳明之冲阳穴）。

---

① 外　原作"五"，据《甲乙经》卷三改。
② 举　原作"与"，形近音近之误，据本节经文改。

骨空论三十一①

黄帝问曰：余闻风者百病之始也，以针治之奈何？岐伯对曰：风从外入，令人振寒，汗出头痛，身重恶寒，治在风府。调其阴阳，不足则补，有余则泻。

风性疏泄，皮毛不敛，是以汗出。汗出则表疏而恶寒也。

大风，颈项痛，刺风府，风府在上椎。

风府，督脉穴，在项后大椎上，入髪际一寸。上椎者，大椎上，项骨三节也。

大风汗出，灸譩譆，譩譆在背下挟脊傍三寸所，厌之令病者呼譩譆，譩譆应手。厌与压同。

譩譆，足太阳经穴，挟脊傍横广三寸所，神堂之下。以手厌之，令病者自呼譩譆，则譩譆之穴应手而动也。

从风憎风，刺眉头。失枕，在肩上横骨间，折使揄臂齐肘正，灸脊中。

从风憎风，病从风起，是以憎风。眉头，足太阳攒竹穴也。肩上横骨，足阳明缺盆穴也，横骨与颈骨相连，故刺缺盆。项骨与脊骨相连，又折使舒臂（折，折衷也。揄，舒也），齐其肘所正，灸脊中，其处当十六椎下，督脉之阳关也。

胁络季胁引少腹而痛胀，刺譩譆。腰痛，不可以转摇，急引阴卵，刺八髎与痛上，八髎在腰骨②分间。胁，音秒。

软肋骨下曰③胁中（胁，末也，胁骨尽处也），肝脉循胁胁，络季胁，引少腹而痛胀，风木郁陷也。八髎，上髎、次髎、中髎、下髎，足太阳左右八穴，在腰下尻上，骨肉分际之间。肝木生于肾水，脉循阴器而入少腹，上行两胁，腰痛不可以转摇，急引阴卵者，木陷于水（肾主水，位在腰），筋急而囊缩也。刺八髎与痛上，泄寒水以达风木也。

鼠瘘寒热，还刺寒府，寒府在附膝外解营。取膝上外者使之拜，取足心者使之跪。

寒府，寒气聚会之所。膝解（见下文），骨节断解之处也。营，窟也，其地当足少阳之阳关。足少阳之脉，自头走足，下颈，入缺盆，由胸胁而行膝外，膝腘者，机关之室，寒湿流注之壑，寒阻经络，少阳上逆，头脉臃肿，结为瘰疬，瘰疬溃烂，经脉穿漏，是谓鼠瘘。少阳甲木，化气相火，外为风寒闭束，内绝下行之道，经脉郁遏，故生寒热（阴闭则寒，阳发则热）。刺膝外寒府，内泄寒邪，外散风淫，少阳下达，则鼠瘘平矣。凡取膝上以外诸穴，则使之拜，拜即穴开也，取足心以内诸穴，则使之跪，跪即穴露也。

蹇膝伸不屈，治其楗。坐而膝痛，治其机。坐而膝痛，如物隐者，治其关。立而膝解，治其骸关。膝痛，痛及拇指，治其腘。膝痛不可屈伸，治其背内。连骺若折，治阳明中俞髎，若别，治巨阳少阴荥。淫泺胫痠，不能久立，治少阳之维，在外踝上五寸。泺，音鹿。

蹇膝伸不屈，膝痛屈伸蹇难也。楗，关楗也，穴当足阳明髀关诸穴。坐而膝痛，筋脉短也。机，机关也，穴当少阳之环跳。坐而膝痛，如物隐者，如有物隐于其中也。关，机关也，穴当膝外骨解之间。立而膝解，关节断解也。骸关，穴当足少阳之阳关。膝痛，痛及拇指，筋脉缩急而相引也。拇指，大指。腘，膝后也，穴当足太阴之委中（足太阴厥阴皆起大指，刺委中以泄肝脾之寒湿也）。膝痛不可屈伸，治其背内，穴当足太阳之大杼（膝痛缘寒湿下伤，刺大杼者，泄寒水以

---

① 三十一　原脱，据目录补。
② 骨　王注本《素问·骨空论》作"尻"。
③ 曰　原作"白"，形近之误，据上下文义改。

去寒湿也）。膝痛连骺骨（胫骨）。若折，治阳明中俞髎，足阳明之三里也，若别，治则针巨阳少阴之荥穴，巨阳之荥，通谷也，少阴之荥，然谷也。淫泺，精溺淫溢也，胫痠，胫骨痠软也，淫泺胫痠，不能久立，《灵枢·本神》所谓精伤则骨痠痿软厥，精时自下也，治少阳之维，在外踝上五寸，足少阳之光明也（《灵枢·经脉》：足少阳之别，名曰光明，下络足跗，是少阳之络脉也）。

头横骨为枕①。软骨上横骨下为楗。挟髋为机。膝解为骸关。挟膝之骨为连骸。骸下为辅。辅上为腘。腘上为关。

头后横骨为枕骨。辅膝骨之上，毛际横骨之下，股中大骨为楗，骸上之关楗也。尻臀大骨曰髋，挟髋骨两旁，下接楗骨之骨为机，骸足运转之枢机也。膝骨节解之处为骸关，骸骨之关节也。挟膝之骨为连骸，连接骸关之骨也。骸下为辅，辅膝骨也。辅上为腘，膝后曲折之中也。腘上为关，股胫之关节也。

髓空在脑后五分颅际锐骨之下，一在龂基下，一在项后中复骨下。数髓空在面挟鼻，或骨空在口下，当两肩。两髆骨空在髆中之阳。臂骨空在臂阳，去踝四寸，两骨空之间。脊骨上空在风府上。脊骨下空在尻骨下。尻骨空在髀骨之后，相去四寸。股际骨空在毛中动下。股骨上空在股阳，出上膝四寸。骺骨空在辅骨之上端。扁骨有渗理凑，无髓空，易髓无孔。

髓空，骨髓之空穴也，脑后五分，颅际锐骨之下，督脉之风府也，龂基下，《中诰图经》名下颐，任督交会之所也，项后中复（伏同）。骨下，督脉之哑门也。数髓空在面挟鼻，骨空数处，手阳明之迎香，足阳明之承泣，手太阳之颧髎，其穴不一，皆在面上而挟鼻旁也，在口下，当两肩，足阳明之大迎也。髆，肩髆，髆中之阳，手阳明之肩髃也。臂阳，臂外去踝四寸，两骨空之间，手少阳之三阳络也。风府上，督脉之脑户也。尻骨下，督脉之长强也。髀骨之后，相去四寸，尻骨两旁，足太阳之八髎也。毛中动下，足太阴之冲门也。股阳，股外，出上膝四寸，足阳明之伏兔也。辅骨之上端，足阳明之犊鼻也。扁骨，骨之扁者，如肋骨之类，有津液渗灌之凑理也，而无髓空，以其内无髓也，易其骨髓，易，变也，言易有为无。是以无孔也。

素问悬解卷四终　　阳湖钱增祺校字

---

① 头横骨为枕　此下王注本《素问·骨空论》载"水俞五十七穴者，尻上五行行五，伏兔上两行行五，左右各一行行五，踝上各一行行六穴"三十五字。

素问悬解卷五

昌邑黄元御解

病　论①

风论三十二②

黄帝问曰：风之伤人也，或为寒热，或为热中，或为寒中，或为疠风，或为偏枯，或为风也，其病各异，其名不同，或内至五脏六腑，不知其解，愿闻其说。

问义详下文。

岐伯对曰：风气藏于皮肤之间，内不得通，外不得泄，风者善行而数变，腠理开则洒然寒，闭则热而闷，其寒也则衰饮食，其热也则消肌肉，使人怢栗而不能食，名曰寒热。

风气藏于皮肤之间，泄其卫气，卫气愈泄而愈敛，故内不得通，外不得泄。风以疏泄为性，善行而数变，有时风强而卫不能敛，腠理开则洒然寒，有时卫强而风不能泄，皮毛闭则热而闷。其寒也则饮食衰减，其热也则肌肉消烁，使人怢栗战摇而不能食，名曰寒热。此或为寒热之义也。

风气与阳明入胃，循脉而上至目内眦，其人肥则风气不得外泄，为热中而目黄，人瘦则外泄而寒，为寒中而泣出。

阳明行身之前，起于承泣，穴在目下。风气与阳明之经俱入，循脉而上至目内眦（阳明，胃脉，入胃者，入胃之经，非入胃腑，故循脉上行），其人肥则腠理致密，风气不得外泄，郁其经腑之阳，为热中而

目黄（木主五色，入土为黄，阳明戊土为风邪所闭，风木郁遏于湿土之中，肝窍于目，是以目黄）。人瘦则皮毛疏豁，风气外泄，亡其经腑之阳，为寒中而泣出（肾主五液，入肝为泪，风木升泄，是以泣出），此或为热中、或为寒中之义也。

风气与太阳俱入，行诸脉腧，散于分肉之间，与卫气相干，其道不利，故使肌肉膹膜而有疡，卫气有所凝而不行，故其肉有不仁也。风寒客于脉而不去，名曰疠风，或名曰寒热。疠者，由营气热腑，其气不清，故使其鼻柱坏而色败，皮肤疡溃。腑与腐同。

太阳行身之后，起于睛明，穴在目内眦。风气与太阳俱入，行诸脉腧（脏腑诸腧），散于周身分肉之间，与卫气干碍，其道路不通利，卫气梗阻，故使肌肉膹郁膜胀而发疮疡，卫气有所凝滞而不行，无以充养肌肉，故其肉有不仁也（麻木不知痛痒）。风寒客于经脉而不去，疮疡丛生，名曰疠风，或名曰寒热。疠者，由卫气壅阻，营血热腐，其脉气不清，故使其鼻柱坏而颜色败，皮肤疡溃（肺主卫气，开窍于鼻，卫阻肺病，故鼻柱坏。血主华色，营血热腐，故色败也）。"仲景脉法"③：风气相抟，必成隐疹，身体为痒，痒者名泄风，久久为痂癞，即此理。此或为疠风之义也。

------

① 病论　原不载，据目录补。
② 三十二　原脱，据目录补。
③ 仲景脉法　指《伤寒论·辨脉法》。

风中五脏六腑之腧，亦为脏腑之风。各入其门户，所中则为偏风。

五脏六腑之腧，皆在太阳之经，风与太阳俱入，中于五脏六腑之腧，随腧穴而入脏腑，亦为脏腑之风，此或内至五脏六腑之义也。不入脏腑，随穴腧而各入其左右经脉之门户，所中则筋膜卷缩，而为偏风，此或为偏枯之义也。

风气循风府而上，则为脑风。风入系头，则为目风，眼寒。新沐中风，则为首风。入房汗出中风，则为内风。饮酒中风，则为漏风。久风入中，则为肠风飧泄。外在腠理，则为泄风。

风府，督脉之穴，在项后，风气随风府而上，入于脑内，则为脑风。风入系恋头目，则为目风，眼寒（眼流冷泪）。新沐（沐髮）中风，则为首风。入房汗出中风，里气方虚，则为内风。饮酒中风，汗液漏泄，则为漏风。久风入中，耗其肝血，风木陷冲，则为肠风飧泄。若不入中，而外在腠理，肌表疏泄，则为泄风。此或为风也之义也。（或为风也，为诸风也，指脑风以下言）

首风之状，头面多汗恶风，当先风一日则病甚，头痛不可以出内，至其风日，则病少愈。

首风之状，风泄于上，头面多汗恶风。风在头上，遏其阳气，当先其风发之一日则病甚，头痛不可以出内室，至其风发之日，表气疏泄，则病少愈也。

漏风之状，或多汗，常不可单衣，食则汗出，甚则身汗喘息，恶风，衣常濡，口干善渴，不能劳事。

漏风之状，皮毛蒸泄，常不可单衣，身体烦热故也。食则汗出，甚则身汗喘息，表泄恶风，衣服常濡，口干善渴，不能劳事也。

泄风之状，上渍多汗，汗出泄衣上，口中干，身体尽痛则寒，其风不能劳事。

泄风之状，上焦渍湿多汗，汗出泄于衣上，口中干燥，身体尽痛，汗多阳亡则寒，其风不能劳事也。

故风者，百病之长也，至其变化，乃为他病也，无常方，然致有风气也。

内外感伤，皆由风闭皮毛，郁其里气而成，故风者百病之长也。其先不过感冒，而人之本气，百变不同，至其变化，乃各因人之本气损伤，而为他病也。无有常方，然致有诸色风气也。

帝曰：五脏风之形状不同者何？愿闻其诊，及其病能。岐伯曰：以春甲乙伤于风者为肝风，以夏丙丁伤于风者为心风，以季夏戊己伤于邪者为脾风，以秋庚辛中于邪者为肺风，以冬壬癸中于邪者为肾风。

五脏各以自王之日伤于风邪者，脏气虚而皮毛疏也。

肝风之状，多汗恶风，善悲，色微苍，嗌干，善怒，时憎女子，诊在目下，其色青。

肝以风木而主疏泄，故多汗恶风。肺主悲，木病而金刑之，肺气旺，故善悲。苍，木色也。肝脉循喉咙，入颃颡，风动津耗，故嗌干。肝气不舒则善怒。肝主筋，宗筋痿废，故时憎女子。肝窍于目，故诊在目下，肝病者眦青（《灵枢·五阅五使》语），故其色青也。

心风之状，多汗恶风，焦绝善怒吓，赤色，病甚则言不可快，诊在口，其色赤。

心为君火，性亦疏泄，故多汗恶风。心主喜，病则心神不畅，故焦绝而善怒吓。赤，火色也。《难经》：心色赤，其声言，故病甚则言不可快。心窍于舌，故诊在口，其色赤也。

脾风之状，多汗恶风，身体怠堕，四

肢不欲动，色薄微黄，不嗜食，诊在鼻上，其色黄。

脾为湿土，湿蒸窍泄，故多汗恶风。土气困乏，故身体怠堕。脾主四肢，故四肢不欲动。黄，土色也。脾主五味，故病则不嗜食。鼻在面部之中，其位应土，故诊在鼻上，其色黄也。

肺风之状，多汗恶风，色䭫然白，短气时咳，昼日则差，暮则甚，诊在眉上，其色白。

肺主收敛，收敛失政，故多汗恶风。白，金色也（䭫，白色）。肺气上逆，故短气时咳。日暮肺金不降，气道愈阻，故昼差暮甚。眉上，阙庭之部，外司肺候，故诊在眉上，其色白也。

肾风之状，多汗恶风，面痝然浮肿，脊痛不能正立，其色炲，隐曲不利，诊在肌上，其色黑。

肾主蛰藏，蛰藏失政，故多汗恶风。水浸头面，故痝然浮肿（"腹中论"：病肾风者，面胕然）。肾脉贯脊，经郁，故脊痛不能正立。炲，水色也。肾开窍于二阴，隐曲，前阴也，不利，不通利也。脾主肌肉，水邪侮土，故诊在肌上，其色黑也。

胃风之状，颈多汗恶风，膈塞不通，食饮不下，腹善满，失衣则䐜胀，食寒则泄，诊形瘦而腹大。

胃脉下人迎，入缺盆，胃气上逆，湿热郁蒸，故颈上多汗恶风。脏腑诸风，皆多汗恶风者，风性疏泄，窍开而表虚也。胃土上逆，浊气升填，故胸膈闭塞，饮食不下也。胃腑瘀浊，故善胀满。失衣则风乘表虚侵袭皮毛，郁其腑气，故作䐜胀。食寒不消，故生泄利。胃主肌肉，浊气堙塞，饮食不化，莫能生长肌肉，故其诊形瘦而腹大也。

帝曰：劳风为病何如？岐伯曰：劳风法在肺下，其为病也，使人强上冥视，唾出若涕，恶风而振寒，此为劳风之病。帝曰：治之奈何？岐伯曰：以救俯仰。巨阳引精者三日，中年者五日，不精者七日，咳出青黄涕，其状如脓，大如弹丸，从口中若鼻中出。不出则伤肺，肺伤则死也。帝曰：善。此段旧误在"评热病论"。

劳风者，劳伤而感风邪者也。劳风法在肺下，肺主皮毛，感则皮毛闭束，郁其肺气，肺气壅阻，故生嚏喷嗽喘之证，而劳风之原，则法在肺下，肺下者，胃也。缘劳伤中气，胃土上逆，肺无降路，而再感风邪，闭其皮毛，又复不得外泄，郁遏冲逆，是以病也。其为病也，使人项背强上，双目冥视，唾出于口，胶粘若涕，恶风而振寒，此为劳风之病。治法以救其俯仰为主，以其气逆而不降，则其身仰而莫俯，调其气道，升降复旧，则俯仰如常矣。盖肺金清降，雾气化水，注于膀胱，水道通利，则肺气不郁，法在膀胱通利，巨阳引精而已。而巨阳引精之权，全在阳明胃土下行，肺有降路，则气化水生，下注水府，而川渎流通，肺郁清彻矣。阳明右降，巨阳引精者，三日而病已，中年胃弱，降令稍迟者五日，末年胃衰，降令再迟者七日，肺郁悉下，气道清通，咳出青黄浊涕，其状如脓，大如弹丸，从口中若鼻中出，则升降复而俯仰平，其病全瘳。不出则肺郁不下，痞塞蒸腐，而伤肺脏，肺伤则死也。（化生肺痈之类）

痹论三十三①

黄帝问曰：痹之安生？岐伯对曰：风寒湿三气杂至，合而为痹也。其风气胜者为行痹，寒气胜者为痛痹，湿气胜者为着痹也。

① 三十三 原脱，据目录补。

风寒湿三气杂至，合为痹证，痹者，闭塞不通也。风性动宕，故风气胜者为行痹。寒性凝涩，故寒气胜者为痛痹。湿性粘滞，故湿气胜者为着痹，着者，留而不去也。

帝曰：其有五者何也？岐伯曰：以春遇此者为筋痹，以夏遇此者为脉痹，以至阴遇此者为肌痹，以秋遇此者为皮痹，以冬遇此者为骨痹。

长夏为至阴。此五痹之由来也。

帝曰：内舍五脏六腑，何气使然？岐伯曰：五脏各有合，病久而不去者，内舍于其合也。故筋痹不已，复感于邪，内舍于肝，脉痹不已，复感于邪，内舍于心，肌痹不已，复感于邪，内舍于脾，皮痹不已，复感于邪，内舍于肺，骨痹不已，复感于邪，内舍于肾。所谓痹者，各以其时重感于风寒湿之气也。

五脏各有所合，肝合筋，心合脉，脾合肉，肺合皮，肾合骨。病久而不去者，重感于邪，郁其脏气，则内舍于其所合，而入五脏也。

阴气者，静则神藏，躁则消亡。淫气乏竭，痹聚在肝，淫气忧思，痹聚在心，淫气肌绝，痹聚在脾，淫气喘息，痹聚在肺，淫气遗溺，痹聚在肾。诸痹不已，亦益内也。

五脏阴也，阴气者，静则五神内藏，躁则消亡而不藏。痹在皮脉肉筋骨，久而不去，复感于邪，郁其脏气，则从其所合，而入五脏。而邪之所凑，其气必虚，非内伤五脏，里气虚损，先有受邪之隙，邪不遽入也。是以淫气乏竭，筋力疲极，则痹聚在肝，淫气忧思，神明劳悴，则痹聚在心，淫气肌绝，肌肉消减，则痹聚在脾，淫气喘息，宗气亏损，则痹聚在肺，淫气遗溺，肾精亡泄，则痹聚在肾。诸痹之在皮脉肉筋骨者，久而不已，乘其淫气

内伤，亦益内入五脏也。淫气者，气之过用而至淫泆者也。

凡痹之客五脏者，肝痹者，夜卧则惊，多饮，数小便，上为引如怀。

肝主筋，夜卧则血归于肝，血舍魂，肝病而魂不守舍，故夜卧则惊。肝为风木，风动津耗，则为消渴（仲景《伤寒》、《金匮》：厥阴之为病，消渴），是以多饮。木主疏泄水道，故数小便。肝脉抵小腹，挟胃，上贯膈，布胁肋，肝病克脾，脾气胀满，上引胁肋，如怀胎妊也。

心痹者，脉不通，烦则心下鼓，暴上气而喘，嗌干，善噫，厥气上则恐。

心主脉，心痹，故脉不通。心气不降则烦生，烦则浊气上逆，心下鼓郁。火炎金伤，肺失收降之令，暴上气而喘。火炎津枯则嗌干。浊气不降则善噫。火上热而水下寒，肾主恐，寒水上凌，火负水胜，则恐生也。

脾痹者，四肢解堕，发咳呕汁，上为大塞。

脾主四肢，脾痹则土气困乏，四肢解堕。脾为湿土，湿旺胃逆，肺气不降，故发咳呕汁，上为大塞也。

肺痹者，烦满喘而呕。

肺主宗气，而性降敛，胃逆肺阻，故胸膈烦满，喘促而呕吐也。

肾痹者，善胀，尻以代踵，脊以代头。尻，丘刀切，考，平声。

水寒土湿，木气不达，则生胀满，故肾痹者善胀。肾脉入跟中，上踹内，贯脊入肺，肾痹则筋脉挛缩，足卷而不伸，故尻以代踵（尻，尾骶骨），身偻而不仰，故脊以代头也。

肠痹者，数饮而出不得，中气喘争①，时发飧泄。

————————

① 争 原作"急"，据王注本《素问·痹论》及本节黄解改。

大肠为燥金，小肠为丙火，二肠痹塞，燥热郁发，故数饮而不得下行。积水阻碍，中气胀满，鸣喘斗争，莫有去路，郁极而发，下冲魄门，则时为飧泄也。

胞痹者，少腹膀胱按之内痛，若沃以汤，涩于小便，上为清涕。

胞即膀胱也，胞痹则膀胱不通，乙木失其疏泄之令，郁陷而生下热，故按之内痛，若沃以热汤，涩于小便。水道不通，则肺气莫降，淫泆而化清涕，逆流鼻窍也。

帝曰：其客于六腑者何也？岐伯曰：此亦其饮食居处，为其病本也。饮食自倍，肠胃乃伤。六腑亦各有腧，风寒湿气中其腧，而食饮应之，循腧而入，各舍其腑也。

肠痹、胞痹，是六腑之痹也。其舍于六腑者，此亦其食饮居处调摄不谨，为其病本也。饮食自倍，不能消腐，胀满泄利，肠胃乃伤。六腑亦各有腧穴，风寒湿气，中其腧穴，而饮食所伤，应之于内，则风寒湿循腧而入，各舍其腑也。

帝曰：以针治之奈何？岐伯曰：五脏有俞，六腑有合，循脉之分，各有所发，各随其过，则病瘳也。

手足经脉所起，五脏有腧，六腑有合（五脏之脉五俞，井荥俞经合也，六腑之脉六俞，井荥俞原经合也），循脉之分部，各有气穴所发，各随其过而刺之，泄其经邪，则病瘳矣。

帝曰：营卫之气，亦令人痹乎？岐伯曰：营者，水谷之精气也，和调于五脏，洒陈于六腑，乃能入于脉也，故循脉上下，贯五脏，络六腑也。

营者，水谷之精气所化也，精气游溢，和调于五脏之中，洒陈于六腑之内，乃能入于经脉，而化营血也。营行脉中，

故循脉上下，贯五脏而络六腑也。

故人卧血归于肝，肝受血而能视，足受血而能步，掌受血而能握，指受血而能摄。卧出而风吹之，血凝于肤者为痹，凝于脉者为泣，凝于足者为厥。此三者，血行而不得反其空，故为痹厥也。此段旧误在"五脏生成论"。

营行于脉而统于肝，故人卧血归于肝。肝藏血，血舍魂，魂化神，魂神者，阳气之虚灵者也，而总皆血中温气所化。魂神发露，则生光明，是以肝受血而能视。推之足行手持，悉由神气所发，故使足受血而能步履，掌受血而能卷握，指受血而能摄取。人于夜卧，衣被温暖，营血淖泽，出于卧内，而清风吹之，则营血凝瘀。血凝于肤者为痹，凝于脉者为泣（泣与涩通，此即脉痹也），凝于足者为厥。此三者，营血正行，为风所闭，埋阻结滞，而不得反其经络（空，脉道也），故为痹厥也。

卫者，水谷之悍气也，其气慓疾滑利，不能入于脉也，故循皮肤之中，分肉之间，熏于肓膜，散于胸腹。逆其气则病，从其气则愈，不与风寒湿气合，故不为痹。

卫者，水谷之悍气所化也，其气慓疾滑利，不能入于经脉之中也，故行于脉外，循乎皮肤之中，分肉之间，熏于肓膜（肓者，腠理空隙之处也。"刺禁论"：膈肓之上，中有父母，是膈上之肓也。"病能论"：其气溢于大肠而着于肓，肓之原在脐下，是膈下之肓也。《灵枢·胀论》：陷于肉肓，而中气穴，是诸经隧之肓也。膜者，肓以外之筋膜也），散于胸腹（肺主卫，宗气在胸，卫之根本。胸腹者，宗气之所降，即卫气偏盛之所也）。逆其气则病生，从其气则人愈，不与风寒湿气相合，故不为痹也。

帝曰：痹，其时有死者，或疼久者，或易已者，其故何也？岐伯曰：其入脏者死，其留连筋骨间者疼久，其留皮肤间者易已，其风气胜者，其人易已也。

入脏者，神气消亡，故死。留连筋骨间者，气血凝涩，故疼久。留于皮肤间者，经脏无伤，故易已。风气胜者，行而不着，驱之则去，故其人易已也。

帝曰：善。痹，或痛、或不痛、或不仁、或寒、或热、或燥、或湿，其故何也？岐伯曰：痛者，寒气多也，有寒故痛也。其不痛不仁者，病久入深，营卫之行涩，经络时疏，故不痛，皮肤不营，故为不仁。其寒者，阳气少，阴气多，与病相益，故寒也。其热者，阳气多，阴气少，病气胜，阳遭阴，故为热。其多汗而濡者，此其逢湿甚也，阳气少，阴气盛，两气相感，故汗出而濡也。

痛者，寒气偏多，血脉凝涩，故卫阻而痛生也。其不痛不仁者，病久入深，经脉不利，营卫之行涩，经络时常空疏，故不痛，皮肤不得营养，故不仁。其寒者，素禀阳气少，阴气多，阴气与病邪相益，故寒也。其热者，素禀阳气多，阴气少，而病气外胜，阳遭阴束，愈郁愈旺，故热也。其多汗而濡者，此其逢外湿偏甚也，素禀阳气少，阴气盛，原有内湿，而再逢外湿，两气相感，故汗出而濡也。

帝曰：夫痹之为病，不痛何也？岐伯曰：痹在于骨则重，在于筋则屈不伸，在于脉则血凝而不流，在于肉则不仁，在于皮则寒，故具此五者，则不痛也。凡痹之类，逢寒则急，逢热则纵。帝曰：善。

痹之为病，应当痛也，而不痛者，以其在于骨则骨重，在于筋则筋屈，在于脉则血凝，在于肉则肉苛，在于皮则皮寒，具此五者，故不痛也。凡痹之类，逢寒则急，急则痛，逢热则纵，纵则不痛，其不

痛者，筋脉松和而舒缓也。

痿论三十四[①]

黄帝问曰：五脏使人痿何也？岐伯对曰：肺主身之皮毛，心主身之血脉，肝主身之筋膜，脾主身之肌肉，肾主身之骨髓，故肺热叶焦，则皮毛虚弱急薄，着则生痿躄也。

肺主气而化津，皮毛、血脉、筋膜、肌肉、骨髓分主于五脏，而皆肺气肺津之所充灌也。故肺热叶焦，不能滋润皮毛，则皮毛虚弱急薄，由皮毛而内，推之筋脉骨肉，皆失荣养，着于何处，则生痿躄之疾也。

心气热则下脉厥而上，上则下脉虚，虚则生脉痿，枢折，胫纵而不任地也。

心气热则君火上炎，下脉厥逆而上，上则下脉阳虚，虚则生脉痿之疾。脉痿则枢纽断折，足胫纵缓，而不能任地也。

肝气热则胆泄口苦，筋膜干，筋膜干则筋急而挛[②]，发为筋痿。

肝胆表里，肝气热则相火上炎，胆泄口苦，筋膜枯干，干则筋膜急挛[③]，发为筋痿也。

脾气热则胃干而渴，肌肉不仁，发为肉痿。

脾胃表里，脾气热则金土枯燥，胃干而渴（胃从阳明燥金化气），肌肉不仁，发为肉痿也。

肾气热则腰脊不举，骨枯而髓减，发为骨痿。

肾脉贯脊，腰者，肾之府也，肾气热则腰脊不举，骨枯而髓减，发为骨痿。

帝曰：何以得之？岐伯曰：肺者，脏

---

① 三十四　原脱，据目录补。
② 挛　原作"挛"，音同形近之误，据王注本《素问·痿论》改。
③ 挛　原作"挛"，据改同上注。

之长也，心之盖也，有所失亡，所求不得，则发肺鸣，鸣则肺热叶焦，故曰五脏因肺热叶焦，发为痿躄，此之谓也。

五脏皆受气于肺，肺者，五脏之长，心之华盖也。有所失亡而不存，或有所营求而不得，则心急火炎，气喘而肺鸣，鸣则肺热叶焦，故曰五脏因肺热叶焦，发为痿躄，此之谓也。缘肺金枯燥，不能化气生津，灌溉五脏，是以成痿耳。

悲哀太甚则胞络绝，胞络绝则阳气内动，发则心下崩，数溲血也。故《本病》曰：大经空虚，发为肌痹，传为脉痿。

心为丁火，膀胱为壬水，本相合也，合则膀胱之胞爰有络脉，通于心中，是谓胞络。心主喜，悲哀太甚，伤其心神，丁壬不交，则胞络绝矣。心主脉，脉舍血，血藏于肝，火之热者，木之温气所化，故心火生于肝木。而肝木实生于壬水，水生而化木，是阴升而化阳也。阴升而化阳，故血随木升，行于脉中，而不下泄。胞络既绝，丁壬不交，则木郁而阳陷，故阳气内动。郁动不已，陷冲前窍，在女子则为血崩，在男子则为溺血，是以病发则心下崩决，数溲血也。盖脉者，血之堤防，木陷血积，泄于溺孔，是即河水冲决，堤防崩溃之义也。而崩溃之原，则在心下，以心主脉也，故谓之心下崩。《本病》（古书），营血陷亡，故大经空虚，血亡则肌肉失养，麻痹不仁，经络埋阻，传为脉痿也。

思想无穷，所愿不得，意淫于外，入房太甚，宗筋弛纵，发为筋痿，及为白淫。故《下经》曰：筋痿者，生于肝使内也。

思想无穷，而所愿不得，意思淫泆于外，则相火升泄，阳根不密，加以入房太甚，泄其肾气，水寒木萎，宗筋弛纵，发为筋痿，及为白淫。白淫者，白物淫衍，流溢而下，即男女带浊之疾也。《下经》（古书），肝使内者，色过而肝伤也。

有渐于湿，以水为事，若有所留，居处相湿，肌肉濡渍，痹而不仁，发为肉痿。故《下经》曰：肉痿者，得之湿地也。

渐，习染也，有渐于湿，以水为事，若水有所留，居处湿润，人感其气，传染于身，则肌肉濡渍，痹而不仁，发为肉痿。肉痿者，得之湿地之外淫也。

有所远行劳倦，逢大热而渴，渴则阳气内伐，内伐则热舍于肾，肾者水脏也，今水不胜火，则骨枯而髓虚，故足不任身，发为骨痿。故《下经》曰：骨痿者，生于大热也。

有所远行劳倦，逢大热而燥渴，渴则阳气燔蒸而内伐，内伐则热气舍于肾部，肾者水脏也，其主骨髓，今水不胜火，则骨枯而髓虚，故足软不能任身，发为骨痿。骨痿者，生于大热之内烁也。

帝曰：何以别之？岐伯曰：肺热者，色白而毛败。心热者，色赤而络脉溢。肝热者，色苍而爪枯。脾热者，色黄而肉蠕动。肾热者，色黑而齿槁。

肺主皮毛，其色白，肺热者，色白而毛败。心主脉，其色赤，心热者，色赤而络脉溢，络脉，经脉之浮者也。肝主筋，其色苍，肝热者，色苍而爪枯，爪者，筋之余也。脾主肉，其色黄，脾热者，色黄而肉蠕动，蠕动，虫动貌也。肾主骨，其色黑，肾热者，色黑而齿槁，齿者，骨之余也。

帝曰：如夫子言可矣，论言治痿者独取阳明，何也？岐伯曰：阳明者，五脏六腑之海，主润宗筋，宗筋主束骨而利机关也。冲脉者，经脉之海也，主渗灌溪谷，与阳明合于宗筋。阴阳总宗筋之会，会于气街，而阳明为之长，皆属于带脉，而络于督脉，阳明虚则宗筋纵，带脉不引，故足痿不用也。

阳明者，脏腑之海，主滋润宗筋，宗筋，诸筋之总也。诸筋者，皆属于节，"五脏生成论"语。骨节联属，则机关便捷，故宗筋主束骨而利机关也。冲脉者，经脉之海，主渗灌溪谷（"气穴论"：肉之大会为谷，肉之小会为溪），与阳明合于宗筋。阴阳之脉，总宗筋之会（足阳明、少阳、太阴、少阴、厥阴、冲、任、督、跷九脉，皆会于前阴），会于阳明之气街（阳明动脉，在髀腹之交），而阳明为之长，皆属于带脉（带脉环腰如带，总束诸脉者），而络于督脉（督脉在背，诸脉之纲），阳明虚则宗筋纵缓，带脉不能收引，诸筋松懈，故足痿不用也。

帝曰：治之奈何？岐伯曰：各补其荥而通其俞，调其虚实，和其逆顺，筋脉骨肉各以其时受气，则病已矣。帝曰：善。

五脏之脉五俞，曰井荥俞经合，六腑之脉六俞，曰井荥俞原经合。诸经之所溜为荥，所注为俞。治痿虽独取阳明，而脉肉筋骨，各有所主，如脉痿则兼治手少阴，肉痿则兼治足太阴，筋痿则兼治足厥阴，骨痿则兼治足少阴，各补其荥穴，以滋经阴，通其俞穴，以泄经热，调其虚实，使阳不偏实，阴不偏虚，和其逆顺，使阳气顺降，阴气逆升，筋脉骨肉各以其自王之时受气，则病已矣。

厥论三十五[①]

黄帝问曰：厥之寒热者何也？岐伯对曰：阳气衰于下，则为寒厥，阴气衰于下，则为热厥。

阳气衰于下，则阴盛而生寒，故为寒厥。阴气衰于下，则阳盛而生热，故为热厥。

帝曰：热厥之为热也，必起于足下者

何也？岐伯曰：阳气起于足五指之表，阴脉者集于足下而聚于足心，故阳气胜则足下热也。

阳气起于足五指之表，阴脉集于足下而聚于足心，阴败阳胜，则阳侵阴位，而足下热也。

帝曰：寒厥之为寒也，必从五指而上于膝者何也？岐伯曰：阴气起于足五指之里，阳脉者集于膝下而聚于膝上，故阴气胜则从五指至膝上寒。其寒也，不从外，皆从内也。

阴气起于足五指之里，阳脉集于膝下而聚于膝上，阳败阴胜，则阴夺阳位，从五指而至膝上寒也。其寒也，不从外来，皆从内生也。

帝曰：寒厥何失而然也？岐伯曰：前阴者，宗筋之所聚，太阴阳明之所合也。春夏则阳气多而阴气少，秋冬则阴气盛而阳气衰，此人者质壮，以秋冬夺于所用，精气溢下，下气上争，不能复，邪气因从之而上也。气因于中，阳气衰，不能渗营其经络，阳气日损，阴气独在，故手足为之寒也。

太阴阳明同主四肢，前阴者，宗筋之所聚，太阴阳明之所会合也。春夏则阳气多而阴气少，太阴不及阳明之多者，阳升而阴降也。秋冬则阴气盛而阳气衰，阳明不及太阴之盛者，阴长而阳藏也。寒厥之原，以此人者气质盛壮，当秋冬阳藏之时，而入房不节，夺于所用，精气溢下，泄其阳根，下焦肾气，纷争于上，不能归复，寒水之邪气，因从之而上。寒气在中，水邪侮土，太阴湿盛，阳明气衰，不能充养四肢而渗淫其经络，久而阳气日损，阴气独在，四肢禀之，故手足为之寒也。

---

① 三十五　原脱，据目录补。

帝曰：热厥何如而然也？岐伯曰：酒入于胃，则络脉满而经脉虚，阴气虚则阳气入，阳气入则胃不和。脾主为胃行其津①液者也，胃不和则精气竭，精气竭则不营其四肢也。此人必数醉若饱以入房，气聚于脾中不得散，酒气与谷气相薄，热盛于中，故内热而溺赤也。夫酒气盛而慓悍，肾气日衰，阳气独胜，热遍于身，故手足为之热也。

酒性辛热升散，酒入于胃，外走络脉，则络脉满而经脉虚。络脉为阳，经脉为阴，阴气虚则阳气入，阳气入则同气相投，传于阳明之腑，胃土燥热而不和。脾主为胃行其津液者也，胃腑燥热不和则精气竭，精气竭则脾无津液可行，不能营渗其四肢，故成热厥。此人必数醉若饱以入房，酒食未化，中气壅阻，此正水火分离、精神不交之会（中气不运，则水火不交），而肾精溢涩，阳根愈腾，相火上至中宫，堙阻土位，热气聚于脾中，不得散布，加之酒气与谷气相薄（迫也），热盛于中，故内热而溺赤也。夫酒气既盛，而慓悍之性，煎熬肾阴，肾气日衰，阳气独胜，腑脏肢节，一派邪热熏蒸，热遍于身，故手足为之热也。

帝曰：厥或令人腹满，或令人暴不知人，或至半日远至一日乃知人者何也？岐伯曰：阳气盛于上则下虚，下虚则腹胀满。阳气盛于上则下气重上而邪气逆，逆则阳气乱，阳气乱则不知人也。

阳降阴升，是其常也，阳气盛于上，是阳气之上逆，则阳不归根而下虚，阳气下虚，寒湿必动，肝脾郁陷，则腹胀满。阳气上升，则下焦阴气重上，而邪气于是上逆，逆则升逼清道，而阳气散乱，阳气散乱，神明纷扰，则不知人也。

帝曰：善。愿闻六经之厥状病能也。岐伯曰：巨阳之厥，则首肿头重，足不能行，发为眴仆。

足太阳经行身之背，起目内眦，自头走足，巨阳之厥，经气上逆，则首肿头重，足不能行。上实下虚，发为眩晕，而颠仆也。

阳明之厥，则腹满不得卧，面赤而热，癫疾欲走呼，妄见而妄言。

足阳明经行身之前，起鼻交颊，自头走足，阳明之厥，经气上逆，则腹满不得卧，面赤而热，癫疾欲走呼，妄见而妄言，"阳明脉解"所谓病甚则弃衣而走，登高而歌，妄言骂詈，不避亲疏是也。

少阳之厥，则暴聋，颊肿而热，胁痛，胻不可以运。

足少阳经行身之侧，起目锐眦，自头走足，少阳之厥，经气上逆，则暴聋，颊肿而热（脉循耳后，下加②颊车，下行而化相火故也），胁痛，胻③瘛不可以运动也（脉循胁里，下辅骨也）。

太阴之厥，则腹满膜胀，后不利，不欲食，食则呕，不得卧。

足太阴经行身之前，自足走胸，太阴之厥，则经气下陷，脾陷肝遏，腹满膜胀。疏泄失政，后窍不利。脾湿传胃，胃气上逆，则不欲食，食则呕，不得卧也。

少阴之厥，则口干溺赤，腹满心痛。

足少阴经行身之后，自足走胸，少阴之厥，则经气下陷，唇舌失滋，是以口干。风木遏郁，是以溺赤（湿郁为热）。水泛土湿，是以腹满。寒水凌火，是以心痛也。

厥阴之厥，则少腹肿痛腹胀，泾溲不利，阴缩肿，胻内热，好卧屈膝。

足厥阴经行身之侧，自足走胸，厥阴

---

① 津　原作"精"，音近之误，据王注本《素问·厥论》及本节黄解改。
② 加　居其上也。
③ 胻　原作"髓"，形近之误，据本节经文改。

之厥，则经气下陷，少腹痛胀，泾溲不利（风木郁陷，而贼脾土，不能疏泄水道也），阴器缩肿，骱骨内热（脉循骱骨，过阴器也），好卧而屈膝也（肝木克土，土困则好卧。肝主筋，肝陷筋缩，则屈膝也）。

盛则泻之，虚则补之，不盛不虚，以经取之。

不盛不虚，则以寻常疏通经络之法取之，此总言诸厥之治法也。

太阳厥逆，僵仆，呕血善衄，治主病者。

太阳厥逆，头重足轻，故僵仆。寒水上行，藏气失政，故呕血善衄。治主病者，治其主病之经穴也。下同。

阳明厥逆，喘咳身热，善惊，衄呕血，治主病者。

阳明厥逆，胃气上壅，肺金莫降，故发喘咳。胆木拔根，故生惊怯。阳明不降，收敛失政，故作呕衄也。

少阳厥逆，机关不利，机关不利者，腰不可以行，项不可以顾，发肠痈，不可治，惊者死。

少阳厥逆，筋膜挛缩，机关不利，行则腰痛，故不可行，顾则项痛，故不可顾。相火内郁，而发肠痈，则不可治。胆木拔根，而生惊者，戊土被贼，是以死也。

太阴厥逆，骱急挛，心痛引腹，治主病者。

太阴厥逆，土陷木遏，筋膜短缩，故骱骨急挛。肝木陷而胆木逆，上冲胃口，故心痛引腹也。

少阴厥逆，虚满呕变，下泄清水，治主病者。

少阴厥逆，水旺土湿，胃逆脾陷，故上为虚满呕变（变，灾也），下为泄利清水也。

厥阴厥逆，足挛腰痛，虚满，前闭，谵言，治主病者。

厥阴厥逆，肝陷筋缩，故足挛腰痛。乙木贼土，故腹胁虚满。木郁不能疏泄水道，故前窍闭涩。风动血挠，神魂不谧，是以谵言也。

三阴俱逆，不得前后，使人手足寒，三日死。

三阴俱逆，湿土风木癸水齐陷，下窍堵塞，不得前后（二便不通）。中脘阳虚，四肢失禀，使人手足寒冷。不过三日则死，阳气全败也。

手太阳厥逆，耳聋泣出，项不可以顾，腰不可以俯仰，治主病者。

手太阳厥逆，其脉自目锐眦入耳中，故耳聋泣出，循头上项，故项不可以顾，脉连足太阳，足太阳挟脊抵腰，故腰不可以俯仰也。

手阳明少阳厥逆，发喉痹嗌肿，痓，治主病者。

手阳明少阳厥逆，其脉皆循喉咙，入缺盆，故发喉痹嗌肿，头项强直，而为痓也。

手太阴厥逆，虚满而咳，善呕沫，治主病者。

手太阴厥逆，肺气上冲，故虚满而咳，善呕涎沫也。

手少阴心主厥逆，心痛引喉，身热，死不可治。

手少阴心主厥逆，其脉皆上挟咽喉，故心痛引喉。君相二火上炎，故身热（心主为相火）。火泄神亡，故死也。

咳论三十六[①]

黄帝问曰：肺之令人咳何也？岐伯对曰：五脏六腑皆令人咳，非独肺也。帝

———

① 三十六　原脱，据目录补。

曰：愿闻其状。岐伯曰：皮毛者，肺之合也，皮毛先受邪气，邪气以从其合也，其寒饮食入胃，从肺脉上至于肺则肺寒，肺寒则外内合邪，因而客之，则为肺咳。

肺主气，肺气清降，呼吸静顺，故不咳嗽、肺金不降，胸膈壅阻，逆气冲激，则咳嗽生焉。咳生于肺，而其原不一，五脏六腑之前，传之于肺，皆令人咳，非独肺脏之自病也。且以肺咳言之，肺主皮毛，皮毛者，肺之合也，皮毛被感，先受风寒之邪气，邪气在表，外束皮毛，皮毛闭敛，则肺气壅阻，缘肺合皮毛，表里同气，从其合也，其再加以寒饮食入胃，寒气从肺脉上至于肺则肺寒，肺寒则饮食之寒与风露之寒外内合邪，因而客居肺部不散，寒闭气阻，则为肺咳，是肺咳之故也。

五脏各以其时受病，非其时，各传以与之，乘秋则肺先受邪，乘春则肝先受之，乘冬则肾先受之，乘夏则心先受之，乘至阴则脾先受之。人与天地相参，故五脏各以治时，感于寒则受病，微则为咳，甚则为泄为痛。

咳生于肺，而受病之原，则传自五脏，不可第责之肺也。五脏各以其主治之时受病，非其主治之时，各于其所胜之脏传以与之。肺应秋，乘秋则肺先受邪，肝应春，乘春则肝先受之，肾应冬，乘冬则肾先受之，心应夏，乘夏则心先受之，脾应至阴（长夏），乘至阴则脾先受之。盖人与天地相参，故五脏各以治其司令之时，当其主治之时感于寒，则主治之脏受其病。微则传之肺，肺气上逆而为咳，甚则传之大肠，大肠下陷，为泄为痛也。

帝曰：何以异之？岐伯曰：肺咳之状，咳而喘息有音，甚则唾血。

肺咳之状，咳而喘息有音，肺气上逆也。甚则唾血，肺金失敛也。

心咳之状，咳则心痛，喉中介介如梗状，甚则咽肿喉痹。

心咳者，火克金也。咳则心痛者，君火逆冲也。心脉上挟咽，心气冲塞，故喉中介介如梗状。甚则君火升炎，故咽肿喉痹也。

肾咳之状，咳则腰脊相引而痛，甚则咳涎。

肾咳者，水乘金也。水渍肺脏，则气阻为咳。肾脉贯脊，故腰背相引而痛。肾主五液，入脾为涎，脾湿胃逆，则涎出于口，故甚则咳涎。

脾咳之状，咳则右胁下痛，阴阴引肩背，甚则不可以动，动则咳剧。

脾咳者，土累金也。脾以湿土主令，肺从脾土化湿，湿旺胃逆，肺金不降，清气郁阻，则生痰嗽。脾从左升，左升则右降，右胁下痛，阴阴引肩背者，肺气不能右降也。甚则身动而气愈逆，是以咳剧也。

肝咳之状，咳则两胁下痛，甚则不可以转，转则两胠下满。

肝咳者，木侮金也。肝为风木，内胎君火，衰则肺金固克风木，盛则风木亦侮肺金，火胎郁发，肺金受伤，则生咳嗽。肝脉行于两胁，故胁痛不可以转。转则肝气郁遏，两胠下满，胠即胁也。

帝曰：六腑之咳奈何？安所受病？岐伯曰：五脏之久咳，乃移于六腑。

脏病移腑，表里相传也。

脾咳不已，则胃受之，胃咳之状，咳而呕，呕甚则长虫出。

脾咳不已，传之于胃，胃逆则呕，呕甚则吐蛔虫。盖脾为太阴湿土，肺以手太阴不司令气，从土化湿，燥被湿夺，则阳明戊土不化庚金之燥，而化己土之湿，湿盛则脾陷而胃逆，胃逆则肺无降路，湿气堙塞，而生痰嗽。故肺咳之原，虽缘五脏六腑之相传，而胃土上逆，则为咳嗽之根。甚则为泄为痛，由于脾陷，微则为咳，由于胃逆。胃咳者，戊土之阻辛金也。

肝咳不已，则胆受之，胆咳之状，咳呕胆汁。

肝咳不已，传之于胆，胆木上逆，而克胃土，则咳呕胆汁，胆汁色黄而味苦。胆咳者，甲木之伤辛金也（甲木化气相火，能刑辛金）。

肺咳不已，则大肠受之，大肠咳状，咳而遗矢。

肺咳不已，传之大肠，大肠下陷，魄门不收，故咳而遗矢。大肠咳者，庚金之干辛金也。

心咳不已，则小肠受之，小肠咳状，咳而失气，气与咳俱失。

心咳不已，传之小肠，小肠下陷，故咳而肛门失气，气与咳俱失。小肠咳者，丙火之克辛金也。

肾咳不已，则膀胱受之，膀胱咳状，咳而遗溺。

肾咳不已，传之膀胱，膀胱失藏，故咳而遗溺。膀胱咳者，壬水之乘辛金也。

久咳不已，则三焦受之，三焦咳状，咳而腹满，不欲饮食。

久咳不已，上中下三焦俱病，则传之三焦，三焦火陷，不能生土，故咳而腹满，不欲饮食。三焦咳者，相火之刑辛金也。

此皆聚于胃，关于肺，使人久涕唾而面浮肿，气逆也。

聚于胃者，胃土上逆，浊气填塞，聚于胃口也，关于肺者，胃逆则肺阻也。肺逆则多涕，胃逆则多唾，浊气郁塞，是以淫泆而化涕唾。肺胃郁升，则面浮肿。总因浊气之上逆也。

帝曰：治之奈何？岐伯曰：治脏者治其俞，治腑者治其合，浮肿者治其经。

脏之俞，在脉之所起第三穴。腑之合，在脉之所起第六穴。脏之经，在脉之所起第四穴。腑之经，在脉之所起第五穴。五脏五俞，曰井荥俞经合，六腑六俞，曰井荥俞原经合，详见《灵枢·本输》。（俞与腧、输俱通）

疟论三十七①

黄帝问曰：夫痎疟皆生于风，其蓄作有时者何也？岐伯对曰：疟之始发也，先起于毫毛，伸欠乃作，寒栗鼓颔，腰脊俱痛，寒去则内外皆热，头痛如破，渴欲冷饮。

痎与该通，疟病不一，该而言之，故曰痎疟，其类虽多，总之皆生于风也。伸者，舒臂折腰，欠者，开口呵气，阴气下旺，召引阳气，阳气欲陷而未陷，故伸欠乃作，此疟邪将发之象也。发则寒栗鼓颔，腰脊俱痛。寒去则内外皆热，头痛如破，渴欲冷饮。（痎，音皆）

帝曰：何气使然？愿闻其道。岐伯曰：阴阳上下交争，虚实更作，阴阳相移也。阳并于阴，则阴实而阳虚，阳明虚则寒栗鼓颔也，巨阳虚则腰背头项痛，三阳俱虚则阴气胜，阴气胜则骨寒而痛，寒生于内，故中外皆寒。阳盛则外热，阴虚则内热，外内皆热，则喘而渴，故欲冷饮也。

疟之寒往而热来者，此阴阳之上下交争，虚实更作，阴阳相移也。以阴气发作，裹束阳气，阳为阴并，则阴实而阳虚。阳明行身之前，阳明虚则寒栗鼓颔。太阳行身之后，巨阳虚则腰背头项痛。三阳俱虚则阴气全胜，阴气胜则骨寒而痛。寒生于内，直达皮毛，故中外皆寒。及其

---

① 三十七　原脱，据目录补。

阳气来复，蓄极而发，则阳实而阴虚。阳盛而透出重围则外热，阴虚而涸及穷泉则内热，外内皆热，则喘促而渴燥，故欲冷饮也。

此皆得之夏伤于暑，热气盛，藏于皮肤之内，肠胃之外，营气之所舍也。此令人汗孔疏，腠理开，及得之以浴，因得秋气，汗出遇风，水气舍于皮肤之内，与卫气并居。卫气者，昼行于阳，夜行于阴，此气得阳而外出，得阴而内薄，内外相薄，是以日作。

痎疟寒热之由，此皆得之夏伤于暑，热气隆盛，藏于皮肤之内，肠胃之外，是营气之所舍也。此热内蒸，令人汗孔疏而腠理开，暑盛窍泄，沐浴寒水，因得凉秋之气，正当汗出，而遇清风，水随窍入，皮毛外敛，于是水气淫泆，舍于皮肤之内，与卫气并居。卫气昼行于阳经，夜行于阴脏，此气（水气）昼得阳气而外出，夜得阴气而内入，舍深则暮与卫遇而夜作，舍浅则旦与卫遇而昼作，昼夜出入，内外相薄，是以日作，此蓄作有时之原也。

帝曰：善。夫风之与疟也，相似同类，而风独常在，疟得有时而休者何也？岐伯曰：风气留其处，故常在，疟气随经络，沉以内薄，故卫气应乃作。

痎疟皆生于风，是风之与疟相似同类。而风独常在，疟得有时而休者，以风气留其所客之处，故邪常在，疟气随经络，沉以内薄，故与卫气相应乃作，卫气不应，则有时而休也。

帝曰：其间日而作者何也？岐伯曰：其气之舍深，内薄于阴，阳气独发，阴邪内着，阴与阳争不得出，是以间日而作也。

间日而作者，以其气水气。之舍深，内薄于阴分之中，卫气独发，不与邪遇，

阴邪内着，不与卫交，阴与阳争而不得出，是以间日而作也。盖疟邪之发，邪与卫遇，裹束卫阳，卫阳内陷，郁勃振动，极力外发，而阴邪外闭，不得突围而出，是以寒栗战摇，及其蓄积盛大，阴不能闭，则透出重围，热来寒往，水邪深入，不得日与卫会，故间日乃作也。

帝曰：时有间二日或至数日发，或渴或不渴，其故何也？岐伯曰：其间日发者，由邪气内薄于五脏，横连募原也。其道远，其气深，其行迟，不能与卫气俱行，不得皆出，故间日乃作也。其间日者，邪气与卫气客于六腑，而有时相失，不能相得，故休数日乃作也。疟者，阴阳更胜也，或甚或不甚，故或渴或不渴。

其间日发者，由邪气内薄于五脏，横连于募原也（募谓脏腑之募，原谓膈肓之原）。其道远，其气深，其行迟，不能与气俱行，不得与卫气皆出，故间日乃作也。其间日作者，邪气与卫气客于六腑，道远而气深，而又有时相失，不能相得，间日而不会，故休数日乃作也。疟之寒热互作者，阴阳之更胜也，其阳气之盛，或甚或不甚，故或渴或不渴也。

卫气一日一夜周身五十度，昼行六经二十五周，夜行五脏二十五周，邪在六经，则昼与卫遇，邪在五脏，则夜与卫遇，无与卫气相失之时，本当一日一作，其间日至数日者，阳气之衰也。盖卫与邪遇，不得迳行，极力相争，陷坚而入。卫气内郁，寒邪外束，鼓动振摇，重阴莫透。蓄极而发，热蒸寒散，阳气透泄，寒邪退除。非阳气极盛，不能日日如是。阳虚者，热退力衰，未即遽振，卫与邪遇，遂陷重阴；阳弱不能外发，则寒热不作。间日之后，蓄积盛大，然后鼓发，而生寒热。再虚则数日乃发。阳虚之分量不一，故有间日、数日之差也。

帝曰：其作日晏与其日早者，何气使然？岐伯曰：邪气客于风府，循膂而下，卫气一日一夜大会于风府，其明日日下一节，故其作也晏，此先客于脊背也。每至于风府则腠理开，腠理开则邪气入，邪气入则病作，其出于风府，日下一节，二十五日下至骶骨，以此日作稍益晏也，二十六日入于脊内，注于伏膂之脉，其气上行，九日出于缺盆之中，其气日高，故作日益早也。

其作日晏与日早者，邪气客于风府，循背膂而下（脊骨两旁曰膂），卫气一日一夜周身五十度，大会于风府，而与邪遇，遇则疟发。其至明日，邪气日下一节，与卫气之相遇渐晚，故其作也晏，此缘邪气先客于脊背也。卫气每至于邪客之风府，阻而不行，则鼓动郁发，开其腠理，腠理开则邪气入，邪气入则裹束卫气而病作。其出于风府，日下一节，二十五日下至骶骨，尾骶骨。以此日作稍益晏也。二十六日入于脊内，注于伏膂之脉（伏膂之脉，即冲脉之后行于脊背者），前入冲任，其气上行，九日出于缺盆之中，其气日高，故作日益早也。

疟发之早晏，虽由邪气之上下，实因阳气之虚盛。阳虚者，闭于重阴之中，不能遽发，故其作日晏，阳盛者，遏于重阴之内，一郁即发，故其作日早。阳盛于上而虚于下，自背而下，阳气渐虚，是以作晏，自腹而上，阳气渐盛，是以发早也。

帝曰：夫子言卫气每至于风府腠理乃发，发则邪气入，入则病作，今卫气日下一节，其气之发也不当风府，其日作奈何？岐伯曰：此邪气客于头项，循膂而下者也。虚实不同，邪中异所，则不得当其风府也，故邪中于头项者气至头项而病，中于背者气至背而病，中于腰脊者气至腰脊而病，中于手足者气至手足而病。卫气之所在，与邪气相合则病作，故风无常府。卫气之所发，必开其腠理，邪气之所合，则其府也。

邪气客于风府，卫气每至于风府，与邪气相遇，腠理开发，则邪入而病作。今卫气日下一节，而与邪遇，其气之发也，不当风府（风府，督脉之穴，在项后），其日作者何也？此盖邪气客于头项，循膂而下者也，故恰当督脉之风府。人之虚实不同，邪中异所，则不得尽当其风府也，故邪中于头项者卫气至头项而病，中于背脊者卫气至背脊而病，中于腰脊者卫气至腰脊而病，中于手足者卫气至手足而病。卫气之所在，与邪气相合则病作，故风无常府。卫气之所郁发，开其腠理，而与邪气之所合，则其府也。

帝曰：疟先寒而后热者何也？岐伯曰：夏伤于大暑，其汗大出，腠理开发，因遇夏气凄沧之水寒，藏于腠理皮肤之中，秋伤于风，则病成矣。夫寒者阴气也，风者阳气也，先伤于寒而后伤于风，故先寒而后热也。病以时作，名曰寒疟。

先寒而后热者，夏伤大暑，其汗大出，腠理开发，因夏气炎热，浴于寒水，一遇凄沧之水寒入于汗孔，藏于腠理皮肤之中，忽而秋伤于风，闭其皮毛，寒气在经，不得出路，则病成矣。夫寒者阴气也，内伤营血，风者阳气也，外伤卫气，营为寒伤，则裹束卫外而生表寒，卫为风伤，则鼓发营中而生里热，先伤于寒而后伤于风，则营气先闭而卫气后发，故先寒而后热也。病以时作，名曰寒疟。

帝曰：先热而后寒者何也？岐伯曰：此先伤于风而后伤于寒，故先热而后寒也。亦以时作，名曰温疟。其但热而不寒者，阴气先绝，阳气独发，则少气烦冤，手足热而欲呕，名曰瘅疟。

先热而后寒者，此先伤于风而后伤于寒，故先热而后寒也。以风性疏泄，寒性闭藏，先伤于风，开其皮毛，后伤于寒，入于汗孔。卫以收敛为性，风气泄之，而卫愈欲敛，其性然也。始而风力疏泄，卫未遽敛，故寒随窍入，继而卫敛表固，风不能泄，卫郁热发，是以先热。阳衰阴复，里寒内作，是以后寒。亦以时作，名曰温疟。其但热而不寒者，二火上炎，阳气素旺，外为风邪所闭，郁其内热，阴气先绝，阳气独发，则少气烦冤，手足热盛，而欲作呕吐，名曰瘅疟（瘅，热也）。

帝曰：夫病温疟与瘅疟而皆安舍，舍于何脏？岐伯曰：温疟者，得之冬中于风，寒气藏于骨髓之中。至春则阳气大发，邪气不能自出。因遇大暑，脑髓烁，肌肉消，腠理发泄，或有所用力，邪气与汗皆出。此病藏于肾，其气先从内出之于外也，如是者，阴虚而阳盛，阳盛则热矣，衰则气复① 反入，入则阳虚，阳虚则寒矣，故先热而后寒，名曰温疟。

温疟者，得之冬中于风，闭其皮毛，寒气内入，藏于骨髓之中，阻格二火，不得下蛰，蕴隆经络，郁热常生。至春则阳气大发，邪应出矣，而皮毛敛闭，不能自出。因遇大暑炎蒸，脑髓熏烁，肌肉消减，腠理发泄，汗孔大开，邪应出矣，即不必大暑，或有所用力烦劳，毛理蒸泄，邪亦出矣，邪气与汗皆出。此病邪藏于肾脏，肾主骨髓。先从重阴之内出之于外也。寒邪外出，逼其经络之阳，郁蒸鼓发，如是者，阴虚而阳盛，阳盛则热矣。盛极而衰，则气复反入，入则阳虚，阳虚则寒矣。盖阴阳之理，有胜必复，阴旺而逼阳气，则阳郁而为热，热胜而阴衰，阳旺而逼阴邪，则阴郁而为寒，寒胜而阳衰，故先热而后寒，名曰温疟。

帝曰：瘅疟何如？岐伯曰：瘅疟者，

肺素有热，气盛于身，厥逆上冲，中气实而不外泄。因有所用力，腠理开，风寒舍于皮肤之内，分肉之间而发，发则阳气盛，阳气盛而不衰则病矣。其气不及于阴，故但热而不寒。气内藏于心而外舍于分肉之间，令人消烁肌肉，命曰瘅疟。

瘅疟者，二火刑金，肺素有热。肺主宗气，而司皮毛，金被火刑，失其降下之令，气盛于身。厥逆上冲，而皮毛闭敛，中气盛实，而不外泄。因有所用力烦劳，腠理开泄，风寒舍于皮肤之内，分肉之间，郁其阳气而发，发则阳盛而内热作，阳气盛而不衰则病矣。其气不及于阴，故但热而不寒。阳气内藏于心而外舍于分肉之间，壮火燔蒸，令人消烁肌肉，命曰瘅疟。

帝曰：善。论言夏伤于暑，秋必病疟，今疟不必应者何也？岐伯曰：此应四时者也。其病异形者，反四时也，其以春病者恶风，以夏病者多汗，以秋病者寒甚，以冬病者寒不甚。

论言夏伤于暑，秋必病疟（“生气通天”论），今温疟因冬中于风，是疟不必应此言也。盖夏伤于暑，秋必病疟，先寒后热，万人皆同，此应四时者也。其病不必先寒后热，而别有异形者，反四时也。其以春病者风泄表疏而恶风，以夏病者湿蒸窍开而汗出，以秋病者阴气收敛而寒甚，以冬病者阳气格郁而寒不甚（温疟因冬中于风，寒藏骨髓，格碍阳气，不得蛰藏，故寒不甚），此其大较也。

帝曰：经言有余者泻之，不足者补之，今热为有余，寒为不足。夫疟者之寒，汤火不能温也，及其热，冰水不能寒也，此皆有余不足之类。当此之时，良工

_____

① 复　原脱，据王注本《素问·疟论》及本节黄解补。

不能止，必须其自衰乃刺之，其故何也？愿闻其说。

热为有余，阳有余也。寒为不足，阳不足也。

岐伯曰：经言无刺熇熇之热，无刺浑浑之脉，无刺漉漉之汗，故为其病逆，未可治也。夫疟之始发也，阳气并于阴，当是之时，阳虚而阴盛，外无气，故先寒栗也。阴气逆极，则复出之阳，阳与阴复并于外，则阴虚而阳实，故发热而渴。夫疟气者，并于阴则阴胜，并于阳则阳胜，阴胜则寒，阳胜则热。疟者，风寒之气不常也，病极则复，至病之发也，如火之热，如风雨不可当也，故经言曰方其盛时必毁，因其衰也，事必大昌，此之谓也。夫疟之未发也，阴未并阳，阳未并阴，因而调之，真气得安，邪气乃亡，故工不能治其已发，为其气逆也。

经言，《灵枢·逆顺篇》。熇熇，热盛也。浑浑，脉大也。漉漉，汗多也。无刺者，为其病气方逆，未可治也。夫疟之始发也，阳气吞并于阴中，当是之时，阳虚而阴盛，外无阳气，故先寒栗也。阴气极盛，阳气来复，发于重阴之内，则复出之阳，阴复为阳吞并于外，则阴虚而阳实，故发热而渴。夫疟气者，阳并于阴则阴胜，阴并于阳则阳胜，阴胜则寒，阳胜则热，阴胜者，寒气所翕聚，阳胜者，风气所闭束。疟者，风寒之气不常胜也，病极则复，阳气来复，至其病之发也，如火之热，如风雨飘骤，不可当也，阳盛极矣，何可刺乎，然盛极必衰，故经言曰方其盛时，必将毁伤，因其衰也，事必大昌，此之谓也，是以须其自衰乃刺之耳。夫疟之未发也，阴未并于阳，阳未并于阴，因而调之，真气乃安，邪气乃亡，故工不能治其已发，为其病气方逆也。

帝曰：疟不发，其应何如？岐伯曰：

疟气者，必更盛更虚，当气之所在也。病在阴则寒而脉静，在阳则热而脉躁，极则阴阳俱衰，卫气相离，故病得休，卫气集，则复病也。

疟不发者，疟之未发也。疟气者，发必更盛而更虚，当其邪气光所在也。病在阴则身寒而脉静，病在阳则身热而脉躁，盛之极则阴阳俱衰，卫气相离，故病得休，卫气再集（与邪相集），则复病也。疟邪不发之应，当在邪衰正复，卫离病休之时，身无寒热，而脉无静躁也。

帝曰：善。攻之奈何？早晏何如？岐伯曰：疟之且发也，阴阳之且移也，必从四末始也。阳已伤，阴从之，故先其时坚束其处，令邪气不得入，阴气不得出，审候见之在孙络盛坚而血者皆取之，此真往而未得并者也。

疟之且发也，必将阴阳相移，更盛更虚。阴阳相移者，阴乘阳位，阳乘阴位，彼此交易也。阳受气于四末，阴阳之且移也，必从四末始也。阴胜而阳已伤，阳复则阴亦从之，报施不偏也。故先其未发之时，坚束其四末相移之处，令邪气不得入于阳分，阴气不得出于阳位，以致束闭其卫阳，审候而察之，见其孙络盛坚而血郁者皆取之，此真气之方往而未得兼并者也。

热论三十八[①]

黄帝问曰：今夫热病者，皆伤寒之类也，或愈或死，其死皆以六七日之间，其愈皆以十日以上者何也？不知其解，愿闻其故。

热病者，春夏之月感冒风邪之病也。风秉木气，其性疏泄，卫秉金气，其气收敛，春夏中风，开其皮毛，卫气愈泄而愈

---

① 三十八　原脱，据目录补

敛，皮毛敛闭，营郁热发，是为热病。其营热之所以盛发者，以其冬水蛰封之日，相火失藏，升扬渫越，蕴隆于经脉之中，营热蓄积，已成素秉。而冬时不病者，寒水司令，术火未交也。一交春气，寒去温来，经阳郁发，营热渐剧，袭以风露，表闭热隆，则成温病，所谓冬伤于寒，春必温病也（"生气通天论"语）。发于春，则为温病，发于夏，则为暑病，因时而异名，总皆热病也。热病感春夏之风，非伤冬令之寒，故曰伤寒之类，实非伤寒也。

岐伯对曰：人之伤于寒也，则为病热，热虽甚不死，其两感于寒而病者，必不免于死。

外感之病，统曰伤寒，《难经》：伤寒有五，有中风、有伤寒、有湿温、有热病、有温病是也。温热之病，本非伤寒，曰伤寒者，感病之总名如是。人之春夏感伤，风泄其卫，卫闭而遏营血，则为病热，热虽至甚，而经尽热泄，不至于死。其阳盛阴微，外被邪束，而表里双传，一日两经，是谓两感，阴精枯槁，必不免于死也。

帝曰：愿闻其状。岐伯曰：伤寒一日，巨阳受之，巨阳者，诸阳之属也，故为诸阳主气也，其脉连于风府，故头项痛，腰脊强。二日阳明受之，阳明主肉，其脉挟鼻络于目，故身热目痛而鼻干，不得卧也。三日少阳受之，少阳主胆，其脉循胁络于耳，故胸胁痛而耳聋。三阳经络皆受其病，而未入于脏者，故可汗而已。

伤寒一日，巨阳受之，巨阳者，经居三阳之表，最先受邪，是诸阳之所属也，故为诸阳之主气也。病传三阳之经，总以太阳为主，以其为诸阳之主气故也。督居脊背，总督诸阳，太阳行身之后，其脉连于督脉之风府（穴在头后）。风府者，招风之府，其窍常开，风袭此穴，传之太

阳。太阳之脉，自头下项，挟脊抵腰，风闭皮毛，郁其经脉，经气不舒，故头项痛，腰脊强。阳明居太阳之次，行身之前，风邪在表，日传一经，二日则阳明受之。阳明主肉，其脉挟鼻络于目，阳莫盛于阳明，阳明不降，胃气上逆，肌肉熏蒸，燥火升逼，故身热目痛而鼻干，不得卧也。少阳居阳明之次，行身之侧，三日少阳受之。少阳主胆，胆木化气相火，其脉循耳下颈，贯膈而循胁里，胆火逆升，经气痞塞，故胸胁痛而耳聋。三阳经络皆受其病，而未入于三阴之脏，经郁热发，汗之泄其经热，则病已矣。

四日太阴受之，太阳脉布胃中，络于嗌，故腹满而嗌干。五日少阴受之，少阴脉贯肾络于肺，系舌本，故口燥舌干而渴。六日厥阴受之，厥阴脉循阴器而络于肝，故烦满而囊缩。

太阴居少阳之次，行身之前，四日太阴受之。其脉入腹络胃，上膈挟咽，脾精枯燥，故腹满而嗌干。少阴居太阴之次，行身之后，五日少阴受之。其脉贯脊属肾，入肺而挟舌本，肾水焦涸，故口燥舌干而渴。厥阴居少阴之次，行身之侧，六日厥阴受之。其脉过阴器，抵小腹，属肝络胆，肝血消烁，故烦满而囊缩。太阴曰脉布胃中，少阴曰脉贯肾，厥阴曰脉络于肝，是则三阴之病，皆入于脏也。

其不两感于寒者，七日巨阳病衰，头痛少愈，八日阳明病衰，身热少愈，九日少阳病衰，耳聋微闻，十日太阴病衰，腹减如故，则思饮食，十一日少阴病衰，渴止不满，舌干已而嚏，十二日厥阴病衰，囊纵，少腹微下，大气皆去，病日已矣。

六日而六经俱尽，脏阴弗衰，邪热不能内传，则经阳外发，汗出邪退。六日而六经俱解，共十二日而病全瘳，所谓其愈皆以十日以上也。

帝曰：治之奈何？岐伯曰：治之各通其脏脉，病日衰已矣。其未满三日者，可汗而已，其满三日者，可泄而已。

腑亦称脏，"十二脏相使论"：十二脏之贵贱相使是也。各通其脏脉，是何脏之经病，即针通其何脏之经脉也。其未满三日者，所谓三阳经络皆受其病，而未入于脏者，故可汗而已，其已满三日者，已入于脏，故可泄而已。

热病一传三阴之经，即入于脏，经传三阴，营热深剧，则脏热郁发故也。汗泄俱是刺法，详见"刺热"篇。《灵枢·热病》：热病三日，而气口静，人迎躁者，取之诸阳，五十九刺，以泄其热而出其汗。泄之则热去，补之则汗出，热病阳有余而阴不足，故泄其阳而补其阴。其在三阳之经，而未入于脏者，热邪尚浅，补其经中之阴，则汗自出，其在三阴之经，而已入于脏者，热邪已深，非泄其脏中之阳，则热不去。温热之病，所以不能死者，脏阴之未亡也。已入于脏而不泄，则脏阴亡矣，故用泄法。

帝曰：其病两感于寒者，其脉应与其病形何如？岐伯曰：两感于寒者，病一日巨阳与少阴俱病，则头痛口干而烦满，二日阳明与太阴俱病，则腹满身热不欲食，谵言，三日少阳与厥阴俱病，则耳聋囊缩而厥不知人，不知人，六日死。三阴三阳、五脏六腑皆受病，营卫不行，五脏不通，则死矣。

两感者，阳亢阴枯，其太阳之寒，随少阴而化热，太阴之湿，随阳明而化燥，厥阴之风，随少阳而化火。表里同气，故一日之内，两经俱病，三日六经俱遍，精液消亡，是以死也。

帝曰：五脏已伤，六腑不通，营卫不行，如是之，后三日乃死何也？岐伯曰：阳明者，十二经脉之长也，其血气盛，故

不知人。三日其气乃尽，故死矣。

阳明多气多血，三日之后，经络脏腑俱病，又复不知人。三日阳明之气血全消，然后死也。

评热病论三十九[①]

黄帝问曰：人伤于寒而传为热何也？岐伯对曰：夫寒盛则生热也。此段旧误在"水热穴论"。

寒盛于外，束闭皮毛，营血郁遏，则生内热也。

帝曰：病热而有所痛者何也？岐伯曰：病热者，阳脉也，以三阳之动。人迎一盛少阳，二盛太阳，三盛阳明，入阴也。夫阳入于阴，故病在头与腹，乃䐜胀而头痛也。此段旧误在"腹中论"内。

病热者，风邪在表，郁其阳脉也。病热而有所痛者，以三阳之郁动而冲突也。太阴行气于三阴，脉动寸口，阳明行气于三阳，脉动人迎，人迎一盛，是少阳之郁发，二盛（二倍）。是太阳之郁发，三盛（三倍）。是阳明之郁发。三阳以阳明为长，病及阳明，阳旺极矣，由是自阳分而入阴分也。夫阳入于阴，则经气盛满，脉络弗容，故在上之经逆冲头上，在下之经陷遏腹里，乃腹胀而头痛也。

帝曰：善。热病已愈，时有所遗者何也？岐伯曰：诸遗者，热甚而强食之，故有所遗也。若此者，皆病已衰而热有所藏，因其谷气相[②]薄，两热相合，故有所遗也。帝曰：病热当何禁之？岐伯曰：病热少愈，食肉则复，多食则遗，此其禁也。帝曰：善。治遗奈何？岐伯曰：视其虚实，调其逆从，可使必已矣。

热病已愈，时有所遗者，余热遗留，

---

① 三十九　原脱，据目录补。
② 相　原作"将"，音近之误，据王注本《素问·热论》及本节黄解改。

缠绵未去也。诸遗者，以其热邪犹甚，而
遽强食之，脾土虚弱，未能消克，水谷不
消，中气胀满，热邪郁发，故有所遗也。
若此者，皆病势已衰，而余热有所伏藏，
因其饮食新下，与谷气相薄，两热相合
（内热与饮食之热相合），故有所遗也。
大凡病热少愈，而余热未清，食肉而不消
则病复，多食而难化则病遗，此其禁也。
治遗之法，视其脏腑之虚实，补泻无差，
调其经络之逆从，升降如故，可使其病必
已矣。

凡病伤寒而成温者，先夏至日为病
温，后夏至日为病暑，暑当与汗皆出，勿
止。二段①旧误在"热论"中。

凡病伤寒而成温者，夏至以前谓之病
温，夏至以后谓之病暑，以其时令而异名
也。温暑之病，皆由风闭皮毛，郁其内热
而成，当泄其皮毛，令经热与汗皆出，勿
止也。热病之遗者，热未透泄耳，汗之既
彻，经热全清，则无所遗留矣。

帝曰：有病温者，汗出辄复热，而脉
躁疾，不为汗衰，狂言不能食，病名为
何？岐伯曰：病名阴阳交，交者，死也。

阴阳交者，阴阳交并，独阳无阴也。

帝曰：愿闻其说。岐伯曰：人所以汗
出者，皆生于谷，谷生于精。汗者，精气
也，今邪气交争于骨肉而得汗者，是邪却
而精胜也，精胜则当能食而不复热。复热

者，邪气也，汗出而辄复热者，是邪胜
也。不能食者，精无俾也。病而留者，其
寿可立而倾也。且夫"热论"曰汗出而
脉尚躁盛者死，今脉不与汗相应，此不胜
其病也，其死明矣。狂言者，是失志，失
志者死。今见三死，不见一生，虽愈，必
死也。

人所以汗出者，皆生于谷气，谷气即
胃气也（卫气之本）。谷气蒸发，泄而为
汗，而气化之原，实生于精。水谷消磨，
脾气散精，上归于肺，而后气化也，是汗
乃精气相合而酝酿者。今病温热发，邪气
不致内蒸脏腑，烁其阴精，乃致交蒸于骨
肉而得汗者，是邪热外却，而阴精里胜
也。精胜邪负，则当能食，而不复热。复
热者，邪气所为也。汗出而辄复热者，是
邪胜而精负也。邪胜而不能食者，精无余
也（无俾，犹言无噍类②也）。病势如
此，而人尚存留者，其寿可立待而倾殒
也。且夫"热论"曰汗出而脉尚躁盛者
死（《灵枢·热病》语），汗后脉宜安静，
今脉不与汗后相应，此正气不胜其病邪
也，其死明矣。狂言者，是失志，失志者
死，缘肾藏精，精舍志（《灵枢·本神》
语），精亡则志乱也。今见三死（脉躁疾
一，狂言二，不能食三），不见一生，虽
汗出暂愈，亦必死也。

素问悬解卷五终阳湖钱增祺校字

---

① 二段　指"帝曰：善。热病已愈……暑当与
汗皆出，勿止。"
② 噍（qiào 诮）类　"噍"，嚼也。"噍类"，
谓人及动物也。

素问悬解卷六

昌邑黄元御解

病　论①

举痛论四十② 统举诸痛而言，故曰举痛。

黄帝问曰：余闻善言天者，必有验于人，善言古者，必有合于今，善言人者，必有厌于己，如此则道不惑而要数极，所谓明也。今余问于夫子，令言而可知，视而可见，扪而可得，令验于己而发蒙解惑，可得而闻乎？岐伯再拜稽首对曰：何道之问也？帝曰：愿闻人之五脏卒痛，何气使然？岐伯对曰：经脉流行不止，环周不休，寒气入经而稽迟，泣而不行，客于脉外则血少，客于脉中则气不通，故卒然而痛。泣与涩通。

要数，至数也。极，尽也。发蒙，发其蒙蔽也。解惑③，解其疑惑也。经脉一日一夜五十周，原自流行不止，环周不休也。皮毛偶泄，寒气入经，经脉稽迟，泣而不行，客于脉外则血少而不流（卫行脉外，气阻而血凝也），客于脉中则气闭而不通（营行脉中，血凝而气阻也），营卫壅迫，故卒然而痛也。

帝曰：其痛或卒然而止者，或痛甚不休者，或痛甚不可按者，或按之而痛止者，或按之无益者，或喘动应手者，或心与背相引而痛者，或胁肋与少腹相引而痛者，或腹痛引阴股者，或痛宿昔而成积者，或卒然痛，死不知人，少间复生者，或痛而呕者，或腹痛而后泄者，或痛而闭

不通者。凡此诸痛，各不同形，别之奈何？

义详下文。

岐伯曰：寒气客于脉外则脉寒，脉寒则缩蜷，缩蜷则脉绌急，绌急则外引小络，故卒然而痛。得炅则痛立止。因重中于寒，则痛久矣。

寒气客于脉外，阻其卫气，营血失其响养则脉寒，脉寒则缩蜷不舒，缩蜷则绌急不伸，绌急则外引小络，牵掣短促，故卒然而痛。得热气温之（炅，热也），寒消脉畅，则痛立止，此所以卒然而止也。因重中于寒，寒深脉闭，则痛久矣，此所以痛甚不休也。

寒气客于经脉之中，与炅气相薄则脉满，满则痛而不可按也。寒气稽留，炅气从上，则脉充大而血气乱，故痛甚不可按也。

寒气客于经脉之中，与血中温气相薄，迫也。营血埋阻则脉满，满则痛而不可按也。缘寒气积留，阻其营血，营血欲行而不能，因度越寒邪而出其上，温气从寒上而行，离其本位（营行脉中，是其本位），而浸④及卫分，则脉充大而气乱（营卫易位），按之则益痛，故痛甚不可按也。

寒气客于肠胃之间，膜原之下，血不

---

① 病论　原不载，据目录补。
② 四十　原脱，据目录补。
③ 惑　原作"感"，形近之误，据本节经文改。
④ 浸　通"侵"。

得散，小络急引，故痛，按之则血气散，故按之痛止。寒气客于挟脊之脉则深，按之不能及，故按之无益也。膜与募通。

寒气客于肠胃之间，膜原之下，膜，肠胃之募，原，肓之原也（"病能论"①：其气溢于大肠而着于肓，肓之原在脐下）。遏其经血，血不得散，经脉蜷缩，小络急引，故痛。而膜原空虚，非如经脉充盈，按之则血气散于空虚之处，隧路通畅，故按之痛止。寒气客于挟脊之脉，太阳之经，入于伏脊之中（伏脊，冲脉之伏行于脊者，即伏冲也，"疟论"作伏脊，《灵枢·岁露论》亦载此段，作伏冲），则其地深，按之不能及，故按之无益也。

寒气客于冲脉，冲脉起于关元，随腹直上，寒气客则脉不通，脉不通则气因之，故喘动应手矣。

寒气客于冲脉，冲脉起于关元（任脉穴名，在脐下），随腹直上（挟脐上行，至胸中而散），寒气客之，则脉道不通，脉道不通则经气因之而生阻格，故其痛处喘动应手矣。

寒气客于背俞之脉，则血脉涩，脉涩则血虚，血虚则痛，其俞注于心，故相引而痛，按之则热气至，热气至则痛止矣。

寒气客于背俞之脉（足太阳经行身之背，脏腑腧穴，皆出于此，是谓背俞之脉），入于心俞，则血脉凝涩，脉涩则血不流行而营气虚，血虚则痛（经气壅阻故也）。其俞内注于心，故背心相引而痛。按之则君火郁闭而热气至，热气至则痛止矣。

寒气客于厥阴之脉，厥阴之脉者，络阴器，系于肝，寒气客于脉中，则血涩脉急，故胁肋与少腹相引痛矣。

寒气客于厥阴之脉，厥阴之脉络阴器，抵小腹，属肝，布胁肋，寒气客于脉中，则血涩脉急，故胁肋与少腹相引

痛矣。

寒气客于阴股，厥气上及少腹，血涩在下相引，故腹痛引阴股矣。

寒气客于阴股②，伤及厥阴太阴之经，二经皆自少腹而上，胸膈寒闭，血涩在下相引，筋脉短急，故腹痛引阴股矣。

寒气客于小肠膜原之间，络血之中，血涩不得注于大经，血气稽留不行，故宿昔而成积矣。

寒气客于小肠膜原之间，络血之中，络血凝涩，不得流注于大经，血气稽留于膜原空虚之处，结而不行，故宿昔而成积聚矣。

寒气客于五脏，厥逆上泄，阴气竭，阳气未入，故卒然痛，死不知人，气复反则生矣。

寒气客于五脏，五脏阴也，而内藏阳气，是谓阳根，脏寒则阳不藏，厥逆而上泄，脏中全是阴气，阴气已势极而力竭，阳气犹升泄而未归，故卒然痛，死不知人。以阳主生，阴主死，人之所以生而有觉者，阳气之虚灵也，阳气升泄，故人死无知。此气复反，阳根下蛰，则生矣。（阴气竭者，阴气盛极而将衰也）

寒气客于肠胃，厥逆上出，故痛而呕也。寒气客于小肠，小肠不得成聚，故后泄腹痛矣。

寒气客于肠胃，肠陷则泄，胃逆则呕。胃气壅迫，水谷莫容，大肠以燥金之腑，魄门敛固，下窍不开，中气盛满，逆冲上窍，故腹痛呕吐也。寒气客于小肠，小肠者，传化物而不藏，不得成聚，肠寒脾湿，风木陷冲，故后泄而腹痛矣。

热气留于小肠，肠中瘅热焦渴，则坚干不得出，故痛而闭不通矣。

---

① 病能论　所引经文，见王注本《素问·腹中论》，黄氏移于"病能论"。
② 阴股　原作"股阴"，据本节经文乙转。

热气留于小肠，小肠以丙火之腑，其中瘅热焦渴，则粪粒坚干而不得出，故痛而闭塞不通矣。

帝曰：所谓言而可知者也，视而可见奈何？岐伯曰：五脏六腑固尽有部，视其五色，黄赤为热，青黑为痛，白为寒，此所谓视而可见者也。帝曰：扪而可得奈何？岐伯曰：视其主病之脉，坚而血及陷下者，皆可扪而得也。帝曰：善。

五脏六腑之经，行于周身，固尽有其部，视其各部络脉之五色，黄赤则为热，青黑则为痛，白则为寒，此所谓视而可见者也。视其主病之脉，坚牢而血聚，及邪深而陷下者，皆扪而可得也。

气厥论四十一①

黄帝问曰：余知百病生于气也，怒则气上，喜则气缓，思则气结，悲则气消，恐则气下，惊则气乱，劳则气耗，寒则气收，炅则气泄。九气不同，何病之生？

义详下文。

岐伯对曰：怒则气逆，甚则呕血及飧泄，故气上矣。

肝胆主怒，怒则肝气下陷，胆气上逆，甚则肝木贼脾而为泄利，胆木刑胃而为呕吐。血藏于肝，其上行而不吐衄者，肺金敛之也，大怒伤肝，不能藏血，而甲木上冲，双刑肺胃（甲木化气相火，甲木刑胃，相火刑金），肺胃上逆，收敛失政，是以呕血。胆木逆升，故气上矣。

喜则气和志达，营卫通利，故气缓矣。

心主脉，其志为喜，喜则心气和调，志意畅达，经脉流行，营卫通利，故气缓矣。

思则心有所存，神有所归，正气留而不行，故气结矣。

脾主思，思则心有存注，神有所归

着，正气停留而不行，故气结矣。

悲则心系急，肺布叶举，上焦不通，营卫不散，热气在中，故气消矣。

肺主悲，悲则心系迫急，肺布叶举，气道壅阻，上焦不通，营卫不散，热气在中，故气消矣。以胸中宗气，卫气之本，所以布呼吸而行营血者也。肺布叶举，上焦不通，宗气壅遏，不能四达，则营卫不散，热气在中，是以肺气消烁也。

恐则精却，却则上焦闭，闭则气还，还则下焦胀，故气不行矣。

肾主恐，恐则精不交神，后却而陷流，却则神气离根，奔逆阻格，而上焦不通，上焦闭塞，则下无升路，而气还于下，还则下焦胀满，故气不行矣。

惊则心无所依②，神无所归，虑无所定，故气乱矣。

胆主惊，惊则胆木上逆，累及心君（胆为相火，心为君火，君相同气）。心无所依，神无所归，虑无所定，故气乱矣。

劳则喘息汗出，外内皆越，故气耗矣。

劳伤气血，则喘息汗出，皮毛洞开，外内皆越，故气耗矣。

寒则腠理闭，气不行，故气收矣。

寒束皮毛，则腠理闭敛，卫气不行，故气收矣。

炅则腠理开，营卫通，汗大泄，故气泄矣。

炅则腠理豁开（炅，热也），营卫通达，汗液大泄，故气泄矣。（以上十段，旧误在"举痛论"）

帝曰：五脏六腑寒热相移者何？岐伯

---

① 四十一 原脱，据目录补。
② 依 《校余偶识》："依，宋本及他本皆作倚"。《说文》："依，倚也。"

曰：肾移寒于脾①，臃肿少气。

肾移寒于脾，则湿土不运，肌肉凝滞，臃肿而少气也。

脾移寒于肝，臃肿筋挛。

脾移寒于肝，土陷木郁，脾被肝刑，则肌肉臃肿，肝被脾遏，则筋膜挛缩也。

肝移寒于心，狂，隔中。

肝移寒于心，木不生火，喜怒乖常，则为狂易（肝主怒，心主喜。狂易，《西汉书》语）。寒阻君火，则为隔中（寒湿在中，阴阳阻隔）。

心移寒于肺，肺消，肺消者，饮一溲二，死不治。

心移寒于肺，火不温金，则为肺消。肺消者，收敛失政，精溺溢泄，饮一溲二，死不可治也。

肺移寒于肾，则为涌水、涌水者，按腹不坚，水气客于大肠，疾行则鸣濯濯，如囊裹浆水之状也。

肺移寒于肾，金冷水聚，则为涌水。涌水者，按其腹不坚硬，水气客于大肠（大肠与肺表里），疾行则其鸣濯濯，如囊裹浆水之状，动即有声也。

脾移热于肝，则为惊衄。

脾移热于肝，肝藏血，血舍魂，魂不宁谧则为惊，血失敛藏则为衄。肝胆同气，此胆木上逆之证也。

肝移热于心，则死。

肝移热于心，阳根全泄，则死也。（肝木生于水中之阳，风木疏泄，肾气无余，则死）

心移热于肺，传为膈消。

心移热于肺，君火刑金，传为膈消。膈消者，膈上燥热，水至膈间，而已消也。

肺移热于肾，传为柔痓。痓与痉同。

肺移热于肾，金燥水枯，传为柔痓。柔痓者，筋骨痿软而蜷缩也。

肾移热于脾，传为虚，肠澼，死不可治。

肾移热于脾，湿土郁蒸，遏抑风木，中气被贼，虚败难复，风木陷冲，肠澼不敛，阳根脱泄，死不可治也。

脾移热于膀胱，则癃，溺血。

脾移热于膀胱，湿土贼水，水府湿热，前窍闭癃，风木陷冲，肝血失藏，泄于溺孔也。

膀胱移热于小肠，膈肠不便，上为口糜。

膀胱移热于小肠，小肠与心为表里，其脉络心，下膈而属小肠，故膈肠不便，而心火上炎，则口舌糜烂也。

小肠移热于大肠，为虑瘕，为沉痔。虑与伏通。

小肠移热于大肠，以丙火而刑庚金，大肠下陷，为伏结而生瘕聚，为沉瘀而生痔疮也。

大肠移热于胃，善食而瘦，又谓之食亦。

大肠移热于胃，以庚金而传戊土，湿化为燥，善食而瘦，水谷消磨，而肌肉不生，此燥气大旺，而湿气全亏也。又谓之食亦，食亦者，食而亦若不食也。（大肠以阳明燥金主令，胃以戊土而化气于燥金，故大肠移热，善食而瘦也）

胃移热于胆，亦曰食亦。

胃移热于胆，以燥土而传相火，燥热隆盛，故善食而瘦，亦曰食亦也。

胆移热于脑，则辛頞鼻渊，鼻渊者，浊涕下不止也，传为衄蔑瞑目。皆得之气厥也。

胆热移于脑，以相火逆冲，脑髓蒸

① 肾移寒于脾　《校余偶识》："脾，旧本作肝。新校正云：按全元起本云，肾移寒于脾，《甲乙经》亦作移寒于脾，王因误本，遂解为肝，亦智者之一失也。"

淫，液流鼻窍，则辛頞（鼻痠）鼻渊，鼻渊者，浊涕下流不止也。热邪淫泆，传为衄（鼻孔流血）蔑（汗孔流血）、瞑目（目光昏黯）之证也。

此上诸条，皆得之气厥也。（厥逆反常，升降失职）

逆调论四十二[①]

黄帝问曰：有病身热汗出烦满，烦满不为汗解，此为何病？岐伯曰：汗出而身热者，风也，汗出而烦满不解者，厥也，病名曰风厥。

汗出而身热者，风气之疏泄也，汗出而烦满不解者，阳气之厥逆也，故其病名曰风厥。

帝曰：愿卒闻之。岐伯曰：巨阳主气，故先受邪，少阴与其为表里也，得热则上从之，从之则厥也。帝曰：治之奈何？岐伯曰：表里刺之，饮之服汤。

巨阳为三阳之纲领，总统营卫，是为主气（"热论"：巨阳者，诸阳之属也，故为诸阳主气也）。经在皮毛，故先受邪，邪闭皮毛，则阳郁而热发。少阴与巨阳为表里，得热则上从之，从之则阳气厥逆而不降也。盖足太阳以寒水主令，手太阳以丙火而化寒水，丙火之不上逆者，寒水降之也，阳盛阴虚之人，丙火不化寒水，多生上热，而经居三阳之表，一感风寒，则先受其邪，邪束表闭，是以发热。少阴君火与手太阳相为表里，本以下行为顺，而同气相感，得手太阳之热则上从之，从之则二火上炎，厥逆不降，是阳气逆上之原也。厥阴风木，君火之母，火炎血热，木燥风生，开其皮毛，泄而为汗，而经热郁隆，不为汗解，是以烦满莫除也。治法，表里刺之，双泻太阳少阴之热，饮以凉营清热之汤，则火退烦消矣。（二段旧误在"评热病论"）

帝曰：人身非常温也，非常热也，为之热而烦满者，何也？岐伯曰：阴气少而阳气盛，故热而烦满也。

阴气少而阳气盛者，水不足而火有余也。汗亡津液，烦热弥增，故不为汗解。

帝曰：善。有病身热解堕，汗出如浴，恶风少气，此为何病？岐伯曰：病名曰酒风。帝曰：治之奈何？岐伯曰：以泽泻、术各十分，麋衔五分，合以三指撮，为后饭。

饮酒中风，谓之酒风。风性疏泄，而酒家湿热郁蒸，皮毛不敛，益以风力疏泄，孔窍常开，故身热而汗出。"风论"：饮酒中风，则为漏风，以其汗孔漏泄也。热烁汗泄，肺气耗伤，故解堕而少气。表疏卫弱，不能防护皮毛，是以恶风。以泽泻、术、麋衔，燥脾土而泄湿热，则汗收而气复矣。三指撮者，撮以宽长三指之器也。为后饭者，先药而后饭也。（此段旧误在"病能论"中）

帝曰：人有四肢热，逢风寒如炙如火者，何也？岐伯曰：是人者阴气虚，阳气盛。四肢者，阳也，两阳相得，而阴气虚少，少水不能灭盛火，而阳独治，独治者，不能生长也，独胜而止耳。逢风而如炙如火者，是人当肉烁也。

四肢者，诸阳之本也（"阳明脉解"语）。阴虚阳盛之人，四肢处阳旺之所，是两阳相得也，而阴气虚少，少水不能灭盛火，则阳气独治，故四肢常热。孤阳独治者，不能生长也，不过独胜而止耳。阳气愈胜则阴气愈消，逢风而如炙如火者，风寒闭其经热，是人当肌肉消烁也。（所谓不能生长也）

帝曰：人有身寒，汤火不能热，厚衣不能温，然不冻栗，是为何病？岐伯曰：

---

① 四十二　原脱，据目录补。

是人者素肾气盛，以水为事，太阳气衰，肾脂枯不长。肾者水也，而生于骨，肾不生则髓不能满，故寒甚至骨也。所以不能冻栗者，胆一阳也，心二阳也，肾孤脏也，一水不能胜二火，故不能冻栗。病名曰骨痹，是人当挛节也。

以水为事者，肾水用事也。肾为癸水，水中之气，是为阳根①，生木化火，全赖乎此。阳根者，手足少阳之相火蛰藏于癸水也，相火下秘，故水温而髓满。而相火蛰藏，太阳寒水之力也，太阳气衰，不能蛰藏相火，肾水失温，则脂枯不长。缘肾者水也，而生于骨，骨髓者，肾精之所凝结也，肾气不生，则髓不能满，骨髓虚寒，故寒甚至骨也。所以不能冻栗者，水寒于下，火泄于上。胆为相火，是一阳也，心为君火，是二阳也，一水虽是下寒，不能胜二火之上热，故不能冻栗。寒水下凝，其病在骨，病名曰骨痹，是人当关节拘挛也。

帝曰：人身非衣寒也，中非有寒气也，寒从中生者何？岐伯曰：是人多痹气也，阳气少，阴气多，故身寒如从水中出。

阳气少，阴气多，阴气痹塞，不能温养皮肉，故身寒如从水中出也。

帝曰：人之肉苛者，虽近衣絮，犹尚苛也，是为何疾？岐伯曰：营气虚，卫气实也。营气虚则不仁，卫气虚则不用，营卫俱虚则不仁且不用，肉如故也。人身与志不相有，曰死。

肉苛，顽木无觉也。营行脉中，卫行脉外，气以呴之，血以濡之（《难经》语），故肌肉灵觉，痛痒皆知。营气虚则痛痒无觉而不仁，卫气虚则动转莫遂而不用，营卫俱虚则不仁而且不用，肌肉如故，与人之神志了②不相关也。人身与人志两不相有，曰死，是其枯槁无知，与

死者无异也。（卫气实者，痞塞不行，亦是虚也）

腹中论四十三③

黄帝问曰：人有重身，九月而喑，此为何也？岐伯对曰：胞之络绝也。帝曰：何以言之？岐伯曰：胞络者系于肾，少阴之脉贯肾系舌本，故不能言。

重身，怀子也。胞之络脉系于肾，足少阴之脉贯肾而系舌本，胎在胞中，压其络脉，络脉不通，连及少阴之脉，牵引舌本，舌本强直，故不能言。

帝曰：治之奈何？岐伯曰：无治也，当十月复。《刺法》曰：无损不足，益有余，以成其疹，然后调之。所谓无损不足者，身羸瘦，无用镵石也，无益有余者，腹中有形而泻之，泻之则精出而病独擅中，故曰疹成也。

当十月复，十月胎生，则胞络松缓，而言语复旧矣。疹，病也。腹中有胎而泻之，欲以去其痼病，泻之徒伤正气，而痼病独留，其势弥大。本以泻之，适以益其有余，反成大病，故曰疹成也。（二段旧误在"奇病论"中。篇名"腹中论"，义取腹中有形语也）

帝曰：善。何以知怀子之且生也？岐伯曰：身有病而无邪脉也。

怀子将生，则身有病而脉无邪，是以知之。

帝曰：人生而有病癫疾者，病名曰何？安所得之？岐伯曰：病名为胎病，此得之在母腹中时，其母有所大惊，气上而不下，精气并居，故令子发为癫疾也。

在母腹中时，其母有所大惊，胆气上

---

① 根　原作"限"，形近之误，据下文"阳根"改。

② 了　绝也。

③ 四十三　原脱，据目录补。

逆而不下，精气离根，并居上位，神气迷乱，故令子感之，发为癫疾也。（此段旧误在"奇病论"）

帝曰：有病胸胁支满者，妨于食，病至则先闻腥臊臭，出清液，先唾血，四肢清，目眩，时时前后血，病名为何？何以得之？岐伯曰：病名血枯，此得之年少时有所大脱血，若醉入房中，气竭肝伤，故月事衰少不来也。

胸胁支满，胆胃之上逆也。腥，肺气。臊，肝气。臭，肾气。年少时有所大脱血，血枯则肝燥，若夫醉入房中，恣淫纵欲，泄其肾气，以致气竭而肝伤，风动血耗，肝木亦燥，故月事衰少不来。木以升达为性，肾气亡泄，则水寒脾湿，己土陷遏，乙木不达。既不上达，则必下冲，风木冲决，疏泄失藏，故前后血下。肝脾既陷，胆胃必逆，中气不治，则升降皆反，相因之事也。胃位于中，胆位于左，胃逆则胸满，胆逆则胃口及左胁支满（胆脉自胃口行两胁），上脘填塞，故妨于食。足少阳之脉起目锐眦，经阳升浮，故目眩转。胆胃逆则肺金亦升，故腥气先闻。臊臭者，肝肾下郁，气随心胆而上发（心肾表里，肝胆表里，故肝肾之气随心胆上发）。出清液者，胃逆而涎涌也。唾血者，肺气逆冲也。四肢清者，水寒土湿，胃逆脾陷，不能行气于四肢也。此病清浊易位，升降反常，而发由中气，中气一郁，则诸病至矣。

帝曰：治之奈何？复以何术？岐伯曰：以四乌鲗骨、一藘茹，二物并合之，丸以雀卵，大如小豆，以五丸为后饭，饮以鲍鱼汁，利肠中及伤肝也。

乌鲗骨消磨固涩，行经血枯闭，止经脉崩漏，藘茹行血通经，止崩收漏，雀卵温精暖血，补肾益肝，鲍鱼汁[1]通利肠胃，行血疏肝，皆血枯肝燥之良药也。

帝曰：有病痝然如有水状，切其脉大紧，身无痛，形不瘦，不能食，食少，名为何病？岐伯曰：病生在肾，名为肾风。肾风而不能食，善惊。惊已心气痿者，死。

肾风者，风伤肾脏，水泛土湿，胆胃逆升，故善惊而不食。惊已而心气痿者，胆木拔根，心火伤败，水邪横逆，是以死也。（此段旧误在"奇病论"）

帝曰：病肾风者，面胕痝然，壅害于言，可刺不？岐伯曰：虚不当刺，不当刺而刺，后五日其气必至。帝曰：其至何如？岐伯曰：至必少气时热，时热从胸背上至头，汗出手热，口干苦渴，目下肿，小便黄，腹中鸣，身重难以行，月事不来，烦而不能食，不能正偃，正偃则咳，病名曰风水。论在《刺法》中。

面胕痝然，面貌肿胀，痝然浮大也。肾脉循喉咙，挟舌本，肾病则脉络壅阻，害于言语也。《刺法》，古书。

帝曰：愿闻其说。岐伯曰：邪之所凑，其气必虚，阴虚者，阳必凑之，故少气时热而汗出也。小便黄者，少腹中有热也。诸有水者，微肿先见于目下也。帝曰：何以言之？岐伯曰：水者，阴也，目下者，亦阴也，腹者，至阴之所居，故水在腹者，必使目下肿也。真气上逆，故口苦舌干，卧不得正偃，正偃则咳出清水。不能正偃者，胃中不和，正偃则咳甚，上迫肺也。诸水病者，故不得卧，卧则惊，惊则咳甚也。腹中鸣者，病本于胃也。薄脾，则烦不能食。食不下者，胃脘隔也。身重难以行者，胃脉在足也。月事不来者，胞脉闭也。胞脉者，属心而络于胞中，今气上迫肺，心气不得下通，故月事不来也。

---

[1] 汁 原作"汗"，形近之误，据本节经文改。

邪之所凑，其正气必虚，阴盛于里则虚于表，阳弱不能与里阴相抗，则外乘阴虚之所，而浮散于表，阴虚者，阳必凑之，故少气时热而汗出也。小便黄者，脾湿肝陷，温气下郁，少腹中有热也。目下肿者，诸有水人，微肿先见于目下也。以水者，阴物也，目下亦阴地也，腹者，至阴之所居，同气相感，故水在腹者，必使目下肿也。水旺土湿，胃气不降，则二火失根，真气上逆，故口苦舌干，卧不得正偃，正偃则咳出清水。所以不能正偃者，因胃中不和，正偃则气阻咳甚，上迫于肺也。诸水病者，水泛气阻，故不得卧，卧则中气壅塞，胆逆惊生，惊则胆火上炎，而刑肺金，于是咳甚也。腹中鸣者，病本于胃土之湿，木郁而不畅也。气薄于脾，则烦不能食，以脾主消化，胃主受盛，饮食不化，则中脘胀满，胃失受盛之职，不能再纳新谷，浊气上填，君火莫降，故心烦不能食。食不下者，胃脘阻隔不开也。身重难以行者，水泛胃土，胃脉在足，湿胜阳亏，筋骨不健也。月事不来者，胞脉闭塞，阻其经血下行之路也。心主脉，胞脉者，属心而络于胞中，血温则行，寒则凝。血温之行，心火之力，今逆气上迫肺部，心气不得下通，血脉凝涩，故月事不来也。（二段① 旧误在评"热病论"）

帝曰：人之不得偃卧者何也？岐伯曰：肺者，脏之盖也，肺气盛则脉大，脉大则不得偃卧。论在《奇恒阴阳》中。

肺者，五脏之华盖也，肺气盛者，胃土上逆，肺金莫降，壅满于胸中也。肺气上盛，则脉浮大，脉浮大者，肺胃上逆，故不得偃卧。《奇恒阴阳》，古书。

帝曰：人卧而有所不安者何也？岐伯曰：脏有所伤及精有所寄，则卧不安，故人不能悬其病也。

脏有所偏伤及精有所偏寄，则卧不安，故人不能悬度其病也。（二段② 旧误在"病能论"）

帝曰：人有逆气不得卧而息有音者，有不得卧而息无音者，有起居如故而息有音者，有得卧行而喘者，有不得卧不能行而喘者，有不得卧卧而喘者，皆何脏使然？愿闻其故。

息有音，喘息有声音也。得卧行而喘者，能卧能行而喘也。

岐伯曰：不得卧而息有音者，是阳明之逆也。足三阳者下行，今逆而上行，故息有音也。阳明者，胃脉也，胃者六腑之海，其气亦下行，阳明逆，不得从其道，故不得卧也。《下经》曰：胃不和则卧不安，此之谓也。夫起居如故而息有音者，此肺之络脉逆也。络脉不得随经上下，故留经而不行，络脉之病人也微，故起居如故而息有音也。夫不得卧卧则喘者，是水气之客也。夫水者，循津液而流也，肾者水脏，主津液，主卧与喘也。帝曰：善。

不得卧而息有音者，是足阳明之上逆也。足之三阳，自头走足，气本下行，今逆而上行，故息有音也。以阳明者，胃之脉也，胃者六腑之长，其气亦下行，经腑相同，下行则浊气降摄，仓廪开而水谷入，胃气不降，则经气上逆，不得从其故道而下，经腑皆逆，浊气上填，故不得卧也。《下经》曰（古书）：胃腑不和，则卧寐不安，正此谓也。夫起居如故而息有音者，此肺之络脉逆也。络脉壅碍，不得随经脉上下，则留滞而不行，络脉之病人也微，非如经脉之病，能改起居之常，故起居如故而息有音也。夫不得卧卧则喘者，是水气之上客也。水者，随津液而流

---

① 二段　指"帝曰：病肾风者……故月事不来也。"
② 二段　指"帝曰：人之不得偃卧者……故不能悬其病也。"

行也，肾者水脏，职主津液，水位在下，而循津液逆行，客居肺部，气被水阻，故不得偃卧，卧则气闭而喘作也。（二段①旧误在"逆调论"）

病能论四十四②

黄帝问曰：有病心腹满，旦食则不能暮食，此为何病？岐伯对曰：名为鼓胀。帝曰：治之奈何？岐伯曰：治之以鸡矢醴，一剂知，二剂已。帝曰：其时有复发者何也？岐伯曰：此饮食不节，故时有病也。虽然其病且已时，固当病气聚于腹也。此段旧误在"腹中论"。

心腹痞满，旦食则不能暮食，此水旺土湿，中气不运，脾陷不能消，胃逆不能纳也，病名鼓胀。鸡矢醴（仲景鸡矢白散，即此），利水泄湿，疏通小便，湿去则满消食下，鼓消胀平，故一剂其效可知，二剂其病全已。病已而时有复发者，此愈后饮食不节，伤其脾胃，故有时病发也。虽缘愈后调摄不善，而其先病且已时，固当病气聚于腹中，旧根未绝，是以一伤即发也。

帝曰：有病胁下满气逆，二三岁不已，是为何病？岐伯曰：病名曰息积，此不妨于食，不可灸刺，积为导引服药，药不能独治也。此段旧误在奇病论。

肺主气，自右胁下行，胁下满，气上逆，此肺金不降。呼吸为息，息积者，肺气之结积也（《难经》：肺之积，名曰息贲，即此）。积在右胁，不碍胃口，故不妨于食。此不可灸刺，宜积为导引行气之法，兼以服药，药不能独治也。

帝曰：人有身体髀股胻皆肿，环脐而痛，是为何病？岐伯曰：病名伏梁，此风根也。其气溢于大肠而着于肓，肓之原在脐下，故环脐而痛也。不可动之，动之为水溺涩之病也。

《难经》：心之积，名曰伏梁，起脐上，大如臂，上至心下，身体髀股胻皆肿，环脐而痛，病名伏梁。缘肝木克贼脾土，中气痞塞，心火莫降，故成伏梁积聚。此风木不能上达，根蟠于土位故也。其积聚之位，在于脐上心下之间，而其气则溢于大肠而着于肓，心下膈上曰肓（足少阴之肓俞也），肓之原在脐下，一气相通，故环脐而痛也。此不可动之，若轻施攻下，而妄动之，则脾愈伤而肝愈陷，不能疏泄水道，必为水溺淋涩之病也。

帝曰：病有少腹盛，上下左右皆有根，此为何病？可治不？岐伯曰：病名曰伏梁。帝曰：伏梁何因而得之？岐伯曰：裹大脓血，居肠胃之外。不可治，治之每切，按之致死。帝曰：何以然？岐伯曰：此下则因阴，必下脓血，上则迫胃脘，生隔，挟胃脘内痛。此久病也，难治。居脐上为逆，居脐下为从，勿动亟夺。论在《刺法》中。

少腹盛满，上下左右皆有根，此亦脾陷肝遏，风木贼土之病，病亦名伏梁。肝脾郁迫，湿热蒸腐，化生脓血，居于肠胃之外。不可治之，治之则愈剧（切，甚也），按之则致死。此其下则连于后门，必下脓血，上则迫于胃脘，生隔，挟胃脘之内痛。此非旦夕所成，乃久病也，最为难治。其居脐上，在心脾之间为逆，恐其腐败熏心也，其居脐下，在肝脾之间为从。不可轻易动之，使其正气亟夺也。《刺法》，古书。（二段③旧误在"腹中论"）

帝曰：人病胃脘痈者，诊当何如？岐

---

① 二段　指"帝曰：人有逆气不得卧……帝曰：善。"

② 四十四　原脱，据目录补。

③ 二段　指"帝曰：人有身体髀股胻皆肿……论在《刺法》中。"

伯曰：诊此者当候胃脉，其脉当沉细。沉细者气逆，逆者人迎甚盛，甚盛则热。人迎者，胃脉也，逆而盛则热聚于胃口，而不行，故胃脘为痈也。

诊胃脘痈者，当候胃脉。痈疽之病，缘风寒闭其经脉，营卫壅阻而成。风寒闭束，其在下之脉，如冲阳、气街，必当沉细，以其经脉不得下达也。沉细者必气逆，以其不得下达，必上冲也。逆者，其在上之脉，如人迎，必甚盛，甚盛则阳郁而发热。人迎者，胃脉也，上逆而甚盛，则热聚于胃口，而不下行，湿热蒸腐，故胃脘为痈也。

帝曰：善。有病颈痈者，或石治之，或针灸治之，而皆已，其真安在？岐伯曰：此同名异等者也。夫痈气之息者，宜以针开除去之，气盛而血聚者，宜石而泻之，此所谓同病异治也。

石，砭石也。痈气之息者，痈之气平而生蹠肉者也（蹠，死肉也），故宜以针开除去之，去其死肉与脓血也。气盛血聚者，痈之气盛血聚而未成脓者也，故宜以石泻之，泻其聚血，以散其积气也。同病而异治者，名同而等异也。

帝曰：人有尺脉数甚，筋急而见，此为何病？岐伯曰：此所谓疹筋，是人腹必急，白色黑色见则病甚。

尺脉数甚者，木陷于水也。肝木生于肾水，水寒土湿，乙木不能升达，陷于水中，郁动不已，故尺脉数甚。肝主筋，肝陷则筋不荣舒，故筋急而见（青筋外露），此所谓疹筋。疹筋者，病在筋也。肝木下陷，是人少腹必当拘急。若白色黑色见则病甚，黑为痛，白为寒也（《灵枢·五色》语。"皮部论"：多黑则痹，多白则寒）。《难经》：肝主色，自入为青，入心为赤，入脾为黄，入肺为白，入肾为黑，凡五色外见者，皆肝病也。（此

段旧误在"奇病论"中）

奇病论四十五①

黄帝问曰：人有病头痛，以数岁不已，此安得之？名为何病？岐伯曰：当有所犯大寒，内至骨髓，髓者以脑为主，脑逆故令头痛，齿亦痛，病名曰厥逆。

肾主骨髓，骨髓者，水之精液也。水位于下，而其源在上，脑者，髓之海也（《灵枢·海论》语），故骨髓以脑为主。冲犯大寒，内至骨髓，骨髓之寒，上通于脑，则脑为之逆，脑逆则浊气莫降，郁冲头上，是以头痛。齿者，骨之余也，浊气填塞，故齿牙亦痛。其病名曰厥逆，厥逆者，浊气之上逆也。（足之三阳，自头走足，厥逆者，寒邪升发，足三阳之上逆也）

帝曰：有病厥者，诊右脉沉而紧，左脉浮而迟，不知病主安在？岐伯曰：冬诊之，右脉固当沉紧，此应四时，左脉浮而迟，此逆四时。在左当主病在肾，颇关在肺，当腰痛也。帝曰：何以言之？岐伯曰：少阴脉贯肾络肺，今得肺脉，肾为之病，故腰痛也。

冬月阳气右降，右脉沉紧者，阳气之右降也，此为应四时。气宜右降，不宜左降，冬月阳气在右，固当降也，而其在左，则未尝降，以左非降位也。盖左脉浮而迟，是乙木顺陷矣，此为逆四时。其在右者，不病也，其在左者，当主病在肾，颇关通在肺家，是当腰痛也。以足少阴脉贯肾而络肺，肾宜温升，肺宜清降，今右脉沉紧，是得肺家之平脉，左脉浮迟，是不得肾家之平脉，则癸水沉寒，肾为之病矣。水寒不能生木，风木下陷于肾水，肾位在腰，木气郁冲，故腰痛也。厥，逆

———————
① 四十五　原脱，据目录补。

也，凡宜降而反升者谓之逆，宜升而反降者亦谓之逆，厥逆者，反顺为逆也。（此段旧误在"病能论"中）

帝曰：善。有病膺肿颈痛，胸满腹胀，此为何病？何以得之？岐伯曰：名厥逆。帝曰：治之奈何？岐伯曰：灸之则喑，石之则狂，须其气并，乃可治也。帝曰：何以然？岐伯曰：阳气重上，有余于上，灸之则阳气入阴，入则喑，石之则阳气虚，虚则狂，须其气并而治之，可使全也。

足之三阳，自头走足，以下行为顺，足阳明行身之前，由缺盆下胸膈而走腹，足少阳行身之侧，由缺盆贯胸膈而循胁，膺肿颈痛，胸满腹胀者，阳明少阳之上逆也，名为厥逆。灸之则喑哑不言，石之则清狂不慧（《汉书》语），须其阴阳之气两相交并，乃可治也。以其阳气重，有余于上，灸之则助其上焦之阳，阳盛而侵占阴位，筋脉焦缩，故舌强而言拙，石之则泻其下焦之阳，阳虚而逆升阴位，胆火沸腾，故心迷而神乱，须其阳降阴升，气并而治之，可使全也。（此段旧误在"腹中论"）

帝曰：有病怒狂者，此病安生？岐伯曰：生于阳也。帝曰：阳何以使人狂？岐伯曰：阳气者，因暴折而难决，故善怒也，病名曰阳厥。帝曰：何以知之？岐伯曰：阳明者常动，巨阳少阳不动，不动而动，大疾，此其候也。帝曰：治之奈何？岐伯曰：夺其食即已。夫食入于阴，长气于阳，故夺其食即已。使之服以生铁落为饮，夫生铁落者，下气疾也。

阳气发生，因暴被摧折，郁其肝胆之气，不得畅达，是以善怒。难决者，郁气莫泄，未经断决也。怒狂者，怒不中节，性情狂悖也。其病名曰阳厥，阳厥者，足少阳之上逆也。以足之三阳，惟阳明者常

动，颈脉之人迎是也（地仓、大迎皆动，不及人迎之大），巨阳少阳则不动，不动，其常也，而动忽大疾，此其候也。巨阳之动，应在天柱（项旁），少阳之动，应在听会，耳上。而肝胆主怒，则动在少阳之听会。然足三阳自头走足，降则皆降，未有少阳上逆而巨阳独降者，皆逆则皆动，故连巨阳言之。饮食入腹，脾气散精，上归于肺，以谷精而化谷气，藏于胃腑，以养五脏（"经脉别论"语），是为胃气。脾为太阴，胃为阳明，是食入于阴而长气于阳也。"阳明脉解"所谓病甚则弃衣而走，登高而歌，妄言骂詈不避亲疏者，乃阳明胃气之盛满而不降也。胃土不降，则胆无下行之路，胆郁怒发，故病怒狂。夺其食则胃气衰减，阳明清降，是以病已。使之服饵，但以生铁落为饮。生铁落重坠之性，下气最疾，以金制木，甲木下行，则怒狂止矣。（此段旧误在"病能论"中）

帝曰：有病口苦，取阳陵泉，口苦者，病名为何？何以得之？岐伯曰：病名曰胆瘅。夫肝者，中之将也，取决于胆，咽为之使，此人者数谋虑不决，故胆气上溢而口为之苦。治之以胆募俞。论在"十二官相使"中。

阳陵泉，足少阳之经穴（穴在膝外），《难经》筋会阳陵泉是也。火曰炎上[①]，炎上作苦，足少阳以甲木而化相火，胆火上逆，是以口苦。取阳陵泉者，通足少阳之经脉，降逆气而泄相火也。其病名曰胆瘅，瘅，热也。"十二脏相使论"：肝者，将军之官，谋虑出焉，胆者，中正之官，决断出焉，故肝者，中之将军也，虽谋虑出焉，而实取决于胆（"六节脏象论"：凡十一脏，皆取决于胆也）。肝脉循喉咙入颃颡，

---

① 火曰炎上　语出《尚书·洪范》。黄氏引此，从秉气、升降方面探求苦味之根源。

肝胆表里，是咽者肝胆之使道也。此人者数谋虑而不决，是肝能谋虑而胆不决断，则胆气虚矣，胆虚根拔，火气上溢，故口为之苦。治之以胆经之募俞，胆募在胁，少阳之日月也，胆俞在背，太阳之胆俞也，与阳陵泉穴皆可治也。"十二官相使"，即"十二脏相使论"也。

帝曰：有病口甘者，病名为何？何以得之？岐伯曰：此五气之溢也，名曰脾瘅。夫五味入口，藏于胃，脾为之行其精气，津液在脾，故令人口甘也。此肥美之所发也，此人必数食甘美而多肥也。肥者令人内热，甘者令人中满，故其气上溢，转为消渴。治之以兰，除陈气也。

五味入口，藏于胃腑，脾为之行其精气，故五气散归于五脏，今津液在脾，不归五脏，则五气上溢，令人口甘。此饮食肥美之所发也，此人必数食甘美而多肥者。肥者令人气滞而生内热，甘者令人气阻而生中满，中气郁满，内热熏蒸，故其气上溢，久而转为消渴，消渴者，胆火上逆，而烁肺津也。治之以兰，辛香开散之力，除其郁陈之气，郁消热退，则上溢者顺行而下矣。（津液在脾，则治以兰，及成热中消中，则兰为芳草，不可用矣）

帝曰：夫子数言热中消中不可服高粱芳草石药，石药发癫，芳草发狂。夫热中消中者，皆富贵人也，今禁高粱，是不合其心，禁芳草石药，是病不愈，愿闻其说。岐伯曰：夫芳草之气美，石药之气悍，二者其气急疾坚劲，故非缓心和人，不可以服此二者。帝曰：不可以服此二者何以然？岐伯曰：夫热气慓悍，药气亦然，二者相遇，恐内伤脾。脾者土也而恶木，服此药者，至甲乙日更论。

肥者令人内热，甘者令人中满，其气上溢，转为消渴，是热中消中乃高粱所生，而石药燥烈发癫，芳草香窜发狂，故

皆不可服。以久食高粱，致成热中消中之病，而芳草之气美，石药之气悍，二者之气急疾坚劲，更益其疾，故非缓心和气之人，不可服也。盖热中消中之家，热气剽悍，原不和平，而芳草石药之气，与之正同，二者相遇，燥热倍增，恐内伤脾中冲和之气。脾者土也，而恶风木之相贼，脾精枯槁，不敌风木，一当木旺之时，脾病必剧。服此慓悍之药者，脾精消烁，至甲乙日木旺之期，当更论之。甲乙不困，乃可治也，不然则木贼土败，不可救挽，未可与常日并言也。（此段旧误在"腹中论"）

帝曰：有癃者，一日数十溲，此不足也，身热如炭，颈膺如格，人迎躁盛，喘息气逆，此有余也，太阴脉微细如发，此不足也，其病安在？名为何病？岐伯曰：病在太阴，其盛在胃，颇在肺，病名曰厥，死不治，此所谓得五有余二不足也。帝曰：何谓五有余二不足？岐伯曰：所谓五有余者，五病之气有余也，二不足者，亦病气之不足也。今外得五有余，内得二不足，此其身不表不里，亦正死明矣。

颈膺如格，如有物阻格不通也。人迎，阳明胃之动脉，在结喉两旁。太阴脉，太阴肺之寸口也。此病在太阴脾土，其盛在于胃，次则颇在于肺。以阳衰湿旺，脾陷肝郁，不能疏泄水道，故小便闭癃，此脾气之不足也。湿旺胃逆，浊气上填，故颈膺阻格，人迎躁盛，胃逆则胆肺莫降，胆火升泄，故身热如炭，肺金上壅，故喘息气逆，此胃家之有余也。肺气壅阻，不得畅达，故太阴脉细如发，此肺气之不足也。本以太阴湿土之旺，是病在太阴。因湿旺而胃逆，是其盛在胃。因胃逆而肺壅，是亦颇在肺。阳气拔根，升浮

溁①越，阴气失位，沉陷郁遏，升降倒置，皆缘中气亏败，病名曰厥，死不可治（升降倒行，皆曰厥逆），此所谓得五有余二不足也。五有余者，阳明之外盛，如身热如炭，颈膺如格，人迎躁盛，喘息气逆是也，二不足者，太阴之里虚，如小便闭癃，寸口脉细是也。外得五有余，内得二不足，则表非真盛，是阳气之外脱也，里非真虚，是阴气之内凝也，此其身不表不里，亦正死明矣。

凡消瘅瘘厥，仆击偏枯，气逆发满，肥贵人高粱之疾也。隔塞闭绝，上下不通，暴忧之病也。暴厥而聋，偏塞闭不通，内气暴薄也。不从内外中风之病，故疾留着也。蹠跛，寒风湿之病也。黄瘅暴痛，癫疾厥狂，久逆之所生也。五脏不平，六腑闭塞，脾肺之所生也。头痛耳鸣，九窍不利，肠胃之所生也。（此段旧误在"通评虚实论"）

凡消瘅瘘厥，仆击偏枯，气逆胸满，是肥腴贵人，高粱厚味，湿热郁生之疾也。胸腹隔塞闭绝，上下不通，是暴忧伤脾，湿旺土郁之病也。暴厥而聋，两耳偏有闭塞不通，是少阳甲木之气逆从内升，暴相薄迫也。不从内外中风之病（木郁风动，是内中风，八风感袭，是外中风），而肢节卷缩，是故疾留着（痼疾留聚痹着），阻其经脉也。骸足蹠跛，是寒风湿之邪，伤其关节经络之病也。黄瘅暴痛，癫疾厥狂，是胆胃不降，久逆之所生也。五脏不平，六腑闭塞，是脾肺湿旺，升降倒置之所生也。头痛耳鸣，九窍不利，是胃逆肠陷，浊气堵塞之所生也。

标本病传论四十六②

黄帝问曰：病有标本，刺有逆从奈何？岐伯对曰：凡刺有方，必别阴阳，前后相应，标本相移，逆从得施。故曰有其

在标而求之于标，有其在本而求之于本，有其在本而求之于标，有其在标而求之于本。故治有取标而得者，有取本而得者，有逆取而得者，有从取而得者。

凡刺之法，必别阴阳，阴阳之气，前后相应，标本相移，审其针刺之宜忌，而后逆从得施而无误（下文逆取、从取是也）。病有标本，求而取之，各有所得，是分逆从。逆取者，取之于标也，从取者，取之于本也。

知逆与从，正行无问，知标与本，万举万当，不知标本，是谓妄行。夫阴阳逆从标本之为道也，少而多，浅而博，小而大，可以言一而知百病之害。以浅而知深，察近而知远，言标与本，易而勿损。

言标本逆从之道，不可不知也。

治反为逆，治得为从。先病而后逆者治其本，先逆而后病者治其本，先寒而后生病者治其本，先病而后生寒者治其本，先病而后泄者治其本，先泄而后生他病者治其本，必且调之，乃治其他病。先热而后生病者治其本，先热而后生中满者治其标，先中满而后生烦心者治其本，先病而后生中满者治其标，小大利治其本，小大不利治其标，先小大不利而后生病者治其本。

治与病反为逆，治与病得为从。先病而后逆者，逆由病生，则治其本。先逆而后病者，病由逆生，则治其本。先寒而后生病者，寒为本也，则治其本。先病而后生寒者，病为本也，则治其本。先病而后泄者，病为本也，则治其本。先泄而后生他病者，泄为本也，则治其本。凡此必且调之，令其本愈，乃治其他病。若先热而后生病者，热为重，则治其本。先热而后

---

① 溁（xiè 泻）散也。
② 四十六 原脱，据目录补。

生中满者，中满为重，则治其标。先中满而后生烦心者，中满为重，仍治其本。先病而后生中满者，中满为重，则治其标。小大利（小便、大便），则他病为重，但治其本。小大不利，则他病为轻，必治其标，以小大不利，诸病之标，而所关甚巨，不得不先也。小大不利而后生他病者，则小大为重，必治其本，以小大不利，诸病之本，虽杂证丛生，皆在所缓也。

人有客气有主气，病发而有余，本而标之，先治其本，后治其标，病发而不足，标而本之，先治其标，后治其本。谨察间甚，以意调之，间者并行，甚者独行。

人有客气有主气，主为本，客为标，本宜急而标宜缓也，但有虚实之分，不可拘也。病发而有余，则先本而后标，病发而不足，则先标而后本。谨察间甚，以意调之，间者标本并行，以其病轻也，甚者标本单行，以其病重也。

夫病传者，心病先心痛，一日而咳，三日胁支满痛①，五日闭塞不通，身痛体重，三日不已死，冬夜半，夏日中。

凡病必传其所胜，心病先心痛，肾水克心火也。一日而咳，心火克肺金也。三日胁支满痛，肺金克肝木也（肝位在胁，偏支满痛）。五日闭塞不通，身痛体重，肝木克脾土也（胆木克胃，则上窍不通，肝木克脾，则下窍不通）。三日不已死，冬夜半，水灭火也，夏日中，火太亢也。

肺病喘咳，三日胁支满痛，一日身重体痛，五日而胀，十日不已死，冬日入，夏日出。

肺病喘咳，心火克肺金也。三日胁支满痛，肺金克肝木也。一日身重体痛，肝木克脾土也。五日而胀，胆木克胃土也。十日不已死，冬日入，金既衰也，夏日

出，木将旺也。

肝病头目眩胁支满，三日体重身痛，五日而胀，三日腰脊少腹痛胫痠，三日不已死，冬日入，夏早食。

肝病头目眩胁支满，肺金克肝木也。三日体重身痛，肝木克脾土也。五日而胀，胆木克胃土也。三日腰脊少腹痛胫痠，脾土克肾水也。三日不已死，冬日入，金已衰也（木无制故），夏早食，木将败也。

脾病身痛体重，一日而胀，二日少腹腰脊痛胫痠，三日背胎筋痛小便闭，十日不已死，冬人定，夏晏食。

脾病身痛体重，肝木克脾土也。一日而胀，胆木克胃土也。二日少腹腰脊痛胫痠，脾土克肾水也。三日背胎筋痛小便闭，胃土克膀胱也。十日不已死，冬人定，水将旺也（水旺则灭火而侮土），夏晏食，土已衰也。

肾病少腹腰脊痛胫痠，三日背胎筋痛小便闭，三日腹胀，三日胁支满痛，三日不已死，冬大晨，夏晏晡。

肾病少腹腰脊痛胫痠，脾土克肾水也（湿土郁陷，肝木不升，沦于肾水，则腰腹痛，膝胫痠）。三日背胎筋痛小便闭，胃土克膀胱也。三日腹胀，膀胱侮胃土也。三日胁支满痛，胃土侮胆木也。三日不已死，冬大晨，水已衰也，夏晏晡，土正旺也。

胃病胀满，五日少腹腰脊痛胫痠，三日背胎筋痛小便闭，五日身痛体重，六日不已死，冬夜半后，夏日昳。

胃病胀满，胆木克胃土也。五日少腹腰脊痛胫痠，脾土克肾水也。三日背胎筋痛小便闭，胃土克膀胱也。五日身痛体

————————

① 痛　原脱，据王注本《素问·标本病传论》及本节黄解补。

重，肾水侮脾土也。六日不已死，冬夜半后，木将旺也，夏日昳，土正盛也（日昳，午后日昃，土盛之时）。

膀胱病小便闭，五日少腹胀腰脊痛骺痠，一日腹胀，一日身重体痛，二日不已死，冬鸡鸣，夏下晡。

膀胱病小便闭，胃土克膀胱也。五日少腹胀腰脊痛骺痠，脾土克肾水也。一日腹胀，膀胱侮胃土也。一日身重体痛，肾水侮脾土也。二日不已死，冬鸡鸣，水已衰也，夏下晡，土正旺也。（病传之义，与《灵枢·病传》相同）

诸病以次是相传，如是者，皆有死期，不可刺。间一脏止，及至三四脏者，乃可刺也。

间一脏止，隔脏相传而止也。及至三四脏者，隔脏相传，至三四脏而止也。《难经》：七传者死，间脏者生。七传者，传其所胜也，间脏者，传其所生也。一脏不再伤，故言七传者死也，子母相传，故言生也。

本病论四十七[①]

黄帝曰：五脏相通，移皆有次，五脏有病，则各传其所胜。不治，法三月若六月，若三日若六日，传五脏而当死，是顺传所胜之次。

五脏相通，其彼此移转，皆有次第，缘五脏有病，则各传其所胜。不治，法三月若六月，若三日若六日，传遍五脏而当死，递相克贼，以至殒命，是顺传所胜之次第也。

五脏受气于其所生，传之于其所胜，气舍于其所生，死于其所不胜。病之且死，必先传行，至其所不胜病乃死，此言气之逆行也，故死。

五脏受气于其所生，己所生也。传之于其所胜，己所克也。气舍于其所生，生己者也。死于其所不胜，克己者也。病之

且死，必先传行，至其所不胜病乃死，遇克贼也。此言气之逆行也，故死，在五脏相移为顺传，在此脏被克者，为逆行也。

肝受气于心，传之于脾，气舍于肾，至肺而死，心受气于脾，传之于肺，气舍于肝，至肾而死，脾受气于肺，传之于肾，气舍于心，至肝而死，肺受气于肾，传之于肝，气舍于脾，至心而死，肾受气于肝，传之于心，气舍于肺，至脾而死，此皆逆死也。一日一夜五分之，此所以占死生之早暮也。故曰别于阳者，知病从来，别于阴者，知死生之期，言知至其所困而死。

此详次上文之义。一日一夜五分之，以配五脏，寅卯为木，巳午为火，申酉为金，亥子为水，辰戌丑未为土，此所以占死生之早暮也。言知至其所困而死，知其死于所不胜也。（别于阳者四语[②]，与"阴阳别论"重）

是故风者，百病之长也，今风寒客于人，使人毫毛毕直，皮肤闭而为热，当是之时，可汗而发也。或痹不仁肿痛，当是之时，可汤熨及火灸刺而去之。弗治，病入舍于肺，名曰肺痹，发咳上气。

百病皆缘风闭皮毛，郁其里气而成，是故风者，百病之长也。今风寒初客于人，使人洒然振悚，毫毛毕直，孔窍收敛，皮肤闭而为热，当是之时，风则伤其卫气，寒则伤其营血，病在营卫，可汗而发也（仲景《伤寒》，伤寒用麻黄汤，中风用桂枝汤，义本诸此）。或皮肤瘑[③] 痹不仁，则成风痹之证，肌肉臃肿作痛，则成疮疡之证，所谓病成而变也（"脉要精微论"语），当是之时，可以汤熨（药汤

---

① 四十七　原脱，据目录补。
② 别于阳者四语　指"别于阳……知死生之期。"
③ 瘑（wán　顽）　麻痹也。

熏洗，药袋熏烙），及火灸刺而去之（燔针、灸艾）。皮毛者，肺之合也（肺主皮毛），弗治，则病自皮毛入舍于肺，名曰肺痹。（肺气闭塞），肺金壅阻，发咳上气，此表邪内传，侵伤五脏之始也。（皮毛外闭，里气郁遏，则脏病发作，非风寒之内入五脏也）

弗治，肺即传而行之肝，病名曰肝痹，一名曰厥，胁痛出食，当是之时，可按若刺耳。

五脏有病，则各传其所胜，在肺弗治，肺即传而行之于肝，金克木也，病名曰肝痹（肝气闭塞），一名曰厥，胁痛出食。以肝胆同气，脉行胁肋，肝气痹着，经脉不行，故气阻而胁痛。肝病则陷，胆病则逆，胆木上逆，而刑胃土，容纳失职，故呕吐出食。升降倒行，是以名曰厥逆也。当是之时，可按摩针刺而愈之耳，犹未为晚也。

弗治，肝传之脾，病名曰脾风，发瘅，腹中热，烦心，出黄，当此之时，可按可药可浴。

在肝弗治，肝传之脾，木克土也，病名曰脾风（脾为风木所伤），发瘅，腹中热，烦心，出黄。以脾为湿土，湿传于胃，戊土上逆，君相二火，不得下根，火郁热发，故腹中瘅热，心内郁烦。风木随脾土左升，脾土湿陷，风木抑遏，故发黄色，缘木主五色，入土化黄也。当此之时，可按可药可浴而已，犹未为晚也。

弗治，脾传之肾，病名曰疝瘕，少腹冤热而痛，出白，一名曰蛊，当此之时，可按可药。

在脾弗治，脾传之肾，土克水也，病名曰疝瘕，少腹冤热而痛，出白，一名曰蛊。以湿土克水，寒凝气聚，则成疝瘕。风木不达，温气郁遏，故少腹冤热而痛（冤，郁也）。木郁下泄，肾水失职，故

白液淫泆，出于溺孔。一名曰蛊，蛊者，物腐虫生，日见剥蚀也。当此之时，可按可药，犹未为晚也。

弗治，肾传之心，筋脉相引而急，病名曰瘛，当此之时，可灸可药。弗治，满十日，法当死。瘛，音炽。

在肾弗治，肾传之心，水克火也，筋脉相引而急，病名曰瘛，以心主脉，火被水贼，筋脉不畅也。当此之时，可灸可药，犹未为晚也。此而弗治，满十日，法当死，缘脏气再周，不过十日之内，五脏气尽，不可活矣。

肾因传之心，心即复反传而行之肺，发寒热，法当三日死。此病之次也。故病久则传化，上下不并，良医弗为。病久则传化三句①，旧误在"生气通天论"。

肾因传之于心，心即复反传而行之肺，火克金也，肺气郁蒸，外发寒热，一脏再伤，法当三日死矣（《难经》：一脏不再伤，七传者死）。此五脏相传之次也。故病久则必相传化，及其五脏皆败，上下不并（并，交也），则精神离散，气血崩亡，良医于此，弗能为也。

然其卒发者，不必治于传，或其传化有不以次。不以次入者，忧恐悲喜怒，令不得以其次，故令人有大病矣。因而喜，大虚则肾气乘矣，怒则肺气乘矣，恐则脾气乘矣，悲则心气乘矣，忧则肝气乘矣，此其道也。故病有五，五五二十五变，及其传化，传乘之名也。卒，音猝。

五脏各传其所胜，故治于其所传，然其卒发者，则不必治于其所传，以其卒发，未及内传，或其传化有不以② 次者也。不以次入者，五情内伤，忧恐悲喜怒，令不得以其次也。传不以次，必缘伤

———————
① 病久则传化三句　指"故病久则传化……良医弗为。"
② 以　原脱，据本节经文补。

深，故令人有大病矣。盖病本以次传也，因而喜伤心火，心火大虚，则肾气乘之矣，怒伤肝木，则肺气乘之矣，恐伤肾水，则脾气乘之矣，悲伤肺气，则心气乘之矣，忧伤脾土，则肝气乘之矣，此其相乘之道也。故五脏相乘，每脏有五病，五五二十五病（《难经》：一脉十变，义与此同）。及其传化，迁变无常，总皆传其所乘之谓也。（旧本此篇误在"玉机真脏论"。详其文理，与"标本病传论"义同，而非一篇。"本病论"原亡，取此篇补之）

故地之湿气，感则害皮肉筋脉，水谷之寒热，感则害于六腑，天之邪气，感则害人五脏。邪风之至，疾如风雨，善治者治皮毛，其次治肌肤，其次治筋脉，其次治六腑，其次治五脏，治五脏者，半死半生也。此段旧误在"阴阳应象论"。

地之湿气，感则害于皮肉筋脉而已，水谷之寒热，感则害于六腑而已，天之邪气，感则自皮毛而内传，害人五脏，由表达里，凡肌肤筋脉六腑之属，无所遗漏也。邪风之至，疾如风雨，内传至速也。善治者治皮毛，不俟其入肌肤也，其次治肌肤，不俟其入筋脉也，其次治筋脉，不俟其入六膀也。其次治六腑，不俟其入五脏也，其次治五脏，则根本损伤，已太晚矣。治五脏者，难保十全，半死半生也。

治　　论①

汤液醪醴论四十八②

黄帝问曰：为五谷汤液及醪醴奈何？岐伯对曰：必以稻米，炊以稻薪，稻米者完，稻薪者坚。帝曰：何以然？岐伯曰：此得天地之和，高下之宜，故能至完，伐取得时，故能至坚也。

稻米得天地之和，高下之宜，故气味

完足。稻薪至草木苍干之候，伐取得时，故茎叶坚实。

帝曰：上古圣人作汤液醪醴，为而不用何也？岐伯曰：自吉圣人之作汤液醪醴者，以为备耳，故为而弗服也。中古之世，道德稍衰，邪气时至，服之万全。

汤液醪醴，行经发表之物，上古之人，道德纯备，邪气不伤，故为而弗服。中古之世，道德稍衰，邪气有时而至，故服之万全。

帝曰：今之世不必已何也？岐伯曰：当今之世，必齐毒药攻其中，镵石针艾治其外也。

服汤液醪醴而病不必已者，以风气不古，道德全衰，里邪伤其脏腑，必齐齐与剂同。毒药攻其中，表邪伤其经络，必用镵石针艾治其外也。

帝曰：形弊血尽而功不立者何也？岐伯曰：神不使也。帝曰：何谓神不使？岐伯曰：针石，道也，精神不进，志意不治，故病不可愈。今精坏神去，营卫不可复收，何者？嗜欲无穷，而忧患不止，精气弛坏，营泣卫除，故神去之，而病不愈也。

形弊者，毒药所伤，血尽者，针石所泻也。神不使者，神不为之用也。盖营卫气血之行，神使之也，针石之道，疏通营卫，而气血之行，全凭神运，若精神不进，志意不治，虽用针石，而病不可愈。今其精坏神去，营卫不可复收，是何故也？以其嗜欲无穷，忧患不止，经络脏腑，损伤亏败，以致精气弛坏，营泣（泣与涩同）。卫除，故神去之，而病不愈也。

帝曰：夫病之始生也，极微极精，必先入结于皮肤，今良工皆称曰病成，名曰

① 治论　原不载，据目录补。
② 四十八　原脱，据目录补。

逆，则针石不能治，良药不能及也。今良工皆得其法，守其数，亲戚兄弟，远近音声日闻于耳，五色日见于目，而病不愈者，亦何谓不早乎？

神不使者，病久邪深，而正气已败也。若夫病之始生，极微极精（精微，言其小也），必先入结于皮肤，未及经络脏腑也。今之良工，见此新病，皆称之曰病成，名之曰证逆，则针石不能治，良药不能及也。病之不愈，无足为怪，以其为病久而治晚也，如此则其法数皆误矣。今良工皆得其法，守其数，而且亲戚兄弟之属，地亲而情切，论其处所远近，则音声日闻于耳，五色日见于目，是其证之新久逆顺知之甚悉，而病不愈者，亦何得谓病期久远，治之不早乎？此又何说也？

岐伯曰：病为本，工为标，标本不得，邪气不服，此之谓也。

此非关病久而治晚也，病为本，工为标，标本不得，邪气不服，正此谓也。

中古之治病，至而治之，汤液十日，以去八风五痹之病。十日不已，治以草苏草荄之枝，本末为助，标本已得，邪气乃服。

中古治病，未能先事预防，病至而后治之，用汤液十日，以去八风五痹之病（八风，义见《灵枢·九官八风》。五痹，义见"痹论"），服之可以万全矣。若十日不愈，是病深也，乃治以草苏草荄之剂（苏，叶也。荄，根也），本标彼此为助，标本已得，邪气乃服也。（本末即本标，标本已得，医病相投也）

暮世之治病也则不然，治不本四时，不知日月，不审逆从，病形已成，乃欲微针治其外，汤液治其内，逆从倒行，标本不得，邪气淫泆，亡神失国。粗工凶凶，以为可攻，故病未已，新病复起。去故就新，乃得真人。帝曰：善。二段[1]旧误在"移精变气论"。

色以应日，脉以应月，色之变化，以应四时之脉（"玉版论要"语），不知色脉，是不本四时，不知日月也。容色见上下左右，上为逆，下为从，女子右为逆，左为从，男子左为逆，右为从（"玉版论要"语），不知容色，是不审逆从也。病形已成，是当针石治其外，毒药治其内，乃欲以微针治其外，汤液治其内，逆从倒行，则标本不得，邪气不服，淫泆而害正气，以至亡神而失国（《吕氏春秋》以气为民，以身为国）。粗工凶凶，见微针汤液不能胜任，以为邪旺可攻，正气愈败，于是故病未已，新病复起，则事愈坏矣。是必去其故而复其新，乃得成其为真人，不然则竟登鬼箓[2]矣。

移精变气论四十九[3]

黄帝问曰：余闻古之治病，惟其移精变气，可祝由而已。今世治病，毒药治其内，针石治其外，或愈或不愈，何也？

移精变气，可祝由而已，谓移变其精气，可祝告病由，以符咒疗之而已也。

岐伯对曰：往古人居禽兽之间，动作以避寒，阴居以避暑，内无眷慕之累，外无伸宦之形，此恬憺之世，邪不能深入也。毒药不能治其内，针石不能治其外，故可移精变气，祝由而已。

伸宦，求伸于宦场也。

当今之世不然，忧患缘其内，苦形伤其外，又失四时之从，逆寒暑之宜，贼风数至，虚邪朝夕，外伤空窍肌肤，内至五脏骨髓，小病必甚，大病必死，故祝由不能已也。

虚邪，即贼风也。

---

① 二段　指"中古之治病……帝曰：善。"
② 鬼箓　死者之名籍也。
③ 四十九　原脱，据目录补。

拘于鬼神者，不可与言至德，恶于针石者，不可与言至巧，病不许治者，治之无功矣。帝曰：善。

今世之病，宜针石不宜祝由，若欲以上古之祝由而治今世之大病，是拘于鬼神而恶于针石也，不可与言至德之大，至巧之微矣。恶于针石，是病不许治也，既不许治，则病必不治，虽强治之，亦无功矣。（此段旧误在"五脏别论"）

异法方宜论五十①

黄帝问曰：医之治病也，一病而治各不同，皆愈何也？岐伯曰：地势使然也。东方者，天地之所始生也，鱼盐之地，海滨傍水，其民食鱼而嗜咸，黑色而疏理，皆安其处，美其食。鱼者使人热中，咸者胜血，其病皆为痈疡，其治宜砭石，故砭石者，亦从东方来。砭，音边。

血热蒸发，汗孔常开，故其理疏。感冒风寒，闭其营卫，格阻不行，则生臃肿，瘀热蒸腐，则成痈疡。砭石，石针也。（《山海经》：高氏之山，有石如玉，可以为针）

西方者，金玉之域，沙石之处，天地之所收引也，陵居而多风，水土刚强，其民不衣而褐荐，华食而脂肥，邪不能伤其形体。其病生于内，其治宜毒药，故毒药者，亦从西方来。

风气清凉，皮毛敛闭，不病外感而病内伤，故宜毒药。

北方者，天地所闭藏之域也，其地高陵居，风寒冰冽，其民乐野处而乳食。脏寒生满病，其治宜灸焫，故灸焫者，亦从北方来。

乳酪寒滑助湿，易生胀满之病，经络凝涩，故宜灸焫。

南方者，天地所长养，阳之所盛处也，其地下，水土弱，雾露之所聚也，其民嗜酸而食胕，致理而赤色。其病挛痹，其治宜微针，故九针者，亦从南方来。

湿热熏蒸，多病骸足挛痹之证，故宜微针通其经络，以泄湿热。

中央者，其地平以湿，天地所以生万物也众，其民食杂而不劳。其病多痿厥寒热，其治宜导引按跷，故导引按跷者，亦从中央出也。

湿伤经络，营卫不运，易生痿厥寒热之证，故宜导引按摩，以通气血。

圣人杂合以治，各得其所宜，故治所以异而病皆愈者，得病之情，知治之大体也。

圣人杂合诸法以治万民，各得其方土之所宜。治之所以不同而病皆愈者，得病情而知治要也。

素问悬解第六卷终

太仓陆宝忠校字

---

① 五十　原脱，据目录补。

素问悬解卷七

昌邑黄元御解

刺　法[①]

宝命全形论五十一[②]

黄帝问曰：天覆地载，万物悉备，莫贵于人。人以天地之气生，四时之法成，君王众庶，尽欲全形。形之疾病，莫知其情，留淫日深，着于骨髓，心私虑之。余欲针除其疾病，为之奈何？

四时之法，生长收藏之令也。

岐伯对曰：夫人生于地，悬命于天，天地合气，命之曰人。天有阴阳，人有十二节，天有寒暑，人有虚实。能经天地阴阳之化者，不失四时。人能应四时者，天地为之父母。知万物者，谓之天子。能存八动之变者，五胜更立。能达虚实之数者，独出独入。知十二节之理者，圣智不能欺也，呿吟至微，秋毫在目。

人之形生于地而命悬于天，天地合气，命之曰人。天有阴阳，阴阳推迁，四时变化，爰有十二节气，人有十二支节以应之，天有寒暑，寒暑往来，五行消长，爰有衰旺，人有虚实以应之，天地与人同气，贵能崇效卑法耳。能经纬天地阴阳之化者，顺生长收藏之令，自不失四时之序。人能上应四时者，行与天地无违，天地为之父母。能应四时，则知万物，知万物者，代天宣化，谓之天子。能应四时，则顺八风，能存八方风动之变者，五行之胜，相代更立，不为一邪所中。风在八方，有虚有实，自正面来者为实风，自冲后来者为虚风，人之令气有衰旺，脏腑有虚实，两实相逢，则人不伤，两虚相逢，则人伤焉，能存八风之变，是达虚实之数也，能达虚实之数者，独出独入，不与众人同。中于虚邪，达虚实之数，是知十二节之理也，知十二节之理者，隐显悉照，圣智不能欺也。是则呿去吟至微（呿，开口出气。吟，闭口吸气），亦当秋毫在目，况于形之疾病，色脉显然，何为不知其情，则以微针除之，非难事矣。

帝曰：人生有形，不离阴阳，天地合气，别为九野，分为四时，月有大小，日有短长，万物并至，不可胜量，虚实呿吟，敢问其方？

人生有形，不离阴阳，阴阳者，天地之气也。天地合气，地则别为九野，天则分为四时，四时之中，月有大小之殊，日有短长之差，不相同也。则夫万物并至，不可胜量，盈亏消长，纷纭错出，虚实呿吟之数，何以辨之？敢问其方也。

岐伯曰：夫盐之味咸者，其气令器津泄，弦绝者，其音嘶败，木敷者，其叶发，病深者，其声哕。人有此三者，是谓坏府，此皆绝皮伤肉，气争血黑，毒药无治，短针无取。

虚实呿吟之数，不难辨也，凡有诸内，必形诸外。夫盐之味咸者，卤气浸

淫，令器津泄，是以弦急而欲绝者，其音嘶败，木郁而欲敷者，其叶反侧（木欲敷舒而不能，故叶发动而反侧），病深而气败者，其声哕噫。人有三等之象者，是谓毁坏之官府，此皆绝皮伤肉，气争血黑，形体颓败，殒亡非久，毒药无治，短针无取也。

帝曰：余念其痛，心为之乱惑，反甚其病，不可更代，百姓闻之，以为残贼，为之奈何？岐伯曰：木得金而伐，火得水而灭，土得木而达，金得火而缺，水得土而绝，万物尽然，不可胜竭。故针有悬布天下者五，黔首共饮食，莫知之也。一曰治神，二曰知养身，三曰知毒药为真，四曰制砭石小大，五曰知腑脏血气之诊。五法俱立，各有所先。

五行之理，克其所胜，万物尽然，不胜其数。故针法五行，有悬布天下者五，黔首（黔，黑也，秦谓百姓为黔首，言其黑头无知也，其语始此）共饮食，而已莫知之也。一曰治神，治其神明，以存针也（义见下文）。二曰知养身，知去邪扶正，以养人身也。三曰知毒药为真，知毒药攻邪，以为真也。四曰知制砭石小大，制砭石小大之度，以适病也。五曰知腑脏血气之诊，知腑脏血气阴阳虚实之分，补泻无差也。五者之法俱立，因病制宜，各有所先也。

今末世之刺也，虚则实之，满者泻之，此皆众工所共知也。若夫法天则地，随应而动，和之者若响，随之者若影，道无鬼神，独来独往。

末世之刺，虚补实泻，众工皆知，非其至也。若夫法天则地，随应而动（随宜而动），气血之变，若影响之逐形声，道无鬼神，而独来独往，此则众工所不解矣。

帝曰：愿闻其道。岐伯曰：凡刺之真，必先治神，五脏已定，九候已备，后乃存针。众脉不见，众凶弗闻，外内相得，无以形先，可玩往来，乃施于人。人有虚实，五虚勿近，五实勿远。至其当发，间不容瞚，伏如横弩，起如发机，手动若务，针耀而匀，静意视义，观适之变，是谓冥冥，莫知其形，见其乌乌，见其稷稷，从见其飞，不知其谁。

凡刺之真，必先治神，我以神往，人之五脏已定，九候已备，后乃存意于针。针贵得要，众脉不必尽见，众凶弗容尽闻，法在外内相得，无以形先，待其可玩往来（可以玩索而得独往独来之意），乃施于人。人有虚实，五虚勿近，不可补也，五实勿远①，易于泻也。至其当发之时，间不容瞚，转瞬而已晚也（瞚，转瞬也）。伏如横弩不动，起如发机之速，手动若务（务与鹜同）。势至捷也。针耀而匀（耀与跃同），力至均也。静意视义，观其虚实所适之变，是谓冥冥无象，莫知其形。见其乌乌，见其稷稷（乌乌，乌乌鸣声。《汉明帝起居注》：帝东巡过亭障，有乌飞鸣圣舆上，亭长祝曰：乌乌哑哑。又歌声。《史·李斯传》：歌呼乌乌。稷稷，疾也。《诗·小雅》：既齐既稷。《注》：齐，整。稷，疾。乌乌稷稷，喻针之妙捷，若飞鸟也），从见其飞行绝迹而已，不知其谁所使之也。

帝曰：何如而虚？何如而实？岐伯曰：刺虚者须其实，刺实者须其虚。经气已至，慎守勿失，深浅在志，远近若一，如临深渊，手如握虎，神无营于众物，义无邪下，必正其神。

此因上文五虚勿近，五实勿远，问实者何如而使之虚？虚者何如而使之实？刺虚者须其实，俟其阳气已至而后去针也，

---

① 远　原作"泻"，据本节经文及上下文义改。

刺实者须其虚，俟其阴气已至而后去针也。经气已至，是虚者变实、实者变虚之候，慎守之而无失（义详"针解"），深浅之间在志，远近之际若一，如临深渊，恐其将堕，手如握虎，欲其力壮，宁神静志，众物皆损，义无邪下，必正其神（义详"针解"。后二语①，依"针解"补）。此刺法之真诀也。

针解五十二②

黄帝问曰：愿闻九针之解，虚实之道。岐伯对曰：刺虚则实之者，针下热也，气实乃热也。满而泻之者，针下寒也，气虚乃寒也。菀陈则除之者，出恶血也。邪胜则虚之者，出针勿按。徐而疾则实者，徐出针而疾按之。疾而徐则虚者，疾出针而徐按之。言实与虚者，寒温气多少也。若无若有者，疾不可知也。察后与先者，知病先后也。为虚与实者，工勿失其法。若得若失者，离其法也。虚实之要，九针最妙者，为其各有所宜也。补泻之时者，与气开阖相合也。九针之名，各不同形者，针穷其所当补泻也。

此解《灵枢·九针十二原》：凡用针者，虚则实之，满则泻之，菀（菀同郁）陈则除之，邪胜则虚之。徐而疾则实，疾而徐则虚。言实与虚，若有若无，察后与前，若存若亡，为虚与实，若得若失。虚实之要，九针最妙，补泻之时，以针为之。九针之名，各不同形。（"九针十二原"文）

刺法：虚则实之者，针下热至则实，气实乃热也。满而泻之者，针下寒则虚，气虚乃寒也。菀陈则除之者，出其恶血也。邪胜则虚之者，出针勿按，使其邪去而经虚也。徐而疾则实者，徐出针而疾按之，令里气之莫泻也。疾而徐则虚者，疾出针而徐按之，令里气之得出也。言实与

虚者，寒温二气之多少也。若无若有者，疾之有无虚实，不可知也。察后与先者，察知病气之先后也。为虚与实者，工于补泻，勿失其法也。若得若失者，似若离其法也。虚实之要，九针最妙者，为其或补或泻，各有所宜也。补泻之时者，与经气开阖之宜，适相合也。九针之名，各不同形者，针之长短大小各异其制，穷尽其所当补泻之法也。（针形，详见《灵枢》）

刺实须其虚者，留针，阴气隆至，针下寒，乃去针也。刺虚须其实者，阳气降至，针下热，乃去针也。经气已至，慎守勿失者，勿变更也。深浅在志者，知病之内外也。近远如一者，深浅其候等也。如临深渊者，不敢堕③也。手如握虎者，欲其壮也。神无营于众物者，静志观病人，无左右视也。义无邪下者，欲端以正也。必正其神者，欲瞻病人目，制其神，令气易行也。

此解"宝命全形论"：刺虚者须其实，刺实者须其虚。经气已至，慎守勿失，深浅在志，远近如一，如临深渊，手如握虎，神无营于众物，义无邪下，必正其神（"宝命全形论"文）。刺实须其虚者，留针，候之阴气隆至，盛至也。针下寒生，乃去针也。刺虚须其实者，留针，候之阳气隆至，针下热生，乃去针也。经气已至，慎守勿失者，勿变更而失守也。深浅在志者，知病之内外，针之浅深皆宜也。近远如一者，病之深浅不同，而测候之法，皆以气至为准，适相等也。如临深渊者，不敢急堕也。手如握虎者，欲其力壮也。神无营于众物者，静志而观病人，无左右旁视也。义无邪下者，针入孔穴，欲其端以正也。必正其神者，欲瞻病人之

---

① 后二语　指"义无邪下，必正其神。"
② 五十二　原脱，据目录补。
③ 堕　通"惰"。

目，以制其神，令其气之易行也。

帝曰：余闻九针上应天地四时阴阳，愿闻其方，令可传于后世，以为常也。岐伯曰：夫一天、二地、三人、四时、五音、六律、七星、八风、九野，身形亦应之，针各有所宜，故曰九针。

义详下文。

人皮应天，人肉应地，人脉应人，人筋应时，人声应音，人阴阳合气应律，人口齿面目应星，人出入气应风，人九窍三百六十五络应野。故一针皮，二针肉，三针脉，四针筋，五针骨，六针调阴阳，七针益精，八针除风，九针通九窍，除三百六十五节气，此之谓各有所主也①。

人皮在外，应天，人肉在内，应地，人脉在皮肉之中，应人，筋聚四肢，诸筋皆属于节。应四时，声发五脏，应五音，阴阳合为六气，应六律，口齿面目七窍，应七星，出入之气，周于四正四维，以应八风，上下九窍，通于三百六十五络，以应九野。人有九应，故刺备九针，其用不同，此之谓各有所主也。（此下经文一百二十三字②，文义残缺错讹，今不具载）

八正神明论五十三③

黄帝问曰：用针之服，必有法则焉，今何法何则？岐伯对曰：法天则地，合以天光。帝曰：愿卒闻之。岐伯曰：凡刺之法，必候日月星辰，四时八正之气，气定乃刺之。

天光，日月星辰也。

天温日明，则人血淖液而卫气浮，故血易泻，气易行，天寒日阴，则人血凝泣而卫气沉。月始生，则血气始精，卫气始行，月郭④满，则血气实，肌肉坚，月郭空，则肌肉减，经络虚，卫气去，形独居。是以因天时而调血气也。

人之血气，随日浮沉，与月消长，故因天时而调血气。

天寒无⑤刺，天温无疑，月生无泻，月满无补，月郭空无治。盛虚之时，因天之序，移光定位，正立而持之，是谓得时而调之。

移光定位，候日月之光移，以定岁时之位。天气环周，正立而待之，顺天序以施补泻，是谓得时而调之也。

故月生而泻，是谓脏虚。月满而补，血气扬溢，络有留血，命曰重实。月郭空而治，阴阳相错，真邪不别，沉以留止，是谓乱经。外虚内乱，淫邪乃起。

月生始生。而泻，血气未盛而遽加伐削，是谓脏虚，脏虚者，虚其脏气也。月满而补，值血气扬溢而益以充盈，络有留血，命曰重实，重实者，以实益实也。月郭空而治，泻也。气血正虚而加之疏泄，阴阳相错，真邪不别，邪气沉留，是谓乱经。外因正泻而虚，内以邪留致乱⑥，邪气淫溢，于是大病起矣。

帝曰：星辰八正何候？岐伯曰：星辰者，所以制日月之行也。八正者，所以候八风之虚邪以时至者也。四时者，所以分春秋冬夏之气所在，以时调之，八正之虚邪，而避之勿犯也。以身之虚而逢天之

---

① 此之谓各有所主也　此后王注本《素问·针解》载"人心意应八风，人气应天，人髮齿耳目五声应五音六律，人阴阳脉血气应地，人肝目应之九"三十六字。

② 此下经文一百二十三字　王注本载："九窍三百六十五人一以观动静天二以候五色七星应之以候髮毋泽五音一以候宫商角徵羽六律有余不足应之二地一以候高下有余九野一节腧应之以候闭节三人变一分人候齿泻多血少十分角之变五分以候缓急六分不足三分寒关节第九分四时人寒温燥湿四时一应之以候相反一四方各作解。"王冰注云："此一百二十四字，蠹简烂文，义理残缺，莫可寻究，而上古书，姑且载之，以伫后之具本也。"新校正云："详王氏一百二十四字，今有一百二十三字，又亡一字。"

③ 五十三　原脱，据目录补。

④ 郭（kuò 扩）　通"廓"。

⑤ 无　通"毋"。

⑥ 乱　原作"气"，据本节经文及上下文义改。

虚，两虚相感，其气至骨，入则伤五脏。工候救之，弗能伤也。故曰天忌不可不知也。

星辰者，所以制日月之行也，阴阳消长，观乎日月，日月盈亏，察之星辰，知星辰之宿度，则知日月之盈亏矣。八正者，所以候八风之虚邪以时至者也，太乙随八节，居八方，自正面来者为正风，自对面来者为虚邪，知八风之正对，则知八风之虚实矣。四时者，所以分春秋冬夏之气所在，以时调之，八正之虚邪，而避之勿犯也，春气在经，夏气在络，秋气在皮，冬气在骨，顺乎气候，以时调之，知四时之正气，则能避八方之虚邪矣。若不知避，以人身之虚而逢天气之虚，两虚相感，其气至骨，入于腹里，则伤五脏。上工候而救之，去其虚邪，弗能伤也。故曰天忌不可不知也。（《灵枢·官针》：必知天忌，乃言针意）

帝曰：善。其法星辰者，余闻之矣，愿闻法往古者。岐伯曰：法乎往古者，先知《针经》也。验乎来今者，先知日之寒温，月之虚盛，以候气之浮沉，而调之于身，观其立有验也。观其冥冥者，言形气营卫之不形于外，而工独知之，以日之寒温，月之虚盛，四时气之浮沉，参伍相合而调之，然而不行于外，俱不能见也，工常先见之，故曰观于冥冥焉。通于无穷者，可以传于后世也。

《灵枢·官针》：法于往古，验于来今，观于冥冥，通于无穷。此下俱解"官针"之义。《针经》即《灵枢·九针十二原》，先立《针经》是也。

是故工之所以异也，视之无形，尝之无味，若神仿佛，故谓冥冥。虚邪者，八正之虚邪气也。正邪者，身形若用力汗出，腠理开，逢虚风，其中人也微，故莫知其情，莫见其形。上工救其萌芽，必先

见三部九候之气，尽调不败而救之，故曰上工，下工救其已成，救其已败，救其已成者，言不知三部九候之相失，因病而败之也。知其所在者，知诊三部九候病脉之处而治之，故曰守其门户焉。三部九候为之原，九针之论不必存也。

"官针"：粗工所不见，良工之所贵，莫知其形，若神仿佛。虚邪之中人也，洒淅动形。正邪之中人也微，先见于色，不知于其身，若有若无，若亡若存，有形无形，莫知其情。是故上工之取气，乃救其萌芽，下工守其已成，因败其形。故工之用针也，知气之所在，而守其门户。上工之所以异于粗工者，能于正邪初伤，有形无形之际，先见三部九候之气，救之于早，不事病成而事败，以能知其气之所在，是以守其门户而无失也。（此即观于冥冥之义）

帝曰：余闻补泻，未得其意。岐伯曰：泻必用方，方者，以气方盛也，以月方满也，以日方温也，以身方定也，以息方吸而内针，乃复候其方吸而转针，乃复候其方呼而徐引针，故曰泻必用方，其气易行焉。补必用员，员者行也，行者移也，刺必中其营，复以吸排针也。员与方，非针也。故养神者，必知形之肥瘦，营卫血气之盛衰。血气者，人之神，不可不谨养。

"官针"①：泻必用员，补必用方，此曰泻必用方，补必用员，文异而义通也。泻者，以吸内针，以呼出针，针出而气泻矣。员与方，乃针法耳，非针也。在脏腑曰血气，在经络曰营卫。肝藏血，血舍魂，肺藏气，气舍魄，魂升而神化，神降而魄生。神居血气之中，形包血气之外，

————————

① 官针　指《灵枢悬解·官针》，原载《灵枢经·官能》。

养其血气，即所以养其神，而养其神①，即所以养其形也，故养神者，必知形体之肥瘦，养形者，必知气血之盛衰。血气者，即人之神所攸赖而弗离者，不可不谨养也。

帝曰：妙乎哉论也！合人形于阴阳四时，虚实之应，冥冥之期，其非夫子，孰能通之！然夫子数言形与神，何谓形？何谓神？原卒闻之。岐伯曰：请言形，形乎形，目冥冥，问其所病，索之于经，慧然在前，按之不得，不知其情，故曰形。帝曰：何谓神？岐伯曰：请言神，神乎神，耳不闻，目明心开而志先，慧然独悟，口弗能言，俱视独见，适若昏，昭然独明，若风吹云，故曰神。

索之于经，索之于经络也。慧，明也，慧然在前，似有形矣，乃按之不得，实不知其情，终无形之可索也。目明心开而志先，心目了然，志先觉之，慧然独悟矣，而口弗能言，实俱视而独见，适若昏蒙，又复昭然独明，若风吹云，聚散无定，言神之所在，可以意悟，而不可以言传也。

离合真邪论五十四②

黄帝问曰：余闻九针九篇，夫子乃因而九之，九九八十一篇，余尽通其意矣。经言气之盛衰，左右倾移，以上调下，以左调右，有余不足，补泻于荥输，余知之矣。此皆营卫之倾移，虚实之所生，非邪气从外入于经也。余愿闻邪气之在经也，其病人如何？取之奈何？

九针九篇，因而九之，九九八十一篇，《灵枢经》也。荥，脉之荥穴。输，俞穴也（输与俞同）。

岐伯曰：夫圣人之起度数，必应于天地，故天有宿度，地有经水，人有经脉。天地温和③，则经水安静，天寒地冻，则

经水凝泣，天暑地热，则经水沸溢，卒风暴起，则经水波涌而陇起。夫邪之入于脉也，寒则血凝泣，暑则血淖泽，虚邪因而入客，亦如经水之得风也。经之动脉，其至也，亦时陇起，其行于脉中循循然，其至寸口中手也，时大时小，大则邪至，小则平，其行无常处，在阴与阳，不可为度。从而察之三部九候，卒然逢之，早遏其路。泣与涩同。

圣人之起度数，必应于天地，故天有宿度（宿，二十八宿，度，三百六十五度），分于十二辰次，地有十二经水（清、渭、海、湖、汝、渑、淮、漯、江、河、济、漳），以应十二辰次，人有十二经脉，手三阳、足三阳、手三阴、足三阴。以应十二经水。天地温和，则经水安静，天寒地冻，则经水凝泣，天暑地热，则经水沸溢，卒风暴至，则经水波涌而陇起。陇，高也。水性如此，人脉亦然，夫邪之入于脉也，寒则血凝泣，暑则血淖泽，热蒸表泄，虚邪因而入客，亦如经水之得风也。经中之动脉，其至也，亦时陇起，其行于脉中循循然，往来不住，其至寸口而中于手也，时大时小，大则邪至，小则气平，其行无常处，在阴与阳，难为豫度。从而察之于三部九候之中，卒然逢之，早遏其路，不使之他往也。

帝曰：候气奈何？岐伯曰：夫邪去络入于经也，舍于血脉之中，其寒温未相得，如涌波之起也，时来时去，故不常在。方其来也，必按而止之，止而取之，无逢其冲而泻之，故曰其来不可逢，此之谓也。候邪不审，大气已过，泻之则真气脱，真气者，经气也，脱则不复，经气

---

① 神　原作"血气"，据文义改。
② 五十四　原脱，据目录补。
③ 天地温和　原作"天温地和"，据王注本《素问·离合真邪论》及本节黄解改。

太①虚，邪气复至，而病益蓄，故曰其往不可追，此之谓也。

邪之去络而入于经也，舍于血脉之中，与经气相薄，寒温异性，营卫郁阻，如涌波之起也。邪气时来时去，故不常在一方。方其来也，必手按而止之，遏其他往之路，止而不动，而后取之，无逢其冲气方来而遽泻之，以致邪盛难伏，故曰其来不可逢（《灵枢·九针十二原》语），此之谓也。若候邪不审，令其大气已过，泻之则真气亡脱，真气者，经气也，脱则不能复旧，经气太虚，邪气复至，而病益蓄积，故曰其往不可追（《灵枢·九针十二原》语），此之谓也。

知其可取如发机，不知其取如扣椎，故曰知机道者，不可挂以髪，不知机者，扣之不发，此之谓也。不可挂以髪者，待邪之至时而发针泻矣。扣之不发者，血气已尽，其病不可下也。

邪之方来，止而取之，迟疾之间，非上工不知。知其可取，如发弩机，不知其取，如扣铁椎，故曰知机道者，不可挂以髪，不知机者，扣之不发（九针十二原语），此之谓也。所谓不可挂以髪者，言邪方来时，其去甚速，待邪之至时而即发针泻之，无丝髪之迟延也。所谓扣之不发者，言邪气已去，而脱其真气，血气已尽，则邪复来，而病益蓄，其病不可下也。（《灵枢·小针解》：不可挂以髪者，言气易失也。扣之不发者，言不知补泻之意，血气已尽，而气不下也）

帝曰：善。然真邪，以合，波陇不起，候之奈何？岐伯曰：审扪循三部九候之盛衰而调之，察其左右上下相失及相减者，审其病脏以期之。地以候地，天以候天，人以候人，调之中腑，以定三部。不知三部者，阴阳不别，天地不分，故曰刺不知三部九候病脉之处，虽有大过且至，

工不能禁也。

地以候地，天以候天，人以候人，义见"三部九候论"。中腑，中脘也，调之胃腑中脘之气，以定上中下三部，则九候皆得矣。大过，大病也，刺不知三部九候病脉之处，释邪攻正，泄其真气，虽有大病且至，工亦不能禁止也。

用针无义，反为气贼。诛罚无过，命曰大惑。夺人正气，以从为逆，反乱大经，真不可复。用实为虚，以邪为真，营卫散乱，真气已失，邪独内着，绝人长命，予人夭殃。不知三部九候，故不能久长。

三部九候，所以候真邪以施补泻也，不知三部九候，释邪攻正，则人死矣。真亡邪盛，不可长久也。

帝曰：补泻奈何？岐伯曰：此邪新客，溶溶未有定处也，推之则前，引之则止，逆而刺之，此攻邪也。疾出以去盛血，而复其真气，刺出其血，其病立已。

邪之新客，去来溶溶（水流貌），未有定处，推之则前，引之则止，当是时也，迎而刺之，此攻其邪，非泻其真也。疾出其针，以去盛血，而复其真气，刺出其血，其病立已，邪去而真复故也。

吸则内针，无令气忤，静以久留，无令邪布，吸则转针，以得气为故，候呼引针，呼尽乃去，大气皆出，故命曰泻。

吸则内针，无令经气之外忤，静以久留，无令邪气之散布，吸则转针，以必得邪气为故，候呼引针，呼尽乃去，邪之大气皆出，故命曰泻。上曰疾出，已得气也，此曰久留，未得气也，针法原以得气为故。吸则转针，必得其气，气得则针随呼出，不可留矣。

帝曰：不足者补之奈何？岐伯曰：必

_____

① 太 通"大"。

先扪而循之，切而散之，推而按之，弹而怒之，抓而下之，通而取之，外引其门，以闭其神，呼尽内针，静以久留，以气至为故，如待所贵，不知日暮，其气已至，适而自护，候吸引针，气不得出，各在其处，推阖其门，令神气存，大气留止，故命曰补。

经气虚弱，则瘀塞不行，必先扪而循之，以行其经，切而散之，以开其滞，推而按之，以蓄其力，弹而怒之，以致其气，抓而下之，以决其瘀，俟其既通，而后取之，以复其虚。经气已通，乃外引其门，以闭其神。待其呼尽，而后内针，静以久留，以气至为故。经气未至，停针候之，如待所尊贵之人，不知日暮，其气已至，以与已通。调适而保护之。候其吸而引针，则气不得出，各在其原旧之处。针出则推阖其门，令神气内存，大气留止而不泄，故命曰补。泻曰得气，邪气得也，补曰气至，真气至也。

四时刺逆从论五十五[①]

厥阴有余病阴痹，不足病热痹，滑则病狐风疝，涩则病少腹积气。

厥阴，心主，有余病阴痹，阴盛而火衰也。不足病热痹，阴衰而火盛也。滑则病狐风疝，手足厥阴同经，风木郁遏而冲突也（狐风疝，如狐之出没无常）。涩则病少腹积气，肝气槃结而不舒也。

少阳有余病筋痹胁满，不足病肝痹，滑则病肝风疝，涩则病积，时筋急目痛。

肝主筋，脉行胁肋，与少阳胆为表里，少阳有余病筋痹胁满，经络瘀遏而不行也。不足病肝痹，脏气阻滞而不达也。滑则病肝风疝，风木之郁动也。涩则病积，肝气之痞塞也。时筋急目痛者，乙木下陷则筋急，甲木上逆则目痛。肝窍于目，而目痛之原，则由于胆，相火上炎，

是以热作也，甲木郁冲，是以痛生也。

少阴有余病脉痹身时热，不足病心痹，滑则病心风疝，涩则病积，时善惊。

心属火，其主脉，少阴有余病脉痹身时热，脉阻而火旺也。不足病心痹，火衰而气痞也。滑则病心风疝，心气郁塞而振动也。涩则病积，心气闭结而不通也。时善惊者，神不根精也。

太阴有余病肉痹寒中，不足病脾痹，滑则病脾风疝，涩则病积，心腹时满。

脾主肉，太阴有余病肉痹寒中，寒水上泛而侮土也。不足病脾痹，湿土中郁而不运也。滑则病脾风疝，脾气郁遏而鼓动也。涩则病积，脾气堙塞而不行也。心腹时满，湿旺胃逆，浊气不降也。

阳明有余病皮痹隐疹，不足病肺痹，滑则病肺风疝，涩则病积，时溲血。

肺主皮，与阳明大肠为表里，阳明有余病皮痹隐疹，表闭而邪郁也（疹见皮里，不能透发，谓之隐疹），不足病肺痹，气梗而不降也。滑则病肺风疝，肺气壅阻而激宕也。涩则病积，肺气凝滞而不通也。时溲血者，肺失收敛之政也。

太阳有余病骨痹身重，不足病肾痹，滑则病肾风疝，涩则病积，时善巅疾。

肾主骨，与太阳膀胱为表里，太阳有余病骨痹身重，水冷髓寒而土湿也。不足病肾痹，肾气寒冱而凝瘀也。滑则病肾风疝，肾气结滞而郁冲也。涩则病积，肾气坚凝而不散也。时善巅疾者，太阳之脉，上额交巅而后行也。

是故春气在经脉，夏气在孙络，长夏气在肌肉，秋气在皮肤，冬气在骨髓中。帝曰：余愿闻其故。岐伯曰：春者天气始开，地气始泄，冻解冰释，水行经通，故人气在经脉。夏者经满气溢，入孙络，受

---

① 五十五　原脱，据目录补。

血，皮肤充实，故人气在孙络。长夏者经络皆盛，内溢肌中，故人气在肌肉。秋者天气始收，腠理闭塞，皮肤引急，故人气在皮肤。冬者盖藏，血气在中，内着骨髓，通于五脏，故人气在骨髓。是故邪气者，常随四时之气血而入客也，至其变化，不可为度，必从其经气，辟除其邪，除其邪则乱气不生。

皮肤引急，收敛而不发也。

帝曰：逆四时而生乱气奈何？岐伯曰：春刺络脉，血气外溢，令人少气。春刺肌肉，血气环逆，令人上气。春刺筋骨，血气内着，令人腹胀。

春刺络脉，则泻心气，血气外溢，令人少气。春刺肌肉，则泻脾气，血气环逆（环逆，四维俱逆。土居五行之中，土病则四旁俱逆也），令人上气，胃逆而肺阻也。春刺筋骨，则泻肾气，血气内着，令人腹胀，水寒而土湿也。

夏刺经脉，血气乃竭①，令人解㑊。夏刺肌肉，血气内却，令人善恐。夏刺筋骨，血气上逆，令人善怒。

夏刺经脉，则泻肝气，血气衰竭，令人解㑊（㑊与迹同，形迹懈息也）。夏刺肌肉，则泻脾气，血气内却，令人善恐，土陷而水侮也（肾主恐故）。夏刺筋骨，则泻肾气，血气上逆，令人善怒，水不能生木，甲木逆而乙木陷，肝陷则怒生，升气不遂也。

秋刺经脉，血气上逆，令人善忘。秋刺络脉，气不外行，令人卧不欲动。秋刺筋骨，血气内散，令人寒栗。

秋刺经脉，则泻肝气，血气上逆，令人善忘，甲木逆而乙木陷，木郁风生，疏泄太过，不能藏往也。秋刺络脉，则泻心气，气不外行，令人卧不欲动，火败而阳虚也。秋刺筋骨，则泻肾气，血气内散，令人寒栗，阳根失藏而寒水下动也。

冬刺经脉，血气皆脱，令人目不明。冬刺络脉，内气外泄，留为大痹。冬刺肌肉，阳气竭绝，令人善忘。

冬刺经脉，则泻肝气，血气皆脱，令人目不明，魂伤而神败，不能外光也。冬刺络脉，则泻心气，内气外泻，留为大痹，火泻而阴凝也。冬刺肌肉，则泻脾气，阳气竭绝，令人善忘，脾陷胃逆，戊土不能降蛰，阳气升泄而失藏也。（四段②与"刺法论"略同）

凡此四时刺者，六经之病不可不从也，反之则生乱气相淫病焉。故刺不知四时之经，病之所生，以从为逆，正气内乱，与精相薄。必审九候，正气不乱，精气不转。

相淫病者，乱气相淫而生病也。正气内乱，与精相薄，正气乱常，与未乱之精气彼此薄迫也。正气不乱，精气不转，正气不至内乱，则精气自不回转而为邪淫也。正气，经气也。精气，脏气也。

刺五脏，中心一日死，其动为噫，中肝五日死，其动为语，中肾六日死，其动为嚏欠，中肺三日死，其动为咳，中脾十日死，其动为吞。刺伤人五脏必死，其动则依其脏之所变候知其死也。

刺五脏中心至其动为吞一段，与"刺禁论"同。动即变也，五脏之变动有近远，依其脏之所变而候其动，则知其死期矣。

刺法论五十六③ 此篇旧误在"诊要经终论"。

正月二月，天气始方，地气始发，人气在肝。三月四月，天气正方，地气定

---

① 竭　原作"弱"，据王注本《素问·四时刺逆从论》及本节黄解改。

② 四段　指"帝曰：逆四时而生乱气奈何……令人善忘。"

③ 五十六　原脱，据目录补。

发，人气在心。五月六月，天气盛，地气高，人气在脾。七月八月，阴气始杀，人气在胃。九月十月，阴气始冰，地气始闭，人气在肺。十一月十二月，冰覆，地气合，人气在肾。

"刺禁论"：脏有要害，不可不察。肝生于左，肺藏于右，心部于表，肾治于里，脾为之使，胃为之市。正月二月，风木发生，故人气在肝。三月四月，君火长育，故人气在心。土居五行之中，五月六月，己土湿动，故人气在脾，脾土左升，则地气乃高也。七月八月，戊土燥动，故人气在胃，胃土右降，则阴气始杀也。九月十月，燥金收敛，故人气在肺。十一月十二月，寒水封藏，故人气在肾。此皆刺禁之所也。（旧本：三月四月，人气在脾，五月六月，人气在头，七月八月，人气在肺，九月十月，人气在心，与"脏气法时"①　全乖，今正之）

故春刺散腧，及于分理，血出而止，甚者传气，间者环也。夏刺络腧，见血而止，尽气闭环，痛病必下。秋刺皮肤，循理，神变而止，上下同法。冬刺腧窍，及于分理，甚者直下，间者散下。春夏秋冬，各有所刺，法其所在。

"四时刺逆从论"：春气在经脉，夏气在孙络，长夏气在肌肉，秋气在皮肤，冬气在骨髓。春刺散腧，经脉之腧也。及于分理，及于经脉之分理，不可过也。血出而止，宜出针也。甚者传气，病甚者停针，以待气之流传也。间者环也，病轻者针出而气环周，不必停针也。夏刺络腧，孙络之腧也。尽气，尽去其邪气也。闭环，出针闭穴，令其气之环周也。痛病必下，气周则痛止也。秋刺皮肤，循其分理而止，不可过也。神变而止，宜出针也。上谓手经，下谓足经。冬刺腧窍，骨髓之腧窍也。甚者直下，泄其邪也。间者散

下，通其闭也。春夏秋冬，各有所刺，法其所在，不可违四时之宜也。

春刺夏分，脉乱气微，入淫骨髓，病不能愈，令人不嗜食，又且少气。春刺秋分，筋挛气逆，环为咳嗽，病不愈，令人时惊，又且哭。春刺冬分，邪气着脏，病不愈，令人胀，又且欲言语。

春刺夏分（夏之分部），泻其心火，心主脉，故脉乱气微。君火上逆，则相火下陷，入淫骨髓。火泻土败，故令人不嗜饮食，又且少气。春则秋分，泻其肺金，金刑木败，则筋膜挛缩（燥气盛也）。肺气上逆，故环为咳嗽（环，旋也）。肺金失敛，胆木升泄，故令人时惊（胆木失根故也），又且善哭（肺燥则欲哭也）。春刺冬分，泻其肾水，则水邪泛滥，着于脾脏，令人胀满。肺主声，入心为言（《难维》语），中焦胀满，肺气莫降，郁于心宫，故时欲言语也。

夏刺春分，病不愈，令人解堕。夏刺秋分，病不愈，令人心中欲无言，惕惕如人将捕之。夏刺冬分，病不愈，令人少气，时欲怒。

夏刺春分，泻其肝木，筋力衰减，故令人解堕。夏刺秋分，泻其肺金，肺气耗伤，故令人心中欲无言。肺金不能收敛胆火，胆怯惊生，肾寒恐作，故惕惕如人将捕之。夏刺冬分，泻其肾水，阳根亏乏，不能生木，故令人少气，时欲怒发。

秋刺春分，病不已，令人惕然，欲有所为，起而忘之。秋刺夏分，病不已，令人益嗜卧，又且善梦。秋刺冬分，病不已，令人洒洒时寒。

秋刺春分，泻其肝木，肝气虚怯，而疏泄太过，不能藏往（肝主魂，肺主魄，魂知来，魄藏往），故令人惕然，欲有所

――――――
① 脏气法时　原作"脏气发时"，据目录改。

为，起而忘之。秋刺夏分，泻其心火，相火应之，甲木刑克戊土，土气困乏，故令人嗜卧。神魂飞扬，是以善梦。秋刺冬分，泻其肾水，寒水外溢，故令人洒洒时寒。

冬刺春分，病不已，令人欲卧不能眠，眠而有见。冬刺夏分，病不愈，令人气上，发为诸痹。冬刺秋分，病不已，令人善渴。

冬刺春分，泻其肝木，风木疏泄，蛰藏失政，故令人欲卧不能眠。肝窍于目，肝气失守，故眠而有所妄见。冬刺夏分，泻其心火，火败气阻，故令人气上，发为诸痹。冬刺秋分，泻其肺金，津亡燥动，故令人善渴。

凡刺胸腹者，必避五脏，中心者环死，中肝者五日死，中肾者六日死，中肺者三日死，中脾者十日死。

刺中五脏死期，并见于"刺禁论"、"四时刺逆从论"中。

刺胸腹者，必以布憿着之，乃从单布上刺。刺之不愈，复刺。刺避五脏者，知逆从也。所谓从者，膈与脾肾之处，不知者反之。中膈者，皆为伤中，其病虽愈，不过一岁必死。刺针必肃，刺肿摇针，经刺勿摇，此刺之道也。

憿，布幔也，刺胸腹者，必以布憿着之，乃从单布上刺，恐针孔开露① 而感风邪也。刺避五脏者，知刺法之逆从也。所谓宜从而不宜逆者，膈与脾肾之处，膈居上焦，脾居中焦，肾居下焦，是皆五脏之位，不可忽也。不知者反之，则五脏伤矣。而膈居心肺之下，三处之中，尤为至要，中膈者，泻其神气，其病虽愈，不过一岁必死，切宜慎之。凡刺针一下，神气必肃，刺肿则摇针，以泻滞气，经刺勿摇，恐泻正气，此针刺之道也。（旧本"刺法"篇亡，实误载于"诊要经中论"

内，未尝亡也，今取彼文，以补此篇）

刺志论五十七②

黄帝问曰：春取络脉分肉何也？岐伯曰：春者木始治，肝气始生，肝气急，其风疾，经脉常深，其气少，不能深入，故取络脉分肉间。

春取络脉分肉者，以春者木始治事，肝气始生，肝气迫急，其风疾速，宜为虚邪所伤，而经脉常深，其邪气常少，不能深入，所伤甚浅，故取络脉分肉间也。

帝曰：夏取盛经分腠何也？岐伯曰：夏者火始治，心气始长，脉瘦气弱，阳气流溢，热熏分腠，内至于经，故取盛经分腠。所谓盛经者，阳脉也。绝肤而病去者，邪居浅也。

夏取盛经分腠者，以夏者火始治事，心气始长，脉瘦气弱，不胜暑邪之侵，而夏令方旺，阳气流溢，热熏分腠，内至于经，所伤极深，故取盛经分腠。所谓盛经者，手足六阳之脉也。其有针方绝肤而病已去者，暑邪之所居浅也。

帝曰：秋取经俞何也？岐伯曰：秋者金始治，肺气收杀，金将胜火，阳气在合，温气及体，阴气初盛，未能深入，故取俞以泻阴邪，取合以虚阳邪。阳气始衰，故取于合。

秋取经俞者，以秋者金始治事，肺气收敛肃杀，金将胜火，邪宜深入矣，而阳气在合，温气犹及在体，阴气初盛，未能深入，其伤颇浅，故取俞穴以写阴邪，取合穴以泻阳邪。阳气始衰，故取于合穴也。

帝曰：冬取井荥何也？岐伯曰：冬者水始治，肾方闭，阳气衰少，阴气坚盛，

① 露 原作"路"，音同形近之误，据文义改。
② 五十七 原脱，据目录补。

巨阳伏沉，阳脉乃去，故取井以下阴逆，取荥以实阳气。故曰冬取井荥，春不鼽衄，此之谓也。

冬取井荥者，以冬者水始治事，肾方闭蛰，阳气衰少，阴气坚盛，巨阳沉伏，阳脉乃去，其伤最浅，故取井穴以下阴逆，取荥穴以实阳气。故曰冬取井荥，春不鼽衄，正是此义。鼽衄者（鼽，鼻塞也），表邪外束，肺气冲逆也，冬刺井荥，表寒解散，来春风木发达，皮毛通畅，肺金无冲逆之证，故不病鼽衄。

五脏之经五腧穴也，井荥俞经合也，六腑之经六腧，井荥俞原经合也，其穴皆在手足。此与"刺法论"、"四时刺逆从论"四时所刺不同，别是一法也。（四段旧误在"水热穴论"）

黄帝曰：春亟治经络，夏亟治经腧，秋亟治六腑，冬则闭塞。闭塞者，用药而少针石也。

冬令闭塞，宜用药不宜用针，故少针石。

所谓少针石者，非痈疽之谓也，痈疽不得顷时回。痈不知所，按之不应手，乍来乍已，刺手太阴旁三痏与缨脉各二。

所谓冬月少针石者，非痈疽之谓也，痈疽脓成不泻，腐骨烂筋，败经伤脏，性命攸关，急当泻之，不得顷时回护。若痈生不知其所，按之肿痛不应于手，其痛乍来乍已而无定候，刺手太阴中府之旁，足阳明气户、库房之所三痏（痏，刺瘢也），与结缨两傍之脉（缨，冠带也），足阳明水突、气舍之穴各二痏。

掖①痛大热，刺足少阳五。刺而热不止，刺手心主三，刺手太阴经络者大骨之会各三。

掖下生痛，大热，地迎②，足少阳经（足少阳脉下胸贯膈循胁），刺足少阳渊腋、辄筋之穴五，泻其相火。刺而热不

止，刺手太阴经络与手太阳者大骨之会一肩贞之穴各三。

胞气不足，魄汗不尽，暴痈筋软，随分而痛，治在经腧。

太阳寒水之气，主封闭皮毛，膀胱之胞气不足，皮毛弗固，热蒸窍泄，魄汗不尽。感冒风寒，以致营卫郁阻，暴发痈肿，筋脉软短，随其本经部分而生疼痛，治在本经腧穴，泻其壅闭也。

凡诸疮痈痈疽，皆缘风寒感袭，中其孔窍，营卫阻梗，郁发于穴腧之内，故作肿痛。热蒸肌腠，肉腐脓化，脓泄经通，而后病愈。当其肿痛之时，可刺而平，可汗而消也。

腹暴满，按之不下，取手太阳经络者，胃之募也，刺少阴俞，去脊椎三寸旁五，用员利针。霍乱，刺俞旁五，足阳明及③上旁三。

腹暴胀满，按之不下，土郁而胃逆也。取手太阳经之所络者一任脉之中脘，胃之募也，少阴肾者，胃之关也，刺少阴肾俞，去脊椎三寸，两旁各五，用员利针（第六针，见《灵枢》）。霍乱，腹满之甚而吐泄者也，刺少阴俞旁五，足阳明之胃俞及胃俞上之脾俞旁三，所以泄其寒湿也。

刺痫惊脉五，针手太阴各五，刺手少阴经络旁者一，手指及手外踝上五指，留针，刺足太阳五，足阳明一，上踝五寸，刺三针。手指及手外踝句④，旧误在"三部九候论"中。

刺痫惊之脉五处，针手太阴之鱼际各五，刺少阴经之所络旁者一手太阳之支正

---

① 掖　通"腋"。
② 迎　逢地。
③ 及　原作"刺"，音近之误，据王注本《素问·通评虚实论》及本节黄解改。
④ 手指及手外踝句　指"手指及手外踝上五指，留针。"

一，其穴在手小指及手外踝后五指，同身寸之五寸也（中指中节，为同身寸之一寸），留针以致其气，刺足太阳之承山五，足阳明之解溪一，上外踝五寸，足少阳之光明，刺三针。此癫惊所刺之五脉也。（六段①旧误在"通评虚实论"，与前四段乃一篇。"刺志论"系"通评虚实论"后文，简错传误，今移正之）

刺禁论五十八②

黄帝问曰：愿闻禁数。岐伯对曰：脏有要害，不可不察。肝生于左，肺藏于右，心部于表，肾治于里，脾为之使，胃为之市，膈肓之上，中有父母，七节之旁，中有小心。从之有福，逆之有咎。

五脏之位，肝在于左，肺在于右，心处于表，肾处于里，脾散精气，以灌四旁，是为之使也，胃受水谷，以养五脏，是为之市也（市，肆）。心下膈上曰肓，膈肓之上，中有父母，肺为父，心为母也。肾居脊骨七节之旁，七节之旁，中有小心，肾间动气，心火之根也（自尾骶骨以上，七节两旁为肾俞穴，其中则命门外俞，是肾之位也）。此皆五脏之要害，从之则有福，逆之则有咎也。

刺中心，一日死，其动为噫。刺中肝，五日死，其动为语。刺中肾，六日死，其动为嚏。刺中肺，三日死，其动为咳。刺中脾，十日死，其动为吞。刺中胃，一日半死，其动为呕。

脾陷则为吞，胃逆则为呕，升降反也。

刺头中脑户，入脑立死。刺臂太阴脉，出血多立死。刺阴股中大脉，血出不止死。刺跗上中大脉，血出不止死。

脑户，督脉之穴，在枕骨上。臂，太阴肺脉也。阴股大脉，足太阴之箕门、血海也。跗上大脉，足阳明之冲阳也。

刺面中溜脉，不幸为盲。刺匡上陷骨中脉，为漏为盲。刺客主人内陷中脉，为内漏为聋。刺舌下，中脉太过，血出不止，为喑。刺足少阴脉，重虚出血，为舌难以言。刺缺盆中内陷，气泄，令人喘咳逆。刺膺中陷中脉，为喘逆仰息。刺腋下胁间内陷，令人咳。刺脊间，中髓，为伛。刺乳上，中乳房，为肿根蚀。刺少腹，中膀胱，溺出，令人少腹满。刺气街中脉，血不出，为肿鼠仆。刺阴股下三寸内陷，令人遗溺。刺肘中内陷，气归之，为不屈伸。刺关节中液出，不得屈伸。刺膝髌出液，为跛。刺郄中大脉，令人仆脱色。刺腨肠内陷，为肿。刺足下布络中脉，血不出，为肿。刺手鱼腹内陷，为肿。

目者，宗脉之所聚也（《灵枢·口问》语），五脏六腑之精气，皆上注于目而为之精（《灵枢·大惑论》语），溜，注也，面中溜脉者，脏腑精气所溜注也，刺之泻其精气，故不幸为盲。匡，目匡也，刺匡上陷骨中脉，宗脉穿漏，故流泪不止，精气脱泻，故失明不见。客主人，足少阳经穴，刺其内陷中脉，经气损伤，故脓水流溢，闭塞不闻。舌下脉者，任脉之廉泉，足少阴之标也，中脉太过，血出不止，伤其肾气，故令人喑。足少阴上系于舌，络于横骨，终于会厌（《灵枢·忧恚无言》语），"脉解"内夺而厥，则为喑痱，此肾虚也，正是此义。刺足少阴脉，重虚出血，为舌难以言，亦缘此故（足少阴脉循喉咙，系舌本）。缺盆中内陷，大肠手阳明、胃足阳明之脉也，手足阳明，皆入缺盆，下胸膈，刺伤阳明之气，胃气上逆，则肺金莫降，故喘促咳逆。膺中陷中脉，肺脉

---

① 六段　指"黄帝曰：春亟治经络……上踝五寸，刺三针。"

② 五十八　原脱，据目录补。

也。腋下胁间内陷，亦肺脉也。刺脊间，中，髓，髓伤骨败，屈而不伸，故为伛偻。乳上，足阳明之脉也，乳房，阳明气血所聚，中之伤其经气，故痈肿腐败，连根俱蚀也。刺少腹，误中膀胱，溺出针孔，而下窍闭癃，故少腹胀满。气街，足阳明之动脉，刺之血不出，阻碍气道，则鼠鼷作肿（鼠仆亦作鼠鼷，在气街下一寸。王冰注"气府"、"热穴"、"刺禁"、"骨空"，两用其名）。阴股下三寸内陷，足厥阴之五里也，木主疏泄水道，刺之太深，疏泄失藏，故遗溺也。肘中内陷，手太阴之尺泽、手厥阴之曲泽也，泄其节中津液，邪气归之，故筋骨枯槁，不能屈伸。刺关节中液出，不得屈伸，刺膝髌出液，为跛，皆此义也。郄中大脉，足太阳之委中也（穴在膝后外侧）。腨肠内陷，足太阴之经也（阳明在髅外之前行，太阴在髅内之前行，内陷在胫骨腨肠之交）。足下布络，当内踝前散布之络，足少阴然谷之间。手鱼腹内陷，手太阴经也。

无刺大醉，令人气散。无刺大怒，令人气逆。无刺新饱人。无刺大饥人。无刺大渴人。无刺大惊人。无刺大劳人。

皆刺禁也。

刺要论五十九①

黄帝问曰：愿闻刺要。岐伯对曰：病有浮沉，刺有浅深，各至其理，无过其道。过之则内伤，不及则生外壅，壅则邪从之。浅深不得，反为大贼，内动五脏，后生大病。

病有浮沉之别，刺有浅深之异，各至其一定之理，无过其自然之道。过之则内伤正气，不及则里郁未泄，反生外壅，气血壅阻，则同气感召，邪俱从之。浅深不得，反为大害，内动五脏，以致后生太②病也。

故曰病有在毫毛腠理者，有在皮肤者，有在肌肉者，有在脉者，有在筋者，有在骨者，有在髓者。

此病有浮沉也。

是故刺毫毛腠理无伤皮，皮伤则内动肺，肺动则秋病温疟，溯溯然寒栗。

肺主皮，皮伤则肺动，肺动则孔窍闭敛，秋病温疟，洒然寒栗。

刺皮无伤肉，肉伤则内动脾，脾动则四季之月七十二日病腹胀满烦，不嗜食。

脾主肉，肉伤则脾动，脾动则消化失职，四季之月七十二日（土寄旺于四季之月，各十八日，共计七十二日），病腹胀心烦，不嗜饮食。

刺肉无伤脉，脉伤则内动心，心动则夏病心痛。

心主脉，脉伤则心动，心动则君火衰微，夏为寒变（"四气调神论"语），而病心痛。

刺脉无伤筋，筋伤则内动肝，肝动则春病热而筋弛。

肝主筋，筋伤则肝动，肝动则温气郁遏，春病热发，而筋膜弛张。

刺筋无伤骨，骨伤则内动肾，肾动则冬病胀腰痛。

肾主骨，骨伤则肾动，肾动则寒水泛滥，土湿木遏，冬病③腹胀腰痛。

以上所谓内动五脏，后生大病也。

刺骨无伤髓，髓伤则消烁胻酸，体解㑊然不去矣。

髓者肾之精，所以养骨，髓伤则精液消烁，胻骨（胫骨）酸软（酸者，水衰而木陷也），身体懈堕，不欲动转也。（㑊与迹通。解㑊，形迹懈怠也）

① 五十九　原脱，据目录补。
② 太　通"大"。
③ 冬病　原在"土湿木遏"前，据上下文例移。

刺齐论六十①

黄帝问曰：愿闻刺浅深之分。岐伯对曰：刺骨者无伤筋，刺筋者无伤肉，刺肉者无伤脉，刺脉者无伤皮，刺皮者无伤脉，刺脉者无伤肉，刺肉者无伤筋，刺筋者无伤骨。

此"刺要论"刺有浅深之法。刺骨者无伤筋四语②，谓宜深者不可浅，浅则不及，刺皮者无伤脉四语③，谓宜浅者不可深，深则太过也。

帝曰：余未知其所谓，愿闻其解。岐伯曰：刺骨无伤筋者，针至筋而去，不及骨也。刺筋无伤肉者，至肉而去，不及筋也。刺肉无伤脉者，至脉而去，不及肉也。刺脉无伤皮者，至皮而去，不及脉也。

刺骨无伤筋者，谓刺骨不宜刺筋，若针至筋而去，不及于骨，是刺骨而伤筋也。刺筋无伤肉者，谓刺筋不宜刺肉，若至肉而去，不及于筋，是刺筋而伤肉也。刺肉无伤脉者，谓刺肉不宜刺脉，若至脉而去，不及于肉，是刺肉而伤脉也。刺脉无伤皮者，谓刺脉不宜伤皮，若至皮而去，不及于脉，是刺脉而伤皮也。宜深而浅，此谓不及。

所谓刺皮无伤脉者，病在皮中，针入皮中，无伤脉也。刺脉无伤肉者，过脉中肉也。刺肉无伤筋者，过肉中筋也。刺筋无伤骨者，过筋中骨也。此之谓反也。

宜浅而深，此谓太过。

长刺节论六十一④

刺家不诊，听病者言，在头，头疾痛，为针之，刺至骨，病已止，无伤骨肉及皮。皮者，道也。

刺家不诊，听病者言而用针，在头，头疾痛，为针之，刺至骨，病已止，无伤骨肉及于皮毛。皮毛者，营卫输泄之道也。

扬刺入一，旁四处，治寒热。深专者，刺大脏，迫脏刺背，背腧也，迫脏刺之脏会，与刺之要，发针而浅出血，腹中寒热去而止。

《灵枢·官针》：五曰扬刺，扬刺者，正内一，旁内四，而浮之，以治寒气之博大者也。阳刺入一，正内一也，旁四处，傍内四也，正入一针，旁内四针，以治寒热也。寒热之深专者，刺其大脏所通之处（大脏，脾脏也）。寒热深专，迫近五脏，则刺背腧。寒热迫脏，又或刺之脏会，脏会季胁（《难经》语），脾之募在季胁之端，是厥阴之章门也。五脏之腧在背，募在腹，独刺脾募者，脾为五脏之长，所谓大脏也。与刺募腧之要，发针而浅出其血，令其腹中寒热去而止也。

治腐肿者刺腐上，视痈小大深浅刺，刺大者多血，小者浅之，必端内针为故止。

治痈疡腐肿者刺其腐上，视痈之小大浅深刺之。刺大者深之，多出其血，小者浅之，少出其血。必端正内针，以中病为故而止。

病在少腹，有积，刺皮𩩲以下，至少腹而止，刺挟脊两旁四椎间，刺两髂髎季胁肋间，导腹中气热下已⑤。

病在少腹，有积聚，刺皮𩩲以下，至少腹而止，字书无𩩲字，新校正谓为骺字之讹，骺，骨端也，皮骺以下，至于少

---

① 六十　原脱，据目录补。
② 刺骨者无伤筋四语　指"刺骨者……无伤皮。"
③ 刺皮者无伤脉四语　指"刺皮者……无伤骨。"
④ 六十一　原脱，据目录补。
⑤ 下已　原作"已下"，据王注本《素问·长刺节论》及本节黄解乙转。

腹，谓自肋骨之端，下当少腹，正直足厥阴之急脉也。刺挟脊两旁四椎间，足太阳之厥阴俞，"脉要精微论"：心为牡脏，小肠为之使，故曰少腹当有形，心主与心同气，是以少腹有积，厥阴俞亦主之也。刺两髂髎季胁肋间，腰骨曰髂，两髂髎谓足少阳之居髎，季胁肋间谓足少阳之京门，并刺二穴，导引腹中热气下行而已。

病在少腹，腹痛，不得大小便，病名曰疝，得之寒，刺少腹、两股间，刺腰髁骨间，刺而多之，尽炅病已。

病在少腹，腹痛，不得大小便，病名曰疝。得之水寒而木郁，木郁贼土，不能疏泄水道，故腹痛，不得大小便。刺少腹，泻少阴厥阴之寒，刺两股间，泻太阴阳明之湿，刺腰踝骨间，泻太阳寒水之寒。刺而多之，令其少腹尽炅，而病已也。

病在肌肤，肌肤尽痛，名曰肌痹，伤于寒湿，刺大分小分，多发针而深之，以热为故，诸分尽热病已止。无伤筋骨，伤筋骨痈发，若变。

病在肌肤，肌肤尽痛，名曰肌痹。此缘伤于寒湿，刺肉之大分小分，多发针而深刺之，以热至为故，俟其诸分尽热则病已止。无伤其筋骨，伤筋骨则痈疡发作，或若变生他病也。

病在筋，筋挛节痛，不可以行，名曰筋痹，刺分肉间筋上为故，不可中骨也。病起筋炅，病已止。

病在筋，筋挛节痛，不可以行，名曰筋痹。刺分肉之间筋上受痹之处为故，不可中骨也。病起则筋炅，病已则止针。

病在骨，骨重不可举，骨髓酸痛，寒气至，名曰骨痹，其道大分小分，深者刺无伤脉肉为故，骨热病已止。

病在骨，骨重不可举，骨髓酸痛，寒气常至，名曰骨痹。其内针之道，在肉之大分小分，深者刺无伤脉肉为故，骨热病已而止。

病在诸阳脉，且寒且热，诸分且寒且热，名曰狂，刺之虚脉，视诸分尽热病已止。

病在诸阳脉，表闭阳郁，令人且寒且热，诸分分部。且寒且热，名曰狂。刺之阳虚之脉，以致其气，视诸分尽热，阳气外达而病已乃止。

病初岁一发，不治月一发，不治月四五发，名曰癫病，刺诸分诸脉，其无寒者，以针调之，病已止。

病初岁一发，不治月一发，不治月四五发，名曰癫病。刺诸分部诸脉，以泻其寒（癫病因于水寒）。其无寒者，以刺调之，病已而止。

病风且寒且热，炅汗出，一日数过，先刺诸分理络脉，三日一刺，汗出且寒且热，百日而已。

病风且寒且热，炅汗常出，一日数过，先刺诸分理之络脉，三日一刺，其汗出且寒且热，百日而已。

病大风，骨节重，须眉堕，名曰大风，刺肌肉为故，汗出百日，刺骨髓，汗出百日，凡二百日，须眉生而止针。

病大风，骨节重，须眉堕，名曰大风（即癫风）。刺其肌肉，汗出百日，刺其骨髓，汗出百日，凡二百日，须眉已生而止针。

风伤卫气，闭其营血，郁生内热。营热外发，则为疹点。营热不达，隐见皮里，乃生癫风。汗出热泄，则病愈矣。

灸寒热之法，先灸项大椎，以年为壮数，次灸橛骨，以年为壮数，巅上一灸之，视背腧陷者灸之，举臂肩上陷者灸之，两季胁之间灸之，腨下陷脉灸之，外踝上绝骨之端灸之，外踝后灸之，足小指次指间灸之。

大椎，督脉穴，在项后。以年为壮数，年几岁则用几壮。橛骨，尾骶骨也。巅上一，督脉走百会也。背腧陷者，足太阳之背腧下陷者也。举臂肩上陷者，手阳明之肩髃也。两季胁之间，足少阳之京门也。腨下陷脉，足太阳之承筋也。外踝上绝骨之端，足少阳之阳辅也。外踝后，足太阳之昆仑也。足小指次指间，足少阳之侠溪也。

缺盆骨上切之坚痛如筋者灸之，膺中陷骨间灸之，掌束骨下灸之，脐下三寸关元灸之，毛际动脉灸之，膝下三寸分间灸之，足阳明跗上动脉灸之，犬所啮之处，即以犬伤法灸之，灸之三壮，伤食灸之。凡当灸二十九处。不已，必视其经之过于阳者，数刺其腧而药之。

缺盆骨上切之坚痛如筋者，此足少阳之上逆，欲作瘰疬，故生寒热，灸之经瘀散布，则寒热去矣。膺中陷骨间，任脉之天突也。掌束骨下，手少阳之阳池也。脐下三寸关元，任脉穴也。毛际动脉，足阳明之气街也。膝下三寸分间，足阳明之三里也。足阳明跗上动脉，冲阳穴也。犬啮伤食，皆发寒热，是以灸之。犬伤即灸犬伤之处，伤食则灸阳明之经穴。凡当灸者，二十九处。不已，必视其经之过于阳

盛者，数刺其腧，随其所宜而药之也。（此二段[1] 旧误在"骨空论"）

故曰：病之始起也，可刺而已，其盛，可待衰而已。故因其轻而扬之，因其重而减之，因其衰而彰之，其高者因而越之，其下者引而竭之，其慓悍者按而收之，其实者散而泻之，中满者泻之于内，其有邪者渍形以为汗，其在皮者汗而发之，血实宜决之，气虚宜掣[2] 引之。阳病治阴，阴病治阳，审其阴阳，以别柔刚，定其血气，各守其乡。此段旧误在"阴阳应象论"中。

因其轻而扬之，泻之于表也。因其重而减之，泻之于里也。因其衰而彰之，补其虚也。高者因而越之，散之于上也。下者引而竭之，驱之于下也。慓悍者按而收之，使之内敛也。实者散而泻之，使之外泻也。中满者泻之于内，去其郁也。其有外邪者渍其形以为汗，通其经也。其在皮者汗而发之，泻其表也。血实宜疏决之，行其瘀也。气虚宜掣引之，致其气也。阳病治阴，阴病治阳，缪刺也。审其阴阳，以别柔刚，定其血气，各守其乡，则刺有纪度，而不乱矣。

素问悬解卷七终江阴陈名侃校字

---

① 此二段　指"灸寒热之法……数刺其腧而药之"二段。
② 掣　新校正云："按《甲乙经》掣作掣"。

素问悬解卷八

昌邑黄元御解

刺　法①

调经论六十二②

黄帝问曰：余闻刺法言，有余泻之，不足补之，何谓有余？何谓不足？岐伯对曰：有余有五，不足亦有五，帝欲何问？帝曰：愿尽闻之。岐伯曰：神有余有不足，气有余有不足，血有余有不足，形有余有不足，志有余有不足。凡此十者，其气不等也。

神属心，气属肺，血属肝，形属脾，志属肾。

帝曰：人有四肢九窍，五脏十六部，三百六十五节，乃生百病。百病之生，精气津液，皆有虚实，今夫子乃言有余有五，不足亦有五，何以生之乎？

十六部谓手足十二经、督任两跷四奇经，皆营气之所行也。人有四肢九窍，五脏十六部，三百六十五节之数，乃生百病。百病之生，若精若气，若津若液，皆有虚实，今言有余不足各五，何以生此百病之多乎？

岐伯曰：皆生于五脏也。夫心藏神，肺藏气，肝藏血，脾藏肉，肾藏志。志意通，内连骨髓，而成身形。五脏之道，皆出于经隧，以行血气，血气不和，百病乃变化而生，是故守经隧焉。

百病虽多，皆生于五脏也。夫心脏神，肺藏气，肝藏血，脾藏肉，肾藏志，

此五神之生于五脏也。五神既具，则化五形，故志意一通，则外自皮肉筋脉，内连骨髓，而成身形，此五神之化五形也。既结此形，五脏之道，皆出于经隧之中，以行血气，血气不和，百病乃变化而生，是故百病之多，但守五脏之经隧焉。

帝曰：神有余不足何如？岐伯曰：神有余则笑不休，神不足则悲。血气未并，五脏安定，邪客于形，洒淅起于毫毛，未入于经络也，故命曰神之微病。帝曰：补泻奈何？岐伯曰：神有余则泻其小络出血，勿之深斥③，无中其大经，神气乃平，神不足者，视其虚络，按而致之，刺而利之，无出其血，无泻其气，以通其经，神气乃平。帝曰：刺微奈何？岐伯曰：按摩勿释，着针勿斥，移气于不足，神气乃得复。

心主喜，肺主悲，神有余则笑不休，神不足则悲，火衰而金无制也。血气未至相并，五脏尚在安定，邪客于形，洒淅振悚，起于毫毛，未入于经络也，命曰神之微病。神有余则泻其小络出血，勿之深斥，无中其大经，神气乃平，神不足则视其虚络，按而致之，使其气致，刺而利之，使其气通，无出其血，无泻其气，以通其经，神气乃平。若刺神之微病，则按摩勿释，着针勿斥，移气于不足之处，神气乃得平复也。

---

① 刺法　原不载，据目录补。
② 六十二　原脱，据目录补。
③ 斥　推也。

帝曰：善。气有余不足奈何？岐伯曰：气有余则喘咳上气，不足则短息少气。血气未并，五脏安定，皮肤微病，命曰白气微泄。帝曰：补泻奈何？岐伯曰：气有余则泻其经隧，无出其血，无泻其气，不足则补其经隧，无伤其经，无出其气。帝曰：刺微奈何？岐伯曰：按摩勿释，出针视之曰我将深之，适人必革，精气自伏，邪气散乱，无所休息，气泄腠理，真气乃相得。

肺藏气，气有余则肺部壅塞，喘咳上气，不足则肺气虚乏，息短少气。肺主皮毛，其色白，血气未并，五脏安定，皮肤微病，命曰白气微泄。气有余则泻其经隧，无出其血，无泻其气，不足则补其经隧，无伤其经，无出其气。刺皮肤之微病，按摩勿释①，出针视之（视，示也），曰我将深之，及其针之，适人必革而勿深（革，改也），精气自伏藏莫泄，邪气自散乱而无所休息，邪气泄于腠理，真气乃相得也。

帝曰：善。血有余不足奈何？岐伯曰：血有余则怒，不足则恐。血气未并，五脏安定，孙络水溢，则经有留血。帝曰：补泻奈何？岐伯曰：血有余则泻其盛经出血，不足则视其虚经，内针其脉中，久留而视，脉大，疾出其针，无令血泄。帝曰：刺留血奈何？岐伯曰：视其血络，刺出其血，无令恶血得入于经，以成其疾。

肝主怒，肾主恐，血有余则怒，不足则恐，寒水旺而风木衰也。血气未并，五脏安定，孙络如水之溢，则经中必有留血。血有余则泻其盛经出血，不足则视其血虚之经，内针于其脉中，久留而视之，俟其脉大，疾出其针，无令血泄。刺经之留血，视其留血之络，刺出其血，无令络之恶血得入于经，以成其疾也。

帝曰：善。形有余不足奈何？岐伯曰：形有余则腹胀泾溲不利，不足则四肢不用。血气未并，五脏安定，肌肉蠕动，命曰微风。帝曰：补泻奈何？岐伯曰：形有余则泻其阳经，不足则补其阳络。帝曰：刺微奈何？岐伯曰：取分肉间，无中其经，无伤其络，卫气得复，邪气乃索。

脾主肉，形有余则脾湿肝郁，腹胀泾溲不利，脾主四肢，不足则四肢不用。血气未并，五脏安定，肌肉蠕动（蠕，虫动貌，音渊），命曰形受微风。形有余则泻其阳明之经，不足则补其阳明之络。刺形之微风，但取分肉之间，无中其经，无伤其络，卫气得复，邪气索然而尽也。

帝曰：善。志有余不足奈何？岐伯曰：志有余则腹胀飧泄，不足则厥。血气未并，五脏安定，骨节有动。帝曰：补泻奈何？岐伯曰：志有余则泻然谷血者，不足则补其复溜。帝曰：刺未并奈何？岐伯曰：即取之，无中其经，邪所乃能立虚。

肾藏志，志有余则水寒土湿，风木陷冲，腹胀飧泄，不足则厥逆而下陷。《灵枢·本神》：肾藏精，精舍志，肾气虚则厥，实则胀。"解精微论"：厥则阳气并于上，阴气并于下，阳并于上则火独光也，阴并于下则足寒。所谓有余者，肾水有余，不足者，肾气不足，阳② 根下亏，故水陷而足寒也。肾主骨，血气未并，五脏安定，骨节有变动之意，是为肾之微邪。志有余则泻然谷之血，足少阴之荥穴也，不足则补复溜，足少阴之经穴也。刺血气之未并，宜乘其邪微而即取之，无中其经，邪所乃能立虚也。

帝曰：善。余已闻虚实之形，不知其

---

① 释 原作"失"，音同之误，据本节经文及上节黄解文例改。

② 阳 原作"杨"，音同之误，据文义改。

何以生？岐伯曰：气血以①并，阴阳相倾，气乱于卫，血逆于经，血气离居，一实一虚。血并于阴，气并于阳，故为惊狂。血并于阳，气并于阴，乃为炅中。血并于上，气并于下，心烦惋善怒。血并于下，气并于上，乱而喜忘。

气血以并，阴阳相倾，于是气乱于卫，血逆于经。气血本相交也，若血气离居，气与气并，不交于血，两相倾夺，必将一实一虚，物莫能两大，自然之理也。如血并于阴，气并于阳，阳不根阴，故为惊狂。如血并于阳，气并于阴，血郁热发，乃为炅中。如血并于上，气并于下，温气逆升，清气顺陷，则心烦惋而善怒。如血并于下，气并于上，阳气逆升，阴气顺陷，则神乱而喜忘也。

帝曰：血并于阴，气并于阳，如是血气离居，何者为实？何者为虚？岐伯曰：血气者，喜温而恶寒，寒则泣不能流，温则消而去之，是故气之所并为血虚，血之所并为气虚。

血并于阴，气并于阳，如是则血气离居，必有一虚一实者矣，何者为实？何者为虚？血气者，喜温而恶寒，寒则涩不能流，血气梗阻，因而成实，温则消而去之，血气涣散，因而成虚。气血相并，其理亦然，是故气之所并则为血虚，血之所并则为气虚也。

帝曰：人之所有者，血与气耳，今夫子乃言血并为虚，气并为虚，是无实乎？岐伯曰：有者为实，无者为虚，故气并则无血，血并则无气，今血与气相失，故为虚焉。络之与孙脉俱输于经，血与气并，则为实焉。血之与气，并走于上，则为大厥，厥则暴死，气复反则生，不反则死。

有者为实，无者为虚，故气并则其中无血，血并则其中无气，今血与气相失，不得并居，故以其无者为虚焉。凡络脉之

与孙脉俱输于经，大经之内，血与气一有相并，则为实焉。血之与气，凡其并走于上，不拘气并血并，则为大厥，厥则暴死。气反则生，逆而不反，则真死矣。

帝曰：实者何道从来？虚者何道从去？虚实之要，愿闻其故。岐伯曰：夫阴与阳，皆有腧会，阳注于阴，阴满之外，阴阳②匀平，以充其形，九候若一，命曰平人。夫邪之生也，或生于阴，或生于阳，其生于阳者，得之风雨寒暑，其生于阴者，得之饮食居处，阴阳喜怒。帝曰：风雨之伤人奈何？岐伯曰：风雨之伤人也，先客于皮肤，传入于孙脉，孙脉满则传入于络脉，络脉满则输于大经脉，血气与邪并客于分腠之间，其脉坚大，故曰实。实者外坚充满，不可按之，按之则痛。帝曰：寒湿之伤人奈何？岐伯曰：寒湿之中人也，皮肤不收，肌肉坚紧，营血泣，卫气去，故曰虚。虚者聂辟气不足，按之则气足以温之，故快然而不痛。

阴与阳，皆有穴腧相会，阳注于阴，阴满之外，阴阳匀平，以充其形，九候若一，命曰平人，以其阴阳灌注，彼此无偏也。夫邪之生也，或生于阴分（脏腑），或生于阳分（经络）。其生于阳者，得之风雨寒暑，其生于阴者，得之饮食居处，阴阳喜怒。风雨之伤人也，先客于皮肤，传入于孙脉，孙脉满则传入于络脉，络脉满则输之于经脉，血气与邪并客于分腠之间，郁其经脉，而见坚大，故曰实。实者外实大而内充满，不可按之，按之则痛。寒湿之中人也，缘其皮肤不收，外淫内传，肌肉坚紧，营涩卫去，故曰虚。虚者聂辟气不足（聂辟，虚损之象），按之则

①　以　原作"已"，据王注本《素问·调经论》及本节黄解改。

②　阴阳　原作"阳阴"，据王注本《素问·调经论》及本节黄解乙转。

气足以温之，故快然而不痛也。

帝曰：善。阴之生实奈何？岐伯曰：喜怒不节，则阴气上逆，上逆则下虚，下虚则阳气走之，故曰实矣。帝曰：阴之生虚奈何？岐伯曰：喜则气下，悲则气消，消则脉虚空，因寒饮食，寒气熏满，则血泣气去，故曰虚矣。

生于阴者，得之饮食居处，阴阳喜怒，其中亦有虚实也。阴之生实，因于喜怒不节，则阴气上逆（少阴心气厥阴肝气上逆），上逆则下虚，阴气下虚则阳气走之，故曰实矣。阴之生虚，因于悲哀则气消乏，气消则脉道虚空，因寒饮食入胃，寒气熏满于经之中，则血涩气去，故曰虚也。

帝曰：经言阳虚则外寒，阴虚则内热，阳盛则外热，阴盛则内寒，余已闻之矣，不知其所由然也？岐伯曰：阳受气于上焦，以温皮肤分肉之间，今寒气在外则上焦不通，上焦不通则寒气独留于外，故寒栗。帝曰：阴虚生内热奈何？岐伯曰：有所劳倦，形气衰少，谷气不盛，上焦不行，下脘不通，胃气热，热气熏胸中，故内热。帝曰：阳盛生外热奈何？岐伯曰：上焦不通利则皮肤致密，腠理闭塞，玄府不通，卫气不得泄越，故外热。帝曰：阴盛生内寒奈何？岐伯曰：厥气上逆，寒气积于胸中而不泻，不泻则温气去寒独留，则血凝泣，凝则脉不通，其脉盛大以涩，故中寒。

阳虚生外寒者，阳受气于上焦，以温于皮肤分肉之间，今阳虚于表，寒气客之，寒气在外，闭其皮毛，则上焦卫气不得外通，寒气独留于外，故生寒栗。阴虚生内热者，因有所劳倦，形气消乏，以致谷气不盛，不盛则上下皆郁，上焦不行，下焦不通，胃[1]气瘀遏而为热，热气熏于胸中，故生内热。阳盛生外热者，因寒

气在表，上焦不得通利，则皮肤致密，腠理闭塞，玄府不通（玄府，汗孔），卫气不得泄越，故生外热。阴盛生内寒者，因下焦厥气上逆，寒侵阳位，寒气积于胸中而不泻，则温气去而寒独留，血凝涩而脉不通，经络堙塞，其脉盛大以涩，故生中寒。

帝曰：阴与阳并，血气以并，病形以成，刺之奈何？岐伯曰：刺此者，取之经隧，取血于营，取气于卫，用形哉，因四时，多少高下。

阴与阳并，气血以并，病形以成，刺此者，取之于经隧之中，取血于营分，取气于卫分，用人之形度其丰减，因天之时酌其寒温，以定针刺多少之数，高下之宜也。

帝曰：血气以并，病形以成，阴阳相倾，补泻奈何？岐伯曰：泻实者，气盛乃内针，针与气俱内，以开其门，如利其户，摇大其道，如利其路，针与气俱出，精气不伤，邪气乃下，外门不闭，以出其疾，必切而出，大气乃屈[2]，是谓大泻。

泻实者，乘其气实内针，针与气俱内，以开其门，如利其户，摇大其道，如利其路，门路通利，针与邪气俱出，精气不伤，邪气乃下，外门不闭，以出其疾。必切循而出之，邪之大气乃屈，是谓大泻。

帝曰：补虚奈何？岐伯曰：持针勿置，以定其意，候呼内针，气出针入，针空四塞，精无从去，方实而疾出针，热不得还，气入针出，闭塞其门，邪气布散，精气乃得存，近气不失，远气乃来，动气候时，是谓追之。

补虚者，持针勿置，以定其意，候呼

---

① 胃　原作“卫”，音近之误，据本节经文改。
② 屈　（jué 撅）尽也。

以内针，气出而针入，使针空四塞，而精无从去，气方实而疾出针，则针下之热不得还于别处，气入而针出，闭塞其外门，邪气皆布散，真气乃得存。近气既不失，远气乃当来，动气候时而不失，是谓追之，《灵枢·九针十二原》：迫而济之，恶得无实是也。

帝曰：夫子言虚实者有十，生于五脏。夫十二经脉皆生其病，今夫子独言五脏，五脏五脉耳。夫十二经脉者，皆络三百六十五节，节有病必被经脉，经脉之病皆有虚实，何以合之？岐伯曰：五脏者，固得六腑与为表里，经络肢节，各生虚实，其病所居，随而调之。病在血，调之络，病在气，调之卫，病在肉，调之分肉，病在筋，调之筋，病在脉，调之血，病在骨，调之骨。病在筋，燔针劫刺其下及于急者，病在骨，淬针药熨，病不知所痛，两跷为上，身形有痛，九候莫病，则缪刺之，痛在于左，而右脉病者，则巨刺之。必谨察其九候，针道备矣。

前言不足有五，有余有五，虚实有十，生于五脏。夫十二经脉皆能生病，今独言五脏，五脏止五脉耳。夫十二经脉者，皆络于三百六十五节，每节有病，必被之经脉，经脉之病，又皆有虚实，其为虚实如是之多，而于五脏五脉何以合之？盖五脏者，固得六腑与为表里，爰有十二经脉，络于四肢诸节，经络肢节，各生虚实，虚实虽多，总属五脏，审其病之所居，随而调之。如心主脉，病在脉则调之血。肝主血，病在血则调之络。肺主气，病在气则调之卫。脾主肉，病在肉则调之分肉。肝主筋，病在筋则调之筋。肾主骨，病在骨则调之骨。病在筋，燔针（烧针）劫刺其下及于急缩不伸者。病在骨，淬针（即燔针也）药熨（药囊温熨），温其内寒。病不知所痛，针其两跷为上，阳跷出于足太

阳之申脉，阴跷出于足少阴之照海。身形有痛，九候莫病，则缪刺之，缪刺者，左取右，右取左，刺其络脉也。痛在于左，而右脉病者，则巨刺之，巨刺者，亦左取右，右取左，刺其经脉也（义详"缪刺论"）。必谨察其九候而调之，针道备矣。

帝曰：其有不从毫毛而生，五脏阳已竭也，精孤于内，气耗于外，津液充郭，其魄独居，形不可与衣相保，此四极急而动中，是气拒于内而形弛于外，治之奈何？岐伯曰：平治于权衡，温衣，缪刺其处，开魄门，洁净府，去菀莝陈，疏涤五脏，微动四极。五阳已布，精以时服，以复①其形，故精自生，形自盛，骨肉相保，巨气乃平。

其有不自毫毛而生（言非外感），而五脏内伤，阳已竭也，阴精孤于内，阳气耗于外，津液充郭（泛溢充周），唯其阴魄独居，形体衰羸，不可与衣相保（不胜衣也），此其四极（四肢）胀急而致动中气，壅闭喘促（中气不达于四肢也），是气拒于内而形弛于外，水胀之病也。法宜平治于权衡，均调其偏，温衣厚覆，缪刺其处，开其魄门（汗孔），使汗液外流，洁其净府（膀胱），使溲溺下泄，去菀浊而莝陈宿（"针解"：菀陈则除之者，去恶血也），疏涤五脏之垢污，微摇动四极。俟五阳已布（五脏之阳），精以时服（反其初服），以复其形。故精自能生（精，正气也），形自然盛，骨肉均平而相保，邪之巨气乃自平也。（此段旧误"在汤液醪醴论"中）

缪刺论六十三②

黄帝问曰：余闻缪刺，未得其意，何

---

① 复 原作"服"，音近之误，据王注本《素问·调经论》及本节黄解改。
② 六十三 原脱，据目录补。

谓缪刺？岐伯对曰：夫邪之客于形也，必先舍于皮毛，留而不去，入舍于孙脉，留而不去，入舍于络脉，留而不去，入舍于经脉，内连五脏，散于肠胃，阴阳俱感，五脏乃伤。此邪之从皮毛而入，极于五脏之次也，如此则治其经焉。

邪客于形，先舍皮毛，留而不去，自皮毛而入孙脉，自孙脉而入络脉，自络脉而入经脉，自经脉而内连五脏，散于肠胃，表为阳，里为阴，阴阳俱感，五脏乃伤。此邪之自皮毛而入经隧，根于五脏之次第也，如此则治其经脉焉，是巨刺之法也。

今邪客于皮毛，入舍于孙络，留而不去，闭塞不通，流溢于大络，而生奇病。夫邪客大络者，左注右，右注左，上下左右与经相干，不入于经腧，而布于四末，其气无常处，命曰缪刺。

邪客皮毛，入舍孙络，留而不去，皮毛闭塞不通，流溢于大络，而生奇病。夫邪客大络者，左注于右，右注于左，上下左右与经相干，不入于经脉腧穴，而散布于四末（四肢），其气无有常处，是以命曰缪刺。

帝曰：愿闻缪刺，以左取右，以右取左，奈何？其与巨刺何以别之？岐伯曰：邪客于经，左盛则右病，右盛则左病。亦有移易者，左痛未已而右脉先病。如此者，必巨刺之，以中其经，非络脉也。络病者，其痛与经脉缪处，故命曰缪刺。

邪客于经脉，左盛则右病，右盛则左病，左病刺左，右病刺右，是其常也。亦有移易而不拘者，左痛未已而右脉先病，右脉既病，则右半亦将痛矣。如此者，必巨刺之，以中其经脉，非络脉也。若络病者，其痛与经脉缪处，故命曰缪刺，缪刺即巨刺之浅者也。

帝曰：愿闻缪刺奈何？取之何如？岐

伯曰：邪客于足太阳之络，令人拘挛背急，引胁而痛，刺之从项始，数脊椎挟脊，疾按之应手如痛，刺之旁三痏，立已，左取右，右取左。

足太阳经自头下项，挟脊抵腰，邪客于足太阳之络，令人拘挛背急，引胁而痛，肝主筋，脉行胁肋，水寒而筋急也。刺之从项始，数其脊椎挟脊两傍，疾按之应手如痛，是即邪客之处，刺之旁其处三痏，立已，左取右，右取左。

邪客于足阳明之络，令人鼽衄，上齿寒，刺足中指爪甲上与肉交者各一痏，左取右，右取左。

足阳明经循鼻外，入上齿，下足跗，入中指，邪客其络，令人鼻鼽衄血，上齿寒生，阳明上逆，浊气不降也。刺足中指爪甲上与肉交者各一痏，厉兑穴也。

邪客于足少阳之络，令人留于枢中痛，髀不可举，刺枢中，以毫针，寒则久留针，以月死生为数，立已，左取右，右取左。

足少阳经出气街，绕毛际，横入髀厌中，邪客其络，令人邪气留于髀枢之中，痛不可举。刺枢中，以毫针，寒则多留其针以致气，使针下热生，以月死生为痏数（法详后文），立已。

邪客于足太阴之络，令人腰痛引少腹，控䏚，不可以仰息，刺腰尻之解，两胂之上，是腰俞，以月死生为痏数，发针立已，左取右，右取左。

足太阴经入腹属脾，邪客其络，令人腰痛引少腹，控牵䏚胁（季胁），不可以仰息，以脾土湿陷，肝木抑遏，沦于肾水之中，升气不遂故也（肾位在腰，肝木生于肾水，脉自少腹行于胁肋，木陷于水，冲击不宁，故腰痛引少腹，控䏚，不可以仰息也）。刺腰尻之解，两胂之上，足太阳之下髎穴也。解，骨解（骨缝）。

肿，腰下坚肉。刺"腰痛论"与此段同义，详彼篇。

邪客于足少阴之络，令人卒心痛，暴胀，胸胁支满，无积者，刺然骨之前出血，如食顷而已。不已，左取右，右取左。病新发者，取五日已。

足少阴经上股属肾，贯胸膈，入肺中，从肺出络心，邪客其络，令人卒心痛，暴发膜胀，胸胁偏支作满，寒水凌心，火败而木郁也（肝木位于左胁）。无积者，刺然骨之前出血，然谷穴也。

邪客于足厥阴之络，令人卒疝暴痛，刺足大指爪甲上与肉交者各一痏，男子立已，女子有顷已，左取右，右取左。

足厥阴经起于大指，循股阴，入毛中，过阴器①，抵小腹，邪客其络，令人卒疝暴痛，水寒而木郁也。刺足大指爪甲上与肉交者各一痏，大敦穴也。女子有顷已，血盛而邪旺也。

邪客于手太阳之络，令人头项肩痛，刺手小指爪甲上与肉交者各一痏，立已。不已，刺外踝下三痏，左取右，右取左，如食顷已。

手太阳经起于小指，循臑外，交肩上，循颈上颊，邪客其络，令人头项肩痛。刺小指爪甲上与肉交者各一痏，少泽穴也。

邪客于手阳明之络，令人喉痹舌卷，口干心烦，臂外廉痛，手不及头，刺手大指次指爪甲上去端如韭叶各一痏，壮者立已，老者有顷已，左取右，右取左。新病，数日已。

手阳明经起于大指之次指，上肩，入缺盆，络肺，上颈贯颊，邪客其络，令人喉痹舌卷，口干心烦，臂外廉痛，手不及头，燥旺而筋缩也（手阳明为燥金）。刺手大指次指爪甲上去端如韭叶各一痏，商阳穴也。

邪客于手少阳之络，令人耳聋，时不闻音，刺手小指次指爪甲上去端如韭叶各一痏，立闻。不已，刺中指爪甲上与肉交者，立闻。其不时闻者，不可刺也。耳中生风者，亦刺之如此数，左取右，右取左。

手少阳经起于小指之次指，上项，系耳后，入耳中，邪客其络，令人耳聋，时不闻音。刺手小指次指爪甲上去端如韭叶各一痏，关冲穴也。刺手中指爪甲上与肉交者，手厥阴之中冲也，手少阳与手厥阴为表里，战并刺之。其不时闻者，经闭窍塞，故不可刺。耳中生风者，聋之渐也，经阻气滞，故风动耳鸣。

邪客于手太阴之络，令人气满胸中，喘息而支胠，胸中热，刺手大指爪甲上去端如韭叶各一痏，如食顷已，左取右，右取左。

手太阴经起于中焦，上膈属肺，循臂内，入寸口，出大指，邪客其络，令人气满胸中，喘息支胠（胠胁偏支壅满），胸中热发。刺手大指爪甲上去端如韭叶各一痏，少商穴也。

邪客于手少阴之络，令人嗌痛不可纳食，无故善怒，气上走贲上，刺足中央之脉各三痏，凡六刺，立已，左刺右，右刺左。嗌中痛，不能内唾，时不能出唾者，刺然骨之前出血，立已。

手少阴经起于心中，上挟咽，系目系，邪客其络，令人嗌痛不可内食，无故善怒，气上走贲上。心主喜，肝主怒，无故生怒者，心火抑郁而不畅也。《难经》：胃为贲门，气上走贲门者，气逆于上脘之上也。刺足下中央之脉各三痏，足少阴之涌泉也，手足少阴同经，刺涌泉以泄心火

① 器　原作"气"，音同之误，据《灵枢·经脉》改。

之上炎也。刺然骨之前出血，即足少阴之
然谷也。

邪客于手厥阴之络，令人胁痛不得
息，咳而汗出，刺手小指次指爪甲上与肉
交者各一痏，不得息立已，汗出立止，咳
者温衣饮食，一日已，左取右，右取左。
不已，复如法。

手厥阴经起于胸中，循胸出胁下腋，
出中指，其支者，出小指之次指，邪客其
络，令人胁痛不得喘息，咳而汗出，相火
之刑肺金也。刺手小指次指爪甲上与肉交
者，手少阳之关冲也，手厥阴与手少阳为
表里，故刺之。

邪客于手足少阴太阴足阳明之络，此
五络皆会于耳中，上络左角，五络俱竭，
令人身脉皆动而形无知也，其状若尸，或
曰尸厥，刺其足大指内侧爪甲上去端如韭
叶，后刺足心，后刺足中指爪甲上，后刺
手大指内侧去端如韭叶，后刺手心主，后
刺少阴锐骨之端各一痏，立已。不已，以
竹管吹其两耳，鬄其左角之髪方一寸，燔
治，饮以美酒一杯，不能饮者灌之，
立已。

邪客于手少阴、足少阴、手太阴、足
太阴、足阳明之络，此五络皆会于耳中，
上络于左角，五络之气俱竭（邪束而经闭
也），令人一身之脉俱动而形体无知觉也，
其状如尸，或曰尸厥，《史·扁鹊传》：虢
太子病尸厥，即此。刺其足大指内侧爪甲
上去端如韭叶，足太阴之隐白也，后刺足
心，足少阴之涌泉也，后刺足中指爪甲上，
足阳明之厉兑也，后刺手大指内侧去端如
韭叶，手太阴之少商也，后刺手心主，手
厥阴之中冲也，后刺少阴锐骨之端，手少
阴之神门也。以竹管吹其两耳，令五络之
气通也。鬄其左角之髪方一寸，治以燔针，
饮以美酒，以五络上络左角，所以温行五
络之寒涩也（鬄与剃同）。

耳聋，刺手少阳，不已，刺其通脉出
耳前者。齿龋，刺手阳明，不已，刺其脉
入齿中者，立已。缪传引上齿，齿唇寒
痛，视其手背脉血者去之，手大指次指爪
甲上各一痏，足阳明中指爪甲上各一痏，
立已，左取右，右取左。

手少阳从耳后入耳中，出走耳前，通
于足少阳之听宫，耳聋，刺手少阳之关冲。
不已，刺其通脉出耳前者，足少阳之听宫
也。《灵枢·经脉》：三焦手少阳之脉，是
动则病耳聋是也。手阳明脉贯颊入下齿，
齿龋，刺手阳明之商阳。不已，刺其脉之
入下齿中者。足阳明循鼻外入上齿，若缪
传足阳明而引上齿，齿唇寒痛，视其手背
手阳明之脉有瘀血者去之。手大指次指爪
甲上各一痏，手阳明之商阳也。足阳明中
指爪甲上各一痏，足阳明之厉兑也。

邪客于足阳跷之脉，令人目痛从内眦
始，刺外踝之下半寸所各二痏，左取右，
右取左，如行十里顷而已。

阳跷之脉，足太阳之别，起于太阳之
申脉，止于太阳之睛明，邪客其脉，令人
目痛从内眦始，睛明在目内眦也。刺外踝
之下半寸所各二痏，申脉穴也。

邪客于臂掌之间，不可得屈，刺其踝
后，先以指按之痛，乃刺之，以月死生为
数，月生一日一痏，二日二痏，十五日十
五痏，十六日十四痏。凡痹往来，行无常
处者，在分肉间痛而刺之，以月死生为
数，一日一痏，二日二痏，渐多之，十五
日十五痏，十六日十四痏，渐少之。用针
者，随气盛衰以为痏数，针过其日数则脱
气，不及日数则气不泻，左刺右，右刺
左，病已止。不已，复刺之如法。

邪客臂掌之间，不可得屈，即痹邪
也。刺其踝后，内踝之后，手太阴之经渠
也，外踝之后，手少阴之通里也。凡痹之
往来，行无常处，在分肉间痛者，刺之亦

如此法。

人有所堕坠，恶血留内，腹中满胀，不得前后，此上伤厥阴之脉，下伤少阴之络，先饮利药，刺足内踝之下然骨之前血脉出血，刺足跗上动脉，不已，刺三毛上各一痏，见血立已，左刺右，右刺左。善悲惊不乐，刺如上法。

有所堕坠，恶血留结，以致中气壅阻，腹中满胀，不得前后，此上伤厥阴之脉，肝主筋，其志惊也，下伤少阴之络，肾主骨，其志恐也。先饮通利恶血之药，后刺足内踝之下然骨之前血脉出血，足少阴之然谷也，刺足跗上之动脉，足厥阴之太冲也，不已，刺三毛上各一痏，足厥阴之大敦也。善悲惊不乐，手少阴足厥阴之病，故刺如前法。

邪客于五脏之间，其病也，脉引而痛，时来时止，视其病，缪刺之于手足爪甲上，视其脉，出其血，间日一刺，一刺不已，五刺已。

手足爪甲，统言脏脉之井穴也。

凡刺之数，先视其经脉，切而从之，审其虚实而调之。不调者经刺之，有痛而经不病者缪刺之，因视其皮部有血络者尽取之，此缪刺之数也。

经刺，刺其经脉，即巨刺也。

故善用针者，从阴引阳，从阳引阴，以右治左，以左治右，以我知彼，以表知里，以观过与不及之理，见微得过，用之不殆。此段旧误在阴阳应象论。

见微得过，见于隐微，而得其过差也。

刺疟六十四[①]

足太阳之疟，令人腰痛头重，寒从背起，先寒后热，熇熇暍暍然，热止汗出，其病难已，刺足太阳郄中出血。

足太阳寒水之经自头下项，行身之背，故腰痛头重，寒从背起。熇熇暍暍，热盛也。热止则汗出，其病难已。郄中即太阳之委中，在腘外廉，微动应手。

足阳明之疟，令人先寒洒淅，洒淅寒甚，久乃热，热去汗出，喜见日月光火气，乃快然，刺足阳明跗上。

洒淅，寒栗之貌，足阳明以戊土而化气于燥金，金气收敛，故寒栗极甚，久之乃热。热去汗出，表泄阳虚，故喜见日月光火气，乃快然。刺足阳明跗上，冲阳穴也。（动脉应手）

足少阳之疟，令人身体解㑊，寒不甚，热不甚，恶见人，见人心惕惕然，热多汗出甚，刺足少阳。㑊与迹同。

解㑊，形迹懈怠也，足少阳甲木化气相火，相火上炎，故身体解㑊。寒不甚，阴邪轻也。热不甚，相火虚也。恶见人，见人惕惕恐惧，甲木拔根而胆怯也（此相火之虚者）。热多汗出甚，相火郁重而透发也（此相火之旺者）。刺足少阳，侠溪也。

足太阴之疟，令人不乐，好太息，不嗜食，病至则善呕，呕已乃衰，多寒热汗出，刺足太阴，即取之。

脾主忧，故令人不乐，好太息。脾病传胃，故不嗜饮食，而善呕吐。脾为太阴湿土，水泛土湿则多寒，湿郁热发则多热。刺足太阴，公孙也。即取之，急泻其湿热也。

足少阴之疟，令人呕吐甚，多寒热，热多寒少，欲闭户牖而处，其病难已，刺足少阴。

呕吐甚，水泛土湿而胃逆也。热多寒少，足少阴癸水化气于君火也。欲闭户牖而处，水性幽静也。太阳少阴病俱难已，水主蛰藏，热发火升，阳根上泄，寒水下

———————
① 六十四 原脱，据目录补。

旺，阴阳不交，是以难已。刺足少阴，太溪也。

是厥阴之疟，令人腰痛，少腹满，小便不利，数便如癃状，非癃也，意恐惧，气不是，腹中悒悒，刺足厥阴。

肾为水，位在腰，木陷于水，故腰痛。木主疏泄，陷而不达，不能疏泄水道，故少腹胀满，小便不利，数数便溲而短赤如癃状，实非癃也。肾主恐，木陷于水，则意常恐惧，是其肝气不足（《灵枢·本神》：肝气虚则恐，实则怒也）。郁而贼脾，忧思内动，腹中悒悒不乐。刺足厥阴，太冲也。（以上六经之疟）

肝疟者，令人色苍苍然，善太息，其状若死者，刺足厥阴见血。

苍苍，木色。肝主怒，脾主忧，脾陷肝郁，忧愁不乐，则善太息。肝木主生，生气不遂，故其状若死。刺足厥阴，中封也。

心疟者，令人烦心甚，欲得清水，反寒多，不甚热，刺手少阴。

烦心甚，欲得清水者，君火上炎也。反寒多，不甚热者，手足少阴同经，癸水上升而化丁火，心病则丁火不敌癸水也。刺手少阴，神门也。

脾疟者，令人寒，腹中痛，热则肠中鸣，鸣已汗出，刺足太阴。

寒邪闭束，郁其脾气，脾陷木遏，怒而贼土，故腹中痛。热则脾郁发达，木气通畅，疏泄之令行，故肠鸣而汗出。刺足太阴，商丘也。

肺疟者，令人心寒，寒甚则热，热间，善惊，如有所见者，刺手太阴。

肺金不生肾水，寒来水旺，直凌心火，故令人心寒。寒甚则火复而热作。肺病不能收敛胆火下归癸水，胆木拔根，故上热稍间，善生惊怯。神魂失敛，故如有所见。刺手太阴，列缺也。

肾疟者，令人洒洒然手足寒，腰脊痛，宛转大便难，目眴眴[1]然，刺足少阴。

脾主四肢，水泛土湿，四肢失禀，故手足寒。肾位于腰，水寒木陷，郁冲不已，故腰脊痛。肾主二阴，水寒木陷，不能疏泄谷道，故大便难。肝窍于目，木陷风生，故目眴眴。刺足少阴，大钟也。（以上五脏之疟）。

胃疟者，令人善饥而不能食，食而支满腹大，刺足阳明太阴横脉出血。

胃土上逆，故善饥而不能食。食则中脘壅塞，甲木莫降则左胁支满，辛金莫降则右胁支满。腹大者，胃气胀满也。刺足阳明，解溪也，足太阴横脉，商丘也。（王冰注：足阳明厉兑、解溪、三里三穴主之。以上胃腑之疟）

十二疟者，其发各不同时，察其病形，以知其何脉之病也。先其发时如食顷而刺之，一刺则衰，二刺则知，三刺则已。不已，刺舌下两脉出血，舌下两脉者，廉泉也。不已，刺郄中盛经出血，又刺项以下挟脊者，必已。

十二疟者，总上六经五脏及胃疟而言，其发各不同时，察其病形，以知其何脉之病。先其发时如食顷而刺之，一刺则病衰，二刺则效觉，三刺则病已。不已，刺舌下两脉出血，舌下两脉者，任脉之廉泉也。不已，刺足太阳之郄中盛经出血（郄中即委中），又刺项以下足太阳之挟脊者，大杼、风门，必已也。

刺疟者，必先问其病之所先发者，先刺之。先头痛及重者，先刺头上及两额两眉间，出血。先项背痛者，先刺之。先腰脊痛者，先刺郄中出血。先手臂痛者，先刺手少阴阳明十指间出血。先足胫疼痛

———————

① 眴（jū 拘）　左顾右盼也。

者，先刺足阳明十指间出血。

刺疟者，先问其病所先发之处，先刺之，而后刺其本经。先头痛及头重者，先刺头上督脉之上星、百会及两额，取足少阳之悬颅，两眉间，取足太阳之攒竹，出血。先项背痛者，先刺项后督脉之风府、足少阳之风池，背后督脉之神道、足太阳之大杼，出血。先腰脊痛者，先刺足太阳之郄中，出血。先手臂痛者，先刺手少阴阳明经手十指间，出血。先足胫痠痛者，先刺足阳明于十指间，出血也。

胻痠痛甚，按之不可，名曰胕髓病，以镵针针绝骨，出血立已。身体小痛，刺至阴。诸阴之井无出血，间日一刺。

胻骨痠痛甚（即胫骨），按之不可（痛不可按），名曰胕髓病（胕，肿也，谓肿及骨髓），以镵针（九针之第一针）。针足少阳之绝骨，出血立已，绝骨本名悬钟，《难经》：髓会绝骨，故出其血则立已，髓中之瘀泄也。身体小痛，则刺足太阳之至阴，至阴，太阳之井也。诸阴经之井，则无出血，但可间日一刺而已。

疟不渴，间日而作，刺足太阳。渴而间日作，刺足少阳。温疟汗不出，为五十九刺。风疟则汗出恶风，刺三阳经背俞之血者。俞与腧同，音输。

疟不渴，寒水旺也，故刺足太阳，泻其寒水。渴者，相火旺也，故刺足少阳，泻其相火。温疟汗不出，郁热内蒸，当按热病五十九俞，用五十九刺之法，使之汗泄而热退（详见"水热穴论"）。风性疏泄，风疟发则汗出恶风，刺三阳经背俞之血，谓足太①阳之胆俞、胃俞、膀胱俞、三焦俞、大肠俞、小肠俞也。（六腑之俞，是手足三阳经之气通于背而出于足太阳之经者，故曰三阳经背俞之血也）

疟脉满大急，刺背俞，用中针，傍五胠俞各一，适肥瘦，出其血也。疟脉小实

急，灸足少阴，刺指井。诸疟而脉不见，刺十指间出血，血去必已。先视身之赤如小豆者尽取之。

疟脉满大急，阳盛而表闭也，宜刺足太阳之背俞，以泄其阳。用中针，取其傍五胠之俞各一，谓肺俞、心俞、肝俞、脾俞、肾俞五穴。"水热穴论"：五脏俞，旁五，以泄五脏之热，即谓此也。胠，胁也，其俞旁通胁肋，故曰旁五胠俞，即旁胠五俞也。适肥瘦，出其血，肥者多出，瘦者少出也。疟脉小实急，阴旺而表闭也，灸足少阴之复溜以温肾气，刺足大阳之指井（至阴）。以泻寒水也。诸疟而脉不见，寒邪外束而阳陷也，刺十指间出血，泻其寒邪，血去必已。先视身之赤如小豆者尽取之，然后刺其本经也。

欲知背俞，先度其两乳间，中折之，更以他草度去半已，即以两隅相拄也，乃举以度其背，令其一隅居上，齐脊大椎，两隅在下。当其下隅者，肺之俞也，复下一度，心之俞也，复下一度，左角肝之俞也，右角脾之俞也，复下一度，肾之俞也。是为五脏之俞，灸刺之度也。

欲知背俞，先以物度其两乳而中折之，更以他草度如其中折之半，即以中折之两隅支柱于此草之两端，令其三角均平，乃举以度其背俞，一隅居上，齐脊骨之大椎（第一节），两隅在下。当其下一隅者，肺之俞也，递下而取之，则背俞皆得矣。（此段旧误在"血气形志"中）

凡治疟，先发如食顷，乃可以治，过之则失时也。疟方欲寒，刺手阳明太阴、足阳明太阴，疟发身方热，刺跗上动脉，开其孔，出其血，立寒。疟脉缓大虚，便宜用药，不宜用针。

---

① 太 原作"少"，据本节黄注"六腑之俞，出于是太阳之经者"改。

先其发，如食顷，病邪未作，乃可以治，过之则邪旺难伏，失其时也。如先寒而后热者，疟方欲寒，刺手阳明太阴、足阳明太阴四经之井俞，刺手足阳明者，泄其阳气之内陷，刺手足太阴者，泄其阴邪之外束也，如先热而后寒者，疟发身方热，刺足阳明跗上之动脉（冲阳），开其孔，出其血，泄其经热，立刻身寒，此先发而早治也。若疟脉缓大虚，则正气亏败，便宜用药，不宜用针，《灵枢·邪气脏腑病形》所谓阴阳形气俱不足，勿取以针，而调以甘药也。

刺热六十五①

肝热病者，小便先黄，腹痛多卧身热，热争则狂言及惊，胁满痛，手足躁，不得安卧，其逆则头痛员员，脉引冲头也，庚辛甚，甲乙大汗，气逆则庚辛死，刺足厥阴少阳，出血如大豆，立已。

肝木主疏泄水道，肝热病者，郁陷而生下热，故小便先黄。木郁贼土则腹痛。土气困乏则多卧。温气化火则身热。热入血室，邪正相争，则狂言及惊（血舍魂，魂化神，血室神魂之宅，故热争则狂言及惊，肝胆主惊也）。肝脉行于两胁，经气郁冲，故胁肋满痛。脾主四肢，四肢诸阳之本，肝热传脾，四肢烦乱，故手足躁扰，不得安卧。肝脉与督脉会于巅，病则下陷，肝木陷则胆木逆，其胆木逆升，则头痛员员（员员，头目旋运之貌），脉引冲头也。庚辛甚，金克木也。甲乙大汗，木旺而邪退也。气逆则庚辛死，木败而金贼也。刺足厥阴少阳，出血如豆大，以泻其热，故病立已也。（肝胆同气相应，其逆则头痛员员者，甲木之逆，故并刺足少阳，泻其相火）

心热病者，先不乐，数日乃热，热争则卒心痛，烦闷善呕，头痛面赤无汗，壬癸甚，丙丁大汗，气逆则壬癸死，刺手少阴太阳。

心主喜，心热病者神伤，故先不乐。心肾同经，病则水动火郁，郁极乃发，故数日乃热。热伤心液，正与邪争，则卒然心痛。君火郁蒸，故生烦闷。君相同气，甲木刑胃，胃土上逆，是以善呕。君相逆冲，故头痛面赤。表闭火郁，是以无汗，壬癸甚，水克火也。丙丁大汗，火旺而邪退也。气逆则壬癸死，火败而水贼也。刺手少阴太阳，以泻其热，则病立已也。

脾热病者，先头重颊痛，颜青身热，烦心欲呕，热争则腰痛不可以俯仰，腹满泄，两颌痛，甲乙甚，戊己大汗，气逆则甲乙死，刺足太阴阳明。

脾陷则胃逆，胃脉从鼻外循颊车，上耳前，脾热病者，胃经上逆，故先头重颊痛。土困木贼，故颜青。湿土郁蒸，故身热。湿热传胃，胃气上逆，故烦心欲呕。热烁脾阴，正与邪争，土郁木陷，冲动于肾水之内，则腰痛不可以俯仰。风木贼土，气痞胀生。肝气郁遏，下决魄门，则腹胀而泄。两颌痛者，阳明之逆也。甲乙甚，木克土也。戊己大汗，土旺而邪退也。气逆则甲乙死，土败而木贼也。刺足太阴阳明，以泻其热，则病立已也。

肺热病者，先淅然厥起毫毛，恶风寒，舌上黄，身热，热争则喘咳，痛走胸膺背，不得太息，头痛不堪，汗出而寒，丙丁甚，庚辛大汗，气逆则丙丁死，刺手太阴阳明。

肺主皮毛，肺热病者，皮毛乍敛，故先淅然厥起毫毛而恶风寒。心窍于舌，心火刑金，肺从己土化湿，湿热淫蒸，故舌上发黄而身热。热燔肺津，正与邪争，则喘促咳嗽。肺气上逆，故痛走胸膺脊背，

————————
① 六十五　原脱，据目录补。

不得太息。肺气逆冲，故头痛不堪。热蒸窍泄，故汗出而寒。丙丁甚，火克金也。庚辛大汗，金旺而邪退也。气逆则丙丁死，金败而火贼也。刺手太阴阳明，以泻其热，则病立已也。

肾热病者，先腰痛䯒痠，苦渴数饮身热，热争则头痛而强，䯒寒且痠，足下热，不欲言，其逆则项痛员员，澹澹然，戊己甚，壬癸大汗，气逆则戊己死，刺足少阴太阳。诸汗者，至其所胜日汗出也。

肾脉上踹内，出腘中，贯脊属肾，肾热病者，经气郁陷，故先腰痛䯒痠（䯒，胫骨）。肾水从君火化气，火旺水衰，故苦渴数饮身热。热耗肺津，正与邪争，热随足太阳逆升，则头痛而强。火泄髓寒，肝木下陷，则䯒寒且痠，足下发热，不欲言语。太阳之经，自头下项，癸水陷则壬水逆，其太阳上逆，则项痛员员，澹澹然不定。戊己甚，土克水也。壬癸大汗，水旺而邪退也。气逆则戊己死，水败而土贼也。刺足少阴太阳，以泻其热，其病立已也。诸所谓大汗者，皆至其所胜之日则汗出也。

肝热病者，左颊先赤，心热病者，颜先赤，脾热病者，鼻先赤，肺热病者，右颊先赤，肾热病者，颐先赤。病虽未发，见赤色者刺之，名曰治未病。热病从部所起者，至期而已，其刺之反者，三周而已，重逆则死。

五脏现于面部，肝在左颊，肺在右颊，心在颜（额上），肾在颐，脾在鼻，热病欲发，赤色先见。病虽未发，见赤色者刺之，名曰治未病。热病从其面之部所起者，至其当汗之期而已，刺法不失也。其刺之反者，其期三周而已。重逆则死矣。

太阳之脉色荣颧，骨热病也，荣未交，曰今且得汗，待时而已，与厥阴脉争

见者死，期不过三日，其热病内连肾。

太阳之脉色荣颧，太阳之筋结于頄也（頄前筋）。肾主骨，与大阳表里，是骨热病也。荣于部所而未交他部，此当至期而瘳，曰今且得汗，待时而已（自王[①]之时）。与厥阴脉争见者死，荣交他部也，期不过三日，风木盗泄，癸水消亡，其热病当内连肾脏，不可医矣。

少阳之脉色荣颊，筋热病也，荣未交，曰今且得汗，待时而已，与少阴脉争见者死。

少阳之脉色荣颊，少阳之脉下加颊车也。肝主筋，与少阳表里，是筋热病也。荣于部所而未交他部，此当至期而瘳，曰今且得汗，待时而已。与少阴脉争见者死，荣交他部也，缘与足少阴争见，相火旺而癸水枯也。

热病先胸胁痛，手足躁，刺足少阳，补足太阴，病甚者为五十九刺。热病先眩冒而热，胸胁满，刺足少阴少阳。热病先身重骨痛，耳聋好瞑，刺足少阴，病甚者为五十九刺。

热病先胸胁痛，手足躁者，甲木之克戊土也。以少阳胆脉自胸下胁，化气于相火，甲木逆行，而克戊土，故胸胁痛。四肢秉气脾胃，胆以相火传之胃腑，胃热故手足烦躁。刺足少阳，泻其相火，补足太阴，滋其脾精，脾阴旺则胃热消。病甚者，按热病五十九腧，为五十九刺，详见"水热穴论"。热病先眩冒而热，胸胁满者，胆木刑胃而相火上逆也。相火上逆，升浮旋转，故先眩冒而热。胆木逆冲，与胃土相逼，浊气不降，故胸胁满也。此缘火旺而水亏，刺足少阴，以泻癸水之热，刺足少阳，以泻甲木之火也。热病先见身重骨痛，耳聋好瞑，癸水枯而胆火旺也。

———————————
① 王 通旺。

太阴主肉，少阴主骨，己土克水，湿热郁蒸，故先身重骨痛。肾窍于耳，癸水枯而甲木逆，堵塞听官，故耳聋。甲木刑胃，土困则多眠（伸景《伤寒》：少阴病，但欲寐，是肾水之旺者，三阳合病，但欲眠睡，是胆火之旺者，此之好暝，缘胆火之旺也）。此亦缘火旺而水亏，刺足少阴，泻肾热以救癸水也。

热病始于头首者，刺足太阳而汗出止。热病始于手臂者，刺手阳明太阴而汗出止。热病始于足胫者，刺足阳明而汗出止。

始于头首者，刺足太阳之天柱（穴在项后）。始于手臂者，刺手阳明之商阳（穴在食指）、手太阴之列缺（穴在寸口下）。始于足胫者，刺足阳明之冲阳（穴在足跗）。

热病气穴，项上三椎陷者中也。三椎下间主胸中热，四椎下间主膈中热，五椎下间主肝热，六椎下间主脾热，七椎下间主肾热，荣在骶也。

项上三椎之下陷者之中，当督脉之大椎，是脊骨之第一节也，热病气穴，自大椎数起。足太阳经在督之两旁，挟脊下行，三椎下间主胸中热，指太阳之肺俞也，肺俞在三椎下间第四椎（连项上三椎，为第七椎），而曰三椎下间，是皆肺俞所主之地也。下皆仿此。四椎下间主膈中热，指太阳之心俞也。五椎下间主肝热，指太阳之肝俞也。六椎下间主脾热，指太阳之脾俞也。七椎下间主肾热，指太阳之肾俞也。骶，尾骶，脊骨之末节，荣在骶者，言自肾俞以下，以至尾骶，皆肾气之所荣也。此即背腧之法也。

颊下逆颧为大瘕，下牙车为腹① 满，颧后为胁痛，颊上者，膈上也。

此由椎骨而及面部，以候腹中之病。瘕，聚也。

治诸热病，以饮之寒水乃刺之，必寒衣之，居② 止③ 寒处，身寒④ 而止也。

以寒胜其热也。

刺腰痛六十六⑤

足太阳脉令人腰痛，引项脊尻背如重状，刺足太阳正经于郄中出血，春无见血。

足太阳脉自头下项，挟脊抵腰贯臀，过髀枢，下合腘中，故令人腰痛，引项脊尻背如重状。刺太阳正经于郄中出血，即委中也。春无见血，水衰于春也。

少阳令人腰痛，如以针刺其皮中循循然，不可以俯仰，不可以顾，刺少阳成骨之端出血，成骨在膝外廉之骨独起者，夏无见血。

足少阳脉自头下颈，由胸膈循胁里，下髀厌，出膝外廉，下抵绝骨之端，故令人腰痛，不可以俯仰，不可以顾。如针刺皮中循循然者，经气之郁冲也。刺少阳成骨之端出血，阳关穴也。成骨在膝外廉之骨独起者，即骱骨之上节，别名成骨。夏无见血，木衰于夏也。

阳明令人腰痛，不可以顾，顾如有见者，善悲，刺阳明于骱前三痏，上下和之出血，秋无见血。

足阳明脉循喉咙，入缺盆，下膈挟脐，下气街，循胫外廉，下足跗，故令人腰痛，不可以顾。顾则如有所见者，阳败而神虚也。善悲者，戊土衰而庚金旺也（金燥则善悲）。刺阳明于骱骨之前三痏，三里穴也。上下和之而出其血，谓上下巨

① 腹　原作"肠"，形近之误，据王注本《素问·刺热篇》改。
② 居　原作"举"，音近之误，据王注本《素问·刺热》改。
③ 止　语助词，无义。
④ 寒　原作"热"，据王注本《素问·刺热篇》改。
⑤ 六十六　原脱，据目录补。

虚也。秋无见血，土衰于秋也。

少阴令人腰痛，痛引脊内廉，刺少阴于内踝上二痏，春无见血。出血太多，不可复也。

足少阴脉循内踝之后，上股内后廉，贯脊属肾，故令人腰痛，痛引脊内廉。刺少阴于内踝上二痏，复溜穴也。春无见血，水衰于春也。

厥阴令人腰痛，腰中如张弓弩弦，其病令人言默默然不慧，刺厥阴在腨踵鱼腹之外三痏，循之累累然，乃刺之。

足厥阴脉循足跗，上腘内廉，过阴器，抵小腹，贯膈，布胁肋，故令人腰痛。腰中如张弓弩弦，肝主筋，筋急而腰直也。其病令人言默默然不慧，肝藏魂，魂神惑乱而不明也。刺厥阴在腨踵鱼腹之外三痏，蠡沟穴也。（腨，足肚也。腨下踵上，鱼腹之外，足肚之形如鱼腹也。循之累累然，经脉行动之象也）

同阴之脉令人腰痛，痛如小锤居其中，怫然肿，刺同阴之脉，在外踝上绝骨之端，为三痏。

同阴之脉，足少阳之别络也，并少阳上行足外踝上，别走厥阴，并经，下络足跗，故曰同阴，王冰注。此脉令人腰痛，如有小锤居其腰中，怫然肿起（怫然，肿貌）。刺同阴之脉，在外踝上绝骨之端，为三痏，足少阳之阳辅穴也。

阳维之脉令人腰痛，痛上怫然肿，刺阳维之脉，脉与太阳合腨下间，去地一尺①所。

阳维之脉，八奇经之一也，发于足太阳之金门穴，循外踝而上行，其脉令人腰痛，痛上怫然作肿。刺阳维之脉，脉与太阳合渐下间，去地一尺所，足太阳之承山穴也。阳维脉别于金门上行，与足太阳合于腨肠下间，正当承山之穴也。

衡络之脉令人腰痛，不可以俯仰，仰则恐仆，得之举重伤腰，衡络绝，恶血归之，刺之在郄阳筋之间，上郄数寸衡居，为二痏，出血。

衡络之脉，足太阳之外络也，衡，横也，自腰中横入髀外后廉而下合于腘中，此脉令人腰痛，不可以俯仰，仰则恐仆。得之举重伤腰，衡络断绝，恶血归之。刺之在郄阳两筋之间，上郄数寸衡居，为二痏，出血，足大阳之委阳、殷门也。（郄阳即委阳，与殷门相并，故曰衡居）

会阴之脉令人腰痛，痛上漯漯然汗出，汗干令人欲饮，饮已欲走，刺直阳之脉上三痏，在蹻上郄下五寸横居，视其盛者出血。

会阴之脉，督任冲三脉之会，故曰会阴（穴名，在大小二便中）。督脉行脊背而会此穴。其脉令人腰痛，痛上漯漯然汗出，阳郁而表泄也（督为诸阳之纲）。汗干令人欲饮，津亡而肺燥也。饮已欲走，湿旺而脾郁也。刺直阳之脉上三痏，足太阳之承筋也。太阳之脉挟脊贯臀，下至腘中，循腨肠而入外踝，其脉直行，故曰直阳。王冰注。蹻，阳蹻，即申脉也，郄，委中也，在蹻之上，郄之下，相去五寸，横居其间，正承筋所在。视其经脉之盛者，出其血也。

飞阳之脉令人腰痛，痛②上怫怫然，甚则悲以恐，刺飞阳之脉，在内踝上五寸，少阴之前，与阴维之会。

飞阳之脉，足太阳之别络也（穴名。《灵枢·经别》：足太阳之别，名曰飞阳，去踝七寸，别走少阴）。其脉令人腰痛，痛上怫怫然，气郁而不行也。甚则悲以恐，气连于肺肾也（其脉别走少阴，恐

---

① 尺 原作"寸"，据王注本《素问·刺腰痛论》及本节黄解改。

② 痛 原作"腰"，据王注本《素问·刺腰痛篇》及本节黄解改。

者，少阴肾之志也，肾脉贯膈入肺，悲者，太阴肺之志也）。刺飞阳之脉，在内踝上五寸，少阴之前，与阴维之会，足少阴之筑宾穴也。

昌阳之脉令人腰痛，痛引膺，甚则反折，目䀮䀮然，舌卷不能言，刺内筋为二痏，在内踝上，大筋前，太阴后，上踝二寸所。

昌阳之脉，足少阴之别络，即阴蹻之脉也，起于然谷之后，上内踝之上，循股阴而行腹，上胸膈而入缺盆。此脉令人腰痛，痛引胸膺，甚则脊背反折，目䀮䀮然，舌卷不能言，火虚而光散，水寒而筋急也。刺内筋为二痏，即阴蹻之郄，足少阴之交信穴也。在内踝之上，大筋之前，太阴之后，上踝二寸所，即其处也。

肉里之脉令人腰痛，不可以咳，咳则筋缩急，刺肉里之脉为二痏，在太阳之外，少阳绝骨之后。

肉里之脉，即足少阳之阳辅，穴名。阳维之所发也。此脉令人腰痛，不可以咳，咳则筋缩急，少阳胆木主筋，筋脉挛拘，咳则气升而筋急也。刺肉里之脉为二痏，足少阳之分肉穴也（即阳辅）。在太阳之外，少阳绝骨之后，即其处也。

散脉令人腰痛而热，热甚生烦，腰下如有横木居其中，甚则遗溲，刺散脉，在膝前骨肉分间，络外廉，束脉，为三痏。

散脉，足太阴之别，散行而上，故名，循股内，入腹中，与少阴少阳结于腰下骨空中，王冰注。其脉令人腰痛而热，热甚生烦，少阳相火之郁也。腰下如有横木居其中，少阳甲木之郁也。甚则遗溺，甲木逆而乙木陷也。刺散脉，在膝前内侧，辅骨之下，腘肉之上，骨肉分间，太阴之络，色青而见，其络之外廉，有大筋撷束膝髌之骨，令其连属，取此大筋系束之脉，为三痏，即是太阴之地机穴也。（王冰注）

解脉令人腰痛，痛而引肩，目䀮䀮然，时遗溲，刺解脉，在膝筋肉分间郄外廉之横脉出血，血变而止。

解脉，足太阳之别，散行而下，故名，循肩膊而下脊背，下属膀胱，从髀后而合腘中，其脉令人腰痛，痛而引肩，目䀮䀮然，时遗溲溺，筋脉紧急而膀胱不藏也。刺解脉，在膝后筋分肉间，腘中横文腨肉高起之处，是太阳之郄也（即委中）。于郄之外廉，血络横见紫黑而盛满者刺出其血，候其血已黑变而赤，然后止针也。（王冰注）

解脉令人腰痛，痛如引带，常如折腰状，善恐，刺解脉，在郄中结络如黍米，刺之血射以黑，见赤血而已。

解脉之病，其状不同，故复述此证。其脉令人腰痛，痛如引带束腰，其身常如折腰之状，善生恐惧，水寒而筋急也。刺解脉，在郄中（即委中）。结络大如黍米者，刺之黑血远射而出，黑血尽去，候见赤血而已。

腰痛，挟脊而痛，至头几几然，目䀮䀮欲僵仆，刺足太阳郄中出血。

䀮䀮，强直之意，足太阳自头走足，挟脊下行，经气不舒，故挟脊而痛，至于头上，几几不柔。脉起目内眦，故目视䀮䀮，身欲僵仆。

腰痛上寒，刺足太阳阳明，上寒不可顾，刺足阳明。上热，刺足太阴厥阴，不可以俯仰，刺足少阳。中热而喘，刺足少阴郄中出血。大便难，刺足少阴。少腹满，刺足厥阴。

腰痛上寒，此足太阳寒水之上逆，阳明胃土之不降，刺足太阳之郄中、足阳明之阴市。上寒而不可回顾，此阳明上逆，经脉壅塞，颈项失柔也，刺足阳明之三里。上热，此脾土湿而胃土逆，肝木陷而胆火升也，刺足太阴之地机、足厥阴之太冲。若不可以俯仰，此相火升炎而筋膜强直也，刺足少阳之阳关。中热而喘，此心火之刑肺金也，刺手少阴之郄中出血，手足少阴同经，刺足少阴之涌泉、太溪①，以泄心火之上炎也。若大便难，此火旺而水衰也，刺足少阴。若少腹满，此土郁而木陷也，刺足厥阴。（如上法）

腰痛如折，不可以俯仰，不可以举，刺足太阳，引脊内廉，刺足少阴。腰痛引少腹，控䏚，不可以俯仰，刺腰股交者，两髁胂上，左取右，右取左，以月死生为痏数，发针立已。

腰痛如折，不可以俯仰，不可以举，太阳之筋急而不舒也，如折，刺足太阳之束骨，不可以俯仰，刺足太阳之京骨、昆仑，不可以举，刺足太阳之申脉、仆参。腰痛引少腹，控䏚，不可以俯仰，此邪客于足太阴之络也。"缪刺论"：邪客于足太阴之络，令人腰痛引少腹，控䏚，不可以仰息，即此义

也，以厥阴肝脉自少腹而行胁肋，土陷木郁，故腰痛前引少腹而旁控䏚肋也（控，牵也。䏚肋，季胁也。䏚与眇同。眇，尽度也）。刺腰股交者，两髁胂上，足大阳之下髎穴也。腰股相交之处，乃足大阴厥阴少阳三脉左右之所交结，两髁胂上，谓腰髁骨下坚肉也。髁骨，即腰脊两旁起骨，挟脊两旁，腰髁之下，各有胂肉陇起，斜趋髁后，故曰两髁胂上，非胂之上巅也。腰髁胂下，尻骨两旁，各有四骨空，曰上髎、次髎、中髎、下髎，左右八穴，谓之八髎。八穴悉主腰痛，惟下髎一穴，正当大阴厥阴少阳三脉交结之所，故但刺此穴。左取右，右取左，缪刺之法也。以月死生为痏数，缪刺论：月生一日一痏，二日二痏，渐多之，十五日十五痏，十六日十四痏，渐少之，是其法也。（王冰注）

素问悬解卷八终太仓陆宝忠校字

---

① 太溪　原作"太钟"，据足少阴经穴名称及上下文义改。

素问悬解卷九

昌邑黄元御解

雷 公 问①

阴阳类论六十七②

孟春始至，黄帝燕③坐，临观八极，正八风之气，而问雷公曰：阴阳之类，经脉之道，五中所主，何脏最贵？雷公对曰：春甲乙，青中主肝，治七十二日，是脉之主时，臣以其脏最贵。帝曰：却念《上下经》、《阴阳》、《从容》，子所言贵，最其下也。

孟春始至，立春之日也。八极，八方。五中，五脏。肝属木，其日甲乙，其色青，其主春，春甲乙木王，青色之中，是肝气主事，司令七十二日（治，司令也），此是肝脉所主之时也。《上经》、《下经》、《阴阳》、《从容》，皆古书也。

雷公致斋七日，旦复侍坐，帝曰：三阳为经，二阳为维，一阳为游部，三阴为表，二阴为里，一阴至绝作晦朔。却具合以正其理，此知五脏终始。

三阳，太阳，二阳，阳明，一阳，少阳，三阴，太阴，二阴，少阴，一阴，厥阴。太阳在后，为经，阳明在前，为维，少阳在侧，为游部，所谓少阳为枢也，太阴在前，为表，少阴在后，为里，厥阴在侧，为晦朔，月终为晦，月初为朔，厥阴阴极阳生，譬如月之晦朔，至绝者，极尽之意，"至真要论"所谓两④阴交尽曰厥阴也。三阳三阴，是谓六经，却具合之，

以正其理，则知五脏之终始，知其终始，则知其贵贱矣。

雷公曰：受业未能明。帝曰：所谓三阳者，太阳也，三阳脉至手太阴，弦浮而不沉。所谓二阳者，阳明也，至手太阴，弦而沉急不鼓，炅至以病皆死。一阳者，少阳也，至手太阴，上连人迎，弦急悬不绝，此少阳之病也，专阴则死。三阴者，六经之所主也，交于太阴，伏鼓不浮，上空志心。二阴至，其气归膀胱，外连脾胃。一阴独至，经绝气浮，不鼓钩而滑。此六脉者，乍阴乍阳，交属相并，缪通五脏，先至为主，后至为客，决以度，察以心，合之阴阳之论。

太阳为三阳，三阳脉至手太阴，弦浮而不沉，太阳主身之皮毛也。阳明为二阳，阳明脉至手太阴，弦而沉急不鼓，阳明主身之肌肉也。阳莫盛于阳明，阳郁热至，因而致病，火土合邪，燥热亡阴则死（仲景《伤寒》阳明大承气证急下诸条是也。炅，热也）。少阳为一阳，少阳脉至手太阴，上连阳明之人迎（脉动喉旁），弦而急悬不绝，不止。此少阳上逆之病也。缘少阳胆木自头走足，随阳明胃土而下行，胃土不降，则胆木必逆，故脉至于手太阴之寸口，而气连于足阳明之人迎。若使专见于太阴，而不连于阳明，则火败

---

① 雷公问　原不载，据目录补。
② 六十七　原脱，据目录补。
③ 燕　通"宴"，安也。
④ 两　原作"雨"，形近之误，据文义改。

阳绝，而人死矣（足少阳化气于相火）。太阴为三阴，三阴者，六经之所主也，以太阴脾脉，脾者土也，孤脏以灌四旁（"玉机真脏论"语），故为六经之主。三阴至，交于手太阴，伏鼓而不浮，则脾阳不升，法主上空志心，"四气调神论"所谓心气内洞也。以木火之化神魂，由于己土左旋，脾阳不升，火虚神败，而脾陷胃逆，君火失根，故悬虚空洞而无着也。少阴为二阴，二阴脉至，其气归于膀胱，外连脾胃，以少阴与太阳膀胱为表里，故气归于膀胱（"仲景脉法"[①]：沉为在脏，浮为在腑。气归膀胱者，相火泄于膀胱，脉浮而不沉也），土胜则克水，土败则水侮之，故外连于脾胃也。厥阴为一阴，一阴独至，经绝气浮，不鼓钩而滑，以厥阴之经，两阴交尽，是为经绝，风木发生，以此气浮，未能茂长，故不鼓钩（钩，心脉也。心火主长），生气郁动，是以脉滑也。此六脉者，乍阴乍阳，其至无常，彼此交属而相并合，左右缪注而通五脏（缪通者，左注右，右注左也，义如"缪刺论"）。先至者为主，后至者为客，于其至也，决以度，察以心，合之阴阳之论，审其先后，以定主客，则贵贱明矣。

雷公曰：臣悉尽意，受传经脉，颂得从容之道，以合《从容》，不知阴阳，不知雌雄。帝曰：三阳为父，二阳为卫，一阳为纪，三阴为母，二阴为雌，一阴为独使。

三阳为父，阳之纲也。二阳为卫，父之佐也。一阳为纪，佐之次也。三阴为母，阴之主也。二阴为雌，母之副也。一阴为独使，雌之次也。六经之阴阳雌雄如此。

二阳一阴，阳明主病，不胜一阴，脉软而动，九候皆沉。

二阳一阴失调，则阳明主病，以阳明戊土不胜厥阴风木也。法当脉软而动，九候皆沉，以其木贼而脾陷也。

三阳一阴，太阳脉胜，一阴不能止，内乱五脏，外为惊骇。

三阳一阴失调，则太阳脉胜，以水为木母，寒水泛滥，一阴不能止。肝陷胆逆，则内乱五脏，而外为惊骇也。

二阴二阳，病在肺，少阴脉沉，胜肺伤脾，外伤四肢。

二阴二阳失调，则病在肺，以少阴脉沉则肾水寒陷而肾水泛滥，大肠燥金之腑不至受害，肺以辛金而化气于湿土，是以病也。脾肺同经（俱为太阴），肺病则脾伤，脾主四肢，法当外伤于四肢也。

二阴二阳皆交至，病在肾，骂詈妄行，癫疾为狂。

二阴二阳皆交至，则病在肾，以金为水母，母病则传子也。水郁则癫，火郁则狂，肾水寒陷，必生癫疾，而足阳明化气于燥金，燥金上逆，君火不降，则骂詈妄行，癫疾变为狂病也。

二阴一阳，病出于肾，阴气客游于心，下脘空窍闭塞不通，四肢别离。

二阴一阳失调，则病出于肾，以火不胜水，水旺则肾病也。肾水凌火，故阴气客游于心下。水泛土湿，脾陷肝遏，下脘空窍闭塞不通，脾败则四肢失禀，如与身体别离而不用也。

一阴一阳代绝，此阴气至心，上下无常，出入不知，咽喉干燥，病在脾土。

一阴一阳代绝不属（代绝，歇止、断绝），此当阴气至心，以心主脉，脉之代绝，阳败而火衰也。少阳以下行为顺，病则上逆，厥阴以上行为顺，病则下陷，上逆则为出，下陷则为入，阴阳有胜复，则肝胆有衰旺，其上下本无常，其出入则

① 仲景脉法　指《伤寒论·辨脉法》。

不知。而厥阴以风木主令，少阳从相火化气（足少阳），风火一动，则咽喉干燥。病在脾土，太阴湿土之精液不胜风火之消亡故也。

二阳三阴，至阴皆在，阴不过阳，阳气不能止阴，阴阳并绝，浮为血瘕，沉为脓胕，阴阳皆壮，下至阴阳。上合昭昭，下合冥冥，决死生之期，遂合岁首。

二阳三阴失调，则至阴皆在，以足太阴主令于湿土，足阳明化气于燥金，胃土不司气化，阳旺则从庚金而化燥，阳衰则从己土而化湿，脾土独主令气，故至阴皆在，脾为至阴，燥易衰而湿易盛也。二土不交，太阴不能过阳明之燥，阳明不能止太阴之湿，阴阳并盛，俱臻其绝（绝，盛），则经络壅塞，气滞而凝。脉浮者，阳明燥旺而为血瘕，脉沉者，太阴湿旺而为脓胕（胕与腐通）。若阴阳皆壮，则下至阴阳二器之所，皆当病矣。得此法以候六脉，则上合昭昭，下合冥冥，幽显皆彻，举无遁形。决死生之期，遂合岁首，以历推之，自正月一日为始，排次一年节气，预刻修短之数也。

雷公曰：请问短期。帝曰：冬三月之病，病舍于阳者，至春正月，脉有死征，皆归出春，在理已尽，草与柳叶皆杀，阴阳皆绝，期在孟春。

冬三月之病，病舍于阳经者，阳气失藏，至春正月风木发泄之时，其脉当有死征，而其期则皆归出春，在理推其已尽之日，应至秋深草与柳叶皆杀而死，不及冬也。若阴阳皆绝，则期孟春而已。

春三月之病，曰阳杀，阴阳皆绝，期在草干。

春三月之病，风木发生，阳气疏泄，是曰阳杀，"阴阳应象论"阳杀阴藏是也。若阴阳皆绝，则期在草干，秋金肃杀，春木刑伤故也。

夏三月之病，至阴不过十日，阴阳交，期在溓水。溓，音廉。

夏三月之病，火土司气，脾为至阴，位居五脏之中，不过十日，则五脏再周。若阴阳交者，期在七月溓水，"评热病论"：病温汗出辄复热而脉躁疾，狂言不能食，病名阴阳交。交者，死也。溓水，七月水初清也。

秋三月之病，三阳俱起，不治自已。阴阳交合者，立不能坐，坐不能起。三阳独至，期在石水。二阴独至，期在盛水。

秋三月之病，阴气始凝，而三阳俱起，则不治自已，阳脉不衰也。其阴阳交合者，阳气上逆，当立不能坐，阴气下陷，当坐不能起。所谓三阳俱起者，起于三阴之中也。若三阳独至而三阴不至者，则期在石水之时，寒水当治而不治，则人亡矣。石水者，水冰如石也，水结冰渐而三阴不至，有阳而无阴也。"著至教论"：三阳独至者，是三阳并至，非太阳独至之谓也。若二阴独至者，则期在盛水，以少阴肾水独旺，而三阳不至，亥子水盛之月，则人亡矣，有阴而无阳也。

著至教论六十八[①]

黄帝坐明堂，召雷公而问之曰：子知医之道乎？雷公对曰：诵而颇能解，解而未能别，别而未能明，明而未能彰，足以治群僚，不足治侯王。愿得受天之度，四时阴阳，合之星辰与日月光，以彰经术，后世益明，上通神农，著至教，拟于二皇。

四时阴阳，星辰日月，天地之度也。雷公愿受天之度，法其四时阴阳，合之星辰日月，以彰经术，使后世益明，上通神农，著为至教，拟于二皇之法也（二皇：

---

① 六十八　原脱，据目录补。

羲、农)。

帝曰:子不闻《阴阳传》乎?曰:不知。曰:三阳为业,上下无常,合而并至,偏害阴阳。雷公曰:三阳莫当,请闻其解。帝曰:三阳独至者,是三阳并至,太阳脉至,洪大以长,阳明脉至,浮大而短,少阳脉至,乍数乍疏,乍短乍长,并至如风雨,上为巅疾,下为漏病。而阳气当隔,隔者当泻,不亟正治,粗乃败之,故阳蓄积病死。太阳脉至乍短乍长七句,旧误在"平人气象论"。阳气当隔至蓄积病死五句,旧误在"生气通天论"。《阴阳传》,古书。

三阳为性(业,性也,《南史》:慧业文人,言慧性也),上下无常,手之三阳,自手走头,平则上升,病则下陷,足之三阳,自头走足,平则下降,病则上逆,三气相合而并至,势必偏害阴阳,上逆则害阳,下陷则害阴也。三阳莫当,升降倒置,不当其位也。"阴阳类论":三阳独至,期在石水,三阳独至者,是三阳并至也(但有三阳而无三阴,是谓独至)。太阳脉至,洪大以长,阳之终气也。阳明脉至,浮大而短,阳之中气也。少阳脉至,乍数乍疏,乍短乍长,阳之初气也。三阳并至,势如风雨,上逆则为巅顶之疾,下陷则为漏泄之病,是阳气之上下阻隔而不旋转也。而阳气当阻隔之时,其隔碍不通者当泻而通之,不亟按法正治,粗工乃反扶邪助虐而益败之,故阳气蓄积而病死也。

雷公曰:请受道,讽诵用解。帝曰:三阳者,至阳也,上下无常,病起疾风,至如霹雳,并于阳则为惊,阳气滂溢,嗌干喉塞,并于阴则薄为肠澼,此谓三阳直心,坐不得起卧者,便身全三阳之病。病伤五脏,筋骨以消,肾且绝,恍恍日暮。从容不出,人事不殷,外无期,内无正,

不中经纪,诊无上下,以书别,何以别阴阳,应四时,合之五行!不知合之四时五行,因加相胜,释邪攻正,绝人长命。不知合之四时五行至末,旧误在"离合真邪论"。

三阳者,至阳也(至,极也),上下无常,病起捷若疾风,病至势如霹雳,所谓并至如风雨也。并于阳分,则魂神失根,而为惊悸,阳气滂溢,嗌干喉塞,是上为巅疾之由也。并于阴分,则薄迫冲决而为肠澼,是下为漏病之原也。此谓三阳之直心(直心,犹言真性),以至但能危坐而不能起卧者(上逆则不得卧,下陷则不得起),便身全三阳之病。病伤五脏阴精,筋骨以之消烁,肾阴且绝,恍恍日暮,势不久存。而从容既不出(脉法不精),人事又不殷(殷,笃至也),外无刻期,内无证据(正与证通),其法不中经纪,则诊无上下,以志分别(三阳之上下不能诊别之),何以别其阴阳,应乎四时,合之五行!不知合之四时五行,因加相胜,以伐正气,释邪攻正,适以绝人长命耳。

雷公曰:臣治疏愚,说意而已。阳言不别,阴言不理,请起受解,以为至道。帝曰:善。无失之,此皆阴阳表里上下雌雄相输应也。子言不明不别,不知合至道以惑师教,是世之学尽矣。夫道,上知天文,下知地理,中知人事,语子至道之要,子若受传,且以知天下,以教众庶,亦不疑殆。医道论篇,可以为宝,可传后世,可以长久。

阳言不别,阴言不理,阴阳之微言不能辨别而分理也。至道之要,阴阳分表里,配上下,殊雌雄,别彼此,相输应也。子言不明不别(解而未能别,别而未能明),不知合至道以惑师教,是妙理不传,世之医学自此尽矣。夫道,上知天

文，下知地理，中知人事，语子至道之要，子若受传，且以遍知天下之奥，何止医也，医理既精，以教众庶，亦不疑殆。医道之论篇，可以为宝，并可传之后世，长久不泯也。

示从容论六十九①

黄帝燕坐，召雷公而问之曰：汝受术诵书，若能览观杂学，及于比类，通合道理，为余言子所长。五脏六腑，胆胃大肠小肠脾胞膀胱，此皆人之所生，治之过失，子务明之，可以十全，即不能知，为世所怨。

及于比类，通合道理，援引比类而通合于道理也。五脏六腑之中，胆胃大肠小肠脾胞（女子胞）膀胱，此皆人之所生，治之多致过失。唯务明之，可以十全，即不能知，必将为世所怨也。

雷公曰：臣请诵《脉经》、《上下篇》，甚众多矣，别异比类，犹未能以十全，又安足以明之？帝曰：子别试通五脏之过，六腑之所不和，针石之败，毒药所宜，汤液滋味，具言其状，悉意以对，请问不知。

别异，别其异也。比类，比其类也。通，穷究也。

雷公曰：肝虚肾虚脾虚，皆令人体重烦冤，当投毒药刺灸砭石汤液，或已或不已，愿闻其解。帝曰：公何年之长而问之少？余真问以自缪也。吾问子窈冥，子言《上下篇》以对，何也？夫脾虚浮似肺，肾小浮似脾，肝急沉散似肾，此皆工之所时乱也，然从容得之。若夫三脏土木水参居，此童子之所知，问之何也？

肺脉浮，而脾之虚浮似肺，脾脉亦浮，而肾之小浮似脾，肾脉已沉，而肝之急沉散似肾，此皆工之所时淆乱也，然从容之法得之，从容，脉法也。

雷公曰：于此有人，头痛筋挛骨重，怯然少气，哕噫腹满，时惊不嗜卧，此何脏之发也？脉浮而弦，切之石坚，不知其解，复问所以三脏者，以知其比类也。帝曰：夫年长则求之于腑，年少则求之于经，年壮则求之于脏，夫从容之谓也。今子所言皆失，八风菀热，五脏消烁，传邪相受。夫浮而弦者，是肾不足也。沉而石者，是肾气内着也。怯然少气者，是水道不行，形气消索也。咳嗽烦冤者，是肾气之逆也。一人之气，病在一脏也，若言三脏俱行，不在法也。

年长者，肠胃日弱，容纳少而传化迟，腑病为多，故求之于腑。年少者，起居不谨，风寒袭而营卫闭，经病为多，故求之于经。年壮者，情欲不节，劳伤积而气血败，脏病为多，故求之于脏。此之求法，夫乃从容之谓也。雷公所言头痛筋挛诸证，皆失之。八风侵凌，经络菀（菀与郁同）热，以致津液枯干，五脏消烁，是由外邪内传，里气受伤而成，则年少求之于经者也。夫所谓浮之而弦者，是肾精不足，风木失滋也（水枯木槁，郁动不已，故脉弦浮）。沉之而石者（切之石坚，沉取也），是肾气内着，阳根失居也（火升阳泄，孤阴下陷）。怯然少气者，是水道不行，形气消索也（火炎水败，形消气乏）。咳嗽烦冤者，是肾气之逆，相火上泄也（胆火升泄，不根肾水）。盖肾者主水，受五脏六腑之精而藏之（"上古天真论"语），热盛阴亡，虽五脏皆伤，而肾居其重，故病归肾家。由此言之，是一人之气（年少之人），病在一脏也（肾脏），若言三脏俱行（肝肾脾三脏俱虚），不在诊法也。

雷公曰：于此有人，四肢懈惰，喘咳

———————

① 六十九 原脱，据目录补。

血泄，而愚诊之，以为伤肺，切脉浮大而紧，愚不敢治，粗工下砭石，多出血，血止身轻病愈，此何物也？帝曰：子所能知，治亦众多，与此病失矣，譬以鸿飞，亦冲于天。夫圣人之治病，循法守度，援物比类，化之冥冥，循上及下，何必守经。今夫脉浮大①　虚者，是脾气之外绝，去胃外归阳明也。夫二火不胜三水，是以脉绝乱而无常也。四肢懈惰，此脾精之不行也。喘咳者，是气并阳明也。血泄者，脉急血无所行也。若夫以为伤肺者，由失以狂也。不引比类，是知不明也。

　　子所能知，治亦众多，独与此病失矣，譬以鸿飞，亦冲于天，何其远也，是缘守经而不化耳。夫圣人之治病，循法守度，援物比类，虽顺其常，不遗其变，及其化之冥冥，则循上及下，因时制宜，何必守经，拘而不化也。今夫脉浮大而虚者，是脾气之外绝，去离胃腑而外归阳明之经也。盖阳衰湿旺，脾气不能上达，去胃腑而病下陷，故外绝本经，而见虚象。脾陷则胃逆，阳明之经不降，故见浮大。其浮大而上逆者，太阴之湿归于阳明也。阳明上逆，则君相二火不归，以其三水在里也。水起于肾，泛于胃，溢于肺，是谓三水。夫二火不胜三水，则阳不根阴，而浮荡无归，是以脉乱而无常也。四肢秉气脾胃，四肢懈惰，此水泛土湿，脾精之不行也。肺随胃土右降，喘咳者，是水气并于阳明，胃土上逆，而肺无降路也。心主脉，脉藏血，血泄者，是心火上炎，经脉紧而血无所行也（火炎脉紧，血不得从容流布，故从便泄。以水寒土湿，风木郁陷故也）。若夫以为伤肺者，由失以狂惑也。不引比类以考证之，是知不精明也。

　　夫伤肺者，脾气不守，胃气不清，经气不为使，真脏坏决，经脉旁绝，五脏漏泄，不衄则呕，此二者不相类也。譬如天

之无形，地之无理，白与黑相去远矣。

　　夫伤肺者，脾气陷而不守，胃气逆而不清，脏腑倒置，则经气不为所使，真脏坏决于内，经脉旁绝于外，五脏漏泄，不衄则呕，由肺金失敛，是以上溢，此二者一为上逆，一为下陷，不相类也。天有文，地有理，以不类为类，譬如上穷九天，以至无形，下穷九地，以至无理，幽明异象，白与黑相去远矣。

疏五过论七十②

　　黄帝曰：呜呼远哉！闵闵乎若视深渊，若迎浮云，视深渊，尚可测，迎浮云，莫知其际。圣人之术，为万民式，论裁志意，必有法则，循经守数，按循医事，为万民副，故事有五过四德，汝知之乎？雷公避席再拜曰：臣年幼小，蒙愚以惑，不闻五过与四德，比类形名，虚引其经，心无所对。

　　比类形名，以求其义，虚引经文，绝无此说，故无所对。（若视深渊六语③，与"六微旨论"重）

　　帝曰：凡未诊病者，必问尝贵后贱，名曰脱营，虽不中邪，病从内生，尝富后贫，名曰失精，五气留连，病有所并。医工诊之，不在脏腑，不变躯形，诊之而疑，不知病名。身体日减，气虚无精，病深无气，洒洒然时惊。病深者，以其外耗于卫，内夺于营。良工所失，不知病情，此亦治之一过也。

　　尝贵后贱，抑郁伤心，火动血耗，名曰脱营，虽不中于虚邪，而病从内生。尝富后贫，忧悴伤脾，燥动精亡，名曰失

---

　　①　大　原脱，据王注本《素问·示从容论》及本节黄解补。

　　②　七十　原脱，据目录补。

　　③　若视深渊六语　指"若视深渊，若迎浮云，视深远，尚可测，迎浮云，莫知其际。"

精，五脏之气留连，而病有所并。医工诊之，不在脏腑，不变躯形，诊之而疑，不知病名。身体日减，气虚无精，病深而无气，洒洒然惊。病之深者，以其外耗于卫，内夺于营。良工之所失，不知其病情，此亦治之一过也。

凡欲诊病者，必问饮食居处，暴乐暴苦，始乐后苦，皆伤精气，精气竭绝，形体毁沮，暴怒伤阴，暴喜伤阳，厥气上行，满脉去形。愚医治之，不知补泻，不知病情，精华日脱，邪气乃并，此亦治之二过也。

苦乐萦心，皆伤精气，精气竭绝，则形体毁沮。暴怒则伤阴，木郁风动，故精耗也。暴喜则伤阳，火泄根拔，故神散也。木火升逆，则厥气上行，气满于经脉，而神去于形骸（肝胆皆主怒，怒则肝陷而胆逆，厥气上行者，胆木也）。愚医治之，不知补泻，不知病情，久而精华日脱，邪气乃并，此亦治之二过也。

诊有三常，必问贵贱，封君败伤，乃欲侯王，故贵脱势，虽不中邪，精神内伤，身必败亡，始富后贫，虽不伤邪，皮焦筋屈，痿躄为挛。医不能严，不能动神，外为柔弱，乱至失常，病不能移，则医事不行，此治之三过也。

诊有三常（经常之法），必问贵贱之等差，或是昔日之封君而至败伤，或是今日之朝官而欲侯王。其故贵而脱势者，虽不中邪，而精神内伤，身必败亡。其始富而后贫者，虽不伤邪，而皮焦筋屈，痿躄为挛。医不能严词危论以开导之，则不能动其神思以致改悔，外为柔弱以事将顺，久而血气挠乱至于失常，其病不能移，则医事不行，此治之三过也。

凡诊者，必知终始，又知余绪，切脉问名，当合男女，离绝菀结，忧恐喜怒，血气离守，五脏空虚，工不能知，何术之

语，尝富大伤，斩筋绝脉，身体复行，令泽不息，故伤败结，留薄归阳，脓积寒炅。粗工治之，亟刺阴阳，身体解散，四肢转筋，死日有期。医不能明，不问所发，唯言死日，亦为粗工，此治之四过也。

诊病必知其终始，又知其余绪，切脉问名，当合男女（《难经》：男脉在关上，女脉在关下），其或情意离绝，以致心绪菀结（菀与郁同），久而血气离守，五脏空虚，工于此不能知，何医术之足语！或尝富而大伤，至斩筋而绝脉，身体虽复行走，而令膏泽不得滋息，故伤败结，留连薄迫，而归阳经，阳气郁蒸，血肉腐烂，脓积而生寒热。粗工治之，亟刺其阴阳之脉，渐而身体解散，四肢转筋，死有日期，不可挽矣。医不能明，不问所发，唯言死日，亦为粗工，此治之四过也。

善为脉者，必以比类奇恒从容知之，明引比类从容，是以名曰诊经，是谓至道也。为工而不知道，此诊之不足贵，此治之五过也。明引比类三句①，旧误在"示从容论"。

善为脉者，必以比类奇恒（奇，异也，恒，常也）。从容，审度而知之。明引比类，出以《从容》，是以名曰诊经，是谓至道也。为工而不知道，则诊不足贵，此治之五过也。

凡此五者，皆受术不通，人事不明也。故曰圣人之治病也，必知天地阴阳，四时经纪，五脏六腑，雌雄表里，刺灸砭石毒药所主，从容人事，以明经道，贵贱贫富，各异品理，问年少长，勇怯之理，审乎分部，知病本始，八正九候，诊必副矣。

---

① 明引比类三句　指"明引比类《从容》，是以名曰诊经，是谓至道也。"

八正，八方之正风。九候，三部九候。副，符也。

治病之道，气内为宝，循求其理，求之不得，过在表里。守数据治，无失腧理，能行此术，终身不殆。不知腧理，五脏郁热，痈发六腑。

腧，穴；腧理，腠理。不知腧理，以泻经邪，经邪内逼，故五脏郁热，而痈发于六腑也。

诊病不审，是谓失常，谨守此治，与经相明。《上经》、《下经》：揆度阴阳奇恒五中，决以明堂，审于终始，可以横行。

五中，五脏，"方盛衰论"章五中之情是也。《灵枢·五色》：五色独决于明堂，明堂者鼻也，故既察五中之情，又复决以明堂。

《上经》者，言气之通天也。《下经》者，言病之变化也。《金匮》者，决死生也。揆度者，切度之也，所谓揆者，切求之也，言切求其脉理也，度者，得其病处，以四时度之也。奇恒者，言奇病也，所谓奇者，使奇病不得以四时死也，恒者，得以四时死也。此段旧误在病能论。

《上经》《下经》《金匮》，皆古书也。

征四失论七十一①

黄帝坐明堂，雷公侍坐，黄帝曰：夫子所通书受事众多矣，试言得失之意，所以得之？所以失之？雷公对曰：循经受业，皆言十全，其时有过失者，愿闻其事解也。帝曰：子年少智未及耶？将言以杂合耶？夫经脉十二，络脉三百六十五，此皆人之所明知，工之所循用也，所以不十全者，精神不专，志意不理，外内相失，故时疑殆，诊不知阴阳逆从之理，此治之一失矣。

言以杂合，言以杂合而淆乱也。

受师不卒，妄作杂术，缪言为道，更名自功，妄用砭石，后遗身咎，此治之二失也。

受师不卒，受于师者，不能卒业也（卒，终也）。

不适贫富贵贱之居，坐之薄厚，形之寒温，不适饮食之宜，不别人之勇怯，不知比类，足以自乱，不足以自明，此治之三失也。

适，合也。

诊病不问其始，忧患饮食之失节，起居之过度，或伤于毒，不先言此，卒持寸口，病何能中，妄言作名，为粗所穷，此治之四失也。卒，音猝。

毒，毒药。妄言作名，妄立名目。粗，粗工也。

是以世人之语者，驰千里之外，不明尺寸之论，诊无人事，治数之道，从容之葆。妄治时愈，愚心自得，坐持寸口，诊不中五脉，百病所起，始以自怨，遗师其咎。是故治不能循理，弃术于市。

世人之语者，论医者也。诊无人事，治数之道，从容之葆，"著至教论"所谓从容不出，人事不殷也（"疏五过论"：从容人事，以明经道）。葆，珍藏也。

呜呼！窈窈冥冥，孰知其道！道之大者，拟于天地，配于四海。汝不知道之谕，受以明为晦，是失吾过矣。以子知之，故不告子。是失吾过三句②，旧误在"示从容论"。

谕，诲谕；受，受业。汝不知道之谕，受以明为晦，是其失（四失）由吾之过矣。平日以子知之，故不告子也。

---

① 七十一　原脱，据目录补。
② 是失吾过三句　指"是失吾过矣，以子知之，故不告子。"

方盛衰论七十二①

雷公请问：气之多少，何者为逆？何者为从？黄②帝答曰：阳从左，阴从右，老从上，少从下，是以阳归春夏为生，归秋冬为死，反之则归秋冬为生。气有多少，逆皆为厥。

阳从左升，春夏之令也，阴从右降，秋冬之令也，老者如秋冬，则阴从上降，少者如春夏，则阳从下升，是以阳归春夏为生，归秋冬为死，阳生于春夏而死于秋冬，少者之气候也，若反之，则归秋冬为生，阴生于秋冬而死于春夏，老者之气候也。老者阴气多而阳气少，少者阳气多而阴气少，气有多少，逆皆为厥，厥者，升降倒行而手足寒冷也。

问曰：有余者厥③耶？答曰：一上不下，寒厥到膝，少者秋冬死，老者秋冬生。气上不下，头痛巅疾，求阳不得，求阴不审，五部隔无征，若居旷野，若伏空室，绵绵乎属不满日。三阳绝，三阴微，是为少气。

有余，气多者也。阴气降敛，阳蛰九地则下暖，厥家阳气一上不下，寒厥到膝。少者秋冬则死，年少而阳下衰，是为逆也。老者秋冬则生，年老而阳下衰，是为顺也。方其气上不下，头痛巅疾（巅，顶也），以为阳多而求阳不得，其下无阳也，以为阴多而求阴不审，其上无阴也。五脏之部，悬隔无征，不知是阳是阴，若居旷野之中，若伏空室之内，绵绵乎气息仅属，似不满日（似不终日）。此其阴阳离绝，气血纷乱，莫可名言其证状也（若居旷野，若伏空室，言其神魂飞荡，无依着也）。夫求阳不得，是三阳绝也，求阴不审，是三阴微也，阳绝阴微，是为少气，何谓有余耶！

是以少气之厥，令人妄梦，其极至迷。肺气虚则使人梦见白物，见人斩血籍籍，得其时则梦见兵战。肾气虚则使人梦见舟船溺人，得其时则梦伏水中，若有畏恐。肝气虚则梦见菌香生草，得其时则梦伏树下不敢起。心气虚则梦救火阳物，得其时则梦燔灼。脾气虚则梦饮食不足，得其时则梦筑垣盖屋。是知阴盛则梦涉大水恐惧，阳盛则梦大火燔灼，阴阳俱盛则梦相杀。上盛则梦飞，下盛则梦堕。甚饱则梦予，甚饥则梦取。肝盛则梦怒，肺盛则梦哭。短虫多则梦聚众，长虫多则梦相击毁伤。此皆五脏气虚，阳气有余，阴气不足。是知阴盛至相击毁伤一段，旧误在"脉要精微论"。

少气者，阴阳俱亏，二气不交，最易发厥。少气之厥，微者神魂飞荡，令人妄梦，其极则阴阳逆乱，至于昏迷，厥逆无知者，气乱而神迷也。

盖精魄阴也，其性敛藏，神魂阳也，其性发越，神魂发越则人寤，精魄敛藏则人寐。平人寐后，神魂敛藏于精魄之中，动变为静，是以梦少。少气之家，阴虚不能抱阳，阳弱不能根阴，身虽卧寐而神魂失藏，浮荡无归，是以多梦。人之阴阳水火，虽虚实不同，而醒时不觉，气血动而精神扰也。寐后血气宁静，独能觉之，于是心随气变，想逐心移，境自心生，形从想化，随其脏腑虚实，结为梦幻。喜怒悲惧，生杀予夺，飞沉荣悴，声色饮食，万状纷纭，不可殚述，皆其脏气使之也。

人身有寐，人心常醒，醒则思，思则梦，梦者，身寐而心不寐也。思有繁简，梦有少多，虽缘心君之静躁不一，而实关中气。中气者，阴阳升降之原，精神交济

① 七十二　原脱，据目录补。
② 黄　原作"皇"，音同之误，据王注本《素问·方盛衰论》改。
③ 厥　其下原衍"也"字，据王注本及文义删。

之枢也。中气虚败，水火失交，土郁思动（脾主思），多梦所由来也。此皆五脏气虚，阳气有余，阴气不足之故。

五脏气虚者，水虚则不上济，火虚则不下根，金虚则不左交，木虚则不右并，土虚则不能媒合四象，攒聚五行也。阳气有余者，阳泄而不归也，阴气不足者，阴驰而不守也。阳有余于上而下则不足，阴不足于上而下则有余，总之，阴阳离决，均是虚也。

起所有余，知所不足，度事上下，脉事因格。是以形弱气虚死，形气有余脉气不足死，脉气有余形气不足生。

起于其所有余，而知其所不足，合其上下而揆度之，脉事乃至（格，至也）。盖上有余者，下必不足，下有余者，上必不足，人之常也。上下皆有余、皆不足者，十中之一耳，未可概论也。于其有余之中，而得不足之象，是谓上工。是以形弱气虚死，内外皆不足也。形气有余脉气不足死，外有余而内不足也。脉气有余形气不足生，内有余而外不足也。

诊有五度，度人，脉度、脏度、肉度、筋度、腧度。合之五诊，调之阴阳，以在经脉。阴阳气尽，人病自具。至阴虚，天气绝，至阳盛，地气不足。阴阳并交，至人之所行。阴阳并交者，阳气先至，阴气后至。

诊有五度，以度人身，脉度诊其脉象也，脏度候其脏腑①也，肉度相其肌肉也，筋度量其筋膜也，腧度测其腧穴也，是为五诊。合之五诊，调之阴阳，则以在经脉，经脉者，脏腑②筋肉之所会通，阴阳盛衰悉现于此，则脉度其最要者也。阴阳气尽，人病自具，形影相应，无所逃也。人之阴阳，上下相交，阳降而化浊阴，是为地气，阴升而化清阳，是为天气，至阴虚则阳根下败，天气绝，至阳盛

则阴根上亡，地气不足。偏盛偏虚而不交，皆非平气也，惟阴阳并交，则上下调和，乃是至人之所行。阴阳并交者，阳气先至，阴气后至，阳倡阴随，治安之象也。

是以圣人持诊之道，先后阴阳而持之，奇恒之势，乃六十首，诊合微之事，追阴阳之变，章五中之情，取虚实之要，定五度之事，知此其中之论，乃足以诊。是以切阴不得阳，诊消亡，得阳不得阴，守学不湛，知右不知左，知左不知右，知上不知下，知先不知后，故治不久。知病知不病，知丑知善，知高知下，知坐知起，知行知止，用之有纪，诊道乃具，万世不殆。湛，音沉。

阴阳之至，有先有后，是以圣人持诊之道，先后阴阳而持之，奇恒之势（奇，异也，恒，常也，上古诊法），乃六十首（首，篇也），诊合微之事（合于微妙），追阴阳之变（阴阳变化），章五中之情（五脏性情），取虚实之要（虚实节要），定五度之事（五度，度人）。五者，六十首中之大纲也，必能知此其中之论，乃足以诊也。是以切阴不得其阳，则诊法消亡，得阳不得乎阴，是守学不湛（湛，深也），知右不知左，知左不知右，知上不知下，知先不知后，得半而止，故治不久。知病知不病，知丑知善，知高知下，知坐知起，知行知止，用之有纪（纪，律），诊道乃具（全备），传之将来，万世不殆。

诊有大方，坐起有常，出入有行，以转神明。诊必上下，度民君卿。脉动无常，散阴颇阳，脉脱不具，诊无常行。受师不卒，使术不明，不察逆从，是为妄

---

① 腑 原作"度"，音近之误，据上下文义改。
② 腑 原作"俞"，音近之误，据文义改。

行。妄行无征，示畏侯王。持雌失雄，弃阴附阳，不知并合，诊故不明，传之后世，反乱自章。妄行无征，示畏侯王二句，旧误在"气交变论"。

诊有大法（方法也），坐起有常，出入有行，节度。动止不乱，所以转运一身之神明，使之察微而通幽也。诊必上下审谛，度其为民为君为卿，居养不同，治疗亦异也。人之脉动无常，有散阴颇阳之殊（散阴，阴气耗散也，颇阳，阳气偏颇也），脉法脱不全具（脱，或也），则无常行也（行，法度也）。受业于师，不能卒业，使术不明，不察逆从，是为妄行。妄行而无征验，将示畏于王侯（王侯畏惧不用）。缘其持雌而失雄，弃阴而附阳，不知并合而参观，诊故不明，传之后世，反乱自章也。

必清必静，上观下观，司八正邪，别五中部，按脉动静，循尺滑涩寒温之意，视其大小，合之病能，逆从以得，复知病名，诊可十全，不失人情。故诊之或视息视意，不失条理，道甚明察，故能长久。不知此道，失经绝理，此谓失道，妄言无期。

必清必静，上观下观，司察八正之邪（八方虚邪），辨别五中之部，按脉动静，循尺肤滑涩寒温之意，视其脉之大小，合之病之形能，逆从以得，复知① 病名，诊可十全，不失人情。故诊之或视其息，或视其意，不失条理，道甚明察，故能长久。不知此道，失经而绝理，此谓失道，妄言而无期也（无验期也）。

解精微论七十三②

黄帝坐明堂，雷公请曰：臣受业传之行教，以经论从容，形法阴阳，刺灸汤药，所兹行治。人之形体，有贤不肖，所从群下，通使临事，以适道术，未必能十全。若先言悲哀喜怒，燥湿寒暑，阴阳妇女，卑贱富贵，谨闻命矣，请问其所以然者。有龟愚朴陋之问，不在经者，欲闻其状。

臣受业传之行教于世，以经论从容，形法阴阳，刺灸汤药之属，所兹行治。但以人之形体秉赋不同，有贤与不肖之分，若以所从群下诸辈，通使临事，以适道术，恐未必能十全，缘天资不肖，不解其所以然也。若先时所言悲哀喜怒，燥湿寒暑，阴阳妇女，卑贱富贵，如"疏五过"、"征四失"诸篇之论，谨闻命矣，请问其所以然者。有龟愚朴陋之问，不在经者，欲闻其状。

帝曰：大矣。公请问：哭泣而泪不出者，若出而少涕，其故何也？帝曰：在经有也。复问：不知水所从生？涕所从出也？帝曰：若问此者，无益于治也，工之所知，道之所生也。

大矣，大其问也。在经有者，《灵枢·口问》也。

夫心者，五脏之专精也，目者，其窍也，华色者，其荣也，是以人有得也，则气和于目，有亡，忧知于色。悲哀则泣下，泣下水所由生。水宗者，积水也，积水者，至阴也，至阴者，肾之精也。水之所以不出者，是精持之也，辅之裹之，故水不行也。

心者，君主之官，是五脏之专精也。心神升露，上开孔窍，以为出入游行之门，目者，是其窍也，目中之华色者，是其荣光也。盖心属火，火清则上光，窍开而光露，故无幽不照。肝窍于目者，肝木乃心火之母。肝藏魂，心藏神，魂犹半暗，神则全明。魂者，神之初气，明之根

---

① 知　原作"加"，形近之误，据本节经文改。
② 七十三　原脱，据目录补。

原，而非光所发露也。神通于目，光华为色，是以人有所得，其和气达于目，有所亡，其忧象知于色。心动而神移，神移而色变，心藏之而目泄焉，此非人力所掩饰①也。人之悲哀则泣从目下，泣下是水所由生。水有宗原，水之宗者，积水也，积水者，至阴也，至阴者，肾之精也。精主蛰藏，水之所以不出者，是精持之也，辅之裹之，藏而不泄，故水不行也。

夫水之精为志，火之精为神，水火相感，神志俱悲，是以目之水生也，故谚言曰心悲名曰志悲，志与心共凑于目也。是以俱悲则神气传于心而志独悲，故泣出也。

水之精为志，火之精为神，肾藏志，心藏神，神以至阳而根发于肾，志者，阳神之祖气也。神与志，本是一气，水火相感，神志俱悲，是以目之水生也，故谚云心悲名曰志悲，以志与心共凑于目也。是心志俱悲则神气传于心，精上传于志，志与心共凑于目，故泣出也。盖肾主五液，入肝为泪，肝木上生心火，开窍于目，肾液之得至于目者，由肝木而上达也。

涕者，脑也，脑者，阴也，髓者，骨之充也，脑髓涕唾，哭泣悲哀，水所由行，故脑渗为涕。志者，骨之主也，水流而涕从之者，其行类也。夫涕之与泣者，譬如人之兄弟，急则俱死，生则俱生，其志以神悲，是以涕泣俱出而横行也。夫人涕泣俱出而相从者，所属之类也。

涕者，肺气熏蒸，脑液之所流溢也，脑者，肾阴所凝，髓之海也，肾主骨髓，髓者，骨之充也，脑髓为涕唾之源，哭泣悲哀，是水所由行，故脑渗为涕，自鼻而下。志者，骨之主也（主宰），志悲水流而涕从之者，其行类也。夫涕之与泣者，同属于肾，譬如人之兄弟，急则俱死，生

则俱生，其志以神悲（为神所使），是以涕泣俱出而横行也。夫人涕泣俱出而相从者，所属之类同故也。（脑髓涕唾三句②，旧误在"示从容论"）

雷公曰：大矣。请问人哭泣而泪不出者，若出而少，涕不从之，何也？帝曰：夫泣不出者，哭不悲也，不泣者，神不慈也，神不慈则志不悲，阴阳相持，泣③安能独来！夫志悲者惋，惋则冲阴，冲阴则志去目，志去则神不守精，精神去目，涕泣出也。且子独不念夫经言乎，厥则目无所见。夫人厥则阳气并于上，阴气并于下，阳并于上，则火独光也，阴并于下，则足寒，足寒则胀也，夫一水不胜五火，故目视盲。是以冲风泣下而不止，夫风之中目也，阳气内守于精，是火气燔目，故见风则泣下也。有以比之，夫疾风生，乃能雨，此之类也。

泣不出者，是其哭不悲也，其不泣者，是其神不慈也，神不慈则志不悲，神志无慈悲之意，则阴阳相持，水液不得上溢，泣安能独来！夫志者，痛切哀惋，哀惋之极，则冲其阴液，泛衍而上，冲阴则志去于目，失其封藏之令，志去则神不守精，亦去于目，精神皆去于目，阴阳不复相持，液道开张，于是涕泣出也。且子独不念夫经言乎，经言有曰厥则目无所见（"生气通天论"：大怒则形气绝而血菀于上，使人薄厥，目盲不可以视，耳闭不可以听）。夫人厥则阳气并于上，阴气并于下，阳并于上，则无微阴以济之，而火独光也，阴并于下，则无微阳以济之，而足寒，足寒则水泛土湿，乙木郁遏，而生胀满也，夫一水不胜五火，五火上炎，而无

---

① 饰　原作"希"，形近之误，据上下文义改。
② 脑髓涕唾三句　指"脑髓涕唾，哭泣悲哀，水所由行。"
③ 泣　原作"气"，音近之误，据王注本《素问·解精微论》及本节黄解改。

水精之内凝，则光散而明失矣，故目视盲，人之伤心痛哭而昏迷厥冷者，正此义也。是以冲风泣下而不止者，以夫风之中于目也，皮毛敛闭，郁其经阳，阳气内守于精，而生里热，是火气内燔于目中，亦

阳并于上，五火独光之例也，热蒸泪流，故见风则泣下也。有以比之，夫疾风先生，乃能雨下，此之类也。

素问悬解卷九终阳湖冯光元校字

素问悬解卷十

昌邑黄元御解

运　气①

六节脏象论七十四②

黄帝问曰：余闻天以六六之节，以成一岁，人以九九制会，计人亦有三百六十五节，以为天地久矣，不知其所谓也？

问义详下文。

岐伯对曰：昭乎哉问也！请遂言之。夫六六之节，九九制会者，所以正天之度，气之数也。

周天三百六十五度四分度之一，一岁六六三百六十日，是为六六之节。其法原于黄钟③之管，黄钟之管九寸，一寸九分，九九八十一分，三分损益，上下相生，律度衡量，莫不由之，是为九九制会。以九九之数，推六六之节，所以正周天之度，测四季之数也。

天度者，所以制日月之行也。气数者，所以纪化生之用也。

日月运行，不离宿度④，故以天度制日月之行。阴阳化生，不离气数，故以气数纪化生之用。

天为阳，地为阴，日为阳，月为阴，行有分纪，周有道理。

天圆在外，动而不息，是为阳，地方居中，静而不迁，是为阴。阳气外光则为日，阴精内明则为月。日月旋运，循环不息，其行则有分纪，其周则有道理。

盖地居天中，天象浑圆，围包地外，半在地上，半在地下。周回三百六十五度四分度之一，子午为经，卯酉为纬，朝则东升，暮则西降，日一小周，岁一大周，遍历十二辰次，终而复始。

天象杳茫，无迹可寻，而斗纲所指，每月一辰，是即天气之所在也。正月指寅（北极七星，其一曰魁，其五曰衡，其七曰杓，三星谓之斗纲。正月建寅，黄昏杓指寅，夜半衡指寅，平旦魁指寅。余月皆如此），二月指卯，三月指辰，四月指巳，五月指午，六月指未，七月指申，八月指酉，九月指戌，十月指亥，十一月指子，十二月指丑。天气在卯则为春，在午则为夏，在酉则为秋，在子则为冬，四时八节，于此分焉。

日月随天升降，亦是同行。但天行速，日一周天而过日一度，日行迟，日一周天而少天一度，则天日益进，日日益退。自冬至子半，积三百六十五日四分日之一（二十五刻），日退三百六十五度四分度之一，而与天会于子位。月行尤迟，日一周而少天十三度有奇，少日十二度有奇，则日日益进，月日益退。自上月所会辰次，积二十九日有奇，月退一周天，而与日会于下月辰次。故仲冬斗建⑤在子，

---

① 运气　原不脱，据目录补。
② 七十四　原不载，据目录补。
③ 黄钟　阳律也。十二律阴阳各六，阳六为律，其一曰黄钟。
④ 宿（xiù秀）度　"宿"，列星也。"宿度"，星宿运行度数。
⑤ 斗建　斗柄所指之辰曰斗建。

日月会于星纪（斗宿丑官），季冬斗建在丑，日月会于玄枵（女宿子官），孟春斗建在寅，日月会于娵訾（室宿亥官），仲春斗建在卯，日月会于降娄（奎宿戌官），季春斗建在辰，日月会于大梁（胃宿酉官），孟夏斗建在巳，日月会于实沉（毕宿申官），仲夏斗建在午，日月会于鹑首（井宿未官），季夏斗建在未，日月会于鹑火（柳宿午官），孟秋斗建在申，日月会于鹑尾（翼宿巳官），仲秋斗建在酉，日月会于寿星（角宿辰官），季秋斗建在戌，日月会于大火（房宿卯官），孟冬斗建在亥，日月会于析木（尾宿寅官），仲冬斗建又临子位，复交冬至，是一年周天之度也。

冬至以后，天气自北而东会，夏至以后，天气自南而西行。日月自南而东会，是以星家以天为顺行，日月为逆行，不知乃进退迟速之不同，非有逆顺之殊也。

周天二十八宿，宿三十六分，共计一千零八分。房至毕，十四宿，为阳，昴至心，十四宿，为阴，阳主昼，阴主夜。一日十二时，漏水下百刻，以分昼夜。春秋二分，日昼行地上五十刻，计五百零四分，夜行地下五十刻，计五百零四分。自春分以后，昼渐长，夜渐短，至夏至午半，昼五十九刻，计五百九十四分有奇，夜四十一刻，计四百一十三分有奇。自秋分以后，昼渐短，夜渐长，至冬至子半，昼四十一刻，计四百一十三分有奇，夜五十九刻，计五百九十四分有奇。是行有分纪也。

天周一百八万里，人一息天行八十里，昼夜百刻，一万三千五百息，日行一千零八分，天周一百八万里。日行不及天，岁退一周，月行不及日，月退一周。是周有道理也。

日行一度，月行十三度而有奇焉，故大小月三百六十五日而成岁，积气余而盈闰矣。

周天三百六十五度四分度之一，日行不及天，日退一度，积三百六十五日二十五刻，乃退一周，而与天会。一岁三百六十日，天气常盈五日二十五刻之度。月行又不及日，一日较天退十三度有奇，较日退十二度有奇，积二十九日五十三刻零，乃退一周，而与日会。一岁三百六十日，月行又缩五日六十三刻之度，则一岁止得三百五十四日三十七刻。一岁十二月，一月三十日，分之不足，是六大六小。天气所盈，一年十日零八十八刻，是以三年一闰。以三岁计之，合得三十二日六十四刻，一闰而不尽。以五岁计之，合得五十四日四十刻，再闰而未足。积十九年，合得二百六日又七十二刻，二十九日五十三刻为一月，共计七月，七闰时刻不差，是谓一章也。

立端于始，表正于中，推余于终，而天度毕矣。

天气始于甲，地气始于子，自上古甲子推至本年冬至子半，一岁节气，皆自此始，立端于此，以次推之，是历法之原也。

《周礼》：大司空之职，立土圭①，正日景②，以求地中。日南则景短多暑，日北则景长多寒，日东则景夕多风，日西则景朝多阴。周公营洛，置五表③，颍川阳城置中表，中表东西南北各千里置四表，即其法也。

盖子午卯酉，为天地四方，南北二

① 土圭（guī圭）　古代测日影之器具。《周礼·大司徒》："以土圭之法测土深，正日景，以求地中。"
② 景　通"影"。
③ 表　晷景也。《史记·司马穰苴传》："立表下漏。"《索隐》："立表，谓立木为表，以视日景。"

极，正当子午之线，是谓天枢。北极出天三十六度，南极入地三十六度，两极相去一百八十二度半有奇。赤道居其中，去两极各九十一度有奇。冬至日行赤道之南二十四度，去北极一百①一十五度有奇，其景最长，其时昼行地上一百四十六度余，夜行地下二百一十九度余，故夜长而昼短。夏至日行赤道之北二十四度，去北极六十七度余有奇，其景最短，其时昼行地上二百一十九度余，夜行地下一百四十六度余，故夜短而昼长。春秋二分，日行于赤道之中，度在两极远近之介，景居二至长短之交，故昼夜平。

土圭测景之法，表长八尺，圭长一尺五寸，立表于四方之中，冬至之日，表景长一丈三尺，夏至之日，表景长一尺五寸。夏至为一年之中，嵩山为四方之中，立表于此，以土圭量其日景，正长一尺五寸，与度相合，所以准四时之节序，正八方之气候也。自此以南，则景短而多暑（南方去日近，故景短而偏热），自此以北，则景长而多寒（北方去日远，故景长而偏寒），自此以东，则景夕而多风（东方日在其西，故虽午中而景如日夕之东倾），自此以西，则景朝而多阴（西方日在其东，故虽午中②而景如日朝之西斜），皆非中也，惟表正于中，则节序均而气候得矣。一岁之内，天气盈余，推之于终，以置闰月，即上文气余盈闰之法也。始、中、终皆得其法，则历数明而天度毕矣。

帝曰：余已闻天度矣，愿闻气数何以合之？岐伯曰：天以六六为节，地以九九制会，天有十日，日六竟而周甲，甲六复而终岁，三百六十日法也。

天有十日，谓天干也，天干纪日，甲乙丙丁戊己庚辛壬癸，凡十日。干支相错，凡六十日，天干六竟，正六十日，而

六甲之数周。六甲六复，正六六三百六十日，而一岁之数终，是一岁之日法也。

夫自古通天者，生之本，本于阴阳，其在九州九窍，皆通乎天气。其生五，其气三，三而成天，三而成地，三而成人。

自古人物之生，悉通于天，以其生之本，本于阴阳。阴阳者，天气也，其在地则有九州，在人则有九窍，皆本此阴阳，则皆通乎天气。阴阳以升降而化五行，以太少而化三气（太阳阳明少阳为三阳，太阴少阴厥阴为三阴），是其生以五，其气为三。以此三气而成天，三气而成地，三气而成人，天地人虽殊，不过此三阴三阳而已。

三而三之，合则为九，九分为九野，九野为九脏，故形脏四，神脏五，合为九脏以应之也。

三三为九，地以此分而为九野即九州也。人以此分为九脏。故人有形脏四，脑髓骨脉胆（义详"五脏别论"），神脏五，肝心脾肺肾（肝藏魂，心藏神，脾藏意，肺藏魄，肾藏精，是谓五神），合为九脏以应之，是天地人气数相合之妙也。（上文帝问气数何以合？此答其义）

帝曰：余已闻六六九九之会也，夫子言积气盈闰，愿闻何谓气？请夫子发蒙解惑焉。岐伯曰：此上帝所秘，先师传之也。帝曰：请遂闻之。

上帝，天帝。先师，僦贷季。

岐伯曰：五日谓之候，三候谓之气。六气谓之时。四时谓之岁，而各从其主治焉。

一年节序，五日而候变，故五日谓之候。三候而气改，故三候谓之气，六气而时更，故六气谓之时，四时而岁成，故四

---

① 一百　原脱，据文义补。
② 中　原作"申"，形近之误，据上下文义改。

时谓之岁。五行相代，各从其主治之时以为气令，寒暑温凉所以殊也。（春夏秋冬，五气主治，义详"脏气法时论"中）

五运相袭，而皆治之，终期之日，周而复始。时立气布，如环无端，候亦同法。

春为木，夏为火，长夏为土，秋为金，冬为水，五运迭相承袭，而皆治其主令之时，终其期岁之日，周而复始。四时既立，则二十四气流布于中，如环无端，而七十二候亦旋运于内，同此法度也。

故曰不知年之所加，气之盛衰，虚实之所起，不可以为工矣。

年岁有阴阳，气运有盛衰，此虚实所由起也。医家推步一年气候，欲知天人虚实之原耳，不知此则不足为工矣。

帝曰：有不袭乎？岐伯曰：苍天之气，不得无常也，气之不袭，是谓非常，非常则变矣。

五运相袭，天气之常，苍天之气，不得无常。若其不袭，木已去而火未来，金既退而水不进，是谓非常，非常则为变矣。

帝曰：非常而变奈何？岐伯曰：变至则病，所胜则微，所不胜则甚，因而重感于邪则死矣。故非其时则微，当其时则甚也。

变①至则人物感之而为病，是其所胜之邪则病微，其所不胜之邪则病甚，若因而重感于邪，正气再伤，不止甚也，则人死矣。故感非其时，是为所胜，则病微（如春受土邪，夏受金邪，秋受木邪，冬受火邪），感当其时，是所不胜，则病甚矣。

帝曰：何谓所胜？岐伯曰：春胜长夏，长夏胜冬，冬胜夏，夏胜秋，秋胜春，所谓得四时 旧误作五行时，今依"金匮真言论"改正。之胜，各以其气命

其脏。

春木胜长夏土，土胜冬水，水胜夏火，火胜秋金，金胜春木，是谓得四时之胜者，各以五行之气命其五脏。如春得风邪则伤在脾，夏得火邪则伤在肺，长夏得湿邪则伤在肾，秋得燥邪则伤在肝，冬得寒邪则伤在心，得一时之胜气，其所被克之脏必当受病，知其何气为邪，则知何脏受病矣。

帝曰：何以知其胜？岐伯曰：求其至也，皆归始春。未至而至，此为太过，则薄所不胜，而乘所胜也，命曰气淫。至而不至，此谓不及，则所胜妄行，而所生受病，所不胜薄之也，命曰气迫。

一年气候，始于立春，欲知何气之胜，先于立春候之。未应至而至，此谓太过，则薄所不胜，木反侮金，乘其所胜，木邪贼土，命曰木气过盛而为淫也。已应至而不至，此谓不及，则所胜妄行，土邪无畏，所生受病，火败莫炎，所不胜薄之，金邪肆虐，命曰他气乘虚而相迫也。得一气则余气可知矣。

所谓求其至者，气至之时也，谨候其时，气可与期，失时反候，五治不分，邪僻内生，工不能禁也。

求其至者，必于此气应至之时，谨候其时，则气可与之相期，失其时而反其候，则五邪相感，五治不分，邪僻内生，传变诸病，工亦不能禁之也。

帝曰：其有至而至，有至而不至，有至而太过何也？岐伯曰：至而至者和，至而不至，来气不及也，未至而至，来气有余也。

应至而至，是为来气平和。应至而不至，是为来气不及。未应至而至，是为来气有余。

————

① 变　原作"病"，据本节经文改。

帝曰：至而不至，未至而至如何？岐伯曰：应则顺，否则逆，逆则变生，变生则病。帝曰：善。请言其应。岐伯曰：物生其应也，气脉其应也。以上二段①，旧误在"六微旨论"中，今移正也。

来气您时，人物必应之，应之则为顺，不应则为逆，逆则变生而病作矣。天地人物，同气相应，欲知其应，观之万物之发生，人身之气脉，则知之矣。

帝曰：五运之始，如环无端，其太过不及何如？岐伯曰：五气更立，各有所胜，盛虚之变，此其常也。

五运循环，气化更改，何忽有此太过不及？缘五气更立，各有所胜，胜者为盛，不胜者为虚，盛虚之变，此其常理，盛则太过，虚则不及，无足为怪也。

帝曰：太过不及奈何？岐伯曰：在经有也。帝曰：平气何如？岐伯曰：无过者也。

太过不及之法，详见"气交变"、"五常政"论中，故曰在经有也。平气无过，即至而至者和也。

帝曰：脏象何如？岐伯曰：肝者，罢极之本，魂之居也，其华在爪，其充在筋，此为阳中之少阳，通于春气。罢，音疲。

肝藏魂而主筋，罢极则伤筋力，故肝为罢极之本，魂之居也。爪者筋之余，故其华在爪，其充在筋。肝为乙木，木旺于春，春时三阴方降，三阳方升，故为阳中之少阳，通于春气。

心者，生之本，神之处也，其华在面，其充在血脉，为阳中之太阳，通于夏气。

心藏神而主脉，其德生长，故心为生之本，神之处也。面者宗脉所聚，故其华在面，其充在血脉。心为丁火，火旺于夏，夏时六阴全降，六阳全升，故为阳中

之太阳，通于夏气。

肺者，气之本，魄之处也，其华在毛，其充在皮，为阴中之少阴，通于秋气。

肺藏魄而统气，故肺为气之本，魄之处也。肺主皮而荣毛，故其华在毛，其充在皮。肺为辛金，金旺于秋，秋时三阳方降，三阴方升，故为阴中之少阴，通于秋气。

肾者主蛰，封藏之本，精之处也，其华在髪，其充在骨，为阴中之太阴，通于冬气。

肾藏精而主藏，故肾者主蛰，为封藏之本，精之处也。肾主骨而荣髪，故其华在髪，其充在骨。肾为癸水，水旺于冬，冬时六阳全降，六阴全升，故为阴中之太阴，通于冬气。

脾胃大肠小肠三焦膀胱者，仓廪之本，营之居也，名曰器，能化糟粕，转味而入出者也，其华在唇四白，其充在肌，此至阴之类，通于土气。凡十一脏，取决于胆也。

脾藏营而主消磨水谷，故脾为仓廪之本，营之居也。胃者脾之腑，主盛受水谷，水谷消化，谷滓由大肠小肠而下，水滓由三焦膀胱而下，是皆名曰器，能消化水谷糟粕，运转五味，入于上口而出于下窍者也。脾主肌肉，开窍于口，口唇者，肌肉之本，故其华在唇四白，其充在肌。脾为己土，土无专位，故不主时，其寄宫在长夏而旺于四季之月，各十八日，此与胃肠三焦膀胱诸腑，同为至阴之类，通于土气，一岁土旺之时，则应之也。精神魂魄意，是为五神，上文所谓神脏五者即此，此言营不言意者，《灵枢·本神》脾

① 以上二段 指"帝曰：其有至而至……气脉其应也。"

藏营，营舍意，营者，意之所在也。上文春胜长夏，长夏胜冬，冬胜夏，夏胜秋，秋胜春，各以其气命其脏，是人之五脏本应四时，故帝问五脏应四时之象，岐伯以五脏之通于四时者答之。胆主决断，诸脏腑所取决，言十一脏者，连胆言也。

天元纪大论七十五①

黄帝问曰：天有五行御五位，以生寒暑燥湿风，人有五脏化五气，以生喜怒悲忧恐。论言五运相袭，而皆治之，终期之日，周而复始，余已知之矣，愿闻其与三阴三阳之候奈何合之？

天有五行，御南北东西中之五位，以生寒暑燥湿风，人有五脏，化寒暑燥湿风之五气，以生喜怒悲忧恐。寒为太阳，北方水也，在人为肾，其志恐，暑为少阴，南方火也，在人为心，其志喜，燥为阳明，西方金也，在人为肺，其志悲，湿为太阴，中央土也，在人为脾，其志忧，风为厥阴，东方木也，在人为肝，其志怒，人之五气，悉本天之三阴三阳也。论言五运相袭，而皆治之，终期之日，周而复始（"六节藏象论"语）。五运承袭，分治一年，其与天三阴三阳之候何以合之耶？

鬼臾区稽首再拜对曰：昭乎哉问也！夫五运阴阳者，天地之道也，万物之纲纪，变化之父母，生杀之本始，神明之府也，可不通乎！

五运之与三阴三阳，乃天地之道也，万物之主，变化之原，生杀之根，神明之府，不可不通也。

故物生谓之化，物极谓之变，阴阳不测谓之神，神用无方谓之圣。

物之始生谓之化，物之终极谓之变。阴阳在天，变化不测谓之神，神用在人，变化无方谓之圣。

夫变化之为用也，在天为玄，在人为道，在地为化，化生五味，道生智，玄生神。

变化为用，在天则为玄，在人则为道，在地则为化。地有此化则生五味，人怀此道则生智慧，天具此玄则生神灵。

神在天为风，在地为木，在天为热，在地为火，在天为湿，在地为土，在天为燥，在地为金，在天为寒，在地为水。故在天为气，在地成形，形气相感，而化生万物矣。

神之在天为风，在地为木，东方之气化也，在天为热，在地为火，南方之气化也，在天为湿，在地为土，中央之气化也，在天为燥，在地为金，西方之气化也，在天为寒，在地为水，北方之气化也。以天之五气而化地之五行，行者形也，故在天只为气，在地乃成形。天地交合，形气相感，而万物化生矣。

五运即五行，五行即五气，五气即三阴三阳也。以春应木而合于风，以夏应火而合于热，以长夏应土而合于湿，以秋应金而合于燥，以冬应水而合于寒，五运之与三阴三阳，无有不合者也。

天地者，万物之上下也。左右者，阴阳之道路也。水火者，阴阳之征兆也。金木者，生成之终始也。气有多少，形有盛衰，上下相召，而损益彰矣。

天地者，万物覆载之上下也。左右者，阴阳升降之道路也。水火者，阴阳发现之征兆也。金木者，万物生成之终始也。在天之气有多少，在地之形有盛衰，上下形气两相感召，而为损为益，于是彰矣。

帝曰：善。何谓气有多少？形有盛衰？鬼臾区曰：阴阳之气，各有多少，故曰三阴三阳也。形有盛衰，谓五行之治，

---

① 七十五　原脱，据目录补。

各有太过不及也。

阴阳之气，各有多少，如厥阴为一阴，少阴为二阴，太阴为三阴，少阳为一阳，阳明为二阳，太阳为三阳，以其多少不齐，故曰三阴三阳。五行之治，各有太过不及，如木有太角、少角，火有太徵、少徵，土有太宫、少宫，金有太商、少商，水有太羽、少羽，以其太少不同，故形有盛衰。

故其始也，有余而往，不足随之，不足而往，有余从之，知迎知随，气可与期。

五运相袭，以甲之有余而往，则乙①之不足随之，以乙之不足而往，则丙之有余从之。知迎其未来而察之，随其已去而验之，则气可与期矣。

帝曰：上下相召奈何？鬼臾区曰：寒暑燥湿风火，天之阴阳也，三阴三阳上奉之。木火土金水，地之阴阳也，生长化收藏下应之。

寒暑燥湿风火，天之六气，为三阴三阳之本，故三阴三阳上奉之，谓厥阴奉其风气，少阴奉其火气，太阴奉其湿气，少阳奉其暑气，阳明奉其燥气，太阳奉其寒气也。木火土金水，地之五行，为生长化②收藏之原，故生长化③收藏下应之，谓春应木为生，夏应火为长，长夏应土为化，秋应金为收，冬应水为藏也。天之五气，热分暑火则为六，地之五行，火分君相亦为六，文异而理同也。

天以阳生阴长，地以阳杀阴藏。天有阴阳，地亦有阴阳，故阳中有阴，阴中有阳，君火以明，相火以位。

岁半以前，天气主之，阳升阴降，故能生能长，岁半以后，地气主之，阳降阴升，故能杀能藏。天有阴阳，地亦有阴阳，故天为阳，而阳中有阴，有阴则降，地为阴，而阴中有阳，有阳则升。升则上

天，降则下地，君火以此而明，相火以此而位。盖君火在天，而居离宫，离卦之偶爻，阳中之阴也，相火在地，而居坎府，坎卦之奇爻，阴中之阳也。坎阳升天，而化木火，则能生长，离阴降地，而化金水，则能收藏，阴阳本自互根，君相原为同气也。

所以欲知天地之阴阳者，应天之气，动而不息，故五岁而右迁，应地之气，静而守位，故六期而环会。动静相召，上下相临，阴阳相错，而变由生也。

所以欲知天地之阴阳者，天干为阳，主动，五运应天，动而不息，故五岁而右迁，以五运随干转，甲己之年为土运，甲己迁而交乙庚，乙庚之年交金运，乙庚迁而交丙辛，丙辛之年为水运，丙辛迁而交丁壬，丁壬之年为木运，丁壬迁而交戊癸，戊癸之年为火运，戊癸迁而交甲己也。地支为阴，主静，六气应地，静而守位，故六期而环会，以六气随支旋，子午之年，上见少阴，少阴去而太阴会，丑未之年，上见太阴，太阴去而少阳会，寅申之年，上见少阳，少阳去而阳明会，卯酉之年，上见阳明，阳明去而太阳会，辰戌之年，上见太阳，太阳去而厥阴会，巳亥之年，上见厥阴，厥阴去而少阴会也。阳动而上，阴静而下，动静相召，上下相临，天之阴阳与地之阴阳往来错综，而变由此生矣。

帝曰：上下周纪，其有数乎？鬼臾区曰：天以六为节，地以五为制。周天气者，六期为一备，终地纪者，五岁为一周。

天数五，地数六，天以地之六为节，

① 乙　其下原衍“木”字，据文义删。
② 化　原脱，据本节经文及下文“长夏应土为化”补。
③ 化　原脱，据补同上注。

故有六气，地以天之五为制，故有五行。周天气者，六期为一备，从地节也，终地纪者，五岁为一周，从天制也，上下周流之纪，其数如此。（天数五，故有十干，地数六，故有十二支。五运随干转，六气随支旋，故天气六期一备，地纪五岁一周也）

五六相合，而七百二十气，为一纪，凡三十岁，千四百四十气，凡六十岁，而为一周，不及太过，斯皆见矣。

五六相合，其数三十，凡三十岁，七百二十气，为一纪。三十重之，则为六十，凡六十岁，千四百四十气，为一周。合一纪一周而观之，其不及太过之数，皆见之矣。

帝曰：愿闻五运之主时也何如？鬼臾区曰：五气运行，各终期日，非独主时也。

五气运行，各主一年，非独主一时，主一时者，一年之小运，主一年者，五年之大运也。

帝曰：愿闻其所谓也。鬼臾区曰：臣积考《太始天元册文》曰：太虚廖廓，肇基化元，万物资始，五运终天，布气真灵，总统乾元，九星悬朗，七曜周旋，曰阴曰阳，曰柔曰刚，幽显既位，寒暑弛张，生生化化，品物咸彰。臣斯十世，此之谓也。

《太始天元册文》，上古之书。太虚之中，廖廓无际，而万化之元，于此肇基。万物资始发育，攸赖五运终天，循环不穷。布气真灵，实众妙之门。总统乾元，乃大地之主。九星悬朗于上（九星：蓬、芮、衡、辅、禽、心、任、柱、英），七曜周旋其间（七曜：日、月、五星），曰阴曰阳，天道也，曰柔曰刚，地道也（《易》：立天之道，曰阴与阳，立地之道，曰柔与刚）。阴阳分布，幽显以

此异象。水火殊宫，寒暑以此迭迁。生生化化不息，百品庶物咸彰。臣斯十世守之，即此五运终期之谓也。

帝曰：夫子之言，上终天气，下毕地纪，可谓悉矣。余愿闻而藏之，上以治民，下以治身，使百姓昭著，上下和亲，德泽下流，子孙无忧，传之后世，无有终时，可得闻乎？

帝欲明运气之理，传之天下后世。

鬼臾区曰：至数之极，迫迮以微，其来可见，其往可追，敬之者昌，慢之者亡，无道行私，必得夭殃。谨奉天道，请言真要。迮，音谪。

迫迮以微，切近而幽微也。真要，至真之要也。

帝曰：善言始者，必会于终，善言近者，必知其远，是则至数极而道不惑，所谓明矣。愿夫子推而次之，令有条理，简而不匮，久而不绝，易用难忘，为之纲纪，至数之要，愿尽闻之。

帝欲运气之理昭明无惑，令鬼臾区推次其义，尽闻至数之要。

鬼臾区曰：昭乎哉问！明乎哉道！如鼓之应桴，响之应声也。臣闻之，甲己之岁，土运统之，乙庚之岁，金运统之，丙辛之岁，水运统之，丁壬之岁，木运统之，戊癸之岁，火运统之。

帝问五运主时，鬼臾区言五运终期之义，究竟未明，此方明言之。

帝曰：其于三阴三阳合之奈何？鬼臾区曰：子午之岁，上见少阴，丑未之岁，上见太阴，寅申之岁，上见少阳，卯酉之岁，上见阳明，辰戌之岁，上见太阳，巳亥之岁，上见厥阴。少阴所谓标也，厥阴所谓终也。

甲丙戊庚壬为阳干，乙丁己辛癸为阴干，阳干遇子午则上见少阴，遇寅申则上见少阳，遇辰戌则上见太阳，阴干遇丑未

则上见太阴，遇卯酉则上见阳明，遇巳亥则上见厥阴，此五运之合于三阴三阳者也。帝首问此义，鬼臾区究未明言，此方明言之。六气以少阴为首，厥阴为终，标即首也。（六十花甲，起于子午，终于巳亥，故少阴为标，厥阴为终）

厥阴之上，风气主之，少阴之上，热气主之，太阴之上，湿气主之，少阳之上，相火主之，阳明之上，燥气主之，太阳之上，寒气主之，所谓本也，是谓六元。

六气为三阴三阳之本，是谓六元，元即本也。

帝曰：光乎哉道！明乎哉论！请著之玉版，藏之金匮，署曰《天元纪》。

五运行大论七十六①

黄帝坐明堂，始正天纲，临观八极，考建五常，请天师而问之曰：论言天地之动静，神明为之纪，阴阳之升降，寒暑彰其兆。

明堂，王者布政之堂。天纲，北斗，正斗纲所建，以占天时也。八极即八方，观八方分野，以察地理也。五常，五行之常，考五行常道，以测气运也。论言，"气交变论"之言。天地之动静，以神明为之纪纲，阴阳之升降，以寒暑彰其征兆，神明者，天地之妙用，如九星悬朗，七曜周旋是也，寒暑者，阴阳之气候，所以生长收藏，全在乎此。

余闻五运之数于夫子，夫子之所言，正五气之各主岁尔，首甲定运，余因论之。鬼臾区曰：土主甲己，金主乙庚，水主丙辛，木主丁壬，火主戊癸。

此述"天元纪"甲己之岁，土运统之一段。

子午之上，少阴主之，丑未之上，太阴主之，寅申之上，少阳主之，卯酉之

上，阳明主之，辰戌之上，太阳主之，巳亥之上，厥阴主之，不合阴阳，其故何也？

此述"天元纪"子午之岁，上见少阴一段。帝问五运之合于三阴三阳如何，而鬼臾区答以子午之岁、上见少阴等语，究竟五运不合三阴三阳，故复问之。

岐伯曰：是明道也，此天地之阴阳也。夫数之可数者，人中之阴阳也，其所合，数之可得者也。夫阴阳者，数之可十，推之可百，数之可千，推之可万。天地阴阳者，不以数推，以象之谓也。

天地阴阳，变化无穷，可以象取，不可以数推，非如人中之阴阳，可以数尽，何讵不合于五运耶！

帝曰：愿闻其所始也。岐伯曰：昭乎哉问也！臣览《太始天元册文》：丹天之气，经于牛女戊分，黅天之气，经于心尾己分，苍天之气，经于危室柳鬼，素天之气，经于亢氐昴毕，玄天之气，经于张翼娄胃。所谓戊己分者，奎壁角轸，则天地之门户也。夫候之所始，道之所生，不可不通也。黅，音今。

牛女在癸分，戊在乾分，丹气经此，故戊癸化火。心尾在甲分，己在巽分，黅气经此，故甲己化土。危室在壬分，柳鬼在丁分，苍气经此，故丁壬化木。亢氐在乙分，昴毕在庚分，素气经此，故乙庚化金。张翼在丙分，娄胃在辛分，玄气经此，故丙辛化水。此缘上古乾坤初辟，五气经此，故《太始天元册文》据之以立十干化气之论，此五运之所始也。天不足西北，西北戊分，正当奎壁之宿，是谓天门，地不满东南，东南己分，正当角轸之宿，是谓地户。天地有门户，则气候有终始，夫候之所始，即道之所生，于此而测

———————
① 七十六　原脱，据目录补。

运气之原，不可不通也。

帝曰：善。论言天地者，万物之上下，左右者，阴阳之道路，未知其所谓也？

论言，"天元纪论"之言。

岐伯曰：所谓① 上下者，岁上下见阴阳之所在也。左右者，诸上见厥阴，左少阴，右太阳，见少阴，左太阴，右厥阴，见太阴，左少阳，右少阴，见少阳，左阳明，右太阴，见阳明，左太阳，右少阳，见太阳，左厥阴，右阳明，所谓面北而命其位，言其见也。

岁上下见阴阳所在，谓子午之岁，上见少阴，六气随地支迭迁，挨年上见。上谓司天，下谓在泉，下见之法详下文。左右谓司天左右，面北而命其位，则左在西，右在东。六气之序，厥阴、少阴、太阴、少阳、阳明、太阳，厥阴司天，则左少阴，右太阳，少阴司天，则太阴升于左，厥阴降于右，以次转轮，递为左右也。

帝曰：何谓下？岐伯曰：厥阴在上，则少阳在下，左阳明，右太阴，少阴在上，则阳明在下，左太阳，右少阳，太阴在上，则太阳在下，左厥阴，右阳明，少阳在上，则厥阴在下，左少阴，右太阳，阳明在上，则少阴在下，左太阴，右厥阴，太阳在上，则太阴在下，左少阳，右少阴，所谓面南而命其位，言其见也。

岐伯已答左右上见之义，帝复问左右下见之法。厥阴司天，则少阳在泉，左阳明，右太阴，少阴司天，则阳明在泉，太阳降于左，少阳升于右，亦以次轮转，递为左右也。面南而命其位，则左在东，右在西。

上下相遘，寒暑相临，气相得则和，不相得则病。帝曰：气相得而病者何也？岐伯曰：以下临上，不当位也。

司天在上，在泉在下，上下相遇，寒暑相临，生则相得而气和，克则不相得而人病。气虽相得，而以下临上，不当其位，亦不免于病。所谓君位臣则顺，臣位君则逆（六"微旨论"语），以下临上者，臣位君也（火有君火、相火）。

帝曰：动静何如？岐伯曰：上者右行，下者左行，左右周天，余而复会也。

司天者右行，在泉者左行，左右周天，余而复会，所谓六期而环会也。（"天元纪论"语）

帝曰：余闻鬼臾区曰应地者静，今夫子乃言下者左行，不知其所谓也？愿闻何以生之乎？岐伯曰：天地动静②，五行迁复，虽鬼臾区，其上候而已，犹不能遍明。

"天元纪论"：应地之气，静而守位，是应地者静也，岐伯言应下者左行，是言地者亦不静，故帝问之。然鬼臾区谓应天者动，应地者静，言干动而支静，非谓在泉者不行也，此不过借以生论耳。天地之动静，五行之迁复，其理微妙，虽鬼臾区，其位止上候而已，犹不能遍明，古者官人以德，德大者其官尊，上候非极位，故不能尽知也。

夫变化之用，天垂象，地成形，七曜纬虚，五行丽③ 地。地者，所以载生成之形类也，虚者，所以列应天之精气也，形精之动，犹根本之与枝叶也，仰观其象，虽远可知也。

天垂象，故七曜纬虚，虚者，所以列地下应天之精气也，地成形，故五行丽地，地者，所以载天上生成之形类也。形为根之枝叶，精为形之根本，一气相连，

---

① 谓　原作"论"，据王注本《素问·五运行大论》改。

② 动静　原作"静动"，据王注本《素问·五运行大论》及本节黄解乙转。

③ 丽　着也。

动则俱动。仰观其象，虽远可知，言天之七曜，乃五行之精，地之五形，乃七曜之形，七曜固动于上，五行亦动于下，无有不动者也。

帝曰：地之为下否乎？岐伯曰：地为人之下，太虚之中者也。帝曰：凭乎？岐伯曰：大气举之也。

下者左行，以地为下也，上动下静，此为常理，地既为下，则理应静矣，不知地为人之下耳，其实乃在太虚之中者也。盖地为天之中气，天包其外，地上地下皆天也，此非有所凭倚，乃天以大气包举其间，是以不至沦坠也。

燥以干之，暑以蒸之，风以动之，湿以润之，寒以坚之，火以温之。风寒在下，燥热在上，湿气在① 中，火游行其间，寒暑六入，故令虚而化生也。

寒水在北，风木在东，自下而上，故曰风寒在下，是即下者左行也。热火在南，燥金在西，自上而下，故曰燥热在上，是即上者右行也。上热下寒，两气逼蒸，则生湿气，故土之化湿，其位在中。五行各一，惟火有君相之分，天上之热，君火也，地下之温，相火也。君火为相火之标，相火为君火之本，相火升则君火显明于天上，君火降则相火封藏于地下。君相二火游行于上下之间，寒来暑往，四时更代，则六气迭入，地道周备，故万物化生。地体虽实，而六气内化，则冲虚而通畅也。

燥胜则地干，暑胜则地热，风胜则地动，湿胜则地泥，寒胜则地裂，火胜则地固矣。

地在天中，六气迭入，其体不动，而气则无时不动矣。

帝曰：寒暑燥湿风火，在人合之奈何？其于万物，何以生化？

天有六气，人秉天气而生，亦当有此六气，何以合之？而六气之于万物，其初生化之理又如何？

岐伯曰：在天为玄，在人为道，在地为化，化生五味，道生智，玄生神。

此段与"天元纪论"同，言地之五行，即天之五神所化也。

东方生风，风生木，木生酸，酸生肝，肝生筋，筋生心。神在天为风，在地为木，在体为筋，在脏为肝，在气为柔。其性为暄，其德为和，其用为动，其化为荣，其政为散，其令宣发，其变摧拉，其眚② 为陨，其虫毛，其色为苍，其味为酸，其志为怒。怒伤肝，悲胜怒，风伤肝，燥胜风，酸伤筋，辛胜酸。

在天为风，玄生神也。在地为木，其味为酸，化生五味也。在脏为肝，人之合于风木也。风生木，木生酸，酸生肝，肝生筋，筋生心，是其于万物之生化也。悲者肺之志，燥者肺之气，辛者肺之味，悲胜怒，燥胜风，辛胜酸，肺金克肝木也。

南方生热，热生火，火生苦，苦生心，心生血，血生脾。其在天为热，在地为火，在体为脉，在脏为心，在气为息。其性为暑，其德为显，其用为躁，其化为茂，其政为明，其令郁蒸，其变炎烁，其眚燔焫，其虫羽，其色为赤，其味为苦，其志为喜。喜伤心，恐胜喜，热伤气，寒胜热，苦伤气，咸③ 胜苦。

人之合于热火，热火之生化如此。余同上文类推之。

中央生湿，湿生土，土生甘，甘生脾，脾生肉，肉生肺。其在天为湿，在地为土，在体为肉，在脏为脾，在气为充。

---

① 在 原作"居"，据王注本《素问·五运行大论》及本节黄解改。

② 眚 原作"青"，形近之误，据王注本《素问·五运行大论》改。

③ 咸 原作"酸"，据王注本《素问》"五运行大论"、"阴阳应象大论"改。

其性静兼，其德为濡，其用为化，其化为盈，其政为谧，其令云雨，其变动注，其眚淫溃，其虫倮，其色为黄，其味为甘，其志为思。思伤脾，怒胜思，湿伤肉，风胜湿，甘伤脾，酸胜甘。

人之合于湿土，湿土之生化如此。余同上文类推之。

西方生燥，燥生金，金生辛，辛生肺，肺生皮毛，皮毛生肾。其在天为燥，在地为金，在体为皮毛，在脏为肺，在气为成。其性为凉，其德为清，其用为固，其化为敛，其政为劲，其令雾露，其变肃杀，其眚苍落，其虫介，其色为白，其味为辛，其志为忧。忧伤肺，喜胜忧，热伤皮毛，寒胜热，辛伤皮毛，苦胜辛。

人之合于燥金，燥金之生化如此。余同上文类推之。

北方生寒，寒生水，水生咸，咸生肾，肾生骨髓，髓生肝。其在天为寒，在地为水，在体为骨，在脏为肾，在气为坚。其性为凛，其德为寒，其用为藏①，其化为肃，其政为静，其令闭塞②，其变凝冽，其眚冰雹，其虫鳞，其色为黑，其味为咸，其志为恐。恐伤肾，思胜恐，寒伤血，燥胜寒，咸伤血，甘胜咸。

人之合于寒水，寒水之生化如此。余同上文类推之。

五气更立，各有所先，非其位则邪，当其位则正。帝曰：病之生变何如？岐伯曰：气相得则微，不相得则甚。

五气更立，各有政令所先，非位则邪，如春行金令，当位则正，如春行木令也。相得谓生，不相得谓克也。

帝曰：主岁何如？岐伯曰：气有余则制己所胜而侮所不胜，其不及则己所不胜侮而乘之，己所胜轻而侮之。侮反受邪，侮而受邪，寡于畏也。

五气各有所主之岁，气有余则制己所

胜而侮己所不胜，如木制土而侮金也，气不及则己所不胜侮而乘之，己所胜轻而侮之，如木被金克而土亦侮木也。五行之理，有胜有复，侮人者己反受邪，侮人而受邪者，以其肆无忌畏，为人所复也。

帝曰：天地之气，何以候之？岐伯曰：天地之气，胜复之作，不形于诊也。《脉法》曰，天地之变，无以脉诊，此之谓也。

天人同气，脉本相应，但应常不应卒，胜复者，天地之变，故不形于脉。

帝曰：间气何如？岐伯曰：随气所在，期于左右。帝曰：期之奈何？岐伯曰：从其气则和，违其气则病，不当其位者病，迭移其位者病，失守其位者危，尺寸反者死，阴阳交者死。先立其年，以知其气，左右应见，然后乃可以言死生之逆顺。

间气，谓司天在泉左右之间气。随其气之左右所在，而期于人脉之左右，以天地人同气相应也。从其气者，脉与气应，不从其气者，则谓之违也。不当其位，谓位不相得，左右错乱。迭移其位，谓左右更换。失守其位，谓本部衰弱，反见克贼。尺寸反，谓上下倒置。阴阳交，谓左右贸迁（子午之年，少阴司天，卯酉之年，少阴在泉，则有尺寸反脉，寅申巳亥辰戌丑未之年，少阴在上下之左右，则有阴阳交脉，义详"至真要论"）。先立其年之南政北政，知其气之左右应见，然后可以言其死生之逆顺也。

六微旨大论七十七③

黄帝问曰：呜呼远哉！天之道也，如迎浮云，若视深渊，视深渊尚可测，迎浮云莫知其极。夫子数言谨奉天道，余闻而

---

① 藏　他本《素问》均阙，此系黄氏补入者。
② 闭塞　他本《素问》均阙，此系黄氏补入者。
③ 七十七　原脱，据目录补。

藏之，心私异之，不知其所谓也，愿夫子溢志尽言其事，令终不灭，久而不绝，天之道，可得闻乎？

帝欲尽闻运气之理，以垂久远。

岐伯稽首再拜对曰：明乎哉问！天之道也，此因天之序，盛衰之时也。

因天运自然之序，而推其盛衰之时，以测常变也。

帝曰：愿闻天道六六之节盛衰何也？岐伯曰：上下有位，左右有纪。少阳之右，阳明治之，阳明之右，太阳治之，太阳之右，厥阴治之，厥阴之右，少阴治之，少阴之右，太阴治之，太阴之右，少阳治之，此所谓气之标，盖南面而待之也。故曰因天之序，盛衰之时，移光定位，正立而待之，此之谓也。

三阴三阳，六气之标，南面观之，其序如此。六气迭运，天序代更，盛衰之时自见。将来者进，成功者退，以时光迁移，定其位次，南面正立而待之，天气循环，了然在目也。

少阳之上，火气治之，中见厥阴，阳明之上，燥气治之，中见太阴，太阳之上，寒气治之，中见少阴，厥阴之上，风气治之，中见少阳，少阴之上，热气治之，中见太阳，太阴之上，湿气治之，中见阳明，所谓本也。本之下，中之见也，见之下，气之标也，本标不同，气应异象。

寒暑燥湿风火六气，三阴三阳之本，故三阴三阳之上，六气治之。少阳与厥阴为表里，阳明与太阴为表里，太阳与少阴为表里，三阴三阳之上，六气之下，各见其所相表里之气，是谓中气。中气之上，六气为本，中气之下，三阴三阳为标，本标不同，故人气之应，其象亦异也。

帝曰：六气标本，所从不同奈何？岐伯曰：气有从本者，有从标本者，有不从标本者也。帝曰：愿卒闻之。岐伯曰：少阳太阴从本，少阴太阳从本从标，阳明厥阴不从标本，从乎中也。

少阳之本火，太阴之本湿，本末同，故从本。少阴之本热，其标阴，太阳之本寒，其标阳，本末异，故从本从标。阳明之中太阴，厥阴之中少阳，本末与中不同，故不从标本，从中。（王冰旧注）

故从本者化生于本，从标本者有标本之化，从中者以中气为化也。

从本者气化生于本，从标从本者标本皆司气化，从中者以中气为化，标本皆不用事也。

帝曰：善。病生于本，余知之矣，生于标者，治之奈何？岐伯曰：病反其本，得标之病，治反其本，得标之方。

病与本反，故得标病，治与本反，故得标方。

是故百病之起，有生于本者，有生于标者，有生于中气者。有取本而得者，有取标而得者，有取中气而得者，有取标本而得者，有逆取而得者，有从取而得者。逆正，顺也，若顺，逆也。以上四段①，旧误在"至真要论"中，今移正也。

病生不同，从其所生而②取之者则病得，故取有逆从之殊。善取者，虽逆乎正，其实顺也，不善取者，若顺乎正，其实逆也。

帝曰：善。愿闻地理之应六节气位何如？岐伯曰：显明之右，君火之位也，君火之右，退行一步，相火治之，复行一步，土气治之，复行一步，金气治之，复行一步，水气治之，复行一步，木气治之，复行一步，君火治之。

地理应六节，静而守位，各有专宫，

① 以上四段　指"六气标本……若顺，逆也。"
② 而　其下原衍"所"字，据上下文义删。

君火位于东南，治在春分后六十日，相火位于正南，治在小满后六十日，湿土位于西南，治在大暑后六十日，燥金位于西北，治在秋分后六十日，寒水位于正北，治在小雪后六十日，风木位于东北，治在大寒后六十日，一年六气之在位如此。

相火之下，水气承之，水位之下，土气承之，土位之下，风气承之，风位之下，金气承之，金位之下，火气承之，君火之下，阴精承之。

承者，承其太过而克之也（仲景承气汤义取于此）。阴精，水也。

帝曰：何也？岐伯曰：亢则害，承乃制，制则生化，外列盛衰，害则败乱，生化大病。

五行之理，亢则害生，以胜之者承而克之，其气乃制，制者，有所节制，而得其平也。制则六气生化，循其盛衰之常，不至于过，害则六气败乱，生化之机大病，失其常矣。

帝曰：盛衰何如？岐伯曰：非其位则邪，当其位则正，邪则变甚，正则微。帝曰：何谓当位？岐伯曰：木运临卯，火运临午，土运临四季，金运临酉，水运临子，所谓岁会，气之平也。帝曰：非位何如？岐伯曰：岁不与会也。

天气为客，地气为主，主气之盛衰，值岁会之年，是为当位，当位则为正，不当位则为邪，邪则其变甚，正则其变微。岁会者，木运临卯（丁卯岁），火运临午（戊午岁），土运临四季（甲辰、甲戌、己丑、己未），金运临酉（乙酉岁），水运临子（丙子岁），干支同气，气之平也。

帝曰：土运之岁，上见太阴，火运之岁，上见少阳少阴，金运之岁，上见阳明，木运之岁，上见厥阴，水运之岁，上见太阳奈何？岐伯曰：天之与会也，故《天元册》曰天符。天符岁会何如？岐伯曰：太乙天符之会也。应天为天符，承岁为岁直，三合为治。应天为天符三句①，旧误在"天元纪论"中，今正之。

运与司天合气曰天符，天符而兼岁会曰太乙天符，此以应天而为天符，又以承岁而为岁直，是司天与中运年支三气相合而为治也。

帝曰：其贵贱何如？岐伯曰：天符为执法，岁会为行令，太乙天符为贵人。帝曰：邪之中也奈何？岐伯曰：中执法者其病速而危，中行令者其病徐而持，中贵人其病暴而死。

位愈贵，则祸人愈剧。

帝曰：位之易也何如？岐伯曰：君位臣则顺，臣位君则逆，逆则其病进其害速，顺则其病远其害微，所谓二火也。

客气加于主气，迁易无定，君上臣下则顺，臣上君下则逆，逆则病进而害速，顺则病远而害微。所谓君臣之顺逆者，君相二火也。

帝曰：五运行同天化者命曰天符，余知之矣，愿闻同地化者何谓也？岐伯曰：太过而同天化者三，不及而同天化者亦三，太过而同地化者三，不及而同地化者亦三，此凡二十四岁也。

甲丙戊庚壬五阳年为太过，乙丁己辛癸五阴年为不及。

帝曰：愿闻其所谓也？岐伯曰：甲辰甲戌太宫下加太阴，壬寅壬申太角下加厥阴，庚子庚午太商下加阳明，如是者三，癸巳癸亥少徵下加少阳，辛丑辛未少羽下加太阳，癸卯癸酉少徵下加少阴，如是者三。

太过而同地化者三，不及而同地化者亦三。

---

① 应天为天符三句　指"应天为天符，承岁为岁直，三合为治。"

戊子戊午太徵上临少阴，戊寅戊申太征上临少阳，丙辰丙戌太羽上临太阳，如是者三，丁巳丁亥少角上临厥阴，乙卯乙酉少商上临阳明，己丑己未少宫上临太阴，如是者三。除此二十四岁，则不加不临也。

太过而同天化者三，不及而同天化者亦三。

帝曰：加者何谓？岐伯曰：太过而加同天符，不及而加同岁会也。帝曰：临者何谓？岐伯曰：太过不及，皆曰天符，而变行有多少，病形有微甚，生死有早晏耳。

太过而加在泉为同天符，不及而加在泉为同岁会。太过不及而临司天，皆曰天符，其变行有多少，则中之者病形有微甚，死生有早晏也。（以上四段①，旧误在"六元正纪"中，今移正之）

帝曰：善。愿闻其步何如？岐伯曰：所谓步者，六十度而②有奇，故二十四步积盈百刻，而成日也。

上文复行一步，所谓步者，六十度而有奇分。天行一日一度，六十度者，六十日也。一岁六步，三百六十日也。四年二十四步，积盈百刻，而成一日，盖一岁三百六十五日二十五刻，故四年之内积盈百刻。

帝曰：六气应五行之变何如？岐伯曰：位有终始，气有初中，上下不同，求之亦异也。

天之六气与地之五行，其相应有常有变。以地之六位有终始，天之六气有初中，主客加临，错综变化，其上下之动静不同，则人之求之其法亦异也。

帝曰：求之奈何？岐伯曰：天气始于甲，地气始于子，子甲相合，命曰岁立。谨候其时，气可与期。

甲为天干之首，故天气始于甲，子为

地支之首，故地支始于子，子甲相合，以纪年岁，六十年之岁气于此立焉。于年岁之中，谨候其时节之代更，则天地之气皆可与期，盖气随时交，候其时至，而气之太过不及俱见矣。

帝曰：愿闻其岁六气始终早晏何如？岐伯曰：明乎哉问也！甲子之岁，初之气，天数始于水下一刻，终于八十七刻半。二之气，始于八十七刻六分，终于七十五刻。三之气，始于七十六刻，终于六十二刻半。四之气，始于六十二刻六分，终于五十刻。五之气，始于五十一刻，终于三十七刻半。六之气，始于三十七刻六分，终于二十五刻。所谓初六，天之数也。

甲子岁，六十年之始，天气始于甲，地气始于子，故推衍六十年。岁气以甲子为始，一年六步，一步六十日零八十七刻半，是谓一气。初之一气，始于漏水下一刻（大寒寅初初刻），终于六十日零八十七刻半。二之气，始于八十七刻六分（春分子正初刻），终于七十五刻（亦六十日零八十七刻半。以后六气俱同）。三之气，始于七十六刻（小满亥初初刻），终于六十二刻半。四之气，始于六十二刻六分（大暑酉正初刻），终于五十刻。五之气，始于五十一刻（秋分申初初刻），终于三十七刻半。六之气，始于三十七刻六分（小雪午正初刻），终于二十五刻。一岁六气，始终早晏如此，所谓初年之六气，天数然也。

乙丑岁，初之气，天数始于二十六刻，终于一十二刻半。二之气，始于一十二刻六分，终于水下百刻。三之气，始于

---

① 以上四段 指"五运行同天化者……生死有早晏耳。"

② 而 原脱，据王注本《素问·六微旨大论》及本节黄解补。

一刻，终于八十七刻半。四之气，始于八十七刻六分，终于七十五刻。五之气，始于七十六刻，终于六十二刻半。六之气，始于六十二刻六分，终于五十刻。所谓六二，天之数也。

乙丑岁，初之气，天数始于二十六刻（大寒巳初初刻），终于一十二刻半。二之气，始于一十二刻六分（春分卯正初刻），终于水下百刻。三之气，始于一刻（小满寅初初刻），终于八十七刻半。四之气，始于八十七刻六分（大暑子初初刻），终于七十五刻。五之气，始于七十六刻（秋分亥初初刻），终于六十二刻半。六之气，始于六十二刻六分（小雪酉正初刻），终于五十刻。一岁六气，始终早晏又如此，所谓二年之六气，天数然也。

丙寅岁，初之气，天数始于五十一刻，终于三十七刻半。二之气，始于三十七刻六分，终于二十五刻。三之气，始于二十六刻，终于一十二刻半。四之气，始于一十二刻六分，终于水下百刻。五之气，始于一刻，终于八十七刻半。六之气，始于八十七刻六分，终于七十五刻。所谓六三，天之数也。

丙寅岁，初之气，天数始于五十一刻（大寒申初初刻），终于三十七刻半。二之气，始于三十七刻六分（春分午正初刻），终于二十五刻。三之气，始于二十六刻（小满巳初初刻），终于一十二刻半。四之气，始于一十二刻六分（大暑子正初刻），终于水下百刻。五之气，始于一刻（秋分寅初初刻），终于八十七刻半。六之气，始于八十七刻六分（小雪子正初刻），终于七十五刻。一岁六气，始终早晏又如此，所谓三年之六气，天数然也。

丁卯岁，初之气，天数始于七十六

刻，终于六十二刻半。二之气，始于六十二刻六分，终于五十刻。三之气，始于五十一刻，终于三十七刻半。四之气，始于三十七刻六分，终于二十五刻。五之气，始于二十六刻，终于一十二刻半。六之气，始于一十二刻六分，终于水下百刻。所谓六四，天之数也。次戊辰岁，初之气，复始于一刻。常如是无已，周而复始。

丁卯岁，初之气，天数始于七十六刻（大寒亥初初刻），终于六十二刻半。二之气，始于六十二刻六分（春分酉正初刻），终于五十刻。三之气，始于五十一刻（小满申初初刻），终于三十七刻半。四之气，始于三十七刻六分（大暑午正初刻），终于二十五刻。五之气，始于二十六刻（秋分巳初初刻），终于一十二刻半。六之气，始于一十二刻六分（小雪卯正初刻），终于水下百刻。一岁六气，始终早晏又如此，所谓四年之六气，天数然也（六二、六三、六四，犹言六气二周、六气三周、六气四周）。次戊辰岁，初之气，复始于一刻，与甲子年同。常如是循环无已，四年一周，周而复始。

帝曰：愿闻其岁候何如？岐伯曰：悉乎哉问也！日行一周，天气始于一刻，日行再周，天气始于二十六刻，日行三周，天气始于五十一刻，日行四周，天气始于七十六刻，日行五周，天气复始于一刻，所谓一纪也。是故寅午戌岁气会同，卯未亥岁气会同，辰申子岁气会同，巳酉丑岁气会同。终而复始。

岁候，一岁之大候。日行一周，谓一年也。甲子年，日行一周，天气始于一刻，终于二十五刻，乙丑年，日行再周，天气始于二十六刻，终于五十刻，丙寅年，日行三周，天气始于五十一刻，终于七十五刻，丁卯年，日行四周，天气始于七十六刻，终于百刻，戊辰年，日行五周，天气复始于一刻，天数四年一周，所谓一纪也。四年之后，又复会同始初，是故寅午戌三年岁气会同，卯未亥①三年岁气会同，辰申子②三年岁气会同，巳酉丑三年岁气会同（会同者，六气始终、刻数皆同也）。终而复始（子丑寅卯一终，辰巳午未一终，申酉戌亥一终），如环无端。（阴阳家以此为三合，因其会同故也）

帝曰：何谓初中？岐伯曰：初凡三十度而有奇，中气同法。帝曰：初中何也？岐伯曰：所以分天地也。帝曰：愿卒闻之。岐伯曰：初者地气也，中者天气也。

上文气有初中，此复问初中之义。一日一度，一步六十度有奇，计六十日零八十七刻半。初凡三十度有奇，谓前半步，计三十日零四十三刻四分刻之三③，中气谓后半步，亦与此同法。初者地气，地主升，升则化阳，故谓升者为地，中者天气，天主降，降则化阴，故谓降者为天，曰初中者，所以分天地之气也。

帝曰：其升降何如？岐伯曰：气之升降④，天地之更用也。帝曰：愿闻其用也。岐伯曰：言天者求之本，言地者求之位，言人者求之气交。

地气上升，天气下降，气之升降，天地之更相为用也。天之六气，为三阴三阳之本，六气之降，天之用也，故言天者求之本。地之六步，为五行之位，六步之升，地之用也，故言地者求之位。天地以升降为用，则二气之升降上下相交，人在其间，故言人者求之气交，以气交则变生，人受何气之交则生何病，是以求之于此。

帝曰：何谓气交？岐伯曰：上下之位，气交之中，人之居也。故曰天枢之上，天气主之，天枢之下，地气主之，气交之分，人气从之，万物由之，此之谓也。

气交者，上下之位，二气相交之中，

人之居也。气交之分，是谓天枢，故曰天枢之上，天气主之，天枢之下，地气主之，气交之分，人气从之，万物由之，以为生化，正此谓也。（"至真要论"：身半以上，天之分也，天气主之，身半以下，地之分也，地气主之。半，所谓天枢也，脐为天枢，居人上下之中，一身气交之分，此借以喻天地气交之中也）

帝曰：善。寒湿相遘，燥热相临，风火相值，其有间乎？岐伯曰：气有胜复，胜复之作，有德有化，有用有变，变则邪气居之。

寒湿燥热风火六气相交，正淫不同，以气交不无胜复⑤，有胜则必有复，胜复一作，则有德有化，有用有变，变则邪气居之。人居气交之中，受其邪气，所以病也。

帝曰：愿闻其用何如？岐伯曰：升已而降，降者谓天，降已而升，升者谓地。天气下降，气流于地，地气上升，气腾于天。故高下相召，升降相因，而变作矣。

所谓有用有变，升降者，天地之用也，地主升，升已而降，自上降者谓天，天主降，降已而升，自下升者谓地。天气下降，则气流于地，地气上升，则气腾于天。上下相召，升降相因，错综加临，而变由此作，是有用有变之义。

帝曰：何谓邪乎？岐伯曰：夫物之生，从于化，物之极，由乎变，变化之相薄，成败之所由也，故气有往复，用有迟速。四者之有，而化而变，风之来也。

物之初生从于化，物之终极由乎变（"天元纪论"：物生谓之化，物极谓之

---

① 卯未亥　原作"亥卯未"，据本节经文改。
② 辰申子　原作"申子辰"，据本节经文改。
③ 三　原作"一"，据上下文义改。
④ 降　原作"者"，据王注本《素问·六微旨大论》及本节黄解改。
⑤ 复　原作"负"，音近之误，据本节经文改。

变），变化之相薄迫，成败之所由也，故气有往复之殊，用有迟速之差。有此四者，错综相临，变化不已，一遇胜复乖常，厉气淫生，此风邪所从来也，是变则邪气居之之义也。

帝曰：迟速往复，风所由生，而化而变，故因盛衰之变耳①，成败倚伏游乎中何也？岐伯曰：成败倚伏生乎动，动而不已，则变作矣。

迟速往复，风所由生，是固然矣，而变化之相薄，不过因其盛衰之异耳（变，异也。物生而化，是其盛时也，物极而变，是其衰期也，变化不同，故盛衰亦异），此何关于成败之数？而成败倚伏，遂游乎中，是何故也？盖成败倚伏生乎动，变化相薄，益以迟速往复，错综加临，是动也，动而不已则变作，变作则成败倚伏于其中矣。（变微则不失为成，变甚则必至于败，一有变作，则成败之机倚伏于此，《老子》祸兮福之所倚，福兮祸之所伏是也）

帝曰：有期乎？岐伯曰：不生不化，静之期也。帝曰：不生化乎？岐伯曰：出入废则神机化灭，升降息则气立孤危，故非出入则无以生长壮老已，非升降则无以生长化收藏。

帝问变作于动，亦有静期乎？生化则动，不生不化则静，唯至不生不化，乃是静之期也。帝问亦能不生化乎？此何能不生化也，天地人物，不外神气，人物之神机化灭②，天地之气立，赖阴阳之升降，升降息则气立孤危（"五常政论"：根于中者，命曰神机，神去则机息，根于外者，命曰气立，气止则化绝，亦同此义也），故人物非出入则无以生长壮老已，天地非升降则无以生长化收藏。天地无不升降之时，是无不生化之时，人物无不出入之时，亦无不生化之期矣。

是以升降出入，无器不有。器者，生化之宇，器散则分之，生化息矣，故无不出入，无不升降。化有小大，期有近远③，四者之有，而贵常守，反常则灾害至矣。故曰无形无患，此之谓也。

天地不能无升降，人物不能无出入，是以升降出入，无器不有（器即物也，天地人物，皆物也，即皆器也）。既有升降出入，则必有生化，是器者，生化之宇也，除是器散，则升降出入分离，生化之机乃息矣（散者，敝坏而破散也。散则升者不降，降者不升，出者不入，入者不出，故曰分），故非器散，则无不升降，无不出入。无不升降出入，是无不生化也，有此生化之日，则有此极变之时，变化相薄，则有此成败倚伏之期，但其生化有大小，则此期有近远耳。小大近远四者之有，不能无也，而贵守其常，不逐其变（静则常，动则变），反常则灾害至而祸败作矣。然则物生而化，以至物极而变，天地人物所不能免也，变化相薄，则成败倚伏于此生焉，以其有形也，故曰无形无患，此之谓也。（《老子》：吾所以有大患者，为吾有身，及吾无身，吾有何患，即此义）

帝曰：善。有不生不化乎？岐伯曰：悉乎哉问也！与道合同，惟真人也。帝曰：善。

帝问人不能无形也，亦有有形而不生不化者乎？有形而不生不化者，虚无清静，与道合同，此惟真人乃能也。

素问悬解卷十终阳湖钱增祺校字

---

① 耳　原作"也"，据王注本《素问·六微旨大论》及本节黄解改。
② 天地人物，不外神气，人物之神机化灭　与下文"天地之气立，赖阴阳之升降，升降息则气立孤危"不协，疑有脱误。
③ 近远　原作"远近"，据王注本《素问·六微旨大论》及本节黄解乙转。

素问悬解卷十一

昌邑黄元御解

运　气①

气交变大论七十八② "六微旨论"：言人
者，求之气交，气有胜复，胜复之作，有用有
变。此论专言气交之变，故取名如此。

黄帝问曰：五运更治，上应天期，阴
阳往复，寒暑迎随，真邪相薄，内外分
离，六经波荡，五气倾移，太过不及，专
胜兼并，愿言其始，而有常名，可得
闻乎？

五运代治，上应天干，逐年轮转，各
终期日。其间阴阳往复，寒暑迎随，变化
相乘，愆伏失正，因而真邪薄迫，内外相
离，六经波荡，五气倾移，则人受其灾
矣。而其气运循环，盛衰不同，太过则专
胜乎己，不及则兼并于人。愿言其乖违之
始，而令有一定之名，使天道昭著，人得
遵守也。

岐伯稽首再拜对曰：昭乎哉问也！是
明道也。此上帝所贵，先师传之，臣虽不
敏，往闻其旨。

上帝，天帝。先师，僦贷季也。

帝曰：余闻得其人不教，是谓失道，
传非其人，慢泄天宝，余诚菲德，未足以
受至道，然而众子哀其不终，愿夫子保于
无穷，流于无极，余司其事，则而行之
奈何？

众子，百姓也。不终，不得终其天年

也。帝欲岐伯传运气之法，保赤子于无
穷，流恩泽于无极，帝主司其事，则而行
之，以惠万民也。

岐伯曰：请遂言之也。《上经》曰：
夫道者，上知天文，下知地理，中知人
事，可以长久，此之谓也。

道者，有道者也。

帝曰：何谓也？岐伯曰：本气位也。
位天者，天文也，位地者，地理也，通乎
人气之变化者，人事也。故太过者先天，
不及者后天，所谓治化，而人应之也。

位于天者，谓之天文，位于地者，谓
之地理，天降地升，人在其中，通于人气
之变化者，人事也。五运之治化，居天地
上下之间，与人同位，故其太过者先天，
不及者后天，而人应之也。（运气即人气
也）

帝曰：五运之化，太过何如？岐伯
曰：岁木太过，风气流行，脾土受邪，民
病飧泄食减，体重烦冤，肠鸣腹支满，上
应岁星，甚则忽忽善怒，眩冒巅疾，冲阳
绝者死不治。化气不政，生气独治，云物
飞动，草木不宁，甚而摇落，反胁痛而吐
甚，上应太白星。

风木太过，则克脾土，脾败不能消化
水谷，故飧泄肠鸣。肝位在左，土被木
贼，脾气不运，故左胁支满。岁星，木星
也。肝主怒，故忽忽善怒。厥阴之脉会于

① 运气　原不载，据目录补。
② 七十八　原脱，据目录补。

巅，故眩冒巅疾。冲阳，足阳明胃经动脉（在足跗上，仲景谓之趺阳），木贼土败，故死不治。土主化，木主生，化气失政，生气独治，云物飞动，草木不宁。风木太过，湿土被贼，则燥金来复，故草木摇落。反胁痛而吐甚，肝脉循胁肋上行，胁痛者，肺金克肝木也。太白，金星也。

岁火太过，炎暑流行，肺金受邪，民病疟，少气咳喘血溢，血泄注下，嗌燥耳聋，中热肩背热，上应荧惑星，甚则胸中痛，胁支满胁痛，膺背肩胛间痛，两臂内痛，身热骨痛而为浸淫，太渊绝者死不治。收气不行，长气独明，雨水霜寒，病反谵妄狂越，咳喘息鸣，下甚血溢泄不已，上应辰星。

热火太过，则克肺金，肺病不能下降，收敛失政，故少气咳喘血溢。大肠不敛，故血泄注下。足少阳从相火化气，其脉下耳循颈，入缺盆，相火上炎，故嗌燥耳聋。肺气逆行，上冲肩背，故肩背热。荧惑，火星也。肺居胸中，自右胁下行，故胸中痛，右胁支满而痛。胸前曰膺，肩后曰胛，肺脉从臂内下行，肺经逆冲，故膺背肩胛臂内皆痛。热淫疮生，皮内湿烂，黄水流溢，随处浸溃，则曰浸淫。太渊，手太阴肺经动脉，即寸口之关部也。金主收，火主长，收气不行，长气独明，热火太过，燥金被贼，则寒水来复，故雨水霜寒。水胜火奔，拔根上炎，故谵妄狂越，咳喘息鸣。水旺土败，升降倒行，金逆则血溢于上，木陷则血泄于下。辰星，水星也。

岁土太过，雨湿流行，肾水受邪，民病腹痛清厥，意不乐，体重烦冤，上应镇星，甚则肌肉萎，足痿不收，行善瘛，脚下痛，饮发中满食减，四肢不举，太溪绝者死不治。变生得位，藏气伏，化气独治，泉涌河衍，涸泽生鱼，鳞见于陆，风

雨大至，土崩溃，病腹满溏泄肠鸣，反下甚，上应岁星。

湿土太过，则克肾水，土郁脾滞，故腹痛。脾主四肢，四肢诸阳之本，脾气四达，故手足温，脾病不能行气于四肢，故手足清厥。脾主忧，故不乐。镇星，土星也。脾主肌肉，湿旺脾郁，故肉萎。瘛，筋脉急缩也。湿盛则水停气阻，故饮发中满。太溪，足少阴肾经动脉（在内踝后陷中）。土无专官，寄旺四季之月，各十八日，是即其位也，土主化，水主藏，变生而得土旺之位，藏气伏，化气独治，泉涌河衍，涸泽生鱼，鳞见于陆。湿土太过，寒水被贼，则风木来复，故风雨至，土崩溃。肝木克脾土，故腹满溏泄肠鸣，反下甚也。

岁金太过，燥气流行，肝木受邪，民病胸痛引背，两胁下满，痛引少腹，目赤眦疡，耳无所闻，上应太白星，甚则喘咳逆气，肩背痛，尻阴股膝髀腨胻足皆痛，太冲绝者死不治。收气峻，生气下，草木敛，苍干凋陨，病反胠胁暴痛，不可反侧，咳逆甚而血溢，上应荧惑星。

燥气太过，则克肝木，胸痛引背，肺自病也。两胁下满，痛引少腹，木受金刑，肝木郁陷也。肝窍于目，肝病则火胎抑郁，温化为热，故目赤眦疡。胆脉循耳，与肝为表里，肝陷胆逆，浊气升塞，故耳聋。喘咳逆气，肩背痛，肺金上逆也。尻，尾骶骨，髀，股骨，腨，足胫骨，尻阴股膝髀腨胻足皆痛，肝气下陷也。太冲，足厥阴肝经动脉（在足跗上，大指后高骨）。收气峻，生气下，草木敛，苍干凋陨，燥金太过。风木被贼，则热火来复，故胠胁（脉行右胁）暴痛，不可反侧。金受火刑，故咳逆。甚则收气全失，故血上溢，而为衄也。

岁水太过，寒气流行，心火受邪，民

病身热烦心躁悸，阴厥上下中寒，谵妄①心痛，寒气早至，上应辰星，甚则腹大胫肿，喘咳寝汗出憎风，神门绝者死不治。大雨至，埃雾朦郁，湿气变物，病反腹满肠鸣，溏泄食不化，渴而妄冒，上应镇星。

寒水太过，则克心火，水旺火奔，故身热烦心躁悸。水寒阴盛，故上下厥冷。上谓手，下谓足。水泛土湿，故腹大胫肿。土湿胃逆，肺失降敛，故喘咳盗汗。汗泄表疏，故憎风。神门，手少阴心经动脉（在掌后锐骨之端）。寒水太过，热火被贼，则湿土来复，故大雨至，埃雾朦郁，湿气变物。水受土刑，湿旺脾郁，故腹满肠鸣，溏泄而食不化也。湿胜水败，藏气失政，心火上炎则渴，神不根精，故谵妄昏冒也。

帝曰：善。其不及何如？岐伯曰：悉乎哉问也！岁木不及，燥乃大行，生气失应，凉雨时至，草木晚荣，肃杀而甚，则刚木辟着，柔萎苍干，上应太白星，民病中清，胠胁痛，少腹痛，肠鸣溏泄，上临阳明，生气失政，化气乃急，白露早降，收杀气行，寒雨害物，其谷白坚，其主苍早。复则炎暑流行，柔脆草木焦槁，下体再生，华实齐化，病寒热疮疡疿疹痈痤，心气晚治，上胜肺金，咳而鼽，白气乃屈，素谷不成，上应荧惑、太白星。

风木不及，则燥金乘之，故生气失应，草木晚荣。金刑木败，故刚木难凋，则辟着而枯槁，柔木易萎，故苍干而陨落。金气清凉，故病中清。肝经被伤，故胠胁痛。肝气下陷，郁冲脾土，故少腹痛生，肠鸣溏泄。上临阳明，燥金司天，合邪刑木，故生气失政，化气乃急（金性收敛劲急，故土从金化也）。金色白而性坚，故其谷白坚。木色苍，木败故苍谷早凋。金胜木贼，则热火来复，草木焦槁，

下体再生，根萌重发也。火胜金负，则荧惑光芒，太白暗淡，后文仿此。

岁火不及，寒乃大行，长政不用，物荣而下，凝惨而甚，则阳气不化，乃折荣美，上应辰星，民病寒中，胸中痛，胁支满，两胁痛，膺背肩胛间及两臂内痛，郁冒朦昧，心痛暴暗，胸腹大，胁下与腰背相引而痛，屈不能伸，髋髀如裂，上临太阳，则雨雪冰霜不时降，大寒数举，蛰虫早藏，地积坚冰，则阳光不治，其谷秬。复则埃郁，大雨且至，病鹜溏腹满，饮食不下，寒中肠鸣，注泄腹痛，暴挛痿痹，足不任身，黑气乃辱，玄谷不成，上应镇星、辰星。

热火不及，则寒水乘之，故长政不用，物荣而下（下谓零落），水刑火败，故阳光不治，乃折荣美。寒水凌心，心脏受伤，上冲胸背，故胸背肩胛皆痛。心脉从臂内后廉走手小指，故臂内痛。足少阳化气相火，其经循胁下行，故两胁满痛。足太阳寒水之经行身之背，挟脊抵腰，寒水胜火，故胁下与腰背相引而痛。足太阳经贯臀，循髀外，入腘中，足少阳经循髀外，出膝外廉，故髋髀如裂。上临太阳，寒水司天，合邪刑火，故雨雪冰霜时降，大寒数举，蛰虫早藏。水色黑，秬，黑谷也。水胜火贼，则湿土来复，埃郁昏朦，大雨且至。鹜溏，大便泄利，溏如鸭粪也。

岁土不及，风乃大行，化气不令，草木茂荣，飘扬而甚，则秀而不实，上应岁星，虫食甘黄，脾土受邪，民病食少失味，飧泄霍乱，体重腹痛，筋骨繇复，肌肉𥆧酸，上临厥阴，流水不冰，蛰虫来见，草木再荣，藏气不用，其谷苍。复则

---

① 谵妄　原作"妄谵"，据王注本《素问·气交变大论》及本节黄解乙转。

收政严峻，名木苍凋，病胸胁暴痛，下引少腹，善太息，苍谷乃陨，上应太白、岁星。

湿土不及，则风木乘之，故化气失令，草木茂荣。木刑土败，故秀而不实。虫因木化，甘为土味，黄为土色，风木贼土，故虫食甘黄。土病不能消纳水谷，故食少失味（脾主五味），飧泄霍乱。脾土湿陷，不能升运，故体重。下遏肝气，为乙木冲击，故腹痛。风木飘扬，故筋骨繇复，肌肉瞤酸（繇与摇同，复者，动摇不已也。瞤，动也。肝主筋，脾主肉，风木克土，故筋摇肉动。木郁于土，故作酸）。上临厥阴，风木司天，合邪刑土，故流水不冰，蛰虫来见，春木发生，则冰泮蛰启故也。木胜土贼，则燥金来复，收政严峻，名木苍凋也。

岁金不及，炎火乃行，生气乃用，长气专胜，庶物以茂，燥烁以行，上应荧惑星，民病肩背瞀重，鼽嚏，便血注下，上临少阴少阳，火燔焫，水泉涸，物焦槁，收气乃后，其谷丹。复则寒雨暴至，乃零冰雹霜雪杀物，藏气举事，蛰虫早附，阴厥且格，阳反上行，病寒中口疮，甚则心痛，头脑户痛，延及脑顶，发热，赤气后化，丹谷不成，上应荧惑、辰星。

岁金不及，则热火乘之，故生气乃用，长气专胜。火刑金败，故庶物以茂，燥烁以行。肺气上逆，故肩背瞀重（瞀，闷也）。肺气郁遏，上出鼻窍，故鼽嚏作（鼽，鼻塞流涕也。嚏，鼻鸣涕喷也）。肺与大肠表里，大肠失敛，故便血注下。上临少阴君火、少阳相火司天，合邪刑金，故火燔水涸，草木焦槁。火胜金贼，则寒水来复，寒雨暴至，冰雪飘零。寒水下凝，阳格火升，故生口疮头痛上热之证也。

岁水不及，湿乃大行，长气反用，化

气乃速，暑雨数至，上应镇星，民病腹满身重濡泄，寒疡流水，腰股痛发，腘腨股膝不便，烦冤，足痿清厥，脚下痛，甚则跗肿，上临太阴，藏气不政①，肾气不衡，其谷黅。复则大风暴发，草偃木零，生长不鲜，面色时变，筋骨并辟，肉瞤瘛，目视𥆧𥆧，物疏璺，肌肉胗发，气并膈中，痛于心腹，黄气乃损，黅谷不登，上应岁星、镇星。（瞤，如云切。瘛，音炽。𥆧，音荒。璺，音问）

岁水不及，则湿土乘之，故长气反用，化气乃速。土刑水败，故暑雨数至。湿旺脾郁，故腹满身重濡泄。湿瘀肌肤，皮肉溃烂，故寒疡流水。湿流关节，故腰膝腘腨足跗痛痿臃肿。上临太阴，湿土司天，合邪刑水，故藏气失政，肾气不平。土胜水贼，则风木来复，飘风暴发，草偃木零。肝主五色，故面色时变。风动燥发，故筋骨并辟（并，挛缩也。辟，偏斜也）。肝窍于目，故目视𥆧𥆧（𥆧𥆧，目不明也）。风木摧裂，故物疏璺（璺，裂也）。风伤卫气，卫闭营郁，故肌肉生胗（胗与疹同，营热泄于汗孔，则发疹点也）。肝胆双刑脾胃，故心腹俱痛。黅，黄色也。

帝曰：善。愿闻其时也。岐伯曰：悉乎哉问也！木不及，春有鸣条畅律之化，则秋有雾露清凉之政，春有惨凄残贼之胜，则夏有炎暑燔烁之复，其眚东，其脏肝，其病内舍胠胁，外在关节。胠，音区。

帝问五行不及，各有胜复，愿闻其胜复之时。木旺于春，木不及，春有鸣条畅律之化，是金不刑木而木得其政也，则秋有雾露清凉之政，是火不刑金而金得其政

---

① 政　原作"收"，形近之误，据王注本《素问·气交变大论》及本节黄解改。

也，春有惨凄残贼之胜，是金胜木也，则夏有炎暑燔烁之复，是火胜金也。五行之理，不胜则不复，有胜则有复，自然之数如是（下文仿此）。木位于东，故其眚东。在脏为肝，故其脏肝。肝脉上循胁肋，故其病内舍肤胁（腋下胁上为肤）。肝主筋，诸筋者皆属于节（"五脏生成论"语），故外在关节。

火不及，夏有炳明光显之化，则冬有严肃霜寒之政，夏有惨凄凝裂之胜，则不时有埃昏大雨之复，其眚南，其脏心，其病内舍膺胁，外在经络。

火旺于夏，火不及，夏无水胜，则冬无土复，夏有水胜，则不时有土复。土不主时，寄旺四季，故复无定时。火位于南，在脏为心。心脉从心系上肺，下出腋下，故其病内舍膺胁。心主脉，故外在经络。

土不及，四维有埃尘润泽之化，则春有鸣条鼓拆之政，四维发振拉飘腾之变，则秋有肃杀霖霆之复，其眚四维，其脏脾，其病内舍心腹，外在肌肉四肢。

土寄旺于四季，土不及，四维无木胜，则春无金复，四维有木胜，则秋有金复。土位于四维，在脏为脾。脾脉入腹上膈，注胸中，故其病内舍心腹。脾主肌肉，行气于四肢，故外在肌肉四肢。

金不及，夏有光显郁蒸之令，则冬有严凝整肃之应，夏有炎烁燔燎之变，则秋有冰雹霜雪之复，其眚西，其脏肺，其病内舍膺胁肩背，外在皮毛。

金旺于秋，金不及，夏无火胜，则冬无水复，夏有火胜，则秋有水复。金位于西，在脏为肺。肺脉上膈，横出腋下，故其病内舍膺胁肩背（肺位在胸，"脉要精微论"：背者胸中之府，背曲肩随，府将坏矣，故其病内舍膺胁肩背）。肺主皮毛，故外在皮毛。

水不及，四维有湍润埃云之化，则不时有和风生发之应，四维发埃昏骤注之变，则不时有飘荡振拉之复，其眚北，其脏肾，其病内舍腰脊骨髓，外在溪谷踹膝。（湍，通官切，踹与腨同，音篆）

水旺于冬，水不及，四维无土胜，则不时无木复，四维有土胜，则不时有木复。水位于北，在脏为肾。肾脉上膔内（膔，胲肚也），出腘中（膝后为腘），上股贯脊，肾主骨髓，故其病内舍腰脊骨髓，外在溪谷踹膝（溪谷者，膝踝关节之处，肾水所注也）。

夫五运之政，犹权衡也，高者抑之，下者举之，化者应之，变者复之。此生长化成收藏之理，气之常也，失常则天地四塞矣。

权，称锤也，衡，称杆也，衡以称物，物有轻重，则衡有高低，权得其宜，则衡平矣。五运之政，犹权衡之平，高者抑之使低，下者举之使上（抑其太过，扶其不及），化者应之以祥和，变者复之以刑威。此生长化成收藏之理，气之常也，失常则天地四塞，造化不灵矣。

故曰天地之动静，神明为之纪，阴阳之往复，寒暑彰其兆，此之谓也。

四句是"五运行论"。

帝曰：夫子之言五气之变，四时之应，可谓悉矣。夫气之动乱，触遇而作，发无常会，卒然灾合，何以期之？岐伯曰：夫气之动变，固不常在，而德化政令灾变，不同其候也。

五气之变，谓岁木太过以下十段。四时之应，谓木不及，春有鸣条畅律之化以下五段。帝问五气之动，乱其常理，随遇而作，发无定时，卒然灾合，何以期之？夫气之动作变乱，固不常在，但虽卒然而合，而其为德为化为政为令为灾为变，亦自不同其候，未始难期也。

帝曰：何谓也？岐伯曰：东方生风，风生木，其德敷和，其化生荣，其政舒启，其令风，其变振发，其灾散落。

木气之德化政令灾变不同，其候如此。

南方生热，热生火，其德彰显，其化蕃茂，其政明曜，其令热，其变销烁，其灾燔炳。

火气之德化政令灾变不同，其候如此。

中央生湿，湿生土，其德辱蒸，其化丰备，其政安静，其令湿，其变骤注，其灾霖溃。

土气之德化政令灾变不同，其候如此。

西方生燥，燥生金，其德清洁，其化紧敛，其政劲切，其令燥，其变肃杀，其灾苍陨。

金气之德化政令灾变不同，其候如此。

北方生寒，寒生水，其德凄沧，其化清谧，其政凝肃，其令寒，其变凛冽，其灾冰雪霜雹。

水气之德化政令灾变不同，其候如此。

是以察其动也，有德有化，有政有令，有变有灾，而物由之，而人应之也。

察五气之动，既有德化政令灾变之不同，则物必由之，人必应之，虽卒然灾合，发无常会，无不可期也。

帝曰：夫子之言岁候不及太过上应五星，今夫德化政令灾眚变易非常而有也，卒然而动，其亦为之变乎？岐伯曰：承天而行之，故无妄动，无不应也，卒然而动者，气之交变也，其不应焉，故曰应常不应卒，此之谓也。

帝问岁候之太过不及上应五星（谓岁木太过、岁木不及十段），而德化政令

灾变不常有也，卒然而动，五星亦为之变乎？盖五运承天而行之，故无妄动，五星无不应也，至于卒然而动者，是乃二气相交，偶然之变也，则五星不应焉。故曰应常不应卒，此之谓也。

帝曰：其应奈何？岐伯曰：各从其气化也。帝曰：其行之疾徐逆顺何如？岐伯曰：以道留久，逆守而小，是谓省下。以道而去，去而速来，曲而过之，是谓省遗过也。久留而环，或离或附，是谓议灾与其德也。

各从其气化者，五行之星，各从五行之气化也。五星之行，有疾徐逆顺之异，以其所行之道，迟留延久，逆守本度，而光芒甚小，是谓省其下之分野君臣有过与有德也。以道而去，去而速来，委曲而过之，是谓省察其所遗漏之过失也。久留而环绕，或违离，或附合，回旋不去，是谓议其灾殃与其福德也。

应近则小，应远则大，芒而大倍常之一其化甚，大常之二其眚即也，小常之一其化减，小常之二是谓临视，省下之过与其德也，德者福之，过者伐之。是以[1]象之见也，高而远则小，下而近则大，大则喜怒迩，小则祸福远。

应近则星小（近谓微也），应远则星大（远谓甚也），光芒而大倍常之一，则其化甚，大常之二，则其眚即（其眚在即）。小常之一，则其化减，小常之二，则其眚遥，是谓临视分野，省下之过与其德也，有德者福之，有过者伐之。是以星象之见，高而远则小，下而近则大，大则天之喜怒迩，小则天之祸福远也。

岁运太过，则运星北越，运气相得，则各行以道。故岁运太过，畏星失色而兼

---

① 以　原作"亦"，音同之误，据王注本《素问·气交变大论》及本节黄解改。

其母，不及则色兼其所不胜。

运星，主运之星，岁运太过，则运星不守本度而北犯紫微、太乙之座，运气相得，则运星各行以道，不越位也。运星盛衰，视乎岁运，故岁运太过，则畏星失其本色而兼其母色（畏星，所畏之星，如运星属木，则土为畏星，失其黄色而兼母之赤色也），岁运不及，则运星之色兼其所不胜（如木不及则兼金色）。

帝曰：其灾应何如？岐伯曰：亦各从其化也，故时至有盛衰，凌犯有逆顺，留守有多少，形①见有善恶，宿属有胜负，征应有吉凶矣。

其灾变之应，亦各从其五行之化。其时至则有盛衰（当时则盛，非时则衰），凌犯则有逆顺（金凌木为顺，金犯火为逆），留守则有多少（久留为多，暂守为少），形见有善恶（喜泽为善，怒燥为恶），宿属有胜负（二十八宿分属十二辰次，五星所临，有胜地有败地），合而论之，征应乃有吉凶之殊矣。

帝曰：其善恶何谓也？岐伯曰：有善有怒，有忧有丧，有泽有燥。此象之常也，必谨察之。

星有喜怒忧丧燥泽之异，喜泽为善，忧丧怒燥为恶。此星象形见之常，宜谨察之也。

帝曰：六者高下异乎？岐伯曰：象见高下，其应一也，故人亦应之。

帝问：喜怒忧丧燥泽六者，设星之高下不同，其应亦当异乎？盖星象虽见高下，其应则一也，故人亦应之，无有殊也。

帝曰：善。其德化政令之动静损益皆何如？岐伯曰：夫德化政令灾变，不能相加也，胜复②盛衰，不能相多也，往来大小，不能相过也，用之升降，不能相无也，各从其动而复之耳。

德化政令灾变，视乎五气之动静，既有动静不同，自应有损益轻重之差，似乎不得一例而不然也。德化政令灾变，报施均平，一毫不能相加也。胜复盛衰之数，循环有宅，一毫不能相多也。往来大小之分，（往来，进退消长也）张弛有常，一毫不能相过也。上下升降之用，气化有准，一毫不能相无也。各从其动之微甚而报复之耳。

帝曰：其病生何如？岐伯曰：德化者气之祥，政令者气之彰，变易者复③之纪，灾眚者伤之始，气相胜者和，不相胜者病，重感于邪，则甚也。

德化者气之祥和，政令者气之彰显，变易者招复之纪，灾眚者感伤之始。胜复之气，势力均平，足以相敌者和，不相敌者病，重感于邪则病甚也。

帝曰：善。所谓精光之论，大圣之业，宣明大道，通于无穷，究于无极也。余闻之，善言天者，必应于人，善言古者，必验于今，善言气者，必彰于物，善言应者，同天地之化，善言化言变者，通神明之理，非夫子孰能言至道欤！乃择吉日良兆而藏之灵兰之室，每旦读之，命曰气交变，非斋戒不敢发，慎传也。

五常政大论七十九④

黄帝问曰：太虚寥廓，五运回薄，衰盛不同，损益相从，愿闻平气何如而名？何如而纪也？岐伯对曰：昭乎哉问也！木曰敷和，火曰升明，土曰备化，金曰审平，水曰静顺。

---

① 形　原作"刑"，音同形近之误，据王注本《素问·气交变大论》及本节黄解改。
② 复　原作"负"，音近之误，据王注本《素问·气交变大论》及本节黄解改。
③ 复　原作"气"，据王注本《素问·气交变大论》及本节黄解改。
④ 七十九　原脱，据目录补。

回薄者，回旋而薄迫也。以其衰盛不同，故有损益相殊。衰则不及，盛则太过，其非盛非衰，是谓平气平气者，木曰敷和（敷宣和气，木之德也），火曰升明（升达明显，火之德也），土曰备化（化成丰备，土之德也），金曰审平（刑杀平审，金之德也），水曰静顺（安静柔顺，水之德也）。

帝曰：其不及奈何？岐伯曰：木曰委和，火曰伏明，土曰卑监，金曰从革，水曰涸流。

阳和委废，故曰委和。光明曲伏，故曰伏明。卑微监制，故曰卑监（土气遏陷，下为木气所刑，是谓卑监。如唐人命将，以阉官监军，动则牵制，将卑权轻也）。从顺变革，是曰从革（金性顺降，革而不降，是谓从革）。源流涸竭，是曰涸流。

帝曰：太过何谓？岐伯曰：木曰发生，火曰赫曦，土曰敦阜，金曰坚成，水曰流衍。

生气畅茂，是曰发生。阳光炎烈，是曰赫曦。气化丰厚，是曰敦阜。收成坚实，是曰坚成。源流浩衍，是曰流衍。

帝曰：三气之纪，愿闻其候。岐伯曰：悉乎哉问也！敷和之纪，木德周行，阳舒阴布，五化宣平，其气端，其性随，其应春，其类木，其用曲直，其化生荣，其候温和，其政发散，其令风，其脏肝，肝其畏清，其主目，其养筋，其病里急支满，其虫毛，其畜犬，其谷麻，其果李，其实核，其物中坚，其色苍，其味酸，其音角，其数八。

肝其畏清，木不胜金也。里急者，肝气不舒，支满者，肝脉循胁也。八者，木之成数也（《河图》数，天三生木，地八成之）。

升明之纪，正阳而治，德施周布，五化均衡，其气高，其性达，其应夏，其类火，其用燔灼，其化蕃茂，其候炎暑，其政明曜，其令热，其脏心，心其畏寒，其主舌，其养血，其病瞤瘛，其虫羽，其畜马，其谷麦，其果杏，其实络，其物脉，其色赤，其味苦，其音徵，其数七。

心其畏寒，火不胜水也。瞤者，肌肉动惕，瘛者，筋脉急挛。七者，火之成数。地二生火，天七成之。

备化之纪，气协天休，德流四政，五化齐修，其气平，其性顺，其应长夏，其类土，其用高下，其化丰满，其候溽蒸，其政安静，其令湿，其脏脾，脾其畏风，其主口，其养肉，其病痞，其虫倮，其畜牛，其谷稷，其果枣，其实肉，其物肤，其色黄，其味甘，其音宫，其数五。

土为四象之母，故德流四政（四政，金木水火）。脾其畏风，土不胜木也。痞者，脾气不运，则病痞塞。五者，土之生数也。（天五生土，地十成之）

审平之纪，收而无争，杀而无犯，五化宣明，其气洁，其性刚，其应秋，其类金，其用散落，其化坚敛，其候清切，其政劲肃，其令燥，其脏肺，肺其畏热，其主鼻，其养皮毛，其病咳，其虫介，其畜鸡，其谷稻，其果桃，其实壳，其物外坚，其色白，其味辛，其音商，其数九。

肺其畏热，金不胜火也。九者，金之成数（地四生金，天九成之）。

静顺之纪，藏而勿害，治而善下，五化咸整，其气明，其性下，其应冬，其类水，其用沃衍，其化凝坚，其候凝肃，其政流衍，其令寒，其脏肾，肾其畏湿，其主二阴，其养骨髓，其病厥，其虫鳞，其畜彘，其谷豆，其果栗，其实濡，其物濡，其色黑，其味咸，其音羽，其数六。

肾其畏湿，水不胜土也。其主二阴，当云其主耳（肾开窍于二阴，但他脏皆上主五官，此独云主阴，于例不伦）。濡，物之津液也。六者，水之成数（天一生水，地六成之）。

故生而勿杀，长而勿罚，化而勿制，收而勿害，藏而勿抑，是谓平气。

制，即监也，有制曰卑监，无制曰备化。

委和之纪，是谓胜生，生气不政，化气乃扬，长气自平，收令乃早，凉雨时降，风云并兴，草木晚荣，苍干凋落，物秀而实，肤肉内充，其气敛，其用聚，其主雾露凄怆，其脏肝，其发惊骇，其动软戾拘缓，其病摇动注恐，其虫毛介，其畜鸡犬，其谷稷稻，其果枣李，其实核壳，其色白苍，其味酸辛，其声角商，从金化也。少角与判商同，上角与正角同，上商与正商同，上宫与正宫同，其病肢废痈肿疮疡，邪伤肝也。萧锺肃杀，则炎赫沸腾，眚于三，所谓复也，其主飞蠹蛆雉，乃为雷霆。

胜生，金刑木也（木主生）。木衰不能制土，故生气不政，化气乃扬（土主化）。木衰不能生火刑金，故长气自平（火主长），收令乃早（金主收）。燥金司权，则凉雨时降。湿土无制，则风云并兴。肃杀兼化，则草木晚荣，苍干凋落。金主收成，故物秀而实。肤肉内充，土气旺也。软戾拘缓，筋病也（肝主筋。软，弱。戾，强。拘，挛。缓，松也）。摇动注恐，风飘而神怯也（肝病则风生而动摇。肝主怒，肾主恐，肝气盛则怒，虚则下陷于水而恐生。注者，木郁贼土，而为泄利也）。木不及，则曰少角，金气乘之，判与金化相同（判，半也），故少角与判商同（化同少商）。厥阴司天，则曰上角（丁巳、丁亥年），木不及而得司天同气之助，则以上角而同正角，故曰上角与正角同。阳明司天，则曰上商（丁卯、

丁酉年），木不及而遇司天胜己之克，则以上商而同正商，故曰上商与正商同。太阴司天，则曰上宫（丁丑、丁未年），木不制土而值湿土司天之时，则以上宫而同正宫，故曰上宫与正宫同。凡此或燥或湿，皆伤肝气，其病肢节残废，痈肿疮疡（筋挛则肢废，关节壅阻，则生痈肿疮疡）。金胜之极，萧瑟肃杀，则火来复之，炎赫沸腾。眚于三者，金火胜复，皆缘木弱，故灾归震宫。飞蠹蛆雉，悉秉火气而生。雷霆者，阳气之郁发，亦伏火之鼓宕也（春阳升动，为重阴所闭，冲激而出，则为雷霆。雷生于震木者，以中有火胎故也）。

伏明之纪，是谓胜长，长气不宣，藏气反[1]布，收气自政，化令乃衡，寒清数举，暑令乃薄，承化物生，生而不长，成实而稚，遇化已老，阳气屈伏，蛰虫早藏，其气郁，其用暴，其至冰雪霜寒，其脏心，其发痛，其动彰伏变易，其病昏惑悲忘，其虫羽鳞，其畜马彘，其谷豆稻，其果栗桃，其实络濡，其色玄丹，其味苦咸，其声徵羽，从水化也。少徵与少羽同，上商与正商同，邪伤心也。凝惨栗冽，则暴雨霖霆，眚于九，其主骤[2]注，雷霆震惊，沉黔淫雨。

胜长，水刑火也。火主长。火败水胜，故长气不宣，藏气反布。火败不能制金生土，故收气自政，化令乃平（衡，平也）。火不敌水，故寒清数举，暑令乃薄。火衰土弱，则承化物生，生而不长（物承土化而生者，虽生不长）。长气失政，则成实而稚，遇化已老（金能成而火不能长，故成实而稚。土欲化之，而其气非旺，易就

---

① 反　原作"乃"，据王注本《素问·五常政大论》及本节黄解改。
② 骤　原作"惨"，据王注本《素问·五常政大论》及本节黄解改。

衰竭，是遇化已老也）。其发痛者，寒水凌火，则痛作矣。显明为彰，屈抑为伏，变易者，火衰不能显达，明暗无常也。昏惑者，火虚而神迷也。火衰金旺则悲生（金主悲），神不蛰藏则善忘也。火不及，则曰少徵，水气乘之，则与少羽同化，故少徵与少羽同。火不制金，而值燥金司天之时（癸卯、癸酉年），则以上商而同正商，故曰上商与正商同。水胜之极，凝惨栗冽，则土来复之，暴雨霖霆。眚于九者，灾归离宫也。骤注沉黔淫雨者，土湿旺也。雷霆震惊者，雷伏于土中也。

卑监之纪，是谓减化，化气不令，生政独彰，长气整，雨乃愆，收气平，风寒并兴，草木荣美，秀而不实，成而秕也，其气散，其用静定，其主飘怒振发，其脏脾，其发濡滞，其动疡涌分溃痈肿，其病留满痞塞，其虫倮毛，其畜牛犬，其谷豆麻，其果李栗，其实濡核，其色苍黄，其味酸甘，其声宫角，从木化也。少宫与少角同，上宫与正宫同，上角与正角同，其病飧泄，邪伤脾也。振拉飘扬，则苍干散落，其眚四维，其主败折，虎狼清气乃用，生政乃辱。秕，音比。

减化，木胜土也。土主化。土败木胜，故化气不令，生政独彰。木能生火，故长气整。土衰，故雨愆。土不生金，故收气平。土受木制，不能克水，故风寒并兴。草木荣美，土主成实，土虚，故秀而不实，成而秕也（秕，糠秕也。谷得秋金收成，坚老而其颗粒丰满，全由于土）。土主肌肉，肌肉臃肿，则生疡痈溃涌。脾土不运，为木所迫，则病留滞胀满，痞塞不通。土不及，则曰少宫，木气乘之，则与少角同化，故少宫与少角同。土不敌木，而遇湿土司天之助（乙丑、乙未年），则以上宫而同正宫，故曰上宫与正宫同。若值风木司天之克（己巳、己亥年），则以上角而

同正角，故曰上角与正角同。脾土刑于肝木，水谷不消，故病飧泄。木胜之极，振拉飘扬，则金来复之，苍干散落。眚于四维者，灾归土位也。败折者，燥金之刑杀。虎狼，秉金气而生者也。

从革之纪，是谓折收，收气乃后，生气乃扬，长化合德，火政乃宣，庶类以蕃，其气扬，其用躁切，其主明曜炎烁，其脏肺，其发咳喘，其动铿禁瞀厥，其病嚏咳鼽，其虫介羽，其畜鸡羊，其谷麻麦，其果李杏，其实壳络，其色白丹，其味苦辛，其声商徵，从火化也。少商与少徵同，上商与正商同，上角与正角同，邪伤肺也。炎光赫烈，则冰雪霜雹，眚于七，其主鳞伏彘鼠，岁气早至，乃生大寒。铿，音坑。瞀，音茂。

折收，火刑金也。火能刑金，金不制木，故收气乃后，生气乃扬。火旺土生，故长化合德，火政乃宣，庶类以蕃。肺主声，铿者，其声铿然。禁者，禁栗寒战。肺主气，瞀厥者，气逆而昏冒也。金不及，则曰少商，火气乘之，则与少徵同化，故少商与少征同。金不敌火，而遇燥金司天之助（乙卯、乙酉年），则以上商而同正商，故曰上商与正商同。金不制木，而值厥阴风木司天之时（乙巳、乙亥年），则以上角而同正角，故曰上角与正角同。火胜之极，炎光赫烈，则水①来复之，冰雪霜雹。眚于七者，灾归兑宫也。鳞伏彘鼠，皆秉水气而生者也。

涸流之纪，是谓反阳，藏令不举，化气乃昌，长气宣布，蛰虫不藏，土润水泉减，草木条茂，荣秀满盛，其气滞，其用渗泄，其主埃郁昏翳，其脏肾，其发燥槁，其动坚止，其病痿厥注下，其虫鳞

---

① 水　原作"冰雪霜雹"，据上下文义及前后文例改。

倮，其畜骒牛，其谷黍稷，其果枣杏，其实濡肉，其色黅玄，其味甘咸，其声羽宫，从土化也。少羽与少宫同，上宫与正宫同，其病癃闷，邪伤肾也。埃昏骤雨，则振拉摧拔，眚于一，其主毛显狐貉，变化不藏。

反阳，土刑水也（水为阴，水败则阴反为阳）。水败土胜，故藏令不举，化气乃昌。水败不能制火，故长气宣布，蛰虫不藏。土邪贼水，故土润水减。藏气失职，冬行夏令，故草木条茂，荣秀满盛。坚止者，土气痞塞而坚硬也。痿厥者，湿伤筋骨，髋足不用也。注下者，湿盛而濡泄也。水不及，则曰少羽，土气乘之，则与少宫同化，故少羽与少宫同。水不敌土，而遇湿土司天之时（辛丑、辛未年），则以上宫而同正宫，故曰上宫与正宫同。湿旺木郁，疏泄不行，则便癃闷（小便不通），土湿之极，埃昏骤雨，则木来复之，振拉摧拔。眚于一者，灾归坎宫也。木盛则毛虫显著，狐貉变化不藏，狐貉秉木气而生者也。

故乘危而行，不速而至，暴虚无德，灾反及之。微者复微，甚者复甚，气之常也。

五运不及，相胜者乘其孤危而行，不待召延①而至，暴虐无德，至于其子来复，灾反及之。胜微者复微，胜甚者复甚，气化循环之常也。

发生之纪，是谓启敷，土疏泄，苍气达，阳和布化，阴气乃随，生气淳化，万物以荣，其化生，其象春，其气美，其政散，其令条舒，其德鸣靡启坼，其变振拉摧拔，其脏肝脾，其经足厥阴少阳，其动掉眩巅疾，其病怒，其虫毛介，其畜鸡犬，其谷麻稻，其果李桃，其物中坚外坚，其色青黄白，其味酸甘辛。上徵则其气逆，其病吐利。不务其德，则收气复，

秋气劲切，甚则肃杀，清气大至，草木凋零，邪伤肝也。敷，古陈字。

启敷，启发陈布也（"四气调神论"：春三月，此谓发陈，与此同义）。土疏泄，苍气达者，木气升达，则土气疏泄也。阳和布化，则阴气消退，故后随也。生气之化淳，故万物以荣。其物中坚者，木也，外坚者，金也（木之心坚，金之壳坚，木齐金化，则中外皆坚也）。少阴君火少阳相火司天，是谓上徵。火为木子，子居母上，则其气逆，其病为吐利（壬子、壬午、壬寅、壬申）。木不务德而克土，则金来复之，故劲切肃杀，草木凋零，清邪伤肝也。

赫曦之纪，是谓蕃茂，阴气内化，阳气外荣，炎暑施化，物得以昌，其化长，其象夏，其气高，其政动，其令鸣显，其德暄暑郁蒸，其变炎烈沸腾，其脏心肺，其经手少阴太阳、手厥阴少阳，其动炎灼妄扰，其病笑疟疮疡血流狂妄目赤，其虫羽鳞，其畜羊彘，其谷麦豆，其果杏栗，其物脉濡，其色赤白玄，其味苦辛咸。上羽与正徵同，其收齐，其病痓，上徵而收气后也。暴烈其政，藏气乃复，时见凝惨，甚则雨水霜雹切寒，邪伤心也。

阴气内化，阴退于内，阳气外荣者，阳畅于外也。鸣显者，阳气之外光也（鸣显，当作明显）。炎灼妄扰者，火炎热盛，谵妄扰乱也。心主笑，笑疟疮疡血流狂妄目赤，皆火证也。火运太过，得寒水司天以制之，则与正徵同化，故上羽与正徵同（戊辰、戊戌）。火既有制，则金不受刑，收令自齐（齐，备也）。若感冒风寒，郁其火令，则为痓病（痓，音炽，义与痉同）。痓者，头摇口噤，脊背反折之病也。若遇二火司天，运临上徵，火旺

_____
① 延　引进也。引伸为"请"意。

金衰，则收气乃后。火政暴烈而克金，则水来复之，故凝惨寒冱，雨水霜雹，寒邪伤心也。

敦阜之纪，是谓广化，厚德清静，顺长以盈，至阴内实，物化充成，埋埃朦郁，见于厚土①，大雨时行，湿气乃用，燥政乃辟，其化圆，其象长夏，其气丰，其政静，其令周备，其德柔润重淖，其变震惊飘骤崩溃，其脏脾肾，其经足太阴阳明，其动濡积并稸②，其病腹满四肢不举，其虫倮毛，其畜牛犬，其谷稷麻，其果枣李，其物肌核，其色黔玄苍，其味甘咸酸。此下阙数语。大风迅至，邪伤脾也。

广化，土化广大也。土旺故厚德清静，顺长气而丰盈。土为至阴（"六节藏象论"：此至阴之类，通于土气），至阴内实，故物化充满而成就。土气蒸腾，则化云雾，故埋埃朦郁，见于厚土（厚土，高山也）。燥气乃辟者，湿胜燥也。震惊飘骤者，湿胜木郁，烈风雷雨并作也。崩溃者，堤崩水决，湿胜则土自伤也。濡积并稸者，湿旺脾瘀，蓄积壅塞也。腹满四肢不举，土湿脾伤，中气不运，脐腹胀满，四肢失秉也。土不务德而克水，则木来复之，故大风迅至，风邪伤脾也。

坚成之纪，是谓收引，天气洁，地气明，阳气随，阴治化，燥行其政，物以司成，收气繁布，化洽不终，其化成，其象秋，其气削，其政肃，其令锐切，其德雾露萧飔，其变肃杀凋零，其脏肺肝，其经手太阴阳明，其动暴折疡疰，其病喘喝胸凭仰息，其虫介羽，其畜鸡马，其谷稻麦，其果桃杏，其物壳络，其色白青丹，其味辛酸苦。上徵与正商同，其生齐，其病咳。政暴变则名木不荣，柔脆焦首，长气斯救，大火流炎，烁且至，蔓将槁，邪伤肺也。

收引者，金气收敛，引阳气于地下也。阴气司权，而主治化，则阳气随之，归于水中，燥行其政，故万物告成。收气既盛，故土之化洽不终。其气削者，收敛而陨落也。暴折者，金之刑伤。疡疰者，皮肤之疾也。喘喝者，肺气之逆。胸凭仰息者，胸膈壅满，凭物仰身而布息也。金运太过，得二火司天以制之，则与正商同化，故上徵与正商同（庚子、庚午、庚寅、庚申）。金既有制，则木不受刑，生政自齐。若感冒风寒，郁其金气，则病咳嗽（肺金制于二火，故病咳嗽也）。金政暴变而克木，则火来复之，故火流蔓槁，热邪伤肺也。

流衍之纪，是谓封藏，寒司物化，天地严凝，藏政以布，长令不扬，其化凛，其气坚，其政谧，其象冬，其令流注，其德凝惨寒雾，其变冰雪霜雹，其脏肾心，其经足少阴太阳，其动漂泄沃涌，其病胀，其虫鳞倮，其畜彘牛，其谷豆稷，其果栗枣，其物濡肉，其色黑丹黔，其味咸甘苦。上羽而长气不化也。政过则化气大举，而埃昏气交，大雨时降，邪伤肾也。

水胜火败，故藏政以布，长令不扬。谧，静也。雾雨飞雪，飞扬之象。漂泄沃涌，下泄利而上涌吐也。胀者，水旺土湿，脾气不运也。水运太过，若遇寒水司天，运临上羽，水旺火衰，则长气不化。水政过暴而克火，则土来复之，故埃昏大雨，湿邪伤肾也。

故曰不恒其德，则所胜来复，政恒其理，则所胜同化，此之谓也。

恒，常也，太过之运，暴虐失常，则胜己者必来复之，政不失常，则胜己者亦同其化，不相克也。

---

① 土　原作"德"，据王注本《素问·五常政大论》及本节黄解改。
② 稸（xù畜）　聚也。

帝曰：善。其岁有不病，而脏气不应者何也？岐伯曰：天气制之，气有所从也。

岁运当病而不病，脏气当应而不应者，司天之气制之，则从乎天气，而不从乎岁气也。

帝曰：愿卒闻之。岐伯曰：少阳司天，火气下临，肺气上从，白起，金用革，木乃眚，火见燔焫，大暑以行，咳嚏鼽衄鼻窒，口疡寒热胕肿。风行于地，尘沙飞扬，心痛胃脘痛，厥逆膈不通，其主暴速。

少阳相火司天，火气下临，而克肺金，肺气上从，白色应之，金用变革。金败于火，则克其所胜，木乃被眚。火见燔焫，大暑以行，肺金受伤，则咳嚏鼽衄鼻窒，疮疡寒热胕肿（肺窍于鼻而外司皮毛，故为病如是）。少阳司天，则厥阴在泉，风行于地，尘沙飞扬。足少阳与足厥阴为表里，足厥阴下陷，则足少阳上逆，以甲木而克戊土，故胃脘当心而痛（心下者，胃之上脘，戊土刑于甲木，胃气逆冲，心下逼迫，故心与胃脘皆痛也）。胃气上逆，土木填塞，故胸膈不通。少阳相火与厥阴风木，其性皆迅速，故二气司天在泉，皆主速也。

阳明司天，燥气下临，肝气上从，苍起，木用革，土乃眚，凄沧数至，木伐草萎，胁痛目赤，掉振鼓栗，筋痿不能久立。火行于地，暴热至，土乃暑，流水不冰，蛰虫乃见，阳气郁发，小便变，寒热如疟，甚则心痛。

阳明燥金司天，燥气下临，而克肝木，肝气上从，苍色应之，木用废革。木败于金，则克其所胜，土乃被眚。燥金得政，凄沧数至，木伐草萎，肝气受伤，则胁痛目赤，掉振鼓栗，筋脉痿软，不能久立（掉振鼓栗，风木战摇之象）。阳明司

天，则少阴在泉，火行于地，则暴热忽至，土气乃暑，流水不冰，蛰虫乃见。阳气郁发于湿土之中，小便变常，黄赤不利。阳郁不达，寒热如疟，甚则心痛也。

太阳司天，寒气下临，心气上从，丹起，火用革，金乃眚，寒清时举，胜则水冰，火气高明，心热烦，嗌干善渴，鼽嚏，喜悲，数欠，热气妄行，寒乃复，霜不时降，善忘，甚则心痛。土乃润，水丰衍，寒客至，沉阴化，湿气变物，水饮内稸，中满不食，皮𤹀[1] 肉苛，筋脉不利，甚则胕肿身后痈。

太阳寒水司天，寒气下临，而克心火，心气上从，丹色应之，火用斥革。火败于水，则克其所胜，金乃被眚。水旺，故寒清时举。寒甚，则水为之冰。火为水刑，逆而上炎，心热烦生，嗌干善渴。火逆肺伤，则鼽嚏喜悲。肺主悲。阴盛于下，召引阳气，则数为呵欠（义详《灵枢·口问》）。热气妄行，克伤肺脏，寒水乃复，霜不时降。寒水凌火，神失蛰藏，故心痛而善忘也。太阳司天，则太阴在泉，湿旺土润，水气丰衍。客寒至此（司天为客，在泉为主，太阳司天，故寒为客气），为沉阴所化（沉阴，湿土也），不能司令，则太阴当权，湿气变物，水饮内稸，中满不食（水停则土湿脾郁，故中满不食）。湿气郁阻，皮𤹀肉苛，筋脉不利，甚则皮肤浮肿，身后痈生也。（水性流湿，身后，太阳寒水之经，寒水得湿，则生痈疽）

厥阴司天，风气下临，脾气上从，黄起，土用革，水乃眚，风行太虚，云物摇动，目转耳鸣，体重肌肉萎，食减口爽。火纵其暴，地乃暑，蛰虫数见，流水不冰，大热消烁，赤沃下，其发机速。

厥阴风木司天，风气下临，而克脾

---

① 𤹀（wán 顽）　麻痹也。

土，脾气上从，黄色应之，土用改革。土败于木，则克其所胜，水乃被眚。木旺则风行太虚，云物摇动，目转耳鸣。土为木刑，则体重肉萎，食减口爽（口不知味曰爽）。厥阴司天，则少阳在泉，相火纵暴，地气乃暑，蛰虫数见，流水不冰。人感其气，大热消烁，赤沃泄下（赤沃者，湿热所瘀蒸也）。其病机发作甚速也。

少阴司天，热气下临，肺气上从，白起，金用革，木乃眚，大暑流行，金烁石流，喘呕寒热，嚏鼽衄鼻窒，甚则疮疡燔灼。地乃燥，凄沧数至，肃杀行，草木变，胁痛，善太息。

少阴君火司天，热气下临，而克肺金，肺气上从，白色应之，金用更革。金败于火，则克其所胜，木乃被眚。火旺则大暑流行，金烁石流。肺气受伤，喘呕寒热，嚏喷鼽衄鼻窒。甚则皮肤被灾，疮疡燔灼。少阴司天，则阳明在泉，金旺地燥，凄沧数至，肃杀以行，草木胥① 变。木为金刑，肝气受害，胁肋疼痛而善太息（肺主悲，脾主忧，悲忧郁结，中气不舒，故太息以出之），太息者，金旺而木衰也。

太阴司天，湿气下临，肾气上从，黑起，水变革，火乃眚，埃昏云雨，胸中不利，阴痿气大衰而不起不用，当其时反腰脽痛，厥逆，动转② 不便也。地乃藏阴，大寒且至，蛰虫早附，地裂冰坚，心下痞痛，少腹痛，时害于食，乘金则止水增，味乃咸，行水减也。

太阴湿土司天，湿气下临，而克肾水，肾气上从，黑色应之，水用变革。水败于土，则克其所胜，火乃被眚。土旺湿蒸，则埃昏云雨。湿盛胃逆，胸中不利。土湿木郁，阴痿气衰，不起不用。若当土旺之时（长夏、四季），肾水受伤，风木下陷，反腰脽疼痛，手足厥逆，动转不便。太阴司天，则太阳在泉，寒水封蛰，地乃

藏阴，大寒且至，蛰虫早附，地裂冰坚。寒水凌心，则心下痞满。水寒木陷，则少腹疼痛。寒水侮土，则时害于食。若乘金运相生（乙丑、乙未），寒水有助，则止水增加，味乃作咸（止水，海水，海水味咸），行水消减也（行水，百川也。水曰润下，润下作咸，润下之水，莫过于海，故海水作咸。此以太阳在泉，应在润下之水，故止水独增，味乃作咸也）。

帝曰：善。气始而生化，气散而有形，气布而蕃育，气终而象变，其致一也。然而五味所资，生化有薄厚，成熟有多少，始终不同，其故何也？岐伯曰：地气制之也，非天不生而地不长也。

万物枯荣，皆由于气，气始而有生化，气散而有形质（散谓发散），气布而物蕃育（布谓舒布），气终而象变易（终谓气尽），万物秉赋，其致一也。然而五行滋息，而生五味（百族之繁，五味尽之），五味所资，生化则有薄厚，成熟则有多少，散布非一，始终不同，其故何也？此缘在泉之气制之，非天之不生而地之不长也（天地之生长，一也，而在泉之气，六者不同，故物有薄厚多少之殊也）。

帝曰：愿闻其道。岐伯曰：寒热燥湿，不同其化也。

在泉之气，寒热燥湿，其化不同，故生化成熟亦殊。

故少阳在泉，寒毒不生，其味辛，其治苦酸，其谷苍丹。

少阳相火在泉，热甚，故寒毒不生（性之极寒者，则有毒。下文仿此）。金受火刑，则作辛味，故其味辛。少阳在下，则厥阴在上，相火味苦而色丹，风木味酸而色苍，故其治苦酸（治者，乘权

----

① 胥　皆也。
② 动转　原作"转动"，据王注本《素问·五常政大论》及本节黄解乙转。

而主治也)。其谷苍丹(与木火同气,是以独旺也)。

阳明在泉,湿毒不生,其味酸,其治辛苦甘,其谷丹素。

阳明燥金在泉,燥盛,故湿毒不生。木受金刑,则作酸味,故其味酸。阳明在下,则少阴在上,燥金味辛而色素,君火味苦而色丹,故其治辛苦,其谷丹素。土味甘,土者,火之子,金之母,位居火金之间,故兼甘味。

太阳在泉,热毒不生,其味苦,其治淡咸,其谷黔秬。

太阳寒水在泉,寒盛,故热毒不生。火受水刑,则作苦味,故其味苦。太阳在下,则太阴在上,寒水味咸而色秬(秬,黑黍也)。湿土味淡而色黔,故其治淡酸,其谷黔秬。

厥阴在泉,清毒不生,其味甘,其治酸苦,其谷苍赤。

厥阴风木在泉,风盛,故清毒不生。土受木刑,则作甘味,故其味甘。厥阴在下,则少阳在上,故其治咸苦,其谷苍赤。

少阴在泉,寒毒不生,其味辛,其治辛苦甘,其谷白丹。

少阴君火在泉,热盛,故寒毒不生。金受火刑,则作辛味,故其味辛。少阴在下,则阳明在上,故其治辛苦(其义见前),其谷白丹。

太阴在泉,燥毒不生,其味咸,其治甘咸,其谷黔秬。

太阴湿土在泉,湿盛,故燥毒不生。水受土刑,则作咸味,故其味咸。太阴在下,则太阳在上,故其治甘咸,其谷黔秬。

其气专,其味正,化淳则咸守,气专则辛化而俱治。

六气惟太阴湿土在泉,则为得位

(以土归土故也),其气最专,其味最正(土主五味,其味为甘,甘得五味之中)。土主化,化生五味,自得为甘,化淳则水不侮土,咸得其守,气专则金有所生,与辛化俱治也。

帝曰:岁有胎孕不育,治之不全,何气使然?岐伯曰:六气五类,有相胜制也,同者盛之,异者衰之,此天地之道,生化之常也。

六气化生动物有五,毛虫之类,麟为之长,羽虫之类,凤为之长,倮虫之类,人为之长,介虫之类,龟为之长,鳞虫之类,龙为之长。毛虫属木,羽虫属火,倮虫属土,介虫属金,鳞虫属水。其于六气,各有胜制生化之殊,同其气则盛,异其气则衰,此天地之道,生化之常也。

故厥阴司天,毛虫静,羽虫育,介虫不成,在泉,毛虫育,倮虫不育。

风木司天,与毛虫同气,故静。相火在下,与羽虫同气,故育。金受火刑,故介虫不成。风木在泉,故毛虫育。土受木刑,故倮虫不育。

岁半之前,天气主之,岁半之后,地气主之,司天主上半年,在泉主下半年。

少阴司天,羽虫静,介虫育,毛虫不成,在泉,羽虫育,介虫不育。

君火司天,故羽虫静。燥金在下,故介虫育。木受金刑,故毛虫不成。君火在泉,故羽虫育。金受火刑,故介虫不育。

太阴司天,倮虫静,鳞虫育,羽虫不成,在泉,倮虫育,鳞虫不成。

湿土司天,故倮虫静。寒水在下,故鳞虫育。火受水刑,故羽虫不成。湿土在泉,故倮虫育。水受土刑,故鳞虫不成。

少阳司天,羽虫静,毛虫育,倮虫不成,在泉,羽虫育,介虫不育。

相火司天,故羽虫静。风木在下,故毛虫育。土受木刑,故倮虫不成。相火在泉，故羽虫育。金受火刑，故介虫不育。

阳明司天，介虫静，羽虫育，在泉，介虫育，毛虫不成。

燥金司天，故介虫静。君火在下，故羽虫育。燥金在泉，故介虫育。木受金刑，故毛虫不成。

太阳司天，鳞虫静，倮虫育，在泉，鳞虫育，羽虫不育。

寒水司天，故鳞虫静。湿土在下，故倮虫育。寒水在泉，故鳞虫育。火受水刑，故羽虫不育。

诸乘所不成①之运则甚也。故气主有所制，岁立有所生，地气制己胜，天气制胜己，天制色，地制形。各有制，各有胜，各有主，各有成，五类盛衰，各随其气之所宜也。

五类为天地之气所制，再乘所不成之运，则更甚也，如风木主令，司天、在泉。再乘木运，则倮虫不成，二火主令，再乘火运，则介虫不成，湿土主令，再乘土运，则鳞虫不成，燥金主令，再乘金运，则毛虫不成，寒水主令，再乘水运，则羽虫不成。以六气而合五运，其制胜尤甚也。六气分主有所制，岁运中立有所生（岁立，"六微旨论"：子甲相合，命曰岁立是也），地气制乎己胜，天气制乎胜己（六气司天，乘权秉令，故不但制己胜，兼制胜己）。在天成象，故天制五色（色即象也），在地成形，故地制五形。有生则盛，有制则衰，五类之盛衰，各随其气之所宜也（五类与六气相宜则盛，如青色毛虫与木气相宜是也）。五脏之从革，天气制之，五味之始终，地气制之，五类之盛衰，天气地气皆制之也。

故有胎孕不育，治之不全，此气之常也，所谓中根也。根于外者亦五。故生化之别，有五气、五味、五色、五类、五宜也。

六气有制胜，五类有同异，气同则盛，气异则衰，故有胎孕不育，缘为天地所制，治化不全，此六气之常也，所谓根于中也（动物根于中，以神机为主）。根于外者，亦有五等（植物根于外，以气立为主），故生化之殊别，有五气（臊、焦、香、腥、腐）、五味（酸、苦、甘、辛、咸）、五色（青、赤、黄、白、黑）、五类、五宜之不同，与六气错综，必有盛衰也。

帝曰：何谓也？岐伯曰：根于中者，命曰神机，神去则机息，根于外者，命曰气立，气止则化绝。故曰不知年之所加，气之同异，不足以言生化，此之谓也。

根于中者，以神为机，故有知觉，神去则机息，根于外者，由气而化，故有枝干，气止则化绝。所以然者，以年运有加临，六气有同异，则万物有盛衰也。若不知年之加临，气之同异，则不足以言生化之妙也。

帝曰：天不足西北，左寒而右凉，地不满东南，右热而左温，其故何也？岐伯曰：阴阳之气，高下之理，太少之异也。

天不足西北，故乾为天门，此天气之所缺也，地不满东南，故巽为地户，此地气之所缺也，背乾面巽而观之，北在左，西在右，是左寒而右凉也，南在右，东在左，是右热而左温也。此以阴阳之气各有分位（东南为阳，西北为阴），高下之理（西北高，东南下），太少之异也（南为太阳，东为少阳，北为太阴，西为少阴）。

东南方阳也，阳者其精降于下，故右热而左温，西北方阴也，阴者其精奉于上，故左寒而右凉，是以地有高下，气有温凉，高者气寒，下者气热。

---

① 成　原作"胜"，音近之误，据王注本《素问·五常政大论》及本节黄解改。

阳自上而下降，东南方下，故右热而左温，阴自下而上奉，西北方高，故左寒而右凉。以地有高下，气有温凉，高者气寒，下者气热，一定之数也。

故适寒凉者胀满，温热者疮，下之则胀已，汗之则疮已。此腠理开闭之常，太少之异耳。

感冒寒凉，则腠理闭而内生胀满，感伤温热，则腠理开而外生疮疡，下之则胀内已，汗之则疮外已。此腠理开闭随乎地势之常，阴阳太少之异耳（阴主闭，阳主开）。

帝曰：其于寿夭何如？岐伯曰：阴精所奉其人寿，阳精所降其人夭。

阴精所奉，表固阳密，故其人寿，阳精所降，表疏阳泄，故其人夭。

帝曰：善。一州之气，生化寿夭不同，其故何也？岐伯曰：高下之理，地势使然也。崇高则阴气治之，污下则阳气治之，阳盛者先天，阴盛者后天，此地理之常，生化之道也。

一州地势，亦有高下，其生化寿夭之不同者，此方域高下之理，地势使之然也。盖崇高之处常寒，则阴气治之，污下之处常热，则阳气治之，阳盛者气化先天而至，阴盛者气化后天而至，此地理之常，生化之道也。

帝曰：其有寿夭乎？岐伯曰：高者其气寿，下者其气夭，地之小大异也。小者小异，大者大异。

大凡高者则其气寿，下者则其气夭，一州与天下皆然，但地之小大异也。小如一州，则寿夭小异，大如天下，则寿夭大异。

帝曰：善。其病也，治之奈何？岐伯曰：西北之气，散而寒之，东南之气，收而温之，所谓同病异治也。

西北气寒，表闭而内热，治宜发散而寒中，东南气热，表泄而内寒，治宜敛表而温里，所谓同病而异治也。

气寒气凉，治以寒凉，行水渍之，气温气热，治以温热，强其内守，必同其气，可使平也。假者反之。

地气寒凉，人多内热，治以寒凉，行水渍之（热汤熏渍取汗），以泄其表，地气温热，人多内热，治以温热，强其内守（使其气不外走），以固其里，必同其地气之寒热，乃可使平也。若东南而有假热，西北而有假寒，则宜反之，不拘此例也。

治热以寒，温而行之，治寒以热，凉而行之，治温以清，冷而行之，治清以温，热而行之，故消之削之，吐之下之，补之泻之，久新同法。气反者，病在上，取之下，病在下，取之上，病在中，傍取之。

以寒治热，温而行之，同其内热也。以热治寒，凉而行之，同其内寒也。以清治温，冷而行之，异其里温也。以温治清，热而行之，异其里清也。满者消之，坚者削之，高者吐之，低者下之，虚者补之，实者泻之，病有新久，其法则同也。气之反者，病在上而取之下，病在下而取之上，病在中而傍取之，所谓假者反之也。

故曰补上下者从之，治上下者异之，以所在寒热[1]盛衰而调之。上取下取，内取外取，以求其过。能毒者以厚药，不胜毒者以薄药，此之谓也。能，音耐。

虚则宜补，补上下者从之，顺其外之寒温，以热疗寒，以寒疗热也（寒药温行，热药凉行，亦从治之法也），实则宜攻，攻上下者异之（治即攻也）。反其外之寒温，以热治寒，以寒治热也（清药冷

---

[1] 热　原作"暑"，据王注本《素问·五常政大论》及本节黄解改。

行，温药热行，亦反治之法也），以其所在之寒热盛衰而调之（因地制宜）。上取下取（或取之上，或取之下，或病在上，取之下，或病在下，取之上），内取外取（或病在表，固其里，或病在里，泄其表，或病在中，旁取之，或病在旁，中取之），以求其过（求其有过之处）。能毒者，治之以气厚之药（西北人多能毒），不胜毒者，治以气薄之药（东南人多不胜毒，此其大概也），随其肠胃之坚脆不同也。

故治病者，必明天道地理，阴阳更胜，气之先后，人之寿夭，生化之期，乃可以知人之形气矣。

治病者，必明天地之道理，阴阳之更胜（西北阴盛，东南阳盛），气化之先后（阳盛者先天，阴盛者后天），人命之寿夭（高者其气寿，下者其气夭），生化之期候（土地有寒温，生化有迟早），乃可以知人气之虚实矣（东南之形气虚，西北之形气实）。

帝曰：病在中而不实不坚，且聚且散，奈何？岐伯曰：悉乎哉问也！无积者求其脏，虚则补之，药以祛之，食以随之，行水渍之，和其中外，可使毕已。

病在中，不坚不实，且聚且散，未成积聚也。无积者求其脏，气虚则补之（无积则非实证，不可泻也），用药以祛之，用食以随之，行水以渍之，表里兼医，令其中外调和，可使尽愈也。（承病在中，旁取之二句）

帝曰：有毒无毒，服有约乎？岐伯曰：病有新久，方有大小，有毒无毒，固有常制矣。大毒治病，十去其六，常毒治病，十去其七，小毒治病，十去其八，无毒治病，十去其九，谷肉果菜食养尽之，无使过之，伤其正也。不尽，行复如法。

约，制也，病有新久不同，方有大小不一，有毒无毒之药，服之固有常制。大

毒治病，十去其六而止，常毒治病，十去其七而止，小毒治病，十去其八而止，无毒治病，十去其九而止，其未去者，以谷肉果菜饮食调养尽之，无使毒药过剂，伤其正气也。若其不尽，则行复如法，用药以祛之，用食以随之。（承能毒者以厚药，不胜毒者以薄药二句）

必先岁气，无伐天和，无盛盛，无虚虚，而遗人夭殃，无致邪，无失政，绝人长命。

用药之法，必以岁气为先（法运气之盈虚，顺阴阳之消长），无伐天和（天和者，天运自然之气数也，逆岁气则伐伤天和矣），无盛其所盛，无虚其所虚，而遗人夭殃，无助其邪，无损其正，而绝人长命。盛盛虚虚，助邪损正，所谓逆岁气而伐天和者也。

帝曰：妇人重身，毒之何如？岐伯曰：有故无殒，亦无殒也。帝曰：愿闻其故何谓也？岐伯曰：大积大聚，其可犯也，衰其大半而止，过者死。此段旧误在"六元正纪大论"。

妇人重身（怀子也），病宜毒药，毒之恐其胎殒，若有病则病受之，不至殒伤，有故而胎不殒（故即病也），则用药而胎亦不殒也。盖大积大聚，虽在重身之人，亦可犯也，但须衰其大半而止，过者则死耳。

帝曰：其久病者，其气从不康，病去而瘠奈何？岐伯曰：昭乎哉圣人之问也！化不可代，时不可违。夫经络以通，血气以从，复其不足，与众齐同，养之和之，静以待时，谨守其气，无使倾移，其形乃彰，生气以长，命曰圣王。故《大要》曰：无代化，无违时，必养必和，待其来复，此之谓也。帝曰：善。

久病伤损，气从不康，病去而形体羸瘦，此非医药所能遽复也。盖造化之理，

盈虚消长，自有定时，化不可代，时不可违。夫经络既通，血气既顺，复其不足，与众相同，此须养之和之，静以待时，谨守其气，无使倾移，其形体已彰，其生化自长，如此命曰圣王之定法。故《大要》曰（《大要》：古书）：无代化，无违时，必养必和，待其精神血肉之来复，正此义也。（承病有久新句推之）

素问悬解卷十一终　归安徐巽言校字

素问悬解卷十二

昌邑黄元御解

运　气①

至真要大论八十②

黄帝问曰：五气交合，盈虚更作，余知之矣。六气分治，司天地者，其化何如？愿闻上合昭昭，下合冥冥奈何？岐伯再拜对曰：明乎哉问也！此天地之大纪，人神之通应，道之所生，工之所疑也。

上合昭昭谓司天，下合冥冥谓在泉。

帝曰：愿闻其道也。岐伯曰：厥阴司天，其化以风，少阴司天，其化以热，太阴司天，其化以湿，少阳司天，其化以火，阳明司天，其化以燥，太阳司天，其化以寒。

六气司天之化。

帝曰：地化奈何？岐伯曰：司天同候，间气皆然。帝曰：间气何谓？岐伯曰：司左右者，是谓间气也。帝曰：何以异之？岐伯曰：主岁者纪岁，间气者纪步也。

司地之化，与司天同候。在司天司地之左右者，谓之间气。地之间气，亦与天之间气相同。间气之异于司天司地者，司天司地是主步者，统纪一岁，间气是主岁者，但纪一步也。（司天主前半岁，司地主后半岁，是谓主岁者纪岁。间气主步③，一步六十日，是谓间气者纪步）

帝曰：主岁奈何？岐伯曰：厥阴司天为风化，在泉为酸化，司气为苍化，间气

为动化。少阴司天为热化，在泉为苦化，不司气化，居气为灼化。太阴司天为湿化，在泉为甘化，司气为黅化，间气为柔化。少阳司天为火化，在泉为苦化，司气为丹化，间气为明化。阳明司天为燥化，在泉为辛化，司气为素化，间气为清化。太阳司天为寒化，在泉为咸化，司气为玄化，间气为藏化。

司天主前半岁，在泉主后半岁，所谓主岁也。而一岁六气，司天主三之气，在泉主终之气，所谓司气也。其主初气、二气、四气、五气者，是间气也。少阴君火，六气之主，君主无为，宰相代行其令，故少阴不司气化。如北政之岁，少阴在泉，则寸口不应，南政之岁，少阴司天，则寸口不应，是不司气化之证据也。（旧注：气有六，运有五，不司气化者，不主运也。夫主运者五行，非六气也，六气皆不主运，何但少阴耶）

故治病者，必明六化分治，五味五色所生，五脏所宜，乃可以言盈虚之作，病生之绪也。

治病者，必明六化之分治，五味五色之所由生，五脏之所宜，乃可以言六气盈虚之更作，病生衰旺之条绪也。（相生者气盈，被克者气虚，感而生病，盛衰不同，此条绪所由分也）

帝曰：厥阴在泉而酸化先，余知之

----

① 运气　原不载，据目录补。
② 八十　原脱，据目录补。
③ 步　原脱，据上下文义补。

矣，风化之行也何如？岐伯曰：风行于地，所谓本也。余气同法。本乎天者，天之气也，本乎地者，地之气也，天地合气，六节分而万物化生矣。

天之六气，化生地之五行，如厥阴之风行于地而化木，所谓木之本也。余气与此同法。五行本乎天，本乎天者，天之气也，六气本乎地，本乎地者，地之气也（天数五，地数六，天之六气应乎十二支，原为地数也）。天地合气，则六节分，五行列，而万物由此化生矣。

帝曰：主岁害脏何谓？岐伯曰：以所不胜命之，则其要也。帝曰：其主病何如？岐伯曰：以所临脏位命其病者也，故曰谨候气宜，无失病机，此之谓也。司岁备物，则无遗主矣。

人之脏气，与天地相通，脏气不胜主岁之气，则脏气受害，所谓主岁害脏也。观其主岁之气，以所不胜之岁命之，则知主岁之所害为何脏矣。百病之生，悉由于此，欲知所主何病，但以主岁所临之脏位命之，何脏不胜，则何病生焉，故曰谨候气宜（六气之宜），无失病机，此之谓也（病机解在篇末）。治法备诸司岁之物，则主岁所主之病，无有所遗矣。

帝曰：先岁物何也？岐伯曰：天地之专精也。帝曰：非司岁物何谓也？岐伯曰：散也，故质同而异等也。

主岁所生者，谓之岁物，所以先用之者，以其得天地之专精也。非司岁所生之物，则气散矣，故物质虽同，而其等则异也。

帝曰：司气者何也？岐伯曰：司气者主岁同，然有余不足也。故气味有厚薄，性用有躁静，治保有多少，力化有浅深，此之谓也。

司天主前半岁，在泉主后半岁，所谓主岁也，而司天又司三气，在泉又司终气，所谓司气也。司气者即主岁之气，故其生物皆同，然但秉一气之力，不得主岁全气，故大同之中，则有有余不足之殊（主岁者有余，司气者不足）。其间气味有厚薄，性用有躁静，治保有多少，力化有浅深，其品不齐也。（旧注以司气为主运，运有太过有不及，何得较之岁物概属不足，此最不通之论也）

帝曰：善。天气之变何如？岐伯曰：厥阴司天，风淫所胜，则太虚埃昏，云物以扰，寒消春气，流水不冰，蛰①虫不去，民病胃脘当心而痛，上支两胁，膈咽不通，饮食不下，舌本强，食则呕，腹胀水闭，冷痕溏泄。病本于脾，冲阳绝，死不治。

厥阴司天，风淫所胜，则湿土受害，故民生木刑土败之病。心痛支胁，膈咽不通，饮食不下，舌强食呕者，胆胃之上逆。腹胀水闭，冷痕溏泄者，肝脾之下陷。冲阳，足阳明胃脉，在足跗上，其动应手，绝则胃气败竭，故死也。

少阴司天，热淫所胜，怫热至，火行其政，民病胸中烦热，嗌干，右胠满，皮肤痛，寒热咳喘，衄衄嚏呕，唾血泄血，溺色变，甚则疮疡胕肿，肩背臂臑及缺盆中痛，心痛，肺䐜腹大满，膨膨而喘咳。病本于肺，尺泽绝，死不治。

少阴司天，热淫所胜，则燥金受害，故民生火刑金败之病。肺行右胁，司皮毛，故右胠满，皮肤痛。溺色变者，肺热则溺黄赤也。肩背臂臑缺盆者，肺经所行也。手足太阴，两经同气，肺脾气郁，故肺䐜腹满大也。尺泽，手太阴肺脉，在肘内廉横文中，其动应手。

太阴司天，湿淫所胜，则沉阴旦布，

————
① 蛰　原作"热"，形近音近之误，据王注本《素问·至真要大论》改。

雨变枯槁，胕肿骨痛，阴痹，阴痹者，按之不得，腰脊头项痛，大便难，阴器不用，饥不欲食，咳唾则有血，心如悬，时眩。病本于肾，太溪绝，死不治。

太阴司天，湿淫所胜，则寒水受害，故民生土刑水败之病。时雨沾润，故枯槁变易。腰脊头项痛者，肾主骨也。大便难，阴器不用者，肾窍于二阴也（土湿木郁，不能疏泄谷道，故大便难。肝主筋，木郁筋痿，故阴器不用）。饥不欲食，咳唾则有血者，土湿胃逆，肺金不降也。肺胃上逆，则收敛失政，君相浮升，故心悬头眩。太溪，少阴肾脉，在足内踝后陷中，其动应手。

少阳司天，火淫所胜，则温气流行，金政不平，民病头痛，发热恶寒而疟，皮肤痛，色变黄赤，传而为水，身面胕肿，腹满仰息，泄注赤白，疮疡，咳唾血，烦心，胸中热，甚则鼽衄。病本于肺，天府绝，死不治。

少阳司天，火淫所胜，则燥金受害，故民生火刑金败之病。天府，太阴肺脉，在臂臑内廉腋下三寸，其动应手。

阳明司天，燥淫所胜，则大凉革候，木乃晚荣，草乃晚生，生菀于下，名木敛，草焦上首，蛰虫来见，民病寒清于中，筋骨内变，左胠胁①痛，腰痛②，心胁暴痛，不可反侧，腹中鸣，注泄鹜溏，丈夫㿉疝，妇人少腹痛，感而疟，咳，嗌干面尘，目眜眦疡，疮痤痈肿。病本于肝，太冲绝，死不治。

阳明司天，燥淫所胜，则风木受害，故民生金刑木败之病。肝主筋，行于左胁，故筋骨变，左胁痛。木陷于水，故腰痛（肾位在腰）。君火失生，故心痛。木陷而风生，下泄后窍，故腹鸣注泄。肝气寒凝，故成㿉疝。木主色，故面尘。肝窍于目，故目眜眦疡。太冲，厥阴肝脉，在

足大指本节后二寸，其动应手。

太阳司天，寒淫所胜，则寒气反至，水且冰，运火炎烈，雨暴乃雹，民病厥心痛，心澹澹大动，胸腹满，胸胁胃脘不安，鼽衄善悲，时眩仆，呕血泄血，血变于中，发为痈疡，手热肘挛腋肿，面赤目黄，甚则色炲，嗌干善噫，渴而欲饮。病本于心，神门绝，死不治。所谓动气，知其脏也。

太阳司天，寒淫所胜，则君火受害，故民生水刑火败之病。火不胜水，若遇运火炎烈，而为寒气所迫，则化为冰雹。火被水克，故心痛不宁。火衰水旺，寒湿壅阻，浊阴上填，故胸腹胀满。甲木郁冲，故胸胁胃脘不安。肺无降路，堙塞失敛，故鼽衄善悲。君相失根，神气飘摇，故时眩仆。湿盛土瘀，胃逆脾陷，故呕血泄血。不经呕泄，则积血腐败，发为痈疡。手热肘挛腋肿者，心脉所经，壅遏不运也。面赤者，火上炎也。目黄者，土湿旺也。色炲者，黑黯如煤，水胜火也。火上炎，故嗌干善渴。胸腹满，故噫气不除。神门，少阴心脉，在掌后锐骨之端，其动应手。以上诸脉，所谓经络动气，切其动气有无，则知脏气存亡矣。

帝曰：善。治之奈何？岐伯曰：司天之气，风淫所胜，平以辛凉，佐以苦甘，以甘缓之，以酸泻之。热淫所胜，平以咸寒，佐以苦甘，以酸收之。湿淫所胜，平以苦热，佐以酸辛，以苦燥之，以淡泄之。湿上甚而热，治以苦温，佐以甘辛，以汗为故而止。火淫所胜，平以酸冷，佐以苦甘，以酸收之，以苦发之，以酸复之。热淫同。燥淫所胜，平以苦湿，佐以酸辛，以苦下之。寒淫所胜，平以辛热，

---

①　胠　原脱，据王注本《素问·至真要大论》及本节黄解补。

②　腰痛　原脱，据本节黄解补。

佐以苦甘，以咸泻之。

湿淫所胜，以淡渗湿。湿气上逆，侵犯阳位，得君相二火，蒸而为热，以表药发之，泄其湿热。火淫所胜，解表泄热，恐脱经阳，故以酸收之（仲景桂枝汤之芍药是也）。热去营泄，故以酸复之（仲景新加汤之芍药是也）。

帝曰：善。司地之气，内淫而病何如？岐伯曰：岁厥阴在泉，风淫所胜，则地气不明，平野昧，草乃早秀，民病洒洒恶寒，善伸数欠，身体皆重，心痛支满，两胁里急，膈咽不通，饮食不下，食则呕，腹胀善噫，得后与气则快然如衰。

厥阴在泉，风淫所胜，则脾土被克，故民生土败之病。伸谓举手撮空。欠谓开口呵气。后谓大便。气谓肛门泄气。

岁少阴在泉，热淫所胜，则焰浮川泽，蛰虫不藏，阴处反明，民病少腹痛，腹大，腹中常鸣，气上冲胸，喘不能久立，恶寒发热如疟，皮肤痛，颊肿目瞑齿痛。

少阴在泉，热淫所胜，则肺金被克，故民生金败之病。脾肺同气，湿盛脾郁，木气不达，故腹大常鸣。木气遏陷，冲击脾土，故少腹痛。目下曰颊，足阳明脉起承泣（穴在目下，即颊也），入上齿，手阳明脉起迎香（在鼻旁），入下齿，阳明燥金受刑，故颊肿目瞑齿痛也。

岁太阴在泉，湿淫所胜，则埃昏岩谷，黄反见黑，至阴之交，民病饮积，阴病血见，少腹痛肿，不得小便，病冲头痛，心痛，浑浑焞焞耳聋，嗌肿喉痹，目似脱，项似拔，腰似折，髀不可以回，腘如结，腨如裂。焞，音屯。

太阴在泉，湿淫所胜，则肾水被克，故民生水败之病。肾开窍于二阴，土湿脾陷，肝血不升，故二阴下血。头痛心痛，耳聋，嗌肿喉痹，目脱项拔，皆甲木上冲

之证。腰折髀强，腘结腨裂，皆太阳经脉所行，湿土克水之证。

岁少阳在泉，火淫所胜，则焰明郊野，寒热更至，民病少腹痛，注泄赤白，溺赤，甚则便血。少阴同候。

少阳在泉，火淫所胜，则肺金被克，故民生金败之病。少腹痛，注泄赤白，溺赤便血，皆相火刑金，阳明大肠失敛之证也。

岁阳明在泉，燥淫所胜，则霜雾清瞑，民病喜呕，呕有苦，善太息，心胁痛，不能反侧，甚则嗌干面尘，身无膏泽，足外反热。

阳明在泉，燥淫所胜，则肝木被克，故民生木败之病。呕苦，太息，心胁痛，皆甲木受刑之证。嗌干面尘，身无膏泽，皆乙木受刑之证。足外反热者，胆脉行于足外也。

岁太阳在泉，寒淫所胜，则凝肃惨栗，民病少腹控睾，引腰脊，上冲心痛，血见，嗌痛颔肿。

太阳在泉，寒淫所胜，则心火受克，故民生火败之病。少腹控牵睾丸（阴囊也），后引腰脊，此肾与膀胱经证。上冲心痛，咳唾血见，嗌痛颔肿，此心与小肠经证。膀胱脉从腰挟脊贯臀，肾脉贯脊络心，心脉挟咽系目，小肠脉循咽上颊，水胜火负，则病如此。

帝曰：善。治之奈何？岐伯曰：诸气在泉，风淫于内，治以辛凉，佐以苦甘，以苦缓之，以辛散之。热淫于内，治以咸寒，佐以苦甘，以酸收之，以苦发之。湿淫于内，治以苦热，佐以酸淡，以苦燥之，以淡泄之。火淫于内，治以咸冷，佐以苦辛，以酸收之，以苦发之。燥淫于内，治以苦温，佐以甘辛，以苦下之，以辛润之。寒淫于内，治以甘热，佐以苦辛，以咸泻之，以苦坚之。

司地之气，淫胜而病，治法如此。

帝曰：其司天邪胜何如？岐伯曰：风化于天，清反胜之，治以酸温，佐以苦甘。热化于天，寒反胜之，治以甘温，佐以苦辛。湿化于天，风反胜之，治以苦甘，佐以辛酸。火化于天，寒反胜之，治以甘热，佐以苦辛，燥化于天，热反胜之，治以辛寒，佐以苦甘。寒化于天，湿反胜之，治以苦热，佐以酸淡。

司天之气，为邪所胜，治法如此。

帝曰：善。司地邪气反胜，治之奈何？岐伯曰：风司于地，清反胜之，治以酸温，佐以苦甘，以辛平之。热司于地，寒反胜之，治以甘热，佐以苦辛，以咸平之。湿司于地，风反胜之，治以苦寒，佐以咸甘，以酸平之。火司于地，寒反胜之，治以甘热，佐以苦辛，以咸平之。燥司于地，热反胜之，治以咸寒，佐以酸甘，以苦平之。寒司于地，湿反胜之，治以苦热，佐以甘辛，以苦平之。以和为利。

司地之气，为邪所胜，治法如此。总以和调为利也。

帝曰：善。六气相胜奈何？岐伯曰：厥阴之胜，大风数举，倮虫不滋，少腹痛，肠鸣飧泄，注下赤白，小便黄赤，胃脘当心而痛，上支两胁，胠胁气并，化而为热，胃脘如塞，膈咽不通，耳鸣头眩，愦愦欲吐，甚则呕吐。

厥阴木胜则土败，腹痛肠鸣，泄注赤白，小便黄赤者，肝脾下陷之病，心痛支胁，膈咽不通，耳鸣头眩，呕吐者，胆胃上逆之病也。

少阴之胜，炎暑至，木乃津，草乃萎，介虫乃屈，心下热，善饥，呕逆躁烦[1]，气游三焦，脐下反痛，腹满溏泄，传为赤沃。

少阴火胜则金败，心下发热，呕逆躁烦者，君相上逆，肺金被克之病，脐痛腹

满，溏泄赤沃者，相火下陷，大肠被克之病（手少阳三焦以相火主令，病则下陷，足少阳胆从相火化气，病则上逆）。赤沃，红痢也。

太阴之胜，雨数至，鳞虫乃屈，火气内郁，病在胠胁，疮疡于中，流散于外，甚则心痛热格喉痹，项强头痛，痛留巅顶，互引眉间，独胜则湿气内郁，胃满，饮发于中，胕肿于上，寒迫下焦，腰脽重强，少腹满，内不便，善注泄。

太阴湿胜则水败，湿盛胃逆，则火气内郁。病在胠胁者，胆木化为相火，君相合邪，病在左胁，肺金刑于二火，君相交侵，病在右胁。湿热郁蒸，肌肉腐烂，故中外疮疡。甚则君火不降，心痛[2]热格，咽喉肿痹。项强头痛，留连巅顶，牵引眉间者，太阳膀胱经络上逆也（足太阳脉起目内眦，上额交巅下项，行身之背）。此阳旺火盛者。若阳虚火衰，太阴独胜，则但有湿气内郁，胃腑胀满，痰饮内发，胕肿外生。寒水下凝，腰脽[3]重强，少腹膜满。肝木抑遏，下冲后窍，注泄必生也。

少阳之胜，暴热消烁，草萎水涸，介虫乃屈，热客于胃，谵妄善惊，烦心欲呕，呕酸善饥，目赤耳痛，心痛，少腹痛，溺赤，下沃赤白。

少阳火胜则金败，足少阳化气相火，相火上逆，热客于胃，神扰胆怯，故谵妄善惊。甲木刑胃，故烦心欲呕。木郁土歉，故呕酸善饥。足少阳起目锐眦，循耳后下行，故目赤耳痛。胆木乘胃，上脘填塞，君火不降，故心痛。肝木下陷，郁遏不达，故腹痛溺赤，下沃赤白（木郁膀胱，温化为热，则溺赤，木郁于大小二

---

[1] 呕逆躁烦　原脱，据王注本《素问·至真要大论》及本节黄解补。

[2] 心痛　原本作"痛生"，据本节经文改。

[3] 脽　原作"肿"，形近之误，据本节经文改。

ᏗᏗᏗᏗᏗᏗᏗᏗᏗᏗᏗᏗᏗᏗᏗᏗ

肠，脂血陷泄，则便赤白）。惊烦呕饥，目赤心痛，皆胆经上逆，肺胃受刑之证，腹痛溺赤，下沃赤白，皆三焦下陷，大肠受刑之证也。

阳明之胜，大凉肃杀，华英改容，毛虫乃殃，清发于中，左胠胁痛，胸中不便，嗌塞而咳，内为溏泄，外发㿉疝。

阳明金胜则木败，左胠胁痛，胸闷嗌塞，咳嗽者，肺胃上逆，甲木被克之证，溏泄㿉疝者，大肠下陷，乙木受刑之证也。（肝肾寒湿，内结少腹，坚硬不消则为疝，外发肾囊，臃肿不收则为㿉）

太阳之胜，凝溧①且至，非时水冰，羽乃后化，寒厥入胃，则内生心痛，腹满食减，血脉凝泣，络满色变，皮肤痞肿，筋肉拘苛，热反上行，胸项头顶脑户中痛，目如脱，疟发，寒入下焦，传为濡泻，或为血泄，痔，阴中乃疡，隐曲不利，互引阴股。泣与涩同。

太阳水胜则火败，寒入上焦，侵凌君火，则内生心痛。水泛土湿，腹满食减。血脉凝涩，心主脉。络满色变（"经络论"：寒多则凝泣，凝泣则青黑），皮肤痞肿，筋肉拘苛（皮肤筋肉②，寒湿凝结，故硬肿拘挛）。火被水逼，热反上行，胸项头脑皆痛，目胀如脱，痎疟发动（甲木上冲则目胀。足少阳为寒水所闭，则痎疟发作也）。此皆寒水上逆，心胆受刑之证（君相二火被克）。寒入下焦，侵凌相火（三焦），则土陷木郁，传为濡泄，或为血泄，肛门生痔，阴中乃疡，隐曲不利（二阴不便）。互引阴股。此皆寒水下流，三焦受刑之证也。

帝曰：治之奈何？岐伯曰：厥阴之胜，治以甘清，佐以苦辛，以酸泻之。少阴之胜，治以辛寒，佐以苦咸，以甘泻之。太阴之胜，治以咸热，佐以辛甘，以苦泻之。少阳之胜，治以辛寒，佐以甘

咸，以甘泻之。阳明之胜，治以酸温，佐以辛甘，以苦泻之。太阳之胜，治以甘热，佐以辛酸，以咸泻之。

六气相胜，治法如此。

帝曰：六气之复何如？岐伯曰：悉乎哉问也！厥阴之复，偃木飞砂，倮虫不荣，少腹坚满，里急暴痛，厥心痛，饮食不入，入而复出，筋骨掉眩，清厥，汗发，甚则入脾，食痹而吐，冲阳绝，死不治。

厥阴复则木刑土败，肝木贼脾，故少腹坚满，里急暴痛。肝气冲心，故厥心痛。脾陷胃逆，故饮食不入，入而复出。风木动摇，故筋骨掉眩。阴胜则四肢清厥（土败阳虚，不能行气四肢）。阳复则皮毛汗发（汗为心液，肝木生心火，风气疏泄则汗发）。甚则土败脾伤，食道痹塞，而作呕吐也。

少阴之复，火见燔炳，热气大行，赤气后化，流水不冰，介虫不复，懊热内作，烦躁鼽嚏，心痛嗌燥，膈肠不便，少腹绞痛，分注时止，气动于左，上行于右，咳皮嚏，暴喑，郁冒不知人，乃洒洒恶寒，振栗谵妄，寒已而热，渴而欲饮，少气骨痿，外为浮肿，皮肤痛，病痱疹疮疡，痈疽痤痔，甚则入肺，咳而鼻渊，天府绝，死不治。

少阴复则火刑金败，膈肠不便，少腹绞痛者，肺与大肠俱伤也。二便分注，时而俱止，气动于左，上行于右者，君火生于风木，自东而升，自西而降，相火不陷下而刑大肠，故分注时止，君火必逆上而刑肺金，故咳嗽皮嚏，忽而喑哑，郁冒昏愦无知，徐而洒洒恶寒，振栗谵妄。寒退热作，渴而欲饮。肺肾消烁，少气骨痿，外则皮肤肿痛，痱疹疮疡，痈疽痤痔俱

———————

① 溧　原作"栗"，据王注本《素问·至真要大论》改。

② 肉　原作"内"，形近之误，据本节经文改。

发。甚则热蒸肺败，咳而鼻渊，鼻渊者，肺气熏蒸，浊涕淫泆不止也。

太阴之复，湿变乃举，大雨时行，鳞见于陆，体重中满，食饮不化，阴气上厥，胸中不便，饮发于中，咳喘有声，呕而密默，唾吐清液，头项痛重，掉瘛尤甚，甚则入肾，窍泻无度，太溪绝，死不治。

太阴复则土刑水败，湿盛饮发，中气胀满。肺胃上逆，故咳喘呕吐。浊气冲突，上凌清道，故头项痛重。阳气阻格，不得下降，升浮旋转，故掉眩瘛疭。甚则水伤肾败，封藏失职，后窍泄利，前窍遗精不止也。（土为水火中气，升降阴阳，全赖乎此，湿旺气阻，中脘不运，故肾气陷泄也）

少阳之复，大热将至，枯燥燔热，介虫乃耗，火气内发，心热烦躁，惊瘛咳衄，上为口糜，呕逆血溢，厥气上行，面如浮埃，目乃瞤瘛，发而为疟，恶寒鼓栗，寒极反热，嗌络焦槁，渴饮水浆，少气脉萎，色变黄赤，化而为水，传为胕肿，便数憎风，甚则入肺，咳而泄血，尺泽绝，死不治。

少阳复则火刑金败，足少阳化气相火，逆而上行，胆木拔根，则生惊恐。相火刑肺，金不降敛，则生咳衄。甲木刑胃，容纳失职，则生呕逆。木主五色，甲木上逆，浊气抟结，则面如浮埃。甲木飘扬，则目乃瞤瘛（瞤，动也，瘛，急也）。相火上逆，癸水失温，而生下寒，寒邪上凌，束闭少阳，相火郁勃振荡，不得透越，则发为痎疟，寒战鼓栗。及其阳气蓄积，透出重围，寒退热来，壮火熏蒸，则嗌络焦槁，渴引水浆。盛热消烁，气耗血败，则少气脉萎，色变黄赤（"皮部论"：阴络之色应其经，阳络之色变无常，热多则淖泽，淖泽则黄赤）。血少脉空，则水

浆泛溢，流溢经络，传为胕肿。水泛土湿，木郁不能疏泄，则小便频数不利。水溢经络，不得化汗外泄者，风客皮毛，闭其孔窍也，是以憎风。甚则热蒸肺败，咳而泄血，泄血者，大肠不敛也。

阳明之复，清气大举，森木苍干，毛虫乃厉，病生胠胁，气归于左，病在膈中，心痛痞满，呕吐咳哕，烦心头痛，善太息，腹胀而泄，甚则入肝，惊骇筋挛，太冲绝，死不治。

阳明复则金刑木败，肺位于右，肝位于左，金承木负，故病生右胁，而气归左胁。肝胆同气，肝气下陷，则胆气上逆，胆木刑胃，浊气上填，则胸膈壅塞。胆胃交迫，抟结心下，则心痛痞满。肺胃冲逆，则呕吐咳哕，头痛心烦。金盛木衰，则善太息。肝木郁陷，冲突排决，下开后窍，则腹胀而泄。甚则木枯肝败，惊骇筋挛，惊者肝气之怯，挛者筋膜之燥也。

太阳之复，水凝而冰，阳光不治，地裂冰坚，羽虫乃死，心胃生寒，腰脽反痛，屈伸不便，少腹控睾，引腰脊，上冲心，厥气上行，心痛痞满，胸膈不利，吐出清水，及为哕噫，食减头痛，时眩仆，甚则入心，善忘善悲，神门绝，死不治。

太阳复则水刑火败，足太阳之脉挟脊抵腰，足少阴之脉贯脊上膈，肾位于腰，睾丸者，肾气所结，水邪上泛，则自少腹而起，前控睾丸，后引腰脊，上冲心中。厥气上行，凌犯君火，则心痛痞满，胸膈不利。火渐土败，胃气上逆，则唾出清水，及为哕噫。浊气上填，故食减头痛。阳气浮越，故时时眩仆。甚则火寒心败，善忘善悲，善忘者心神之失藏，善悲者肺气之无制也（肺主悲）。

帝曰：善。治之奈何？岐伯曰：厥阴之复，治以酸寒，佐以甘辛，以甘缓之，以酸泻之。少阴之复，治以咸寒，佐以苦

辛，以甘泻之①，以咸软之，以酸收之，辛苦发之。太阴之复，治以苦热，佐以酸辛，以辛燥之，以苦泻之。少阳之复，治以咸冷，佐以苦辛，以咸软之，以酸收之，辛苦发之，发不远热，无犯温凉。少阴同法。阳明之复，治以辛温，佐以苦甘，以酸补之，以辛泻之。太阳之复，治以咸热，佐以甘辛，以苦坚之，以咸泻之。

六气之复，治法如此。

帝曰：善。客主之胜复奈何？岐伯曰：客主之气，胜而无复也。帝曰：其逆从何如？岐伯曰：主胜逆，客胜从，天之道也。

天为客，地为主，客主之气，有胜无复②。主胜客为逆，客胜主为从，此天之道也。

帝曰：其生病何如？岐伯曰：厥阴司天，客胜则耳鸣掉眩，甚则咳，主胜则胸③胁痛，舌难以言。

厥阴司天则风木旺，耳鸣掉眩者，肝木升扬也。咳者，胆火刑肺也。胸胁痛者，甲木刑胃也。舌难言者，风燥筋挛也。甲乙同气，故病如此。

少阴司天，客胜则发热头痛少气，颈项强，肩背瞀热，耳鸣目瞑，衄嚏咳喘，甚则胕肿疮疡，血溢，主胜则心热烦躁，甚则胁痛支满。

少阴司天则君火旺，衄嚏咳喘者，火刑金也。胁痛支满者，肺行于右胁也。

太阴司天，客胜则首面胕肿，呼吸气喘，主胜则胸腹满，食已而瞀。

太阴司天则湿土旺，首面胕肿，呼吸气喘者，肺胃上逆，浊气不降也。胸腹胀满，食已而瞀者，脾胃壅阻，水谷不化也。

少阳司天，客胜则头痛耳聋，嗌肿喉痹，呕逆血溢，内为瘛疭，外发丹疹及为丹熛疮疡，主胜则胸满仰息，咳甚而有血，手热。

少阳司天则相火旺，头痛耳聋，嗌肿喉痹，呕逆血溢，胆火上逆，双刑肺胃也（胃为甲木所克，肺为相火所刑，逆而不降，则呕逆血溢）。瘛疭者，血烁筋燥也。丹疹丹熛疮疡者，肺主皮毛也。胸满仰息，咳而有血者，肺热而气逆也。手热者，肺脉自胸走手也。

阳明司天，清复内余，则心膈中热，嗌塞咳衄，咳不止，而白血出者死。

阳明司天则燥金旺，司天主三之气，三之主气为相火，以燥金而加相火之上，客不胜主，故客主之气有胜无复。惟阳明有复无胜，清燥来复，而终居败地，则火邪内余，克伤肺金，故心膈中热，嗌塞咳衄，咳逆不止。白血出者必死，白血者，热蒸肺败，血腐如脓也。

太阳司天，客胜则胸中不利，感寒则咳，出清涕，主胜则喉嗌中鸣。

太阳司天则寒水旺，胸中不利者，水寒土湿，胃逆肺壅也。感寒则皮毛敛闭，肺气愈阻，逆行上窍，冲激而生咳嗽，熏蒸而化清涕也。喉嗌中鸣者，气阻而喉闭也。

厥阴在泉，客胜则大关节不利，内为痉强拘瘛，外为不便，主胜则筋骨繇并，腰腹时痛。

厥阴在泉则风木旺，肝主筋，诸筋者皆会于节，风动血耗，筋膜挛缩，故关节不利，痉强拘急。风木振撼，则筋骨繇并。木陷于水则腰痛，木郁克土则腹痛也。（关节拘急者，肝木之陷，筋骨繇并

----

① 以甘泻之　原脱，据王注本《素问·至真要大论》补。
② 复　原作"负"，音近之误，据本节经文改。
③ 胸　原作"心"，据王注本《素问·至真要大论》及本节黄解改。

者，胆木之逆）

少阴在泉，客胜则腰痛，尻股膝髀腨胻足病，腑肿不能久立，瞥热以酸，溲便变，主胜则厥气上行，心痛发热，膈中，众痹皆作，发于肤胁，魄汗不藏，四逆而起。

少阴在泉则君火旺，火郁于下，则腰尻髋足肿痛，酸热不能久立，溲便黄赤。火逆于上，则心痛发热，胸痹气阻。肺金受克，发于右胁。肺主气而藏魄，魄者，肾精之初凝者也，火炎肺热，收敛不行，精魄郁蒸，化为汗液，四面升腾，泄而不藏也。（火郁于下者，相火之陷，火气上行者，君火之逆）

太阴在泉，客胜则湿客下焦，足痿下重，便溲不时，发而濡泄及为腑肿隐曲之疾，主胜则寒气逆满，食饮不下，甚则为疝。

太阴在泉则湿土旺，湿气下侵，故足痿下重，溲便不时，濡泄腑肿，隐曲不利（隐曲谓下部幽隐曲折之处，不利者，湿伤关节也）。湿邪上逆，故寒水之气侮土凌心，胸膈壅满，饮食不下。疝者，肾肝寒湿之所结也。（湿气下浸者，脾土之陷，湿邪上行者，胃土之逆）

少阳在泉，客胜则腰腹痛而反恶寒，甚则下白溺白，主胜则热反上行而客于心，心痛发热，格中而呕。少阴同候。

少阳在泉则相火旺，火气下侵，陷于重阴之内，故腰腹痛而反恶寒。甚则热伤大肠而下白物，热伤肾脏而溺白浊。热气上行，客于宫城之中，故心痛发热。浊气阻格，而生呕吐也。（火气下侵者，三焦之陷，热气上行者，甲木之逆）

阳明在泉，客胜则清气动下，少腹坚满而数便泻，主胜则少腹生寒，腰重腹痛，下为鹜溏，寒厥于肠，上冲胸中，甚则喘，不能久立。

阳明在泉则燥金旺，清气下侵，乙木被克，肝气郁冲，少腹坚满，而数便泄。金旺水生，则少腹生寒。肝气郁陷，上下冲决，故腰重腹痛，而为鹜溏。寒在大肠，上冲胸中，肺气阻逆，故生喘促也。（清气下侵，大肠之陷，寒气上冲，肺气之逆）

太阳在泉，寒复内余，则腰尻痛，屈伸不利，股胫足膝中痛。

太阳在泉则寒水旺，在泉主终之气，终之主气亦为寒水，以寒水而加寒水，二气相合，客主皆无胜复[①]。太阳在泉，则太阴司天，虽处克贼之地，而寒水既旺，力能报复，故太阳在泉，无胜而有复。复后余寒在内，筋骨被伤，则腰尻髋足疼痛拘强，屈伸不利也。

身半以上，天气主之，身半以下，地气主之。诸气司天，皆病在身半以上，诸气在泉，皆病在身半以下。而司天客气，病又居上半之上，司天主气，病又居上半之下，在泉客气，病又自上而下，在泉主气，病又自下而上，其大凡也。

帝曰：善。治之奈何？岐伯曰：高者抑之，下者举之，有余折之，不足补之，佐以所利，和以所宜，必安其主客，适其寒温，同者逆之，异者从之。

高者抑之，上逆者使其降也。下者举之，下陷者使其升也。同者逆之，客主同气者逆其气而治之，治寒以热治热以寒也。异者从之，客主异气者从其气而治之，客异而胜主则从其主气，主异而胜客则从其客气也。

帝曰：善。气之上下何谓也？岐伯曰：身半以上，其气三矣，天之分也，天气主之，身半以下，其气三矣，地之分也，地气主之。以名命气，以气命处，而

———————

① 复　原作"负"，音近之误，据上下文义改。

言其病。半，所谓天枢也。

帝问：客主之气，所以或上或下者，何故（承客主之胜复一段）？盖身半以上，其气有三，是天之分也，天气主之，三阳是也，身半以下，其气有三，是地之分也，地气主之，三阴是也。以名命气，则曰厥阴、少阴、太阴、少阳、阳明、太阳。以气命处，则三阳升于手而降于足，三阴升于足而降于手。处所既明，而后上下攸分，病有定位可言矣。身半者，所谓天枢也，天之极枢曰斗极，脐居身半，亦人之天枢也（脐名天枢）。

故上胜而下俱病者，以地名之，下胜而上俱病者，以天名之。所谓胜至，报气屈伏而未发也，复至则不以天地异名，皆如复气为法也。

天降地升，自然之性，降则在下，升则在上，故上胜则天气下降，克所不胜，其下必病，此则以地名之，缘地气之不足也，下胜则地气上升，克所不胜，其上必病，此则以天名之，缘天气之不足也。"六元正纪"：天气不足，地气随之，地气不足，天气从之，正是此义。所以客主胜复之病，有在上在下之别。所谓胜至者，报复之气屈伏而未发也，若其复至，则不以天地而异其名，皆如复气为法也，以胜居其常，复居其变，变则不可以天地之常理论矣。

帝曰：胜复之动，时有常乎？气有必乎？岐伯曰：时有常位，而气无必也。帝曰：愿闻其道也。岐伯曰：初气终三气，天气主之，胜之常也，四气尽终气，地气主之，复之常也，有胜则复，无胜则否。

时有常者，谓常在何时，气有必者，谓必属何气。盖胜复之气，时有常位，而气无必至。大概初气至三气，天气主之，胜之常也，四气至终气，地气主之，复之常也，此时有常位也，有何气之胜，则有

何气之复，无胜则无复，胜复之气无定，难可豫指此气无必至也。

帝曰：善，复已而胜何如？岐伯曰：胜至则复，无常数也，衰乃止耳。复已而胜，不复则害，此伤生也。

胜至而复来，复已而胜又至，胜又至则又复，无有常数也。盖复方已而胜又至，若不又复之，则有胜无复，必成大害，此伤生殒命之由也。

帝曰：复而反病者何也？岐伯曰：居非其位，不相得也。大复其胜，则主胜之，故反病也，所谓火燥热也。

胜则病，复则差，此其常也，复而反病者，居非其位，不相得也。居非其位而大复，其胜己之气则力衰，之后主气必胜之，故反病也。如此者，所谓火燥热之三气也，火谓相火，燥谓燥金，热谓君火。盖以热火之客气而居寒水之主位（少阳少阴在泉则有之），以燥金之客气而居二火之主位（阳明太阳司天则有之），身临败地，客主不合，客气乘虚而肆凌虐，势所不免也。人以神气为主，君火相火燥金三气，神气所在，败则病生，与余气不同也。

帝曰：治之何如？岐伯曰：治诸胜复，寒者热之，热者寒之，温者清之，清者温之，散者抑之，抑者散之，燥者润之，急者缓之，坚者软之，脆者坚之，衰者补之，强者泻之，各安其气，必清必静，则病气衰去，归其所宗，此治之大体也。

各安其气，必清必静者，安其胜复之气，平而无偏，必使之复其清和宁静之常也。归其所宗者，还其本原也。

夫气之胜也，微者随之，甚者制之，气之复也，和者平之，暴者夺之，皆随胜气，安其屈伏，无问其数，以平为期，此其道也。

治胜复之法，扶其不足，抑其太过，皆随其胜气而治之，安其屈伏而不胜，无问其数，总之以平为期，此其道也。

帝曰：胜复之变，早晏何如？岐伯曰：夫所胜者，胜至已病，病已愠愠，而复已萌也，夫所复者，胜尽而起，得位而甚，胜有微甚，复有少多，胜和而和，胜虚而虚，天之常也。

此因上文。岁半以前，胜之常也，岁半以后，复之常也。而问胜复之早晏？夫所胜者，胜至而病，病已愠愠不快，而复已萌也。夫所复者，胜方尽而复即起，得其位而气愈甚，胜有微甚之不同，则复有少多之不同，胜和而复亦和，胜虚而复亦虚。此天道之常，似无有早晏也。

帝曰：胜复之作，动不当位，或后时而至，其故何也？岐伯曰：夫气之生，与其化，衰盛异也。寒暑温凉盛衰之用，其在四维，故阳之动，始于温，盛于暑，阴之动，始于清，盛于寒，春夏秋冬，各差其分四，故《大要》曰彼春之暖，为夏之暑，彼秋之忿，为冬之怒。谨按四维，斥候皆归，其终可见，其始可知，此之谓也。帝曰：差有数乎？岐伯曰：凡三十度也。

胜复之作①，有动不当位，非时而来，来又后时而至者，是至之晏也，此为何故？此因气之生化衰盛不同也。盖寒暑温凉盛衰之用，全在四季（四季为土，四气盛衰之原也），故阳之动，始于春之温，盛于夏之暑，阴之动，始于秋之清，盛于冬之寒，春夏秋冬四气之交，早晏不同，各差其分。《大要》有言（古书），彼春之暖，蓄而积之，为夏之暑，彼秋之忿，蓄而积之，为冬之怒。谨按四维之月，察四气之交，一年斥候皆可归准于此（《汉书·李广传》：远斥候。《注》：斥，度也，候，望也），其终气之盈缩无不可

见，其始气之盛衰无不可知，其言正是此义。盛则至早，衰则至晏，至有早晏，则有差分，差分有数，不过三十度也（一度一日，节气早不过十五日，晚不过十五日，合为三十度也）。

帝曰：其脉应皆何如？岐伯曰：差正同法，待时而去也。《脉要》曰：春不沉，夏不弦，秋不数，冬不涩，是谓四塞。沉甚曰病，弦甚曰病，数甚曰病，涩甚曰病，参见曰病，复见曰病，未去而去曰病，去而不去曰病，反者死。故曰气之相守司也，如权衡之不得相失也。夫阴阳之气，清静则生化治，动则苛疾起，此之谓也。

气至有差分，则脉应亦有差分，差与正同法，正者去来无差，差则未来者待时且来，未去者待时而去也。《脉要》（古书）：春脉弦，夏脉数，秋脉涩，冬脉沉，气之常也。而春自冬来，必带沉意，夏自春来，必带弦意，秋自夏来，必带数意，冬自秋来，必带涩意。若春不沉，夏不弦，秋不数，冬不涩，则退气既绝，根本已伤，是谓四塞（四季不相通也）。若春见冬脉，沉甚，曰病，夏见春脉，弦甚，曰病，秋见夏脉，数甚，曰病，冬见秋脉，涩甚，曰病，诸脉参见曰病，气退复见曰病，未应去而遽去曰病，已应去而不去曰病，脉与时反者死，此皆脉应之差分者。故六气之守位而司权也，随时代更，如权衡之不得相失，乃能轻重合宜也。夫阴阳之气，清静顺适，进退无差，则生化平治，盛衰不作，动而偏盛偏衰，则气差脉乱，苛疾乃起也。

帝曰：善。火热复，恶寒发热，有如疟状，或一日发，或间数日发，其故何也？岐伯曰：胜复之气，会遇之时，有多

---

① 作　原作"位"，据本节经文改。

少也。阴气多而阳气少，则其发日远，阳气多而阴气少，则其发日近，此胜复相薄，盛衰之节，疟亦同法。

寒热之证，阴胜而外闭则恶寒，阳复而内发则发热，其发之早晏者，胜复相薄，盛衰不同，疟亦然也。

帝曰：善。愿闻阴阳之三也何谓？岐伯曰：气有多少，异用也。帝曰：阳明何谓也？岐伯曰：两阳合明也。帝曰：厥阴何也？岐伯曰：两阴交尽也。

此因上文身半以上，其气三矣，身半以下，其气三矣，而问阴阳何以有三等之殊？此缘气有多少，故有太少之异也。阳盛于阳明，故曰两阳合明（手足阳明）。阴尽于厥阴，故曰两阴交尽（手足厥阴）。

帝曰：幽明何如？岐伯曰：两阴交尽故曰幽，两阳合明故曰明，幽明之配，寒暑之异也。

阴盛而寒，是天地之幽，阳盛而暑，是天地之明，幽明之配合，即天地寒暑之异也。

帝曰：分至何如？岐伯曰：气至之谓至，气分之谓分，至则气同，分则气异，所谓天地之正纪也。

分谓春分、秋分，至谓夏至、冬至。至者，阴阳二气之极至，分者，阴阳二气之平分。夏至则三阳在上，三阴在下，冬至则三阴在上，三阳在下，多少俱同，春分则三阳半升，三阴半降，秋分则三阴半升，三阳半降，多少俱异（异者，二气平分也），此所谓天地之正纪也。分至者，四时之大节，寒暑气至之差正全准于此。

帝曰：善。六气之胜，何以候之？岐伯曰：乘其至也。清风大来，燥之胜也，风木受邪，肝病生焉，寒气大来，水之胜也，热火受邪，心病生焉，风气大来，木之胜也，湿土受邪，脾病生焉，热气大来，火之胜也，燥金受邪，肺病生焉，湿

气大来，土之胜也，寒水受邪，肾病生焉，所谓感邪而生病也。乘年之虚，则邪甚也，失时之和，亦邪甚也，遇月之空，亦邪甚也，重感于邪，则病危矣。有胜之气，其必来复也。

六气之胜，候之有法，乘其至也。是何气之来，则知何气之胜，其所受克之脏必病，所谓感于六气之淫邪而生病也。遇岁运不及，是乘年之虚，则邪甚也，值客主不谐，是失时之和，亦邪甚也，当晦朔之际，是遇月之空，亦邪甚也，此谓三虚，于此三虚被感之后，又复重感于邪，则病危矣。六气相胜之病如此。有胜之气，则必有复之气，候复气之法，可类推也。

帝曰：其脉至何如？岐伯曰：厥阴之至其脉弦，少阴之至其脉钩，太阴之至其脉沉，少阳之至大而浮，阳明之至短而涩，太阳之至大而长。至而和则平，至而甚则病，至而不至者病，未至而至者病，至而反者病，阴阳易者危。

至而反者，脉与时反。阴阳易者，时阴而脉阳，时阳而脉阴也。

帝曰：脉从而病反者，其诊何如？岐伯曰：脉至而从，按之不鼓，诸阳皆然。帝曰：诸阴之反，其脉何如？岐伯曰：脉至而从，按之鼓甚而盛也。

脉从而病反者，如春夏而得阳脉，是脉从四时，而人得阴病，是病反也。其脉虽从，当按之不鼓，诸阳脉之反病而从时者皆然。诸阴脉之反者，如秋冬而得阴脉，是脉从四时，而人得阳病，是病反也。其脉虽从，当按之鼓甚而盛也。

帝曰：治之奈何？岐伯曰：上淫于下，所胜平之，外淫于内，所胜治之，谨察阴阳所在而调之，以平为期。正者正治，反者反治。

上下内外之淫，皆以所胜制之，谨察

六气阴阳所在而调之（所在谓在寸在尺），以平为期。正者正治（正谓至而甚者），反者反治（反谓至而反者），此大法也。

帝曰：夫子言察阴阳所在而调之，论言人迎与寸口相应，若引绳，小大齐等，命曰平，阴之所在寸口何如？岐伯曰：视岁南北，可知之矣。帝曰：愿卒闻之。岐伯曰：北政之岁，少阴在泉，则寸口不应，厥阴在泉，则右不应，太阴在泉，则左不应。南政之岁，少阴司天，则寸口不应，厥阴司天，则右不应，太阴司天，则左不应。诸不应者，反其诊则见矣。

人迎在颈，足阳明胃脉，主候三阳，寸口在手，手太阴肺脉，主候三阴，论言人迎与寸口相应，若引绳，小大齐等，命曰平（《灵枢·禁服》语），是平人阴阳之均齐也，岐伯言谨察阴阳所在而调之，则阴阳之所在不同，人气之盈虚不一矣，故帝问阴之所在寸口（少阴）之脉应何如？此视岁之南政北政，可知之矣。北政之岁，天气上行，尺应在泉，寸应司天，六气以少阴为君，少阴在泉，则寸口不应（两手寸口），厥阴在泉，则右寸不应（少阴在右），太阴在泉，则左寸不应（少阴在左）。南政之岁，天气下行，寸应在泉，尺应司天，少阴司天，则寸口不应，厥阴司天，则右寸不应，太阴司天，则左寸不应。诸不应者，反其诊而察之则见矣，寸应在尺，尺应在寸也。

南政北政，经无明训，旧注荒唐，以甲己为南政，其余八干为北政。天地之气，南北平分，何其北政之多而南政之少也，此真无稽之谈矣。以理推之，一日之中，天气昼南而夜北，是一日之南北政也，一岁之中，天气夏南而冬北，是一岁之南北政也。天气十二年一周，则三年在北（亥、子、丑），三年在东（寅、卯、辰），三年在南（巳、午、未），三年在西（申、酉、戌）。在北则南面而布北方之政，是谓北政，天气自北而南升，故尺主在泉而寸主司天，在南则北面而布南方之政，是谓南政，天气自南而北降，故寸主在泉而尺主司天。六气以少阴为君，尺主在泉，故少阴在泉则寸不应，寸主司天，故少阴司天则尺不应，寸主在泉，故少阴司天则寸不应，尺主司天，故少阴在泉则尺不应。此南政北政之义也。天气在东，亦自东而西行，天气在西，亦自西而东行，不曰东西政者，以纯阴在九泉之下，其位为北，纯阳在九天之上，其位为南，故六气司天则在南，六气在泉则居北，司天在泉，可以言政，东西者，南北之间气，非天地之正位，不可以言政也。则自卯而后，天气渐南，总以南政统之，自酉而后，天气渐北，总以北政统之矣。

帝曰：尺候何如？岐伯曰：北政之岁，三阴在下，则寸不应，三阴在上，则尺不应。南政之岁，三阴在天，则寸不应，三阴在泉，则尺不应。左右同。故曰知其要者，一言而终，不知其要，流散无穷，此之谓也。

尺候与寸候同法，均之反诊则见矣。反其诊者，与正者相反，所谓反而正也。尺寸反者，与反者相反，所谓正而反也。

帝曰：夫子言春秋气始于前，冬夏气始于后，余已知之矣。然六气往复，主岁不常也，其补泻奈何？岐伯曰：上下所主，随其攸利，正其五味，则其要也。左右同法。《大要》曰：厥阴之主，先酸后辛，少阴之主，先甘后咸，太阴之主，先苦后甘，少阳之主，先甘后咸，阳明之主，先辛后酸，太阳之主，先咸后苦。佐以所利，资以所生，是谓得气。

春在夏前，秋在冬前，故曰春秋气始于前，夏在春后，冬在秋后，故曰冬夏气始于后（承上文阳之动，始于温，盛于暑，阴之动，始于清，盛于寒，彼春之暖，为夏之暑，彼秋之忿，为冬之怒一段来），六气往复，主岁不常，补泻之法，随其上下所主之攸利者，而正其五味之所宜，则其要也。其主左右四间，与主上下二政同法。佐以所利，资以所生，补泻当可，是谓得气。（司天主前半岁，在泉主后半岁，是谓主岁）

帝曰：善。五味阴阳之用何如？岐伯曰：辛甘发散为阳，酸苦涌泄为阴，咸味涌泄为阴，淡味渗泄为阳。六者或收或散，或缓或急，或燥或润，或软或坚，以所利而行之，调其气，使其平也。

利用何味，则行何味以调之，使其平也。

帝曰：非调气而得者，治之奈何？有毒无毒，何先何后？愿闻其道。岐伯曰：有毒无毒，所治为主，适大小，为制也。

非调气而得者，气不调而得者也。有毒无毒，以所治之病为主，随病所宜，适其大小，以为制也。

帝曰：请言其制。岐伯曰：君一臣二，制之小也，君一臣三佐五，制之中也，君一臣三佐九，制之大也。寒者热之，热者寒之，微者逆之，甚者从之，坚者削之，留者攻之，结者散之，散者收之，燥者濡之，急者缓之，劳者温之，逸者行之，损者益之，惊者平之，客者除之，上之下之，摩之浴之，薄之劫之，开之发之，适事为故。

邪微者，逆而治之，药能胜邪，无有不受。邪甚者，药不胜邪，必不受也，故从治之。劳者温之，劳伤虚寒，故用温补。逸者行之，要道凝塞，故用行散。客者除之，谓非本有，或风寒外感，或饮食内伤，故除之也。摩谓按摩。浴谓洗浴。薄之，逼迫之也。劫之，劫夺之也。开之，泻其表也。发之，发其汗也。要以适

事为故，不可太过不及也。

帝曰：何谓逆从？岐伯曰：逆者正治，从者反治，从少从多，观其事也。帝曰：反治何谓？岐伯曰：热因寒用，寒因热用，塞因塞用，通因通用。必伏其所主[①]，而先其所因，其始则同，其终则异，可使破积，可使溃坚，可使气和，可使必已。

逆者，逆其病气，却是正治，从者，从其病气，实是反治。正治者，以热治寒，以寒治热，反治者，寒不受热，则热因寒用，热不受寒，则寒因热用，塞不受通，则塞因塞用，通不受塞[②]，则通因通用。必伏其所主之品，而先其所因之味，所因在前，其始则同，同则病无不受也，所主在后，其终则异，异则病无不瘳也，如此则无积不破，无坚不溃，可使正气和平，而邪气必消也。

帝曰：善。气调而得者何如？岐伯曰：逆之从之，逆而从之，从而逆之，疏气令调，则其道也。

其有气调而得者，则全是六气之外淫，亦用逆治从治之法，疏通其气，令之调和也。

帝曰：善。病之中外何如？岐伯曰：从内之外者，调其内，从外之内者，治其外，从内之外而盛于外者，先调其内而复治其外，从外之内而盛于内者，先治其外而复调其内，中外不相及，则治主病。

病中外不相及者，以其在外而不由内来，在内而不由外来，故但治主病，不复兼治别处也。

调气之方，必别阴阳，定其中外，各守其乡。内者内治，外者外治，微者调之，其次平之，盛者夺之，汗者发之。寒

---

① 主　原作"生"，形近之误，据王注本《素问·至真要大论》及本节黄解改。

② 塞　原作"通"，据上下文义改。

热温凉，衰之以属，随其攸利，谨道如法，万举万全，气血正平，长有天命。

衰之以属，衰之其属也。

帝曰：论言治寒以热，治热以寒，而方士不能废绳墨而更其道也。有病热者寒之而热，有病寒者热之而寒，二者皆在，新病复起，奈何治？岐伯曰：诸寒之而热者取之阴，热之而寒者取之阳，所谓求其属也。

寒之而愈热者，阴根上虚也，当取之阴，热之而愈寒者，阳根下虚也，当取之阳，所谓求其属也。求其属者，审属何病，则用何药以治之也。

帝曰：善。服寒而反热，服热而反寒，其故何也？岐伯曰：治其王气，是以反也。帝曰：不治王而然者何也？岐伯曰：悉乎哉问也！不治五味属也。夫五味入胃，各归所喜，故酸先入肝，苦先入心，甘先入脾，辛先入肺，咸先入肾，久而增气，物化之常也。气增而久，夭之由也。

不治其本，而治其标，愈治愈盛，是谓治其王气。不治五味属者，不审五味的属何证之所宜也。五味入胃，各归所喜，不审其宜，偏服此味，久而此气偏增，物化之常也。此气偏增，而久之不已，是年寿夭折所由来也。

帝曰：治寒以热，治热以寒，气相得者逆之，不相得者从之，余已知之矣，其于正味何如？岐伯曰：木位之主，其泻以酸，其补以辛，火位之主，其泻以甘，其补以咸，土位之主，其泻以苦，其补以甘，金位之主，其泻以辛，其补以酸，水位之主，其泻以咸，其补以苦。

气相得者逆之，不相得者从之，即微者逆之，甚者从之也。微者得药而安，则逆治之，甚者得药而剧，故从治之。正味，上文所谓正其五味也，此因不治五味

属而详求之。

厥阴之客，以辛补之，以酸泻之，以甘缓之，少阴之客，以咸补之，以甘泻之，以酸收之，太阴之客，以甘补之，以苦泻之，以甘缓之，少阳之客，以咸补之，以甘泻之，以咸软之，阳明之客，以酸补之，以辛泻之，以苦泄之，太阳之客，以苦补之，以咸泻之，以苦坚之，以辛润之，开发腠理，致津液，通气也。

以苦泻之，即以苦下之也。六气病人，皆外感皮毛，郁其里气而成，悉宜发表出汗，以通里气之郁，开发腠理谓发表，致津液谓出汗也。

帝曰：气有多少，病有盛衰，治有缓急，方有大小，愿闻其约奈何？岐伯曰：气有高下，病有远近，证有中外，治有轻重，适其至所为[①] 故也。《大要》曰：君一臣二，奇之制也，君二臣四，偶之制也，君二臣三，奇之制也，君二臣六，偶之制也。

约即制也。适其至所为故，谓节适其宜，取其至于病所而止也。

故曰近者奇之，远者偶之，汗者不以偶，下者不以奇。补上治上制以缓，补下治下制以急，急则气味厚，缓则气味薄。适其至所，此之谓也。

近者易至故用奇，远者难至故用偶。

病所远而中道气味乏者，食而过之，无越其制度也。是故平气之道，近而奇偶，制小其服也，远而奇偶，制大其服也。大则数少，小则数多，多则九之，少则二之。奇之不去则偶之，是谓重方，偶之不去则反佐以取之，所谓寒热温凉，反从其病也。

病所甚远，药至中道而气味消乏者，

---

① 为　原作"谓"，音近之误，据王注本《素问·至真要大论》及本节黄解改。

空腹饵之，催之以食，令其速过中焦也。反佐以取之者，以寒治热，以热治寒，恐病药捍格，不得下达，故用反佐之法，寒热温凉，反从其病，使之同类相投，而易下也。

帝曰：善。方制君臣何谓也？岐伯曰：主病之谓君，佐君之谓臣，应臣之谓使，非上下三品之谓也。帝曰：三品何谓？岐伯曰：所以明善恶之殊贯也。

应臣，谓与臣药相应者。

帝曰：善。夫百病之始生也，皆生于风寒暑湿燥火，以六化六变也。经言盛者泻之，虚者补之，余锡① 以方士，而方士用之，尚未能十全。余欲令要道必行，桴鼓相应，犹拔刺雪污，工巧神圣，可得闻乎？

桴，鼓槌也。拔刺雪污，谓拔针刺、洗污染，至易之事也。

岐伯曰：审察病机，无失气宜，此之谓也。帝曰：愿闻病机何如？岐伯曰：诸风掉眩，皆属于肝。诸痛痒疮，皆属于心。诸湿肿满，皆属于脾。诸热瞀瘛，皆属于火。诸气膹郁，皆属于肺。诸寒收引，皆属于肾。诸暴强直，皆属于风。诸胀腹大，皆属于热。诸病有声，鼓之如鼓，皆属于热。诸呕吐酸，暴注下迫，皆属于热。诸转反戾，水液浑浊，皆属于热。诸痉项强，皆属于湿。诸躁狂越，皆属于火。诸逆冲上，皆属于火。诸病胕肿，疼酸惊骇，皆属于火。诸禁鼓栗，如丧神守，皆属于火。诸痿喘呕，皆属于上。诸厥固泄，皆属于下。诸病水液，澄澈清冷，皆属于寒。故《大要》曰：谨守病机，各司其属，有者求之，无者求之，盛者责之，虚者责之，必先五胜，疏其地气，令其调达，而致和平，此之谓也。帝曰：善。

肝为风木，故诸风掉眩，皆属于肝。

心为君火，其主脉，诸痛痒疮疡，皆经络营卫之郁，故属于心。脾为湿土，故诸湿肿满，皆属于脾。三焦为相火，胆与三焦同经，化气相火，胆火上逆，则神气昏瞀，故诸热瞀瘛，皆属于火。大肠为燥金，肺与大肠表里，其主气，故诸气膹郁，皆属于肺。膀胱为寒水，肾与膀胱表里，故诸寒收引，皆属于肾。肝主筋，诸暴强直，筋脉不柔，皆厥阴风木之证也。湿土生于君火，火败湿滋，脐腹胀大，皆少阴君火之证也。腹胀气阻，扪之如鼓，亦少阴君火之证也。阳虚阴旺，土湿木郁，上为吐酸，下为注泄，亦少阴君火之证也。寒侵骸足，转侧反戾（谓转筋病），湿入膀胱，水液浑浊，亦少阴君火之证也（以上皆君火之虚者）。筋脉寒湿，身痉项强，皆太阴湿土之证也。甲木化气相火，诸烦躁狂越，皆少阳相火之证也。甲木随胃土下降，诸逆气上冲，皆少阳相火之证也。土湿胃逆，甲木不降，浊气壅阻，肌肉胕肿，经络郁碍，而生疼酸，胆木拔根，而生惊骇，皆少阳相火之证也。甲木为阴邪所闭，阳气振动，不得透发，则生寒战，诸寒禁鼓栗，如丧神守，皆少阳相火之证也。肺随胃土下降，肺逆则喘，胃逆则呕，诸痿废喘呕，皆属于上，上者，肺胃之证也。脾主四肢，大肠主收敛魄门，诸四肢厥冷，痕块坚固，而生溏泄，皆属于下，下者，脾与大肠之证也，是皆阳明燥金之病也。诸病二便水液，澄澈清冷，皆太阳寒水之证也。大凡病机之分属六气者如此。《大要》（古书）：各司其属，谓六气各主司其所属之病。有者求之，即上文所谓求其属也。必先五胜，所以制伏五邪也。疏其地气，疏通脾胃之郁也。

病机分属六气，而其寒热燥湿，则视

—————————

① 锡 赐也。

乎六气之虚实。所谓热者，少阴君火，所谓火者，少阳相火，言其属二气所生之病，非言此病之是热是火，是二火有虚实也。诸气皆然。后世庸愚，乃引此以定百病之寒热。无知妄作，遂开杀运，最可痛恨也！（刘河间病机十九条）

素问悬解卷十二终　阳湖钱增祺校字

素问悬解卷十三

昌邑黄元御解

运　气①

六元正纪大论八十一②

黄帝问曰：六化六变，胜复淫治，甘苦辛咸酸淡先后，余知之矣。夫五运之化，或从天气，或逆天气，或从天气而逆地气，或从地气而逆天气，或相得，或不相得，余未能明其事。欲通天之纪，从地之理，和其运，调其化，使上下合德，无相夺伦，天地升降，不失其宜，五运宣行，勿乖其政，调之正味从逆奈何？

六化，六气之正化，六变，六气之灾变，胜复淫治，五味补泻先后之宜，详"至真要论"中。五运之化，或从司天之气，或逆司天之气，或从司天之气而逆司地之气，或从司地之气而逆司天之气，或与六气相得，或不相得，言运气之错综不一也。通天之纪，从地之理（"阴阳应象论"：天有八纪，地有五理，治不法天之纪，不用地之理，则灾害至矣），明天纪而顺地理也。调③之正味，适其从逆，即下文所谓药食之宜也。

岐伯稽首再拜对曰：昭乎哉问也！此天地之纲纪，变化之渊源，非圣帝孰能穷其至理欤！臣虽不敏，请陈其道，令终不灭，久而不易。

六气升降，五运往来，此天地之纲纪，变化之渊源，德化政令，胜复淫治，所由生也。

帝曰：愿夫子推而次之，从其类序，分其部主，别其宗司，昭其气数，明其正化，可得闻乎？

类序者，六气以类相序，如辰戌之年，上见太阳是也。部主者，六气上下，各有分部，以主时令也。宗司者，总统为宗，分主为司也。气数者，六气迭迁，各有其数也。正化者，非位为邪气，当位为正化也。

岐伯曰：先立其年，以明其气，金木水火土运行之数，寒暑燥湿风火临御之化，则天道可见，民气可调，阴阳卷舒，近而无惑，数之可数者，请遂言之。

先立其年者，先立其年岁之干支也，干支立则知五运运行之数，六气临御之化，天道可见，民气可调，阴阳之卷舒，近在目前而无惑，此数之可数者也。

帝曰：太阳之政奈何？岐伯曰：辰戌之纪也。

太阳　太角　太阴

　壬辰　壬戌

其运风，其化鸣条启坼，其变振拉摧拨，其病眩掉目瞑。

太角（初正）　少徵　太宫　少商太羽（终）

壬为阳木，故曰太角，壬辰、壬戌，太阳寒水司天，太阴湿土在泉，中为太角木运。后文仿此。中运统主一岁，一岁之

---

① 运气　原不载，据目录补。
② 八十一　原脱，据目录补。
③ 调　原作"谓"，形近之误，据本节经文改。

中，又分五运。应地者静，是为主运，主运则初运起角（阳年为太，阴年为少），二运为徵，三运为宫，四运为商，五运为羽，岁岁相同。应天者动，是为客运，客运则壬年阳木起太角，丁年阴木起少角，戊年阳火起太徵，癸年阴火起少徵，岁岁不同。注初终者，记主运也。丁壬木运之年，主客皆起于角，气得四时之正，故曰初正也。

太阳　太徵　太阴

　　戊辰　戊戌　同正徵（"五常政大论"：赫曦之纪，上羽与正徵同）

其运热，其化暄暑郁燠，其变炎烈沸腾，其病热郁。

　　太徵　少宫　太商　少羽（终）少角（初）

太阳　太宫　太阴

　　甲辰（岁会）同天符　甲戌（岁会）同天符

其运阴埃，其化柔润重泽，其变振惊飘骤，其病湿下重。

　　太宫　少商　太羽（终）　太角（初）　少徵

太阳　太商　太阴

　　庚辰　庚戌①

其运凉，其化雾露萧飔，其变肃杀凋零，其病燥，背瞀胸满。

　　太商　少羽（终）　少角（初）太徵　少宫

太阳　太羽　太阴

　　丙辰天符　丙戌天符

其运寒，其化凝惨凛冽，其变冰雪霜雹，其病大寒流于溪谷。

　　太羽（终）　太角（初）　少徵太宫　少商

凡此太阳司天之政，气化运行先天，天气肃，地气静，寒临太虚，阳气不令，寒政大举，泽无阳焰，则火发待时，少阳中治，时雨乃涯，止极雨散，还于太阴，云朝北极，泽流万物，湿化乃布，水土合德，上应辰星、镇星，其政肃，其令徐，其谷玄黅，寒敷于上，雷动于下，寒湿之气，持于气交，民病寒湿，发肌肉萎，足痿不收，濡泄血溢。

太阳寒水司天，故天气肃。太阴湿土在泉，故地气静。寒水胜火，故火发待时。至三之主气相火当令，故时雨乃涯（涯，尽也，水岸曰涯），止极雨散。四气以后，太阴湿土司权，故云朝北极，泽流万物，湿化乃布。其谷玄黅，玄水色，黅土色也。雷动者，阳郁于湿土也。

初之气，地气迁，气乃大温，草乃早荣，民乃厉，温病乃作，身热头痛，呕吐，肌腠疮疡。

初之气，少阳相火司令，上年在泉之地气至此而迁，气大温，草早荣，民生温热之病。

二之气，大凉反至，寒乃始，火气遂抑，草乃遇寒，民乃惨，民病气郁中满。

二之气，阳明燥金司令，寒水将生，故寒始火抑。

三之气，天政布，寒气行，雨乃降，民病寒，反热中，心热瞀闷，痈疽注下，不治者死。

三之气司天，太阳寒水用事，故天政布，寒气行。寒闭皮毛，郁其内热，反生热中之病。

四之气，风湿交争，风化为雨，乃长乃化乃成，民病大热少气，肌肉萎，足痿，注下赤白。

四之气，厥阴风木司令，不胜主气之太阴湿土，故病如此。

五之气，阳复化，草乃长乃化乃成，

---

① 庚辰　庚戌　原作"庚戌　庚辰"，据王注本《素问·六元正纪大论》改。

民乃舒。

五之气，少阴君火司令，故草长民舒。

终之气，地气正，湿令行，阴凝太虚，埃昏郊野，民乃惨凄，寒风以至，反者孕乃死。

终之气，太阴湿土司令，故湿令行。反者土被木贼，故孕死。（民惨凄，寒风至者，终之主气也）

故岁宜苦以燥之温之，必折其郁气，先资其化源，抑其运气，扶其不胜，无使暴过而生其疾，适气同异，多少制之，同寒湿者燥热化，异寒湿者燥湿化，故同者多之，异者少之，用寒远寒，用凉远凉，用温远温，用热远热，食宜同法，食岁谷以全其真，避虚邪以安其正，有假者反常，反是者病，所谓时也。

太阳寒水司天，寒则宜温。太阴湿土在泉，湿则宜燥。折其郁气，抑寒水之太过也（折其郁气，解见篇末）。资其化源，扶二火之不及也（木为火之化源）。适其司天在泉之气同异，多少而节制之，运同天地之寒湿者（如太角、太徵、太商），则酌其燥湿所宜而用之，同者多用以胜之，异者少用以调之。有假者则反其常用之法，若反是者则益其病，所谓因时而制宜也。

帝曰：善。阳明之政奈何？岐伯曰：卯酉之纪也。

阳明　少角　少阴

丁卯（岁会）　丁酉　同正商（委和之纪，上商与正商同）

其运风清热。

少角（初正）　太徵　少宫　太商　少羽（终）

丁年岁木不及，为司天燥金所胜，则金兼木化，以少角而同正商，所谓委和之纪，上商与正商同也。凡不及之年，皆兼

胜复之气，风者运气也，清者胜气也，热者复气也。余少运仿此。

阳明　少徵　少阴

癸卯（同岁会）　癸酉（同岁会）同正商（伏明之纪，上商与正商同）

其运热寒雨。

少徵　太宫　少商　太羽（终）太角（初）

阳明　少宫　少阴

己卯　己酉

其运雨风凉。

少宫　太商　少羽（终）　少角（初）　太徵

阳明　少商　少阴

乙卯（天符）　乙酉（岁会太一天符）　同正商（从革之纪，上商与正商同）

其运凉热寒。

少商　太羽（终）　太角（初）少徵　太宫

阳明　少羽　少阴

辛卯　辛酉①

其运寒雨风。

少羽（终）　少角（初）　太徵少宫　太商

凡此阳明司天之政，气化运行后天，天气急，地气明，阳专其令，炎暑大行，物燥以坚，淳风乃治，风燥横逆，流于气交，多阳少阴，燥极而泽，云趋雨府，湿化乃敷，金火合德，上应太白、荧惑，其政切，其令暴，其发躁，其谷白丹，间谷命太者，其耗白甲品羽，清先而劲，毛虫乃死，热后而暴，介虫乃殃，胜复之作，扰而大乱，清热之气，持于气交，蛰虫乃见，流水不冰，民病咳嗌塞，寒闷，寒热发暴振栗。

_____

① 辛卯　辛酉　原作"辛酉　辛卯"，据王注本《素问·六元正纪大论》改。

阳明燥金司天，故天气急。少阴君火在泉，故地气明。燥金为君火所制，故阳专其令，炎暑大行。金为火制，故物燥以坚。木无所畏，故淳风乃治。金木兼见，故风燥横逆，流于气交。阳多阴少，火旺湿生，故燥极而泽，湿化乃敷。雨府，湿盛之所，故云趋之。其谷白丹者，白为金色，丹为火色，化于天地之正气，所谓岁谷也。间谷命太者，左右四间之气，太者气厚，故能生成也。白甲属金，金为火胜，故色白而有甲者耗减。品羽属火，火胜水复，故上品之羽亦耗。岁半以前，天气主之，燥金在前，故清先而劲。木受金刑，毛虫乃死。岁半以后，地气主之，君火在后，故热后而暴。金受火刑，介虫乃殃。火既胜金，水又复火，故胜复之作，扰而大乱，清热之气，持于气交。君火司地，故蛰虫乃见，流水不冰。金被火刑，故咳逆嗌塞。君火在泉，故癃闷。火被金敛，故寒热振栗。

初之气，地气迁，阴始凝，气始肃，水乃冰，寒雨化，其病中热胀呕，鼽衄嚏欠，面目浮肿，善眠，小便黄赤，甚则淋。

初之气，太阴湿土司令，湿旺木郁，生气不达，故阴凝气肃，水冰雨寒不改。去冬寒水之化，湿盛胃逆，甲木不降，戊土被克，故中热而生胀呕。相火刑金，故鼽衄嚏欠（甲木化气相火）。肺金上逆，故面目浮肿。胆热，故善眠。土湿木郁，不能泄水，故小便黄赤淋涩也。

二之气，阳乃布，物乃生荣，民乃舒，厉大至，民善暴死。

二之气，少阳相火司令，故阳布物荣，民舒厉至。

三之气，天政布，凉乃行，燥热交合，燥极而泽，民病寒热。

三之气司天，阳明燥金主令，故凉乃行。三气以后，在泉之君火司气，故燥热

交合。四之客气为太阳寒水，主气为太阴湿土，故燥极而泽。三之主气以相火当令，为三之客气清凉所闭，故民病寒热。

四之气，寒雨降，病暴仆，振栗谵妄，少气嗌干引饮，骨痿便血，痈肿疮疡，及为心痛疟寒之疾。

四之气，太阳寒水司令，四气以后，在泉之君火司气，寒闭皮毛，郁其内热，故为病如此。

五之气，春令反行，草乃生荣，民气和。

五之气，厥阴风木司令，合在泉君火之化，胜主气之燥金，故草荣民和，秋行春令。

终之气，阳气布，候反温，蛰虫来见，流水不冰，民乃康平，其病温。

终之气，少阴君火司令，又合君火在泉之化，主不胜客（终之主气，太阳寒水），故气候如此。

岁宜以咸以苦以辛，汗之清之散之，折其郁气，资其化源，安其运气，无使受邪，以寒热轻重少多其制，同热者多天化，同清者多地化，用凉远凉，用热远热，用寒远寒，用温远温，食宜同法，食岁谷以安其气，食间谷以去其邪，有假者反之，此其道也，反是者，乱天地之经，扰阴阳之纪也。

阳明燥金司天，天气收敛，故宜辛苦汗散。少阴君火在泉，地气温热，故宜咸苦清泻。岁运不及，故安其运气，无使受邪。是年上清下温，以寒热之轻重而少多其制，寒重则多用温热，热重则多用清凉，轻者则少之。运同在泉之热者，则多用司天清凉之化（如少徵），运同司天之清者，则多用在泉温热之化（如少商）。有假者，则反其法也。

帝曰：善。少阳之政奈何？岐伯曰：寅申之纪也。

少阳　太角　厥阴

壬寅（同天符）　壬申（同天符）

其运风鼓，其化鸣条启坼，其变振拉摧拔，其病掉眩支胁惊骇。

太角（初正）　少徵　太宫　少商　太羽（终）

少阳　太徵　厥阴

戊寅（天符）　戊申（天符）

其运暑，其化暄①嚣郁燠，其变炎烈沸腾，其病上，热郁，血溢血泄心痛。

太徵　少宫　太商　少羽（终）少角（初）

少阳　太宫　厥阴

甲寅　甲申

其运阴雨，其化柔润重泽，其变振惊飘骤，其病体重胕肿痞饮。

太宫　少商　太羽（终）　太角（初）　少徵

少阳　太商　厥阴

庚寅　庚申　同正商（坚成之纪，上徵与正商同）

其运凉，其化雾露清凉，其变肃杀凋零，其病肩背胸中。

太商　少羽（终）　少角（初）太徵　少宫

少阳　太羽　厥阴

丙寅　丙申

其运寒肃，其化凝惨凛冽，其变冰雪霜雹，其病寒，浮肿。

太羽（终）　太角（初）　少徵太宫　少商

凡此少阳司天之政，气化运行先天，天气正，地气扰，炎火乃流，阴行阳化，太阴横流，雨乃时应，风乃暴举，木偃沙飞，木火同德，上应荧惑、岁星，其政严，其令扰，其谷丹苍，风热参布，云物沸腾，寒乃时至，凉雨并起，往复之作，民病寒热疟泄，聋瞑呕吐，上怫肿色变，外发疮疡，内为泄满，故圣人遇之，和而不争。

少阳相火司天，故天气正。厥阴风木在泉，故地气扰。少阳当令，故炎火乃流，阴行阳化。二之客气与四之主气为太阴湿土，火旺土生，热蒸湿作，故太阴横流，雨乃时应（以太阴而得相火，湿热郁蒸，降为雨水，是谓阴行阳化也）。四气以后，厥阴司权，故风乃暴举，木偃沙飞。其谷丹苍，丹，火色，苍，木色也。上下相交，木火同德，风热参布，云物沸腾。火腾则水复，故寒乃时至。木胜则金复，故凉雨并起。胜复不已，风闭皮毛，相火内郁，则病寒热。甲木郁发，则病痎疟。乙木郁冲，则病泄利。甲木上逆，则病聋瞑。甲木刑胃，则病呕吐（足少阳化气相火，其经起目锐眦，循耳后，下颈项。甲木上逆，相火不降，浊气冲塞，则耳聋目瞑。甲木刑胃，胃气郁遏，不能容纳水谷，故作呕吐）。皮毛闭敛，郁热在经，则外发疮疡。肝胆俱病，脾胃被刑，则内生胀满也。

初之气，地气迁，风胜乃摇，寒乃去，候乃大温，草木早②荣，寒来不杀，温病乃起，其病气怫于上，血溢目赤，咳逆头痛，血崩胁满，肤腠中疮。

初之气，少阴君火司令，故寒去温来，草木早荣，温病乃起。金受火刑，故血溢目赤，咳嗽头痛。木火合邪，疏泄失职，故血崩。乙木郁塞，故胁满。火炎血热，皮毛蒸腐，故肤腠生疮。

二之气，火反郁，白埃四起，云趋雨府，风不胜湿，雨乃零，民乃康，其病热郁于上，咳逆呕吐，疮发于中，胸嗌不利，头痛身热，昏愦脓疮。

---

① 暄　原作"宣"，音同之误，据王注本《素问·六元正纪大论》改。

② 早　原作"乃"，据王注本《素问·六元正纪大论》及本节黄解改。

二之气，太阴湿土司令，故白埃四起，云趋雨府。风木不胜湿土，雨乃下零。湿盛胃逆，甲木不降，甲木化气相火，逆而上炎，故上病热郁。相火刑肺，则生咳逆。甲木刑胃，则生呕吐。湿热蒸腐，故疮发于中，胸嗌不利，头痛身热，昏愦脓疮。

三之气，天政布，炎暑至，少阳临上，雨乃涯，民病热中聋瞑，血溢脓疮，咳呕鼽衄，渴嚏欠，喉痹目赤，善暴死。

三之气司天，少阳相火主令，故天政布，炎暑至。少阳司气，又复上司天政，湿气消，故雨乃涯（涯，止也）。足少阳甲木化气相火，逆而上行，双克肺胃，故热中聋瞑、血溢脓疮、咳呕鼽衄、燥渴嚏欠、喉痹目赤诸病生焉。相火性烈，故主暴死。

四之气，凉乃至，炎暑间化，白露降，民气和平，其病腹满身重。

四之气，阳明燥金司令，故凉乃至。炎暑间化，言相火之化，得金气之清凉而少间也。太阴湿土为四之主气，以燥金客气而当湿旺之时，客不胜主，故腹满身重。

五之气，阳乃去，寒乃来，雨乃降，气门乃闭，刚木早凋，民避寒邪，君子周密。

五之气，太阳寒水司令，故寒来雨降，气门（汗孔）闭，刚木凋，民避寒邪，君子周密不出也。

终之气，地气正，风乃至，万物反生，霿雾以行，其病关闭不禁，心痛，阳气不藏而咳。霿，音蒙、茂。

终之气在泉，厥阴风木司令，故地气正，风乃至，万物反生。风木鼓动，地气升发，故霿雾以行（霿，晦也）。风木疏泄，下窍失敛，故病关闭不禁。风木冲击，故心痛。肝胆同气，乙木疏泄，则甲木动摇，相火失藏，上刑肺金，是以咳也。

岁宜咸宜辛宜酸，渗之泻之，渍之发之，折其郁气，先取化源，抑其运气，赞所不胜，暴过不生，苛疾不起，观气寒温，以调其过，同风热者多寒化，异风热者少寒化，用热远热，用温远温，用寒远寒，用凉远凉，食宜同法，此其道也，有假者反之，反是者，病之阶也。

抑其运气者，损其太过。赞所不胜者，助其被克者也。暴过不生，故苛疾不起。观运气之寒温，以调其过，运同天地之风热者，多用寒化之品（如太徵、太角），运异天地之风热者，少用寒化之品（如太商、太羽）。余义如前。

帝曰：善。太阴之政奈何？岐伯曰：丑未之纪也。

太阴　少角　太阳

　丁丑　丁未　同正宫（委和之纪，上宫与正宫同）

　其运风清热。

　少角（初正）　太徵　少宫　太商　少羽（终）

太阴　少徵　太阳

　癸丑　癸未

　其运热寒雨。

　少徵　太宫　少商　太羽（终）太角（初）

太阴　少宫　太阳

　己丑（太一天符）　己未（太一天符）同正宫（卑监之纪，上宫与正宫同）

　其运雨风清。

　少宫　太商　少羽（终）　少角（初）　太徵

太阴　少商　太阳

　乙丑　乙未

　其运凉热寒。

　少商　太羽（终）　太角（初）

少徵　太宫

太阴　少羽　太阳

辛丑（同岁会）　辛未（同岁会）

其运寒雨风。

少羽（终）　少角（初）　太徵

少宫　太商

凡此太阴司天之政，气化运行后天，阴专其政，阳气退辟，大风时起，天气下降，地气上腾，原野昏霿，白埃四起，云奔南极，寒雨数至，上应镇星、辰星，其政肃，其令寂，其谷龄玄，间谷命其太也，阴凝于上，寒积于下，寒水胜火，则为冰雹，阳光不治，杀气乃行，有余宜高，不及宜下，有余宜晚，不及宜早，土之利，气之化也，湿寒合德，黄黑埃昏，流行气交，物成于差夏，民气亦从之，民病寒湿，腹满身膜愤胕肿，痞逆，寒厥拘急。

太阴湿土司天，太阳寒水在泉，故阴专其政，阳气退辟。土不及则木胜，故大风时起。天之湿气下降，地之寒气上腾，故原野昏霿，白埃四起。云奔南极者，司天之化。寒雨数至者，在泉之令也。太阴之阴凝于下，太阳之寒积于上，寒水胜火，则为冰雹。火败而阳光不治，水胜则杀气乃行，故谷之有余者宜高，不及者宜下，高凉而下热也。有余者宜晚，不及者宜早，晚寒而早暖也，此虽地利不同，而实气化使之然也。差夏谓夏尽秋初之候，正湿寒交会之间（湿盛于夏，寒盛于冬，秋在湿寒之间），人物同在气交之中，故物成于此，民亦从之，而生湿寒之病也。

初之气，地气迁，寒乃去，春气至，风乃来，生气布，万物以荣，民气条舒，风湿相薄，雨乃后，民病血溢，经络拘强，关节不利，身重筋痿。

初之气，客主皆厥阴风木司令，故风来而物荣。初气之风与司天之湿二气相薄，湿不胜风，故雨乃后。风木疏泄，故民病血溢。风燥筋挛，故拘强不利。土病湿作，故身重筋痿。

二之气，大火正，物承化，民乃和，其病温厉大行，远近咸若，湿蒸相薄，雨乃时降。

二之气，客主皆少阴君火司令，故大火正，物承火化，民乃和舒。火烈灾生，故民病温厉大行，远近咸若（远近皆然）。二气之火与司天之湿两气相薄，湿热郁蒸，雨乃时降也。

三之气，天政布，湿气降，地气腾，雨乃时降，寒乃随之，感于寒湿，则民病身重胕肿，胸腹满。

三之气，太阴湿土司令，天之湿气下降，地之火气上腾，故雨乃时降。三气之后，太阳在泉，故寒乃随之。感于天地之寒湿，则民病身重胕肿，胸腹胀满也。

四之气，畏火临，溽蒸化，地气腾，天气否隔，寒风晓暮，蒸热相薄，草木凝烟，湿化不流，则白露阴布，以成秋令，民病腠理热，血暴溢，疟，心腹满热，胪胀，甚则胕肿。

四之气，少阳相火司令，其气暴烈，故曰畏火。客气之相火主气之湿土两气相薄，故溽蒸化。太阳在泉，地气上腾。寒水胜火，故天气否隔，寒风晓暮。而其湿热相临，火旺湿消，故草木凝烟，湿化不流，白露夜降，以成秋令。民感湿热之气，故腠理郁热。火旺金燔，收气失政，故血病暴溢。外为寒气所束，故发为痎疟，心腹满热，胪胀（胪，皮也），甚则胕肿也。

五之气，惨令已行，寒露下，霜乃早降，草木黄落，寒气及体，君子周密，民病皮腠。

五之气，客主皆阳明燥金司令，合于在泉之寒，故惨令已行，寒露下，霜早降，草木黄落，寒气及体，君子周密不出，民病寒伤皮腠也。

终之气，寒大举，湿大化，霜乃积，阴乃凝，水坚冰，阳光不治，感于寒，则病人关节禁固，腰脽痛，寒湿持于气交，而为疾也。

终之气，客主皆太阳寒水司令，故寒大举。上合司天之气，故湿大化。寒甚，故霜冰坚。阴凝阳退，感于寒，则关节禁固，腰脽肿痛。寒湿之气持于气交，故为病如是。

岁宜以苦燥之温之，甚者发之泄之，不发不泄，则湿气外溢，肉溃皮拆，而水血交流，必赞其阳火，令御甚寒，折其郁气，而取化源，益其岁气，无使邪胜，从气异同少多其制，同湿者以燥化，同寒者以热化，异者少之，同者多之，用凉远凉，用寒远寒，用温远温，用热远热，食宜同法，食岁谷以全其真，食间谷以保其精，假者反之，此其道也，反是者病也。

太阴湿土司天，故宜苦燥，太阳寒水在泉，故宜苦温。湿甚者，发之泄之，以去其湿。不发不泄，则湿气外溢，皮肉溃烂，水血交流。寒甚者，助其阳火，以御其寒。岁运不及，故益其岁气，无使邪胜。从运气之异同少多其制，运同司天之湿者，则以燥化之物治之（如少宫岁），运同在泉之寒者，则以热化之物治之（如少羽岁）。

帝曰：善。少阴之政奈何？岐伯曰：子午之纪也。

少阴　太角　阳明

壬子　壬午

其运风鼓，其化鸣条启坼①，其变振拉摧拔，其病支满。

太角（初正）少徵　太宫　少商太羽（终）

少阴　太徵　阳明

戊子（天符）戊午（太一天符）

其运炎暑，其化暄曜郁燠，其变炎烈沸腾，其病上热血溢。

太徵　少宫　太商　少羽（终）少角（初）

少阴　太宫　阳明

甲子　甲午

其运阴雨，其化柔润时雨，其变振惊飘骤，其病中满身重。

太宫　少商　太羽（终）　太角（初）　少徵

少阴　太商　阳明

庚子（同天符）庚午（同天符）同正商（坚成之纪，上徵与正商同）

其运凉劲，其化雾露萧飋，其变肃杀凋零，其病下清。

太商　少羽（终）　少角（初）太徵　少宫

少阴　太羽　阳明

丙子（岁会）丙午

其运寒，其化凝惨凛冽，其变冰雪霜雹，其病寒下。

太羽（终）　太角（初）　少徵太宫　少商

凡此少阴司天之政，气化运行先天，地气肃，天气明，寒交暑，热加燥，云驰雨府，湿化乃行，时雨乃降，金火合德，上应荧惑、太白，其政明，其令切，其谷丹白，水火寒热持于气交，而为病始也，热病生于上，清病生于下，寒热凌犯而争于中，民病咳喘衄嚏，血溢血泄，目赤眦疡，寒厥入胃，心痛，腰痛腹大，嗌干肿上。

少阴君火司天，故天气明。阳明燥金在泉，故地气肃。寒交暑者，以地气而交

---

① 坼　原作"拆"，形近音近之误，据王注本《素问·六元正纪大论》改。

天气，热加燥者，以天气而加地气也。土生于火，金生于土，土者火金之中气，故湿化行而云雨作也。金之气凉，凉者寒之初气，燥金在泉，寒水必旺，故水火寒热持于气交，而为诸病之始也。君火在天，故热病生于上。燥金在泉，故清病生于下。水火寒热持于气交，故寒热凌犯而争于中。心火刑伤肺金，故病咳喘鼽嚏，血溢血泄，目赤眦疡。寒厥入胃者，火胜而水复也。水刑火伤，故心痛。水郁土湿，木陷而贼脾，故腰痛腹大。君火不降，故嗌干上肿。

初之气，地气迁，热将去，寒乃始，蛰复藏，水乃冰，霜复降，风乃至，阳气郁，民反周密，关节禁固，腰脽痛，炎暑将起，中外疮疡。

初之气，太阳寒水司令，上年己亥终气之少阳已尽，故热去寒来，蛰藏水冰，霜降风至。寒闭于外，故阳郁不达。民当春令而反周密，关节禁固，腰脽疼痛。时临二气，君火当权，二之主气。上合司天之气，盛热将作，而为寒气所束，瘀蒸腐烂，故中外发为疮疡也。

二之气，阳气布，风乃行，民乃和，春气以正，万物应荣，寒气时至，其病淋，目瞑目赤，气郁于上而热。

二之气，厥阴风木司令，阳布风行，民和物荣。二之主气君火当权，上合司天之政，虽三气未交，而火令已旺。若寒气时至，束闭皮毛，风木遏陷，不能疏泄水道，则生淋涩之病。君火渐逆，刑伤肺金，则目瞑目赤，气郁于上，而为热也。

三之气，天政布，大火行，庶类蕃鲜，寒气时至，民病气厥心痛，寒热更作，咳喘目赤。

三之气司天，少阴君火司令，故天政布，大火行，庶类蕃鲜。若寒气时至，束闭君火，不得外达，则气厥心痛，寒热更

作。火逆伤肺，故咳喘目赤。

四之气，溽暑至，大雨时行，寒热互至，民病寒热嗌干，黄瘅，鼽衄饮发。

四之气，客主皆太阴湿土司令，故溽暑至，大雨零。若热气盛作，而寒气忽至，热蒸窍泄，而寒来袭之，湿热郁发，则民病寒热嗌干，鼻塞血衄，黄瘅饮发也。

五之气，畏火临，暑反至，阳乃化，万物乃生乃长乃荣，民乃康，其病温。

五之气，少阳相火司令，故火临暑至，物荣民康，其病温热。

终之气，燥令行，寒气数举，则霧雾昏翳，病生皮腠，余火内格，肿于上，咳喘，甚则血溢，内舍于胁，下连少腹，而作寒中，地将易也。

终之气，阳明燥金司令，故燥令行。主令为太阳寒水，故寒气数举，霧雾昏翳。寒闭窍合，故病生皮腠。寒气外束，君相之余火内格，臃肿于上。火郁金刑，咳喘并作，甚则血溢，而生吐衄。金火上逆而生热，则水木下陷而生寒，其病内舍于胁，下连少腹，而作寒中（肝脉自少腹行胁肋）。时临终气，故在泉之气将易也。

岁宜以咸软之而调其上，甚则以苦发之，以酸收之而安其下，甚则以苦泻之，折其郁气，先取化源，抑其运气，资其岁胜，无使暴过而生其病也，适气同异，而多少之，同天气者以寒清化，同地气者以温热化，用热远热，用凉远凉，用温远温，用寒远寒，食宜同法，食岁谷以全真气，食间谷以辟虚邪，有假则反，此其道也，反是者，病作矣。

少阴君火司天，故宜以咸软之而调其上，甚则以苦发之，阳明燥金在泉，故宜以酸收之而安其下，甚则以苦泻之。资其岁胜者，助其岁运之所克也。（少阴司天，皆太过之运也）

帝曰：善。厥阴之政奈何？岐伯曰：己亥之纪也。

厥阴　少角　少阳

丁巳（天符）　丁亥（天符）

同正角（委和之纪，上角与正角同）

其运风清热。

少角（初正）　太徵　少宫　太商　少羽（终）

厥阴　少徵　少阳

癸巳（同岁会）　癸亥（同岁会）

其运热寒雨。

少徵　太宫　少商　太羽（终）太角（初）

厥阴　少宫　少阳

己巳　己亥　同正角（卑监之纪，上角与正角同）

其运雨风清。

少宫　太商　少羽（终）　少角（初）　太徵

厥阴　少商　少阳

乙巳　乙亥　同正角（从革之纪，上角与正角同）

其运凉热寒。

少商　太羽（终）　太角（初）少徵　太宫

厥阴　少羽　少阳

辛巳　辛亥

其运寒雨风。

少羽（终）　少角（初）　太徵少宫　太商

凡此厥阴司天之政，气化运行后天，诸同正岁，气化运行同天，天气扰，地气正，风生高远，炎热从之，云趋雨府，湿化乃行，风火同德，上应岁星、荧惑，其政挠，其令速，其谷苍丹，间谷言太者，其耗文角品羽，风燥火热，胜复更作，蛰虫来见，流水不冰，热病行于下，风病行于上，风热胜复行于中。

诸同正岁，气化运行同天，如委和之纪、卑监之纪、从革之纪，皆上角与正角同是也。此虽丁巳、丁亥、己巳、己亥、乙巳、乙亥六年如此，而六十岁中，莫不皆然。厥阴风木司天，故天气扰。少阳相火在泉，故地气正（土得火生故也）。风生高远者，司天之气也。炎热从之者，司地之气也。热则化湿，所谓火生土也，少阳司地，水土温暖，故云趋雨府，湿化乃行。风飘于上，故其政挠。火炎于下，故其令速。肝主筋而属木，角者肝之所结，木主五色，故曰文角，品羽者，羽毛之美丽者也（其品贵重，故曰品羽），羽虫属火，厥阴司天少阳在泉之政，气化运行后天（岁运皆不及也），木火不及，故文角品羽属火属木之美者，悉为耗减也。风木克土则燥胜之，燥胜则火复而生热，寒水凌火则湿胜之，湿胜则风复而生燥，故风燥火热，胜复更作，其应为蛰虫来见，流水不冰。相火在地，故热病行于下。风木在天，故风病行于上。风火之气持于气交，故风热胜复行于中也。

初之气，寒始肃，杀气方至，民病寒于右之下。

初之气，阳明燥金司令，故肃杀之政行。金位西方，自右下降，故民病寒于右之下。

二之气，寒不去，杀气施化，霜乃降，名草上焦，寒雨数至，华雪水冰，阳复化，民病热于中。

二之气，太阳寒水司令，当君火主气之时而寒不去，杀气施化，霜降草焦，雨雪飘零。客寒外袭，闭其君火主气，故阳气复化，病热于中，阳复化者，阳化在内，不得外达也。

三之气，天政布，风乃时举，民病泣出耳鸣掉眩。

三之气司天，厥阴风木司令，故天政

布，风乃时举。肾主五液，入肝为泪，泣出耳鸣掉眩者，皆风木之病也。

四之气，溽暑至，湿热相薄，争于左之上，民病黄瘅而为胕肿。

四之气，少阴君火司令，四之主气为太阴湿土，故溽暑至。火位南方，自左上升，故湿热相薄，争于左之上（湿土亦自左升）。湿热郁蒸，故病黄瘅胕肿。

五之气，燥湿更胜，沉阴乃布，寒气及体，风雨乃行。

五之气，太阴湿土司令，五之主气为阳明燥金，故燥湿更胜（客主更相胜也），湿胜则沉阴乃布，燥胜则寒气及体（金旺则生水也）。风雨乃行者，湿旺而木复也。

终之气，畏火司令，阳乃大化，蛰虫出见，流水不冰，地气大发，草乃生，人乃舒，其病温厉。

终之气，少阳相火司令，故虫见水流，草生人舒，其病温厉。

岁宜以辛调上，以咸调下，畏火之气，无妄犯之，折其郁气，资其化源，赞其运气，无使邪胜，用温远温，用热远热，用凉远凉，用寒远寒，食宜同法，有假反常，此其道也，反是者病。

帝曰：善。五运气行主岁之纪，其有常数乎？岐伯曰：臣请次之。

甲子　甲午岁

上少阴火　中太宫土运　下阳明金

热化二，少阴君火司天。雨化五，中运太宫湿土。燥化四，阳明燥金在泉。所谓正化日也。正气所化。其化上咸寒，治君火司天。中苦热，治中运湿土。下酸热，治燥金在泉。所谓药食宜也。药食补泄之宜。

乙丑　乙未岁

上太阴土　中少商金运　下太阳水

热化寒化[①]胜复同，所谓邪气化日也。乙年少商金运不及，故有火胜之热

化，火胜则有水复之寒化，此非本年正化，故曰邪气化日。同谓丑未二年相同。阴年不及，乃有胜复邪化，阳年则无。后皆仿此。灾七宫。兑金数七，金运不及，故热胜而灾及之。湿化五，司天。清化四，中运。寒化六，在泉。所谓正化日也。《河图》数：天一生水，地六成之，地二生火，天七成之，天三生木，地八成之，地四生金，天九成之，天五生土，地十成之。后文太过者其数成，不及者其数生，土常以生也。生数少，成数多，太过故其数多，不及故其数少。湿化五，清化四，是土金生数，寒化六，是水之成数。以水得金生，土不能克，则寒水必胜，故言成数，此亦太过之例也。其化上苦热，治司天。中酸和，治中运。下甘热，治在泉。所谓药食宜也。药食之宜，义详"至真要论"。

丙寅　丙申岁

上少阳火　中太羽水运　下厥阴木

火化二，水胜火，故热化减。寒化六，风化三，寒水胜火，阳根亦败，木失所生，故风化亦减。所谓正化日也。其化上咸寒，中咸温，下辛温，所谓药食宜也。

丁卯（岁会）　丁酉岁

上阳明金　中少角木运　下少阴火

清化热化胜复同，所谓邪气化日也。灾三宫。震木数三。燥化九，木不及则金胜，故燥化多。风化三，热化七，火得木生，故热化多。所谓正化日也。其化上苦温，中辛和，下咸寒，所谓药食宜也。

戊辰　戊戌岁

上太阳水　中太徵火运　下太阴土

寒化六，热化七，湿化五，所谓正化

[①] 化　原作"水"，据王注本《素问·六元正纪大论》及本节黄解改。

日也。其化上苦温，中甘寒，下甘温，所谓药食宜也。

己巳　己亥岁

上厥阴木　中少宫土运　下少阳火

风化清化胜复同，所谓邪气化日也。灾五宫。土数五。风化三，湿化五，火化七，火得木生，故热化多。所谓正化日也。其化上辛凉，中甘和，下咸寒，所谓药食宜也。

庚午（同天符）　庚子岁（同天符）

上少阴火　中太商金运　下阳明金

热化七，清化九，燥化九，所谓正化日也。其化上咸寒，中辛温，下酸温，所谓药食宜也。

辛未（同岁会）　辛丑岁（同岁会）

上太阴土　中少羽水运　下太阳水

雨化风化胜复同，所谓邪气化日也。灾一宫。坎水数一。雨化五，寒化一，所谓正化日也。其化上苦热，中苦和，下苦热，所谓药食宜也。

壬申（同天符）　壬寅岁（同天符）

上少阳火　中太角木运　下厥阴木

火化二，风化八，中运在泉，二木相合，故风化多。所谓正化日也。其化上咸寒，中酸和，下辛凉，所谓药食宜也。

癸酉（同岁会）　癸卯岁①（同岁会）

上阳明金　中少徵火运　下少阴火

寒化雨化胜复同，所谓邪气化日也。灾九宫。离火数九。燥化九，火不及则金无制，故燥化多。热化二，所谓正化日也。其化上苦温，中咸温，下咸寒，所谓药食宜也。

甲戌（岁会同天符）　甲辰岁（岁会同天符）

上太阳水　中太宫土运　下太阴土

寒化六，湿化五，正化日也。其化上苦热，中苦温，下苦温，药食宜也。

乙亥　乙巳岁

上厥阴木　中少商金运　下少阳火

热化寒化胜复同，邪气化日也。灾七宫。风化八，金运不及，又被火克，风木无制，故风化多。清化四，火化二，正化度也。度即日也。其化上辛凉，中酸和，下咸寒，药食宜也。

丙子（岁会）　丙午岁

上少阴火　中太羽水运　下阳明金

热化二，火被水克，故热火减。寒化六，清化四，金被火克，故清化减。正化度也。其化上咸寒，中咸热，下酸温，药食宜也。

丁丑　丁未岁

上太阴土　中少角木运　下太阳水

清化热化胜复同，邪气化度也。灾三宫。雨化五，风化三，寒化一，正化度也。其化上苦温，中辛温，下甘热，药食宜也。

戊寅　戊申岁（天符）

上少阳火　中太徵火运　下厥阴木

火化七，风化三，子气盛则母气衰，故风化减。正化度也。其化上咸寒，中甘和，下辛凉，药食宜也。

己卯　己酉岁

上阳明金　中少宫土运　下少阴火

风化清化胜复同，邪气化度也。灾五宫。清化九，金得土生，故清化多。雨化五，热化七，土能胜水，火无克制，故热化多。正化度也。其化上苦温，中甘和，下咸寒，药食宜也。

庚辰　庚戌岁

上太阳水　中太商金运　下太阴土

寒化一，水被土刑，故寒化减。清化九，雨化五，正化度也。其化上苦热，中

---

① 岁　原脱，据王注本《素问·六元正纪大论》及前后文例补。

辛温，下甘热，药食宜也。

辛巳　辛亥岁

上厥阴木　中少羽水运　下少阳火

雨化风化胜复同，邪气化度也。灾一宫。风化三，寒化一，火化七，火得木生，水又不及，故火化多。正化度也。其化上辛凉，中苦和，下咸寒，药食宜也。

壬午　壬子岁

上少阴火　中太角木运　下阳明金

热化二，风化八，清化四，中运盛，则司天在泉之气皆减。正化度也。其化上咸寒，中酸凉，下酸温，药食宜也。

癸未　癸丑岁

上太阴土　中少徵火运　下太阳水

寒化雨化胜复同，邪气化度也。灾九宫。雨化五，火化二，寒化一，正化度也。其化上苦温，中咸温，下甘热，药食宜也。

甲申　甲寅岁

上少阳火　中太宫土运　下厥阴木

火化二，雨化五，风化八，土为火子，木为火母，子母俱盛，故火化减。正化度也。其化上咸寒，中咸和，下辛凉，药食宜也。

乙酉（太一天符）　乙卯岁（天符）

上阳明金　中少商金运　下少阴火

热化寒化胜复同，邪气化度也。灾七宫。燥化四，清化四，热化二，正化度也。其化上苦温，中苦和，下咸寒，药食宜也。

丙戌（天符）　丙辰岁（天符）

上太阳水　中太羽水运　下太阴土

寒化六，雨化五，正化度也。其化上苦热，中咸温，下甘热，药食宜也。

丁亥（天符）　丁巳岁（天符）

上厥阴木　中少角木运　下少阳火

清化热化胜复同，邪气化度也。灾三宫。风化三，火化七，火得乙木相生，火

旺则木虚，故风化少，火化多。正化度也。其化上辛凉，中辛和，下咸寒，药食宜也。

戊子（天符）　戊午岁（太一天）符

上少阴火　中太徵火运　下阳明金

热化七，清化九，正化度也。其化上咸寒，中甘寒，下酸温，药食宜也。

己丑（太一天符）　己未岁（太一天符）

上太阴土　中少宫土运　下太阳水

风化清化胜复同，邪气化度也。灾五宫。雨化五，寒化一，正化度也。其化上苦热，中甘和，下甘热，药食宜也。

庚寅　庚申岁

上少阳火　中太商金运　下厥阴木

火化七，清化九，风化三，木被金刑，故风化减。正化度也。其化上咸寒，中辛温，下辛凉，药食宜也。

辛卯　辛酉岁

上阳明金　中少羽水运　下少阴火

雨化风化胜复同，邪气化度也。灾一宫。清化九，寒化一，热化七，水运不及，故热化多。金得水救，则火不能克，故清化亦多。正化度也。其化上苦温，中苦和，下咸寒，药食宜也。

壬辰　壬戌岁

上太阳水　中太角木运　下太阴土

寒化六，风化八，雨化五，正化度也。其化上苦温，中酸和，下甘温，药食宜也。

癸巳（同岁会）　癸亥岁（同岁会）

上厥阴木　中少徵火运　下少阳火

寒化雨化胜复同，邪气化度也。灾九宫。风化八，火化二，火运不及，木气未泄，故风化多。正化度也。其化上辛凉，中咸和，下咸寒，药食宜也。

凡此定期之纪，胜复正化，皆有常数，不可不察。故知其要者，一言而终，

不知其要，流散无穷，此之谓也。

五运不及，则有胜复，是谓邪化，五运太过，则无胜复邪化，但有正化，是皆有一定之常数也。

黄帝问曰：六气之应见，六化之正，六变之纪何如？岐伯对曰：夫六气正纪，有化有变，有胜有复，有用有病，不同其候，帝欲何问乎？帝曰：愿尽闻之。岐伯曰：请遂言之。

化谓正化，变谓变异。

夫气之所至也，厥阴所至为和平，少阴所至为暄，太阴所至为埃溽，少阳所至为炎暑，阳明所至为清劲，太阳所至为寒雰，时化之常也。

此六气分主四时之正化。

厥阴所至为风府为璺启，少阴所至为火府为舒荣，太阴所至为雨府为员盈，少阳所至为热府为行出，阳明所至为司杀府为庚苍，太阳所至为寒府为归藏，司化之常也。璺，音问。

璺，裂也，启，开也。员与圆同，员盈者，土化丰备也。行出，火力长育而物形充足也（行当作形）。庚，更也（庚与更同。"檀弓"：季子皋葬妻，犯人之禾，申详以告曰：请庚之）。苍，老也，金气肃杀，万物更变而苍老也。归藏，归宿而蛰藏也。

厥阴所至为生为风摇，少阴所至为荣为形见，太阴所至为化为云雨，少阳所至为长为蕃鲜，阳明所至为收为雾露，太阳所至为藏为周密，气化之常也。

形见，即形出之变文也。周密，蛰封而不泄也。

厥阴所至为风生，终为肃，少阴所至为热生，中为寒，太阴所至为湿生，终为注雨，少阳所至为火生，终为蒸溽，阳明所至为燥生，终为凉，太阳所至为寒生，中为温，德化之常也。

"六微旨论"：风位之下，金气承之，故厥阴风生，终为肃。土位之下，风气承之，故太阴湿生，终为注雨（注雨，雨之得风而飘骤者）。相火生湿土，故少阳火生，终为蒸溽。燥金生寒水，故阳明燥生，终为凉。水火同官，丁火癸水统于少阴，丙火壬水统于太阳，"六微旨论"：少阴之上，热气治之，中见太阳，太阳之上，寒气治之，中见少阴，故少阴热生，中为寒，太阳寒生，中为温也。

厥阴所至为毛化，少阴所至为羽化，太阴所至为倮化，少阳所至为羽化，阳明所至为介化，太阳所至为鳞化，德化之常也。

五虫秉六气而化也。

厥阴所至为生化，少阴所至为荣化，太阴所至为濡化，少阳所至为茂化，阳明所至为坚化，太阳所至为藏化，布政之常也。

六气司令，五化行焉，是谓之政。

厥阴所至为飘怒大凉，少阴所至为大暄寒，太阴所至为雷霆骤注烈风，少阳所至为飘风燔燎霜凝，阳明所至为散落温，太阳所至为寒雪冰雹白埃，气变之常也。

胜极则复，木胜而飘怒，则金复而为凉，火胜而大暄，则水复而为寒，土胜而骤注，则木复而为风，火胜而燔燎，则水复而为霜，金胜而散落，则火复而为温，水胜而冰雪，则土复而为湿，此气变之常也。

厥阴所至为挠动为迎随，少阴所至为高明焰为曛，太阴所至为沉阴为白埃为晦暝，少阳所至为光显为彤云为曛，阳明所至为烟埃为霜为劲切为凄鸣，太阳所至为刚固为坚芒为立，令行之常也。

气至而物从之，是谓之令。

厥阴所至为里急，少阴所至为疡胗身热，太阴所至为积饮痞隔，少阳所至为嚏呕为疮疡，阳明所至为浮虚，太阳所至为屈伸不利，病之常也。

里急，风盛之病。疮疹身热，热盛之病。积饮痞隔，湿盛之病。嚏呕疮疡，火盛之病。浮虚，燥盛之病（肺主皮毛，肺气外郁，则皮毛浮虚）。屈伸不利，寒盛之病。

厥阴所至为支痛，少阴所至为惊惑谵妄战栗恶寒，太阴所至为稸满，少阳所至为惊躁瞀昧暴病，阳明所至为鼽尻阴股膝髀腨骺足病，太阳所至为腰痛，病之常也。瞀，音茂。

肝脉行于两胁，故为支痛。心藏神，其属火，惊惑谵妄者，神明乱也，战栗恶寒者，水胜火也。脾为湿土，湿胜气阻，故稸积壅满。胆主惊，胆木上逆，相火失根，故惊躁瞀昧，而生暴病（胆木化气相火，此言足少阳病）。阳明大肠与肺为表里，鼽者，手阳明之病，阳明胃自头走足，尻阴股膝髀腨骺足痛者，足阳明之病也。足太阳之脉挟脊抵腰，腰痛者，水寒而木陷也。

厥阴所至为缓戾，少阴所至为悲妄衄蔑，太阴所至为中满霍乱吐下，少阳所至为喉痹耳鸣呕涌，阳明所至为胁痛皱揭，太阳所至为寝汗痉，病之常也。蔑，音灭。皱，取钩切。

肝主筋，缓戾者，筋骨痿缓而乖戾也（缓与软同）。肺燥则悲，神乱则妄，肺气上逆，收敛失政，则血升而为衄蔑，此君火刑肺之病也。中满者，土湿而不运，霍乱吐下者，饮食寒冷，水谷不消，风寒外束，胃不能容也。足少阳之脉行耳后，循颈而下胸膈，相火上逆则喉痹，甲木上冲则耳鸣，甲木刑胃，胃土不降则呕涌也。燥金刑木则胁痛，皮肤不荣则皱揭。太阳不藏则寝汗出，水寒筋缩则为痉也。

厥阴所至为胁痛呕泄，少阴所至为笑语，太阴所至为身重胕肿，少阳所至为暴注眴瘛暴死，阳明所至为鼽嚏，太阳所至为流泄禁止，病之常也。眴，音纯。瘛，音炽。

木郁贼土，故胁痛而呕泄。心主喜，其声笑，心神乱则笑语。土湿不运，则身重胕肿。甲木刑胃，水谷莫容，则暴生注泄。眴，肉动也，瘛，筋急也。肺气上逆，则生鼽嚏。寒水侮土，则为流泄，水道不通，则为禁止，流泄即下利，禁止即闭癃也。

凡此十二变者，报德以德，报化以化，报政以政，报令以令，气高则高，气下则下，气后则后，气前则前，气中则中，气外则外，位之常也。

凡此十二变者，因六气之所至不一，而为之报，故有化有变，有胜有复，有用有病，其候不同。气至有德化政令之殊，则有德化政令之报，气至有高下前后中外之殊，则有高下前后中外之报。人秉天之六气而生六经，手之六经其气高，足之六经其气下，足太阳行身之后，足阳明行身之前，三阴在中，三阳在外，此高下前后中外之位也。

故风胜则动，热胜则肿，燥胜则干，寒胜则浮，湿胜则濡泄，甚则水闭胕肿，随气所在，以言其变耳。

六气偏胜，则有偏胜之病，随其气之上下前后中外所在以言其变，凡偏胜之所在，则变生而病来矣。

帝曰：愿闻其用也。岐伯曰：夫六气之用，各归不胜而为化，故太阴雨化，施于太阳，太阳寒化，施于少阴，少阴热化，施于阳明，阳明燥化，施于厥阴，厥阴风化，施于太阴，各命其所在以征之也。

六气有用有病，上言其病矣，此复问其用。六气之用，各归其不胜我者而为之化，如此气偏胜，则此气所克者必病。其所克者在于何方，各命其所在之处以征之也。

帝曰：自得其位何如？岐伯曰：自得其位，常化也。帝曰：愿闻所在也。岐伯曰：命其位而方月可知也。

六气各有其位，自得其位者，自安其本位，而无凌犯他气之变也，此为气化之常。欲知其气化之所在，但命其六气之位，而化行之方月自可知也。（客气有客气之方，客气之月，主气有主气之方、主气之月）

帝曰：六位之气，盈虚何如？岐伯曰：太少异也，太者之至徐而常，少者暴而亡。

太气盈，少气虚，盈则徐而常，虚则暴而亡（亡，无常也）。

帝曰：天地之气，盈虚何如？岐伯曰：天气不足，地气随之，地气不足，天气从之，运居其中，而常先也。恶所不胜，归所同和，随运归从，而生其病也。

司天之气不足，则地气随之而升，司地之气不足，则天气从之而降，运居天地之中，常先天地而为升降。恶其所不胜，归其所同和（如木不胜金，则恶之，而与水火相同和，则归之），随运归从，助所同和，以成偏胜，而生其病也。

故上胜则天气降而下，下胜则地气迁而上，胜多少而差其分。微者小差，甚者大差，甚则位易气交，易则大变生而病作矣。《大要》曰：甚纪五分，微纪七分，其差可见，此之谓也。

上胜则司天之气降而下，下胜则司地之气迁而上，以胜之多少而差其分。胜微者小差，胜甚者大差，甚则位移易而气交互位，易则大变生而病作矣。《大要》曰（古书）：甚者纪五分，微者纪七分（五分者，胜居十之五，七分者，胜居十之

三），而其差可见，即此之谓也。

帝曰：天地之数，终始奈何？岐伯曰：悉乎哉问也！是明道也。数之始，起于上而终于下，岁半之前，天气主之，岁半之后，地气主之，上下交互，气交主之，岁纪毕矣。故曰位明气月可知，所谓气也。

司天在上，司地在下，天地一年之数，起于上而终于下。岁半之前，天气主之，岁半之后，地气主之，上下交互之中，气交主之，气交者，三气四气交际之间也，一岁之纪，毕于此矣。六气之位既明，则气月可知（三候一气[1]，两气一月。一年六气，一气两月），所谓天地之气数也。

帝曰：余司其事，则而行之，不合其数何也？岐伯曰：气用有多少，化洽[2]有盛衰，盛衰多少，同其化也。

六气有主客，主气者，初气风木，二气君火，三气相火，四气湿土，五气燥金，六气寒水，一气两月，万古不易，客气则逐年迁变，恒与四时相反。岁半之前，天气主之，岁半之后，地气主之，是司天之客气也。其间燥金在春，风木在秋，寒水在夏，二火在冬，应与主气相反，而往往与主气不反，与客气不符，较之天地终始之数，未尽相合。此以气之为用有多少，化之相洽有盛衰，盛衰多少，同其化也。盖六气与五运相值[3]，有生有克，生则其用多，克则其用少，多则其化盛，少则其化衰，以多遇多则愈盛，以少遇少则愈衰。衰盛多少，气化合同，盛则应，衰则不应，是以其数不合也。

帝曰：愿闻同化何如？岐伯曰：风温

---

① 三候一气　《素问·六节脏象论》："五日谓之候，三候谓之气。"
② 洽　合也。
③ 值　遇也。

春化同，热曛昏火夏化同，云雨昏暝埃长夏化同，燥清烟露秋化同，寒气霜雪冰冬化同，胜与复同。此天地五运六气之化，更用盛衰之常也。

凡四时之内，一见风温，是为木气，故与春化相同，一见热曛昏火，是为火气，故与夏化相同，一见云雨昏暝埃，是为土气，故与长夏相同，一见燥清烟露，是为金气，故与秋化相同，一见寒气霜雪冰，是为水气，故与冬化相同。初气终三气，胜之常也，四气尽终气，复之常也，其于胜复之中，而见五行之气，亦与此同。此天地五运六气之化，更相盛衰之常也，遇盛气之同化则其数合，遇衰气之同化则其数不合矣。

帝曰：善。夫子之言可谓悉矣，然何以明其应乎？岐伯曰：昭乎哉问也！夫六气者，行有次，止有位，故常以正月朔日平旦视之，睹其位而知其所在矣。运有余，其至先，运不及①，其至后，此天之道，气之常也，运非有余，非不足，是谓正岁，其至当其时也。

六气之行有恒次，止有定位，常以正月朔日平旦视之，初气方交（初气以上年十二月大寒日交），月令更变，自此六气递迁，六位迭易，睹其所止之位，而知其各气之所在矣。运有余，其至先（六气至先），其位未交，而其气已在，运不及，其至后，其位已交，而其气未在，运非有余，非不足，是谓正岁，其至当其时，不后不先也。

帝曰：善。五运之气，亦复岁乎？岐伯曰：郁极乃发，待时而作也。帝曰：请问其所谓也。岐伯曰：五常之气，太过不及，其发异也。帝曰：愿卒闻之。岐伯曰：太过者暴，不及者徐，暴者为病甚，徐者为病持。帝曰：太过不及，其数何如？岐伯曰：太过者其数成，不及者其数

生，土常以生也。

帝问六气既有胜复，五运之气，亦有报复于岁中者否也？凡五行之理，有胜必复，郁极乃发，待时而作也。盖五常之气，各有太过不及，其胜复之发，因而不同。太过者发之暴，不及者发之徐，暴者为病甚，徐者为病持（持久、迟延也）。太过者其化多，得五行之成数，不及者其化少，得五行之生数（义见前文）。

帝曰：其发也何如？岐伯曰：土郁之发，埃昏黄黑，化为白气，雷殷气交，岩谷振惊，击石飞空，飘骤高深，洪水乃从，川流漫衍，田牧土驹，化气乃敷，善为时雨，始生始长，始化始成，故民病心腹胀，肠鸣而为数后，甚则心痛胁䐜，呕吐霍乱，饮发注下，胕肿身重。云奔雨府，霞拥朝阳，山泽埃昏，而乃发也。其气四，云横天山，蜉蝣生灭，怫之先兆也。

水胜火败，不能生土，则土郁发作。发则湿气熏蒸，化为云雾。阳遏湿内，激为雷霆，鼓宕冲裂，殷于气交，山谷震动，击石飞空，风雨飘骤，自高及深，洪水从生，川流漫衍，瘀泛垒起，田野之间，如群驹散牧。化气敷布，善为时雨，万物得之，生长化成之力，于是始旺。湿气淫泆，传之于人，民病心腹胀满，肠鸣数后，甚则心痛胁䐜，呕吐霍乱，饮发注下，胕肿身重。土郁将发，湿气先动，云奔雨府，霞拥朝阳，山泽埃昏，而乃发也。土主四气，凡三气之后，云横天山，蜉蝣生灭（蜉蝣朝生暮死，湿气所化），便是湿土怫郁之先兆也。

金郁之发，天洁地明，风清气切②，

---

① 及 原作"足"，据王注本《素问·六元正纪大论》及本节黄解改。
② 切 原作"劲"，据王注本《素问·六元正纪大论》及本节黄解改。

大凉乃举，草树浮烟，燥气以行，霜雾数起，杀气来至，草木苍干，金乃有声，故民病咳逆，心胁痛引少腹，善暴痛，不可反侧，嗌干面尘色恶。山泽焦枯，土凝霜卤，而乃发也。其气五，夜零白露，林莽声凄，怫之先兆也。

木胜土败，不能生金，则金郁发作。发则天地净明，风气清切，大凉变序，草树浮烟，燥气以行，霜雾数起（霜雾即烟霭也），杀气来至，草木苍干。收令当权，秋声乃作。燥气淫泆，传之于人，肺气受伤，民病咳嗽气逆，心胁胀满，下引少腹，善于暴痛，不可反侧（肺与大肠表里，肺气上逆则心胁满，大肠下陷则少腹满，肺气右降，逆而不降则右胁暴痛，不可反侧也），咽喉干燥，面色尘恶（肺气① 通于喉，外主皮毛故）。金郁将发，燥气先动，山泽焦枯，土凝霜卤（露凝为霜，卤凝为硝），而乃发也。金主五气，凡三气之后②，夜零白露，林莽声凄，便是燥金怫郁之先兆也。

水郁之发，阳气乃辟，阴气暴举，大寒乃至，川泽严凝，寒雾结为霜雪，甚则黄黑昏翳，流行气交，霜乃为杀，水乃见祥，故民病寒客心痛，腰脽痛，大关节不利，屈伸不便，善厥逆，腹满痞坚。阳光不治，空积沉阴，白埃昏暝，而乃发也。其气二火前后，太虚深玄，气犹麻散，微见而隐，色黑微黄，怫之先兆也。

火胜金败，不能生水，则水郁发作。发则阳气退辟，阴气暴举，大寒乃至，川泽冻合，寒雾凝肃，结为霜雪（寒雾，白气如雾，结为霜雪，降于晴天）。甚则水土合气，黄黑昏翳，流行气交之际，霜乃为之刑杀，水乃见其妖祥（水灾见兆）。寒气淫泆，传之于人，水邪灭火，民病寒客心痛，腰脽疼痛，关节不利，屈伸不便，善手足厥冷，腹满痞坚。水郁将发，寒气

先动，阳光不治，空积沉阴，白埃昏暝，而乃发也。其气在君相二火前后，火胜则水复，凡二火前后，太虚玄深，气犹麻散（天象深黑，气若乱麻）。若见而隐，色黑微黄，便是寒水怫郁之先兆也。

木郁之发，太虚埃昏，云物以扰，大风乃至，发屋折木，木有变，故民病胃脘当心而痛，上支两胁，膈咽不通，食饮不下，甚则耳鸣眩转，目不识人，善暴僵仆。太虚苍埃，天山一色，或为浊色黄黑，郁若横云不雨，而乃发也。其气无常，长川草偃，柔叶呈阴，松吟高山，虎啸岩岫，怫之先兆也。

土胜水败，不能生木，则木郁发作。发则太虚尘扬，云物扰动，大风乃至，发屋折木，木有灾变，摇荡不宁。风气淫泆，传之于人，甲木刑胃，民病胃脘当心而痛，上支两胁，胸膈咽喉壅塞不通，饮食难下，甚则耳鸣目眩，昏愦无识，善暴僵仆（甲乙同气，此皆甲木上逆之病）。木郁将发，风气先动，太虚苍埃，天山一色（尘气苍茫，迷漫天山），或为浊色黄黑，郁若横云不雨（天际黄黑，若云不雨，此大风将来也）。而乃发也。土无专位，木气之郁发无常，凡四时之内，长川草偃，柔叶呈阴（树木遇风，苍叶摇落，柔叶翻腾，里面在上，是谓呈阴），松吟高山，虎啸岩岫（虎啸风生），便是风木怫郁之先兆也。

火郁之发，太虚昏翳，大明不彰，炎火行，大暑至，山泽燔燎，材木流津，广厦腾烟，土浮霜卤，止水乃减，蔓草焦黄，风行惑言，湿化乃后，动复则静，阳极反阴，湿令乃化乃成，故民病少气，胁腹胸背面首四肢䐜愤胪胀，疮疡痈肿，痎

---

① 气 原作"脘"，据下文义改。
② 后 原作"候"，音近而误，据上下文义改。

痹流注，瘈疭骨痛，节乃有动，腹中暴痛，呕逆注下，温疟，血溢，精液乃少，目赤心热，甚则瞀闷懊憹，善暴死。刻终大温，汗濡玄府，而乃发也。其气四，华发水凝，山川冰雪，焰阳午泽，怫之先兆也。

金胜木败，不能生火，则火郁发作。发则天地曛赫，三光不明，炎火盛行，大暑来至，山泽燔燎，材木流津，广厦腾烟，土浮霜卤（地经日晒，色白如霜，乃卤气所结，如海水晒为盐也），止水乃减（止水无源，故干涸也），蔓草焦黄（蔓草延芊，津液不能灌注，故焦黄也），炎风灾物，讹言大起。地干土燥，湿化乃后。动极生静，阳衰阴长，湿令续起，乃化乃成（火生土也）。热气淫泆，传之于人，壮火刑金，民病少气，胁腹胸背面首四肢郁热转结，膹愤胕胀，疮疡痈肿，疡痱流注，筋挛骨痛（筋急为瘈，筋缓为疭），关节动摇（热极风生），腹中暴痛，呕逆注泄，温疟发生，经血流溢，精液枯槁，目赤心热，甚则瞀闷懊憹，善于暴死。火郁将发，热气先动，百刻既终，大温不减，汗孔夜开，皮毛不阖（玄府，汗孔），而乃发也。君火主二气，相火主三气，郁极而发，后时而动，故在四气，凡二三气时，草木华发，而水犹凝沍，山川之阴，冰雪未消，大泽之南，焰阳已动，便是二火怫郁之先兆也。

有怫之应，而后报也，皆观其极，而乃发也。木发无时，水随火也。谨候其时，病可与期，失时反岁，五气不行，生化收藏政无恒也。

有怫郁之征应，而后能报复，物极则反，皆至其极，而乃发也（郁极而发，乃能报复）。土无专位，木发无时（其气无常），水随火发，阳亢则动（其气二火前后），土金火之郁发，各有其时。谨候

其时，病可与期，失其时而反其岁，则五气紊乱，生长化收藏之政皆昧其恒，不知何气之来，安知何病之作也！

帝曰：水发而雹雪，土发而飘骤，木发而毁折，金发而清明，火发而曛昧，何气使然？岐伯曰：气有多少，发有微甚，微者当其气，甚者兼其下，征其下气，而见可知也。

水发而雹雪，是兼土气（阴气上际，阳气下降，天地氤氲，则为云雨，是全由湿动，非土不能。而阳为阴闭，寒气渐凝，则雨变而为雹雪，缘湿旺阴盛故也），土发而飘骤，是兼木气，木发而毁折，是兼金气，金发而清明，是兼火气，火发而曛昧，是兼水气，此何气使然？因气有多少，发有微甚（多谓太过，少谓不及，不及发微，太过发甚），微者仅当其气（止于本气自见），甚者则兼其下气。水位之下，土气承之，土位之下，木气承之，木位之下，金气承之，金位之下，火气承之，火位之下，水气承之，是五行之下气也，征其下气为何，而本气之所兼见者可知矣。

帝曰：善。五气之发，不当位者何也？岐伯曰：命其差。帝曰：差有数乎？岐伯曰：后皆三十度而有奇也。

发不当位者，不应其时也，此缘气有盛衰，至有迟早，是以差错不准也。一日一度，三十度者，一月之数，奇谓四十三刻零七分半，其至之先期后期，不过三十度有奇。如一年节气，或早至于前十五日之先，或晚至于后十五日之后，合而计之，亦止三十度而有奇也。

帝曰：气至而先后者何？岐伯曰：运太过则其至先，运不及则其至后，此候之常也。

帝问气至而先后相差者何故？盖运太过则其至先，运不及则其至后，此气候之

常也。

帝曰：当时而至者何也？岐伯曰：非太过，非不及，则至当时，非是者，眚也。

当时而至，是谓平运，非是者，则为灾眚也。

帝曰：胜复之气，其常在也，灾眚时至，候也奈何？岐伯曰：非气化者，是谓灾也。

胜复之气，常在不差，其偶然差错，而灾眚时至，候之奈何？盖非气化之正者，是即为灾也。

帝曰：善。气有非时而化者何也？岐伯曰：太过者当其时，不及者归其己胜也。

气有非时而至，不失为正化者，以太过者当其有制之时，不及者归于己胜之候也。（太过而人制己，不及而己胜人，则亦为平气也）

帝曰：四时之气，至有早晏，高下左右，其候何如？岐伯曰：行有逆顺，至有迟速，故太过者化先天，不及者化后天。

四时之候，至有早晏，若夫高下左右，地势不同，其气至之候，亦当有殊。盖气行有逆顺，气至有迟速，故太过者化常先天，不及者化常后天，此其大凡也，至行于高下左右之间，则不能无异矣。（义详下文）

帝曰：愿闻其行何谓也？岐伯曰：春气西行，夏气北行，秋气东行，冬气南行。故春气始于下，秋气始于上，夏气始于中，冬气始于标，春气始于左，秋气始于右，冬气始于后，夏气始于前，此四时政化之常。故至高之地，冬气常在，至下之地，春气常在，必谨察之。

帝以：行有逆顺，愿闻其行何谓？盖春气自东而西行，夏气自南而北行，秋气自西而东行，冬气自北而南行。故春木自

北而东升，是始于下也。秋金自南而西降，是始于上也。夏当午正，是始于中也。冬居亥未，是始于标也。春自东来，是始于左也。秋自西往，是始于右也。夏自南来，是始于前也。冬自北往，是始于后也（天地之位，左东右西，南前北后）。阳有余于东南，其地常下，是以温暖，阴有余于西北，其地常高，是以清凉，故至高之地，冬气常在，阴有余也，至下之地，春气常在，阳有余也。然则地高而在右者，阴来为顺，其至恒早，阳来为逆，其至恒晏，地下而在左者，阴来为逆，其至恒晏，阳来为顺，其至恒早。设以太过而值逆行，则先天者亦当来迟，不及而遭顺行，则后天者亦当来速，高下左右之势，固自不侔①也。

帝曰：善。夫子言用寒远寒，用热远热，余未知其然也，愿闻何谓远？岐伯曰：热无犯热，寒无犯寒，从者和，逆者病，不可不敬畏而远之，所谓时与六位也。

火盛为热，则无以药食犯其热，水盛为寒，则无以药食犯其寒，从之者和，逆之者病，不可不敬畏而远之，所谓四时之主气与六位之客气，皆当顺其自然之候也。

帝曰：温凉何如？岐伯曰：司气以热，用热无犯，司气以寒，用寒无犯，司气以凉，用凉无犯，司气以温，用温无犯，间气同其主无犯，异其主则小犯之，是谓四畏，必谨察之。

司天司地之气，寒热温凉皆不可犯，是谓四畏，故当远之。左右四间之气，同其主令者亦无犯焉，异其主令者则小犯之，不在四畏之例也。

帝曰：善。其犯者何如？岐伯曰：天

① 侔　等也。

气反时，则可依时，及胜其主，则可犯。以平为期，而不可过，是谓邪气反胜者。故曰无失天信，无逆气宜，无翼其胜，无赞其复，是谓至治。

其可犯者，天之客气与主气之时令相反，则可依四时之主气，及客气之胜其主气者，则扶其主气，抑其客气以犯之。如夏热冬寒，时令也，而客寒夏至，客热冬来，则用热于夏，是以热而犯热，用寒于冬，是以寒而犯寒也，客不胜主，未可犯也，客胜其主，则可犯矣。但虽犯之，要当以平为期，而不可太过，是谓邪气非时而反胜者，故法当如是，非谓凡治皆然也。故曰无失天时之信，无逆气候之宜，无翼其得胜之会，无赞其来复之期，是谓治法之至者也。

帝曰：善。论言热无犯热，寒无犯寒，余欲不远寒，不远热奈何？岐伯曰：悉乎哉问也！发表不远热，攻里不远寒。

论言热无犯热，寒无犯寒，是用热远热，用寒远寒也，今欲不远热，不远寒，则当何如？惟发表则不远热，攻里则不远寒也。

帝曰：不发不攻，而犯寒犯热者何如？岐伯曰：寒热内贼，其病益甚。帝曰：愿闻无病者何如？岐伯曰：无者生之，有者甚之。

发表者，时热而不远热，以其表解而热泄，攻里者，时寒而不远寒，以其里清而寒去也。若不发不攻，而犯寒犯热，则寒者愈寒，热者愈热，寒热内贼，其病益甚。无病者，当之则新病生，有病者，当之则旧病甚也。

帝曰：生者何如？岐伯曰：不远热则热至，不远寒则寒至，寒至则腹满痞坚，痛急下利之病生矣，热至则身热头痛，瞀郁鼽衄，瞤瘛肿胀，骨节变肉痛，痈疽疮疡，霍乱呕吐注下，血溢血泄淋闷之病生矣。帝曰：治之奈何？岐伯曰：时必顺之，犯者治以胜也。

无则生之者，热不远热则热至，寒不远寒则寒至，寒至则生诸寒病，热至则生诸热病。治法时令，必当顺之，按其所犯者，治以相胜之物也。（热至以寒，寒至以热）

帝曰：善。郁之甚者，治之奈何？岐伯曰：木郁达之，火郁发之，土郁夺之，金郁泄之，水郁折之，然调其气，过者折之，以其畏也，所谓泻之。

木喜升散，郁则达之，火喜宣扬，郁则发之，土喜冲虚[①]，郁则夺之，金喜清肃，郁则泄之，水喜静顺，郁则折之，治五郁之法如此，然皆以调气为主，气调则郁自开。郁缘于不及，而发则太过，过者折之，以其所畏，皆所谓泻之，无补法也。（释前折其郁气之义）

帝曰：假者何如？岐伯曰：有假其气，则无禁也。所谓主气不足，客气胜也。

假者则用药可犯，不在禁例。所谓假者，皆缘主气不足，客气反胜，盛夏而寒生，隆冬而热至，假则反之，无用疑也。

帝曰：至哉，圣人之道！天地大化，运行之节，临御之纪，阴阳之政，寒暑之令，非夫子孰能通之！请藏之灵兰之室，署曰"六元正纪"，非斋戒不敢示，慎传也。

素问悬解卷十三终　阳湖钱增祺校字

---

① 冲虚　淡泊虚静，无所拘系也。

〔附〕

校 余 偶 识

清·冯承熙 撰

素问悬解第一卷 养生

《素问》

林亿新校正云：按王冰不解所以名《素问》之义及《素问》之名起于何代。按《隋书·经籍志》始有《素问》之名；《甲乙经》序，晋·皇甫谧之文已云《素问》论病精辩；王叔和，西晋人，撰《脉经》，云出《素问》、《针经》；汉·张仲景撰《伤寒卒病论集》，云撰用《素问》。是则《素问》之名，著于《隋志》，上见于汉代也。自仲景以前，无文可见，莫得而知，据今世所有之书，则《素问》之名，起汉世也。所以名《素问》之义，全元起有说云：素者，本也，问者，黄帝问岐伯也，方陈性情之源，五行之本，故曰《素问》。元起虽有此解，义未甚明。按《乾凿度》①云：夫有形者生于无形，故有太易，有太初，有太始，有太素。太易者，未见气也，太初者，气之始也，太始者，形之始也，太素者，质之始也。气形质具，而痾瘵由是萌生，故黄帝问此太素，质之始也。《素问》之名，义或由此。

上古天真论

饮食有节，起居有常，不妄作劳。

新校正云：按全元起注本云饮食有常节，起居有常度，不妄不作。《太素》同，杨上善云：以理而取声色芳味，不妄视听也，循理而动，不为分外之事。

视听八达之外。

宋本八达作八远。王冰注云：虽远际八荒之外，近在眉睫之内，来干我者，吾

必尽知之。

四气调神论

故身无苛病。

苛，宋本作奇。

金匮真言论

入通于心，开窍于舌。

宋本及他本皆作开窍于耳。王冰注云：舌为心之官，当言于舌，舌用非窍，故云耳也。"缪②刺论"曰：手少阴之络，会于耳中，义取此也。按，《灵枢·脉度》：五脏常内阅于上七窍也，下云心气通于舌，心和则舌能知五味矣，则正当作舌。

生气通天论

阴者，藏精而起亟也。

王冰注云：亟，数也。

阴阳应象论

燥伤皮毛，热胜燥。

宋本及他本皆作热伤皮毛，寒胜热。新校正云：按《太素》作燥伤皮毛，热胜燥，黄氏本此。

---

① 《乾凿度》　书名，为《易纬》八种之一，凡二卷，旧本称郑玄注，在纬书中特为醇正。

② 缪　原作"谬"，形近之误，据王注本《素问》篇名改。

素问悬解第二卷

"十二脏相使论"至"宣明五气"论藏象，"经脉别论"以下论脉法。

脏气法时论

气味合而服之，以补益精气。

新校正云：按孙思邈云精以食气，气养精以荣色，形以食味，味养形以生力。精顺五气以为灵也，若食气相恶，则伤精也，形受五味以成也，若食味不调，则损形也。是以圣人先用食禁以存性，后制药以防命，气味温补以存精形，此之谓气味合而服之，以补精益气也。

宣明五气

下焦溢为水。

黄氏作下焦为嗌为水。宋本作下焦溢为水。王冰注云：下焦为分注之所，气窒不泻，则溢而为水。按，《说文》：溢，器满也，嗌，咽也，为嗌与下焦不合。溢为水，犹言满而为水也，与下文膀胱不利为癃，不约为遗溺，文义亦正相属。此必传写时因上文为哕为泄，皆连叠成文，遂误多为字，而又讹溢为嗌也。今依宋本改之。

三部九候论

下部天，足厥阴也。

王冰注云：谓肝脉也，在毛际外，羊矢下一寸半陷中，五里之分，卧而取之。女子取太冲，在大指本节后二寸陷中是。视黄注为详。

脉要精微论

浑浑革革，至如涌泉，弊弊绵绵，其去如弦绝者死。

此盖从《甲乙经》而正之。旧本皆作浑浑革至如涌泉，病进而色弊，绵绵其去如弦绝，死。又如"三部九候论"：以通其气。旧作以见通之，亦从《甲乙经》而正之也。

素问悬解第三卷 脉法

玉机真脏论

太过则令人善怒。

怒，旧本皆作忘。新校正云：按"气交变大论"云：木太过，甚则忽忽善怒，眩冒巅疾，则忘当作怒。

如鸟之喙者。

新校正云："平人气象论"云如鸟之喙。又，别本喙作啄。

十日之内死。

日，旧本皆作月。王冰注云：期三百日内死，按日当作月。

真脏来见。

旧本皆作来见。新校正云：按全元起本及《甲乙经》真脏未见，来字当作未字之误也。

若人一呼五六至。

呼，旧本皆作息。新校正云：按人一息脉五六至，何得为死？必息字误，息当作呼。

通评虚实论

脉气上虚尺虚，是谓重虚。

新校正云：按《甲乙经》作脉虚气虚尺虚，是谓重虚，此少一气字，多一上字。王注言尺寸脉俱虚，则不兼气虚也。详前热病，气热脉满为重实，此脉虚气虚为重虚，是脉与气俱实为重实，俱虚为重虚，不但尺寸俱虚为重虚也。

实而涩则死。

涩，旧本皆作逆。王冰注云：逆谓涩也。

手足温则生，寒则死。

新校正云：按《太素》无手字，杨上善云足温气下，故生，足①寒气不下者，逆而致死。

诊要经终论

足太阳气绝一段。

旧误在"三部九候论"。新校正云：按"诊要经终论"载三阳三阴脉终之证，此独纪②足太阳气绝一证，余应阙文也。

玉版论要

阴阳反作。

旧本作阴阳反他。新校正云：按"阴阳应象大论"云：阴阳反作。王冰注云：反谓反复，作谓作务，反复作务，则病如是。

阴阳别论

生阳之属，不过四日而死。

林亿以别本作四日而生，全元起作四日而已，疑原本作死为非。按，下文云死不治，是统举上文而言，林误。

为偏枯痿易。

王冰注云：三阴不足，则为偏枯，三阳有余，则为痿易。易，谓变易常用，而痿弱无力也。

二阳俱搏，其病温。

按，宋本作其气溢。

---

① 足　原作"脉"，据王注本《素问·通评虚实论》载新校正引杨上善注文改。
② 纪　原作"犯"，据王注本《素问·三部九候论》载新校正改。"纪"，通"记"。

大 奇 论

肺雍肝雍肾雍。

新校正云：详肺雍肝雍肾雍，《甲乙经》皆作痈。按，痈作雍，古假借字也。

肾雍，胠下至少腹满。

胠下，旧本作脚下。按，《甲乙经》脚下作胠下，脚当作胠，不得言脚下至少腹也。

脉至如悬雍。

新校正云：按全元起本悬雍作悬离。

元起注云：悬离者，言脉与肉不相得也。

脉至如颓土之状。

新校正云：按《甲乙经》颓土作委土。

脉涩而鼓。

林亿本涩作塞。脉塞而鼓，谓才见不行，旋复去也。

行立常听。

王冰注云：小肠之脉，上入耳中，故常听也。

素问悬解第四卷

"阴阳离合论"至"经络论"论经络，"气穴论"以下论孔穴。

阴阳离合论

太阳根起于至阴。

王冰注云：至阴，穴名，在足小指。黄注谓足大指。考至阴之穴，实在足小指外侧，黄注当是传写之讹。

太阳为开，阳明为阖，少阳为枢。

新校正云：按《九墟》太阳为关，阳明为阖，少阳为枢。故关折则肉节渎缓，而暴病起矣，故候暴病者，取之太阳。阖折则气无所止息，悸病起，故悸者，皆取之阳明。枢折则骨摇而不能安于地，故骨摇者，取之少阳。《甲乙经》同。

太阴①为开，厥阴为阖，少阴为枢。

新校正云：按《九墟》关折则仓廪无所输，隔洞②，隔洞者，取之太阴。阖折则气施③而善悲，悲者，取之厥阴。枢折则脉有所结而不通，不通者，取之少阴。《甲乙经》同。

血气形志

病生于咽嗌，治之以甘药。

旧本甘作百。新校正云：按《甲乙经》咽嗌作困竭④，百药作甘药。

太阴阳明论

脾与胃，以膜相连耳。

新校正云：按《太素》作以募相逆。杨上善云：脾阴胃阳，脾内胃外，其性各异，故相逆也。

脉　　解

所谓甚则狂癫疾者。

癫，旧本作巅。王冰注云：以其脉上额，交巅上，入络脑，还出，其支别者，从巅至耳上角，故狂巅疾也。按，下文阳尽在上，则巅疾之说较长。黄氏盖因《灵枢·经脉》文而改之，亦确有所据。

阳明脉解

其脉血气盛。

新校正云：按《甲乙经》脉作肌。

皮　部　论

阳明之阳，名曰害蜚。

王冰注云：蜚，生化也，害，杀气也，杀气行则生化弭⑤，故曰害蜚。

少阳之阳，名曰枢持。

王冰注云：枢谓枢要，持谓执持。

太阳之阳，名曰关枢。

王冰注云：关司外动，以静镇为事，如枢之运，则气和平也。

少阴之阴，名曰枢儒。

王冰注云：儒，顺也，守要而顺阴阳

---

① 阴　原作"阳"，据王注本《素问·阴阳离合论》、素冯本"阴阳离合论"改。
② 隔洞　原脱，据王注本《素问·阴阳离合论》（守山阁本）载新校正补。
③ 施　通"弛"。
④ 竭　原作"渴"，形近之误，据王注本《素问·血气形志》载新校正改。
⑤ 弭　息也。

开阖之用也。新校正云：《甲乙经》儒作㨜①。

心主之阴，名曰害肩。

王冰注云：心主脉，入腋下，气不和则妨害肩腋之动运。

太阴之阴，名曰关蛰。

王冰注云：关闭蛰类，使顺行藏。新校正云：按《甲乙经》蛰作执。

气　府　论

胃脘以下至横骨六寸半一。

黄注：神阙、气海二穴。王冰注神阙作脐中，气海作脖胦。按神阙，一名气舍，当脐中，气海，一名脖胦。

挟脐下傍各五分至横骨寸一。

黄注：中注、四满、气穴、大赫、横骨五穴。王冰注中注同，下四穴作髓府、胞门、阴关、下极。按，四满，一名髓府；气穴，一名胞门；大赫，一名阴关；横骨，一名下极。

水 热 穴 论

肾街十穴。

黄注作气冲、归来、水道、大巨、五陵。王冰注气冲作气街，五陵作外陵。按，气街亦名气冲，外陵作五陵未详。

---

① 㨜　原作"㨜"，据王注本《素问·皮部论》载新校正改。

素问悬解第五卷 病论

风　论

使人怢㦎而不能食。

新校正云：详怢㦎，全元起本作失味，《甲乙经》作解㑊。

痹　论

阳遭阴，故为热。

王① 本作故为痹热。新校正云：遭，《甲乙经》作乘。

寒则急。

旧本急皆作虫。王冰注云：谓皮中如虫行。新校正云：按《甲乙经》虫作急。

痿　论

各以其时受气。

旧本作各以其时受月。王冰注云：谓受气时月也。如肝王甲乙，心王丙丁，脾王戊己，肺王庚辛，肾王壬癸，皆王气法也，时受月，则正谓五脏受气月也。

厥　论

前阴者，宗筋之所聚。

王冰注云：宗筋挟脐，下合于阴器，故云前阴者，宗筋之所聚也。新校正云：按《甲乙经》作厥阴者，众筋之所聚。全元起云：前阴者，厥阴也。与王注义异，亦是一说。

疟　论

夫痎疟皆生于风。

按，《说文》：痎，二日一发疟也。颜之推云：两日一发之疟，今北方犹呼痎疟。

二十五日下至骶骨，二十六日入于脊内。

新校正云：按全元起本二十五日作二十一日，二十六日作二十二日。《甲乙经》、《太素》并同。按，王冰注云：项以下至尾骶，凡二十四节，故② 日下一节，二十五日下至骶骨，二十六日入于脊内，注于伏脊之脉也。与全元起本及《甲乙经》、《太素》不同，当从王冰本为是。按，《灵枢·贼风》作二十一日下至尾骶，二十二日入脊内，全、杨、皇甫诸家其说本此，然王说为长。

---

① 王　原作"林"，据王注本《素问·痹论》经文改。

② 故　其下原衍"日"字，据王注本《素问·疟论》载王冰注删。

素问悬解第六卷

"举痛论"至"本病论"皆病论，"汤液①醪醴论"以下皆治论。

气 厥 论

寒则腠理闭，气不行。

新校正云：按《甲乙经》气不行作营卫不行。

惊则心无所依。

依，宋本及他本皆作倚。

肾移寒于脾，痈肿少气。

脾，旧本作肝。王冰注云：肝藏血，然寒入则阳气不散，阳气不散则血聚气涩，故为痈肿，又为少气也。新校正云：按全元起本云肾移寒于脾。元起注云肾伤于寒而传于脾，脾主肉，寒生于肉则结为坚，坚化为脓，故为痈也，血伤气少，故曰少气。《甲乙经》亦作移寒于脾。王因误本，遂解为肝，亦智者之一失也。

水之状也。

宋本状作病。新校正云：按《甲乙经》水之病也作治主肺者。

脾移热于膀胱，则癃溺血。

宋本作胞移热于膀胱。王注云：膀胱为津液之府，胞为受纳之司，故热入膀胱，胞中外热，阴络内溢，故不得小便而溺血也。《正理论》曰热在下焦则溺血，此之谓也。

腹 中 论

无治也，当十月复。《刺法》曰：无损不足，益有余，以成其疹，然后调之。

新校正云：按《甲乙经》及《太素》无然后调之四字。按，全元起注云所谓不治者，其身九月而喑，身重，不得为治，须十月满，生后复如常也，然后调之，则

此四字本全元起注文误书于此，当删去之。

脏有所伤及精有所寄，则卧不安。

旧本作精有所之寄则安。新校正云：按《甲乙经》作情有所倚则卧不安。《太素》作精有所倚则不安。按，精当作情，于义方协。

病 能 论

名为鼓胀。

新校正云：按《太素》鼓作谷字。

奇 病 论

使之服以生铁落为饮。

铁落为饮，宋本作铁洛。新校正云：按《甲乙经》铁洛作铁落，为饮作为后饭②。

石药发癫。

宋本癫作瘨。按，《说文》：瘨，病也，一曰腹胀。盖瘨、膜，古或假借通用，石性重坠而剽悍，热中消中之人，脾胃先伤，更投以石药而重伤之，亦能致膜胀之疾也。

本 病 论

法当三日死。

三日，宋本作三岁。王注云：三岁者，肺至肾一岁，肾至肝一岁，肝至心一岁，火又乘肺，故云三岁死也。按，上文肾传之心，弗治，满十日，法当死，今肾传之心，心即反传而行之肺，一脏再伤，其死极速，固当作三日也。

---

① 液　原作"药"，据目录改。
② 为后饭　原作"后饮"，据王注本《素问·病能论》载新校正改。

素问悬解第七卷 刺法

宝命全形论

木敷者，其叶发。

按，《太素》作木陈者，其叶落。杨上善云：叶落者，知陈木之已尽，以比衰坏之征，于义较协。

一曰治神，二曰知① 养身，三曰知毒药为真，四曰制砭石小大②，五曰知腑脏血气之诊。

杨上善云：存身之道，知此五者，以为摄养，可得长生也。魂、神、意、魄、志，以神为主，故皆名神，欲为针者，先须治神。故人无悲哀动中，则魂不伤，肝得无病，秋无难也。无怵惕思虑，则神不伤，心得无病，冬无难也。无忧愁不解，则意不伤，脾得无病，春无难也。无喜乐不极，则魄不伤，肺得无病，夏无难也。

无盛怒者，则志不伤，肾得无病，季夏无难也。是以五过不起于心，则神清性明，五神各安其脏，则寿延遐算也。养身，《太素》作养形。杨上善云：饮食男女，节之以限，风寒暑湿，摄之以时，有异单豹③ 外凋之害，即内养形也。实慈恕以爱人，和尘劳而不迹，有殊张毅高门之伤，即④ 外养形也。内外之养兼备，则不求生而久生，无期寿而长寿，此则针布养形之极也。治神养身，不专主用针而言，其说甚精。

长刺节论

气虚宜掣引之。

王注：掣⑤ 读为导，导引则气行条畅。新校正云：按《甲乙经》犁作掣。

---

① 知　原脱，据素冯本"宝命全形论"补。
② 小大　原作"大小"，据素冯本"宝命全形论"乙转。
③ 单（shàn　擅）豹　人名。《庄子·达生》："鲁有单豹者，岩居而水饮，不与民共利，行年七十而犹有婴儿之色，不幸遇饿虎，饿虎杀而食之。豹养其内，而虎食其外。"
④ 即　原作"则"，据王注本《素问·宝命全形论》载新校正改。
⑤ 掣　其下原衍"宜"字，据王注本《素问·阴阳应象大论》载王冰注删。

素问悬解第八卷 刺法

调 经 论

皮肤不收。

按，全元起云：不收，不仁也。《甲乙经》及《太素》云：皮肤收，无不字。

腠理闭塞，玄府不通。

新校正云：按《甲乙经》及《太素》无玄府二字。

凝则脉不通。

新校正云：按《甲乙经》作腠理不通。

缪 刺 论

韭叶。

原本[1] 皆作薤叶，今依宋本改正。

以竹管吹其两耳。

新校正云：按陶隐居云吹其左耳极[2]三度，复吹其右耳三度也。

刺 疟

热止汗出，其病难已。

宋本作热止汗出，难已。新校正云：按全元起本并《甲乙经》、《太素》、巢元方，并作先寒后热渴，渴止汗出。

---

① 原本　指《素问悬解》抄本。
② 极　原脱，据王注本《素问·缪刺论》载新校正补。

素问悬解第九卷 雷公问

疏 五 过 论

凡欲诊病者，必问饮食居处。

王冰注云：饮食居处，其有不同，故问之也。"异法方宜论"曰：东方之域，天地之所始生，鱼盐之地，海滨傍水，其民食鱼而嗜咸，皆安其处，美其食。西方者，金玉之域，沙石之处，天地之所收引，其民陵居而多风，水土刚强，其民不衣而褐荐，华食而脂肥。北方者，天地所闭藏之域，其地高陵居，风寒冰冽，其民乐野处而乳食。南方者，天地所长养，阳之所盛处，其地下，水土弱，雾露之所聚，其民嗜酸而食胕。中央者，其地平以湿，天地所以生万物也众，其民食杂而不劳。由此则诊病之道，当先问焉。故圣人杂合以法，各得其所宜，此之谓矣。

离绝菀结，忧恐喜怒，五脏空虚，血气离守，工不能知，何术之有！

王冰注云：离谓离间亲爱，绝谓绝念所怀，菀谓菀积思虑，结谓结固余怨。夫间亲爱①者魂游，绝所怀者意丧，积所虑者神劳，结余怨者志苦，忧愁者闭塞而不行，恐惧者荡惮②而失守，盛怒者迷惑而不治，喜乐者惮③散而不藏。由是八者，故五脏空虚，血气离守，工不思晓，又何言哉！

征 四 失 论

精神不专，志意不理，外内相失，故时疑殆。

王冰注云：外谓色，内谓脉。然精神不专于循用，志意不从于条理，所谓粗略。揆度失常，故色脉相失，而时自疑殆也。

解 精 微 论

夫疾风生，乃能雨，此之类④也。

旧本作夫火疾风生。新校正云：按《甲乙经》无火字，此盖本《甲乙经》而正之也。

---

① 爱　原作"疏"，据王注本《素问·疏五过论》载王冰注改。
② 荡惮　原作"惮荡"，据王注本《素问·疏五过论》载王冰注乙转。
③ 惮　原作"啴"，据王注本《素问·疏五过论》载王冰注改。
④ 类　原作"谓"，音近之误，据素冯本"解精微论"、王注本《素问·解精微论》改。

素问悬解第十卷运气

天元纪大论

林亿曰：详《素问》第七卷，亡已久矣。按①，皇甫士安，晋人也，序《甲乙经》云亦有亡失。《隋书·经籍志》载梁《七录》亦云止存八卷。全元起，隋人，所注本乃无第七。王冰，唐宝应中人，上至晋·皇甫谧甘露中，已六百余年，而冰自谓得旧藏之卷，今窃疑之。仍观"天元纪大论"、"五运行论"、"六微旨论"、"气交变论"、"五常政论"、"六元正纪论"、"至真要论"七篇，居今《素问》四卷，篇卷浩大，不与《素问》前后篇卷等，又且所载之事，与《素问》余篇略不相通，窃疑此七篇乃《阴阳大论》之文。王氏取以补所亡之卷，犹《周官》②无"冬官"，以"考工记"补之之类也。又按，汉·张仲景"伤寒论序"云撰用《素问》、《九卷》、《八十一难经》、《阴阳大论》，是《素问》与《阴阳大论》两书甚明，乃王氏并《阴阳大论》于《素问》中也。要之，《阴阳大论》亦古医经，终非《素问》第七矣。

人有五脏化五气，以生喜怒悲忧恐。

旧本作喜怒思忧恐。按，思与忧，皆脾之志也，与五气未合。新校正谓四脏皆受成于脾，亦属曲为之解。不若即据"阴阳应象大论"作喜怒悲忧恐为得也。

五运行大论

帝曰：地之为下否乎？岐伯曰：地为人之下，太虚之中也。帝曰：凭乎？岐伯曰：大气举之也。

王冰注云：大气，造化之气，任持太虚者也，所以太虚不息，地久天长者，盖由造化之气任持之也。气化而变，不任持之，则太虚之器③亦败坏矣。夫落叶飞空，不疾而下，为其任气，故势不得速焉。凡诸有形，处地之上者，皆有生化之气任持之也。然器有大小不同，坏有迟速之异，及至气不任持，则大小之坏一也。

东方生风。

王云：东者日之初，风者教之始，天之使④也，所以发号施令，故生自东方也。景霁山昏，苍埃际合，崖谷若一，岩岫之风也。黄白昏埃，晚空如堵，独见天垂，川泽之风也。加以黄黑，白埃承下，山泽之猛风也。

南方生热。

王云：阳盛所生，相火，君火之政也。太虚昏翳，其若轻尘，山川悉然，热之气也。大明不彰，其色如丹，郁热之气也。若行云暴升，飐然叶积，乍盈乍缩，崖谷之热也。

中央生湿。

王云：中央，土也。高山土湿，泉出地中，水源山隈，云生岩谷，则其象也。夫湿性内蕴，动而为用，则雨降云腾，中

---

① 按　原脱，据王注本《素问·重广补注黄帝内经素问序》载新校正补。

② 《周官》　《周礼》之本名，亦称《周礼经》，至刘歆始改称《周礼》。

③ 器　原作"气"，音同而误，据王注本《素问·五运行大论》载王冰注改。

④ 使　原作"始"，音同之误，据王注本《素问·五运行大论》载王冰注改。

央生湿，不远信矣。故《历候记》①土润
溽暑于六月，谓是也。

西方生燥。

王云：阳气已降，阴气复升，气爽风
劲，故生燥也。夫岩谷青埃，川源苍翠，
烟浮草木，远望氤氲，此金气所生，燥之
化也。夜起白朦，轻如微雾，退迩一色，
星月皎如，此万物阴成，亦金气所生，白
露之气也。太虚埃昏，气郁黄黑，视不见
远，无风自行，从阴之阳，如云如雾，此
杀气也，亦金气②所生，霜之气也。山
谷川泽，浊昏如雾，气郁蓬勃，惨然戚
然，咫尺不分，此杀气将用，亦金气所
生，运之气也。天雨大霖，和气西起，云
卷阳曜，太虚廓清，燥生西方，义可征
也。若西风大起，木偃云腾，是为燥与湿
争，气不胜也，故当复雨。然西风雨晴，
天之常气，假有东风雨止，必有西风复
雨，而乃自晴。观是之为，则气有往复，
动有燥湿，变化之象，不同其用矣。由此
则天地之气，以和为胜，暴发奔骤，气所
不胜，则多为复也。

北方生寒。

王云：阳气伏，阴气升，政布而大
行，故寒生也。太虚澄净，黑气浮空，天
色黯然，高空之寒气也。若气似散麻，本

末皆黑，退迩微见，川泽之寒气也。太虚
清白，空犹雪映，退迩一色，山谷之寒气
也。太虚白昏，大明不翳，如雾雨气，退
迩肃然，北望色玄，凝雾夜落，此水气所
生，寒之化也。太虚凝阴，白埃昏翳，天
地一色，远视不分，此寒湿凝结，雪之将
至也。地裂水冰，河渠干涸，枯泽浮咸，
水敛土坚，是土胜水，水不得自清，水③
所生，寒之用之。

六微旨大论

出入废则神机化灭，升降息则气立
孤危。

王冰注云：出入谓喘息，升降谓化
气。夫毛羽倮鳞介，及飞走蚑行，皆生气
根于身中，以神为动静之主，故曰神机
也。然金玉土石，熔埏草木，皆生气根于
外，假气以成立主持，故曰气立也。"五
常政大论"曰：根于中者，命曰神机，
神去则机息，根于外者，命曰气立，气止
则化绝，此之谓也。故无是四者，则神机
气立者生死皆绝。新校正云：按《易》
云本乎天者亲上，本乎地者亲下，《周
礼·大宗伯》有天产、地产，大司徒云
动物、植物，即此神机、气立之谓也。

---

①《历候记》　原作《物候记》，据王注本《素
问·五运行大论》载王冰注改。
②气　原作"之"，据王注本《素问·五运行大
论》载王冰注改。
③水　原作"气"，据王注本《素问·五运行大
论》载王冰注改。

素问悬解第十一卷运气

气交变大论

甚则忽忽善怒，眩冒巅疾。

王冰注云：凌犯太甚，则遇于金，故自[1]病。新校正云：按"玉机真脏论"云肝脉[2]太过，则令人善怒，忽忽眩冒巅疾，为肝实而然，则此病不独木太过，遇金而病，肝实亦自病也。

岁火太过，炎暑流行，肺金受邪，民病疟。

新校正云：火盛而克金，寒热交争，故为疟。

身热骨痛，而为浸淫。

新校正云：按"玉机真脏论"云心脉太过，则令人身热而肤痛，为浸淫，此云骨痛者，误也。

上临太阳，则雨雪冰霜不时降。

原本在岁水太过段内，今黄氏列于岁火不及之中。按，太阳寒水司天，火运二岁为戊辰、戊戌，中运皆太徵，实非岁火不及之年。而太阳寒水司天，水运二岁，中运为太羽，实岁水太过之年。以太少而言过与不及，则此二句自当列于岁水太过之下，惟火不及则水自凌之，与亢害承制之理，仍不相背耳。

上临少阴少阳，火燔焫，水泉涸，物焦槁。

原本在岁火太过段内，今黄氏列于岁金不及之中。按，少阴心火司天，金运二岁为庚子、庚午，少阳相火司天，金运二岁为庚寅、庚申，中运皆太商，实非岁金不及之年。而少阴心火司天，火运二岁为戊子、戊午，少阳相火司天，火运二岁为

戊寅、戊申，中运皆太徵，实岁火太过之年。以太少而言过与不及，则此四句自当列于岁火太过之下，惟金不及则火自犯之，与亢害承制之理，亦仍不相背耳。

帝曰：其灾应何如？岐伯曰：亦各从其化也。故时至有盛衰，凌犯有逆顺，留守有多少，形见有善恶，宿属有胜负，征应有吉凶矣。

王注云：五星之至，相王为盛[3]，囚死为衰。东行凌犯为顺，灾轻，西行凌犯为逆，灾重。留守日多则灾深，留守日少则灾浅。星喜润，则为见善，星怒燥忧丧[4]，则为见恶。宿属，谓所生月之属二十八宿及十二辰相分所属之位也。命胜星不灾不害，不胜星为灾小重，命与星相得，虽灾无害。灾者，狱讼疾病之谓也，虽五星凌犯之事，遇星之囚死时月，虽灾不成。然火犯留守逆临，则有诬谮狱讼之忧，金犯则有刑杀气郁之忧，木犯则有震惊风鼓之忧，土犯则有中满下利跗肿之忧，水犯则有寒气冲穑之忧，故曰征应有吉凶也。

帝曰：其善恶何谓也？岐伯曰：有喜有怒，有忧有丧，有泽有燥，此象之常也。

王注云：夫五星之见也，从深夜见之。人见之喜，星之喜也。见之畏，星之

---

[1]　自　原作"目"，形近之误，据王注本《素问·气交变大论》载王冰注改。
[2]　脉　原作"木"，据王注本《素问·气交变大论》载王冰注改。
[3]　盛　原作"顺"，据王注本《素问·气交变大论》载王冰注改。
[4]　丧　原作"伤"，音近之误，据王注本《素问·气交变大论》载王冰注改。

怒也。光色微曜，乍明乍暗，星之忧也。光色迥然，不彰不莹，不与众同，星之丧也。光色圆明，不盈不缩，怡然莹然，星之喜也。光色勃然临人，茫彩满溢，其象懔然，星之怒也。泽，洪润也。燥，干枯也。

素问悬解第十二卷运气

至真要大论

盛者夺之，汗者发之。

旧本作汗之下之，盖皆主盛者而言，今作汗者发之，于义无取，当是传写之讹。

燥淫所胜，平以苦湿。

新校正云：湿当作温。

补上治上制以缓，补下治下制以急，急则气味厚，缓则气味薄。

王冰注云：治上补上，方迅急则止不住而迫下，治下补下，方缓慢则滋道路而力又微。制急方而气味薄，则力与缓等，制缓方而气味厚，则势与急同。

素问悬解第十三卷运气

六元正纪大论

太阳所至为寝汗。

王冰注云：寝汗，谓睡中汗发于胸嗌颈腋之间也，俗误呼为盗汗。

时必顺之，治以胜也。

王云：春宜凉，夏宜寒，秋宜温，冬宜热，此时之宜，不可不顺。然犯热治以寒，犯寒治以热，犯春宜用凉，犯秋宜用温，是以胜也。犯热治以咸寒①，犯寒治以甘热，犯凉治以苦温，犯温治以辛凉，亦胜之道也。

木郁达之，火郁发之，土郁夺之，金郁泄之，水郁折之，然调其气。

王云：达谓吐之，令其条达也。发谓汗之，令其疏散也。夺谓下之，令无壅碍也。泄谓渗泄之，解表利小便也。折谓抑之，制其冲逆也。通是五法，乃气可平调，后乃观其虚盛而调理之也。

上所识各条，有与本书相发明者，有详本书所自出者，有补本书所未及者，有证本书之讹误者，故悉录之，以备参考。

校余偶识终　　阳湖钱增祺校字

---

① 寒　原作"凉"，据王注本《素问·六元正纪大论》载王冰注改。

灵枢悬解

清·黄元御 撰

黄帝素问灵枢叙^①

昔黄帝作《内经》十八卷，《灵枢》九卷，《素问》九卷，乃其数焉，世所奉行，唯《素问》耳。越人得其一二而述《难经》，皇甫谧次而为《甲乙》，诸家之说，悉自此始。其间或有得失，未可为后世法。则谓如《南阳活人书》称：咳逆者，哕也。谨按《灵枢经》曰：新谷气入于胃，与故寒气相争，故曰哕。举而并^②之，则理可断矣。又如《难经》第六十五篇，是越人标^③指《灵枢·本输》之大略，世或以为流注。谨按《灵枢经》曰：所言节者，神气之所游行出入也，非皮肉筋骨也。又曰：神气者，正气也，神气之所游行出入者，流注也，井荥俞经合者，本输也。举而并之，则知相去不啻天壤之异。但恨《灵枢》不传久矣，世莫能究。

夫为医者，在读医书耳，读而不能为医者有矣，未有不读而能为医者也。不读医书，又非世业，杀人尤毒于梃刃。是故古人有言曰：为人子而不读医书，犹为不孝也。仆本庸昧，自髫迄壮，潜心斯道，颇涉其理，辄不自揣，参对诸书，再行校正家藏旧本《灵枢》九卷，共八十一篇，增修音释，附于篇末，勒为二十四卷，庶使好生之人，开卷易明，了无差别。除已具状经所属申明外，准使府指挥^④依条申转运司选官详定，具书送秘书省国子监。今崧专访诸名医，更乞参详，免误将来，利益无穷，功实有自。

时宋绍兴乙亥仲夏望日锦官史崧题

---

① 黄帝素问灵枢叙　原不载，据《灵枢经》补。
② 并　比也。
③ 标　明也。
④ 指挥　唐宋时诏、敕、命令之统称，公文多用之。

灵枢悬解自序

昔黄帝传医，欲不用毒药砭石，先立《针经》，而欲以微针除百姓之病，故咨岐伯，而作《灵枢》，《灵枢》即《针经》也。《灵枢》乃《素问》之原，凡刺法、腧穴、经络、脏象，皆自《灵枢》发之，而错乱舛互，亦与《素问》相同，既解《素问》，《灵枢》不可不解矣。

丙子二月，方欲作之，澹明居士请先解《道德》。《道德》既成，于二月二十五日，乃创此草。正其错乱，发其幽杳，五月二日书竣。丈夫当删《诗》《书》，定《礼》《乐》，鹦鹉人言，不足为也。维时青阳① 初谢，朱夏② 方来，上临赫日，下拂炎风，益以披裘带索③，食玉炊桂④，鼻头出火，心下如痗⑤。申⑥ 以梁生适越⑦，陆子入洛⑧，旅怀郁陶⑨，抚事弥深。风景山河之泪⑩，又复浧浧欲下也。

顾忧能伤人，悲可陨性，前乎吾者，非泰山治鬼⑪，则地下修文⑫，而仆以沉菀偃蹇⑬ 之身，岿然独在，赖此尺籍，以消长日，凭此寸颖，以遣烦冤，岐黄之德普矣。而嘉惠羸躬⑭，功亦不细，长生久视⑮ 之法，即此而在，不必远访崆峒，遥羡蓬莱也。迨乎论成注毕，则已⑯ 变泣成歌，破愁为笑。人之情，已富者不美，已贵者不荣，朱绂无扰⑰，绿萝常亲⑱，摊卷朗吟，其乐靡穷！吾今而知，莫富于山林之士⑲，莫贵乎烟霞之人⑳，此中真意，正自可悦耳。

---

① 青阳　春季也。《尔雅·释天》："春为青阳。"
② 朱夏　夏季也。《尔雅·释天》："夏为朱明。"
③ 披裘带索　即荷衣束带。出《唐书·朱桃椎传》。在此作我行我素解。
④ 食玉炊桂　物价昂贵，与米珠薪桂意同。此处作辛劳倍加解。
⑤ 痗（mèi妹）病也。
⑥ 申　寻也。
⑦ 梁生适越　"梁生"，指梁鸿，字伯鸾，后汉扶风人，有高节，隐居避患去吴，及老，求葬于吴要离冢傍。"梁生适越"，指梁鸿去吴越，卒于吴越，并葬之吴越之事。详见《后汉书》。
⑧ 陆子入洛　"陆子"，指陆机，字士衡，西晋吴君人，文学家，少有异才，文章冠世。"陆子入洛"，指机与弟云由吴去洛阳，以求宦伸之事。
⑨ 郁陶（yáo摇）　不得意也。
⑩ 泪（lì丽）　《正韵》："泪，疾流貌。"
⑪ 泰山治鬼　相传泰山之神——泰山府君，掌人之生死。在此借指文人才子谢世。
⑫ 地下修文　相传晋·苏韶死后现形，语其弟曰：颜渊、卜商在地下任修文郎，世因称文士早死为"地下修文"。《司空表圣诗集·狂题》："地下修文著作郎，生前饥处倒空墙。"
⑬ 沉菀偃蹇　沉闷忧郁委曲也谓。
⑭ 嘉惠羸躬　治病救人之术也。
⑮ 长生久视　"久视"，不老之意。"长生久视"，长生不老也。
⑯ 已　必也。
⑰ 朱绂无扰　意谓在野之人，无政事困扰。
⑱ 绿萝常亲　"绿萝"，山名，在湖南桃源县南十里，道家以其为第四十二福地。"绿萝常亲"，意谓逍遥山林，超然于世。
⑲ 山林之士　指隐逸之人。
⑳ 烟霞之人　"烟"，云气。"霞"，日光照于云际所生之光采。喻身居名山，道高脱俗之人。

　　慨自龙胡已去①，圣藻②犹存，而遗文颠倒，乱于俗士之手，遂经传而义晦。自兹以还，玄珠永坠，赤水迷津。讵意斯文未丧，千载重明，日月光天，山河丽地，古圣心传，昭然如揭。向使身都通显③，则今段奇功，淹没于晏安豫乐④之中矣，何以有此！然则穷愁著书，是乃岐黄之灵，抑亦彼苍之心⑤也，又何怨焉。

　　昔汉武爱司马长卿⑥文，仆文未必如长卿，而澹明最好之，书成十八九时，连索序⑦草⑧。逐臭海上之夫⑨，辇上君子⑩亦有此癖，序毕呈焉，恐未足发凌云之意尔。

---

　　① 龙胡已去　“龙胡”，即龙髯，在此借指黄帝。“龙胡已去”，相传黄帝铸鼎于荆山之阳，鼎成有龙下迎帝升仙，群臣攀其龙髯而随之，后以之为黄帝仙世之说。
　　② 圣藻　“藻”，文辞。“圣藻”，在此指《灵枢经》。
　　③ 身都通显　“都”，居也。“通显”，仕宦显达也。“身都通显”，身居高官也。
　　④ 晏安豫乐　安逸享乐也。
　　⑤ 彼苍之心　“苍”，薄青色，指天，因天色苍苍，故称苍天。“彼苍”，天之代词。“彼苍之心”，天意也。
　　⑥ 司马长卿　即司马相如。
　　⑦ 序　指本序。
　　⑧ 草　指《灵枢悬解》手稿。
　　⑨ 逐臭海上之夫　喻有特殊嗜好之人。
　　⑩ 辇上君子　指澹明居士。

目　录

灵枢悬解卷一

昌邑黄元御解

刺　法①

九针十二原—②

黄帝问于岐伯曰：余子万民，养百姓，而收其租税。余哀其不给③，而属有疾病。余欲勿使被毒药，无用砭石，欲以微针通其经脉，调其血气，营其逆顺出入之会，令可传于后世，必明为之法，令终而不灭，久而不绝，易用难忘，为之经纪，异其章，别其表里，为之终始，令各有形，先立《针经》，愿闻其情。岐伯答曰：臣请推而次之，令有纲纪，始于一，终于九焉。

《针经》，即《灵枢经》。帝欲不用毒药砭石，而以微针除百姓之病，先立《针经》，故咨岐伯，而作《灵枢》。

九针之名，各不同形，一曰镵针，长一寸六分，二曰员④针，长一寸六分，三曰锃针，长三寸半，四曰锋针，长一寸六分，五曰铍针，长四寸，广二分半，六曰员利针，长三寸六分，七曰毫针，长一寸六分，八曰长针，长七寸，九曰大针，长四寸。镵，音谗；锃，音低。

此九针长短之度。

镵针者，头大末锐，去泻阳气。员针者，针如卵形，揩摩分间，不得伤肌肉，以泻分气。锃针者，锋如黍粟之锐，主按脉勿陷，以致其气。锋针者，刃三隅，以发痼疾。铍针者，末如剑锋，以取大脓。

员利针者，大如牦，且员且锐，中身微大，以取暴气。毫针者，尖如蚊虻喙，静以徐往，微以久留之而养，以取痛痹。长针者，锋利身薄，可以取远痹。大针者⑤，尖如挺⑥，其锋微员，以泻机关之水也。九针毕矣。请言其道。牦、厘同。喙，音晦。

此九针之形状功能。

小针之要，易陈而难入，粗守形，上守神，神乎神，客在门。未睹其疾，恶⑦知其原！刺之微，在速迟，粗守关，上守机，机之动，不离其空。空中之机，清静而微，其来不可逢，其往不可追。知机之道者，不可挂以发，不知机道，扣之不发。知其往来，要与之期。粗之暗乎，妙哉上独有之。往者为逆，来者为顺，明知逆顺，正行无问。迎而夺之，恶得无虚，追而济之，恶得无实，迎之随之，以意和之，针道毕矣。

义见"小针解"。

凡用针者，虚则实之，满则泄之，菀陈则除之，邪胜则虚之。《大要》曰：徐而疾则实，疾而徐则虚，言实与虚，若有若无，察后与先，若存若亡，为虚与实，若得若失。虚实之要，九针最妙。补泻之

① 刺法　原不载，据目录补。
② 一　原脱，据目录补。
③ 不给　不足也。
④ 员　通圆，后同。
⑤ 者　原脱，据本节经文前后文例补。
⑥ 挺　通"梃"。竹梃也。
⑦ 恶　何也。

时，以针为之。泻曰必持内之，放而出之，排阳得针，邪气得泄，按而引针，是谓内温①，血不得散，气不得出也。补曰随之，随之意若妄②之，若行若按，如蚊虻止，如留如还，去如弦绝，令左属右，其气故止，外门已闭，中气乃实，必无留血，急取诛之。

义见"小针解"。放而出之，出其恶血也。血不得散，气不得出者，真血真气也。去如弦绝者，出针之疾，所谓徐而疾则实也。以左属右者，缪刺之法，从右引左，令从右，左注之，邪仍属于右也。

持针之道，坚真为宝，正指直刺，无针左右，神在秋毫，属意病者，审视血脉，刺之无殆。方刺之时，必在悬阳，及与两卫，神属勿去，知病存亡。血脉者，在腧横居，视之独澄，切之独坚。夫气之在脉也，邪气在上，浊气在中，清气在下，故针陷脉则邪气出，针中脉则浊气出，针太深则邪气反沉，病益甚。故曰皮肉筋脉各有所处，病各有所宜，各不同形，各以任其所宜，无实无虚。损不足而益有余，是谓甚病。病益甚，取五脉者死，取三脉者恇③，夺阴者死，夺阳者狂。针害毕矣。

悬阳，阳络之外浮者，两卫，左右之卫气也，方刺之时，必在悬浮之阳络与两边之卫气，神属于此而勿去，乃知病邪之存亡。《素问·皮部论》：阴络之色应其经，阳络之色变无常，寒多则凝泣（同涩）。凝泣则青黑，热多则淖泽，淖泽则黄赤是也。血脉者，在腧横居，邪在穴腧之内，横居而不流行，视之则独澄，清也。切之则独坚，不与真气真血相同也。以下义见"小针解"。

观其色，察其目，知其散复。一其形，听其动静，知其邪正。右主推之，左持而御之，气至而去之。刺之而气不至，无问其数，刺之而气至，乃去之，勿复针。刺之害中而去则致气，中而不去则精泄，精泄则病益甚而恇，致气则生为痈疡。针各有所宜，各不同形，各任其所为，知其要者，一言而终，不知其要，流散无穷。刺知要，气至而有效，效之信，若风之吹云，明乎若见苍天。刺之道毕矣。

义见"小针解"。

凡将用针，必先诊脉，视气之剧易，乃可以治也。五脏之气已绝于内，而用针者反实其外，是谓重竭，重竭必死，其死也静，治之者辄反其气，取腋与膺。五脏之气已绝于外，而用针者反实其内，是谓逆厥，逆厥必死，其死也躁，治之者反取其四末。

义见"小针解"。

黄帝曰：愿闻五脏六腑所出之处。岐伯曰：五脏五腧，五五二十五腧，六腑六腧，六六三十六腧，经脉十二，络脉十五，凡二十七气，以上下。所出为井，所溜④为荥，所注为俞，所行为经，所入为合。二十七气所行，皆在五⑤腧也。节之交，三百六十五会，所言节者，神气之所游行出入也，非皮肉筋骨也。五脏有六腑，六腑有十二原，十二原出于四关，四关主治五脏。五脏有疾，当取之十二原，十二原者，五脏之所以禀三百六十五节气味也。五脏有疾也，应出十二原，十二原各有所出，明知其原，睹其应，而知五脏之害矣。

五脏六腑所出之处，脏腑之气所出，通于经络之处也。五脏之腧各五，曰井荥

① 温（yùn 运）通"蕴"。
② 妄 通"忘"。
③ 恇 怯也。
④ 溜 通"流"。
⑤ 五 原脱，据《灵枢经·九针十二原》及本节黄解补。

俞经合，五五二十五腧。六腑之腧各六，曰井荥俞原经合，六六三十六腧。经脉十二，络脉十五（见"经别"）。凡二十七气，以相上下。脉之所出为井，所溜为荥，所注为俞，所行为经，所入为合（义见本输）。二十七气之所行，皆在此五腧，五腧者，经络之源也。节之交，三百六十五穴会，所言节者，神气之所游行出入也，是言经脉之孔穴，非皮肉筋骨也。五脏之表有六腑，六腑之经有十二原，十二原出于四关（关节），四关主治五脏。五脏有疾，当取之十二原，十二原者，五脏之所以禀三百六十五节之气味也。五脏有疾，其应出于十二原，十二原各有所出（义详"本输"）。明知其原，各睹其应，而知五脏之害矣。

阳中之少阴，肺也，其原出于太渊，太渊二。阳中之太阳，心也，其原出于大陵，大陵二。阴中之少阳，肝也，其原出于太冲，太冲二。阴中之至阴，脾也，其原出于太白，太白二。阴中之太阴，肾也，其原出于太溪，太溪二。膏之原，出于鸠尾，鸠尾一。肓之原，出于脖胦，脖胦一。凡此十二原者，主治五脏六腑之有疾者也。脖，音勃。胦，音英。

二者，左右二穴也。鸠尾，蔽心骨上穴，脖胦即气海，在脐下半寸，皆任脉穴。

今夫五脏之有疾也，譬犹刺也，犹污也，犹结也，犹闭也。刺虽久，犹可拔也，污虽久，犹可雪也，结虽久，犹可解也，闭虽久，犹可决也。或言久疾之不可取者，非其说也。夫善用针者，取其疾也，犹拔刺也，犹雪污也，犹解结也，犹决闭也，疾虽久，犹可毕也。言不可治者，未得其术也。

言刺法治病之易。

小针解二①

所谓易陈者，易言也，难入者，难着于人也。粗守形者，守刺法也。上守神者，守人之血气有余不足，可补泻也。神客者，正邪共会也。神者，正气也，客者，邪气也，在门者，邪循正气之所出入也。未睹其疾者，先知邪正何经之疾也。恶知其原者，先知何经之病所取之处也。刺之微，在迟速者，徐疾之意也。粗守关者，守四肢而不知血气正邪之往来也。上守机者，知守气也。机之动，不离其空中者，知气之虚实，用针之徐疾也。空中之机，清静以微者，针以②得气，密意守气，勿失也。其来不可逢者，气盛不可以补也。其往不可追者，气虚不可泻也。不可挂以髮者，言气易失也。扣之不发者，言不知补泻之意，血气已尽，而气不下也。知其往来者，知气之逆顺盛虚也。要与之期者，知气之可取之时也。粗之暗者，冥冥不知气之微密也。妙哉上独有之者，尽知针意也。往者为逆者，言气之虚而小，小者逆也。来者为顺者，言形气之平，平者顺也。明知逆顺，正行无问者，言知所取之处也。迎而夺之者，泻也。追而济之者，补也。

此解"九针十二原"小针之要。易陈说而难深入，以其难入，是以难着于人也。神乎神，客在门，神之所在，客亦随之，言正邪之共会也。以神者，正气也，客者，邪气也，在门者，邪循正气之所出入也。未睹其疾者，未能先知邪正何经之疾也。恶知其原者，未能先知何经之病所取之处也。粗守关者，守四肢之关节而不知血气正邪之往来也。上守机者，知守气

① 二　原脱，据目录补。
② 以　通"已"。

机之动静也。机之动，不离其空中者，知孔穴之中经气之虚实，用针之徐疾也。空中之机，清静以微者，气机之动，难得易失，针以得气，密意守气，而勿失也。扣之不发者，言不知补泻之意，血气已至竭尽，而邪气犹不下也（下，去也）。往者为逆者，言气虚而小，往多于来，小者逆也。来者为顺者，言形气之平，来如其往，平者顺也。

所谓虚则实之者，气口虚而当补之也。满则泄之者，气口盛而当泻之也。宛陈则除之者，去血脉也。邪盛则虚之者，言诸经有盛者，皆泻其邪也。徐而疾则实者，言徐内而疾出也。疾而徐则虚者，言疾内而徐出也。言实与虚，若有若无者，言实者有气，虚者无气也。察后与先，若亡若存者，言气之虚实，补泻之先后也，察其气之已下与常存也。为虚与实，若得若失者，言补者必然若有得也，泻则怳①然若有失也。宛、菀同，音郁。似，音必。

《素问·针解》：刺虚则实之者，针下热也，气实乃热也。满而泻之者，针下寒也。菀陈则除之者，去恶血也。邪盛则虚之者，出针勿按。徐而疾则实者，徐出针而疾按之。疾而徐则虚者，疾出针而徐按之。言实与虚者，寒温气多少也。若无若有者，疾不可知也。察后与先者，知病先后也。为虚与实者，工勿失其法。若得若失者，离其法也。似，满也，扬子《校猎赋》骈衍②似路，似然有得，得意之貌也。

夫气之在脉也，邪气在上者，言邪气之中人也高，故邪气在上也。浊气在中者，言水谷皆入于胃，其精气上注于肺，浊溜于肠胃，言寒温不适，饮食不节③，而病生于肠胃，故曰浊气在中也。清气在下者，言清湿地气之中人也，必从足始，

故曰清气在下也。针陷脉则邪气出者，取之上。针中脉则浊气出者，取之阳明合也。针太深则邪气反沉者，言浅浮之病，不欲深刺也，深之则邪气从之入，故曰反沉。皮肉筋脉各有所处者，言经络各有所主也。取五脉者死，言病在中，气不足，但用针尽大泻其诸阴之脉也。取三脉者恇，言尽泻三阳之气，令病人恇然不复也。夺阴者死，言取尺之五里，五往者也。夺阳者狂，正言也。

气之在脉也，邪气在上者，言伤于风者，上先受之，邪气之中人也高，故邪气在上也。浊气在中者，言水谷入胃，其精气上注于肺，其浊气溜于肠胃，寒温不适宜，饮食不节俭，病生肠胃，郁满不运，故曰浊气在中也。清气在下者，言清湿地气之中人也，必从足始，故曰清气在下也。诸经孔穴，多在陷中，针陷脉则邪气出者，取之上焦诸穴。针中脉则浊气出者，取之阳明之合穴也（三里），刺其合穴，以泻阳明胃气之郁，故浊气出。针太深则邪气反沉者，言邪客皮毛，浅浮之病，不欲深刺，深④则邪气从之内入，故曰反沉也。皮肉筋脉各有所处者，言经络浅深，各有所主也（浅则及皮肉，深则及筋骨）。五脉，五脏之五腧，取五脉者死，言病属中，气不足，又以针大泻其诸阴之脉（泻五脏五腧也），重伤其中气也。三阳，手足三阳经，取三脉者恇，言尽泻三阳之气，令病人恇然怯弱，不能复旧也。五里，尺泽后之五里，夺阴者死，言取尺之五里，五往而气尽者也（"玉版"：迎之五里，中道而止，五至而已，

---

① 怳　恍也。
② 骈（pián　蹁）衍　相连貌。
③ 节　原作"绝"，据《灵枢经·小针解》及本节黄解改。
④ 深　原脱，据本节经文、上下文义补。

五往而脏之气尽矣，故五五二十五，而竭其腧矣，此所谓夺其天气者也。五里，手阳明经穴，禁刺者也）。夺阳者狂，正言也，狂者惴怯不宁，伤寒汗多阳亡，而生惊狂者也，取三脉者惟，正此谓也，故曰正言。

观其色，察其目，知其散复者，视其目色，以知病之存亡也。所以察其目者，五脏使五色修明，修明则声彰，声彰则言声与平生异也。一其形，听其动静者，言上工知相五色于目，又知调尺寸大小缓急滑涩，以言所病也。持寸口人迎以视其脉，坚且盛且滑者，病日进，脉软者，病将下，诸经实者，病三日已，气口候阴，人迎候阳也。知其邪正者，知论虚邪与正邪之风也。右主推之，左持而御之者，言持针而出入也。气至而去之者，言补泻气调而去之也，调气在于"终始"。一者，持心也。（视其目色二句①，旧② 误在"四时气"。持气口人迎六句③，亦误在"四时气"）

右主推之，左持而御之者，言持针而出入也，针入则以右手推之，针出则以左手持而御之（按其针孔以御之，恐正气泄而邪气入也）。"终始"，本经篇名。一其形，听其动静，所以调其气也，所谓一者，持其心而不乱也。

所谓五脏之气已绝于内者，脉口气内绝不至，反取其外之病处与阳经之合，又留针以致阳气，阳气至则内重竭，重竭则死矣。其死也，无气以动，故静。所谓五脏之气已绝于外者，脉口气外绝不至，反取其四末之输，又留针以致其阴气，阴气至则阳气反入，入则逆，逆则死矣。其死也，阴气有余，故躁。（输与腧通）

阳气反入，阳气内陷也。

节之交，三百六十五会者，络脉之渗灌诸节者也。

"九针十二原"：所言节者，神气之所游行出入也，非皮肉筋骨也，谓气穴三百六十五也。

九针论三④

黄帝曰：余闻九针于夫子，众多博大矣，余犹不能寤⑤，敢问九针焉生？何因而有名？岐伯曰：九针者，天地之大数也，始于一而终于九，故曰一以法天，二以法地，三以法人，四以法时，五以法音，六以法律，七以法星，八以法风，九以法野。黄帝曰：以针应九之数奈何？岐伯曰：夫圣人之起天地之数也，一而九之，故以立九野，九而九之，九九八十一，以起黄钟数焉，以针应数也。一者天也，天者阳也，五脏之应天者肺，肺者五脏六腑之盖也，皮者肺之合也，人之阳也，故为之治针，必以大其头而锐其末，令无得深入而阳气出。二者地也，人之所以应土者肉也，故为之治针，必筒⑥ 其身而圆其末，令无得伤肉分，伤则气得竭。三者人也，人之所以成生者血脉也，故为之治针，必大其身而圆其末，令可以按脉勿陷，以致其气，令邪气独出。四者时也，时者四时八风之客于经络之中，为瘤病者也，故为之治针，必筒其身而锋其末，令可以泻热出血，而瘤病竭。五者音也，音者冬夏之分，分于子午，阴与阳别，寒与热争，两气相搏，合为痈脓者也，故为之治针，必令其末如剑锋，可以取大脓。六者律也，律者调阴阳四时而合

① 视其目色二句　指"视其目色，以知病之存亡也。"
② 旧　黄氏对《灵枢经》世传本之称谓。下同。
③ 持气口人迎六句　指"持气口人迎，以视其脉……人迎候阳也。"
④ 三　原脱，据目录补。
⑤ 寤　通"悟"。
⑥ 筒　言其体圆而直，形如筒。

十二经脉，虚邪客于经络而为暴痹者也，故为之治针，必令尖大如牦，且圆且锐，中身微大，以取暴气。七者星也，星者人之七窍，邪之所客于经而为痛痹，舍于经络者也，故为之治针，令尖如蚊虻喙，静以徐往，微以久留，正气因之，真邪俱往，出针而养者也。八者风也，风者人之股肱八节也，八正之虚风，八风伤人，内舍于骨解腰脊关节腠理之间，为深痹也，故为之治针，必长其身，锋其末，可以取深邪远痹。九者野也，野者人之节解皮肤之间也，淫邪流溢于身，如风水之状，而溜不能过于机关大节者也，故为之治针，令尖如挺，其锋微圆，以取大气之不能过于关节者也。

骨解，骨节也。

黄帝曰：针之长短有数乎？岐伯曰：一曰镵针者，取法于巾针，去末寸半，卒锐之，长一寸六分，主热在头身也。二曰员针，取法于絮针，筒其身而卵其锋，长一寸六分，主治分间气。三曰锃针，取法于黍粟之锐，长三寸半，主按脉取气，令邪出。四曰锋针，取法于絮针，筒其身，锋其末，长一寸六分，主痈热出血。五曰铍针，取法于剑锋，广二分半，长四寸，主大痈脓，两热争者也。六曰员利针，取法于牦针，微大其末，反小其身，令可深入内也，长一寸六分，主取痈痹者也。七曰毫针，取法于毫毛，长三寸六分，主寒热痛痹[1]在络者也。八曰长针，取法于綦针，长七寸，主取深邪远痹者也。九曰大针，取法于锋针，其锋微圆，长四寸，主取大气不出关节者也。针形毕矣。此九针大小长短法也。九者，经巽之理，十二经脉阴阳之病也。

巾针、絮针、牦针、綦针、锋针，皆古针名。巽，顺也，九针者，经常巽顺之理，具在于此，所治者，十二经脉阴阳之病也。（九者，经巽之理二句[2]，旧误在"周痹"）

官针四[3]

凡刺之要，官针最妙。九针之宜，各有所为，长短大小，各有所施也，不得其用，病弗能移。疾浅针深，内伤良肉，皮肤为痈。病深针浅，病气不泻，支[4]为大脓。病小针大，气泻太甚，疾必为害。病大针小，气不泻泄，亦复为败。失针之宜，大者泻，小者不移。已言其过，请言其所施。

大者泻，小者不移，害之大者，泻其正气，小者，其病仍不移易也。

病在皮肤，无常处者，取以镵针于病所，肤白勿取。病在分肉间，取以员针于病所。病在经络，痼痹者，取以锋针。病在脉，气少当补之者，取以锃针，于井荥分俞。病为大脓者，取以铍针。病痹气，暴发者，取以圆利针。病痹气，痛而不去者，取以毫针。病在中者，取以长针。病水肿而不能通关节者，取以大针。病在五脏，固居者，取以锋针，泻于井荥分俞，取以四时。

九针名义，见"九针十二原"。

凡刺有九，以应九变。一曰输刺，输刺者，刺诸经荥输脏腧也。二曰远道刺，远道刺者，病在上，取之下，刺腑腧也。三曰经刺，经刺者，刺大经之结络经分也。四曰络刺，络刺者，刺小络之血脉也。五曰分刺，分刺者，刺分肉之间也。六曰大泻刺，大泻刺者，刺大脓，以铍针也。七曰毛刺，毛刺者，刺浮痹皮肤也。

---

[1] 痹 原脱，据《灵枢经》"九针论"、"九针十二原"补。

[2] 九者，经巽之理二句 指"九者，经巽之理，十二经脉阴阳之病也。"

[3] 四 原脱，据目录补。

[4] 支 久也。

八曰巨刺，巨刺者，左取右，右取左。九曰淬刺，淬刺者，燔针取痹也。

巨刺，义详《素问·缪刺论》。

凡刺有十二节，以应十二经。一曰偶刺，偶刺者，以手直心若背，直痛所，一刺前，一刺后，以治心痹，刺此者，傍针之也。二曰报刺，报刺者，刺痛无常处也，上下行者，直内，无拔针，以左手随病所按之，乃出针，复刺之也。三曰恢刺，恢刺者，直刺傍之举之，前后恢筋急，以治筋痹也。四曰齐刺，齐刺者，直入一，傍入二，以治寒气小深者，或曰三刺，三刺者，治痹气小深者也。五曰扬刺，扬刺者，正内一，傍内四，而浮之，以治寒气之博大者也。六曰直针刺，直针刺者，引皮乃刺之，以治寒气之浅者也。七曰输刺，输刺者，直入直出，稀发针而深之，以治气盛而热者也。八曰短刺，短刺者，刺骨痹，稍摇而深之，致针骨所，以上下摩骨也。九曰浮刺，浮刺者，傍入而浮之，以治肌急而寒者也。十曰阴刺，阴刺者，左右率刺之，以治寒厥，中寒厥，足踝后，少阴也。十一曰傍针刺，傍针刺者，直刺傍刺各一，以治留痹久居者也。十二曰赞刺，赞刺者，直入直出，数发针而浅之，出血，是谓治痈肿也。

恢，扩也，前后恢筋急者，恢扩其筋，以舒其急也。

凡刺有五，以应五脏。一曰半刺，半刺者，浅内而疾发针，无针伤肉，如拔毛状，以取皮气，此肺之应也。二曰豹文刺，豹文刺者，左右前后针之，中脉为故，以取经络之血者，此心之应也。三曰关刺，关刺者，直刺左右尽筋上，以取筋痹，慎无出血，此肝之应也，或曰渊刺，一曰岂刺。四曰合谷刺，合谷刺者，左右鸡足，针于分肉之间，以取肌痹，此脾之应也。五曰输刺，输刺者，直入直出，深

内之至骨，以取骨痹，此肾之应也。

合谷者，肉之大会为谷（《素问·气穴论》语），针于分肉之间，合于肉之大会也。

黄帝问于岐伯曰：余闻九针于夫子，众多矣，不可胜数，余推而论之，以为一纪。余司诵之，子听其理，非则语余，请正其道，令可久传，后世无患，得其人乃传，非其人勿言。岐伯稽首再拜曰：请听圣王之道。黄帝曰：用针之理，必知形气之所在，左右上下，阴阳表里，血气多少，行之逆顺，出入之合，谋伐有过。知解结，知补虚泻实，上下气门，明通于四海。审其所在，寒热淋露，以输异处。审于调气，明于经隧，左右肢①络，尽知其会。寒与热争，能合而调之，虚与实邻，知决而通之，左右不调，把而行之。明于逆顺，乃知可治，阴阳不奇，故知起时。审于本末，察其寒热，得邪所在，万刺不殆。知官九针，刺道毕矣。

淋，小便淋涩。露，崩漏带下之类。

明于五输，徐疾所在，屈伸出入，皆有条理。言阴与阳，合于五行，五脏六腑，亦有所藏，四时八风，尽有阴阳。各得其位，合于明堂，各处色部，五脏六腑。察其所痛，左右上下，知其寒温，何经所在。审皮肤之寒温滑涩，知其所苦，膈有上下，知其气所在。先得其道，稀而疏之，稍深以留，故能徐入之。大热在上，推而下之，从下上者，引而去之，视前痛者，常先取之。大寒在外，留而补之，入于中者，从合泻之，针所不为，灸之所宜。上气不足，推而扬之，下气不足，积而从之，阴阳皆虚，火自当之。厥而寒甚，骨廉陷下，寒过于膝，下陵三里。阴络所过，得之留止，寒入于中，推

————————
① 肢 通"支"。

而行之。经陷下者，火则当之，结络坚紧，火所治之。不知所苦，两跷之下，男阴女阳，良工所禁。针论毕矣。

五输，井、荥、俞、经、合也。徐疾所在，屈伸出入，即"逆顺肥瘦"出入屈折，行之疾徐之义。明堂，鼻也。面上五色，各处其部，以察脏腑之所痛，经络之寒温也。膈有上下，清浊所分也。下陵，即阳明之三里也。两跷之下，即足太阳之申脉，足少阴之照海也。然跷脉者，男子数其阳，女子数其阴（"脉度"语），则男宜灸阳，女宜灸阴。若男阴女阳，则为良工之所禁也。

用针之服[1]，必有法则，上视天光，下司八正，以辟奇邪，而观百姓，审虚实，无犯其邪。是得天之露，遇岁之虚，救而不胜，反受其殃，故曰必知天忌，乃言针意。法于往古，验于来今，观于冥冥，通于无穷，粗之所不见，良工之所贵，莫知其形，若神仿佛。虚邪之中人也，洒淅恶寒。正邪之中人也微，先见于色，不知于其身，若有若无，若存若亡，有形无形，莫知其情。是故上工之取气，乃救其萌芽，下工守其已成，因败其形。是故工之用针也，知气之所在，而守其门户，明于调气，补泻所在，徐疾之意，所取之处。泻必用圆，切而转之，其气乃行，疾入徐出，邪气乃出，伸而迎之，摇大其穴，气出乃疾。补必用方，外引其皮，令当其门，左引其枢，右推其肤，微旋而徐推之，必端以正，安以静，坚心无解[2]，欲微以留，气下而疾出之，推其皮，盖其外门，真气乃存。用针之要，无忘其神。以上三段[3]，旧误在"官能"。

上视天光，下司八正，《素问·八正神明论》：合以天光，必合日月星辰，四时八正之气也（合天光者，月生无泻，月满无补也。司八正者，所以候八风之虚

邪也）。得天之露，遇岁之虚，义见"岁露论"。法于往古，验于来今，至守其门户，解见"八正神明论"。泻必用员，补必用方，"八正神明论"作泻必用方，补必用员，文异而义通。

终始五[4]

凡刺之道，毕于终始，明知终始，五脏为纪，阴阳定矣。阴者主脏，阳者主腑，阳受气于四末，阴受气于五脏，故泻者迎之，补者随之。知迎知随，气可令和，和气之方，必通阴阳，五脏为阴，六腑为阳。传之后世，以血为盟，敬之者昌，慢之者亡，无道行私，必得夭殃。谨奉天道，请言终始。

四末，手足之端也。

终始者，经脉为纪，持其脉口人迎，以知阴阳有余不足，平与不平，天道毕矣。所谓平人者不病，不病者，脉口人迎应四时也，上下相应而俱往来也，六经之脉不结动也，本末寒温相守司也，形肉血气必相称也，是谓平人。少气者，脉口人迎俱少，而不称尺寸也，如是者，则阴阳俱不足，补阳则阴竭，泻阴则阳脱，如是者，可将以甘药，不可饮以至剂，如此者弗灸，不已者，因而泻之，则五脏气坏矣。

经脉为纪，经脉为纲纪也。

人迎一盛，病在足少阳，一盛而躁，在手少阳。人迎二盛，病在足太阳，二盛而躁，在手太阳。人迎三盛，病在足阳明，三盛而燥，在手阳明。人迎四盛，且大且数，名曰溢阳，溢阳为外格，外格不

---

[1] 服 事也。
[2] 解 通"懈"。
[3] 以上三段 指"黄帝问于岐伯曰：余闻九针于夫子……无忘其神。"
[4] 五 原脱，据目录补。

通，死不治。

外格，阴盛而格阳，阳盛于外而绝于内也。

脉口一盛，病在足厥阴，一盛而躁，在手心主。脉口二盛，病在足少阴，二盛而躁，在手少阴。脉口三盛，病在足太阴，三盛而躁，在手太阴。脉口四盛，且大且数，名曰溢阴，溢阴为内关，内关不通，死不治。

内关，阳盛而关阴，阴盛于外而绝于内也。

人迎与太阴脉口俱盛四倍以上，命曰关格，关格者，与①之短期。

必死不治也。

人迎一盛，泻足少阳而补足厥阴，二泻一补，日一取之，必切而验之，疏而取之，上气和乃止。人迎二盛，泻足太阳而补足少阴，二泻一补，二日一取之，必切而验之，疏而取之，上气和乃止。人迎三盛，泻足阳明而补足太阴，二泻一补，日二取之，必切而验之，疏而取之，上气和乃止。

上气和者，手经之气和也。此泻阳补阴之法也。

脉口一盛，泻足厥阴而补足少阳，二补一泻，日一取之，必切而验之，疏而取之，上气和乃止。脉口二盛，泻足少阴而补足太阳，二补一泻，二日一取之，必切而验之，疏而取之，上气和乃止。脉口三盛，泻足太阴而补足阳明，二补一泻，日二取之，必切而验之，疏而取之，上气和乃止。

此泻阴补阳之法也。

所以日二取之者，太阴主脾，阳明主胃，大富于谷气，故可日二取之也。人迎与脉口俱盛三倍以上，命曰阴阳俱溢，如是者不开，则血脉闭塞，气无所行，流淫于中，五脏内伤，如此者，因而灸之，则变易而为他病矣。

人迎脉口俱盛三倍以上，命曰阴阳俱溢，不俟已至四倍也。此不开泻，则气血闭塞，淫伤五脏，再以灸助其邪，则他病丛生矣。

凡刺之道，气调而止，补阴泻阳，音气益彰，耳目聪明。反此者，血气不行。所谓气至而有效者，泻则益虚，虚则脉大如其故而不坚也，坚如其故者，适虽言效，病未去也，补则益实，实者脉大如其故而益坚也，如其故而不坚者，适虽言快，病未去也。故补则实，泻则虚，痛虽不随针，病必衰去。故阴阳不相移，虚实不相倾，取之其经。必先通十二经脉之所生病，而后可得传于终始矣。

补阴泻阳，补里气而泻表气也。实者泻之则益虚，故脉不坚，坚者，病未去也，虚者补之则益实，故脉坚，不坚者，病未去也。故补则实，泻则虚，痛虽不随针减，而病必衰去矣。阴阳不相移者，有一定补泻之阴阳也。虚实不相倾者，有一定补泻之虚实也。取之其经者，取之其经之阴阳之虚实也。故必先通夫十二经脉之所生病，阴阳虚实之不同，而后可得传于终始矣。

凡刺之属，三刺至谷气。邪僻妄合，阴阳易居，逆顺相反，浮沉异处，四时不得，稽留淫泆，须针而去。故一刺则阳邪出，再刺则阴邪出，三刺则谷气至，谷气至而止。所谓谷气至者，已补而实，已泻而虚，故以知谷气至也。邪气独去者，阴与阳未能调，而病知愈也。故曰补则实，泻则虚，痛虽不随针，病必衰去矣。

凡刺之属，三刺则至谷气。病之邪僻妄合，阴阳异居，逆顺相反，浮沉异处，四时不得，稽留淫泆，此等颠倒悖乱，失

————
① 与　通"豫"。

政乖常，无不须针而去。故一刺则阳分之邪出，再刺则阴分之邪出，三刺则谷气至。谷气者，正气也，谷气至而止。所谓谷气至者，已补而成实，已泻而成虚，故以知谷气至也。谷气既至，邪气必去，邪气独去者，虽阴与阳未即能调，而病可知愈也。故曰补则实，泻则虚，痛虽不随针，病必衰去矣。

阴盛而阳虚，先补其阳，后泻其阴而和之，阴虚而阳盛，先补其阴，后泻其阳而和之。三脉动于足大指之间，其动也，阳明在上，厥阴在中，太阴在下。必审其实虚，虚而泻之，是谓重虚，重虚病益甚。凡刺此者，以指按之，脉动而实且疾者疾泻之，虚而徐者则补之，反此者，病益甚。

和之，令其均平也。三脉动于足大指之间，其动也，阳明在上，冲阳也，厥阴在中，太冲也，太阴在下，大都也。

泻须一方实，深取之，稀按其痏，以极出其邪气，补须一方虚，浅刺之，以养其脉，疾按其痏，无使邪气得入。邪气来也紧而疾，谷气来也徐而和。脉实者，深刺之，以泻其气，脉虚者，浅刺之，使精气无得出，以养其脉，独出其邪气。

痏，针孔也。

脉之所居，深不见者刺之，微内针而久留之，以致其空脉气也。脉浅者勿刺，按绝其脉乃刺之，无令精出，独出其邪气耳。所谓三刺则谷气至者，先浅刺绝皮①，以出阳邪，再刺少益深，绝皮致肌肉，则阴邪出，未入分肉间也，已入分肉之间，则谷气出。故《刺法》曰：始刺浅之，以逐邪气，而来血气，后刺深之，以致阴气之邪，最后刺极深之，以下谷气，此之谓也。此段旧误在"官针"。

致其空脉气，致其空中之脉气也（空与孔同，针孔也）。无令精出，无令精气

出也（精气即正气）。以逐邪气，阳邪也。

刺诸痛者，其脉皆实。痛者阴也，深刺之，痒者阳也，浅刺之。痛而以手按之不得者，阴也。病在上者，阳也，病在下者，阴也。病先起阳者，先治其阳而后治其阴，病先起阴者，先治其阴而后治其阳。故曰从腰以上者，手太阴阳明皆主之，从腰以下者，足太阴阳明皆主之。病在上者下取之，病在下者高取之，病在头者取之足，病在腰者取之腘。病生于头者头重，生于手者臂重，生于足者足重。手屈而不伸者，其病在筋，伸而不屈者，其病在骨，在骨守骨，在筋守筋。膺腧中膺，背腧中背。肩膊虚者，取之上。重舌，刺舌柱，以铍针。治病者，先刺其病所从生者也。

痛者，气阻而不行也，故深在阴分。痒者，气行而不畅也，故浅在阳分。

刺热厥者，留针反为寒，刺寒厥者，留针反为热。刺热厥者，二阴一阳，刺寒厥者，二阳一阴。所谓二阴者，二刺阴也，一阳者，一刺阳也。久病者，邪气入深，刺此病者，深内而久留之，间日而复刺之，必先调其左右，去其血脉。刺道毕矣。

厥病阴阳偏盛，故生寒热。此非旦夕所成，故宜留针，以去其偏。凡诸久病根深，皆宜久留其针，去其病根也。

凡刺之法，必察其形气。形肉未脱，少气而脉又躁，躁厥者，必为缪刺之，散气可收，聚气可布。深居静处，占②神往来，闭户塞牖，魂魄不散，专意一神，精气之分，毋闻人声，以收其精，必一其神，令志在针，浅而留之，微而浮之，以移其神，气至乃休。男内女外，坚拒勿

————————
① 绝皮　"绝"，过也。"绝皮"，透过皮肤也。
② 占　待也。

出，谨守勿内，是谓得气。

男子不足于内，故坚拒勿出，女子不足于外，故谨守勿内。（音纳）

凡刺之禁，新内勿刺，新刺勿内，已醉勿刺，已刺勿醉，新怒勿刺，已刺勿怒，新劳勿刺，已刺勿劳，已饱勿刺，已刺勿饱，已饥勿刺，已刺勿饥，已渴勿刺，已刺勿渴，大惊大恐，必定其气，乃刺之，乘车来者，卧而休之，如食顷，乃刺之，出行来者，坐而休之，如行十里顷，乃刺之。凡此十二禁者，其脉乱气散，逆其营卫，经脉不次，因而刺之，则阳病入于阴，阴病出为阳，邪气复生。粗工勿察，是谓伐身，形体淫泆，乃消脑髓，津液不化，脱其五味，是谓失气也。

脑髓津液，化于五味，脱其五味，脱其化生精液之源也。

太阳之脉，其终也，戴眼反折瘛疭，其色白，绝汗乃出，出则终矣。少阳终者，耳聋，百节尽纵，目系绝，目系绝一日半则死矣，其死也，色先青白，乃死。阳明终者，口目动作，喜惊，妄言，色黄，其上下之经盛而不行则终矣。少阴终者，面黑，齿长而垢，腹胀闭塞，上下不通而终矣。厥阴终者，中热，嗌干，喜溺，心烦，甚则舌卷卵上缩而终矣。太阴终者，腹胀闭，不得息，气噫善呕，呕则逆，逆则面赤，不逆则上下不通，上下不通则面黑皮毛焦而终矣。

此段与《素问·诊要经终论》同。《难经》：终始者，脉之纪也。寸口人迎阴阳之气通于朝使，如环无端，故曰始也。终者，三阴三阳之脉绝，绝则死，死各有形，故曰终也。

官能六[①]

雷公问于黄帝曰：针论曰得其人乃传，非其人勿言，何以知其可传？黄帝曰：各得其人，任之其能，故能明其事。雷公曰：愿闻官能奈何？黄帝曰：明目者，可使视色。聪耳者，可使听音。捷疾辞语者，可使传论。语徐而安静，手巧而心审谛者，可使行针艾，理血气而调诸逆顺，察阴阳而兼诸方。缓节柔筋，而心和调者，可使导引行气。疾毒言语，轻人者，可使唾痈咒病[②]。爪苦手毒，为事善伤者，可使按积抑痹。手毒者，可使试按龟，置龟于器下，而按其上，五十日而死矣。手甘者，复生如故也。各得其能，方乃可行，其名乃彰。不得其人，其功不成，其师无名。故曰得其人乃言，非其人勿传，此之谓也。

灵枢悬解卷一终

---

① 六　原脱，据目录补。

② 疾毒言语，轻人者，可使唾痈咒病　杨上善云："心嫉毒言，好轻人，有此二恶，物所畏之，故可使唾咒。"

灵枢悬解卷二

昌邑黄元御解

刺　法①

刺节真邪七②

黄帝问于岐伯曰：余闻刺有五节奈何？岐伯曰：固有五节，一曰振埃，二曰发蒙，三曰去爪，四曰彻衣，五曰解惑。黄帝曰：夫子言五节，余未知其意。岐伯曰：振埃者，刺外经，去阳病也。发蒙者，刺腑腧，去腑病也。去爪者，刺关节肢络也。彻衣者，尽刺诸阳之奇腧也。解惑者，尽知调阴阳，补泻有余不足，相倾移也。

义详下文。

黄帝曰：刺节言振埃，夫子乃言刺外经，去阳病，余不知其所谓也，愿卒闻之。岐伯曰：振埃者，阳气大逆，上满于胸中，愤䐜肩息，大气逆上，喘喝坐伏，病恶埃烟，饐不得息，请言振埃，尚疾于振埃。帝曰：善。取之何如？岐伯曰：取之天容。黄帝曰：其咳上气，穷诎③胸痛者，取之奈何？岐伯曰：取之廉泉。黄帝曰：取之有数乎？岐伯曰：取天容者，无过一里，取廉泉者，血变而止。饐与噎同。

愤䐜肩息，胸满气阻，喘气肩摇也。病恶埃烟，恶见烟尘也。饐不得息，咽喉饐塞，不得布息也。天容，手太阳穴。一里，针刺之数。

黄帝曰：善哉！刺节言发蒙，余不得

其意。夫发蒙者，耳无所闻，目无所见，夫子乃言刺府腧，去腑病，何腧使然？愿闻其故。岐伯曰：妙乎哉问也！此刺之大约，针之极也，神明之类也，口说书卷，犹不能及也，请言发蒙，尚疾于发蒙也。黄帝曰：善。愿卒闻之。岐伯曰：刺此者，必于日中，刺其听宫，中其眸子，声闻于耳，此其腧也。黄帝曰：善。何谓声闻于耳？岐伯曰：刺邪以手坚按其两鼻窍而疾偃，其声必应于针也。

夫发蒙者，耳无所闻，目无所见，是以发其蒙蔽，使之见闻也。乃言刺腑腧，去腑病，此何腑之腧使之聋瞆如此也？听宫，手太阳穴。眸子，当是足少阳之童子髎也（童与瞳通）。邪气在经，刺之以手坚按其两鼻之窍而疾偃卧，气不下通而鼓动于针孔之内，静而听之，其声必应于针下也。

黄帝曰：善。此所谓弗见为之，而无目视，见而取之，神明相得者也。刺节言去爪，夫子乃言刺关节肢络，愿卒闻之。岐伯曰：腰脊者，身之大关节也，肢胫者，人之管以趋翔④也，茎垂者，身中之机，阴精之候，津液之道也，故饮食不节，喜怒不时，津液内溢，乃下留于睾，血道不通，日大不休，俯仰不便，趋翔不能。此病荥然有水，不上不下，铍石所

① 刺法　原不载，据目录补。
② 七　原脱，据目录补。
③ 诎（qū 曲）　通"屈"。
④ 趋翔　快步行走如飞也。

取，形不可匿，常不得蔽，故命曰去爪。

腰脊者，一身之大关节也。四肢膝胫者，人之管以趋翔也。管，主也。茎垂者，宗筋之聚，身中之机（宗筋，所以束骨而利机关）。阴精输泄之候，津液流注之道也。故饮食不节，喜怒不时，伤其脾肝，疏泄失政，津液内溢，乃下流于睾丸。经络堙瘀，血道不通，睾丸日大不休，以致腰脊俯仰不便，肢胫趋翔不能。此病荣然内有积水，不上不下，停伫①阴囊。铍石所取，形不可匿，常不得蔽，取之则去，易如去爪，故命曰去爪。

黄帝曰：善。刺节言彻衣，夫子乃言尽刺诸阳之奇腧，未有常处也，愿卒闻之。岐伯曰：是阳气有余而阴气不足，阴气不足则内热，阳气有余则外热，内外相抟，热如怀炭，外畏绵帛近，不可近身，又不可近席，腠理闭塞，则汗不出，舌焦唇槁，腊干嗌燥，饮食不让美恶。黄帝曰：善。取之奈何？岐伯曰：取之于其天府、大杼三痏，又刺中膂以去其热，补足手太阴以出其汗，热去汗稀，疾如彻衣。腊，音昔。

腊干，胸干之讹（干肉曰腊，于义无当）。饮食不让美恶，不识美恶也。天府，手太阴穴。大杼、中膂，足太阳也。

黄帝曰：善。刺节言解惑，夫子乃言尽知调阴阳，补泻有余不足，相倾移也，惑何以解之？岐伯曰：大风在身，血脉偏虚，虚者不足，实者有余，轻重不得，倾侧宛伏，不知东西，不知南北，乍上乍下，乍反乍覆，颠倒无常，甚于迷惑。黄帝曰：善。取之奈何？岐伯曰：泻其有余，补其不足，阴阳平复，用针若此，疾于解惑。宛、菀同。

大风在身，闭其营卫，营卫郁遏，则血脉偏实，其风所未闭之经，则血脉偏虚。虚者不足，实乃有余，轻重不相得，

是以倾侧宛伏，不知东西南北，自觉上下反覆，颠倒无常，此真甚于迷惑也。

黄帝曰：余闻刺有五邪，何谓五邪？岐伯曰：病有持痈者，有容大者，有狭小者，有热者，有寒者，是谓五邪。黄帝曰：刺五邪奈何？岐伯曰：凡刺五邪之方，不过五章，瘅热消灭，肿聚散亡，寒痹益温，小者益阳，大者必去，请道其方。凡刺痈邪，无迎陇，易俗移性，不得脓，诡道更行，去其乡，不安处所，乃散亡，诸阴阳过痈者，取之其腧泻之。凡刺大邪，日以小，泄夺其有余，乃益虚，剽其通，针其邪，肌肉亲视之，毋有反其真，刺诸阳分肉间。凡刺小邪，日以大，补其不足，乃无害，视其所在，迎之界，远近尽至，其不得外，侵而行之，乃自费，刺分肉间。凡刺热邪，越而苍，出游不归，乃无病，为开通，辟门户，使邪得出，病乃已。凡刺寒邪，日以温，徐往徐来，致其神，门户已闭，气不分，虚实得调，其气存也。辟、阖同。

持痈，蓄积痈脓也。容大，宽容广大也。狭小，窄狭微小也。热，瘅热也。寒，寒痹也。五章，五条也。瘅热消灭（热），肿聚散亡（持痈）。寒痹益温（寒），小者益阳（狭小），大者必去（容大），此刺五邪之五章也。凡刺痈邪，无迎其陇盛之势（陇与隆同），若易俗移性，违其自然之宜，必不得脓，宜诡道更行，使肿聚去其乡，而不安处所，乃能散亡，诸阴阳经络之有过而成痈者，取之其腧而泻之，此刺持痈之方也。凡刺大邪，日以渐小，泻夺其有余，乃始益虚，剽其通达之路（剽即刺也），以针其邪，肌肉亲视之，毋有反其真，刺诸阳分肉之间，此刺容大之方也。凡刺小邪，日以渐大，

---
① 伫（zhù贮）通"贮"。

补其不足，乃可无害，视其所在，而迎之于界，远近之气尽至，其不得外，侵而行之，乃自费（侵，当作浸，渐也。费，大也），宜刺分肉之间，此刺狭小之方也。凡刺热①邪，越而苍（越，渫越也。苍，当作沧，热气渫越，则变为沧凉），出游不归，乃无病（热气游散），为开通，辟门户，使邪得出，病乃已，此刺热邪之方也。凡刺寒邪，日以温（日以渐温），徐往徐来，致其神，门户已闭，气不分（气不分散），虚实得调，其气存，此刺寒邪之方也。

黄帝曰：官针奈何？岐伯曰：刺痈者，用铍针，刺大者，用锋针，刺小者，用圆利针，刺热者，用镵针，刺寒者，用毫针也。请言解论，与天地相应，与四时相副，人参天地，故可为解。下有渐洳，上生苇蒲，此所以知形气之多少也。阴阳者，寒暑也，热则滋濡而在上，根荄少汁，人气在外②，皮肤致，腠理闭，汗不出，血气强，肉坚涩。当是之时，善行水者，不能往冰，善穿地者，不能凿冻，善用针者，亦不能取四厥，血脉凝结，坚持不往来者，亦未可即柔。故行水者，必待天温，冰释冻解，而水可行，地可穿也。人脉犹是也，治厥者，必先熨，调和其经，掌与腋，肘与脚，项与脊，以调之，火气已通，血脉乃行。然后视其病，脉淖泽者，刺而平之，坚紧者，破而散之，气下乃止。此所谓解结也。

官针奈何，于九针中当用何针也？解论，解结之论也。下有渐洳之水，则上生苇蒲，形气多少，必有外验，亦如是也。

用针之类，在于调气。气积于胃，以通营卫，各行其道。宗气留于海，其下者注于气街，其上者走于息道。故厥在于足，宗气不下，脉中之血，凝而留止，弗之火调，不能取之。用针者，必先察其经

络之实虚，切而循之，按而弹之，视其应动者，乃后取而下之。六经调者，谓之不病，虽病，谓之自已也。一经上实下虚而不通者，此必有横络盛，加于大经，令之不通，视而泻之，此所谓解结也。

宗气，肺中之大气，一身诸气之宗也。

上寒下热，先刺其项太阳，久留之，已刺则熨项与肩胛，令热下合乃止，此所谓推而上之者也。上热下寒，视其虚脉而陷之于经络者取之，气下乃止，此所谓引而下之者也。大热遍身，狂而妄见妄闻妄言，视足阳明及大络取之，虚者补之，血而实者泻之，因其偃卧，居其头前，以两手四指挟按颈动脉，久持之，卷而切推，下至缺盆中，而复止③ 如前，热去乃止，此所谓推而散之者也。

刺项太阳，足太阳之天柱、大杼也。令热下合乃止，令上热与下相合也。居其头前，医居病者之头前也。按颈动脉，足阳明之人迎也。按之卷手而切推之，下至缺盆中，而复止如前，所以推其经热而使之下也，热去乃止而不推，此推而散之之法也。

黄帝曰：有一脉生数十病者，或痛、或痈、或热、或寒、或痒、或痹、或不仁，变化无穷，其故何也？岐伯曰：此皆邪气之所生也。黄帝曰：余闻气者，有真气，有正气，有邪气，何谓真气？岐伯曰：真气者，所受于天，与谷气并而充身者也。正气者，正风也，从一方来，非实风，又非虚风也。邪气者，虚风之贼伤人者也，其中人也深，不能自去。正风者，

① 热 原脱，据本节经文及上下文义补。
② 人气在外 《灵枢经·刺节真邪》其下载："皮肤缓，腠理开，血气减，汗大泄，皮淖泽，寒则地冻水冰，人气在中"二十五字。
③ 止 犹还也。

其中人也浅，合而自去，其气来柔弱，不能胜真气，故自去。虚邪之中人也，洒淅动形，起毫毛而发腠理，其入深，内抟于骨，则为骨痹，抟于筋，则为筋挛，抟于脉中，则为血闭不通，则为痈，抟于肉，与卫气相抟，阳胜者则为热，阴胜者则为寒，寒则真气去，去则虚，虚则寒，抟于皮肤之间，其气外发，腠理开，毫毛摇，气往来行，则为痒，留而不去，则为痹，卫气不行，则为不仁。

此答帝问痛、痈、寒、热、痒、痹、不仁之义。

虚邪偏客于身半，其入深，内居营卫，营卫稍衰，则真气去，邪气独留，发为偏枯。其邪气浅者，脉偏痛。虚邪之入于身也深，寒与热相搏，久留而内着，寒胜其热，则骨痛肉枯，热胜其寒，则烂肉腐肌为脓，内伤骨，内伤骨为骨蚀。有所结，中于筋，筋屈不伸，邪气居其间而不反，发为筋溜。有所结，气归之，卫气留之，不得反，津液久留，合而为肠溜，久者数岁乃成，以手按之柔。已有所结，气归之，津液留之，邪气中之，凝结日以益甚，连以聚居，为昔瘤，以手按之坚。有所结，深中骨，气因于骨，骨与气并，日以益大，则为骨疽。有所结，中于肉，宗气归之，邪留而不去，有热则化而为脓，无热则为肉疽。凡此数气者，其发无常处，而有常名也。黄帝曰：善。请藏之灵兰之室，不敢妄出也。

此推明黄帝未问之义。溜与瘤通。昔瘤，瘤成于凤昔，非旦暮所结者。骨疽，气郁于骨中而突起者。肉疽，气郁于肉中，无热无脓，坚硬而突起者。

逆顺八[①]

黄帝问于伯高曰：余闻气有逆顺，脉有盛衰，刺有大约，可得闻乎？伯高曰：气之逆顺者，所以应天地阴阳四时五行也。脉之盛衰者，所以候血气之虚实有余不足也。刺之大约者，必明知病之可刺，与其未可刺，与其已不可刺也。黄帝曰：候之奈何？伯高曰：无迎逢逢之气，无击堂堂之阵。《刺法》曰：无刺熇熇之热，无刺漉漉之汗，无刺浑浑之脉，无刺病与脉相逆者。黄帝曰：候其可刺奈何？伯高曰：上工刺其未生者也，其次刺其未盛者也，其次刺其已衰者也。下工刺其方袭者也，与其形之盛者也，与其病之与脉相逆者也。故曰方其盛也，勿敢毁伤，刺其已衰，事必大昌。故曰上工治未病，不治已病，此之谓也。逢，音蓬。熇，音嚣。漉，音鹿。

逢逢，盛也。熇熇，热旺也。漉漉，汗多也。浑浑，脉大也。方袭，邪方感袭也，言已非未生时矣。

行针九[②]

黄帝问于岐伯曰：余闻九针于夫子，而行之于百姓，百姓之血气，各不同形，或神动而气先针行，或气与针相逢，或针已出气独行，或数刺乃知，或发针而气逆，或数刺病益剧。凡此六者，各不同形，愿闻其方。岐伯曰：重阳之人，其神易动，其气易往也。黄帝曰：何谓重阳之人？岐伯曰：重阳之人，熇熇高高，言语善疾，举足善高，心肺之脏气有余，阳气滑盛而扬，故神动而气先行。黄帝曰：重阳之人，而神不先行者何也？岐伯曰：此人颇有阴者也。黄帝曰：何以知颇有阴也？岐伯曰：多阳者多喜，多阴者多怒，数怒而易解，故曰颇有阴，其阴阳之离合难，故其神不能先行也。黄帝曰：其气与

---

① 八　原脱，据目录补。
② 九　原脱，据目录补。

针相逢奈何？岐伯曰：阴阳和调而血气淖泽滑利，故针入而气出，疾而相逢也。黄帝曰：针已出而气独行者，何气使然？岐伯曰：其阴气多而阳气少，阴气沉而阳气浮者内藏，针已出，气乃随其后，故独行也。黄帝曰：数刺乃知，何气使然？岐伯曰：此人之多阴而少阳，其气沉而气往难，故数刺乃知也。黄帝曰：刺入而气逆者，何气使然？岐伯曰：其气逆与其数刺病益甚者，非阴阳之气浮沉之势也，此皆粗之所败，上之所失，其形气无过焉。

熇，音桴。

熇熇高高，气高而扬也。数怒而易解，数怒而易消也。易解是其阳多，数怒是其有阴，故曰颇有阴也。粗之所败，上之所失，粗工之所败，上工之所失也。

血络论 十①

黄帝曰：愿闻其奇邪而不在经者。岐伯曰：血络是也。黄帝曰：刺血络而仆者何也？血出而射者何也？血少黑而浊者何也？血出清而半为汁者何也？发针而肿者何也？血出若多若少而面色苍苍者何也？发针而面色不变而烦悗者何也？多出血而不动摇者何也？愿闻其故。

血络，邪中于络，气阻而血壅者也。

岐伯曰：脉气盛而血虚者，刺之则脱气，脱气则仆。血气俱盛而阴气多者，其血滑，刺之则射。阳气蓄积，久留而不泻者，其血黑以浊，故不能射。新饮而液渗于络，而未合和于血也，故血出而汁别焉。其不新饮者，身中有水，久而为肿。阴气积于阳，其气因于络，刺之血未出而气先行，故肿。阴阳之气，其新相得而未合和，因而泻之，则阴阳俱脱，表里相离，故脱色而苍苍然。刺之血出多，色不变而烦悗者，刺络而虚经，虚经之属于阴者，阴脱，故烦悗②。阴阳相得而合为痹

者，此为内溢于经，外注于络，如是者，阴阳俱有余，虽多出血，而弗能虚也。

脉之气盛而血虚者，刺之则脱其气，脱气则身仆。血气俱盛而阴气多者，阴气逼束，其血滑利，刺之则射，见窍而奔也。阳气蓄积，经血久留而不泻者，埋瘀腐败，其血黑以浊，胶而莫流，故不能射。新饮水而液渗于络，未经和合于血，故血出而清汁别焉。其不新饮者，身中宿有积水，久则流溢经络，而为肿胀。水中阴气积于阳分，其气因于络脉，已将作肿，刺之血未出而阴气先行，充塞络中，故发肿满，不俟日久而四溢也。阴阳之气，其新相得而未和合，彼此环抱不坚，因而泻之，则阴阳俱脱，无以荣华皮肤，故脱色而面苍苍然。刺之血出多，色不变而烦悗者，刺其络而虚其经，经为阴，虚其经之属于阴者，阴脱，故生烦悗。阴阳相合而为痹者，隧道埋阻，此为气血内溢于经，外注于络，如是者，阴阳俱有余，虽多出血，而弗能虚也，故不动摇。

黄帝曰：相之奈何？岐伯曰：血脉者，盛坚横以赤，上下无常处，小者如针，大者如箸，则而泻之，万全也，故无失数矣。失数而反，各如其度。黄帝曰：针入而肉着者何也？岐伯曰：热气因于针则针热，热则肉着于针，故坚焉。

失数而反，各如其度，苟失其数则反其道，而各如其度也。

论勇 十一③

黄帝问于少俞曰：夫人之忍痛与不忍痛者，非勇怯之分也，夫勇士之不忍痛者，见难则前，见痛则止，夫怯士之忍痛

---

① 十 原脱，据目录补。
② 悗 原作"闷"，据《灵枢经·血络论》及本节黄解改。
③ 十一 原脱，据目录补。

者，闻难则恐，遇痛则动，夫勇士之忍痛者，见难不恐，遇痛不动，夫怯士之不忍痛者，见难与痛，面转目眩，恐不能言，失气惊悸，颜色变化，乍死乍生。余见其然也，不知其何由，愿闻其故。少俞曰：夫忍痛与不忍痛者，皮肤之薄厚，肌肉之坚脆缓急之分也，非勇怯之谓也。黄帝曰：愿闻勇怯之所由然。少俞曰：勇士者，目深以固，长衡直扬，三焦理横，其心端直，其肝大以坚，其胆满以旁，怒则气盛而胸张，肝举而胆横，眦裂而目扬，毛起而面苍，此勇士之由然者也。

长衡直扬，"五变"则作长冲直扬，言其目突而眉直也。

黄帝曰：愿闻怯士之所由然。少俞曰：怯士者，目大而不减，阴阳相失，三焦理纵，髑骬短而小，肝系缓，其胆不满而纵，肠胃梃，胁下空，虽方大怒，气不能满其胸，肝肺虽举，气衰复下，故不能久怒，此怯士之所由然者也。髑，音揭。骬，音于。

减与缄通，收也。髑骬，蔽心骨也。梃，长也（松长不收）。

黄帝曰：怯士之得酒，怒不避勇士者，何脏使然？少俞曰：酒者，水谷之精，熟谷之液也，其气剽悍，其入于胃中，则胃胀，气上逆，满于胸中，肝浮胆横，当是之时，故比于勇士，与勇士同类，不知避之，气衰则悔，名曰酒悖也。

悖，乱也。

论痛十二①

黄帝问于少俞曰：筋骨之强弱，肌肉之坚脆，皮肤之厚薄，腠理之疏密各不同，其于针石火焫之痛何如？肠胃之厚薄坚脆亦不等，其于毒药何如？愿尽闻之。少俞曰：人之骨强筋弱肉缓皮肤厚者耐痛，其于针石之痛，火焫亦然。黄帝曰：

其耐火焫者，何以知之？少俞曰：加以黑色而美骨者耐火焫。黄帝曰：其不耐针石之痛者，何以知之？少俞曰：坚肉薄皮者，不耐针石之痛，于火焫亦然。黄帝曰：人之胜毒，何以知之？少俞曰：胃厚色黑大骨及肥者，皆胜毒，其瘦而薄胃者，皆不胜毒也。黄帝曰：人之病，或同时而伤，或易已，或难已，其故何如？少俞曰：同时而伤，其身多热者易已，多寒者难已。

其身多热者，阳盛而气通，故易已，多寒者，阴盛而气滞，故难已。

五邪十三②

邪在肺，则病皮肤痛，寒热，上气喘，汗出，咳动肩背。取之膺中外腧，背三节、五节之旁，以手疾按之快然，乃刺之，取之缺盆中以越之。

肺藏气而主皮毛，故邪在肺，则皮肤痛，寒热汗出，上气喘咳。膺中外腧，手太阴之云门、中府也，背三节之旁，肺俞也，五节之旁，心俞也（皆足太阳经穴），按之快然，即是其穴，乃刺之。缺盆，足阳明经穴，"经脉"：肺手太阴之脉，是动则病肺胀满膨膨而喘咳，缺盆中痛，故取之缺盆中以越之。越，散也。

邪在肝，则两胁中痛，寒中，恶血在内，行善掣节，时脚肿。取之行间，以引胁下，补三里，以温胃中，取血脉，以散恶血，取耳间青脉，以去其掣。

肝藏血而主筋，筋聚关节，脉行两胁，故两胁中痛，恶血在内，行善掣节（掣，牵也）。脾主四肢，木刑土败，脾气不能下达，关节壅阻，故时脚肿。寒中者，土被木贼，则寒水侮土也。取之厥阴

① 十二　原脱，据目录补。
② 十三　原脱，据目录补。

之行间（穴名），以引胁下之痛。补阳明之三里，以温胃中之寒。取血脉之结瘀，以散恶血。取耳间之青脉，以去其牵掣，足少阳之脉循耳间，厥阴与少阳为表里也。

邪在脾胃，则病肌肉痛，阳气有余，阴气不足，则热中善饥，阳气不足，阴气有余，则寒中肠鸣腹痛，阴阳俱有余，若俱不足，则有寒有热。皆调于三里。

脾胃同主肌肉，故邪在脾胃，则病肌肉痛。阳盛阴虚，则热中善饥，阳虚阴盛，则寒中肠鸣腹痛，阴阳俱盛，若俱虚，则有寒有热，阴盛则下寒，阴虚则下热，阳盛则上热，阳虚则下寒也。皆调于足阳明之三里，以均其寒热。

邪在肾，则病骨痛阴痹，阴痹者，按之而不得，腹胀腰痛，大便难，肩背颈项痛，时眩。取之涌泉、昆仑，视有血者，尽取之。

肾主骨，故邪在肾，则病骨痛。肾为阴，阴旺则凝涩不行，故病阴痹（阴分痹着）。阴痹者，病在隐微，故按之而不得。水旺则土湿木陷，疏泄不行，故腹胀腰痛，大便难。少阴不升，则太阳不降，太阳行身之背，浊气上逆，故肩背颈项痛。寒水主藏，时眩者，寒水失藏而胆火升浮也（胆木化气相火）。涌泉，足少阴穴。昆仑，足太阳穴。

邪在心，则病心痛，喜悲，时眩仆。视有余不足，而调之其腧也。

心痛，水贼火也。心主喜，肺主悲，喜悲，金侮火也。时眩仆，君火失根而升浮也。调之其腧，手厥阴心主之腧也。（少阴无腧）

五乱十四[1]

黄帝曰：经脉十二者，别为五行，分为四时，何失而乱？何得而治？岐伯曰：五行有序，四时有分，相顺则治，相逆则乱。黄帝曰：何谓相顺？岐伯曰：经脉十二者，以应十二月，十二月者，分为四时，四时者，春秋冬夏，其气各异，营卫相随，阴阳已和，清浊不相干，如是则顺而治。黄帝曰：何谓逆而乱？岐伯曰：清气在阴，浊气在阳，营气顺脉，卫气逆行，清浊相干，乱于胸中，是谓大悗。故气乱于心，则烦心密嘿，俯首静伏，乱于肺，则俯仰喘喝，接手以呼，乱于肠胃，则为霍乱，乱于臂胫，则为四厥，乱于头，则为厥逆头重眩仆。悗，音闷。

清气在阴，陷而不升也。浊气在阳，逆而不降也。悗者，气乱而不清也。接手以呼，以手扪心也。四厥，四肢厥逆也（四肢寒冷，谓之厥逆）。厥逆头重眩仆，浊气逆升而不降也。

黄帝曰：五乱者，刺之有道乎？岐伯曰：有道以来，有道以去，审知其道，是谓身宝。黄帝曰：善。愿闻其道。岐伯曰：气在于心者，取之手少阴、心主之俞。气在于肺者，取之手太阴荥、足少阴俞。气在于肠胃者，取之足太阴、阳明，不下者，取之三里。气在于头者，取之天柱、大杼，不知，取太阳荥俞。气在于臂足，取之先去血脉，后取其阳明、少阳之荥俞。黄帝曰：补泻奈何？岐伯曰：徐入徐出，谓之导气，补泻无形，谓之同精，是非有余不足也，乱气之相逆也。黄帝曰：允乎哉道！明处哉论！请著之玉版，命曰治乱也。

有道以来，有由以来也。有道以去，有法以去也。手少阴之俞，神门也。心主之俞，大陵也。手太阴荥，鱼际也。足少阴俞，太溪也。足太阴、阳明，太阴之俞，太白也，阳明之俞，陷谷也。三里，

---

[1] 十四 原脱，据目录补。

足阳明穴也。天柱、大杼，足太阳穴也。太阳之荥，通谷也。太阳之俞，束骨也。手阳明之荥俞，二间、三间也。手少阳之荥俞，液门、中渚也。足阳明之荥俞，内庭、陷谷也。足少阳之荥俞，侠溪、临泣也。徐入徐出，谓之导气，导其乱气，使之复治也。补泻无形，谓之同精，同其精气之本原，未尝增损也。精，正气也。是非以其有余不足而用补泻也，为其乱气之相逆，调之使其顺而治耳。

五禁十五①

黄帝问于岐伯曰：余闻刺有五禁，何谓五禁？岐伯曰：禁其不可刺也。黄帝曰：余闻刺有五夺。岐伯曰：无泻其不可夺者也。黄帝曰：余闻刺有五过。岐伯曰：补泻无过其度。黄帝曰：余闻刺有五逆。岐伯曰：病与脉相逆，故命曰五逆。黄帝曰：余闻刺有九宜。岐伯曰：明知九针之论，是谓九宜。

义详下文。

黄帝曰：何谓五禁？愿闻其不可刺之时。岐伯曰：甲乙日自乘，无刺头，无发蒙于耳内，丙丁日自乘，无振埃于肩喉廉泉，戊己日自乘，四季无刺腹蒙去爪泻水，庚辛日自乘，无刺关节于② 股膝，壬癸日自乘，无刺足胫，是谓五禁。

自乘者，日之乘时当令也。发蒙，发其蒙蔽也。振埃，振其尘埃也。

黄帝曰：何谓五夺？岐伯曰：形肉已夺，是一夺也，大夺血之后，是二夺也，大汗出之后，是三夺也，大泄之后，是四夺也，新产及大血之后，是五夺也，此皆不可泻。

五夺皆大虚证，故不可泻。

黄帝曰：何谓五逆？岐伯曰：热病脉静，汗已出，脉盛躁，是一逆也，病泄，脉洪大，是二逆也，着痹不移，䐃肉破，

身热，脉偏绝，是三逆也，淫而夺形，身热，色夭然白，及后下血衃，血衃笃重，是谓四逆也，寒热夺形，脉坚搏，是谓五逆也。

着痹不移，䐃肉破，气偏痹塞不移，身难反侧，臂肉磨伤也。淫而夺形，病气浸淫不已，渐至形脱也。

玉版十六③

黄帝曰：余以小针为细物也，夫子乃言上合之于天，下合之于地，中合之于人，余以为过针之意矣，愿闻其故。岐伯曰：何物大于天乎！夫大于针者，唯五兵者焉，五兵者，死之备也，非生之具。且夫人者，天地之镇也，其不可不参乎。夫治民者，亦唯针焉，夫针之与五兵，其孰小乎？

宇宙之中，无大于天者，天之所以大者，生也（天地之大德曰生），小针虽细，而亦能生人，故与天并大。五兵虽大，但能杀人，不能生人，何以为大！且夫人者，天地之镇也（与天地并重），其不可不参焉，与天地参。佐天地以生人也。夫生人者，亦唯针耳，则针之与五兵，其孰大而孰小乎？

黄帝曰：病之生时，有喜怒不测，饮食不节，阴气不足，阳气有余，营气不行，乃发为痈疽，阴阳不通，两热相抟，乃化为脓，小针能取之乎？岐伯曰：圣人不能使化者为之，邪不可留也。故两军相当，旗帜相望，白刃陈于中野者，此非一日之谋也。能使其民令行禁止，士卒无白刃之难者，非一日之教也，须臾之得也。夫至使身被痈疽之病，脓血之聚者，不亦离道远乎！夫痈疽之生，脓血之成也，不

---

① 十五　原脱，据目录补。
② 于　犹与也。
③ 十六　原脱，据目录补。

从天下，不从地出，积微之所生也，故圣人自治于未有形也，愚者遭其已成也。

圣人不能使天地自然之化以人力而为之，然而邪之在身，则不可留也。痈疽脓血者，邪气伏留，积微成大之所生也。

黄帝曰：其已形，不予遭，脓已成，不予见，为之奈何？岐伯曰：脓已成，十死一生，故圣人弗使已成，而明为良方，著之竹帛，使能者踵而传之后世，无有终时者，为其不予遭也。黄帝曰：其已有脓血而后遭者，不导之以小针治乎？岐伯曰：以小治小者其功小，以大治大者多害，故其已成脓血者，其唯砭石铍锋之所取也。

砭石，石针。铍锋，铍针也。

黄帝曰：多害者，其不可痊乎？岐伯曰：其在逆顺焉。黄帝曰：愿闻逆顺。岐伯曰：以为伤者，其白眼青，黑眼小，是一逆也，内药而呕者，是二逆也，腹痛渴甚，是三逆也，肩项中不便，是四逆也，音嘶色脱，是五逆也。除此五者，为顺矣。

多害者，痊与不痊，其在逆顺，顺则可痊，逆则不可痊也。以为伤者，害之成伤者也。白眼青，木侮金也。黑眼小，火侮水也。内药而呕，胃败而气逆也。腹胀痛渴甚，风木之贼土也。肩项不便，肺气逆冲也。音嘶色脱，肺肝俱败也（肺主音，肝主色）。

黄帝曰：诸病皆有逆顺，可得闻乎？岐伯曰：腹胀，身热，脉大，是一逆也，腹鸣而满，四肢清①，泄，其脉大，是二逆也，衄而不止，脉大，是三逆也，咳且溲血，脱形，其脉小劲，是四逆也，咳，脱形，身热，脉小以疾，是谓五逆也。如是者，不过十五日而死矣。

腹胀，身热，脉大，里湿盛而表阳格也。腹鸣而满，四肢清，泄而脉大，肝脾

郁陷而败泄也。衄而不止，脉大，肺胃阻逆而上脱也。咳且溲血，脱形，其脉小劲，中气亏败，肝陷而肺逆也。咳而脱形，身热，脉小以疾，脾败胃逆，肺胆不降也。

其腹大胀，四末清，脱形，泄甚，是一逆也，腹胀便血，其脉大，时绝，是二逆也，咳，溲血，形肉脱，脉搏，是三逆也，呕血，胸满引背，脉小而疾，是四逆也，咳呕腹胀，且飧泄，其脉绝，是五逆也。如是者，不及一时而死矣。工不察此者而刺之，是谓逆治。

此之五逆，较上之五逆更剧，是死在顷刻之间者也。

黄帝曰：夫子之言针甚骏，以配天地，上数天文，下度地纪，内别五脏，外次六腑，经脉二十八会，尽有周纪，能杀生人，不能起死者，子能反之乎？岐伯曰：能杀生人，不能起死者也。黄帝曰：余闻之，则为不仁②，然愿闻其道，弗行于人。岐伯曰：是明道也，其必然也，其如刀剑之可以杀人，如饮酒使人醉也，虽勿诊，犹可知矣。黄帝曰：愿卒闻之。岐伯曰：人之所以受气者，谷也。谷之所注者，胃也。胃者，水谷气血之海也。海之所行云气者，天下也。胃之所出气血者，经隧也。经隧者，五脏六腑之大络也，迎而夺之而已矣。黄帝曰：上下有数乎？岐伯曰：迎之五里，中道而止，五至而已，五往而脏之气尽矣，故五五二十五，而竭其腧矣。此所谓夺其天气者也，非能绝其命而倾其寿也。黄帝曰：愿卒闻之。岐伯曰：窥门而刺之者，死于家中，入门而刺之者，死于堂上。黄帝曰：善乎方，明哉道，请著之玉版，以为重宝，传之后世，

———————————

① 清　通"清"。
② 仁　通"忍"。

以为刺禁，令民勿敢犯也。

骏与峻同，高大也。能杀生人，不能起死者也，言不能反也。迎而夺之，夺其胃气也。五里，手阳明穴，此脏腑之大络，经隧之要害，迎之于此，而夺其气，则经隧之气，中道而止，不过五至而已，针五下而脏气绝，故五五二十五下，而竭其五脏之腧矣。此所谓夺其天气，使之夭年，非能立绝其命，而即倾其寿者也。门，气门（"生气通天论"：气门乃闭），即孔穴也。窥门而刺之者，刺入浅也。入门而刺之者，刺入深也。死于家中，死之稍迟也。死于堂上，死之至速也。"本输"：阴尺动脉，在五里，五腧之禁也，《素问·气穴论》：大禁二十五，在天府下五寸，即此迎之五里之义也。

师传十七①

黄帝曰：余闻先师有所心藏，弗著于方，余愿闻而藏之，则而行之，上以治民，下以治身，使百姓无病，上下和亲，德泽下流，子孙无忧，传于后世，无有终时，可得闻乎？岐伯曰：远乎哉问也！夫治民与自治，治彼与治此，治小与治大，治国与治家，未有逆而能治之也，夫惟顺而已矣。顺者，非独阴阳脉，论气之逆顺也，百姓人民，皆欲顺其志也。黄帝曰：顺之奈何？岐伯曰：入国问俗，入家问讳，上堂问礼，临病人问所便。黄帝曰：便病人奈何？岐伯曰：夫中热消瘅则便寒，寒中之属则便热。胃中热则消谷，令人悬心善饥，脐以上皮热，肠中热则出黄如糜，脐以下皮热，胃中寒则腹胀，肠中寒则肠鸣飧泄。胃中寒，肠中热，则胀而且泄，胃中热，肠中寒，则疾饥，少腹痛胀。黄帝曰：胃欲寒饮，肠欲热饮，两者相逆，便之奈何？且夫王公大人，血食之君，骄恣纵欲轻人，而无能禁之，禁之则

逆其志，顺之则加其病，便之奈何？治之何先？岐伯曰：人之情，莫不恶死而乐生，告之以其败，语之以其善，导之以其所便，开之以其所苦，虽有无道之人，恶有不听者乎？黄帝曰：治之奈何？岐伯曰：春夏先治其标，后治其本，秋冬先治其本，后治其标。黄帝曰：便其相逆者奈何？岐伯曰：便此者，饮食衣服，亦欲适寒温。衣服者，寒无凄怆，暑无出汗，饮食者，热无灼灼，寒无沧沧。寒温中适，故气将持，乃不致②邪僻也。

中热消瘅则便寒，得寒而便也。寒中之属则便热，得热而便也。肠中热则出黄如糜，粪黄而胶黏也。胃中寒，肠中热，则胀而且泄，泄即出黄如糜也。春夏先治其标，后治其本，阳气发泄之时，多外热而内寒也。秋冬先治其本，后治其标，阳气收藏之时，多内热而外寒也。

外揣十八③

黄帝曰：余闻《九针》九篇，余亲受其调，颇得其意。夫九针者，始于一而终于九，然未得其要道也。夫九针者，小之则无内，大之则无外，深不可为下，高不可为盖，恍惚无穷，流溢无极，余知其合于天道人事四时之变也，然余愿杂之毫毛，浑束为一可乎？

调，调度也。深不可为下，无有下之者也。高不可为盖，无有盖之者也。杂之毫毛，浑束为一者，合之大小高深，而归于简要也。

岐伯曰：明乎哉问也！非独针道也，治国亦然。黄帝曰：余愿闻针道，非国事也。岐伯曰：夫治国者，夫惟道焉，非道

---

① 十七　原脱，据目录补。
② 致　原作"至"，形近音近之误，据《灵枢经·师传》改。
③ 十八　原脱，据目录补。

何可小大深浅杂合而为一乎！黄帝曰：愿卒闻之。岐伯曰：日与月焉，水与镜焉，鼓与响焉。夫日月之明，不失其影，水镜之察，不失其形，鼓响之应，不失其声，动摇则应和，尽得其情。

针法之要，不杂色脉，得其法者，如日月之明，不失其影，水镜之察，不失其形，鼓响之应，不失其声，凡有动摇，则应和之捷，纤毫不失，尽得其情也。

黄帝曰：窘乎哉！昭昭之明不可蔽，其不可蔽，不失阴阳也，合而察之，切而验之，见而得之，若清水明镜之不失其形也。五音不彰，五色不明，五脏波荡，若是则外内相袭，若鼓之应桴，响之应声，影之似形。故远者司外揣内，近者司内揣外，是谓阴阳之极，天地之盖。请藏之灵兰之室，弗敢使泄也。

明不可蔽，以善察色脉，不失阴阳也。合而察之，切而验之，见而得之，直若清水明镜之不失其形也。设其五音不彰，五色不明，则五脏波荡，必生大病。若是则外内相袭，若鼓之应桴，响之应声，影之似形，无不符也。故远者司外以揣内，近者司内以揣外，是谓阴阳之极，天地之盖也（盖者，大于天地也）。

禁服十九[①]

雷公问于黄帝曰：细子得受业，通于《九针》六十篇，旦暮勤服之，近者编绝，久者简垢，然尚讽诵弗置，未尽解于意矣。"外揣"言浑束为一，未知所谓也。夫大则无外，小则无内，大小无极，高下无度，束之奈何？士之才力，或有厚薄，智虑褊浅，不能博大深奥，自强于学若细子。细子恐其散于后世，绝于子孙，敢问约之奈何？

"外揣"：夫九针者，小之则无内，大之则无外，深不可为下，高不可为盖，

愿杂之毫毛，浑束为一可乎？约之，即浑束为一，令其简约也。

黄帝曰：善乎哉问也！此先师之所禁，坐私传之也，割臂歃血之盟也，子若欲得之，何不斋乎！雷公再拜而起曰：请闻命。于是乃斋宿三日而请曰：敢问今日正阳，细子愿以受盟。黄帝乃与俱入斋室，割臂歃血。黄帝亲祝曰：今日正阳，歃血传方，有敢背此言者，反受其殃。雷公再拜曰：细子受之。黄帝乃左握其手，右授之书曰：慎之慎之，吾为子言之。

先师，僦贷季[②]。（帝曰先师之所禁，雷公曰旦暮勤服之，此"禁服"所由名也）

凡刺之理，经脉为始，营其所行，制其度量，内次五脏，外别六腑，审察卫气，为百病母，调诸虚实，虚实乃止，泻其血络，血尽不殆矣。

风者，百病之始，先伤卫气，乃生百病，故审察卫气，为百病母。调诸虚实之偏，虚实乃止，止者，不偏虚不偏实也。泻其血络，血尽邪除，故人不殆也。

雷公曰：此皆细子之所以通，未知其所约也。黄帝曰：夫约方者，犹约囊也，囊满而弗约，则输泄，方成弗约，则神与弗俱。雷公曰：愿为下材者，弗满而约之。黄帝曰：未满而知约之以为工，不可以为天下师。雷公曰：愿闻为工。

下材，下士之材也。

黄帝曰：寸口主中，人迎主外，两者相应，俱往俱来，若引绳，大小齐等。春夏人迎微大，秋冬寸口微大，如是者，名曰平人。人迎大一倍于寸口，病在足少阳，一倍而躁，在手少阳，人迎二倍，病在足太阳，二倍而躁，在手太阳，人迎三

[①] 十九　原脱，据目录补。
[②] 僦贷季　《素问·移精变气论》王冰注云："岐伯祖世之师，僦贷季也。"

倍，病在足阳明，三倍而躁，在手阳明，盛则为热，虚则为寒，紧则为痛痹，代则乍甚乍间。盛则泻之，虚则补之，紧痛则取之分肉，代则取血络且饮药，陷下则灸之，不盛不虚，以经取之，名曰经刺。人迎四倍，且大且数，名曰溢阳，溢阳为外格，死不治。必审按其本末，察其寒热，以验其脏腑之病。

溢阳，阳气之满溢。溢阳为外格，阴盛于内，阳气绝根而格除于外也，故死不治。

寸口大一倍于人迎，病在足厥阴，一倍而躁，在手心主，寸口二倍，病在足少阴，二倍而躁，在手少阴，寸口三倍，病在足太阴，三倍而躁，在手太阴，盛则胀满寒中食不化，虚则热中出糜少气溺色变，紧则痛痹，代则乍痛乍止。盛则泻之，虚则补之，紧则先刺而后灸之，代则

取血络而后调之，陷下则徒灸之，陷下者，脉血结于中，中有着血，血寒，故宜灸之，不盛不虚，以经取之。寸口四倍，且大且数，名曰溢阴，溢阴为内关，死不治。必审察其本末之寒温，以验其脏腑之病，通其营输，乃可传于大数。大数曰盛则使泻之，虚则徒补之，紧则灸刺且饮药，陷下则徒灸之，不盛不虚，以经取之，所谓经治者，饮药，亦曰灸刺。脉急则引，脉大以弱，则欲安静，用力无劳也。

溢阴为内关，阳盛于内，阴气绝根而关闭于外也，故死不治。以经取之，以经常之法取之，谓之经治。脉急则引，以导引之法，通达而松缓之也。脉大以弱，则欲安静，用力无劳苦也。

灵枢悬解卷二终

灵枢悬解卷三

昌邑黄元御解

经　　络①

经脉二十②

雷公问于黄帝曰："禁服"之言，凡刺之理，经脉为始，营其所行，制其度量，内次五脏，外别六腑，愿尽闻其道。黄帝曰：经脉者，所以能决死生，处百病，调虚实，不可不通。

凡刺之理，经脉为始，营其所行（营其所行之道路），制其度量（制其度量之长短），内次五脏（内次五脏之部），外别六腑（外别六腑之分）。六语，"禁服"之言。

肺手太阴之脉，起于中焦，下络大肠，还循胃口，上膈，属肺，从肺系横出腋下，下循臑内，行少阴心主之前，下肘中，循臂内上骨下廉，入寸口，上鱼，循鱼际，出大指之端。其支者，从腕后直出次指内廉，出其端。是动则病肺胀满膨膨而喘咳，缺盆中痛，甚则交两手而瞀，此为臂厥。是主肺所生病者，咳，上气喘喝，烦心，胸满，臑臂内前廉痛厥，掌中热。气有余则肩背痛，风寒汗出中风，小便数而欠，气虚则肩背痛寒，少气不足以息，溺色变。为此诸病，盛则泻之，虚则补之，热则疾之，寒则留之，陷下则灸之，不盛不虚，以经取之。盛者，寸口大三倍于人迎，虚者，则寸口反小于人迎也。

手之三阴，自胸走手。肺手太阴之脉，起于中焦，下络大肠，太阴阳明为表里也。还循胃口，上膈，属肺，从肺系横出腋下，中府之分也。下循臑内（臂内嫩肉曰臑），行少阴厥阴二经之前（手三阴行于臂内，太阴在前），下肘中，循臂内上骨下廉（掌后高骨），入寸口而成尺寸，上鱼（大指根肥肉曰鱼），循鱼际（穴名，即寸口脉），出大指之端，手太阴之少商也。其支者，从腕后直出次指内廉，出其端，而交于手阳明经。人迎，足阳明之动脉，在喉旁。

大肠手阳明之脉，起于大指次指之端，循指上廉，出合谷两骨之间，上入两筋之中，循臂上廉，入肘外廉，上臑外前廉，上肩，出髃骨之前廉，上出于柱骨之会上，下入缺盆，络肺，下膈，属大肠。其支者，从缺盆上颈，贯颊，入下齿中，还出挟口，交人中，左之右，右之左，上挟鼻孔。是动则病齿痛，颈肿。是主津液所生病者，目黄，口干，鼽衄，喉痹，肩前臑痛，大指次指痛不用。气有余则当脉所过者热肿，虚则寒栗不复。为此诸病，盛则泻之，虚则补之，热则疾之，寒则留之，陷下则灸之，不盛不虚，以经取之。盛者，人迎大三倍于寸口，虚者③，人迎反小于寸口也。

---

① 经络　原不载，据目录补。
② 二十　原脱，据目录补。
③ 者　原作"则"，音近之误，据《灵枢经·经脉》及本篇上下文例改。

　　手之三阳，自手走头。大肠手阳明之脉，起于大指次指之端，（大指之次指），手阳明之商阳也。循指上廉，出合谷（穴名，在大指次指两岐，手阳明动脉），两骨之间，（大指次指两岐骨间），上入两筋之中，循臂上廉（手三阳行于臂外，阳明在前），入肘外廉（髃骨，肩上巨骨），上出于柱骨之会上（柱骨，项后大柱骨，即督脉之大椎，六阳所会），下入缺盆，络肺，阳明太阴为表里也。下膈，属大肠。其支者，从缺盆上颈，贯颊，入下齿中，还出挟口，交人中，左之右，右之左（之，至也），上挟鼻孔，手阳明之迎香也，自迎香而交于足阳明经。热则疾之，疾出其针也。寒则留之，久留其针也。

　　胃足阳明之脉，起于鼻之交頞中，旁纳太阳之脉，下循鼻外，入上齿中，还出挟口环唇，下交承浆，却循颐后下廉，出大迎，循颊车，上耳前，过客主人，循发际，至额颅。其支者，从大迎前下人迎，循喉咙，入缺盆，下膈，属胃，络脾。其直者，从缺盆下乳内廉，下挟脐，入气街中。其支者，起于胃口，下循腹里，下至气街中而合，以下髀关，抵伏兔，下膝膑中，下循胫外廉，下足跗，入中指内间。其支者，下廉三寸而别，下入中指外间。其支者，别跗上，入大指间，出其端。是动则病洒洒振寒，善呻数欠，颜黑，病至则恶人与火，闻木音则惕然而惊，独闭户塞牖而处，甚则欲上高而歌，弃衣而走，贲响腹胀，是谓骭厥。是主血所生病者，狂疟温淫汗出，鼽衄，口㖞唇胗，颈肿喉痹，大腹水肿，膝膑肿痛，循膺乳气街股伏兔骭外廉足跗上皆痛，中指不用。气盛则身[①]以前皆热，其有余于胃则消谷善饥，溺色黄，气不足则身以前皆寒栗，胃中寒则胀满。为此诸病，盛则泻之，虚则补之，热则疾之，寒则留之，陷下则灸

之，不盛不虚，以经取之。盛者，人迎大三倍于寸口，虚者，人迎反小于寸口也。

　　足之三阳，自头走足。胃足阳明之脉，起于鼻之交頞中（頞，鼻茎，即山根），旁纳太阳之脉（足太阳脉起目内眦，足阳明脉由此下行），下循鼻外，足阳明之承泣也（穴在目下）。入上齿中，还出挟口环唇，下交承浆（任脉穴名），却循颐后下廉，出大迎（阳明穴名），循颊车（阳明穴名），上耳前，过客主人（足少阳穴名），循发际，至额颅。其支者，从大迎前下人迎（阳明穴名，喉旁动脉），循喉咙，入缺盆（阳明穴名）。下膈，属胃，络脾，阳明与太阴为表里也。其直者，从缺盆下乳内廉，下挟脐，入气街中（阳明穴名，毛际两旁动脉）。其支者，起于胃口，下循腹里，下至气街中而合，以下髀关（穴名），抵伏兔（穴名），下膝膑中（膝盖曰膑），下循胫外廉（骬骨曰胫。足三阳行于骹外，阳明在前），下足跗（足背），入中指内间（大指之次指），足阳明之厉兑也。其支者，下廉三寸而别，下入中指外间。其支者，别跗上，入大指间，出其端，而交于足太阴经。恶人与火，闻木音惕然而惊，独闭户塞牖而处，上高而歌，弃衣而走，义详《素问》“脉解”、“阳明脉解”。骭，胫骨也，足阳明自膝膑而下胫外，故病骭厥。中指不用，即大指之次指也。

　　脾足太阴之脉，起于大指之端，循指内侧白肉际，过核骨后，上内踝前廉，上踹内，循胫骨后，交出厥阴之前，上膝股内前廉，入腹，属脾，络胃，上膈，挟咽，连舌本，散舌下。其支者，复从胃别上膈，注心中。是动则病舌本强，食则呕，胃脘痛，腹胀善噫，得后与气则快然

───────────────
　　①　身　原脱，据《灵枢经·经脉》补。

如衰，身体皆重。是主脾所生病者，舌本痛，体不能动摇，食不下，烦心，心下急痛，溏，瘕泄，水闭，黄疸，不能卧，强立，股膝内肿厥，足大指不用。为此诸病，盛则泻之，虚则补之，热则疾之，寒则留之，陷下则灸之，不盛不虚，以经取之。盛者，寸口大三倍于人迎，虚者，寸口反小于人迎也。踹，音篆。

足之三阴，自足走胸。脾足太阴之脉，起于大指之端，足太阴之隐白也。循指内侧白肉际，过核骨后（大指后圆骨），上内踝前廉（足三阴行于骱内，太阴在前），上踹内（骱肚），循胫骨后，交出厥阴之前（足太阴厥阴同起大指，其于踹下，厥阴在太阴之前，厥阴自中都上行，方出太阴之后，太阴自漏谷上行，方出厥阴之前），上膝股内前廉，入腹，属脾，络胃，太阴与阳明为表里也。上膈，挟咽，连舌本，散舌下。其支者，复从胃别上膈，注心中，而交于手少阴经。得后与气则快然如衰，义见《素问·脉解》。

心手少阴之脉，起于心中，出属心系，下膈，络小肠。其支者，从心系上挟咽，系目系。其直者，复从心系却上肺，下出腋下，下循臑内后廉，行太阴心主之后，下肘内，循臂内后廉，抵掌后锐骨之端，入掌内后廉，循小指之内，出其端。是动则病嗌干心痛，渴而欲饮，是为臂厥。是主心所生病者，目黄胁痛，臑臂内后廉痛厥，掌中热痛。为此诸病，盛则泻之，虚则补之，热则疾之，寒则留之，陷下则灸之，不盛不虚，以经取之。盛者，寸口大再倍于人迎，虚者，寸口反小于人迎也。

心手少阴之脉，起于心中，出属心系，下膈，络小肠，少阴与太阳为表里也。其支者，从心系上挟咽，系目系。其直者，复从心系却上肺，下出腋下，手少

阴之极泉也。下循臑内后廉（少阴在后），行太阴心主二脉之后，下肘内，循臂内后廉，抵掌后锐骨之端（少阴神门，手外踝上动脉），入掌内后廉，循小指之内，出其端，手少阴之少冲也。

小肠手太阳之脉，起于小指之端，循手外侧，上腕，出踝中，直上循臂骨下廉，出肘内侧两筋之间，上循臑外后廉，出肩解，绕肩胛，交肩上，入缺盆，络心，循咽，下膈，抵胃，属小肠。其支者，从缺盆循颈，上颊，至目锐眦，却入耳中。其支者，别颊，上䪼，抵鼻，至目内眦，斜络于颧。是动则病嗌痛颔肿，不可以顾，肩似拔，臑似折。是主液所生病者，耳聋目黄颊肿，颈颔肩臑肘臂外后廉痛。为此诸病，盛则泻之，虚则补之，热则疾之，寒则留之，陷下则灸之，不盛不虚，以经取之。盛者，人迎大再倍于寸口，虚者，人迎反小于寸口也。

小肠手太阳之脉，起于小指之端，手太阳之少泽也。循手外侧，上腕，出踝中，直上循臂骨下廉（太阳在后），出肘内侧两筋之间，上循臑外后廉，出肩解，（肩后骨缝），绕肩胛（肩膊），交肩上，会于督脉之大椎。入缺盆，络心，太阳与少阴为表里也。循咽，下膈，抵胃，属小肠。其支者，从缺盆循颈，上颊，至目锐眦，却入耳中，手太阳之听宫也。其支者，别颊，上䪼，抵鼻，至目内眦，而交于足太阳经，斜络于颧。

膀胱足太阳之脉，起于目内眦，上额，交巅。其支者，从巅至耳上角。其直者，从巅入络脑，还出别下项，循肩膊内，挟脊，抵腰中，入循膂，络肾，属膀胱。其支者，从腰中下挟脊，贯臀，入腘中。其支者，从膊内左右别，下贯胛，挟脊内，过髀枢，循髀外，从后廉下合腘中，以下贯踹内，出外踝之后，循京骨，

至小指外侧。是动则病冲头痛，目似脱，项似拔，脊痛，腰似折，髀不可以曲，腘如结，踹如裂，是为踝厥。是主筋所生病者，痔疟狂癫疾，头囟项痛，目黄，泪出，鼽衄，项背腰尻腘踹脚皆痛，小指不用。为此诸病，盛则泻之，虚则补之，热则疾之，寒则留之，陷下则灸之，不盛不虚，以经取之。盛者，人迎大再倍于寸口，虚者，人迎反小于寸口也。囟，音信。

膀胱足太阳之脉，起于目内眦，足太阳之睛明也。上额，交巅。其支者，从巅至耳上角。其直者，从巅入络脑，还出别下项，循肩膊内，挟脊，抵腰中，入循膂（脊两旁肉），络肾，太阳与少阴为表里也。属膀胱。其支者，从腰中下挟脊，贯臀（尻旁大肉），入腘中（膝后曲处）。其支者，从膊内左右别，下贯胛（此太阳经挟脊之外行），挟脊内，过髀枢（髀骨枢机），循髀外，从后廉下合腘中（太阳在后）。以下贯踹内，出外踝之后，循京骨（穴名）。至小指外侧，足太阳之至阴也。

肾足少阴之脉，起于小指之下，邪走足心，出于然谷之下，循内踝之后，别入跟中，以上踹内，出腘内廉，上股内后廉，贯脊，属肾，络膀胱。其直者，从肾上贯肝① 膈，入肺中，循喉咙，挟舌本。其支者，从肺出络心，注胸中。是动则病饥不欲食，面如漆柴，咳唾则有血，喝喝而喘，坐而欲起，目䀮䀮如无所见，心如悬，若饥状，气不足则善恐，心惕惕如人将捕之，是为骨厥。是主肾所生病者，口热舌干，咽肿上气，嗌干及痛，烦心心痛，黄疸肠澼，脊股内后廉痛，痿厥，嗜卧，足下热而痛。为此诸病，盛则泻之，虚则补之，热则疾之，寒则留之，陷下则灸之，不盛不虚，以经取之。灸则强食生肉，缓带被髪，大杖重履而步。盛者，寸

口大再倍于人迎，虚者，寸口反小于人迎也。

肾足少阴之脉，起于小指之下，邪走足心，足少阴之涌泉也。出于然谷之下（穴名），循内踝之后（太溪，少阴动脉），别入跟中（脚跟），以上踹内，出腘内廉，上股内后廉（少阴在后），贯脊，属肾，络膀胱，少阴与太阳为表里也。其直者，从肾上贯肝② 膈，入肺中，循喉咙，挟舌本。其支者，从肺出络心，注胸中，足少阴之俞府也。陷下，肾气虚也，虚故灸之。灸则强食生肉，令其难消，缓带被髪，大杖重履而步，令其用力，所以使脾土困乏，不至刑伤肾水也。

心主手厥阴心包络之脉，起于胸中，出属心包络，下膈，历络三焦。其支者，循胸，出胁，下腋三寸，上抵腋下，循臑内，行太阴少阴之间，入肘中，下臂，行两筋之间，入掌中，循中指，出其端。其支者，别掌中，循小指次指，出其端。是动则病手心热，臂肘挛急，腋肿，甚则胸胁支满，心中憺憺大动，面赤目黄，喜笑不休。是主脉所生病者，烦心心痛，掌中热。为此诸病，盛则泻之，虚则补之，热则疾之，寒则留之，陷下则灸之，不盛不虚，以经取之。盛者③，寸口大一倍于人迎，虚者，寸口反小于人迎也。

心主手厥阴心包络之脉，起于胸中，出属心包络，下膈，历络三焦（三焦有上中下三部，故曰历络），厥阴与少阳为表里也。其支者，循胸，出胁，下腋三寸，手厥阴之天池也。上抵腋下，循臑内，行太阴少阴之间（厥阴在中），入肘中，下臂，行两筋之间，入掌中，循小指次指，

---

① 肝　原作"胸"，据《灵枢经·经脉》改。
② 肝　原作"胸"，据《灵枢经·经脉》改。
③ 者　原作"则"，音近之误，据《灵枢经·经脉》及本篇前后文例改。

出其端，小指之次指。而交于手少阳经。

三焦手少阳之脉，起于小指次指之端，上出两指之间，循手表腕，出臂外两骨之间，上贯肘，循臑外，上肩，而交出足少阳之后，入缺盆，布膻中，散络心包，下膈，循属三焦。其支者，从膻中上出缺盆，上项，系耳后，直上出耳上角，以屈下颊，至䪼。其支者，从耳后入耳中，出走耳前，过客主人前，交颊，至目锐眦。是动则病耳聋浑浑焞焞，嗌肿喉痹。是主气所生病者，汗出，目锐眦痛，颊痛，耳后肩臑肘臂外皆痛，小指次指不用。为此诸病，盛则泻之，虚则补之，热则疾之，寒则留之，陷下则灸之，不盛不虚，以经取之。盛者，人迎大一倍于寸口，虚者，人迎反小于寸口也。

三焦手少阳之脉，起于小指次指之端（小指之次指），手少阳之关冲也。上出两指之间（小指次指之间），循手表腕，出臂外两骨之间，上贯肘（少阳在中），循臑外，上肩，而交出足少阳之后（自天髎出足少阳后），入缺盆，布膻中（膻中者，心主之官城也），散络心包，少阳与厥阴为表里也。下膈，循属三焦（三焦部大，循其部而属之）。其支者，从膻中上出缺盆，上项，系耳后，直上出耳上角，以屈下烦，至䪼。（目下）。其支者，从耳后入耳中，出走耳前，过客主人（足少阳穴）。前，交颊，至目锐眦，而交于足少阳经。

胆足少阳之脉，起于目锐眦，上抵头角，下耳后，循颈，行手少阳之前，至肩上，却交出手少阳之后，入缺盆。其支者，从耳后入耳中，出走耳前，至目锐眦后。其支者，别锐眦，下大迎，合于手少阳，抵于䪼，下加颊车，下颈，合缺盆，以下胸中，贯膈，络肝，属胆，循胁里，出气街，绕毛际，横入髀厌中。其直者，从缺盆下腋，循胸，过季胁，下合髀厌

中，以下循髀阳，出膝外廉，下外辅骨之前，直下抵绝骨之端，下出外踝之前，循足跗上，入小指次指之间。其支者，别跗上，入大指之间，循大指岐骨内，出其端，还贯爪甲，出三毛。是动则病口苦，善太息，心胁痛，不能转侧，甚则面微有尘，体无膏泽，足外反热，是为阳厥。是主骨所生病者，头痛颔痛，目锐眦痛，缺盆中肿痛，腋下肿，马刀挟瘿，汗出振寒，疟，胸胁肋髀膝外至胫绝骨外踝前及诸节皆痛，小指次指不用。为此诸病，盛则泻之，虚则补之，热则疾之，寒则留之，陷下则灸之，不盛不虚，以经取之。盛者，人迎大一倍于寸口，虚者，人迎反小于寸口也。

胆足少阳之脉，起于目锐眦，足少阳之童子髎也。上抵头角，下耳后，循颈，行手少阳之前，至肩上，却交出手少阳之后，入缺盆。其支者，从耳后入耳中，出走耳前，至目锐眦后。其支者，别锐眦，下大迎（足阳明穴），合于手少阳，抵于䪼，下加颊车（足阳明穴），下颈，合缺盆，以下胸中，贯膈，络肝，少阳与厥阴为表里也。属胆，循胁里（足三阳自头走足，阳明行身之前，太阳行身之后，少阳行身之侧），出气街（足阳明穴），绕毛际，横入髀厌中（即髀枢）。其直者，从缺盆下腋，循胸，过季胁，下合髀厌中，以下循髀阳，出膝外廉，下外辅骨之前（少阳在中。外辅骨，膝外高骨），直下抵绝骨之端（外踝上骨际），下出外踝之前，循足跗上，入小指次指之间，足少阳之窍阴也。其支者，别跗上，入大指之间，循大指岐骨内，出其端，还贯爪甲，出三毛，而交于足厥阴经。马刀挟瘿，瘰疬肿硬，如瘿瘤历络累生，旁挟胸胁，弯如马刀，少阳上逆之病也。经气壅塞，故生此证。

肝足厥阴之脉，起于大指丛毛之际，上循足跗上廉，去内踝一寸，上踝八寸，交出太阴之后，上腘内廉，循股阴，入毛中，过阴器，抵少腹，挟胃，属肝，络胆，上贯膈，布胁肋，循喉咙之后，上入颃颡，连目系，上出额，与督脉会于巅。其支者，从目系下颊里，环唇内。其支者，复从肝别贯膈，上注肺。是动则病腰痛不可以俯仰，丈夫㿉疝，妇人少腹肿，甚则嗌干，面尘脱色。是主肝所生病者，胸满，呕逆，飧泄，狐疝，遗溺，闭癃。为此诸病，盛则泻之，虚则补之，热则疾之，寒则留之，陷下则灸之，不盛不虚，以经取之。盛者，寸口大一倍于人迎，虚者，寸口反小于人迎也。

肝足厥阴之脉，起于大指丛毛之际（丛毛即三毛），足厥阴之大敦也。上循足跗上廉，去内踝一寸，上踝八寸（中都之上），交出太阴之后（厥阴在中），上腘内廉，循股阴，入毛中，过阴器，抵少腹，挟胃，属肝，络胆，厥阴与少阳为表里也。上贯膈，布胁肋（足三阴自足走胸，太阴行身之前，少阴行身之后，厥阴行身之侧），循喉咙之后，上入颃颡，连目系，上出额，与督脉会于巅。其支者，从目系下颊里，环唇内。其支者，复从肝别贯膈，上注肺，而交于手太阴经。

此十二经之一周也，是即营气所行之次。十二经孔穴，详见《素问》"气穴"、"气府"诸篇。

经脉十二者，伏行分肉之间，深不可见，其可见者，手太阴过于外踝之上，无所隐故也。诸脉之浮而常见者，皆络脉也。经脉为里，支而横者为络，络之别者为孙。盛而血者疾诛之，盛者泻之，虚者饮药以补之。

手太阴过于外踝之上，即寸口也。（经脉为里至末，旧误在"脉度"）

雷公曰：何以知经脉之与络脉异也？黄帝曰：经脉者，常不可见也，其虚实也，以气口知之，脉之见者，皆络脉也。诸络脉皆不能经大节之间，必行绝道而出入，复合于皮中，其会皆见于外。雷公曰：细子无以明其然也。黄帝曰：六经络，手阳明少阳之大络，起于五指间，上合肘中。饮酒者，卫气先行皮肤，先充络脉，络脉先盛，故卫气已平，营气乃满，而经脉大盛。脉之卒然动者，皆邪气居之，留于本末，不动则热，不坚则陷且空，不与众同，是以知其何脉之动也。故诸刺络脉者，必刺其结上甚血者。虽无结，急取之，以泻其邪而出其血，留之发为痹也。

大节，大关节也，经脉必由大节而行，络脉不能经大节之间，必行经脉之绝道而出入（绝道，经脉不行之处），周络一身，复合于皮肤之中，其所会合，皆见于外也。六经络脉，手阳明少阳之大络，起于五指间，上合于肘中（手阳明之络，名偏历，分络于大指食指，出合谷之次，别走太阴，手少阳之络，名外关，散络于中指名指[①]小指，出阳池之次，别走厥阴，是起于五指间也，即手背之青筋外露也。二脉上行，总于肘中，厥阴经曲泽之次相合）。饮酒者，酒气剽悍，直走卫气，卫气先行皮肤，先充络脉，络脉先盛。故卫气已平（盛极而平），然后内灌于经，营气乃满，而经脉大盛。凡脉之卒然动者，皆邪气居之，留于经络之本末，不动则热，不坚则陷且空，不与众同，是以知其何脉之动也。故诸刺络脉者，必刺其结上盛血者。虽无结，亦急取之，以泻其邪而出其血，留之则发为痹病也。

凡诊络脉，脉色青则寒且痛，赤则有

---

① 名指　即无名指。

热。胃中寒，手鱼之络多青矣，胃中有热，鱼际络赤。其暴黑者，留久痹也。其有赤有黑有青者，寒热气也。其青短者，少气也。凡刺寒热者，皆多血络，必间日而一取之，血尽而止，乃调其虚实。其小而短者，少气，甚者泻之则闷，闷甚则仆，不得言，闷则急坐之也。

皆多血络，皆多蓄血之络也。

雷公曰：愿卒闻经脉之始生。黄帝曰：人始生，先成精，精成而脑髓生，骨为干，脉为营，筋为刚，肉为墙，皮肤坚而毛髪长，谷入于胃，脉道乃通，血气乃行。

人之初生，爰有祖气①，祖气一分，精神皆化，而形质初兆，则先成其精，精者，官骸之始基也。肾藏精而主骨，脑髓者，肾精所结，故精成而脑髓生。脑髓生则骨立，骨为之干，脉为之营，筋为之刚，肉为之墙，皮肤以生，毛髪续长，形完胎落。谷入于胃，脉道乃通，血气乃行。此经脉所由生也。

经别二十一②

黄帝问于岐伯曰：余闻人之合于天道也，内有五脏，以应五音、五色、五味、五时、五位也，外有六腑，以应六律，六律建阴阳诸经，而合之十二月、十二辰、十二节、十二时、十二经水、十二经脉者，此五脏六腑之所以应天道。夫十二经脉者，人之所以生，病之所以成，人之所以治，病之所以起，学之所始，工之所止也，粗之所易，上之所难也，请问其离合出入奈何？岐伯稽首再拜曰：明乎哉问也！此粗之所过，上之所息也，请卒言之。

六律建阴阳诸经，以六律建立阴阳十二经也。上，上工。过，忽而过之。息，谓止而究之也。

足太阳之正，别入于腘中，其一道下尻五寸，别入于肛，属于膀胱，散之肾，循膂，当心入散，直者从膂上出于项，复属于太阳，此为一经也。

此足太阳之经别入者。

足少阴之正，至腘中，别走太阳而合，上至肾，当十四椎，出属带脉，直者系舌本，复出于项，合于太阳，此为一合。成以诸阴之别，皆为正也。

足少阴与足太阳为表里，足少阴之正，至腘中而合太阳，此为一合也。诸阳经之正，成以诸阴之别道相合，皆为正脉，非支络也。

足少阳之正，绕髀，入毛际，合于厥阴，别者入季胁之间，循胸里，属胆，散之上肝，贯心，以上挟咽，出颐颔中，散于面，系目系，合少阳于外眦也。

此足少阳之经别入者。

足厥阴之正，别跗上，上至毛际，合于少阳，与别俱行，此为二合也。

足厥阴与足少阳为表里，足厥阴之正，至毛际而合少阳，此为二合也。

足阳明之正，上至髀，入于腹里，属胃，散之脾，上通于心，上循咽，出于口，上颏颡，还系目系，合于阳明也。

此足阳明之经别入者。

足太阴之正，上至髀，合于阳明，与别俱行，上结于咽，贯舌中，此为三合也。

足太阴与足阳明为表里，至髀上而合阳明，此为三合也。

手太阳之正，指地，别于肩解，入腋，走心，系小肠也。

此手太阳之经别入者。指地者，在外而内行也。

---

① 祖气 "祖"，始也。"祖气"，原始之气也。
② 二十一 原脱，据目录补。

手少阴之正，别入于渊腋两筋之间，属于心，上走喉咙，出于面，合目内眦，此为四合也。

手少阴与手太阳为表里，至内眦而合太阳，此为四合也。渊腋，穴名。

手少阳之正，指天，别于巅，入缺盆，下走三焦，散于胸中也。

此手少阳之经别入者。指天，在内而外行也。

手心主之正，别下渊腋三寸，入胸中，别属三焦，出循喉咙，出耳后，合少阳完骨之下，此为五合也。

手心主与手少阳为表里，至完骨而合少阳，此为五合也。完骨，耳后骨。

手阳明之正，从手循膺乳，别于肩髃，入柱骨，下走大肠，属于肺，上循喉咙，出缺盆，合于阳明也。

此手阳明之经别入者。

手太阴之正，别入渊腋少阴之前，入走肺，散之大肠，上出缺盆，循喉咙，复合于阳明，此为六合也。

手太阴与手阳明为表里，至喉咙而合阳明，此为六合也。渊腋，足少阳穴。少阴，手少阴经。

手太阴之别，名曰列缺，起于腕上分间，并太阴之经，直入掌中，散入于鱼际。其病实则手锐掌热，虚则欠㰦，小便遗数，取之去腕半寸，别走阳明也。

列缺，穴名，在经渠后，手太阴自此别走于阳明。并太阴之经，太阴之正经也。手阳明起于手指，故实则手锐掌热（锐掌，掌之尽处）。欠㰦，伸腰开口，以舒郁闷也。取之去腕半寸，别走阳明之穴，即列缺也。

手少阴之别，名曰通里，去腕一寸半，别而上行，循经入于心中，系舌本，属目系。其实则支膈，虚则不能言，取之掌后一寸，别走太阳也。

通里，穴名，在阴郄后，手少阴自此别走手太阳。支膈，膈上偏支作满，金被火刑，肺气不降也。不能言，心主言也（《难经》：肺主声，入心为言）。掌后一寸，别走太阳，即通里也。

手心主之别，名曰内关，去腕二寸，出于两筋之间，循经以上，系于心，包络心系。实则心痛，虚则为头强，取之两筋间也。

内关，穴名，手心主自此别走手少阳。取之两筋间，即内关也。

手阳明之别，名曰偏历，去腕三寸，别入太阴，其别者，上循臂，乘肩髃，上曲颊，偏齿，其别者，入耳，合于宗脉。实则龋聋，虚则齿寒痹隔，取之所别也。

偏历，穴名，手阳明自此别走手太阴。偏齿，半边之齿也。合于宗脉，耳者，宗脉之所聚也。龋，齿病也。痹隔，经络痹塞不通也。取之所别，即偏历也。后仿此。

手太阳之别，名曰支正，上腕五寸，内注少阴，其别者，上走肘，络肩髃。实则节弛肘废，虚则生疣，小者如指痂疥，取之所别也。疣，音尤。

支正，穴名，手太阳自此别走手少阴。疣，赘瘤也。小者如指痂疥，如指上所生之疥粒也。

手少阳之别，名曰外关，去腕二寸，外绕臂，注胸中，合心主。病实则肘挛，虚则不收，取之所别也。

外关，穴名，手少阳自此别走手心主。

足阳明之别，名曰丰隆，去踝八寸，别走太阴，其别者，循胫骨外廉，上络头项，合诸经之气，下络喉嗌。其病气逆则喉痹瘁喑，实则狂癫，虚则足不收，胫枯，取之所别也。

丰隆，穴名，足阳明自此别走足太

阴。瘁，憔瘁也。

足太阳之别，名曰飞扬，去踝七寸，别走少阴。实则鼽窒，头背痛，虚则鼽衄，取之所别也。

飞扬，穴名，足太阳自此别走足少阴。

足少阳之别，名曰光明，去踝五寸，别走厥阴，下络足跗。实则厥，虚则痿躄，坐不能起，取之所别也。

光明，穴名，足少阳自此别走足厥阴。

足太阴之别，名曰公孙，去本节之后一寸，别走阳明，其别者，入络肠胃。厥气上逆则霍乱，实则肠中切痛，虚则鼓胀，取之所别也。

公孙，穴名，足太阴自此别走足阳明。

足少阴之别，名曰大钟，当踝后，绕跟，别走太阳，其别者，并经上走于心包下，外贯腰脊。其病气逆则烦闷，实则闭癃，虚则腰痛，取之所别也。

大钟，穴名，足少阴自此别走足太阳。

足厥阴之别，名曰蠡沟，去内踝五寸，别走少阳，其别者，循胫上睾，结于茎。其病气逆则睾肿卒疝，实则挺长，虚则暴痒，取之所别也。睾，音高。

蠡沟，穴名，足厥阴自此别走足少阳。睾，丸，阴囊也。

任脉之别，名曰尾翳，下鸠尾，散于腹。实则腹皮痛，虚则痒搔，取之所别也。

尾翳，穴名，任脉自此别走冲、督。鸠尾，蔽心骨，穴名。详尾翳，当是中庭别名，中庭在鸠尾之上，故曰下鸠尾，散于腹。旧注谓为会阴，非。

督脉之别，名曰长强，挟膂，上项，散头上，下当肩胛左右别走太阳，入贯膂。实则脊强，虚则头重，高摇之，挟脊之有过者，取之所别也。

长强，穴名，督脉自此别走任、冲。下当肩胛左右又别走太阳。高摇之，头之高也。

脾之大络，名曰大包，出渊腋下三寸，布胸胁。实则身尽痛，虚则百节尽皆纵，此脉若罗络之血者，皆取之脾之大络脉也。

大包，穴名，脾为五脏之长，故另有大络罗列也。此脉所部，若有络血罗列可见者，皆取之大包。

《素问·玉机真脏论》：胃之大络，名曰虚里，脾胃皆有大络也。

凡此十五络者，实则必见，虚则必下。视之不见，求之上下，人经不同，络脉异所别也。（自手太阴之别以下十六段，旧误在"经脉"）

诸经之别，皆络脉也，共十五络。实则必见于外，虚则必下，不可见也。视之而不见，当求之上下之间，盖以人经虚实不同，络脉异于其所别走之处故也。

经筋二十二①

足少阳之筋，起于小指次指，上结外踝，上循胫外廉，结于膝外廉。其支者，别走外辅骨，上走髀，前者结于伏兔之上，后者结于尻。其直者，上乘䏚季胁，上走腋前廉，系于膺乳，结于缺盆。直者，上出腋，贯缺盆，出太阳之前，循耳后，上额角，交巅上，下走颔，上结于頄。支者，结于目眦，为外维。其病小指次指支转筋，引膝外转筋，不可屈伸，腘筋急，前引髀，后引尻，即上乘䏚季胁痛，上引缺盆膺乳颈，维筋急，从左之右，右目不开，上过右角，并跷脉而行，

_____
① 二十二　原脱，据目录补。

左络于右，故伤左角，右足不用，命曰维筋相交，治在燔针劫刺，以知为数，以痛为腧，名曰孟春痹也。

伏兔，膝上六寸股外高肉。尻，尾，尾骶骨。眇肋，季胁尽处软肋骨。顑，颧颊间骨。维筋，维络头项胸膺之筋。少阳甲木从左右行，故右目不开，右足不用，以其维筋自左而右交也，故命曰维筋相交。以知为数，知，觉也。以痛为腧，痛者，是其腧穴也。孟春痹者，足少阳应正月之气也，义见"阴阳系日月"中。

足太阳之筋，起于足小指，上结于踝，邪上结于膝，其下循足外踝，结于踵，上循跟，结于腘。其别者，结于踹外，上腘中内廉，与腘中并，上结于臀，上挟脊，上项。其支者，别入结于舌本。其直者，结于枕骨，上头，下颜，结于鼻。其支者，为目上网，下结于顑。其支者，从腋后外廉结于肩髃。其支者，入腋下，上出缺盆，上结于完骨。其支者，出缺盆，邪上出于顑。其病小指支跟肿痛，腘挛，脊反折，项筋急，肩不举，腋支缺盆中纽痛，不可左右摇，治在燔针劫刺，以知为数，以痛为腧，名曰仲春痹也。

颜，额上也。完骨，耳后骨。小指支跟肿痛，痛连脚跟也。腋支缺盆中纽痛，纽折作痛，如物支拄也。仲春痹，足太阳应二月之气也。

足阳明之筋，起于中三指，结于跗上，邪外上加于辅骨，上结于膝外廉，直上结于髀枢，上循胁，属脊。其直者，上循骭，结于膝。其支者，结于外辅骨，合少阳。其直者，上循伏兔，上结于髀，聚于阴器，上腹而布，至缺盆而结，上颈，上挟口，合于顑，下结于鼻，上合于太阳，太阳为目上网，阳明为目下网。其支者，从颊结于耳前。其病足中指支胫转筋，脚跳坚，伏兔转筋，髀前肿，㿉疝，

腹筋急，引缺盆及颊，卒口僻，急者目不合，热则筋纵，目不开，颊筋有寒则急，引颊移口，有热则筋弛纵，缓不胜收，故僻。治之以马膏，膏其急者，以白酒和桂，以涂其缓者，以桑钩钩之，即以生桑灰置之坎中，高下以坐等，以膏熨急颊，且饮美酒，啖美炙肉，不饮酒者，自强也，为之三拊而已，治在燔针劫刺，以知为数，以痛为腧，名曰季春痹也。

骭，胫骨也。伏兔，股外丰肉，足阳明经脉所行，故穴名伏兔。聚于阴器，阴阳总宗筋之会，会于气街，而阳明为之长也（《素问·痿论》语）。脚跳坚，脚筋跳动而坚硬也。桑钩钩之，使口正而不僻也。高下以坐等，令坎中高下与人坐相等也。三拊而已，熨后拊摩病上，三次而愈也。季春痹，足阳明应三月之气也。

手阳明之筋，起于大指次指之端，结于腕，上循臂，上结于肘外，上臑，结于髃。其支者，绕肩胛，挟脊。直者，从肩髃上颈。其支者，上颊，结于顑。直者，上出手太阳之前，上左角，络头，下右颔。其病当所过者支痛及转筋，肩不举，颈不可左右视，治在燔针劫刺，以知为数，以痛为腧，名曰孟夏痹也。

上左角，络头，下右颔，左手之筋也，右手之筋，上右角，络头，下左颔，阳明之脉，左之右，右之左，筋亦如是。孟夏痹，手阳明应四月之气也。

手太阳之筋，起于小指之上，结于腕，上循臂内廉，结于肘内锐骨之后，弹之应小指之上，入结于腋下。其支者，后走腋后廉，上绕肩胛，循颈，出走太阳之前，结于耳后完骨。其支者，入耳中。直者，出耳上，下结于颔，上属目外眦。其病小指支肘内锐骨后廉痛，循臂阴，入腋下，腋下痛，腋后廉痛，绕肩胛引颈而痛，应耳中鸣痛，引颔，目瞑，良久乃得

视，颈筋急则为筋瘘颈肿，寒热在颈，其为肿者，复而锐之，本支者，上曲牙，循耳前，属目外眦，上颌，结于角，其痛当所过者支转筋，治在燔针劫刺，以知为数，以痛为腧，名曰仲夏痹也。

弹之应小指之上，弹之瘘麻，应于小指之上也。颈筋急，则为筋瘘颈肿，瘰疬病也。复而锐之，复刺而用锐针，即小针也。仲夏痹，手太阳应五月之气也。

手少阳之筋，起于小指次指之端，结于腕，上循臂，结于肘，上绕臑外廉，上肩，走颈，合手太阳。其支者，当曲颊，入系舌本。其支者，上曲牙，循耳前，属目外眦，上乘颌，结于角。其病当所过者即支转筋，舌卷，治在燔针劫刺，以知为数，以痛为腧，名曰季夏痹也。

季夏痹，手少阳应六月之气也。

足太阴之筋，起于大指之端内侧，上结于内踝。其直者，络于膝内辅骨，上循阴股，结于髀，聚于阴器，上腹，结于脐，循腹里，结于肋，散于胸中。其内者，着于脊。其病足大指支内踝痛，转筋痛，膝内辅骨痛，阴股引髀而痛，阴器纽痛，上①引脐，两胁痛，引膺中脊内痛，治在燔针劫刺，以知为数，以痛为腧，名曰孟秋痹也。

孟秋痹，足太阴应七月之气也。

足少阴之筋，起于小指之下，并足太阴之筋，邪走内踝之下，结于踵，与太阳之筋合而上结于内辅之下，并太阴之筋而上循阴股，结于阴器，循脊内，挟膂，上至项，结于枕骨，与足太阳之筋合。其病足下转筋，及所过而结者皆痛及转筋，病在此者，主痫瘛及痉，在外者不能俯，在内者不能仰，故阳病者，腰反折，不能俯，阴病者，不能仰，治在燔针劫刺，以知为数，以痛为腧，在内者，熨引饮药，此筋折纽，纽发数甚者，死不治。名曰仲

秋痹也。

痫，惊也。瘛，筋急而抽引也。痉，筋短而身劲也。筋脉短急，其在外者，即不能俯（外，身后也），其在内者，即不能仰，故太阳病者，腰反折，不能俯，其经行身之后也，少阴病者，身伛偻，不能仰，其经行身之前也（少阴自前而行于后）。此筋折纽，折其枢纽也。纽发数甚，折纽数发而数甚也。仲秋痹，足少阴应八月之气也。

足厥阴之筋，起于大指之上，上结于内踝之前，上循胫，上结内辅之下，上循阴股，结于阴器，络诸筋。其病足大指支内踝之前痛，内辅痛，阴股痛，转筋，阴器②不用，伤于内则不起，伤于寒则阴缩入，伤于热则纵挺不收，治在行水清阴气，其病转筋者，治在燔针劫刺，以知为数，以痛为腧，名曰季秋痹也。

结于阴器，肝主筋，前阴者，宗筋之所聚也。络诸筋，前阴皆联络于诸筋也。伤于内则不起，纵欲伤精，则阴痿也。伤于寒则阴缩入，寒则筋急也。伤于热则纵挺不收，热则筋松也。治在行水清阴气，热则补肾水，以清阴分之热也。季秋痹，足厥阴应九月之气也。

手厥阴之筋，起于中指，与太阴之筋并行，结于肘内廉，上臂阴，结腋下，下散前后，挟胁。其支者，入腋，散胸中，结于贲。其病当所过者支转筋，前及胸痛，息贲，治在燔针劫刺，以知为数，以痛为腧，名曰孟冬痹也。

息贲，喘息贲逆。孟冬痹，手厥阴应十月之气也。

手少阴之筋，起于小指之内侧，结于锐骨，上结肘内廉，上入腋，交太阴，挟

———————
① 上 原作"下"字，据《灵枢经·经筋》改。
② 器 原作"气"，音同之误，据《灵枢经·经筋》及本节黄解改。

乳里，结于胸中，循胸，下系于脐。其病内急，心承伏梁，下为肘网，当所过者支转筋，筋痛，治在燔针劫刺，以知为数，以痛为腧，其成伏梁，唾脓血者，死不治，名曰仲冬痹也。

锐骨，掌后锐骨。肘网，肘如网罗牵引。仲冬痹，手少阴应十一月之气也。

手太阴之筋，起于大指之上，循指上行，结于鱼后，行寸口外侧，上循臂，结肘中，上臑内廉，入腋下，出缺盆，结肩前髃，上结缺盆，下结胸里，散贯贲，合贲下，抵季胁。其病当所过者支转筋，痛甚成息贲，胁急，吐血。治在燔针劫刺，以知为数，以痛为腧。名曰季冬痹也。

贲，贲门，《难经》：胃为贲门（胃之上口）。季冬痹，手太阴应十二月之气也。

经筋之病，寒则反折筋急，热则筋弛纵不收，阴痿不用。阳急则反折，阴急则俯不伸。淬刺者，刺寒急也，热则筋弛不收，无用燔针。足之阳明，手之太阳，筋急则口目为僻，眦急不能卒视，治皆如右方也。

焠针即燔针，以火烧其针也。燔针治寒而筋急者，热而筋纵者，不可用也。

经水二十三[①]

黄帝问于岐伯曰：经脉十二者，外合于十二经水，而内属于五脏六腑。夫十二经水者，其有大小深浅广狭远近各不同，五脏六腑之高下大小，受谷之多少亦不等，相应奈何？夫经水者，受水而行之，五脏者，合神气魂魄而藏之，六腑者，受谷而行之，受气而扬之，经脉者，受血而营之，合而以治奈何？刺之深浅，灸之壮数，可得闻乎？

义详下文。

岐伯答曰：善哉问也！天至高，不可度，地至广，不可量，此之谓也。且夫人生于天地之间，六合之内，此天之高、地之广也，非人力之所度量而至也。若夫八尺之士，皮肉在此，外可度量切循而得之，其死可解剖而视之，其脏之坚脆，腑之大小，谷之多少，脉之长短，血之清浊，气之多少，十二经之多血少气，与其少血多气，与其皆多血气，与其皆少血气，皆有大数，其治以针艾，各调其经气，固其常有合乎。黄帝曰：余闻之，快于耳，不解于心，愿卒闻之。岐伯答曰：此人之所以参天地而应阴阳也，不可不察。

人之十二经脉，合于十二经水，其理玄远。天之至高不可度，地之至广不可量，何由而知天地与人相合也？且夫人生于天地之间，六合之内，渺焉中处，而天地之高广，亦非人力之所度量而至也。若夫人，则无不可度量而知，外可切循，内可解剖，其脏腑之形象，气血之多少，皆有大数。即其小者，以测大者，则经脉之与经水，固其常有合也。

足太阳外合于清水，内属于膀胱，而通水道焉。足少阳外合于渭水，内属于胆。足阳明外合于海水，内属于胃。足太阴外合于湖水，内属于脾。足少阴外合于汝水，内属于肾。足厥阴外合于渑水，内属于肝。手太阳外合于淮水，内属于小肠，而水道出焉。手少阳外合于漯水，内属于三焦。手阳明外合于江水，内属于大肠。手太阴外合于河水，内属于肺。手少阴外合于济水，内属于心。手心主外合于漳水，内属于心包。

手足太阳，皆主水道，足太阳以寒水主令，手太阳以丙火而化寒水也。

凡此五脏六腑十二经水者，外有源泉

---

① 二十三　原脱，据目录补。

而内有所禀，此皆内外相贯，如环无端，人经亦然。故天为阳，地为阴，腰以上为天，腰以下为地。故海以北者为阴，湖以北者为阴中之阴，漳以南者为阳，河以北至漳者为阳中之阴，漯以南至江者为阳中之太阳，此一隅之阴阳也，所以人与天地相参也。

经脉之阴阳配于经水之阴阳，故人与天地相参。

黄帝曰：夫经水之应经脉也，其远近浅深，水血之多少各不同，合而以刺之奈何？岐伯答曰：足阳明，五脏六腑之海也，其脉大血多，气盛热壮，刺此者不深弗散，不留不泻也。足阳明刺深六分，留十呼，足太阳深五分，留七呼，足少阳深四分，留五呼，足太阴深三分，留四呼，足少阴深二分，留三呼，足厥阴深一分，留二呼，手之阴阳，其受气之道近，其气之来疾，其刺深者皆无过二分，其留皆无过一呼，其少长大小肥瘦，以意科① 之，命曰法天之常。灸之亦然。灸而过此者，得恶火，则骨枯脉涩，刺而过此② 者，则脱气。

此言刺法深浅之度，留针迟速之候。

黄帝曰：夫经脉之小大，血之多少，肤之薄厚，肉之坚脆，及䐃之小大，可为量度乎？岐伯答曰：其可为度量者，取其中度也，不甚脱肉，而血气不衰也。若夫度之人痟瘦而形肉脱者，恶可以度量刺乎。审切循扪按，视其寒温盛衰而调之，是谓因适而为之真也。痟与消同。

可为度量者，取其人之中度也，此不甚脱肉，而血气不衰者也。若夫所度之人，痟瘦而形肉脱者，则不可以度量刺。宜审切循扪按，视其寒温盛衰而调之，是谓因其所适而为之真也（真，切当也）。

阴阳清浊二十四③

黄帝曰：余闻十二经脉以应十二经水者，其五色各异，清浊不同，人之血气若一，应之奈何？岐伯曰：人之血气，苟能若一，则天下为一矣，恶有乱者乎？黄帝曰：余问一人，非问天下之众。岐伯曰：夫一人者，亦有乱气，天下之众，亦有乱人，其合为一耳。黄帝曰：愿闻人气之清浊。岐伯曰：受谷者浊，受气者清。清者注阴，浊者注阳。浊而清者，上出于咽，清而浊者，则下行。清浊相干，命曰乱气。

干，犯也。

黄帝曰：夫阴清而阳浊，浊者有清，清者有浊，清浊别之奈何？岐伯曰：气之大别，清者上注于肺，浊者下走于胃。胃之清气，上出于口，肺之浊气，下注于经，内积于海。

胃之清气，上出于口，所谓浊而清者，上出于咽也。肺之浊气，下注于经，内积于海，所谓清而浊者，则下行也。海，胃也。

黄帝曰：诸阳皆浊，何阳独甚乎？岐伯曰：手太阳独受阳之浊，手太阴独受阴之清。其清者上走空窍，其浊者下行诸经。诸阴皆清，足太阴独受其浊。

空窍，上焦诸官窍也。

黄帝曰：治之奈何？岐伯曰：清者其气滑，浊者其气涩，此气之常也，故刺阴者，深而留之，刺阳者，浅而疾之，清浊相干者，以数调之也。

数，法也。

灵枢悬解卷之三终

---

① 科　断也。
② 此　原脱，据《灵枢经·经水》补。
③ 二十四　原脱，据目录补。

灵枢悬解卷四

昌邑黄元御解

本输二十五①

黄帝问于岐伯曰：凡刺之道，必通十二经络之所终始，络脉之所别处，五腧之所留，六腑之所与合，四时之所出入，五脏之所溜处，阔狭之度，浅深之状，高下所至，愿闻其解。岐伯曰：请言其次也。

十二经络之所终始，十二经之起止也。络脉之所别处，经别之十五络脉也。五腧之所留，井荥俞经合五穴之所在也。六腑之所与合，六腑与五脏表里相配合也。四时之所出入，四时阴阳之出入也。五脏之所溜处，五脏之荥穴，经气之所溜也（所溜为荥）。阔狭之度，言其远近。浅深之状，言其浮沉。高下所至，言其上下也。

肺出于少商，少商者，手大指端内侧也，为井木，溜于鱼际，鱼际者，手鱼也，为荥，注于太渊，太渊，鱼后一寸陷者中也，为俞，行于经渠，经渠，寸口中也，动而不居，为经，入于尺泽，尺泽，肘中之动脉也，为合，手太阴经也。荥，音营。

此手太阴肺经之五腧。手鱼，手大指根丰肉，其形如鱼。际，边也。动而不居，不止也。

心出于中冲，中冲，手中指之端也，为井木，溜于劳宫，劳宫，掌中中指本节之内间也，为荥，注于大陵，大陵，掌后两骨之间方下者也，为俞，行于间使，间使之道，两筋之间，三寸之中也，有过则

至，无过则止，为经，入于曲泽，曲泽，肘内廉下陷者之中也，屈而得之，为合，手少阴经也。

此手少阴心经之五腧。五腧皆手厥阴之穴，"逆顺肥瘦"：手少阴之脉独无腧，诸邪之在于心者，皆在于心之包络是也。

肝出于大敦，大敦者，足大指之端及三毛之中也，为井木，溜于行间，行间，足大指间也，为荥，注于太冲，太冲，行间上二寸陷者之中也，为俞，行于中封，中封，内踝之前一寸半陷者之中，使逆则宛，使和则通，摇足而得之，为经，入于曲泉，曲泉，辅骨之下大筋之上也，屈膝而得之，为合，足厥阴经也。

此足厥阴肝经之五腧。使，使道也（《素问·十二脏相使》：使道闭塞而不通），使逆则宛，使道逆则郁塞，肝木下陷，则经脉阻闭也。

脾出于隐白，隐白者，足大指之端内侧也，为井木，溜于大都，大都，本节之后下陷者之中也，为荥，注于太白，太白，腕骨之下也，为俞，行于商丘，商丘，内踝之下陷者之中也，为经，入于阴之陵泉，阴之陵泉，辅骨之下陷者之中也，伸而得之，为合，足太阴经也。

此足太阴脾经之五腧。

肾出于涌泉，涌泉者，足心也，为井木，溜于然谷，然谷，然骨之下者也，为

---

① 二十五　原脱，据目录补。

荥，注于太溪，太溪，内踝之后① 跟骨之上陷者中也，为俞，行于复留，复留，上内踝二寸，动而不休，为经，入于阴谷，阴谷，辅骨之后大筋之下小筋之上也，按之应手，屈膝而得之，为合，足少阴经也。

此足少阴肾经之五腧。

膀胱出于至阴，至阴者，足小指之端也，为井金，溜于通谷，通谷，本节之前外侧也，为荥，注于束骨，束骨，本节之后陷者中也，为俞，过于京骨，京骨，足外侧大骨之下也，为原，行于昆仑，昆仑，外踝之后跟骨之上也，为经，入于委中，委中，腘中央也，为合，委而取之，足太阳经也。

此足太阳膀胱经之六腧。

胆出于窍阴，窍阴者，足小指次指之端也，为井金，溜于侠溪，侠溪，足小指次指之间也，为荥，注于临泣，临泣，上行一寸半陷者中也，为俞，过于丘墟，丘墟，外踝之前下陷者中也，为原，行于阳辅，阳辅，外踝之上辅骨之前及绝骨之端也，为经，入于阳之陵泉，阳之陵泉，膝外陷者中也，为合，伸而得之，足少阳经也。

此足少阳胆经之六腧。

胃出于厉兑，厉兑者，足大指次指之端也，为井金，溜于内庭，内庭，次指外间也，为荥，注于陷谷，陷谷，上中指内间上行二寸陷者中也，为俞，过于冲阳，冲阳，足跗上五寸陷者中也，为原，摇足而得之，行于解溪，解溪，上冲阳一寸半陷者中也，为经，入于下陵，下陵，膝下三寸胻骨外三里也，为合，复下三里三寸为巨虚上廉，复下上廉三寸为巨虚下廉，大肠属上，小肠属下，足阳明胃脉也，大肠小肠皆属于胃，足阳明经也。

此足阳明胃经之六腧。大肠属上，巨虚上廉也，小肠属下，巨虚下廉也，此总是足阳明胃脉，以胃为六腑之长，故大肠小肠皆属于胃。

大肠者，上合手阳明，出于商阳，商阳，大指次指之端也，为井金，溜于本节之前，二间，为荥，注于本节之后，三间，为俞，过于合谷，合谷，在大指歧骨之间，为原，行于阳溪，阳溪，在两筋间陷者中也，为经，入于曲池，曲池，在肘外辅骨陷者中也，为合，屈臂而得之，手阳明经也。

此手阳明大肠经之六腧。

小肠者，上合手太阳，出于少泽，少泽，小指之端也，为井金，溜于前谷，前谷，在手外廉本节前陷者中也，为荥，注于后溪，后溪，在手外侧本节之后也，为俞，过于腕骨，腕骨，在手外侧腕骨之前也，为原，行于阳谷，阳谷，在锐骨之下陷者中也，为经，入于小海，小海，在肘内大骨之外去端半寸陷者中也，为合，伸臂而得之，手太阳经也。

此手太阳小肠经之六腧。

三焦者，上合于手少阳，出于关冲，关冲，手小指次指之端也，为井金，溜于腋门，腋门，小指次指之间也，为荥，注于中渚，中渚，本节之后陷者中也，为俞，过于阳池，阳池，在腕上陷者之中也，为原，行于支沟，支沟，上腕上三寸两骨之间陷者中也，为经，入于天井，天井，在肘外大骨之上陷者中也，为合，屈肘乃得之，三焦下腧，在于足太阳之前，少阳之后，出于腘中外廉，名曰委阳，是太阳络也，手少阳经也。

此手少阳三焦经之六腧。委阳，足太阳穴。

是谓五脏六腑之腧，五五二十五腧，

---

① 之后　原脱，据《灵枢经·本输》补。

六六三十六腧也。六腑皆出足之三阳，上合于手者也。

脏腑之脉，虽分手足，其实本是同经，以六阴之经，升于足而降于手，六阳之经，升于手而降于足。故六腑之经，皆出足之三阳，而上合于手，手之三阳，即足三阳之上半也。五脏五腧，井木、荥火、俞土、经金、合水；六腑六腧，井金、荥水、俞木、经火、合土。义详六十四难，六腑多一原穴，当与俞穴俱属木也。

三焦者，足太阳少阴之所将，太阳之别也，上踝五寸，别入贯腨肠，出于委阳，并太阳之正，入络膀胱，约下焦，实而闭癃，虚则遗溺，遗溺则补之，闭癃则泻之。

三焦者，足太阳少阴之所将领，是太阳之别也。上外踝五寸，别太阳而入贯腨肠，骹（肚）出于太阳之委阳，并太阳之正经，入络膀胱，约束下焦。相火实则膀胱闭癃，相火虚则小便遗溺，三焦为少阳相火。遗溺则补之，益其相火，闭癃则泻之，泄其相火也。

肺合大肠，大肠者，传道之腑。心合小肠，小肠者，受盛之腑。肝合胆，胆者，中正之腑。脾合胃，胃者，五谷之腑。肾合膀胱，膀胱者，津液之腑。少阳属肾，肾上连肺，故将两脏。三焦者，中渎之腑也，水道出焉，属膀胱，是孤之腑也。是六腑之所与合者。

《素问·十二脏相使[1]》：大肠者，传道之官，变化出焉。小肠者，受盛之官，化物出焉。胆者，中正之官，决断出焉。膀胱者，州都之官，津液藏焉。三焦者，决渎之官，水道出焉。少阳三焦属肾，肾上连肺，以辛金而生癸水，故兼将两脏。缘三焦者，中渎之腑也，水道出焉，属于膀胱，是以并将于肾。盖水善藏，火善

泄，膀胱以州都之官，津液藏焉，不能出也，得三焦之经并太阳之正，入络膀胱，泄以相火之力，则州都冲决，水道出矣，故曰决渎之官，此曰中[2] 渎之腑，以其下行于川渎之中也。其所以决渎而出水者，相火在肾，温生风木，以疏泄之也。心主者，心之包络，非脏也。三焦虽与心主表里，而心主无脏，是三焦为孤之腑也。脏腑相合，是六腑之所与合者（答帝问六腑之所与合语）。

缺盆之中，任脉也，名曰天突。一次，任脉侧之动脉，足阳明也，名曰人迎。二次脉，手阳明也，名曰扶突。三次脉，手太阳也，名曰天窗。四次脉，足少阳也，名曰天容。五次脉，手少阳也，名曰天牖。六次脉，足太阳也，名曰天柱。七次脉，颈中央之脉，督脉也，名曰风府。腋内动脉，手太阴也，名曰天府。腋下三寸，手心主也，名曰天池。

手足六阳，皆行于颈，其位次如此。手之三阴，自胸走手，脉在腋内与腋下。

足阳明，挟喉之动脉，其腧在膺中。手阳明，次在其腧外，不至曲颊一寸。手太阳，当曲颊。足少阳，在耳下[3] 曲颊之后。手少阳，出耳后，上加完骨之上。足太阳，挟项大筋之中髮际。阴尺动脉，在五里。五腧之禁也。

足阳明，挟喉之动脉，即人迎也，其腧在膺中，气户、库房之穴也。手阳明，次在其腧外，不至曲颊一寸，即扶突也。手太阳，当曲颊，即天窗也。足少阳，在耳下曲颊之后，即天容也（足少阳颈中无穴，天容是手太阳经穴）。手少阳，出

---

① 十二脏相使　王注本《素问》作"灵兰秘典论"，黄氏据全元起本篇名改。
② 中　原作"决"，据本节经文及上下文义改。
③ 耳下　其下原衍"曲"字，据《灵枢经·本输》及本节黄解删。

耳后，上加完骨之上，即天牖也。足太阳，挟项大筋之中髮际，即天柱也。阴尺动脉，在五里，手太阴尺泽之后，手阳明之五里也，"小针解"：夺阴者死，言取尺之五里，五往者也，"玉版"：迎之五里，五往而脏之气尽矣。以上诸穴，是五腧之禁也（禁，不可刺）。

刺上关者，呿不能欠。刺下关者，欠不能呿。刺犊鼻者，屈不能伸。刺两关者，伸不能屈。

上关，足少阳之客主人，开口取之，刺之则呿不能欠（呿，开口也，《庄子》：公孙龙口呿不合。欠，开口而即合也）。下关，足阳明经穴，闭口①取之，刺之则欠不能呿。犊鼻，足阳明经穴，却足取之，刺之则屈不能伸。两关，手厥阴之内关、手少阳之外关，伸手取之，刺之则伸不能屈。此皆禁刺之穴也。

春取络脉诸荥大经分肉之间，甚者深取之，间者浅取之。夏取孙络诸腧肌肉皮肤之上。秋取诸合，余如春法。冬取诸井诸腧之分，欲深而留之。此四时之序，气之所处，病之所舍，脏之所宜。

根结二十六②

岐伯曰：天地相感，寒暑相移，阴阳之道，孰少孰多？阴道偶，阳道奇，发于春夏，阴气少，阳气多，阴阳不调，何补何泻？发于秋冬，阳气少，阴气多，阴气盛而阳气衰，故茎叶枯槁，湿雨下归，阴阳相移，何泻何补？奇邪离经，不可胜数，不知根结，五脏六腑，折关败枢，开阖而走，阴阳大失，不可复取。九针之玄，要在终始，故能知终始，一言而毕，不知终始，针道咸绝。

天地相感，寒暑相移，阴阳之道，孰少孰多？阴道偶（双数为偶，如二、四、六、八、十），阳道奇（单数为奇，如

一、三、五、七、九）。春夏阳旺，发于春夏，阴气少，阳气多，此当何补何泻？秋冬阴旺，发于秋冬，阳气少，阴气多，阴气盛而阳气衰，故茎叶枯槁，不沾天地之泽，湿雨下归其根（湿生于地，雨降于天），阴阳相移（前盛今衰，前衰今盛），此当何补何泻？阴阳变化，奇邪离经（离常）。淫泆流衍，不可胜数，然病机虽繁，悉有根结（根，始。结，终）。不知根结，五脏六腑，折关败枢，开阖而走，阴阳大失，不可复取。九针之玄，其要全在终始，终始即根结也，故能知终始，一言而毕，得其要也，不知，终始，针道咸绝，失其要也。

太阳根于至阴，结于命门，命门者，目也。阳明根于厉兑，结于颡大，颡大者，钳耳也。少阳根于窍阴，结于窗笼，窗笼者，耳中也。太阳为开，阳明为阖，少阳为枢。开折则皮肉节渎而暴病起矣，故暴病者，取之太阳，视有余不足。渎者，皮肉宛焦而弱也。阖折则气无所止息而痿疾起矣，故痿疾者，取之阳明，视有余不足。无所止息者，真气稽留，邪气居之也。枢折即③骨繇而不安于地，故骨繇者，取之少阳，视有余不足。骨繇者，节缓而不收也，所谓骨繇者，摇故也。当穷其本也。

太阳根于至阴（太阳井穴，在足小指），结于命门，命门者，目内眦之晴明也（穴名）。阳明根于厉兑（阳明④井穴，在足次指），结于颡大（大迎在颃颡之上，故曰颡大），颡大者，钳耳下之大迎也（穴名。钳耳，犹言挟耳也）。少阳

---

① 口　原作"而"，据前文"开口取之"改。
② 二十六　原脱，据目录补。
③ 即　原作"则"，据《灵枢经·根结》及本节黄解改。
④ 明　原作"名"，音同之误。据上下文义改。

根于窍阴（少阳井穴，在足名指），结于窗笼，窗笼者，耳中之听宫也（穴名。听宫在耳前，手太阳穴，足少阳之所会也）。太阳，阳之将衰，在表，为开，阳明，阳之正盛，在里，为阖，少阳，未盛未衰，在中，为枢（表里之半）。故开折则表阳不固，皮肉节渎而暴病起矣（风寒外感），故暴病者，取之太阳（仲景《伤寒》太阳经病是也），视其有余不足，以为补泻。节渎者，皮肉宛焦而软弱也（《难经》：手太阴气绝，则津液去，皮节伤。节渎，节节伤败也。宛、菀同）。阖折则里阳不运，中气无所止息而痿疾起矣，故痿疾者，取之阳明（义详《素问·痿论》），视其有余不足，以为补泻。无所止息者，真气稽留不布（中气壅阻，不能四达，是无所归宿也），而邪气居之也。枢折即骨繇而不安于地，故骨繇者，取之少阳，视其有余不足，以为补泻。骨繇者，节缓而不收也，所谓骨繇者，摇故也，以肝主筋，而诸筋皆聚于节，肝胆同气，筋膜松懈，则节缓而不收，故骨繇而不健，所谓骨繇者，骨节摇动不坚故也。故当穷其根本也。太阳之病在皮毛，阳明之病在肌肉，少阳之病在筋膜，各有其部也。

太阴根于隐白，结于太仓。少阴根于涌泉，结于廉泉。厥阴根于大敦，结于玉英，络于膻中。太阴为开，厥阴为阖，少阴为枢。开折则仓廪无所输膈洞，膈洞者，取之太阴，视有余不足。开折者，气不足而生病也。阖折即气绝而喜悲，悲者，取之厥阴，视有余不足。枢折则脉有所结而不通，不通者，取之少阴，视有余不足。有结者，皆取之不足。

太阴根于隐白（太阴井穴，在足大指），结于太仓，太仓，任脉之中脘也（穴名）。少阴根于涌泉（少阴井穴，在足心）。结于廉泉，廉泉，任脉之穴也。

厥阴根于大敦（厥阴井穴，在足大指），结于玉英，玉英，任脉之玉堂也，络于膻中，膻中，心主之宫城也（《胀论》语）。太阴，阴之将衰，在外，为开，厥阴，阴之交尽，在内，为阖，少阴，未衰未盛，在中，为枢（内外之交）。开折则仓廪无所输纳而胸膈空洞，膈洞者，取之太阴，视其有余不足。开折者，脾气不足而生病也（脾虚不能化谷）。阖折即气绝而喜悲（木虚金旺，肝为肺刑，燥胜则悲），悲者，取之厥阴，视其有余不足。枢折则脉有所结而不通（心主脉，水胜火负，则脉不通），不通者，取之少阴，视其有余不足。凡有结者，皆取之不足，以其阴中之阳亏也。

足太阳根于至阴，溜于京骨，注于昆仑，入于天柱、飞扬也。

天柱在项。飞扬在足。

足阳明根于厉兑，溜于冲阳，注于下陵，入于人迎、丰隆也。

人迎在颈。丰隆在足。

足少阳根于窍阴，溜于丘墟，注于阳辅，入于天容、光明也。

天冲在头（天容，手太阳穴，当是天冲），光明在足。

手太阳根于少泽，溜于阳谷，注于小海①，入于天窗、支正也。

天窗在颈。支正在手。

手阳明根于商阳，溜于合谷，注于阳溪，入于扶突、偏历也。

扶突在颈。偏历在手。

手少阳根于关冲，溜于阳池，注于支沟，入于天牖、外关也。

天牖在颈，外关在手。（余腧具详"本输"）

---

① 小海 原作"少海"，据王注本《素问·气府论》改。

此所谓十二经之盛络，皆当取之。

手足六阳，左右十二经诸腧，是其盛络，乃经脉盛大之处，针刺者，皆当取之。

标本二十七① 旧本误名"卫气"，按经文正之

黄帝曰：五脏者，所以藏精神魂魄者也，六腑者，所以受水谷而行化物者也，其气内干五脏而外络肢节，其浮气之不循经者为卫气，其精气之行于内者，为营气，阴阳相随，外内相贯，如环之无端，亭亭淳淳乎，孰能穷之。然其分别阴阳，皆有标本虚实所离之处，能别阴阳十二经者，知病之所生，候虚实之所在者，能得病之高下，知六腑之气街者，能知解结契绍于门户，能知虚石之坚软者，知补泻之所在，能知六经之标本者，可以无惑于天下。

亭亭淳淳，浑沦无迹之意。气街，气之道路也。绍，续也，解结契绍，解其槃结而契（契，合）其断续也。石，即实也。

岐伯曰：博哉！圣帝之论！臣请尽意悉言之。足太阳之本，在跟以上五寸中，标在两络命门，命门者，目也。足少阳之本，在窍阴之间，标在窗笼之前，窗笼者，耳也。足阳明之本，在厉兑，标在人迎，颊挟颃颡也。足少阴之本，在内踝下上三寸中，标在背腧与舌下两脉也。足厥阴之本，在行间上五寸所，标在背腧也。足太阴之本，在中封前上四寸之中，标在背腧与舌本也。手太阳之本，在外踝之后，标在命门之上一寸也。手少阳之本，在小指次指之间上二寸，标在耳后上角下外眦也。手阳明之本，在肘骨中，上至别阳，标在颜下合钳上也。手少阴之本，在锐骨之端，标在背腧也。手心主之本，在掌后两筋之间二寸中，标在腋下三寸也。

手太阴之本，在寸口之中，标在腋内动也。

足太阳之本，在跟以上五寸中，跗阳也，标在两络命门，命门者，目睛明也（睛明左右两穴，故曰两络）。足少阳之本，在窍阴之间，穴名。标在窗笼之前，窗笼者，耳听宫也。足阳明之本，在厉兑，穴名。标在人迎，颊挟颃颡之旁也。足少阴之本，在内踝下上三寸中，太溪也，标在背腧，肾腧也，舌下两脉，廉泉也（任脉穴）。足厥阴之本，在行间上五寸所，中封也，标在背腧，肝俞也。足太阴之本，在中封前上四寸之中，三阴交也，标在背腧，脾俞也，舌本，舌根也。手太阳之本，在外踝之后，支正也，标在命门之上一寸，足太阳之攒竹也（手足太阳之会）。手少阳之本，在小指次指之间上二寸，液门也，标在耳后上角下外眦，丝竹空也。手阳明之本，在肘骨中，曲池也，上至别阳，疑是肘髎别名，标在颜下（庭下）。合钳上（即"根结"钳耳），足阳明之颊车也。手少阴之本，在锐骨之端，神门也，标在背腧，心俞也。手心主之本，在掌后两筋之间二寸中，内关也，标在腋下三寸，天池也。手太阴之本，在寸口之中，太渊也，标在腋内动脉，天府也。

凡候此者，下虚则厥，下盛则热，上虚则眩，上盛则热痛。故石者绝而止之，虚者引而起之。请言气街，胸气有街，腹气有街，头气有街，胫气有街。故气在头者，止之于脑，气在胸者，止之膺与背腧，气在腹者，止之背腧与冲脉于脐左右之动脉者，气在胫者，止之于气街与承山踝上以下。取此者，用毫针，必先按而在久应于手，乃刺而予之。所治者，头痛眩

----

① 二十七　原脱，据目录补。

仆，腹痛中满暴胀，及有新积。痛可移者，易已也，积不痛，难已也。

石，即实也。气街，气之通衢也。胸旁曰膺。背腧，足太阳经诸脏腑之腧也。脐左右之动脉，肓俞、天枢诸穴也（肓俞，足少阴穴。天枢，足阳明穴）。气在胫者，止之于气街，足阳明经穴，承山，足太阳经穴。取此者，用毫针，取此四街也。刺而予之，予之以针也。所治者，四街之所治者也。

动腧二十八[①]

黄帝曰：经脉十二，而手太阴足少阴阳明独动不休何也？岐伯曰：是阳明胃脉也。胃为五脏六腑之海，其清气上注于肺，肺气从太阴而行之，其行也，以息往来，故人一呼脉再动，一吸脉亦再动，呼吸不已，故动而不止也。

经脉十二，而手太阴之太渊（在关上），足少阴之太溪（在足内踝后），足阳明之人迎（在喉旁）、冲阳（在足跗上），独动而不休，是阳明胃脉之力也。胃为五脏六腑之海，其清气上注于肺，肺气从太阴之经而行之，其行也，以息往来，故人一呼脉再动，一吸脉亦再动，呼吸不已，气行经中，上下环周，故动而不止。盖经之动，气送之也，气统于肺，而胃为化气之原，故悉属阳明胃脉之力也。

黄帝曰：气之过于寸口也，上十焉息？下八焉伏？何道从还？不知其极。岐伯曰：气之离脏也，卒然如弓弩之发，如水之下岸，上于鱼以反衰，其余气衰散以逆上，故其行微。

寸口，手太阴之动脉也。《难经》：从关至尺，是尺内，阴之所治也，从关至鱼际，是寸口内，阳之所治也，阴得尺中一寸，阳得寸内九分。气之过于寸口也，上十焉息，下八焉伏，上谓尺中，下谓寸

口，以手之三阴，自胸走手，其气先至尺中，故尺中为上，后至寸口，故寸口为下。尺得一寸，是上十也（十分为寸），寸得九分，是下九也，曰下八者，以脉有覆溢，溢则上鱼而寸反十分，覆则下尺而寸至[②]八分，帝问覆脉之寸短而尺长，故曰下八。上而尺中，脉动十分，十分之外，气从焉息？下而寸口，脉动八分，八分之外，气从焉伏？是从何道而还？不知其极。盖气之离脏而走手也，卒然如弓弩之发，如水之自高而下岸也，气力壮大，是以鼓动应指。及其上于鱼际，气力反以衰乏，其余气衰散以逆上，故其行微而不见鼓动也。将上鱼际，而脉力已衰，故寸口不及一寸，但得八分也。（寸口正在鱼际之分）

黄帝曰：足之阳明何因而动？岐伯曰：胃气上注于肺，其悍气上冲头者，循咽，上走空窍，循眼系，入络脑，出颅，下客主人，循牙车，合阳明，并下人迎，此胃气别走于阳明者也。故阴阳上下，其动也若一。故阳病而阳脉小者为逆，阴病而阴脉大者为逆，阴阳俱静俱动，若引绳相倾者病。

胃气上注于肺，而其悍气之上冲于头者，循咽管而上走空窍，循眼系而入络于脑，出颅（鬓骨之上）。而下客主人（足少阳穴），循牙车（即颊车）而合阳明之本经，并下喉旁人迎之动脉，此胃气之别走于阳明者也。故阳明行气于三阳，脉动于人迎，太阴行气于三阴，脉动于寸口，阴阳上下（人迎在上为阳，寸口在下为阴）。其动也若一，阳明何故不动也！故阳病而阳脉小者为逆，阳不及阴也。阴病而阴脉大者为逆，阴过于阳也。阴阳俱静

---

① 二十八　原脱，据目录补。
② 至　犹得也。

俱动，若引绳相倾者病，反其阴静阳动之常也。

黄帝曰：足少阴何因而动？岐伯曰：冲脉者，十二经之海也，与少阴之大络起于肾下，出于气街，循阴股内廉，邪入腘中，循胫骨内廉，并少阴之经，下入内踝之后，入足下，其别者，邪入踝，出属跗上，入大指之间，注诸络，以温足胫，此脉之常动者也。

冲脉者，十二经之海也，与少阴之大络俱起于肾下，出于阳明之气街，循阴股内廉（内之下廉），邪入腘中，循胫骨内廉（膝下骱骨），并少阴之经，下入内踝之后，入足下。其别者，邪入内踝，出属跗上，入大指之间（交厥阴肝经），灌注诸络，以温足胫（血富于冲，冲为八奇经之一。八奇经，皆脉络也）。少阴与冲脉并行，此亦脉之常动者也。

背腧二十九①

黄帝问于岐伯曰：愿闻五脏之腧出于背者。岐伯曰：胸中大俞在杼骨之端，肺俞在三椎之间，心俞在五椎之间，膈俞在七椎之间，肝俞在九椎之间，脾俞在十一椎之间，肾俞在十四椎之间，皆挟脊相去三寸所。则欲得而验之，按其处，应在中而痛解，乃其俞也。

背者，胸之府也（《素问·脉要精微论》语），故胸中大俞在背上杼骨之端，足太阳之大杼穴也。自大杼而下，肺俞在三椎之间（脊骨一节为一椎，俗本皆作焦，非），心俞在五椎之间，膈俞在七椎之间，肝俞在九椎之间，脾俞在十一椎之间，肾俞在十四椎之间。皆挟脊骨两旁相去三寸所，在足太阳经之里行。则欲得而验之，试按其处，应在于中而痛解（解，松懈也），乃其腧也。

灸之则可，刺之则不可，气盛则泻

之，虚则补之。以火补者，毋吹其火，须自灭也，以火泻者，疾吹其火，传其艾，须其火灭也。

背腧可灸不可刺，气盛则以火泻之，虚则以火补之。以火补者，毋吹其火，须自灭也，以火泻者，疾吹其火，乃传其艾，须其火之自灭，而后易艾也。

四时气三十②

黄帝问于岐伯曰：夫四时之气，各不同形，百病之起，皆有所生，灸刺之道，何者为定？岐伯答曰：四时之气，各有所在，灸刺之道，得气穴而定。故春取经血脉分肉之间，甚者深刺之，间者浅刺之，夏取盛经孙络，取分间，绝皮肤，秋取经俞，邪在腑，取之合，冬取井荥，必深以留。

春取经血脉分肉之间，甚者深刺之，间者浅刺之（“本输”：春取络脉、诸荥、大经分肉之间，甚者深取之，间者浅取之），《素问·刺志》：春取络脉分肉间，春者经脉长③深，其气少，不能深入，故取络脉分肉间。夏取盛经孙络，取分肉间，绝皮肤（“本输”：夏取诸腧、孙络、肌肉皮肤之上），“刺志”：夏取盛经、分腠，所谓盛经者，阳脉也，绝肤而病去者，邪居浅也。秋取经俞，邪在腑，取之合（“本输”：秋取诸合），“刺志”：秋取经俞，阳气在合，阴气初盛，故取俞以泻阴邪，取合以虚阳邪。冬取井荥，必深以留（“本输”：冬取诸井、诸腧之分，欲深而留之），“刺志”：冬取井荥，阳气衰少，阴气盛坚，故取井以下阴逆，取荥以实阳气。

黄帝曰：余闻刺有五变，以主五腧，

---

① 二十九　原脱，据目录补。
② 三十　原脱，据目录补。
③ 长　通“常”。

愿闻其故。岐伯曰：人有五脏，五脏有五变，五变有五腧，故五五二十五腧，以应五时。黄帝曰：愿闻五变。岐伯曰：肝为牡脏，其色青，其时春，其日甲乙，其音角，其味酸，心为牡脏，其色亦，其时夏，其日丙丁，其音徵，其味苦，脾为牝①脏，其色黄，其时长夏，其日戊己，其音宫，其味甘，肺为牝脏，其色白，其时秋，其日庚辛，其音商，其味辛，肾为牝脏，其色黑，其时冬，其日壬癸，其音羽，其味咸，是为五变。黄帝曰：以主五腧奈何？岐伯曰：脏主冬，冬刺井，色主春，春刺荥，时主夏，夏刺俞，音主长夏，长夏刺经，味主秋，秋刺合，是谓五变以主五腧。黄帝曰：诸原安合？以致六腧？岐伯曰：原独不应五时，以经合之，以应其数，故六六三十六腧。黄帝曰：何谓脏主冬，时主夏，音主长夏，味主秋，色主春？愿闻其故。岐伯曰：病在脏者，取之井，病变于色者，取之荥，病时间时甚者，取之俞，病变于阴者，取之经，经满而血者，病在胃及以饮食不节得病者，取之于合，故命曰味主合，是谓五变也。

五脏五腧，井、荥、俞、经、合，故命曰味主合，是谓五变也。原独不应五时，以经合之，并主长夏，以应其数，故六腑之六六三十六腧合于五脏之五五二十五腧也。长夏为至阴，故病变于阴者，取之经。（此段旧误在"顺气一日分为四时"）

黄帝曰：余闻五脏六腑之气，荥俞所入为合，令何道从入？入安连过？愿闻其故。岐伯答曰：此阳脉之别入于内，属于腑者也。黄帝曰：荥俞与合，各有名乎？岐伯答曰：荥俞治外经，合治内腑。黄帝曰：治内腑奈何？岐伯答曰：取之于合。黄帝曰：合各有名乎？岐伯答曰：胃合入于三里，大肠合入于巨虚上廉，小肠合入

于巨虚下廉，三焦合入于委阳，膀胱合入于委中央，胆合入于阳陵泉。黄帝曰：取之奈何？岐伯答曰：取之三里者，低跗取之，巨虚者，举足取之，委阳者，屈伸而取之，委中者，屈而取之，阳陵泉者，正竖膝，予之齐，下至委中之阳取之。取诸外经者，揄伸而从之。

脏腑之腧，所出为井，所溜为荥，所注为俞，所行为经，所入为合。五脏六腑之气，荥、俞所入为合，是令何道从入？入而安所连属？安所过往？此阳脉之别入于内，属于腑者，是从别道而入，连属于腑，过往于其本腑之所合者也。故荥俞治外经，合治内腑，治内腑者，取之于合，以其入属于腑也。胃合入于三里，足阳明之穴也。大肠之合在曲池，巨虚上廉，足阳明穴（手三阳下合足三阳）。小肠之合在小海，巨虚下廉，足阳明穴。三焦之合在天井，委阳，足太阳穴。膀胱合入于委中央，足太阳穴。胆合入于阳陵泉，足少阳穴。正竖膝，予之齐，正竖两膝，使与之齐也。下至委中之阳，谓委中之前，阳关之下，即阳陵泉之分也。取诸外经，谓取荥俞诸穴。揄申而取之，舒展申布而取之也。

黄帝曰：愿闻六腑之病。岐伯答曰：胃病者，腹膜胀，胃脘当心而痛，上支两胁，膈咽不通，饮食不下，面热，两跗之上脉竖陷者，足阳明病，此胃脉也，取之三里。

阳明行身之前，下于面而行足跗，故面热及跗上脉陷为足阳明病，此胃之脉也。

大肠病者，肠中切痛而鸣濯濯，冬月重感于寒即泄，当脐而痛，不能久立，与

———
① 牝　原作"牡"，形近之误，据《灵枢经·顺气一日分为四时》改。

胃同候，鱼络血者，手阳明病，取之巨虚上廉。

鱼络，鱼际之络，手阳明脉起大指，傍鱼际也。

小肠病者，小腹痛，腰脊控睾而痛，时窘之后，当耳前热，若寒甚，若独肩上热甚，及手小指次指之间热，若脉陷者，手太阳病，此其候也，取之巨虚下廉。

手太阳起小指，绕肩胛，交肩上，循颈，上颊，却入耳中，故耳前肩上及手小指热为手太阳病。

三焦病者，腹气满，小腹尤坚，不得小便，窘急，溢则水，留即为胀，候在足太阳之外大络，大络在太阳少阳之间，亦见于脉，取委阳。

不得小便，窘急，溢则水，留即为胀，三焦者，决渎之官，水道出焉，水道不通，故小便窘急，水留为胀也（小肠病，时窘急在后，三焦病则窘急在前）。其候在足太阳之外大络，大络在太阳少阳之间，是其位也，故亦见于大络之脉，见于脉，手少阳经病也。

膀胱病者，小腹遍肿而痛，以手按之，即欲小便而不得，肩上热，若脉陷，及足小指外廉及胫踝后皆热，取委中央。

足太阳脉循肩膊，贯腨内，出踝外，至小指外侧，故肩上胫踝及小指外廉皆热，此亦足太阳经病也。

胆病者，善太息，口苦，呕宿汁，心下憺憺，恐人将捕之，嗌中吤吤然，数唾，候在足少阳之本末，亦视其脉之陷下者灸之，其寒热者，取阳陵泉。

足少阳之本末，其本在头，其末在足。其经之本末有陷下者，亦少阳经之病也。

黄帝曰：刺之有道乎？岐伯答曰：刺此者，必中气穴，毋中肉节。中气穴则针游于巷，中肉节即皮肤痛，补泻反则病益

笃，中筋则筋缓，邪气不出，与其真气相搏，乱而不去，反还内着。用针不审，以顺为逆也。

必中气穴，所谓得气穴为定也。巷，隧道也。反还内着，反还于内，着而不去也。（以上八段[1]，旧误在"邪气脏腑病形"）

逆顺肥瘦三十一[2]

黄帝问于岐伯曰：余闻针道于夫子，众多毕悉矣。夫子之道，应若失，而据未有坚然者也。夫子之问学熟乎？将审察于物而心生之乎？岐伯曰：圣人之为道者，上合于天，下合于地，中合于人事，必有明法，以起度数，法式检押，乃后可传焉。故匠人不能释尺寸而意短长，废绳墨而起平水也，工人不能置规而为圆，去矩而为方。知用此者，固自然之物，易用之教，逆顺之常也。

众多毕悉，诸法皆尽也。应若失，而据未有坚然者，言应手而病若失，虽痼疾盘据，未有坚然不消者也。法式检押，有法式以为之检押也。

黄帝曰：愿闻自然奈何？岐伯曰：临深决水，不用功力，而水可竭也，循掘决冲，而经可通也，此言气之滑涩，血之清浊，行之逆顺也。黄帝曰：临深决水奈何？岐伯曰：血清气浊，疾泻之，则气竭焉。黄帝曰：循掘决冲奈何？岐伯曰：血浊气涩，疾泻之，则经可通也。

自然者，如临深决水，不用功力，而水可竭也，如循掘决冲，开其瘀塞，而经可通也，此言气之滑涩，血之清浊，气之逆顺，因其自然而不违也。循掘决冲，循其开掘之道，决其冲要，使之流通也。

---

[1] 以上八段　指"黄帝曰：余闻五脏六腑之气……以顺为逆也。"

[2] 三十一　原脱，据目录补。

黄帝曰：愿闻人之黑白肥瘦小长。各有数乎？岐伯曰：年质壮大，血气充盈，肤革坚固，此肥人也，广肩，腋项肉薄，皮厚而黑色，唇临临然，其血黑以浊，其气涩以迟。其为人也，贪于取与，因加以邪，刺此者，深而留之，多益其数也。黄帝曰：刺瘦人奈何？岐伯曰：瘦人者，皮薄色少，肉廉廉然，薄唇轻言，其血清气滑，易脱于气，易损于血，刺此者，浅而疾之。

肉廉廉然，减削之意。

黄帝曰：刺常人奈何？岐伯曰：视其黑白，各为调之。其端正敦厚者，其气血和调，刺此者，毋失常数也。黄帝曰：刺壮士真骨者奈何？岐伯曰：刺壮士真骨，坚肉缓节，监监然，此人重则气涩血浊，刺此者，深而留之，多益其数，轻则气滑血清，刺此者，浅而疾之。黄帝曰：刺婴儿奈何？岐伯曰：婴儿者，其肉脆，血少，气多弱，刺此者，以毫针，浅刺而疾发针，日再可也。

壮士真骨，其骨坚实也。监监，坚固之意。人重者，体重也。轻者，身轻也。

黄帝曰：逆顺五体者，言人骨节之小大，肉之坚脆，皮之厚薄，血之清浊，气之滑涩，脉之长短，血之多少，经络之数，余已知之矣，此皆布衣匹夫之士也。夫王公大人，血食之君，身体柔脆，肌肉软弱，血气剽悍滑利，其刺之徐疾浅深多少可得同之乎？岐伯答曰：膏粱菽藿之味，何可同也！气滑则出疾，气涩则出迟，气悍则针小而入浅，气涩则针大而入深，深则欲留，浅则欲疾。以此观之，刺布衣者，深以留之，刺大人者，微以徐之，此皆因气之剽悍滑利也。

逆顺五体，谓肥人、瘦人、常人、壮士、婴儿五等也。

黄帝曰：形气之逆顺奈何？岐伯曰：形气不足，病气有余，是邪胜也，急泻之。形气有余，病气不足，急补之。形气不足，病气不足，此阴阳气俱不足也，不可刺之，刺之则重不足，重不足则阴阳俱竭，气血皆尽，五脏空虚，筋骨髓枯，老者绝灭，壮者不复矣。形气有余，病气有余，此谓阴阳俱有余也，急泻其邪，调其虚实。故曰有余者泻之，不足者补之，此之谓也。刺不知逆顺，真邪真搏，满而补之，则阴四溢，肠胃充郭①，肝肺内䐜，阴阳相错，虚而泻之，则经脉空虚，血气枯竭，肠胃㑊辟，皮肤薄着，毛腠夭焦，予之死期。故曰用针之要，在于知调阴与阳，调阴与阳，精气乃光，合形与气，使神内藏。故曰上工平气，中工乱脉，下工绝气危生，下工不可不慎也。必审五脏变化之病，五脉之应，经络之实虚，皮之柔粗，而后取之也。㑊，音聂。辟，同僻。

肠胃㑊辟，㑊，畏怯也，辟，邪僻也。（二段②旧误在"根结"）

黄帝曰：脉行之逆顺奈何？岐伯曰：手之三阴，从脏走手，手之三阳，从手走头，足之三阳，自头走足，足之三阴，自足走腹。黄帝曰：少阴之脉独下行何也？岐伯曰：不然。夫冲脉者，五脏六腑之海也，五脏六腑皆禀焉。其上者，出于颃颡，渗诸阳，灌诸经。其下者，注少阴之大络，出于气街，循阴股内廉，入腘中，伏行骭骨内，下至内踝之后，属而别。其下者，并于少阴之经，渗三阴。其前者，伏③行出跗属，下循跗，入大指间，渗诸络而温肌肉，故别络结则跗上不动，不动则厥，厥则寒矣。黄帝曰：何以明之？

---

① 郭　通"廓"。
② 二段　指"黄帝曰：逆顺五体者……而后取之也。"
③ 伏　原脱，据《灵枢经·逆顺肥瘦》及本节黄解补。

岐伯曰：以言导之，切而验之，其非必动，后乃可明逆顺之行也。黄帝曰：窘乎哉！圣人之为道也，明于日月，微于毫厘，其非夫子，孰能道之也！

手之三阴，从脏走手，顺也，手之三阳，从手走头，逆也，足之三阳，自头走足，顺也，足之三阴，自足走腹，逆也，义详"经脉"。足三阴皆上行，少阴之脉独下行者，是冲脉也。冲脉者，五脏六腑十二经脉之海，故五脏六腑皆禀焉。其上行者，腧在于足太阳之大杼，出于颃颡，渗诸阳络而灌诸阴经。其下行者，注足少阴之大络，出于阳明之气街，循阴股内廉而入腘中，伏行骭骨之内（骭骨，胫骨），下至内踝之后，属于少阴而别行。其再下者，并于少阴之经，渗于三阴。其前行者，伏行出跗属，下循足跗，入大指间，渗诸络而温肌肉，故别络结涩则跗上不动，不动则厥，厥则寒矣（跗上不动，阳明之冲阳不动也）。何以明其为冲脉之厥逆也？先以言导之，后切而验之，其原非必动之脉，此不为逆，若必动，而或不动（跗上动脉，若太阴太冲，阳明冲阳），因知其逆，如此，然后可明逆顺之行也。

黄帝问于岐伯曰：余愿闻诗针之数，内针之理，纵舍之意，捭皮开腠理奈何？脉之曲折，出入之处，焉至而出？焉至而止？焉至而徐？焉至而疾？焉至而入？六腑之腧于身者，余愿尽闻少序别离之处，离而入阴，别而入阳，此何道而从行？愿尽闻其方。岐伯曰：帝之所问，针道毕矣。黄帝曰：愿卒闻之。岐伯曰：手太阴之脉，出于大指之端，内屈，循白肉际，至本节之后，太渊，留以憺，外屈，上于本节下，内屈，与①阴诸②络会于鱼际，数脉并注，其气滑利，伏行壅骨之下，外屈，出于寸口而行，上至于肘内廉，入于大筋之下，内屈，上行臑阴，入腋下，内

屈，走肺，此顺行逆数之曲折也。心主之脉，出于中指之端，内屈，循中指内廉以上，留于掌中，伏行两骨之间，外屈，出两筋之间，骨肉之际，其气滑利，上二寸，外屈，出两筋之间，至肘内廉，入于小筋之下，留两骨之会，上入于胸中，内络于心脉。

焉至而出，脉之所出也。所出为井。焉至而止，脉之所结也（详见"根结"）。焉至而徐，脉之所行也（所行为经）。焉至而疾，脉之所溜也（所溜为荥）。焉至而入，脉之所入也（所入为合）。大指之端，少商，井也。内屈，循白肉际，至本节之后太渊，俞也。留以憺，气停留而病荡，如水波之动摇也。外屈，上于本节下，内屈，与阴③诸络会于鱼际，荥也。诸阴皆会于此，数脉并注，其气滑利，伏行掌后高骨之下（壅骨即高骨也）。外屈，出于寸口，而行经渠，经也。上至肘内廉，入于大筋之下，尺泽，合也。由此上行臑阴（臂内嫩肉曰臑）。入腋下而走肺。手之三阴，从胸走手为顺，此则从手逆数而至于胸，此顺行逆数之屈折也。中指之端，中冲，井也。掌中，劳宫，荥也。两骨，两筋骨肉之际，大陵，俞也。两筋之间，间使，经也。肘内廉，小筋④之下，两骨之会，曲泽，合也。由此上入于胸内，络于心脉。此亦手心主顺行逆数之曲折也。

黄帝曰：手少阴之脉独无腧何也？岐伯曰：少阴，心脉也，心者，五脏六腑之大主也，精神之所舍也，其脏坚固，邪弗能容也，容之则心伤，心伤则神去，神去

---

① 与　原作"于"，据《灵枢经·邪客》及本节黄解改。

② 诸　原脱，据《灵枢经·邪客》及本节黄解补。

③ 阴　原脱，据本节经文补。

④ 筋　原作"指"，据本节经文改。

则死矣，故诸邪之在于心者，皆在于心之包络，包络者，心主之脉也，故独无腧焉。黄帝曰：少阴独无腧者不病乎？岐伯曰：其外经病而脏不病，故独取其经于掌后锐骨之端，其余脉出入曲折，行之徐疾，皆如手厥阴心主之脉也，故"本输"者，皆因其气之虚实徐疾以取之。是为因冲而泻，因衰而补，如是者，邪气得去，真气坚固，是谓因天之序。

掌后锐骨之端，神门，俞也，少阴经病而藏不病，故独取其经于掌后锐骨之端神门一俞，所以治经病也。其余脉之出入曲折，行之徐疾，皆如手厥阴心主之脉行，故"本输"一篇，心之五腧取于心主者，皆因其气之虚实徐疾相同，是以取之也。冲，盛满也。"本输"所载少阴之腧，皆心主之腧，是少阴无腧也。而此有掌后锐骨之一腧，以治经病，然则脏病无腧，经病则有腧也。《甲乙经》：少冲为井，少府为荥，神门为俞，灵道为经，少海为合，义本于此。

黄帝曰：持针纵舍奈何？岐伯曰：必先明知十二经脉之本末，皮肤之寒热，脉之盛衰滑涩。其脉滑而盛者，病日进，虚而细者，久以持，大以涩者，为痛痹，阴阳如一者，病难治。其本末尚热者，病尚在，其热以衰者，其病亦去矣。持其尺，察其肉之坚脆小大滑涩寒温燥湿，因视目之五色，以知五脏，而决生死，视其血脉，察其色，以知其寒热痛痹。黄帝曰：持针纵舍，余未得其意也。岐伯曰：持针之道，欲端以正，安以静，先知虚实，而行疾徐，左手执骨，右手循之，无以肉果①，泻欲端以正，补必闭肤，辅针导气，邪气淫泆，真气得居。

纵，纵针以取之也。舍，舍针而去之也。阴阳如一，即寸口人迎相等也。持其尺，察其肉，视目之五色，视血脉，察其色，义详"论疾诊尺"。

黄帝曰：擗皮开腠理奈何？岐伯曰：因其分肉，左别其肤，微内而徐端之，适神不散，邪气得去。

左别其肤，左手分别其皮部也。（以上四段②，旧误在"邪客"）

灵枢悬解卷四终

① 果 通"裹"。
② 以上四段　指"黄帝问于岐伯曰：余愿闻持针之数……邪气得去。"

灵枢悬解卷五

昌邑黄元御解

营　卫①

脉度三十二②

黄帝曰：愿闻脉度。岐伯答曰：手之六阳，从手至头，长五尺，五六三丈。手之六阴，从手至胸，长三尺五寸，三六一丈八尺，五六三尺，合二丈一尺。足之六阳，从足上至头，八尺，六八四丈八尺。足之六阴，从足至胸中，六尺五寸，六六三丈六尺，五六三尺，合三丈九尺。跷脉，从足至目，七尺五寸，二七一丈四尺，二五一尺，合一丈五尺。督脉、任脉，各四尺五寸，二四八尺，二五一尺，合九尺。凡都合一十六丈二尺，此气之大经隧也。

隧，道也。

五脏常内阅于上七窍也，故肺气通于鼻，肺和则鼻能知香臭矣，心气通于舌，心和则舌能知五味矣，肝气通于目，肝和则目能辨五色矣，脾气通于口，脾和则口能知五谷矣，肾气通于耳，肾和则耳能闻五音矣。五脏不和则七窍不通，六腑不和则留结为痈。故邪在腑则阳脉不和，阳脉不和则气留之，气留之则阳气盛矣，阳气太盛则阴脉不和，阴脉不和则血留之，血留之则阴气盛矣。阴气太盛，则阳气不能荣也，故曰关，阳气太盛，则阴气弗能荣也，故曰格，阴阳俱盛，不得相荣，故曰关格，关格者，不得尽期而死也。

此与"终始"、"禁服"关格义同。

黄帝曰：气独行五脏，不荣六腑何也？岐伯曰：气之不得无行也，如水之流，如日月之行不休。故阴脉荣其脏，阳脉荣其腑，如环之无端，莫如其纪，终而复始。其流溢之气，内溉脏腑，外濡腠理。

帝因五脏开窍五官，而疑经脉独荣五脏，不荣六腑。其实阴脉荣其脏，阳脉荣其腑，两不偏也。

黄帝曰：跷脉安起安止？何气荣水③？岐伯答曰：跷脉者，少阴之别，起于然骨之后，上内踝之上，直上循阴股，入阴，上循胸里，入缺盆，上出人迎之前，入頄，属目内眦，合于太阳、阳跷而上行，气并相还则为濡目，气不荣则目不合。

阴跷者，足少阴之别，起于少阴之照海，别少阴而上行，交足太阳之睛明。阳跷者，足太阳之别，起于太阳之申脉，别太阳而上行，亦交于足太阳之睛明。

黄帝曰：跷脉有阴阳，何脉当其数？岐伯答曰：男子数其阳，女子数其阴，当数者为经，其不当数者为络也。

跷脉有阴阳，左右四脉，而"脉度"

---

① 营卫　原不载，据目录补。
② 三十二　原脱，据目录补。
③ 水　《太素·卷十·阴阳跷脉》作"此"。《甲乙经》卷二作"也"。可参。

中止有二跷，此以何脉当其数？盖男子数其阳跷，女子数其阴跷，其当数者经脉，不当数者为络脉也。

五十营三十三①

黄帝曰：余愿闻五十营奈何？岐伯答曰：天周二十八宿，宿三十六分，天气行一周，千八分，日行二十八宿，人经脉上下左右前后二十八脉，周身十六丈二尺，以应二十八宿，漏水下百刻，以分昼夜。人一呼脉再动，气行三寸，一吸脉亦再动，气行三寸，呼吸定息，气行六寸，十息，气行六尺，日行二分，二百七十息，气行十六丈二尺，气行交通于中，一周于身，下水二刻，日行二十五分。所谓交通者，并行一数也。

二十八脉，十二经脉，左右二十四脉，合任、督、二跷，共二十八脉。周身十六丈二尺，数详"脉度"、"经脉"。二刻，一周。气行交通于中，所谓交通者，诸经并行一周之数也。

五百四十息，气行再②周于身，下水四刻，日行四十分。二千七百息，气行十周于身，下水二十刻，日行五宿二十分。一万三千五百息，气行五十营于身，水下百刻，日行二十八宿，漏水皆尽，脉终矣，凡行八百一十丈也，故五十营备，得尽天地之寿矣。

五十营备与天度符合，故得尽天地之寿。

一日一夜五十营，以营五脏之精，不应数者，名曰狂生。所谓五十营者，五脏皆受气。持其脉口，数其至也，五十动而不一代者，五脏皆受气，四十动一代者，一脏无气，三十动一代者，二脏无气，二十动一代者，三脏无气，十动一代者，四脏无气，不满十动一代者，五脏无气，予之短期，要在"终始"。所谓五十动而不

一代者，以为常也，以知五脏之期。予之短期者，乍数乍疏也。此段旧误在"根结"。

狂生，其生不长也。"终始"，本经篇名。

营气三十四③

黄帝曰：营气之道，内谷为宝。谷入于胃，乃传之肺，流溢于中，布散于外，精专者，行于经隧，常营无已，终而复始，是谓天地之纪。

营卫者，经络之气血，气行脉外曰卫，血行脉中曰营。营卫二气，皆水谷所化，故营气之道，以内谷为宝。营气，血脉中之气也。谷入于胃，消化于脾，脾气散精，乃传之于肺。肺主气，气化津，津则流溢于中，气则布散于外。剽悍者，行于脉外，是为卫气。精专者，行于经隧，是谓营气（地道曰隧。《左传》曰：晋侯请隧。《注》：隧为地道，以葬也。经隧，经中之道也）。常营无已（营，行也。《诗》：营营青蝇。《注》：营营，往来貌），终而复始，是谓天地之纪也。

故气从手太阴出，注手阳明，上行注足阳明，下行至跗上，注大指间，与足太阴合，上行抵脾。

营气从手太阴肺经出，注手阳明大肠经，上行注足阳明胃经，下行至跗上，与足太阴脾经相合，上行抵脾。手之三阴，自胸走手，交手三阳，手之三阳，自手走头，交足三阳，足之三阳，自头走足，交足三阴，足之三阴，自足走胸，交手三阴，营气之行度如此。手太阴传于手阳明，足阳明传于足太阴，是太阴阳明之行

---

① 三十三　原脱，据目录补。
② 再　其下原衍"动"字，据《灵枢经·五十营》及前后文例删。
③ 三十四　原脱，据目录补。

度也。

从脾注心中，循手少阴，出腋，下臂，注小指，合手太阳，上行乘腋，出颐内，注目内眦，上巅，下项，合足太阳，循脊，下尻，下行注小指之端，循足心，注足少阴，上行注肾。

从脾注心中，循手少阴心经，出腋，下臂，注于小指，合于手太阳小肠经，上行乘腋，出颐内（目下曰颐），注目内眦（足太阳之睛明），上巅，下项，合于足太阳膀胱经，循脊，下尻（尾骶），下行注小指之端，循足心，注足少阴肾经，上行注肾。手少阴传于手太阳，足太阳传于足少阴，是少阴太阳之行度也。

从肾注心，外散于胸中，循心主脉，出腋，下臂，出两筋之间，入掌中，出中指之端，还注小指次指之端，合手少阳，上行注膻中，散于三焦，从三焦注胆，出胁，注足少阳，下行至跗上，复从跗注大指间，合足厥阴，上行至肝。

从肾注心，外散于胸中，循手厥阴心主脉，出腋，下臂，出于两筋之间，入掌中，出中指之端，还注小指次指之端，合于手少阳三焦经，上行注膻中，散于三焦，从三焦注①于胆，出胁，注于足少阳胆经，下行至跗上，复从跗上注大指间，合于足厥阴肝经，上行至肝。手厥阴传于手少②阳，足少阳传于足厥阴，此厥阴少阳之行度也。

从肝上注肺，上循喉咙，入颃颡之窍，究于畜门，其支别者，上额，循巅，下项中，循脊，入骶，是督脉也，络阴器，上过毛中，入脐中，上循腹里，入缺盆，下注肺中，复出手太阴。此营气之所行也，逆顺之常也。

从肝上注肺，上循喉咙，入颃颡之窍，究于畜门（究，竟也。畜门，喉上通鼻之门也）。其支别者，上额，循巅，

下项中，循脊骨，入尾骶，是督脉也。由尾骶入，前行，络阴器，上过毛中，入脐中，上循腹里，入于缺盆，是任脉也。自缺盆下注肺中，复出于手太阴。此营气之所行也，是经脉逆顺之常也。

卫气行三十五③

黄帝问于伯高曰：愿闻卫气之行，出入之合何如？伯高曰：岁十有二月，日十有二辰，子午为经，卯酉为纬。天周二十八宿，而一面七星，四七二十八星，房昴为纬，虚张为经。房至毕为阳，昴至心为阴，阳主昼，阴主夜。卫气之行，一日一夜五十周于身，日行于阳二十五周，夜行于阴二十五周，周于五脏。

十二辰，十二支也。定而不移者为经，动而不居者为纬。子午，南北二极，不动，为经，日月五星，自卯而升，自酉而降，往来如织，是以为纬。天周二十八宿，而一面七星，角、亢、氐、房、心、尾、箕七星在东，斗、牛、女、虚、危、室、壁七星在北，奎、娄、胃、昴、毕、觜、参七星在西，井、鬼、柳、星、张、翼、轸七星在南，四七共二十八星，房昴东西为纬，虚张南北为经。房至毕，十四宿，位在卯、辰、巳、午、未、申，为阳，昴至心，十四宿，位在酉、戌、亥、子、丑、寅，为阴，阳主昼，阴主夜。卫气之行，一日一夜五十周于身，日行于阳二十五周，周于六经，六阳之经。夜行于阴二十五周，周于五脏。

是故平旦阴尽，阳气出于目，目张则气上行于头，循项，下足太阳，循背，下至小指之端。

平旦阴尽，阳气出于目内眦之睛明，

---

① 注　原作"至"，据本节经文改。
② 少　原作"太"，据本节经文改。
③ 三十五　原脱，据目录补。

人醒目张，则阳气上行于头，循项下足太阳经，循背下至小指之端，此卫气之行于足太阳也。

其散者，别于目内眦，下手太阳，下至小指之间外侧。

此卫气之行于手太阳也。

其散者，至于目锐眦，下足少阳，注小指次指之间。

此卫气之行于足少阳也。

以上循手少阳之分侧，下至小指次指之间。

此卫气之行于手少阳也。

别者，以上至耳前，合于颔脉，注足阳明，以下行至跗上，入中指之间。

颔脉，足阳明脉之行于面者。此卫气之行于足阳明也。

其散者，从耳下下手阳明，入大指次指之间，入掌中。

此卫气之行于手阳明也。

其至于足也，入足心，出内踝下，行阴分，复合于目，为一周。

其至于足也，入足心，出内踝下，行阴分，复合于目，自足少阴之涌泉而循少阴之经，交足太阳之睛明也，是为一周。（卫气至足，入足心，由足少阴而交足太阳。至手，入掌中，亦当由手少阴而交手太阳也）

是故日行一舍，人气一周与十分身之八，日行二舍，人气行三周于身与十分身之六，日行三舍，人气行于身五周与十分身之四，日行四舍，人气行于身七周与十分身之二，日行五舍，人气行于身九周，日行六舍，人气行于身十周与十分身之八，日行七舍，人气行于身十二周与十分身之六，日行十四舍，人气二十五周于身有奇分与十分身之二，阳尽于阴，阴受气矣。

一宿为一舍，二十八宿，昼夜周天，

二十八舍（舍者，日月五星之所舍也），卫气昼夜周天五十度，日行昼夜周天二十八舍，计日行一舍，卫气当行一周与十分身之七分八厘五毫有奇，曰十分身之八者，举其大数也。日行七舍，人气①当行十二周与十分身之四分九厘有奇，曰十分身之六者，亦举其大数也。日行十四舍，自房至毕，为一昼，人气当行二十五周与十分身之二，二者，其奇分也。

其始入于阴，常从足少阴注于肾，肾注于心，心注于肺，肺注于肝，肝注于脾，脾复注于肾，为一周。是故夜行一舍，人气行于阴脏一周与十分脏之八，亦如阳行之②二十五周，而复合于目。阴阳一日一夜，合有奇分十分身之四，与十分脏之二，人之所以卧起之时有早晏者，奇分不尽故也。

其入于阴，常从足少阴之经而注于肾，肾注于心，心注于肺，肺注于肝，肝注于脾，脾复注于肾，是为一周（以传其所胜为次序）。是故夜行一舍，人气行于阴脏一周与十分脏之八，夜行十四舍，人气行于阴脏二十五周与十分脏之二，亦如阳行之二十五周，而复合于目，交于足太阳之睛明。阴阳一日一夜，合有奇分十分身之二与十分脏之二，总而计之，是十分身之四也，所以人之卧起之时有早晏之不同者，奇分之零数不尽故也。

黄帝曰：卫气之在于身也，上下往来不以期，候气而刺之奈何？伯高曰：分有多少，日有长短，春秋冬夏，各有分理，常以平旦为纪，以夜尽为始。是故一日一夜，水下百刻，二十五刻者，半日之度也，常如是而毋已，日入而止，随日之长短，各以为纪而刺之。谨候其时，病可与

① 气　原作"身"，据本节经文改。
② 之　原脱，据《灵枢经·卫气行》及本节黄解。

期，失时反候，百病不治。故曰刺实者，刺其来也，制虚者，刺其去也。此言气存亡之时，以候虚实而刺之，是故谨候气之所在而刺之，是谓逢时。病在于三阳，必候其气在阳分而刺之，病在于三阴，必候其气在阴分而刺之。

春分以后，昼多夜少，昼长夜短，秋分以后，昼少夜多，昼短夜长，是分有多少，日有长短也。由二分以合二至，春秋冬夏，各有一定之分理。常以平旦为一日之纲纪，以夜尽为平旦之始初。一日一夜，水下百刻，二十五刻者，半日之度也，漏水续下，常如是毋已，以至日入而止，随其日之长短，各以为纪，测其在何经络而刺之。谨候其时，病可与之相齐，失时反候，则百病不治。故曰刺实者，刺其来也，迎其气至而泻之也，刺虚者，刺其去也，随其气往而补之也。此言经气存亡之时，以候其虚实而刺之也，是故谨候气之所在而刺之，是谓逢时。大凡病在于三阳，必候其气在阳分而刺之，病在于三阴，必候其气在阴分而① 刺之，此定法也。

水下一刻，人气在太阳，水下二刻，人气在少阳，水下三刻，人气在阳明，水下四刻，人气在阴分。

卫气一周。

水下五刻，人气在太阳，水下六刻，人气在少阳，水下七刻，人气在阳明，水下八刻，人气在阴分。

卫气二周。

水下九刻，人气在太阳，水下十刻，人气在少阳，水下十一刻，人气在阳明，水下十二刻，人气在阴分。

卫气三周。

水下十三刻，人气在太阳，水下十四刻，人气在少阳，水下十五刻，人气在阳明，水下十六刻，人气在阴分。

卫气四周。

水下十七刻，人气在太阳，水下十八刻，人气在少阳，水下十九刻，人气在阳明，水下二十刻，人气在阴分。

卫气五周。

水下二十一刻，人气在太阳，水下二十二刻，人气在少阳，水下二十三刻，人气在阳明，水下二十四刻，人气在阴分。

卫气六周。

水下二十五刻，人气在太阳，此半日之度也。

卫气二刻一周，半日二十五度，应行十二周半，此仅六周，一周四刻，于数未合。

从房至毕一十四舍，水下五十刻，日行半度。回行一舍，水下三刻与七分刻之四。《大要》曰：常以日之加于宿上也，人气在太阳。是故日行一舍，人气行三阳与阴分。常如是毋已，天与地同纪，纷纷盼盼，终而复始。一日一夜，水下百刻而终矣（盼字讹，旧注音菔，古本原作芸）。

回，运行也，日行一舍，计水下三刻与七分刻之四。《大要》曰：常以日之加于宿上也，以日行之数加于宿度之上。分而推之，因知人气之在太阳。是故日行一舍，人气行三阳与阴分，一周于身而零十分之八。常如是毋已，天与地同此纪度，纷纷盼盼，终而复始。日夜一周，水下百刻，而五十度之数尽矣。

卫气失常三十六②

黄帝曰：余闻刺有三变，何谓三变？伯高曰：有刺营者，有刺卫者，有刺寒痹之留经者。黄帝曰：刺三变者奈何？伯高曰：刺营者出血，刺卫者出气，刺寒痹者

---

① 分而　原作"而分"，据本节经文及前后文义乙转。

② 三十六　原脱，据目录补。

内热。黄帝曰：营卫寒痹之为病奈何？伯高答曰：营之生病也，寒热少气，血上下行，卫之生病也，气痛时来时去，怫忾贲响，风寒客于肠胃之中，寒痹之为病也，留而不去，时痛而皮不仁。此段旧误在"寿夭刚柔"。

怫忾，气郁而不畅也。贲响，奔冲而鸣转也。

黄帝曰：卫气之留于腹中，蓄积不行，菀蕴不得常所，使人支胁，胃中满，喘呼逆息者，何以去之？伯高曰：其气积于胸中者，上取之，积于腹中者，下取之，上下皆满者，旁取之。黄帝曰：取之奈何？伯高答曰：积于上者，泻人迎、天突、喉中，积于下者，泻三里与气街，上下皆满者，上下取之，与季胁之下一寸，重者，鸡足取之。诊视其脉大而弦急，及绝不至者，及腹皮急甚者，不可刺也。

卫气之留于腹者，蓄积不行，菀蕴不得常所，支胁胃满，喘呼逆息，即卫之生病，气痛时来时去，怫忾贲响，风寒客于肠胃之中也，帝复述其义，而辞不同耳。人迎，足阳明穴。天突、喉中，任脉穴（喉中，即廉泉也）。三里、气街，足阳明穴。季胁之下一寸，足厥阴之章门也。鸡足取之，攒刺其处，参布如鸡足也。

黄帝曰：刺寒痹内热奈何？伯高答曰：刺布衣者，以药熨、火焠之，刺大人者，以药熨之。黄帝曰：药熨奈何？伯高答曰：用淳酒二十斤，蜀椒一升，干姜一斤，桂心一斤。凡四种，皆㕮咀，渍酒中，用绵絮一斤，细白布四丈，并入酒内，置酒马矢煴中，盖封涂，勿使泄。五日五夜，出布绵絮，曝干之，干复渍，以尽其汁。每渍必晬其日，乃出干。干，并用滓与绵絮，复布为复巾，长六七尺，为六七巾。用生桑炭炙巾，以熨寒痹所刺之处，令热入至于病所。寒复炙巾以熨之，

三十遍而止。汗出以巾拭身，亦三十遍止。起步内中，无见风。每刺必熨，如此病已矣。此所谓内热也。此段旧误在"寿夭刚柔"。

马矢煴中，马粪火中煨之也。晬日，周日也。生桑炭炙巾者，桑炭能去风寒湿痹也。令热入至于病所，汗出寒消，则痹通矣。内热，内寒化而为内热也。

营卫生会三十七[①]

黄帝问于岐伯曰：人焉受气？阴阳焉会？何气为营？何气为卫？营安从生？卫于焉会？老壮不同气，阴阳异位，愿闻其会。岐伯答曰：人气受于谷，谷入于胃，以传于肺，五脏六腑皆以受气，其清者为营，浊者为卫，营在脉中，卫在脉外，营周不休，五十而复大会，阴阳相贯，如环无端。卫气行于阴二十五度，行于阳二十五度，分为昼夜，气至阳而起，至阴而止。故曰日中为阳陇，为重阳，夜半为阴陇，为重阴。太阴主内，太阳主外，各行二十五度，分为昼夜。夜半为阴陇，夜半后而阴衰，平旦阴尽而阳受气矣，日中为阳陇，日西而阳衰，日入阳尽而阴受气矣。夜半而大会，万民皆卧，命曰合阴，平旦阴尽而阳受气，如是无已，与天地同纪。

陇，盛也，与隆同。太阴，三阴之长，故主内。太阳，三阳之长，故主外。夜半而大会，万民皆卧，卫气大会于五脏，阳入之阴则静，故万民皆卧。纯阴主事，故命曰合阴。

黄帝曰：营卫之行也，上下相贯，如环之无端，今有其卒然遇邪气及逢大寒，手足懈惰，其脉阴阳之道，相输之会，行相失也，气何由还？岐伯曰：夫四末阴阳

———————
① 三十七　原脱，据目录补。

之会者，此气之大络也，四街者，气之径路也，故络绝则径通，四末解则气从合，相输如环。黄帝曰：善。此所谓如环无端，莫知其纪，终而复始，此之谓也。

四末阴阳之会者，此气之大络也，大络十五，皆自本经而走其所合（表里相合），是阴阳之所会也（义详"经别"）。街，衢也，四街者，气之径路，是四肢经气之所通达也。四末解则气从合，合者，诸经之所合，如十二经之合穴也。（此段旧误在"动腧"）

黄帝曰：老人之不夜瞑者，何气使然？少壮之不昼瞑者，何气使然？岐伯答曰：壮者之气血盛，其肌肉滑，气道通，营卫之行，不失其常，故昼精而夜瞑。老者之气血衰，其肌肉枯，气道涩，五脏之气相搏，其营气衰少而卫气内伐，故昼不精，夜不瞑。

五脏之气相搏，脏气失常，彼此相争，鼓搏不宁也。卫气内伐，阳根伐削，卫气夜失收藏而昼不生长，是以寤寐反常也。

黄帝曰：愿闻营卫之所行，皆何道从来？岐伯曰：营出于中焦，卫出于下焦。黄帝曰：愿闻三焦之所出。岐伯答曰：上焦出于胃上口，并咽，以上贯膈而布胸中，走腋，循太阴之分而行，还至阳明，上至舌，下足阳明，常与营俱行于阳二十五度，行于阴亦二十五度，一周也，故五十度而复大会于手太阴矣。

营出于中焦，中焦受气取汁，变化而赤，是谓血也（"决气"语）。卫出于下焦，阳根于下也。卫出下焦，而中焦受谷，泌糟粕，蒸津液，出其精微，上注于肺，化而为血，以奉生身，则营亦出于上焦也。其实营卫皆出于中焦，无非水谷之所化也。上焦出于胃之上口，并咽喉，以上贯胸膈而布胸中，此上焦之部，宗气之

所在也。其旁行者，外走两腋，循手太阴肺经之分而行，还至手阳明经，上至于舌，下交足阳明经，常与营气俱行于阳二十五度，行于阴亦二十五度，此昼夜之一周也。故五十度毕，明旦寅时而复大会于手太阴矣。以营气者，宗气之行于经脉者也，宗气位居上焦，故与营气俱行也。

黄帝曰：愿闻中焦之所出。岐伯答曰：中焦亦并胃中，出上焦之后，此所受气者，泌糟粕，蒸津液，化其精微，上注于肺脉，乃化而为血，以奉生身，莫贵乎此，故独得行于经隧，命曰营气。

中焦亦并胃中，出于上焦之后，后，下也。此中焦之部，中脘之分也。此所受于中宫之气者，泌其糟粕（泌，分也，泌糟粕者，犹酒既酿熟，与糟粕分别之也），蒸为津液，出其精微，上注于肺脉，化而为血，以奉生身，莫贵乎此，所谓中焦受气取汁，变化而赤，是谓血也，故独得行于经隧之中，命曰营气。

黄帝曰：夫血之与气，异名同类，何谓也？岐伯答曰：营卫者，精气也，血者，神气也，血之与气，异名同类焉。故夺血者无汗，夺汗者无血，人生有两死而无两生。

营化于谷精，卫化于谷气，营卫者，人之精气也。血藏魂，魂生神，神者，血中温气所化也。温气西行，肺金收之，温变为凉，化成肺气。气盛于肺，而究其根本，实原于血，是血者，人之神气所由来也。故血温而升则化气，气清而降则化血，血之与气，其名虽异，其类本同。汗者，卫气之蒸泄，而亦营气所酝酿，是以夺血者无发其汗，夺汗者无出其血。汗脱亦死，血脱亦死，人生有两死而无两生也。

黄帝曰：愿闻下焦之所出。岐伯答曰：下焦者，别回肠，注于膀胱，而渗入

焉。故水谷者，常并居于胃中，成糟粕，而俱下于小肠，而成下焦。渗而俱下，济泌别汁，循下焦而渗入① 于膀胱焉。

下焦者，州都之会，水别回肠，注于膀胱，而渗入焉，此下焦之部，州都之会所也。故水谷者，常并居于胃中，既成糟粕，俱下于小肠，而成下焦。水谷齐下，谷滓传于大肠，水滓别于大肠，渗而俱下，济泌别汁（济，齐，泌，分也，言水谷自此齐分而别汁也），循下焦而渗入膀胱焉。

黄帝曰：人饮酒，酒亦入胃，谷未熟而小便独先下何也？岐伯答曰：酒者，熟谷之液也，其气悍以清，故后谷而入，先谷而液出也。

酒者，熟谷之津液也，其气悍以清，较之谷尤为易化，故后谷而入，先谷而出也。

黄帝曰：人有热，饮食下胃，其气未定，汗则出，或出于面，或出于背，或出于身半，其不循卫气之道而出何也？岐伯曰：此外伤于风，内开腠理，毛蒸理泄，卫气走之。此气剽悍滑疾，见开而出，故不得从其道，命曰漏泄。

风性疏泄，外伤于风，内开腠理，毛蒸理泄，卫气因而走之。此气剽悍滑疾，见其窍开，顺流而出，故不得从其隧道，命曰漏泄。

黄帝曰：善。余闻上焦如雾，中焦如沤，下焦如渎，此之谓也。

上焦如雾，气盛于上也。下焦如渎，水盛于下也。中焦如沤，气水之交，水欲化气，气欲化水，泡波起灭，象如水沤也。

神　气②

本神三十八③

黄帝问于岐伯曰：凡刺之法，必先本于神，血脉营气精神，此五脏之所藏也，至其淫泆离脏，则精神散失，魂魄飞扬，志意恍乱，智虑去身者，何因而然乎？天之罪欤？人之过乎？何谓德、气、生、精、神、魂、魄、心、意、志、思、智、虑？请问其故。

精、神、魂、魄、意，是谓五神。本于神者，本于五神也。

岐伯答曰：天之在我者，德也，地之在我者，气也，德流气薄而生者也。故生之来谓之精，两精相抟谓之神，随神往来者谓之魂，并精出入者谓之魄，所以任物者谓之心，心有所忆谓之意，意之所存谓之志，因志而存变谓之思，因思而远谋谓之虑，因虑而处物谓之智。

人秉天地之中气而生，天之在我者，五行之德也，地之在我者，五行之气也。五神者，德流于上，气薄于下而生者也。精者，生化之始基也，故生之方来谓之精，人身形象之根源，神气之室宅也。而阴阳之理，本自互生，其所以化精者，以其中有神也。此神之来，不在精后，当其男女交时，两精相抟，凝此一段祖气，清虚灵妙，是谓之神。神者，阳气之灵者也，而究其由来，实化于魂。魂以半阳而化纯阳，则神发焉，故随神④ 往来者谓之魂。精者，阴液之粹者也，而究其根

---

① 渗入　原作"入渗"，据《灵枢经·营卫生会》及本节黄解乙转。
② 神气　原不载，据目录补。
③ 三十八　原脱，据目录补。
④ 神　原脱，据本节经文补。

本，实生于魄。魄以半阴而生纯阴，则精盈焉，故并精出入者谓之魄。神藏于心，众理皆备，所以载任万物者谓之心。心有所忆念谓之意。意之所存注谓之志。因志而存其变化谓之思。因思而加以远谋谓之虑。因虑而善于处物谓之智也。

肝藏血，血舍魂，肝气虚则恐，实则怒。心藏脉，脉舍神，心气虚则悲，实则笑不休。脾藏营，营舍意，脾气虚则四肢不用，五脏不安，实则腹胀，泾溲不利。肺藏气，气舍魄，肺气虚则鼻塞不利，少气，实则喘喝胸盈仰息。肾藏精，精舍志，肾气虚则厥，实则胀，五脏不安。必审五脏之病形，以知其气之虚实，谨而调之也。

肝藏血，血舍魂（魂以血为宅舍也）。魂者，血中之温气所化，神之母也。肝木主怒，生于肾水，肾水主恐，肝气虚则生意不遂，陷于肾水而为恐，实则生气勃发而为怒，怒者，生气虽旺而未能茂长也。心藏脉，脉舍神，神者，脉中之阳灵，魂之子也。肺金主悲，克于心火，心火主笑，心气虚则长令不遂，侮于肺金而为悲，实则长令畅茂而笑不休，笑者，阳气升达而心神酣适也。脾藏营，营舍意，营血虽藏于肝，而实化于脾。肾水温升，则生肝血，而非脾土左旋，则水不温升，故脾主藏营（营者，脉中之血）。神藏于心，志藏于肾，意者，神志之中气也。以水火交济，全赖二土，水升火降，会于中宫，神志相感，则化而为意。脾主四肢，四肢之动转者，意使之也，脾气虚则中气不运，四肢失秉，故废而不用。土者，四维之母，母病子馁，故五脏不安。脾为太阴湿土，实则湿旺土郁而腹胀。肝为风木，主疏泄水道，土湿木遏，升气不达，则疏泄失政，故泾溲不利（小便淋涩）。肺藏气，气舍魄，魄者，气中之清

汁所结，精之父也。肺窍于鼻，宗气统焉，肺气虚则鼻塞不利而少气，实则宗气郁满，喘喝不宁，胸盈而仰息。肾藏精，精舍志，志者，精中之阴灵，魄之子也。肾主蛰藏，肾气虚则阳根升泄，寒水上逆而为厥（四肢寒冷，昏愦无知），实则水旺土湿，腹满作胀，寒水侮土，四维皆病，故五脏不安。五脏虚实，化生诸病，必审五脏之病形，以知其气之虚实，谨而调剂之也。

故智者之养生也，必顺四时而适寒暑，和喜怒而安居处，节阴阳而调刚柔，如是则邪僻不至，长生久视。

智者养生，五神和平，不实不虚，故病去而年永。

是故怵惕思虑者则伤神，神伤则恐惧流淫而不止。因悲哀动中者，竭绝而失生。盛怒者，迷惑而不治。喜乐者，神惮散而不藏。恐惧者，神荡惮而不收。忧愁者，气闭塞而不行。

悲哀伤肺，肺金刑克肝木，故木气竭绝而失生。盛怒伤肝，肝胆同气，甲木刑克戊土，胃气上逆，神魂失归，故心君迷惑而不治。肺金主敛，肾水主藏，喜乐伤心，君火升泄，故神明惮散而不藏。恐惧伤肾，水陷金浮，肺气失根，收敛不行，故神志荡惮而不收。愁忧伤脾，中气不运，故土气闭塞而不行，脾为四脏之母，病则不能行气于四旁故也。

心怵惕思虑则伤神，神伤则恐惧自失，破䐃脱肉，毛悴色夭，死于冬。

恐惧自失，水胜火也。脾主肉，破䐃脱肉，火死土败也。肺主皮毛，毛悴，肺金败也。肝主色，色夭，肝木败也。死于冬，水灭火也。

肺喜乐无极则伤魄，魄伤则狂，狂者意不存人，皮革焦，毛悴色夭，死于夏。

死于夏，火刑金也。

肝悲哀[1]动中则伤魂，魂伤则狂妄不精，不精则不正，当人阴缩而筋挛，两胁骨不举，毛悴色夭，死于秋。

肝主筋，前阴，宗筋之聚，脉循阴器而行两胁，故阴缩而筋挛，两胁骨不举。死于秋，金克木也。

脾盛怒而不解则伤意，意伤则悗乱，四肢不举，毛悴色夭，死于春。悗，音闷。

死于春，木贼土也。

肾忧愁而不止则伤志，志伤则喜忘其前言，腰脊不可以俯仰屈伸，毛悴色夭，死于季夏。恐惧而不解则伤精，精伤则骨痠痿厥，精时自下。

肾水失藏，故喜忘。其位在腰，其脉贯脊，故腰脊不可俯仰屈伸。死于季夏，土刑水也。精伤髓败，故不能养骨而生乙木，骨枯木陷，故痠软而痿厥。蛰藏失政，风木陷泄，故精时自下。

是故五脏主藏精者也，不可伤，伤则失守而阴虚，阴虚则无气，无气则死矣。是故用针者，察观病人之态，以知精神魂魄之存亡，得失之意，五者以伤，针不可治之也。

阳气根于阴精，阴虚则阳根散乱而无气，无气则人死矣。

决气三十九[2]

黄帝曰：余闻人有精、气[3]、津、液、血、脉，余意以为一气耳，今乃辨为六名，余不知其所以然？岐伯曰：两神相抟，合而成形，常先身生，是谓精。

男女交感，两神相抟，合而成形，化生一滴神水，常先此身而生，以立官骸之基，是谓精。阴者，阳之宅也。胎之初生，先结祖气，祖气在中，含抱阴阳。阳升则化火，阴降则化水，火旺则神发，水旺则精凝。神根于精，故精暖而不驰走，

精根于神，故神清而不飞扬。精神俱先身生，实阳倡而阴随，非阴先而阳后也。

何谓气？岐伯曰：上焦开发，宣五谷味，熏肤，充身，泽毛，若雾露之溉，是谓气。

脾肺同经而共气（脾肺皆为太阴，是谓同经。肺以辛金而化湿土，是谓同气）。水谷消化，脾气散精，上归于肺，肺居上焦，宗气统之。上焦开发，宣五谷之味，熏于皮肤，充于周身，泽于毛发，若雾露之滋溉，是谓气。脾主五味，肺主五气，五气者，五味之所化，所谓土生金也。物之润泽，莫过于气，气如雾露，氤氲洒扬，化而为水，故熏泽皮肉，充灌筋骨，不病枯槁。所谓上焦如雾者，是下焦如渎之上源也。

何谓津？岐伯曰：腠理发泄，汗出溱溱，是谓津。

溱溱，涣然流漓之象。

何谓液？岐伯曰：谷入气满，淖泽注于骨，骨属屈伸滑泽，补益脑髓，皮肤润泽，是谓液。

气降则生水，谷入气满，化为淖泽，注于骨节，骨节联属之处，屈伸滑泽，因以补益脑髓，润泽皮肤，是谓液。津属阳在外者，液属阴在内者也。

何谓血？岐伯曰：中焦受气取汁，变化而赤，是谓血。

中焦脾土，受谷气而化阴汁，是谓脾精。取此阴汁，输之于肝经，木中火胎，温养熏蒸，变化而赤，是谓血也。

何谓脉？岐伯曰：壅遏营气，令无所避，是谓脉。

---

[1] 哀　原作"伤"，据《灵枢经·本神》及前文"因悲哀动中者"改。
[2] 三十九　原脱，据目录补。
[3] 气　原作"神"，据《灵枢经·决气》及后文"何谓气"改。

血行脉中，故不流溢。

黄帝曰：六气者，有余不足，精气之多少，脑髓之虚实，血脉之清浊，何以知之？岐伯曰：精脱者耳聋，气脱者目不明，津脱者腠理开，汗大泄，液脱者骨属屈伸不利，色夭，脑髓消，胫痠，耳数鸣，血脱者色白，夭然不泽，脉脱者其脉空虚，此其候也。痠，音酸。

肾窍于耳，精脱则阳根下拔，浊气升塞，是以耳聋。气化于金，其性收敛，气脱则收敛失政，阳光散乱，故目不明。

黄帝曰：六气者，贵贱何如？岐伯曰：六气者，各有部主也，其贵贱善恶，可为常主，然五谷与胃为大海也。

当令为贵，退气为贱，守正则善，化邪则恶，虽有贵贱善恶，实皆可为常主，经常之主气。各当其部，不可少也。然六气皆化于土，五谷与胃，为其大海，六气者，大海之支流耳。

津液五别[①] 四十旧本讹作"五癃津液别"，取本篇此津液五别语正之

黄帝问于岐伯曰：水谷入于口，输于肠胃，其液别为五，天寒衣薄则为溺与气，天热衣厚则为汗，悲哀气并则为泣，中热胃缓则为唾，邪气内逆则气为之闭塞而不行，不行则为水胀，余知其然也，不知其何由生？愿闻其道。岐伯曰：水谷皆入于口，其味有五，各注其海，津液各走其道，故三焦出气，以温肌肉，充皮肤，为津，其留而不行者，为液。天暑衣厚则腠理开，故汗出。寒留于分肉之间，聚沫则为痛。天寒则腠理闭，气湿不行，水下流于膀胱，则为溺与气。五脏六腑，心为之主，耳为之听，目为之候，肺为之相，肝为之将，脾为之卫，肾为之主外。故五脏六腑之津液，尽上渗于目，心悲气并则心系急，心系急则肺举，肺举则液上溢。

夫心系与肺，不能常举，乍上乍下，故咳而泣出矣。中热则胃中消谷，消谷则虫上下作，肠胃充郭故胃缓，胃缓则气逆，故唾出。五谷之津液，和合而为膏者，内渗入于骨空，补益脑髓，而下流于阴股。阴阳不和，则使液溢而下流于阴，髓液皆减而下，下过度则虚，虚故腰背痛而胫痠。阴阳气道不通，四海闭塞，三焦不泻，津液不化，水谷并行肠胃之中，别于回肠，留于下焦，不得渗膀胱，则下焦胀，水溢则为水胀。此津液五别之逆顺也。

溺、汗、泣、唾、水，是为五液。三焦出气，以温肌肉，充皮肤，随气化而流行者，则为津，其留而不行者则为液。天暑衣厚则腠理开，故液泄而为汗。寒闭皮毛，液不得泄，留于分肉之间，聚而为沫则为痛。天寒表闭，气湿不得外行，水下流于膀胱则为溺。心悲气并，系急肺举，液上溢于目则为泣。中热消谷，胃缓气逆则为唾。水之下行，有精有粗，精者化而为精液，粗者化而为溲溺，精液宜藏而水溺宜泄。精液者，渗骨空而益脑髓，下流阴股，以注膝胫，阴阳不和，精液溢泄，下流阴窍，髓液皆减，下甚则虚，虚[②]故腰背痛而膝胫痠，此精液之不藏者也。溲溺者，渗膀胱，以成川渎，下流溺孔，以泄水湿，阴阳不通，四海闭塞，三焦不泻，津[③]液不化，水流下焦，而不渗膀胱，则为鼓胀，水溢经络，则为水胀，此水溺之不泻者也。此津[④]液五别之或逆或顺也。脾为之卫，脾主肌肉，以为护卫也。肾为之主外，肾主骨骼，以为外坚也。

灵枢悬解卷五终

---

① 四十 原脱，据目录补。
② 虚 原作"以"，据本篇经文改。
③ 津 原作"精"，据本篇经文改。
④ 津 原作"精"，据本篇经文改。

灵枢悬解卷六

昌邑黄元御解

藏　象①

海论四十一②

黄帝问于岐伯曰：余闻刺法于夫子，夫子之所言，不离于营卫血气。夫十二经脉者，内属于腑脏，外络于肢节，夫子乃合之于四海乎？岐伯答曰：人亦有四海，十二经水。经水者，皆注于海，海有东西南北，命曰四海。黄帝曰：以人应之奈何？岐伯曰：人有髓海，有血海，有气海，有水谷之海，凡此四者，以应四海也。黄帝曰：远乎哉，夫子之合人于天地四海也，愿闻应之奈何？岐伯曰：必先明知阴阳表里荥俞所在，四海定矣。黄帝曰：定之奈何？岐伯曰：胃者，水谷之海，其腧上在气街，下至三里。冲脉者，为十二经之海，其腧上在于大杼，下出于巨虚之上下廉。膻中者，为气之海，其腧上在于柱骨之上下，前在于人迎。脑为髓之海，其腧上在于其盖，下在风府。

气街，即气冲。三里，足阳明经穴。大杼，足太阳经穴。巨虚上下廉，足阳明经穴。膻中者，心主之宫城，宗气之所在也。柱骨，项后天柱骨，柱骨上下，即督脉之喑门、大椎也。人迎，足阳明经穴。盖，脑盖骨，督脉之囟会。风府，督脉穴。

黄帝曰：凡此四海者，何利何害？何生何败？岐伯曰：得顺者生，得逆者败，知调者利，不知调者害。黄帝曰：四海之逆顺奈何？岐伯曰：气海有余者，气满胸中，悗息面赤，气海不足，则气少不足以言。血海有余，则常想其身大，怫然不知其所病，血海不足，亦常想其身小，狭然不知其所病。水谷之海有余，则腹满，水谷之海不足，则饥不受谷食。髓海有余，则轻劲多力，自过其度，髓海不足，则脑转耳鸣，胫痠眩冒，目无所见，懈怠安卧。黄帝曰：余已闻逆顺，调之奈何？岐伯曰：审守其腧而调其虚实，无犯其害，顺者得复，逆者必败。黄帝曰：善。

怫然，大貌。狭然，小貌。

肠胃四十二③

黄帝问于伯高曰：余愿闻六腑传谷者，肠胃之大小长短，受谷之多少奈何？伯高曰：请尽言之谷所从出入浅深远近长短之度。唇至齿，长九分，口广二寸半。齿以后至会厌，深三寸半，大容五合。舌重十两，长七寸，广二寸半。咽门重十两，广一寸半。至胃长一尺六寸，胃纡曲屈，伸之长二尺六寸，大一尺五寸，径五寸，大容三斗五升。小肠后附脊，左环回周叠积，回运环反十六曲，大二寸半，径八分分之少半，长三丈三尺，其注于回肠者，外附于脐上。回肠当脐，左环回周叶积而下，回运环反十六曲，大四寸，径一

① 藏象　原不载，据目录补。
② 四十一　原脱，据目录补。
③ 四十二　原脱，据目录补。

寸寸之少半，长二丈一尺。广肠传脊，以受回肠，左环叶积，上下辟大八寸，径二寸寸之大半，长二尺八寸。肠胃所入至所出，长六丈四寸四分，回曲环反三十二曲也。

会厌，在咽喉上，分别气食二管之开阖者也。回肠，大肠。广肠，直肠。叶积，即叠积也。辟大，宽大也（辟与阔同）。

平人绝谷四十三[①]

黄帝曰：愿闻人之不食，七日而死何也？伯高曰：臣请言其故。胃大一尺五寸，径五寸，长二尺六寸，横屈，受水谷三斗五升，其中之谷长留二斗，水一斗五升而满。小肠大二寸半，径八分分之少半，长三丈二尺，受谷二斗四升，水六升三合合之大半。回肠大四寸，径一寸寸之少半，长二丈一尺，受谷一斗，水七升半。广肠大八寸，径二寸寸之大半，长二尺八寸，受谷九升三合八分合之一。肠胃之长，凡五丈八尺四寸，受水谷九斗二升一合合之大半，此肠胃所受水谷之数也。

通计肠胃受谷之数如此。

平人胃满则肠虚，肠满则胃虚，更虚更满，故气得上下，五脏安定，血脉和利，精神乃居，神者，水谷之精气也。肠胃之中，长留谷二斗，水一斗五升，上焦泄气，出其精微，剽悍滑疾，下焦下溉诸肠。平人日再后，后二升半，一日中五升，七日五七三斗五升，而留水谷尽矣，故平人不食饮，七日而死者，水谷精气津液皆尽故也。

平人胃满则肠虚，肠满则胃虚，更虚更满，无所壅碍，故气得上下，升降莫阻，清浊当位，则五脏安定，血脉和利，然后精神乃居，不至飞走，神者，水谷精气之所化也。肠胃之中，常留谷二斗，水

一斗五升。水谷之气，归于上焦，上焦输泄此气，出其精微，剽悍滑疾，传之下焦，以溉诸肠（六腑皆曰肠，义见《难经》），肠胃得精气充养，所以不死。平人一日再后，大便二行。一后二升半，一日中共去五升，七日五七三斗五升，而所留之水谷尽去矣，故平人不食饮，七日而死者，水谷之精气津液皆尽故也。

五味四十四[②]

黄帝曰：愿闻谷有五味，其入五脏，分别奈何？伯高曰：胃者，五脏六腑之海也，水谷皆入于胃，五脏六腑皆禀气于胃。五味各走其所喜，谷味酸，先走肝，谷味苦，先走心，谷味甘，先走脾，谷味辛，先走肺，谷味咸，先走肾。谷气津液以行，营卫大通，乃化糟粕，以次传下。

谷气化津，津液以行，灌注营卫，营卫大通。清者已化精气，浊者乃化糟粕，以次传下。

黄帝曰：营卫之行奈何？伯高曰：谷始入于胃，其精微者，先出于胃之两焦，以溉五脏，别出两行营卫之道。其大气之抟而不行者，积于胸中，命曰气海，出于肺，循喉咽[③]，故呼则出，吸则入。天地之精气，其大数常出三入一，故谷不入，半日则气衰，一日则气少矣。

谷入于胃，消化之后，其精微者，先糟粕而出于胃腑，之于上下两焦，以溉五脏，之，至也。然后分别而出，两行营卫之道，精专者，行于脉中，剽悍者，行于脉外，异道别出，此营卫之所以行也。其大气之抟而不行者，不行于经络。积于胸中，命曰气海，出于肺部，循喉咽而行呼

―――――――――

① 四十三　原脱，据目录补。
② 四十四　原脱，据目录补。
③ 喉咽　原作"咽喉"，据《灵枢经·五味》及本节黄解乙转。

吸，故呼则气出，吸则气入。此气虽积于胸中，不行经络，而经络之气，实与此通，呼则无经而不升，吸则无经而不降，即下降之经，呼亦小升，上升之经，吸亦小降。经脉之动，全因于此，不动则不行也。天地之精气，其大数常出多而入少，出者三分，伐泄之途，随处皆是，入者一分，惟赖水谷滋养而已，故谷不入，半日则气衰，一日则气少矣。

黄帝曰：谷之五味，可得闻乎？伯高曰：请尽言之。五谷，粳米甘，麻酸，大豆咸，麦苦，黄黍辛。五果，枣甘，李酸，栗咸，杏苦，桃辛。五畜，牛甘，犬酸，猪咸，羊苦，鸡辛。五菜，葵甘，韭酸，藿咸，薤苦，葱辛。五色，黄色宜甘，青色宜酸，黑色宜咸，赤色宜苦，白色宜辛。凡此五者，各有所宜。五宜，所言五色者：脾病者，宜食粳米饭、牛肉、枣、葵，心病者，宜食麦、羊肉、杏、薤，肾病者，宜食大豆黄卷、猪肉、栗、藿，肝病者，宜食麻、犬肉、李、韭，肺病者，宜食黄黍、鸡肉、桃、葱。肝色青，宜食甘，粳米饭、牛肉、枣、葵皆甘，心色赤，宜食酸，犬肉、麻、李、韭皆酸，脾色黄，宜食咸，大豆、猪肉、栗、藿皆咸，肺色白，宜食苦，麦、杏、羊肉、薤皆苦，肾色黑，宜食辛，黄黍、鸡肉、桃、葱皆辛。五禁，肝病禁辛，心病禁咸，脾病禁酸，肾病禁甘，肺病禁苦。粳，音庚。

五宜者，合其所宜也。五禁者，犯其所禁也。大豆黄卷，大豆芽也（芽生一寸，干为黄卷）。

五味论四十五[1]

黄帝问于少俞曰：五味入于口也，各有所走，各有所病，酸走筋，多食之，令人癃，咸走血，多食之，令人渴，辛走气，多食之，令人洞心，苦走骨，多食之，令人变呕，甘走肉，多食之，令人悗心，余知其然也，不知其何由？愿闻其故。

洞心，心中空洞也。悗心，心中郁也。

少俞答曰：酸入于胃，其气涩以收，上之两焦，弗能出入也，不出即留于胃中，胃中和温，则下注膀胱，膀胱之[2]脆薄以懦，得酸则缩绻，约而不通，水道不行，故癃。阴者，积筋之所终也，故酸入而走筋矣。

酸入于胃，其气收涩，故上走二焦，上中二焦。弗能出入。不出即留于胃中，胃中阳气得此酸收，生其和温，郁满莫容，则传其所胜，下注膀胱。膀胱之脆薄以懦弱，最易收敛，一得酸气，缩绻不伸，上下之窍皆闭，约结不通，水道不利，故小便癃。前阴者，积筋之所终也，肝木主筋而味酸，故酸入而走筋矣。木主疏泄，喜辛散而恶酸收，癃者，木气酸收，疏泄之令不行也。

黄帝曰：咸走血，多食之，令人渴何也？少俞曰：咸入于胃，其气上走中焦，注于脉则血气走之，血与咸相得则凝，凝则胃中汁注之，注之则胃中竭，竭则咽路焦，故舌本干而善渴。血脉者，中焦之道也，故咸入而走血矣。

咸入于胃，其气上走中焦而注于脉，以肾味咸，心主脉，水性克火，传其所胜也。脉者，血之府也，咸注于脉则血气走之，得咸而凝，血凝则胃汁注之，注之则胃中汁竭，汁竭则咽路焦涸，故舌本干燥而善渴。血脉者，中焦之隧道也（中焦受气取汁，变化而赤，是谓血，行于脉中，以为道路），咸

---

[1]　四十五　原脱，据目录补。
[2]　之　至也。

入于脉，与血相逢，故咸入而走血矣。

黄帝曰：辛走气，多食之，令人洞心，何也？少俞曰：辛入于胃，其气走于上焦，上焦者，受气而营诸阳者也，姜韭之气熏之，营卫之气不时受之，久留心下，故洞心。辛与气俱行，故辛入而与汗俱出。

辛入于胃，其气走于上焦，以辛性升散也。上焦者，受谷气而营于诸阳之经者也，姜韭辛烈之气熏之，营卫之气不时受之，发泄不藏。心者，宗脉之所聚也，气泄脉空，心宫虚豁，故久留心下，而成洞心。辛与气俱行，气得辛散而发泄，故辛入而与汗俱出，是辛入而走气也。

黄帝曰：苦走骨，多食之，令人变呕何也？少俞曰：苦入于胃，五谷之气皆不能胜苦，苦入下脘，三焦之道皆闭而不通，故变呕。齿者，骨之所终也，入而复出，知其走骨也，故苦入而走骨矣。

苦入于胃，五谷之气皆不能胜之，直入下脘，三焦之道得此苦味，皆闭而不通，不得下泄，则逆而上涌，故变呕吐。齿居上部，骨之所终也，入而复出，经历齿牙，知其走骨，故苦入而走骨矣。

黄帝曰：甘走肉，多食之，令人悗心何也？少俞曰：甘入于胃，其气弱小，不能上至于上焦，而与谷留于胃中，令人柔润者也，胃柔则缓，缓则虫动，虫动则令人悗心。其气外通于肉，故甘走肉。

甘入于胃，其气弱小，以得土气之冲和，其性不烈也。弱小，故不能上至于上焦，而与谷气留于胃中，气滞津凝，令人柔润。胃柔则缓，缓则虫动（虫生于木，土郁木遏，虫不舒畅，是以动也），虫动气阻，故令人悗心。其气外通于肉，故甘走肉也。

骨度四十六①

黄帝问于伯高曰："脉度"言经脉之长短，何以立之？伯高曰：先度其骨节之

大小广狭长短，而脉度定矣。黄帝曰：愿闻众人之度，人长七尺五寸者，其骨节之大小长短各几何？

何以立之，何以立其度数也。

伯高曰：头之大骨围二尺六寸。胸围四尺五寸。腰围四尺二寸。髮所覆者，颅至项尺二寸。髮以下至颐长一尺。君子中折。结喉以下至缺盆中长四寸。缺盆以下至𩩲骬长九寸，过则肺大，不满则肺小。𩩲骬以下至天枢长八寸，过则胃大，不及则胃小。天枢以下至横骨长六寸半，过则回肠广长，不满则狭短。横骨长六寸半。横骨上廉以下至内辅之上廉长一尺八寸。内辅之上廉以下至下廉长三寸半。内辅下廉下至内踝长一尺三寸。内踝以下至地长三寸。膝腘以下至跗属长一尺六寸。跗属以下至地长三寸。故骨围大则太过，小则不及。

头之大骨围二尺六寸，髑髅②骨也（男子头骨共八片，旧注蔡州人多一片，共九片，脑后有二缝，一横一直。女子头骨共六片，脑后有横缝，无直缝）。胸围四尺五寸，两乳之周围也（胸前横骨三条，左右胁骨共十二条。女子多掔夫骨二条，左右共十四条）。腰围四尺二寸，七节之周围也（《素问·刺禁论》：七节之旁，中有小心）。此取头胸腰骨之围数，即③其横广，以推其纵长也。髮所覆者，颅至项尺二寸，前髮际以下曰颅，后髮际以下曰项，此前后发际之度也。髮以下至颐长一尺。此以下言其纵长之度，人有短长，其度不一，君子中而折之，取其中数，以定准则。结喉以下至缺盆中长四寸，缺盆，项下横骨中陷中也。缺盆以下至𩩲骬长九寸，𩩲骬，蔽心骨也（即鸠尾骨）。此

---

① 四十六　原脱，据目录补。
② 髑（dú 独）髅　头也。
③ 即　从也。

当肺之所居，故过则肺大，不满则肺小。髃骭以下至天枢长八寸，天枢，足阳明穴，在脐旁二寸（《素问·至真要论》：身半以上，天气主之，身半以下，地气主之，半者，所谓天枢是也）。此当胃之所居，故过则胃大，不及则胃小。天枢以下至横骨长六寸半，横骨，阴毛中曲骨也。此当回肠所居，故过则回肠广长，不满则狭短。横骨长六寸半。横骨上廉以下至内辅之上廉长一尺八寸，内辅，膝内辅骨也。内辅之上廉以下至下廉长三寸半。内辅下廉下至内踝长一尺三寸。内踝以下至地长三寸。膝腘以下至跗属长一尺六寸。腘，膝后曲处也；跗，足背；跗属，足跗所属之部也。跗属以下至地长三寸。此人身前面纵长之度也。其长短之度，视其头胸腰骨之围数，骨围大则太过，小则不及，折中数以推之，则得其大凡矣。

角以下至柱骨长一尺。行腋中不见者长四寸。腋以下至季胁长一尺二寸。季胁以下至髀枢长六寸。髀枢以下至膝中长一尺九寸。膝以外至外踝长一尺六寸。外踝以下至京骨长三寸。京骨以下至地长一寸。

角以下至柱骨长一尺。角，耳上高骨；柱骨，肩上竖骨（颈骨）。行腋中不见者长四寸。腋以下至季胁长一尺二寸，季胁，胁下尽处也。季胁以下至髀枢长六寸，股骨曰髀，髀骨缝曰髀枢。髀枢以下至膝中长一尺九寸。膝以外至外踝长一尺六寸。京骨，足太阳穴，在小指后。京骨以下至地长一寸。此侧面纵长之度也。

项抔以下至背骨长二寸半。膂骨以下至尾骶二十一节，长三尺，上节长一寸四分分之一，故上七节至于膂骨九寸八分分之七，奇分在下。

项髮以下至背骨长二寸半，背骨，脊骨之大椎也。膂骨以下至尾骶二十一节，

长三尺，膂骨即脊骨，脊骨二十四节，除项上三椎，自大椎以下计二十一节。尾骶，脊骨之末节，即尻骨也。脊骨上粗下细，其上之节，每长一寸四分分之一，即一寸四分一厘也，故上七节至于膂骨长九寸八分分之七，即九寸八分七厘也，下节渐短，其奇分不尽之数，在下节匀之，以合三尺之数。此后面纵长之度也。

肩至肘长一尺七寸。肘至腕长一尺二寸半。腕至中指本节长四寸。本节至其末长四寸半。

此臂手纵长之度也。

耳后当完骨者广九寸，耳前当耳门者广一尺三寸。两颧之间相去七寸。两乳之间广九寸半。两髀之间广六寸半。足长一尺二寸，广四寸半。

耳后当完骨者广九寸，完骨，足少阳穴，左右相去广九寸。耳前当耳门者广一尺三寸，耳门，手太阳听宫之分，左右相去一尺三寸，头围二尺六寸之半也。两颧之间相去七寸。两乳之间广九寸半。两髀之间广六寸半。足长一尺二寸，广四寸半。此上下横广之度也。

此众人之骨度也，所以立经脉之长短也。是故视其经脉之在于身也，其见浮而坚，其见明而大者，多血，细而沉者，多气也。

此众人之骨度也，折衷其数，所以立经脉之长短也。

外候[1]

本脏四十七[2]

黄帝问于岐伯曰：人之血气精神者，

---

[1]　外候　原不载，据目录补。
[2]　四十七　原脱，据目录补。

所以奉生而周于性命者也。经脉者，所以行血气而营阴阳，濡筋骨，利关节者也。卫气者，所以温分肉，充皮肤，肥腠理，司开阖者也。志意者，所以御精神，收魂魄，适寒温，和喜怒者也。是故血和则经脉流行，营复阴阳，筋骨劲强，关节清利矣。卫气和则分肉解利，皮肤调柔，腠理致密矣。志意和则精神专直，魂魄不散，悔怒不起，五脏不受邪矣。寒温和则六腑化谷，风痹不作，经脉通利，肢节得安矣。此人之平常也。五脏者，所以藏精神血气魂魄者也。六腑者，所以化水①谷而行津液者也。此人之所以俱受于天也，无智愚贤不肖，无以相倚也。然有其独尽天寿，而无邪僻之病，百年不衰，虽犯风雨卒寒大暑，犹弗能害也，有其不离屏蔽室内，无怵惕之恐，然犹不免于病者何也？愿闻其故。

倚，偏也。

岐伯曰：窘乎哉问也！五脏者，所以参天地，副阴阳，而运四时，化五节者也。五脏者，固有大小高下坚脆端正偏倾者，六腑亦有小大长短厚薄结直缓急。凡此二十五者，各不同，或善或恶，或吉或凶，请言其方。

二十五者，一脏五变，五五二十五变。

心小则安，邪弗能伤，易伤以忧，心大则忧不能伤，易伤于邪。心高则满于胸中，悗而善忘，难开以言，心下则脏外，易伤于寒，易恐以言。心坚则脏安守固，心脆则善病消瘅热中。心端正则和利难伤，心偏倾则操持不一，无守司也。

悗，闷也。

肺小则少饮，不病喘喝，肺大则多饮，善病胸痹喉痹逆气。肺高则上气肩息咳，肺下则居贲迫肺，善胁下痛。肺坚则不病咳上气，肺脆则善病消瘅易伤。肺端

正则和利难伤，肺偏倾则胸偏痛也。贲，同奔。

居贲迫肺，谓居处逼窄，不能顺降。宗气贲逆，迫于肺脏也。

肝小则脏安，无胁下之病，肝大则逼胃迫咽，苦膈中，且胁下痛。肝高则上支贲切，胁悗，为息贲，肝下则逼胃，胁下空，胁下空则易受邪。肝坚则脏安难伤，肝脆则善病消瘅易伤。肝端正则和利难伤，肝偏倾则胁下痛也。

息奔，喘息奔逆也。《难经》：肺之积，曰息贲。

脾小则脏安，难伤于邪，脾大则苦凑眇而痛，不能疾行。脾高则眇引季胁而痛，脾下则下加于大肠，下加于大肠则脏苦受邪。脾坚则脏安难伤，脾脆则善病消瘅易伤。脾端正则和利难伤，脾偏倾则善满善胀也。

眇，胁尽软处。季胁，小肋骨也。

肾小则脏安难伤，肾大则善病腰痛，不可以俯仰，易伤于邪。肾高则苦背脊痛，不可以俯仰，肾下则腰尻痛，不可以俯仰，为狐疝。肾坚则不病腰背痛，肾脆则善病消瘅易伤。肾端正则和利难伤，肾偏倾则苦腰尻痛也。凡此二十五变者，人之所苦常病。

肾位在腰，故多腰病。

黄帝曰：何以知其然也？岐伯曰：赤色小理者心小，粗理者心大。无𩩲骬者心高，𩩲骬小短举者心下。𩩲骬长者心下坚，𩩲骬弱小以薄者心脆。𩩲骬直下不举者心端正，𩩲骬倚一方者心偏倾也。𩩲骬，音结于。

𩩲骬，蔽心骨也。

白色小理者肺小，粗理者肺大。巨肩反膺陷喉者肺高，合腋张胁者肺下。好肩

----

① 水　原脱，据《灵枢经·本脏》补。

背厚者肺坚，肩背① 薄者肺脆。背膺厚者肺端正，胁偏疏者肺偏倾也。

巨肩反膺陷喉，肩大胸高而喉缩也。合腋张胁，腋合而胁张也。

青色小理者肝小，粗理者肝大。广胸反骹者肝高，合胁兔骹者肝下。胸胁好者肝坚，胁骨弱者肝脆。膺腹好相得者肝端正，胁骨偏举者肝偏倾也。骹，音敲。

反骹，胁骨外张也。兔骹，胁骨低下，如伏兔也。

黄色小理者脾小，粗理者脾大。揭唇者脾高，唇下纵者脾下。唇坚者脾坚，唇大而不坚者脾脆。唇上下好者脾端正，唇偏举者脾偏倾也。

揭唇，唇上反也。

黑色小理者肾小，粗理者肾大。高耳者肾高，耳后陷者肾下。耳坚者肾坚，耳薄不坚者肾脆。耳好前居牙车者肾端正，耳偏高者肾偏倾也。凡此诸变者，持则安，减则病也。

持，平也。

帝曰：善。然非余之所问也。愿闻人之有不可病者，至尽天寿，虽有深忧大恐，怵惕之志，犹不能减也，甚寒大热，不能伤也，其有不离屏蔽室内，又无怵惕之恐，然不免于病者何也？愿闻其故。岐伯曰：五脏六腑，邪之舍也，请言其故。五脏皆小者，少病，苦焦心，大忧愁，五脏皆大者，缓于事，难使以忧。五脏皆高者，好高举措，五脏皆下者，好出人下。五脏皆坚者，无病，五脏皆脆者，不离于病。五脏皆端正者，和利得人心，五脏皆偏倾者，邪心而善盗，不可以为人平，反复言语也。

不可以为人平，平，准也。

黄帝曰：愿闻六腑之应。岐伯答曰：肺合大肠，大肠者，皮其应。心合小肠，小肠者，脉其应。肝合胆，胆者，筋其应。脾合胃，胃者，肉其应。肾合三焦膀胱，三焦膀胱者，腠理毫毛其应。

六腑合于五脏，其应亦同也。

黄帝曰：应之奈何？岐伯曰：肺应皮，皮厚者大肠厚，皮薄者大肠薄，皮缓腹裹大者大肠大而长，皮急者大肠急而短，皮滑者大肠直，皮肉不相离者大肠结。

肺应皮，皮即大肠之应也。

心应脉，皮厚者脉厚，脉厚者小肠厚，皮薄者脉薄，脉薄者小肠薄，皮缓者脉缓，脉缓者小肠大而长，皮薄而脉冲小者小肠小而短，诸阳经脉皆多纡屈者小肠结。

心应脉，脉即小肠之应也。冲，虚也。

脾应肉，肉䐃坚大者胃厚，肉䐃么② 者胃薄，肉䐃小而么者胃不坚，肉䐃不称身者胃下，胃下者下管约不利，肉䐃不坚者胃缓，肉䐃无少里累者胃急，肉䐃多少里累者胃结，胃结者上管约不利也。

脾应肉，肉即胃之应也。䐃，大肉。么，薄也。

肝应爪，爪厚色黄者胆厚，爪薄色红者胆薄，爪坚色青者胆急，爪濡色赤者胆缓，爪直色白无约者胆直，爪恶色黑多纹者胆结也。

肝应爪，爪即胆之应也。

肾应骨，密理厚皮者三焦膀胱厚，粗理薄皮者三焦膀胱薄，疏腠理者三焦膀胱缓，皮急而无毫毛者三焦膀胱急，毫毛美而粗者三焦膀胱直，稀毫毛者三焦膀胱结也。

肾应骨，骨即三焦膀胱之应也。

黄帝曰：厚薄美恶皆有形，愿闻其所

---

① 肩背　原作"背肩"，据《灵枢经·本脏》及前后文例乙转。

② 么（yōu 夭）　薄也。

病。岐伯曰：视其外应，以知其内脏，则知所病矣。

外有何应，则病在何脏也。

五阅五使四十八①

黄帝问于岐伯曰：余闻刺有五官五阅，以观五气，五气者，五脏之使也，五时之副也，愿闻其五使当安出？岐伯曰：五官者，五脏之阅也。黄帝曰：五脉安出？五色安见？愿闻其所出，令可为常。岐伯曰：脉出于气口，色见于明堂，五色更出，以应五时，各如其常，经气入脏，必当治里。帝曰：善。五色独决于明堂乎？岐伯曰：五官以辨，阙庭必张，乃立明堂。明堂广大，蕃蔽见外，方壁高基，引垂居外，五色乃治，平博广大，寿中②百岁。见此者，刺之必已，如是之人，血气有余，肌肉坚致，故可苦以针。

阅，观也，五官者，五脏之阅也，五官乃五脏之开窍，故可以观五脏也。脉出于气口，气口者，手太阴之动脉也。色见于明堂，明堂，鼻也。五色更出，以应五时，各如其常，觉经气入脏，则必当治里，以其为五脏之使，五时之副，配也。故外应四时，而内候五脏。所以色决于明堂者，明堂，面部之中，五官之纲纪也。凡五官以辨，分明。阙庭必张（阙者，眉间也。庭者，颜也。张，开张也）。乃立明堂。明堂广大，蕃蔽见外（蕃，颊侧也。蔽，耳门也），方壁高基（壁，墙壁也，肉为之墙。基，骨骼也）。引垂居外（垂，边陲也），五色乃治（平治）。平博广大，寿中百岁。此血气有余之人，肌肉坚致，故可以针苦之，刺之必愈也。

黄帝曰：愿闻五官。岐伯曰：鼻者，肺之官也，目者，肝之官也，口唇者，脾之官也，舌者，心之官也，耳者，肾之官也。黄帝曰：以官何候？岐伯曰：以候五

脏，故肺病者喘息鼻张，肝病者眦青，脾病者唇黄，心病者舌卷短颧赤，肾病者颧与颜黑。

以五官之五色而候五脏也。

黄帝曰：其色殆者何如？岐伯曰：五官不辨，阙庭不张，小其明堂，蕃蔽不见，又卑其墙，墙下无基，垂角去外，如是者，虽平常殆，况加病哉！

垂角去外，外无边角也。虽平常殆，况加病哉，虽平常亦常危殆，况加疾病，而见恶色哉！

黄帝曰：五色之见于明堂，以观五脏之气，左右高下，各有形乎？岐伯曰：腑脏之在中也，各以次舍，左右上下，各如其度也。

脏腑在腹中，各有左右上下之次舍，其见于面部之左右上下，亦各如其度也。

黄帝曰："本脏"以身形肢节䐃肉候五脏六腑之小大焉，今夫王公大人、临朝即位之君而问焉，谁可扪循之而后答乎？岐伯曰：身形支节者，脏腑之盖也，非面部之阅也。黄帝曰：五脏之气，阅于面者，余已知之矣，以支节知而阅之奈何？岐伯曰：五脏六腑，肺为之盖，巨肩陷喉，候见其外。黄帝曰：善。岐伯曰：五脏六腑，心为之主，缺盆为之道，骺骨有余，以候髑骬。黄帝曰：善。岐伯曰：肝者主为将，使之候外，欲知坚固，视目小大。黄帝曰：善。岐伯曰：脾者主为卫，使之迎粮，视唇舌好恶，以知吉凶。黄帝曰：善。岐伯曰：肾者主为外，使之远听，视耳好恶，以知其性。黄帝曰：善。愿闻六腑之候。岐伯曰：六腑者，胃为之海，广骸，大颈，张胸，五谷乃容。鼻隧以长，以候大肠。唇厚，人中长，以候小

① 四十八 原脱，据目录补。
② 中 犹满也。

肠。目下果大，其胆乃横。鼻孔在外，膀胱漏泄。鼻柱中央起，三焦乃约。此所以候六腑者也。上下三等，脏安且良矣。

身形肢节者，脏腑之盖也，盖，华盖也。骷骨，即膝骨也。髑骭，蔽心骨也。脾者主为卫，五脏六腑之护卫也。骸，颐骨也。上下三等，上中下三部相等也。（此段旧误在"师传"）

五色四十九①

雷公问于黄帝曰：五色独决于明堂乎？小子未知其所谓也。黄帝曰：明堂者，鼻也，阙者，眉间也，庭者，颜也，蕃者，颊侧也，蔽者，耳门也。其间欲方大，去之十步，皆见于外，如是者，寿必中百岁。

此解上篇五官以辨，阙庭必张一段。所谓色见于明堂者，鼻为五官之长，其实五官皆不可略也。

雷公曰：五官之辨奈何？黄帝曰：明堂骨高以起，平以直，五脏次于中央，六腑挟其两侧，首面上于阙庭，王宫在于下极，五脏安于胸中，真色以致，病色不见，明堂润泽以清，五官恶得无辨乎！雷公曰：其不辨者，可得闻乎？黄帝曰：五色之见也，各出其色部，部骨陷者，必不免于病矣，其色部乘袭者，虽病甚，不死矣。雷公曰：官五色奈何？黄帝曰：青黑为痛，黄赤为热，白为寒，是谓五官。

此申明上篇五官以辨之义。明堂骨高以起，平以直，此面部之最要者，然后以次察其余官，则纲举而目张矣。五脏之色，次于中央，六腑之色，挟其两侧，首面之色，见于阙庭，王宫之色（心为君主，心之所在，是谓王宫）。在于下极（下极，山根），若五脏皆安于胸腹之中，则真色以致，病色不见，明堂必润泽以清，此五官之辨也。其不辨者，五色之

见，各出其部，部骨陷者，必不免于病，而色见克贼则死，其色部生旺乘袭，而不见克贼者，虽病甚，不死矣。官五色者，相五官之色也。是谓五官，是谓官五色之法也。

雷公曰：病之益甚与其方衰如何？黄帝曰：外内皆在焉。切其脉口滑小紧以沉者，病益甚，在中，人迎气大紧以浮者，病日甚，在外。其脉口浮滑者，病日进，人迎沉滑者，病日损。其脉口滑以沉者，病日进，在内，其人迎滑盛以浮者，病日进，在外。脉之浮沉及人迎与寸口气小大等者，病难已。病之在脏，沉而大者，易已，小为逆，病在腑，浮而大者，其病易已。人迎盛坚者，伤于寒，寸口盛坚者，伤于食。

外内皆在者，寸口主中，人迎主外，皆当察之也。人迎主表，故盛坚则伤于寒，寸口主里，故盛坚则伤于食。

雷公曰：以色言病之间甚奈何？黄帝曰：其色粗以明，沉夭者，为甚，其色上行者，病日甚，其色下行，如云彻散者，病方已。五色各有脏部，有外部，有内部也。色从外部走内部者，其病从外走内，其色从内走外者，其病从内走外。病生于内者，先治其阴，后治其阳，反者益甚，其病生于阳者，先治其外，后治其内，反者益甚。其脉滑大以代而长者，病从外来，目有所见，志有所恶，此阳气之并也，可变而已。

色粗以明，沉夭者，为甚，言色之粗明及沉夭者，皆为甚也。五色各有脏部，各有五脏发现之部也。目有所见，志有所恶，神志之异常也。并，合也。

雷公曰：小子闻，风者，百病之始也，厥逆者，寒湿之起也，别之奈何？黄

① 四十九　原脱，据目录补。

帝曰：常候阙中，薄泽为风，冲浊为痹，在地为厥，此其常也，各以其色言其病。雷公曰：人不病卒死，何以知之？黄帝曰：大气入于脏腑者，不病而卒死矣。雷公曰：病小愈而卒死者，何以知之？黄帝曰：赤色出两颧，大如拇指者，病虽小愈，必卒死。黑色出于庭，大如拇指，必不病而卒死。

地，面之下部也。大气，邪气之大者也。

雷公再拜曰：善哉！其死有期乎？黄帝曰：察色以言其时。雷公曰：善乎！愿卒闻之。黄帝曰：庭者，首面也。阙上者，咽喉也。阙中者，肺也。下极者，也。直下者，肝也。肝左者，胆也。下者，脾也。方上者，胃也。中央者，大肠也。挟大肠者，肾也。当肾者，脐也。面王以上者，小肠也。面王以下者，膀胱、子处也。

此五脏六腑所见之部，所谓五脏次于中央，六腑挟其两侧也。庭者，颜也，所以候首面也。阙①者，眉间，阙上者，咽喉也。阙中者，肺也。下极者，山根，心也。直下者，鼻柱，肝也。肝左者，鼻柱之左，胆也。下者，鼻准，是为面王，脾也。方上者，鼻准两傍，胃也。中央者，侧面之中，颧骨之下，大肠也。挟大肠者，颊上，肾也。当肾之下者，脐也。面王以上者，颧骨之上，小肠也。面王以下者，人中，膀胱、子处也（子处，子宫）。

颧者，肩也。颧后者，臂也。臂下者，手也。目内眦上者，膺乳也。挟绳而上者，背也。循牙车以下者，股也。中央者，膝也。膝以下者，胫也。当胫以下者，足也。巨分者，股里也。巨屈者，膝膑也。此五脏六腑支节之部也。

颧者，肩也。颧后者，臂也。臂下

者，手也。目内眦上者，阙下两旁，膺乳也。挟绳而上者，颊外（颊外曰绳），背也。循牙车以下者（牙床），股也。中央者，两牙车之中央，膝②也。膝下者，胫也。当胫以下者，足也。巨分者，口旁大纹，股里也。巨屈者，颊下曲骨，膝膑也。此五脏六腑节节之部也。（上段，脏腑之部，此段，肢节之部）

各有部分，用阴和阳，用阳和阴，当明部分，万举万当。能别左右，是谓大道，男女异位，故曰阴阳，审察泽夭，谓之良工。沉浊为内，浮泽为外，黄赤为风，青黑为痛，白为寒，黄而膏润为脓，赤甚者为血，痛甚为挛，寒甚为皮不仁。五色各见其部，察其浮沉，以知浅深，察其泽夭，以观成败，察其散抟，以知远近，视色上下，以知病处，积神于心，以知往今。故相气不微，不知是非，属意勿去，乃知新故。

男女异位，男左女右也。

色明不粗，沉夭为甚，不明不泽，其病不甚。其色散，驹驹然未有聚，其病散而气痛，聚未成也。男子色在于面王，为小腹痛，下为卵痛，其圜直为茎痛，高为本，下为首，狐疝㿉阴之属也。女子在于面王，为膀胱、子处之病，散为痛，抟为聚，方圆左右，各如其色形。其随而下，至骶为淫，有润如膏状，为暴食不洁。左为左，右为右，其色有邪，聚散而不端，面色所指者也。色者，青黑赤白黄，皆端满有别乡。别乡赤者，其色赤，大于榆荚，在面王，为不月。其色上锐，首空上向，下锐下向，在左右如法。以五色命脏，青为肝，赤为心，黄为脾，白为肺，

---

① 阙　其下原衍"中"字，据本节经文"阙中者，肺也"删。

② 膝　其下原衍"下"字，据本节经文"膝以下者，胫也"删。

黑为肾。肝合筋，心合脉，脾合肉，肺合皮，肾合骨。肾乘心，心先病，肾为应，色皆如是。

驹驹，散貌（如马驹散乱）。方圆左右，各如其色形，其聚之之方圆，左右各如其色之形也。其随而下，至骶为淫，色随面王而下，当应至尾骶，而为淫泆带浊之证也。有润如膏状，为暴食不洁，暴食不消，泄利不洁也。左为左，右为右，其色有邪，聚散而不端，面色所指者也，色之左右所在，即病之左右所在，其色有邪，或聚或散，而不端正，皆随其面色所指之方，左右求之也。端满有别乡，本部端满，而必有别走之乡。假如别乡赤者，其色赤，大如榆荚，若在面王，则女子为不月。其色上锐，则首空而上向（首空者，乘虚而至也），下锐则首空而下向，在左在右，皆如此法，此即其别走之乡也。

天年五十[①]

黄帝问于岐伯曰：愿闻人之始生，何气筑为基？何立而为楯？何失而死？何得而生？岐伯曰：以母为基，以父为楯，失神者死，得神者生也。黄帝曰：何者为神？岐伯曰：血气已和，营卫已通，五脏已成，神气舍心，魂魄毕具，乃成为人。黄帝曰：人之寿夭各不同，或夭寿[②]，或卒死，或病久，愿闻其道。岐伯曰：五脏坚固，血脉和调，肌肉解利，皮肤致密，营卫之行，不失其常，呼吸微徐，气以度行，六腑化谷，津液布扬，各如其常，故能长久。

基，址也。楯，干也。

黄帝曰：人之寿百岁而死，何以致之？岐伯曰：使道隧以长，基墙高以方，通调营卫，三部三里，起高骨肉满，百岁乃得终。

使道，七窍也，隧，地道也，隧以长，言孔窍之深长也。基墙，面部之骨肉也（骨骼为基，蕃蔽为墙）。三部，人上中下三部。三里，穴名，手阳明三里在肘下，足阳明三里在膝下。起，丰起也（肘膝臂胫之间，关节之大者，故欲其丰起也）。

黄帝曰：其气之盛衰，以至其死，可得闻乎？岐伯曰：人生十岁，五脏始定，血气已通，其气在下，故好走。二十岁，血气始盛，肌肤方长，故好趋。三十岁，五脏大定，肌肉坚固，血脉盛满，故好步。四十岁，五脏六腑十二经脉皆大盛以平定，腠理始疏，荣华颓落，发颇斑白，平盛不摇，故好坐。五十岁，肝气始衰，肝叶始薄，胆汁始减，目始不明。六十岁，心气始衰，苦忧悲，血气懈惰，故好卧。七十岁，脾气虚，皮肤枯。八十岁，肺气衰，魄离，故言善误。九十岁，肾气焦，四脏经脉空虚。百岁，五脏皆虚，神气皆去，形骸独居而终矣。

其气在下，阳盛于下也。

黄帝曰：其不能终寿而死者何如？岐伯曰：其五脏皆不坚，使道不长，空外以张，喘息暴疾，又卑基墙，薄脉少血，其肉不石，数中风寒，血气虚，脉不通，真邪相攻，乱而相引，故中寿而尽也。

空外以张，空窍外露也。其肉不石，不坚也。乱而相引，邪气逆乱而相牵引也。

寿夭刚柔五十一[③]

黄帝问于少师曰：余闻人之生也，有刚有柔，有弱有强，有长有短，有阴有

---

① 五十　原脱，据目录补。
② 夭寿　原作"寿夭"，据《灵枢经·天年》乙转。
③ 五十一　原脱，据目录补。

阳，愿闻其方。少师答曰：阴中有阴，阳中有阳，审知阴阳，刺之有方。得病所始，刺之有理，谨度病端，与时相应，内合于五脏六腑，外合于筋骨皮肤。是故内有阴阳，外亦有阴阳，在内者，五脏为阴，六腑为阳，在外者，筋骨为阴，皮肤为阳。故曰病在阴之阴者，刺阴之荥俞，病在阳之阳者，刺阳之合，病在阳之阴者，刺阴之经，病在阴之阳者，刺络脉。故曰病在阳者命曰风，病在阴者命曰痹，阴阳俱病命曰风痹。病有形而不痛者，阳之类也，无形而痛者，阴之类也。无形而痛者，其阳完而阴伤之也，急治其阴，无攻其阳，有形而不痛者，其阴完而阳伤之也，急治其阳，无攻其阴，阴阳俱动，乍有形，乍无形，加以烦心，命曰阴胜其阳，此谓不表不里，其形不久。

不表不里，阴阳俱败，难分表里也，故其形不久。

黄帝问于伯高曰：余闻形气病之先后外内之应奈何？伯高答曰：风寒伤形，忧恐忿怒伤气，气伤脏，乃病脏，寒伤形，乃病形，风伤筋脉，筋脉乃应，此形气外内之相应也。黄帝曰：刺之奈何？伯高答曰：病九日者，三刺而已，病一月者，十刺而已，多少远近，以此衰之。久痹不去身者，视其血络，尽出其血。黄帝曰：外内之应，难易之治奈何？伯高答曰：形先病而未入脏者，刺之半其日，脏先病而形乃应者，刺之倍其日，此外内难易之应也。

形病易治，故刺之半其日，脏病难治，故刺之倍其日。

黄帝问于伯高曰：余闻形有缓急，气有盛衰，骨有大小，肉有坚脆，皮有厚薄，其以立寿夭奈何？伯高曰：形与气相任则寿，不相任则夭。皮与肉相果则寿，不相果则夭。血气经络胜形则寿，不胜形

则夭。黄帝曰：何谓形之缓急？伯高曰：形充而皮肤缓者则寿，形充而皮肤急者则夭。形充而脉坚大者顺也，形充而脉小以弱者气衰，衰则危矣。若形充而颧不起者骨小，骨小则夭矣。形充而大肉䐃坚而有分者肉坚，肉坚则寿矣，形充而大肉无分理不坚者肉脆，肉脆则夭矣。此天之生命所以立形定气而视寿夭者，必明乎此立形定气，而后以临病人，决生死。黄帝曰：余闻寿夭，无以度之。伯高曰：墙基卑，高不及其地者，不及三十而死，其有因加疾者，不及二十而死也。黄帝曰：形气之相胜，以立寿夭奈何？伯高曰：平人而气胜形者寿，病而形肉脱，气盛形者死，形胜气者危矣。

任者，形气相敌也。果者，皮肉坚固也。颧者，骨之本也，故颧小则骨小。大肉，臀肉。䐃者，肉所结聚之处也。坚而有分者，有分理也。墙基，面部之骨也。地者，面部之肉也。病而形肉脱，气胜形者，喘息肩摇而身动也。

黄帝问于伯高曰：何以知皮肉血气筋骨之病也？伯高曰：色起两眉，薄泽者，病在皮。唇色青黄赤白黑者，病在肌肉。营气濡然者，病在血气。目色青黄赤白黑者，病在筋。耳焦枯，受尘垢，病在骨。黄帝曰：病形何如？取之奈何？伯高曰：夫百病变化，不可胜数，然皮有部，肉有柱，血气有输，骨有属。黄帝曰：愿闻其故。伯高曰：皮之部，输于四末。肉之柱，在臂胫诸阳分肉之间与足少阴分间。血气之输，输于诸络，气血留居，则盛而起。筋部无阴无阳，无左无右，候病所在。骨之属者，骨空之所以受益，而益脑髓者也。黄帝曰：取之奈何？伯高曰：夫病变化，浮沉深浅，不可胜穷，各在其处。病间者浅之，甚者深之，间者少之，甚者众之，随变而调气，故曰上工。

两眉，阙中，其应在肺，肺主皮，故应在皮。脾窍于口，其主肌肉，口唇者，肌肉之本，故唇见五色，病在肌肉。营气濡然者，窍开汗泄，此缘血气郁蒸，故病在血气。肝窍于目，其主筋，故目现五色，病在筋。肾窍于耳，其主骨，故耳焦枯，受尘垢，病在骨。皮之部，在阳分，阳受气于四末，故皮之部，输于四末。肉之柱，肉䐃之坚厚者，皆在手足三阳分肉之间与足少阴之分间，如肘膝上下肌肉丰满之处。脾主肌肉，又主四肢，故大肉皆在臂胫。而骺上肉䐃，如腨，如股，如臀，皆足少阴之所经历。分间者，其分部。血气之传输，输于诸络，气血留居不行，则诸络盛满而起也。筋部无阴阳左右，候其病之所在而调之，以十二经筋[1]无处不在也。骨之属者，谷入气满，而化津液，淖泽注于骨空，骨空之所以受益，而补益脑髓者也，骨之属者，骨节连属之处也。

黄帝问于伯高曰：人之肥瘦大小寒温，有老壮少小，别之奈何？伯高对曰：人年五十以上为老，三十以上为壮，十八以上为少，六岁以上为小。黄帝曰：何以度知肥瘦？伯高曰：人有肥，有膏，有肉。黄帝曰：别此奈何？伯高曰：䐃肉坚，皮满者，肥。䐃肉不坚，皮缓者，膏。皮肉不相离者，肉。黄帝曰：身之寒温奈何？伯高曰：膏者其肉淖，而粗理者身寒，细理者身热。脂者其肉坚，细理者热，粗理者寒。黄帝曰：其肥瘦大小奈何？伯高曰：膏者多气而皮纵缓，故能纵腹垂腴。肉者身体容大。脂者其身收小。黄帝曰：三者之气血多少何如？伯高曰：膏者多气，多气者热，热者耐寒，肉者多血，则充形，充形则平，脂者其血清，气滑少，故不能大，此别于众人者也。黄帝曰：众人奈何？伯高曰：众人皮肉脂膏不相加也，血与气不能相多，故其形不小不大，各自称其形，命曰众人。黄帝曰：善。治之奈何？伯高曰：必先别其三形，血之多少，气之清浊，而后调之，治无失常经。是故膏人者，纵腹垂腴，肉人者，上下容大，脂人者，虽脂不能大也。以上二段[2]，旧误在"卫气失常"。

人之肥瘦大小寒温，有老壮少小，其肥瘦大小寒温，有老壮少小之殊也。纵腹垂腴，其腹皮丰腴，纵缓而下垂也。身体容大，容者，从容舒泰之象也。

灵枢悬解卷六终

---

[1]　经筋　原作"筋经"，据前后文义乙转。
[2]　以上二段　指"黄帝问于伯高曰：何以知皮肉血气筋骨之病也……虽脂不能大也。"

灵枢悬解卷七

昌邑黄元御解

外候①

五变五十二②

黄帝问于少俞曰：余闻百疾之始期也，必生于风雨寒暑，循毫毛而入腠理，或复还，或留止，或为风厥汗出，或为消瘅，或为寒热，或为留痹，或为积聚，奇邪淫泆，不可胜数，愿闻其故。夫同时得病，或病此，或病彼，意者天之为人生风乎，何其异也？少俞曰：夫天之生风者，非以私百姓也，其行公平正直，犯者得之，避者得无殆，非求人而人自犯之。黄帝曰：一时遇风，同时得病，其病各异，愿闻其故。少俞曰：善乎哉问！请论以比匠人。匠人磨斧斤，砺刀削，斫材木。木之阴阳，尚有坚脆，坚者不入，脆者皮弛，及其交节，而缺斤斧焉。夫一木之中，坚脆不同，坚者则刚，脆者易伤，况其材木之不同，皮之厚薄，汁之多少，而各异耶。夫木之早花先生叶者，遇春霜烈风，则花落而叶萎。久曝大旱，则脆木薄皮者，枝条汁少而叶萎。久阴淫雨，则薄皮多汁者，皮溃而漉。卒风暴起，则刚脆之木，枝折杌伤。秋霜疾风，则刚脆之木，根摇而叶落。凡此五者，各有所伤，况于人乎！黄帝曰：以人应木奈何？少俞答曰：木之所伤也，皆伤其枝，枝之刚而坚，未成伤也。人之有常病也，亦因其骨节皮肤腠理之不坚固者，邪之所舍也，故

常为病也。杌，音兀。

风厥、汗出、消瘅、留痹、积聚，是为风邪五变。斧斤、刀削，皆匠人之利器也，"檀弓"：宋之斤，鲁之削。枝折杌伤，木无枝曰杌。

黄帝曰：人之善病风厥漉汗者，何以候之？少俞答曰：肉不坚，腠理疏，则善病风。黄帝曰：何以候肉之不坚也？少俞答曰：䐃肉不坚而无分理者，粗理，粗理而皮不致者，腠理疏。此言其浑然者。

肉之聚处曰䐃，即臀肉也，此肌肉之本，䐃肉不坚，则其余肉必不坚也。此言其浑然者，浑举其大概而言之也。

黄帝曰：人之善病消瘅者，何以候之？少俞答曰：五脏皆柔弱者，善病消瘅。黄帝曰：何以知五脏之柔弱也？少俞答曰：夫柔弱者，必有刚强，刚强多怒，柔者易伤也。黄帝曰：何以候柔弱之与刚强？少俞答曰：此人薄皮肤而目坚固以深者，长冲直扬，其心刚，刚则多怒，怒则气上逆，胸中蓄积，血气逆留，臗皮③充肌，血脉不行，转而为热，热则消肌肤，故为消瘅。此言其人暴刚而肌肉弱者也。臗，同宽。

消瘅，即消渴（瘅，热也）。仲景《伤寒》、《金匮》：厥阴之为病，消渴。肝为风木，风燥亡津，是以病渴。柔弱者，

---

① 外候　原不载，据目录补。
② 五十二　原脱，据目录补。
③ 皮　原作"肉"，据《灵枢经·五变》及本节黄解改。

必有刚强，柔弱者，肺，刚强者，肝也，肝气刚强则怒，肺气柔弱则易伤消瘅也。长冲直扬（"论勇"作长衡直扬）。长冲，目珠突露也，直扬，直眉也（《诗》：扬且之晰也①，《注》：眉上横也）。腘皮充肌，血气壅阻，而皮肉充塞也。

黄帝曰：人之善病寒热者，何以候之？少俞答曰：小骨弱肉者，善病寒热。黄帝曰：何以候骨之小大，肉之坚脆，色之不一也？少俞答曰：颧骨者，骨之本也，颧大则骨大，颧小则骨小，皮肤薄而其肉无䐃，其臂懦懦然，其地色殆然，不与其天同色，污然独异，此其候也，臂薄者，其髓不满，故善病寒热也。

懦懦，弱貌。地者，面之下部，天者，面之上部也。殆然、污然，晦而不明也。

黄帝曰：何以候人之善病痹者？少俞答曰：粗理而肉不坚者，善病痹。黄帝曰：痹之高下有处乎？少俞答曰：欲知其高下者，各视其部。

各视其部，视其肉所不坚之部也。

黄帝曰：人之善病肠中积聚者，何以候之？少俞答曰：皮肤薄而不泽，肉不坚而淖泽，如此肠胃恶，恶则邪气留止，积聚乃伤。脾胃之间，寒温不次，邪气稍至，蓄积留止，大聚乃起。淖，音闹。

淖泽，湿气濡滞也。

黄帝曰：夫病形，余已知之矣，愿闻其时。少俞答曰：先立其年，以知其时，时高则起，时下则殆，虽不陷下，当年有冲通，其病必起，是谓因形而生病，五变之纪也。故用针者，不知年之所加，气之盛衰，虚实之所起，不可以为工也。故用针者至末，误在"官针"。

愿闻其时，病起之时也。先立其年，立其主运之年也。以知其时，知其时令之生克也。时高则起，得生旺而病愈也。时

下则殆，遇衰克而病危也。虽不陷下，当年有冲通，其病必起，虽非衰克之时，而当其年有所冲犯而感通，其病亦所必起（起，病作也）。是谓因形而生病，五变之纪也，因其形虚而生病，五变之纲纪也。

黄帝曰：有人于此，并行并立，其年之长少等也，衣之厚薄均也，卒然遇烈风暴雨，或病，或不病，或皆病，或皆不病，其故何也？少俞曰：帝问何急？黄帝曰：愿尽闻之。少俞曰：春青风，夏阳风，秋凉风，冬寒风。凡此四时之风者，其所病，各不同形。黄帝曰：四时之风病人如何？少俞曰：黄色薄皮弱肉者，不胜春之虚风，白色薄皮弱肉者，不胜夏之虚风，青色薄皮弱肉者，不胜秋之虚风，赤色薄皮弱肉者，不胜冬之虚风也。黄帝曰：黑色不病乎？少俞曰：黑色而皮厚肉坚，固不伤于四时之风。其皮薄而肉不坚，色不一者，长夏至而有虚风者，病矣。其皮厚而肌肉坚者，长夏至而有虚风，不病矣。其皮厚而肌肉坚者，必重感于寒，外内皆然，乃病。黄帝曰：善。此段旧误在"论勇"。

黄色不胜春，木克土也。白色不胜夏，火克金也。青色不胜秋，金克木也。赤色不胜冬，水克火也。黑色不胜长夏，土克水也。

论疾诊尺五十三②

黄帝问于岐伯曰：余欲无视色持脉，独调其尺，以言其病，从外知内，为之奈何？岐伯曰：审其尺之缓急小大滑涩，肉之坚脆，而病形定矣。视人之目窠上微壅，如新卧起状，其颈脉动，时咳，按其手足上，窅③ 而不起者，风水，肤胀也。

---

① 扬且之晰也　载于《诗·鄘风·君子偕老》。
② 五十三　原脱，据目录补。
③ 窅（yǎo 杳）　凹下也。

尺肤滑而淖泽者，风也。尺肉弱者，解㑊。安卧脱肉者，寒热，不治。尺肤滑而泽脂者，风也。尺肤涩者，风痹也。尺肤粗如枯鱼之鳞者，水泆，饮也。尺肤热甚，脉盛躁者，病温也。其脉盛而滑者，病且出也。尺肤寒，其脉小者，泄，少气。尺肤炬然，先热后寒者，寒热也。尺肤先寒，久大之而热者，亦寒热也。㑊，与㑊同。

目窠上微壅，如新卧起状，颈脉动，时咳投，与"水胀"篇同义，详彼篇。解㑊，形迹懈怠也。病且出者，病将外退也。炬然，热蒸之象。

肘所独热者，腰以上热，手所独热者，腰以下热。肘前独热者，膺前热，肘后独热者，肩背热。臂中独热者，腰腹热，肘后粗以下三四寸热者，肠中有虫。掌中热者，腹中热，掌中寒者，腹中寒。鱼上白肉有青血脉者，胃中有寒。尺炬然热，人迎大者，当夺血。尺坚大，脉小甚，少气，悗有加，立死。

掌后手大指根白肉丰起者为鱼。炬然，热盛之象。人迎，足阳明动脉，在喉旁。

诊血脉者，多赤多热，多青多痛，多黑为久痹，多赤多黑多青皆见者，寒热。诊寒热者，赤脉上下至瞳子，见一脉，一岁死，见一脉半，一岁半死，见二脉，二岁死，见二脉半，二岁半死，见三脉，三岁死。诊目痛，赤脉从上下者，太阳病，从下上者，阳明病，从外走内者，少阳病。目赤色者病在心，白在肺，青在肝，黄在脾，黑在肾，黄色不可名者，病在胸中。诊龋齿痛，按其阳之来，有过者独热，在左左热，在右右热，在上上热，在下下热。身痛而色微黄，齿垢黄，爪甲上黄，黄疸也，安卧，小便黄赤，脉小而涩者，不嗜食。女子手少阴脉动甚者，妊子。婴儿病，其头毛皆逆上者，必死。耳间青脉起者，掣痛。大便赤瓣飧泄，脉小者，手足寒，难已。飧泄，脉小，手足温，易已。人病，其寸口之脉与人迎之脉小大等及其浮沉等者，病难已也。

诊寒热，赤脉上下至瞳子，与"寒热篇"同。太阳为目上网，阳明为目下网，少阳行于目锐眦，故目痛，赤脉从上下者，太阳病，从下上者，阳明病，从外走内者，少阳病。手阳明脉入下齿，足阳明脉入上齿，按其阳之来，手足阳明之来也。手少阴脉，手少阴之神门也，动在掌后锐骨之端，胎结中宫，阻其君火降蛰之路，故神门动甚。头毛逆上者，皮毛焦也，故必死。耳间青脉起者，足少阳循耳下行，胆木上逆，故掣痛。大便赤瓣，红紫成块也。手足寒，脾阳败也。寸口候阴，人迎候阳，秋冬寸口微大，春夏人迎微大，是其常也，小大浮沉相等，其在秋冬则阳盛而阴衰，春夏则阴盛而阳衰，偏而不平，故病难已也。

阴阳系日月五十四①

黄帝曰：余闻天为阳，地为阴，日为阳，月为阴，其合之于人奈何？岐伯曰：腰以上为天，腰以下为地，故天为阳，地为阴。足之十二经脉，以应十二月，月生于水，故在下者为阴，手之十指，以应十日，日生于火，故在上者为阳。黄帝曰：合之于脉奈何？岐伯曰：寅者，正月之生阳也，主左足之少阳，未者，六月，主右足之少阳。卯者，二月，主左足之太阳，午者，五月，主右足之太阳。辰者，三月，主左足之阳明，巳者，四月，主右足之阳明，此两阳合于前，故曰阳明。申者，七月之生阴也，主右足之少阴，丑

---

① 五十四 原脱，据目录补。

者，十二月，主左足之少阴。酉者，八月，主右足之太阴，子者，十一月，主左足之太阴。戌者，九月，主右足之厥阴，亥者，十月，主左足之厥阴，此两阴交尽，故曰厥阴。甲主左手之少阳，己主右手之少阳。乙主左手之太阳，戊主右手之太阳。丙主左手之阳明，丁主右手之阳明，此两火并合，故为阳明。庚主右手之少阴，癸主左手之少阴。辛主右手之太阴，壬主左手之太阴。故足之阳者，阴中之少阳也，足之阴者，阴中之太阴也。手之阳者，阳中之太阳也，手之阴者，阳中之少阴也。腰以上者为阳，腰以下者为阴。其于五脏也，心为阳中之太阳，肺为阳中之少阴，肝为阴中之少阳，脾为阴中之至阴，肾为阴中之太阴。

黄帝曰：以治奈何？岐伯曰：正月、二月、三月，人气在左，无刺左足之阳。四月、五月、六月，人气在右，无刺右足之阳。七月、八月、九月，人气在右，无刺右足之阴。十月、十一月、十二月，人气在左，无刺左足之阴。黄帝曰：五行以东方为甲乙木，王春，春色苍，主肝，肝者，足厥阴也，今乃以甲为左手之少阳，不合于数何也？岐伯曰：此天地之阴阳也，非四时五行之以次行也，且夫阴阳者，有名而无形，故数之可十，离之可百，散之可千，推之可万，此之谓也。

天地之阴阳，无定者，四时五行之阴阳，以次运行，有定者也，故曰此天地之阴阳，非四时五行之以次行也。离之可十，离，拆也。散之可千，散，分也。

黄帝曰：愿闻身形应九野奈何？岐伯曰：请言身形之应九野也。左足应立春，其日戊寅己丑。左胁应春分，其日乙卯。左手应立夏，其日戊辰己巳。膺喉首头应夏至，其日丙午。右手应立秋，其日戊申己未。右胁应秋分，其日辛酉。右足应立

冬，其日戊戌己亥。腰尻下窍应冬至，其日壬子。六腑膈下三脏应中州，其大禁，大禁太乙所在之日及诸戊己。凡此九者，善候八正所在之处，所主上下左右身体痛肿者，欲治之，无以其所值之日溃治之，是谓天忌日也。此段旧误在"九针论"。

膈下三脏，脾肝肾也。太乙随八节，而居八方，详见"九宫八风"，八正所在，即太乙所在。太乙八节移居，主人上下左右八处，其所值之日，是谓天忌日，勿以其日破痈肿而取脓血也。

通天五十五[①]

黄帝问于少师曰：余尝闻人有阴阳，何谓阴人？何谓阳人？少师曰：天地之间，六合之内，不离于五，人亦应之，非徒一阴一阳而已也，而略言耳，口弗能遍明也。黄帝曰：愿略闻其意。有贤人圣人，心能备而行之乎？少师曰：盖有太阴之人，少阴之人，太阳之人，少阳之人，阴阳和平之人。凡五人者，其态不同，其筋骨气血各不等。

五行有五，人亦应之，非徒一阴一阳而已，曰阴人阳人者，此略言其概耳。若推广其义，则五五又分二十五人，口弗能遍明也。

黄帝曰：其不等者，可得闻乎？少师曰：太阴之人，贪而不仁，下齐[②]湛湛，好内而恶出，心和而不发，不务于时，动而后之，此太阴之人也。湛，音沉。内，音纳。

湛湛，深沉之意。不务于时，动而后之，不躁动也。

少阴之人，小贪而贼心，见人有亡，常若有得，见人有荣，乃反愠怒，好伤好

---

① 五十五 原脱，据目录补。
② 下齐 "下"，谦也。"齐"，无偏颇也。"下齐"，谦和也。

害，心疾而无恩，此少阴之人也。

心疾，心娟疾① 也。

太阳之人，居处于于，好言大事，无能而虚说，志发于四野，举措不顾是非，为事如常自用，事虽败而常无悔，此太阳之人也。

于于，舒泰之象。志发于四野，志大而无当也。

少阳之人，諟谛好自贵，有小小官，则高自宜，好为外交，而不内附，此少阳之人也。

諟谛好自贵，小有精明，审谛而出，因以自负也。有小小官，则高自宜，高自位置也。

阴阳和平之人，居处安静，无为惧惧，无为欣欣，婉然从物，或与不争，与时变化，尊则谦谦，谭② 而不治，是谓至治。

谭而不治，但谭其理，而不治其事。无为而治，是谓至治。

古之善用针艾者，视人五态乃治之，盛者泻之，虚者补之。黄帝曰：治人之五态奈何？少师曰：太阴之人，多阴而无阳，其阴血浊，其卫气涩，阴阳不和，缓筋而厚皮，不之③ 疾泻，不能移之。少阴之人，多阴而少阳，小胃而大肠，六腑不调，其阳明脉小而太阳脉大，必审调之，其血易脱，其气易败也。太阳之人，多阳而少阴，必谨调之，无脱其阴，而泻其阳，阳重脱者易狂，阴重脱者暴死，不知人也。少阳之人，多阳而少阴，经小而络大，血中而气外，实阴而虚阳，独泻其络脉则强，气脱而疾，中气不足，病不起也。阴阳和平之人，其阴阳之气和，血脉调，谨诊其阴阳，视其邪正，安容仪，审有余不足，盛则泻之，虚则补之，不盛不虚，以经取之。此所以调阴阳，别五态之人者也。

实阴而虚阳，宜实其阴而虚其阳。独泻其络脉，即虚其阳，是以强也。安容仪者，安详其容仪，以审之也。

黄帝曰：夫五态之人者，相与无故，卒然新会，未知其行也，何以别之？少师答曰：众人之属，不如五态之人者，故五五二十五人，而五态之人不与焉，五态之人，尤不合于众者也。黄帝曰：别五态之人奈何？少师曰：太阴之人，其状黮黮然黑色，念然下意，临临然长大，腘然未偻，此太阴之人也。少阴之人，其状清然窃然，固以阴贼，立而躁险，行而似伏，此少阴之人也。太阳之人，其状轩轩储储，反身折腘，此太阳之人也。少阳之人，其状立则好仰，行则好摇，两臂两肘，常出于背，此少阳之人也。阴阳和平之人，其状委委然，随随然，颙颙然，愉愉然，暶暶然，豆豆然，众皆曰君子，此乃阴阳和平之人也。颙，音雍。黮，音谭。暶，音旋。

黮黮，色黑而不明也。念然下意，意下而心深也。腘然未偻，膝屈而非偻。委委、随随、颙颙、愉愉、暶暶、豆豆，皆从容和适之象也。

黄帝问于伯高曰：愿闻人之支节以应天地奈何？伯高答曰：天圆地方，人头圆足方以应之。天有日月，人有两目。天有风雨，人有喜怒。天有雷电，人有声音。天有冬夏，人有寒热。天有昼夜，人有卧起。天有列星，人有牙齿。天有阳阴，人有夫妻。天有四时，人有四肢。天有五音，人有五脏。天有六律，人有六腑。天有十日，人有手十指。辰有十二，人有足十指、茎、垂以应之，女子不足二节，以

---

① 娟疾　"娟，美好貌。"疾"，通"嫉"。"娟疾"，好嫉妒也。
② 谭　通"谈"。
③ 之　犹用也。

抱人形。岁有十二月，人有十二节。岁有三百六十五日，人有三百六十节。地有高山，人有肩膝。地有山石，人有高骨。地有小山，人有小节。地有深谷，人有腋腘。地有聚邑，人有腘肉。地有泉脉，人有卫气。地有林木，人有募筋。地有草蕢，人有毫毛。地有四时不生草，人有无子。地有九州，人有九窍。地有十二经水，人有十二经脉。此人与天地相应者也。此段旧误在邪客。

阴阳二十五人五十六①

黄帝曰：余问阴阳之人何如？伯高曰：天地之间，六合之内，不离于五，人亦应之，故五五二十五人之政，而阴阳之人不与焉。黄帝曰：其态又不合于众者五，余已知之矣。愿闻二十五人之形，血气之所生，别而以候，从外知内，何如？岐伯曰：悉乎哉问也！此先师之秘也，伯高犹不能明之也。黄帝避席遵循而却曰：余闻之，得其人弗教，是谓重失，得而泄之，天将厌之，余愿得而明之，金匮藏之，不敢扬之。岐伯曰：先立五形金木水火土，别其五色，异其五形之人，而二十五人具矣。黄帝曰：愿卒闻之。岐伯曰：慎之慎之，臣请言之。

伯高答辞，在"通天"篇。遵循，与逡巡同。

木形之人，比于上角，似于苍帝②，其为人，苍色，小头，长面，大肩背，直身，小手足，好有才，劳心，少力，多忧，劳于事，能春夏不能秋冬，秋冬感而病生，足厥阴，佗佗然。太角之人，比于左足少阳，少阳之上，遗遗然。左角之人，比于右足少阳，少阳之下，随随然。钛角之人，比于右足少阳，少阳之上，推推然。判角之人，比于左足少阳，少阳之下，括括然。能，音耐，下同。佗，音

驼。钛，音代。

足厥阴，肝经，属木。佗佗，筋力松懈，足膝迟重之意。上角，木形之全者，左之上为太角，右之下为左角，右之上为钛角，左之下为判角（判，半也），于上角而分左右，于左右而分上下，是木形之五人也。比于足少阳者，少阳与厥阴为表里，皆属木也。遗遗、随随、推推、括括，形容其象也。下四段，皆仿此。

火形之人，比于上徵，似于赤帝③，其为人，赤色，广䐃，锐面，小头，好肩背髀腹，小手足，行安地，疾心，行摇肩，背肉满，有气，轻财，少信，多虑，见事明，好颜，急心，不寿，暴死，能春夏不能秋冬，秋冬感而病生，手少阴，核核然。质徵之人，比于左手太阳，太阳之上，肌肌然。少徵之人，比于右手太阳，太阳之下，慆慆然。右徵之人，比于右手太阳，太阳之上，鲛鲛然。质判之人，比于左手太阳，太阳之下，支支颐颐然。䐃，音引。

䐃，脊肉也。此火形之五人。质徵亦作太徵。质判，太徵之半也。

土形之人，比于上宫，似于上古黄帝④，其为人，黄色，圆面，大头，美肩背，大腹，美股胫，小手足，多肉，上下相称，行安地，举足浮，安心，好利人，不喜权势，善附人也，能秋冬不能春夏，春夏感而病生，足太阴，敦敦然。太宫之人，比于左足阳明，阳明之上，婉婉然。加宫之人，比于左足阳明，阳明之下，坎坎然。少宫之人，比于右足阳明，阳明之上，枢枢然。左宫之人，比于右足阳明，阳明之下，兀兀然。

----

① 五十六　原脱，据目录补。
② 苍帝　传说中五天帝之一。
③ 赤帝　传说中五天帝之一。
④ 上古黄帝　传说中五天帝之一。

此土形之五人。

金形之人，比于上商，似于白帝①，其为人，方面，白色，小头，小肩背，小腹，小手足，如骨发踵外，骨轻，身清廉，急心，静悍，善为吏，能秋冬不能春夏，春夏感而病生，手太阴，敦敦然。钛商之人，比于左手阳明，阳明之上，廉廉然。右商之人，比于左手阳明，阳明之下，脱脱然。太商之人，比于右手阳明，阳明之上，监监然。少商之人，比于右手阳明，阳明之下，严严然。

此金形之五人。

水形之人，比于上羽，似于黑帝②，其为人，黑色，面不平，大头，廉颐，小肩，大腹，动手足，发行摇身，下尻长，背延延然，不敬畏，善欺绐③人，戮死，能秋冬不能春夏，春夏感而病生，足少阴，汗汗然。太羽之人，比于右足太阳，太阳之上，颊颊然。少羽之人，比于左足太阳，太阳之下，纡纡然。众之为人，比于右足太阳，太阳之下，洁洁然。桎之为人，比于左足太阳，太阳之上，安安然。

此水形之五人。众，众羽。桎，桎羽。

是故五形之人二十五变者，众之所以相欺者是也。黄帝曰：得其形，不得其色何如？岐伯曰：形胜色，色胜形者，至其胜时年加感则病行，失则忧矣。形色相得者，富贵大乐。黄帝曰：其形色相胜之时年，加可知乎？岐伯曰：凡年忌下上之人，大忌，常加。七岁、十六岁、二十五岁、三十四岁、四十三岁、五十二岁、六十一岁，皆人之大忌，不可不自安也，感则病行，失则忧矣。当此之时，无为奸事，是谓年忌。

众之所以相欺者，众人疑惑而不能辨也。形胜色者，如木形而黄色。色胜形者，如白色而木形也。失则忧者，既病而又有所失也。加可知乎，加以感伤，可推而知也。

黄帝曰：夫子之言脉之上下，气血之候，以知形气奈何？岐伯曰：足阳明之上，血气盛则髯美长，血少气多则髯短，气少血多则髯少，气血皆少则无髯，两吻多画。足阳明之下，血气盛则下毛美长至胸，血多气少则下毛美短至脐，行则善高举足，足指少肉，足善寒，血少气多则肉而善瘃，血气皆少则无毛，有则稀，枯悴，善痿厥足痹。瘃，音竹。

足阳明之上者，挟口，环唇，而为髯。口旁须。足阳明之下者，会于气街，而为下毛。瘃，足寒裂也。

足少阳之上，气血盛则通髯美长，血多气少则通髯美短，血少气多则少须，气血皆少则无须，感于寒湿则善痹，骨痛爪枯也。足少阳之下，血气盛则胫毛美长，外踝肥，血多气少则胫毛美短，外踝皮坚而厚，血少气多则胻毛少，外踝皮薄而软，血气皆少则无毛，外踝瘦④，无肉。

足少阳之上者，下大迎，加颊车，而为须髯（在颐曰须，在颊曰髯）。足少阳之下者，出膝外，抵绝骨，而为胫毛。

足太阳之上，血气盛则美眉，眉有毫毛，血多气少则恶眉，面多少理，血少气多则面多肉，血气和则美色。足太阳之下，血气盛则跟肉满，踵坚，气少血多则瘦，跟空，血气皆少则喜转筋，踵下痛。

足太阳之上者，起目眦，上额颅，而为眉。足太阳之下者，贯腨肠，出外踝，而循踵。

手阳明之上，血气盛则髭美，血少气

① 白帝 传说中五天帝之一。
② 黑帝 传说中五天帝之一。
③ 绐（dài 殆）欺也。
④ 瘦 原作"瘐"，形近之误，据《灵枢经·阴阳二十五人》改。

多则髭恶，血气皆少则无髭。手阳明之下，血气盛则腋下毛美，手鱼肉以温，血气皆少则手瘦以寒。

手阳明之上者，挟口，交人中，而为髭（口上曰髭，口下曰须）。手阳明之下者，从臑外上肩，而为腋毛。

手少阳之上，血气盛则眉美以长，耳色美，血气皆少则耳焦恶色。手少阳之下，血气盛则手卷多肉以温，血气皆少则寒以瘦，气少血多则瘦以多脉。

手少阳之上者，出耳前，交锐眦，而为眉。手少阳之下者，起名指①，循手表，而走腕。

手太阳之上，血气盛则口多须，面多肉以平，血气皆少则面瘦恶色。手太阳之下，血气盛则掌肉充满，血气皆少则掌瘦以寒。

手太阳之上者，循颈，上颊，而为须。手太阳之下者，起小指，循外踝，而上臂。

黄帝曰：二十五人者，刺之有约乎？岐伯曰：美眉者，足太阳之脉气血多，恶眉者，气血少，其肥而泽者，血气有余，肥而不泽者，气有余，血不足，瘦而不泽者，气血俱不足，审察其形气有余不足而调之，可以知逆顺矣。黄帝曰：刺阴阳逆顺奈何？岐伯曰：按其寸口人迎，以调阴阳。切循其经络之凝涩，结而不通者，此于身皆为痛痹，甚则不行，故凝涩，凝涩者，致气以温之，血和乃止，其结络者，脉结血不和，决之乃行。故曰气有余于上者，导而下之，气不足于上者，推而休之，其稽留不至者，因而迎之，寒与热争者，导而行之，其宛陈血不结者，则而与之，必明于经隧，乃能持之，必先明知二十五人，则血气之所在，左右上下，刺约毕矣。

必明于经隧，乃能持之，明于经隧之

滑涩行止，乃能维持之，而得其平也。

黄帝曰：妇人无须者，无气无血乎？岐伯曰：冲脉任脉，皆起于胞中，上循背里，为经络之海。其浮而外者，循腹右上行，会于咽喉，别而络唇口。血气盛则充肤热肉，血独盛则澹渗皮肤，生毫毛。今妇人之生，有余于气，不足于血，以其数脱血也，冲任之脉，不荣口唇，故须不生焉。黄帝曰：士人有伤于阴，阴气绝而不起，阴②不用，然其须不去，其故何也？宦者独去何也？愿闻其故。岐伯曰：宦者去其宗筋，伤其冲脉，血泻不复，皮肤内结，唇口不荣，故须不生。黄帝曰：其天宦者，未尝被伤，不脱于血，然其须不生，其故何也？岐伯曰：此天之所不足也，其任冲不盛，宗筋不成，有气无血，唇口不荣，故须不生。

天宦，生而宦者也。

黄帝曰：善乎哉！圣人之通万物也，若日月之光影，音声鼓响，闻其声而知其形，其非夫子，孰能明万物之精。是故圣人视其颜色，黄赤者多热气，青白者少热气，黑色者多血少气。美眉者太阳多血，通髯极须者少阳多血，美须者阳明多血，此其时③然也。夫人之常数，太阳常多血少气，少阳常多气少血，阳明常多气多血，厥阴常多血少气，少阴常少血多气，太阴常多血少气，此天之常数也。以上二段④，旧误在"五音五味"。

通髯极须，其髯上下相通，而至于须也。

---

① 名指　即无名指。
② 阴　阴器。
③ 时　常也。
④ 以上二段　指"黄帝曰：妇人无须者……此天之常数也。"

五音五味五十七①

右徵与少徵，调右手太阳上。左商与左徵，调左手阳明上。少徵与太宫，调左手阳明上。右角与太角，调右足少阳下。太徵与少徵，调左手太阳上。众羽与少羽，调右足太阳下。少商与右商，调右手太阳下。桎羽与众羽，调右足太阳下。少宫与太宫，调右足阳明下。判角与少角，调右足少阳下。钛商与上商，调右足阳明下。钛商与上角，调左足太阳下。太宫与上角，同右足阳明上。左角与太角，同左足阳明上。少羽与太羽，同右足太阳下。左商与右商，同左足阳明上。加宫与太宫，同左足少阳上。质判与太宫，同左手太阳下。判角与太角，同左足少阳下。太羽与太角，同右足太阳上。太角与太宫，同右足少阳上。右徵、质徵、少徵、上徵、判徵。右角、钛角、上角、太角、判角。右商、少商、钛商、上商、左商。少宫、上宫、太宫、加宫、左宫。众羽、桎羽、上羽、太羽、少羽。上徵与右徵同，谷麦，畜羊，果杏，手少阴，脏心，色赤，味苦，时夏。上羽与太羽同，谷大豆，畜彘，果栗，足少阴，脏肾，色黑，味咸，时冬。上宫与太宫同，谷稷，畜牛，果枣，足太阴，脏脾，色黄，味甘，时季夏。上商与右商同，谷黍，畜鸡，果桃，手太阴，脏肺，色白，味辛，时秋。上角与太角同，谷麻，畜犬，果李，足厥阴，脏肝，色青，味酸，时春。

此明"阴阳二十五人"之义。文多错误，难可强解。

病　　论②

口问五十八③

黄帝闲居，辟左右而问于岐伯曰：余已闻《九针》之经，论阴阳逆顺六经已毕，愿得口问。岐伯避席再拜曰：善乎哉问也，此先师之所口传也。黄帝曰：愿闻口传。岐伯答曰：夫百病之始生也，皆生于风雨寒暑，阴阳喜怒，饮食居处，大惊卒恐，则血气分离，阴阳破散，经络厥绝，脉道不通，阴阳相逆，卫气稽留，经脉虚空，血气不次，乃失其常。论不在经者，请道其方。

血气不次，错乱不循次序也。

黄帝曰：人之欠者，何气使然？岐伯答曰：卫气昼日行于阳，夜半则行于阴，阴者主夜，夜者卧，阳者主上，阴者主下，阴气积于下，阳气未尽，阳引而上，阴引而下，阴阳相引，故数欠。阳气尽，阴气盛，则目瞑，阴气尽而阳气盛，则寤矣。泻足少阴，补足太阳。

欠者，张口呵气也。卫气昼行于阳，夜行于阴，阳动则寤，阴静则寐。日暮阳衰，而未至遽尽，阴引而下，阳引而上，阴阳相引，故数欠伸。阳尽阴盛，蛰藏得政，则目瞑，阴尽阳盛，生发当令，则人寤。泻足少阴，补足太阳，阳旺而阴不能引，则欠止矣。

黄帝曰：人之哕者，何气使然？岐伯曰：谷入于胃，胃气上注于肺，今有故寒气与新谷气俱还入于胃，新故相乱，真邪相攻，气并相逆，复出于胃，故为哕。补手太阴④，泻足少阴。

故寒新谷，入于胃中，新故相乱，正邪相攻，气并相逆，复出于胃，故为哕也。补手太阴，泻足少阴，肺气下行，则哕止矣。（水泻土燥，胃降则肺收矣）

黄帝曰：人之唏者，何气使然？岐伯曰：此阴气盛而阳气虚，阴气疾而阳气

---

① 五十七　原脱，据目录补。
② 病论　原不载，据目录补。
③ 五十八　原脱，据目录补。
④ 阴　原作"阳"，据《灵枢经·口问》及本节黄解改。

徐，阴气盛而阳气绝，故为唏。补足太阳，泻足少阴。

唏，歔欷也，悲叹歔欷，阴惨之象，故为阴盛阳虚。

黄帝曰：人之噫者，何气使然？岐伯曰：寒气客于胃，厥气从下上散，复出于胃，故为噫。补足太阴阳明，一曰补眉本也。

寒气在胃，胃气上逆，故为噫。噫者，食停而嗳气也，此脾胃之虚，故补足太阴阳明。眉本，足太阳之攒竹也。

黄帝曰：人之嚏者，何气使然？岐伯曰：阳气和利，满于心，出于鼻，故为嚏。补足太阳，荣眉本，一曰眉上也。

肺窍于鼻，阳气和利，满于心部，不及下行，逆行而上，出于鼻窍，故为嚏。此阳气不降，补足太阳而荣其眉本，使藏气得政而阳降于下也。眉上，足太阳之曲差也，亦与攒竹同治。

黄帝曰：人之太息者，何气使然？岐伯曰：忧思则心系急，心系急则气道约，约则不利，故太息以伸之。补手少阴心主足少阳，留之也。

忧思郁结，心系急而气道约，约则气息不利，故太息以伸出之。补手少阴心主足少阳，留之双益君相之火，使之下根，阴退湿消，肺胃下行，气道自开矣。

黄帝曰：人之哀而泣涕出者，何气使然？岐伯曰：心者，五脏六腑之主也，目者，宗脉之所聚也，上液之道也，口鼻者，气之门户也，悲哀愁忧则心动，心动则五脏六腑皆摇，摇则宗脉感，宗脉感则液道开，液道开故泣涕出焉。液者，所以灌精濡空窍者也，故上液之道开则泣，泣不止则液竭，液竭则精不灌，精不灌则目无所见矣，故命曰夺精。补天柱，经挟颈。

心为脏腑之主，目为宗脉所聚，上液

之道，口鼻为气之门户。悲哀愁忧，动其心君，心动则脏腑摇而宗脉感，液道开而门户辟，故泣涕出焉（泣出于目，涕出于鼻）。液者，所以灌精而濡空窍者也，液道开而泣不止，则液竭而精不灌，精不灌则目无所见，故命曰夺精。补太阳之天柱，以益其水，其经挟颈项之后，其穴在柱骨之旁也。

黄帝曰：人之涎下者，何气使然？岐伯曰：饮食者，皆入于胃，胃中有热则虫动，虫动则胃缓，胃缓则廉泉开，故涎下。补足少阴。

廉泉，任脉穴。补足少阴，以清胃气也。

黄帝曰：人之耳者，何气使然？岐伯曰：胃不实则诸脉虚，诸脉虚则筋脉懈惰，筋脉懈惰则行阴用力，气不能复，故为耳。因其所在，补分肉间。耳，音朵。

耳，战摇也。胃弱脉虚，筋脉懈惰，益以行阴用力（入房）。气不能复，故为耳。因其所在之处，补分肉之间，以助其胃也。

黄帝曰：人之振寒者，何气使然？岐伯曰：寒气客于皮肤，阴气盛，阳气虚，故为振寒寒栗。补诸阳。

寒客皮毛，阴盛阳虚，鼓动于中，不能外发，故为振寒寒栗。补诸阳者，手足六经之阳也。

黄帝曰：人之耳中鸣者，何气使然？岐伯曰：耳者，宗脉之所聚也，胃中空则宗脉虚，虚则下溜，脉有所竭，故耳鸣，补客主人手大指爪甲上与肉交者也。

胃气空乏，宗脉虚弱，清气下溜，浊气上逆，脉有所竭，故耳鸣，竭者，浊阴盛而清阳竭也。足少阳脉循两耳，自头走足，补足少阳之客主人，使之降也。手大指爪甲上与肉交者，手太阴之少商，补之使其收敛浊气而下行也。

黄帝曰：人之自啮舌者，何气使然？岐伯曰：此厥逆走上，脉气辈至也，少阴气至则啮舌，少阳气至则啮颊，阳明气至则啮唇矣。视主病者则补之。

厥逆走上，脉气辈至，厥逆之气走于上焦，脉气群辈而至也。少阴之脉连舌本，故气至则啮舌。少阳之脉循耳颊，故气至则啮颊。阳明之脉环唇口，故气至则啮唇。气至者，气壅而不行也。视主病者补之，何经主病，则补何经也。

凡此十二邪者，皆奇邪之走空窍者也。故邪之所在，皆为不足，上气不足，脑为之不满，耳为之苦鸣，头为之苦倾，目为之眩，中气不足，溲便为之变，肠为之苦鸣，下气不足，则为痿厥心悗。

上气不足，清陷浊逆，故脑虚耳鸣头倾目眩。中气不足，脾郁肝陷，故溲便变色，气滞肠鸣。下气不足，阳逆阴陷，故骹足痿厥，心宫痞悗。

黄帝曰：治之奈何？岐伯曰：肾主为欠，取足少阴。肺主为哕，取手太阴足少阴。唏者，阴与阳绝，补足太阳，泻足少阴。噫者，补足太阴阳明。嚏者，补足太阳眉本。太息，补手少阴心主足少阳，留之。泣出，补天柱，经挟颈，挟颈者，头中分也。涎下，补足少阴。𥆨，因其所在，补分肉间。振寒者，补诸阳。耳鸣，补客主人、手大指爪甲上与肉交者。自啮舌，视主病者则补之。目眩头倾，补足外踝下，留之。痿厥心悗，刺足大指间上二寸，留之，一曰足外踝下，留之。

足外踝下，足太阳之昆仑也。足大指间上二寸，足厥阴之太冲也。留之，留针也。

五脏气，肝主语，心主噫，脾主吞，肺主咳，肾主欠，六腑气，胆为怒，胃为气逆为哕，大肠小肠为泄，膀胱不约为遗溺，下焦溢为水，是谓五气所病也。五

并，精气并肝则怒，并心则喜，并脾则忧，并肺则悲，并肾则恐，是谓五精之气并于脏也。五藏，肝藏魂，心藏神，脾藏意，肺藏魄，肾藏精，此五脏所藏也。五主，肝主筋，心主脉，脾主肉，肺主皮，肾主骨，此五脏所主也。五液，肝主泪，心主汗，脾主涎，肺主涕，肾主唾，此五液所出也。五恶，肝恶风，心恶热，脾恶湿，肺恶燥，肾恶寒，此五脏所恶也。五劳，久行伤筋，久视伤血，久坐伤肉，久卧伤气，久立伤骨，此五劳所病也。五味，酸入肝，苦入心，甘入脾，淡入胃，辛入肺，咸入肾，是谓五味。五走，酸走筋，苦走血，甘走肉，辛走气，咸走骨，是谓五走也。五裁，病在筋，无食酸，病在血，无食苦，病在肉，无食甘，病在气，无食辛，病在骨，无食咸，口嗜而欲食之，不可多矣，必自裁也，命曰五裁。五发，阴病发于骨，阳病发于血，阴病发于肉，阳病发于冬，阴病发于夏，是谓五发。五邪，邪入于阳，则为狂，邪入于阴，则为痹，邪入于阳，抟则为巅疾，邪入于阴，抟则为喑，阳入之于阴则静，阴出之阳则怒，是谓五邪。

此与《素问·宣明五气篇》同。

阳明多血多气，太阳多血少气，少阳多气少血，太阴多血少气，厥阴多血少气，少阴多气少血，故曰刺阳明出血气，刺太阳出血恶气，刺少阳出气恶血，刺太阴出血恶气，刺厥阴出血恶气，刺少阴出气恶血也。足阳明太阴为表里，少阳厥阴为表里，太阳少阴为表里，是谓足之阴阳也。手阳明太阴为表里，少阳心主为表里，太阳少阴为表里，是谓手之阴阳也。形乐志苦，病生于脉，治之以灸刺，形苦志乐，病生于筋，治之以熨引，形乐志乐，病生于肉，治之以针石，形苦志苦，病生于咽嗌，治之以甘药，形数惊恐，筋

脉不通，病生于不仁，治之以按摩醪药，是谓五形志也。二段①旧误在"九针论"。

此与《素问·血气形志》相同。

大惑论五十九②

黄帝问于岐伯曰：余尝上于清冷之台，中阶而顾，匍匐而前，则惑。余私异之，窃内怪之。独瞑独视，安心定气，久而不解。独博独眩，披发长跪，俯而视之，复久之不已也。卒然自上，何气使然？岐伯对曰：五脏六腑之精气，皆上注于目而为之精，精之窠为眼，骨之精为瞳子，筋之精为黑眼，血之精为络，其窠气之精为白眼，肌肉之精为约束，裹撷筋骨血气之精而与脉并为系，上属于脑，后出于项中。故邪中于项，因逢其身之虚，其入深，则随眼系以入于脑，入于脑则脑转，脑转则引目系急，目系急则目眩以转矣。邪中其精，其精所中不相比也则精散，精散则视歧，视歧故见两物。

精之窠为眼，精之窠穴，开两窍，而为眼也。骨之精为瞳子，肾主骨而藏精，瞳子者，阳中之阴根也。筋之精为黑眼，肝主筋，黑眼者，瞳子外之黑睛也。血之精为络，心主脉而藏血，络者，白精之红丝也。其窠气之精为白眼，肺主气而色白，黑精外之白睛也。肌肉之精为约束，脾主肌肉，目之上下网也，约束目外。裹撷筋骨气血之精而与宗脉并为目系，上属脑，后出于项中。故邪中于项，因逢其身之虚，而其入深，则随眼系以入于脑，脑转系急，则目眩以转矣。邪中其精，其精所中之处不相比合，精散视歧，故见两物。

瞳子黑眼法于阴，白眼赤脉法于阳，故阴阳合传而精明也。目者，五脏六腑之精也，营卫魂魄之所常营也，神气之所生

也，目者，心使也，心者，神之舍也，神劳则魂魄散，志意乱，神精乱而不转，卒然见非常处，精神魂魄，散不相得，故曰惑也。

目者，心使也，心者，神之舍也，心藏神，神明则见，故目之视物，心所使也。

黄帝曰：余疑其然。余每之东苑，未尝不惑，去之则复，余唯独为东苑劳神乎？何其异也？岐伯曰：不然也。心有所喜，神有所恶，卒然相感，则精气乱，视误故惑，神移乃复。是故间者为迷，甚者为惑。

唯，思也。间，差也。

黄帝曰：人之善忘者，何气使然？岐伯曰：上气不足，下气有余，肠胃实而心肺虚，虚则营卫留于下，久之不以时上，故善忘也。

上气不足，失根于下，下气有余，孤阴独旺，阳泄不藏，肠胃下实而心肺上虚，虚则营卫俱陷，留于下焦，久之不以时上，精不藏神，故善忘也。

黄帝曰：人之善饥而不嗜食者，何气使然？岐伯曰：精气并于脾，热气留于胃，胃热则消谷，消谷故善饥，胃气逆上，则胃脘塞，故不嗜食也。

胃气逆上，上脘填塞，故不嗜食也。

黄帝曰：病而不得卧者，何气使然？岐伯曰：卫气不得入于阴，常留于阳，留于阳则阳气满，阳气满则阳跷盛，不得入于阴则阴气虚，故目不瞑矣。

卫气夜不入阴，故不得卧。

黄帝曰：病目而不得视者，何气使然？岐伯曰：卫气留于阴，不得行于阳，留于阴则阴气盛，阴气盛则阴跷满，不得

_____

① 二段　指"五脏气，肝主语……是谓五形志也。"

② 五十九　原脱，据目录补。

入于阳则气虚，故目闭也。

卫气出于目，则目开而能视，卫不入阳，故目闭也。

黄帝曰：人之多卧者，何气使然？岐伯曰：此人肠胃大而皮肤湿，而分肉不解焉。肠胃大则卫气留久，皮肤湿而分肉不解，则其行迟。夫卫气者，昼日常行于阳，夜行于阴，阳气尽则卧，阴气尽则寤，故肠胃大则卫气行留久，皮肤湿，分肉不解则行迟。留于阴也久，其气不精则欲瞑，故多卧矣。其肠胃小，皮肤滑以缓，分肉解利，卫气之留于阳也久，故少瞑焉。

分肉不解，不解利也。

黄帝曰：其非常经也，卒然多卧者，何气使然？岐伯曰：邪气留于上焦，上焦闭而不通，已食若饮汤，卫气久留于阴而不行，故卒然多卧焉。

非常经者，平常不然也。邪留上焦，上焦闭塞，益以食饮，中气愈阻，故卫气久留阴分而不上行，故卒然多卧。

黄帝曰：善。治此诸邪奈何？岐伯曰：先其脏腑，诛其小过，后调其气，盛者泻之，虚者补之，必先明知其形志之苦乐，定乃取之。

定者，已经审定也。

灵枢悬解卷七终

灵枢悬解卷八

昌邑黄元御解

贼　　邪①

九宫八风六十②

太乙常以冬至之日居叶蛰之宫四十六日，明日居天留四十六日，明日居仓门四十六日，明日居阴洛四十五日，明日居天宫四十六日，明日居玄委四十六日，明日居仓果四十六日，明日居新洛四十五日，明日复居叶蛰之宫，曰冬至矣。太乙日游，以冬至之日居叶蛰之宫，数所在日，从一处至九日，复反于一，常如是无已，终而复始。

太乙即北极（中宫天极星，其一明者，太乙之所居也）。北极居中不动，而斗之七星，环运于外（北极，天之枢也。《论语》：譬如北辰，居其所而众星拱之）。自一至四为魁，自五至七为杓，斗杓旋指十二辰，以立月建。正月指寅，二月卯，三月辰，四月巳，五月午，六月未，七月申，八月酉，九月戌，十月亥，十一月子，十二月丑。一岁八节，太乙移居八宫，周岁三百六十六日，分属八宫，每宫得四十六日。冬至之日，居叶蛰之宫四十六日，即坎宫也。明日（四十六日之明日，自立春日始）居天留四十六日，即艮宫也。明日（春分）居仓门四十六日，即震宫也。明日（立夏）居阴洛四十五日，即巽宫也。明日（夏至）居天宫四十六日，即离宫也。明日（立秋）居玄委四十六日，即坤宫也。明日（秋分）居仓果四十六日，即兑宫也。明日（立冬）居新洛四十五日，即乾宫也。乾为天门，巽为地户，天不足西北，地不足东南，故两宫止③四十五日。合之中央招摇④，是为九宫。太乙按节移居，周而复始。

太乙移日，天必应之以风雨，以其日风雨则吉，岁美民安少病矣，先之则多雨，后之则多旱。太乙在冬至之日有变，占在君，太乙在春分之日有变，占在相，太乙在中宫之日有变，占在吏，太乙在秋分之日有变，占在将，太乙在夏至之日有变，占在百姓。所谓有变者，太乙居五宫之日病⑤风折树木，扬沙石。各以其所主占贵贱，因视风所来而占之。风从其所居之乡来，为实风，主生，长养万物，从其冲后来，为虚风，伤人者也，主杀，主害。谨候虚风而避之，故圣人日避虚邪⑥之道，如避石矢然，邪弗能害，此之谓也。

冬至、夏至、春分、秋分，四正之宫，合之中宫，是谓五宫。风自其所居之乡来，如冬至之北风，夏至之南风，春分之东风，秋分之西风是也。从其冲后来，谓从其对面来，如冬之南风，夏之北风

---

① 贼邪　原不载，据目录补。
② 六十　原脱，据目录补。
③ 止　仅也。
④ 招摇　星名。在北斗杓端，即北斗第七星也。
⑤ 病　苦也。
⑥ 虚邪　原作"邪虚"，据《灵枢经·九宫八风》乙转。

是也。

是故太乙入徒，立于中宫，以朝八风，以占吉凶也。风从南方来，名曰大弱风，其伤人也，内舍于心，外在于脉，其气主为热。风从西南方来，名曰谋风，其伤人也，内舍于脾，外在于肌，其气主为弱。风从西方来，名曰刚风，其伤人也，内舍于肺，外在于皮肤，其气主为燥。风从西北方来，名曰折风，其伤人也，内舍于小肠，外在于手太阳脉，脉绝则溢，脉闭则结不通，善暴死。风从北方来，名曰大刚风，其伤人也，内舍于肾，外在于骨与肩背①之膂筋，其气主为寒。风从东北方来，名曰凶风，其伤人也，内舍于大肠，外在于两胁腋骨下及肢节。风从东方来，名曰婴儿风，其伤人也，内舍于肝，外在于筋纽，其气主为身湿。风从东南方来，名曰弱风，其伤人也，内舍于胃，外在于肌肉，其气主体重。此八风皆从其虚之乡来，乃能病人。三虚相抟，则为暴病卒死，两实一虚，病则为淋露寒热，犯其雨湿之地，则为痿，故圣人避风如避石矢焉。其有三虚，而偏中于风邪，则为击仆偏枯矣。

风从南方来，谓冬至四十六日，八风皆然，故曰从其虚之乡来。三虚，义详"岁露论"，乘年之衰，逢月之空，失时之和也。抟，聚也，谓三虚相合也。淋露，淋带之证也。

岁露论六十一②

黄帝问于少师曰：余闻四时八风之中人也，故有寒暑，寒则皮肤急而腠理闭，暑则皮肤缓而腠理开，贼风邪气，因得以入乎？将必须八正虚邪，乃能伤人乎？少师答曰：不然。贼风邪气之中人也，不得以时，然必因其开也，其入深，其内极病，其病人也卒暴，因其闭也，其入浅以留，其病人也徐以迟。黄帝曰：有寒温和适，腠理不开，然有卒病者，其故何也？少师答曰：帝弗知邪入乎？虽平居，其腠理开闭缓急，其故常有时也。黄帝曰：可得闻乎？少师曰：人与天地相参也，与日月相应也。故月满则海水西盛，人血气积，肌肉充，皮肤致，毛发坚，腠理郄，烟垢着，当是之时，虽遇贼风，其入浅不深。至其月郭空，则海水东盛，人气血虚，其卫气去，形独居，肌肉减，皮肤纵，腠理开，毛发残，烟垢落，当是之时，遇贼风则其入深，其病人也卒暴。黄帝曰：其有卒然暴病暴死者何也？少师答曰：三虚者，其死暴疾也。得三实者，邪不能伤人也。黄帝曰：愿闻三虚。少师曰：乘年之衰，逢月之空，失时之和，因为贼风所伤，是谓三虚。故论不知三虚，工反为粗。黄帝曰：愿闻三实。少师曰：逢年之盛，遇月之满，得时之和，虽有贼风邪气，不能危之也。黄帝曰：善乎哉论！明乎哉道！请藏之金匮，命曰三实。然此一夫之论也，愿闻岁之所以皆同病者，何因而然？少师曰：此八风之候也。黄帝曰：候之奈何？少师曰：候此者，常以冬至之日，太乙立③于叶蛰之宫，其至也，天必应之以风雨者矣。风雨从南方来者，为虚风，贼伤人者也。其以夜半至也，万民皆卧，而弗犯也，故其岁民少病。其以昼至者，万民懈惰，而皆中于虚风，故万民多病。虚邪入客于骨而不发于外，至其立春，阳气大发，腠理开，因立春之日风从西方来，万民又皆中于虚风，此两邪相抟，经气结代者矣。故诸逢其风而遇其雨者，命曰遇岁露焉。因岁之和，而少贼风者，民少病而少死，岁多贼风邪

① 背 原作"臂"，据《灵枢经·九宫八风》改。
② 六十一 原脱，据目录补。
③ 立（wèi 谓） 通"位"。

气，寒温不和，则民多病而死矣。黄帝曰：虚邪之风，其所伤贵贱何如？候之奈何？少师曰：正月朔日，太乙居天留之宫，其日西北风，不雨，人多死矣。正月朔日，平旦北风，春，民多死。正月朔日，平旦北风行，民病多者，十有三也。正月朔日，日中北风，夏，民多死。正月朔日，夕时北风，秋，民多死。终日北风，大病，死者十有六。正月朔日，风从南方来，命曰旱乡，从西方来，命曰白骨将，国有殃，人多死亡。正月朔日，风从东方来，发屋，扬沙石，国有大灾也。正月朔日，风从东南方行，春有死亡。正月朔日，天温和不风，籴贱，民不病，天寒而风，籴贵，民多病。此所谓候岁之风，峨伤人者也。二月丑不风，民多心腹病。三月戌不温，民多寒热。四月巳不暑，民多瘅病。十月申不寒，民多暴死。诸所谓风者，皆发屋，折树木，扬沙石，起毫毛，发腠理者也。郄、隙同。峨、残同。

乘年之衰，如五运阴年，岁气不及，又遇六气之邪克之是也。逢月之空，即月郭空也。失时之和，春不温，夏不热，秋不凉，冬不寒也。经气结代，即脉结代，两邪相合，外束皮毛，经脉壅遏，故病结代（结代者，动而中止也）。旱乡，南方火位，火旺则旱也。白骨将，西方金位，金主杀，如好杀之将，白骨成丘也。

贼风六十二[①]

黄帝问于岐伯曰：人有八虚，各何以候？岐伯答曰：以候五脏。黄帝曰：候之奈何？岐伯曰：肺心有邪，其气留于两肘，肝有邪，其气留于两腋，脾有邪，其气留于两髀，肾有邪，其气留于两腘。凡此八虚者，皆机关之室，真气之所过，血络之所游，邪气恶血，固不得住留，住留则伤筋络骨节，机关不得屈伸，故病挛也。

八虚皆身之大关节，邪气伏留之所也。（此段旧误在"邪客"）

黄帝曰：夫子言贼风邪气之伤人也，令人病焉，今有其不离屏蔽，不出室穴之中，卒然病者，非不离贼风邪气，其故何也？岐伯曰：此皆尝有所伤于湿气，藏于血脉之中，分肉之间，久留而不去，若有所堕坠，恶血在内而不去，卒然喜怒不节，饮食不适，寒温不时，腠理闭而不通，其开而遇风寒，血气凝结，与故邪相袭，则为寒痹，其有热则汗出，汗出则受风，虽不遇贼风邪气，必有因加而发焉。黄帝曰：今夫子所言者，皆病人之所自知也，其毋所遇邪气，又毋怵惕之所志，卒然而病者，其故何也？唯有因鬼神之事乎？岐伯曰：此亦有故邪留而未发，因而志有所恶，及有所慕，血气内乱，两气相抟，其所从来者微，视之不见，听而不闻，故似鬼神。黄帝曰：其祝而已者，其故何也？岐伯曰：先巫者，因知百病之胜，先知其病之所从生者，可祝而已也。

旧有湿气，或有恶血，阻其经脉，梗而不流，偶因喜怒饮食乖常失度，伤其脏腑，迩时适逢寒温不时，感其皮毛，寒则腠理闭而不通，温则孔窍开而遇风寒，风寒闭束，血气凝结，与故邪相袭（湿气、恶血），则为寒痹。其开而遇风寒，以其有热则汗出，汗出则受风也。此虽不遇贼风邪气，亦必有所因加而发焉，所以病也。

黄帝问于岐伯曰：经言夏日伤暑，秋病疟，疟之发以时，其故何也？岐伯对曰：邪客于风府，病循膂而下，卫气一日一夜大会于风府，其明日日下一节，故其日作晏。此其先客于脊背也，故每至于风

―――――

① 六十二　原脱，据目录补。

府则腠理开，腠理开则邪气入，邪气入则病作，此所以日作益晏也。卫气之行于风府，日下一节，二十一日下至尾骶，二十二日入脊内，注于伏冲之脉，其行九日，出于缺盆之中，其气上行，故其作稍益早。其内薄于五脏，横连募原，其道远，其气深，其行迟，不能日作，故次日乃蓄积而作焉。黄帝曰：卫气每至于风府，腠理乃发，发则邪入焉，其卫气日下一节，则不当风府，奈何？岐伯曰：风府无常，卫气之所应，必开其腠理，气之所舍，则其府也。黄帝曰：善。夫风之与疟也，相与同类，而风常在，而疟特以时休，何也？岐伯曰：风气留其处，疟气随经络，沉以内薄，故卫气应乃作也。黄帝曰：善。

此与《素问·疟论》同。（此段旧误在"岁露论"）

邪客六十三①

黄帝问于伯高曰：夫邪气之客人也，或令人目不瞑，不卧出者，何气使然？伯高曰：五谷入于胃也，其糟粕津液宗气，分为三隧。故宗气积于胸中，出于喉咙，以贯心肺，而行呼吸焉。营气者，泌其津液，注之于脉，以化为血，以营四末，内注五脏六腑，以应刻数焉。卫气者，出其悍气之剽疾，而先行于四末分肉皮肤之间，而不休者也，昼日行于阳，夜行于阴，常从足少阴之分间行于五脏六腑。今厥气客于五脏六腑，则卫气独卫其外，行于阳，不得入于阴，行于阳则阳气盛，阳气盛则阳蹻满，不得入于阴则阴虚，故目不瞑。

卫气昼行于阳，夜行于阴（详见"卫气行篇"）。其行于阴也，常从足少阴之分间（经脉分部之间）。行于五脏六腑，卫气入阴，阳藏不泄，故静而能寐。今厥气客于五脏六腑（下焦阴气，厥逆上行），阴凝寒旺，阳根虚败，则卫气独卫其外，但行于阳，不得入于阴，行于阳则阳气盛，阳气盛则阳蹻之脉满，不得入于阴则阴中之阳虚，阳气失藏，故目不瞑也。

黄帝曰：善。治之奈何？伯高曰：补其不足，泻其有余，调其虚实，以通其道，而去其邪，饮以半夏汤一剂，阴阳已通，其卧立致。黄帝曰：善。此所谓决渎壅塞，经络大通，阴阳和得者也，愿闻其方。伯高曰：其汤方以流水千里以外者八升，扬之万遍，取其清五升煮之，炊以苇薪，火沸，置秫米一升，制半夏五合，徐炊，令竭为一升半，去其滓，饮汁一小杯，日三稍益，以知为度。其病新发者，覆杯则卧，汗出则已矣。久者，三饮而已也。

治法，先以针补其不足，泻其有余，调其阴阳虚实，以通其道路，而去其里邪，乃饮以半夏汤一剂，阴阳已通，其卧立致。盖不卧之原，因于里阴内凝，胃气不降，卫泄而阳不蛰也，流水秫米利水泄湿，半夏降胃逆以蛰阳气，胃土降蛰，阳气下根，则卧寐立致矣。决渎壅塞，决通其壅塞也。秫米，高粱米，赤色大粒（大如绿豆），秸高丈余，北方皆有之。

疾　病②

百病始生六十四③

黄帝问于岐伯曰：夫百病之始生也，皆生于风雨寒暑，清湿喜怒，喜怒不节则伤脏，风雨则伤上，清湿则伤下，三部之气，所伤异类，愿闻其会。岐伯曰：三部

---

① 六十三　原脱，据目录补。
② 疾病　原不载，据目录补。
③ 六十四　原脱，据目录补。

之气各不同，或起于阴，或起于阳，请言其方。喜怒不节则伤脏，脏伤则病起于阴也，清湿袭虚则病起于下，风雨袭虚则病起于上，是谓三部。至于其淫泆，不可胜数。黄帝曰：余固不能数，故问先师，愿卒闻其道。岐伯曰：风雨寒热不得虚，邪不能独伤人，卒然逢疾风暴雨而不病者盖无虚，故邪不能独伤人，此必因虚邪之风与其身形两虚相得，乃客其形。两实相逢，众人肉坚，不中于虚邪也。因于天时与其身形，参以虚实，大病乃成。气有定舍，因处为名，上下中外，分为三员。

三员，即三部也。

是故虚邪之中人也，始于皮肤，皮肤缓则腠理开，开则邪从毛髪入，入则抵深，深则毛髪立，毛髪立则淅然，故皮肤痛。留而不去，则传舍于络脉，在络之时，痛于肌肉，其痛之时息，大经乃代。留而不去，传舍于经，在经之时，洒淅[1]喜惊。留而不去，传舍于腧，在腧之时，六经不通，四肢则肢节痛，腰脊乃强。留而不去，传舍于伏冲之脉，在伏冲之时，体重身痛。留而不去，传舍于肠胃，在肠胃之时，贲响腹胀，多寒则肠鸣飧泄食不化，多热则溏出糜。留而不去，传舍于肠胃之外，募原之间，留着于脉，稽留而不去，息而成积。或着孙脉，或着络脉，或着经脉，或着腧脉，或着于伏冲之脉，或着于膂筋，或着于肠胃之募原，上连于缓筋，邪气淫泆，不可胜论。

痛之时息，大经乃代，痛止则内传大经，代络脉而受病也。腧，十二经之腧穴，地在四肢关节之间，邪客腧穴，格阻经脉，故六经不通，肢节痛而腰脊强。伏冲之脉，即冲脉之在脊者，督之伏行者，曰伏冲，亦曰伏膂，前行即为冲脉，实一脉也。溏出糜，便溏而胶粘。募，肠胃之募穴，原，肓之原也（《素问·病能论》：

肓之原，在脐下。肓，足少阴之肓俞是也）。肠胃之外，募原之间，其地空虚，邪气稽留，故止而成积。

黄帝曰：愿尽闻其所由然。岐伯曰：其着孙络之脉而成积者，其积往来上下臂手，孙络之居也，浮而缓，不能句[2]积而止之，故往来移行肠胃之间，水凑渗注灌，濯濯有音，有寒则膜满雷引，故时切痛。其着于阳明之经，则挟脐而居，饱食则益大，饥则益小。其着于缓筋也，似阳明之积，饱食则痛，饥则安。其着于肠胃之募原也，病而外连于缓筋，饱食则安，饥则痛。其着于伏冲之脉者，揣之应手而动，发手则热气下于两股，如汤沃之状。其着于膂筋，在肠后者，饥则积见，饱则积不见，按之不得。其着于腧之脉者，闭塞不通，津液不下，孔窍干壅。此邪气之从外入内，从上下也。句，音钩。

此言感外邪而成内积者。其着于孙络之脉而成积者，其积往来上下于臂手，是孙络之所居也。络脉浮缓，不能句积而留止之，故往来移行于肠胃之间，周身之水，凑渗注灌，濯濯有音。若再有寒[3]气凝郁，则腹满雷引，故时切痛。其着于阳明之经而成积者，则挟脐而居（阳明经挟脐下行），饱食则益大，饥则益小。其着于缓筋而成积者（缓筋，大筋之支者），亦似阳明之积，饱食则痛，饥则安。其着于肠胃之募原而成积者，病连于缓筋，饱食则安，饥则痛（饱食胃气壮，故安，饥则胃虚，故痛也）。其着于伏冲之脉而成积者，冲脉之下行者，注少阴之大络，出于气冲，循阴股内廉，而入腘中，揣之则气冲应手而动（气冲，足阳

---

[1] 洒淅 原作"淅洒"，据《灵枢经·百病始生》乙转。

[2] 句 通"拘"。

[3] 寒 原脱，据本节经文补。

明经穴，亦名曰气街，毛际两旁之动脉也），发手则热气下于两股，如热汤浇沃之状。其着于脊筋①，在肠后脊前者，饥则积见，饱则积不见，按之不得。其着于腧脉者，经脉闭塞不通，津液格而不下，孔窍干涩壅阻。此皆邪气之从外入内，从上而下也（此上下二部之病起于阳者）。

黄帝曰：积之始生，至其已成奈何？岐伯曰：积之始生，得寒乃生，厥乃成积也。黄帝曰：其成积奈何？岐伯曰：厥气生足悗，悗生胫寒，胫寒则血脉凝涩，血脉凝涩则寒气上入于肠胃，入于肠胃则䐜胀，䐜胀则肠外之汁沫迫聚不得散，日以成积。卒然多食饮则肠满，起居不节，用力过度，则络脉伤，阳络伤则血外溢，血外溢则衄血，阴络伤则血内溢，血内溢则后血，肠胃之络伤则血溢于肠外，肠外有寒汁沫与血相抟，则并合凝聚不得散，而成积矣。卒然外中于寒，若内伤于忧怒，则气上逆，气上逆则六腧不通，温② 气不行，凝血蕴裹而不散，津液涩渗，着而不去，而积皆成矣。

厥，逆也，厥乃成积，即下文气上逆则六腧不通，温气不行，凝血蕴裹，津液涩渗，而积成也。气厥则生足悗，悗生胫寒，胫寒则血脉凝涩，血脉凝涩则寒气上入于肠胃而生䐜胀，䐜胀则肠外之汁沫迫聚不散，日以成积，此时但是汁沫凝结而已。再当饮食过度，肠胃充满之时，而起居不节，用力过度，伤其络脉，阳络伤则血外溢于鼻孔，阴络伤则血内溢于大便，肠胃之络伤则血溢于肠外，其衄泄所不尽者，与肠外之寒汁沫两相抟结，则并合凝聚，而积成矣。再当外中风寒，或因内伤忧怒，经脏壅迫，则气必上逆，气逆则六腧不通（六经腧穴，不能旁通），温气不行（血中温气，不得运行），凝血蕴裹而不散，肠外津液涩渗于此，着而不去，而

积皆成矣，此以汁沫而得凝血，凝血而得津液，皆积聚所由成也。

黄帝曰：其生于阴者奈何？岐伯曰：忧思伤心，重寒伤肺，忿怒伤肝，醉以入房，汗出当风伤脾，用力过度，若入房汗出浴则伤肾，此内外三部之所生病者也。黄帝曰：善。治之奈何？岐伯曰：察其所痛，以知其应，有余不足，当补则补，当泻则泻，毋逆天时，是谓至治。

内外三部，见上文。察其所痛，以知其应，察其何部之所苦，以知其何部之应也。毋逆天时，顺时令之阴阳也。

春气在毛，夏气在皮肤，秋气在分肉，冬气在筋骨。刺此病者，各以其时为齐，刺肥人者，以秋冬为之齐，刺瘦人者，以春夏为之齐。此段旧误在"终始"。

齐，准也。

邪气脏腑病形六十五③

黄帝问于岐伯曰：邪气之中人也奈何？岐伯答曰：邪气之中人高也。黄帝曰：高下有度乎？岐伯曰：身半以上者，邪中之也，身半以下者，湿中之也。故曰邪之中人也无常，中于阴则溜于腑，中于阳则溜于经。

身半以上，风邪中之，故曰邪中人高。

黄帝曰：阴之与阳也，异名同类，上下相会，经络之相贯，如环无端，邪之中人，或中于阳，或中于阴，上下左右，无有恒常，其故何也？岐伯曰：诸阳之会，皆在于面。其中人也，方乘虚时，及新用力，若饮食汗出，腠理开，而中于邪。中于面则下阳明，中于项则下太阳，中于颊

---

① 筋　原作"脉"，据本节经文改。
② 温　原作"湿"，形近之误，据《灵枢经·百病始生》及本节黄解改。
③ 六十五　原脱，据目录补。

则下少阳，其中于膺背两胁，亦下其经。

手之三阳，自手走头，足之三阳，自头走足，故诸阳之会，皆在于面，面者，头也。阳明行身之前，故中于面则下阳明，太阳行身之后，故中于项则下太阳，少阳行身之侧故中于颊，则下少阳，此邪中于颈项以上者。阳明行于膺前，太阳行于背后，少阳行于两胁，亦各下其本经，此邪中于颈项以下者也。

黄帝曰：其中于阴奈何？岐伯曰：中于阴者，常从臂胻始。夫臂与胻，其阴皮薄，其肉淖泽，故俱受于风，独伤其阴。黄帝曰：此固伤其脏乎？岐伯答曰：身之中于风也，不必动脏。故邪入于阴经，则脏气实，邪气入而不能容，还之于腑。故中阳则溜于经，中阴则溜于腑。

胻，足胫也，手三阴行于臂里，足三阴行于胻里，故中于阴经者，常从臂胻始。其里面皮薄，其肌肉淖泽，孔窍常开，邪气易入，故俱受于风，独伤其阴经。

黄帝曰：邪之中人脏奈何？岐伯曰：愁忧恐惧则伤心。形寒寒饮则伤肺，以其两寒相感，中外皆伤，故气逆而上行。有所堕坠，恶血留内，若有所大怒，气上而不下，积于胁下，则伤肝。有所击仆，若醉入房，汗出当风，则伤脾。有所用力举重，若入房过度，汗出浴水，则伤肾。黄帝曰：五脏之中风奈何？岐伯曰：阴阳俱感，邪乃得往。

邪之中人脏者，五情之邪，伤其五脏也。五脏之中风者，内伤而加外伤，阴阳俱感，邪乃得往也。

黄帝曰：善哉！邪之中人，其病形何如？岐伯曰：虚邪之中人也，洒淅动形。正邪之中人也微，先见于色，不知于身，若有若无，若亡若存，有形无形，莫知其情。

洒淅动形，皮毛振悚义。

黄帝曰：善哉！余闻之，见其色，知其病，命曰明，按其脉，知其病，命曰神，问其病，知其处，命曰工。余愿闻见而知之，按而得之，问而极之，为之奈何？岐伯答曰：夫色脉与尺之相应也，如桴鼓影响之相应也，不得相失也，此亦本末根叶之候也，故根死则叶枯矣。色脉形肉不得相失也，故知一则为工，知二则为神，知三则神且明矣。黄帝曰：愿卒闻之。岐伯答曰：色青者，其脉弦也，赤者，其脉钩也，黄者，其脉代也，白者，其脉毛，黑者，其脉石。见其色而不得其脉，反得其相胜之脉则死，得其相生之脉则病已矣。

尺为根，色脉为叶。肝木色青，其脉弦，心火色赤，其脉钩，脾土色黄，其脉代，肺金色白，其脉毛，肾水色黑，其脉石。

黄帝曰：五脏之所生，变化之病形何如？岐伯答曰：先定其五色五脉之应，其病乃可别也。黄帝曰：色脉已定，别之奈何？岐伯曰：调其脉之缓急小大滑涩，而病变定矣。黄帝曰：调之奈何？岐伯答曰：脉急者，尺之皮肤亦急，脉缓者，尺之皮肤亦缓，脉小者，尺之皮肤亦减而少气，脉大者，尺之皮肤亦贲而起，脉滑者，尺之皮肤亦滑，脉涩者，尺之皮肤亦涩。凡此六变者，有微有甚。故善调尺者，不待于寸，善调脉者，不待于色。能参合而行之者，可以为上工。上工十全九，行二者，为中工，中工十全七，行一者，为下工，下工十全六。

参合而行之，三者相合而行之也。（贲，与愤同）

黄帝曰：请问脉之缓急小大滑涩之病形何如？岐伯曰：臣请言五脏之病变也。心脉急甚者为瘛疭，微急为心痛，引背，食不下，缓甚为狂笑，微缓为伏梁，在心下，上下行，时唾血，大甚为喉吤，微大为心痹，引背，善泪出，小甚为善哕，微小为消瘅，滑甚为善渴，微滑为心疝，引脐，小腹鸣，涩甚为喑，微涩为血溢，维厥，耳鸣，癫疾。

《难经》：心脉急甚者，肝邪干心也，微急者，胆邪干小肠也，心脉大甚者，心邪自干心也，微大者，小肠邪自干小肠也，心脉缓甚者，脾邪干心也，微缓者，胃邪干小肠也，心脉涩甚者，肺邪干心也，微涩者，大肠邪干小肠也，心脉沉甚者，肾邪干心也，微沉者，膀胱邪干小肠也，此即其义。小，肾脉也。滑，肝脉也。瘈，筋急也。疭，筋缓也。喉吤，喉中气塞也。喑，痖也。维厥，四维厥逆也。即四肢。

肺脉急甚为癫疾，微急为肺寒热，怠惰，咳唾血，引腰背胸，若鼻息①肉不通，缓甚为多汗，微缓为痿、瘘、偏风，头以下汗出不可止，大甚为胫肿，微大为肺痹，引胸背，起恶日光，小甚为泄，微小为消瘅，滑甚为息贲上气，微滑为上下出血，涩甚为呕血，微涩为鼠瘘，在颈支腋之间，下不胜其上，其应善痠。

鼠瘘，在颈支腋之间，在颈上，而连腋下也。鼠瘘，胆木上逆之病，胆木逆则肝木必陷，下陷不胜其上逆，故其应善痠，痠者，木郁之所生也。

肝脉急甚者为恶言，微急为肥气，在胁下，若覆杯，缓甚为善呕，微缓为水瘕痹，大甚为内痈，善呕衄，微大为肝痹，阴缩，咳引小腹，小甚为多饮，微小为消瘅，滑甚为癫疝，微滑为遗溺，涩甚为溢饮，微涩为瘈挛筋痹。

《难经》：肝之积，曰肥气，在左胁下，如覆杯。

脾脉急甚为瘈疭，微急为膈中，食饮

入而还出，后沃沫，缓甚为痿厥，微缓为风痿，四肢不用，心慧然若无病，大甚为击仆，微大为疝气，腹裹大脓血，在肠胃之外，小甚为寒热，微小为消瘅，滑甚为癫癃，微滑为虫毒蛕蝎，腹热，涩甚为肠㿉，微涩为内㿉，多下脓血。

膈中，即噎膈也。后沃沫，饮食吐后，多吐涎沫也。击仆，中风昏迷，若被击而颠仆也。虫毒蛕蝎，蚰蜒之属也。肠㿉，肠聚也。内㿉，内积也。

肾脉急甚为骨癫疾，微甚为沉厥，奔豚，足不收，不得前后，缓甚为折脊，微缓为洞，洞者，食不化，下嗌还出，大甚为阴痿，微大为石水，起脐，以下至小腹，腄腄然，上至胃脘，死不治，小甚为洞泄，微小为消瘅，滑甚为癃㿉，微滑为骨痿，坐不能起，起则目无所见，涩甚为大痈，微涩为不月，沉痔。

骨癫疾者，肾主骨，水旺而木陷，故脉急而病癫也。沉厥，肾水寒陷而四肢厥冷也。奔豚，风木奔冲，若惊豚也。肾脉贯脊，缓甚为折脊，土克水也。腄腄，积水下垂貌。洞泄，泄之甚者，呕泄之极，皆谓之洞（空也）。沉痔，木陷而肛肿也。

黄帝曰：病之六变者，刺之奈何？岐伯答曰：诸急者多寒，缓者多热，大者多气少血，小者气血皆少，滑者阳气盛，微有热，涩者多血少气，微有寒。是故刺急者，深内而久留之，刺缓者，浅内而疾发针，以去其热，刺大者，微泻其气，无出其血，刺滑者，疾发针而浅内之，以泻其阳气，而去其热，刺涩者，必中其脉，随其逆顺而久留之，必先按而循之，已发针，疾按其痛，无令其血出，以和其脉，诸小者，阴阳形气俱不足，勿取以针，而调以甘药也。

---

① 息 通"瘜"。

涩为少血，曰刺涩者，无令其血出，血少可知，此曰多血，字误也。

黄帝问于岐伯曰：首面与身形也，属骨连筋，同血合气耳，天寒则裂地冰，其卒寒或手足懈惰，然而其面不衣何也？岐伯答曰：十二经脉，三百六十五络，其血气皆上于面而走空窍，其精气上走于目而为睛，其别气上走于耳而为听，其宗气上出于鼻而为息，其浊气出于胃走唇舌而为味，其气之津液皆上熏于面，而皮又厚，其肉坚，故天气甚寒不能胜之也。

空窍，七窍也。

病本六十六①

先病而后逆者，治其本。先逆而后病者，治其本。先寒而后生病者，治其本。先病而后生寒者，治其本。先病而后泄者，治其本。先泄而后生他病者，治其本，必且调之，乃治其他病。先热而后生病者，治其本。先病而后生中满者，治其标。先中满而后烦心者，治其本。大小便利，治其本。大小便不利，治其标。先大小便不利而后生他病者，治其本。人有客气，有同气，病发而有余，本而标之，先治其本，后治其标，病发而不足，标而本之，先治其标，后治其本。谨察间甚，以意调之，间者并行，甚者独行。

此与《素问·标本病传论》同。

病传六十七②

黄帝曰：余受《九针》于夫子，而私览于诸方，或有导引行气、乔摩、灸、熨、刺、焫、饮药，之一者，可独守耶？将尽行之乎？岐伯曰：诸方者，众人之方也，非一人之所尽行也。黄帝曰：此乃所谓守一勿失，万物毕者也。今余已闻阴阳之要，虚实之理，倾移之过，可治之属，愿闻病之变化，淫传绝败，而不可治者，

可得闻乎？乔、跷同。焫，音锐。

众人之方，非一人之所尽行，言众人各有所长，非一人之所能尽用也。守一勿失，则殊途同归，故万物毕。

岐伯曰：要乎哉问！道，昭乎其如日醒，窘乎其如夜瞑，能被而服之，神与俱成，毕将服之，神自得之，生神之理，可著于竹帛，不可传于子孙。黄帝曰：何谓日醒？岐伯曰：明于阴阳，如惑之解，如醉之醒。黄帝曰：何谓夜瞑？岐伯曰：喑乎其无声，漠乎其无形，折毛发理，正气横倾，淫邪泮衍③，血脉传溜，大气入脏，腹痛下淫，可以致死，不可以致生。

道之光明，昭乎其如日醒，道之幽微，窘乎其如夜瞑。毕，终也，服，习也，服习之久，故神自得之。生神之理，可著于竹帛，不可传于子孙，言淫传绝败之义，至显而至晦也。日醒者，哲人明于阴阳，如惑之解，如醉之醒也。夜瞑者，不知阴阳，失于保护，邪之中人，喑而无声，漠而无形，折毫毛而发腠理，正气横倾（倾，败也）。淫邪泮涣游衍，血脉传溜不停，大气入脏，腹痛下淫（淫泆），可以致死，不可致生也。

黄帝曰：大气入脏奈何？岐伯曰：病先发于心，一日而之④肺，三日而之肝，五日而之脾，三日不已死，冬夜半，夏日中。

冬夜半，水旺火败也。夏日中，火胜无制也。

病先发于肺，三日而之肝，一日而之脾，五日而之胃，十日不已死，冬日入，夏日出。

---

① 六十六　原脱，据目录补。
② 六十七　原脱，据目录补。
③ 衍　原作"倾"，据《灵枢经·病传》及本节黄解改。
④ 之　至也。

冬日入，金旺水生也。夏日出，木旺生火也。

病先发于肝，三日而之脾，五日而至胃，三日而至肾，三日不已死，冬日入，夏早食。

冬日入，金旺木刑也。夏早食，火旺木虚也。

病先发于脾，一日而之胃，二日而之肾，三日而之膂膀胱，十日不已死，冬人定，夏晏食。

夹脊之肉曰膂，膀胱之经所行也。冬人定，水旺侮土也。夏晏食，金旺土虚也。

病先发于胃，五日而之肾，三日而之膂膀胱，五日而上之心，二日不已死，冬夜半，夏日昳。昳，音迭。

冬夜半，水旺侮土也。夏日昳，土旺湿生也（日昃曰昳）。

病先发于肾，三日而之膂膀胱，三日而上之心，三日而之小肠，三日不已死，冬大晨，夏晏晡。

冬大晨，火生水死也。夏晏晡，土旺水刑也（申时曰晡）。

病先发于膀胱，五日而之肾，一日而之小肠，一日而之心，二日不已死，冬鸡鸣，夏下晡。

冬鸡鸣，水旺无制也。夏下晡，土旺水刑也（下晡，申后）。

诸病以次相传，如是者，皆有死期，不可刺也。间一脏及二三四脏者，乃可刺也。

此与《素问·标本病传论》大略相同。

手太阴气绝则皮毛焦，太阴者，行气温于皮毛者也，故气不荣则皮毛焦，皮毛焦则津液去皮节，津液去皮节者则爪枯毛折，毛折者则毛先死，丙笃丁死，火胜金也。

肺主皮毛，肺气绝则毛先死。皮节，《难经》作皮节伤，肺藏气，气化津，津枯皮槁，故焦卷如竹节也。

足厥阴气绝则筋绝，厥阴者，肝脉也，肝者，筋之合也，筋者，聚于阴器而脉络于舌本，故脉弗荣则筋急，筋急则引舌与卵，故唇青舌卷卵缩则筋先死，庚笃辛死，金胜木也。

肝主筋，肝气绝则筋先死。

足太阴气绝则脉不荣其唇舌，唇舌者，肌肉之本也，脉不荣则肌肉软，肌肉软则舌萎人中满，人中满则唇反，唇反者肉先死，甲笃乙死，木胜土也。

脾主肉，脾气绝则肉先死。

足少阴气绝则骨枯，少阴者，冬脉也，伏行而濡骨髓者也，故骨不濡则肉不能着也，骨肉不相亲则肉软却，肉软却故齿长而垢发无泽，发无泽者骨先死，戊笃己死，土胜水也。

肾主骨，肾气绝则骨先死。

手少阴气绝则脉不通，脉不通则血不流，血不流则髦[1]色不泽，故其面黑如漆柴者血先死，壬笃癸死，水胜火也。

心主脉，心气绝则血先死。

五阴气俱绝则目系转，转则目运，目运者为志先死，志死者则远一日半死矣。

五阴，五脏也。

六阳气俱绝则阴与阳相离，离则腠理发泄，绝汗乃出，故旦占夕死，夕占旦死。以上七段[2]，旧误在"经脉"。

六阳，六腑也。绝汗，《难经》：大如贯珠，转出不流是也。

淫邪发梦六十八[3]

黄帝曰：愿闻淫邪泮衍奈何？岐伯

---

[1]　髦（máo 毛）　发也。
[2]　以上七段　指"手太阴气绝……故旦占夕死，夕占旦死。"
[3]　六十八　原脱，据目录补。

曰：正邪从外袭内，而未有定舍，反淫于脏，不得定处，与营卫俱行，而魂魄飞扬，使人卧不得安而善梦。气淫于腑，则有余于外，不足于内，气淫于脏，则有余于内，不足于外。黄帝曰：有余不足，有形乎？岐伯曰：阴气盛则梦涉大水而恐惧，阳气盛则梦大火而燔焫，阴阳俱盛则梦相杀。上盛则梦飞，下盛则梦堕。甚饥则梦取，甚饱则梦予。肝气盛则梦怒，肺气盛则梦恐惧哭泣飞扬，心气盛则梦善笑恐畏，脾气盛则梦歌乐，身体重不举，肾气盛则梦腰脊两解不属。凡此十二盛者，至而泻之，立已。厥气客于心则梦见丘山烟火，客于肺则梦飞扬，见金铁之奇物，客于肝则梦山林树木，客于脾则梦丘陵大泽，坏屋风雨，客于肾则梦临渊，没居水中，客于膀胱则梦游行，客于胃则梦饮食，客于大肠则梦田野，客于小肠则梦聚邑冲衢，客于胆则梦斗讼自刳，客于阴器则梦接内，客于项则梦斩首，客于胫则梦行走而不能前及居深地窌① 苑中，客于股肱则梦礼节拜起，客于胞䐈则梦溲便。凡此十五不足者，至而补之，立已也。

本气盛，则自能为梦，本气虚，则厥气客之，而后为梦，总由外邪之内袭也。

顺气一日分为四时六十九②

黄帝曰：夫百病之所始生也，必起于燥湿寒暑风雨阴阳喜怒饮食居处，气合而有形，得脏而有名，余知其然也。夫百病者，多以旦慧昼安，夕加夜甚何也？岐伯曰：四时之气使然。黄帝曰：愿闻四时之气。岐伯曰：春生、夏长、秋收、冬藏，是气之常也，人亦应之，以一日分为四时，朝则为春，日中为夏，日入为秋，夜半为冬。朝则人气始生，病气衰，故旦慧，日中人气长，长则胜邪，故安，夕则人气始衰，邪气始生，故加，夜半人气入

脏，邪气独加③ 于身，故甚也。黄帝曰：其时有反者何也？岐伯曰：是不应四时之气，脏独主其病者。是必以脏气之所不胜时者甚，以其所胜时者起也。黄帝曰：治之奈何？岐伯曰：顺天之时，而病可与期。顺者为工，逆者为粗。黄帝曰：善。

人气，阳气也（即卫气也）。

杂病七十④

厥挟脊而痛者至顶，头沉沉然，目眴眴然，腰脊强，取足太阳腘中血络。厥胸满面肿，唇漯漯然，暴言难，甚则不能言，取足阳明。厥气走喉而不能言，手足清，大便不利，取足少阴。厥而腹响响然，多寒气，腹中榖榖，便溲难，取足太阴。眴，音荒。榖，音斛。

足太阳腘中血络，委中穴也。唇漯漯然，纵缓不收也。腹响响然，多寒气。腹中榖榖，中寒土湿，水谷不消，滞气郁勃也。

嗌干，口中热如胶，取足少阴。喉痹，不能言，取足阳明，能言，取手阳明。齿痛，不恶清饮，取足阳明，恶清饮，取手阳明。聋而不痛，取足少阳，聋而痛者，取手少阳。衄而不止，衃血流，取足太阳，衃血，取手太阳，不已，刺宛骨下，不已，刺腘中出血。

清饮，冷饮也。衃血，血块也。宛骨，耳后高骨也。

疟不渴，间日而作，取足阳明，渴而日作，取手阳明。中热而喘，取足少阴腘中血络。气逆上，刺膺中陷者与胸下动脉。哕，以草刺鼻，嚏，嚏而已，无息而疾迎引之，立已，大惊之，亦可已。喜怒

---

① 窌（jiào 教）　通"窖"。
② 六十九　原脱，据目录补。
③ 加　犹居也。
④ 七十　原脱，据目录补。

而不欲食，言益少，刺足太阴，怒而多言，刺足少阳。

足少阴腘中血络，阴谷穴也。胸下动脉，手太阴之中府也。无息而疾迎引之，闭口无息，而疾迎引之于鼻窍，使之嚏出也。

颠痛，刺手阳明与颅之盛脉出血。颠痛，刺足阳明曲周动脉，见血立已，不已，按人迎于经，立已。项痛，不可以俯仰，刺足太阳，不可以顾，刺手太阳。

足阳明曲周动脉，即颊车也（以其周绕曲颊而名）。人迎，足阳明动脉。

心痛，引腰脊，欲呕，取足少阴。心痛，引背，不得息，刺足少阴，不已，取手少阳。心痛，当九节刺之，已刺按之，立已，不已，上下求之，得之立已。心痛，但短气不足以息，刺手太阴。心痛，腹胀啬啬然，大便不利，取足太阴。心痛，引小腹满，上下无常处，便溲难，刺足厥阴。

足少阴脉贯腰脊，心痛引腰脊背者，水克火也，刺足少阴以泻水，取手少阳以益火。当九节刺之，督脉之悬枢也。上下求之，上求之脊中，下求之命门也。心痛，腹胀啬啬然，大便不利，脾土湿陷也。心痛，引小腹满，上下无常处，便溲难，肝脉遏陷也。

腹满，食不化，腹响响然，不能大便，取足太阴。腹满，大便不利，腹大，亦上走胸嗌，喘息喝喝然，取足少阴。小腹满大，上走胃，至心，渐渐身时寒热，小便不利，取足厥阴。

腹满，食不化，腹响响然（响响，气不调也），不能大便，土湿脾郁也。腹满，大便不利，上走胸嗌，喘息喝喝者，水泛土湿，邪冲肺部也。小腹满大，上走胃，至心，渐渐身时寒热，小便不利，肝气郁陷，胆气郁升，乙木不能疏泄水道也。

腹痛，刺脐左右动脉，已刺按之，立已，不已，刺气街，已刺按之，立已。腰痛，痛上寒，取足太阳阳明，痛上热，取足厥阴，不可以俯仰，取足少阳。

脐左右动脉，足少阴之肓俞、足阳明之天枢也。气街，足阳明穴，毛际两旁动脉也。腰痛，痛上寒至末，与《素问·刺腰痛》同义，详彼篇。

膝中痛，取犊鼻，以员利针，发而间之，针大如牦，刺膝无疑。痿厥，为四末束，悗乃疾解之，日二，不仁者，十日而知，无休，病已止。

犊鼻，足阳明穴。发而间之，发针而少停也。痿厥，为四末束，束其四末，令其经气蓄积而盛大也。悗乃疾解之，气郁生悗，疾解其缚，则积气冲决，隧路皆通。一日二次，不仁者，十日而知，为之无休，病已而止也。

温疟，汗不出，为五十九痏。风痓，肤胀，为五十七痏，取皮肤之血者，尽取之。徒㽷，先取环谷下三寸，以铍针针之，已刺而筩之，而内之，入而复之，以尽其㽷，必坚，来缓则烦悗，来急则安静，间日一刺之，㽷尽乃止，饮闭药，方刺之时徒饮之，方饮无食，方食无饮，百三十五日。病风者，素刺其肿上，已刺，以锐针针其处，按出其恶血，肿尽乃止，常食方食，无食他食。着痹不去，久寒不已，卒取其三里。骨为干，转筋于阳治其阳，转筋于阴治其阴，皆焠刺之。㽷，音水。

温疟，汗不出，为五十九痏，风痓，肤胀，为五十七痏，即《素问·水热穴论》热腧五十九穴，水腧五十七穴也。㽷，水病也。环谷，意即足少阳之环跳也。已刺而筩之，而内之，入而复之，以尽其㽷，刺后以细筩内入，频复吸取，以尽其水也。饮闭药，收敛封闭之药，恐泻其气也。三里，足阳明穴。转筋于阳，骸外也，治其阳，阳经也。转筋于阴，骹里也，治其阴，阴经也。淬刺，烧针也。

飧泄，补三阴①之上，补阴陵泉，皆久留之，热行乃止。肠中不便，取三里，盛泻之，虚补之。腹中常鸣，气上冲胸，喘不能久立，邪在大肠，刺肓之原、巨虚上廉、三里。小腹控睾，引腰脊，上冲心，邪在小肠者，连睾系，属于脊，贯肝肺，络心系，气盛则厥逆，上冲肠胃，熏肝，散于肓，结于脐，故取之肓原以散之，刺太阴以予之，取厥阴以下之，取巨虚下廉以去之，按其所过之经以调之。善呕，呕有苦，长太息，心中憺憺，恐人将捕之，邪在胆，逆在胃，胆液泄则口苦，胃气逆则善呕，故曰呕胆，取三里以下胃气逆，刺少阳血络以闭胆逆，却调其虚实，以去其邪。饮食不下，膈塞②不通，邪在胃脘，在上脘则抑而下之，在下脘则散而去之。小腹痛肿，不得小便，邪在三焦，约，取之太阳大络，视其络脉与厥阴小络结而血者，肿上及胃脘，取三里。（以上二段③，旧误在"四时气"）

三阴之上，意即足太阴之三阴交也，阴陵泉亦足太阴穴，皆久留之，阳回则热行而泄止矣。肠中不便，气不舒也。大肠与肺为表里，腹中常鸣，大肠陷而肝气郁也。肠陷则肺逆，故气上冲胸，喘不能久立，其根缘邪在大肠也。"九针十二原"：肓之原，出于脖胦，即任脉之下④气海也。巨虚上廉，足阳明穴，"本输"：大肠属上，谓上廉也。若小腹前控睾丸，后引腰脊，上冲于心，是邪在小肠者。其脉连睾系，属于脊，贯肝肺，络心系，其气盛则厥逆而升，上冲肠胃，熏肝肺，下散于肓而结于脐（小肠病则下陷，其散于肓，结于脐者，小肠之邪。其厥逆而上者，是心肺之邪，以其脉贯肺而络心也），故取之肓原以散之（与大肠同法），

刺太阴以予之（其脉贯肺，故补手太阴），取厥阴以下之（其脉贯肝，故取足厥阴，以下胆逆）。取巨虚下廉以去之（"本输"：小肠属下，谓下廉也）。按其所过之经以调之（谓睾、脊、肝、肺、心系诸处也），善呕而有苦味，长太息，心中憺憺虚怯，恐人将捕之，是邪在胆而逆在胃也。胆木化气于相火，胆液泄则口苦（炎上作苦⑤）。胃以戊土而主降，胃气逆则善呕。呕者，胃气上逆，阻胆经下行之路，甲木郁升，而贼戊土，受盛失职，则生呕吐，故曰呕胆，呕胆者，呕缘于胆木也。取三里以下胃气，刺足少阳之血络以闭胆逆，却调其虚实，以去其邪也。若饮食不下，膈中闭塞不通，是阳明上逆，邪在胃脘也。其在上脘，则抑而下之，其在下脘，则散而去之（在下脘者，根原寒水湿土）。若小腹痛肿，不得小便，是邪在三焦，约而不开也（"本输"：三焦者，入络膀胱，约下焦，实则闭癃）。取之足太阳之大络，飞扬穴也，与足厥阴之小络结而血者亦取之，肝主疏泄也，若其肿上及胃脘，则取三里，兼泄阳明也。

气满胸中，喘息，取足太阴大指之端去爪甲如薤叶，寒则留之，热则疾之，气下乃止。心疝，暴痛，取足太阴厥阴，尽刺去其血络。喉痹，舌卷，口中干，烦心，心痛，臂内廉痛，不可及头，取手小指次指爪甲下去端如韭叶。风痉，身反折，取太阳腘中血络出血，中有寒，刺三里。癃，取之阴跷及三毛上血络出血。男

----

① 阴　原作"里"，据《灵枢经·四时气》及本节黄解改。
② 塞　原作"膝"，据《灵枢经·四时气》及本节黄解改。
③ 以上二段　指"温疟汗不出……取三里。"
④ 下　据前后文义，疑衍。
⑤ 炎上作苦　见《尚书·洪范篇》。

子如蛊，女子如怚，身体腰脊如解，不欲饮食，先取涌泉，出血，视跗上盛者，尽见血也。此段旧误在"热病"。

足太阴大指之端，隐白也。手小指次指，手少阳之关冲也。太阳腘中，委中也。阴跷，足少阴之照海也。三毛上，足厥阴之大敦也。蛊，惑也。怚，疑也。跗上盛者，足阳明之冲阳也。

偏枯，身偏不用而痛，言不变，志不乱，病在分腠之间，巨针取之，益其不足，损其有余，乃可复也。痱之为病也，身无痛者，四肢不收，智乱不甚，其言微，知可治，甚则不能言，不可治也。此段旧误在"热病"[1]。

痱者，四肢痿废，不止偏枯也。

颈侧之动脉，人迎，人迎，足阳明也，在婴筋之前。婴筋之后，手阳明也，名曰扶突。次脉，手少阳也，名曰天牖。次脉，足太阳也，名曰天柱。腋下动脉，臂太阴也，名曰天府。阳逆头痛，胸满不得息，取之人迎。暴喑气梗，取扶突与舌本出血。暴聋气蒙，耳目不明，取天牖。暴挛痫眩，足不任身，取天柱。暴瘅内逆，肝肺相搏，血溢鼻口，取天府。此为天牖五部。此段旧误在"寒热病"。

婴筋，颈筋也。

臂阳明有入頄遍齿者，名曰大迎，下齿龋取之，臂恶寒补之，不恶寒泻之。足阳明有入頄遍齿者，名曰角孙，在鼻与頄前，上齿龋取之，方病之时，其脉盛则泻之，虚则补之，刺虚者，刺其去也，刺实者，刺其来也，一曰取之出鼻外。足阳明有挟鼻入于面者，名曰悬颅，属口，对入系目本，视有过者取之，损有余，益不足，反者益甚。足太阳有通项入于脑者，正属目本，名曰眼系，在项中两筋间，入脑乃别，头目苦痛取之。此段旧误在"寒热病"。

頄，颧也，手阳明脉有入頄遍齿者，出于足阳明之大迎，脉入下齿，故下齿龋取之。足阳明脉有入頄遍齿者，出于手少阳之角孙，在鼻与頄前，脉入上齿，故上齿龋取之。一曰取之出鼻外，手阳明之禾髎、迎香也。

足阳明脉有挟鼻入于面者，出于足少阳之悬颅，属口，对入而系目本，上下口目之间，视其有过者取之。足太阳有通于项而入于脑者，正属目本，名曰眼系，其脉在项中两筋之间，入于脑而乃别，头目苦痛者取之。

阴跷、阳跷，阴阳相交，阳入阴，阴出阳，交于目内眦，阳气盛则瞋目，阴气盛则瞑目。目中赤痛，从内眦始，取之阴跷。目眦外决于面者，为锐眦，在内近鼻者，为内眦，上为外眦，下为内眦。

阳跷起足太阳之申脉，阴跷起[2]足少阴之照海，皆交于目内眦而合于足太阳之睛明（"脉度"：阴跷属目内眦，合于太阳、阳跷而上行）。阳跷气盛，则瞋目而不合，阴跷气盛，则瞑目而不开（"大惑论"：阳跷盛则目不瞑，阴跷盛则目闭）。目赤痛，从内眦始者，阳跷盛也，取之阴跷，泻阳而补阴也。外决于面者，眼外角也。上，目上网也。下，目下纲也。（旧本阴跷、阳跷七句[3]，误在"寒热病"。目中赤痛二句[4]，误在"热病"。目眦外决四句[5]，误在"癫狂"）

灵枢悬解卷八终

---

① 热病　原作"病热"，据《灵枢经》本篇篇名乙转。
② 起　原脱，据《灵枢经·脉度》补。
③ 阴跷、阳跷七句　指"阴跷、阳跷……阴气盛则瞑目。"
④ 目中赤痛二句　指"目中赤痛……取之阴跷。"
⑤ 目眦外决四句　指"目眦外决……下为内眦。"

灵枢悬解卷九

昌邑黄元御解

疾　病①

胀论七十一②

黄帝曰：脉之应于寸口，如何而胀？岐伯曰：其脉大坚以涩者，胀也。黄帝曰：何以知脏腑之胀也？岐伯曰：阴为脏，阳为腑。黄帝曰：夫气之令人胀也，在于血脉之中耶？脏腑之内乎？岐伯曰：三者皆在焉，然非胀之舍也。黄帝曰：原闻胀之舍。岐伯曰：夫胀者，皆在于脏腑之外，排脏腑而郭胸胁，胀皮肤，故命曰胀。

阴为脏，胀在内也。阳为腑，胀在外也。郭，充满也（同廓③），排脏腑而郭胸胁，胀皮肤，言气在脏腑之外，胸胁之间，皮肤之内也。

黄帝曰：脏腑之在胸胁腹里之内也，若匣匮之藏禁器也，各有次舍，异名而同处，一域之中，其气各异，愿闻其故。岐伯曰：夫胸腹者，脏腑之郭也。膻中者，心主之宫城也。胃者，太仓也。咽喉、小肠者，传送也。胃之五窍者，闾里门户也。廉泉、玉英者，津液之道也。故五脏六腑，各有畔界，其病各有形状。营气循脉，卫气逆为脉胀，卫气并脉循分为肤胀。三里而泻，近者一下，远者三下，无问虚实，工在疾泻。

一域之中，其气各异，言五脏六腑同处一域，而其病各异也。胃之五窍，咽门、贲门、幽门、阑门、魄门也，是皆水谷出入之道，故曰胃之五窍。闾里门户，闾里之门户也。廉泉、玉英（即玉堂），任脉二穴，适当咽喉之外，是津液之道路也。故五脏六腑，各有畔界，其病各有形状，不相同也。营气循脉而行，不得逆也，卫行脉外，旁无界限，逆而妄行，阻其脉道，营气壅遏，则为脉胀，卫气并脉而行，循其所行之分，而生壅满，则为肤胀，肤胀者，不及于脉也。胃为五脏六腑之海，针其三里而泻之，病近者一下（一次）病远者三下，无论虚实，工在泻之于早也。

黄帝曰：愿闻胀形。岐伯曰：夫心胀者，烦心短气，卧不安。肺胀者，虚满而喘咳。肝胀者，胁下满而痛引小腹。脾胀者，善哕，四肢烦悗，体重不能胜衣，卧不安。肾胀者，腹满引背央央然，腰髀痛。六腑胀，胃胀者，腹满，胃脘痛，鼻闻焦臭，妨于食，大便难。大肠胀者，肠鸣而痛濯濯，冬日重感于寒，则飧泄不化。小肠胀者，少腹䐜胀，引腰而痛。膀胱胀者，小腹满而气癃。三焦胀者，气满于皮肤中，轻轻然而不坚。胆胀者，胁下痛胀，口中苦，善太息。凡此诸胀者，其道在一，明知逆顺，针数不失。泻虚补实，神去其室，致邪失正，真不可定，粗之所败，谓之夭命。补虚泻实，神归其室，久塞其空，谓之良工。

---

① 疾病　原不载，据目录补。
② 七十一　原脱，据目录补。
③ 同廓　原作"廓同"，据前后文例乙转。

央央，不快①之意。心主五臭，自入为焦臭（《难经》语），鼻闻焦臭，胃土不降，心火上炎也。轻轻，虚浮之意。凡此诸胀，其道在一，总因卫气之逆也。真不可定，定，住也。

黄帝曰：胀者焉生？何因而有？岐伯曰：卫气之在身也，常然并脉，循分肉，行有逆顺，阴阳相随，乃得天和，五脏更始，四时循序，五谷乃化。厥气在下，营卫留止，寒气逆上，真邪相攻，两气相搏，乃合为胀也。黄帝曰：善。何以解惑？岐伯曰：合之于真，三合而得。黄帝曰：善。

卫气之在身也，虽行脉外，常然并脉而行，循其分肉，行有逆顺（有顺营气者，有逆营气者，以营气原有逆顺也），阴阴相随（营阴卫阳，相随而行），乃得天和，营卫不乱，则五脏更始（更迭司令，周而复始），四时循序（四时代更，循序不乱），而后五谷乃化，此卫气之顺者。若厥气在下，逆而上行，阻格气道，以致营卫留止，此皆中气之败也，土败水侮，寒气逆上，真邪相攻，两气相搏，结而不散，乃合为胀，此卫气之逆者也。解惑，解其病之所在，而不惑也。合之于真，合诸病证于其本气也。三合而得，合之血脉、脏、腑三者，而得其所在也。

水胀七十二②

黄帝问于岐伯曰：水与肤胀、鼓胀、肠覃、石瘕、石水，何以别之？岐伯答曰：水始起也，目窠上微肿，如新卧蚕起之状，其颈脉动，时咳，阴股间寒，足胫肿，腹乃大，其水已成矣。以手按其腹，随手而起，如裹水③之状，此其候也。窠，音科。

目窠，目下也，颈脉，足阳明之人迎，寒水侮土，胃气上逆，故颈脉动甚，

望而知之也。肺气莫降，故时咳。足三阴行于股内，阴盛于下，故阴股间寒（股内为阴）。胃气不能下行，故足胫肿。水泛土湿，中气不运，故腹乃大也。

黄帝曰：肤胀何以候之？岐伯曰：肤胀者，寒水客于皮肤之间，鏨鏨然不坚，腹大，身尽肿，皮厚，按其腹，窅而不起，腹色不变，此其候也。鏨，音空。窅，音夭。

鏨鏨，空洞如鼓声也。窅，深也。

鼓胀何如④？岐伯曰：腹胀，身皆大，大与肤胀等也，色苍黄，腹筋起，此其候也。

色苍黄，腹筋起（青筋），肝木克脾土也。（木主五色，入土为黄，自入为青，苍，青也）

肠覃何如？岐伯曰：寒气客于肠外，与卫气相搏，气不得营，因有所系，癖而内着，恶气乃起，瘜肉乃生。其始生也，大如鸡卵，稍以益大，至其成，如怀子之状，久者离岁，按之则坚，推之则移，月事以时行，此其候也。

气不得营，营，行也。因有所系，系，恋不消也。癖而内着，痞结而留着也。恶气乃起，滞气因阻而成积也。瘜肉，瘀肉也。离岁，逾岁也。

石瘕何如？岐伯曰：石瘕生于胞中，寒气客于子门，子门闭塞，气不得通，恶血当泻不泻，衃以留止，日以益大，状如怀子，月事不以时下，皆生于女子，可导而下。

衃，血块也。

黄帝曰：肤胀、鼓胀可刺耶？岐伯

---

① 快　原作"怏"，形近之误，据前后文义改。
② 七十二　原脱，据目录补。
③ 裹水　原作"水裹"，据《灵枢经·水胀》乙转。
④ 何如　原作"如何"，据《灵枢经·水胀》及前后文例乙转。

曰：先泻其胀之血络，刺去其血络，后调其经也。

泻其血络，工在疾泻也。后调其经，虚补而实泻也。

黄帝曰："胀论"言无问虚实，工在疾泻，近者一下，远者三下，今有其三而不下者，其过焉在？岐伯对曰：此言陷于肉肓，而中气穴者也。不中气穴，则气内闭，针不陷肓，则气不行，上越中肉，则卫气相乱，阴阳相逐。其于胀也，当泻不泻，气故不下，三而不下，必更其道，气下乃止，不下复始，可以万全，乌有殆者乎！其于胀也，必审其脉，当泻则泻，当补则补，如鼓应桴，恶有不下者乎！

一下、三下而病去者，此言陷于肉肓，而中气穴者也（分肉空隙之处，谓之肉肓）。不中气穴，则气反内闭，不陷肉肓，则气不得行，上越①而中分肉，则卫气相乱，阴阳相逐，反以益病。其于胀也，当泻而不泻，气故不下。无论虚实，工在疾泻者，泻其血络也。必审其脉，当泻则泻，当补则补，调其经也。（此段旧误在"胀论"）

周痹七十三②

黄帝问于岐伯曰：周痹之在身也，上下移徙，随脉其上下，左右相应，间不容空，愿闻此痛在血脉之中③耶？将在分肉之间乎？何以致是？其痛之移也，间不及下针，其慉痛之时，不及定治，而痛已止矣，何道使然？愿闻其故。岐伯答曰：此众痹也，非周痹也。黄帝曰：愿闻众痹。岐伯对曰：此各在其处，更发更止，更居更起，以右应左，以左应右，非能周也，更发更休也。黄帝曰：善。刺之奈何？岐伯对曰：刺此者，痛虽已止，必刺其处，勿令复起。慉，音触。慉，痛也。

黄帝曰：善。愿闻周痹何如？岐伯对

曰：周痹者，在于血脉之中，随脉以上，随脉以下，不能左右，各当其所。黄帝曰：刺之奈何？岐伯对曰：痛从上下者，先刺其下以遏之，后刺其上以脱之，痛从下上者，先刺其上以遏之，后刺其下以脱之。

遏，止其流也。脱，拔其本也。

黄帝曰：善。此痛安生？何因而有名？岐伯对曰：风寒湿气客于外，分肉之间迫切而为沫，沫得寒则聚，聚则排分肉而分裂也，分裂则痛，痛则神归之，神归之则热，热则痛解，痛解则厥，厥则他痹发，发则如是。此内不在脏，而外未发于皮，独居分肉之间，真气不能周，故命曰周痹。故刺痹者，必先切循其下之六经，视其虚实，及大络之血结而不通，及虚而脉陷空者而调之，熨而通之，其瘛坚，转引而行之。黄帝曰：善。余已得其意矣，亦得其事矣。

瘛，筋急也。坚，筋硬也。

上膈七十四④

黄帝曰：气为上膈者，饮食入而还出，余已知之矣。虫为下膈，下膈者，食⑤晬时乃出，余未得其意，愿卒闻之。岐伯曰：喜怒不适，饮食不节，寒温不时，则寒汁流于肠中，流于肠中则虫寒，虫寒则积聚，守于下管，肠胃充郭，卫气不营，邪气居之。人食则虫上食，虫上食则下管虚，下管虚则邪气胜之，积聚已留，留则痈成，痈成则下管约。其痈在管内者，即为痛深，其痈在外者，则痛外而痛浮，痈上皮热。黄帝曰：刺之奈何？岐

---

① 越　原作"起"，形近之误，据本节经文改。
② 七十三　原脱，据目录补。
③ 中　原作"间"，据《灵枢经·周痹》及下节经文"周痹者，在于血脉之中"改。
④ 七十四　原脱，据目录补。
⑤ 食　原作"日"，音近之误，据《灵枢经·上膈》改。

伯曰：微按其痈，视气所行，先浅刺其旁，稍内益深，还而刺之，无过三行，察其沉浮，以为深浅。已刺必熨，令热入中，日使热内，邪气益衰，大痈乃溃。伍以参禁，以除其内，恬憺无为，乃能行气，后以咸苦，化谷乃下矣。晬，音醉。管、脘同。郭、廓同。憺，音淡。

上膈即噎膈，下膈即反胃也。晬时，周时。反胃之家，肾寒脾湿，饮食不化，下窍约结，无入二肠之路，既不下行，故久之而上吐也。虫生于木，土湿木郁，是以虫化。虫温则动，寒则静，饮食寒冷，寒汁下流，虫寒不动，则积聚之寒湿，守于下管，充廓肠胃之中，卫气不得营运于内，但有邪气居之（即寒湿积聚）。人食下则虫得温气而上食，下管空虚，邪气愈胜，积聚留结，因而痈成，痈成则下管闭塞，是以食不下行而上吐也。浅刺其旁，泻其标也。还而刺之，拔其本也。伍以参禁，饮食起居之际，参伍为禁，以为调摄也。后以咸苦之味，化其下焦之凝寒，谷乃下行，呕吐不作也。

忧恚无言七十五[①]

黄帝问于少师曰：人之卒然忧恚而言无音者，何道之塞？何气出[②]行？使音不彰？愿闻其方。少师答曰：咽喉者，水谷之道也。喉咙者，气之所以上下者也。会厌者，音声之户也。口唇者，音声之扇也。舌者，音声之机也。悬雍垂者，音声之关也。颃颡者，分气之所泄也。横骨者，神气所使，主发舌者也。故人之鼻洞，涕出不收者，颃颡不开，分气失也。是故厌小而薄，则发气疾，其开阖利，其出气易，其厌大而厚，则开阖难，其出气迟，故重言也。人卒然无音者，寒气客于厌，则厌不能发，发不能下至，则开阖不致，故无音。黄帝曰：刺之奈何？少师

曰：足之少阴，上系于舌，络于横骨，终于会厌，两泻其血脉，浊气乃辟，会厌之脉，上络任脉，取之天突，其厌乃发也。

咽在后，是谓咽喉，水谷之道也。喉在前，是谓喉咙，气之所以上下者也。会厌在喉咙之间，主司开阖，分别食气，发扬音声，是音声之户也。口唇者，启闭攸赖，是音声之扇也。舌者，动止所存，是音声之机也。悬雍[③]垂者，喉上重舌，是音声之关也。颃颡者，喉之上管，通乎鼻窍，是分气之所泄也。横骨者，喉上软骨，是神气所使，主发舌者也。故人之鼻窍空洞，涕出不收者，是其颃颡不开，分气失也。咽喉之气，分别于此，是谓分气。风闭皮毛，肺郁莫泄，分气冲逆，淫蒸鼻窍，而为清涕，则曰鼻洞。颃颡不开者，旁无透窍，是以分气失其升降之恒也（有升无降）。音声发扬，全在会厌，厌小而薄，则开阖利而出气易，厌大而厚，则开阖难而出气迟，故重言也，重言者，语言塞涩而重复也。卒然无音者，寒气客于会厌，则会厌不能发声，发而不能下至旧所，则开阖失职，故无声音。刺法，足少阴上系于舌，络于横骨，终于会厌，左右两泻其血脉，浊气乃辟，辟者，开也。会厌之脉，上络任脉，取之任脉之天突，其厌乃发，发则声出矣。

癫狂七十六[④]

癫疾始生，先不乐，头重痛，视举，目赤，甚作极，已而烦心，候之于颜，取手太阳阳明太阴，血变而止。

阴盛则癫，病在肺肾，金水旺也，阳盛则狂，病在肝心，木火旺也，而皆缘土

---

① 七十五 原脱，据目录补。
② 出 通"罢"。"罢"，休也。"出"，休也。
③ 悬雍 其下原衍"下"字，据本篇经文删。
④ 七十六 原脱，据目录补。

湿，土气燥运，则四维不病也。心主喜，肝主怒，肾主恐，肺主悲，先不乐，水胜火也。头重痛，浊气上逆也。视举，瞳子高也。目赤，火刑肺也。甚者，发作之极。已而烦心，君火失根而上逆也。颜，庭也（天庭）。取手太阳支正、小海，手阳明偏历、温溜，手太阴太渊、列缺，泻其血中之邪，血色变而止。

癫疾始作，而引口啼呼喘悸者，候之手阳明太阳，左强者攻其右，右强者攻其左，血变而止。

啼者，肺之声也。呼者，肝之声也。喘者，肺气逆也。悸者，心下动也。癫狂之病，皆生惊悸，胆木失根，惊悸乃作，实则为狂，虚则为癫也。左强攻右，右强攻左，所谓缪刺也。

癫疾始作，先反僵，因而脊痛，候之足太阳阳明太阴手太阳，血变而止。

反僵脊痛，足太阳行身之背，其脉急也，取足太阳之委阳、飞扬、仆参、金门。太阳寒水泛滥，脾胃二土必湿，取足阳明之三里、解溪，足太阴之隐白、公孙，泄其湿也。取手太阳者，丙火化气于寒水，足太阳之上源也。

治癫疾者，常与之居，察其所当取之处。病至，视之有过者泻之，置其血于瓠壶之中，至其发时，血独动矣，不动，灸穷骨二十壮，穷骨者，骶骨也。

瓠，瓠芦，壶，酒器也（以瓠芦为壶也）。骶骨，尾骶骨，督脉之长强也。

骨癫疾者，颙齿诸腧分肉皆满而骨居，汗出，烦悗。呕多沃沫，气下泄，不治。颙，音坎。

鬓旁曰颙，颙齿诸腧分肉皆满，邪气充塞也。骨居，形肉脱，骨独居也。呕多沃沫，胃败而气逆也，气下泄，脾败而气陷也，是以不治。

筋癫疾者，身卷挛，急大，刺项大经之大杼脉。呕多沃沫，气下泄，不治。

身卷挛，筋缩急也。急大，脉弦浮也。项大经之大杼脉，足太阳穴也。

脉癫疾者，暴仆，四肢之脉皆胀而纵，脉满，尽刺之出血，不满，灸之挟项太阳，灸带脉，于腰相去三寸，诸分肉本腧。呕多沃沫，气下泄，不治。癫疾，疾发如狂者，死不治。

脉满者，邪盛，故刺之，不满者，正虚，故灸之。挟项太阳，足太阳之天柱、大杼。带脉，足少阳穴，少阳行于两胁，其穴与腰相去三寸，是皆宜灸之穴，及诸分肉本腧之不满者，悉宜灸之。癫疾，发作如狂者，阳根尽脱，升泄无归，故死不治。

狂始生，先自悲也，喜忘苦怒善恐者，得之忧饥，治之取手太阴阳明及取足太阴阳明，血变而止。

取手足太阴阳明，泄其湿也。

狂始发，少卧不饥，自高贤也，自辩智也，自尊贵也，善骂詈，日夜不休，治之取手阳明太阳太阴舌下少阴。视之盛者，皆取之，不盛者，释之也。

舌下，任脉之廉泉也。少阴，手少阴之神门、少冲也。

狂言，惊，善笑，好歌乐，妄行不休者，得之大恐，治之取手阳明太阳太阴。

恐伤肾气，君相失根，故病惊狂笑歌。

狂，目妄见，耳妄闻，善呼者，少气之所生也，治之取手太阳太阴阳明足太阴头两颙。

肝主呼，惊呼不宁者，肝气怯少也。

狂者多食，善见鬼神，善笑而不发于外者，得之有所大喜，治之取足太阴太阳阳明，后取手太阴太阳阳明。

大喜伤心，君相升泄，则善笑。

狂而新发，未应如此者，先取曲泉左

右动脉及盛者见血，有顷已不已，以法治之，灸骶骨二十壮。

曲泉，足厥阴穴。

厥病七十七[1]

厥头痛，面若肿起而烦心，取之足阳明太阴。厥头痛，员员头重而痛，泻头上五行，行五，先取手少阴，后取足少阴。厥头痛，头脉痛，心悲善泣，视头动脉反盛者，尽刺去血，后调足厥阴。厥头痛，意善忘，按之不得，取头面左右动脉，后取足太阴。厥头痛，头痛甚，耳前后脉涌有热，泻出其血，后取足少阳。厥头痛，项先痛，腰脊为应，先取天柱，后取足太阳。头半寒痛，先取手少阳阳明，后取足少阳阳明。真头痛，头痛甚，脑尽痛，手足寒至节，死不治。头痛不可取于腧者，有所击堕，恶血在于内，若内伤，痛未已，可则[2]刺，不可远取也。头痛不可刺者，大痹为恶，日作者，可令少愈，不可已。

气逆曰厥，平人清升浊降，头上清虚，故痛不作，头痛，浊气之上逆也，故名曰厥。取足阳明太阴者，泻脾湿而降胃逆也。员员，头运之象。头上五行，行五者，热病五十九腧之穴，义详《素问·水热穴论》。先取手少阴，后取足少阴，交济水火，使之清升而浊降也。肺主悲，心悲善泣，肺金侮心火也。头上动脉，两额两颊耳前诸动脉也，义见《素问·三部九候论》，后调足厥阴，肝藏血，其脉会于巅也。意善忘，君火上逆而失藏也。耳前后脉涌有热，足少阳脉循耳前后下行，相火上逆，故其脉上涌而有热也。真头痛，脑痛，节寒，水凌土败（脾主四肢，脾败，故手足寒至节），阴邪上填于阳位也。则刺，则而刺之，破其恶血也。不可刺者，不可刺愈，以其大痹为恶，日

日发作者，但可令其少愈，不能全已也。

耳鸣，取耳前动脉。耳聋无闻，取耳中。耳鸣，取手中指爪甲上，左取右，右取左，先取手，后取足。耳聋，取手小指次指爪甲上与肉交者，先取手，后取足。耳痛不可刺者，耳中有脓，若有干耵聍，耳无闻也。

耳前动脉，手少阳之耳门也。耳中，手太阳之听宫也。手中指爪甲上，手厥阴之中冲也。手小指次指爪甲上与肉交者，手少阳之关冲也。耵聍，耳垢也，垢塞耳窍，以致无闻，当以法去之，未可以刺愈也。耳病亦缘浊气上逆，故谓之厥病（耵聍，音丁宁）。

厥心痛，与背相控，善瘛，始从后触其心，伛偻者，肾心痛也，先取京骨、昆仑，发针不已，取然谷[3]。厥心痛，腹胀胸满，心尤痛甚，胃心痛也，取之大都、太白。厥心痛，痛如以锥针刺其心，心痛甚者，脾心痛也，取之然谷、太溪。厥心痛，色苍苍如死状，终日不得太息，肝心痛也，取之行间、太冲。厥心痛，卧若徒居，心间痛，动作痛益甚，色不变，肺心痛也，取之鱼际、太渊。真心痛，心痛甚，手足清至节，旦发夕死，夕发旦死。心痛不可刺者，中有盛聚，不可取于腧。肠中有虫瘕及蛟蛕，皆不可取以小针。心肠懊憹作痛，肿聚，往来上下行，痛有休止，腹热喜渴涎出者，是蛟蛕也。恚[4]腹憹痛，形中上者，以手聚按而坚持之，无令得移，以大针刺之，久持之，虫不动，乃出针也。

控，牵引也。瘛，筋急也。伛偻，身

---

[1]　七十七　原脱，据目录补。
[2]　则　通"即"，"即"通"尼"，"尼"近也，"则"，近也。
[3]　然谷　原作"然骨"，据《灵枢经·厥病》及本节黄解改。
[4]　恚（pèng pēng）　《字汇》："恚，音烹。"

俯不能仰也。京骨、昆仑，足太阳穴。然谷，足少阴穴。腹胀胸满，胃气逆也。大都、太白，足太阴穴。太溪，足少阴穴。行间、太冲，足厥阴穴。卧若徒居，身无倚着也。鱼际、太渊，手太阴穴。真心痛，心痛，节清，水灭火也。中有盛聚，积聚盛也。怒腹，腹脬①胀也。懊痛，懊恼作痛。形中上者，形自中焦而上冲也，言其痛或往来上下而行，或自中焦而上行也。心痛亦缘浊气逆上，故谓之厥病。

足髀不可举，侧而取之，在枢合中，以圆利针，大针不可刺。转筋者，立而取之，可令遂已。痿厥者，张而取之，可令立快也。转筋者四语②，旧误在"本输"。

足髀，股上骨也。侧，侧卧也。在枢合中，髀枢中也。转筋者，必骹屈，故立而取之。痿厥者，必足卷，故张而取之。

风痹，病不可已者，足如履冰，时如入汤中，烦心头痛，时呕时悗，久则目眩，眩已汗出，股胫淫泺，悲以喜恐，短气不乐，不出三年死也。泺，音鹿，又音洛。

股胫淫泺，汗常出也。

寒热七十八③

黄帝问于岐伯曰：寒热瘰疬在于颈腋者，皆何气使生？岐伯曰：此皆鼠瘘寒热之毒气，留于脉而不去者也。黄帝曰：去之奈何？岐伯曰：鼠瘘之本，皆在于脏，其末上出于颈腋之间，其浮于脉中，而内未着于肌肉，而外为脓血者，易去也。黄帝曰：去之奈何？岐伯曰：请从其本引其末，可使衰去，而绝其寒热。审按其道以予之，徐往徐来以去之，其小如麦者，一刺知，三刺而已。黄帝曰：决其死生奈何？岐伯曰：反其目视之，其中有赤脉，上下贯瞳子，见一脉，一岁死，见一脉

半，一岁半死，见二脉，二岁死，见二脉半，二岁半死，见三脉，三岁死，见赤脉不下贯瞳子，可治也。

足少阳胆经，下缺盆，贯胸膈，而行胁肋，甲木化气相火，经气上逆，相火郁闭，则生寒热，筋脉壅肿，则生瘰疬，瘰疬穿漏，久而不瘳，则为鼠瘘。少阳与厥阴同气，少阳之上逆者，厥阴必病下陷，女子经涩血瘀，多生此证。是虽肝胆之证，而根源脾胃，阳虚湿旺，脾陷胃逆，是其得病之由来也。皆在于脏，在肝脾也。肝脾为本，胆胃为标，其末上出于颈腋之间，足少阳之经病之标也。请从其本引其末者，从厥阴以引少阳也。

寒热病七十九④

皮寒热者，不可附席，毛发焦，鼻槁腊，不得汗，取三阳之络，以补手太阴。肌寒热者，肌痛，毛发焦而唇槁腊，不得汗，取三阳于下，以去其血，补足太阴，以出其汗。骨寒热者，病无所安，汗注不休，齿未槁，取其少阴于阴股之络，齿已槁，死不治。骨厥亦然。

肺主皮，皮寒热者，肺病也。干肉曰腊。脾主肉，肌寒热者，脾病也。肾主骨，骨寒热者，肾病也。取少阴于阴股之络，足少阴行于股内之后廉也。齿，骨之余，齿槁则骨枯而肾绝，故死不治。

骨痹，举节不用而痛，汗注烦心，取三阴之经，补之。厥痹，厥气上及腹，取阴阳之络，视主病者，泻阳补阴经也。热厥，取足太阴少阳，皆留之。寒厥，取足阳明少阴于足，皆留之。振寒洒洒，鼓颌，不得汗出，腹胀烦悗，取手太阴。舌

---

① 脬（hēng 亨）　腹满貌。
② 转筋者四语　指"转筋者……可令立快也。"
③ 七十八　原脱，据目录补。
④ 七十九　原脱，据目录补。

纵涎下，烦悗，取足少阴。

视主病者，主病之络也。《素问·厥论》：厥之寒热者何也？故寒热诸病多厥证。

风逆，暴四肢肿，身漯漯，晞然时寒，饥则寒，饱则善变，取手太阴表里、足少阴阳明之经，肉清取荥，骨清取井、经也。厥逆为病，足暴清，胸若将裂，肠若将以刀切之，烦而不能食，脉大小皆涩，暖取足少阴，清取足阳明，清则补之，温则泻之。厥逆，腹胀满，肠鸣，胸满不得息，取之下胸二胁咳而动手者与背腧，以手按之，立快者是也。内闭不得溲，刺足少阴太阳与骶上，以长针，气逆则取其太阴阳明厥阴，甚取少阴阳明动者之经也。少气，身漯漯也，言吸吸也，骨痠体重，懈惰不能动，补足少阴。短气，息短不属，动作气索，补足少阴，去血络也。漯，音累。晞，音希。

风逆，感风而病厥逆也。身漯漯，懈倦不收也。晞然时寒，时而抽息寒噤也。饱则善变，生他证也。取手太阴表里，手太阴与手阳明为表里也。肉清，肉寒也，暖，热也，暖取足少阴，泻火而补水也，清取足阳明，泻阴而补阳也。清则补之，温则泻之，补阳而泻火也。取之下胸二胁，咳而动手者，胸下二胁之间，咳嗽而脉动于手者，足厥阴之章门、期门也。与背腧，足太阳之背腧也。以手按之，立快者，是其腧穴也。内闭不得溲，刺足少阴，涌泉、筑宾也，足太阳，委阳、飞扬、仆参、金门也，骶上，尾骶骨上，督脉之长强也。气逆则取太阴，隐白、公孙也，阳明，三里、解溪也，厥阴，章门、期门也。甚则取少阴阳明动者之经，少阴之盲俞、阴谷、太溪，阳明之大迎、人迎、气街、冲阳，皆动脉也。言吸吸，声音不续也。动作气索，气力虚泛，索然无余也。（此段旧误在"癫狂"）

身有所伤，血出多，及中风寒，若有所坠堕，四肢懈惰不收，名曰体惰，取其小腹脐下三结交，三结交者，阳明太阴脐下三寸关元也。病注下血，取曲泉。

关元，任脉穴，在脐下三寸。三结交者，任脉与阳明太阴同结于脐下三寸关元之穴，是三气之所交会也。病注下血，风木陷泄也。曲泉，足厥阴穴。（病注下血句[1]，旧误在"厥病[2]"）

刺诸热者，如以手探汤，刺寒清者，如人不欲行。胀取三阳，飧泄取三阴。阴有阳疾者，取之下陵、三里，正往无殆，气下乃止，不下，复始也。病高而内者，取之阴之陵泉，疾高而外者，取之阳之陵泉也。

热气剽悍易得，故针欲疾发，如以手探汤者，出之疾也。寒气凝涩难致，故针欲迟留，如人不欲行者，留之迟也。胀取三阳，阳气虚也。飧泄取三阴，阴气旺也。阴有阳疾，阴分而有阳疾也（下热）。下陵、三里，足阳明穴。气下，气退也。阴陵泉，足太阴穴。阳陵泉，足少阳穴。（此段旧误在"九针十二原"）

四时之变，寒暑之胜，重阴必阳，重阳必阴。故阴主寒，阳主热，寒甚则热，热甚则寒，故曰寒生热，热生寒，此阴阳之变也。故曰冬伤于寒，春生瘅热，春伤于风，夏生后泄肠澼，夏伤于暑，秋生痎疟，秋伤于湿，冬生咳嗽，是谓四时之序也。

瘅热，即温病也。冬伤于寒，春必温病诸义，详见《素问》"阴阳应象"诸论。（此段旧误在"论疾诊尺"）

春取络脉，夏取分腠，秋取气口，冬

---

① 病注下血句 指"病注下血，取曲泉。"
② 病 原作"论"，据《灵枢经》本篇病名改。

取经腧。凡此四时，各以时为齐。络脉治皮肤，分腠治肌肉，气口治筋脉，经腧治骨髓。

热病八十①

热病先肤痛，窒鼻，充面，取之皮，以第一针，五十九。苛轸鼻，索皮于肺，不得，索之火，火者，心也。

肺主皮，开窍于鼻，肤痛窒鼻充面，此肺病也，故取之皮，以第一针，五十九刺。若苛恙见于轸鼻之间（轸、枕同，即头后枕骨），则索皮于肺，不得，宜索之火，此必是心火上炎，而刑肺金也。

热病先身涩，倚而热，烦悗，唇口嗌干，取之脉，以第一针，五十九刺。肤胀口干，寒汗出，索脉于心，不得，索之水，水者，肾也。

身体燥涩，倾倚无力，热而烦悗，唇口嗌干，此脉病也，故取之脉，以第一针，五十九刺。若肤胀口干，身寒汗出，则索脉于心，不得，宜索之水，此必是肾水泛滥，而刑心火也。

热病身重骨痛，耳聋而好瞑，取之骨，以第四针，五十九刺。骨病不食，啮齿耳青，索骨于肾，不得，索之土，土者，脾也。

身重骨痛，耳聋而好瞑，是骨病也，故取之骨，以第四针，五十九刺。若骨②病不食，啮齿耳青，则索骨于肾，不得，宜索之土，此必是脾土埋郁，而刑肾水也。

热病嗌干多饮，善惊，卧不能起，取之肤肉，以第六针，五十九。目眦青，索肉于脾，不得，索之木，木者，肝也。

溢干多饮，善惊，卧不能起，此肉病也，故取之肤肉，以第六针，五十九。若目眦青，则索肉于脾，不得，宜索之木，此必是肝木抑遏，而刑脾土也。

热病面青脑痛，手足躁，取之筋间，以第四针，于四逆。筋躄目浸，索筋于肝，不得，索之金，金者，肺也。

面青脑痛，手足躁，此筋病也，故取之筋间，以第四针，于四逆（四肢厥逆）。若筋躄目浸（眼泪浸淫），则索筋于肝，不得，宜索之金，此必是肺金横塞，而刑肝木也。

热病数惊，瘈疭而狂，取之脉，以第四针，急泻有余者。癫疾毛发去，索血于心，不得，索之水，水者，肾也。

瘈，筋急，疭，筋缓。余义同上文。（瘈，音炽。疭，音纵）

热病头痛颞颥，目瘈脉痛，善衄，厥热病也，取之以第三针，视有余不足。热病体重，肠中热，取之以第四针，于其腧及下诸指间，索气于胃络，得气也。热病挟脐急痛，胸胁满，取之涌泉与阴陵泉，以第四针，针嗌里。

颞颥即鬓骨，位当足少阳之脑空。目瘈脉痛，目系急缩，抽掣作痛也。厥热病者，邪热上逆之病也。于其腧者，体重取脾腧之太白，肠热取肠腧之三间也，及下诸指间，谓足经诸指之穴也。索气于胃络，得气者，阳明之络曰丰隆，别走太阴，故索之于此，而得脾气也。足少阴太阴之脉，自足走胸，挟脐上行，故挟脐急痛，胸胁满，取足少阴之涌泉与足太阴之阴陵泉。足少阴太阴之脉，皆上络咽喉，故针嗌里，嗌里者，任脉之廉泉也。

热病三日，而气口静人迎躁者，取之诸阳，五十九刺，以泻其热而出其汗，实其阴以补其不足者。身热甚，阴阳皆静者，勿刺也。所谓勿刺者，有死征也。其可刺者，急取之，不汗出则泄。

---

① 八十　原脱，据目录补。
② 若骨　原作"骨若"，据本节经文乙转。

气口静人迎躁者，阴虚而阳盛也，故泻其热而出其汗，实其阴以补其虚。身热甚，阴阳皆静者，所谓病热而身脉静也（《素问·阴阳应象论》语）。勿刺者，以其有死征也。其可刺者，而①不得汗出，则泻其热以出其汗。

热病七日八日，脉口动喘②而短者，急刺之，汗且自出，浅刺手大指间。热病而汗且出，及脉顺可汗者，取之鱼际、太渊、大都、太白，泻之则热去，补之则③汗出，汗出太甚，取内踝上横脉以止之。

七日八日，经尽表解之期，脉口动喘而短者，阴气非衰，热欲泄而未能，是其汗且自出，但须待时耳，故急刺之，以泻其热而出其汗。手大指间，手太阴之少商也。鱼际、太渊，手太阴穴。大都、太白，足太阴穴。泻之则热去，泻其阳也。补之则汗出，补其阴也。内踝上横脉，足太阴之三阴交也。

热病已得汗出，而脉尚躁，喘且复热，喘甚者死，勿肤刺。热病七日八日，脉不躁，躁不散数，后三日中有汗，三日不汗，四日死，未曾汗者，勿腠刺之。

勿肤、腠刺者，亦以其有死征也。

热病已得汗，而脉尚躁盛，此阴脉之极也，死，其得汗而脉静者，生。热病脉尚盛躁，而不得汗者，此阳脉之极也，死，脉盛躁，得汗静者，生。

阴脉之极，阴气绝也。阳脉之极，阳气亢也。

热病七日八日，脉微小，病者溲血，口中干，一日半而死，脉代者，一日死。热病不知所痛，耳聋，不能自收，口中干，阳热甚，阴颇有寒者，热在髓，死不可治。

阳亢阴枯，则死。

热病不可刺者有九，一曰汗不出，大颧发赤，哕者死，二曰泄而腹满甚者死，三曰目不明，热不已者死，四曰老人婴儿，热而腹满者死，五曰汗不出，呕下血者死，六曰舌本烂，热不已者死，七曰咳而衄，汗不出，出不至足者死，八曰髓热者死，九曰热而痉者死，腰折瘛疭齿噤齘也。凡此九者，不可刺也。齘，音介。

腰折、瘛疭、齿噤齘，痉之证也。（牙闭曰噤。切齿曰齘）

所谓五十九刺者，两手外内侧各三，凡十二痏，五指间各一，凡八痏，足亦如是，头入发一寸傍三分各三，凡六痏，更入发三寸傍五，凡十痏，耳前后口下各一，项中一，凡六痏，巅上一，囟会一，发际二，廉泉一，风池二，天柱二。

两手外内侧各三，外侧，太阳之少泽，少阳之关冲，阳明之商阳，内侧，太阴之少商，厥阴之中冲，少阴之少冲，左右共十二穴。五指间各一，太阳之后溪，少阳之中渚，阳明之三间，少阴之少府，手太阴厥阴本节后无穴，四经左右共计八穴。足亦如是，太阳之束骨，少阳之临泣，阳明之陷谷，太阴之太白，足厥阴本节后无穴，少阴入足心，不行于指，四经左右共计八穴。头入发一寸傍三，足太阳之五处、承光、通天也，左右共六穴。更入发三寸傍五，足少阳之临泣、目窗、正营、承灵、脑空也，左右共十穴。耳前后口下各一，耳前，足少阳之听会，耳后，足少阳之完骨，口下，任脉之承浆，项中一，督脉之痖门，左右前后共六穴。巅上一，督脉之百会也。囟会一，督脉穴。发际二，前发际，督脉之神庭，后发际，督脉之风府，前后共二穴。廉泉一，任脉穴。风池二，足少阳穴。天柱二，足太阳

① 而　犹如也。
② 喘　疾也。
③ 则　原脱，据《灵枢经·热病》及本节黄解补。

穴。共计五十九穴。(此与《素问·水热穴论》热病五十九腧穴多不同,另是一法)

病始手臂者,先取手阳明太阴而汗出病始头首者,先取项太阳而汗出病始足胫者,先取足阳明而汗出臂太阴可汗出,足阳明可汗出。病先起于阳,后入于阴者,先取其阳,后取其阴,浮而取之。故取阴而汗出甚者,止之于阳,取阳而汗出甚者,止之于阴。

首六句①与《素问·刺热》同。(此段旧误在"寒热病"。先起于阳五句②,在本篇中)

痈疽八十一③

黄帝曰:余闻肠胃受谷,上焦出气,以温分肉,而养骨节,通腠理。中焦出气如露,上注溪谷,而渗孙脉,津液和调,变化而赤为血。血和则孙脉先满溢,乃注于络脉,皆盈,乃注于经脉。阴阳已张,因息乃行,行有经纪,周有道理,与天合同,不得休止。切而调之,从虚去实,泻则不足,疾则气减,留则气后,从实去虚,补则有余,血气已调,形气乃持。余已知血气之平与不平,未知痈疽之所从生?成败之时死生之期有远近,何以度之?可得闻乎?

阴阳已张,因息乃行,经脉为阴,络脉为阳,阴阳已盛,以息往来也。其行则有经纪(营行阴阳相间,卫行夜阴昼阳),其周则有道理(经脉周身十六丈二尺,一日一夜五十周),与天度合同,不得休止(一日百刻,两刻一周)。疾则气减,疾出针也。留则气后,久留针也。形气乃持,得其平也。

岐伯曰:经脉流行不止,与天同度,与地合纪。故天宿失度,日月薄蚀,地经失纪,水道流溢,草萱不成,五谷不殖,径路不通,民不往来,巷聚邑居,则别离异处,血气犹然,请言其故。夫血脉营卫,周流不休,上应星宿,下应经数。寒邪客于经络之中则血泣,血泣则不流,不流则卫气归之,不得复反,故痈肿。寒气化为热,热盛则肉腐,肉腐则为脓,脓不泻则烂筋,筋烂则伤骨,骨伤则髓消,不当骨空,不得泄泻,血枯空虚,则筋骨肌肉不相荣,经脉败漏,熏于五脏,脏伤故死矣。泣,涩同。

下应经数,应于经水之数也。寒邪客于经络之中,阻其营血,血涩不通,卫气归之,不得复反(前行遇阻,不能后退),故生痈肿(痈,壅也。壅阻不散,故作肿)。寒邪外束,内郁为热,肉腐脓化,烂筋伤骨,骨伤髓消,而不当骨空,不得泄泻,血枯而空虚,则筋骨肌肉不相荣养,经脉败漏,熏于五脏,脏伤故死矣。

黄帝曰:愿尽闻痈疽之形,与忌日名。岐伯曰:痈发于嗌中,名曰猛疽。猛疽不治,化为脓,脓不泻,塞咽,半日死。其化为脓者,泻则合豕膏,冷食,三日而已。

泻则合豕膏,冷食,泻法如是也。

发于颈,名曰夭疽,其痈大以赤黑。不急治,则热气下入渊腋,前伤任脉,内熏肝肺,熏肝肺,十余日而死矣。

渊腋,足少阳穴。

阳气大发,消脑留顶,名曰脑烁,其色不乐,顶痛而如刺以针。烦心者死,不可治。

烦心者死,神败故也。

发于肩及臑,名曰疵痈,其状赤黑。急治之,此令人汗出至足,不害五脏,痈

---

① 首六句　指"病始手臂者……先取足阳明而汗出。"
② 先起于阳五句　指"病先起于阳……浮而取之。"
③ 八十一　原脱,据目录补。

发四五日，逞① 焫之。

臂内嫩肉曰臑。汗出至足者，地在肺肝两经之介，胆火刑肺，收敛失政也。此在经络，故不害五脏。逞焫之者，逞时早灸之也。

发于腋下，赤坚者，名曰米疽。治之以砭石，欲细而长，疏砭之，涂以豚膏，六日已，勿裹之。其痈坚而不溃者，为马刀挟缨，急治之。

马刀挟缨，即瘰疬也，弯如马刀，挟于缨旁，故名。缨，冠缨也（即带结于颈者）。

发于胸，名曰井疽，其状如大豆，三四日起。不早治，下入腹，不治，七日死矣。

下入腹，不治，五脏皆败也。

发于膺，名曰甘疽，色青，其状如谷实蒌藈，常苦寒热。急治之，去其寒热。十岁死，死后出脓。

谷实，谷粒也。

发于胁，名曰败疵，败疵者，女子之病也。灸之，其病大痈脓，治之，其中乃有生肉，大如赤小豆，锉䔖藈草根各一升，以水一斗六升煮之，竭为取三升，则强饮，厚衣，坐于釜上，令汗出至足已。

䔖藈草，即菱角、连翘二草也。

发于股胫，名曰股胫疽，其状不甚变，而痈脓抟骨。不急治，三十日死矣。

其状不甚变，而痈脓抟骨，外不甚变，而脓浸于骨也。

发于尻，名曰锐疽，其状赤坚大。急治之，不治，三十日死矣。

尻，尾骶也。

发于股阴，名曰赤施。不急治，六十日死。在两股之内，不治，十日而当死。

在两股之内，双股俱病也。

发于膝，名曰疵痈，其状大痈，色不变，寒甚如坚石。勿石，石之者死，须其柔，乃石之者生。诸痈疽之发于节而相应者，不可治也。发于阳者，百日死，发于阴者，三十日死。

勿石，勿用砭石也。须其柔，乃石之，脓成而肉软也。发于筋节而相应者，左右相应也。阳者，在外，阴者，在内也。

发于胫，名曰兔啮，其状赤，至骨。急治之，不治害人也。

胫，膝下大骨也。

发于内踝，名曰走缓，其状痈，色不变。数石其腧，而止其寒热，不死。

石其腧，砭石刺其腧穴也。

发于足上下，名曰四淫，其状大痈。急治之，百日死。

发于足上下，地居四肢之末，邪气淫泆，故曰四淫。

发于足旁，名曰厉痈，其状不大，初如小指发。急治之，去其黑者，不消辄益，不治，百日死。

不消辄益，不消减即增益也。

发于足指，名曰脱痈。其状赤黑，死不治，不赤黑，不死。不衰，急斩之，不则死矣。不、否同。

不衰，急斩之，势不衰减，急斩其指也。

五脏身有五部，伏兔一，腓二，腓者，腨也，背三，五脏之腧四，项五。此五部有痈疽者死。此段旧误在"寒热病"。

伏兔，足阳明穴。

黄帝曰：夫子言痈疽，何以别之？岐伯曰：营卫稽留于经脉之中，则血泣而不行，不行则卫气从之而不通，壅遏而不得行，故热。大热不止，热胜则肉腐，肉腐则为脓。然不能陷，骨髓不为焦枯，五脏不为伤，故命曰痈。黄帝曰：何谓疽？岐

---

① 逞　疾也。

伯曰：热气淳盛，下陷肌肤，筋髓枯，内连五脏，血气竭，当其痈下筋骨良肉皆无余，故命曰疽。疽者，上之皮夭以坚，上如牛领① 之皮，痈者，其皮上薄以泽，此其候也。

痈者，气血浅壅于外，疽者，气血深阻于内也。

灵枢悬解卷九终

---

① 领　颈也。

难 经 悬 解

清·黄元御　撰

难经悬解自序

　　昔黄帝传《内经》，扁鹊作《难经》，《史·仓公传》所谓黄帝、扁鹊之脉书，黄帝脉书即《内经》，扁鹊脉书即《难经》也。妙理风生，疑丛雾散，此真千古解人[①]！其见五脏癥结，全恃乎此，不须长桑灵药，上池神水也，而《史》传载之，此子长[②]不解耳。

　　扁鹊姓秦，名越人，齐勃海人也，家于鄚[③]。为医或在齐，或在赵，在齐号卢医，在赵名扁鹊。过邯郸，闻贵妇人，即为带下医。过洛阳，闻周人爱老人，即为耳目痹医。入咸阳，闻秦人爱小儿，即为小儿医。扁鹊名闻天下，其生虢太子也，天下尽以扁鹊能生死人。扁鹊曰：越人非能生死人也，此自当生者，越人能使之起耳。《史·扁鹊传》。

　　嗟乎！秦越人不能生死人，何今之人偏能死生人耶？天下之病，孰非当生者，遇越人而生，遇余人而死。越人，一人而已，而后世医工，自仲景以来，不知几千人也，则其当生者，万不一生矣。人无不病，医无不死，遥遥二千年中，死于兵荒刑戮者十之一，死于医药服食者十之九。天地之大德曰生，庸妄之大憝曰杀，天地之善生，不敌庸妄之善杀也，仁人君子，能无恸乎！来者悲生灵之毒祸，伤今古之奇冤，未得晏然自已也。

　　丙子五月，《灵枢解》[④] 成。岐黄而后，难《灵》《素》者，扁鹊耳。代天地司生者寥寥无几，代天地司杀者芸芸不绝，《难经》不可不解也。五月十六日创始，二十二日书竣。

　　扁鹊，千古死人也，孰知死人而生死人？扁鹊生不能生死人也，况其死乎！但使自今以往，当生者皆使之起，则扁鹊虽死，而其德大矣！

　　　　　　　　　　　　　　　　　　　　乾隆二十一年五月丙寅黄元御撰

---

　　① 解人　谓见事高明，通晓理趣之人也。
　　② 子长　汉·司马迁，字子长。
　　③ 鄚　原作"郑"，形近之误。"鄚"，今河北省任邱县，春秋时属齐国版图。
　　④ 《灵枢解》　即《灵枢悬解》。

新刻难经悬解叙

昔黄帝与岐伯、雷公、鬼臾区之伦，质疑辨难，更相问答，作《素问》《灵枢》，垂法万世。其理玄，其趣博，文约而旨丰，事近而义远，读之者且浩乎莫寻其津涯，杳乎莫测其渊深也，又孰从而难之哉！勃海秦越人，析其秘，撷其腴，著《难经》二卷，信足阐古圣之精微，为大道之津筏，后有作者，弗可及矣。

惜乎！去圣逾远，斯道逾微。虽注之者先后数十家，多出自凡庸之手。或援经引典，半涉支离，或编说绘图，适形固陋。间有一斑略识，而豹管徒窥，非无寸莛① 偶持，而鲸铿② 莫发，适以滋下土之聚讼，何足衍先哲之绪言！盖非至明者，不能究厥指归，且非至精者，不能穷其理致也。

昌邑黄坤载先生，博极群书，兼综众妙，蕴探玉版，钥启灵兰，意蕊争飞，飞源默印。遂草兹玄构，以绍彼薪传，顿使榛芜③ 路辟，匣镜尘捐，宿障云开，旧疑冰释。然而青萍结绿④，识者綦⑤ 难，白雪阳春，知音盖鲜，苟非广为流传，将虑久而湮没。偶得秘帙，亟付梓人，庶几斯学晦而复明，微言绝而更续，播之后代，永永无穷耳。

同治十一年壬申四月阳湖冯承熙叙

---

① 莛（tíng 廷）　杆也。
② 鲸铿　以鲸鱼形之杵，以之撞钟也。
③ 榛芜　草木丛杂也。
④ 青萍结绿　"青萍"，剑名。"结绿"，宝玉名。"青萍结绿"，稀世之宝也。
⑤ 綦（qí 奇）　《荀子·王霸》："目欲綦色，耳欲綦声。"《注》："綦，极也。"

目　　录

难经悬解卷上

昌邑黄元御坤载解

一　难

一难曰：十二经中，皆有动脉，独取寸口，以决五脏六腑死生吉凶之法，何谓也？然：寸口者，脉之大会，手太阴之动脉也。

难，问难①也。《难经》者，问难《黄帝内经》之义也。（黄帝谘岐伯，作《素问》《灵枢经》，谓之《内经》）

十二经中，皆有动脉，手太阴脉动中府、云门、天府、侠白，手阳明脉动合谷、阳溪，手少阴脉动极泉、神门，手太阳脉动天窗，手厥阴脉动劳宫，手少阳脉动禾髎，足太阴脉动箕门、冲门，足阳明脉动大迎、人迎、气街、冲阳，足少阴脉动太溪、阴谷，足太阳脉动委中，足厥阴脉动太冲、五里、阴廉，足少阳脉动听会、颔厌（皆穴名）。然，答语辞。寸口者，脉之大会，以肺主气，十二经之脉动，肺气鼓之也，故肺朝百脉（十二经脉，皆朝宗于肺），而大会于寸口。寸口者，气口成寸，以决死生（《素问·经脉别论》语），故曰寸口（气口即寸口也），寸口三部，鱼际为寸，太渊为关，经渠为尺（皆穴名），是手太阴肺经之动脉也。四十五难：脉会太渊，亦是此义。

人一呼脉行三寸，一吸脉行三寸，呼吸定息脉行六寸。人一日一夜，凡一万三千五百息，脉行五十度，周于身，漏水下百刻。营卫行阳二十五度，行阴亦二十五度，为一周也，故五十度复会于手太阴。

寸口者，五脏六腑之所终始，故法取于寸口也。

《灵枢·五十营》：漏水下百刻，以分昼夜。人一呼脉再动，气行三寸，一吸脉亦再动，气行三寸，呼吸定息，气行六寸。十息，气行六尺。二百七十息，气行十六丈二尺，气行一周于身，下水二刻。二千七百息，气行十周于身，下水二十刻。一万三千五百息，气行五十营于身，水下百刻，凡行八百一十丈。《灵枢·营卫生会》：人受气于谷，谷入于胃，以传于肺，其清者为营，浊者为卫，营在脉中，卫在脉外，营周不休，五十而复大会。卫与营，俱行于阳二十五度（手足六阳），行于阴亦二十五度（手足六阴），一周也，故五十度而复大会于手太阴矣（会于手太阴之寸口）。经脉一日五十周，今日平旦，始于手太阴之寸口，明日平旦，又会于手太阴之寸口，此五脏六腑之所终始，故法取于寸口也。

会寸口者，营气也，故气口成寸，以决死生，但言营气。若卫气，则今日平旦，始于足太阳之睛明，明日平旦，又会于睛明，不会于寸口也。

二　难

二难曰：脉有尺寸，何谓也？然：尺寸者，脉之大要会也。从关至尺是尺内，阴之所治也，从关至鱼际是寸口内，阳之

————
① 问难　谓析疑辩惑，相与驳诘也。

所治也。故分寸为尺，分尺为寸，故阴得尺中一寸，阳得寸内九分，尺寸始终，一寸九分，故曰尺寸也。

寸口者，脉之大要会，言是经脉中绝大之要会也。尺中主阴，寸口主阳，关上阴阳之中分也。分寸为尺者，分一尺之一寸为尺也，分尺为寸者，分一尺之九为寸也。阴得尺中之一寸，曰尺者，以一寸为一尺也，阳得寸内之九分，曰寸者，以一分为一寸也，其实尺寸始终，止得一寸九分而已。

三　难

三难曰：脉有太过，有不及，有阴阳相乘，有覆有溢，有关有格，何谓也？然：关之前者，阳之动也，脉当见九分而浮，过者法曰太过，减者法曰不及，遂上鱼为溢，为外关内格，此阴乘之脉也。关以后者，阴之动也，脉当见一寸而沉，过者法曰太过，减者法曰不及，遂入尺为覆，为内关外格，此阳乘之脉也。故曰覆溢，是其真脏之脉，人不病而死也。

掌内手大指根丰肉曰鱼。关前为阳脉，当见九分而浮，遂上鱼为溢，此不止九分，而浮亦乖常，是阳脉之太过者，为外关内格，此阴乘阳位之脉也。关后为阴脉，当见一寸而沉，遂入尺为覆，此不止一寸，而沉亦殊恒，是阴脉之太过者，为内关外格，此阳乘阴位之脉也。外关内格者，阴格于内而阳关于外也。内关外格者，阳格于外而阴关于内也。溢者，如水之满溢也。覆者，如墙之倾覆也。真脏之脉，胃气绝也（义详《素问·玉机真脏》）。《灵枢·终始》：人迎四盛，且大且数，名曰溢阳，溢阳为外格，外格不通，死不治，寸口四盛，且大且数，名曰溢阴，溢阴为内关，内关不通，死不治，义与此异。

四　难

四难曰：脉有阴阳之法，何谓也？然：呼出心与肺，吸入肾与肝，呼吸之间，脾受谷味也，其脉在中。浮者阳也，沉者阴也，故曰阴阳也。

阳浮而阴沉，心肺为阳，故呼出者，心肺之气也，肾肝为阴，故吸入者，肾肝之气也，呼吸之间，不浮不沉，其应在脾，是脾之受谷味，而在中者也。

心肺俱浮，何以别之？然：浮而大散者，心也，浮而短涩者，肺也。肝肾俱沉，何以别之？然：牢而长者，肝也，按之而濡，举指来实者，肾也。脾主中州，故其脉在中。是阴阳之法也。

心肺俱浮，而心则大散，肺则短涩，是肺脉浮而微沉也。肝肾俱沉，而肾则濡实，肝则牢长，是肝脉沉而微浮也。

脉有一阴一阳、一阴二阳、一阴三阳、有一阳一阴、一阳二阴、一阳三阴，如此之言，寸口有六脉俱动耶？然：此言者，非有六脉俱动也，谓浮沉长短滑涩也。浮者阳也，滑者阳也，长者阳也，沉者阴也，短者阴也，涩者阴也。所谓一阴一阳者，谓脉来沉而滑也。一阴二阳者，谓脉来沉滑而长也。一阴三阳者，谓脉来浮滑而长，时一沉也。所谓一阳一阴者，谓脉来浮而涩也。一阳二阴者，谓脉来长而沉涩也。一阳三阴者，谓脉来沉涩而短，时一浮也。各以其经所在，名病逆顺也。

各以其经所在，名病逆顺，左寸候心，右寸候肺，两关候肝脾，两尺候肾也。

五　难

五难曰：脉有轻重，何谓也？然：初持脉，如三菽之重，与皮毛相得者，肺部也，如六菽之重，与血脉相得者，心部也，如九菽之重，与肌肉相得者，脾部也，如十二菽之重，与筋平者，肝部也，按之至骨，举指来疾者，肾部也，故曰轻重也。

肺主皮，心主脉，脾主肉，肝主筋，肾主骨，故其脉各见其部。菽，豆也。

六　难

六难曰：脉有阴盛阳虚，阳盛阴虚，何谓也？然：浮之损小，沉之实大，故曰阴盛阳虚，沉之损小，浮之实大，故曰阳盛阴虚，是阴阳虚实之意也。

阴位于里，其脉沉，阳位于表，其脉浮。

七　难

七难曰：经言少阳之至，乍大乍小，乍短乍长，阳明之至，浮大而短，太阳之至，洪大而长，太阴之至，紧大而长，少阴之至，紧细而微，厥阴之至，沉短而敦，此六者，是平脉也？将病脉耶？然：皆王脉也。

经，《内经》。《素问·著至教论》：太阳脉至，洪大以长，少阳脉至，乍数乍疏，乍短乍长，阳明脉至，浮大而短（旧①误在"平人气象论"）。王脉，脉之得令而气王也。

其气以何月？各王几日？然：冬至后，得甲子，少阳王，复得甲子，阳明王，复得甲子，太阳王，复得甲子，太阴王，复得甲子，少阴王，复得甲子，厥阴王。王各六十日，六六三百六十日，以成一岁。此三阴三阳之王时日大要也。

一岁三百六十日，六气分王，各六十日。冬至子半阳生，始得甲子，三阳当令，夏至午半阴生，始得甲子，三阴司气。日六竟②而周甲，甲六复而终岁

（《素问·六节脏象论》语），六气分王六甲，而终一岁，一定之数也。

八　难

八难曰：寸口脉平而死者，何谓也？然：诸十二经脉者，皆系于生气之原。所谓生气之原者，谓十二经之根本也，谓肾间动气也。此五脏六腑之本，十二经脉之根，呼吸之门，三焦之原，一名守邪之神。故气者，人之根本也，根绝则茎叶枯矣。寸口脉平而死者，生气独绝于内也。

气根于水，肾间动气，是谓人身生气之原，五脏六腑之本，十二经脉之根，呼吸之门，三焦之原，一名守邪之神。此气者，人之根本，譬之树木，根绝则茎叶枯矣。寸口脉平而人死者，水中生气独绝于内也。（守邪之神，保固真气，捍御外邪也）

九　难

九难曰：何以别知脏腑之病？然：数者腑也，迟者脏也，数则为热，迟则为寒，诸阳为热，诸阴为寒，故以别知脏腑之病也。

腑脉数，脏脉迟，数为热，迟为寒。

十　难

十难曰：一脉十变者，何谓也？然：五邪刚柔相逢之意也。假令心脉急甚者，肝邪干心也，心脉微急者，胆邪干小肠也，心脉大甚者，心邪自干心也，心脉微大者，小肠邪自干小肠也，心脉缓甚者，脾邪干心也，心脉微缓者，胃邪干小肠也，心脉涩甚者，肺邪干心也，心脉微涩

---

① 旧　旧本。黄氏谓其著述为"新书"（见《素问悬解自序》），相对而言，指《难经》当时之传本为旧本。下同。

② 竟（qìng 庆）　终也。

者，大肠邪干小肠也，心脉沉甚者，肾邪干心也，心脉微沉者，膀胱邪干小肠也。五脏各有刚柔邪，故令一脉辄变为十也。

一脉十变，义见《灵枢·邪气脏腑病形论》。五邪，五脏五腑之邪。刚柔，脏邪刚，腑邪柔，肝脉急，肝合胆，心脉大，心合小肠，脾脉缓，脾合胃，肺脉涩，肺合大肠，肾脉沉，肾合膀胱，刚则脉甚，柔则脉微。脏腑之邪各五，二五为十，故令一脉变为十也。此候小肠与心脉，即候心小肠于左寸、肺大肠于右寸之法也。

大小肠腑虽至浊，而其经自手走头，乃六阳中之至清者，故可候于两寸。后世庸愚，乃欲候二肠于两尺，狂妄极矣！

十 一 难

十一难曰：经言脉不满五十动而一止，一脏无气者，何脏也？然：人吸者随阴入，呼者因阳出，今吸不能至肾，至肝而还，故知一脏无气者，肾气先尽也。

经，《灵枢》。"五十营"：五十动而不一代者，五脏皆受气，四十动一代者，一脏无气，三十动一代者，二脏无气，二十动一代者，三脏无气，十动一代者，四脏无气，不满十动一代者，五脏无气。人吸者随阴入，呼者因阳出，今吸不能至肾，至肝而还，则五十动中必见代止，故知一脏无气者，肾气先尽也。由肾而肝，由肝而脾，由脾而心，由心而肺，其次第也。

十 二 难

十二难曰：经言五脏脉已绝于内，用针者反实其外，五脏脉已绝于外，用针者反实其内，内外之绝，何以别之？然：五脏脉已绝于内者，肾肝脉绝于内也，而医反补其心肺，五脏脉已绝于外者，心肺脉绝于外也，而医反补其肾肝。阳绝补阴，阴绝补阳，是谓实实虚虚，损不足而补有余。如此死者，医杀之耳。

经，《灵枢》。"九针十二原"：五脏之气已绝于内，而用针者反实其外，是谓重竭，重竭则必死，其死也静，五脏之气已绝于外，而用针者反实其内，是谓逆厥，逆厥则必死，其死也躁。肝肾为阴，心肺为阳，阳在外，阴在内，绝于内者，肾肝之气也，绝于外者，心肺之气也。

十 三 难

十三难曰：经言见其色而不得其脉，反得相胜之脉者即死，得相生之脉者病即自已，色之与脉，当参相应，为之奈何？然：五脏有五色，皆见于面，亦当与寸口尺内相应。假令色青，其脉当弦而急，色赤，其脉浮大而散，色黄，其脉中缓而大，色白，其脉浮涩而短，色黑，其脉沉濡而滑，此所谓五色之与脉，当参相应也。

经，《灵枢》。"邪气脏腑病形"：色青者，其脉弦，赤者，其脉钩，黄者，其脉代，白者，其脉毛，黑者，其脉石。见其色而不得其脉，反得其相胜之脉则死矣，得其相生之脉则病已矣。（濡、软同）

脉数，尺之皮肤亦数，脉急，尺之皮肤亦急，脉缓，尺之皮肤亦缓，脉涩，尺之皮肤亦涩，脉滑，尺之皮肤亦滑。

此段，《灵枢·邪气脏腑病形》文。五脏各有声色臭味，当与寸口尺内相应，其不应者，病也。假令色青，其脉浮涩而短，若大而缓，为相胜，浮大而散，若小而滑，为相生也。经言知一为下工，知二为中工，知三为上工，上工者十全九，中工者十全八，下工者十全六，此之谓也。

肝木色青，浮涩而短，肺脉，胜肝者也，大而缓，脾脉，肝所胜也，浮大而散，心脉，肝所生也，小而滑，肾脉，生肝者也。经言知一为下工六语①，亦"邪气脏腑病形"文。

十四难

十四难曰：脉有损至，何谓也？然：一呼再至曰平，三至曰离经，四至曰夺精，五至曰死，六至曰命绝，此至之脉也。何谓损？然：一呼一至曰离经，二呼一至曰夺精，三呼一至曰死，四呼一至曰绝命，此损之脉也。至脉从下上，损脉从上下也。

至脉从下上，自下而升也。损脉从上下，自上而降也。

损脉之为病奈何？然：一损损于皮毛，皮聚而毛落，二损损于血脉，血脉虚少，不能荣于五脏六腑也，三损损于肌肉，肌肉消瘦，饮食不能为肌肤，四损损于筋，筋缓不能自收持，五损损于骨，骨痿不能起于床。反此者，至脉之病也。从上下者，骨痿不能起于床者死，从下上者，皮聚而毛落者死。

肺主皮毛，心主血脉，脾主肌肉，肝主筋，肾主骨。损脉从上下，骨痿不起者，自肺而之②肾也，至脉从下上，皮聚毛落者，自肾而之肺也。

治损之法奈何？然：损其肺者，益其气，损其心者，调其营卫，损其脾者，调其饮食，适其寒温，损其肝者，缓其中，损其肾者，益其精，此治损之法也。

肝病者，木郁土贼，腹满里急，故宜缓其中。

脉有一呼再至，一吸再至，有一呼三至，一吸三至，有一呼四至，一吸四至，有一呼五至，一吸五至，有一呼六至，一吸六至，有一呼一至，一吸一至，有再呼一至，再吸一至。脉来如此，何以别知其病也？

损至之脉有轻重，则病亦不同，应有分别之法。

然：脉来一呼再至，一吸再至，不大不小，曰平。一呼三至，一吸三至，为适③ 得病，前大后小，即头痛目眩，前小后大，即胸满短气。一呼四至，一吸四至，病欲甚，脉洪大者苦烦满，沉细者腹中痛，滑者伤热，涩者中雾露。一呼五至，一吸五至，其人当困，沉细夜加，浮大昼加，不大不小，虽困可治，其有大小者，为难治。一呼六至，一吸六至，为死脉也，沉细夜死，浮大昼死。

前谓寸，后谓尺，寸大尺小，浊气上逆，故头痛目眩，寸小尺大，清气下陷，肝脾④ 不升，则肺胃不降，故胸满短气。脉洪大者苦烦满，胆胃上逆而火升也（胆木化气相火）。沉细者腹中痛，肝脾下陷而木贼也。滑者伤热，温气内郁而肝病也。涩者中雾露，寒气外袭而肺病也。夜为阴，昼为阳，沉细阴盛故夜加，浮大阳盛故昼加，甚者则死也。

一呼一至，一吸一至，名曰损，人虽能行，犹当着床，所以然者，血气皆不足故也。再呼一至，再吸一至，名曰无魂，无魂者，当死也，人虽能行，名曰行尸。

无魂，魂绝而神败也。

上部有脉，下部无脉，其人当吐，不吐者死。上部无脉，下部有脉，虽困无能为害。所以然者，人之有尺，譬如树之有根，枝叶虽⑤ 枯槁，根本将自生，脉有根本，人有元气，故知不死。

---

① 六语　指"经言知一为下工……下工者十全六。"
② 之　至也。
③ 适　才也。
④ 肝脾　原作"脾肝"，诸本均同，据下文"肺胃不降"、"肝脾下陷"文例乙转。
⑤ 虽　原脱，诸本均同，据《难经本义·十四难》及下文"根本将自生"补。

饮食不消，停蓄中脘，阳遏不降，故上部有脉，下部无脉，当吐之则愈。若非吐证，而见此脉者，是根本败竭，法主死也。

十 五 难

十五难曰：经言春脉弦，夏脉钩，秋脉毛，冬脉石，是王① 脉耶？将病脉也？然：弦钩毛石者，四时之脉。春脉弦者，肝东方木也，万物始生，未有枝叶，故其脉之来，濡弱而长，故曰弦，夏脉钩者，心南方火也，万物之所茂，垂枝布叶，皆下曲如钩，故其脉之来，来② 疾去迟，故曰钩，秋脉毛者，肺西方金也，万物之所终，草木花叶，皆秋而落，其枝独在，若毫毛也，故其脉之来，轻虚以浮，故曰毛，冬脉石者，肾北方水也，万物之所藏也，极冬之时，水凝如石，故其脉之来，沉濡而滑，故曰石，此四时之脉也。

经，《素问·玉机真脏论》。

如有变奈何？然：春脉弦，反者为病。何谓反？然：其气来实强，是谓太过，病在外，气来虚微，是谓不及，病在内。脉来③ 厌厌聂聂，如循榆叶曰平，益实而滑，如循长竿曰病，急而劲益强，如新张弓弦曰死。春脉微弦曰平，弦多胃气④ 少曰病，但弦无胃气⑤ 曰死，春以胃气为本。

《素问·平人气象论》：平肺脉来，厌厌聂聂，如落榆荚，曰肺平。

夏脉钩，反者为病，何谓反？然：气来实强，是谓太过，病在外，气来虚微，是谓不及，病在内。脉来累累如环，如循琅玕曰平，来而益数，如鸡举足曰病，前曲后居，如操带钩曰死。夏脉微钩曰平，钩多胃气少曰病，但钩无胃气曰死，夏以胃气为本。

"平人气象论"：实而益数，如鸡举足，曰脾病。

秋脉毛，反者为病，何谓反？然：其气来实强，是谓太过，病在外，气来虚微，是谓不及，病在内。其脉来蔼蔼如车盖，按之益大曰平，不上不下，如循鸡羽曰病，按之萧索，如风吹毛曰死。秋脉微毛曰平，毛多胃气少曰病，但毛无胃气曰死，秋以胃气为本。

"仲景脉法"⑥：脉蔼蔼如车盖者，名曰阳结也。

冬脉石，反者为病，何谓反？然：气来实强，是谓太过，病在外，气来虚微，是谓不及，病在内。脉来上大下兑⑦，濡滑如雀之喙曰平，啄啄连属，其中微曲曰病，来如解索，去如弹石曰死。冬脉微石曰平，石多胃气少曰病，但石无胃气曰死，冬以胃气为本。

"平人气象论"：锐坚如乌之喙，曰脾死。喘喘连属，其中微曲，曰心病。

胃者，水谷之海，主禀四时，皆以胃气为本，是谓四时之变病，生死之要会也。脾者，中州也，其平和不可得见，衰乃见耳，来如雀之喙，如水之下漏，是脾衰之见也。

主禀四时，四时所禀也。

此篇，引"玉机真脏"、"平人气象"二论，而语微颠倒。

十 六 难

十六难曰：脉有三部九候，有阴阳，

---

① 王　通旺
② 来　原脱，据上下文例补。
③ 脉来　原作"气"，诸在均同，据本难下文文例改。
④ 气　原脱，诸本均同，据《难经本义·十五难》及本难下文文例补。
⑤ 气　原脱，诸本均同，据《难经本义·十五难》及本难下文文例补。
⑥ 仲景脉法　指《伤寒论·辨脉篇》。
⑦ 兑（ruì 瑞）　通"锐"。

有轻重，有六十首，一脉变为四时，离圣久远，各自是其法，何以别之？然：是其病，有内外证。

三部九候，见十八难。阴阳，见四难。轻重，见五难。六十首，《素问·方盛衰论》：圣人持诊之道，先后阴阳而持之，奇恒之势，乃六十首，盖上古诊法也。一脉变为四时，即十五难春弦、夏钩、秋毛、冬石也。脉法不一，离圣久远，人各自是其法，何以别其是非长短也？是其病，有内外证，言凡病，但以内外之证验之，自得其真，不必拘拘于诸法也。

其病为之奈何？然：假令得肝脉，其外证善洁面青善怒，其内证脐左有动气，按之牢若痛，其病满闭，溲便难，四肢转筋，有是者，肝也，无是者，非也。

肝脉弦，其色青，其志怒（凡物稍不如意则怒生，是为善洁）。其位在脐左，其主筋，其性疏泄，风木郁遏，疏泄不行，则腹满便闭，前后皆阻，四肢转筋也。

假令得心脉，其外证面赤口干善笑，其内证脐上有动气，按之牢若痛，其病烦心心痛，掌中热而哕[①]，有是者，心也，无是者，非也。

心脉钩，其色赤，其声笑，其位在脐上。哕，呕而无物，心烦作恶也。

假令得脾脉，其外证面黄善噫善思善味，其内证当脐上有动气，按之牢若痛，其病腹胀满，食不消，体重节痛，怠惰嗜卧，四肢不收，有是者，脾也，无是者，非也。

脾脉代（脾脉缓，随四时更代，弦钩毛石之中而有缓象，是即脾脉，脾不主时也），其色黄，其志思，其主味，其位当脐，其主四肢。脾为太阴湿土，湿旺脾郁，不能消化水谷，则腹满食停（脾郁腹满，则胃气上逆，而生哕噫），体重节

痛（湿流关节），怠惰嗜卧（脾土困倦，则欲卧眠），四肢不收也。

假令得肺脉，其外证面白善嚏，悲愁不乐，欲哭，其内证脐右有动气，按之牢若痛，其病喘咳，洒淅寒热，有是者，肺也，无是者，非也。

肺脉毛，其色白。其窍鼻，肺气逆冲，出于鼻窍，则为嚏。其志悲，其声哭，其位在脐右，其藏气，肺气阻逆，则生喘咳。其主皮毛，皮毛感伤，则生寒热。（洒淅，皮毛振悚）

假令得肾脉，其外证色黑，善恐欠，其内证脐下有动气，按之牢若痛，其病逆气，小腹急痛，泄而下重，足胫寒而逆，有是者，肾也，无是者，非也。

肾脉石，其色黑，其志恐。其性蛰藏，日暮阴隆，肾气上引，阳将蛰而未蛰，阴引而下，阳引而上，则为欠，欠者，开口呵气也。其位在脐下，木生于水，水寒不能生木，甲木上拔，则病逆气，乙木下冲，则小腹急痛，泄而下重。其主骨髓，骨髓失温，则足胫寒逆也。

十 七 难

十七难曰：经言病或有死，或有不治自愈，或连年月不已，其生死存亡，可切脉而知之耶？然：可尽知也。

经，《素问》"脉要精微"、"平人气象"诸论。

诊病若闭目不欲见人者，脉当得肝脉强急而长，而反得肺脉浮短而涩者，死也。

肝窍于目，闭目不欲见人，肝木陷也，故当得肝脉，而反得肺脉者，死，金克木也。

病若开目而渴，心下牢者，脉当得紧

[①] 哕（yuě 哕） 干呕。

实而数，而反得沉濡而微者，死也。

肝胆同气，开目而渴，心下牢者，胆木上逆也，故当得胆脉，而反得肾脉者，死，胆木化气于相火，水克火也。

病若吐血，复衄衄血者，脉当沉细，而反浮大而牢者，死也。衄，音求。

吐血衄血，肺胃上逆，收气不行也，而反得心脉者，死，火克金也。

病若谵言妄语，身当有热，脉当洪大，而反手足厥冷，脉沉细微者，死也。

谵言妄语，心火上炎也，故身当有热，脉当洪大，而反得肾脉者，水克火也，水胜火熄而谵言者，神败也，是以死。

病若大腹而泄者，脉当微细而涩，反紧大而滑者，死也。

大腹而泄者，脾土湿陷而木贼也，微细而涩，肺脉也，而反得肝脉者，死，木克土也。

十八难

十八难曰：脉有三部，部有四经，手有太阴阳明，足有太阳少阴，为上下部，何谓也？然：手太阴阳明，金也，足少阴太阳，水也，金生水，水流下行而不能上，故在下部也。足厥阴少阳，木也，生手太阳少阴火，火炎上行而不能下，故为上部。手心主少阳火，生足太阴阳明土，土主中宫，故在中部也。此皆五行子母更相生养者也。

脉有三部，寸关尺也。部有四经，两寸，心，肺，二肠，两关，肝胆脾胃，两尺，肾、膀胱，心主，三焦也。手太阴肺、阳明大肠，金也（右寸），生足少阴肾、足太阳膀胱水（左尺），水流下行而不能上，故在下部。足厥阴肝、少阳胆，木也（左关。其实肝脾见于左关，胆胃见于右关），生手太阳小肠、手少阴心火

（左寸），火炎上行而不能下，故为上部。手心主包络、少阳三焦，火也（右尺），生足太阴脾、足阳明胃土（右关），土主中宫，故在中部也。

脉有三部九候，各何所主之？然：三部者，寸关尺也。九候者，浮中沉也。上部法天，主胸以上至头之有疾也，中部法人，主膈下至脐之有疾也，下部法地，主脐下至足之有疾也。审而刺之者也。

《素问·三部九候》法与此不同。

人病有沉滞久积聚，可切脉而知之耶？然：诊病在右胁有积聚，得肺脉结，脉结甚则疾甚，结微则积微。诊不得肺脉，而右胁有积气者，何也？然：肺脉虽不见，右手脉沉伏。其外痼疾同法耶？将异也？然：结者，脉来去时一止，无常数，名曰结也。伏者，脉行筋下也。浮者，脉在肉上行也。左右表里，法皆如此。假令脉结伏者，内无积聚，脉浮结者，外无痼疾，有积聚脉不结伏，有痼疾脉不浮结，而①脉不应病，病不应脉，是为死病也。

脏病曰积，腑病曰聚。

十九难

十九难曰：脉有逆顺，男女有恒，而反者，何谓也？然：男子生于寅，寅为木，阳也，女子生于申，申为金，阴也，故男脉在关上，女脉在关下，是以男子尺脉恒弱，女子尺脉恒盛，是其常也。反者，男得女脉，女得男脉也。

男子生于寅，女子生于申，男一岁起丙寅，顺行二岁丁卯，以阳生于子，子至寅而三阳成也，女一岁起壬申，逆行二岁辛未，以阴生于午，午至申而三阴成也

———
① 而　犹乃也。

（命家① 起小运② 法）。寅木生火，火炎上，故男脉在关上，申金生水，水流下，故女脉在关下，是以男子尺脉恒弱，寸脉恒盛，女子尺脉恒盛，寸脉恒弱，是其常也。反者，男得女脉，寸弱而尺盛也，女得男脉，尺弱而寸盛也。

其为病何如？然：男得女脉为不足。病在内，左得之，病在左，右得之，病在右，随脉言之也。女得男脉为太过，病在四肢，左得之，病在左，右得之，病在右，随脉言之，此之谓也。

男得女脉，以阳而变阴，故为不足，阴盛于内，故病在内。女得男脉，以阴而变阳，故为太过。阳盛于四肢，故病在四肢。

二 十 难

二十难曰：经言脉有伏匿，伏匿于何脏而言伏匿耶？然：谓阴阳更相乘，更相伏也。脉居阴部，而反阳脉见者，为阳乘阴也，脉虽时沉涩而短，此谓阳中伏阴也，脉居阳部，而反阴脉见者，为阴乘阳也，脉虽时浮滑而长，此谓阴中伏阳也。

阳脉而见阴来，谓之阳中伏阴，阴脉而见阳来，谓之阴中伏阳。

重阳者狂，重阴者癫。脱阳者见鬼，脱阴者目盲。

重阳者狂，木火之阳旺也。重阴者癫，金水之阴旺也。心主喜，肝主怒，狂者木火有余，故多喜怒。肾主恐，肺主悲，癫者金水有余，故多悲恐。脱阳者阴旺，鬼，阴类也，故见之。肝窍于目，缘肝藏血，血舍魂，魂化神，魂神升发，而生光明，上开双窍，则为两目。阴者，阳之宅也，阴脱宅倾，神魂散亡，是以目盲。名曰脱阴，而实脱阴中之阳气也。

二十一难

二十一难曰：经言人形病脉不病曰生，脉病形不病曰死，何谓也？然：人形病脉不病，非有不病者也，谓息数不应脉数也，此大法。

形病脉不病，非有不病，此以诊者息数不调，不应脉数也。

二 十 二 难

二十二难曰：经言脉有是动，有所生病，一脉辄变为二病者何也？然：经言是动者，气也，所生病者，血也。邪在气，气为是动，邪在血，血为所生病。

经，《灵枢·经脉》也。

气主呴之，血主濡之，气留而不行者，为气先病也，血滞而不濡者，为血后病也，故先为是动，后所生也。

气留则血滞，故气先病而血后病。

二 十 三 难

二十三难曰：手足三阴三阳脉之度数，可晓以不？然：手三阳之脉，从手至头，长五尺，五六合三丈。手三阴之脉，从手至胸中，长三尺五寸，三六一丈八尺，五六三尺，合二丈一尺。足三阳之脉，从足至头，长八尺，六八四丈八尺。足三阴之脉，从足至胸，长六尺五寸，六六三丈六尺，五六三尺，合三丈九尺。人两足跷脉，从足至目，长七尺五寸，二七一丈四尺，二五一尺，合一丈五尺。督

---

① 命家　天文家。
② 小运　即元运，堪舆家言。大致以《皇极经世》之说，以甲子六十年为一元，历上中下三元为一周，历三周，凡五百四十年为一运，又以一元六十年为大运，一元之中，每二十年为小运，以此定地气之衰旺。

脉、任脉，各①长四尺五寸，二四八尺，二五一尺，合九尺。凡脉长一十六丈二尺，此所谓经脉长短之数也。

此引《灵枢·脉度》文。

经脉十二，络脉十五，何始何穷也？然：经脉者，行血气，通阴阳，以荣于身者也。其始从中焦注手太阴阳明，阳明注足阳明太阴，太阴注手少阴太阳，太阳注足太阳少阴，少阴注手心主少阳，少阳注足少阳厥阴，厥阴复还注手太阴。别络十五，皆因其原，如环无端，转相灌溉，朝于寸口人迎，以处百病而决死生也。

经脉十二相注之次，见《灵枢·经脉》。别络十五别走之道，见《灵枢·经别》。络脉之行，皆与经脉同原，而别交他经，如环无端，转相灌溉，而悉朝于寸口人迎（人迎，足阳明动脉，在喉旁），以处百病而决死生也。

经曰：明知终始，阴阳定矣，何谓也？然：知终始者，脉之纪也。寸口人迎阴阳之气通于朝使，如环无端，故曰始也。终者，三阴三阳之脉绝，绝则死，死各有形，故曰终也。

《灵枢·终始》：凡刺之道，毕于终始，明知终始，五脏为纪，阴阳定矣。朝，朝宗也。使，使道也（即经隧也）。三阴三阳之脉绝则死，死各有形，故曰终，是谓十二经终，详见《灵枢·终始》。（亦载《素问·诊要经终》）

二 十 四 难

二十四难曰：手足三阴三阳气已绝，何以为候？可知其吉凶否？然：足少阴气绝则骨枯，少阴者，冬脉也，伏行而温于骨髓，故骨髓不温即肉不着骨，骨肉不相亲即肉濡而却，肉濡而却故齿长而枯，髪无润泽，无润泽者骨先死，戊日笃，己日死。

肾主骨，其荣髪。戊笃己死，土胜水也。

足太阴气绝则脉不荣其口唇，口唇者，肌肉之本也，脉不荣则肌肉不滑泽，肌肉不滑泽则人中满，人中满则唇反，唇反则肉先死，甲日笃，乙日死。

脾主肉，其荣唇。甲笃乙死，木胜土也。人中满，旧讹作肉满，依《灵枢》改。

足厥阴气绝则筋缩引卵与舌卷，厥阴者，肝脉也，肝者，筋之合也，筋者，聚于阴器而络于舌本，故脉不荣即筋缩急，筋缩急即引卵与舌，故舌卷卵缩，此筋先死，庚日笃，辛日死。

肝主筋，聚于阴器而终于舌本。庚笃辛死，金胜木也。

手太阴气绝则皮毛焦，太阴者，肺也，行气温于皮毛者也，气弗荣则皮毛焦，皮毛焦则津液去，津液去则皮节伤，皮节伤则皮枯毛折，毛折者则毛先死，丙日笃，丁日死。

肺主皮，其荣毛。丙笃丁死，火胜金也。

手少阴气绝则脉不通，脉不通则血不流，血不流则色泽去，故面黑如黎②，此血先死，壬日笃，癸日死。

心主脉，其荣色。壬笃癸死，水胜火也。

五阴气俱绝则目眩转，转则目瞑，目瞑者为失志，失志者则志先死，志先死则远一日半死矣。

五阴，五脏之阴也。五脏主藏五神，目瞑不见，神败光失也。

六阳气俱绝则阴与阳相离，阴阳相离则腠理泄，绝汗乃出，大如贯珠，转

---

① 各　原作"合"，诸本均同，形近之误，据《难经集注·二十三难》、《灵枢·脉度》改。

② 黎　通"黧"。

出不流，即气先死，旦占①夕死，夕占旦死。

六阳，六腑之阳也。阳主外卫，阳亡表泄，故出绝汗。

"此篇全引《灵枢·病传》文（旧误在"经脉"中）。而字句微异。其讹舛之甚者，依《灵枢》正之。

二十五难

二十五难曰：有十二经，五脏六腑十一耳，其一经，何等经也？然：一经者，手少阴与心主别脉也。心主与三焦为表里，俱有名而无形，故言经有十二也。

心主，手厥阴心包络也，与手少阳三焦为表里。

二十六难

二十六难曰：三焦何禀何主？何始何终？其治常在何许？可晓以不？然：三焦者，水谷之道路，气之所终始也。上焦者，在心下，下膈，当胃上口，主内而不出，其治在膻中，玉堂下一寸六分直两乳间陷者是。中焦者，在胃中脘，不上不下，主腐熟水谷，其治在脐旁。下焦者，在脐下，当膀胱上口，主分别清浊，出而不内，以传导也，其治在脐下一寸。故名曰三焦，其府在气街。

膻中者，《素问·十二脏相使》②：膻中者，臣使之官，喜乐出焉，《灵枢·胀论》：膻中者，心主之宫城也，膻中即心包所在。玉堂，任脉穴。气街，足阳明穴，其府在气街，府，气府也，《素问·气府论》：经络腧穴，气之府也，气街，气之道路也，《灵枢·标本》③：胸气有街，腹气有街，头气有街，胫气有街，盖气之所聚会曰府，气之所通达曰街，足阳明，脏腑之原，多血多气，故独有气街之名。三焦下腧，并足太阳之经，下行胸中，出

于委阳（见《灵枢·本输》），路由阳明之气街（在毛际两旁），是亦三焦之气府也。三焦之经，为手少阳三焦相火，生脾胃而化水谷，全赖乎此，故上焦主受纳饮食，中焦主腐化水谷，下焦主传输便溺，所谓决渎之官，水道出焉（"十二脏相使"语）。缘其火足土燥，蒸水化气，气降水生，注于膀胱，而后水道能出也。

二十七难

二十七难曰：经有十二，络有十五，余三络者，是何等络也？然：有阳络，有阴络，有脾之大络，阳络者，阳跷之络也，阴络者，阴跷之络也，故络有十五焉。

十五络，见《灵枢·经别》。本以督脉之别、任脉之别与脾之大络合为十五，不数阴阳二跷，与此不同。

二十八难

二十八难曰：脉有奇经八脉者，不拘于十二经，何谓也？然：有阳维，有阴维，有阳跷，有阴跷，有冲，有督，有任，有带之脉。凡此八脉者，皆不拘于经，故曰奇经八脉也。

不拘于经，不与经脉同行也。

经有十二，络有十五，凡二十七气，相随上下，何独不拘于经也？然：圣人图设沟渠，通利水道，以备不然。天雨下降，沟渠满溢，当此之时，霶霈④妄行，圣人不能复图也，此络脉满溢，诸经不能

---

① 占　见兆也。
② 《素问·十二脏相使》　即王注本《素问·灵兰秘典论》。黄氏据《素问》全元起本，于《素问悬解》内更此篇名。
③ 《灵枢·标本》　即通行本《灵枢·卫气》，黄氏于《灵枢悬解》内更此篇名。
④ 霶霈　大水涌流也。

复拘也。

十二经脉，各有疆界，自经脉而入奇经，则经脉不能复拘。譬之天雨下降，沟渠满溢，霶霈妄行，不拘井田分画之旧制也。

二十九难

二十九难曰：其奇经八脉者，既不拘于十二经，皆何起何经也？然：督脉者，起于下极之腧，并于脊里，上至风府，入属于脑。

下极，篡后之屏翳穴，即会阴也。督行于背，自脊里而上风府（督脉穴名），入于脑中。

任脉者，起于中极之下，以上毛际，循腹里，上关元，至咽喉，上颐，循面，入目，络舌。

中极，任脉穴名。任行于腹，自腹里而上关元（任脉穴名），升于头上。

冲脉者，起于气冲，并足阳明之经，挟脐上行，至胸① 中而散。

并足阳明之经，《素问·经络论》作少阴之经（旧本误在"骨空论"）。按冲脉起于足阳明之气冲，上会横骨、大赫等十一穴，皆足少阴经也。

带脉起于季胁，回身一周。

回，绕也。

阳跷脉者，起于跟中，循外踝上行，入风池也。

阳跷，足太阳之别，起于足太阳之申脉，循外踝上行，入于足少阳之风池也。

阴跷脉者，亦起于跟中，循内踝上行，至咽喉，交贯冲脉。

阴跷，足少阴之别，起于足少阴之照海，循内踝，上至咽喉，而交冲脉。

阳维阴维者，维络于身，故阳维起于诸阳会，阴维起于诸阴交也。

阳维阴维，维络于身，阳维主一身之表，起于诸阳会，足太阳之金门也，阴维主一身之里，起于诸阴交，足少阴之筑宾也。

比于圣人，图设沟渠，沟渠满溢，流于深湖，故圣人不能拘通也。而人脉隆盛，入于八脉，而不环周，溢蓄不能环流灌溉诸经者也，故十二经亦不能拘之。其受邪气，蓄则肿热，砭射之也。

八脉者，十二经之络脉也，经脉隆盛，入于八脉，则溢蓄于外，不能灌溉诸经，故经脉不能拘之。其受邪气感袭，则表阳蓄积，而生肿热，宜以砭石泻之也。

三十难

三十难曰：奇经之为病何如？然：阴跷为病，阳缓而阴急。阳跷为病，阴缓而阳急。冲之为病，逆气而里急。督之为病，脊强而厥。任之为病，其内苦② 结，男子七疝，女子瘕聚。带之为病，腹满，腰溶溶如坐水中。阳维为病苦寒热。阴维为病苦心痛。阳维维于阳，阴维维于阴，阴阳不能自相维，则怅然失志，溶溶不能自收持。此奇经八脉之为病也。

阴跷行于骹里，病则外缓而内急。阳跷行于骹外，病则内缓而外急。冲行于身前，病则经气上冲，逆气而里急。督则行于身后，病则经脉失荣，脊强而身厥。任为诸阴之宗，阳根下潜，蛰藏于此，阳泄根拔，寒凝气结，男子则为七疝，女子则为瘕聚。带脉环腰如带，横束诸经，病则带脉不束，腹满，腰冷溶溶，若坐水中。阳维主一身之表，病则表伤而苦寒热。阴

---

① 胸 原作"腹"，诸本均同，据《素问·骨空论》、《难经本义·二十八难》改。

② 苦 原作"若"，诸本均同，形近之误，《难经本义·二十九难》改。

维主一身之里，病则里伤而苦心痛。盖阳维维于诸阳，阴维维于诸阴，若阴阳不能自相维，则怅然失志，溶溶不能自收持，表里渫①越，丧其保障故也。

难经悬解卷上终

---

① 渫（xiè 泄）　除也。

难经悬解卷下

昌邑黄元御坤载解

三十一难

三十一难曰：营气之行，常与卫气相随不？然：经言人受气于谷，谷入于胃，以传于肺，五脏六腑皆以受气，其清者为营，浊者为卫，营行脉中，卫行脉外，营周不休，五十而复大会，阴阳相贯，如环无端，故知营卫相随也。

此引《灵枢·营卫生会》文。营自平旦起于手太阴之气口，五十度而复会于气口，卫气自平旦起于足太阳之睛明，五十度而复会于睛明，本不同道，曰相随者，言其并行于经中也。若宗气，则与营气相随耳（胸中大气曰宗气）。义详《灵枢》"营气"、"卫气"诸篇。

三十二难

三十二难曰：五脏俱等，而心肺俱在膈上者，何也？然：心者血，肺者气，血为营，气为卫，相随上下，谓之营卫，通行经络，营周于外，故令心肺在膈上也。

在脏腑曰气血，在经络曰营卫。

三十三难

三十三难曰：肝青象木，肺白象金，肝得水而沉，木得水而浮，肺得水而浮，金得水而沉，其义何也？然：夫肝者，非为纯木也，乙，角也，庚之柔，大言阴与阳，小言夫与妇，释其微阳，而吸其微阴之气，其意乐金，又行阴道多，故令肝得水而沉也。肺者，非为纯金也，辛，商也，丙之柔，大言阴与阳，小言夫与妇，释其微阴，婚而就火，其意乐火，又行阳

道多，故令肺得水而浮也。肺热而复沉，肝热而复浮者，何也？故知辛当归庚，乙当归甲也。

乙与庚合，其意乐金，又自水位上升，是行于阴道多也，故肝得水沉。辛与丙合，其意乐火，又自火位下降，是行于阳道多也，故肺得水浮。及至肺热而复沉，肝热而复浮，则是辛金终当归庚，乙木终当归甲也。

三十四难

三十四难曰：五脏各有声色臭味，皆可晓知以不？然：十变言肝色青，其臭臊，其味酸，其声呼，其液泣，心色赤，其臭焦，其味苦，其声言，其液汗，脾色黄，其臭香，其味甘，其声歌，其液涎，肺色白，其臭腥，其味辛，其声哭，其液涕，肾色黑，其臭腐，其味咸，其声呻，其液唾，是五脏声色臭味也。

肝主五色，心主五臭，脾主五味，肺主五声，肾主五液。

五脏有七神，各何所主也？然：脏者，人之神气所舍藏也，故肝藏魂，肺藏魄，心藏神，脾藏意与智，肾藏精与志也。

魂魄神意智精志，是谓七神。

三十五难

三十五难曰：五脏各有所，腑皆相近，而心肺独去大肠小肠远者，何谓也？然：经言心营肺卫，通行阳气，故居在上，大肠小肠，传阴气而下，故居在下，所以相去而远也。

心肺行其精华，故居于上，二肠传其糟粕，故居于下，因而相去之远也。

又谓腑者，皆阳也，清净之处，今大肠小肠胃与膀胱皆受不净，其义何也？然：诸腑者，谓是，非也。经言小肠者，受盛之腑也。大肠者，传泻行道之腑也。胆者，清净之腑也。胃者，水谷之腑。膀胱者，津液之腑。一腑犹无两名，故知非也。小肠者，心之府；大肠者，肺之府；胃者，脾之府；胆者，肝之府；膀胱者，肾之腑。小肠为赤肠，大肠为白肠，胆者为青肠，胃者为黄肠，膀胱者为黑肠，下焦所治也。

谓是非也，谓其如是，则非也。经，《素问·十二脏相使》（王冰改为"灵兰秘典"）。据《内经》所言，清净之腑，唯有胆也，其余皆受水谷，而传渣滓，何得清净！一腑并无两名，经之所言，即今之所称，故知此谓非也。盖腑者，五脏之府库也。诸腑皆谓之肠，是肠则传导糟粕而下，悉属下焦所治，下为浊阴，故受不净也。

三十六难

三十六难曰：脏各有一耳，肾独有两者何也？然：肾两者，非皆肾也，其左者为肾，右者为命门。命门者，诸精神之所舍，原气之所系也，男子以藏精，女子以系胞，故知肾有一也。

火降于右，水升于左，故左者为肾，右者为命门。命门者，神根于此，精藏于中，是一身原气之所系也。男子以之藏精，女子以之系胞，《素问·腹中论》：胞络者，系于肾是也。

三十七难

三十七难曰：脏唯有五，腑独有六者何也？然：所以腑有六者，谓三焦也。有

原气之别焉，主持诸气，有名而无形，其经属手少阳，此外府也，故言腑有六焉。

肾为原气之正，三焦为原气之别。外府，谓在诸腑之外也。按，《灵枢·本脏》曰三焦膀胱厚、三焦膀胱薄，是有形也，与此不同。

三十八难

三十八难曰：经言腑有五，脏有六者何也？然：六腑者，止有五腑也。然五脏亦有六脏者，谓肾有两脏也，其左为肾，右为命门。命门者，谓精神之所舍也，男子以藏精，女子以系胞，其气与肾通，故言脏有六也。腑有五[①]者何也？然：五脏各一腑，三焦亦是一腑，然不属于五脏，故言腑有五焉。

其气与肾通，命门之阳气通于肾也。

三十九难

三十九难曰：肝独有两叶，以何应也？然：肝者，东方木也，木者，春也，万物之始生，其尚幼小，意无所亲，去太阴尚近，离太阳尚远，犹有两心，故令有两叶，亦应木叶也。

心为阳中之太阳，肾为阴中之太阴。（见《素问·六节藏象论》）

四十难

四十难曰：经言肝主色，心主臭，脾主味，肺主声，肾主液。鼻者肺之候，而反知香臭，耳者肾之候，而反闻声，其意何也？然：肺者，西方金也，金生于己，己者南方火，火者心，心主臭，故令鼻知香臭。肾者，北方水也，水生于申，申者西方金，金者肺，肺主声，故令耳闻声。

---

① 五　原作"六"，诸本均同，据下文"故言腑有五焉"及《难经本义·三十九难》改。

心主臭，火也，肺金开窍于鼻，而内有己火，故能知臭。肺主声，金也，肾水开窍于耳，而内有申金，故能闻声。

四 十 一 难

四十一难曰：五脏之气，于何发起？通于何许？可晓以不？然：五脏者，尝内阅于上七窍也，故肺气通于鼻，鼻和则知香臭矣，肝气通于目，目和则知黑白矣，脾气通于口，口和则知谷味矣，心气通于舌，舌和则知五味矣，肾气通于耳，耳和则知五音矣。五脏不和，则七窍不通，六腑不和，则留结为聚。

尝内阅于上七窍也，旧讹作当上阅于九窍也，以《灵枢》改正之。（张洁古认真，九窍添三焦之气通于喉，喉和则声鸣矣，二句谬妄不通）

经言气独行于五脏，不荣于六腑者，何也？然，夫气之行，如水之流，不得息也，故阴脉荣于五脏，阳脉荣于六腑，如环无端，莫知其纪，终而复始。其流溢之气，内温于脏腑，外濡于腠理。

其流溢之气，旧讹作而不覆溢人气，依《灵枢》正之。

邪在六腑则阳脉不和，阳脉不和则气留之，气留之则阳脉盛矣。邪在五脏则阴脉不和，阴脉不和则血留之，血留之则阴脉盛矣。阴气太盛，则阳气不得相荣也，故曰格。阳气太盛，则阴气不得相荣也，故曰关。阴阳俱盛，不得相荣也，故曰关格，关格者，不得尽其命而死矣。

气无独行而不相荣者，其不相荣者，邪客之也。阴盛格阳于外曰格。阳盛关阴于内曰关。

此篇全引《灵枢·脉度》文。

四 十 二 难

四十二难曰：人肠胃长短，受水谷多少，各几何？然：唇至齿，长九分，口广二寸半。齿以后至会厌，深三寸半，大容五合。舌重十两，长七寸，广二寸半。咽门重十两，广二寸半，至胃长一尺六寸。喉咙重十二两，广二寸，长一尺二寸，九节。胃重二斤十四两，纡曲屈伸，长二尺六寸，大一尺五寸，径五寸，容谷二斗，水一斗五升。小肠重二斤十四两，长三丈二尺，广二寸半，径八分分之少半，左回叠积十六曲，容谷二斗四升，水六升三合之大半。大肠重二斤十二两，长二丈一尺，广四寸，径一寸半，当脐右回叠积十六曲，盛谷一斗，水七升半。肛门重十二两，大八寸，径二寸大半，长二尺八寸，受谷九升三合八分合之一。膀胱重九两二铢，纵广九寸，受溺九升八合。此肠胃长短，受水谷之数也。

会厌在喉咙上，所以分司气管食管之开阖者。肛门，谓广肠下至肛门，即直肠也。

此引《灵枢·肠胃》文。

肝重四斤四两，左三叶，右四叶，凡七叶，主藏魂。心重十二两，中有七孔三毛，盛精汁三合，主藏神。脾重二斤三两，扁广三寸，长五寸，有散膏半斤，主裹血，温五脏，主藏意。肺重三斤三两，六叶两耳，凡八叶，主藏魄。肾有两枚，重一斤二两，主藏志。胆在肝之短叶间，重三两二铢，盛精汁三合。

魂神意魄精，是谓五神。

四 十 三 难

四十三难曰：人不食饮者，七日而死，何也？然：胃大一尺五寸，径五寸，长二尺六寸，横屈，受水谷三斗五升，其中长①留谷二斗，水一斗五升。小肠大

————————————

① 长　通"常"。

二寸半，径八分分之少半，长三丈二尺，受谷二斗四升，水六升三合合之大半。回肠大四寸，径一寸半，长二丈一尺，受谷一斗，水七升半。广肠大八寸，径二寸半，长二尺八寸，受谷九升三合八分合之一。肠胃凡长五丈八尺四寸，合受水谷九斗二升一合八分合之一，此肠胃所受水谷之数也（此段旧误在四十二难中。依《灵枢》正之）。人胃中常留谷二斗，水一斗五升，平人日再至圊，一行二升半，日中五升，七日五七三斗五升，而水谷尽矣，故平人不食饮七日而死者，水谷津液俱尽，即死矣。

此篇全引《灵枢·平人绝谷》文。

四十四难

四十四难曰：七冲门何在？然：唇为飞门，齿为户门，会厌为吸门，胃为贲门，太仓下口为幽门，大肠小肠会为阑门，下极为魄门，故曰七冲门也。

冲，要也。贲与奔同，胃之上口，水谷下奔之路也。太仓，胃也。幽门，胃之下口，即小肠上口。阑门，小肠下口，即大肠上口。下极，谓会阴穴，在前后二阴之间，会阴之后，即魄门，二十九难：督脉起于下极之腧，即此。

四十五难

四十五难曰：经言八会者何也？然：腑会太仓，脏会季胁，筋会阳陵泉，髓会绝骨，血会膈俞，骨会大杼，脉会太渊，气会三焦外一筋直两乳内也。热病在内者，取其会之气穴也。

太仓，胃也，地当任脉之中脘，胃为六腑之长，故腑会于此。季胁，足厥阴之章门，脾之募也，脾为五脏之长，故脏会于此。阳陵泉，足少阳穴，肝胆主筋，故筋会于此。绝骨，外踝上光骨，当足少阳

之悬钟。膈俞，足太阳穴。大杼，亦足太阳穴，在大椎上。太渊，手太阴穴。三焦，上焦地在外一筋直两乳之内，当任脉之膻中，宗气在此，三焦之上原也。热病在内者，取其所会之气穴，以泻其热也。

四十六难

四十六难曰：老人卧而不寐，少壮寐而不寤者何也？然：经言少壮者，血气盛，肌肉滑，气道通，营卫之行，不失其常，故昼日精，夜不寤。老人血气衰，肌肉不滑，营卫之道涩，故昼日不能精，夜不能寐也，故知老人不能寐也。

《灵枢·营卫生会篇》。

四十七难

四十七难曰：人面独能耐寒者何也？然：人头者，诸阳之会也，诸阴脉皆至颈胸中而还，独诸阳脉皆上至头耳，故令面耐寒也。

此难，《灵枢·邪气脏腑病形篇》其面不衣一段。足之三阴，自足走胸（其上者，至颈而止），手之三阴，自胸走手（手少阴，上挟咽），手之三阳，自手走头，足之三阳，自头走足，惟手足三阳皆上至头，是诸阳之所会也。

四十八难

四十八难曰：人有三虚三实，何谓也？然：有脉之虚实，有病之虚实，有诊之虚实也。脉之虚实者，濡者为虚，紧牢者为实。病之虚实者，出者为虚，入者为实，言者为虚，不言者为实，缓者为虚，急者为实。诊之虚实者，濡者为虚，牢者为实，痒者为虚，痛者为实，外痛内快，则为外实内虚，内痛外快，为内实外虚。

自内而外出者为虚，内先损伤也。自外而内入者为实，外先感袭也。缓者，气

松缓也。急者，气迫急也。

四十九难

四十九难曰：有正经自病，有五邪所伤，何以别之？然：忧愁思虑则伤心，形寒饮冷则伤肺，恚怒气逆，上而不下则伤肝，饮食劳倦则伤脾，久坐湿地，强力入水则伤肾，是正经自病也。

久坐湿地，则湿土贼水，强力汗出入水，水入汗孔化湿，亦能贼水，故皆伤肾。

何谓五邪？然：有中风，有伤暑，有饮食劳倦，有伤寒，有中湿，此之谓五邪。

五邪，皆自外至者。

假令心病，何以知中风得之？然：其色当赤。何以言之？肝主色，自入为青，入心为赤，入脾为黄，入肺为白，入肾为黑，肝为心邪，故知当赤色也。其病身热，胁下满痛，其脉浮大而弦。

肝脉行于两胁。心脉浮大，肝脉弦。

何以知伤暑得之？然：当恶臭。何以言之？心主臭，自入为焦臭，入脾为香臭，入肺为腥臭，入肾为腐臭，入肝为臊臭，故知心病伤暑得之，当恶臭也。其病身热而烦，心痛，其脉浮大而散。

心脉浮大而散。

何以知饮食劳倦得之？然：当喜苦味也。虚为不欲食，实为欲食。何以言之？脾主味，自入为甘，入肺为辛，入肾为咸，入肝为酸，入心为苦，故知脾邪入心，为喜苦味也。其病身热而体重嗜卧，四肢不收，其脉浮大而缓。

土湿则体重。脾倦则嗜卧。中气不运，四肢失禀，则纵缓不收。脾脉缓。

何以知伤寒得之？然：当谵言妄语。何以言之？肺主声，自入为哭，入肾为呻，入肝为呼，入心为言，入脾为歌，故

知肺邪入心，为谵言妄语也。其病身热，洒洒恶寒，甚则喘咳，其脉浮大而涩。

肺脉涩。

何以知中湿得之？然：当喜汗出不可止。何以言之？肾主液，自入为唾，入肝为泣，入心为汗，入脾为涎，入肺为涕，故知肾邪入心，为汗出不可止也。其病身热，小腹痛，足胫寒而逆，其脉沉濡而大。此五邪之法也。

肾脉沉濡。

五 十 难

五十难曰：病有虚邪，有实邪，有贼邪，有微邪，有正邪，何以别之？然：从后来者为虚邪，从前来者为实邪，从所不胜来者为贼邪，从所胜来者为微邪，自病为正邪。何以言之？假令心病，中风得之为虚邪，伤暑得之为正邪，饮食劳倦得之为实邪，伤寒得之为微邪，中湿得之为贼邪。

心为火，假令心病，中风木邪，火所由生也，是自后来。伤暑火邪，是为自病。饮食劳倦土邪，火之所由生也，是从前来。伤寒金邪，是从所胜来。中湿水邪，是从所不胜来也。

五十一难

五十一难曰：病有欲得温者，有欲得寒者，有欲见人者，有不欲[1]见人者，而各不同，病在何脏腑也？然：病欲得寒，而欲见人者，病在腑也。病欲得温，而不欲见人者，病在脏也。何以言之？腑者阳也，阳病欲得寒，又欲见人，脏者阴也，阴病欲得温，又欲闭户独处，恶闻人声，故以别知脏腑之病也。

---

[1] 不欲 原作"欲不"，诸本均同，据《难经本义·五十一难》、下文"而不欲见人者"及上下文文义乙转。

阳病热，阴病寒，阳病动，阴病静，其性然也。

五十二难

五十二难曰：腑脏发病，根本等不？然：不等也。其不等奈何？脏病者，止而不移，其病不离其处，腑病者，仿佛贲响，上下流行，居处无常，故以此知脏腑根本不同也。

仿佛者，游移无定之象。贲响，贲走而鸣转也。

五十三难

五十三难曰：病有积，有聚，何以别之？然：积者阴气也，聚者阳气也，故阴沉而伏，阳浮而动。气之所积名曰积，气之所聚名曰聚。积者五脏所生，聚者六腑所成。积者阴气也，其发有常处，其痛不离其部，上下有所终始，左右有所穷处，聚者阳气也，其始发无根本，上下无所留止，其痛无常处。故以是别知积聚也。

此申明上章之义。

五十四难

五十四难曰：五脏之积，各有名乎？以何月何日得之？然：肝之积，名曰肥气，在左胁下，如覆杯，有头足，久不愈，令人发咳逆，痎疟，连岁不已，以季夏戊己日得之。何以言之？肺病传肝，肝当①传脾，脾季夏适王，王者不受邪，肝复欲还肺，肺不肯受，故留结为积，故知肥气以季夏戊己日得之。

肝位在左胁，肝胆同气，咳逆，胆火逆刑肺金也。痎疟，胆火闭于重阴之中，鼓动欲出，而阴邪外束，故生寒栗，及其郁蒸透发，则寒变而为热也。

心之积，名曰伏梁，起脐上，大如臂，上至心下，久不愈，令人病烦心，以

秋庚辛日得之。何以言之？肾病传心，心当传肺，肺秋适王，王者不受邪，心复欲还肾，肾不肯受，故留结为积，故知伏梁以秋庚辛日得之。

心位在脐上。

脾之积，名曰痞气，在胃脘，覆大如盘，久不愈，令人四肢不收，发黄疸，饮食不为肌肤，以冬壬癸日得之。何以言之？肝病传脾，脾当传肾，肾以冬适王，王者不受邪，脾复欲还肝，肝不肯受，故留结为积，故知痞气以冬壬癸日得之。

脾位在中脘。

肺之积，名曰息贲，在右胁下，覆大如杯，久不已，令人洒淅寒热，喘咳，发肺壅，以春甲乙日得之。何以言之？心病传肺，肺当传肝，肝以春适王，王者不受邪，肺复欲还心，心不肯受，故留结为积，故知息贲以春甲乙日得之。

肺位在右胁。息贲，喘息奔逆也。

肾之积，名曰贲豚，发于少腹，上至心下，若豚状，或上或下无时，久不已，令人喘逆，骨痿少气，以夏丙丁日得之。何以言之？脾病传肾，肾当传心，心以夏适王，王者不受邪，肾复欲还脾，脾不肯受，故留结为积，故知贲豚以夏丙丁日得之。此五积之要法也。

肾位在少腹。贲豚发作，状如豚奔，上至心下，痛苦欲死，故曰贲豚。

五十五难

五十五难曰：经言七传者死，间脏者生，何谓也？然：七传者，传其所胜也，间脏者，传其子也。何以言之？假令心病传肺，肺传肝，肝传脾，脾传肾，肾传心，一脏不再伤，故言七传者死也。间脏

---

① 当　原作"病"，诸本均同，据《难经本义·五十六难》及下文"心当"、"脾当"、"肺当"、"肾当"文例改。

者，传其所生也，假令心病传脾，脾传肺，肺传肾，肾传肝，肝传心，是子母相传，周而复始，如环无端，故言生也。

间脏者，不传所胜，隔二脏而传其所生也。

五十六难

五十六难曰：脏病难治，腑病易治，何谓也？然：脏病所以难治者，传其所胜也，腑病易治者，传其子也，与七传间脏同法也。

脏病之难治者，传其所胜也，腑病之易治者，传其所生也。脏病深，故传所胜，腑病浅，故传所生。盖平人无病，皆传所生，腑病轻微，未至乖常失度，彼此克贼，故传其所生，与平人相同也。

五十七难

五十七难曰：泄凡有几？皆有名不？然：泄凡①有五，其名不同，有胃泄，有脾泄，有大肠泄，有小肠泄，有大瘕泄，名曰后重。胃泄者，饮食不化，色黄。脾泄者，腹胀满，泄注，食即呕吐逆。大肠泄者，食已窘迫，大便色白，肠鸣切痛。小肠泄者，溲而便脓血，少腹痛。大瘕泄者，里急后重，数至圊而不便，茎中痛。此五泄之法也。

胃泄者，甲木之克戊土也。胃以受盛为职，乘以甲木之邪，胃腑郁迫，水谷莫容，则生吐泄。伤寒阳明少阳之泄，皆此证也。脾泄者，乙木之贼己土也。脾土湿寒，不能蒸水化气，水谷并下，脾湿愈滋，土陷木遏，肝气不达，风木冲决，开其后窍，则生泄注。内伤之泄，皆此证也。食则呕吐逆者，脾陷则胃逆也。大肠泄者，金敛而木不泄也。乙木陷于大肠，上达无路，欲冲后窍而出，而大肠敛之，不得畅泄，故窘迫欲后，肠鸣而痛切也。

大便白者，金色也。小肠泄者，寒水郁其丙火也。小肠以丙火而化寒水，水寒生泄，不过大便溏注而已，不作脓血也，病则丙火不化寒水，郁于湿土之中（丙火不化寒水，因于土湿）。内热淫蒸，脓血腐化。寒水绝其上源，故溲溺淋涩。风木郁冲，故小腹痛作也。大瘕泄者，水土之郁陷也。水土湿寒，阴气凝结，瘕块累生。乙木不得温升，陷冲后窍，而疏泄失政，未能顺下，故溲便频数，里急后重，而粪溺艰涩不利也。泄虽有五，唯胃泄为胆胃病，其四皆脾肝之证，而癸水之寒，乃其根本也。

五十八难

五十八难曰：伤寒有几？其脉有变不？然：伤寒有五，有中风，有伤寒，有湿温，有热病，有温病，其所苦，各不同。

中风，风伤卫也，伤寒，寒伤营也，详仲景《伤寒》。湿温，中湿②而发热者也。热病，暑病也，即仲景暍病。温病，春月而病感者也。《素问》热病，即温病之发于夏月者（"评热病论"：先夏至者为病温，后夏至者为病暑是也），与此不同。

中风之脉，阳浮而滑，阴濡而弱。湿温之脉，阳濡而弱，阴小而急。伤寒之脉，阴阳俱甚而紧涩。热病之脉，阴阳俱浮，浮之而滑，沉之散涩。温病之脉，行在诸经，不知何经之动也，各随其经之所在而取之。

温病各经不同，行在于诸经之中，不知何经之动也，各随其经之所在而取之。温病不过六经，而经随日传，六日而尽，

---

① 凡　原作"皆"，诸本均同，据《难经本义·五十七难》、上文"泄凡有几"改。
② 湿　原作"温"，诸本均同，形近之误，据《难经集注·五十八难》改。

须逐日诊之，难以预定也。（温病一日太阳，二日阳明，三日少阳，四日太阴，五日少阴，六日厥阴，法详《素问·热论》①》）

伤寒有汗出而愈，下之而死者，有汗出而死，下之而愈者，何也？然：阳虚阴盛，汗出②而愈，下之即死，阳盛阴虚，汗出而死，下之而愈。

阳虚阴盛，下则亡阳，故可汗愈，阳盛阴虚，汗则亡阴，故可下愈。

寒热之病，候之如何也？然：皮寒热者，皮不可近席，毛发焦，鼻槁，不得汗。肌寒热者，皮肤痛，唇舌槁，无汗。骨寒热者，病无所安，汗注不休，齿本槁痛。

此段引《灵枢·寒热病》文。

五 十 九 难

五十九难曰：狂癫之病，何以别之？然：狂之始发，少③卧而不饥，自高贤也，自辩智也，自贵倨④也，妄笑好歌乐，妄行不休是也。癫病始发，意不乐，直视僵仆，其脉三部阴阳俱盛是也。

此引《灵枢·癫狂》文。

六 十 难

六十难曰：头心之病，有厥痛，有真痛，何谓也？然：手三阳之脉受风寒，伏留而不去者，则名厥头痛，入连在脑者，名真头痛。其五脏相干，名厥心痛，其痛甚，但在心，手足清⑤者，即名真心痛。其真心痛者，旦发夕死，夕发旦死。

此难，《灵枢·厥病》：厥病真头痛，头痛甚，脑尽痛，手足寒至节，死不治。

六 十 一 难

六十一难曰：经言望而知之谓之神，闻而知之谓之圣，问而知之谓之工，切而

知之谓之巧，何谓也？然：望而知之者，望见其五色，以知其病。闻而知之者，闻其五音，以别其病。问而知之者，问其所欲五味，以知其病所起所在。切脉而知之者，诊其寸口，视其虚实，以知病在何脏腑也。经言以外知之曰圣，以内知之曰神，此之谓也。

以外知之，验其外而知之也。以内知之，洞其内而知之也。

六 十 二 难

六十二难曰：脏井荥有五，腑独有六者，何谓也？然：腑者，阳也，三焦行于诸阳，故置一腧，名曰原，所以腑有六者，亦与三焦共一气也。

五脏五腧，井荥俞经合也，六腑六腧，井荥俞原经合也，详见《灵枢·本输》。腑有六腧者，以五腑之外，又有三焦一腑，故多置一原穴以配之，此亦与三焦共一气也。

六 十 三 难

六十三难曰：十变言五脏六腑荥合，皆以井为始者，何谓也？然：井者，东方木也，万物之始生，故蚑行喘息，蜎飞蠕动，当生之物，莫不以春生，故岁数始于春，日⑥数始于甲，故以井为始也。

荥合以井为始，义详《灵枢·本输》。蚑行喘息，蜎飞蠕动，谓行息飞动，一切诸虫也。

---

① 论　原作"病"，据《素问·热论》改。
② 出　原作"之"，诸本均同，据《难经本义·五十八难》、上文"伤寒有汗出而愈"改。
③ 少　原作"坐"，诸本均同，据《灵枢经·癫狂》、《难经本义·五十九难》改。
④ 倨（jù巨）　尊也。
⑤ 清　通"清"，寒也。
⑥ 日　原作"月"，形近之误，诸本均同，据《难经本义·六十三难》改。

六十四难

六十四难曰：十变又言阴井木，阳井金，阴荥火，阳荥水，阴俞土，阳俞木，阴经金，阳经火，阴合水，阳合土，阴阳皆不同，其意何也？然：是刚柔之事也。阴井乙木，阳井庚金，阳井庚，庚者，乙之刚也，阴井乙，乙者，庚之柔也。乙为木，故言阴井木也，庚为金，故言阳井金也。余皆仿此。

阴井木，阳井金，义详《灵枢·本输》。

六十五难

六十五难曰：经言所出为井，所入为合，其法奈何？然：所出为井，井者，东方春也，万物始生，故言所出为井；所入为合，合者，北方冬也，阳气入藏，故言所入为合也。

万物出于春，井之义也。阳气入于冬，合之义也。

六十六难

六十六难曰：经言肺之原，出于太渊，心之原，出于大陵，肝之原，出于太冲，脾之原，出于太白，肾之原，出于太溪，少阴之原，出于兑骨，胆之原，出于丘墟，胃之原，出于冲阳，三焦之原，出于阳池，膀胱之原，出于京骨，大肠之原，出于合谷，小肠之原，出于腕骨，十二经皆以俞为原者何也？然：五脏俞者，三焦之所行，气之所留止也。三焦所行之俞为原者何也？然：脐下肾间动气者，人之生命也，十二经之根本也，故名曰原。三焦者，原气之别使也，主通行三气，经历于五脏六腑，原者，三焦之尊号也，故所止辄为原。五脏六腑之有病者，皆取其原也。

肺之原，出于太渊五句，义见《灵枢·九针十二原》，此皆五脏之俞穴也，左右各一①，共十穴，连膏之原、肓之原（膏之原，出于鸠尾，肓之原，出于脐䏷），合为十二原。少阴之原，出于兑骨，谓神门也，手少阴无腧，所谓心之原出于大陵者，皆手厥阴之腧也（义见《灵枢·逆顺肥瘦》，旧本误在"邪客"），故此补少阴之原句。胆之原，出于丘墟六句，义见《灵枢·本输》，此皆六腑之原穴也。十二经皆以俞为原者，谓"九针十二原"中，皆以五脏之俞穴为原，非谓六腑也，以五脏之俞，乃三焦之所行，是其气所留止，故称曰原。盖肾间动气，一身之原气也，三焦者，肾中原气之别使，行于上下三焦，经历五脏六腑之俞穴，其所留止，辄谓之原，以其原于动气间而得名也。

六十七难

六十七难曰：五脏六腑，各有井荥俞经合，皆何所主？然：经言所出为井，所流为荥，所注为俞，所行为经，所入为合。井主心下满，荥主身热，俞主体重节②痛，经主喘咳寒热，合主逆气而泄，此五脏六腑井荥俞经合所主病也。

六十八难

六十八难曰：五脏募皆在阴，俞皆在阳者，何谓也？然：阴病行阳，阳病行阴，故令募在阴，俞在阳也。

五脏之募皆在腹，肝之募期门，心之募巨阙，脾之募章门，肺之募中府，肾之募京门，俞皆在背，总出于足太阳之经。背为阳，腹为阴，阴病必行于阳，阳病必

---

① 一　原作"二"，诸本均同，据下文"共十穴"改。

② 节　原作"筋"，诸本均同，据《难经本义·六十八难》改。

行于阴，故令募在于腹，俞在于背也。以募者，脏中阳气之所结也，是以阳病行于阴，俞者，脏中阴气之所输也，是以阴病行于阳也。

六十九难

六十九难曰：经言虚者补之，实者泻之，不虚不实，以经取之，何谓也？然：虚者补其母，实者泻其子，当先补之，然后泻之。不实不虚，以经取之者，是正经自生病，不中他邪也，当自取其经，故言以经取之。

经，《灵枢·经脉》。自取其经，取其本经，不取其子母也。

七十难

七十难曰：经言春夏刺浅，秋冬刺深者，何谓也？然：春夏者，阳气在上，人气亦在上，故当浅取之，秋冬者，阳气在下，人气亦在下，故当深取之。

经，《素问》"四时刺逆从论"诸篇。春夏各致一阴，秋冬各致一阳者，何谓也？然：春夏温，必致一阴者，初下针，沉之至肾肝之部，得气，引而持之阴也，秋冬寒，必致一阳者，初内针，浅而浮之至心肺之部，得气，推而内之阳也，是谓春夏必致一阴、秋冬必致一阳也。

肾肝之部，筋骨也。心肺之部，皮脉也。

七十一难

七十一难曰：经言刺营无伤卫，刺卫无伤营，何谓也？然：针阳者，卧针而刺之，刺阴者，先以左手摄按所针荥俞之处，气散乃内针，是谓刺营无伤卫，刺卫无伤营也。

卫为阳，营为阴，刺卫者，卧针而刺之，则不伤营，卫行脉外，针入浅也，刺

营者，先以左手摄按所针荥俞之处，卫气开散乃内针，则不伤卫，营行脉中，针入虽深，而未尝及卫也。

七十二难

七十二难曰：经言能知迎随，气可令调，调气之方，必在阴阳，何谓也？然：所谓迎随者，知营卫之流行，经脉之往来也，随其逆顺而取之，故曰迎随。调气之方，必在阴阳者，知其内外表里，随其阴阳而调之，故曰调气之方，必在阴阳。

经，《灵枢》"终始"、"九针十二原"：往者为逆，来者为顺，明知逆顺，正行无问，迎而夺之，恶① 得无虚，追而济之，恶得无实，迎之随之，以意和之是也。

七十三难

七十三难曰：诸井者，肌肉浅薄，气少不足使也，刺之奈何？然：诸井者，木也，荥者，火也，火者木之子，当刺井者，以荥泻之。故经曰补者不可以为泻，泻者不可以为补，此之谓也。

诸井穴在手足指端，经脉初发，肌肉浅薄，气少不足使用，当刺者，泻其荥穴。以荥火者，井木之子，所谓实者泻其子也。井穴宜补不宜泻，是故经云补者不可以为泻，泻者不可以为补也。

七十四难

七十四难曰：经言春刺井，夏刺荥，季夏刺俞，秋刺经，冬刺合者何也？然：春刺井者，邪在肝，夏刺荥者，邪在心，季夏刺俞者，邪在脾，秋刺经者，邪在肺，冬刺合者，邪在肾。其肝心脾肺肾而系于春夏秋冬者何也？然：五脏一病，辄有五也。假令肝病，色青者肝也，臊臭者

————————

① 恶（wù屋）　何也。

肝也，喜酸者肝也，喜呼者肝也，喜泣者肝也，其病众多，不可尽言也。四时有数，而并系于春夏秋冬者，针之要妙，在于秋毫者也。

《灵枢》刺法，冬刺井，春刺荥，夏刺俞，长夏刺经，秋刺合，与此不同。

井为木，春刺井者，以其邪在肝木也。荥为火，夏刺荥者，以其邪在心火也。俞为土，季夏刺俞者，以其邪在脾土也。经为金，秋刺经者，以其邪在肺金也。合为水，冬刺合者，以其邪在肾水也。然五脏一病，辄有五条，未可拘也。假令肝病，色青者肝也，肝主色也，臊臭者肝也，而中有心病，心主臭，入肝为臊也，喜酸者肝也，而中有脾病，脾主味，入肝为酸也，喜呼者肝也，而中有肺病，肺主声，入肝为呼也，喜泣者肝也，而中有肾病，肾主液，入肝为泣也，其病众多，不可尽言。虽四时有数，并系于春夏秋冬（刺法系于四时），而针之要妙，则在于秋毫之间，其变无穷也。

七十五难

七十五难曰：经言东方实，西方虚，泻南方，补北方，何谓也？然：金木水火土，当更相平。东方木也，西方金也，木欲实，金当平之，火欲实，水当平之，土欲实，木当平之，金欲实，火当平之，水谷实，土当平之。东方者，肝也，则知肝实，西方者，肺也，则知肺虚。泻南方火，补北方水，南方火，火者，木之子也，北方水，水者，木之母也，水胜火，子能令母实，母能令子虚，故泻火补水，欲令金得平木也。经曰不得治其虚，何问其余，此之谓也。

火者木之子，子能令母实，故泻其子，水者木之母，母能令子虚，故补其母，泻火补水，使木气不实，则金得平

之矣。

七十六难

七十六难曰：何谓补泻？当补之时，何以取气？当泻之时，何以置气？然：当补之时，从卫取气，当泻之时，从营置气。其阳气不足，阴气有余，当先补其阳而后泻其阴，阴气不足，阳气有余，当先补其阴，而后泻其阳，营卫通行，此其要也。

置，舍置也。卫气收敛，故从卫取气。营性疏泄，故从营置气。

七十七难

七十七难曰：经言上工治未病，中工治已病者，何谓也？然：所谓治未病者，见肝之病，则知肝当传之于脾，故先实其脾气，无① 令得受肝之邪也，故曰治未病焉。中工治已病者，见肝之病，不晓相传，但一心治肝，故曰治已病也。

肝病传脾，克其所胜也。

七十八难

七十八难曰：针有补泻，何谓也？然：补泻之法，非必呼吸出内针也。知为针者，信其左，不知为针者，信其右。当刺之时，必先以左手厌按所针之处，弹而怒之，爪而下之，其气之来，如动脉之状，顺针而刺之，得气，推而内之，是谓补，动而伸之，是谓泻。不得气，乃与男外女内。不得气，是谓十死不治也。

补者候呼内针，候吸出针，泻者候吸内针，候呼出针，此补泻之恒法耳。持针，右手也，而刺法之妙，全在左手，故知为针者，信其左手，不知为针者，信其右手。当刺之时，必先以左手厌（同压）

① 无 通"毋"

按所针之处，以指弹而怒之，以爪引而下之，以致其气，其气之来，如动脉之状，然后顺针而刺之，此方是右手事耳。针下得气，推其针而内入之，是谓补，动其针而引伸之，是谓泻。若不得气，乃与男外女内以求之。仍不得气，是谓十死不治也。

七十九难

七十九难曰：经言迎而夺之，安得无虚，随而济之，安得无实，虚之与实，若得若失，实之与虚，若有若无，何谓也？然：迎而夺之者，泻其子也，随而济之者，补其母也。假令心病，泻手心主俞，是谓迎而夺之者也，补手心主井，是谓随而济之者也。所谓实之与虚者，濡牢之意也。气来实牢者为得，濡虚者为失，故曰若得若失也。

经，《灵枢·九针十二原》。心为火，荥亦为火，泻手心主俞土，火之子也，是谓迎而夺之，补手心主井木，火之母也，是谓随而济之。手少阴无俞，故取手心主。

八 十 难

八十难曰：经言有见如入，有见如出

者，何谓也？然：所谓有见如入者，谓左手见气来至乃内针，针入见气尽乃出针，是谓有见如入、有见如出也。

有见如入，有见如出，有所见而入，有所见而出也。

八十一难

八十一难曰：经言无实实，无虚虚，损不足而益有余，是寸口脉耶？将病自有虚实也？其损益奈何？然：是非谓寸口脉也，谓病自有虚实也。假令肝实而肺虚，肝者木也，肺者金也，金木当更相平，当知金平木。假令肺实，故知肝虚，微少气，用针不补其肝，而反重实其肺，故曰实实虚虚，损不足而益有余。此者，中工之所害也。

肺金克肝木者，常也，假令肝实而肺虚，则当助金以平木。假令肺实，则肝气必虚矣，若不补其肝，而反实其肺，是实其实，虚其虚，损不足而益有余。若此者，乃中工之所害也。

难经悬解卷下终

书新刻黄氏遗书后

上书三种①，昌邑黄坤载先生所著也。

先生博极群书，尤邃于《易》，诸子百家，靡不精熟。中年②偶患目疾，颇为医工所误，乃专致于黄帝、岐伯、越人、仲景四圣之书。探赜索隐，抉其阴阳升降之理，著书十一种③，今《四库全书存目》中所著录者是也。

先生嫉近代诸医家离经畔道，多逞私说，反复辨难，辟其乖谬，缘是为世诟病④，故其书屏不传。

嘉庆中叶，吾乡先辈张皋闻、翰风⑤二先生昆仲，同客京师。一日，皋闻于厂肆废麓⑥中得先生所著医书一册，以示翰风，曰：其文驾魏晋上。翰风素工医，读之曰：岂特其文，其于医，直仲景后一人而已。即之厂肆，编索他册，不可得。

道光己丑⑦，翰风权知⑧山东馆陶县事。掫校官张君蕴山，昌邑人也，得先生所著《素灵微蕴》、《伤寒悬解》、《四圣心源》、《长沙药解》、《伤寒说意》、《金匮悬解》，录以授翰风。馆陶鲜刻工，翰风乃邮寄其尤要者刻于京师，世所传《宛邻书屋⑨丛书》中《黄氏遗书四种》⑩是也。

未几，翰风先生归道山⑪，令子仲远同年⑫，承先志将南归，丐其友董子远孝廉、杨用明外翰兼程赴昌邑，拟尽录先生所著书。值先生子姓亦有丧，子远、用明穷一日夜之力，仅录得《四圣悬枢》、《玉楸药解》，以报仲远。迩年徐受衡侍郎刻于闽，欧阳晓岑观察刻于皖，彭器之观察刻于蜀，世所称《黄氏遗书八种》⑬，皆转辗从仲远录出者也。而《素问》、《灵枢》、《难经》三悬解，卒鲜传本，近更丧乱，昌邑亦经兵燹⑭，先生之书，将不可过问矣。

---

①　上书三种　指《素问悬解》、《灵枢悬解》、《难经悬解》。
②　中年　指清雍正十二年甲寅，即公元 1734 年。
③　十一种　指《伤寒悬解》、《金匮悬解》、《四圣悬枢》、《四圣心源》、《长沙药解》、《伤寒说意》、《素灵微蕴》、《玉楸药解》、《素问悬解》、《灵枢悬解》、《难经悬解》。
④　诟病　耻辱也。
⑤　翰风　即张琦。张琦，清阳湖人，初名翊，字翰风，号宛邻，道光举人，历知章丘、馆陶等县，所至有名绩。工诗、古文及分隶，尤精舆地之学，有《战国策释地》、《素问释义》、《古诗录》、《宛邻文集》。
⑥　麓　录也。
⑦　道光己丑　道光九年己丑，即公元 1829 年。
⑧　权知　谓摄理其事也。
⑨　宛邻书屋　张琦之书室名，见《室名别号索引》。
⑩　黄氏遗书四种　《素灵微蕴》、《伤寒悬解》、《长沙药解》、《四圣心源》。
⑪　道山　仙山也。在此借指人逝，谓其脱离尘世而仙去也。
⑫　同年　同榜之士。
⑬　黄氏遗书八种　《伤寒悬解》、《金匮悬解》、《四圣悬枢》、《四圣心源》、《长沙药解》、《伤寒说意》、《素灵微蕴》、《玉楸药解》，又名《黄氏医书八种》。
⑭　兵燹（xiǎn 险）　因战争而遭焚烧破坏。

今岁正月，吾乡冯赓廷① 国学正② 于厂肆中得先生生平著述钞③ 本数册，则三悬解具在焉。赓廷固精于医，而有志于振兴斯道者，既幸先生之医书得此而大备，而此三书者，世无刻本，急思公诸同好，以广其传。闻崇朴山将军藏宋刻《素问》、《灵枢》新校正本，假以校雠，爰付剞劂④，而属曾向识其缘起如此。

翰风先生尝曰：医学盛于上古，衰于后世⑤。盖自刘朱⑥ 之言盈天下，举世惟知滋阴熄火之为急，以此毒天下，而民从之，诚咄咄怪事！先生所为，表阐四圣之旨，而于近代之邪说诐辞⑦，拒之必力也。孟子曰：予岂好辩哉，予不得已也，先生有焉。或谓先生论医，偏于扶阳，考之《素问·生气通天论》，重言阳气者五，《伤寒论·少阴篇》曰：少阴负趺阳者，为顺也，阳贵阴贱，古训昭然，先生岂臆说哉！

是故欲知医，必尽通四圣之书，欲通四圣之书，必先读先生之书。今先生之书十一种俱刊行于世，是天心之仁爱斯人，不忍以斯人之疾病生死，终听之于二三庸妄之说，而特启先生，以昌明四圣之学。后之君子，举金元以来谬种流传诸书付之一炬，独守先生之言，与晋唐诸名医参互考订，以直接四圣心传，庶几民无夭札，世登寿域。此则先生之志，亦即赓廷刊是书之志也夫。

同治十一年秋八月阳湖赵曾向谨书

---

① 冯赓廷　即冯承熙，字赓廷。
② 国学正　"学正"，官名。宋于国子监置学正，掌行学规，考教训导，明清因之。各州儒学教官，亦称学正。"国学正"，国子监学正也。
③ 钞　通"抄"。
④ 剞（yī 奇）劂（jué 厥）　书籍雕版之泛称。
⑤ 医学盛于上古，衰于后世　见张琦撰《四圣心源后序》。
⑥ 刘朱　"刘"，刘完素，"朱"，朱振亨。
⑦ 诐辞　偏颇之言也。

伤寒悬解

清·黄元御 撰

伤寒杂病论序①

　　余每览越人入虢之诊，望齐侯之色，未尝不慨然叹其才秀也。怪当今居世之士，曾不留神医药，精究方术，上以疗君视之疾，下以救贫贱之厄，中以保身长全，以养其生。但竞逐荣势，企踵权豪，孜孜汲汲，惟名利是务。崇饰其末，忽弃其本，华其外而悴其内。皮之不存，毛将安附焉！卒然遭邪风之气，婴非常之疾，患及祸至，而方震栗。降志屈节，钦望巫祝，告穷归天，束手受败。赍百年之寿命，持至贵之重器，委付凡医，恣其所措。咄嗟呜呼，厥身已毙，神明消灭，变为异物，幽潜重泉，徒为啼泣。

　　痛乎！举世昏迷，莫能觉悟，不惜其命，若是轻生，彼何荣势之云哉！而进不能爱人知人，退不能爱身知己，遇灾值祸，身居厄地，蒙蒙昧昧，蠢若游魂。哀乎！趋世之士，驰竞浮华，不固根本，忘躯徇物，危若冰谷，至于是也。

　　余宗族素多，向余二百，建安纪年以来，犹未十稔，其死亡者三分有二，伤寒十居其七。感往昔之沦丧，伤横夭之莫救，乃勤求古训，博采众方，撰用《素问》《九卷》《八十一难》《阴阳大论》《胎胪药录》，并平脉辨证，为《伤寒杂病论》合十六卷。虽未能尽愈诸病，庶可以见病知源，若能寻余所集，思过半矣。

　　夫天布五行，以运万类，人禀五常，以有五脏，经络腑腧，阴阳会通，玄冥幽微，变化难极，自非才高识妙，岂能探其理致哉！上古有神农、黄帝、岐伯、伯高、雷公、少俞、少师、仲文，中世有长桑、扁鹊，汉有公乘阳庆及仓公，下此以往，未之闻也。观今之医，不念思求经旨，以演其所知，各承家技，终始顺旧。省病问疾，务在口给，相对斯须，便处汤药。按寸不及尺，握手不及足，人迎跗阳三部不参，动数发息不满五十，短期未知决诊，九候曾无仿佛，明堂阙庭尽不见察，所谓窥管而已。夫欲视死别生，实为难矣！

　　孔子云：生而知之者上，学则亚之，多闻博识，知之次也。余宿尚方术，请事斯语。

汉长沙太守南阳张机仲景撰

---

　　① 伤寒杂病论序　原不载，据蜀本、集成本补。

伤 寒 论 序①

　　夫《伤寒论》，盖祖述大圣人之意，诸家莫其伦拟。故晋·皇甫谧序《甲乙针经》云：伊尹以元圣之才，撰用《神农本草》，以为《汤液》，汉·张仲景论广《汤液》，为十数卷，用之多验，近世太医令王叔和，撰次仲景遗论甚精，皆可施用。是仲景本伊尹之法，伊尹本神农之经，得不谓祖述大圣人之意乎。

　　张仲景，《汉书》无传，见《名医录》，云：南阳人，名机，仲景乃其字也。举孝廉，官至长沙太守。始受术于同郡张伯祖，时人言，识用精微过其师。所著论，其言精而奥，其法简而详，非浅闻寡见者所能及。自仲景于今，八百余年，惟王叔和能学之。其间如葛洪、陶弘景、胡洽、徐之才、孙思邈辈，非不才也，但各自名家，而不能修明之。

　　开宝中，节度使高继冲曾编录进上，其文理舛错，未尝考正。历代虽藏之书府，亦阙于雠校，是使治病之流，举天下无或知者。

　　国家诏儒臣校正医书，臣奇续被其选。以为百病之急，无急于伤寒，今先校定张仲景《伤寒论》十卷，总二十二篇，证外合三百九十七法，除复重，定有一百十二方。今请颁行。

太子右赞善大夫臣高保衡
尚书都官员外郎臣孙奇　等谨上
尚书司封郎中充直秘阁校理臣林亿

---

　　① 伤寒论序　原不载，据蜀本补。

伤寒悬解自序

玉楸子涤虑玄览，游思圹垠，空明研悟，自负古今无双。甲寅①之岁，以误药粗工，委弃试帖。考镜灵兰之秘，讵读仲景《伤寒》，一言不解。遂乃博搜笺注，倾沥群言，纵观近古伤寒之家数十百种，岁历三秋，犹尔茫若，仰钻莫从。废卷长嘘，鲁鄙人之为闭，倪②说之弟子，以不解解之。何者？固不可解也，是殆亦不可解矣。

丁巳③仲春，此心未已，又复摊卷淫思。日落神疲，欹④枕假寐。时风静月白，夜凉如水，素影半床。清梦一肱，华胥⑤初回，恍然解矣。然后知群公著述，荒浪无归，彼方且涉泽迷津，披榛罔路，何以引我于康庄也！

吾闻适秦者，立而至，有车也，适楚越者，坐而至，有舟也。今适秦之车且东其辕，适越之舟或北其首，虽风利而马良，终身不至矣。然则古圣之书，晦于训诂者固多，而后人之心，误于笺疏者不少也。

伊时拟欲作解，年岁贸迁，日月躔⑥迫，腹稿荒残，零落不追。乾隆戊辰⑦，以事滞阳邱，宾于刘氏荒斋。北枕长河，南踞崇山，修树迷空，杂花布地。爱此佳胜，低徊留之，乃有著作斐然之志。于是掩关静拱，据梧凝思，灵台⑧夜辟⑨，玄⑩钥晨开，遂使旧疑雾除，宿障云消，蚌开珠雾，沙落金呈。十载幽思，三月而就，起于春暮，成于秋始，时七月初三日也。

乃玄草甫成，二毛生鬓，感念此生，于邑增怀。昔蔡刚成欲以四十之年跃马疾驰，以就当世之业。今春秋四十四年矣，岁月不居，时节如流，不获以未衰之身，小有建立。方枯心于尺素之中，殚精于寸管之内，日薄途修，行自慨也。

然文信⑪不迁，《吕览》弗著，西伯非囚，《周易》何传，是巴蜀乃不韦之乐地，羑里⑫为文王之吉宅也。仆也，爱此两书，不敢续尾，今日顿启灵源，成兹玄构，虽不能媲美前哲，要亦可备一家之言也。

嗟呼！仲景著书，几何年矣，而千载尘封，迄无解者。今日之作，纵尔敝精劳神，不得已也。

昌邑黄元御

---

① 甲寅　清雍正十二年甲寅，即公元 1734 年。
② 倪　使也。
③ 丁巳　清乾隆二年丁巳，即公元 1737 年。
④ 欹（qì 倚）倾侧也。
⑤ 华胥　梦境也。
⑥ 躔（chán 蟾）流逝也。
⑦ 戊辰　乾隆十三年戊辰，即公元 1748 年。
⑧ 灵台　心也。
⑨ 辟　启也。
⑩ 玄　原作"元"，避清圣祖玄烨讳，今正之。下同。
⑪ 文信　指文信侯，吕不韦封号。
⑫ 羑（giú 囚）里　古地名，故址在今河南汤阴县北。商纣王囚周文王于此。

伤寒悬解后序

余少读仲景书，叹其博大精简，囊括蕃变，轩岐而后，道具于此。而章次凌杂，多所难通，研索传注，考证典册，意旨各异，端绪莫寻。后得黄氏元御《伤寒悬解》，纲领振举，条理综贯，积疑尽释，豁然遂通。乃知先代遗作，淆乱者多，不有彻识，未易致理也。

夫时代变迁，经典彫弊，岁月辽远，章句疏残，况在医籍，珍之者鲜。仲景之书，成自建安，下逮泰始①，已数十载。其间海内多故，兵燹丛集，叔和搜采，已乏原书，拾掇方论，编治成帙。洎②乎宋代，文理复舛，林氏校正，重有改移。迄今相沿，又数百载。长沙旧简，既不可考，叔和所第，亦失其真，转辗糅杂，歧道纷错，溷③寒热之异候，迷脉络之条分，而欲至绪常昭，真理不晦，岂可得哉！

宋元以来，撰著者众，目治所届，亦数十家，瑕瑜互见，纯驳不一，要皆未达玄旨，有乖明述。而放④者为之，复炫逞私智，蔑视古法。考其优劣，判若千里，表其大指，略具数端。简而失精，变而不理，未云笃守，先尚通化，既迷指归，复加损益，此韩只和、庞安时之为也。朱肱《百问》，未绝纠牵，士瀛《总括》，无所匡定，本之不务，末乃益漓。然而先哲未远，余绪犹存，理真而谨，辞雅而伤，虽无当于至道，犹未越于范围，较诸后起，为可采览。吊诡⑤承谬，因讹创议，意执而愎，旨偏而固，诬先圣以佐口给，泥病机以就己法，寒热相背，溷于一说，外内显别，并为一方，则刘完素之为也，名虽祖述，实则操戈。马氏宗素，复事发扬，偏厉益甚，去道愈远，破析规矩，隳⑥坏法纪，流荡不返，谲异无制。以古方为不可用，以成法为不必拘，奇偶莫解，而立冲和之汤，缓急未娴，而肆车槌之杀，则陶华为尤悖焉。至于一管乍睹，演为秘典，寸智甫辟，自鸣专家，率尔著书，剽窃成帙，或略而弗具，或冗而徒繁，纷纷纭纭，复以十计，本非独见，无可指称。盖自河间泻火，大义已失，节庵劫夺，斯道遂亡。而推其沿误之由，原于篇次之紊，使真本具在，则邪说自消。而诸子詹詹，惟事立异，厘正之业，略不究心。降及元明，王履始有脱文之疑，方有执始发错简之辨，皆寻求原委，排比事类，剖析章句，更定篇目，国朝喻昌，承而阐之，其说乃振。顾妄欲删削，王失之愚，未能会通，方失之陋，通评所诣，喻氏为优。然而择焉不精，私心自役，虽亦力辟迷途，探索真宰，以云美善，瞠乎后焉。

---

① 泰始　晋武帝年号。
② 洎（jì　冀）　及也。
③ 溷（hùn　混）　乱也。
④ 放　妄也。
⑤ 吊诡　怪诞也。
⑥ 隳（kuī　亏）　通"毁"。

　　若乃游神千载之上，宅心万变之内，以意逆志，以理证道，会立言之微旨，揭作者之至意，导巨源之千派，掣棼①绪之众丝，智独析乎微芒，憾不留乎毫髪，则振古铄今，未有如黄氏之盛者也。黄氏之学，博究天人，钩致深远，而于是书，尤为精赡②。振坠绪于已绝，辨众惑于方竞，洵足维持玉册，彰显灵兰。剔弊反经，厥善有四。提挈阴阳，界书经纬。二气殊感，而应以营卫，六经递及，而统以巨阳，腑脏未入，则总解于经，风寒杂侵，则不越乎表。正始受之道，辟直中之误，善一也。聚讼之盛，莫若传经，为顺为逆，家执其承，或循或越，人异其说，是皆以腑为经，混传于入，未彻大旨，误解病情。夫部分相比，若堂室之毗连，表里攸悬，犹高卑之殊致，安能舍共由之户而遽窥内寝之门，捐拾级之阶而立连乃冈之顶，于是发腑脏传入之理，究阴阳衰盛之义。阳盛入腑，阴盛入脏，方其半入，则经腑相连，及其全归，则阴阳偏厉。启秘奥于片语，息横议与立谈，善二也。太阳为宰，少阳为枢，故于二经，各标坏病。经邪淹久，复加误治，病势转变，非复本经。自此而入正阳为胃实，归三阴为脏寒，随证处方，因逆为治。而昧者不察，仅割单词，以为方法，缺如略而不论。不知救败之法，备于诸策，失治之候，详于各篇。一经编第，灿若眉列，判阴阳之去路，著腑脏之发源，善三也。阳明虚证，终古不分，少阴急下，千秋未彻。阳消阴长，胃有转变之机，土燥水竭，肾有沦亡之候。理涉疑似，必究其精，义存隐显，独得其是，凡诸病状，剖抉无遗。潚久没之巨川，薙③丛生之枳棘，长波注海，经千折而靡停，周道如砥，历九轨而无阻，善四也。

　　呜乎！仲景著书，已历千载，至于黄氏，始得其传。今去黄氏，又百年矣，海内之大，岂乏良艺，而沉沦岁月，厥用未彰。且或诋其谬，或讥其妄，或束而不观，或闻而大笑。岂入主已甚，不可复动，抑驳议过激，反以取憎耶！

　　虽然，删订之业，历万古而常昭。《太玄》之作，经几传而后著，百世不惑，以俟圣人，十室之邑，必有忠信，遗编未泯，则来哲难诬。爰是钩校刊布，以永其传，略举利弊，以告观者。庶几自献所得，不事缄秘，白诸同志，以资商榷焉。苟长沙绝学，未欲沦丧，天挺才智，必有赏之者。千载匪④遥，跂俟云尔。

道光十二年秋八月阳湖张琦

---

① 棼　乱也。
② 赡　宏富也。
③ 薙（tì 替）　割除也。
④ 匪　通"非"。

目　　录

伤寒悬解卷首

昌邑黄元御坤载著

仲景微旨九章①

寒温异气

伤寒温病，各不同气。《素问·生气通天论》：阴阳之要，阳密乃固，阳强不能密，阴气乃绝，因于露风，乃生寒热，是以冬伤于寒，春必病温，"金匮真言论"：精者，身之本也，故藏于精者，春不病温，冬伤于寒，即冬不藏精之变文也。阳生于春而长于夏，收于秋而藏于冬，冬时地下之温暖者，阳气之密藏也。人于此际，宜顺天时，以藏阳气。蛰藏者，肾精之职，精密则阳藏矣。冬不藏精，阳气疏泄，天当极寒之际，人行盛暑之令，相火炎蒸，精液消亡，是谓冬伤于寒。此缘冬时肾精不秘，阳飞火腾，伤其寒水蛰②藏之令气，非感冒寒邪，冬时不病也。一交春夏，木火司气，内热愈增，偶因风露侵伤，郁其内热，则为温病（春为温病，夏为热病，时令不同，名目虽殊，实一证也）。病因外感而根原内伤，感在经络而伤在脏腑，故病传三阳即内连三阳之腑，病传三阴即内连三阴之脏。在脏在腑，但热无寒，以其原有内热，因表郁而里发也。六日经尽，则脏腑经络表里皆热，故曰三阴三阳，五脏六腑，皆受病也（《素问·热论》语）。

伤寒、中风，本无内热，但因风寒外感而发，病在经络，不在脏腑。阳盛而后传阳明之腑，阴盛而后传太阴之脏，其视③温病之热自内发者不同。而病传阳腑则为热，病入阴脏则为寒（名曰病入，实里气之自病也），其视温病之表里皆热者亦不同也。

叔和混热病于伤寒（叔和叙例，引"热病"之文以释《伤寒》，寒热始混），遂启后来传经为热之讹。注《伤寒》者数十百家，无不背仲景而遵叔和。一论之误，遗祸千古，此虽叔和之谬，而实后人之愚。仲景《伤寒》，昭如日星，后人一字不解，无怪其狐惑于邪说也。（仲景而后，医法失传，非第④伤寒，杂病亦尔⑤。祖派已讹，孙支愈谬，庸妄接踵，不可胜数也）

传经大凡

伤寒传经，一日太阳，二日阳明，三日少阳，四日太阴，五日少阴，六日厥阴，日传一经，亦与温病相同，所谓发于阳者七日愈，发于阴者六日愈，一定之数也。六日经尽，邪退正复，汗出而解，伤寒之常。其与温病不同者，温病邪感于经络，而热生于脏腑，伤寒、中风，原无里邪，不必定传脏腑，阳旺而后传腑，阴旺而后传脏（名曰传腑传脏，实脏腑之自病也），此不同也。

太阳经所谓伤寒一日，太阳受之，脉

----

① 九章　原脱，诸本均同，据目录补。
② 蛰　原作"热"，形近之误，据宛邻本、集成本改。
③ 视　比也。
④ 第　但也。
⑤ 尔　犹如此也。

若静者，为不传，此不传三阴之脏也。伤寒二三日，阳明、少阳证不见者，为不传，此不传阳明之腑也。"少阳篇"所谓伤寒三日，少阳脉小者，欲已也，此不传阳明之腑也。伤寒三日，三阳为尽，三阴当受邪，其人反能食不呕，此为三阴不受邪，此不传三阴之脏也。

伤寒、中风，不传脏腑则有之，无不传经之理。程氏① 以为伤寒不传经，果不传经，则仲景所谓发于阳者，七日愈，发于阴者，六日愈，太阳病，头痛至七日以上自愈者，以行其经尽故也诸语，不尽相剌缪② 乎？人之里气无亏，二三日内，或经传阳明而汗解，或经传少阳而汗解，亦偶尔见之，此不过千百之十一，未可以概寻常伤寒之家也。

解期早晚

伤寒六经既尽，自然汗解，其六七日后，经尽而不解者，此非阳盛而入腑，即阴盛而入脏也。程氏以为伤寒无定经，而其传其解，亦无定日，或从太阳而阳明，或从太阳而少阳，不必揑经，或数日方过阳明，或数日仍在太阳，不必刻期，或从太阳而解，或从阳明而解，不必遍周。此皆入腑之病，而误以为经病，故议论悖缪③ 如此。

表邪汗解则已，未经汗解，则经热内郁，日积日盛，明日自当传于阳明，后日自当传于少阳，六日六经，必然之事。以六经部次相揑，经热不泄，势必揑经而内传，安有数日犹在太阳，数日方过阳明之理，又安有或从太阳而阳明，或从太阳而少阳之理，更安有或从太阳而解，或从阳明而解之理。惟入腑入脏，则传无定所，解无定期，邪盛则传，正复则解耳。

程氏较伤寒诸家，稍有几微之明，而误以里病为经病，其与病传病解之际，语

语悖缪。他如节庵、嘉言辈，则梦魇之人耳。

寒热死生

温病在脏在腑，总是内热，伤寒，中风，原无内热，脏腑和平，寒热不偏，营卫不至内陷，故六经既尽，自能汗解。阳盛则腑热内作，从此但热而不寒，阴盛则脏寒里动，从此但寒而不热。入腑入脏，则营卫内陷，死机攸伏，解无定期矣。

阳盛而腑热则吉，其死者，阳亢而失下也，阴盛而脏寒则凶，其生者，阴退而用温也，阳生阴杀，显见之理。后世庸工，乃至滋阴而伐阳，泻火而补水。一临伤寒，先有传经为热之语横塞胸中，至于证脉阴阳，丝毫不解，人随药死，枉杀多矣。

营卫殊病

肝司营血，肺司卫气，营行脉中，卫行脉外，而总统于太阳之一经者，以太阳在六经之表，主一身之皮毛故也。

风则伤卫，卫秉肺金之气，其性清降而收敛，得风邪之疏泄，而卫气愈敛，则营郁而发热。里阳素旺者，多传阳明之腑，里阳非旺，不入腑也。寒则伤营，营秉肝木之气，其性温升而发散，得寒邪之束闭，而营血愈发，则卫郁而恶寒。里阴素旺者，多传太阴之脏，里阴非旺，不入脏也。阴阳均平，不入脏腑，营卫无内陷之路，是以经尽而汗解。

太阴主营，阳明主卫，脾为生血之本，胃为化气之原也。营血之不陷者，太阴之旺，卫气之不陷者，阳明之旺，太阴虚则腑热作而营气陷，阳明虚则脏寒动而

---

① 程氏　指清·程郊倩。
② 剌缪　"剌"，至也。"剌缪"，缪误之至。
③ 悖缪　荒谬。

卫气陷。卫气陷者，阳复则生，阴胜则死，营气陷者，阴复则生，阳胜则死，阴阳胜复之中，生死攸关，不可不察也。

六经分篇

《伤寒》六经分篇，非皆经病也。

六经之病，总统于太阳一经，其不入脏腑，而但在经脉者，虽遍传六经，而未经汗解，则必有太阳之表证。既有太阳表证，则不拘传至何经，凡在六七日之内者，中风俱用桂枝，伤寒俱用麻黄。此太阳之经病，而实统六经之经病，不须另立六经之法也。惟阳盛亡阴而入阳明之腑，阴盛亡阳而入太阴之脏，他经之里证已作，而太阳之表邪未罢，此在太阳，则为坏病，而在诸经，则为本病。故于太阳，立坏病之门，而于太阳之外，又设诸经之篇。

阳明篇，全言腑病。阳明之经病，如葛根汤证，乃腑病之连经，非第经病也。若桂枝、麻黄二证，则太阳之所统，而复述于阳明者也。

三阴篇，全言脏病。太阴之桂枝、少阴之麻黄细辛、厥阴之麻黄升麻诸证，皆脏病之连经，非第经病也。

少阳篇，半言脏病，半言腑病。少阳居半表半里之中，乃表里之枢机，阴阳之门户，阳盛则入腑，阴盛则入脏。少阳之经病，如小柴胡汤证，乃脏病腑病之连经，非第经病也。盖其胸胁痞硬，是阳明、太阴[1]俱有之证，缘其脏腑胀满，壅碍胆经降路，经腑郁迫，故心胁痞硬。而其寒热往来，吐利并作，寒多则太阴病，热多则阳明病，吐多则阳明病，利多则太阴病。若但在少阳之经，而不内连于脏腑，不至如柴胡诸证之剧也。若麻黄一证，则太阳之所统，而复述于少阳者也。

六气司令

人有十二经，仲景《伤寒》，但立六经者，从六气也。少阴、少阳、阳明，手经司气而足经从化者也，厥阴、太阴、太阳，足经司气而手经从化者也。《伤寒》六经，皆言足经而不言手经，以足经周遍于身，其部大，手经只行两手，其部小。其实两经同气，病则皆病，主[2]其大者，以概小者，非足病而手安也。诸言四肢厥逆疼痛，则手亦在其内，未尝不病也。

足太阳（膀胱）以寒水主令，手太阳（小肠）之火从而化寒，手阳明（大肠）以燥金主令，足阳明（胃）之土从而化燥，手少阳（三焦）以相火主令，足少阳（胆）之木从而化火，足太阴（脾）以湿土主令，手太阴（肺）之金从而化湿，手少阴（心）以君火主令，足少阴（肾）之水从而化火，足厥阴（肝）以风木主令，手厥阴（心包）之火从而化风，此六经之常也。病则太阳是寒，阳明是燥，少阳是火，太阴是湿，厥阴是风，而惟少阴则不从热化，而从寒化，以火胜则热，水胜则寒，病则水能胜火而火不胜水，故从壬水而化寒，不从丁火而化热也。至于阳明，阳盛则从庚金而化燥，阴盛则从己土而化湿，不皆燥盛也（阳明上篇，是燥盛者，阳明下篇，是湿盛者）。至于少阳，阳盛则火旺而传腑，阳虚则火衰而传脏，不皆火胜也。

一气独胜

六气和平，则一气不至独胜，诸气败北，一气独胜，故见一腑一脏之病。

阳莫盛于阳明，阴莫盛于少阴，曰阳

---

[1] 阴　原作"阳"，据蜀本、集成本、石印本改。

[2] 主　宗也。

明之为病，是少阴水负而趺阳土盛者也，
曰少阴之为病，是趺阳土负而少阴水胜者
也。土胜水负则为顺，水胜土负则为逆。
阳明腑病，是土胜之证，三阴脏病，是水
胜之证。燮理① 阴阳，补泻水土之奥，
仲景既没，后世庸工，一丝不解也。

篇章次第

《伤寒》次第，乱于叔和，《伤寒》
之亡，亡于次第紊乱而下士不解也。使次
第非乱，则《伤寒》虽玄，读之不过二
三年，无不解矣。

仆于破裂纷乱之中，条分缕析，复其
次第之旧。纵与仲景篇次未必悉合，然而
源委明白，脉络清楚，《伤寒》之理著，
仲景之法传矣。

叔和而后，注《伤寒》者数十百家，
著作愈多，而《伤寒》愈亡。其中惟郊
倩② 程氏颇识伤寒温病之殊，传经为热
之讹，而于三阴之病，亦稍有解悟，较之
前人，可谓庸中矫矫者矣。惜理障③ 太
多，疑丛满腹，其所解者百分之一，至于
仲景全理，未始升堂而睹奥也。

---

① 燮理　调和也。
② 倩　原作"蒨"，形近音同之误，据蜀本、集成本、石印本改。
③ 理障　执于文字，而见理不真之谓。

伤寒悬解卷一

昌邑黄元御坤载著

脉法上篇三十一章①

微妙在脉，不可不察（《素问》语）。凡虚实之变迁，寒热之消长，表里之进退，阴阳之胜复，气机一动，无不形之于脉。而太阴行气于三阴，阳明行气于三阳（《素问》语），脏病则取之于寸口（寸口，手太阴之脉，在手大指鱼际之下）。腑病则取之于冲阳（冲阳，足阳明之脉，在足次指陷谷之上）。寸口在手，冲阳在足，手足之动脉，气原于经络而神通于脏腑。故精于脉者，不饮上池之水，而操隔垣之明。

仲景脉法，大含玄气，纤入无伦，文字隐深，义理奥衍②，较之六经病证，更为难解，所谓微妙而玄通③也。《吕览》④有言：精而熟之，神将告之，非神将告之也，精而熟之也。精熟仲景脉法，游心⑤于虚静之宇，动指于冲漠⑥之庭，以此测病，亦不啻鬼谋而神告已。

脉法上篇提纲⑦

脉气流行，应乎漏刻，呼吸有数，动静无差，是为平脉。一有病作，而浮沉迟数大小滑涩诸变生焉，乖常失度，偏而不和。始于毫厘之参差，成于度量之悬隔。

仲景脉法，自微而著，由始及终，精粗悉具，洪纤毕陈，可谓法全而意备矣。而其变化纷纭，绝态殊状，总不出此一章中。盖下穷其委，而此约其要也。

脉法一⑧

问曰：脉有三部，阴阳相乘，营卫气血，在人体躬⑨，呼吸出入，上下于中，因息游布，津液流通，随时动作，效象形容，春弦秋浮，冬沉夏洪。察色观脉，大小不同，一时之间，变无常经。尺寸参差，或短或长，上下乖错，或存或亡，病辄改移，进退低昂。心迷意惑，动失纪纲，愿为具陈，令得分明。

脉有三部，寸关尺也。阴阳相乘，阴盛则乘阳位，阳盛则乘阴位也。呼吸出入，上下于中，呼出为上，吸入为下也。因息游布，津液流通，脉因气息之呼吸而游布于周身，脉行则津液流通于上下也。随时动作，效象形容，脉随四时动作，各有其效象而形容之。春弦秋浮，冬沉夏洪，正形其四时之象也。察色观脉，大小不同，察其色而观其脉，脉有大小之不同也。一时之间，变无常经，脉变之速，无一定也。尺寸参差，或短或长之不同，上下乖错，或存或亡之各异，病辄随之改

---

① 三十一章　原脱，诸本均同，据目录补。
② 奥衍　高深也。
③ 玄通　精微灵通也。
④ 《吕览》　《吕氏春秋》之别称。
⑤ 游心　留心也。
⑥ 冲漠　恬静虚寂也。
⑦ 脉法上篇提纲　其下原载"脉法一"，诸本均同，据"脉法下篇提纲"文例移于经文"问曰：脉有三部"之前。
⑧ 脉法一　原载上文"脉法上篇提纲"之下，据"脉法下篇提纲"文例移。
⑨ 体躬　犹言身体也。

易，进退低昂于此生焉。此中心迷意惑，动失纪纲，愿为具陈其意，令得分明也。

师曰：子之所问，道之根源。脉有三部，尺寸及关，营卫流行，不失铢分，出入升降，漏刻周旋。水下百刻，一周循环，当复寸口，虚实见焉。变化相乘，阴阳相干，风则浮虚，寒则牢坚，沉潜水蓄，支饮急弦，动则为痛，数则热烦。设有不应，知变所缘，三部不同，病各异端，太过可怪，不及亦然，邪不空见，中必有奸。当察表里，三部别焉，知其所舍，消息诊看。料度脏腑，独见若神，为子条记，传与贤人。

子之所问，乃医道之根源。脉有三部，尺寸及关也。营卫之流行，有一定之度数，无铢两分寸之差，其出入升降，应乎漏刻，以为周旋。漏水下百刻，乃日之一周，一日之中，自寅至丑，脉气循环五十周，共计八百一十丈，明日寅时初刻，复出于寸口，谓之一大周，脉之虚实大小，俱见于此。其间变化之相乘，阴阳之相干，可得而言也。如中风则脉浮虚，伤寒则脉牢坚①，蓄水则脉沉潜，支饮则脉急弦②，脉动则为痛，脉数则为热烦，此一定之理也。设有不应，知其变易之所由缘，必有其故也。三部之脉，各有所主，其为病不同，脉之太过固可怪，脉之不及亦复然。凡脉邪无空见之理，一见脉邪，中必有奸。审察内外表里之异，上下三焦之别，知其病所舍止在于何处，当消息而诊看之。即③气之度数，而料度脏腑之虚实，独见之明若神，为子条记其详，传与后之贤人。此提脉法之纲，以下各章，申明此义，所谓条条记录者也。

脉 法 二

师曰：呼吸者，脉之头也。初持脉，来疾去迟，此出疾入迟，名曰内虚外实

也。初持脉，来迟去疾，此出迟入疾，名曰内实外虚也。

脉之流行，气鼓之也。一息脉六动，气行六寸。人之经络，六阳六阴以及任督两跷，计长一十六丈二尺。平人一日一夜，一万三千五百息，一日百刻。二百七十息，漏水下二刻，脉行十六丈二尺，是为一周。一万三千五百息，水下百刻，脉行五十周，共计八百一十丈，一日之度毕矣（义详《灵枢》"脉度"、"营气"、"五十营"诸篇）。故呼吸者，脉之头也（头犹纲领之谓）。医以平人之呼吸准病④人之迟数，则阴阳虚实见焉。如初持脉，来疾而去迟，来者出也，去者入也，此出疾而入迟也。出者，出于外也，即其出以知其外，入者，入于内也，即其入以知其内，其出疾而入迟，故名曰内虚外实也。初持脉，来迟去疾，此出迟而入疾，故名曰内实外虚也。（此明首章呼吸出入之义）

脉 法 三

寸口脉，浮为在表，沉为在里，数为在腑，迟为在脏。假令脉迟，此为在脏也。

表为阳，里为阴，故表脉浮而里脉沉。腑为阳，脏为阴，故腑脉数而藏脉迟。浮数沉迟，阴阳自然之性也。（此审察表里，料度脏腑之义）

脉 法 四

寸口脉浮而紧，浮则为风，紧则为寒，风则伤卫，寒则伤营，营卫俱伤，骨

---

① 牢坚 原作"紧牢"，他本均作"坚牢"，据本节经文、上下文例改。
② 急弦 原作"弦急"，据宛邻本、蜀本、集成本、石印本及本节经文乙转。
③ 即 从也。
④ 病 原作"疾"，据宛邻本、蜀本、集成本改。

节烦痛，当发其汗也。

寸口脉浮而紧，病在表也。浮则为中风，紧则为伤寒，以风性浮而寒性紧，所谓风则浮虚，寒则牢坚也。中风则伤卫气，伤寒则伤营血，营卫俱伤，而骨节烦痛，当发汗以解风寒，此桂麻各半之证也。（此明审察表里之义）

脉 法 五

脉浮而大，心下反硬，有热，属脏者，攻之，不令发汗，属腑者，不令溲数，溲数则大便硬。汗多则热愈，汗少则便难。脉迟，尚未可攻。

脉浮而大，是太阳、阳明之脉也，若心下反硬，则有阳明之腑邪也。盖少阳之经，自胃口而行两胁，少阳经气侵逼阳明之腑，腑气壅遏，逆而上行，碍少阳下行之路，经腑郁迫，结于胸胁，故心下痞硬。若腑热伤及脏阴，则攻之，不令发汗，若但是腑热，则攻不必急，而不令其溲数，溲数则其津液亡而大便硬。汗多则营消而热愈增，汗少则腑热郁而大便难，是以不令汗尿，而用攻下。第攻亦有时，脏宜急攻（阳明、少阴急下三证，以缓攻之，则腑热伤及脏阴，不可救矣），腑宜缓攻，而一见脉迟，则内热未实，尚未可攻也。（此明料度脏腑之义）

脉 法 六

师曰：脉肥人责浮，瘦人责沉。肥人当沉今反浮，瘦人当浮今反沉，故责之。

肥人肌肉丰厚，故脉气沉深，瘦人肌肉减薄，故脉气浮浅。沉者浮而浮者沉，是谓反常，反常则病，故责之。

脉 法 七

趺阳脉紧而浮，浮为气，紧为寒，浮为腹满，紧为绞痛，浮紧相抟，肠鸣而转，转即气动，膈气乃下。少阴脉不出，其阴肿大而虚也。

趺阳，足阳明脉动冲阳、气冲、人迎、大迎，冲阳在足跗上，故谓之趺阳。趺阳脉紧而浮，浮为气逆，紧为气寒，以土位居中，在于浮沉之间，脉不应浮，浮则为胃气之逆，土性和缓，脉不应紧，紧则为胃气之寒。胃主降浊，胃逆脉浮，则胃气壅塞，浊气不降，是以腹满。胃主受盛，胃寒脉紧，则胃气逼窄①，木邪迫侵，故为绞痛。浮紧相合，肠鸣而转，转则滞气②行动，膈间痞塞之气乃下。及其寒邪冲突，后注魄门，而为泄利，则满痛稍减，顷而寒凝气滞，痛满又作，此因于肾阳之虚也。若少阴脉出，则肾阳续复，少阴脉不出，则肾阳澌③灭，其阴器必肿大而虚也。缘水寒木郁，陷而不升，故阴器肿大。（肝主筋，前阴④者，诸筋之宗也。足少阴脉动太溪、阴谷，太溪在内踝后，阴谷在膝后腘中内侧）

脉 法 八

少阴脉不至，肾气微，少精血，奔气促迫，上于胸膈，宗气反聚，血结心下，阳气退下，热归阴股，与阴相动，令身不仁，此为尸厥，当刺期门、巨阙。

少阴肾脉不至，则肾气微弱，而少精血。肾中阴气逆奔，促逼清道，上于胸膈。胸中宗气，为肾阴所迫，反聚而不散。气聚则血凝，故血结心下。血结而遏其清阳，不得上奉，故阳气退下。肝气不达，郁而生热，归于阴股，与下之阴气两相郁动，令身不仁。身之所以灵觉者，以

---

① 窄　迫也。
② 滞气　原作"气滞"，诸本均同，据上下文义乙转。
③ 澌　尽也。
④ 阴　原作"筋"，诸本均同，音近之误，据上文"阴器肿大"改。

清阳之升发也，今结血迷心，清阳沦陷，故身无知觉，而不仁也。此为尸厥（《史·扁鹊传》：虢太子病尸厥，即此），当刺厥阴之期门，任脉之巨阙，下泻阴股之郁热，上通心下之结血，令其清阳上达，神气通畅，则明白如初矣。

脉　法　九

跗阳脉微而紧，紧则为寒，微则为虚，微紧相抟，则为短气。少阴脉弱而涩，弱者微烦，涩者厥逆。

跗阳脉微而紧，紧则为胃气之寒，微则为胃气之虚。微紧相合，虚而且寒，浊阴凝塞，清气不升，则为短气。胃气虚寒，肾阳必败，少阴脉弱而涩，弱则血虚而微烦，涩则血寒而厥逆也。

脉　法　十

跗阳脉不出，脾不上下，身冷肤硬。

跗阳脉不出，胃气虚败，则脾不运行，中脘滞塞，不能上下升降，故身冷肤硬。以阳虚不能外达，无以温分肉而柔肌肤也。

脉　法　十一

跗阳脉滑而紧，滑者胃气实，紧者脾气强，持实击强，痛还自伤，以手把刃，坐① 作疮也。

跗阳脉滑而紧，滑者胃气之实，紧者脾气之强。一实一强，两者不和，必至相击。持胃气之实，击脾气之强，强不受击，则痛还自伤，譬之以手抱刃自伤，坐作金疮也。（此阴阳相干之义，乃太过不及之可怪者）

脉　法　十二

跗阳脉沉而数，沉为实，数消谷，紧者，病难治。

跗阳脉沉而数，沉为内实，数则消谷，是胃阳之盛者也。设使兼紧者，则病为难治矣。紧者，阳为邪郁，而不达也。（风寒外束，甲木郁迫，故见紧象）

脉　法　十三

跗阳脉大而紧者，当即下利，为难治。

跗阳脉大而紧者，胃阳为胆经所郁，不能容纳水谷，当即下利，此为难治。（汗下宜忌篇：脉大而紧者，阳中有阴也，当下之，宜大承气汤，即此证也）

脉　法　十四

寸口脉阴阳俱紧者，法当清邪中于上焦，浊邪中于下焦。清邪中上，名曰洁也，浊邪中下，名曰浑也。阴中于邪，必内栗也，表气微虚，里气不守，故使邪中于阴也，阳中于邪，必发热头痛，项强颈挛，腰痛胫酸，所为② 阳中雾露之气，故曰清邪中上，浊邪中下。阴气为栗，足膝厥冷，溺便妄出。表气微虚，里气微急，三焦相溷③，内外不通。上焦怫郁，脏气相熏，口烂食④ 断也。中焦不治，胃气上冲，脾气不转，胃中为浊，营卫不通，血凝不流。若卫气前通者，小便赤黄，与热相抟，因热作使，游于经络，出入脏腑，热气所过，则为痈脓。若阴气前通者，阳气厥微，阴无所使，客气内入，嚏而出之，声嗢咽塞，寒厥相逐，为热所壅，血凝自下，状如豚肝。阴阳俱厥，脾气孤弱，五液注下。下焦不阖，清便下重，令便数难，脐筑湫⑤ 痛，命将难全。

---

① 坐　犹缘也。
② 为（wèi 位）　通“谓”。
③ 溷（hùn 混）　乱也。
④ 食　蚀也。
⑤ 湫（qiū 秋）　停滞也。

寸口脉尺寸俱紧者，此有外邪之迫束也。寸紧者，法当清邪中于上焦，尺紧者，法当浊邪中于下焦。清邪洁清，名曰洁也，浊邪浑浊，名曰浑也。下焦阴中于邪，必阳气内虚，而战栗也。此因表气之微虚，里气之不守，故使邪中于阴部也。上焦阳中于邪，必发热头痛，项强颈挛，腰痛胫酸，所谓阳中雾露之气也。故曰清邪中上，浊邪中下，以其同类之相感召，《金匮》：雾伤于上，湿伤于下，正此意也。

清邪中上，则为内热，浊邪中下，则为内寒，上热下寒，阴阳俱病。而阳病则轻，阴病则重，以邪之清浊不同也。今以浊邪之中下者言之，阴中于邪，内寒而栗，阳不下达，足膝逆冷，气不下摄，便溺妄出。此其表气微虚，故外邪乘袭，不能敛闭，里气亦微，郁作满急，故三焦溷乱，内外不通。

三焦俱病，其状自别。其上焦之怫郁也，热蒸于脏，脏气相熏，口烂食龂也。此以上焦外有表邪之感，内有下寒之逼，火郁于上，故证见如此。其中焦之不治也，胃气逆行而上冲，脾气郁陷而不转，胃中为浊气所填，营卫滞塞不通，血因凝而不流。以营卫流行，赖乎中气之运，中气不运，故气血阻隔也。若卫阳前通乎下者，气降于水，则小便赤黄。卫气将通而未通，必郁而为热。卫气与脏中之热相合，卫气所到之处，热亦随之，是因热而作使也。卫与热游于经络，出入脏腑，热气所过，则蒸腐而为痈脓。是卫阳通而热伤于内也。若里阴前通于上者，阳气厥寒而微弱，不能作热，阴无所使。下焦客气之内入于胸膈者，冲动肺气，上逆噎而出之。出之不及，乃声嗢而咽塞。下焦寒厥攻逐于上，为上热所壅，寒热相搏，前之凝血自下，状如豚肝。阴阳俱致厥逆，浊

气不降，清气不升，则脾气孤弱，不能统摄五脏之精液，五液奔注而下泄。是里阴通而寒伤于内也。其下焦之不阖也，清便下重，令便数而艰难，脐上筑起而湫痛。缘清气下陷，则重坠而便数，而寒凝气滞，不能顺下，故便难而腹痛，是其命将难全也。

脉 法 十 五

脉阴阳俱紧者，口中气出，唇口干燥，蜷卧足冷，鼻中涕出，舌上胎滑，勿妄治也。到七日以来，其人微发热，手足温者，此为欲解，到八日以上，反大发热者，此为难治。设使恶寒者，必欲呕也，腹内痛者，必欲利也。

表寒外束，脉尺寸俱紧者，寸紧则阳郁而上热，尺紧则阴郁而下寒。上热，故口中气出，唇口干燥，鼻中涕出，舌上胎滑，下寒，故蜷卧足冷。如此，勿妄治也。六日经尽，七日以来，而其人微发热，手足温者，是表里之寒退，是为欲解。若到八日以上，反大发热者，是表里之寒俱盛，经阳郁逼，而热发也，此为难治。设使恶寒者，表寒外束，胃郁而气逆，必欲呕也，腹内痛者，里寒内凝，脾郁而气陷，必下利也。

脉 法 十 六

脉阴阳俱紧者，至于吐利，其脉犹不解，紧去人安，此为欲解。若脉迟，至六七日，不欲食，此为晚发，水停故也，为未解，食自可者，为欲解。

脉阴阳俱紧，经迫脐郁，至于吐利，里气松和，病应解也，而脉紧不去，则病必不解。必其脉紧已去，而人安和，此为欲解也。若其紧去而脉迟，至六七日，不欲食，此为晚发，内有水停故也。盖阴盛

脉迟，虽时下无病，后必作病，特①发之晚耳。缘水停在内，无不作病之理，故为未解。若紧去而食自可者，是内无停水，为欲解也。

脉法十七

趺阳脉浮而涩，少阴脉如经也，其病在脾，法当下利。何以知之？若脉浮大者，气实血虚也，今趺阳脉浮而涩，故知脾气不足，胃气虚也。以少阴脉弦而浮，才见此为调脉，故称如经也。若反滑而数者，故知当屎脓也。

趺阳脉浮而涩，此阳明脉之失常，而少阴脉之如经也（经即常也），其病应在脾，脾病法当下陷而为利。何以言之？若脉浮而大者，气实而血虚也，此为阳盛，阳盛则脾不病，今趺阳脉不浮大而浮涩，故知脾气不足，胃气之虚也。胃阳虚则脾阴盛，是以脾当下陷而为利。盖阳盛则腑阳主令而脾不用事，故病在胃，阴盛则脏阴司权而胃不用事，故病在脾也。以少阴脉弦而浮，则少阴病，缘水不生木，而木郁于水，故脉见弦浮，是少阴不调之脉也。才见此浮涩，便为调脉，故称如经也。以少阴主藏，敛涩者，藏气之得令也，而涩中带浮，是水温而胎木气也，少阴最调之脉也。若反滑而数者，则木郁而生下热，必伤阴分，而便脓血，乃为少阴失常之脉也。

脉法十八

趺阳脉迟而缓，胃气如经也。趺阳脉浮而数，浮则伤胃，数则动脾，此非本病，医特下之所为也。营卫内陷，其数先微，脉反但浮，其人必大便硬，气噫而除。何以言之？本以数脉动脾，其数先微，故知脾气不治，大便硬，气噫而除。今脉反浮，其数改微，邪气独留，心中则

饥，邪热不杀谷，潮热发渴。数脉当迟缓，脉因前后度数如法，病者则饥。数脉不时，则生恶疮也。

趺阳脉迟而缓，是胃如常也。若趺阳脉浮而数，非复胃家常脉矣，浮则伤胃，数则动脾。以胃为阳明而主降，故数不伤胃，浮则气逆而伤胃，脾为太阴而主升，故浮不动脾，数则阴烁而动脾。趺阳脉本迟缓，今忽见浮数，胃伤而脾动，是何以故？盖此非胃家本病，乃医特下之所为也。

若下之而营卫内陷，其数先化为微，脉之浮数者，反但浮而不数，是今之浮而数者，先为浮而微也，其人必大便坚硬，气噫而除。何以知之？本以脾为阴土，数脉最动脾②气，若浮数先为浮微，此不过胃气之气弱，约结不舒，下则粪粒坚小，上则气化凝滞，而脾气未动，则中脘一通，上下皆愈，故知脾气不治，便硬气噫而除，以其上通则下达也。今者脉反浮，而数改其微，是不浮微而浮数，则脾气动矣。脉浮数则邪热独留，熏灼脾阴，心液消耗，心中则饥。心中虽饥，却不消食，缘此为邪热不杀谷，但觉潮热发渴耳。盖数非胃家常脉③，脉当见迟缓，脉乃前后度数如法，出入升降，按乎漏刻，土气冲和，病者则谷消而觉饥，此中气之复，非邪气独留之饥也。若数脉动脾，精血消亡，其害非小，不止热渴而已，当不时而生恶疮也。

脉法十九

寸口脉微而涩，微者卫气不行，涩者

---

① 特　但也。
② 脾　原作"胃"，诸本均同，据本节经文"数脉动脾"改。
③ 脉　原作"病"，诸本均同，据本节经文"趺阳脉迟而缓"、上下文义改。

营气不足，营卫不能相将，三焦无所仰，身体痹而不仁。营气不足则烦痛口难言，卫气虚则恶寒数欠，三焦不归其部。上焦不归者，噫而吞酢[①]，中焦不归者，不能消谷引食，下焦不归者，则遗溲。

寸口脉微而涩，微者卫气之不行，涩者营气之不足。营卫者，所以上下回周，以煦濡于三焦者也，营卫俱虚，不能相将而行，则三焦无所仰赖，身体痹着而不仁矣。营气不足，无以滋养筋骨，则烦痛而口难言，卫气虚衰，不能当阳秉令，则恶寒而数欠伸（欠者，开口呵气，阴阳之相引也。日暮阴盛，吸引上焦之阳，阳气虽虚，未至下陷，随引而随升，升则欠作。人将睡时，阳为阴引，欲下而不能下，多作呵欠。义见《灵枢·口问》），于是三焦失养，不归其部。上焦之阳不归，则噫气而吞酢，中焦之阳不归，则不能消谷而引食，下焦之阳不归，则膀胱失约而遗溲，三焦手少阳相火衰微，故见证如此。

脉法二十

跌阳脉浮而芤，浮者卫气虚，芤者营气伤，其身体瘦，肌肉甲错。浮芤相抟，宗气衰微，四属断绝。

跌阳脉浮而芤，浮者卫气之虚，芤者营气之伤。营卫者，所以熏肤充身而泽毛，卫虚而营伤，故其身体瘦削，肌肉甲错，以其气血衰损而不荣也。营卫化生于水谷，水谷之化气血，其大气之抟而不行者，积于胸中，名曰宗气，以贯心肺而行呼吸（义见《灵枢》）。心主营，肺主卫，宗气乃营卫之根本也，今浮芤相合，营卫俱虚，是宗气之衰微也，如是则无以荣养乎四旁，四属断绝，失其所秉也。（芤者，脉之中空，失血之诊）

脉法二十一

脉弦而大，弦则为减，大则为芤，减则为寒，芤则为虚，寒虚相抟，此名为革，妇人则半产漏下，男子则亡血失精。

脉弦而大，弦则为减，大则为芤，减则阳气不足而为寒，芤则阴血不充而为虚。寒虚相抟，此名为革，革者，如鼓之皮，外实而内空也。卫统于肺，营藏于肝，卫衰则外减，营衰则内芤。减者，卫衰而气寒也，芤者，营衰而血虚也，气血虚寒，脉如皮革，妇人见此，则半产漏下，男子见此，则亡血失精。以其中气颓败，不能交济水火，水下寒而火上热，水木下陷，则内为虚寒，火金上逆，则外为弦大，金水不藏而木火善泄，故胎堕而经漏，血脱而精遗也。（漏下者，非月期而血下。崩如堤防崩溃而水暴流，漏如铜壶漏滴而水续下也）

脉法二十二

寸口脉微而涩，微者卫气衰，涩者营气不足，卫气衰，面色黄，营气不足，面色青。营为根，卫为叶，营卫俱微，则根叶枯槁而寒栗，咳逆唾腥吐涎沫也。

寸口脉微而涩，微者，卫气之衰，涩者，营气之不足。卫生于胃，卫衰则戊土虚而面色黄，营藏于肝，营不足则乙木枯而面色青。营为卫根，卫为营叶，营卫俱微，则根叶枯槁而寒栗，咳逆唾腥吐涎诸证皆作，以土败不能生金故也。

脉法二十三

寸口脉微而缓，微者卫气疏，疏则其肤空，缓者胃气实，实则谷消而化水也。谷入于胃，脉道乃行，水入于经，其血乃

---

① 酢（cù 醋）　酸也。

成。营盛则其肤必疏，三焦绝经，名曰血崩。

寸口脉微而缓，微者卫气之疏，疏则其皮肤空豁而不密致，缓者胃气之实，实则谷消而化水也（《灵枢·津液五别》①：中热则胃中消谷，肠胃充廓，故胃缓也）。血脉者，水谷之所化生，谷入于胃，布散于外，脉道乃行，水入于经，变化而赤，而血乃成，谷消水化，而入血脉，则营成矣。肺主气，气盛则清凉而收敛，肝主血，血盛则温暖而发散。营为卫根，二气调和，则营不独盛，营血独盛，则血愈温散而气不清敛，汗孔开泄，是以其肤必疏，疏则三焦经络之血尽化汗液，泄于毛皮，是以名曰血崩。所谓夺汗者勿血，夺血者勿汗，汗即血之酝酿而成者也。

脉法二十四

寸口脉弱而缓，弱者阳气不足，缓者胃气有余，噫而吞酸，食卒不下，气填于膈上也。

寸口脉弱而缓，弱者阳气之不足，缓者胃气之有余。有余者，胃气上逆，壅满不降，名为有余，实则胃阳之不足也。上脘壅滞，则噫气吞酸，食卒不下，浊气填塞于膈上也。（吞酸者，胃气痞塞，乙木不得升达，郁而为酸也）

脉法二十五

寸口脉弱而迟，弱者卫气微，迟者营中寒，营为血，血寒则发热，卫为气，气微者心内饥，饥而虚满，不能食也。

寸口脉弱而迟，弱者卫气之微，迟者营中之寒。营为血，血寒则温气外泄而发热，卫为气，气微则心内空虚而若饥，然阳虚气滞，胃口痞满，虽饥而不能食也。

脉法二十六

跗阳脉伏而涩，伏则吐逆，水谷不化，涩则食不得入，名曰关格。

跗阳脉伏而涩，伏则胃虚，不能化谷而吐逆，涩则胃逆，不能纳谷而食不得入，名曰关格。水谷不化而吐逆，是反胃之病，食不得入而噎塞，是膈噎之病。伏者胃气之郁伏，阳衰于下，故不化谷，涩者胃气之凝涩，阴填于上，故不纳食。

脉法二十七

寸口脉浮而大，浮为虚，大为实，在尺为关，在寸为格，关则不得小便，格则吐逆。

寸口脉浮而大，浮为虚，大为实，既虚而又实者，人身之气，实则清空而虚则痞塞，所谓实则虚而虚则实也（《子华子》② 语）。盖阴平阳秘，则阳交于阴而不见浮大，阴盛阳虚，则阳泄于外而浮大见焉。其浮者，阳之内虚也，其大者，阳之外实也。此脉在尺则阳气下陷而为关，在寸则阴气上逆而为格。关者，阴阂于下，清气沉郁而不升也，肝木一陷，疏泄之令莫行，故不得小便，格者，阳浮于上，浊阴冲塞而不降也，胃土既逆，受盛之官失职，故吐逆也。《灵枢·脉度》：阴气太盛，则阳气不能荣也，故曰关，阳气太盛，则阴气不能荣也，故曰格。以阳气下降而化浊阴，阴气上升而化清阳，清阳长则水利而不癃，浊阴降则谷入而不呕，阴盛于下，致阳陷而不升，故肝气下郁而水不行，阳盛于上，缘阴逆而不降，故胃气上郁而食不下也。

---

① 《灵枢·津液五别》 即《灵枢经·五癃津液别》。黄氏于《灵枢悬解》改此篇名。

② 《子华子》 书名，凡二卷，《四库总目》疑为北宋人托名之作，今传本系宋南渡后所刊行。

脉法二十八

寸口脉浮大，医反下之，此为大逆。浮则无血，大则为寒，寒气相搏，则为腹鸣。医乃不知，而反饮冷水，令汗大出，水得寒气，冷必相抟，其人即饐①。

凡寸口脉浮大，则非里实之证，而医反下之，此为大逆。浮则无血，大则为寒，盖里气虚寒，故脉浮而大也，里寒凝涩，则木气冲激，而为腹鸣。医乃不知，以其血寒发热，而反饮以冷水，令汗大出，水得里之寒气，寒冷相合，抟结不散，其人即咽喉噎塞，气闭而食阻也。饐与噎通，《汉书·贾山·至言》：祝饐在前，祝鲠在后。

脉法二十九

跌阳脉浮，浮则为虚，虚浮相抟，故令气饐，言胃气虚竭也。脉滑则为哕。此为医咎，责虚取实，守空迫血。脉浮，鼻中燥者，必衄也。

跌阳脉浮，浮则为虚，虚浮相抟，故令气饐，缘胃气虚竭，则痞塞不通也。若脉滑，则胃气上逆而为哕。此为医工之咎，以浮则为虚，反责其内虚以为实，而下以取之，浮则无血，反守其中空以为满，而汗以遏之，阳亡阴升，填塞清道，故非噎即哕也。若脉浮，鼻中干燥者，必将为衄，以中虚而气逆，故血随气升，而为衄也。

脉法三十

脉浮而大，浮为风虚，大为气强，风气相抟，必成瘾疹，身体为痒，痒者名泄风，久久为痂癞。

脉浮而大，浮则风气之虚，风泄于外也，大为卫气之强，气闭于内也。外风与内气相抟，风外泄而气内闭，营郁不宣，必成瘾疹。盖风性疏泄而气性收敛，风欲泄而气闭之，泄之不透，则营郁而为热，血热外发，则为斑点，而不能透发，郁于皮腠之内，隐而不显，是为瘾疹。瘾疹之家，营郁卫闭，欲发不能，则身体为痒。痒者是为泄风，《素问·风论》：外在腠理，则为泄风。泄风者，风之欲泄而不透者也。风不透泄，经血郁热，久而营气蒸腐，则为痂癞。"风论"：风与太阳俱入，行诸脉腧，散于分肉之间，与卫气相干，其道不利，故使肌肉愤䐜而有疡，卫气有所凝而不行，故其肉有不仁也。癞者，营气热腐，其气不清，故使鼻柱坏而色败，皮肤疡溃。风寒客于脉而不去，名曰癞风。肺统卫气而主皮毛，开窍于鼻，是以鼻柱坏而皮肤溃也。

脉法三十一

脉浮而滑，浮为阳，滑为实，阳实相抟，其脉数疾，卫气失度。浮滑之脉数疾，发热汗出者，此为不治。

脉浮而滑，浮为阳，滑为实，阳与实合，脉必数疾，卫气失度。浮滑之脉，加以数疾，再复发热汗出者，阴阳消亡，此为不治。《难经》：脉一呼三至曰离经，四至曰夺精，五至曰死，六至曰命绝，正此浮滑数疾之脉也。

---

① 饐（yè　噎）　原作"饐"，《正字通》："饐，饐字之伪"，因改正。

伤寒悬解卷二

昌邑黄元御坤载著

脉法下篇 五十二章①

脉理精微，发于上篇，而其名义之纷赜，形象之迁化，诊候之机缄，望切之窍妙，所未详悉者，设为问答，发于此篇。澄心渺虑，传兹奥旨，诚崆峒访道②之仙梯，赤水求珠③之秘渡也。

后世医理无传，半缘脉法不解。仲景脉法，家藏而户收，白首不解，则终身不灵，是胼拇支指④之呼吸不应也，岂仲景传脉之心哉！

脉法下篇提纲

营卫之消息⑤，是不一端，脏腑之乘除⑥，是不一致，支派分别，不可纪极，而溯本穷源，不过阴阳二者而已。诊阴阳之异同，判死生之悬殊，生之与死，孰美孰恶，阴之与阳，孰贵孰贱。解此章之义，则以下诸章决生断死之方，起死回生之法，悉具于此矣。

脉法三十二

问曰：脉有阴阳，何谓也？答曰：凡脉大浮数动滑，此名阳也，脉沉涩弱弦微，此名阴也。凡阴病见阳脉者生，阳病见阴脉者死。

阳道实，阴道虚，大浮数动滑者，此名阳也，沉涩弱弦微者，此名阴也。阳主生，阴主死，阴病见阳脉者，阴盛而阳气之来复也，阳病见阴脉者，阳浮而阴气之

内盛也，阳复者生，阴盛者死。

阳贵阴贱，训垂先圣，至妇人女子，皆知人之为阳，鬼之为阴。独至后世医家，反经乱道，贵阴贱阳，庸妄接踵，以误天下。宋元以来，千年之久，遂无一人稍解此理者，何下愚之多而上智之少耶！

脉法三十三

脉有阳结、阴结者，何以别之？答曰：其脉浮而数，不能食，不大便者，此为实，名曰阳结也，期十七日当剧。其脉沉而迟，不能食，身体重，大便反硬，名曰阴结，期十四日当剧。

脉浮而数，不能食，不大便，此为阳实，名曰阳结，阳实而无阴以和之，其气必结，期十七日当剧也。脉沉而迟，不能食，身体重，大便反硬，名曰阴结，阴盛而无阳以和之，其气必结，期十四日当剧也。

阴盛大便当溏，不溏而硬，故谓之反。凡大便秘涩，粪若羊矢者，皆阴结之证也。十七日剧者，火为阳，大衍之数⑦，地二生火，天七成之⑧，合而为九，

---

① 五十二章　原脱，诸本均同，据目录补。
② 崆峒访道　"崆峒"，山名。其说有三，此指今河南临汝县西南，《庄子·在宥》所谓黄帝问道于广成子之所。"崆峒访道"，在此作溯本求源讲。
③ 赤水求珠　喻求索也。"赤水"，神话中之水名。
④ 胼拇支指　指生厚茧也。
⑤ 消息　盛衰也。
⑥ 乘除　消长也。
⑦ 大衍之数　推演天地之数也。
⑧ 地二生火，天七成之　语出《尚书·洪范篇》。

积至二九，为十八日，则火气盛矣，阳性疾，故不及期而剧也。十四日剧者，水为阴，大衍之数，天一生水，地六成之①，合而为七，积至二七十四日，则水气盛矣，阴性迟，故及期而剧也。此言阴阳之大数，不必泥也。

脉法三十四

脉来缓，时一止复来者，名曰结。脉来数，时一止复来者，名曰促。脉阳盛则促，阴盛则结，此为病脉。

曰病脉者，以其阴阳之偏也。

脉法三十五

脉霭霭②如车盖者，名曰阳结也。脉累累如循长竿者，名曰阴结也。脉瞥瞥如羹上肥者，阳气微也。脉萦萦如蜘蛛丝者，阳气衰也。脉绵绵如泻漆之绝者，亡其血也。

脉霭霭郁动，如车盖之升沉者，名曰阳结也。脉累累不平，如循长竿之硬节者，名曰阴结也。脉瞥瞥虚飘，如羹上之油珠者，阳气微也。脉萦萦细弱，如蜘蛛之轻丝者，阳气衰也。脉绵绵断续，如泻漆之频绝者，亡其血也。

脉法三十六

阴阳相搏名曰动，阳动则汗出，阴动则发热。形冷恶寒者，此三焦伤也。若数脉见于关上，上下无头尾，如豆大，厥厥动摇者，名曰动也。

阴阳相搏，二气郁勃而动荡，名曰动。阳气动则阳升于阴，卫泄而汗出，阴气动则阴闭于阳，营郁而热发，动虽在阳脉之中，而实阴阳所俱有也。脉动而见形冷恶寒者，此三焦之阳气伤也。若数脉见于关上，上下无头尾，如豆大，厥厥动摇者，此名曰动，动者，气郁于中，不能升

降也。

关所以候中焦，关上不动者，中气之治，升降推迁之得政也。盖阴升于寸，则遂其上浮之性，不至为动，阳降于尺，则遂其下沉之性，不能为动，惟阴欲升，脾土虚而不能升，阳欲降，胃土弱而不能降，则二气郁于关上，而见动形。上下无头尾，如豆大，厥厥动摇者，二气虚弱，不能升降之状也。关者，阴阳出入之关，阴自此升而为阳，阳自此降而为阴，此实阴阳升降之枢轴，故曰关，乃中气之所变现也。（关上动数，如豆厥厥动摇，上下不至尺寸，此死脉也）

脉法三十七

阳脉浮大而濡，阴脉浮大而濡，阴脉与阳脉同等者，名曰缓也。

寸为阳，尺为阴，尺寸浮大而柔濡，上下同等，不至偏虚，彼此不争，是以安缓也。

脉法三十八

问曰：翕奄沉，名曰滑，何谓也？师曰：沉为纯阴，翕为正阳，阴阳合和，故令脉滑，关尺自平。阳明脉微沉，饮食自可。少阴脉微滑，滑者，紧之浮名也，此为阴实，其人必股内汗出，阴下湿也。

翕者，浮动之意，脉正浮动，忽然而沉，其名曰滑。沉为纯阴，翕为正阳，阳升于寸则为浮，阴降于尺则为沉，阴阳和合，故令或浮或沉而脉滑，如是者，关尺之脉，必自均平也。关为阴阳之交，浮沉之中，关平则阴阳和合而为滑，尺平则沉而不滑也。（关平则滑，尺平则沉，关不平则沉，尺不平则滑）

① 天一生水，地六成之　语出《尚书·洪范篇》。
② 霭（ǎi　矮）霭　云集貌。

若使关不平，阳明脉微沉，阴气稍盛矣，而未至大盛，食饮犹自可也。尺不平，少阴脉微滑，虽称曰滑，其实乃紧而浮之名也。此为肾家之阴实，不能温升肝木，木气郁动，故令脉滑，非阴阳和合之滑也。肝气郁动于下焦，不遂其发生之性，风木疏泄，其人必股内汗出，阴器之下常湿也。

脉法三十九

脉浮而紧者，名曰弦也。弦者状如弓弦，按之不移也。脉紧者，如转索无常也。

紧为寒脉，伤寒则脉紧，以寒性闭藏而不发也。冬时寒盛，水冰地坼，脉紧之义也。肾主蛰藏，故尺脉沉紧。及关而浮，紧变为弦，便是春木发生之象。弦虽按之不移，然紧中带浮，已非沉紧之形如转索之不息者矣，上章紧之浮名也，具此弦意。尺本沉紧，而忽然滑者，则不专于沉，兼有浮升之状，是弦见于尺。弦应在关，而见于尺者，木欲升而不能升也，故名滑而不名弦。及其渐升于关，则阴阳相半，浮紧两平，不曰紧曰滑，直名曰弦矣。

脉法四十

问曰：曾为人所难，紧脉从何而来？师曰：假令亡汗若吐，以肺里寒，故令脉紧也。假令咳者，坐① 饮冷水，故令脉紧也。假令下利，以胃中虚冷，故令脉紧也。

汗吐伤其胸中之阳，肺寒则脉紧也。咳者，中寒而胃逆，下利者，中寒而脾陷，冷水下利，泻其胃阳，则脉紧也。

脉法四十一

寸口卫气盛，名曰高，营气盛，名曰章，高章相抟，名曰纲。卫气弱，名曰惵，营气弱，名曰卑，惵卑相抟，名曰损。卫气和，名曰缓，营气和，名曰迟，缓迟② 相抟，名曰沉。

寸口，寸以候卫，卫气盛者，名曰高，卫主气，气盛则崇高也。尺以候营，营气盛，名曰章，营主血，血盛则章显也。高章相合，名曰纲，是诸阳脉之首领也。卫气弱，名曰惵，惵者，恇怯之意，阳弱则恇怯也。营气弱，名曰卑，卑者，柔退之意，阴弱则柔退也。惵卑相合，名曰损，是诸阴脉之削弱者也。卫气和，名曰缓，营气和，名曰迟，缓迟者，是从容之谓，对紧数言也，缓迟③ 相合，名曰沉。人之元气，宜秘不宜泄，泄则浮而秘则沉。《素问·生气通天论》：阴阳之要，阳密乃固，阴平阳秘，精神乃治。阳藏之机，全在乎土，土运则阴升而阳降也。缓迟者，土气之冲和，土和则中枢运转，阴常升而阳常降也。阳降则根深而不拔，是谓阳密，阳密则脉沉，是阳旺而脉沉，非阴盛而脉沉也。

脉法四十二

寸口脉缓而迟，缓则阳气长，其色鲜，其颜光，其声商，毛髪长，迟则阴气盛，骨髓生，血满，肌肉紧薄鲜硬，阴阳相抱④，营卫俱行，刚柔相得，名曰强也。

寸口脉缓而迟，缓为卫盛，缓则阳气长进，其色鲜明，其颜光润，其声清越，其毛髪修长，迟为营盛，迟则阴气盛盈，

---

① 坐　犹缘也。
② 缓迟　原作"迟缓"，据宛邻本、蜀本、集成本及上文"高章、惵卑"乙转。
③ 缓迟　原作"迟缓"，据宛邻本、蜀本、集成本及上文"高章、惵卑"乙转。
④ 抱　原作"抟"，据宛邻本、蜀本、集成本、石印本、本节黄解改。

骨髓滋生，血海充满，肌肉紧薄鲜硬。如是则阴阳相抱而不离，营卫俱行而无阻，是刚柔之相得，名曰强也。

脉法四十三

问曰：经说脉有三菽、六菽重者，何谓也？师曰：脉，以指按之，如三菽之重者，肺气也，如六菽之重者，心气也，如九菽之重者，脾气也，如十二菽之重者，肝气也，按之至骨者，肾气也。假令下利，寸口关上尺中悉不见脉，然尺中时一小见脉再举头者，肾气也。若见损脉来至，为难治。

三菽、六菽数语，《难经·五难》之文。脉病人，以指按之，如三菽之重者，肺气也，如六菽之重者，心气也，肺主皮，心主脉，其脉俱浮。如九菽之重者，脾气也，脾主肉，脉在浮沉之间也。如十二菽之重者，肝气也，按之至骨者，肾气也，肝主筋，肾主骨，其脉俱沉也。肺心为阳，肝肾为阴，假令下利，阴病也，寸口关上尺中悉不见脉，阳气脱也，然尺中时一小见脉再举头者，肾气也，肾气未绝，犹可治。若再见损脉来至，便为难治。损脉者，迟脉也，《难经》：一呼一至曰离经，二呼一至曰夺精，三呼一至曰死，四呼一至曰命绝，此损之脉也。

脉法四十四

问曰：东方肝脉，其形何似？师曰：肝者，木也，名厥阴，其脉微弦濡弱而长，是肝脉也。肝病自得濡弱者，愈也。假令得纯弦脉者，死。何以知之？以其脉如弦直，此是肝脏伤，故知死也。

肝者，木也，居东方，其位在左，经名厥阴，其脉微弦濡弱而长，是肝脉也。肝病自得濡弱者，是有胃气，故愈。假令得纯弦脉者，无胃气也，故死。何以知

之？以其脉如弓弦之直，此是肝脏之伤，不得土气之滋荣，故知死也。《素问·平人气象论》：平肝脉来，濡弱招招，如揭长竿，曰肝平，死肝脉来，急益劲，如新张弓弦，曰肝死，正此意也。

脉法四十五

南方心脉，其形何似？师曰：心者，火也，名少阴，其脉洪大而长，是心脉也。心病自得洪大者，愈也。假令脉来微去大，故名反，病在里也，脉来头小本大，故名覆，病在表也。上微头小者，则汗出，下微本大者，则为关格不通，不得尿，头无汗者，可治，有汗者，死。

心者，火也，居于南方，其位在上，经名少阴，其脉洪大而长，是心脉也。心病自得洪大者，是心火得令，故愈。火，阳也，阳位于外而根于内，假令脉来微而去大，来者主里，去者主表，是外实而内虚也，故名反，此病在里也，脉来头小而本大，本来主里，头去主表，是内实而外虚也，故名覆，此病在表也。或表或里，所不洪大之处，则病在焉。反覆者，阴不宜偏胜而阳不宜偏负，今阴胜阳负，是阴阳之反覆，犹颠倒也。上微而头小者，则表阳不固而汗出，下微而本大者，则阴阳关格而不通，不得小便。头无汗者，阳未至绝也，故可治，有汗则阳绝，故死，经所谓绝汗出也。

脉法四十六

西方肺脉，其形何似？师曰：肺者，金也，名太阴，其脉毛浮也。肺病自得此脉，若得缓迟者，皆愈。若得数者，则剧。何以知之？数者南方火，火克西方金，法当痈肿，为难治也。

肺者，金也，居于西方，其位在右，经名太阴，其脉如毛，而气浮也。肺病自

得毛浮之脉，金得令也，得缓迟之脉，土生金也，故皆愈。若得数脉者，则剧。何以知之？数者，南方火也，火克西方之金，金被火刑，法当臃肿，此为难治也。

脉法四十七

师曰：立夏得洪大脉，是其本位。其人病，身体苦疼重者，须发其汗。若明日身不疼不重者，不须发汗。若汗濈濈自出者，明日便解矣。何以言之？立夏得洪大脉，是其时脉，故使然也。四时仿此。

火旺于夏，立夏得洪大脉，是其本位之盛也。其人病，身体苦疼痛而沉重者，风寒郁其皮毛也（立夏湿动，湿郁则身重也），须发其汗。若至明日，身不疼不重者，外邪欲解，不须发汗也，俟之必汗自出。若汗濈濈然自出者，明日便解矣。何以言之？立夏得洪大脉，是其脉之应时，故使然也。四时解期，仿此类推。

脉法四十八

问曰：二月得毛浮脉，何以据言至秋当死？师曰：二月之时，脉当濡弱，反得毛浮者，故知至秋死。二月肝用事，肝属木，故应濡弱，反得毛浮者，是肺脉也，肺属金，金来克木，故知至秋死。他皆仿此。

二月之时，脉当濡弱，反得毛浮之脉，是木虚而金承（《素问》：木位之下，金气承之），故知至秋死也。盖二月肝木用事，肝属木，应当濡弱，濡弱者，阳气方生，木将昌盛之象，反得毛浮者，是肺脉也，肺属金，金来克木，春时肝木虽虚，犹承令气之旺，秋则木更衰而金愈盛，故知至秋当死。他脏死期，仿此类推。

脉法四十九

问曰：脉有残贼，何谓也？师曰：脉有弦紧浮滑沉涩，此六脉，名曰残贼，能为诸脉作病也。

残贼者，残害而贼克之也。脉弦紧浮滑沉涩，木旺则脉弦，土虚者忌之，水旺则脉紧，火虚者忌之，表盛则脉浮，里虚者忌之，里盛则脉沉，表虚者忌之，血盛则脉滑，气虚者忌之，气盛则脉涩，血虚者忌之。此六脉，名为残贼，能为诸脉作病也。

脉　法　五　十

寸口诸微亡阳，诸濡亡血，诸弱发热，诸紧为寒，诸乘寒者则为厥，郁冒不仁，以胃无谷气，脾塞不通，口急不能言，战而栗也。

诸微亡阳，阳虚则脉微也。诸濡亡血，血脱则脉濡也。诸弱发热，脉弱则血虚而发热也。诸紧为寒，脉紧则阴盛而生寒也。诸乘寒者则为厥，郁冒不仁，寒水旺盛，而诸脏诸腑乘之，因乘而愈盛，寒气发作，侵侮脾胃，则四肢厥逆，怫郁昏冒，而无知觉。以胃无谷气，水邪莫畏，脾土寒湿，气塞不通，故一身顽昧而弗用，口急不能言语，战摇而寒栗也。

脉法五十一

问曰：濡弱何以反适十一头？师曰：五脏六腑相乘，故令十一。问曰：何以知乘腑？何以知乘脏？师曰：诸阳浮数为乘腑，诸阴迟涩为乘脏也。

濡弱者，脉之最虚，何以反居十一种之先？濡弱，木象，木居五行之先，此以五脏六腑因其濡弱而相乘，故令脉具十一之形象也。如濡弱而见弦，是肝脏之乘也，见微弦，是胆腑之乘也。心脉钩，脾脉缓，肺脉毛，肾脉石，仿此类推。言脉得濡弱，则五脏六腑皆来相乘，故濡弱之中，兼具十一之象，而濡弱常在十一之先也。何以知乘我者为腑为脏？凡诸阳脉浮数者，为乘于腑，诸阴脉迟涩者，为乘于脏也。（阴阳以尺寸言）

脉法五十二

问曰：脉有相乘，有纵有横，有逆有顺，何谓也？师曰：水行乘火，金行乘木，名曰纵。火行乘水，木行乘金，名曰横。水行乘金，火行乘木，名曰逆。金行乘水，木行乘火，名曰顺也。

脉有脏腑相乘，上章。而相乘之中，有纵有横，有逆有顺。水行乘火，金行乘木，是乘其所胜，名曰纵。火行乘水，木行乘金，是乘其所不胜，名曰横。水行乘金，火行乘木，是子乘其母，名曰逆。金行乘水，木行乘火，是母乘其子，名曰顺也。

脉法五十三

伤寒，腹满谵语，寸口脉浮而紧，此肝乘脾也，名曰纵，刺期门。

伤寒，腹满谵语，是脾病也，寸口脉浮而紧，是肝家之弦脉，此肝木乘脾土也，名曰纵，当刺厥阴之期门，以泻肝气。脉浮而紧者，名曰弦也（脉法三十九），肝脉弦，故知为肝乘。

脉法五十四

伤寒，发热，啬啬恶寒，大渴欲饮水，其腹必满，自汗出，小便利，其病欲解，此肝乘肺也，名曰横，刺期门。

伤寒，发热，啬啬恶寒，大渴欲饮水，其腹必满，是肺病也，自汗出，小便利，见风木之疏泄，此肝乘肺金也，名曰横，亦当刺厥阴之期门，以泻肝热。

肺统卫气而性收敛，肝司营血而性疏泄，发热恶寒，大渴腹满，是金气敛闭而木不能泄也，汗出便利，是木气发泄而金不能收也，营泄而卫宣，故其病欲解。

脉法五十五

问曰：病有洒淅恶寒而复发热者何也？答曰：阴脉不足，阳往从之，阳脉不足，阴往乘之。曰：何以阳不足？答曰：假令寸口脉微，名曰阳不足，阴气上入于阳中，则洒洒恶寒也。曰：何以阴不足？答曰：假令尺脉弱，名曰阴不足，阳气下陷入阴中，则发热也。

洒淅恶寒而复发热者，太阳之病也。阴脉不足，阳往从之，则为发热，阳脉不足，阴往乘之，则为恶寒。假令寸口脉微，名曰阳不足，阴气乘虚而上入于阳中，则洒洒而恶寒也，假令尺脉弱，名曰阴不足，阳气乘虚而下陷于阴中，则发热也。

盖寸主卫，尺主营，营行脉中而盛于下，卫行脉外而盛于上，一定之理也。病则卫闭而不得外达，乃内乘阴位而阳遂虚，营扰不得内守，乃外乘阳位而阴遂虚。阴位虚而阳乘之，阳郁于内则发热，阳位虚而阴乘之，阴束于外则恶寒，此营卫易位之故也。

脉法五十六

阳脉浮，阴脉弱者，则血虚，血虚则筋急也。其脉沉者，营气微也，其脉浮而汗出如流珠者，卫气衰也。营气微者，加烧针则血流而不行，更发热而烦躁也。

寸为阳，尺为阴，阳脉浮，阴脉弱者，则血虚。血以养筋，血虚则筋急。阴脉曰弱不曰浮，则脉沉可知，其脉沉者，营气之微也，营微而阳乘之，此所以发热之原也。而阳脉之浮，亦非阳盛，其脉浮而汗出如流珠者，卫气之衰，卫衰而阴乘之者，此① 所以恶寒之原也。营气微者必发热，若加烧针，以烁其血，则血之流者，必燥结而不行，卫气阻郁，遂乃更发热，而益以烦躁，是发热之故也。

阳虚于上则脉浮，以其不根于下也，阴虚于下则脉沉，以其不根于上也。阴阳俱盛者，寸不甚浮，有关以降之，尺不甚沉，有关以升之，故阴阳不盛于尺寸而盛于关上。以关者，阴阳之中气，升降浮沉之枢轴也。

脉法五十七

脉浮而数，浮为风，数为虚，风为热，虚为寒，风虚相抟，则洒淅恶寒也。

脉浮而数，浮为风之在表，数为阳虚而阴乘也。风则阳郁而为热，虚则阴束而为寒，风虚相合，阳内闭而为热，则阴外束而为寒，是洒淅恶寒之故也。

脉法五十八

师曰：病人脉微而涩者，此为医所病也。大发其汗，又数大下之，其人亡血，病当恶寒，后乃发热，无休止时，夏月盛热，欲着复衣，冬月盛寒，欲裸其身。所以然者，阳微则恶寒，阴弱则发热，此医发其汗，令阳气微，又大下之，令阴气弱。五月之时，阳气在表，胃中虚冷，以阳气内微，不能胜冷，故欲着复衣，十一月之时，阳气在里，胃中烦热，以阴气内弱，不能胜热，故欲裸其身。又阴脉迟涩，故知亡血也。

病人寸脉微而尺脉涩者，此为医所病也。大发其汗，又数大下之，其人不但脱气，而又亡血，病当先见恶寒，后乃发热，无休止时。其恶寒也，反甚于夏，夏月盛热，欲着复衣，其发热也，反甚于冬，冬月甚寒，欲裸其身。所以然者，阳

气内微则恶寒，阴气内弱则发热，此医发其汗，使阳气内微，又数下之，令阴气内弱。五月之时，夏令正旺，而阳气在表，胃中虚冷，以阳气之内微，不能胜冷，故欲着复衣，十一月之时，冬令正旺，而阳气在里，胃中烦热，以阴气之内弱，不能胜热，故欲裸其身。又诊其脉迟涩，故知其亡血也。

脉法五十九

诸脉浮数，当发热，而洒淅恶寒，若有痛处，饮食如常者，此内热蓄积，而有痈脓也。

诸脉浮数，应当发热，而洒淅恶寒，若有痛处，饮食如常者，此内热蓄积，而有痈脓也。盖郁热在内，不得外发，故肉腐为脓，而阳遏不达，故见恶寒也。

脉 法 六 十

问曰：脉病欲知愈、未愈者，何以别之？答曰：寸口关上尺中三处，大小浮沉迟数同等，虽有寒热不解者，此脉阴阳为和平，虽剧当愈。

寸口关上尺中三处，大小浮沉迟数同等，是无偏阴偏阳之弊，虽有寒热不解，而此脉阴阳和平，即现在之病甚剧，亦当自愈，以其脉之不病也。

阴病见阳脉则生者，阴极阳复，所以生也。阳病见阴脉则死者，阴盛阳脱，外见烦躁，脉真病假，所以死也。若阳极阴复，病脉皆真，则又主生不主死。盖缘阴阳二气，绝则必死，偏则可生，平则病愈，三部同等，平而不偏，是以愈也。

脉法六十一

问曰：凡病欲知何时得？何时愈？答

---

① 此 原脱，据蜀本、集成本、石印本及上文"此所以发热之源"文例补。

曰：假令半夜得病者，明日日中愈，日中得病者，半夜愈。何以言之？日中得病，半夜愈者，以阳得阴则解也，半夜得病，明日日中愈者，以阴得阳则解也。

日中得病，今日半夜愈者，以日中阳盛而病，得夜半阴盛以济之，则解也。夜半得病，明日日中愈者，以半夜阴盛而病，得日中阳盛以济之，则解也。

脉法六十二

病六七日，手足三部脉皆至，大烦而口禁不能言，其人躁扰者，必欲解也。若脉和，其人大烦，目重，睑内际黄者，此欲解也。

病而手足脉俱不至，纯阴无阳，至六七日，手足三部脉皆至，是阳回于四末也。微阳初复，升于群阴之中，而为阴邪所遏，力弱不能遽升，郁勃鼓荡之际，大烦，口禁不能言语，躁不安者，必欲解也。盖微阳一有复机，终当战胜而出重围，万无久郁之理也。若脉至而再见调和，其人阳复，不能遽升，而大烦一见，目重，睑内际黄者，此欲解也。盖太阳膀胱之经，起于目之内眦，睑内际黄者，阳明戊土，司职卫气，卫气发达，而阳出于目也。目重者，眼皮厚重也，人睡初醒，眼皮必厚，以阳气出于目也。（足脉，足厥阴之五里，在毛际外，女子取太冲，在大指本节后二寸陷中，足少阴之太溪，在内踝后，足太阴之箕门，在鱼腹上，足阳明之冲阳，在足跗上，即趺阳也。见《素问·三部九候论》中）

脉法六十三

问曰：伤寒三日，脉浮数而微，病人身凉和者，何也？答曰：此为欲解也，解以夜半。脉浮而解者，濈然汗出也，脉数而解者，必能食也，脉微而解者，必大汗出也。

伤寒三日，脉浮数而微，病人身复凉和者，此为欲解也，解于夜半。盖脉之浮数，病之烦热，俱属阳证，乃脉之浮数渐有微意，身之烦热已变凉和，是邪热之渐退而阴气之续复也，待至夜半，则阴旺而全复，故解于此际。而其解也，形状不同，其脉浮而解者，表阳之旺，濈然汗出也，其脉数而解者，里阳之旺，必能食也，其脉微而解者，表里之阳俱虚，必战摇振栗而大汗出也。

脉法六十四

问曰：病有战而汗出，因得解者何也？答曰：脉浮而紧，按之反芤，此为本虚，故当战而汗出也。其人本虚，是以发战，以脉浮，故当汗出而解也。若脉浮而数，按之不芤，此人本不虚，若欲自解，但汗出耳，不发战也。

病有战而汗出，因得解者，以脉浮而紧，是伤寒之脉，而按之反芤，此为本气之虚，本虚则阳气郁于阴，邪不能透发，故当战栗而后汗出也。其人本虚，是以汗前发战，以其脉浮，则病在皮毛，故当汗出而解也。若脉浮而数，按之不芤，此其人本不虚，若欲自解，但安卧而汗出耳，不至发战也。

脉法六十五

问曰：病有不战而汗出解者何也？答曰：脉大而浮数，故知不战汗出而解也。

脉大而浮数，阳气盛旺，阴邪不能遏郁，故不战而汗解也。

脉法六十六

问曰：病有不战不汗出而解者何也？答曰：其脉自微，此以曾经发汗，若吐，若下，若亡血，以内无津液，此阴阳自和，必自愈，故不战不汗出而解也。

其脉自微弱，则表里无邪，此以曾经发汗吐下，亡血失津，阴不济阳，未免烦热时作。然表里邪去，病根已除，迟而津液续复，阴阳自和，必当自愈，故不战不汗而亦解。

脉法六十七

脉浮而迟，面热赤而战栗者，六七日当汗出而解。反发热者，差迟，迟为无阳，不能作汗，其身必痒也。

脉浮而迟，面色热赤而身体战栗者，阳郁欲发，虚而不能遽发，故面热而身摇，待至六七日，经尽阳复，当汗出而解。若反热者，则解期差迟。以脉迟是为无阳，无阳则但能发热而不能作汗，气郁皮腠，其身必痒也。（阳复则病愈，阳虚则解迟，阳尽则命绝。此下命绝数章，发明首章阳病见阴脉者死之义。病无阳复而死者，亦无阳尽而生者也）

脉法六十八

寸口脉微，尺脉紧，其人虚损多汗，知阴常在，绝不见阳也。

寸口脉微，阳气衰也。尺脉紧，阴气盛也。虚损多汗，卫败而不敛也。脉证见此，是绝阴而无阳也。

脉法六十九

脉浮而洪，身汗如油，喘而不休，水浆不下，形体不仁，乍静乍乱，此为命绝也。

脉浮而洪，阳不根阴也。身汗如油，《难经》所谓绝汗乃出（引《灵枢》语），大如贯珠，转出不流也。喘而不休，气不归根也。水浆不下，胃气败也。形体不仁，营卫之败也。乍静乍乱，神明之败也。

脉法七十

又未知何脏先受其灾？若汗出发润，喘而不休者，此为肺先绝也。阳反独留，形体如烟熏，直视摇头者，此为心绝也。唇吻反青，四肢漐习者，此为肝绝也。环口黧黑，柔汗发黄者，此为脾绝也。溲便遗失，狂言，目反直视者，此为肾绝也。

命绝者（上章），未知何脏先受其灾？肺主气而藏津，若汗出发润，喘而不休者，津液脱而气绝根，此为肺先绝也。心为火而藏神，若阳反独留，形体如烟熏，直视摇头者，火独光而神明败，此为心绝也。肝色青而主风，若唇吻反青，四肢漐习者，木克土而风淫生（《左传》云：风淫末疾①，漐习者，风气发而四末战摇也），此为肝绝也。脾窍于口而色黄，若环口黧黑，柔汗发黄者，水侮土而气外脱，此为脾绝也。肾主二便而藏志，若溲便遗失，狂言，反目直视者，肾阳脱而志意乱，此为肾绝也。肾与太阳膀胱为表里，太阳起于目内眦，行身之背，目反直视者，《素问·诊要经终论》：太阳之脉，其终也，戴眼反折是也。

脉法七十一

又未知何脏阴阳先绝？若阳气前绝，阴气后竭者，其人死，身色必青，阴气前绝，阳气后竭者，其人死，身色必赤，腋下温，心下热也。

青者，木色，肝肾皆阴也。赤者，火色，心肺皆阳也。腋下心下者，阳之部。温热者，阳之气也。

脉法七十二

师曰：寸脉下不至关为阳绝，尺脉上

---

① 疾　原作"病"，形近之误，据《左传·昭元年》、集成本、石印本改。

不至关为阴绝，此皆不治，决①死也。若计其余命生死之期，期以月节，克之也。

尺寸之脉，发现于上下，而气根于中焦。中焦者，所以升降阴阳，而使之相交，其脉现于关上。若寸脉下不至关，则阳根下断，是谓阳绝，尺脉上不至关，则阴根上断，是谓阴绝，此皆不治，决死也，此际虽生，命之余耳。若计算其余命生死之期，期以月之节气。克之，如木弱忌金，火弱忌水，一交金水之节气，则死期至矣。

脉法七十三

伤寒，咳逆上气，其脉散者死，谓其形损故也。

咳逆上气，是胃土上逆，肺金不降。肺主气而性收，脉散者，金气之不收也，气败则死。盖气所以熏肤而充身，气散则骨枯肉陷而形损故也。

脉法七十四

师曰：脉病人不病，名曰行尸，以无王气，卒眩仆，不识人者，短命则死。人病脉不病，名曰内虚，以无谷神，虽困无苦。

脉病人不病，名曰行尸，以其脉病而无王气，倘卒然眩仆，不识人者，值其人之短命则死矣。人病脉不病者，名曰内虚，以其谷神之不旺，病在形骸而不在精神，虽困无妨也。

脉法七十五

问曰：上工望而知之，中工问而知之，下工脉而知之，愿闻其说。师曰：病家人请②云，病人苦发热，身体疼，病人自卧。师到，诊其脉沉而迟者，知其差也。何以知之？表有病者，脉当浮大，今

脉反沉迟，故知其愈也。假令病人云腹内卒痛，病人自坐。师到，脉之浮而大者，知其差也。何以知之？里有病者，脉当沉而细，今脉浮大，故知其愈也。

发热身痛自卧，是表病也，诊脉沉迟，知表病差也。以表有病者，脉当浮大，今不浮大而反沉迟，故知其愈也。腹痛，是里病也，诊脉浮大，知里病差也。以里有病者，脉当沉细，今不沉细而反浮大，故知其愈也。（此提望闻问切之纲，下章详发）

脉法七十六

师曰：病家人来请云，病人发热烦极。明日师到，病人向壁卧，此热退也。设令脉不和，处言已愈。

发热烦极，必不得卧，向壁静卧，此烦热已去也。假令脉犹未和，亦顷当自愈，此可处言已愈也。（此望知之法也）

脉法七十七

设令向壁卧，闻师到，不惊起而盼视，若三言三止，脉之咽唾者，此诈病也。设令脉自和，处言汝病太重，当须服吐下药，针灸数十百处，乃愈。

向壁安卧，是无病邪，闻师到，不惊起而盼视，若三言三止，脉之咽唾者，此诈病也。设令脉自和平，亦处言汝病太重，当须服大吐大下之药，针灸数十百处，以恐怖之，则立言自愈矣。

脉法七十八

师持脉，病人欠者，无病也。脉之呻者，病也。言迟者，风也。摇头言者，里痛也。行迟者，表强也。坐而伏者，短气

①　决　必也。
②　请　告也。

也。坐而下一脚者，腰痛也。里实护腹，如怀卵物者，心痛也。

平人神倦若睡则欠呵，非病证也，故欠者无病。身有痛苦则呻，故呻者有病。内风者，内湿外燥，语言蹇涩，故言迟为风。心腹痛极则头摇，故头摇言者，里痛也。阳性轻清，表郁气浊，故言重而行迟。短气者，身仰则气愈短，故坐而身伏。腰痛则身弯不敢直，故坐则下一脚。心痛则用手护腹，形如怀抱卵物也。（此望闻之法也）

脉法七十九

问曰：人病恐怖者，其脉何状？师曰：脉形如循丝累累然，其面白脱色也。

肾主恐，《素问·气厥论》：恐则气下，下之极，则肾也。少阴之脉微细，恐怖，少阴之气动，故脉细如丝累累然，惊惧不安之象也。恐主于肾，而六脉俱细，盖诸脏夺气，改而从肾也。肝藏血而主色，色者，血之华也，肝气下（恐则气下）而营血陷，不能华也，木虚而金气乘之，故色脱而面白，白者，金色也。（此望切之法也）

脉法八十

人愧者，其脉何类？师曰：脉浮而面色乍白乍赤。

愧发于心，心[①]动火炎，故面乍赤，赤者，心之色也，火炎金伤，故面色乍白，白者，金之色也。心肺之脉俱浮，心肺气动，是以脉浮。人愧而汗出者，心动火炎，而刑肺气，故气泄而为汗也。（此望切之法也）

脉法八十一

人不饮，其脉何类？师曰：脉自涩，唇口干燥也。

《素问·经脉别论》：饮入于胃，游溢精气，上输于脾，脾气散精，上归于肺，通调水道，下输膀胱，水精四布，五经并行。盖水入于胃，胃阳蒸动，化为精气，游溢升腾，上输于脾，脾气散此水精，上归于肺，肺气宣化，氤氲和洽，所谓上焦如雾也。肺气清肃，则经络通调，雾气不滞，降于膀胱，而化尿溺。

人身身半以上，水少气多，是谓气道，身半以下，气少水多，是谓水道。气水一也，上下阴阳之分耳。水道通调，下输膀胱，水渧注泻，溲便前行，所谓下焦如渎也。

水气之由经而下行也，渣滓输于膀胱，而精华滋于经络，洒于脏腑，润于孔窍。浊者下而清者上，水精四布，五经并行，是以经脉流利而不涩，唇口滑泽而不燥。不饮则经络失滋，故脉自涩，孔窍不润，故唇口干燥也。（此亦望切之法也）

脉法八十二

师曰：伏气之病，以意候之。今日[②]之内，欲有伏气。假令旧有伏气，当须脉之。若脉微弱者，当喉中痛似伤，非喉痹也，病人云实喉中痛，虽尔，今复欲下利。

伏气者，气之伏藏而未发也。凡病之发，必旧有伏藏之根，气之欲伏，未形于脉，故应以意候之。见其脉气沉郁凝涩，则今日之内，恐其欲有伏气，自此埋根，作异日之病基也。假令旧有伏气，已形于脉，当须脉之。若脉微弱者，是少阴之伏气也。少阴之病，法当咽痛而复下利，以肾司二便而脉循咽喉也。病于阴分则下利，病及阳分则咽痛，阴在下而性迟，阳

---

① 心　原脱，据蜀本、集成本、石印本补。
② 日　原作"月"，诸本均同，据本节黄解"见其脉气沉郁凝涩，则今日之内，恐其欲有伏气"改。

在上而性疾，下利未作，咽喉先见，故当喉中痛也。其状似乎喉伤，实非厥阴火升之喉痹也。征之病人，自云实喉[①]中痛，阳分之病见矣，虽尔，阴分之病，犹未作也，今且复欲下利，迟则亦作矣。（此于望闻问切之外，广以意候之法也）

脉法八十三

问曰：脉有灾怪，何谓也？师曰：假令人病，脉得太阳，与形证相应，因为作汤。比还送汤，如食顷，病人乃大吐下利，腹中痛。师曰：我前来不见此证，今乃变易，是名灾怪。问曰：缘何作此吐利？答曰：或有旧时服药，今乃发作，故为此灾怪耳。

脉证无差，而吐利忽作，诚为怪异。大抵药经人手，容有别缘，或者婢妾冤仇，毒行暧昧，事未可料也。

[①] 喉　原作"咽"，诸本均同，据本节经文改。

伤寒悬解卷三

昌邑黄元御坤载著

太阳经上篇 五十三章

太阳本病

太阳以寒水主令，统领六经，膀胱者，太阳之腑，太阳者，膀胱之经。六经之次，三阴在里，三阳在表，太阳主皮毛之分，次则阳明，次则少阳，次则太阴、少阴、厥阴，总以太阳为主。

阳盛于外，在外之阳，谓之卫气，卫者，卫外而为固也。卫气之内，则为营血，营者，营运而不息也。营司于肝，为卫之根，卫司于肺，为营之叶。营卫二气，化于中宫，饮食入胃，游溢精气，传输经络，精专者行于脉中，命曰营气，剽悍者行于脉外，命曰卫气。营卫分司于金木，而皆统于太阳，故太阳经病，有伤卫伤营之不同。

卫气为阳，营血为阴，然血升而化神魂，是阴含阳也，故肝血温暖而升散，气降而化精魄，是阳含阴也，故肺气清凉而降敛。人之汗孔，冬阖而夏开者，以肝心主营，木火旺于春夏，则营血温散而窍开，肺肾主卫，金水旺于秋冬，则卫气清敛而窍阖。寒去温来，而木火不得发泄，卫气敛闭，而孔窍常阖，袭之以风，气欲敛而不能敛，故伤在卫气，热退凉生，而金水不得敛藏，营血发散，而孔窍常开，侵之以寒，血欲散而不能散，故伤在营血。风伤卫者，因于气凉而窍闭也，寒伤

营者，因于天温而窍开也。春夏而窍开，则病寒而不病风，秋冬而窍阖，则病风而不病寒，故秋冬寒盛而非不中风，春夏风多而亦有伤寒。《灵枢·岁露》：四时八风之中人也，故有寒暑，寒则皮肤急而腠理闭，暑则皮肤缓而腠理开。因其开也，其入深，其病人也卒以暴，因其闭也，其入浅，其病人也徐以迟。开则伤营，闭则伤卫，以营深而卫浅也。

风性疏泄而寒性闭塞，气性收敛而血性发扬。卫敛而窍闭，中风则气欲敛而风泄之，是以有汗，风愈泄而气愈欲敛，故内遏营血，而生里热，营泄而窍开，伤寒则血愈欲泄而寒束之，是以无汗，寒愈束而血愈欲泄，故外闭卫气，而生表寒。

人之本气，不郁则不盛，郁则阳虚之人脏阴内盛而为寒，阴虚之人经阳外盛而为热，是传腑传脏之由来也。而其入腑入脏，必先施于皮毛，故六经之病，总起于太阳一经，以其在外而先伤也。邪在营卫，失于解散，则或入于腑，或入于脏，视其人之里气为分途，阳衰则入太阴而为寒，阴衰则入阳明而为热，无异路也。贵于营卫方病，初治不差，则后日诸变，无自[①] 生矣。

卫行脉外而内交于营，营行脉中而外交于卫，营卫调和，是谓平人。寒邪伤营，则营血束闭其卫气，故卫郁而生表寒，风邪伤卫，则卫气遏闭其营血，故营

---

① 自　由也。

郁而生里热。营卫外发则病解，营卫内陷则病进，陷而败没则死也，伤寒中风之死证，皆营卫之陷败也。

卫气之外发，赖乎经中之阳盛，营血之外发，赖乎脏中之阴盛，阳统于阳明，阴统于太阴。阳明之经气旺，则卫气外发而汗出。其阳虚者，卫郁欲发而不能，则振栗战摇，而后汗出。其再虚者，寒战而不见汗出，是阳不胜阴，卫气将陷，当泻阴而扶阳，开皮毛而发卫气。太阴之经气旺，则营气外发而汗出。其阴虚者，营郁欲发而不能，则烦躁怫郁，而后汗出。其更虚者，躁闷而不见汗出，是阴不胜阳，营气将陷，当泻阳以扶阴，开肌表而发营血。阳盛于腑，阴盛于脏，卫气之陷者，以其脏阴盛而内寒也，营血之陷者，以其腑阳盛而内热也。太阳为六经之长，兼统营卫，方其营卫初病，外解经络，内调脏腑，使脏寒不动，腑热不作，异日无入脏入腑之患，是善治太阳者也。

太阳经病，不过风寒二者而已。风用桂枝。寒用麻黄。风而兼寒，寒而兼风，则有桂麻各半之方。风而火郁，寒而水停，则有大小青龙之制。风寒已解而内燥，则有白虎清金之法。风寒未透而内湿，则有五苓利水之剂。风寒外散，血热里郁，则有桃核承气、抵当汤丸之设。此皆太阳风寒之本病处治之定法也。

人之本气不偏，阳郁不至极热，阴郁不至极寒，本气稍偏，病则阴盛而为寒，阳盛而为热。而以温凉补泻挽其气化之偏，皆可随药而愈，不经误治，断不至遂成坏病。熟悉仲景太阳本病诸法，则风寒之证，解于太阳一经，无复坏事已。

总提纲共三章[①]

太阳为六经之纲领，其经行身之背，其气主一身之皮毛，故病则脉浮，头项强痛而恶寒。缘邪在本经，但病其经脉所行之部分，而不及于他经也。在经失解，自此而内传二阳，里入三阴，腑热作则脉浮大，脏寒作则脉沉细，寒热郁发，诸病丛生，太阳之脉证，然后变耳。

若其初感，腑热未作，脏寒未动之时，太阳之病情未改，证状犹存，则只有脉浮，头项强痛，恶寒而已，即合病于别经，别经病见，而太阳未罢，亦必见太阳之脉证也。据太阳之脉证，而分太阳之风寒，何至淆乱于别经，亡羊于歧路也。仲景提太阳之纲，只此一语，而太阳之情状了了，所谓握片言而居要也。

太阳经提纲一太阳一[②]

太阳之为病，脉浮，头项强痛而恶寒。

太阳在表，故脉浮。其经行身之背，起于睛明（在目内眦，足太阳经之穴名），自头下行而走足，病则经气上郁，壅塞不降，故强痛也。风寒闭其营卫，气郁不能透泄，则外见恶寒，寒者，太阳之令气也。

风寒总纲一太阳二

病有发热恶寒者，发于阳也，无热恶寒者，发于阴也。发于阳者七日愈，发于阴者六日愈，以阳数七阴数六也。

此中风、伤寒之总纲也。卫气为阳，风伤卫气，是发于阳也，卫伤则遏闭营血，而生内热，营血为阴，寒伤营血，是发于阴也，营伤则束闭卫气，而生外寒，故中风之初，先见发热，伤寒之初，先见恶寒。中风内热，而营血不宣，亦外见恶

---

① 总提纲共三章　原作"太阳经提纲一太阳一"，诸本均同，据目录改。

② 太阳经提纲一太阳一　原在"太阳为六经之纲领"前，诸本均同，据前后文例移。

寒，伤寒外寒，而卫气不达，乃续见发热。中风非无外寒，究竟内热多而外寒少，伤寒非无内热，究竟内热少而外寒多。

营司于肝木，木升则火化，木火同情，故肝血常温，卫司于肺金，金降则水生，金水同性，故肺气常凉。肝藏营血，而脾为生血之本，中风营病，脏阴衰者，多传阳明而为热，肺藏卫气，而胃乃化气之源，伤寒卫病，腑阳弱者，多传太阴而为寒。

风伤卫者，营郁里热，若经中阴旺，则营气不至内蒸，故七日经尽而自愈，寒伤营者，卫郁表寒，若经中阳旺，则卫气不至内陷，故六日经尽而自愈，此风寒之顺证，在经而不入于脏腑者也。若中风阳盛而入于腑，伤寒阴盛而入于脏，则营卫方忧其内陷，非补泻以救其偏，不能应期而愈也。

六日、七日，水火之成数。大衍之数，天一生水，地六成之，地二生火，天七成之。火，阳也，故数七，水，阴也，故数六，满其成数，是以病愈也。

风寒总纲二 太阳三

病人身大热，反欲得近衣者，热在皮肤，寒在骨髓也，身大寒，反不欲近衣者，寒在皮肤，热在骨髓也。

申明上章寒热之义。

阴盛则内寒外热，内寒，故欲近衣。阳盛则内热外寒，内热，故不欲近衣。以其欲不欲，而内外之寒热见焉，经所谓临病人问所便也。（《素问》语）

上章发热恶寒、无热恶寒者，言其外也。风伤卫者多内热，寒伤营者多外寒，恐人略内而详外，故发此章。

太阳中风 十五章

风者，天地发生之气也。皮毛未开，风气外客，伤其卫阳，则窍开而卫泄。卫性降敛，卫欲闭而风泄之，欲闭不得，则内乘阴位，而遏营血，是以病也。（曰风泄者，风闭其卫，营郁而外泄也）

太阳中风一 太阳四

太阳病，发热，汗出，恶风，脉缓者，名为中风。

太阳之经，有营卫之分，营行脉中，卫行脉外。风寒客之，各有所伤，风则伤卫，寒则伤营。卫伤则闭其营血，故发热，营伤则闭其卫气，故恶寒。营为寒闭则无汗，卫为风鼓则有汗，以卫气初闭，营郁犹得外泄也。汗出卫泄，是以表虚而恶风。寒性凝涩，伤寒则皮毛闭塞，故脉紧，风性动荡，伤风则经气发泄，故脉缓。

太阳中风桂枝汤证

肺通卫气，风伤于卫，行其疏泄之令，卫气不敛，是以有汗。卫愈泄而愈闭，闭而不开，则营郁而发热。桂枝汤所以通经络而泻营郁也。

太阳中风桂枝证[①] 一 太阳五

太阳病，头疼，发热，汗出，恶风者，桂枝汤主之。

风为阳邪，卫为阳气，风邪中人，则阳分受之，故伤卫气。卫秉肺气，其性收敛，风鼓卫气，失其收敛之职，是以汗出。风愈泄而卫愈敛，则内遏营血，郁蒸而为热。是卫气被伤而营血受病也，故伤

---

① 证 原脱，诸本均同，据下文"桂枝证二"、"太阳伤寒麻黄证一"例补。

在卫气而治在营血。桂枝汤,甘草、大枣,补脾精以滋肝血,生姜调脏腑而宣经络,芍药清营中之热,桂枝达营中之郁也。汗者,营卫之所蒸泄,孔窍一开,而营郁外达,则中风愈矣。

桂枝汤一

桂枝三两,去皮　芍药三两[①]　甘草二两,炙　大枣十二枚,劈　生姜三两

上五味,㕮咀,以水七升,微火煮取三升,去滓,适寒温,服一升。服已,须臾啜稀粥一升余,以助药力。温覆令一时许,通身漐漐微有汗出益佳,不可令如水流漓,病必不除。若一服汗出病差,停后服,不必尽剂。若不汗,更服,依前法。又不汗,后服小促其间,半日许令三服尽。若病重者,一日一夜服,周时观之。服一剂尽,病证犹在者,更作服。若汗不出者,可服至二三剂。禁生冷、粘滑、肉面、五辛、酒酪、臭恶等物。

铢两升斗考

《汉书·律历志》:量者,龠[②]、合、升、斗、斛也。本起于黄钟[③]之龠,用度数,审其容以子谷秬黍中者千有二百实,其龠以井水准其概。合龠为合,十合为升,十升为斗,十斗为斛,而五量嘉[④]矣。

权者,铢、两、斤、钧、石也。一龠容千二百黍,重十二铢,两[⑤]之为两,二十四铢为两,十六两为斤,三十斤为钧,四钧为石,而五权谨[⑥]矣。

一千二百黍为一龠,重今之一钱七分。合龠为合,今之三钱四分也。十合为斤,今之三两四钱也。一龠重十二铢,今之一钱七分也。两之为两,今之三钱四分也。

桂枝证二太阳六

太阳中风,阳浮而阴弱,阳浮者,热自发,阴弱者,汗自出,啬啬恶寒,淅淅恶风,翕翕发热,鼻鸣干呕者,桂枝汤主之。

寸为阳,尺为阴,营候于尺,卫候于寸,风泄卫气,故寸脉浮,邪不及营,故尺脉弱。风愈泄而气愈闭,故营郁而发热。气愈闭而风愈泄,故营疏而汗出。啬啬、淅淅者,皮毛振栗之意。翕翕,盛也,犹言阵阵不止也。肺主皮毛,开窍于鼻,皮毛被感,肺气壅遏,旁无透窍,故上循鼻孔,而鼻窍窄狭,泄之不及,故冲激作响,而为鼻鸣。卫气闭塞,郁其胃气,浊阴不降,故生干呕。桂枝泻其营郁,则诸证愈矣。

桂枝证三太阳七

太阳病,发热汗出者,此为营弱卫强,故使汗出,欲救邪风者,桂枝汤主之。

营弱卫强,即上章阳浮阴弱之义,卫闭而遏营血也。邪风者,经所谓虚邪贼风也。风随八节,而居八方,自本方来者,谓之正风,不伤人也,自冲后来者,谓之贼风,伤人者也。如夏至风自南来,是正风也,若来自北方,是冲后也。义详《灵枢·九宫八风篇》。

---

① 三两　原作"一两",据蜀本、集成本、石印本、《伤寒论·辨太阳病脉证并治上》此方之芍药分量改。

② 龠(yuè 曰)　《正韵》:"龠,量名。器状似爵,以麋郁禄。"

③ 黄钟　古乐十二律之一。

④ 嘉　《汉书·律历志》:"准绳嘉量。"《注》:"张晏曰:准水平量知多少,故曰嘉。"

⑤ 两　贰也。

⑥ 谨　善也。

桂枝证四 太阳八

病人脏无他病，时发热，自汗出，而不愈者，此为卫气不和也，先于其时发汗则愈，桂枝汤主之。

阳明腑病，汗愈出而胃愈燥，故发热汗出，而病不愈。病人脏气平和，无他胃热之证，时发热，自汗出，而不愈者，此为卫气得风，郁勃而不和也。当先于其时以桂枝发汗则愈，迟恐变生他病也。

桂枝证五 太阳九

病常自汗出者，此为营气和，营气和者外不谐，以卫气不共营气和谐故耳。以营行脉中，卫行脉外，复发其汗，营卫和则愈，宜桂枝汤。

病常自汗出者，营气疏泄，此为营气之和。然营气自和者，必外与卫气不相调谐，以卫被风敛，内遏营血，不与营气和谐故耳。以营行脉中，卫行脉外，卫郁而欲内敛，营郁而欲外泄。究之卫未全敛而营未透泄，是以有汗而风邪不解。复发其汗，使卫气不闭，营气外达，二气调和，则病自愈，宜桂枝汤也。

卫闭而营郁，则营不和，卫未全闭而营得汗泄，此为营气犹和。然此之和者，卫被风敛而未全闭也，闭则营气不和矣。以卫常欲敛，不与营气和谐，终有全闭之时，汗之令营郁透发，则二气调和也。

桂枝证六 太阳十

太阳病，初服桂枝汤，反烦不解者，先刺风池、风府，却与桂枝汤则愈。

风池，足少阳穴。风府，督脉穴，在项后，大椎之上。督与太阳，同行于背，而足少阳经，亦行项后，两穴常开，感伤最易。感则传之太阳，太阳中风之病，皆受自两穴。服桂枝汤，风应解矣，反烦不解者，风池、风府必有内闭之风不能散也。先刺以泻两穴之风，再服桂枝，无不愈矣。

桂枝证七 太阳十一

太阳病，外证未解，脉浮弱者，当以汗解，宜桂枝汤。

太阳病，失于解表，经热不泄，则自表达里。然里证虽成，而外证不能自解，凡脉见浮弱者，犹当汗解，宜桂枝汤也。外解后，审有里证，乃可议下耳。

脉浮弱，即前章阳浮阴弱之义。

桂枝证八 太阳十二

太阳病，外证未解者，不可下也，下之为逆，欲解外者，桂枝汤主之。

太阳病，外证未解，虽有里证，不可下也，下之卫阳内陷，此之为逆。欲解外者，不越桂枝也。外解已，然后里证可议下否耳。

桂枝证九 太阳十三

夫病脉浮大，问病者，言但便硬耳，设利之，为大逆。硬为实，汗出而解，何以故？脉浮，当以汗解。

阳明腑病脉浮大（"阳明篇"：二阳合病，脉浮大，上关上）。病脉浮大，是有腑证。乃问病者，言但[1]觉便硬耳，未至痛满也，则非急下之证，设遽利之，此为大逆。盖便硬虽内实，而表证尚在，犹须汗出而解，不宜下也。此何以故？其脉大纵属内实，而脉浮则当以汗解也。

---

[1] 言但　原作"但言"，据宛邻本、蜀本、集成本、石印本、本节经文乙转。

桂枝证十_{太阳十四}

欲自解者，必当先烦，乃有汗① 而解。何以知之？脉浮，故知汗② 出解。

按③，宛邻本原脱此一条，今补于此，文在太阳篇也。黄氏注，不可考，大抵亦同④ 上条注。

桂枝证十一_{太阳十五}

太阳病未解，脉阴阳俱停，必先振栗，汗出而解。但阳脉微者，先汗出而解，但阴脉微者，下之而解。若欲下之，宜调胃承气汤。方在阳明二十。

太阳表证未解，脉忽尺寸俱停止而不动者，此气虚不能外发，营卫郁闭之故也，顷之必先振栗战摇，而后汗出而解。其未停止之先，尺寸之脉，必有大小不均。若但寸脉微弱者，是阳郁于下，必阳气升发，汗出而后解，此先振栗而后汗出者也。若但尺脉微弱者，是阴虚肠燥，下窍堵塞，得汗不解，必下之通其结燥，使胃热下泄而后解。阳明病，腑热蒸发，则汗出表解，今太阳病表证未解，是内热未实，此时若欲下之，宜于汗后用调胃承气，硝、黄、甘草，调其胃腑之燥热也。

忌桂枝证⑤ 十二_{太阳十六}

酒客病，不可与桂枝汤，得汤则呕，以酒客不喜甘故也。

大枣、甘草，甘味动呕也。

忌桂枝证十三_{太阳十七}

凡服桂枝汤吐者，其后必吐脓血也。

大凡服桂枝汤即吐者，胸膈湿热郁遏，桂枝益其膈热，下咽即吐。缘其胃气上逆，心下痞塞，肺郁生热，无路下达，桂枝辛温之性，至胸而出，不得入胃腑而行经络，是以吐也。其后湿热瘀蒸，必吐脓血。此宜凉辛清利之剂，不宜辛温也。

忌桂枝证十四_{太阳十八}

桂枝本为解肌，若其人脉浮紧，发热，汗不出者，不可与也。常须识此，勿令误也。

桂枝本解肌表，以散风邪，若其人脉浮而紧，发热，汗不出者，是寒伤营血，营伤则束其卫气，是当去芍药之泻营血，而用麻黄以泻卫气，桂枝不可与也。与之表寒不解，反益经热，是谓之误。

风家用桂枝，所以不助经热者，以其皮毛无寒，孔窍不闭，无须麻黄发表，但以芍药之酸寒泻其营血，桂枝之辛温通其经络，血热自能外达。若伤寒服之，卫郁莫泻，经热愈增，是助邪也。

太阳伤寒_{九章}

寒者，天地闭藏之气也。皮毛未合，寒气内入，伤其营阴，则窍阖而营闭。营性升发，营欲泄而寒闭之，欲泄不能，则外乘阳位，而束卫气，是以病也。

太阳伤寒一_{太阳十九}

太阳病，或已发热，或未发热，必恶寒，体疼，呕逆，脉阴阳俱紧者，名曰伤寒。

阳郁则发热。阴气外束则恶寒。寒闭皮毛，经气不得通达，则壅迫⑥ 而为痛。经络郁闭，卫气遏逼，浊阴上逆，则为呕逆。经脉束迫，不得发越，则尺寸俱紧。

---

① 汗 原作“日”，据蜀本、集成本、石印本改。
② 汗 原作“也”，据蜀本、集成本、石印本改。
③ 按 清·徐受衡（树铭）按。
④ 同 原脱，据上下文义补。
⑤ 证 原脱，据蜀本、集成本、石印本补。
⑥ 迫 原作“遏”，据宛邻本、蜀本、集成本、石印本及前后文义改。

太阳伤寒麻黄汤证

肝藏营血，寒伤于营，行其闭藏之令，营血不宣，是以无汗。营愈闭而愈泄，泄而不通，则卫郁而寒生。麻黄汤所以开皮毛而泻卫郁也。

太阳伤寒麻黄证一 太阳二十

太阳病，头痛，发热，身疼，腰痛，骨节疼痛，恶寒，无汗而喘者，麻黄汤主之。

寒为阴邪，营为阴气，寒①邪中人，则阴分受之，故伤营血。血秉肝气，其性疏泄，寒闭营阴，失其疏泄之权，是以无汗。寒愈闭而营②愈泄，则外束卫气，闭藏而为寒。是营血被伤而卫气受病者也，故伤在营血而治在卫气。麻黄汤，甘草保其中气，桂枝发其营郁，麻黄泻其卫气，杏仁利其肺气，降逆而止喘也。孔窍一开，而卫郁外达，则伤寒愈矣。

卫气为阳，外行皮毛，营血为阴，内行经络。肺藏气而主卫，肝藏血而司营，肺金收敛，肝木疏泄，阴阳自然之性也。肝性疏泄，而营血之内守者，肺气敛之也，肺气收敛，而卫阳之外发者，肝气泄之也，收敛则无汗，疏泄则有汗。风伤卫气，卫病而非营病也，然卫被风敛，则内闭营阴，营气不通，是以发热，故以桂枝泄经热而达营郁。气病而用血药者，以气伤而累血也。寒伤营血，营病而非卫病也，然营为寒束，则外闭卫阳，卫阳不宣，是以恶寒，故以麻黄泻表寒而达卫郁。血病而用气药者，以血伤而累气也。桂枝泻其肝血，麻黄泻其肺气，营卫分属于肺肝，而统司于太阳，故太阳风寒之初治，首以桂枝、麻黄二方，为定法也。

麻黄汤二

麻黄三两，去节　桂枝二两③，去皮　甘草一两，炙　杏仁七十枚，汤泡，去皮尖及两仁者

上四味，以水九升，先煮麻黄，减二升，去上沫，内诸药，煮取二升半，去渣，温服八合。覆取微似汗，不须啜粥，余如桂枝法将息。

麻黄证二 太阳二十一

脉浮者，病在表，可发汗，宜麻黄汤。脉浮而数者，可发汗，宜麻黄汤。

浮为在表，表被风寒，则宜汗。浮数即浮紧之变文，紧则必不迟缓，亦可言数，是伤寒之脉，当以麻黄发汗也。

麻黄证三 太阳二十二

伤寒，发汗已④解，半日许复烦，脉浮数者，可更发汗，宜桂枝汤。方在太阳五。

伤寒，服麻黄发汗已解，乃半日许复烦，脉见浮数，是卫郁已泻而营郁不达，可更发汗，以泻其营，宜桂枝汤也。

麻黄证四 太阳二十三

伤寒，不大便六七日，头痛有热者，与承气汤。太阳入阳明去路。其小便清者，知不在里，仍在表也，当须发汗。此麻黄证。若头痛者，必衄，宜桂枝汤。方在太阳五。此麻黄证中又有用桂枝者。

阳明腑病，胃燥便难，伤寒，不大便，至六七日，头痛而有热者，是有阳明里证，宜与承气汤，以泻里热。然阳明病，小便当赤，若小便清者，则病不在

---

① 寒　原作"阴"，诸本均同，据太阳中风桂枝证一黄解"风邪中人"改。
② 营　原作"阴"，诸本均同，据太阳中风桂枝证一黄解"风愈泄而卫愈闭"改。
③ 二两　原作"一两"，据蜀本、集成本、石印本、《伤寒论·辨太阳病脉证并治上》此方之桂枝分量改。
④ 已　原作"宜"，诸本均同，音近之误，据《伤寒论·辨太阳病脉证并治中》及上下文义改。

里，犹在表也，当须发汗，以解表寒。若头痛不已者，是卫郁不得旁泄，而逆冲头面，故致头痛。及其郁迫莫容，自寻出路，必将冲突鼻窍，以泻积郁。卫气上泄，升逼营血，是为衄证。此宜以桂枝泻其营郁，使不闭束卫气，卫气松缓，则衄证免矣。

麻黄证五太阳二十四

太阳病，脉浮紧，发热，身无汗，自衄者愈。

发热无汗，而脉浮紧，是宜麻黄发汗，以泻卫郁。若失服麻黄，皮毛束闭，卫郁莫泄，蓄极思通，势必逆冲鼻窍，而为衄证，自衄则卫泄而病愈矣。

麻黄证六太阳二十五

伤寒，脉浮紧，不发汗，因① 致衄者，宜麻黄汤主之。

浮紧之脉，应当发汗，失不发汗，卫郁莫泄，因而致衄。是缘不早服麻黄，故至此。当先以麻黄发之，勿俟其衄也。

麻黄证七太阳二十六

太阳病，脉浮紧，无汗，发热，身疼痛，八九日不解，表证仍在，此当发汗，麻黄汤主之。服药已，微除，其人发烦目瞑，剧者必衄，衄乃解。所以然者，阳气重故也。

发热无汗，脉浮紧而身疼痛，此麻黄汤证。失不早服，至八九日不解，而表证仍在，此当发汗，宜麻黄汤。若卫气闭塞，泻之不透，服药之后，病仅微除，其人犹觉烦躁昏晕，未能全解。剧者卫郁升突，必至鼻衄，衄乃尽解。所以然者，久病失解，阳气之郁遏太重故也。

忌麻黄证八太阳二十七

脉浮紧者，法当身疼痛，宜以汗解之，假令脉尺中迟者，不可发汗何以知之？然：以营气不足，血少故也。太阳入少阴去路。

卫候于寸，营候于尺，尺中迟者，营气不足，以肝脾阳虚而血少故也。汗泻营中温气，则生亡阳诸变，故不可发汗。然者，答辞，与《难经》然字同义。

太阳风寒双感证四章

太阳病，风则桂枝，寒则麻黄，乃有风寒双感之证，爰垂桂麻各半之方，营卫兼发，风寒俱去。"脉法"：风则伤卫，寒则伤营，营卫俱伤，当发其汗，此之谓也。若夫风多而寒少，则有桂二麻一之剂，仍是各半法度，因病而小变者也。至于内热微而表寒轻，桂麻各半之法，不相合矣，用桂枝之二越婢之一，微宣表寒，而轻清里热。此颇似大青龙法，而实亦不同，义更妙也。则桂麻各半，所以继桂麻二方之后，桂枝越婢，开青龙一方之先也。

桂麻② 各半证一太阳二十八

太阳病，得之八九日，如疟状，发热恶寒，热多寒少，其人不呕，清便欲自可，一日二三度发，脉微③ 缓者，为欲愈也。脉微而恶寒者，此阴阳俱虚，不可更发汗更下更吐也。面色反有热色者，未欲解也，以其人不得小汗出，身必痒，宜桂枝麻黄各半汤。清与圊通。

---

① 因　原作"以"，据宛邻本、本节黄解改。
② 麻　原作"枝"，据宛邻本、蜀本、集成本改。
③ 微　原作"浮"，诸本均同，据《伤寒论·辨太阳病脉证并治上》及本节黄解改。

如疟状者，营阴卫阳之相争，阳郁于内则发热，阴郁于外则恶寒。盖风寒双感，营卫俱伤，寒伤营则营欲泄，风伤卫则卫欲闭。营欲泄而不能泄，则敛束卫气而为寒，卫欲闭而不能闭，则遏闭营血而为热。及其卫衰而营血外发，又束卫气，营衰而卫气内敛，又遏营血。此先中于风而后伤于寒，营泄卫闭，彼此交争，故寒热往来，形状如疟也。

太阳病，得之八九日之久，证如疟状，发热恶寒，发热多而恶寒少，此风多于寒，卫伤颇重而营伤颇轻。如其寒热不能频作，是后章桂二麻一之证也。若其人上不呕，下不泄，则中气未伤，寒热一日二三度发，则正气颇旺，频与邪争，脉微和缓，则邪气渐退，是为欲愈，无用治也。若其脉微弱而又恶寒者，此卫阳营阴之俱虚，盖营虚则脉微，卫虚则恶寒（后章：此无阳也，即解此句），虚故不可更以他药发汗吐下也。如其发热脉浮，是后章桂枝越婢之证也。若外不恶寒，而面上反有热色者，是阳气蒸发，欲从外解，而表寒郁迫，未欲解也。使得小汗略出，则阳气通达，面无热色矣。以其正气颇虚，不得小汗，阳郁皮腠，莫之能通，是其身必当发痒。解之以桂枝麻黄各半汤。

营卫俱伤，前后四章三证，而于首章内一证三变，伏下三章之线。下三章，分承首章而发明之。

桂枝麻黄各半汤三

桂枝一两十六铢　芍药一两　甘草一两，炙　大枣四枚　生姜一两　麻黄一两　杏仁三十四枚，去皮尖及两仁者

上七味，以水五升，先煮麻黄一二沸，去上沫，内诸药，煮取一升八合，去滓，温服八合。

桂枝越婢证二太阳二十九

形作伤寒，其脉不弦紧而弱，弱者必渴，被火者必谵语，弱者发热脉浮，解之，当汗出愈。

此申明上章之义。前章发热恶寒，发热多而恶寒少，是形作伤寒也。伤寒脉当弦紧，乃脉微而恶寒（微即弱之变文），其脉不弦紧而弱，必缘血虚，血虚脉弱者，必渴。若被火熏，愈烁其血，不止渴也，必作谵语。脉弱是以发热偏多，"脉法"：诸弱发热是也。发热是营气之虚，而恶寒是卫气亦虚也，故上章谓之阴阳俱虚。然虚而外见恶寒，非无表证，有表证，脉必浮。如其发热而脉浮，则阴阳虽俱虚，而解之之法，究当令其汗出而愈。但发汗另有善方，不可以他药发表耳，下章桂枝二越婢一汤，则美善而无弊矣。

桂枝越婢证三太阳三十

太阳病，发热恶寒，热多寒少，脉微弱者，此无阳也，不可更汗，宜桂枝二越婢一汤。

此申明上二章之义。前证发热恶寒，热多寒少，形作伤寒，而其脉不弦紧而微弱者，以血藏于肝而内胎君火，实以阴质而抱阳气，血虚脉弱，是无阳也。其恶寒虽少，不可不解，发热既多，不可不清，但不可更以他药发汗，宜桂枝二越婢一汤，重泻营血，轻泻卫气，而兼清内热，则表里全瘳矣。

此无阳也，即前章阴阳俱虚意。此不可更汗，发明前章不可更发汗更下更吐句义，言寻常汗吐下法，俱不可更用，当另有汗法，桂枝越婢是也（此章包上发热脉浮意）。二章是首章脉微恶寒一条治法。

桂枝二越婢一汤四

桂枝十八铢　芍药十八铢　甘草十八铢　大枣四枚　生姜一两三铢　麻黄十八铢　石膏十四铢

上七味，㕮咀，以水五升，先煮麻黄

一二①沸，去上沫，内诸药，煮取二升，温服一升。

桂二麻一证四_{太阳三十一}

服桂枝汤，大汗出，脉洪大者，与桂枝汤，如前法。若形如疟，日再发者，宜②桂枝二麻黄一汤。

此总申明上三章之义。如服桂枝汤，大汗出而表未解，而脉又洪大（洪大即脉浮之变文），是表有寒而里有热，此亦桂枝越婢证，可与桂枝汤，如前法而加越婢也。若前证之形如疟状，而无洪大之脉，寒热日仅再发，不能二三度者，是正气虚，不能频与邪争也。其风邪多而寒邪少，宜桂枝二麻黄一汤③，重泻营血而轻泻卫气，乃为合法也。

此章是首章一日二三度发者一条治法，以其不能二三度发，是为未欲愈故也。

前章脉微、脉弱、脉浮、脉微弱、脉洪大，总对弦紧言。微弱即不弦紧，洪大即浮意，勿泥。

桂枝二麻黄一汤_五

桂枝_{一两七铢}　芍药_{一两六铢}　甘草_{一两二铢}　大枣_{五枚}　生姜_{一两八铢}　麻黄_{十六铢}　杏仁_{十六枚，去皮尖}

上七味，以水五升，先煮麻黄一二沸，去上沫，内诸药，煮取二升，去滓，温服一升，日再服。

太阳伤寒大青龙证_{二章}　太阳入阳明去路④

太阳中风，脉缓头痛，汗出而不烦躁，此其脉紧身痛，无汗而烦躁者，卫闭而营不能泄也，故其脉证似伤寒，太阳伤寒，脉紧身疼，此其脉缓而身不疼者，营闭而卫不能泄也，故其脉证似中风。中风卫闭而营郁，阳盛者固宜青龙，然当防其肾阴之旺，故立真武之法，伤寒营闭而卫

郁，阴盛者固宜真武，然当防其胃阳之旺，故垂青龙之方，灵通变化，玄妙无穷也。首章名曰中风，次章名曰伤寒，俗手妄缪，以为风寒双感，误世非小也。

大青龙证一_{太阳三十二}

太阳中风，脉浮紧，发热，恶寒，身疼痛，不汗出而烦躁者，大青龙汤主之。太阳入阳明去路。若脉微弱，汗出恶风者，不可服也。服之则厥逆，筋惕肉瞤，此为逆也，以真武汤救之。方在少阴十九。太阳入少阴去路。

营性发扬而寒性固涩，伤寒营欲发而寒闭之，故脉紧而无汗。卫性敛闭而风性疏泄，中风卫欲闭而风泄之，故脉缓而有汗。太阳中风，脉紧身痛，寒热无汗，脉证悉同伤寒，此卫阳素旺，气闭而血不能泄也。卫气遏闭，营郁热甚，故见烦躁。大青龙汤，甘草、大枣，补其脾精，生姜、杏仁，降其肺气，麻、桂，泻其营卫之郁闭，石膏清神气之烦躁也。盖气欲闭而血欲泄，血强而气不能闭，则营泄而汗出，气强而血不能泄，则营闭而无汗。营热内郁，外无泄路，是以脉紧身痛，寒热无汗，而生烦躁。异日之白虎、承气诸证，皆此⑤经热之内传者也，早以青龙发之，则内热不生矣。若脉微弱而汗出恶风者，中风之脉证如旧，而阳虚阴旺，不可服此。服之汗出亡阳，则四肢厥逆，筋惕肉瞤，为害非轻矣。盖四肢秉气于脾胃，阳亡土败，四肢失温，所以逆冷。筋

---

① 一二　原作"三"，据宛邻本、集成本改。

② 宜　原脱，诸本均同，据《伤寒论·辨太阳病脉证并治上》、上下文义补。

③ 汤　原脱，诸本均同，据下文方名"桂枝二麻黄一汤"补。

④ 太阳入阳明去路　原脱，诸本均同，据目录补。

⑤ 此　原作"以"，形近之误，据宛邻本、蜀本、集成本、石印本改。

司于肝，肝木生于肾水而长于脾土，水寒土湿，木郁风动，故筋脉振惕而皮肉眴动。真武汤，苓、术，燥土而泻湿，附子温经而驱寒，芍药清肝① 而息风也。

大青龙汤六

麻黄六两　桂枝二两　甘草二两，炙
大枣十二枚　生姜三两　杏仁五十枚　石膏鸡子大一块，打碎

上七味，以水九升，先煮麻黄，减二升，去上沫，内诸药，煮取三升，温服一升，取微似汗。汗出多者，温粉扑之。牡蛎粉，止身汗。一服汗出者，停后服，汗多亡阳，遂虚，恶风，烦躁，不得眠也。

大青龙证二太阳三十三

伤寒，脉浮缓，身不疼，但重，乍有轻时，无少阴证者，大青龙汤主之。

伤寒，脉浮紧，身疼痛，缘表被寒束，而经气壅塞也。此脉浮缓而身不痛，但觉体重而已，然亦乍有轻时，是非外寒之微，而实里热之盛，再于他处征之，别无少阴证者，宜大青龙，外发表寒而内清里热也。

风脉浮缓，浮紧者，必传入阳明，以营郁而生里热，卫闭而不能泄也，寒脉浮紧，浮缓者，必传入阳明，以卫郁而生里热，营泄而不能外闭也（阳明腑热，则气蒸汗泄，寒不能闭）。中风多传阳明，若其脉微弱，无阳明证，而将入少阴，则又用真武，伤寒② 多传少阴，若其脉浮缓，无少阴证，而将入阳明，又用青龙。风寒对举，参伍尽变，立法精矣。

伤寒，阳明、太阴脉俱浮缓（《阳明篇》：脉浮而缓，手足自温者，是谓系在太阴，至七八日，大便硬者，为阳明病也），大青龙之浮缓，则阳明之缓，非太阴之缓也。"脉法"：寸口脉微而缓，缓者胃气实，实则谷消而水化也。《灵枢·

津液五别》：中热则胃中消谷，肠胃充廓，故胃缓，胃缓是以脉缓，缓者，胃气之脉也。或改此条作小青龙证，不通之极！"脉法"：紧则为寒，小青龙证内外皆寒，其脉必紧，安有浮缓之理！

太阳伤寒小青龙证三章　太阳入太阴、少阴去路

中风大青龙之证，外有风而内有热也，伤寒之小青龙证，表有寒而里有水也。大小青龙，外之解表则同，而内之温清大异，大青龙可以泻里热而不可以温内寒，小青龙所以佐大青龙之不逮也。

伤寒之人，或表邪外郁而宿水里发，或渴饮凉水而停留不消，是以多有水气之证。以其热渴，双解表里之寒，小青龙乃不易之法也。

小青龙证一太阳三十四

伤寒表不解，心下有水气，干呕，发热而咳，或渴，或利，或噎，或小便不利小腹满，或喘者，小青龙汤主之。

伤寒表证不解，而水停心下，阻肺胃降路，胃气上逆，而生干呕，肺气上逆，而生咳嗽，或火升金燥而为渴，或气阻肺胀而为喘，或浊气上嗳而为噎，或清气下泄而为利，或小便不利而少腹满急。凡此皆水气瘀格之故，宜小青龙汤，甘草培其中气，麻、桂，发其营卫，芍药清其风木，半夏降逆而止呕，五味、细辛、干姜，降逆而止咳也。

小青龙汤七

麻黄三两　桂枝三两　芍药三两　甘草

---

① 肝　原作"肺"，形近之误，据宛邻本、蜀本、集成本、石印本改。
② 伤寒　原作"阳明"，据宛邻本、蜀本、集成本、石印本改。

二两, 炙　半夏半升①, 洗　五味半升　细辛三两　干姜二两

上八味, 以水一斗, 先煮麻黄, 减二升, 去上沫, 内诸药, 煮取三升, 去滓, 温服一升。若微利者, 去麻黄, 加芫花, 如鸡子大, 熬令赤色。下利者, 水邪侮土, 加芫花以泻水也。若渴者, 去半夏, 加栝蒌根三两。栝蒌根清金止渴也。若噫者, 去麻黄, 加附子一枚, 炮。寒水侮土, 浊气上逆则为噫, 加附子暖水而降逆也。小便不利少腹满者, 去麻黄, 加茯苓四两。茯苓以泻满也。若喘者, 加杏仁半斤, 去皮尖。杏仁利肺而止喘也。

小青龙证二太阳三十五

太阳病, 小便利者, 以饮水多, 必心下悸, 小便少者, 必苦里急也。

申明上章小便不利少腹满之义。小便利者, 津液渗泄, 则必发燥渴。渴而饮水多者, 土湿木郁, 必心下动悸。木郁不能泄水, 而小便少者, 水积少腹, 必苦腹里满急也。

小青龙证三太阳三十六

伤寒, 心下有水气, 咳而微喘, 发热不渴, 小青龙汤主之。服汤已渴者, 此寒去欲解也。

服汤已而渴者, 表寒已解, 里水亦去, 津液乍耗, 是以作渴。渴者, 是表解寒去, 积水化汗而外泻也。

大青龙证是表阳之盛, 内有火气, 小青龙证是里阳之虚, 内有水气。阴阳一偏, 逢郁即发, 大小青龙外解风寒而内泻水火, 感证之必不可少者也。

太阳伤寒白虎证四章　太阳入阳明去路

阳盛之人, 表寒里热, 则用大青龙, 表寒解而里热盛, 于是有白虎清金之法,

肺金清而胃热消, 可无异日阳明之证矣。至于汗后阳虚之渴, 则于白虎而加人参, 凉金益气, 生津化水, 清涤烦渴之妙, 超人巧而绝② 天工, 制方立法, 神化难追。

然白虎汤证, 虽皆伤寒之条, 其实来自中风者多。如服桂枝汤, 大汗出后, 大烦渴不解, 脉洪大者, 白虎加人参汤主之, 其为风证甚明。以中风多传阳明, 白虎汤证乃承气证之初气也。

白虎证一太阳三十七

伤寒, 脉滑而厥者, 里有热也, 白虎汤主之。

四肢厥逆, 而脉见迟涩, 是为里寒, 厥而脉滑, 是里有热也。盖燥热内郁, 侵夺阴位, 阴气浮散, 外居肢节, 故肢冷而脉滑。白虎汤, 石膏清金而退热, 知母润燥而泻火, 甘草、粳米, 补中而化气, 生津而解渴也。

胃阳素盛之人, 阴虚火旺, 一被感伤, 经热内蒸, 津液消烁, 则成阳明下证。而胃火未盛, 肺津先伤, 是以一见渴证, 先以白虎, 凉金泻热, 滋水涤烦。膈热肃清, 则不至入胃, 而致烦热亡阴之害矣。

白虎证, 即将来之大承气证而里热未实, 从前之大青龙证而表寒已解者也。表寒已解, 故不用麻黄, 里热未实, 故不用硝、黄。

白虎汤八

石膏一斤　知母六两　甘草二两　粳米六合

上四味, 以水一升, 煮米熟, 汤成, 去滓, 温服一升, 日三服。

----

① 半升　原作"三两", 据蜀本、集成本、石印本、《伤寒论·辨太阳病脉证并治中》此方之半夏分量改。

② 绝　越也。

白虎证二太阳三十八

伤寒，脉浮滑，此里有热表有寒也，白虎汤主之。

此申明上章未显之义。脉滑者，里有热也，厥者，表有寒也。此不言厥者，诊脉浮滑，已知是表寒外束，里热内郁，不必问其肢节之厥热矣。若里热外发，则脉变实缓，不复浮滑也。浮滑者，阳气郁格之象也。此之表寒，乃阴气之外浮，非寒邪之外淫，不然，表寒未解，无用白虎之理。

白虎证三太阳三十九

伤寒，脉浮，发热，无汗，其表不解者，不可与白虎汤。渴欲饮水，无表证者，白虎加人参汤主之。

脉浮，发热，无汗，是表未解也，此合用大青龙双解表里，不可与白虎汤但清其里。若渴欲饮水，而无表证者，是汗出而热退也。汗后阳泄，宜防知、膏伐阳，白虎而加人参，清金益气，生津化水，汗后解渴之神方也。

白虎加人参汤九

石膏一斤，碎　知母六两　甘草二两
粳米六合　人参三两

于白虎汤内加人参三两，余依白虎汤法。

白虎证四太阳四十

伤寒，无大热，口燥渴，心烦，背微恶寒者，白虎加人参汤主之。

表解，故无大热。背微恶寒，即前章表有寒也。阳乘阴位，而生里热，则阴乘阳位，而生表寒。远则客于肢节，近则浮于脊背，脊背肢节，皆阳位也。

太阳风寒五苓散证三章　太阳入太阴去路

太阳表证未解，而里有水气，小青龙、五苓散，皆解表泻水之剂。而小青龙之表药则用麻黄，五苓散之表药则用桂枝，其里水则同，而表证之风寒则异也。小青龙但用麻黄发汗以泻水，其于大便微利者方用芫花，小便不利者方用茯苓，五苓散则兼用二苓、泽泻泻水以发汗。以风家内热，燥渴甚于伤寒，是以燥胜其湿，则火亦偏旺，湿胜其燥，则水亦偏多。其传阳明而用白虎，燥盛者也，其传太阴而用五苓，湿盛者也。伤寒多传太阴，病水者固众，中风多传阳明，病水者亦繁，此燥证之所以少而湿证之所以多也。（温疫水证最多，亦以饮冷不消故也）

五苓证① 一太阳四十一

中风，发热六七日，不解而烦，有表里证，渴欲饮水，水入则吐者，名曰水逆，五苓散主之。

中风，发热六七日，经尽不解，而且烦渴思饮，外而发热，是有表证，内而作渴，是有里证。内渴欲饮水，而水入则吐者，是有里水瘀停也，此名水逆。由旧水在中，而又得新水，以水济水，正其所恶，两水莫容，自当逆上也。五苓散，桂枝行经而发表，白术燥土而生津，二苓、泽泻，行水而泻湿也。多服暖水，蒸泻皮毛，使宿水亦从汗散，表里皆愈矣。

五苓散十

茯苓十八铢　猪苓十八铢　泽泻一两六铢
白术十八铢　桂枝半两，去皮

上五味，为末，以白饮和，服方寸匕，日三服。多饮暖水，汗出愈。

---

① 五苓证　原作"五苓散"，据蜀本、集成本、石印本及前后文例改。

五苓证二太阳四十二

伤寒，汗出而渴者，五苓散主之，不渴者，茯苓甘草汤主之。

伤寒汗后，阳虚湿动，君相二火浮升，故作燥渴。其渴者，湿邪较甚，故用五苓。不渴者，湿邪较轻，茯苓甘草汤，苓、桂、姜、甘，泻水而疏木，和中而培土，防其湿动而生水瘀也。

茯苓甘草汤十一

茯苓二两　桂枝二两　生姜二两　甘草一两，炙

上四味，以水四升，煮取二升，去滓，分温三服。

五苓证三太阳四十三

病在阳，应以汗解之，反以冷水噀之灌之，其热被却不得去，弥更益烦，肉上粟起，意欲饮水，反不渴者，服文蛤散。若不差者，与五苓散。寒实结胸，无热证者，与三物小陷胸汤，方在太阳一百十七。白散亦可服。

五苓散证，水饮在内，郁格经阳，而生外热。病在阳分，应当以汗解之，使里水化汗，病可立愈。乃反以冷水噀之灌之，皮肤得冷，汗孔皆阖，表热被冷水却逐，而不得外去，弥更益其烦躁。卫郁欲发，升于孔窍，而外寒阖秘，不能透发，于是冲突皮肤，肉上如粟粒凝起。经热内蒸，烦热作渴，意欲饮水，而停水在内，其实反不渴者，宜服文蛤散，文蛤利水解渴也。若不差者，则是水旺湿多，文蛤不能胜任，仍与五苓散。若寒邪上逆，实结胸膈，肺郁生热，而外无热证，则表邪已退，宜与小陷胸汤，黄连、栝蒌，泻热而涤郁，半夏降逆而开结也。白散，桔梗、贝母，清降其虚热，巴豆温破其实寒，令其涌泄而去，以绝根株，亦可服也。

文蛤散十二

文蛤五两

上一味，杵为散，以沸汤五合和，服① 方寸匕。

白散十三

桔梗三分　贝母三分　巴豆一分，去皮，煮，研如脂

上二味，为末，内巴豆，更于臼中杵之，以白饮和服，强人半② 钱匕，弱者减之。病在膈上必吐，在膈下必利。不利，进热粥一杯，利过不止，进冷粥一杯。身热，皮粟不解，欲引衣自③ 覆者，若以水噀之洗之，益令热不得去。当汗而不汗，则烦。假令汗已出，腹中痛，与芍药三两，如上法。汗出腹痛者，血亡而木燥也，芍药清风木而润血燥。

太阳伤寒抵当证④ 四章　太阳入阳明去路

风寒外感，有上焦之热，有下焦之热，有气分之热，有血分之热。上焦气分之热，白虎可清，上焦血分之热，承气可下，而膀胱热结，病在下焦血分，则于承气而加破血之药，于是有桃核承气、抵当汤丸之设。

伤寒之病，在于卫气，气郁则生寒，中风之病，在乎营血，血郁则生热，热结血分，是中风之证，非伤寒之证也。至于阳盛之人，伤寒而有此，则抵当用丸而不用汤，以其下热不如中风之甚也。

桃核承气证一太阳四十四

太阳病不解，热结膀胱，其人如狂，

① 服　原脱，诸本均同，据《伤寒论·辨太阳病脉证并治下》此方方后语补。
② 人半　原脱，据宛邻本、蜀本、集成本、石印本补。
③ 自　原作"白"，形近之误，据宛邻本、蜀本、集成本、石印本改。
④ 太阳伤寒抵当证　原作"太阳伤寒抵当汤证"，诸本均同，据前后文例改。

血自下，下者愈，其外不解者，尚未可攻，当先解外，外解已，但小腹急结者，乃可攻之，宜桃核承气汤。

太阳病，表证不解，经热内蒸，而结于膀胱。膀胱者，太阳之腑，水腑不清，膀胱素有湿热，一因表郁，腑热内发，故表热随经而深结也。热结则其人如狂，缘膀胱热结，必入血室，血者心所生，胎君火而孕阳神，血热则心神扰乱，是以狂作也。若使瘀血自下，则热随血泄，不治而愈，不下，则宜攻之。如其外证不解者，尚未可攻，攻之恐表阳内陷，当先解外证。外证已除，但余小腹急结者，乃可攻之。宜桃核承气汤，桂枝、桃仁，通经而破血，大黄、芒硝，下瘀而泻湿，甘草保其中气也。

桃核承气汤十四

桃仁五十枚，去皮尖　桂枝二两，去皮
甘草二两，炙　大黄四两　芒硝二两

上五味，以水七升，煮取二升半，去滓，内芒硝，更上火微沸，下火，先食温服五合，日三服。当微利。

抵当证二太阳四十五

太阳病六七日，表证犹存，脉微而沉，反不结胸，其人发[1] 狂者，以热在下焦，少腹当硬满，小便自利者，下血乃愈，所以然者，以太阳随经，瘀热在[2]里故也，抵当汤主之。

六七日，经尽之期，表证犹存。脉微而沉，已无表脉。寸脉浮，关脉沉，当病结胸，乃反不结胸，而其人发[3] 狂者，以热不在上焦，而在下焦也。热结下焦，其少腹当硬满。若是小便自利，是热结血分，下血乃愈。以太阳表邪，随经内入，瘀热在里，宜抵当汤，水蛭、虻虫、桃仁、大黄，破瘀而泻热也。

抵当汤十五

大黄三两，酒浸　水蛭三十枚，熬　虻虫三十枚，熬，去翅足　桃仁三十枚

上四味，为末，水五升，煮取三升，去滓，温服一升。不下，再服。

抵当证[4] 三太阳四十六

太阳病，身黄，脉沉结，少腹硬，小便不利者，为无血也，小便自利，其人如狂，血证谛也，抵当汤主之。

身黄，脉沉结，少腹硬，是皆血瘀之脉证。血司于肝，血结木郁，贼伤己土，则发黄色，缘木主五色，入土为黄故也。然使小便不利，则三者乃膀胱湿热之瘀，是茵陈五苓证，非血证也，小便自利，其人如狂，血证已谛，故宜抵当。

抵当证四太阳四十七

伤寒有热，少腹满，应小便不利，今反利者，为有血也，当下之，不可余药，宜抵当丸。

身有热而少腹满，多是木郁阳陷，疏泄不行，应当小便不利，今反利者，是有血瘀，当下。然满而未硬，下不必急，减抵当之分两，变汤为丸，缓攻可也。

抵当丸十六

大黄二两　水蛭二十枚　虻虫二十五枚
桃仁二十五枚

上四味，杵，分为四丸，以水一升，煎一丸，取七合，服之。晬时当下血。若不下者，连服。

---

① 发　原作"如"，据宛邻本、蜀本、集成本、石印本、《伤寒论·辨太阳病脉证并治上》改。
② 在　其下原衍"腹"字，据宛邻本、蜀本、集成本、石印本删。
③ 发　原作"如"，据宛邻本、蜀本、集成本改。
④ 抵当证　原作"抵当汤证"，诸本均同，据前后文例改。

太阳传经五章①

伤寒、中风，一日太阳，二日阳明，三日少阳，四日太阴，五日少阴，六日厥阴，日传一经，六日而遍，此定数也。诸② 所谓不传者，言不传脏腑，并非不传经络。伤寒惟传经一事，讹谬百出，道理未为难解，自是医法不明耳。

传经一太阳四十八

大凡病，若③ 发汗若吐若下若亡血若亡津液，阴阳自和者，必自愈。

发汗吐下亡血亡津，不无损伤，而邪退正复，阴阳调和，不至偏胜，必自愈也。病，非阴胜，则阳胜，和而不偏，所以自愈。

传经二太阳四十九

太阳病④，头痛至七日以上自愈者，以行其经尽故也。若欲再作经者，针足阳明，使经不传，则愈。

七日以上自愈者，即发于阳者七日愈之谓。六日六经俱尽，故至七日自愈，《素问·热论》所谓七日太阳病衰，头痛少愈也。阳莫盛于阳明，阳明之经，阳郁热盛，则六经俱遍。而郁热未衰，虽不入腑，而经邪犹旺，不肯外发，热必再传六经。针足阳明之经，泻其郁热，则经不再传，自然愈矣。

传经三太阳五十

风家，表解而不了了者，十二日愈。

《素问·热论》：七日巨阳病衰，头痛少愈。八日阳明病衰，身热少愈。九日少阳病衰，耳聋微闻。十日太阴病衰，腹减如故，则思饮食。十一日少阴病衰，渴止不满，舌干已而嚏。十二日厥阴病衰，囊纵，少腹微下，大气皆去，病已愈矣。

中风表解，自当即愈，设不了了，则余热未尽，俟至十二日经邪尽解，无不愈矣。

风寒与温热之病，里气不同，而其经脉之络属，伤受之日期，无有不同也。

传经四太阳五十一

伤寒二三日，阳明、少阳证不见者，为不传也。

伤寒，一日太阳，二日阳明，三日少阳，此定法也，二日、三日，无不传阳明、少阳之理！若阳明、少阳之里证不见者，是但传三阳之经，而不传阳明之腑也。

阳明病，皆腑病，非经病，故曰阳明之为病，胃家实也。胃家一实，则病邪归腑，终始不迁，虽未尝不传三阴之经，而不复入三阴之脏，所谓阳明中土，万物所归，无所复传，以其阳盛而阴退也。至于葛根汤证，则腑病之连经，而胃热之未实者。即其桂枝、麻黄二证，亦阳明之经病，未成阳实之腑病者也。二三日中，不见阳明胃家实证，此为不传阳明之腑也。

少阳病，小柴胡证，皆脏腑病之连经，亦非但是经病。缘脏腑经络，表里郁迫，故柴胡诸证，久而不罢，有至八⑤九日，以及十三日，且有过经十余日者。若不连脏腑，但在经络，则三日少阳，四日已见太阴经病证，五日已见少阴经病证，六日经尽而汗解，何得少阳一经之证如此久远，而不退乎！即其麻黄一证，亦

---

① 五章　原脱，据目录、宛邻本、蜀本、集成本、石印本补。
② 诸　原作"谓"，形近之误，据宛邻本、蜀本、集成本、石印本改。
③ 若　原作"者"，据宛邻本、蜀本、集成本、石印本改。
④ 病　原脱，诸本均同，据《伤寒论·辨太阳病脉证并治上》及上下文义补。
⑤ 八　原作"乃"，据宛邻本、蜀本、集成本、石印本改。

少阳之经病，未成内连脏腑之证者也。二三日中，不见少阳柴胡证，此亦为不传阳明之腑也。

传经五 太阳五十二

伤寒一日，太阳受之，脉若静者，为不传，颇欲吐，若烦躁，脉急数者，为传也。

浮紧之脉，断不能静，设脉若安静者，为不内传。若经邪郁迫阳明、少阳之经，胃气上逆，颇欲作吐，与夫烦躁不宁，脉候急数者，是其表邪束迫之重，与经气郁遏之极，此为必将内传也。太阳经病，里气和平，阳不偏盛，则不内传于腑，阴不偏盛，则不内传于脏。伤寒一日，太阳受之，脉若安静者，为不传，谓不传于脏腑，非谓不传于六经也。程氏以为温病传经，伤寒不传经。果不传经，是伤寒一日，病在太阳，若脉候安静，则一日而汗解也，既是伤寒，安有一日即解之理！若不经汗解，六经部次相连，安有太阳既病，但在此经，绝不捱经而内传者乎！其谓数日仍在太阳，数日方过阳明，支离不通矣。又言或从太阳而阳明，或从太阳而少阳。阳明在太阳少阳之间，既过阳明而传少阳，阳明何以不病？若不过阳明，何由而及少阳？后世庸妄，旧有直中阴经之说，未知三阳在表，何由超越三阳而内及阴经也。此皆下愚之胡谈，不足深辨也。

太阳解期 一章① 太阳五十三

太阳病，欲解时，从巳至未上。

巳午未，太阳得令之时，故解于此。

---

① 一章　原脱，据目录及前后文例补。

伤寒悬解卷四

昌邑黄元御坤载著

太阳经中篇五十六章

太阳坏病

太阳风寒，有正治之法，桂枝、麻黄是也。阳偏盛者，恐异日之入阳明，则有大青龙、白虎汤，早清其燥热。阴偏盛者，恐异日之入三阴，则有小青龙、五苓散，预去其湿寒。处治不差，病在太阳一经，自当应药而解，不成坏病。

医不知此，实其实而虚其虚，若汗若吐，若下若温针，补泻异施，遂成坏病，非复太阳本色矣。坏病者，即后日之阳明与三阴也。阳盛而泻其阴，则入阳明，阴盛而亡其阳，则入三阴，桂枝、麻黄之证，变为亢阳孤阴，是以曰坏。

至于阳明，俟其腑热内实，一下而愈，犹为逆中之顺。然而腑邪伤阴，失于急下，亦伏死机，则顺中之逆，正自不少。若夫三阴，阴盛阳负，动罹危亡，则逆居强半，而顺不十三。仲景于是，有救逆之法，随证处治，转逆为从，玄通微妙，良工苦心矣。

提纲二章①

桂枝、麻黄，太阳风寒主方也。若至三日之久，正将入阳明、太阴之期，业经汗下温针，而病仍不解，则事当大坏，未必犹在太阳。即太阳未罢，而亦未必尚属太阳桂、麻之证。是宜审观脉证，另立新法，故总立坏病之纲，详开救逆之门也。

太阳坏病提纲一太阳五十四②

太阳病三日，已发汗若吐若下若温针，仍不解者，此为坏病，桂枝不中与也，观其脉证，知犯何逆，随证治之。

太阳病，治之得法，当解于本经，不至入腑传脏，而成坏病。若至三日之久，已经发汗吐下温针诸治，而病不解，则不在太阳，定缘误治，入别③经而成坏病。当观其脉证，知其所犯何逆，随证治之。曰坏病者，非太阳之本病故也。

坏病提纲二太阳五十五

本发汗，而复下之，此为逆也，若先发汗，治不为逆。先本下之，而复汗之，为逆，若先下之，治不为逆。

申明上章逆字之义。风寒外闭，宜辛温发散而不宜下，燥热内结，宜苦寒攻下而不宜汗。若表邪未解，里邪复盛，则宜先汗而后下，若里邪急迫，表邪轻微，则宜先下而后汗，错则成逆矣。若治法得宜，先后不失，不为逆也。

---

① 提纲二章　原作"太阳坏病提纲一太阳五十四"，诸本均同，据目录改。

② 太阳坏病提纲一太阳五十四　原在"桂枝、麻黄，太阳风寒主方也"前，诸本均同，据前后文例移。

③ 别　原作"则"，音近之误，据宛邻本、蜀本、集成本、石印本改。

太阳坏病入阳明去路 十五章

阳明从燥金化气，阳旺之人，表郁则燥动。然不经误治，津液未耗，燥气之作，何至遽盛！及其汗下温针，伤津亡液，燥气大发，经腑合邪，乃成下证。虽不如三阴之险，然阴亏阳亢，亦伏危机，未可率然也。

太阳坏病入阳明桂枝

证一 太阳五十六

太阳病，先发汗不解，而复下之，脉浮者，不愈，浮为在外，而反下之，故令不愈，今脉浮，故知在外，当须解外则愈，桂枝汤主之。方在太阳五。

太阳病，先发汗不解，而复下之，设内有腑热，则下之当愈，若使脉浮，则表邪未解，必不能愈。以浮为邪在表，遗其外邪，而反下之，故令不愈。当须解外则愈，宜主桂枝也。

此太阳表证未罢，而内有腑证，固当下也，然必外解，而后可下。若发汗未解，而遽下之，设脉犹见浮，则外必不愈，故仍以桂枝解外。

发汗亡津证二 太阳五十七

大下之后，复发汗，小便不利者，亡津液故也。勿治之，得小便利，必自愈。

膀胱者，州都之官，津液藏焉，气化则能出矣。土湿金郁，气不化水，土湿木郁，不能行水，皆令小便不利。小青龙、五苓散证之小便不利，悉缘土湿而水停，则小便之不利，必因湿旺。若汗下之后，而见小便之不利，是津液亡泄，燥而非湿也。然别无热渴之证，则其燥未甚，勿用治之，俟其津液续复，得小便一利，必自愈也。

汗下之后，小便不利，阳虚之人，则阳亡而病湿，阴虚之人，则阴亡而伤燥，此不见阳亡湿动之证，故知是亡津伤燥也。此亦人参白虎证，而燥热未作，则病势最轻，故不须治之。

麻杏甘石证三 太阳五十八

发汗后不可更行桂枝汤，若汗出而喘，无大热者，可与麻黄杏仁甘草石膏汤主之[1]。

汗后表寒未解，郁其肺气，热蒸皮毛，窍开而不能透泄，故汗出而喘。表得汗泄，故外无大热。麻黄发表，杏仁降逆，石膏清金，甘草培土，则表里俱解矣。此大青龙证之轻者，以在汗后，故不用青龙。

汗后不可更[2] 行桂枝，亦大概言之。他如发汗已解，半日许复烦，可更发汗，宜桂枝汤，未尝必禁桂枝也。

麻黄杏仁甘草石膏汤 十七

麻黄四两　杏仁五十枚　甘草二两，炙　石膏半斤，碎，绵裹

上四味，以水七升，先煮麻黄，减二升，去上沫，内诸药，煮取二升，去滓，温服一升。

汗后作喘证四 太阳五十九

发汗后，饮水多者，必喘，以水灌之，亦喘。

推原上章喘字之义。汗出亡津液，燥渴饮水，饮水太多，而汗后阳虚，不能消散，水停则肺气壅遏，故必喘。以水灌之，皮毛外闭，肺气郁阻，故亦喘也。

麻杏甘石证五 太阳六十

下后不可更行桂枝汤，若汗出而喘，

---

① 主之　诸本均同，《伤寒论·辨太阳病脉证并治中》无此二字，疑衍。

② 更　原脱，诸本均同，据本节经文补。

无大热者，可与麻黄杏仁甘草石膏汤主之①。

下后表寒未解，郁其肺气，肺郁生热，蒸发皮毛，而不能透泄，故汗出而喘。表寒里热，宜麻杏甘石双解之可也。

下后不可更②行桂枝，亦大概言之。他如伤寒，医下之，续得下利清谷章，救表宜桂枝汤，又伤寒，大下后复汗，心下痞章，解表宜桂枝汤，太阳病，先发汗不解，而复下之，脉浮者，不愈章，当须解外则愈，桂枝汤主之，未尝必禁桂枝也。

人参白虎证六太阳六十一

服桂枝汤，大汗出后，大烦渴不解，脉洪大者，白虎加人参汤主之。方在太阳三十九。

服桂枝汤后，汗出表解，而津液亡泄，里热则增，是宜白虎清里。而大汗之后，大作烦渴，而脉又洪大，是亡津而气亦泄也。津由气化，《灵枢·决气》：上焦开发，宣五谷味，熏肤，充身，泽毛，若雾露之溉，是为气，此当益气以生津，故加人参。《素问·评热论》：脉躁疾，不为汗衰者死，以精气消亡，无以渗灌其枯燥也。白虎而加人参，使清气降洒，化而为露，滋润枯涸，涤洗烦躁，莫善于此矣。

人参白虎证七太阳六十二

伤寒，若吐若下后，七八日不解，热结在里，表里俱热，时时恶风，大渴，舌上干燥而烦，欲饮水数升者，白虎加人参汤主之。方在太阳三十九。

吐下之后，气夺津伤，七八日不解，燥热内盛，而自里达表，表里俱热，热蒸窍泄，时时恶风，舌上干燥，而心内焦烦，欲饮水数升之多，主以人参白虎，清金而泻热，化气而生津也。

表里俱虚证八太阳六十三

太阳病，先下之而不愈，因复发汗，以此表里俱虚，其人因致冒，冒家汗出则自愈，所以然者，汗出表和故也。得里未和，然后下之。

太阳病，先下之而不愈，伤其阴液，因复发汗，伤其阳津，表阳里阴，以此俱虚。表阳虚则阴气外束，里阴虚则阳气内郁，阳气内郁而不外达，其人因致昏冒。冒家汗出则自愈，所以然者，汗出则卫气外达，经脉和畅，阴退而阳宣也。表和之后，得里未和，然后下之。

调胃承气证九太阳六十四

发汗后，恶寒者，虚故也，不恶寒，反恶热者，实也，当和胃气，与调胃承气汤。方在阳明二十。

阳虚之人，汗则亡阳，阴虚之人，汗则亡阴。汗后恶寒者，气泄而阳虚故也，故防入少阴，不恶寒，反恶热者，津伤而阳实故也，是已入阳明，将成大承气证。宜早以调胃承气和其胃气，预夺其实也。

阴阳俱虚证十太阳六十五

太阳病中风，以火劫发汗，邪风被火热，血气流溢，失其常度，两阳相熏灼，其身发黄，阳盛则欲衄，阴虚则小便难，阴阳俱虚竭，身体则枯燥，但头汗出，剂颈而还，腹满微喘，口干咽烂，或不大便，久则谵语，甚者至哕，手足躁扰，捻衣摸床，小便利者，其人可治。

太阳中风，以火劫发汗，邪风一被火热，血气流溢，而失其常度。外劫之火与内郁之阳两相熏灼，其身发黄。上之阳盛

---

① 主之　诸本均同，《伤寒论·辨太阳病脉证并治中》无此二字，疑衍。
② 更　原脱，诸本均同，据本节经文补。

则欲衄，下之阴虚则小便难。阴液阳津，俱至虚竭，身体则枯燥不润。阳气上燔，但头汗出，际颈而还。里气腌郁，而为胀满。肺气壅阻，而为微喘。火炎于上，口干而咽烂，其时或不大便。久则卫郁莫泄，浊气熏心，而为谵语。甚者胃气冲逆，而为呕哕，或手足躁扰，捻衣摸床。凡此诸证，总以表里壅遏，热无泄路，故郁闷懊恼烦乱如是。宜以辛凉之药，双泄表里。若小便利者，是阴气未绝，其人可治也。

此证湿热郁蒸，宜以麻黄、石膏泻其表热，大黄、芒硝泻其里热，半夏、生姜降其逆，猪苓、滑石渗其湿，表里双清，则神气慧爽矣。

火热入胃证十一_{太阳六十六}

太阳病二日，反躁，反熨其背，而大汗出，火热入胃，胃中水竭，躁烦，必发谵语，十余日，振栗，自下利者，此为欲解也。故其汗，从腰以下不得汗，欲小便不得，反呕，欲失溲，足下恶风，大便硬，小便当数而反不数，及大便已，头卓然而痛，其人足心必热，谷气下流故也。

太阳病，皮毛被感，表郁为热，内尚无热，俟其表热传胃，日久失清，乃见烦躁，今二日之内，方入阳明，不应躁而反躁，其胃阳素盛可知。乃不用清凉，反熨其背，而大汗出。火炎就燥，邪热入胃，胃中水竭，乃生烦躁。燥热熏心，必发谵语。若十余日后，微阴内复，忽振栗而自下利，则胃热下泄，此为欲解也。方其熨背取汗，火热蒸腾，上虽热而下则寒，故从腰以下绝无汗意。外寒郁其内热，故膀胱闭涩，欲小便而不得。阳气升泄，不根于水，膀胱无约，时欲失溲。如此则小便当数而反不数者，津液枯也。水枯则大便干硬。便干肠结，胃热不得下达，故气逆

作呕。火热上逆，故足下逆冷而恶风寒，及振栗下利，大便已行，则谷气宣畅四达，头痛而火从上散，足热而阳从下达，胃中燥热，解散无余，缘谷气以便通而下流故也。便通而头痛者，如炉①底壅塞，火焰不升，一通则火即上炎也。

火邪圊血证十二_{太阳六十七}

太阳病，以火熏之，不得汗，其人必躁，到经不解，必清血，名为火邪。清与圊同。

太阳病，当以汗解，乃以火熏之，又不得汗，内热愈增，其人必躁。到经尽之期，当解而不解，热伤血分，必当圊血，此名火邪也。

火逆助邪证十三_{太阳六十八}

脉浮，宜以汗解，用火灸之，邪无从出，因火而盛，病从腰以下必重而痹，名火逆也。

脉浮，宜以汗解，乃用火灸之，邪无从出，因外火而更盛，病从腰以下必重浊而痹塞，此名火逆。

火逆吐血证十四_{太阳六十九}

脉浮热甚，反灸之，此为实，实以虚治，因火而动，故咽燥吐血。

脉浮热甚，当汗之以泻其热，反灸之。此为实证，实证而用灸，是实以虚治也。内之实热，因外火而大动，必伤阴气，故咽燥而吐血。

火邪内攻证十五_{太阳七十}

微数之脉，慎不可灸，因火为邪，则为烦逆，追虚逐实，血散脉中，火气虽

---

① 炉 原作"炉"，形近之误，据宛邻本、蜀本、集成本、石印本改。

微，内攻有力，焦骨伤筋，血难复也。

微数之脉，营血虚亏，慎不可灸，误灸而因火为邪，则为烦躁而气逆。追阴气之已虚，逐阳火之原实，因令血散脉中，耗亡失守。一灸之火虽微，而其煎熬内攻，则甚有力，焦骨伤筋，日就枯槁，营血消烁，终难复旧也。

太阳坏病入太阴去路二十一章

太阴以湿土主令，阴盛之人，病在太阳，表郁则湿动。然不经误治，则胃阳未亏，湿气之作，犹俟渐成。及夫汗下温针，阳亡阴旺，湿邪勃兴，土败水侮，危证叠出。防微杜渐之法，不可不亟讲也。

太阳坏病入太阴五苓散
证一太阳七十一

太阳病，发汗后，大汗出，胃中干燥①，烦不得眠，欲得饮水者，少少与之，令胃气和则愈。此太阳入阳明去路，将成白虎证者。若脉浮，小便不利，热微消渴者，五苓散主之。方在太阳四十一。

发汗后，阳盛之人，阴亡土燥，则入阳明，而成白虎证，阴盛之人，阳亡土湿，则入太阴，而成五苓证。如汗后胃中干燥，烦不得眠，欲得饮水，此将来之人参白虎证也，宜少少与饮，以在大汗之后，阳气新虚也。设燥热已甚，少水不救盛火，则用白虎。若燥热未甚，得少水和胃，则烦渴自愈，无事白虎也。若汗后脉浮，小便不利，热微消渴，则太阴之象已见端倪②，宜以五苓燥土而行水。盖阳格于外，表证未解，是以脉浮。湿动于内，木气不达，是以小便不利。木郁风动，耗伤肺津，是以消渴。此之消渴，消少水而频饮，不能大消，以其湿盛而热微也。

五苓散证二太阳七十二

发汗已，脉浮数，烦渴者，五苓散主之。方在太阳四十一。

发汗已，热随汗散，乃脉见浮数而证见烦渴，是汗出阳虚，土湿而火升也。盖火秘阳蛰，全恃乎土，阳亡湿动，肺胃不降，君火升炎，故脉证如此，宜以五苓燥土泻湿。若未汗而见浮数烦渴之脉证，则宜大青龙而不宜五苓矣。

甘草干姜证三太阳七十三

伤寒，脉浮，自汗出，小便数，心烦，微恶寒，脚挛急，反与桂枝汤，欲攻其表，此误也，得之便厥，咽中干，躁烦吐逆者，作甘草干姜汤与之，以复其阳。若厥愈足温者，更作芍药甘草汤与之，其脚即伸。若胃气不和，谵语者，少与调胃承气汤。若重发汗，复加烧针者，四逆汤主之。方在太阴三。

脉浮自汗，里热外泄也。小便数，则大便必硬。心烦者，胃热之熏冲也。阳明病，虽得之一日，恶寒将自罢，即自汗出而恶热，微恶寒者，表未全解，自汗虽出，而未能遽发也，亦是调胃承气证（"阳明篇"上：太阳病，若吐若下若发汗，微烦，小便数，大便因硬，与小承气汤和之愈，阳明病，不吐不下，心烦者，可与调胃承气汤，即此证）。医以脉浮自汗，病象太阳中风证，反与桂枝汤加附子而增桂枝，以攻其表，此大误也。得之汗多阳亡，使手足厥冷，咽喉干燥，阳气离根而生烦躁，胃气上逆而作呕吐。作甘草干姜汤与之，甘草培土而补中，干姜温胃而降逆，阳回肢暖，是以厥愈足温。其脚

---

① 燥　原作"躁"，音同形近之误，据宛邻本、蜀本、集成本、石印本改。
② 端倪　肇始也。

之挛急，缘其木燥而筋缩也，更作芍药甘草汤与之，甘草舒筋而缓急，芍药清风而润燥，其脚自伸。若胃气不和，土燥谵语，少与调胃承气，则胃气调和矣。桂枝发汗，是为一逆，若不以姜、甘回阳，而重发其汗，或复加烧针，以大亡其阳，是为再逆，当速用四逆以回阳，姜甘加附子，水土双温也。

甘草干姜汤十八

甘草四两，炙　干姜二两，炮

上咬咀，以水三升，煮取一升五合，去滓，分温再服。

芍药甘草汤十九

芍药四两　甘草四两，炙

上咬咀，以水三升，煮取升半，去滓，分温再服。

甘草干姜证四　太阳七十四

问曰：证象阳旦，按法治之而增剧，厥逆，咽中干，两胫拘急而谵语。师言：夜半手足当温，两脚当伸。后如师言。何以知此？答曰：寸口脉浮而大，浮则为风，大则为虚，风则生微热，虚则两胫挛，病证象桂枝，因加附子参其间，增桂令汗出，附子温经，亡阳故也，厥逆，咽中干，烦躁，阳明内结，谵语烦乱。更饮甘草干姜汤，夜半阳气还，两足当温，胫尚微拘急，重与芍药甘草汤①，尔乃胫伸，以承气汤微溏，则止其谵语，故知病可愈。

此复述上章，设为问答。证象阳旦，即证象桂枝之互文（《金匮》：产后中风，数十日不解，头痛，恶寒，时时有热，干呕，汗出，虽久，阳旦证续在耳，可与阳旦汤。林亿以为即桂枝汤，按证是桂枝汤无疑）。按法治之，即上章以桂枝攻其表及此章因加附子增桂令汗出也。寸口脉浮而大，浮则为风，大则为虚，载在《脉

法》（《脉法》：寸口脉浮而紧，浮则为风，紧则为寒，脉弦而大，大则为芤，芤则为虚也），所谓风则浮虚也（《脉法》语）。风则生其微热，虚则两胫挛急，病与桂枝汤证形象符合，而热微足挛，又似阳虚，因增桂枝而加附子，以发其表。附子温经，汗多亡阳，是以厥逆咽干，而生烦躁，汗出津枯，胃腑燥结，是以谵语烦乱。不知寸口脉浮大，是阳明之里实（"阳明篇"：大便硬者，脉浮而缓，为阳明病。伤寒二日，阳明脉大。三阳合病，脉浮而大），而非太阳之表虚，误以桂、附发汗，重亡其阳，里实变而为里虚。更饮甘草干姜，阳回足温，重与芍药甘草汤，即胫伸，少与调胃承气，变结粪为微溏，止其谵语，药良法精，应手愈矣，何不可知之有！（喻嘉言误会② 阳旦、阴旦二汤，谓桂枝加黄芩为阳旦汤，加桂枝为阴旦汤。按法用之，即桂枝加黄芩之法，所以得之便厥，误在黄芩，仲景即行桂枝之法，增桂枝令其汗出，更加附子温经，悖缪极矣！嗣后医书俱袭其说，皆载阳旦、阴旦二方，不通之至！仲景自有桂枝加桂汤，不名阴旦。阴旦之名，荒唐怪诞，所谓不知而妄作也）

汗后吐逆证五　太阳七十五

发汗后，水药不得入口为逆，若更发汗，必吐下不止。

汗出阳泄，土败胃逆，水药不得入口，是谓逆治。若更发汗，阳败土崩，太阴吐利之证必将俱作，无有止期矣。

汗后吐逆证六　太阳七十六

病人脉数，数为热，当消谷引食，而

----

① 芍药甘草汤　原作"甘草芍药汤"诸本均同，据《伤寒论·辨太阳病脉证并治上》及前后文例改。

② 会　成也。

反吐者，此以发汗令阳气微，膈气虚，脉乃数也。数为客热，不能消谷，以胃中虚冷，故吐也。

阴阳互根，阳虚脱根，升浮于上，是以脉数。数为客热升浮，不能消化水谷，故作呕吐，缘其阳亡而胃中虚冷也。

吐后生烦证七太阳七十七

太阳病，吐之，但太阳病，当恶寒，今反不恶寒，不欲近衣，此为吐之内烦也。

太阳病，伤寒、中风，表邪外闭，营卫不达，当见恶寒。吐伤胃气，里阳上逆，外达皮毛，故反不恶寒，而欲去衣被。此为吐之令阳火离根而内烦故也。

吐后作吐证八太阳七十八

太阳病，当恶寒发热，今身自汗出，不恶寒发热，关上脉细数者，以医吐之过也。一二日吐之者，腹中饥，口不能食，三四日吐之者，不喜糜粥，欲食冷食，朝食暮吐，以医吐之所致也，此为小逆。

吐伤胃阳，虚浮无根，故关脉细数。一二日胃病尚浅，吐则伤轻，胃中虚馁，故饥，而胃气上升，故不能食。三四日胃病颇深，吐则伤重，阳火虚浮，故不喜糜粥，欲食冷食。而胃中虚冷，不能化谷，故朝食暮吐。此亦过吐伤胃，是谓小逆，迟则微阳续复，逆气乃下也。

汗吐下温针诸逆之中，惟吐为轻。凡胸腹之内，腐败壅塞，隔碍真阳，郁闷懊恼，头痛心烦，吐之清气通畅，即刻轻安，最妙之法也。即吐之过当，中虚内烦，亦无汗下亡阳诸祸，一温中气，虚烦立止，最易治疗，故曰小逆也。

身疼下利证九太阳七十九

伤寒，医下之，续得下利清谷不止，身疼痛者，急当救里，后身疼痛，清便自调者，急当救表，救里宜四逆汤，方在太阴三。救表宜桂枝汤。方在太阳五。

伤寒表病，下之败其里阳，续得下利清谷不止，已成太阴自利，而身体疼痛，表证未解，是表里皆病。然急当救里，不暇及表也，救里之后，利止便调，然后表之。身疼痛者，急当救里，盖表邪不解，恐里阴复郁而生寒，故救之宜急。救里宜四逆以温中，救表宜桂枝以解外。伤寒而不用麻黄者，里阳既虚，不敢过汗也。（此与太阴下利腹胀满章彼此互文。救表即攻表，攻表即发表）

新加汤证十太阳八十

发汗后，身疼痛，脉沉迟者，桂枝加芍药生姜各一两人参三两新加汤主之。

汗泄血中温气，阳虚肝陷，故脉沉迟。经脉凝涩，风木郁遏，故身疼痛。新加汤，甘草补其脾精，桂枝达其肝气，芍药清风木之燥，生姜行经络之瘀，人参补肝脾之阳，以温营血而充经脉也。

新加汤二十

桂枝三两　甘草二两，炙　大枣十二枚　芍药四两　生姜四两　人参三两

于桂枝汤内加芍药、生姜各一两，人参三两，余依前法。

葛根连芩证十一太阳八十一

太阳病，桂枝证，医反下之，利遂不止，脉促者，表未解也，喘而汗出者，葛根黄连黄芩汤主之。

太阳病，桂枝证，有表邪而无里邪，医反下之，败其中气，利遂不止，此当温里。若脉促者，是表未解也，盖病在经

络，不解表而攻里，表阳乘[1] 里虚而内陷，为里阴所拒，不得下达，表里束迫，故见促象（脉来数，时一[2] 止复来者，曰促）。若喘而汗出者，是胃气上逆，肺阻而为喘，肺郁生热，气蒸而为汗也。虽内有四逆证，外有桂枝证，而热在胸膈，二方俱不能受，宜葛根连芩汤主之。葛根达阳明之郁，芩、连清君相之火，胸膈肃清，然后中下之寒，徐可议温也。

桂枝证，解表而用葛根，以喘而汗出，胸膈郁蒸，宜葛根之辛凉，不宜桂枝之辛温也。

葛根黄连黄芩汤二十一

葛根半斤　黄连三两　黄芩二两　甘草二两，炙

上四味，以水八升，先煮葛根，减二升，入诸药，煮取二升，去滓，分温再服。

桂枝去芍药证十二太阳八十二

太阳病，下之后，脉促胸满者，桂枝去芍药汤主之。若微恶寒者，桂枝去芍药加附子汤[3] 主之。

下后脉促，表邪未解，是宜桂枝。而益以胸满，则阳衰胃逆，浊气冲塞，去芍药之酸寒，以解表邪。若微恶寒者，则不止脾阳之虚，而肾阳亦败，加附子之辛温，以驱里寒也。

桂枝去芍药汤二十二

桂枝三两　甘草二两　生姜三两　大枣十二枚

于桂枝方内去芍药，余依前法。

桂枝去芍药加附子汤二十三

桂枝三两　甘草二两　大枣十二枚　生姜三两　附子一枚，炮，去皮

于桂枝汤方内去芍药，加附子一枚，去皮，破八片，余依前法。

桂枝厚朴杏子证十三太阳八十三

太阳病，下之微喘者，表未解故也，桂枝加厚朴杏子汤主之。

表病而攻其里，里阴上逆，而表邪未解，肺气郁阻，是以发喘。桂枝加厚朴、杏子，降冲逆而破壅塞也。

桂枝加厚朴杏子汤二十四

桂枝三两　芍药三两　甘草二两　大枣十二枚　生姜三两　厚朴二两　杏仁五十枚，去皮尖

于桂枝汤方内加厚朴二两，杏仁五十枚，去皮尖，余依前法。

桂枝厚朴杏子证十四太阳八十四

喘家，作桂枝汤，加厚朴杏子仁。

平素喘家，胃逆肺阻，作桂枝汤解表，宜加朴、杏，降逆而破壅也。

桂枝去桂加茯苓白术证十五太阳八十五

服桂枝汤，或下之，仍头项强痛，翕翕发热，无汗，心下满，微痛，小便不利者，桂枝去桂加茯苓白术汤主之。

服桂枝汤后，或又下之，仍复头项强痛，发热无汗，甚似表证未解，而加以心下满痛，小便不利，是非风邪之外束，实缘湿邪之内动也。盖土虚湿旺，脾陷而肝郁，不能泄水，故小便不利。胃逆而胆郁，不能降浊，故心下满痛。浊气冲塞，故头痛发热。桂枝去桂枝之解表，加茯苓、白术，泻湿而燥土也。

桂枝去桂加茯苓白术汤二十五

① 乘　原作"承"，音同形近之误，据蜀本、集成本、石印本改。

② 一　原脱，诸本均同，据"脉法三十四"补。

③ 桂枝去芍药加附子汤　原作"桂枝去芍药方中加附子汤"，诸本均同，据《伤寒论·辨太阳病脉证并治上》及下文此方方名改。

芍药三两　甘草二两　大枣十二枚　生姜三两　茯苓二两　白术三两

于桂枝汤方内去桂枝，加茯苓、白术各三两，余依前法煎服。小便利则愈。

厚朴姜夏参甘证十六太阳八十六

发汗后，腹胀满者，厚朴生姜甘草半夏人参汤主之。

胃不偏燥，脾不偏湿，脾升胃降，中气转运，胸腹冲和，故不胀满。汗泄中气，阳虚湿旺，枢轴不运，脾陷胃逆，则生胀满。厚朴生姜甘草半夏人参汤，人参、甘草，补中而扶阳，朴、夏、生姜，降浊而行郁也。

厚朴生姜甘草半夏人参汤二十六

厚朴一斤，去皮　生姜半斤　甘草二两，炙　半夏半升，洗　人参一两

上五味，以水一斗，煮取三升，去滓，温服一升，日三服。

栀子厚朴证十七太阳八十七

伤寒下后，心烦腹满，卧起不安者，栀子厚朴汤主之。

下伤中气，枢轴不运，是以腹满。阳明上逆，浊阴不降，腐败壅塞，宫城不清，是以心烦。烦极则卧起不安。栀子厚朴汤，厚朴、枳实，泻满而降逆，栀子吐浊瘀而除烦也。

栀子厚朴汤二十七

栀子十四枚，劈　厚朴四两，姜炙　枳实四枚，水浸，去穰，炒

上①三味，以水三升半，煮取一升半，去滓，分二服，温进一服。得吐者，止后服。

栀子干姜证十八太阳八十八

伤寒，医以丸药大下之，身热不去，微烦者，栀子干姜汤主之。

大下败其中气，浊阴上逆，瘀生腐败，阻格君火，不得下降，故身热而心烦。栀子干姜汤，干姜降逆而温中，栀子吐瘀而除烦也。

栀子干姜汤二十八

栀子十四枚　干姜二两

上二味，以水三升半，煮取升半，去滓，分三服，温进一服。得吐者，止后服。

栀子香豉证十九太阳八十九

发汗若下之，而烦热胸中窒者，栀子豉汤主之。

汗下败其中气，胃土上逆，浊气填瘀，君火不得下行，故心宫烦热，胸中窒塞。栀子豉汤，香豉调中气而开窒塞，栀子吐浊瘀而除烦热也。

栀子豉汤二十九

栀子十四枚，劈　香豉四两，绵裹

上二味，以水四升，先煮② 栀子，得二升半，内豉，煮取一升半，去渣，分二服，温进一服。得吐者，止后服。

栀子香豉证二十太阳九十

发汗吐下后，虚烦不得眠，若剧者，必反覆颠倒，心中懊憹者，栀子豉汤主之。若少气者，栀子甘草豉汤主之。若呕者，栀子生姜豉汤主之。

发汗吐下，土败胃逆，君火不降，故虚烦不得卧眠。剧则陈郁填塞，浊气熏心，故反覆颠倒，心中懊憹。栀子豉汤吐其瘀浊，则阳降而烦止矣。若少气者，加甘草以益气。若呕者，加生姜以止逆也。

---

① 上　原作"以上"，诸本均同，据《伤寒论·辨太阳病脉证并治中》此方方后语及前后文例改。

② 煮　原作"煎"，据宛邻本、蜀本、集成本、石印本、《伤寒论·辨太阳病脉证并治中》此方方后语改。

栀子甘草豉汤三十

栀子十四枚　香豉四两，绵裹　甘草二两

于栀子豉汤内加甘草二两，余依前法。得吐者，止后服。

栀子生姜豉汤三十一

栀子十二枚　香豉四两，绵裹　生姜五两

于栀子豉汤加入生姜五两，余依前法。得吐，止后服。

忌栀子证二十一太阳九十一

凡用栀子汤，病人旧微溏者，不可与服之。

栀子苦寒之性，泻脾胃而滑大肠，凡用栀子诸汤，设病人旧日脾阳素虚，大便微溏者，不可与服也。

太阳坏病入少阴去路十七章

少阴以寒水而化君火，平人水火交则肾水温，阴盛之人，水旺火衰，肾气原寒。病在太阳，表阳外郁，内寒已动，一有汗下温针之逆，阳亡土败，寒水无制，水邪泛溢，死不旋踵。扶阳明而抑少阴，良工当思患而预防也。

太阳坏病入少阴桂枝附子
证一太阳九十二

太阳病，发汗，遂漏不止，其人恶风，小便难，四肢微急，难以屈伸者，桂枝加附子汤主之。

卫阳汗泄，皮毛失敛，是以汗漏不止。表虚，是以恶风。汗亡血中温气，木郁不能行水，是以小便难。阳亡土败，不能温养四肢，是以四肢微急，难以屈伸。肾主五液，入心为汗，肾气者，诸阳之本，汗漏不止，则肾中阳根，泄而不藏。桂枝加附子汤，桂枝达肝木之郁陷，芍药敛风气之疏泄，姜、甘、大枣，补脾精而和中气，附子暖肾水以益阳根也。

桂枝加附子汤三十二

桂枝三两　芍药三两　甘草二两　大枣十二枚　附子一枚、炮，破八片　生姜三两

于桂枝汤内加附子一枚，破八片，余依前法。

芍药甘草附子证二太阳九十三

发汗病不解，反恶寒者，虚故也，芍药甘草附子汤主之。

汗泄血中温气，木郁阳陷，故表病不解，而反加恶寒。芍药甘草附子汤，芍药清风而敛营血，甘草培土而荣木气，附子暖水以补温气也。

芍药甘草附子汤三十三

芍药三两　甘草三两，炙　附子一枚，炮，破八片

上三味，以水五升，煮取一升五合，去滓，温服。

内外俱虚证三太阳九十四

下之后，复发汗，必振寒，脉微细，所以然者，以内外俱虚故也。

申明上章恶寒之义。汗下亡阳，必身体振寒，而经脉细微。所以然者，以下伤其内，汗泻其外，内外之阳俱虚故也。

苓桂术甘证四太阳九十五

伤寒，若吐若下后，心下逆满，气上冲胸，起则头眩，脉沉紧，发汗则动经，身为振振摇者，茯苓桂枝白术甘草汤主之。

吐伤胃阳，则病上逆，浊气冲塞，故心下①逆满。阳气浮升而无根，故起则头眩。下泻脾阳，则病下陷，风木抑郁，故脉沉紧。木愈郁而愈升，升发太过，而不得平，故气上冲胸。又复发汗，以亡经

---

① 下　原脱，诸本均同，据本节经文补。

中之阳，温气脱泻，木枯风动，于是身体振摇，势如悬旌。此缘于水旺土湿而风木郁动也，苓桂术甘汤，苓、术泻水，桂枝疏木，而甘草补中也。

茯苓桂枝白术甘草汤① 三十四

茯苓四两　甘草二两，炙　桂枝二两
白术二两

上四味，以水六升，煮取三升，去滓，分温三服。

真武证② 五太阳九十六

太阳病，发汗，汗出不解，其人仍发热，心下悸，头眩，身𥆧动，振振欲擗地者，真武汤主之。方在少阴十九。

阳虚之人，发汗过多，土败阳飞，则头目眩晕。风木动摇，则心悸肉𥆧。盖木生于水而长于土，水寒土湿，木郁风生，是以悸动。根本摇撼，则悸在脐间，枝叶振摇，则悸在心下。振振欲擗地者，风动神摇，欲穴地以自安也。木郁风动，原于土湿而水寒，真武汤，生姜降浊而止呕，苓、术，泻水而燥土，芍药清风而安振摇，附子温肾水以培阳根也。（真武汤，治少阴病，内有水气，腹痛下利，小便不利，四肢沉重疼痛，或呕者）

桂枝甘草证六太阳九十七

发汗过多，其人叉手自冒心，心下悸，欲得按者，桂枝甘草汤主之。

汗亡心液，火泻神虚，故叉手自冒其心（冒者，覆也）。汗多阳亡，温气泻脱，风木不宁，而土败胃逆，浊气填塞，风木上行，升路郁阻，故心下动悸，欲得手按，以宁神宇。桂枝甘草汤，桂枝疏木而安动摇，甘草补土以培根本也。

桂枝甘草汤三十五

桂枝四两　甘草二两，炙
上二味，以水二升，煮取一升，去滓，顿服。

阳虚耳聋证七太阳九十八

未持脉时，病人叉手自冒心，师因教试令咳，而不咳者，此必两耳聋，无闻也。所以然者，以重发汗，虚故如此。

五脏阴也，阴中有阳，清阳升发，开窍五官，浊阴下降，七窍空灵，故能闻见。汗伤中气，肝脾不升，肺胃不降，清阳下陷，浊阴上逆，浊气堙塞，听宫障蔽，是以聋也。

身重心悸证八太阳九十九

脉浮数者，法当汗出而愈，若下之，身重心悸者，不可发汗，当③自汗出乃解。所以然者，尺中脉微，此里虚，须表里实，津液自和，便自汗出愈。

浮数之脉，当以汗解，设在下后，而见身重心悸之证，虽有浮数之脉，不可发汗，当使其自汗出乃愈。盖水旺土湿，则身体重浊，木郁风生，则心下悸动，以其伤肝脾之阳故也。所以然者，寸口虽见浮数，而尺中则脉微弱，寸口主表，尺中主里，寸口浮数，虽为表实，而尺脉微弱，则为里虚，须里气渐复，表里俱实，则里气内拒，表气外发，邪无内陷之虑，便自汗出而愈。医家于此，贵有实里解表之法，虽汗出而无虚虚之嫌，则以人巧而代天工矣。

---

① 茯苓桂枝白术甘草汤　原作"茯苓白术桂枝甘草汤"，诸本均同，据本节经文、黄解、宛邻本目录改。
② 真武证　原作"真武汤证"，诸本均同，据前后文例改。
③ 当　原作"乃"，据《伤寒论·辨太阳病脉证并治中》、本节黄解改。

苓桂甘枣证① 九太阳一百

发汗后，其人脐下悸者，欲作奔豚，茯苓桂枝甘草大枣汤主之。

汗亡血中温气，风木郁动，是以振悸。枝叶不宁，则悸在心下，根本不安，则悸在脐间，脐下振悸，根本撼摇，则奔豚欲作矣。奔豚者，风木奔腾，状如惊豚，上冲胸膈，及乎咽喉腹胁心首，诸病皆作，喘呼闭塞，七窍火生，病热凶恶，莫此为剧。仲景、扁鹊，以为肾邪（仲景"霍乱"：脐上筑者，肾气动也。扁鹊《难经》：肾之积，曰奔豚），其实纯是肝气。盖木气奔冲，原于阳亡而水寒也，苓桂甘枣汤，茯苓、桂枝，泻癸水而疏乙木，甘草、大枣，补脾精以滋肝血也。

茯苓桂枝甘草大枣汤三十六

茯苓半斤　桂枝四两　甘草二两，炙　大枣十二枚

上四味，以甘澜水一斗，先煮茯苓，减二升，内诸药，煮取三升，去滓，温服一升，日三服。

作甘澜水法：取水二斗，置大盆内，以杓扬之，水上有珠子五六千颗相逐，取用之。

桂枝加桂证十 太阳一百一

烧针令其汗，针处被寒，核起而赤者，必发奔豚，气从少腹上冲心者，灸其核上各一壮，与桂枝加桂汤，更加桂二两。

汗后阳虚脾陷，木气不舒，一被外寒，闭其针孔，风木郁动，必发奔豚。若气从少腹上冲心胸，便是奔豚发作，宜先灸核上各一壮，散其外寒，即以桂枝加桂汤，更加桂枝，以疏风木而降奔冲②也（桂枝加桂者，于桂枝汤内，更加桂枝也）。

桂枝加桂汤三十七

桂枝五两　芍药三两　甘草二两　大枣十二枚　生姜三两

于桂枝汤内更加桂枝二两，共五两，余依前法。

桂枝加桂证十一太阳一百二

太阳病，下之后，其气上冲者，可与桂枝汤，用前法。若不上冲者，不可与之。

下后其气上冲，是奔豚发作也，可与桂枝汤，用如前法，疏风木而降奔冲。若不上冲者，奔豚未作，不可与前汤也。

桂枝去芍药加蜀漆龙骨牡蛎证十二太阳一百三

伤寒脉浮，医以火迫劫之，亡阳，必惊狂，起卧不安者，桂枝去芍药加蜀漆龙骨牡蛎救逆汤③主之。

汗多亡阳，君火飞腾，神魂失归，是以惊生。浊气上逆，化生败浊，迷塞心宫，是以狂作。桂枝去芍药加蜀漆龙骨牡蛎救逆汤④，桂枝、甘草，疏木而培中，生姜、大枣，补脾而降逆，蜀漆吐腐瘀而疗狂，龙骨、牡蛎，敛神魂而止惊也。

桂枝去芍药加蜀漆龙骨牡蛎救逆⑤汤三十八

桂枝三两，去皮　甘草二两，炙　大枣十二枚　生姜三两　蜀漆三两，洗去腥　龙骨四两　牡蛎五两，熬

---

① 苓桂甘枣证　原作"桂苓甘枣证"，诸本均同，据本节经文及黄解改。
② 冲　原作"豚"，诸本均同，据下节黄解"疏风木而降奔冲"及上下文义改。
③ 桂枝去芍药加蜀漆龙骨牡蛎救逆汤　原作"桂枝汤去芍药加蜀漆龙骨牡蛎救逆汤"，诸本均同，据《伤寒论·辨太阳病脉证并治中》改。
④ 桂枝去芍药加蜀漆龙骨牡蛎救逆汤　原作"桂枝加蜀漆龙骨牡蛎汤"，诸本均同，据本节经文改。
⑤ 救逆　原脱，诸本均同，据本节经文、黄解补。

上为末，以水一斗二升，先煮蜀漆，减二升，内诸药，煮取三升，去滓，温服一升。

温针亡阳证十三太阳一百四

太阳伤寒者，加温针，必惊也。

温针发汗亡阳，土败胃逆，神魂无归，必生惊悸也。

桂枝甘草龙骨牡蛎证
十四太阳一百五

火逆，下之，因烧针，烦躁者，桂枝甘草龙骨牡蛎汤主之。

火劫发汗，是为火逆。火逆之证，下之亡其里阳，又复烧针发汗，亡其表阳，神气离根，因而烦躁不安。桂枝甘草龙骨牡蛎汤，桂枝、甘草，疏乙木而培中土①，龙骨、牡蛎，敛神气而除烦躁也。

桂枝甘草龙骨牡蛎汤三十九

桂枝一两　甘草二两　龙骨二两　牡蛎三两

上为末，以水五升，煮取②二升半，去滓，温服八合，日三服。

茯苓四逆证十五太阳一百六

发汗若下之，病仍不解，烦躁者，茯苓四逆汤主之。

汗下亡阳，土败水侮，阳气拔根，扰乱无归，故生烦躁。茯苓四逆汤，茯苓、参、甘，泻水而补土，干姜、附子，温脾而暖肾也。

茯苓四逆汤四十

茯苓六两　人参一两　甘草二两，炙　干姜一两五钱　附子一枚，去皮

上五味，以水五升，煮取二升，去滓，温服七合，日三服。

干姜附子证十六太阳一百七

下之后，复发汗，昼日烦躁不得眠，夜而安静，不呕，不渴，无表证，脉微沉，身无大热者，干姜附子汤主之。

汗下亡阳，土败水侮，微阳拔根，不得下秘，故昼日烦躁不得眠。夜而阳气归根，是以安静。温气脱泻，乙木郁陷，故脉象沈微而身无大热。干姜附子汤，干姜温中以回脾胃之阳，附子温下以复肝肾之阳也。

干姜附子汤四十一

干姜一两　附子一枚，生用，去皮，破八片

上二味，以水三升，煮取一升，去滓，顿服。

禹余粮证十七太阳一百八

汗家，重发汗，必恍惚心乱，小便已阴痛，与禹余粮丸。方阙。

平素汗家，液亡神虚，重发其汗，阳亡神败，必恍惚心乱。湿动木郁，小便后阴痛。以木郁于水，疏泄不畅，便后滞气凝涩，故尿孔作痛。禹余粮敛阳神于阴精，蛰君火而达风木也。

太阳坏病入厥阴去路一章

厥阴以风木主令，阴盛之人，病在太阳，木郁将发。一有汗下温针之逆，阳败水寒，乙木失温，生气不遂，厥阴之病，相继作矣。

太阳坏病入厥阴胃冷吐蛔
证一太阳一百九

病人有寒，复发汗，胃中冷，必吐蛔。

脏腑素有积寒，复发汗以亡胃阳，胃冷不能安蛔，必吐蛔虫。

---

① 土　原作"脘"，诸本均同，据前文"乙木"文例改。

② 取　原脱，据宛邻本、蜀本、集成本、石印本补。

　　虫因木化，厥阴木郁，则生蛔虫。《素问》：厥阴者，阴之绝阳。厥阴以至阴之脏，寒极吐蛔，则水腾而火不能复，中伏死机，是以内外感伤诸病，一见吐蛔，便属险证，阳绝则死，阳复则生。惟温病吐蛔，是热非寒，与余证不同也。

伤寒悬解卷五

昌邑黄元御坤载著

太阳经下篇 二十五章

太阳坏病结胸痞证

太阳之病，不解于太阳，而入阳明之腑，太阴之脏，寒热之偏胜，危机伏藏，是皆太阳之坏病也。然悠忽失治，离表传里，俟其入于阳明而用承气，入于太阴而用四逆，犹有救坏之方。至于未成阳明，下早而为结胸，将成太阴，误下而为痞，则阳明不成为阳明，太阴不成为太阴，承气、四逆方俱不可用，是为坏中之坏，莫可救挽者也。仲景于此，变承气、四逆而为陷胸、泻心法，挽逆为顺，至德神功，无以加矣！

提纲一章①

病发于阳者，多入阳明而为热，病发于阴者，多入太阴而为寒。病发于阳，俟其表证已解，内热既实而用下，乃不为早，下早则表阳陷而为结胸，此阳明之坏病也。病发于阴，始终不可用下，误下则里阴升而为痞，此太阴之坏病也。

太阳坏病结胸痞证
提纲一 太阳一百十②

病发于阳，而反下之，热入因作结胸，病发于阴，而反下之，因作痞，所以成结胸者，以下之太早故也。

承病有发热恶寒者，发于阳也，无热

恶寒者，发于阴也来。（在"太阳首篇"）

病发于阳，风伤卫也，风伤卫气，遏逼营血，而生内热，藏阴衰者，多传于阳明。当其经热方盛，法宜解表，俟至表热传胃，乃可攻下。邪之内传，腑热未成，胸热先作，以阳盛于上也。热未入腑，下之若早，中气受伤，升降倒置。胃土上逆，胆木不得下行，君相合邪，刑克肺金，肺热愈隆。而皮毛不泄，经络之热，遂内入胸膈。经腑之气，两相拒格，硬满作痛，是为结胸。病发于阴，寒伤营也，寒伤营血，束闭卫气，而生外寒，腑阳弱者，多传于太阴。误下则脾阳下陷，阴邪上填，堵塞心下，是谓痞证。未下之前，经热非盛，故下后原无热入，但痞满不消，久而郁甚，则生热耳。内伤脾虚之证，往往心下痞满，误投寒凉，其痞愈甚，即此病也。

结胸上热下寒，而下寒不甚，故用陷胸汤泻上焦之湿热，痞证亦上热下寒，而下寒较重，故用泻心汤清上而温下。结胸证惟阳明、少阳有之，以阳旺而生上热也（阳明上逆，则少阳不降，二气郁升，膈热壅逼，皮毛不泄，故经热内入），痞证惟太阴有之，以阴旺而生下寒也。结胸因于下早，痞证因于误下，大不同也（结胸痞证，总因胃气不舒，甲木上逆，但有阴

---

① 提纲一章　原作"太阳坏病结胸痞证提纲一太阳一百十"，诸本均同，据前后文例改。
② 太阳坏病结胸痞证提纲一太阳一百十　原在"病发于阳者"前，诸本均同，据前后文例移。

阳之分）。

太阳坏病结胸证十二章

结胸者，异日之阳明，今日下早而成者也。胃腑燥热，汗亡其阴，则成阳明，胸膈湿热，下陷其阳，则成结胸。若迟延数日，湿被燥夺，表寒已解，腑热既实，一下而愈，何至于此！故太阳而见阳明之证，宁迟迟而用承气，勿匆匆而用陷胸。盖结胸乃阳明之坏病也，阳明之病在腹，结胸之病在胸，承气泻下焦之燥热，陷胸泻上焦之湿热，高下不同，燥湿亦异也。

太阳坏病结胸大陷胸

证一太阳百十一

太阳病，脉浮而动数，浮则为风，数则为热，动则为痛，数则为虚，头痛发热，微盗汗出，而反恶寒者，表未解也。医反下之，动数变迟，膈内拒痛，胃中空虚，客气动膈，短气烦躁，心中懊侬，阳气内陷，心下因硬，则为结胸，大陷胸汤主之。若不结胸，但头汗出，余处无汗，剂颈而还，小便不利者，身必发黄也。

太阳病，脉浮而兼动数，浮则为表中于风，数则为营郁发热，动则为经气莫泄，郁迫而生疼痛，数从浮见，尚非内实，是以曰虚。其证头痛发热，微盗汗出，而反恶寒者，表邪未解故也。医不解表，而反下之，动数之脉，变而为迟，则胃气败矣。阳败胃逆，碍胆木降路，逆冲胸膈，胆胃相拒，则膈内疼痛。甲木下行，化相火而归癸水，相火在水，是为下焦主气。今阳败胃虚，甲木逆行，以下焦主气，客居膈上，冲动不已，此拒痛所由来也。心肺之气，以下降为顺，胃胆逆阻，心肺莫降，相火上炎，助君火而刑辛金，则烦躁懊侬，气短胸盈。膈热郁发，皮毛不开，经中阳气，亦遂内陷。经腑之

热，彼此壅塞，心中坚凝，是为结胸。肺金郁遏，雾气淫蒸，津液瘀浊，化生痰涎。大陷胸汤，硝、黄，清其郁热，甘遂决其痰饮，胸中邪热，推荡无余矣。若其不成结胸，但头上汗出，余处无汗，剂颈而还，下见小便不利者，是苦寒泻其脾阳，湿气内郁，而无降路，身必发黄也。

表热传胃，则为阳明证，阳明有阳而无阴，故病燥热，表热入膈，则为结胸证，结胸上阳而下阴，故病湿热。脏气发舒，则津液流溢，藏气埋塞，则痰涎凝结，无二理也。

按，大陷胸证，表阳即①陷，而经邪未解，是宜内清胸膈之热，外解皮毛之邪，使上郁之里热固自里散，内陷之表阳还从表出。仲景用大陷胸汤，但泻上焦湿热，而不用表药，是救急之法。此处尚可变通，愚意用石膏、甘遂、枳实、麻黄双解表里，得仲景法外之意矣。

程氏曰：结胸证，用枳实理中丸甚效。欲破其结，而软其坚，则黄芩、栝蒌、牡蛎为佳。

大陷胸汤四十二

大黄六两　芒硝一升　甘遂一钱匕

上三②味，以水六升，先煎大黄，取二升，去滓，内芒硝，煮一二沸，内甘遂末，温服一升。得快利，止后服。

大陷胸证二太阳百十二

伤寒六七日，结胸热实，脉沉而紧，心下痛，按之石硬者，大陷胸汤主之。

伤寒六七日后，结胸而膈热内实，心下满痛，按之如石之硬者，是真大陷胸证也。

结胸之脉，寸浮而关沉，后章寸脉

① 即　半也。见《方言》。
② 三　原作"二"，据蜀本、集成本、石印本、《伤寒论·辨太阳病脉证并治下》此方方后语改。

浮，关脉沉，名曰结胸是也。脉沉而紧，指关上言，抵当汤证，脉微而沉，反不结胸，盖结胸之脉，关上必沉也。后章小结胸病，正在心下，脉浮滑者，太阳病，下之，脉浮者，必结胸也，皆指寸脉言。

大陷胸证三　太阳百十三

太阳病，重发汗而复下之，不大便五六日，舌上燥而渴，日晡时小有潮热，从心下至少腹硬满而痛不可近者，大陷胸汤主之。

结胸证，攻下后，下寒逼热在上，病但在胸，不至少腹，此从心下至于少腹硬满而痛，是结胸而兼阳明腑证也。合之舌上燥渴，日晡潮热，全是胃腑燥热。但小有潮热，腑邪尚轻，故用陷胸而不用承气也。

大陷胸丸证四　太阳百十四

结胸者，项亦强，如柔痉状，下之则和，宜大陷胸丸。

胸膈痞塞，湿热熏冲，俯则病甚，故项常反折，状如柔痉。大陷胸丸，硝、黄，荡其结热，杏仁破其滞气，葶苈泻其水饮。变汤为丸，病连项颈，恐汤之速下也。

大陷胸丸四十三

大黄半斤　芒硝半升　葶苈半升，熬　杏仁半升，去皮，熬

上四味，捣筛二味，内杏仁、芒硝，合研如脂，合散，取如弹丸一枚，别捣甘遂末一钱匕，白蜜二合，水二升，煮取一升，温顿服之，一宿乃下。如不下，更服，取下为效。禁如药法。

结胸忌下证五　太阳百十五

结胸证，其脉浮大者，不可下，下之则死。

结胸之脉，寸浮关沉，寸浮则上热，关沉则中寒，上热甚而中寒不甚，则浮多而沉少，是以可下。若其脉浮大，绝无沉意，是非无中寒也，乃中寒之极，阳气全格于上，是以但见浮大，而不见其沉，下之中气败竭，必死无疑也。

结胸可以下愈者，下焦之阳，未至绝根，故推陷其上郁之阳，使之通达于下，以接下焦之根，是以愈也。其脉浮大，则阳已绝根于下，是中虚外寒之诊，下之所以速其死也。

结胸烦躁证六　太阳百十六

结胸证悉具，烦躁者，亦死。

迁延日久，结胸证无一不具，若见烦躁，则热极矣。上热极者，下寒必极，如是者，虽不下，而亦死。非死于上热，非死于下寒，乃死于中气之败也。

小结胸证七　太阳百十七

小结胸病，正在心下，按之则痛，脉浮滑者，小陷胸汤主之。

小结胸病，正在心下，位与大结胸同。但按之则痛，未如大结胸之不按亦痛也，脉则浮滑，亦不如大结胸之寸浮关沉。白虎汤证，脉浮滑者，此里有热，表有寒也。此虽不如大结胸之热实，而亦有里热，较之大结胸，证同而病轻。小陷胸汤，黄连泄热，半夏降逆而涤饮，栝蒌清金而去垢，是即大陷胸之制，变而从轻者也。

小陷胸汤四十四

黄连一两　半夏半升，洗　栝蒌实大者一枚

上三味，以水六升，先煮栝蒌，内诸

药，煮取① 三升，去滓，分温三服。

脏结证八太阳百十八

问曰：病有结胸，有脏结，其状何如？答曰：按之痛，寸脉浮，关脉沉，名曰结胸也。何谓脏结？答曰：如结胸状，饮食如故，时时下利，寸脉浮，关脉细小沉紧，名曰脏结，舌上白胎滑者，难治。

结胸证，不按亦痛，前章膈内拒痛，从心下至小腹硬满而痛，心下不按亦痛也，此曰按之痛者，按之则痛剧耳。寸脉浮者，膈上有热也，关脉沉者，腹中寒也。脏结，如结胸状，病因阴邪逆冲，即太阴之胸② 下结硬而上无热者也。其脉寸浮关沉，亦与结胸无异，加以脉小细紧，则阴邪独结，而无阳也。关主中焦，人之卫气，出于下焦，升清阳于浊阴者，中焦也，宗气出于上焦，降浊阴于清阳者，中焦也。今关脉细小沉紧，则积寒内结，有阴无阳，是谓死阴，故名脏结。心窍于舌，白胎滑者，心火败而肺津凝也。金性收敛，得火以温之，则雾气飘洒而不凝，所谓相克而实相成也。火衰则肺气不布，而津液郁浊，胶塞心宫，故舌上胎生。滑者，气滞而津凝也。土燥则津枯而黄涩，金湿则液凝而白滑，寒热之分也。舌胎白滑，火败金郁，是以难治。

脏结证九太阳百十九

病，胁下素有痞，连在脐旁，痛引少腹，入阴筋者，此名脏结，死。

肝脉行于两胁，素有痞者，肝气之郁结也。脐当脾胃之交，中气所在，胁下之痞，连在脐旁，土败木郁，肝邪之乘脾也。肝主筋，自少腹而结阴器，前阴者，宗筋之聚，肝气郁结，则痛引少腹，而入阴筋。土木郁迫，痞塞不开，此名脏结。久而木贼土崩，必主死矣。

脏结证十太阳百二十

脏结，无阳证，不往来寒热，其人反静，舌上胎滑者，不可攻也。

脏结之证，阴胜则寒，阳复则热，寒为死机，热则生兆。阴阳相争，多见烦躁。复之过者，邪热如焚，亦有下证。若绝无阳证，不往来寒热，其人反静，舌上胎滑者，是为绝阴，不可攻也。

肝胆同气，寒热往来，而生烦者，胆木之阳复也，寒热不作，而反静者，肝木之阴胜也。

结胸脉法十一太阳百二十一

太阳病，下之，其脉促，不结胸者，此为欲解也。脉浮者，必结胸也。脉紧者，必咽痛。脉弦者，必两胁拘急。脉细数者，头痛未止。脉沉紧者，必欲呕。脉沉滑者，协热利。脉浮滑者，必下血。

太阳病，下之，里邪既去，经热不得内传，而表邪未解，经热不能外达，表里迫束，故脉见促象。而不结胸者，则表阳未陷，经气郁勃，必当外发为汗，此为欲解也。若寸脉浮者，阴邪逆冲，膈热郁迫，必作结胸。脉紧者，表热被束，邪火上燔，必苦咽痛。肝胆之经，傍循胁肋，其脉象为弦，脉弦者，木气不舒，必两胁拘急。脉细数者，阳虚不能下秘，为浊阴冲逼，升浮无根，头痛发作，必当未止。脉沉紧者，胃气郁迫，容纳失职，必作呕吐。脉沉滑者，脾阳郁陷，肝木疏泄，必协热下利。脉浮滑者，乙木升发，而生气不畅，郁而生风，疏泄失藏，必病下

---

① 取　原作"出"，音近之误，据蜀本、集成本、石印本、《伤寒论·辨太阳病脉证并治下》此方后语改。

② 胸　原作"心"，诸本均同，据后文"太阴经提纲"、《伤寒论·辨太阴病脉证并治》改。

血也。

结胸变证十二_{太阳百二十二}

太阳病，二三日，不得卧，但欲起，心下必结，脉微弱者，此本有寒分也，反下之，若利止，必作结胸，未止者，四日复下之，此作协热利也。

太阳病，二三日，正传阳明、少阳之时，但欲起，不能卧，外烦如是，知其心下必结。盖病入阳明、少阳，胃逆胆壅，经气郁迫，故心下结硬，相火上炎，是以烦生。若脉见微弱，此必有寒气在内，格其阳火，乃反下之，寒盛脾亏，必当下利。若下利已止，脾气不陷，而寒邪在中，不得下泄，必当上逆，胆胃壅塞，则病结胸。若下利未止，脾气方陷，四日见其外热愈甚，而复下之，则里寒益增，外热更剧，寒益增而利益甚，此作协热利也。

结胸与协热利，皆有寒分之邪在内。寒邪上冲，则胃逆而为结胸，寒邪下泄，则脾陷而为协热利，其病标异而本同。协热利者，内寒协合外热而下利也。

太阳坏病痞证_{十二章}

痞者，异日之太阴，今日误下而成者也。阳性虚而阴性实，人之心下虚空者，清阳升而浊阴降也。升降清浊之权，在乎中气，下伤中气，升降失职，浊气上逆，则生填胀，清气下陷①，则生飧泄，故痞证与下利兼见，悉因中气之败也。

太阴之证，腹满自利，腹满者，痞之根本，而未至成痞，下之而胸下结硬，乃成痞焉，痞乃太阴之坏病也。太阴脏寒，温宜四逆，阳旺寒消，自无余事，及其成痞，则下寒而兼上热，四逆不受，故变为泻心，清上温下，寒热并用，灵思妙解，神化无穷矣。

太阳坏病痞证桂枝人参汤

证一②_{太阳百二十三}

太阳病，外证未解，而数下之，遂协热而利，利下不止，心下痞硬，表里不解者，桂枝人参汤主之。

太阳病，外证不解，而数下之，外热不退，而内寒亦增，遂协合外热，而为下利。利而不止，清阳既陷，则浊阴上逆，填于胃口，而心下痞硬。缘中气虚败，不能分理阴阳，升降倒行，清浊易位，是里证不解，而外热不退，是表证亦不解。表里不解，当内外兼医，桂枝人参汤，桂枝通经而解表热，参、术、姜、甘，温补中气，以转升降之机也。

太阴之胸下结硬，即痞证也，自利益甚③，即下利不止也。中气伤败，痞与下利兼见，人参汤（即理中汤）助中气之推迁，降阳中之浊阴则痞消，升阴中之清阳则利止，是痞证之正法。诸泻心则因其下寒上热，从此而变通者也。

桂枝人参汤_{四十五}

桂枝_{四两}　人参_{三两}　白术_{三两}　甘草_{四两④}　干姜_{三两}

上五味，以水九升，先煮四味，取五升，内桂，更煮取三升，温服一升，日再夜一服。

大黄黄连泻心汤

证二_{太阳百二十四}

伤寒，大下后，复发汗，心下痞，恶

---

① 陷　原作"降"，据蜀本、集成本、石印本改。

② 太阳坏病痞证桂枝人参汤证　原作"太阳坏病痞证人参桂枝汤证"，诸本均同，据本节经文改。

③ 甚　原作"盛"，音近之误，据宛邻本、蜀本、集成本、石印本改。

④ 四两　原作"三两"，据蜀本、集成本、石印本、《伤寒论·辨太阳病脉证并治下》此方之甘草分量改。

寒者，表未解也，不可攻痞，当先解表，表解方可攻痞，解表宜桂枝汤，方在太阳五。攻痞宜大黄黄连泻心汤。

伤寒，下后复汗，阳亡土败，遂成痞证。而外见恶寒者，表未解也。盖阴气外束，阳郁不达，则见恶寒。外见恶寒，则内必发热。内热痞郁，法应攻之，而表未解者，不可攻也，当先解表，表解乃可攻痞。解表宜从中风例，用桂枝汤，病在汗下后，是以不用麻黄，攻痞宜大黄黄连泻心汤，去其痞郁之上热也。

上章用桂枝人参汤双解表里，此用桂枝汤解表，大黄黄连攻痞者，以上则外热而内寒，此则外寒而内热，攻补不同也。温中解表，可以并用，攻里发表，不可双行，故仲景于宜攻之病而有表证，皆先表而后下。

大黄黄连泻心汤四十六

大黄二两　黄连一两

上二味，以麻沸汤二升① 渍之，去滓，分温再服。

附子泻心汤证三太阳百二十五

脉浮而紧，而复下之，紧反入里，则作痞，按之自濡，但气痞耳。心下痞，按之濡，其脉关上浮者，大黄黄连泻心汤主之。心下痞，而复恶寒汗出者，附子泻心汤主之。

脉浮而紧，应以汗解，而复下之，紧反入里，浮紧变为沉紧，则作痞证。痞证阳气格郁，必生上热，阴气凝塞，必生下寒，寒热相逼，二气搏结，则心下石硬，而关脉沉紧，是当用诸泻心清上温下之法。若按之心下自濡，诊之关上脉浮者，是下寒未生，但是阳气痞塞，郁生上热，宜用大黄黄连泻其上热，无用温药也。若下寒已生，则心下不濡而关上不浮，其上热逼蒸，别无去路，是必开其皮毛，泄而

为汗，如是心下痞硬，而复恶寒汗出者，是其下寒已动。宜附子泻心汤，大黄、芩、连，泻其上热，附子温其下寒也。此以下伤其中气，土败胃逆，胆心不降，君相二火皆升，大黄泻胃而降逆，黄连泻其心火，黄芩泻其胆火。第曰泻心者，相火以君火为主也。

附子泻心汤四十七

附子一枚，炮，去皮，破，别煮取汁　大黄二两　黄连一两　黄芩一两

上四味，下三味以麻沸汤二升渍之，须臾绞去滓，内附子汁，分温再服。

十枣汤证四太阳百二十六

太阳中风，下利呕逆，表解者，乃可攻之。其人漐漐汗出，发作有时，头痛，心下痞硬满，引胁下痛，干呕短气，汗出不恶寒者，此表解里未和也，十枣汤主之。

太阳中风，下利呕逆，是有水湿在内，于法可攻，然必表邪外解，乃可攻之。其人内有水气，格阳于外，气蒸窍泄，漐漐汗出者，而阴阳胜复，发作有时。水饮阻格，浊气不降，头为之痛。阴邪上填，心下痞结硬满，而引胁下疼痛。胃气上逆，而生干呕。肺气上逆，而苦短气。使非水饮郁格，何以至此！若其漐漐汗出而不复恶寒者，是表邪已解而里气未和也。宜十枣汤，大枣保其脾精，芫、遂、大戟，泻其水饮也。

十枣汤四十八

大枣十枚　芫花　甘遂　大戟

上三味，等分，各捣筛为散，以水一升半，先煮大枣肥者十枚，取八合，去滓，内诸药末，强人服一钱匕，羸人服半

---

① 二升　原脱，诸本均同，据《伤寒论·辨太阳病脉证并治下》此方方后语补。

钱，平旦温服。若下少病不除者，明日更服，加半钱。得快下利后，糜粥自养。

生姜泻心汤证① 五太阳百二十七

伤寒，汗出解之后，胃中不和，心下痞硬，干噫食臭，胁下有水气，腹中雷鸣下利者，生姜泻心汤主之。

伤寒，汗出解后，胃中不和，心下痞硬。水谷不消，陈宿停留，浊气冲胸，而干呕食臭。胆邪克土，土虚不能制水，水郁胆部，而积于胁下。土败木贼，阴气激宕②，腹中雷鸣，而病下利。生姜泻心汤，生姜、半夏，降其浊阴，黄芩、黄连，清其心胆，姜、甘、参、枣，温补中气，以转轻轴也。

生姜泻心汤四十九

生姜四两　半夏半升　黄芩三两③　甘草三两，炙　黄连一两　人参三两　干姜一两　大枣十二枚

上八味，以水一斗，煮取六升，去滓，再煎取三升，温服一升，日三服。

甘草泻心汤证六 太阳百二十八

伤寒、中风，医反下之，其人下利日数十行，谷不化，腹中雷鸣，心下痞硬而满，干呕，心烦不得安，医见其心下痞，谓病不尽，复下之，其痞益甚，此非结热，但以胃中虚，客气上逆，故使硬也，甘草泻心汤主之。

伤寒、中风，应当解表，医反下之，败其中气，水谷不化，土木皆郁，升降倒行。脾陷而贼于乙木，则腹中雷鸣而下利。胃逆而迫于甲木，则心下痞硬而干呕。君相二火皆升而心烦。医以痞为结热，而复下之，其痞益甚。不知此非结热，但以胃中阳虚，不能堤障阴邪，阴中客气，上逆阳位，故使心下结硬也。甘草泻心汤，甘草、姜、枣，补中而温下寒，

半夏、芩、连，降逆而清上热也。

甘草泻心汤五十

甘草四两　大枣十二枚　干姜三两　半夏半升，洗　黄芩三两　黄连一两

上六味，以水一斗，煮取六升，去滓，再煎取三升，温服一升，日三服。

赤石脂禹余粮汤证④ 七太阳百二十九

伤寒，服汤药，下利不止，心下痞鞕，服泻心汤已，复以他药下之，利不止，医以理中与之，利益甚，理中者，理中焦，此利在下焦，赤石脂禹余粮汤主之。复利不止者，当利其小便。

伤寒，误服寒凉汤药，伤其中气，利下不止，心下痞鞕。服泻心汤已，下利未止，谓其中有积热，复以他药下之，阳气脱陷，下利不止。医又意中寒，以理中与之，其利益甚。理中者，但理中焦，此之下利，在于下焦滑脱，何以能止！宜赤石脂禹余粮汤，固下焦之滑脱，利乃可止也。若使复利不止者，必由土湿水停，前窍不通，而后注二肠，当利其小便，水道开而谷道合矣。

赤石脂禹余粮汤五十一

赤石脂一斤，碎⑤　禹余粮一斤，碎

上二味，以水六升，煮取二升，去滓，三服。

五苓散证八太阳百三十

本以下之，故心下痞，与泻心汤，痞

---

① 生姜泻心汤证　原作"生姜泻心证"，诸本均同，据前后文例改。
② 宕　通"荡"。
③ 三两　原作"一两"，据宛邻本、蜀本、集成本、石印本改。
④ 赤石脂禹余粮汤证　原作"石脂禹余粮证"，诸本均同，据前后文例改。
⑤ 碎　原脱，据宛邻本、蜀本、集成本、石印本补。

不解，其人渴而口燥烦①，小便不利者，五苓散主之。方在太阳四十二。

本以攻下之，故得心下痞证，是宜服泻心，乃与泻心汤，而痞不解。其人土湿水停，口渴心烦，小便不利者，宜五苓散，泄水燥土，以利小便。土燥则中气转运，浊降清升，痞硬自消也。

痞证必兼下利，上章复利不止者，当利其小便，利小便之法，五苓散是也。五苓痞证与下利兼医，此但言痞而不言下利者，省文也。

旋覆代赭证九太阳百三十一

伤寒，发汗若吐若下解后，心下痞硬，噫气不除者，旋覆花代赭石汤主之。

伤寒，汗吐下解后，心下痞硬，噫气不除，以外证虽解，而汗下伤中，土败胃逆，碍胆经降路，胃口痞塞，肺气郁蒸，而化痰饮，胃土壅遏，而生哕噫。旋覆花代赭石汤，参、甘、大枣，补其中脘，半夏、姜、赭，降其逆气，旋覆花行痰饮而开郁浊也。

浊气上填，痞闷噫气，以旋覆花代赭石汤补虚降逆，噫气立除。若除后再用，则病下陷，不可常服也。

旋覆花代赭石汤五十二

旋覆花三两　代赭石一两　生姜五两　半夏半升②，洗　甘草三两，炙　人参二两　大枣十二枚

上七味，以水一斗，煮取六升，去滓，再煎取三升，温服一升，日三服。

瓜蒂散证十太阳百三十二

病如桂枝证，头不痛，项不强，寸脉微浮，胸中痞硬，气上冲咽喉，不得息，此为胸有寒也，当吐之，宜瓜蒂散。诸亡血家，不可与。

病如桂枝汤证，但头不痛，项不强，寸脉微浮，其内则胸中痞硬，气上冲于咽喉，不得喘息，此为胸有寒痰，阻塞窍隧，故令肺气壅塞，不得布散也。法当吐之，宜瓜蒂散，香豉行其滞，小豆泻其湿，瓜蒂涌其寒痰。若诸亡血之家，血惯上逆，不可与也。

瓜蒂散五十三

瓜蒂一分，熬　赤小豆一分

上二味，各别捣筛，为散已，合治之，取一钱匕，以香豉一合，用热汤七合，煮作稀糜，去滓，取汁合散，温顿服之。不吐者，少少加，得快吐③乃止。

经脉动惕证十一太阳百三十三

伤寒，吐下后，发汗，虚烦④，脉甚微，八九日，心下痞硬，胁下痛，气上冲咽喉，眩冒，经脉动惕者，久而成痿。

吐下而又发汗，阳虚生烦，脉甚微弱，至八九日，心下痞硬，胁下疼痛，缘阳亡土败，胃气上逆，碍胆经降路。胆脉自胃口而循两胁，胆经壅塞，故心下痞而胁下痛。胃口堵塞，肺气不得下行，故上冲咽喉。肺胃上逆，阳气升浮，旋转不宁，故头目眩冒。浊气郁蓄，而不疏通，经脉莫容，故动惕不安。如是者，久而成痿。盖肝司营血，而主筋脉，血旺筋柔，是以不痿，甲木逆升，相火上炎，乙木下陷⑤，郁而生风，营血瘀涩，经气不畅，风木抑遏，是以动摇，久而经脉失养，故成痿病也。

①　燥烦　原作"烦躁"，据蜀本、集成本、石印本、本节黄解"口渴心烦"改。
②　半升　原作"半斤"，据蜀本、集成本、《伤寒论·辨太阳病脉证并治下》此方方半夏分量改。
③　吐　原作"利"，据蜀本、《伤寒论·辨太阳病脉证并治下》此方方后语改。
④　虚烦　其上原衍"阳"字，据宛邻本、蜀本、《伤寒论·辨太阳病脉证并治下》删。
⑤　陷　原作"降"，诸本均同，据上文"甲木逆升"改。

《素问·痿论》[1]：治痿独取阳明。阳明者，五脏六腑之海，主润宗筋，宗筋主束骨而利机关也。冲脉者，经络之海，主渗灌溪谷，与阳明合于宗筋。阴阳总宗筋之会，会于气冲，而阳明为之长，皆属于带脉，而络于督脉。故阳明虚而宗筋纵，带脉不引，故足痿不用也。阳明下降，则化金水，金水收藏，相火下秘，而温肾肝，木气滋荣，故筋脉轻健，而不痿软。阳明不降，胃逆胆升，火泻而水寒，生气枯槁，筋脉不荣，是以成痿。

表里俱虚证十二 太阳百三十四

太阳病，医发汗，遂发热恶寒，因复下之，心下痞，表里俱虚，阴阳气并竭，无阳则阴独，复加烧针，因胸烦。面色青黄，肤瞤者，难治。令色微黄，手足温者，易愈。

太阳病，医发其汗，营卫俱虚，卫气内陷则发热，营血外束则恶寒。医见汗之不愈，因复下之，阳亡土败，心下痞结。汗泄其表，下泄其里，表里俱虚，内外之气并竭。表里阳亡，但有独阴，复加烧针，以泻心肺之气，因而胸膈生烦。若面色青黄，皮肤瞤动者，是土败木贼，风动而经郁也，其病难治。若色微黄而不青，手足温暖而不冷，是土气续复而无木邪，四末阳回而非独阴，其病易愈也。

---

[1]　痿论　原作"痿病"，诸本均同，据《素问》此篇篇名改。

伤寒悬解卷六

昌邑黄元御坤载著

阳明经上篇五十章

阳明实证

阳明以戊土而化气于燥金，阳明者，胃之经，胃者，阳明之腑。阳明病，有经有腑，经主传输而腑主受盛。病在太阳之经，若胃阳非旺，则二日阳明，三日少阳，六日经尽汗解，不入阳明之腑。此总统于太阳一经，不论二三四日，俱系桂枝、麻黄之证。虽二日阳明之时，亦不得谓之阳明病，以其明日则传少阳，后日则传太阴，非阳明中土，无所复传之证也。若胃阳素盛，经邪内传，此方谓之阳明病。盖正阳当令，则太少无权，而三阴退避，自此而永留胃腑，终始不迁，所谓阳明中土，无所复传也。

方其腑热未实，经病不罢，是为葛根汤证。及其胃热郁蒸，汗出表解，潮热痛满，但用承气攻下，别无余事。使非下早里虚，万无意外之变，感病之百不一失，甚可庆慰者也。

然而物忌盛满，亢则害生，于此迁延失下，久而阴为阳并，精液消亡，土焦水涸，亦归于死。仲景所以示早攻之戒，而又垂急下之条，早攻则阳去而入阴，缓下则阴尽而阳亢，迟速均失也。是故承气之法，妙在缓急恰宜之交，使夫病去而人存，是在良工焉。

提纲二章[1]

胃为燥土，燥则生热，病在三阳，不论何经之感，郁其内热，胃病即作，以胃家之阳实也。顾[2] 阴易盛而阳易亏，故胃有实热，而非无虚冷。实热则阳神用事，并阴而归阳，虚冷则阴邪司权，出阳而入阴，非一致也。然名为阳明，以其两阳合明而盛极也，居阳实之名，而有阳虚之实，则阳明不成为阳明，徒负虚声[3]矣。是以胃家之实，可曰阳明之为病，至于胃中之虚，是名为阳明，而实为太阴，尚可曰阳明之为病乎？

仲景于阳明之为病，冷热虚实，两立而俱存之。而提纲则曰胃家实也，其崇阳黜阴之意，具见于文字之外矣。

阳明经提纲一阳明一[4]

阳明之为病，胃家实也。

胃者，阳明之腑，阳明之为病，全缘胃家之阳实。阳实则病至阳明，腑热郁发，病邪归胃，而不复他传。非他经之不病也，三阳之阳，莫盛于阳明，阳明之邪独旺，不得属之他经也。胃家之实，而病归胃腑，终始不迁，故曰阳明之为病。若胃阳非实，则今日在阳明之经，明日已传

---

[1] 提纲二章　原作"阳明经提纲一阳明一"，诸本均同，据目录改。
[2] 顾　犹但也。
[3] 虚声　虚名也。
[4] 阳明经提纲一阳明一　原在"胃为燥土，燥则生热"前，诸本均同，据前后文例移。

少阳之经，后日已传太阴之经，未可专名一经，曰阳明之为病也。

阳明提纲二阳明二

伤寒三日，阳明脉大。

伤寒，一日太阳，二日阳明，三日少阳。阳明之脉大，少阳之脉弦细，若三日正传少阳之时，不见少阳弦细之脉，而见阳明之大脉，知其传于阳明之腑矣。

外证五章①

阳明外证一阳明三

问曰：阳明病，外证云何？答曰：身热，汗自出，不恶寒，反恶热也。

里热外发，则身热。热气熏蒸，则汗自出。汗出表解，但热无寒，故不恶寒，反恶热。此后全是内热为害，与外寒无关也。

阳明外证二阳明四

问曰：病有得之一日，不发热而恶寒者何也？答曰：虽得之一日，恶②寒将自罢，即自汗出而恶热也。

得阳明病之一日，太阳表证未罢，则犹见恶寒，以胃热未盛故也。迟则胃热隆盛，孔窍蒸泄，恶寒将自罢，即自汗出而恶热也。

阳明外证三阳明五

问曰：恶寒何故自罢？答曰：阳明居中，土也，万物所归，无所复传。始虽恶寒，二日自止，此为阳明病也。

感伤三阳则为热，传之三阴则为寒，以阳盛于腑，阴盛于脏，腑病则热，脏病则寒也。感证一传胃腑，则胃热日增，不复再传三阴而为寒。缘阴盛之人，三阳方病于外，三阴即应于中，传阴则后之恶寒

无有止期，此但入三阴为寒，不入胃腑为热者也。阳盛之人，太阳被感，腑热郁生，其始热未极盛，犹见恶寒，俟至二日，热盛之极，气蒸汗泄，则恶寒自止，此但入胃腑为热，不入三阴为寒者也。

阳盛则生，阴盛则死，阴莫盛于少阴，阳莫盛于阳明。病入三阴，死多生少，虽用姜附回阳，难保十全无失，最可虑也。一传胃腑，则正阳司气，三阴无权，万不一死，至为吉兆，俟其胃热盛实，一用承气攻下，自无余事。阳贵阴贱，正为此也。

阳明外证四阳明六

伤寒，发热无汗，呕不能食，而反汗出濈濈然者，是转属阳明也。

太阳伤寒，经证未解，发热无汗，呕不能食，缘寒邪束迫，胃气壅逆，故无汗而呕，食不能下也。而反汗出濈濈然者，必因胃腑有热，蒸其皮毛，是为转属阳明也。

阳明外证五阳明七

伤寒，脉浮而缓，手足自温者，是为系在太阴。太阴者，身当发黄，若小便自利者，不能发黄。至七八日，大便硬者，为阳明病也。伤寒转系阳明者，其人濈濈然微汗出也。

太阳伤寒，阳旺则传阳明，阴旺则传太阴。若脉浮而缓，手足自温，是阳明太阴所同，且以系之太阴。然太阴身当发黄，缘湿土被郁，必见黄色。虽脾胃俱有黄证，而胃之发黄，乃太阴湿土所传也。若小便自利者则湿去，又不能发黄。太阴阳明，何从别之？必验之大便，太阴之大

---

① 外证五章　原脱，诸本均同，据目录补。
② 恶　原作"而"，据宛邻本、蜀本、集成本、石印本、本节黄解改。

便自利，阳明之大便则硬。至七八日，大便硬者，此为阳明病也。又太阴无汗，伤寒转系阳明者，其人濈濈然微汗出也。（此与太阴至七八日，暴烦下利条，彼此互文）

来路四章①

阳明来路一 阳明八

问曰：病有太阳阳明，有正阳阳明，有少阳阳明，何谓也？答曰：太阳阳明者，脾约是也。正阳阳明者，胃家实是也。少阳阳明者，发汗利小便已，胃中燥烦热，大便难是也。

阳明之病，或自太阳传来，或自少阳传来，或由本经自入。自太阳来者，谓之太阳阳明，太阳阳明者，小便数而大便难，膀胱津涸，脾胃失润，因而脾气约结，粪粒坚小也。本经自入者，谓之正阳阳明，正阳阳明者，胃家阳实，不俟别经之传，一有表邪外郁，腑热自发也。自少阳来者，谓之少阳阳明，少阳阳明者，发汗利水，胆液枯槁，因而胃中燥热，大便艰难也。太阳阳明者，寒水之枯，少阳阳明者，相火之旺，正阳阳明者，燥金之盛也。

阳明来路二 阳明九

问曰：何缘得阳明病？答曰：太阳病，若发汗若下若利小便，此亡津液，胃中干燥，因转属阳明。不更衣，内实，大便难者，是名阳明也。

阳明病，来自太阳者多，少阳者少。阳盛之人，太阳病感，汗下利水，亡其津液，以致胃中干燥，因而转属阳明。燥热内实，大便坚硬，此名为阳明也。

阳明来路三 阳明十

本太阳病，初得时，发其汗，汗先出不彻，因转属阳明也。

太阳病，汗出透彻，则表解而里气亦达。若汗出不彻，表邪未解，腑热郁生，因而转属阳明也。

阳明来路四 阳明十一

二阳并病，太阳初得病时，发其汗，汗先出不彻，因转属阳明，续自微汗出，不恶寒。若太阳病证不罢者，不可下，下之为逆，如此可小发汗。设面色缘缘正赤者，阳气拂郁在表，当解之熏之。若发汗不彻，不足言，阳气拂郁不得越，当汗不汗，其人烦躁，不知痛处，乍在腹中，乍在四肢，按之不可得，其人短气，但坐②以汗出不彻故也，更发汗则愈。何以知汗出不彻？以脉涩故知也。

病传阳明之腑，而太阳表证未罢，谓之二阳并病。以太阳初病，发汗不彻，经热内蒸，因而转属阳明。续自微汗出，而不恶寒，便是腑热作矣。腑热宜下，若太阳表证不罢者，不可下，下则表阳内陷，此之谓逆。如此可小发汗，以泻其表。设表邪外盛，面色缘缘正赤者，此阳气拂郁在表，不得出路，郁蒸头面之故，当内解外熏，令其透彻。不得小汗，以致邪留，若发汗不彻，阳气拂郁，不得外越，其人胃气内遏，必至烦躁，又觉疼痛，其痛不知其处，或在腹中，或在四肢，按之绝不可得，而且隧路壅阻，呼吸短气。凡此诸证，皆坐以汗出不彻故也，更发其汗则愈。此何以知是汗出之不彻？以其脉涩，故知之也，涩者，阳郁而不滑利也。

拂郁，抑郁之意，《汉书·邹阳传》：太后拂郁泣血，《楚辞·七谏》：沉江心拂郁而内伤。熏法：以盆盛滚水，入被热熏，取汗最捷，宜于下部用之。

---

① 来路四章 原脱，诸本均同，据目录补
② 坐 因也，由于也。

阳明经病腑病汗下
总纲一章^① 阳明十二

病人烦热，汗出则解，又如疟状，日晡时发热者，属阳明也。脉实者，宜下之，脉浮虚者，宜发汗，下之与大承气汤，发汗宜桂枝汤。方在太阳五。

太阳表证未解，而生烦热，汗出则烦热解矣。乃汗后又如疟状，每日日晡时发热者，此属阳明也（日晡，申戌之交，阳明旺盛之时也。《汉书·天文志》：正月旦决八风，旦至食为麦，食至昳为稷，昳至晡为黍，晡至下晡为菽，下晡至日入为麻。各以其时，用云色占种所宜。按：日晡在日昳之后，下晡在日入之前，正申酉戌燥金得令之时也）。阳明有经证，有腑证，经证表热外发，其脉浮虚，腑证里热内结，其脉实。脉实者，宜下之，以泻其里热，脉浮虚者，宜发汗，以泻其表热。下之与大承气汤，大黄、芒硝，破结而泻热，厚朴、枳实，降浊而消满也，发汗宜桂枝汤，姜、甘、大枣，补脾精而和中气，桂枝、芍药，通经络而泻营郁也。

阳明经病七章　腑病连经

阳明自太阳传来，未入于腑，全是经病。经病宜汗，其未离太阳之经，则用麻桂，其将入阳明之腑，则加葛根。阳明一见吐利，虽未是里实可下之证，然而经迫腑郁，已是胃热将成之根，故用葛根双解经腑之郁。此证得法，自无离经入腑之患矣。

阳明经病桂枝证一阳明十三

阳明病，脉迟，汗出多，微恶寒者，表未解也，可发汗，宜桂枝汤。方在太阳五。

脉迟，汗出，恶寒，是太阳中风脉证，故宜桂枝。而汗多，已属胃阳之盛，故曰阳明病也。

麻黄证二阳明十四

阳明病，脉浮，无汗而喘者，发汗则愈，宜麻黄汤。方在太阳二十。

脉浮，无汗而喘，是太阳伤寒脉证，故宜麻黄。

太阳经病，内传阳明之腑，阳明之腑邪未实，太阳之经邪未罢，是宜用太阳表药。即里有下证，而表病不解，亦不可下，当先以麻桂表其风寒，然后议下也。

风脉浮缓，寒脉浮紧，迟者，缓之变文也。风脉不言缓^②，寒脉不言紧，省文也。太阳传阳明，缓紧之中，必兼大象，以伤寒三日，阳明脉大，前章已经提明，故此不及。

麻黄证三阳明十五

太阳与阳明合病，喘而胸满者，不可下，麻黄汤主之。

太阳与阳明合病，经迫腑郁，胃逆肺胀，故喘而胸满。宜麻黄汤，麻黄发表而散寒^③，杏仁降逆而止喘，不可下也。

桂枝葛根证四阳明十六

太阳病，项背强几几，反汗出、恶风者，桂枝加葛根汤主之。

阳明经行身之前，自头下膈而走足，太阳经行身之后，自头下项循背而走足。太阳经病，头痛项强而已，不至几几。缘太阳表病不解，郁遏阳明经腑之气，不得顺降，逆冲胸膈。背者，胸之府也，胸膈

---

① 章　原脱，诸本均同，据目录及前后文例补。
② 缓　原作"浮"，诸本均同，据上文"风脉浮缓，寒脉浮紧"、下文"缓紧之中"文例改。
③ 寒　原作"汗"，音近之误，据蜀本、集成本、石印本改。

胀满，则项背壅阻，愈格太阳下行之路，故几几不柔。葛根泻阳明之经气，降逆而达郁也。

桂枝加葛根汤五十四

桂枝三两　葛根四两　甘草二两，炙　大枣十二枚　生姜三两，切　芍药二两

上六味，以水一斗，先煮葛根，减二升，去上沫，内诸药，煮取三升，去滓，温服一升。覆取微似汗，不须啜粥。

葛根证五阳明十七

太阳病，项背强几几，无汗恶风者，葛根汤主之。

营为寒伤，闭束二阳卫气。葛根汤，葛根泻阳明之卫，麻黄泻太阳之卫，桂枝、芍药，通经络而清营血，姜、甘、大枣，和中气而补脾精也。

葛根汤五十五

葛根四两　麻黄二两　桂枝二两　芍药二两　甘草二两　生姜三两　大枣十二枚

上七味，㕮咀，以水一斗，先煮麻黄、葛根，减二升，去上沫，内诸药，煮取三升，去滓，温服一升。覆取微似汗，不须啜粥，余如桂枝法将息及禁忌。

葛根证六阳明十八

太阳与阳明合病者，必自下利，葛根汤主之。

太阳表寒外束，经络壅迫，郁遏阳明胃气，不能容纳水谷，已化之食，必当注泄而下。葛根、麻黄，泻二阳之卫郁，以松里气也。

葛根半夏证七阳明十九

太阳与阳明合病，不下利，但呕者，葛根加半夏汤主之。

二阳合病，经迫腑郁，不能容纳水谷，未化之食，必当涌吐而上。半夏降胃逆而止呕吐也。

葛根加半夏汤五十六

葛根四两　麻黄三两，泡[1]，去黄汁，焙　桂枝二两　芍药二两　甘草二两　生姜三两　大枣十二枚　半夏半升，洗

上八味，以水一斗，先煮葛根、麻黄，减二升，去上沫，内诸药，煮取二升，去滓，温服一升。覆取微似汗。

阳明腑病二十七章

阳明病，自经传腑，腑病宜下。其经证未罢，犹见恶寒，则宜先汗而后下。经证已解，恶寒不作，而潮热汗出，全是腑证，当相[2]其缓急而用下法也。

阳明腑病调胃承气

证一阳明二十

太阳病三日，发汗不解，蒸蒸发热者，属胃也，调胃承气汤主之。

太阳病，二日阳明，三日少阳，此但传经络而不入脏腑，发汗则解矣。乃当三日少阳之期，发汗不解，而反蒸蒸发热者，此不在经，而在胃也。宜早以调胃承气调之，免后此之用大承气。此大承气之初证也。

调胃承气汤五十七

大黄三两，清酒浸，去皮　甘草二两，炙　芒硝半斤

上三味，㕮咀，以水三升，煮取一升，去滓，内芒硝，更上火微煮，令沸，少少温服。

大承气证二阳明二十一

二阳并病，太阳证罢，但发潮热，手足漐漐汗出，大便难而谵语者，下之则

---

① 泡　原作"炮"，据蜀本、集成本、石印本改。

② 相（xiàng　象）　视也。观察也。

愈，宜大承气汤。

二阳并病，太阳经证既罢，但有阳明腑证。潮热汗出，大便难而谵语，全是胃腑燥热，闭塞不通。下之泻其胃热则愈，宜大承气汤也。

潮热即日晡发热，按时发作，期如潮信也。

大承气汤五十八

大黄四两　芒硝三两　枳实五枚，炙
厚朴半斤，炙，去皮

上四味，以水一斗，先煮枳、朴，取五升，去滓，内大黄，煮取二升，去滓，内芒硝，更上火，微一两沸，分温再服。得下，余勿服。

小承气证① 三阳明二十二

阳明病，脉迟，虽汗出，不恶寒者，其身必重，短气，腹满而喘，有潮热者，此外欲解，可攻里也，手足濈然而汗出者，此大便已硬也，大承气汤主之。若汗多，微发热恶寒者，外未解也，其热不潮，未可与承气汤。若腹大满不通者，可与小承气汤，微和胃气，勿令大泄下。

阳明病而见脉迟，是湿旺之诊。虽汗出，不恶寒者，表证已解，然而里热未成。以其土湿也，其身必重浊濡滞。迨至胃热已盛，燥夺其湿，肺腑壅遏，短气，腹满而喘，有潮热者，此外证已欲解，可攻里也，再验其手足，濈然而汗出者，此胃热盛实，大便已硬也，宜以大承气泄之。盖四肢秉气于胃，胃寒则四肢厥冷，胃热则四肢气蒸汗泄，故手足汗出，是为胃热之极，大便硬也。若汗虽多，犹微发热而恶寒者，外未解也，不可攻里。即外已解，而其热不潮，尚非可下之时，未可与承气汤。若腹中大满不通者，急不能待，可与小承气汤，微和胃气，通其大满而止，勿令②大泄下也。

小承气汤五十九

大黄四两　厚朴二两　枳实三③枚，炙④
上⑤ 三味，以水四升，煮取一升二合，去滓，分温二⑥服。初服汤，当更衣，不尔者，尽饮之，若⑦更衣者，勿服也。

小承气证四 阳明二十三

太阳病，若吐若下若发汗，微烦，小便数，大便因硬者，与小承气汤和之愈。

吐下发汗，伤其津液，微觉心烦，小便数行，大便因硬者，此将来之大承气证。宜早以小承气汤和之，即愈也。

调胃承气证五 阳明二十四

阳明病，不吐不下，心烦者，可与调胃承气汤。

不因吐下，而心烦者，胃阳原盛，所谓正阳阳明也。燥土耗伤津液则烦，心烦即谵语之根，甚则谵语。此亦大承气之初证也。

亡津便硬证六 阳明二十五

阳明病，本自汗出，医更重发汗，病已差，尚微烦不了了者，此大便必硬故也，以亡津液，胃中干燥，故令大便硬。当问其小便日几行，若本小便日三四行，今日再行，故知大便不久出，今为小便数

① 小承气证　原作"小承气汤证"，诸本均同，据前后文例改。
② 令　原作"合"，形近之误，据蜀本、集成本、石印本改。
③ 三　原作"二"，据蜀本、集成本、石印本、《伤寒论·辨阳明病脉证并治》此方枳实分量改。
④ 炙　原作"煮"，诸本均同，据《伤寒论·辨阳明病脉证并治》此方枳实炮制法改。
⑤ 上　原作"以上"，诸本均同，据《伤寒论·辨阳明病脉证并治》此方方后语、前后文例改。
⑥ 二　原作"三"，诸本均同，据《伤寒论·辨阳明病脉证并治》此方方后语、下文"尽饮之"改。
⑦ 若　原脱，据宛邻本、蜀本、集成本、石印本改。

少，以津液当还胃中，故知不久必大便也。

本自汗出，又重发其汗，热随汗泄，病已差矣。尚微烦而不了了者，此过汗亡津，胃中干燥，大便必硬。当问其小便一日几行，若小便前多而今少，则大便必不久出，以津液还入胃中，肠胃滋润故也。

蜜煎导证七 阳明二十六

阳明病，自汗出，若发汗，小便自利者，此[1]为津液内竭，虽硬不可攻之，当须自欲大便，宜蜜煎导而[2]通之，若土瓜根及与大猪胆汁皆可为导。

本自汗出，若又发其汗，或小便自利者，此为津液内竭，非胃热土燥可比。大便虽硬，不可攻之，当须自欲大便，结而不下，宜蜜煎导而通之，若土瓜根（土瓜根汁，入少水，筒吹入肛门，大便立通）及与大猪胆汁，皆可为导也。

蜜煎导方 六十

蜜七合

上一味，入铜器中，微火煎之稍凝，似饴状，搅之，勿令焦着，欲可丸，并手捻作挺，令头锐，大如指，长二寸许，当热时急作，冷则硬，以内谷道中，以手急抱，欲大便时去之。

猪胆方 六十一

大猪胆一枚

上一味，泻汁，和醋少许，以灌谷道中。如一食顷，当大便出。

麻仁丸证八 阳明二十七

趺阳脉浮而涩，浮则胃气强，涩则小便数，浮涩相搏，大便则难，其脾为约，麻仁丸主之。

阳明胃经，自头走足，行于足趺，动脉曰冲阳，故名趺阳。阳盛则脉浮，浮则胃气强壮也。血虚则脉涩，涩则风木疏泄

而小便数也。浮涩相合，土燥水枯，大便则难，其脾气约结而粪粒坚小。此太阳阳明之证也（八章：太阳阳明者，脾约是也），宜麻仁丸，麻仁、杏仁，润燥而滑肠，芍药、大黄，清风而泻热，厚朴、枳实，行滞而开结也。

麻仁丸[3] 六十二

麻子二升　芍药半斤　杏仁一升，熬，别作脂　大黄一斤，去皮　厚朴一斤　枳实半斤，炙

上六味，为末，炼蜜丸，桐子大，饮服十丸，日三服。渐加，以利[4]为度。

大承气证九 阳明二十八

得病二三日，脉弱，无太阳、柴胡证，烦躁，心下硬。至四五日，虽能食，与小承气汤，少少与，微和之，令小安。至六日，与承气汤一升。若不大便六七日，小便少者，虽不能食，但初头硬，后必溏，未定成硬，攻之必溏，须小便利，屎定硬，乃可攻之，宜大承气汤。

得病二三日，脉弱而无太阳、少阳表证，乃烦躁而心下硬满，是非少阳之证，而实阳明之证也。盖胆胃之经，自头走足，悉由胃口下行，少阳病则以甲木而迫戊土，阳明病则以戊土而遏甲木，经气不降，痞结胃口，皆有心下硬满之证。而此则无少阳表证，而见烦躁，故定属阳明，而不关少阳也。至四五日，虽犹能食，然腹邪已成，可以小承气汤，少少与和之，令其烦躁少安。至六日邪实之时，与承气汤一升以利之，则腑热泄矣。若不大便六

---

① 此　原作"以"，形近之误，据宛邻本、蜀本、集成本、石印本改。

② 而　原作"之"，音近之误，据宛邻本、蜀本、集成本、石印本及本节黄解改。

③ 麻仁丸　原作"麻仁丸方"，诸本均同，据目录、本节经文改。

④ 利　原作"和"，形近之误，据闽本、集成本、石印本改。

七日，计期可下，而小便少者，则大便必不硬。便硬肠结，胃热不得下泄，浊气熏冲，必不能食。此证虽不能食，然胃非干燥，其大便初头结硬，阻浊气下泄之路，故不能食，其后必是稀溏，未至结硬，而遽攻之，必成溏泄。须小便利后，津亡土燥，屎定全硬，乃可攻之，宜大承气汤也。

小承气证十 阳明二十九

阳明病，潮热，大便微硬者，可与大承气汤，不硬①者，不可②与之。若不大便六七日，恐有燥屎，欲知之法，少与小承气汤，汤入腹中，转失气者，此有燥屎，乃可攻之，若不转失气，此但初头硬，后必溏，攻之必胀满不能食也。欲饮水者，与水则哕，其后发热者，必大便复硬而少也，以小承气和之。不转失气者，慎不可攻也。

燥屎阻碍，滞气之郁遏者多，小承气泄其壅滞，隧道略通，故转失秽气，此当以大承气攻之。若不转失气，则胃无燥屎，攻之败其中气，必胀满不能食也。与水则哕，亦不能饮，虽其后阳回发热，大便坚矣，而粪必少也。以其不能食，故亦止可以小承气汤和之，不可攻也。

小承气证十一 阳明三十

阳明病，谵语，发潮热，脉滑而疾者，小承气汤主之。因与承气一升，腹中转失气，更服一升，若不转失气，勿更与之。明日不大便，脉反微涩者，里虚也，为难治，不可更与承气汤也。

脉滑而疾者，血热而阳旺也。脉反微涩者，血寒而阳虚也。

大承气证十二 阳明三十一

伤寒，若吐若下后不解，不大便五六日，上至十余日，日晡所发潮热，不恶寒，独语如见鬼状，若剧者，发则不识人，循衣摸床，惕而不安，微喘直视，脉弦者生，涩者死，微者，但发热谵语耳，大承气汤主之。若一服利，止后服。

烦躁之极，则循衣摸床。木燥风生，则惕而不安。气阻肺热，则微喘。血枯系结，则直视。弦则木气犹存，故生。涩则营血已槁，故死。

亡津谵语证十三 阳明三十二

伤寒四五日，脉沉而喘满，沉为在里，而反发其汗，津液越出，大便为难，表虚里实，久则谵语。

热在里，则脉沉。胃气壅遏，则肺阻而为喘，气滞而为满。误汗亡津，表阳虚而里热实，久则神气烦乱，而为谵语。

大承气证十四 阳明三十三

汗出谵语者，以有燥屎在胃中，此为风也，须下之，过经乃可下之，下之若早，语言必乱，以表虚里实故也，下之则愈，宜大承气汤。

汗多耗其胃津，糟粕失润，结为燥屎，阻塞胃气，胃热不泄，消耗心液，故作谵语，此为木燥而风生也。胃热宜下，俟六日之外，已过经期，而后下之。下之若早，里热未实，语言必乱，而为郑声。以其汗多津亡，表虚里实，经中清气不敌腑中邪火之旺，原有谵语之根，里实未至，而遽下之，故实家之谵语变为虚家之郑声也。

---

① 硬　原作"便"，据宛邻本、蜀本、集成本、石印本改。
② 可　原作"无"，据宛邻本、蜀本、集成本、石印本改。

调胃承气证十五阳明三十四

伤寒十三日不解，过经谵语者，以有热也，当以汤下之。若小便利者，大便当硬，而反下利，脉①调和者，知医以丸药下之，非其治也。若自下利者，脉当微厥，今反和者，此为内实也，调胃承气汤主之。

十三日，已过再经之期，而作谵语，是有内热，当下。若小便利者，其大便当硬，而反下利，而脉又调和者，知医以丸药下之，内热未泄，非其治也。若内虚而自下利者，脉当微厥而不调（"脉法"：厥者，初来大，渐渐小，更来渐渐大是也）。今反调和者，此为内实也。内实宜汤不宜丸，当服调胃承气汤也。

大承气证十六阳明三十五

阳明病，下之，心中懊憹而烦，胃中有燥屎者，可攻，腹微满，初头硬，后必溏，不可攻之，若有燥屎者，宜大承气汤。

下之而心中懊憹而烦，胃中有燥屎者，可再攻也。平人燥屎俱在大肠，阳明病，热盛津枯，糟粕在胃，已成结燥，不须至肠，故曰胃中有燥屎。内无燥屎，胃气未至郁遏，故腹不大满也。

大承气证十七阳明三十六

阳明病，谵语，有潮热，反不能食者，胃中必有燥屎五六枚也，宜大承气汤下之。若能食者，但硬耳。

燥屎结塞，浊气上冲，则不能食。

大承气证十八阳明三十七

病人小便不利，大便乍难乍易，时有微热，喘冒不得卧者，有燥屎也，宜大承气汤。

土燥水枯，则小便不利。气有通塞，则大便乍难乍易。胃热内燔，则肌表时有微热。胃气郁遏，则喘阻昏冒，不得寝卧。此有燥屎堵塞之故也。《素问·腹中论》：不得卧而息有音者，是阳明之逆也。足三阳者下行，今逆而上行，故息有音也。阳明者，胃脉也，胃者，六腑之海，其脉亦下行，阳明逆，不得从其道，故不得卧也。

大承气证十九阳明三十八

病人不大便五六日，绕脐痛，烦躁，发作有时者，此有燥屎，故使不大便也。

胃气郁遏，无下②泄之窍，故绕脐作痛。

大承气证二十阳明三十九

大下后，六七日不大便，烦不解，腹满痛者，此有燥屎也，所以然者，本有宿食故也，宜大承气汤。

本有宿食未消，被胃火炼成燥屎，阻碍肠胃之窍。胃气以下行为顺，下窍不通，胃气壅遏，不得降泄，逆为③上行，故生烦躁而满痛也。

大承气证二十一阳明四十

阳明少阳合病，必下利，其脉不负者，顺也，负者，失也，互相克贼，名为负也，脉滑而数者，有宿食也，当下之，宜大承气汤。

阳明少阳合病，胆经郁迫，胃气壅遏，失其受盛之职，故必下利。甲木为贼，土气未败，则脉不负，不负为顺，负

---

① 脉　其上原衍"胃"字，据《伤寒论·辨太阳病脉证并治中》、本节黄解删。

② 下　原脱，据宛邻本、蜀本、集成本、石印本补。

③ 为　犹而也。

则木贼土败，是之为失。负者，互相克贼之名。宿食阻碍，经气浮荡，故脉① 滑而数。胃主受盛，脾主消化，水谷入胃，以脾土之湿济胃土之燥，燥湿互济，阴阳交蒸，是以消烂腐化，中无宿物。阳明病，胃强脾弱，燥夺其湿，未及腐化，已成结硬，是宿食者，虽太阴之咎，而实阳明之过也。

三阳合病证二十二 阳明四十一

三阳合病，脉浮大，上关上，但欲眠睡，目合则汗。

太阳传阳明少阳，阳明腑病，而太少之经邪未解，是为三阳合病。太阳之脉浮，阳明之脉大。胆气候于左关，胃气候于右关，胆胃不降，二气逆行，故脉上关上。胆热则甲木克土，土气困乏，故欲眠睡。平人寐则阳气内蛰，三阳合病，阳盛于外，寐时阳气不敛，郁蒸而开皮毛，故目合则汗也。

汗多亡津证② 二十三 阳明四十二

脉阳微而汗出少者，为自和③ 也。汗出多者，为太过，阳脉实，因发其汗，多出者，亦为太过，太过为阳绝于里，亡津液，大便因硬也。

脉阳微（寸为阳）而汗出少，是阳不亢而津未耗，故为自和。阳脉实而汗出多，是阳既亢而津又泄，故为太过。阳绝于里者，极盛而无其匹也。

胃热阳绝证二十四 阳明四十三

脉浮而芤，浮为阳，芤为阴，浮芤相抟，胃气生热，其阳则绝。

浮者，阳盛而不藏也。芤者，阴虚而内空也（外实中空谓之芤）。浮芤相合，阳亢阴枯，是④ 以胃气生热，其阳独绝而无伦也。

大承气证二十五 阳明四十四

发汗不解，腹满痛者，急下之，宜大承气汤。

发汗不解，是非表证，乃胃气之实也。汗之愈亡其阴，燥屎阻其胃火，伤及太阴，故腹满而痛。阳亢阴亡，则成死证，故当急下之。

此下三章与少阴急下三章，彼此互文，是阳明之阳亢而伤阴者。阳未盛而下早，则亡其阳，阳已亢而下迟，则亡其阴，故有缓攻之法，又有急下之条。

此与少阴六七日，腹胀，不大便章义同。

大承气证二十六 阳明四十五

阳明病，发热汗多者，急下之，宜大承气汤。

肾主五液，入心为汗，发热汗多，木枯土燥，伤及少阴，故当急下。

此与少阴口燥咽干章义同。

大承气证二十七 阳明四十六

伤寒六七日，目中不了了⑤，睛不和，无表里证，大便难，身微热者，此为实也，急下之，宜大承气汤。

肝窍于目，目中不了了，睛不和，是胃火伤及厥阴，血亡木枯，目系干硬，是以睛直。无表里证，表无寒热，里无满痛

---

① 脉　原作"振"，形近之误，据宛邻本、蜀本、集成本、石印本改。
② 证　原脱，据宛邻本、蜀本、集成本、石印本及前后文例补。
③ 和　原作"利"，形近之误，据宛邻本、蜀本、集成本、石印本及本节黄解改。
④ 是　原作"定"，据宛邻本、蜀本、集成本、石印本改。
⑤ 不了了　原作"不能了了"，诸本均同，据《伤寒论·辨阳明病脉证并治》、本节黄解改。

也①。身热虽微，而腑热则剧，故当急下。

此与少阴自利清水，色纯青章义同。

阳明之病，胃家实也。篇中脉实者下之，以表虚里实故也。此为内实也，此为实也，皆发明胃家实之义。

阳明瘀血证三章②

阳明瘀血抵当证一阳明四十七

阳明病，其人喜忘者，必有蓄血，所以然者，必有久瘀血，故令喜忘，屎虽硬，大便反易，其色必黑，宜抵当汤下之。方在太阳四十五。

魂知来，魄藏往，以肺主魄而生水，肾水蛰藏，阳神下秘，故往事藏蓄而不忘。燥热伤血，瘀结不流，阻格阳神下蛰之路，阳泄神飞，水精失藏，是以喜忘。此必有瘀血在下，伤其冬藏之气。热在血室，不及大肠，是以便易（血海热结，不归于下，故不及肠）。黑者，水气之郁，肾水下郁，故粪见黑色。宜抵当汤，下其蓄血也。

抵当证二阳明四十八

病人无表里证，发热七八日，虽脉浮数者，可下之。假令已下，脉数不解，合热则消谷善饥，至六七日不大便者，有瘀血也，宜抵当汤方。在太阳四十五。若脉数③不解，而下利不止，必协热而便脓血也。

病人无表证之恶寒，无里证之满痛，乃发热至七八日之久，是必有里热，虽脉见浮数者，亦可下之。盖浮数里是表脉，而外无表证，则不得作表脉论也。假令已下，而脉数不解，表里合热，消谷善饥，至六七日不大便者，此非胃热，必有瘀血也。缘脉数系有里热，下之而脉数不解，里热不清，是里热不在中焦气分，而在下焦血分，宜抵当汤下其瘀血。若服抵当，脉数犹然不解，而加以下利不止，此血分伤深，必特协合外热而便脓血也。

热入血室证三阳明四十九

阳明病，下血谵语者，此为热入血室，但头汗出者，刺期门，随其实而泄之，濈然汗出则愈。

心藏神，而神之魂藏于血，血热则心神昏乱，而作谵语。但头汗出者，阳盛于上，而表不能闭也。身上无汗，则热郁血分，不得外泄。宜刺期门，以污血热，随其实处而污之，令其濈然汗出则愈也。期门，肝脉之穴，在于乳上，肝藏血，故刺厥阴之期门。（此妇人病，《金匮》入妇人杂病中）

阳明解期一章④　阳明五十

阳明病，欲解时，从申至戌上。

申酉戌，阳明得令之时，故解于此。

---

① 也　原作"者"，据宛邻本、蜀本、集成本、石印本改。
② 阳明瘀血证三章　原脱，诸本均同，据前后文例补。
③ 数　原不载，诸本均同，据《伤寒论·辨阳明病脉证并治》、本节黄解补。
④ 一章　原脱，诸本均同，据前后文例补。

伤寒悬解卷七

昌邑黄元御坤载著

阳明经下篇三十三章

阳明虚证阳明入太阴去路①

阳明从燥金化气，是为燥土，太阴以湿土主令，是为湿土。脾胃以膜相连，《素同》语。感应最捷，胃家实则燥土司气，而湿土②以化燥，胃中虚则湿土主令，而燥土亦化湿。燥则阳明之证也，湿则太阴之证也，而化气之燥，究不敌主令之湿，杂证湿居其九，而燥不得一。盖胃家之阳实，非风寒郁为内热，则不病也，惟伤寒有胃家实证，乃胃家之实者，未能强半，而胃中之虚者，不止十三。实则始终于阳明，所谓阳明中土，无所复传，承气之的证也。虚则病在阳明，而阳衰气退，太阴脾脏将起而代秉其权，是名为阳明而实则太阴③。自此而传变无穷，四逆、真武之证，悉伏于此矣。

阳明为阳盛之经，犹且虚实之相半，况乎太阳为三阳之终，少阳为三阳之始。此将④盛方长之气，则动入三阴，未可屈指也。

盖脾阴胃阳胜负之机，在乎中气，临病而不知中气，见阳明之经热，昧阳明之腑冷，汗下烧针，孟浪错缪，中气一败，祸生不测。虽胃家之实，攻泻之早，犹且阳去而入阴，矧⑤胃中之虚，汗下一误，有不亡神失国，而登鬼录⑥者哉！《老子》有言，治人事天其若啬⑦，医家宝啬

中气，不肯孟浪轻泻，则燥湿移易，虚实贸迁，金书玉诀，尽在此矣。

提纲一章⑧

饮食者，胃家之能事也，胃气右降，上脘清虚，而善容受，是以能食。阳莫盛于阳明，阳盛而土燥，则胃降而善纳，阳虚而土湿，则胃逆而不食，不能食者，是胃土湿而肾水寒也。土克水，土性湿而水寒，阳盛则土燥而克水，阴盛则水寒而侮土，以肾家之寒，移于土位，则病中寒。中寒者，水胜而土负，胃败而气逆，故不能食。

胃主受盛，脾主消克，食谷不化者，脾家之弱，绝粒不食者，胃家之虚。凡病一见不食，则责阳明而不责太阴，以其受盛之失职也。

阳明虚证提纲阳明五十一⑨

阳明病，若能食，名中风，不能食，

---

① 阳明入太阴去路　原脱，诸本均同，据目录补。

② 土　原脱，诸本均同，据下文"燥土亦化湿"补。

③ 太阴　其下原衍"无所复传者"五字，诸本均同，与上下文义不相连属，因删。

④ 此将　原作"曲汗"，据宛邻本、蜀本、集成本、石印本改。

⑤ 矧（shěn 审）　况也。

⑥ 鬼录　死者之名册也。

⑦ 啬　节省也。

⑧ 提纲一章　原作"阳明虚证提纲阳明五十一"，诸本均同，据目录及前后文例改。

⑨ 阳明虚证提纲阳明五十一　原在"饮食者，胃家之能事也"前，诸本均同，据前后文例移。

名中寒。

阳明之为病，胃家实也，胃实则当能食，若能食者，名为中风，是风中于表也，不能食者，名为中寒，是寒生于里也。阳明承气之证，来自中风者多，能食者，腑中阳旺，乃异日胃家燥热之根，不能食者，是阳虚而中寒，胃阳已不用事，脾阴将司其权，不得与实家之中风并论也。

下篇胃中虚冷与上篇胃家实也，虚实相对。实者，阳明之始基，虚者，太阴之初气也。

中风瘕泄证一阳明五十二

阳明病，若中寒，不能食，小便不利，手足濈然汗出，此欲作固瘕，必①大便初硬后溏，所以然者，胃中冷，水谷不别故也。

阳明病，若中寒，不能食，土湿而小便不利，手足阳泄而濈然汗出，此寒气凝结，欲作坚固之癥瘕，大便必初硬后溏。所以然者，胃中寒冷，不能蒸化水谷，水谷不别，俱入二肠，而成泄利故也。

凡水寒土湿，阴气凝结，瘕块坚硬，多病溏泄。服暖水燥土之剂，阳回泄止，寒消块化，续从大便而出，滑白黏联，状如痰涕，是即固瘕之泮解②而后行者也。五十七难所谓大瘕泄者，即此。

四逆证二阳明五十三

脉浮而迟，表热里寒，下利清谷者，四逆汤主之。方在太阴三。若胃中虚冷，不能食者，饮水则哕。

水寒侮土，胃中虚冷，不能食者，饮水则以水济水，必发哕也。

胃中虚冷证三阳明五十四

阳明病，不能食，攻其热必哕，所以然者，胃中虚冷故也，以其人本虚，故攻其热必哕。

外热内寒，误谓内热而攻之，土败胃逆，必发呕哕。

胃中寒冷证四阳明五十五

伤寒，大吐大下之，极虚，复极汗出者，以其人外气拂郁，复与之水，以发其汗，因得哕，所以然者，胃中寒冷故也。

吐下亡阳，中气极虚，而卫泄失敛，复极汗出者，以其人表阳拂郁，离根外浮。误谓表邪，复与之水，以发其汗，土败胃逆，故作呕哕。

哕而腹满证五阳明五十六

伤寒，哕而腹满，视其前后，知何部不利，利之则愈。

哕而腹满，阳明之浊气不降，太阴之清气不升也，前后二阴，必有不利之部。前部不利，利其水道，后部不利，利其谷道，腹满之病，不过气水停郁二者而已。

身痒无汗证六阳明五十七

阳明病，法多汗，反无汗，其身如虫行皮中状者，此为久虚故也。

气虚不能透发，郁于皮腠，故痒如虫行也。

咳呕厥逆证七阳明五十八

阳明病，反无汗而小便利，二三日，咳而呕，手足厥者，必苦头痛，若不咳，不呕，手足不厥者，头不痛。

无汗则阳气内虚，小便利则阳气下虚，经所谓水泉不止者，是膀胱不藏也

---

① 必 原脱，诸本均同，据《伤寒论·辨阳明病脉证并治》、本节黄解补。

② 泮（pàn 判）解 "泮"，散也。"泮解"，散解也。

（《素问》语）。二三日后，胃阳愈虚，气逆咳呕，手足厥冷，浊气上壅，必苦头痛。不咳，不呕，手足不厥逆者，浊气木逆，故头不痛。

咳逆咽痛证八 阳明五十九

阳明病，但头眩，不恶寒，故能食而咳，其人必咽痛，若不咳者，咽不痛。

阳明以下行为顺，上行为逆，胃土上逆，阳气不降，浮越无根，是以头眩。表解，故不恶寒。胃阳未败，故能食。胃土上逆，肺金壅碍则为咳。咳则相火逆冲，是以咽痛。不咳者，相火未冲，故咽不痛。

吴茱萸证九 阳明六十

食① 谷欲呕者，属阳明也，吴茱萸汤主之。得汤反剧者，属上焦。

土败胃逆，则作呕吐，食谷欲吐者，属阳明也。吴茱萸汤，人参、大枣，培土而补中，茱萸、生姜，温胃而降逆。若得汤反剧者，则由上焦之痞热，非关中焦之虚寒也。

吴茱萸汤 六十三
吴茱萸一升，洗　生姜六两　人参三两
大枣十二枚

上四味，以水七升，煮取二升，去滓，温服七合，日三服。

呕多忌攻证十 阳明六十一

伤寒呕多，虽有阳明证，不可攻也。
伤寒经腑郁迫，不能容受，是以作呕。呕缘土虚胃逆，虽有阳明里证，不可攻之也。

五苓散证十一 阳明六十二

太阳病，寸缓关浮尺弱，其人发热汗出，复恶寒，不呕，但心下痞者，此以医下之也。如其不下者，病人不恶寒而渴者，此转属阳明也，小便数者，大便必硬，不更衣十日，无所苦也，渴欲饮水，少少与之，但以法救之，渴者，宜五苓散。方在太阳四十一。

太阳病，寸缓关浮，犹是中风之脉，而尺弱，则肾气不充。其人发热汗出，复恶寒，不呕，太阳表证未解。而但有心下痞者，此以医误下而成痞，非阳明也。如其心下痞② 不因攻下，外不恶寒而内有渴证者，此是太阳表解，转属阳明也。盖太阳之病，表未解而误下，则成痞，阳明之病，不俟攻下，而胃气上逆，壅碍胆经降路，亦成痞。而胃逆必呕，土燥必渴，胃热外蒸，必不恶寒，合观诸证，故知是转属阳明。若其小便数者，其大便必硬，然尺弱肾寒，原非阳旺，虽不更衣十日，亦无所苦也。其渴欲饮水，止可少少与之，但以法稍救其口舌干燥而已。缘其渴是土湿，而非火升，非土燥而水涸，宜以五苓散泻水而燥土也。

心下硬满证十二 阳明六十三

阳明病，心下硬满者，不可攻之，攻之利遂不止者死，利止者愈。

心下痞者，太阴之证，太阴病，腹满而吐，自利益甚，下之必胸下结硬是也。阳明之病，而见太阳心下硬满之证，阴盛阳弱，故不可攻之。攻之脾阳陷败，利遂不止者死，阳回利止者，则愈也。

寒热脉紧证十三 阳明六十四

阳明中风，口苦咽干，腹满微喘，发热恶寒，脉浮而紧，若下之，则腹满小便

---

① 食　原脱，据宛邻本、蜀本、集成本、石印本补。
② 心下痞　原作"心痞"，诸本均同，据本节经文改。

难也。

阳明中风，而口苦咽干，是有少阳证，腹满，是有太阴证，发热恶寒，脉浮而紧，脉证又与伤寒太阳中风大青龙证相似。此在阳明，腑热外蒸，应当汗出而脉缓，乃脉紧而恶寒者，是卫气外敛，胃家阳虚而不能发世。外有甲木之克，里有太阴之侵，而经腑双郁，不得发越，阳明至此，困惫极矣，若复下之，则遂成太阴之证，腹满而小便难也。法详下章猪苓汤一段。

栀子白虎猪苓证十四阳明六十五

阳明病，脉浮而紧，咽燥口苦，腹满而喘，发热汗出，不恶寒，反恶热，身重。若发汗，则躁，心愦愦，反谵语。若加烧针，必怵惕烦躁，不得眠。若下之，则胃中空虚，容气动膈，心中懊侬，舌上苔者，栀子豉汤主之。方在太阳八十九。若渴欲饮水，口干舌燥者，白虎加人参汤主之。方在太阳三十九。若脉浮发热，渴欲饮水，小便不利者，猪苓汤主之。

阳明病，脉浮而紧，有① 太阳证，咽燥舌干，有少阳证，腹满，有太阴证，发热汗出，不恶寒，反恶热，则胃热外发矣，但有太阴腹满，则土湿颇旺，未免身重耳。湿盛阳虚，汗下烧针，俱属不可。若发汗，则阳亡躁生，神败心惛，而反谵语。若加烧针，汗去阳亡，必怵惕烦躁，不得眠卧。若下之，则阳亡土败，胃中空虚，不能堤防阳邪，下焦客气，遂逆动于膈下，拒格胸中之阳，心中懊侬，而生瘀浊，心窍于舌，瘀浊在心，舌上苔生者，宜栀子豉汤，涌瘀浊而清烦热也。若下后阴亡，渴欲饮水，口干舌燥者，宜白虎加人参汤，清金而泻热，益气而生津也。若下后阳败② 而土湿，脉浮发热，渴欲饮水，小便不利者，宜猪苓汤，二苓、滑、

泽，利水而泻湿，阿胶润木而清风也。土湿木遏，郁生下热，是以发热。木气埋塞，疏泄不行，故小便不利。木郁风生，肺津伤耗，是以发渴。风气发扬，是以脉浮。腹满身重之人，下之阳败湿增，故见证如此。

此申明上章腹满小便难之义。

猪苓汤六十四

猪苓去皮　茯苓　泽泻　滑石碎　阿胶各一两

上五味，以水四升，先煎四味，取二升，去滓，内③ 阿胶，烊消，温服七合，日三服。

汗多亡阳证十五阳明六十六

发汗多，若重发汗者，亡其阳，谵语，脉短者，死，脉自和者，不死。

汗多亡阳，神败而发谵语。脉短者，阳绝乃死。脉自和者，阳复则生。

此申明上章发汗则躁，心愦愦，反谵语之义。

谵语喘满证十六阳明六十七

直视谵语，喘满者死，下利者亦死。

直视谵语，阳亡而神败也。喘满则胃逆而阳上脱，下利则脾陷而阳下脱，是以皆死。

谵语郑声证十七阳明六十八

夫实则谵语，虚则郑声，郑声，重语也。

阳实则为谵语，阳虚则为郑声。郑声之义，语之繁絮重复者。实者，上篇之胃

---

① 有　犹为也。
② 败　原作"旺"，据蜀本、下文"下之阳败湿增"改。
③ 内　其下原衍"下"字，诸本均同，据《伤寒论·辨阳明病脉证并治》此方方后语删。

家实是也，虚者，本篇之胃中虚冷是也。

此申明上章[①]亡阳谵语之义。

栀子豉证十八 阳明六十九

阳明病，下之，其外有热，手足温，不结胸，心中懊侬，饥不能食，但头汗出者，栀子豉汤主之。方在太阳八十九。

下伤中气，阳浮于表，故外有热而手足温。胃中空虚，客气动膈，故成结胸，义在结胸。今不成结胸，只觉心中懊侬，饥不能饮食者，膈下之阴与膈上之阳逼迫郁蒸，而生瘀浊故也。膈热熏腾，故头上汗出。此宜栀子豉汤，吐瘀浊而清烦热也。

此申明六十五章若[②]下之，胃中空虚，容气动膈，心中懊侬，舌上苔者，栀子豉汤主之一段之义。

白虎证十九 阳明七十

三阳合病，腹满身重，难以转侧，口不仁而面垢，谵语，遗尿，发汗则谵语，下之则额上生汗，手足逆冷。此阳明入太阴去路。若自汗者，白虎汤主之。方在太阳三十七。此阳明承气初证。

六十五章：脉浮而紧，为太阳证，咽燥口干，为少阳证，发热汗出，不恶寒，反恶热，为阳明证，是三阳合病也。而其腹满身重，以至难以转侧，则太阴证。脾窍于口，阳虚湿盛，开阖塞涩，故口不仁。木主五色，土湿木郁，气色晦暗，是以面垢。神明不慧，是以谵语。膀胱失约，是以遗尿（此补六十五章未详之义也）。若发汗，则为郑声之谵语（此复申明若发汗，则心愦愦，反谵语一段）。若下之，则额上生汗，手足厥冷，阳泄而土败（此复申明上章手足温，头汗出之义，而推广之。头汗肢温，是阳虚而上热，额汗肢冷，是阳泄而外寒也）。若汗不止头额，而通身自汗者，则津亡而土燥，宜白虎汤，泻热而清金也。

此复申六十五章白虎汤之义。

汗多胃燥证二十 阳明七十一

阳明病，汗出多而渴者，不可与猪苓汤，以汗多胃中燥，猪苓汤复利其小便故也。

六十五章渴而小便不利者，乃与猪苓汤，若汗出多而渴者，则应白虎，不可与猪苓汤。以汗多则胃中已燥，猪苓汤复利其小便以亡津也。

此申明上章及六十五章猪苓汤之义。

口燥欲衄证二十一 阳明七十二

阳明病，口燥，但欲漱水，不欲咽，此必衄。

口干而漱水不咽，以热在经而不在腑。经热不泄，此必衄也。

鼻燥欲衄证二十二 阳明七十三

脉浮发热，口干鼻燥，能食者，则衄。

脉浮发热，表寒外束。口干鼻燥，经热内蒸。能食则热不在腑。经热不能旁泄，则上衄也。

脉浮盗汗证二十三 阳明七十四

阳明病，脉浮而紧者，必潮热，发作有时，但浮，必盗汗出。

脉浮而紧，太阳之脉，阳明得之，必潮热，按时而发，以表寒郁其腑热也。若但浮而不紧，则外无表寒而内无里热，寐时卫气不入阴分，皮毛失敛，经热蒸泄，必盗汗出。凡盗汗之家，皆阴盛脏寒，阳不内交者也。

---

① 章 原脱，据蜀本、集成本、石印本补。
② 若 原脱，据宛邻本、蜀本、集成本、石印本补。

汗解紧愈证二十四_{阳明七十五}

阳明病，初欲食，小便反不利，大便自调，其人骨节疼，翕翕如有热状，奄然发狂，濈然汗出而解者，此水不胜谷气，与汗共并，脉紧则愈。

初欲食，是有谷气。小便不利，大便自调，骨节疼（湿流关节，故疼）。是土湿而水停也。谷气胜则汗出，水气胜则汗不出，乃翕翕如有热状，忽然发狂，濈然汗出而解者，此谷气欲发，水气郁热而不能发，是以躁乱发狂。究之水气不胜谷气，故濈然汗出，汗出而水气亦随汗泄，与汗共并于外，表寒与里水皆去，脉紧自愈也。

发热色黄证二十五_{阳明七十六}

阳明病，面合赤色，不可攻之，必发热色黄，小便不利也。

表寒外束，郁其经热，则面见赤色，此可汗而不可攻。以面之赤色，是经热而非腑热，腑热则毛蒸汗泄，阳气发越，而无赤色。攻之则阳败湿作，而表寒未解，湿郁经络，必发热色黄，小便不利也。

无汗发黄证二十六_{阳明七十七}

阳明病，无汗，小便不利，而心中懊侬者，身必发黄。

饮入于胃，胃阳蒸动，化而为气，气降则水化。阳气升发，则化水之气外泄而为汗，阳气收藏，则气化之水下注而为尿，汗出水利，湿热发泄，故不发黄。无汗而小便不利，湿气莫泄，郁而生热，熏蒸于上，则心中懊侬，身必发黄也。

微汗发黄证二十七_{阳明七十八}

阳明病，被火，额上微汗出，小便不利者，必发黄。

阳明病，无汗，是阳虚而土湿者。以火熏发汗，但额上微汗出，而身上无汗，小便不利者，湿无泄路，郁而生热，必发黄也。

茵陈蒿证二十八_{阳明七十九}

阳明病，发热汗出者，此为热越，不能发黄也。但头汗出，身无汗，剂颈而还，小便不利，渴饮水浆者，此为瘀热在里，身必发黄，茵陈蒿汤主之。方在太阴十二。

汗出而湿热发泄，则不发黄。但头汗而身无汗，湿热莫泄，而小便又复不利，故身必发黄。茵陈蒿汤，茵陈利水而泻湿，栀子、大黄，除烦而荡热也。

脉迟发黄证① 二十九_{阳明八十}

阳明病，脉迟，食难用饱，饱则微烦头眩，必小便难，此欲作谷疸。虽下之，腹满如故，所以然者，脉迟故也。

阴盛②则脉迟。阳虚胃逆，饮食不甘，故难以至饱。饱则脾不能化，中焦郁满，浊气不降，故心烦头眩。土湿木郁，必小便艰难。此欲作谷疸，缘谷气陈宿，是以郁而发黄也。虽下之，而腹满不减，以其阴盛而脉迟故也。

柴胡麻黄证三十_{阳明八十一}

阳明中风，脉弦浮大，而短气，腹都③满，胁下及心痛，久按之气不通，鼻干，不得汗，嗜卧，一身及面目悉黄，小便难，有潮热，时时哕，耳④前后肿，刺之小差，外不解，病过十日，脉续浮

---

① 证 原脱，据石印本、前后文例补。
② 盛 原作"胜"，音同之误，据蜀本、集成本、石印本、本节黄解"阴盛而脉迟"改。
③ 都 大也。
④ 耳 原作"二"，音近之误，据宛邻本、蜀本、集成本、石印本改。

者，与小柴胡汤。方在少阳二。脉但浮，无余证者，与麻黄汤方在太阳二十。若不尿，腹满加哕者，不治。

阳明病，脉弦浮大，弦为少阳，浮为太阳，大为阳明脉，是以①三阳合病。而气短，腹都满，则太阳证。少阳之脉，自胃口而布胁肋，胆胃郁遏，故胁下及心作痛。经气痞塞，故久按之而气不通。表寒外束，相火郁升，而刑肺金，故鼻干，不得汗（肺窍于鼻）。胆木刑胃，土气困乏，故嗜卧。湿土贼于甲木，土木皆郁，故一身及面目悉黄。土湿木郁，疏泄不行，故小便难。胃气壅遏，故发潮热。胃腑郁迫，浊气上逆，故时呕哕。少阳脉循两耳，经气逆行，壅塞不降，故耳前后肿。经郁热盛，故刺之小差，而外证不解。病过十日之外，脉自里达表，续续外浮者，是未传阳明之腑、太阴之脏，犹在少阳之经也。宜小柴胡汤，柴胡、黄芩，清半表之火，参、甘、大枣，补半里之阳，生姜、半夏，降胃逆而止呕哕也。若脉但浮而不弦，又无少阳诸证者，则全是太阳病，与麻黄汤，以泻表郁。中风而用麻黄者，发汗以泻太阴之湿也（《金匮》

风湿诸证，俱用麻黄）。若不尿，腹满而愈加呕哕者，水贼土败，不可治也。

小柴胡证三十一阳明八十二

阳明病，发潮热，大便溏，小便自可，胸胁满不去者，小柴胡汤主之。方在少阳二。

阳明胃腑，为少阳经邪所郁，阳气遏遏，故发潮热。糟粕莫容，故便滑溏。胃逆胆壅，经气不降，故胸胁满结。宜小柴胡汤，半补阳明之里气，半泻少阳之表邪也。

小柴胡证三十二阳明八十三

阳明病，胁下硬满，不大便而呕，舌上白胎者，可与小柴胡汤，方在少阳二。上焦得通，津液得下，胃气因和，身濈然而汗出解也。

阳明为少阳所遏，下脘之气陷，则病溏泄，上②脘之气逆，则病呕吐。胃逆而津液不降，心部瘀浊，故舌起白胎，由肺胃壅塞，而上焦不通也。柴芩泻少阳经邪，松其郁迫，故上焦通而津液下，胃气和而汗出解也。

① 以　犹谓也。
② 上　原作"土"，形近之误，据宛邻本、蜀本、集成本、石印本改。

伤寒悬解卷八

昌邑黄元御坤载著

少阳经上篇二十二章

少阳本病腑病脏病连经①

少阳以甲木而化气手相火，经在二阳三阴之间，阴阳交争，则见寒热。久而阳胜阴败，但热而无寒，则入阳明，阴胜阳败，但寒而无热，则入太阴。小柴胡清解半表而杜阳明之路，温补半里而闭太阴之门，使其阴阳不至偏胜，表邪解于本经，是谓和解。

少阳之经，自头走足，下行则相火蛰藏而温腰膝，上逆则相火燔腾而焚胸膈，相火升炎，津血易耗，是以少阳之病，独传阳明者多。大柴胡汤治少阳之经而兼阳明之腑者，此以温针汗下亡津耗血之法，俱少阳之所切忌，恐其阴伤而入阳明也。然太阳少阳合病，则有呕利之条。呕利者，非太阳、少阳之病，而实阳明之病也。缘甲木郁则克戊土，胃以仓廪之官而被甲木之邪，经迫腑郁，不能容纳，故病上呕而下利。究之胃病则气逆，逆则为呕，脾病则气陷，陷则为利，呕多者，少阳传阳明之病，利多者，少阳传太阴之病也。然则少阳之传太阴者，正自不乏，其义见于第十八章，曰：伤寒六七日，其人烦躁者，阳去入阴也，则篇中不必琐及，而大旨炳然矣。

提纲一章②

少阳之气，化于相火，其经自头走足，病则气逆而火炎，升燎咽喉而上燔头目。少阳之兼证不一，而口苦咽干目眩则为主证，以相火之上郁故也。病情递变而三者不变，病状善移而三者不移，缘相火不得下秘，离本根而上浮，故口苦咽干，头目旋转而不宁也。是则少阳之他证，皆在于或然之中，而少阳之三者，则处于必然之例。提纲揭三证以概少阳，少阳虽幻化无常，然或有殊状，而必无遁情矣。

少阳经提纲少阳一③

少阳之为病，口苦咽干目眩也。

足少阳之经，起目锐眦，下颈，合缺盆，口咽目，皆少阳经脉之所循。少阳以下行为顺，病则经气壅遏，逆循头面，相火燔腾，故见证如此。苦者火之味，炎上作苦。眩者相火离根，升浮旋转之象也。（《素问·标本病传论》：肝病头目眩，肝胆同气也）。

少阳经病小柴胡证一少阳二

伤寒五六日，中风，寒热往来，胸胁苦满，默默不欲饮食，心烦喜呕，或心中

---

① 腑病脏病连经　原不载，诸本均同，据目录补。

② 提纲一章　原作"少阳经提纲少阳一"，诸本均同，据目录、前后文例改。

③ 少阳经提纲少阳一　原在"少阳之气，化于相火"前，诸本均同，据前后文例移。

烦而不呕，或渴，或腹中痛，或胁下痞硬，或心下悸，小便不利，或不渴，身有微热，或咳者，小柴胡汤主之。

　　伤寒五六日，又中风邪，此在太阳，即风寒双感，桂麻各半证也。风寒在表，逼遏少阳经气，于是少阳病作。少阳经在太阳阳明之里，三阴之表。表则二阳，故为半表，里则三阴，故为半里。半表者，居二阳之下，从阳化气而为热，半里者，居三阴之上①，从阴化气而为寒。

　　人之经气，不郁则不盛，郁则阳盛而生热，阴盛而生寒。经气郁迫，半表之卫，欲发于外，营气束之，不能透发，故闭藏而生表寒，半里之营，欲发于外，而卫气遏之，不能透发，故郁蒸而生里热。盖寒伤营则营束其卫而生表寒，及其营衰则寒往而热又来矣，风伤卫则卫遏其营而生里热，及其卫衰，则热往而寒又来矣，一往一来，胜负不已②，此所以往来寒热也。少阳经脉，下胸贵膈，由胃口而循胁肋，病则经气郁遏，而克戊土，戊土胀塞，碍胆经降路，经脉壅阻，故胸胁苦满，戊土被贼，困乏埋瘀，故默默不欲饮食。甲木既逆，相火上燔，而戊土升填，君火又无下降之路，是以心烦。胃土上逆，浊气不降，是以喜呕。或相火熏心，而胃未甚逆，是以心烦而不呕。或相火刑肺，是以渴生。或土寒木燥，土木逼迫，是以腹痛。或经气盘塞，而胁下痞硬。或土湿木郁，心下悸动，而小便不利。或肺津未耗，而内不作渴。太阳未罢，而身有微热。或胃逆肺阻，而生咳嗽。凡此诸病，总是少阳中都，表里不和之故。小柴胡汤，柴、芩，清半表而泻甲木，参、甘、枣，温半里而补己土，生姜、半夏，隆胃逆而止呕吐也。

　　少阳在半表半里之间，半表之阴虚，则自阳明之经而入于阳明之腑，半里之阳

虚，则自太阴之经而入太阴之脏。小柴胡，柴芩清泻半表，使不入于阳明，参甘温补半里，使不入于太阴，则邪解于本经，而无入阴入阳之患，是之谓和解表里也。盖木病则传土，所谓病则传其所胜也（《素问》语）。少阳与阳明太阴为邻，防其克土而传阳明，故以柴芩泻半表而清阳明，防其克土而传太阴，故以参甘补半里而温太阴，于是表里双解矣。

小柴胡汤六十五③

柴胡半斤　黄芩三两④　半夏半升⑤，洗
人参三两　甘草三两　生姜三两　大枣十二枚

　　上七味，以水一斗二升，煮取六升，去滓，再煎取三升，温服一升，日三服。

　　若胸中烦而不呕，去半夏、人参，加栝蒌实一枚。栝蒌实涤瘀而清烦。若渴者，去半夏，加人参合前成四两半、栝蒌根四两。人参、栝蒌根，益气而生津，清金而止渴。若腹痛者，去黄芩，加芍药三两。芍药泻甲木而清相火，息风燥而止腹痛。若胁下痞硬，去大枣，加牡蛎四两。牡蛎软坚而消痞硬。若心下悸，小便不利者，去黄芩，加茯苓四两。茯苓泻水而去湿，湿去则木达风息，悸动自安。若不渴，外有微热者，去人参，加桂三两，温覆，取微似汗愈。桂枝解太阳之表邪。若咳者，去人参、大枣、生姜，加五味子半升、干姜二两。五味子、干姜降逆气而止咳。

----

　　① 上　原作"土"，据宛邻本、蜀本、集成本、石印本改。
　　② 已　原作"一"，诸本均同，音同之误，据上下文义改。
　　③ 六十五　原脱，诸本均同，据目录补。
　　④ 三两　原作"半斤，洗"，据蜀本、集成本、石印本、《伤寒论·辨太阳病脉证并治中》此方黄芩分量改。
　　⑤ 半斤　原作"半斤"，据宛邻本、蜀本、集成本、石印本改。

小柴胡证二少阳三

血弱气尽，腠里①开，邪气因入，与正气相搏，结于胁下，正邪分争，往来寒热，休作有时，默默不欲饮食，脏腑相连，其痛必下，邪高痛下，故使呕也，小柴胡汤主之。

少阳之病，缘太阳阳明之经外感风寒，经气郁勃，逼侵少阳。少阳之经，因于二阳之侵，血弱气尽，腠里开泄，二阳经邪，因而内入，与本经正气，两相搏战，经气郁迫，结滞胁下。少阳之经，自头走足，脉循胁肋，病则经气不降，横塞胁肋，此胸胁苦满，胁下痞硬之故也。正气病则正亦为邪，阴郁而为寒，是为阴邪，阳郁而为热，是为阳邪，邪正分争，休作有时，此往来寒热之故也。分争之久，正气困乏②，精神衰倦，静默无言，饮食不思，此默默不欲饮食之故也。脾脏胃腑，以膜相连，一被木邪，则胃气上逆，脾气下陷，脾气既陷，则肝气抑遏，而克脾土，其痛必在下部，此腹中作痛之故也，胃土既逆，则上脘填塞，君火不降，浊气涌翻，于是心烦，而喜呕吐。胃土逆则邪高，脾土③陷则痛下，痛下而邪高，此心烦喜呕之故也。是皆小柴胡证，宜以主之。

邪气入内者，正气病而成邪，是即邪气之内传，非必风寒之里入也。

小柴胡证三少阳四

伤寒、中风，有柴胡证，但见一证便是，不必悉具。

总结上二章柴胡诸证言。

小柴胡证四少阳五

伤寒四五日，身热恶寒，颈项强，胁下满，手足温而渴者，小柴胡汤主之。

颈项强，是太阳之病，而肝胆主司筋脉，相火旺则筋脉燥急，少阳之经，自头下行，而循颈项，故亦有颈项强证。胁下满者，少阳之病。手足温者，阳明之病。四肢秉气于胃，胃阳盛旺，则手足温，而手少阳自手走头，足少阳自头走足，故亦有手足温证。是宜小柴胡汤也。

小柴胡证五少阳六

呕而发热者，小柴胡汤主之。

少阳经气不舒，侵迫阳明胃腑，胃气上逆，必作呕吐。相火郁蒸，是以发热。少阳之经，往来寒热，此但云发热而不言寒，是半表之阳盛，而将传手阳明者，是宜小柴胡汤泻其表热也。

柴胡桂枝证六少阳七

伤寒六七日，发热，微恶寒，肢节烦疼，微呕，心下支结，外证未去者，柴胡桂枝汤主之。

太阳病，发热恶寒，骨节疼痛，此发热恶寒，肢节烦痛者，以太阳之外证未去，而相火旺于半表，故恶寒不甚，甲木侵克戊土，土主四肢，故痛在四肢。《素问·太阴阳明论》四肢皆秉气于胃，胃与四肢气脉流通，则疼痛不作，胃病而气不四达，四肢经络，壅滞不行，是以痛生。节者，四肢之溪谷，经气郁遏，溪谷填塞，故痛在骨节。相火郁发，是以烦生也。少阳经自胃口旁下胁肋，故心下支结（支结者，旁文偏结也）。经病多而腑病④少，故微呕不甚。此皆少阳之病，而微见恶寒，则太阳之外证未去也，宜柴胡合桂枝，双解太少之经邪也。

---

① 里　犹理也。
② 乏　原作"之"，形近之误，据宛邻本、蜀本、集成本、石印本改。
③ 土　原作"下"，诸本均同，形近之误，据上文"胃土"改。
④ 病　原脱，诸本均同，据上文"经病"补。

小柴胡加减，外有微热者，加桂枝，此微恶寒，即外有微热之互文。少阳以相火化气，寒往则纯是发热，若但热无寒，则发热更剧，无发热而兼恶寒者。微有恶寒，或外热轻微，便是太阳外证未去，故与桂枝汤合用。伤寒而不用麻黄者，以其恶寒之微也。

柴胡桂枝汤六十六

柴胡四两　黄芩一两五钱　人参一两五钱　半夏二合五勺　大枣六枚　生姜一两五钱　桂枝一两五钱　芍药一两五钱　甘草一两，炙

上九味，以水七升，煮取三升，去滓，温服一升①。

小柴胡证七② 少阳八

太阳病，十日已去，脉浮细而嗜卧者，外已解也，设胸满腹痛者，与小柴胡汤。脉但浮者，与麻黄汤。方在太阳二十。

太阳病，十日以外，脉浮细而嗜卧者，是太阳之外证已解也。表邪离太阳而入少阳，故浮紧变而为浮细，少阳之脉弦细也。胆热者善眠，是其嗜卧，必入少阳。设其胸满胁痛者，又见少阳经证，宜与小柴胡汤。若脉但浮而不细者，则未入少阳，而犹是太阳，宜与麻黄汤也。

小柴胡证八少阳九

伤寒，阳脉涩，阴脉弦，法当腹中急痛者，先用小建中汤，不差者，与小柴胡汤主之。

甲乙同气，甲木不降，则寸脉涩，乙木不升，则尺脉弦。甲木上逆，而克戊土，法当痛见于胸膈，乙木下陷，而克己土，法当痛见于腹胁。木气枯燥，是以其痛迫急。肝胆合邪，风火郁发，中气被贼，势难延缓，宜先用小建中汤，胶饴、甘、枣，补脾精而缓急痛，姜、桂、芍药，达木郁而清风火。若不差者，仍与柴胡，再泻其相火也。

此申明首章腹痛者，加芍药之义。

小建中汤六十七

桂枝三两　芍药六两　甘草二两，炙　大枣十二枚　生姜三两　胶饴一升

上六味，以水七升，煮取③三升，去滓，内胶饴，更上微火消解，温服一升，日三服。

小柴胡证九少阳十

呕家，不可与建中汤，以甜故也。

素惯呕家，不可与建中汤，以桂甘饴枣之甜，最动呕吐也。

属阳明证十少阳十一

服柴胡汤已，渴者，属阳明也，以法治之。

服柴胡汤已，半表之热清，应当不渴，渴者，胃腑燥热，属阳明也。以法治之，去其燥热，则胃病不成矣。

黄芩半夏证十一

少阳十二　入阳明去路

太阳与少阳合病，自下利者，与黄芩汤，若呕者，黄芩加半夏生姜汤主之④。

太阳与少阳合病，少阳经气郁而克戊土，土病而下脘不容，自下利者，与黄芩汤，甘草、大枣，补其脾精，黄芩、芍药，泻其相火，恐利亡脾阴，以致土燥，而入阳明也。若呕者，黄芩加半夏生姜汤，降胃逆而止呕吐也。

黄芩汤六十八

① 煮取三升，去滓，温服一升　原作"煮三升，温服"，诸本均同，据《伤寒论·辨太阳病脉证并治下》此方后语、前后文例改。
② 七　原脱，据石印本及前后文例补。
③ 取　原脱，诸本均同，据《伤寒论·辨太阳病脉证并治中》此方方后语及前后文例补。
④ 主之　原脱，诸本均同，据《伤寒论·辨太阳病脉证并治下》及上下文义补。

黄芩三两　芍药二两　甘草二两,炙　大枣十二枚

上四味,以水一斗,煮取三升,去滓,温服一升,日再夜一服。若呕者,加半夏半升①、生姜三两。

黄芩加半夏生姜汤六十九

黄芩三两　芍药二两　甘草二两　大枣十二枚　半夏半升　生姜三两

于黄芩汤方内加半夏、生姜,余依黄芩汤服法。

大柴胡证十二
少阳十三　入阳明去路

伤寒发热,汗出不解,心下痞硬,呕吐而下利者,大柴胡汤主之。

伤寒表证发热,汗出当解,乃汗出不解,是内有阳明里证。热自内发,非关表寒,汗去津亡,则燥热愈增矣。心下②痞硬,是胆胃两家之郁塞也。呕吐而下利者,是戊土迫于甲木,上下二脘不能容纳水谷也。吐利心痞,自是太阴证,而见于发热汗出之后,则非太阴,而阳明也。大柴胡汤,柴、芩、芍药,清少阳之火,枳实、大黄,泻阳明之热,生姜、半夏,降胃逆而止呕吐也。

大柴胡汤七十

柴胡半斤　黄芩三两　芍药三两　半夏半升③,洗　生姜五两　大枣十二枚　枳实四枚,炙　大黄二两

上八味,以水一斗二升,煮取六升,去滓,再煎,温服一升,日三服。

大柴胡证十三
少阳十四　入阳明去路

伤寒五六日,头汗出,微恶寒,手足冷,心下满,口不欲食,大便硬,脉细者,此为阳微结,必有表,复有里也,脉沉,亦在里也,汗出为阳微,假令纯阴结,不得复有外证,悉入在里,此为半在表半在里也,脉虽沉紧,不得为少阴病④,所以然者,阴不得有

汗,今头汗出,故知非少阴也,可与小柴胡汤,设不了了者,得屎而解。

伤寒五六日,头汗出,微恶寒,手足冷,心下满,口不欲食(默默不欲饮食),大便硬,脉细者(包下沉紧),此为阳明经之微结。以少阳阳明两经郁迫,结于胃口,故心下满胀。经热熏蒸,故头上汗出。必有少阳之表证,如汗出恶寒肢冷心满之类,复有阳明之里证,如大便硬之类也。益少阳与阳明合病,戊土不能胜甲木,必传阳明胃腑,故决⑤有里证。其脉之沉,主在里也。汗出为阳经之微结,假令纯是阴分之结(阳以少阳经言,阴以阳明腑言),必不得复有外证,如汗出恶寒之类,应当悉入在里,既有外证,此为半在里半在表也。其脉虽沉紧,亦不得为少阴病,所以然者,少阴病不得有汗,今头汗出,故知非少阴,而实少阳也。此大柴胡证,先与小柴胡汤,以解少阳之经邪,设服后犹不了了者,再以承气泻阳明之腑邪,得屎而解矣。

调胃承气证十四
少阳十五　入阳明去路

太阳病,过经十余日,心中温温欲吐,而胸中痛,大便反溏,腹微满,郁郁微烦,先此时自极吐下者,与调胃承气汤。方在阳明二十。若不尔者,不可与。但欲呕,胸中痛,微溏者,此非柴胡证,以呕故知极吐下也。

太阳病,过经十余日,应不在少阳,其心中温温欲吐,而胸中痛,大便反溏,腹微满,郁郁微烦,又似少阳柴胡证(胃土迫于

---

① 升　原作"斤",据宛邻本、蜀本、集成本、石印本改。

② 心下　原作"心中",诸本均同,据本节经文改。

③ 升　原作"斤",据宛邻本、蜀本、集成本改。

④ 病　原作"结",据宛邻本、蜀本、集成本、石印本、本节黄解改。

⑤ 决　必也。

胆木，其见证如此)。岂有少阳证如此之日久者? 若先此时白已曾极吐下者，则是少阳之传阳明，少阳之经证微在，阳明之腑证已成，可与调胃承气汤，无事柴胡也。以少阳之传阳明，经迫腑郁，必见吐下。大柴胡证吐下盛作，正是少阳阳明经腑双病之秋，故大柴胡柴胡与承气并用，双解经腑之邪。此已吐下在先，仅存欲吐便溏，止是少阳余波，故不用柴胡，而用承气。若非由自极吐下而得者，便是太阴证，不可与承气也。所以知其自生下来者，以今日之欲呕①与便溏，少阳之余波犹在故也。

少阳传经三章②

少阳传经一少阳十六

伤寒三日，少阳脉小者，欲已也。

伤寒一日太阳，二日阳明，三日少阳。阳明篇：伤寒三日，阳明脉大。若三日而见少阳之小脉，不见阳明之大脉，是不传阳明之腑，而病欲已也。此与太阳经伤寒一日，太阳受之，脉若静者，为不传义同。言六经俱遍，邪不里传，自能汗解也。

传经二少阳十七

伤寒三日，三阳为尽，三阴当受邪，其人反能食不呕，此为三阴不受邪也。

伤寒一日一经，六日六经俱遍，则正复邪退，汗出而解，其不应期而解者，阳盛而入阳明之腑，阴盛而入三阴之脏者也。少阳居阳明太阴之介，阳盛则入手腑，阴盛则入于脏，于伤寒三日，病在少阳之时，候之少阳脉小，不传阳明之腑，是阳不偏盛，使明气偏盛，当入三阴之脏，是时三阳既尽，三阴当受邪矣。若其人反能食不呕，此为三阴之脏不受外邪，再俟三日，但传三阴之经，自能应当汗解也。

太阴为病，腹满而吐，食不下，是脏病

而非经病也，故仲景曰：以其脏有寒故也。"阳明篇"皆言腑病 (其经病，皆有腑证也)。三阴篇皆言脏病，并非经病也。阴阳和平，脏腑可以不传，经无不传之理，所谓发于阳者，七日愈，发于阳者，六日愈，必然之数也。

六经经证，总统于太阳一经，凡中风在六日之内，不拘何经，皆宜桂枝，伤寒在六日之内，不拘何经，皆宜麻黄。惟入脏入腑，则阴阳偏胜，愈期不齐，而法亦百交不穷矣。盖入脏入腑而后，太阳证罢，不入脏腑，而在经络，万无太阳遽罢，但有别经表证者。所谓表者，止有皮毛一层，皮毛既开，太阳已罢，别经如何不罢! 若皮毛未开，太阳何缘遽罢! 太阳不罢，是以六经俱尽，总宜麻、桂也。

程氏谓：伤寒一日，太阳受之，脉若静者，为不传，伤寒三日，少阳脉小者，欲已也，伤寒三日，三阴当受邪，其人反能食不呕，此为三阴不受邪也，为经亦不传，悖谬之至!

传经三少阳十八　三阴去路

伤寒六七日，无大热，其人烦躁者，此为阳去入阴也。

伤寒六七日，经尽之期，外无大热，而其人烦躁者，此为阳去而入三阴之脏也。脏阴旺则阳气离根而失归，必至烦躁。

热入血室三章③

妇人热入血室一少阳十九

妇人中风，发热恶寒，经水适来，得之

---

① 呕　原作"吐"，诸本均同，据本节经文改。
② 少阳传经三章　原脱，诸本均同，据目录、前后文例补。
③ 热入血室三章　原脱，诸本均同，据前后文例补。

七八日，热除而脉迟身凉，胸胁下满，如结胸状，谵语者，此为热入血室，当刺期门，随其实而泻之。

妇人中风，发热恶寒，而值经水适来之时。及得病七八日后，发热已除，而脉迟身凉，是当解矣。乃胸胁之下胀满，如结胸之状，而作谵语者，此为热入血室，热不在上而在下也。当刺厥阴之期门，随其经中之实处而泻之，以肝主藏血，肝胆同气。此与阳明刺期门章义同。

热入血室二少阳二十

妇人中风，七八日续得寒热，发作有时，经水适断者，此为热入血室，其血必结，故使如疟状，发作有时，小柴胡汤主之。

妇人中风，七八日后，续得寒热往来，发作有时之证，而值经水适断之时者，此为热入血室。其血必当瘀结，热结血分，少阳之经气不得外达，阴阳交争，互相束闭，故使寒热如疟，发作有时也。小柴胡汤发少阳之经邪，热去则血可自下，不下，然后用抵当攻之。

上章因经水适来而热入，是血实之时，此因经水适断而热入，是血虚之时，实宜清污，虚宜凉补。

热入血室三少阳二十一

妇人伤寒发热，经水适来，昼日明了，暮则谵语，如见鬼状者，此为热入血室，无犯胃气及上二焦，必① 自愈。

妇人伤寒发热，而值经水适来之时，昼日清白明了，暮则谵语，如见鬼状者，此为热入血室。以血为阴，夜则阳气潜入阴分，血热发作，故谵安不明也。热邪在下，治之勿犯中焦胃气及上焦清气，必自愈也。

少阳解期一章②

少阳解期少阳二十二

少阳病，欲解时，从寅至辰上。

寅卯辰，少阳得令之时，故解于此。

---

① 必　原作"则"，诸本均同，据《伤寒论·辨太阳病脉证并治下》、本届黄解改。
② 一章　原脱，诸本均同，据前后文例补。

伤寒悬解卷九

昌邑黄元御坤载著

少阳经下篇十六章

少阳坏病

少阳在半表半里之间，故宜小柴胡半表半里治之。而半表之阳盛，则小柴胡之黄芩不足以清表阳，而人参反益半表之热，服柴胡汤已，渴者，属阳明是世。半里之阴盛，则小柴胡之人参不足以温里阴，而黄芩反益半里之寒，与柴胡汤，后必下①重是也。小柴胡未尝犯本经之禁，而于阴阳偏盛者，犹有助虐之弊，况乎汗下温针，倒行逆施，阳盛而泻其阴，阴盛而伐其阳，则入阴入阳，坏病百出矣。

仲景于是，有救逆之法，补苴②挽回，使之离阳明之腑而出太阴之脏，所谓明辅造化，幽赞鬼神者也。

提纲一章③

太阳表证不解，传于少阳之经，胁下硬满，干呕不食，往来寒热，谵语，是其腑病而经郁也。若汗下温针，一经逆治，阳盛则入阳明之腑，阴盛则入三阴之胜，少阳之证已罢，他经之证蜂生，病自少阳而坏，是调少阳之坏病。其逆犯不同，则病坏非一，知其所犯，治之以法，法在则人存，病虽坏而人不坏，是贵乎良工也。

少阳坏病提纲一少阳二十三④

本太阳病不解，转入少阳者，胁下硬满，干呕，不能食，往来寒热，尚未吐下，脉沉紧者，与小柴胡。若已吐下发汗，温针，谵语，柴胡证罢，此为坏病，知犯何逆，以法治之。

本太阳表证不解，传入少阳者，胁下硬满，干呕，不能食，往来寒热，此皆柴胡本证，少阳之脉，弦细沉紧，若尚未吐下，而脉候沉紧者，又有柴胡本脉，与小柴胡汤，病自解矣。若已经吐下发汗温针，谵语不明，柴胡证罢，非入阳明之腑，即入三阴之脏，此为少阳坏病。柴胡，少阳之方，不中与也，审犯何逆，以法治之。

少阳坏病入阳明去路八章⑤

少阳坏病入阳明去路谵语
烦悸证一少阳三十四

伤寒，脉弦细，头痛发热者，属少阳。少阳不可发汗，发汗则谵语，此属胃。胃和则愈，胃不和则烦而悸。

少阳为三阳之始，阳气未盛，故脉弦细。少阳经胁，自头走足，病则经气逆

---

① 下　原作"不"，形近之误，据"少阳三十三"经文、蜀本、集成本、石印本改。
② 补苴（jū 居）　弥补也。
③ 提纲一章　原作"少阳坏病提纲一少阳二十三"，诸本均同，据目录及前后文例改。
④ 少阳坏病提纲一少阳二十三　原在"太阳表证不解，传于少阳之经"前，诸本均同，据前后文例移。
⑤ 少阳坏病入阳明去路八章　原脱，诸本均同，据前后文例补。

升，壅于头上，故善头痛。少阳从相火化气，病则相火郁蒸，故善发热。相火熏烁，津液既损，故不可发汗。汗之津亡土燥，则作谵语，此属胃病。盖君相下根，全由胃土之降，汗亡津液，土燥胃逆，二火飞腾，神明扰乱，故作谵语。胃津续复，行其清降之令，二火渐下，不至为病。若胃燥而不和，二火拔根，则心家烦生，而风木郁冲，必作悸动也。法详下章。

小建中证二少阳二十五

伤寒二三日，心中悸而烦者，小建中汤主之。方在少阳九。

少阳甲木化气手相火，随戊土下行而交癸水，与少阴君火并根坎府，是以神宇清宁，不生烦乱。汗泄中脘津亡土燥，胃逆不能降蛰相火，相火升炎，消烁心液，故生烦扰。胆胃两经，痞塞心胁，阻碍厥阴升达之路，风木郁冲，振摇不已，是以动悸。风火交侵，伤耗胃脘津液，小建中汤，胶饴、甘、枣，补脾精而生胃液，姜、桂、芍药，疏甲木而清相火也。

炙甘草证三少阳二十六

伤寒，脉结代，心动悸者，炙甘草汤主之。

少阳经脉，自头走足，循胃口而下两胁，病则经气上逆，冲逼戊土，胃气郁满，横隔胆经隧道，是以心胁痞硬。经络壅塞，营血不得畅流，相火升炎，渐而营血消亡，经络梗涩，是以经脉结代。血亡木燥，风木郁冲，而升路阳隔，未能顺达，是以悸动。相火上燔，辛金受刑，甲木上郁，戊土被克，土金俱败，则病传阳明，而中气份矣。炙甘草汤，参、甘、大枣，益胃气而补脾精，胶、地、麻仁，滋经脉而泽枯槁，姜、桂，行营血之瘀塞，

麦冬清肺金之燥热也。

炙甘草汤七十一

甘草四两，炙　人参二两　大枣十二枚　生地黄一斤　阿胶二两　麦冬半升，去心　麻仁半升　桂枝三两①　生姜三两

上九味，以清酒七升，水八升，先煮八味，取三升，去滓，内胶，烊消尽，温服一升，日三服。一名复脉汤。

烦满惊悸证四少阳二十七

少阳中风，两耳无所闻，目赤，胸中满而烦者，不可吐下，吐下则悸而惊。

太阳中风，而传少阳，是谓少阳中风。少阳脉循两耳，病则经脉逆行，浊气上填，是以耳聋。少阳脉起目之锐眦，相火升炎，是以目赤。少阳脉循胸膈而下两胁，经气壅阻，肺胃不降，是以胸中烦满。如此者，不可吐下，吐下则悸而且惊。盖耳聋目赤，胸满心烦，胆胃两经已自不降，再以吐下伤其胃气，胃气愈逆，甲木拔根，是以胆怯而神惊，胆胃双郁，胸膈闭塞，风木郁冲，升路壅碍，是以悸作。（法详下章）

柴胡龙骨牡蛎证五少阳二十八

伤寒八九日，下之，胸满烦惊，小便不利，谵语，一身尽重，不可转侧者，柴胡加龙骨牡蛎汤主之。

下伤中气，胃逆而为胸满。胆木拔根，而为烦惊。心神扰乱，而为谵语。乙木郁遏，疏泄不行，则小便不利。己土湿动，机关壅滞，则一身尽重，不可转侧。柴胡加龙骨牡蛎汤，大枣、参、苓，补土而泻湿，大黄、柴胡、桂枝②，泻火而疏木，生姜、半夏，下冲而降浊，龙骨、牡

———————

① 三两　原作"二两"，据蜀本、集成本、石印本、《伤寒论·辨太阳病脉证并治下》此方桂枝分量改。

② 桂枝　原脱，据蜀本、集成本、石印本补。

蛎、铅丹，敛魂而镇逆也。

柴胡加龙骨牡蛎汤七十二

柴胡四两　半夏二合，洗　人参一两五钱

大枣六枚　生姜一两五钱　桂枝一两五钱　茯

苓一两五钱　大黄二两　铅丹一两五钱　龙骨

一两五钱　牡蛎一两五钱

上十一味，以水八升，煮取四升，内大黄，切如棋子大，更煮一二沸，去滓，温服一升。

小柴胡证六少阳二十九

凡柴胡汤病证而下之，若柴胡证不罢者，复与柴胡汤，必蒸蒸而振，却发热汗出而解。

柴胡证，本不宜下，而误下之，柴胡证罢，此为坏病。若其证不罢，复与柴胡汤，必蒸蒸而振栗，却发热汗出而解。阳气欲发，为阴邪所束，郁勃鼓动，故振栗战摇。顷之透发肌表，则汗而解矣。

大柴胡证七少阳三十

太阳病，过经十余日，反二三下之，后四五日，柴胡证仍在者，先与小柴胡汤。呕不止，心下急，郁郁微烦者，为未解也，大柴胡汤下之则愈。方在少阳十三。

下后柴胡证仍在，若但有少阳经证而无阳明腑证，先与小柴胡汤，应当解矣。若呕不止，心下急，郁郁微烦者，是经迫而腑郁，为未解也，与大柴胡汤下之，经腑双解则愈矣。

大柴胡证八少阳三十一

伤寒十三日不解，胸胁满而呕，日晡所发潮热，已而微利，此本柴胡证，下之而不利，今反利者，知医以丸药下之，非其治也，潮热者，实也，先宜小柴胡汤以解外，后以柴胡加芒硝汤[①]主之。

十三日不解，已过再经之期。胸胁满而呕，是少阳经证。日晡时发潮热，是阳明腑证。腑病则大便续硬，乃已而微利，定服丸药矣。少阳而兼阳明，此本大柴胡证，下之当腑热清而不利，今反利者，知医以丸药下之，缓不及事，而又遗其经证。表里俱未罢，经邪束迫，腑热日增，故虽利不愈，此非其治也。潮热者，胃家之实也，是固宜下，而胸胁之满，尚有少阳证，先宜小柴胡汤以解其外，后宜柴胡加芒硝汤主之，解外而并清其里也。但加芒硝而不用大黄者，以丸药下后，宿物去而腑热未清也。

柴胡加芒硝汤七十三

柴胡半斤　黄芩三两　半夏半升，洗

生姜三两　人参三两　甘草三两　大枣十二枚

芒硝六两

于小柴胡汤内加芒硝六两，余依前法。不解，更服。

少阳坏病入太阴去路二章[②]

少阳坏病入太阴去路柴胡桂枝干姜证一少阳三十二

伤寒五六日，已发汗而复下之，胸胁满微结，小便不利，渴而不呕，但头汗出，往来寒热，心烦者，此为未解也，柴胡桂枝干姜汤主之。

伤寒五六日，已发汗而复下之，伤其中气，胆胃俱逆，胸胁满结。脾湿肝遏，小便不利。胆火刑肺，是以渴生。胃逆未甚，不至作呕。相火逆升，故头上汗出。营卫交争，故往来寒热。君相升泄，是以心烦。此为少阳之经而传太阴之脏，表里

---

① 汤　原脱，诸本均同，据《伤寒论·辨太阳病脉证并治中》、本章黄解补。

② 二章　原脱，诸本均同，据前后文例补。

俱未解也。柴胡桂枝干姜汤，柴胡、黄芩，疏甲木而清相火，桂枝、栝蒌，达乙木而清燥金，姜、甘，温中而培土，牡蛎除满而消结也。

柴胡桂枝干姜汤七十四

柴胡半斤　黄芩三两　甘草二两　干姜三两　桂枝三两　牡蛎二两　栝蒌根四两

上七味，以水一斗二升，煮取六升，去滓，再煎取三升，温服一升，日三服。初服微烦，复服汗出便愈。

误下身黄证二少阳三十三

得病六七日，脉迟浮弱，恶风寒，手足温，医二三下之，不能食而胁下满痛，面目及身黄，头项强，小便难者，与柴胡汤，后必下重，本渴而饮水呕者，柴胡汤不中与也，食谷者哕。

得病六七日，脉迟浮弱，而恶风寒，是太阳中风脉证。手足温，是少阳证，而亦阳明、太阴中气之未败也。医乃二三下之，伤其中气，胆胃俱逆，故不能食而胁下满痛。浊气冲塞，颈项亦强。脾湿肝遏，遍身发黄而小便难者。与柴胡汤，黄芩寒中，肝脾郁陷，后必下重。本来作渴，而饮水则呕者，此土湿中悉，柴胡不中与也。不能容水，亦当不能纳食，饮水既呕，食谷亦哕也。

少阳坏病结胸痞证五章①

病在少阳，或入阳明之腑，或入太阴之脏。将入阳明，而经证未罢，下早则为结胸，特入太阴，误下则为痞，与太阳之结胸痞证由来正同也。

少阳坏病结胸初证一少阳三十四

太阳与少阳并病，头项强痛，或眩冒，时加结胸，心下痞硬者：当刺大椎第一间肺俞、肝俞，慎不可发汗，发汗则谵语，脉弦。五六日，谵语不止，当刺期门。

太阳传少阳，两经并病，太阳则头项强痛，少阳则或觉眩冒，时如结胸，心下痞硬者，此已是结胸初证，当刺大椎第一间之肺俞、肝俞。刺肺俞以泻太阳之郁，刺肝俞以泻少阳之郁，缘肺与太阳同主卫气而司皮毛，肝与少阳同藏营血而司筋膜也。慎不可发汗以伤少阳津血，发汗则土燥而为谵语，木枯而为脉弦。盖其胸膈痞硬，已是胆胃俱逆，再发其汗，火烈土焦，遂入阳明，而为谵语。胆胃愈逆，则时如结胸者，当不止如是而已。若五六日，谵语不止，则胆胃之津益耗，当刺厥阴之期门，以泻少阳而救阳明也。

结胸初证二少阳三十五

太阳少阳并病，心下硬，颈项强而眩者，当刺大椎、肺俞、肝俞，慎勿下之。

颈项强，太阳之证，而少阳自头下耳，循颈而入缺盆，亦当有之。心下②硬，目眩，则纯是少阳证。大椎，脊骨第一大节，正当项后，肺俞，在第三椎两旁，肝俞，在第九椎两旁，皆是太阳之经穴。《灵枢》"背输"篇名。作腧，经气之所输泄也，义与输同。汗之脏阴外亡，则为谵语，上章是也，下之表阳内陷，则成结胸，下章是也。

结胸证三少阳三十六

太阳少阳并病，而反下之，成结胸，心下硬，下利不止，水浆不下，其人心烦。

太少并病，不解经邪，而反下之，因成结胸，心下硬者。下而下利不止，上而

---

① 五章　原脱，诸本均同，据前后文例补。
② 下　原脱，诸本均同，据本节经文、下节黄解补。

水浆不入，清陷浊逆，相火郁升，其人必心烦也。

结胸证四少阳三十七

伤寒十余日，热结在里，复往来寒热者，与大柴胡汤。但结胸，无大热者，此为①水结在胸胁也，但头微汗出者，大陷胸汤主之。方在太阳百十一。

伤寒十余日，热结在阳明之里，复往来寒热，火郁于少阳之表者，与大柴胡汤，双解表里之邪。若但是结胸，而里无大热者，此为阴阳逼蒸，而生水饮，结在胸胁之间也。但头上微汗出者，缘手膈热熏蒸。宜大陷胸汤，泻其胸胁之结水也。

太阳、阳明结胸，必兼少阳之邪，缘胆胃两经郁迫不降，而胸胁硬满，是为结胸之根。下之太早，里阴上逆，表阳内陷，则成结胸，而少阳脉循胁肋，故有胁下硬满之证也。

结胸痞证五少阳三十八

伤寒五六日，呕而发热者，柴胡汤证具，而以他药下之，柴胡证仍在者，复与柴胡汤，此虽已下之，不为逆，必蒸蒸而振，却发热汗出而解。若心下满而硬痛者，此为结胸也，大陷胸汤主之。方在太阳百十一。但满而不痛者，此为痞，柴胡汤不中与也，宜半夏泻心汤。

呕而发热，柴胡证具，不解经邪，而以他药下之，柴胡证仍在，是表阳未陷，邪犹在经，宜复与柴胡汤，以解经邪。此虽已下之，不至为逆，必蒸蒸而振栗，却发热汗出而解。若下后经证已罢，心下满而硬痛者，此表阳内陷，热入而为结胸也，宜大陷胸汤。但满而不痛者，此里阴上逆，而为痞也，柴胡汤不中与也，宜半夏泻心汤，参、甘、姜、枣，温补中脘之虚寒，黄芩、黄连，清泻上焦之郁热，半夏降浊阴而消痞满也。方②以半夏名，因原有呕证，下后气愈逆而呕愈增也。

半夏泻心汤七十五

半夏半升，洗　人参三两　大枣十二枚
干姜三两　甘草三两，炙　黄芩三两　黄连一两

上七味，以水一斗，煮取六升，去滓，再煎取三升，温服一升，日三服。

---

① 为　原作"谓"，诸本均同，据《伤寒论·辨太阳病脉证并治下》、本节黄解改。
② 也方　原脱，据蜀本、集成本、石印本补。

伤寒悬解卷十

昌邑黄元御坤载著

太阴全篇十七章①

太 阴 脏 病

太阴以湿土主令，故太阴脾脏不病则已，病则是湿。土之所以克水者，以其燥也，湿则反被水侮。少阴寒水之气传之于土，是以其脏有寒。湿者，太阴之主气，寒者，少阴之客气也，而太阴之病寒湿者，总因阳明之虚。脾为湿土，胃为燥土，阳明之阳盛，则湿为燥夺而化热，太阴之阴盛，则燥为湿夺而生寒。而阴阳虚实之权，在乎中气，中气旺则脾家实，太阴从化于阳明，中气衰则胃气逆，阳明从化于太阴，阳明下篇诸证，皆阳明入太阴之病也。

未入太阴，阴气外侵，犹俟渐夺，故太阴之病象颇多，半寓于阳明之内，已入太阴，阴邪内传，势不久驻，故太阴之病条甚少，全见于少、厥之中。盖脾阳亏虚，则水侮而木贼，少、厥之阴邪勃起而内应，于是未去太阴，已传少、厥。自此少、厥告急，而太阴之病，俱附于少、厥之篇矣。

大凡少、厥之死病，皆由脾阳之颓败，少、厥之生证，悉因脾阳之来复，太阴一脏，是存亡生死之关。仲景四逆之垂法，大黄、芍药之示戒，不可不详思而熟味也。

提纲一章②

太阴湿土，气本上行，《素问》脾气散精，上归于肺，是脏气之上行也，足之三阴，自足走胸，是经气之上行也，病则湿盛气滞，陷而不升，脾陷则胃逆而不降矣。盖燥为阳而湿为阴，阳本于天而亲上，阴本乎地而亲下，故阳明燥土，病则气逆，太阴湿土，病则气陷，自然之性也。

太阴提纲，腹满而吐，食不下者，太阴之累及阳明而气逆也，自利益甚，时腹痛者，太阴之伤于厥阴而气陷也。脾陷而不升，胃逆而不降，病见于上下，而根在乎中宫，以中宫枢轴之不运也。若下之，枢轴败折，陷者益陷而逆者益逆。逆之至，则胸下结硬，而不止于腹满，陷之极，不过于自利之益甚，无以加矣，故但言其逆而不言其陷，非省文也，无庸言也。

太阴经提纲一太阴一③

太阴之为病，腹满而吐，食不下，自利益甚，时腹自痛，若下之，必胸下结硬。

太阴，脾之经也，脾主升清，胃主降

---

① 十七章　原脱，据目录、前后文例补。
② 提纲一章　原作"太阴经提纲一太阴一"，诸本均同，据目录改。
③ 太阴经提纲一太阴一　原在"太阴湿土，气本上行"前，诸本均同，据前后文例移。

浊，清升浊降，腹中冲和，是以不满，脾病则清阳不升，脾病累胃，胃病则浊阴不降，中气凝滞，故腹满地。吐者，胃气之上逆，逆而不纳，故食不下也。利者，脾气之下陷，清阳不升，寒生于下，水谷不消，故自利益甚也。湿寒郁塞，木气不舒，侵克脾土，故时腹自痛也。若下之，土愈败而胃愈逆，甲木壅碍，不得下行，痞郁胃口，故胸下结硬，即病发于阴，而反下之，因作痞也。

程氏曰：太阴湿土，其脏有寒，则病自是寒，岂有传经为热之理！使阳入阴，能化阴为阳，则水入火，亦能变水为火，必无之事也。吐利痛满，纯是阴邪用事。下之阴邪入于阳位，究与结胸之邪高下稍异，彼因阳从上陷而阻留，此缘阴从下逆而不归，寒热大别。

三阴篇皆言脏病，非经病也。经病而不入于脏，伤寒不过六日，中风不过七日，无不汗解之理。三阴经病，总统于太阳一经，四日太阴，未可曰太阴之为病，亦不必痛满吐利，脏寒而用四逆，五日少阴，未可曰少阴之为病，亦不必厥冷吐利，水盛而用真武，六日厥阴，未可曰厥阴之为病，亦不必蛔厥吐利，风动而用乌梅，不拘何经，其在六日之内者，悉宜麻、桂发表，无异法也。至于自经而入脏，然后太阴有痛满吐利之证而用四逆，少阴有厥冷吐利之证而用真武，厥阴有蛔厥吐利之证而用乌梅，以其一脏之为病如此，用药不得不如此也，而桂枝、麻黄之法，不可用矣。

昔人传经为热、直中为寒之说，固属庸妄之胡谈，程氏乃以脏病为经病，且谓伤寒不传经，亦悖谬不通。义详少阳传经中。

太阴经病桂枝证一_{太阴二}

太阴病，脉浮者，可发汗，宜桂枝汤。方在太阳五。此太阴经病。

太阴病，已传脾脏，宜见腹满吐利，腹痛不食诸证。若不见诸证，而脉浮者，是脏病未成，而但见经病也，宜桂枝发汗。

太阴脏病四逆证二_{太阴三}

病发热头痛，脉反沉，不差，身体疼痛，当温其里，宜四逆汤。

发热头痛，是太阳表证，脉应见浮，乃脉反沉，是已入太阴之脏。若脉沉①，不差，虽身体疼痛，表证未解，然当先温其里，宜四逆汤，甘草培其土，干姜温其中，附子温其下也。

四逆汤_{七十六}

甘草_{二两，炙}　干姜_{一②两半}　附子_{一枚，生用③，去皮脐，破八片}。

上三味，㕮咀，以水三升，煮取一升二合，去滓，分④温再服。强人可大附子一枚、干姜三两。

下利清谷证三_{太阴四}

下利清谷，不可攻表，汗出必胀满。

脉沉已当温里，不可发表，若见下利清谷之证，则脏病益显，不可攻表。汗出亡阳，必生胀满。

四逆桂枝证四_{太阴五}

下利腹胀满，身体疼痛者，先温其里，乃攻其表，温里宜四逆汤，攻表宜桂枝汤。方在太阳五。

下利而腹又胀满，是太阴脏病，腹满

---

① 沉　原作"迟"，诸本均同，据本章经文改。
② 一　原脱，诸本均同，据《伤寒论·辨太阳病脉证并治上》此方干姜分量补。
③ 用　原脱，诸本均同，据《伤寒论·辨太阳病脉证并治上》此方附子炮制法补。
④ 分　原脱，诸本均同，据《伤寒论·辨太阳病脉证并治上》此方方后语补。

自利之证俱见矣，而其身体疼痛者，又有太阳经病，是当先温其里，乃攻其表。温里宜四逆汤以驱寒，攻表宜桂枝汤以驱风，里温则发汗不虑其亡阳矣。此与太阳伤寒，医下之，续得下利清谷章法同。

四逆证五太阴六

自利不渴者，属太阴，以其脏有寒故也，当温之，宜服四逆辈。

三阳之利，津亡里燥，多见渴证，自利而不渴者，此属太阴，以其脏有寒故也。是当温之，宜四逆辈也。

黄连证六太阴七

伤寒，胸中有热，胃中有邪气，腹中痛，欲呕吐者，黄连汤主之。

伤寒，胸中有热，而胃中有肝胆之邪气，肝邪克脾，腹中疼痛，胆邪克胃，欲作呕吐者，是土气湿寒而木气郁遏也。黄连汤，黄连、半夏，清上热而止呕吐，参、甘、姜、枣，温中寒而止疼痛，桂枝疏木而通经也。

黄连汤七十七

黄连三两　半夏半升，洗　人参二两　甘草二两，炙　大枣十二枚　干姜三两　桂枝三两

上七味，以水一斗，煮取六升，去滓，温服一升，日三服，一日夜二服。

桂枝芍药证七太阴八

本太阳病，医反下之，因而腹满时痛者，属太阴也，桂枝加①芍药汤主之。

本太阳表证，医不解表，而反下之，脾败肝郁，因而腹满时痛者，此属太阴也。桂枝加芍药汤，桂枝解太阳之表邪，芍药清乙木之风燥也。

桂枝加②芍药汤七十八

桂枝三两　甘草二两　大枣十二枚　生姜三两　芍药六两

于桂枝汤方更加芍药三两，随前六两，余依桂枝汤法。

桂枝大黄证八太阴九

大实痛者，桂枝加大黄汤主之。

满痛而加大实，非泻不可，桂枝加大黄汤，倍芍药以清木燥，而加大黄以泻土郁。

桂枝加大黄汤七十九

桂枝三两　甘草二两，炙　大枣十二枚　生姜三两　芍药六两　大黄一两

上六味，以水七升，煮取三③升，去滓，温服一升，日三服。

芍药大黄证九太阴十

太阴为病，脉弱，其人续自便利，设当行大黄、芍药者，宜减之，以其胃气弱，易动故也。

太阴为病，其脉软弱，其人当续自便利。设腹满时痛，以至大实，当行芍药、大黄者，宜稍减之。以其人太阴既病，胃气必弱，易于伤动故也。

暴烦下利证十太阴十一

伤寒，脉浮而缓，手足自温者，系在太阴。太阴身当发黄，若小便自利者，不能发黄。至七八日，虽暴烦下利，日十余行，必自止，以脾家实，腐秽当去故也。

伤寒，浮缓之脉，而见手足自温，浮为太阳，缓为阳明、太阴，脾胃同主四肢，中焦阳旺，四肢自温，其为阳明、太阴，无以辨也，且以系在太阴。太阴湿土，表病湿郁，身当发黄，若小便自利者，湿气下泄，又不能发黄。何以别之？

---

① 加　原脱，诸本均同，据目录、本节黄解补。
② 加　原脱，诸本均同，据《伤寒论·辨太阴病脉证并治》此方方名、目录、本节黄解补。
③ 三　原作"二"，诸本均同，据《伤寒论·辨太阴病脉证并治》此方方后语、下文"温服一升，日三服"改。

必验之大便，阳明则大便自硬，太阴则大便自利矣，至续自便利，则系在太阴确矣。然手足温而小便利，则脾家未衰，至七八日，虽暴烦下利，日十余行，必当自止。以此之自利，乃脾家之实，腐秽当去之故，非益甚之自利也。

此与阳明至七八日，大便硬章彼此互文，提下发黄诸章之纲。

茵陈蒿证十一_{太阴十二}

伤寒七八日，身黄，如橘子色，小便不利，腹微满者，茵陈蒿汤主之。

伤寒七八日，表寒郁其里湿，而生内热，湿热瘀蒸，身上发黄如橘子色，小便不利，腹微满者，以土湿木郁，疏泄不行，则小便不利，木郁克土，脾气胀塞，则腹里微急，脾被肝刑，土色外见，则皮肤熏黄，缘木主五色，入土化黄故也。茵陈蒿汤，茵陈利水而除湿，栀子、大黄，泻热而荡瘀也。

茵陈蒿汤_{八十}

茵陈蒿_{六两}　栀子_{十四枚，劈}　大黄_{二两，去皮}

上三味，以水一斗，先煮茵陈，减六升，内二味，煮取三升，去滓，分温三服。小便当利，尿如皂角汁状，色正赤。一宿腹减，黄从小便去也。

麻黄连翘赤小豆证十二_{太阴十三}

伤寒，瘀热在里，身必发黄，麻黄连翘赤小豆汤主之。

伤寒表病，湿瘀而生里热，不得汗尿疏泄，身必发黄。麻黄连翘赤小豆汤，麻黄泻皮毛之郁，杏仁降肺气之逆，生梓白皮清相火而疏木，连翘、赤小豆，泻湿热而利水，姜、甘、大枣，和中气而补脾精也。以湿旺腹满，胆胃逆升，相火郁遏，湿化为热，外无出路，是以发黄。发汗利水，使湿气渗泄，则黄消矣。

麻黄连翘赤小豆汤_{八十一}

麻黄_{二两}　杏仁_{四十枚，去皮尖}　生姜_{二两}　生梓白皮_{一升}　连翘_{二两}　甘草_{二两，炙}　大枣_{十二枚}　赤小豆_{一升}

上①八味，以潦水一斗，先煮麻黄再沸，去上沫，内诸药，煮取三升，去滓②，分温三服，半日服尽。

栀子柏皮证十三_{太阴十四}

伤寒，身黄发热者，栀子柏皮汤主之。

瘀热在里，则身热而腹满，瘀热在表，则身黄而发热。栀子柏皮汤，甘草培土而补中气，栀子、柏皮，泻湿而清表热也。

栀子柏皮汤_{八十二}

栀子_{十五枚，劈}　甘草_{一两，炙}　黄柏皮_{一两}

上三味，以水四升，煮取一升半，去滓，分温再服。

寒湿发黄证十四_{太阴十五}

伤寒，发汗已，身目为黄，所以然者，以寒湿在里不解故也，以为不可下也，当于寒湿中求之。

黄缘湿热里瘀，若发汗以后，身目为黄，则是湿寒而非湿热，以汗后热泄而寒生，阳消而湿长也。寒湿不可下，当于寒湿中求之，用温寒去湿之法也。

中风欲愈十五_{太阴十六}

太阴中风，四肢烦疼，阳微阴涩而长者，为欲愈。

太阳中风，而传太阴，是谓太阴中

①　上　原作"以上"，诸本均同，据《伤寒论·辨太阳病脉证并治下》此方方后语、前后文例改。
②　去滓　原脱，诸本均同，据《伤寒论·辨太阳病脉证并治下》此方方后语、前后文例补。

风。脾主四肢，脾病不能行气于四肢，气血壅塞，故四肢烦疼。寸微则阳不上格，尺涩则阴不下盛，脾阳续复，脉渐舒长，是为欲愈也。

太阴解期一章①

太阴解期太阴十七②

太阴病，欲解时，从亥至丑上。

亥子丑，太阴得令之时，故解于此。

---

① 一章　原脱，诸本均同，据前后文例补。
② 太阴解期太阴十七　原脱，据前后文例补。

伤寒悬解卷十一

昌邑黄元御御坤载著

少阴经全篇四十六章

少阴脏病

少阴以癸水而化气于君火，无病之时，丁火下降而交水，癸水上升而交火，水火互根，阴阳交济，二气合为一气，故火不上热而水不下寒。及其一病，丁火上炎而为热，癸水下润而为寒，遂成冰炭矣。

少阴病，但见其下寒而不显其上热者，以水能胜火而火不胜水，病则水胜而火负，一定之理也。水之所以不胜火者，全赖乎土。水虽有胜火之权，而中州之土，堤其阴邪，则寒水不至泛滥，而君火不至渐亡。

盖土旺则水邪不作，少阴不病也。中气一败，堤防崩溃，寒水无制，侵凌君火，上之则飞灰不燃，下之则坚冰不解。虽有四逆、真武之法，第恐阳神已去，阴魄徒存，挽之末路，桑榆难追。故少阴之死证，总因土气之败也。

其恶寒蜷卧者，少阴之本病。其厥逆吐利者，水土之合病。以水邪侮土，脾胃虚寒，不能温养四肢，则手足逆冷，胃寒而气逆则吐，脾寒而气陷则利。脾胃之寒，肾气之所移也，仲景于少阴之病，而曰少阴负趺阳者，为顺也，少阴之窍妙，具此一语，无余蕴矣。

提纲一章①

少阴虽从君火化气，病则还其本原，寒水司权，有阴无阳。寒主蛰藏，藏气当令，而无微阳以鼓之，是以脉微细而善寐。阳明之病，脉实大而不得卧者，少阴之负趺阳也，少阴之病，脉微细而但欲寐者，趺阳之负少阴也。盖土旺则不眠，水旺则善寐，自然之性如此。少阴提纲揭此一语，而少阴之性情体状传真如画，则夫扶趺阳而泻少阴，自为第一要义。于此而稍事滋润，将使之千古不寤矣。少阴醒梦之关，不可不急讲也。

少阴经提纲一少阴一②

少阴之为病，脉微细，但欲寐也。

少阴，肾之经也。阴盛于水，独阴无阳，故脉微细。阳动而阴静，静则善眠，故曰欲寐。

"脉法"：浮为在表，沉为在里，数为在腑，迟为在脏，少阴之脉微细，必兼沉也。

少阴脏病连经麻附细辛证一少阴二

少阴病，始得之，反发热，脉沉者，麻黄附子细辛汤主之。

少阴水脏，其脉自沉，乃始得病时，

————————

① 提纲一章　原作"少阴提纲少阴一"诸本均同，据目录及前后文例补。

② 少阴提纲一少阴一　原在"少阴虽从君火化气"前，据前后文例移。

反发热而脉沉者，是已传肾脏，而犹带表寒。内有少阴，则宜温里，外有太阳，则宜发表，麻黄附子细辛汤，麻黄散太阳之外寒，附子温少阴之内寒，细辛降阴邪之冲逆也。

温里以发表，少阴之汗法如此。此与太阴病，发热头痛，脉反沉章同。

麻黄附子细辛汤八十三

麻黄二两　附子一枚，炮，去皮脐，破八片　细辛二两

上三味，以水一斗，先煮麻黄，减二升，去上沫，内诸药，煮取三升，去滓，温服一升，日三服。

麻附甘草证二少阴三

少阴病，得之二三日，麻黄附子甘草汤微发汗，以二三日无里证，故微发汗也。

少阴病，得之二三日，麻黄附子甘草汤微发其汗，麻黄发太阳之表，附子、甘草，温癸水而培己土。少阴禁汗，此微发汗者，以二三日内，尚无少阴之里证，故微发汗也。

此推原上章之义。无里证，何以知为少阴？是必脉已见沉。沉为在里，何以宜汗？是必发热也。

麻黄附子甘草汤八十四

麻黄二两　附子一枚，炮，去皮脐，破八片　甘草二两，炙

上三味，以水七升，先煮麻黄一两沸，去上沫，内诸药，煮取三升，去滓，温服一升，日三服。

少阴脏病忌汗证三少阴四

少阴病，脉细沉数，病为在里，不可发汗。

少阴病，发热脉沉，犹可微汗，若身无发热，而沉兼细数，此为病已在里，不可发汗。盖火旺土燥，寒水不能独盛，水盛而寒作者，由火土俱败也，再汗之以泻阴中丝微阳根，则纯阴而无阳，大事坏矣，故不可汗。

少阴脏病连经者二章，麻黄附子二方是也。自此章之下，悉是脏病，并无一字言经病者。脏寒水动，乃可曰少阴病，若五日经传少阴，未入肾脏，少阴诸里证丝髪未形，而其时三阳太阴经证俱在，何得曰少阴病乎！曰少阴病者，少阴盛极，独自为病也。阳明三阴俱同。

四逆证四少阴五

少阴病，脉沉者，急温之，宜四逆汤。方在太阴三。

阳消阴长则人衰，阳虚阴旺则人病，阳绝阴孤则人死。阳盛于火，阴盛于水，火性浮而水性沉，少阴水脏，病见沉脉，则经阳卸事，脏阴司权，死机攸伏。法当急温，宜用四逆，迟则水动寒作，死证蜂生，温之无及矣。

肾水有泻而无补，凡人之死，死于水寒之盛也。仲景《伤寒》，少阴但有泻水补火之法，而无泻火补水之方。其余六经，以及《金匮》杂证，泻火则有之，补水则未有。后世庸愚妄缪，乃有泻火补水之法。俗子腐生，群而效之，著作纷纭，以为天下万世祸。今日遂成海内恶风，江河日下，不可挽也。

附子证五少阴六

少阴病，身体疼，手足寒，骨节痛，脉沉者，附子汤主之。

少阴水旺，阴凝气滞，故骨节疼痛。土败水侮，四肢失温，故手足寒冷。水寒木陷，生气欲绝，故脉沉细。附子汤，附子温癸水之寒，芍药清乙木之风，参、术、茯苓，培土而泻水也。

附子汤八十五

附子一枚，去皮脐　茯苓三两　人参二两
白术四两　芍药三两

上五味，以水八升，煮取三升，去
滓，温服一升，日三服。

附子证六少阴七

少阴病，得之一二日，口中和，其背
恶寒者，当灸之，附子汤主之。

一二日中，背恶寒者，督脉之阳衰，
太阳寒水之旺。当灸之以温外寒，附子汤
以温内寒也。后章口燥咽干者，急下之，
此曰口中和，则纯是湿寒，而非燥热，互
观自明。

咳利谵语证七少阴八

少阴病，咳而下利，谵语者，被火气
劫故也，小便必难，以强责少阴汗也。

少阴寒水之脏，下利则有之，不应谵
语，咳而下利，谵语者，此被火气逼劫发
汗，耗其心液，阳随汗泄，神明惑乱故
也。其小便必难，以少阴阳弱，不宜发
汗，火逼劫而强责之，泻其血中温气，湿
旺木郁，不能疏泄也。

发汗动血证八少阴九

少阴病，但厥无汗，而强发之，必动
其血，未知从何道出？或从口鼻，或从目
出，是名下厥上竭，为难治。

汗生于血而酿于气，譬之釜水腾沸，
气蒸为露也。少阴病，气虚血寒，但有厥
逆而无汗，而强发之，必动其血。血之所
以不上溢者，气敛之也，气根于水，强发
其汗，泻其阳根，卫虚不敛，营血失统，
上走七窍，未知从何道而出。或从口鼻，
或从目出，是名下厥上竭，最为难治，以
阴盛于下，阳盛于上，下之阴盛，故见厥

逆，上之阳盛，故见血脱，血中温气，绝
根外亡，则阳竭矣。

发汗亡阳证九少阴十

少阴病，脉微，不可发汗，亡阳故
也。阳已虚，尺脉弱涩者，复不可下之。

阳虚故脉微，脉微发汗，则阳根亦
亡，是以不可发汗。阳气已虚，而尺脉弱
涩者，则血中之温气非旺，复不可下
之也。

咽痛吐利证十少阴十一

病人脉阴阳俱紧，反汗出者，亡阳
也，此属少阴，法当咽痛而复吐利。

阴阳俱紧（阴阳即尺寸也），伤寒之
脉，不应有汗，反汗出者，阳亡于外也。
则此之脉紧，乃里阴之内盛，非表寒之外
束矣。此属少阴，法当咽痛而复吐利，水
旺火盛则咽痛，水旺土湿则吐利也。

此提少阴咽痛吐利之纲，下分应之。

甘草桔梗证十一少阴十二

少阴病，二三日，咽痛者，可与甘草
汤，不差，与桔梗汤。

二三日，初觉咽痛者，可与甘草汤，
以少阴水旺，君相皆腾，二火逆冲，是以
咽痛，甘草泄热而缓急迫也。不差者，与
桔梗汤，甘草泻热而缓急迫，桔梗降逆而
开结滞也。

甘草汤八十六

甘草二两

以水三升，煮取一升半，去滓，温服
七合，日二①服。

桔梗汤八十七

桔梗一两　甘草二两

———————

① 二　原作"三"，诸本均同，据《伤寒论·辨
少阴病脉证并治》此方方后语、上文"煮取一升半，
温服七合"改。

以水三升，煮取一升，去滓，分温再服。

半夏散证十二少阴十三

少阴病，咽中痛，半夏散及汤主之。

浊阴上逆，冲击咽喉，因而作痛。半夏、桂枝，降其冲气，甘草缓其急迫也。

半夏散八十八

半夏洗　桂枝去皮　甘草炙。以上等分

上三①味，各别捣筛已，合治之，白饮和服方寸匕，日三服。若不能服散者，以水一升，煎七沸，内散两方寸匕，更煎三沸，下火，令小冷，少少咽之。

苦酒汤证十三少阴十四

少阴病，咽中伤，生疮，不能语言，声不出者，苦酒汤主之。

寒水下旺，火盛咽伤，故生疮，不能语言。金被火刑，故声不出。苦酒汤，苦酒散结而消肿，半夏降逆而驱浊，鸡子白清肺而发声也。

苦酒汤八十九

半夏十四枚，破　鸡子一枚，去黄，内苦酒，着鸡子壳中。

上二味，内半夏着苦酒中，以鸡子壳置刀环中，安火上，令三沸，去滓，少少含咽之。不差，更作三剂服之。苦酒即醋也。

猪肤汤证十四少阴十五

少阴病，下利咽痛，胸满心烦者，猪肤汤主之。

寒水侮土，肝脾郁陷，而为下利。胆胃俱逆，相火炎升，故咽喉痛肿，胸满心烦。猪肤、白蜜，清金而止痛，润燥而除烦，白粉收泄利而涩滑溏也。

猪肤汤九十

猪肤一斤

上一味，以水一斗，煮取五升，去滓，加白蜜一升、白粉五合，熬香，和令相得，温分六服。猪肤即猪皮，能清热润燥。白粉即铅粉，能止泄断利。

四逆证十五少阴十六

少阴病，饮食入口即吐，心中温温欲吐，复不能吐，始得之，手足寒，脉弦迟者，此胸中实，不可下也，当吐之。若膈上有寒饮，干呕者，不可吐也，急温之，宜四逆汤。方在②太阴三。

入口即吐者，新入之饮食，心中温温欲吐，复不能吐者，旧日之痰涎，此先有痰涎在胸，故食入即吐，而宿痰胶滞，故不能吐。温温者，痰阻清道，君火郁遏，浊气翻腾之象也。手足寒者，阳郁不能四达也。阳衰湿旺，是以脉迟。土湿木郁，是以脉弦。此胸中邪实，不可下也。腐败壅塞，法当吐之。若膈上有寒饮，干呕，则土败胃逆，不可吐也，当急温之，宜四逆汤。

下利烦渴证十六少阴十七

少阴病，欲吐不吐，心烦，但欲寐，五六日，自利而渴者，属少阴也，虚故引水自救，若小便色白者，少阴病形悉具，小便白者，以下焦虚有寒，不能制水，故令色白也。

心火上腾则生烦，肾水下旺故欲寐，五六日，自利而渴者，此属少阴也。利亡津液，于是作渴。津愈亡而阳愈泻，口虽作渴，而实属阳虚，阳虚津亡，故引水自救。若小便色白，则少阴病形悉具矣。小便之白者，以下焦阳虚而有寒，不能制

---

① 三　原作"二"，据蜀本、集成本、石印本改。

② 在　原作"见"，据蜀本、集成本、石印本改。

水，故令色白也。制水者土，土郁则克水，湿热郁蒸而小便黄者，土色之下传也，土败阳亡，不能制水，故小便色白。

吴茱萸证十七<small>少阴十八</small>

少阴病，吐利，手足厥冷，烦躁欲死者，吴茱萸汤主之。方在阳明六十。

吐利厥冷，烦躁欲死，则中气颓败，微阳离根矣。吴茱萸汤，人参、大枣，培土而补中，吴茱萸、生姜，温胃而回阳也。

真武汤证十八<small>少阴十九</small>

少阴病，二三日不已，至四五日，腹疼，小便不利，四肢沉重疼痛，自下利者，此为有水气，其人或咳，或小便利，或不利，或呕者，真武汤主之。

二三日不已，以至四五日，寒水泛滥，土湿木郁，风木贼土，是以腹痛。土湿而木不能泄，故小便不利。湿流关节，淫注四肢，故沉重疼痛。寒水侮土，故自下利。凡此诸证，为土病不能制水，有水气停瘀故也。其人或肺气冲逆而为咳，或木能疏泄而小便利，或土湿木郁而小便不利，或胃气上逆而作呕者，皆缘水气之阻格。真武汤，苓、术，泻水而燥土，生姜止呕而降浊，附子温癸水之寒，芍药清乙木之风也。

真武汤<small>九十一</small>

茯苓<small>三两</small>　白术<small>二两</small>　生姜<small>三两</small>　附子<small>一枚，炮，去皮，破八片</small>　芍药<small>三两</small>

上五味，以水八升，煮取三升，去滓，温服七合，日三服。

若咳者，加五味半升[①]，细辛、干姜各一两。五味、干姜、细辛，敛肺降逆，所以止咳。若小便利者，去茯苓。茯苓利水之剂，故去茯苓。若下利者，去芍药，加干姜二两。利缘脾阳之败，去芍药之泻

脾，加干姜以温中。若呕者，去附子，加生姜足前成半斤。生姜降胃逆而止呕吐也。

呕利汗出证十九<small>少阴二十</small>

少阴病，下利，脉微涩，呕而汗出，必数更衣，反少者，当温其上，灸之。

脾陷则为利。利亡血中温气，是以脉涩。胃逆则为呕。阳气升泄，是以汗出。阳气愈升则下愈寒而利愈多，必数更衣。乃利反少者，是脾阳续复而胃阳欲脱也。当温其上，灸之以回胃阳也。

猪苓证二十<small>少阴二十一</small>

少阴病，下利六七日，咳而呕渴，心烦，不得眠者，猪苓汤主之。方在阳明六十五[②]。

脾陷而为利，胃逆而为呕，肺逆而为咳，火升而为烦渴，阳泄而废卧眠，是皆水泛而土湿故也。宜猪苓汤，二苓、滑、泽，渗己土而泻湿，阿胶滋乙木而润燥也。

四逆散证二十一<small>少阴二十二</small>

少阴病，四逆，其人或咳，或悸，或小便不利，或腹中痛，或泄利下重者，四逆散主之。

寒水侮土，四肢厥逆。其人或肺逆而为咳，或木郁而为悸，或土湿木遏而小便不利，或寒气凝滞而腹中痛，或清气沉陷而泄利下重者，是皆土郁而木贼也。宜四逆散，甘草、枳实，培土而泻滞，柴胡、芍药，疏木而清风也。

四逆散<small>九十二</small>

---

① 升　原作"斤"，据蜀本、集成本、石印本、《伤寒论·辨少阴病脉证并治》此方方后语改。
② 阳明六十五　原作"阳明六十"，诸本均同，据"卷七·阳明下篇·阳明虚证"改。

甘草炙　枳实破，水渍，炙　柴胡
芍药

上四味，各十分，捣筛，白饮和服方寸匕，日三服。

咳者，加五味子、干姜各五分，并主下利。五味、干姜，敛肺而止咳，升陷而止利，缘干姜温中，则陷者自升，逆者自降也。悸者，加桂枝五分。土湿木郁，则为悸动，桂枝疏木而达郁也。小便不利者，加茯苓五分。茯苓利水。腹中痛者，加附子一枚，炮令坼。水寒木郁，贼伤脾土，则腹中痛，附子暖水而温寒，荣木而舒肝。泄利下重者，先以水五升，入薤白三升，煮取三升，去滓，以散方寸匕内汤中，煮取一升半，分温再服。薤白散滞而升陷也。

通脉四逆证二十二少阴二十三

少阴病，下利清谷，里寒外热，手足厥逆，脉微欲绝，身反不恶寒，其人面色赤，或腹痛，或干呕，或咽痛，或利止脉不出者，通脉四逆汤主之。其脉即出者愈。

下利清谷，里寒外热，手足厥逆，脉微欲绝，阴旺阳虚。设见恶寒，则阳败而无生望，若身反不恶寒，其人面见赤色，或风木贼土而腹痛，或浊气上逆而干呕，或滞气冲击而咽痛，或下利虽止而脉微欲绝不出者，是阳弱而气郁也。通脉四逆汤，姜、甘，温中而培土，附子暖下而回阳。服之其脉即出者，是阳回而气达，其病当愈，以其阳微欲绝，而实原未尝绝也。

通脉四逆汤九十三　此即四逆汤，而分两不同。

甘草三两，炙　干姜三两，强人可四两
附子大者一枚，生用①，去皮，破八片

上三味，以水三升，煮取一升二合，

去滓，分温再服。

面色赤者，加葱九茎。阳郁不达则面赤，加葱以达阳气也。腹中痛者，去葱，加芍药二两。芍药泻风木而止腹痛。呕者，加生姜二两。生姜降浊止呕。咽痛者，去芍药，加桔梗一两。桔梗开结滞而利咽喉。利止脉不出者②，去桔梗，加人参二两。人参补阳气以充经脉。

白通汤证二十三少阴二十四

少阴病，下利，白通汤主之。

少阴病，下利，气虚阳陷，则脉绝不出。白通汤，姜、附回阳，葱白达郁，阳回气达，则利止而脉出矣。

白通汤九十四

葱白四茎　干姜一两　附子一枚，生用，去皮，破八片

上三味③，以水三升，煎一升，去滓，分温再服。

白通猪胆汁证二十四少阴二十五

少阴病，下利脉微者，与白通汤。利不止，厥逆无脉，干呕烦者，白通加猪胆汁汤主之。服汤脉暴出者死，微续者生。

白通汤原为下利脉微，故以葱白通其脉也。乃下利脉微者，与白通汤而下利不止，厥逆无脉，加以干呕而心烦者，此以阴盛格阳，姜、附不得下达，愈增上热，故下利脉微依然，而呕烦并作。宜白通加猪胆汁汤，人尿、猪胆，清君相而除烦呕，姜、附，下行而温水土，葱白上达而通经脉。脉应出矣，而出不宜骤，服汤而脉暴出者，阳根已绝而外脱则死，脉微续者，阳根未断而徐回则生也。

①　用　原脱，诸本均同，据《伤寒论·辨少阴病脉证并治》此方附子炮制法补。
②　者　原脱，据集成本、石印本、本节经文补。
③　上三味　原脱，诸本均同，据《伤寒论·辨少阴病脉证并治》此方后语、前后文例补。

白通加猪胆汁汤九十五

葱白四茎　干姜一两　附子一枚，去皮，破八片，生用　人尿五合　猪胆汁一合

上①三味，以水三升，煮取一升，去滓，内胆汁、人尿，和令相得，分温再服。若无胆，亦可用。

桃花汤证二十五少阴二十六

少阴病，二三日至四五日，腹痛，小便不利，下利不止，便脓血者，桃花汤主之。

二三日以至四五日，水寒土湿，愈久愈盛，脾陷肝郁，二气逼迫，是以腹痛。木郁不能行水，故小便不利。木愈郁而愈泄，水道不通，则谷道不敛，故下利不止。木郁血陷，寒湿腐败，风木摧剥，故便脓血。桃花汤，粳米补土而泻湿，干姜温中而驱寒，石脂敛肠而固脱也。

桃花汤九十六

粳米一升②　干姜三两　赤石脂一斤，一半煮用，一半筛末

上三③味，以水七升，煮米令熟，去滓，温服七合，内石脂末方寸匕，日三服。若一服愈，余勿服。

桃花汤证二十六少阴二十七

少阴病，下利便脓血者，桃花汤主之。

少阴水脏，下利而便脓血，总是湿寒，万无湿热之理。桃花汤实为主方，不可易也。

下利脓血证二十七少阴二十八

少阴病，下利便脓血者，可刺。

《灵枢·脉度》：盛者泻之，虚者饮药以补之，桃花汤之治便脓血之虚者也。若稍盛而生热者，可刺经穴以泻之。

身热便血证二十八少阴二十九

少阴病，八九日，一身手足尽热者，以热在膀胱，必便血也。

少阴与太阳为表里，八九日，一身手足尽热者，以热在膀胱。膀胱，太阳之经，为诸阳主气，总统皮毛，故脏热则一身俱热，是必病便血。《素问·五脏别论》：五脏者，藏精气而不泄，六腑者，传化物而不藏。肾，脏也，膀胱，腑也，肾温则阳气秘藏而血不流溢，肾寒则脏中之阳散于膀胱之腑，腑热，故血海不秘，随膀胱而输泄，必便血也。

癸水上升，而化丁火，故少阴水火同经，而独以君火主令，水升而化火，则癸水不寒，丙火下降，而化壬水，故太阳水火同气，而独以寒水司权，火降而化水，则丙火不热。病则癸水不化丁火，故少阴肾善于病寒，丙火不化壬水，故太阳膀胱善于病热，此其中有甲乙之木邪焉。肝以风木而主疏泄，胆以相火而主秘藏，肾之温暖而蛰封者，相火之秘藏也，膀胱之清凉而通利者，风木之疏泄也，病则风木不能疏泄，故水道不通，相火不能秘藏，故膀胱有热。

足少阳自头走足，病则上逆，手少阳自手走头，病则下陷，膀胱之热者，手少阳三焦之相火离肾脏而泄于膀胱，一身手足之热者，足少阳胆经之相火离肾脏而泻于肢体也。肝木藏血，而其性疏泄，木陷于水，疏泄不行，怒而生风，愈欲疏泄，泄而不畅，其轻则为水淋，其重则为血淋，淋血之家，痛涩而频数者，风木强泄

---

① 上　原作"以上"，据《伤寒论·辨少阴病脉证并治》此方方后语、前后文例改。
② 升　原作"斤"，据蜀本、集成本、石印本、《伤寒论·辨少阴病脉证并治》此方粳米分量改。
③ 三　原作"二"，据蜀本、集成本、石印本、《伤寒论·辨少阴病脉证并治》此方方后语改。

而不畅也。便血之证，热在膀胱，而肾脏则寒。盖肾寒不能生木，而后木郁而生风，风性善泄，愈泄而愈陷，愈陷而愈泄，故血不上行，而病下脱。其胆火之逆于肢体者，风木之疏泄也，其三焦之泄于膀胱者，风木之郁陷也。

少阴亡阳死证六章[①]

少阴亡阳死证一少阴三十

少阴病，脉微沉细，但欲卧，汗出不烦，自欲吐，至五六日，自利，复烦躁不得卧寐者，死。

脉微沉细，但欲卧者，水旺而阴盛也。汗出，自欲吐者，火泄而阳升也。微阳上越，而根本未拔，是以不烦，至五六日，寒水愈旺，下见自利，复烦不得卧寐，则阳根脱泄，必死无救也。

死证二少阴三十一

少阴病，吐利烦躁，四逆者，死。

吐利烦躁，则微阳飞走，本根欲断。倘其四末阳回，犹有生望，再加四肢厥逆，死不可医也。

死证三少阴三十二

少阴病，四逆，恶寒而身蜷，脉不至，不烦而躁者，死。

四逆，恶寒而身蜷，阴盛极矣，脉又不至，则阳气已绝，如是则不烦而躁者，亦死。盖阳升则烦，阳脱则躁，阳中之阳已亡，是以不烦，阴中之阳欲脱，是以躁也。

阴气者，静则神藏，躁则消亡（《素问》语）。盖神发于阳而根藏于阴，精者，神之宅也，水冷精寒，阳根欲脱，神魂失藏，是以反静而为躁也。

死证四少阴三十三

少阴病，恶寒身蜷而利，手足逆冷者，不治。

恶寒身蜷，加以下利，则阳有日断之忧，兼之手足逆冷，则阳无来复之望，不可治也。

死证五少阴三十四

少阴病，下利止而头眩，时时自冒者，死。

下利止而眩冒者，阳根下绝，欲从上脱，是以死也。

死证六少阴三十五

少阴病，六七日，息高者，死。

《难经》：呼出心与肺，吸入肾与肝，六七日后，水旺寒深，而见息高，是有心肺之呼出而无肾肝之吸入，阳根下绝，升而不降，脱离非久，必主死也。

少阴阳回不死证四章[②]

少阴阳回不死证一少阴三十六

少阴病，吐利，手足不厥冷，反发热者，不死。脉不至者，灸少阴七壮。

吐利并作，脾胃俱败，而手足不逆冷，则中气未绝，反发热者，微阳欲复也，是以不死。若脉不至者，灸少阴经穴七壮，以助阳气，其脉必至，以其阳已回也。七为阳数，故灸七壮。

阳回证二少阴三十七

少阴病，恶寒而蜷，时自烦，欲去衣

---

① 少阴亡阳死证六章　原脱，诸本均同，据前后文例补。
② 少阴阳回不死证四章　原脱，诸本均同，据前后文例补。

被者，可治。

自烦而去衣被，阳气之复也，是以可治。

阳回证三少阴三十八

少阴病，下利，若利自止，恶寒而蜷卧，手足温者，可治。

下利自止，则脏寒已差，恶寒蜷卧，则经阳未复，而手足温者，是中气未绝，四末阳回之象，故可治。

阳回证四少阴三十九

少阴病，脉紧，至七八日，自下利，脉暴微，手足反温，脉紧反去者，为欲解也，虽烦下利，必自愈。

寒盛则脉紧，至七八日而自下利，则脏寒日甚矣，而脉忽暴微，手足反温，脉紧反去者，此为阳复而欲解也，虽烦而下利，必当自愈。微者，紧之反，缓之始也。（白通汤证之脉，是阳绝之微，此是阳欲复之微也）

土盛水负证五章①

土盛水负证一少阴四十

少阴负趺阳者，为顺也。

少阴，肾脉也，趺阳，胃脉也（足阳明胃之经，自头走足，行于趺上，动脉曰冲阳，故仲景名为趺阳），土本克水，而水盛反侮土。凡病则水胜而土负，至于伤寒少阴脏证，更无土胜水负之理。土胜则生，水胜则死，少阴之死，皆死于水胜而土负，故少阴肾水，必负于趺阳胃土，乃为顺也。少阴水负而趺阳土胜者，阳明承气证是也。此下列阳明土胜水负四证，以明少阴负趺阳为顺之义。

阳贵阴贱，古训昭载，而后世庸愚，乃开补水之门，以祸天下。代有粗工下

士，祖述其说。自宋元以来，讫于今日，群儿谬妄，邪说纷纭，方书数百千部，其于先圣至理，绝无略解一字者，此天下后世，亿万苍生，一大害也！每检医方，辄为怒髪！口众我寡，但积悲叹耳。

土胜水负黄连阿胶证二少阴四十一②

少阴病，得之二三日以上，心中烦，不得卧，黄连阿胶汤主之。

少阴病，但欲卧也，得之二三日以上，心中烦，不得卧者，燥土克水，而烁心液也。心之液，水之根也，液耗水涸，精不藏神，故心烦，不得卧寐。黄连阿胶汤，黄连、芩、芍，清君火而除烦热，阿胶、鸡子黄，补脾精而滋燥土也。

少阴水脏，在阳明则燥土克水，是为不足，在少阴则寒水侮土，是为有余，有余则但欲寐，本篇之首章是也，不足则不得卧，阳明篇时有微热，喘冒不得卧是也。阳动阴静，异同天渊，少阴癸水之脏，无二三日前方病湿寒，二三日后忽转阳明，遽变燥热之理，此盖阳明腑病之伤及少阴，非少阴之自病也。阳明之燥，未伤肾阴，自是阳明病，伤及肾阴，则阳明益盛而少阴益亏，亏而不已，倏③就枯竭，便成死证。故阳明病不必急，而阳明伤及少阴，则莫急于此矣，是以急下三证，既列阳明，并入少阴之篇。此章是承气之初证，勿容急下，以下三章，则如救焚毁，不得不急矣。

黄连阿胶汤九十七

黄连四两　黄芩一两　芍药一两　阿胶三两　鸡子黄二枚

上五味，以水五升，先煮三味，取三

---

① 土盛水负证五章　原脱，诸本均同，据前后文例补。

② 少阴四十一　原作"少阴四十二"，据石印本改。

③ 倏（shū 叔）　忽然也。

升，去滓，内阿胶，烊尽，少冷，内鸡子黄，搅令相得，温服七合，日三服。

土胜水负大承气证三 少阴四十二

少阴病，得之二三日，口燥咽干者，急下之，宜大承气汤。方在阳明二十一①。

少阴之经，循喉咙而挟舌本，燥土克水，阴液枯焦，故口燥咽干。肾水被烁，故当急下。此与阳明发热汗多章义同。

此下三章，皆少阴负跗阳之太过者。少阴固宜负跗阳，而负之太过，则肾水涸竭，亦必至死，故急下阳明，以救少阴。少阴三承气证，即是阳明急下三证，以其伤在少阴，故又列之少阴篇中，实非少阴之本病也。

土胜水负大承气证四 少阴四十三

少阴病，自利清水，色纯青，心下必痛，口②干燥者，急下之，宜大承气汤。方在阳明二十一。

肝主疏泄，故见自利。青为木色。厥阴之经，布胁肋而贯膈，脉循心下，经脉燥急，故痛作焉。厥阴之经，循喉咙而环唇，风动津耗，故口干燥。燥土克水，水涸则木枯，木枯则风动，肾水愈消，更当急下。此与阳明目中不了了章义同。

土胜水负大承气证五 少阴四十四

少阴病，六七日，腹胀，不大便者，急下之，宜大承气汤。方在阳明二十一。

脾病则陷，陷则脐以下胀，胃病则逆，逆则脐以上胀。太阴之腹胀，则湿盛而便利，阳明之腹胀，则燥盛而便结，腹胀而不大便，是阳明燥盛而烁脾阴也。燥土克水，水涸而脾精枯槁，戊己合邪，以临残阴，水愈不支，更当急下。此与阳明发汗不解，腹满痛章义同。

急下之三证，三阴俱伤，非第少阴，而悉属之少阴者，《素问·上古天真论》：肾者主水，受五脏六腑之精而藏之，肾水者，脏阴之根本也，故五脏亡阴之证，皆属之少阴。

少阴中风欲愈 一章③

少阴中风欲愈一 少阴四十五

少阴中风，脉阳微阴浮，为欲愈

太阳中风，而传少阴，是谓少阴中风。微者紧之反，浮者沉之反，寸微尺浮，是沉紧已去，阴退阳复之象，故为愈兆。

少阴解期 一章④

少阴解期一 少阴四十六

少阴病，欲解时，从子至寅上。

子丑寅，少阴得令之时，故解于此。

---

① 阳明二十一　原作"阳明二十"，诸本均同，据"卷六·阳明上篇·阳明实证"改。
② 口　原作"目"，据蜀本、集成本、石印本、本节黄解改。
③ 一章　原作"一"，诸本均同，据前后文例改。
④ 一章　原脱，诸本均同，据前后文例补。

伤寒悬解卷十二

昌邑黄元御坤载著

厥阴经全篇五十章

厥阴脏病

厥阴以风木主令，胎于癸水而孕丁火，协子气则上热，秉母气则下寒，子胜则热，母胜则厥，热为人关，厥为鬼门。胜负往来之间，中气存亡，于此攸判，热胜则火旺而土生，厥胜则水旺而土死，人鬼之分，由是定矣。

然土之所恃者，火也，土虚则君火不能胜水，土之所克者，水也，火衰而寒水遂得侮土。少阴之病，跌阳操其胜势，而多负于寒水，厥阴之病，跌阳处其败地，而水木合邪，凌侮弱土，焉有不负之理乎，是以厥逆吐利之条，较之少阴更甚，是皆跌阳之败也。

其利多于吐者，缘五行之相克，各从其类。胆胃皆阳也，阳主下降，以胆木而克胃土，气逆而不降，故少阳、阳明之病，则呕多而利少，肝脾皆阴世，阴主上升，以肝木而克脾土，气陷而不升，故厥阴、太阴之病，则呕少而利多。土主受盛而木主疏泄，胃本不呕，有胆木以克之则上呕，脾本不利，有肝木以泻之则下利，呕利者，虽脾胃之病，而实肝胆之邪也。

顾厥阴阴极之脏，阴极则阳生，挟母气之寒以贼土者，厥阴也，孕子气之热以生土者，亦厥阴也。水木侵凌，土崩阳败，忽而一线萤光，温存① 中气，中气

一苏，煦濡长养，渐而阳和四布，上下升沉，手足温生，呕利皆止，出寒谷② 而登春台③，亦厥阴之文功也。厥阴之手跌阳，或为罪魁，或为功首，以其阴阳胜④ 负之无常也。《素问·本病论》：治五脏者，半死半生也，其厥阴之谓与⑤？

提纲一章⑥

厥阳脏气，自下上行，病则怒气郁升，心受其害，于是冲心疼热之证作。胃被其贼，于是吐蛔不食之病生。升令不遂，风木遏陷，手是脾蒙其虐，而泄利不止。其消渴疼热者，上热也，是阳复发热之根。下利不止者，下寒也，是阴盛发厥之本。只此数证，而厥阴之病皆备矣。

厥阳、少阳之经，同布手胁肋，少阳之病在经，故有胸胁之证，厥阴之病在脏，故有吐利之邪。吐为胃病，设吐之则胃气更伤，当吐逆而莫禁，利为脾病，故下之则脾气更败，乃洞泄而不止也。

厥阴经提纲一厥阴一⑦

厥阴之为病，消渴，气上冲心，心中

---

① 温存　温暖也。
② 寒谷　深山溪谷，为日光所不及者。
③ 春台　登眺游览之胜处也。在此作阳台讲。
④ 胜　原作"升"，音近之误，据蜀本及上下文义改。
⑤ 与　通"欤"。
⑥ 提纲一章　原作"厥阴经提纲一厥阴一"，诸本均同，据目录、前后文例改。
⑦ 厥阴经提纲一厥阴一　原在"厥阴脏病"前，诸本均同，据前后文例移。

疼热①，饥而不欲食，食则吐蛔，下之利不止。

厥阴，肝之经也，厥阴之经，以风木而孕君火，肝藏血，心藏液，病则风动火郁，血液伤耗，而合邪刑金，肺津② 枯燥，于是消渴生焉。肝心子母之脏，气本相通，病则木气不舒，郁勃冲击，故气上冲心，心中疼热也。木郁克土，脾陷则胃逆，故饥而不欲食也。庚桑子③：木郁则为蛊，蛔者，木气所化，木盛土虚，胃中寒冷，不能安蛔，食不下消，胃气愈逆，是以吐蛔。下伤脾气，土陷木遏，郁而生风，疏泄不藏，故下利不止。

厥阴脏病乌梅丸证一 厥阴二

伤寒，脉微而厥，至七八日，肤冷，其人躁无暂安时者，此为脏厥，非为蛔厥也。蛔厥者，其人当吐蛔，令病者静，而复时烦，此为脏寒，蛔上入其膈，故烦，须臾复止，得食而呕，又烦者，蛔闻食臭出，其人当自吐蛔，蛔厥者，乌梅丸主之。

伤寒，脉微而见厥逆七八日，皮肤寒冷，其人躁扰，无暂安时者，此为脏厥。脏厥者，藏寒发厥，阳根欲脱，故生躁乱，非为蛔厥也。蛔厥者，内有蛔虫而厥，其人必当吐蛔。蛔虫在内，令病者有时静，而复有时烦也。所以然者，此因藏寒不能安蛔，蛔虫避寒就温，上入其膈，故烦。蛔虫得温而安，须臾复止。及其得食，胃寒不能消纳，气逆作呕，冲动蛔虫，蛔虫扰乱不安，是以又烦。蛔闻食气而上，随胃气之呕逆而出，故其人当自吐蛔。吐蛔而发厥，是为蛔厥。乌梅丸，乌梅、姜、辛，杀蛔止呕而降气冲，人参、桂、归，补中疏木而润风燥，椒、附，暖水而温下寒，连、柏，泻火而清上热也。

乌梅丸 九十八又主久利方

乌梅三④ 百枚　　细辛六两　　干姜十两
人参六两　　桂枝六两　　当归四两　　蜀椒四两，去目　　附子六两，炮　　黄连一斤　　黄柏六两

上十味，异捣筛，合治之，以苦酒渍乌梅一宿，去核，蒸之五升米上，饭熟，捣成泥，合药令均，内臼⑤ 中，与蜜杵二千下，丸如梧⑥ 桐子大，先食饮服十丸，日三服，稍加至二十丸。禁生冷、滑物、臭食等。

手足厥冷证二 厥阴三

凡厥者，阴阳不相顺接便为厥，厥者，手足逆冷是也。诸四逆厥者，不可下之，虚家亦然。

平人阳降而交阴，阴升而交阳，两相顺接，乃不厥冷，阳上而不下，阴下而不上，不相顺接，则生逆冷。不顺而逆，故曰厥逆。足三阳以下行为顺，足三阴以上行为顺，顺行则接，逆行则阴阳离析，两不相接，其所以逆行而不接者，中气之不运也。足之三阳，随阳明而下降，足之三阴，随太阴而上升，中气转运，胃降脾升，则阴阳顺接，中气不运，胃逆脾陷，此阴阳不接之原也。中气之所以不转运者，阴盛而阳虚也。四肢秉气于脾胃，脾胃阳旺，行气于四肢，则四肢暖而手足温，所谓阳盛而四肢实也（《素问》语）。缘土旺于四季，故阳受气手四末（《素

---

① 疼热　原作"热疼"，诸本均同，据上文"消渴疼热"、黄解"心中疼热"、《伤寒论·辨厥阴病脉证并治》乙转。

② 津　原作"泽"，诸本均同，形近之误，据上下文义改。

③ 庚桑子　老聃弟子，战国·楚人，老庄学派之至人。亦作"亢桑子"。

④ 三　原作"二"，据蜀本、集成本、石印本、《伤寒论·辨厥阴病脉证并治》此方乌梅分量改。

⑤ 臼　原作"白"，形近之误，据蜀本、集成本、石印本改。

⑥ 梧　原脱，据蜀本、集成本、石印本、《伤寒论·辨厥阴病脉证并治》此方方后语补。

问》语）。四末温暖，是之调顺。水盛火知，阳虚土败，脾胃寒温，不能温养四肢，是以厥冷。四肢，阳盛之地，而阴反居之，变温而为冷，是反顺而为逆也，因名厥逆。厥逆之家，木郁火动则发热，木火未盛而寒水方旺则为厥。诸四逆厥者，是其阴气方盛，阳气未复之时，故不可下。凡虚损之家，阳衰阴旺，证亦同此，不可下也。

厥热胜复证三_{厥阴四}

伤寒一二日，以至四五日而厥者，必发热，前热者后必厥，厥深者热亦深，厥微者热亦微。厥应下之，而反发汗者，必口伤烂赤。

伤寒一二日，以至四五日而见厥者，此后必发热，既已发热，则此后必又厥。前之厥深者，后之热亦深，前之厥微者，后之热赤微，盖前之阴盛而为厥，后必阳复而发热，阴阳之胜复不偏，则厥热之浅深相等也。阳胜而热则病退，阴胜而厥则病进，是热本吉兆，然不可太过。厥将终而热将作，应当下之，以救营血而息肝风，而反发汗者，亡其血液，风动火炎，必口伤烂赤。

上章诸四逆厥者，不可下之，此曰厥应下之者，以其将发热也。缘今之厥深者，后之热亦必深，俟其热盛亡阴，所丧多矣，于其热未发时，应当下之，使阳与阴平，则热可不作，热去则厥亦不来，是至善之法也。不然，热来则伤肾肝之阴，厥来又伤心肺之阳，厥热之胜复_① 不已，则正气之损伤为重，养虎贻患，非计之得者也。

厥热胜复_② 证四_{厥明五}

伤寒厥五日，热亦五日，设六日当复厥，不厥者自愈，厥终不过五日，以热五日，故知自愈。

阴胜而厥者五日，阳复而热者亦五日，设至六日，则阴当又胜而复厥。阴胜则病进，复厥者病必不愈，若不厥者，则阴不偏胜，必自愈世。盖天地之数，五日一候_③，则气化为之一变，是以阴胜而厥，终不过乎五日。阴胜而阳不能复，则病不愈，以阳复而热者，亦是五日，阴不偏胜，而阳不偏负，故知自愈。

厥多热少证五_{厥阴六}

伤寒厥四日，热反三日，复厥五日，其病为进，寒多热少，阳气退，故为进也。

阴胜而厥者四日，阳复而热者反止三日，复阴胜而厥者又是五日，则其病为进，不能自愈。以寒多而热少，阳气退败，故为病进也。

厥少热多证六_{厥阴七}

伤寒发热四日，厥反三日，复热四日，厥少热多，其病当愈。四日至七日，热不除者，必便脓血。

阳胜而发热四日，阴复而厥者反止三日，复阳胜而发热者又是四日，厥少而热多，其病当愈。然热不宜太胜，四日至七日，而热不除者，积热伤阴，必便脓血也。

热胜便血证七_{厥阴八}

伤寒，热少，厥微，指头寒，默默不欲食，烦躁数日，小便利，色白者，此热除也，欲得食，其病为愈。若厥而呕，胸

① 复　原作"负"，诸本均同，音近之误，据上下文义改。
② 复　原作"负"，诸本均同，据本节黄解改。
③ 一候　原作"以后"，诸本均同，音近之误，据下文"气化为之一变"改。

胁烦满者，其后必便血。

热少者，阳将退也。厥微指寒者，阴欲复也。默默不欲食而烦躁者，阳未全退，阴未全复也。迫至数日，小便利而色白者，是阳退阴复而热除也。热除则默默不欲食者必欲得食，其病为愈也。若厥逆而呕吐，胸胁烦满者，则热未尝除，其后必便血。盖阳外而阴内，平人阴阳相交，故外而偏热而内不偏寒。病而阴胜，则格阳于外，内寒而外热，病而阳胜，则关阴于外，内热而外寒。此之厥微指寒者，阴气内复，故渐自外退也。而阴未全复，阳气犹旺，故不食而烦躁。迫至便利色白，则热除烦退，而病愈矣。若厥而不微，是阴未内复，而兼之呕吐，胸膈烦满者，是胆木刑胃，胃气冲逆，必不能食，较之默默不食而烦躁者，其病颇剧。甲木逆行，则相火升炎，内热不除，肝胆同司营血，营血欲静，而风火不息，金水失其收藏，木火行其疏泄，其后必便血也。

彻热除中证八 厥阴九

伤寒脉迟，六七日，而反与黄芩汤彻其热，脉迟为寒，今与黄芩汤复除其热，腹中应冷，当不能食，今反能食，此名除中，必死。

伤寒脉迟，是阳[1] 虚之证，六七日间，阴气愈旺，乃见其外热，而反与黄芩汤，以彻其热。脉迟为内寒，今与黄芩汤复除其热，腹中应冷，当不能食，今反能食，此名除中，以寒凉败其中气，中气除根，而居膈上。虽暂时能食，顷则上脱，必主死也。

热胜痈脓证九 厥阴十

伤寒，始发热六日，厥反九日而利，凡厥利者，当不能食，今反能食者，恐为除中。食以索饼，不发热者，知胃气尚在，必愈。恐暴热来出而复去也，后三日脉之，其热续在者，期之旦日[2] 夜半愈，所以然者，本发热六日，厥反九日，复发热三日，并前六日，亦为九日，与厥相应，故期之旦日夜半愈。后三日脉之，而脉数，其热不罢者，此为热气有余，必发痈脓也。

始发热六日，厥反[3] 九日，而兼下利。凡厥而下利者，土亏阳败，当不能食，今反能食者，恐为除中。及食以素饼，而不发暴热者，知胃气尚在，非除中也，其病必愈。盖阴盛而病厥利，而一见能食，必是阳复而发热。阳复之热，续在而不去，除中之热，暴来而暴去。恐厥后暴热之来，自内出外，不久复去，便成除中，迫至后三日脉之，其热续在而不去者，期之旦日夜半必愈。所以然者，始本热六日，厥反九日，今复发热三日，并前发热之六日，亦为九日，与厥之日期相应，厥热相平，彼此不偏，故期之旦日夜半愈也。然热不可太过，三日之后，其热渐除，乃可全愈，若后三日脉之，而脉犹见数，其热不罢者，此为热气有余，必郁蒸血肉，而发痈脓也。

厥胜下利证十 厥阴十一

伤寒，先厥，后发热，而下利者，必自止，见厥复利。

厥而下利，是阴盛也。若先厥利，而后见发热，则阳进阴退，利必自止。若再见厥逆，则阴进阳退，当复利也。

热胜喉痹证十一 厥阴十二

伤寒，先厥，后发热，下利必自止，

---

[1] 阳 原作"阴"，据蜀本、集成本、石印本改。

[2] 旦日 明日。

[3] 反 原作"凡"，音近之误，据蜀本、集成本、石印本及本节经文改。

而反汗出，咽中痛者，其喉为痹。

先厥后热，利必自止。然热不可过，发热利止，而反汗出，咽痛者，是热气上蒸皮毛，而冲咽喉，其喉当痹塞也。

热胜便脓证十二厥阴十三

发热无汗，而利必自止，若不止，必便脓血，便脓血者，其喉不痹。

发热无汗，是阳不外蒸，里气温暖，利必自止。若其不止，则内蒸营阴，必便脓血。便脓血者，热邪下行，其喉不痹也。

脉促发厥证十三厥阴十四

伤寒，脉促，手足厥逆者，可灸之。

阳为阴格，不得下达，故脉见促象。阴盛中寒，四肢失温，故手足厥逆。宜灸之，以助阳胜阴也。

当归四逆证十四厥阴十五

手足厥寒，脉细欲绝者，当归四逆汤主之。若其人内有久寒者，当月四逆加吴茱萸生姜汤主之。

肝司营血，流经络而注肢节，厥阴之温气亏败，营血寒涩，不能暖肢节而充经络，故手足厥寒，脉细欲绝。当归四逆汤，甘草、大枣，补脾精以荣肝，当归、芍药，养营血而复脉，桂、辛、通草，温行经络之寒涩也。若其人内有陈久积寒者，则厥逆脉细之原不在经络而在脏腑，当归四逆加吴茱萸生姜汤，吴茱萸、生姜，温寒凝而行阴滞也。

当归四逆汤九十九

当归三两　芍药三两　桂枝三两　细辛二两　通草二两　甘草二两，炙　大枣二十五枚

上七味，以水八升，煮取三升，去滓，温服一升，日三服。

当归四逆加吴茱萸生姜汤一百

当归三两　芍药三两　桂枝三两　细辛二两　通草二两　甘草二两，炙　大枣二十五枚　吴茱萸一升　生姜半斤

上九味，以水六升，清酒六升，煎五升，分温五服。

瓜蒂散证十五厥阴十六

病人手足厥冷，脉乍紧者，邪结在胸中，心下满而烦，饥不能食者，病在胸中，当须吐之，宜瓜蒂散。方在太阳百三十二。

病人手足厥冷，而脉乍紧者，或觉邪结在胸中，心下满而烦，饥不能食者，此其病在胸中，当须吐之，宜瓜蒂散。盖胃气下行，浊阴敛降，则心胸清旷，而不满结，此缘胃气上逆，注阴不降，故心下胀满，饥不能食。胃口痞塞，肺气郁遏，淫生痰涎，阻隔窍隧，阳气不能四达，故手足厥冷。脉候乍紧，"脉法"所谓支饮急弦也。吐之宿物尽去，清气流通，则诸证悉瘳矣。

少腹满痛证十六厥阴十七

病人手足厥冷，言我不结胸，少腹满，按之痛者，此冷结在膀胱关元也。

病人手足厥冷如前，而言我不结胸，其心下不满，而小腹则满，按之觉痛者，此冷气结在膀胱关元之间也（关元，任脉穴，在脐下三寸，小肠之募，足三阴之会也）。此推广上章之义。（上章病在胸中，此章病在少腹）

脉虚厥逆证十七厥阴十八

伤寒五六日，不结胸，腹濡，脉虚，复厥者，不可下，此为亡血，下之死。

五六日，正传厥阴之时，不结胸，而腹亦濡而不满，此内无冷结也。但脉虚而

厥逆者，不可下也，此为亡血，下之则死。盖血中温气，所以充经络而温肢节，营血虚寒，故肢冷脉虚也。

水渍作利证十八厥阴十九

伤寒，厥而心下悸者，宜先治水，当与茯苓甘草汤，方在太阳四十二。却治其厥，不尔水渍入胃，必作利也。

厥逆而心下悸动者，此内有水气，盖水饮停留，阻经脉往来之路，木郁风作，故心下动悸，宜与茯苓甘草汤，先治其水。停水既去，却治其厥，不然水饮渍入胃脘，必作利也。

腹痛欲利证十九厥阴二十

伤寒四五日，腹中痛，若转气下趋少腹，此欲自利也。

四五日，将传厥阴，土湿木遏，肝气不达，侵克脾土，故腹中作痛。若雷鸣气转，下趋少腹者，此湿寒下旺，肝脾俱陷，风木贼土，疏泄失藏，故欲自利也。

当归四逆证二十厥阴二十一

下利脉大者，虚也，以其强下之故也。设脉浮革，因而肠鸣者，属当归四逆汤。方在厥阴十五。

下利而脉大者，此中气脱泄，离根而外浮，阳虚之诊也。但使自利，未必如此，是其强以苦寒下之，愈亡其里阳故也。设脉见浮革，因而肠鸣者，此利亡血中温气，枯木贼土，属当归四逆之证。"脉法"：脉弦而大，弦则为减，大则为芤，减则为寒，芤则为虚，寒虚相抟，此名为革，革者，温气亡脱，营血虚寒，内虚外实，如鼓上皮革之象，浮大中虚之脉也。血冷木陷，郁勃不宁，阴邪宕激，是以肠鸣。当归四逆，养血达郁，使木气荣利，不至遏陷，则阳回而利止矣。

四逆证二十一厥阴二十二

大汗，若大下，利而厥冷者，四逆汤主之。方在太阴三。

大汗大下，败其中气，下利而厥冷者，阳亡火败，宜四逆双补火土，以回阳气。

四逆证二十二厥阴二十三

大汗出，热不去，内拘急，四肢疼，又下利厥逆而恶寒者，四逆汤主之。

伤寒，表寒闭其内热，大汗既出，热应解矣，若大汗出而热不去，此阳亡而不归也。里阴盛则内拘急，表阳虚则四肢疼，又下利厥逆而恶寒者，火土双败，宜主四逆。

通脉四逆证二十三厥阴二十四

下利清谷，里寒外热，汗出而厥者，通脉四逆汤主之。方在少阴二十三。

下利清谷，里寒外热，手足厥逆，脉微欲绝，身反不恶寒，其人面赤色，是少阴通脉四逆证，缘其阳弱而气郁也。少阴阴盛阳微，故面见赤色，阳郁皮腠，而不得出汗。厥阴阴极阳生，内胎火气，故热盛而汗出，虽见汗出，而阳气犹郁。以其脏气寒凝，故其经络郁遏不畅，亦宜通脉四逆也。

干姜连芩人参证二十四厥阴二十五

伤寒，本自寒下，医复吐下之，寒格，更逆吐下，若食入口即吐，干姜黄连黄芩人参汤主之。

本自内寒下利，医复吐下之，中气愈败，寒邪阻隔，胃气更逆，脾气更陷，吐下不止。若食方入口即吐者，是中脘虚寒，而上焦有热。宜干姜黄连黄芩人参汤，干姜、人参，温补中脘之虚寒，黄连、黄芩，清泻上焦之虚热也。

干姜黄连黄芩人参汤百一

干姜三两，去皮　人参三两　黄连三两，去须　黄芩三两

上四味，以水六升，煎二升，去滓，分温再服。

吴茱萸证二十五厥阴二十六

干呕，吐涎沫，头痛者，吴茱萸汤主之。方在阳明六十。

胃气上逆，浊阴涌泛，则生干呕。胃逆肺阻，清气埋郁，则化痰涎。胃逆而胆火升炎，津液涌沸，则沫生焉，譬犹汤沸而沫起也。胃逆而浊阴升塞①，头上气滞，故痛生焉。是少阳、阳明之病，而见之厥阴者，肝胆同气也。缘肝脾寒陷，故胆胃冲逆如此。宜吴茱萸汤，参、甘，补中而培土，茱、姜，温寒而降逆也。

痈脓作呕证二十六厥阴二十七

呕家，有痈脓者，不可治呕，脓尽自愈。

呕家，有痈脓者，则呕乃痈脓之所致，不可治呕，脓尽自愈也。

麻黄升麻证二十七厥阴二十八

伤寒六七日，大下后，寸脉沉而迟，手足厥逆，下部脉不至，咽喉不利，吐脓血，泄利不止者，为难治，麻黄升麻汤主之。

下伤中气，脾肝下陷，故寸脉沉迟，尺脉不至，手足厥逆，泄利不止。胃胆上逆，浊气冲塞，故咽喉不利。相火刑金，故呕吐脓血。是下寒上热，升降倒行，中气颓败，最为难治。麻黄升麻汤，姜、甘、苓、术，温中而燥土，知母、石膏、天冬、葳蕤，清金而降边，当归、芍药、

桂枝、黄芩，滋木②而升陷，升麻理其咽喉，麻黄发其皮毛也。

麻黄升麻汤百二

麻黄二两五钱，去节　升麻一两一分　当归一两一分　知母　黄芩　葳蕤各十八铢　石膏碎、绵裹　干姜　白术　芍药　天冬　桂枝　茯苓　甘草各六铢

上③十四味，水一斗，先煮麻黄一两沸，去上沫，内诸药，煮取三升，去滓，分温三服，相去如炊三斗米顷令尽。汗出愈。

四逆证二十八厥阴二十九

呕而脉弱，小便复利，身有微热，见厥者，难治，四逆汤主之。方在太阴三。

呕而脉弱，小便复利，身有微热，胃气之虚，小便复利，肾气之虚（少阴病，小便利，色白者，少阴病形悉具，以其肾阳之虚世。肾司二便，寒则膀胱失约，故小便白利，《素问·脉要精微论》：水泉不止者，是膀胱不藏也）。里阳虚败，加以身有微热而厥逆者，则孤阴内盛而微阳外格，故为难治。宜四逆，以回里阳也。

热厥下利证二十九厥阴三十

发热而厥七日，下利者，为难治。

发热而见厥逆，阴盛而阳不归也，至于七日之久，是微阳来复之时，而又见下利，则里阳败泄，难望其复，故为难治。

---

①　塞　原作"寒"，形近之误，据蜀本、集成本、石印本改。
②　木　原作"风"，诸本均同，据上文"清金而降逆"改。
③　上　原作"以"，蜀本同、集成本作"已"，石印本作"以上"，据《伤寒论·辨厥阴病脉证并治》此方方后语改。

厥阴阳绝死证七章①

厥阴阳绝死证一 厥阴三十一

伤寒发热,下利至甚,厥不止者,死。

发热而下利至甚,里寒外热,阳气不归也,而厥逆不止,则土败阳绝,而无来复之望,必主死也。

死证二 厥阴三十二

伤寒六七日,不利,便发热而利,其人汗出不止者,死,有阴无阳故也。

六七日,正传厥阴之时,从前不利,六七日间便发热而利,脏中之温气内泄,其人汗出不止者,经中之温气外亡,如是必死。以其表里之阳皆脱,有阴无阳故也。

死证三 厥阴三十三

伤寒发热,下利厥逆,躁不得卧者,死。

发热下利,而见厥逆,阴盛而阳气不归,加以躁不得卧,则微阳绝根而外脱,死不可医也。

死证四 厥阴三十四

伤寒六七日,脉微,手足厥冷,烦躁,灸厥阴,厥不还者,死。

六七日,病传厥阳之时,脉微欲绝,手足厥冷,是当归四逆之证。而加以烦躁,则微阳欲脱。灸厥阴经穴,以复其阳。而厥冷不回,则阳已绝根,必死不救也。

死证五 厥阴三十五

下利,手足厥冷,无脉者,灸之不温若脉不还,反微喘者,死。

下利,厥冷无脉,灸之厥不温与脉不还,是纯阴无阳,而反微喘者,则气不归根,必死无疑也。

死证六 厥阴三十六

下利后脉绝,手足厥冷,晬时脉还,手足温者生,脉不还者死。

利后脉绝,手足厥冷,阳欲断矣。晬时脉还,手足温者,经阳来复②,中气渐回,如此则生。脉不还者,阳绝不复,死无望也。

死证七 厥阴三十七

伤寒,下利日十余行,脉反实者,死。

下利日十余行,气泄阳虚,而脉反实者,是胃气已绝,而厥阴之真脏独见也,必死。

《素问·平人气象论》:人无胃气曰逆,逆者死。平肝脉来,软弱招招,如揭长竿末梢,曰肝平,春以胃气为本。病肝脉来,盈实而滑,如循长竿,曰肝病。死肝脉来,急益劲,如新张弓弦,曰肝死。"玉机真脏论":诸真脏脉见者,皆死不治。五脏者,皆禀气于胃,胃者,五脏之本也。脏气者,不能自致于手太阴,必因于胃气乃至于手太阴也。病甚者,胃气不能与之俱至于手太阴,故真脏之气独见,独见者,病胜脏也,故曰死。

厥阴阳回不死证十二章③

厥阴阳回不死证一 厥阴三十八

下利,脉沉弦者,下重也,脉大者,为未止,脉微弱数者,为欲自止,虽发热,不死。

———

① 厥阴阳绝死证七章 原脱,诸本均同,据前后文例补。
② 复 原作"后",形近之误,据蜀本、集成本、石印本改。
③ 厥阴阳回不死证十二章 原脱,诸本均同,据前后文例补。

下利而脉沉弦者，肝木郁陷，而后重也。设其脉大者，是利亡肝脾之阳，枯木贼土，利为未止（是即当归四逆证之浮革）。若脉微[1]弱数者，是脾阳欲复，肝邪将退，为欲自止，虽外见发热，然续将自还，不至死也。

阳回证二厥阴三十九

下利，脉沉而迟，其人面少赤，身有微热，下利清谷者，必郁冒汗出而解，病人必微厥，所以然者，其面戴阳，下虚故也。

下利而脉沉迟，阴盛之诊，"脉法"：沉为在里，迟为在脏是也。乃其人面少赤，身有微热者，是脾阳欲复，为阴邪郁遏于皮腠，不能透发，故外见热赤也。然阳郁欲发，必不终陷，顷将冲透重阴，汗出而解。但微阳孤弱，未能遽突重围，难免怫郁昏冒，而后外达皮毛耳。方其郁冒将解之时，病人必当微厥。所以然者，其面之少赤，是谓戴阳，戴阳者，阳根微弱而下虚故也。是即少阴通脉四逆汤证，而此则阳复而能解者也。

阳回证三厥阴四十

下利，脉数而有微热，汗出，令自愈。设复紧，为未解。

下利，脉数而有微热，阳欲复也，一见汗出，则阳气外达，利将止矣，可令自愈，不须治也。设脉复紧，则阴邪外闭，阳陷而不升，为未解也。

阳回围脓证四厥阴四十一

下利，脉数而渴者，令自愈。设不差，必围脓血，以有热故也。

下利，脉数而渴者，阳已复矣，可令自愈。设利不差，必围脓血，以其阳复之过而有余热，以伤[2]阴也。

阳回围脓证五厥阴四十二

下利，寸脉反浮数，尺中自涩者，必围脓血。

下利而寸脉反见浮数，是阳复而上盛也。尺中自涩者，是阴退而下虚也。阳盛必俯侵阴位，郁蒸营分，而围脓血也。

阳回自愈证六厥阴四十三

下利，有微热而渴，脉弱者，令自愈。

有微热而渴，是阳复矣，脉弱则无余热，故令自愈。

盖脉数则阳复，数而大则热有余，而便脓血，数而弱则热不胜，而令自愈。前章脉微弱数者，为欲自止，正此义也。

阳回有热证七厥阴四十四

下利，欲饮水者，以有热故也，白头翁汤主之。

欲饮水者，阳复而有内热也。白头翁汤，白头翁清少阳之相火，黄连清少阴之君火，黄柏、秦皮，泻厥阴之湿热也。

白头翁汤百三
白头翁二两　黄连[3]三两　黄柏三两
秦皮三两

上四味，以水七升，煮取二升，去滓，温服一升。不愈，再服一升。

阳回饮水证八厥阴四十五

厥阴病，欲饮水者，少少与之，愈。

阳复而欲饮水，有内热也。少少与之，滋其渴燥，必当自愈。阳气初复，未

---

① 微　原脱，诸本均同，据本节经文补。
② 伤　原作"阳"，音近形近之误，据蜀本、集成本、石印本改。
③ 黄连　原作"黄芩"，据蜀本、集成本、石印本、本节黄解改。

可过与，以伤胃气也。此白头翁汤之轻者。

阳回热利证九_{厥阴四十六}

热利下重者，白头翁汤主之。

阳回热过，肝气郁陷，泄利未止，而益以后重，宜白头翁汤，清其郁热也。

阳回谵语证十_{厥阴四十七}

下利，谵语者，有燥屎也，宜小承气汤。_{方在阳明二十二。}

下利，谵语者，阳复热过，传于土位，胃热而有燥屎也。宜小承气下其燥屎，以泻胃热。

上章是湿热下利，其伤在脾，脾伤则气陷，故病下重，此章是燥热下利，其伤在胃，胃伤则气逆，故病谵语。厥阴阴极阳复，热过伤津，亦有小承气证，厥阴自病，则无是也。

阳回生烦证十一_{厥阴四十八}

下利后更烦，按之心下濡者，为虚烦也，宜栀子豉汤。方在太阳八十九。

利后阳泄，不应生烦，乃更烦者，是阳复而有内热也。承气证之烦，其心下必当硬满，是为实烦，若按之心下濡者，是为虚烦。缘阳复热升，熏蒸肺津，而化涎沫，心气郁阻，是以生烦。宜栀子豉汤，以清烦热也。

厥阴欲愈十二_{厥阴四十九}

厥阴中风，脉微浮，为欲愈，不浮，为未愈。

太阳中风，而传厥阴，是谓厥阴中风。脉浮则阳复而陷升，故为欲愈也。

厥阴解期一章[1]

厥阴解期_{厥阴五十}[2]

厥阴病，欲解时，从丑至卯上。

丑寅卯，厥阴得令之时，故解于此。

---

① 一章　原脱，诸本均同，据前后文例补。
② 厥阴解期厥阴五十　原脱，据前后文例补。

伤寒悬解卷十三

昌邑黄元御坤载著

伤寒类证三十六章

温病一章

温病者，春时之感于风露者也。《素问·金匮真言论》：夫精者，身之本也，故藏于精者，春不病温。"生气通天论"：凡阴阳之要，阳密乃固，阳强不能秘，阴气乃绝，因于露风，乃生寒热，是以冬伤于寒，春必病温。阳强不密，即冬不藏精之义。

四时之气，春生夏长，秋收冬藏。木火司乎生长，金水司乎收藏。冬时寒水当令，阳气潜伏，宜顺天时，以藏水精，精藏则相火不泄，肾阳乃秘。若冬不藏精，坎阳泻露，相火升炎，孔窍常开，是以易伤于寒。寒束皮毛，相火莫泄，虽当冰雪之天，实行曦赫①之令。及其令气一迁，寒去温来，袭以春风，开其皮毛，营愈欲泄，气愈欲闭。卫气敛闭，遏其营血，郁热燔蒸，温病作矣，故曰冬伤于寒，春必病温。

冬伤于寒者，因肾精不藏，相火发泄，外寒闭其内热也，春必病温者，因卫气得风，遏其营血也，非叔和《序例》所谓冬时严寒，中而即病者，名曰伤寒，不即病者，寒毒藏于肌肤，至春变而为温病之谓。此与若痉若温若暍若霍乱等，较之风寒之病，虽不同气，而实则同类。"热病论"：热病者，伤寒之类也，故将伤寒同类之证，列于六经之后。（风寒温痉湿暍霍乱等，皆是外感之病，故为同类也）

温病一②

太阳病，发热而渴，不恶寒者，为温病。若发汗已，身灼热者，名曰风温。风温为病，脉阴阳俱浮，自汗出，身重，多眠睡，鼻息必鼾，语言难出。若被下者，小便不利，直视失溲。若被火者，微发黄色，剧则如惊痫，时瘛疭，若火熏之。一逆尚引日，再逆促命期。

春温之病，受之少阳厥阴两经，其初感则在少阳之经，其经尽则在厥阴之脏。以其寒水不蛰，阳根失秘，当冬藏之时而行春泄之令，风木发扬，不俟春交，相火升炎，无须夏至，其木火之气久泄于蛰闭之秋，故胆肝之经必病于生长之日，少阳厥阴，实为春温受病之所也。

太阳寒水之经，主司皮毛，风寒外束，皮毛不开，经气郁遏，必见恶寒。温家风露外袭，木火内应，感于太阳之部，应在少厥之经。木火当令，寒水无权，故但见发热，不觉恶寒。风烈火炎，津枯肺燥，是以发渴。是③ 其津血耗伤，最忌汗下火劫，若发汗方已，阴亡火烈，木枯风飏④，身热如灼，名曰风温。风性发

① 曦赫　即"赫曦"，光明炎盛貌。
② 一　原作"一章"，诸本均同，据前后文例改。
③ 是　犹夫也。
④ 飏（yáng扬）飞扬也。

泄，故脉浮汗出。木邪克土，土败则身重，土气困乏则多眠。胃逆肺阻，气道不通，则鼻息必鼽。厥阴之脉，上咽环唇，经络枯燥，开阖塞涩，故语言难出。被下则亡脾胃膀胱之津，土燥水涸，故小便不利。大阳之脉，起于内眦，少阳之脉，起于外眦，目系焦缩，是以直视。风木疏泄，膀胱不藏，是以失溲。被火则益其肝胆之热，微则枯木贼土，而发黄色，剧则神魂惊惕，筋脉瘛疭，黄变而黑，色若烟熏。

五行之理，病则传其所胜，发黄瘛疭惊痫，皆少阳之病气传于阳明者也。《素问·诊要经终论》：阳明终者，善惊色黄。以土色为黄，而木主五色，木邪逼土，土郁则黄色外见也。肝胆藏魂，故发惊骇。《素问·阳明脉解》：足阳明之脉，病恶人与火，闻木音则惕然而惊。缘甲木生于癸水，甲木之降，随乎戊土，甲木下降，而戊土培之，根深不拔，是以胆壮。阳明热甚而恶火（"脉解"语），被火则胃热愈增，气逆不降，甲木升泄，胆气无根，虚飘浮荡，上侵戊土。木者，阳明之所畏也，一闻木音，则土气振惊，畏其所不胜也。惊者，胆胃之合病，阳根失培，土木皆怯也。肝胆主筋，筋养于阳明，而滋于膀胱。阳明者，五脏六腑之海，主润宗筋，阳明之津衰，则宗筋不养，是以缓急失中，发为瘛疭（瘛，急也，疭，缓也），"痿论"：阳明虚则宗筋纵，"诊要经终论"：太阳之脉，其终也，反折瘛疭，正此义也。血者，色之华也，火逼血燥，无以华色，色之黄者，加以枯槁黎黑，故形如火熏也。是皆缘于诊治之逆。一逆尚可引日而待时，再逆则追促其性命之期矣。

温病与温疫不同，温疫之热在经，因外感而内郁，原无里热也，温病之热在脏，因外感而内应，原有里热也。温疫原于外感，或但传经络，而病外热，或入脏腑，而病内热，视人里气之阴阳虚盛，各有不同，温病原于内伤，而发于外感，热从内应，自里达表，无但传经络不传脏腑之理，即《内经》之热病也。三日之内，病在三阳，三阳未伤，可用汗法，三日之外，病在三阴，阴枯热极，必用泻法。《内经》汗泻，俱是针刺，改而用药，汗宜辛凉之剂，泻以清润之方，滋其燥热，以救焚毁可也。

痉病五章

痉亦太阳之病，外感于风寒者也。或缘于伤寒之多汗，或缘于产后之亡血。筋脉枯焦，固属阴虚，而汗血被夺，实为阳弱。切当照顾中气，不可恣用阴凉，缘为汗血失亡，虚者十九也。

痉病一

太阳病，发热汗出，不恶寒者，名曰柔痉。

太阳病，发热汗出，不恶寒者，风伤卫也。风性柔，名曰柔痉。

痉病二

太阳病，发热无汗，反恶寒者，名曰刚痉。

太阳病，发热无汗，反恶寒者，寒伤营也。寒性刚，名曰刚痉。

痉病三

太阳病，发汗太多，因致痉。

汗多耗其津血，筋脉失养，因感风寒，即成痉，痉病之原如此。

痉病四

病身热足寒，颈项强急，恶寒，时头

热，面赤，目赤①，独头摇，卒口噤，背反张者，痉病也。

身热足寒，颈项强急，恶寒，头热，面赤，目赤，头摇，口噤，脊背反张者，是为痉病。缘筋统于肝，肝血虚燥，风动筋缩，故头摇口噤。大阳行身之背，膀胱津液之腑，津亡筋燥，故脊背反折。

痉病五

大阳病，发热，脉沉而细者，名曰痉。

营虚则发热，卫虚则脉沉细。

痉病义详《金匮》。

湿病九章

湿有内外之殊，外感则入经络而流关节，内伤则由脏腑而归脾肾。湿为土气，土居水火之中，水阴而火阳，阴阳交感，水火相蒸，则生湿气。火盛则湿化而为热，水盛则湿化而为寒。湿热者，治以燥凉，湿寒者，治以燥温，在脏腑者，利其水道，在经络者，开其汗孔，湿病之能事毕矣。

湿病一

大阳病，关节疼痛而烦，脉沉而细者，此名湿痹。湿痹之候，其人小便不利，大便反快，但当利其小便。

湿流关节，气道壅阻，故疼痛而烦。经络凝涩，故脉沉而细。湿为阴邪，其性沉滞痹着，故曰湿痹。膀胱者，津液之腑，气化则出，湿则气不化水，故小便不利。前窍不通，则湿气后行，故大便反快。但当利其小便，以泻湿气，则疼痛止矣。

湿病二

湿家之为病，一身尽疼，发热，身色

如熏黄也。

湿盛则气滞，故疼作。阳郁故发热。土郁故色黄。黄而兼黑，色如烟熏，如曰熏黄。

湿病三

湿家，其人但头汗出，背强，欲得被覆向火。若下之早，则哕，胸满，小便不利，舌上如胎② 者，以丹田有热，胸中有寒，渴欲得③ 水，而不能饮，则口燥烦也。

湿盛阳郁，发而为热，则热蒸皮毛，泄而为汗，若其人但头上汗出，阳壅遏于上，未至盛实于中也。湿在太阳之经，脉络壅阻，是以背强。阳气郁遏，不得透发，故皮肤恶寒，欲得被覆向火。俟其湿热内盛，而后可下，若下之太早，则胃败气逆，哕而胸满，小便不利，舌上如胎。以太阴土湿，木气不达，肝脾郁陷，而生下热，热在丹田，而胸中无热，惟有湿寒，虽渴欲得水，而却不能饮，止是口中烦燥而已。以其阳郁于上，故头汗口渴。舌窍于心，阳虚火败，肺津不布，凝塞心官，故舌上如胎，如胎则非热盛生胎矣。盖湿证不论寒热，总因阳虚，阳郁不达，是以生热，阳气极虚，则不能化热，止是湿寒耳。

湿病四

湿家下之，额上汗出，微喘，小便利者，死，若下利不止者，亦死。

湿家之证，不可下也。下之额上汗

---

① 目赤　原作"目脉赤"，据石印本、本节黄解、《金匮要略·痉湿暍病脉证治第二》改。
② 胎　原作"脂"，诸本均同，形近之误，本节黄解、据《金匮悬解·卷四·痉湿暍》、《金匮要略·痉湿暍病脉证治第二》改。
③ 得　原作"饮"，据蜀本、集成本、石印本、本节黄解改。

出，微喘，则气脱于上矣，小便利，下利不止，则气脱于下矣，上下俱脱，是死证也。

湿病五

湿家病，身上疼痛，发热，面黄而喘，头痛鼻塞而烦，其脉大，自能饮食，腹中和无病，病在头中寒湿，故鼻塞，内药鼻中则愈。

寒湿在头，不关中焦，故自能饮食。湿盛气滞，肺金不清，故头疼鼻塞。内药鼻中，清肺金而去寒湿，则愈矣。

湿病六

问曰：风湿相抟，一身尽疼痛，法当汗出而解，值天阴雨不止，医云此可发汗，汗之病不愈者何也？答曰：发其汗，汗大出者，但风气去，湿气在，是故不愈也。若治风湿者，发其汗，但微微似欲汗出者，风湿俱去也。

湿为阳虚，发汗太大，风去而阳亡，阴旺湿增，又值阴雨湿盛之时，是以湿气仍在。此当微汗以泻之，则风湿俱去矣。

湿病七

病者一身尽疼，发热，日晡所剧者，名曰风湿。此病伤于汗出当风，或久伤取冷所致也。

午后湿土当令，故日晡时剧。汗出当风，开其皮毛，汗液郁遏，流溢经隧，阻碍气道，故身痛而发热也。

湿病八

伤寒八九日，风湿相抟，身体烦痛，不能自转侧，不呕不渴，脉浮虚而涩者，桂枝附子汤主之。若其人大便硬，小便自利者，去桂枝加白术汤主之。

湿为风郁，两相抟结，营卫寒滞，故

身体烦痛，不能转侧。"脉法"：风则浮虚，脉浮虚而涩者，血分之虚寒也。桂枝附子汤，桂枝和中而解表，附子暖血而去寒也。若其人大便硬，小便自利者，则木达而疏泄之令行，湿不在下而在中，去桂枝之疏木，加白术以燥己土也。

桂枝附子汤 百四　即桂枝去芍药加附子汤，而分两不同。

桂枝四两　甘草二两，炙　大枣十二枚　生姜三两　附子三枚，炮，去皮，破八片

上五味，以水六升，煮取二升，去滓，分温三服。

去桂枝加白术汤 百五

甘草二两　大枣十二枚　生姜三两　附子三枚，炮，去皮，破八片　白术四两

于桂枝附子汤内去桂枝，加白术四两，余依前法。

湿病九

风湿相抟，骨节烦疼掣痛，不得屈伸，近之则痛剧，汗出短气，小便不利，恶风不欲去衣，或身微肿者，甘草附子汤主之。

湿流关节，烦疼掣痛，不得屈伸，近之则痛剧。气道郁阻，皮毛蒸泄，则汗出气短。阳郁不达，而生表寒，则恶风不欲去衣。湿气痹塞，经络不通，则身微肿。甘草附子汤，温脾胃而通经络，则风湿泄矣。

甘草附子汤 百六

甘草二两，炙　附子二枚，炮，去皮　白术二两　桂枝四两

以水六升，煮取二升，去滓，温服一升，日三服。初服得微汗则解，能食。汗出[1] 复烦者，服五合。恐一升多者，服

----

① 出　原作"止"，诸本均同，形近之误，据《金匮要略·痉湿暍病证治第二》、《金匮悬解·卷四·痉湿暍》改。

六七合为妙①。

湿病义详《金匮》。

暍病三章

暍者，夏月而伤风寒，郁其表热。表热盛则内气虚，故不可汗下。以寒则伤形，故外闭而为实，热则伤气，故外泻而为虚。当内度本气之虚实，不宜外泥时令之热寒。汗下温针之法，所以伐正而扶邪，不可轻犯也。

暍病一

太阳中暍者，发热恶寒，身重而疼痛，其脉弦细芤迟，小便已，洒洒然毛耸，手足逆冷，小有劳，身即热，口开，前板齿燥。若发汗，则恶寒甚，加温针，则发热甚，数下之，则淋甚。

风寒外闭，阳郁不达，则发热恶寒。阴旺土湿，因表寒而壅遏，故身重疼痛。营卫虚涩，故脉弦细芤迟。小便已去，水降而气升，故惕然振悚，肺主皮毛，故耸然而毛起也。阳衰土弱，四肢失温，故手足逆冷。阳不归根，因动而扰，故小劳而身热。阳明之经，行于口齿，阳明之气不降，故火盛而齿燥，左不在肝，右不在肺，故燥见于前板齿。发汗亡经中之阳，故恶寒甚。温针亡经中之阴，故发热甚。下之阳衰土湿，木郁不泄，故淋甚也。

暍病二

太阳中热者，暍是也，其人汗出恶寒，身热而渴也。

太阳夏月感冒，而中暑热，其名曰暍。热盛于经，外蒸皮毛，是以汗出。风寒外束，阳郁不达，是以恶寒。肺金被烁，津液耗伤，故身热而渴。《金匮》主人参白虎，清金益气，生津止渴，暍病之定法也。

暍病三

太阳中暍，身热疼重，而脉微弱，此以夏月伤冷水，水行皮中所致也。

冷水洗浴，汗孔未阖，水渍经络，而皮毛闭塞，经热不泄，故身热而疼。水阻气滞，故肢体重浊。热伤肺气，故脉微弱。肺气遏闭，必生痰饮。《金匮》以瓜蒂吐之，是定法也。

义详《金匮》。

霍乱十一章

霍乱者，夏秋之月，食寒饮冷，而外感风寒者也。时令则热，而病因则寒，故仲景立法，则主理中。此与太阳阳明合病之呕利，证同而气异，其外有风寒，内有水邪，中气紊乱，胃逆脾陷，则一也，而彼则热郁而莫泄，此则寒郁而莫容，气不同也。其与三阴之吐利，气同而因异，其俱属里寒，则一也，而彼缘脏气之自动，此缘饮食之郁发，因不同也，究之饮食之寒冷，得伤其脏气，总以其里阳之虚，是又其不同而同者也。

霍乱一

问曰：病有霍乱者何？答曰：呕吐而利，是名霍乱。

食寒饮冷，水谷不消，外感风寒，则病霍乱。脾胃以消化为能，水谷消化，旧者下传而新者继入，中气运转，故吐利不作，水谷不消，在上脘者则胃逆而为吐，在下脘者则脾陷而为利。或吐或利，不并作也，若风寒外束，经迫腑郁，则未消之饮食，不能容受，于是吐利俱作。盖胃本下降，今上逆而为吐，脾本上升，今下陷

---

① 妙　原作"始"，诸本均同，形近之误，据《金匮要略·痉湿暍病脉证治第二》、《金匮悬解·卷四·痉湿暍》改。

而为利，是中气忽然而紊乱也，故名曰霍乱。

霍乱二

问曰：病发热头痛，身疼恶寒，吐利者，此属何病？答曰：此名霍乱，自吐下，利止复更发热也。

表寒外束，故发热恶寒，头痛身疼。利止发热者，表里寒盛，经阳郁遏也。

霍乱三

伤寒，其脉微涩者，本是霍乱，今是伤寒，却四五日至阴经上，转入阴，必利，本呕下利者，不可治也。欲似大便，而反失气，仍不利者，此属阳明也，便必硬，十三日愈，所以然者，经尽故也。

脉微涩者，中气凝滞而不转也。此本是霍乱，今者乃是伤寒，却四五日之久，方至阴经。伤寒转入三阴之经，必利。若本先呕而后下利者，是转入阴经之吐利，不可以霍乱之法妄治也。若欲似大便，而反失气，仍不下利者，此不入三阴而传入阳明也，大便必硬，十三日愈。所以然者，十二日则六经俱尽故也。

此借伤寒，以辨霍乱。

霍乱四

下利后，当便硬，硬则能食者愈，今反不能食，到后经中，颇能食，复过一经，能食，过一日当愈。不愈者，不属阳明也。

阳明初证，亦有下利呕吐之条，甚似霍乱。但阳明下利后，大便当硬，便硬能食者，六日经尽自愈。若今更不能食，六日经毕不愈，到后一经中，颇能食，是初经不能食，复过①一经能食也。如此则十二日后经亦尽，十三日，过后经之一日，必当愈。若不愈者，此不属阳明也。

此亦借伤寒，以辨霍乱。

霍乱五

霍乱，头疼，发热，身疼痛，热多欲饮水者，五苓散主之，方在太阳四十一。寒多不用水者，理中丸主之。

热多欲饮水者，湿盛而阳隔也，五苓利水泄湿，阳气下达，上热自清矣。寒多不用水者，阳虚而中寒也，理中温补中气，阳气内复，中寒自去也。

理中丸百七

人参　白术　甘草　干姜各三两

上四味，捣筛为末，蜜和，丸如鸡子黄大，以沸汤数合和一丸，研碎温服，日三四夜二服。腹中未热，益至三四丸。然不及汤法，以四物依两数切，用水六升，煎取三升，去滓，温服一升，日三服。

若脐上筑者，肾气动也，去白术，加桂四两（水盛土湿，木郁风动，则脐上振悸，筑筑不宁，桂枝疏木而达郁）。吐者，去白术，加生姜三两（生姜降逆止吐）。下利者，仍用术（白术燥土止利）。悸者，加茯苓二两（水盛土湿，木郁风动，则心下振悸，茯苓利水而泻湿）。渴欲得水者，加术足前成四两（土湿火升则渴，白术燥土生津）。腹中痛者，加人参足前成四两（土虚木贼则腹痛，人参补脾养阳而止痛）。寒，加干姜足前成四两（干姜温暖脾胃）。腹满者，去术，加附子一枚（附子去阴寒而破胀满）。服汤后，如食顷，饮热粥一升许，微自温，勿发揭衣被（热粥以助药力，温覆微取汗，以散外寒）。

霍乱六

吐利汗出，发热恶寒，四肢拘急，手

---

① 复过　原作"过复"，据蜀本、本节经文乙转。

足厥冷者，四逆汤主之。方在太阴三。

火土双败，表里之阳俱虚，故用四逆。

霍乱七

既吐且利，小便复利，而大汗出，下利清谷，内寒外热，脉微欲绝者，四逆汤主之。

膀胱不藏，则小便利，卫气不敛，则大汗出，经络脏腑之阳俱虚，故用四逆。

霍乱八

吐已下断，汗出而厥，四肢拘急不解，脉微欲绝者，通脉四逆加猪胆汁汤主之。

吐利俱止，气泄里寒，经阳虚败，则汗出而厥，四肢拘急，而脉微欲绝。通脉四逆温补火土，以通经脉，猪胆汁清上热而止汗出也汗出因阳升而上热故也。

通脉四逆加猪胆汁汤百八

甘草三两，炙　干姜三两　附子大者一枚　猪胆汁半合①

于通脉四逆方内加猪胆汁半合，余依②前法服。如无猪胆，以羊胆代之。

霍乱九

恶寒脉微而复和，利止，亡血也，四逆加人参汤主之。

阳虚则恶寒脉微，而脉复和而无邪，利必止矣。而利泄血中温气，则气既脱而血亦亡也。气血俱虚，阴阳未尝偏胜，故脉虽微而复和。四逆加人参汤，双补火土，并益血中之温气也。

四逆加人参汤百九

甘草二两　干姜一两五钱　附子一枚，生用，去皮，破八片　人参一两

于四逆汤内加人参一两，余依前法。

霍乱十

吐利止，而身痛不休者，当消息和解其外，宜桂枝汤小和之。方在太阳五。

吐利既去，而痛不休，以表寒未解，经气壅滞之故。桂枝汤，通经解表，小和其外，身痛即休也。

霍乱十一

吐利发汗，脉平，小烦者，以新虚不胜谷气故也。

吐利发汗之后，阳气极虚，而脉却平和，是正复邪退，必自愈也。而犹有烦者，以阳气新虚，不胜谷气，谷气不消，则阳郁而烦生故也。

差后劳复六章

差后劳复者，病愈而复发者也。或余热犹存，停水未去，或宿物郁浊，新谷壅阻，偶因调理不节，伤其中气，旧根立发，新病如初。病因不同，立法亦异，清金泻水，发表攻中，内扫宿物，外损新谷，浊淤消散，障碍清空，还其冲虚澹静之常，复其回运升沉之旧。劳复之病，爰无遗法，盖宿草之再发者，以有根也，削迹无遗根，则蔓自除矣。

差后劳复一

大病差后，喜唾，久不了了者，胃上有寒，当以丸药温之，宜理中丸。方在霍乱五。

病后阳虚，胃寒气逆，津唾上涌，久不了了。此当以丸药温之，不便急下，宜理中丸也。

---

① 猪胆汁半合　原脱，诸本均同，据此方方后语、《伤寒论·辨霍乱脉证并治十三》此方组成补。

② 依　原脱，诸本均同，据上下文义、前后文例补。

差后劳复二

伤寒解后，虚羸少气，气逆欲吐者，竹叶石膏汤主之。

病后中气虚，胃逆，故虚羸少气，气逆欲吐。胃逆则火金不降，肺热郁生。竹叶石膏汤，竹叶、石膏，清金而润燥，参、甘、粳米、半夏，补中而降逆也。

竹叶石膏汤百十

竹叶二把　石膏一斤　麦冬一升　人参三两　甘草二两，炙　粳米半升　半夏半升，洗

上七味，以水一斗，煮取六升，去滓，内粳米，煮米熟汤成，去米，温服一升，日三服。

差后劳复三

大病差后，从腰以下有水气者，牡蛎泽泻散主之。

病后上虚，不能制水，从腰以下有水气者，肾阴之盛也。牡蛎泽泻散，牡蛎、栝蒌，清金而泻湿，蜀漆、海藻，排饮而消痰，泽泻、葶苈、商陆，决郁而泻水也。

牡蛎泽泻散百十一

牡蛎熬　泽泻　葶苈熬　商陆根熬　海藻洗去咸　蜀漆去腥　栝蒌根各等分

异捣，下筛为散，更入臼中治之，白饮和服方寸匕，日三服①。小便利，止后服。

差后劳复四

伤寒差已后，更发热，小柴胡汤主之。方在少阳二。脉浮者，以汗解之。脉沉实者，以下解之。

病后中气未复，最易感伤，设更见发热者，宜柴胡汤，温里而清表。其脉浮者，病在表，应以汗解之。脉沉实者，病在里，应以下解之也。

差后劳复五

大病差后，劳复者，枳实栀子豉②汤主之。若有宿食者，加大黄如博棋子五六枚。

病后邪退正复，清气流通，浊阴消散矣。若因劳而复，则浊阴凝聚，清气堙郁，里热重生，壅闷又作，缘其中气新虚，易于感伤故也。宜枳实栀子豉汤，枳实泻其壅满，栀子清其郁热，香豉散其滞气也。若有宿食不消，阻碍中脘者，加大黄下其郁陈，以还③其气化之新也。

枳实栀子豉汤百十二

枳实三枚，炙　栀子十四枚，劈　香豉一升，绵裹

上三味，以清浆水七升，空煮取四升，内枳实、栀子，煮取④三升，下豉，更煮五六沸，去滓⑤，分温再服，覆令微似汗。

差后劳复六

病人脉已解，而日暮微烦，以病新差，人强与谷，脾胃气尚弱，不能消谷⑥，故令微烦，损谷则愈。

日暮阳收，宿食阻碍，阳气不降，是以生烦。食减易消，则愈也。

---

① 服　原脱，诸本均同，据《伤寒论·辨阴阳易差后劳复病脉证并治》此方方后语、前后文例补。
② 豉　原脱，诸本均同，据本节黄解及方名、目录补。
③ 还　原作"缓"，诸本均同，音同之误，据上下文义改。
④ 取　原脱，诸本均同，据《伤寒论·辨阴阳易差后劳复病脉证并治》此方方后语补。
⑤ 去滓　原脱，诸本均同，据《伤寒论·辨阴阳易差后劳复病脉证并治》此方方后语补。
⑥ 不能消谷　原脱，诸本均同，据《伤寒论·辨阴阳易差后劳复病脉证并治》、本节黄解"宿食阻碍"补。

阴阳易一章

阴阳易者，男女交易之病也。以其原无阴阳寒热之偏，而病传于他人，非关于本气，则温凉补泻之法，俱无所用，惟以同气相召，引之前出，盖病原于人我之贸迁，是以其所无易其所有也。法亦用男女之交换，仍以其所有易其所无也，彼以易来，此以易往，不烦①别方，而阴阳互位，物我各还，妙难言喻也。

阴阳易一②

伤寒，阴阳易之为病，其人身体重，少气，少腹里急，或引阴中筋挛，热上冲胸，头重不欲举，眼中生花，膝胫拘急者，烧裈散主之。

伤寒新差，男女交感，阴邪传染，是谓阴阳易。伤寒之病，无论阴阳，肾水升泄，阴精必寒。以此阴寒之气，传之于人，阴盛气滞，则身体重浊。水寒木郁，则腹满里急，阴中筋挛，膝胫拘急。下寒则阳气升格，热上冲胸，虚乏少气，眼中生花，头重难举。其病肝肾下寒，肺心上热，烧裈散同气感召，阴寒下泻，则复其和平之旧矣。

烧裈散百十三

裈裆

上，取妇人中裈近阴处，剪烧灰，以水和服方寸匕，日三服，小便即利，阴头微肿，则愈。妇人病，取男子裈裆，烧灰。

---

① 烦　原作"头"，形近之误，据蜀本、集成本、石印本改。
② 一　原脱，诸本均同，据前后文例补。

伤寒悬解卷十四

昌邑黄元御坤载著

汗下宜忌五十一章①

汗　下

汗下者，伤寒之法，而用之太过，则虚以实治，而或以亡身，用之不及，则实以虚治，而或以殒命。譬犹水也，载舟覆舟，水不任过，而破浪冲风，人之罪也，譬犹兵也，止乱生乱，兵不任咎，而纵敌长寇，人之责也。是以相阴阳之盛衰，审汗下之忌宜，忌汗下者，勿孟浪致误，引贼而入室，宜汗下者，勿迟回失断，养虎以贻患。故六经之外，又有汗下宜忌之篇，未可不求甚解矣。

不可汗十八章②

不可汗一

脉濡而弱，弱反在关，濡反在巅，微反在上，涩反在下，微则阳气不足，涩则无血，阳气反微，中风汗出，而反躁烦，涩则无血，厥而且寒，阳微发汗，躁不得眠。

濡弱者，阳虚之诊。阳在上而阴在下，平人寸关常盛而尺中常虚，今弱反在关，濡反在寸。阳分之血多虚，阴分之气多虚，平人寸口常涩而尺中常微，今微反在寸，涩反在尺。微者，阳气之不足也，涩者，血少而不流也。上焦之阳气反微，于是表气不固，中风汗出，阳不内根而外泄，则反生烦躁，似乎阳盛也，下焦涩而无血，以其温气之虚，是以厥逆，而且寒冷。上之阳气不足，下之无血，总是阳微，阳微发汗，而再泻其阳，则躁不得眠矣。

不可汗二

脉濡而弱，弱反在关，濡反在巅，弦反在上，微反在下，弦为阳运，微为阴寒，上实下虚，意欲得温，微弦为虚，不可发汗，发汗则寒栗，不能自还。

肝胆之脉弦，弦者，阳生之象。木生于水而长于土，弦应在关上，今者弦反在上。寸部既弦，则尺不应微，今者微反在下。弦为阳气升运而不降，微为阴分阳虚而生寒，是上实而下虚也。下焦虚寒，则意欲得温。总之，寸口之弦，尺中之微，悉因中焦之阳虚，虚者不可发汗，汗亡其阳，则寒冷战栗，不能自还也。

不可汗三

脉濡而紧，濡则卫气微，紧则营中寒，阳微卫中风，发热而恶寒，营紧胃中冷，微呕心内烦，医谓有大热，解肌而发汗，亡阳虚烦躁，心下苦痞坚，表里俱虚

---

① 五十一章　原作"五十二章"，诸本均同，据实有章数改。

② 十八章　原作"十九章"，诸本均同，据实有章数改。

竭，卒起而头眩，客热在皮肤，怅怏不得眠。不知胃气冷，紧寒在关元，技巧无所施，汲水灌其身，客热因时罢，栗栗而战寒，重被而覆之，汗出而冒巅，体惕而又振，小便为微难，寒气因水发，清谷不容间，呕变反肠出，颠倒不得安，手足为微逆，身冷而内烦，迟欲从后救，安可复追还！

脉濡而紧，阳虚阴盛之诊。濡则卫气微弱，紧则营中虚寒，卫阳微则卫中于风，发热而恶寒，营紧则胃中虚冷，微作呕吐，而心内生烦。医见脉之紧，谓为伤寒浮紧之脉，内有大热不泄，因解其肌而发其汗，汗多亡阳，阳虚而生烦躁，心下浊阴填塞，而苦痞坚。其卫微而胃冷，表里之阳原虚，汗则表里俱虚，而且罄竭，于是卒起而头上眩晕。阳虚外脱，则客热在于皮肤，烦躁怅怏，不得眠卧。外热虽甚，不知其胃气之冷，紧寒在于关元（关元，任脉穴，在脐下）。医见其外热愈增，技巧无施，乃汲水灌之，退其客热。客热因时罢退，栗栗振寒。医见其振寒，意其战汗，又重被而覆之，以逼其汗，汗出而冒颠昏晕，其身体动惕而又振摇，木郁而风动矣。阳亡气滞，小便为难。肾中之寒气，因冷水发作，下利清谷立见。前之微呕而上逆，今且变为肠滑而下陷。中气颓败，由是颠倒反覆，不得安宁，手足微生厥逆，身则外冷而内烦。是其命在顷刻，速治亦且无医，况迟迟欲从后救，安可复追还也！

不可汗四

诸脉得数动微弱者，不可发汗，发汗则大便难，腹中干，胃燥而烦，其形相象，根本异源。

数动者，阳气之盛，微弱者，阴血之虚。汗则阴血愈亡，故便难腹干，胃燥而

烦。阴盛者汗则亡阳，而阳盛者汗则亡阴，其烦躁之形状虽甚相象，而其亡阳亡阴之根本则源委不同也。

不可汗五

厥逆[1]脉紧，不可发汗，发汗则声乱，咽嘶，舌萎，声不得前。

厥逆而脉紧，阴盛里寒，故不可汗。汗则声乱，咽嘶，舌萎，而不能发声。嘶者，音欲绝而不亮。《素问》：弦绝者，其音嘶败，以肺主声，汗泻肺气，故声败也。

不可汗六

动气在左，不可发汗，发汗则头眩，汗不止，筋惕肉瞤。

动气[2]在左，肝气之郁。汗泄肝气，则阳气飞升而头上眩晕，风木疏泄而汗出不止，风木摇撼而筋惕肉瞤。

不可汗七

动气在右，不可发汗，发汗即衄而渴，心苦烦，饮即吐水。

动气在右，肺气之郁。汗泄肺气，则收敛失政，衄血作渴，心中苦烦。阳虚里寒，故饮即吐水。

不可汗八

动气在上，不可发汗，发汗则气上冲，正在心端。

动气在上，风木郁冲而心下动悸也。汗亡肝家温气，则肝气上冲，正在心端也。

---

① 逆　原脱，诸本均同，据本节黄解"厥逆而脉紧"补。
② 动气　原作"气动"，据蜀本、集成本、石印本乙转。

不可汗九

动气在下，不可发汗，发汗则无汗，心中大烦，骨节苦疼，目晕恶寒，食则反吐，谷不得前。

动气在下，风木振摇而脐下动悸也。此缘水寒木郁，汗之阴旺无汗，而微阳升泄，心中大烦。阴旺湿作，骨节苦痛。阳飞火败，目晕恶①寒。土败胃逆，食则反吐，谷不得入也。

不可汗十

咽中闭塞，不可发汗，发汗则吐血，气欲绝，手足逆冷，欲得蜷卧，不得自温。

咽中闭塞，浊气上填也。汗之中气颓败，不能统血，温气欲绝②，故厥逆蜷卧也。

不可汗十一

衄家，不可发汗，汗出必额上陷，脉紧急，目直视，不能眴，不得眠。

衄家阳气升泄，汗之亡阳，必额上塌陷，经脉紧急，目睛直视，不能眴转，不得眠睡，由其阳根泄露而不秘藏也。

不可汗十二

亡血家，不可发汗，发汗则寒栗而振。

亡血家，中脘阳虚，温气脱泄，汗之阳气愈亡，故寒栗而振。

不可汗十三

淋家，不可发汗，发汗必③便血④。

淋家土湿木郁，生气不达，汗之再亡血中温气，风木愈陷，疏泄不藏，必便血也。

不可汗十四

疮家，虽身疼痛，不可发汗，汗出则痉。

疮家脓血损伤，再以汗伤其血，则筋脉挛缩而病痉。

不可汗十五

咽喉干燥，不可发汗。

津液亏也。

不可汗十六

咳而小便利，若失小便者，不可发汗，汗则四肢厥冷。

阳升气逆，不能摄水，汗之中气愈败，故四肢厥冷。

不可汗十七

咳者则剧，数吐涎沫，咽中必干，小便不利，心中饥烦，晬时而发，其形似疟，有寒无热，虚而寒栗，咳而发汗，蜷而苦满，腹中复坚。

凡病见咳，则证更剧。咳家多缘水旺土湿，肺气冲逆之故。气不清降，则津液凝结，化生涎沫。咽喉失滋，是以必干。气逆不能化水，故小便不利。此其清阳下陷，心中饥馁，君火不降，又觉烦生，晬时气虚寒战，发作如疟，但无热耳。咳而发汗，阳亡湿动，必蜷卧恶寒，而苦腹满，腹中复觉坚硬也。

---

① 恶 原作"冉"，据蜀本、集成本、石印本、本节经文"目晕恶寒"改。
② 绝 原作"泄"，诸本均同，据本节经文"气欲绝"改。
③ 必 原作"则"，诸本均同，据《伤寒论·辨太阳病脉证并治中》、本节黄解改。
④ 血 原作"矣"，据蜀本、集成本、石印本、本节黄解、《伤寒论·辨太阳病脉证并治中》改。

不可汗十八

诸逆发汗，病微者难差，剧者言乱目弦者死，命将难全。

诸厥逆之证，阳气最虚，汗之阳脱阴败，则言乱目眩而死。

不可下十六章

不可下一

脉濡而弱，弱反在关，濡反在巅，微反在上，涩反在下，微则阳气不足，涩则无血，阳气反微，中风汗出，而反躁烦，涩则无血，厥而且寒，阳微不可下，下之则心下痞硬。

上之阳气不足，下之无血，总是阳微。下之阳败胃逆，浊气填塞，则心下痞硬。

不可下二

脉濡而弱，弱反在关，濡反在巅，弦反在上，微反在下，弦为阳运，微为阴寒，上实下虚，意欲得温，微弦为虚，虚者不可下也。

寸口之弦，尺中之微，总因中焦阳虚，不可发汗，亦不可下也。

不可下三

脉濡而弱，弱反在关，濡反在巅，浮反在上，数反在下，浮为阳虚，数为无血，浮为虚，数为热。浮为虚，自汗出而恶寒，数为痛，振寒而栗，微弱在关，胸下为急，喘汗而不得呼吸，呼吸之中，痛在于胁，振寒相抟，形如疟状，医反下之，故令脉数发热，狂走见鬼，心下为痞，小便淋漓，小腹甚硬，小便则尿血也。

阴虚于寸，阳虚于尺，是其常也，乃浮反在上，数反在下。浮者，阳虚而不根于阴也，数者，血虚而不能荣木也，血虚木燥，少阳胆经不降，相火升炎，必当发热，故浮为虚而数为热。阳虚而表气不固，故自汗出而恶寒，少阳不降而脉数，则经气壅遏而为痛。少阳之病，往来寒热，脉数痛生，则经气郁闭，必振寒而战栗。肝胆脾胃，候在关上，微弱在关，则土虚胃逆，碍胆经降路。胆脉自胸[①]下膈，由胃口而循胁肋，胆经不降，故胸下满急。胆胃升塞，气道壅阻，故喘促汗出，不得呼吸。呼吸则气鼓胁肋，而痛作焉，故痛在于胁（释数为痛句）。其振寒战栗，时往时来，形如疟状，全以中气不足，胃逆胆郁之故。医不知而反下之，中气愈败，胆胃更逆，故令脉数，发热较前更剧，加以狂走见鬼，心下为痞。阳亡湿动，脾肝郁陷，则小便淋漓，小腹胀满。风木陷泄，久必尿血也。

不可下四

脉浮而大，浮为气实，大为血虚，血虚为无阴，孤阳独下阴部者，小便当赤而难，胞中当虚，今反小便利而大汗出，法应卫家当微，今反更实，津液四射，营竭血尽，干烦而不得眠，血薄肉消，而成暴液，医复以毒药攻其胃，此为重虚，客阳去有期，必下如污泥而死。

脉浮而大，浮为卫气之实，大为营血之虚。血虚是为无阴，阴虚不能配阳，则阳为孤阳，阳盛必俯侵阴位，孤阳独下阴部者，膀胱热癃，小便当赤而难，胞中当空虚而无尿，今反小便利，乃知阳盛于外，而未下于阴部，下焦阴虚，而温气脱泄，实阴中之阳虚也。外之阳实，蒸发皮

---

① 胸 原作"胁"，诸本均同，据下文"循胁肋"改。

毛，津液四射，大汗不止。营血化汗，尽泄于外，表里干燥，烦不得眠。血逼肉消，而化汗液，暴泄不收，则胃气虚败，亡脱非久。医不知此，而复以毒药攻其胃，是谓重虚其虚。外之客阳，亦不久驻，而脱去有期。表里阳竭，则脏腑溃烂，必下如污泥而死也。

不可下五

微则为咳，咳则吐涎，下之则咳止而利因不休，利不休则胸中如虫啮，粥入则出，小便不利，两胁拘急，喘息为难，颈背相引，臂则不仁，极寒反汗出，身冷若冰，眼睛不慧，语言不休，而谷食多入，此谓除中，口虽欲言，舌不得前。

阳微则为咳（前章：微反在上），咳则吐涎沫，此以胃寒而气逆也。下之气降而脾陷，故咳止而利因不休。利不休则清气愈陷而浊气愈逆，胸中痒如虫啮。胃败而不纳，故粥入则吐。胆经不降，故两胁拘急。胸膈壅塞，故喘息为难。太阳寒水之经，行身之背，水寒筋缩，故颈背相引而掣。手之三阳俱虚，故臂则不仁。极寒而卫阳败泄，反汗出，其身冷如冰。而眼睛不慧，语言不休，则神明败矣。阳败如此，应不能食，而乃谷食多入，此为中气除根，而居膈上，反能食，必死之证也。心窍于舌，阳败神亡，则舌不能用，前之语言不休者，今且口虽欲言，而舌不得举矣。

不可下六

脉数者，久数不止，止则邪结，正气未复，邪气却结于脏，故邪气浮之，与皮毛相得，脉数者，不可下，下之必烦利不止。

凡外见数脉，必有里阴格阳，阳不下根，故动数失度。久数而不见停止，里阴

未结也，一见停止，则阴邪结矣。正气内复，虽结必消，正气不能内复，则邪气却结于脏。盘据根深，外逼阳气，浮于皮毛之部，是以脉数。脉数者，不可下，下之阴邪愈旺，必上烦下利不止。盖盛于外者，必虚于内，见其外盛而知其内虚，是为良工。

不可下七

动气在左，不可下，下之则腹内拘急，食不下，动气更剧，虽有身热，卧则欲蜷。

动气在左，肝气之郁。下之生气愈败，是以拘急。

不可下八

动气在右，不可下，下之则津液内竭，咽燥鼻干，头眩心悸也。

动气在右，肺气之郁。下之津亡气泄，阳神飞越，故咽燥鼻干，头眩心悸也。

不可下九

动气在上，不可下，下之则掌握①烦热，身上浮冷，热汗自泄，欲得水自灌。

动气在上，风木郁冲于心下也。下之温气外泄，风木不敛，故烦热汗出，欲得水灌。

不可下十

动气在下，不可下，下之则腹胀满，卒起头眩，食则下清谷，心下痞也。

动气在下，风木振撼于脐下也。下之温气亡泄，木郁克土则腹胀，阳气无根则头眩，风木不敛，则下清谷，浊气上填，

_____
① 掌握　"握"，中央也。"掌握"，掌心也。

则心下痞也。

不可下十一

咽中闭塞者，不可下，下之则上轻下重，水浆不下，卧则欲蜷，身急痛，下利日数十行。

咽中闭塞者，浊阴冲逆。下之阳亡湿动，则下重，阴盛胃逆，则水浆不下。

不可下十二

诸外实者，不可下，下之则发微热，亡脉厥者，当脐握热。

外实则内虚，下之阳亡气泄，则发微热。无脉而厥逆者，中气外脱，故当脐热。

不可下十三

诸虚者，不可下，下之则大渴。求水者，易愈，恶水者，剧。

求水者，阳气未败，故易愈。

不可下十四

夫病阳多者热，下之则硬。

阴盛者，下则亡阳，阳盛者，下则亡阴，所谓坚者不受，瑕者受之也。阳病热多，下之阴亡，是以便硬。

不可下十五

无阳阴强，大便硬者，下之则必清谷腹满。

阴盛而便硬者，下之土败木郁，故清谷腹满。

不可下十六

发汗多，亡阳谵语者，不可下，与桂枝柴胡汤，方在少阳七。和其营卫，以通津液，后自愈。

营卫和而津液通，神气渐复，谵语自止。

不可汗下四章

不可汗下一[①]

伤寒发热，口中勃勃气出，头痛，目黄，衄不可制，贪水者必呕，恶水者厥，若下之，咽中生疮，假令手足温者，必下重便脓血，头痛目黄者，若下之，则两目闭，贪水者，脉必厥，其声嘤，咽喉塞，若发汗，则战栗，阴阳俱虚，恶水者，若下之，则里冷不嗜食，大便完谷出，若发汗，则口中伤，舌上白苔，躁烦，脉实数，不大便，六七日后，必便血，若发汗，则小便自利也。

伤寒发热，口中勃勃热气外出，头痛，目黄，衄不可制，是湿[②]热之上壅也。渴而贪水者，胃逆而火升，必呕。恶水者，阳虚而火败，必厥。若下之，则下寒格其上热，相火升炎，咽中生疮。脾主四肢，假令手足温者，肝脾阳陷，郁热伤阴，必下重而便脓血。头痛目黄者，阳虚湿[③]盛，若下之，则虚阳陷而目闭。渴而贪水者，下则亡其下焦之阳，脉必厥，厥者，初来大，渐渐小，更来渐大，乃气结而不流畅之故也。其声嘤，嘤者，声细欲绝，乃气败而不发扬之故也。咽喉塞，塞者，孔窍梗阻，乃气蔽而不开通之故也。盖渴而贪水者，胃逆火升，下之而寒湿下旺，浊气上填，气道壅塞，故脉证如此。若发汗，则亡其上焦之阳，战栗振摇。气脱津伤，阴阳俱虚，恶水者，若下之，则胃阳颓败，里冷不嗜食，脾阳颓

---

① 一　原脱，据蜀本、集成本、石印本、前后文例补。
② 湿　原作"淫"，形近之误，据蜀本、集成本、石印本改。
③ 湿　原作"淫"，形近之误，据蜀本、集成本、石印本改。

败，大便完谷出。若发汗，则阳泄火升，口中必伤。肺津郁浊，塞于心部，心窍于舌，故舌上白苔。君火升逆，故生烦躁。经阳外脱，故脉数实。津液亡泄，故不大便。肝脾陷败，六七日后，木郁风动，疏泄不藏，必便血也。若发汗，里阳愈败，则膀胱不藏，小便自利，而不禁也。

不可汗下二

伤寒，脉阴阳俱紧，恶寒发热，则脉欲厥，厥者，脉初来大，渐渐小，更来渐渐大，是其候也，如此者，恶寒甚者，翕翕汗出，喉中痛，热多者，目赤脉多，睛不慧，医复发之，咽中则伤，若复下之，则两目闭，寒多者，便清谷，热多者，便脓血，若熏之，则身发黄，若熨之，则咽燥，若小便利者，可救之，小便难者，为危殆。

伤寒，尺寸脉俱紧，恶寒发热，则脉欲作厥，厥者，脉初来大，渐渐小，更来渐渐大，是其候也，盖脉道紧迫，经气不能畅行，故忽大而忽小也。其恶寒甚者，外寒闭其内热，热蒸窍泄，翕翕汗出，喉中疼生。发热多者，热气外达，目多赤脉，眼睛不慧。若医复发其汗，则肺津愈枯，咽中更伤矣。若复下之，则阳气陷，两目闭。下后阳败而内寒多者，则便清谷，阳陷而内热多者，则便脓血。若用火熏之，则湿气郁蒸，而身发黄色。若用火熨之，则肺津消烁，而咽中干燥。若小便利者，气化未绝，尚可救之，小便难者，气化不行，此为危殆矣。上章小便之利，乃水泉之不止，此章小便之利，乃气化之犹行，证同而病异也。

不可汗下三

伤寒头痛，翕翕发热，形像中风，常微汗出，自呕者，下之益烦，心中懊憹如

饥，发汗则致痉，身强难以屈伸，熏之则发黄，不得小便，久则发咳吐。

伤寒头痛，翕翕发热，形像中风，常微汗出，是湿盛而阳郁者也。若自呕者，胃气上逆。下之中气败而胃愈逆，益增其烦，心中懊憹不快，而清阳陷败，空馁如饥。发汗耗其津血，筋脉失养，则成痉病，身体强，难以屈伸。火熏则湿气郁蒸，身发黄色，不得小便。久则肺胃升逆，而发咳吐也。

不可汗下四

伤寒，发热头痛，微汗出，发汗则不识人，熏之则喘，不得小便，心腹满，下之则短气，小便难，头痛背强，加温针则衄。

发热头痛，微汗出，证与前同。发汗败其阳神，故不识人。熏之伤其肺气，故喘。气不化水，故不得小便。湿气不泄，故心腹胀满。下之阳亡湿盛，浊气升塞，则短气而小便难，头疼而脊背强。温针烁其营血，则血升而鼻衄。总之，阳虚之家，汗下温针，俱非宜也。

可汗一章

可汗一

脉浮大，应发汗，医反下之，此为大逆。

浮为在表，故宜汗不宜下。

可吐三章

可吐一

病人手足厥冷，脉乍结，以客气在胸中，心下满而烦，欲食不能食者，病在胸中，当吐之。

手足厥冷，脉乍结代，此以下焦浊气

客居胸中，心下胀满而烦生。欲食不能食者，病在胸中，阻碍气道故也。此当吐之。

可吐二

病胸上诸实，胸中郁郁而痛，不能食，欲使人按之，而反有涎唾，下利日十余行，其脉反迟，寸口脉微涩，此可吐之，吐之利即止。

胸上诸实者，内有败浊之物，非无形之空气也。败浊阻碍，肺气壅塞，故胸中郁郁而痛，不能下食。浊气冲突，欲使人按之。按之壅遏肺气，津液上涌，故反有涎唾。浊阴上逆，则清阳下陷，故下利日十余行。阴盛于下，故脉反迟。浊物填塞，清气阻滞，故脉涩见于寸口。此可吐之，吐之则败浊去而清阳升，利即止也。

可吐三

宿食在上脘，当吐之。

食消则在下脘，不能吐也，未消而在上脘，法当吐之。

可下九章

可下一

下利，三部脉皆平，按之心下硬者，急下之，宜大承气汤。方在阳明二十一。

寸大于关，关大于尺，人之常也，是以三部脉不平，三部皆平，是乙木郁于尺中，不能上达，故尺与关平，甲木郁于关上，不能下达，故关与寸平。乙木陷则少腹胀满，甲木逆则心下痞硬，关尺弦浮，肝胆俱病。若按之少腹满者，是乙木之陷，土湿木郁，不可下也，若按之心下硬者，是甲木之逆，土燥火炎，当急下之。盖脾经壅迫，胃腑郁遏，水谷莫容，故见下利。宜大承气汤，泻其腑中之郁遏也。

可下二

脉双弦而迟者，必心下硬，脉大而紧者，阳中有阴也，可以下之，宜大承气汤。方在阳明二十一。

心下硬者，虽关与寸平，上章。然胆木不降，必见弦象，脉双弦而迟者，是胆经郁塞，降令不遂，必心下痞硬。若脉大而紧者，是阳明胃中有未消之谷，外为胆经郁遏，里不能容而表不能达，故浮大而紧涩也。此可下之，宜大承气汤，泻其宿食也。

可下三

问曰：人病有宿食者，何以别之？答曰：寸口脉浮而大，按之反涩，尺中亦微而涩，故知有宿食。当下之，宜大承气汤。方在阳明二十一。

宿食在胃，郁格表阳，故寸口浮大，阻碍里气，故按之梗涩。尺中亦微而涩者，尺中主里也，涩即紧之变文。此申明上章之义。

可下四

下利不欲食者，以有宿食故也，当下之，宜大承气汤。方在阳明二十一。

上论宿食之脉，此论宿食之证，宜合观之。

可下五

下利脉反滑，当有所去，下之乃愈，宜大承气汤。方在阳明二十一。

内有宿物，沉取而脉反涩，必浮取而脉反滑。缘宿物郁碍，阳气外浮，不交于阴，而无阴气之翕聚，故令脉滑。滑即上章浮大之义。

可下六

下利脉迟而滑者，内实也，利未欲止，当下之，宜大承气汤。方在阳明二十一。

迟即涩之变文，宿食不能阻其表气，而郁其里气，故外滑而内迟。里气郁阻，肝脾不升，故利未欲止。

可下七

伤寒后，脉沉沉者，内实也，下解之，宜大柴胡汤。方在少阳十三。

脉沉沉者，少阳之经郁逼阳明之腑也，故宜大柴胡汤，外散甲木之邪，内泄戊土之郁①。表里双解，故曰下解。缘少阳经气不舒，逼侵胃腑，胃热而郁②不得③外达，故脉气沉沉而郁荡也。

可下八

病人腹中满痛者，此为实也，当下之，宜大承气汤。方在阳明二十一。

腑邪壅遏，不得下泄，故腹中满痛。

可下九

下利差后，至其年月日复发者，以病不尽故也，当下之，宜大承气汤。方在阳明二十一。

下利差后，至其年月日而又发，以病根不尽故也。当下之，以绝其根。

---

① 郁　原作"大"，据蜀本、集成本、石印本改。

② 郁　原作"大"，据蜀本、集成本、石印本改。

③ 得　原作"待"，形近之误，据蜀本、集成本改。

伤寒悬解卷末

昌邑黄元御坤载著

附王叔和《伤寒例》

叔和《伤寒序例》，悖谬之至，而传流千古，遂成伤寒祖派。程氏应旄郊倩，解经义以辟之，甚有识悟。惜其议论多疵，削而正之，存其梗概，以破医书承袭之讹。

"阴阳大论"云：春气温和，夏气暑热，秋气清凉，冬气冷冽，此则四时正气之序也。冬时严寒，万类深藏，君子固密，则不伤于寒，触冒之者，乃名伤寒耳。其伤于四时之气，皆能为病，以伤寒为毒者，以其最成杀厉之气也。

中而即病者，名曰伤寒，不即病者，寒毒藏于肌肤，至春变为温病，至夏变为暑病，暑病者，热极重于温也。是以辛苦之人，春夏多温热者，皆繇①冬时触寒所致，非时行之气也。

凡时行者，春时应暖而反大寒，夏时应热而反大凉，秋时应凉而反大热，冬时应寒而反大温，此非其时而有其气，是以一岁之中，长幼之病，多相似者，此则时行之气也。夫欲候知四时正气为病，及时行疫气之法，皆当按斗历占之。

九月霜降节②后，宜渐寒，向冬大寒，至正月雨水节后，宜解也，所以谓之雨水者，以冰雪解而为雨水故也。至惊蛰二月节后，气渐和暖，向夏大热，至秋便凉。从霜降以后，至春分以前，凡有触冒霜露，体中寒，即病者，谓之伤寒也。其

冬有非节之暖者，名曰冬温。冬温之毒，与伤寒大异。冬温复有先后，更相重沓，亦有轻重，为治不同，证如后章。从立春节后，其中无暴大寒，又不冰雪，而有人壮热为病者，此属春时阳气发于冬时伏寒，变为温病。从春分以后，至秋分节前，天有暴寒者，皆为时行寒疫也。

三月四月，或有暴寒，其时阳气尚弱，为寒所折，病热犹轻。五月六月，阳气已盛，为寒所折，病热则重。七月八月，阳气已衰，为寒所折，病热亦微。其病与温及暑病相似，但治有殊耳。

十五日得一气，于四时之中，一时有六气，四六名为二十四气也。然气候亦有应至而不至，或有未应至而至者，或有至而太过者，皆成病气也。但天地动静，阴阳鼓击者，各止一气耳，是以彼春之暖，为夏之暑，彼秋之忿，为冬之怒。是以冬至之后，一阳爻升，一阴爻降也，夏至之后，一阳气下，一阴气上也，斯则冬夏二至，阴阳合也，春秋二分，阴阳离也，阴阳交易，人便③病焉。此君子春夏养阳，秋冬养阴，顺天地之刚柔也。

小人触冒，必婴暴疹，须知毒烈之气，留在何经，而发何病，详而取之。是以春伤于风，夏必飧泄，夏伤于暑，秋必病疟，秋伤于湿，冬必咳嗽，冬伤于寒，

----

① 繇（yóu 由）　通"由"。
② 节　原脱，诸本均同，据后文文例补。
③ 便　原作"变"诸本均同，音同之误，据上下文义改。

春必病温，此必然之道，可不审明之。

《素问·生气通天论》：凡阴阳之要，阳密乃固，两者不和，若春无秋，若冬无夏，因而和之，是谓圣度。故阳强不能密，阴气乃绝，阴平阳秘，精神乃治，阴阳离决，精气乃绝，因于露风，乃生寒热。是以春伤于风，邪气留连，乃为洞泄。夏伤于暑，秋病痎疟。秋伤于湿，上逆而咳，发为痿厥。冬伤于寒，春必病温。四时之气，更伤五脏。"金匮真言论"：夫精者，身之本也，故藏于精者，春不病温。冬时寒水蛰藏，阳气下潜，人于此际，宜顺天时，以藏水精。精藏则相火不泄，坎阳乃秘。若冬不藏精，坎阳泄露，相火蒸炎，孔窍常开，是以易伤于寒。寒束皮毛，相火莫泄，虽当冬时，实行夏令。及其冬去春来，袭以温风，开其皮毛，风愈欲泄，气愈欲闭。卫气一闭，遏其营血，郁热燔蒸，温病作矣。故曰冬伤于寒，春必病温。冬伤于寒者，因于冬不藏精，春必病温者，因于冬伤于寒。盖肾精不藏，相火泄露，外寒闭其内热，是以春时得风，必成温病也。

叔和但据白文有冬伤于寒，春必病温之语，仲景《伤寒》中，殊未点①出，便从无中生有，演出中而即病者，名曰伤寒，不即病者，寒毒藏于肌肤，至春变为温病，至夏变为暑病，春夏温热，皆由冬时触寒所致，甚属荒陋之说矣。（程氏此节未妥，酌改之。

伤寒之病，逐日浅深，以施方治。今世人伤寒，或始不早治，或治不对病，或日数久淹，困乃告医，医人又不依次第而治之，则不中病，皆宜临时消息制方，无不效也。今搜采仲景旧论，录其证候，诊脉声色，对病真方，有神验者，拟防世急也。又土地温凉高下不同，物性刚柔餐居亦异，是故黄帝兴四方之问，岐伯举四治

之能，以训后贤，开其未悟者。临病之工，宜须两审也。

凡伤于寒，则为病热，热虽甚不死，若两感于寒而病热者，必死。

程氏曰：《素问·热论》黄帝曰：今夫热病者，皆伤寒之类也，或愈或死，其死皆以六七日之间，其愈皆以十日以上者何也？不知其解，愿闻其故。热病为伤寒之类，其与伤寒，自是两病可知。

盖伤寒有统属之伤寒，有分隶之伤寒病。凡病从皮毛得而属于太阳经者，皆得谓之伤寒。于太阳经中，有发热恶寒，头身痛，骨节疼，无汗而喘，脉阴阳俱紧者，方得名为伤寒病。其外风暑湿热等病，不必如伤寒，此一病之脉证，而为伤寒之类则一，故谓热病为伤寒之类则可，谓伤寒为热病则不可。

"热论"：人之伤于寒也，则为病热，热虽甚不死。人之伤于寒也，则为病热，其易温云热者，以夏至前为温，夏至后为暑，温不足该之，而有热无寒则均。伤寒必恶寒，表虽热而里无热，温病一起，表里俱热，挨经而日增剧，势之难遏，似不同于伤寒。然势虽从经过，未连及脏，故热虽甚而不死。叔和加一凡字，将寒伤营之病混作热病，而以热虽甚之热混伤寒发热之热，由此淆黑白而为一矣。

"热论"：两感于寒而病者，必不免于死。两感者，冬不藏精，相火发泄，故冬去春来，风露外袭，郁其内热，感应更速，于是表里双传，此其阳亢阴枯，更甚于前，是以不免于死。程氏此节未妥，改之。

尺寸俱浮者，太阳受病也，当一二日发，以其脉上连风府，故头项痛，腰脊

① 点 原作"拈"，诸本均同，音同之误，据上下文义改。

强。尺寸俱长者，阳明受病也，当二三日发，以其脉挟鼻，络于目，故身热目痛鼻干，不得卧。尺寸俱弦者，少阳受病也，当三四日发，以其脉循胁，络于耳，故胸胁痛而耳聋。此三经皆受病，未入于腑，可汗而已。尺寸俱沉细者，太阴受病也，当四五日发，以其脉布胃中，络于嗌，故腹满而嗌干。尺寸俱沉者，少阴受病也，当五六日发，以其脉贯肾，络于肺，系舌本，故口燥舌干而渴。尺寸俱微缓者，厥阴受病也，当六七日发，其脉循阴器，络于肝，故烦满而囊缩。此三经皆受病，已入于腑，可下而已。

若两感于寒者，一日太阳受之，即与少阴俱病，则头痛口干，烦满而渴，二日阳明受之，即与太阴俱病，则腹满身热，不欲食，谵语，三日少阳受之，即与厥阴俱病，则耳聋囊缩而厥，水浆不入，不知人者，六日死。

若三阴三阳五脏六腑皆受病，则营卫不行，腑脏不通，则死矣。

其不两感于寒，更不传经，不加异气者，至七日太阳病衰，头痛少愈也，八日阳明病衰，身热少歇也，九日少阳病衰，耳聋微闻也，十日太阴①病衰，腹减如故，则思饮食，十一日少阴病衰，渴止，舌干已而嚏，十二日厥阴病衰，囊纵，少腹微下，大气皆去，病人精神爽慧也。

程氏曰："热论"帝曰：愿闻其状。岐伯曰：伤寒一日，巨阳受之，巨阳者，诸阳之属也，故为诸阳主气也，其脉连于风府，故头项痛，腰脊强。二日阳明受之，阳明主肉，其脉挟鼻络于目，故身热目痛鼻干，不得卧也。三日少阳受之，少阳主胆，其脉循胁络于耳，故胸胁痛而耳聋。四日太阴受之，太阴脉布胃中，络于嗌，故腹满而嗌干。五日少阴受之，少阴脉贯肾，络于肺，系舌本②，故口燥舌干

而渴。六日厥阴受之，厥阴脉循阴器而络于肝，故烦满而囊缩。

热病之状，类于伤寒者，以六经之所主，及其脉之所挟、所络、所循、所布、所贯、所系皆同。究竟伤寒是寒，热病是热，类中自有不类处，人当于此别其源头也。

一日巨阳受之，头项痛，腰脊强，类也，其不类者，伤寒必恶寒，此不恶寒，表里皆热故也。二日阳明受之，身热目痛鼻干，不得卧，类也，其不类者，伤寒有胃家之虚，热病皆胃家之实，有热无寒故也。三日少阳受之，胸胁痛而耳聋，类也，其不类者，伤寒则往来寒热，此不往来寒热，有半表热无半里寒故也。伤寒三阳经属热，三阴经属寒，热病则三阳三阴只有热而无寒。盖此热自冬不藏精，而伤于寒时，已从藏气酿成。至春阳发动，从前所酿之藏气，尽成病气，分布出来，虽经络有阴阳之不同，而所受者，只此阳热之一气为布现。四日太阴受之，则腹满嗌干，全不类伤寒腹满吐利食不下之太阴也。五日少阴受之，则口燥舌干而渴，绝不类伤寒脉微细，但欲寐之少阴也。六日厥阴受之，则烦满而囊缩，绝不类伤寒食不下，食即吐蛔之厥阴也。视伤寒不啻霄壤，岂容混哉！

叔和将伤寒混入热病，遂于三阳经加尺寸俱浮、尺寸俱长、尺寸俱弦之脉，于三阴经加尺寸俱沉细、尺寸俱沉、尺寸俱沉缓之脉。彼见经③无脉法，遂恣其杜④撰。不知热病之脉，经文已于后篇"评

① 阴　原作"阳"，据蜀本、集成本、石印本改。
② 系舌本　原脱，诸本均同，据《素问·热论》及下文"舌干"、"所系"补。
③ 经　指《素问·热论》。
④ 杜　原作"桂"，据蜀本、集成本、石印本改。

热论"补出脉躁疾三字矣，即仲景论中脉数急为传之数急字也。数急字紧对论中脉若静者为不传之静字。看浮、长、弦、沉①、细、缓，皆不传之静脉，与传经之热病何涉！

热病经虽传，而所传者无非热，首尾止是一病，故数急外无他改易。虽六经各有见证，其为阳旺阴衰，津液内竭之诊则一。若伤寒，则病随经变，脉从病转，其虚实寒热等，一经有一经之病，则一经有一经之脉。故治法有实表发汗、吐、下、和解、温经之不同，一皆相其脉法处治。

叔和以此等脉法混加热病，热病为阳，浮弦长岂是两阳合明，火邪熏灼之脉！至于加三阴经以沉微缓，则是阳病见阴脉者死矣，经文又何以云热虽甚不死！此等所关匪②小！

至于本文受之云者，缘未病之先，经络已是阳热布满，挨到便现六经，皆已然而然之事。叔和将之字换一病字，则未受之前无病气，与伤寒之续得转属证何异！

叔和爱经，与仲景论中寒热分途，经同病异处，总不管理，但于经文有不合处，辄改而添捏之。后人无从正其舛讹，反以此篇为例，或歌或赋，罔不以之几何。不以《内经》为锋镝，是又叔和之罪人也。

经之不两感于寒者，七日巨阳病衰，头痛少愈，八日阳明病衰，身热少愈，九日少阳病衰，耳聋微闻，十日太阴病衰，腹减如故，则思饮食，十一日少阴病衰，渴止不满，舌干已而嚏，十二日厥阴病衰，囊纵，少腹微下，大气皆去，病日已矣。热病传遍③六经，方得从头罢去。以从前各经，皆为阳热所布伏，故毒热必从头次第发得出来，真阴方从头次第复得转去，万无中止之理，亦万无越次之理也。

《内经》帝曰：治之奈何？岐伯曰：治之各通其脏脉，病日衰已矣。其未满三日者，可汗而已，其已满三日者，可泻而已。汗泻二字，俱是刺法，故云各通其脏脉，刺法有浅有深，故云可汗可泻，法详"刺热篇"（《灵枢·热病》：泻之则热去，补之则汗出，汗与泻，有补泻之分也）。《灵枢·热病》：热病三日，而气口静，人迎躁，取之五十九刺，以泻其热而出其汗，实其阴以补其不足。其可刺者，急取之，不汗出则泻，故本文于汗泻④下著而已二字。见刺法外无他治，隐伏仲景汗下温针之禁，仲景不言刺法，已于刺法外另会经意矣。"刺热篇"云：治诸热，饮之以寒水，乃刺之，必寒衣之，居止寒处，身寒而止也。从此推之，仲景法中，岂无一二方法，可以代此四寒字者乎。叔和以腑字换去脏脉字，而以下字换去泻字，笔尖一动，冤魂载道！千载后，谁复于汗下二字外一从《内经》，检及《洗冤录》也。

《内经》帝曰：其病两感于寒者，其脉应与其病形何如？岐伯曰：两感于寒者，病一日巨阳与少阴俱病，则头痛口干而烦满，二日阳明与太阴俱病，则腹满身热，不欲食，谵语，三日少阳与厥阴俱病，则耳聋囊缩而厥，水浆不入，不知人，六日死。三阴三阳五脏六腑皆受病，营卫不行，五脏不通，则死矣。帝曰：五脏已伤，六腑不通，营卫不行，如是之，后三日乃死何也？岐伯曰：阳明者，十二经脉之长也，其血气盛，故不知人，三日其气乃尽，故死矣。两感于寒者，寒水被

---

① 弦沉　原作"沉弦"，诸方均同，据上文及本节经文乙转。
② 匪　通"非"。
③ 遍　原作"变"，诸本均同，音同之误，据上下文义改。
④ 汗泻　原作"泻汗"，据上下文义乙转。

伤，夺之再夺，竭脂伐髓，由腑及脏，故次年病温，辄见双传，即"评热病论"所谓阴阳交之病也。一腑一脏，阴阳相交，而以火作合。人身一水不胜两火，况水亦是火，以之布满于腑脏营卫间，如燔如炙，宁不速死！然阳明有气，尚能迟之三日，可见不成死证之温病，便当留此胃汁，不容汗下温针之重夺矣。

"评热病论"：凡病伤寒而成温者，先夏至日者为病温，后夏至日者为病暑，暑当与汗皆出，勿止①。《内经》俱是说热病，恐人失去冬伤于寒，春必病温之来历，故以凡病伤寒而成温者总之，见其言热，都是温也。温病已成，在春不发，至夏亦发，温与暑，实是一病。论春夏温暑之病根，何当不种于冬时，但所种原是热，不是寒，何云寒毒藏于肌肤，至春变为温病，至夏变为暑病耶？一篇"热病"经文，被叔和引来混入仲景之《伤寒》，处处矛盾矣。

伤寒有三解：一曰伤寒，一曰伤寒病，一曰伤于寒。伤寒，即《难经》所云伤寒有五，正经自病，五邪所伤之谓，仲景以伤寒名书者主此。伤寒病，即《难经》五中分出之一病，《素问》所云重感于寒，内外皆然之病，仲景论中太阳病，或已发热，或未发热，必恶寒，体痛呕逆，脉阴阳俱紧，名曰伤寒者主此。若伤于寒，则非病也，乃温病所受之源头，《素问》所云冬不藏精，阳强不秘，精气乃绝之谓，其发为病，则仲景论中太阳病，发热而渴，不恶寒，为温病者是也。

温病对伤寒病言，为两歧，温病对伤寒言，为统属，伤寒所统属者，多热病，其一耳。温病对伤于寒言，为胎系，冬伤于寒，是从母腹中受妊，寒水被伤，而阳热遂胎于此，至春必病温，则其出胎成人时也。三伤寒各还其来历，则热字各有所

贴②矣。

若过十三日以上不间，尺寸陷者死。若更感异气，变为他病者，当依旧坏病证而治之。若脉阴阳俱盛，重感于寒者，变为温疟。阳脉浮滑，阴脉濡弱者，更遇于风，变为风温。阳脉洪数，阴脉实大者，更遇温热，变为温毒，温毒为病，最重也③。阳脉濡弱，阴脉弦急者，更遇温气，变为温疫。以此冬伤于寒，发为温病，脉之变证，方治如说。一作法字。

程氏曰：五十八难：伤寒有几④？其脉有变否（变者，不同也）？然：伤寒有五，有中风，有伤寒，有湿温（即湿热病），有热病（暑热病也），有温病，其所苦，各不同形。中风之脉，阳浮而滑，阴濡而弱；湿温之脉，阳濡而弱，阴小而急；伤寒之脉，阴阳俱盛而紧涩；热病之脉，阴阳俱浮，浮之而滑，沉之散涩；温病之脉，行在诸经，不知何经之动也。《难经》之文如此，盖以名为伤寒，而其类则不同，恐人混而为一，故特从脉上辨出风寒暑湿温热来。何意扁鹊方欲从伤寒之类四字上分出来，叔和竟将伤寒之类四字上合将去？更奇者，脉上不生出病，劈空变出病来，荒唐极矣！

凡人有疾，不时即治，隐忍冀差，以成痼疾，小儿女子，益以滋甚。时气不知，便当早言，寻其邪由，及在腠理，以时治之，罕有不愈者。患人忍之，数日乃说，邪气入脏，则难为制。此为家有，患备虑之要。

凡作汤药，不可避晨夜，觉病须臾，

---

① 凡病伤寒……勿止　原载王注本《素问·热论》，黄氏移于《素问悬解·评热病论》。
② 贴　着落也。
③ 也　原脱，据蜀本、集成本、《伤寒论·伤寒例》补。
④ 几　原作"五"，诸本均同，据《难经·五十八难》改。

即宜便治，不等早晚，则易愈矣。若或差迟，病即传变，虽欲除治，必难为力。服药不如方法，纵意违师，不须治之。

凡伤寒之病，多从风寒得之，始表中风寒，入里则不消矣，未有温覆而当，不消散者。不在证治，拟欲攻之，犹当先解表，乃可下之。若表已解而内不消，非大满，犹生寒热，则病不除。若表已解而内不消，大满大实坚，有燥屎，自可徐下之，虽四五日，不能为祸也。若不宜下，而便攻之，内虚热入，协热遂利，烦躁诸变，不可胜数，轻者因笃，重者必死矣。

夫阳盛阴虚，汗之则死，下之则愈，阳虚阴盛，汗之则愈，下之则死，夫如①是，则神丹安可以误发，甘遂何可以妄攻！虚盛之治，相背千里，吉凶之机，应若影响，岂容易哉！况桂枝下咽，阳盛则毙，承气入胃，阴盛以亡，生死之要，应乎须臾，视身之尽，不暇计日。此阴阳虚实之交错，其候至微，发汗吐下之相反，其祸至速。而医术浅狭，懵然不知病源，为治乃误，使病者殒没，自谓其分至，令冤魂塞于冥路，死尸盈于旷野。仁者鉴此，岂不痛欤！

凡两感病俱作，治有先后，发表攻里，本自不同。而执迷妄意者，乃云神丹、甘遂，合而饮之，且解其表，又除其里，言巧似是，其理实违。夫智者之举措也，常审以慎，愚者之动作也，必果而速，安危之辨②，岂可诡哉！世上之士，但务彼翕习之荣，而莫见此倾危之败，唯明者居然能护其本，近取诸身，夫何远之有焉。

凡发汗，温服汤药，其方虽言日三服，若病剧不解，当促其间，可半日中尽三服。若与病相阻，即便有知觉。病重者，一日一夜，当晬时观之。如服一剂，病证犹在，故当复作本汤服之。至有不肯

汗出，三剂乃解。若汗不出者，死病也。

凡得时气病，至五六日，而渴欲饮水，饮不多，不当与也。何者？以腹中热尚少，不能消之，便更与人作病也。至六七日，大渴欲饮水者，犹当依证与之。与之当令不足，勿极意也，言能饮一斗，与五升。若饮而腹满，小便不利，若喘若哕，不可与之。忽然大汗出，是为自愈也。

凡得病，反能饮水，此为欲愈之病。其不晓病者，但闻病欲③饮水自愈，小渴亦强与饮之，因成其祸，不可胜数也。

凡得病厥，脉动数，服汤药更迟，脉浮大减小，初躁后静，此皆欲愈证也。

凡治温病，可刺五十九穴。又身之穴，凡三百六十有五，其三十九穴，灸之有害，七十九穴，刺之为灾，并中髓也。

凡脉四损，三日死，平人四息，病人脉一至，名曰四损。脉五损，一日死，平人五息，病人脉一至，名曰五损。脉六损，一时死，平人六息，病人脉一至，名曰六损。

程氏曰：上条刺法从温，此条脉法又不从温，不从温而单言损至，言损至而遗去至脉，俱不可解。《难经》只言三呼一至曰死，四呼一至曰命绝，此直讲到五呼六呼上，怪妄之至！

脉盛身寒，得之伤寒，脉虚身热，得之伤暑。

程氏曰：据上下文读去，此二句经文，何由嵌入？只为句中有伤寒二字，因将二气字换作二脉字，强掿在此，但经文不如是解耳。按，"通评虚实论"黄帝问

① 如 原作"一"，据蜀本、集成本、石印本、《伤寒论·伤寒例》改。
② 辨 原作"变"，诸本均同，音同之误，据《伤寒论·伤寒例》改。
③ 欲 原脱，诸本均同，据《伤寒论·伤寒例》补。

曰：愿闻虚实之要。岐伯对曰：气实形实，气虚形虚，此其常也，反此者病。帝曰：如何而反？岐伯曰：气盛身寒，此谓反也，气虚身热，此谓反也。气盛身寒，得之伤寒，气虚身热，得之伤暑。夫实者，气入也，虚者，气出也。经文是言人身形气之失常，必有所得之由，而特以伤寒、伤暑为气盛身寒、气虚身热者，一推原之也。

阳盛之人，宜其身热，何以反常而身寒，此必得之于伤寒。由寒伤形而不伤气，从前伤寒病其形，故遂成一气盛身寒之体。阳虚之人，宜其身寒，何其反常而身热，此必得之伤暑。由暑伤气而不伤形，从前伤暑病其气，遂成一气虚身热之躯。夫实者，气入也，寒主密固，气所以实，虚者，气出也，暑主疏泄，气所以虚，由是推之，寒热在气，而不在形。气实者，身虽寒，而不失其为热也，气虚者，身虽热，而不失其为寒也。经旨如此，何得换一脉字，以身寒身热贴在伤寒伤暑之证候上言？不曰得之伤寒、得之伤暑，而曰谓之伤寒、谓之伤暑矣？果尔伤寒，恶寒即有之，身不但不寒，而且发热，伤暑虽发热，亦未始不洒洒恶寒。颠倒错乱，何至于此！

脉阴阳俱盛，大汗出，不解者死。脉阴阳俱虚，热不止者死。脉至乍疏乍数者死。脉至如转索者其日死。谵言妄语，身微热，脉浮大，手足温者生，逆冷，脉沉细者，不过一日死矣。此以前是伤寒热病证候也。

叔和混伤寒于热病，遂启后来传经为热之讹。注《伤寒》者数十百家，无不背仲景而遵叔和。伪例一出，流祸至今，存心仁爱者，曷能默而已乎！

程氏驳之，颇开伤寒生面。删而改之，去其差谬，使后之览者，由伪例而得真统，其为助非小也。但伤寒非不传经，《伤寒论》亦是六日六经，经尽则病解。因病家里气各有虚实寒热之差，故阳盛而入三阳之腑，阴盛而入三阴之脏，则迟速久近，不应经传经尽之期耳。程氏以传腑传脏为传经，差之远矣。热病之刻日挨经者，其常也，间有里气之偏者，则亦不悉应此期。凡治温病，亦当变通而化裁之，审其内热之有无也。

金 匮 悬 解

清·黄元御　撰

金匮要略方论原序^①

　　张仲景为《伤寒杂病论》合十六卷，今世但传《伤寒论》十卷，杂病未见其书，或于诸家方中载其一二矣。

　　翰林学士王洙在馆阁日，于蠹简中得仲景《金匮玉函要略方》三卷，上则辨伤寒，中则论杂病，下则载其方，并疗妇人，乃录而传之士流，才数家耳。尝以对方对证者施之于人，其效若神。然而或有证而无方，或有方而无证，救疾治病，其有未备。

　　国家诏儒臣校正医书，臣奇先校定《伤寒论》，次校定《金匮玉函经》，今又校成此书。仍以逐方次于证候之下，使仓卒之际，便于检用也，又采散在诸家之方，附于逐篇之末，以广其法。以其伤寒文多节略，故断自杂病以下，终于饮食禁忌，凡二十五篇，除重复，合二百六十二方，勒成上中下三卷，依旧名曰《金匮方论》。

　　臣奇尝读《魏志·华佗传》，云：出书一卷，曰此书可以活人。每观华佗凡所疗病，多尚奇怪，不合圣人之经，臣奇谓：活人者，必仲景之书也。

　　大哉炎农圣法，属我盛旦！恭惟主上丕^② 承大统，抚育元元^③，颁行方书，拯济疾苦，使和气盈溢，而万物莫不尽和矣！

太子右赞善大夫臣高保衡

尚书都官员外郎臣孙奇等谨上

尚书司封郎中充直秘阁校理臣林亿

---

　　① 金匮要略方论原序　原脱，据蜀本补。
　　② 丕　助词，无义。
　　③ 元元　平民也。

金匮悬解自叙

仲景先师，著《金匮玉函要略》一书，垂诸杂病之法，以约言而析玄理。玉楸子神宇天光，自负解者，乃参伍悦① 研，三载于兹。真宰② 恍惚，未得其眹③。百家诸子之论，率皆过目而冰销，入耳而瓦解，兹独惊怖其言，譬犹河汉无极。其义何居④？《南华》⑤ 之奇，《太玄》⑥ 之奥，可谓俶诡⑦ 幻怪之至矣，然何至如此之闭结不解也。

仲景先师，忧念元元，意济后来，知其解者，旦暮俟⑧ 之。千百年来，竟索解人不得，此真欲广文通恨事已。

戊辰⑨，孟秋，既成《伤寒悬解》，乃复凝思眇虑，入此坚白⑩。心游万仞，精鹜八极，八月末望，又告成功。灵思妙悟，怳恍离披⑪，幽理玄言，往来络绎⑫。向解《伤寒》，心枯神瘁，几于白凤朝飞，彩毫夜去，讵以强弩之末，竟尔羽没石开⑬，是亦千古之奇也。

盖扬⑭ 庄⑮ 之文，义浅而辞深，《金匮》之书，言显而理晦，非精于《灵》《素》之理者，不能解《金匮》之言，昧其理而求其言，是以幽冥而莫睹其原。注《金匮》者，蕙质而蓬心⑯，金口而木舌⑰，是皆今日适越而昔来者也。仆也身登会稽，亲探禹穴⑱，目睹越国江山，知昔日之来者，歧路迷罔，自谓适越而非也。

嗟呼！扁桑流誉于针砭，和缓蜚声于方药，彼岂乐此而为之？丈夫有志，郁沦奥渫，胸臆约结，何以为欢，求为医经药录，启先圣之玄扃⑲，非第消永日而遣牢思，抑亦康济斯民之术也，由是刿心刻意，而书传焉。下之辞赋诗歌之丽，雕虫篆刻之工，詹詹小言，间间小智，壮夫何心为为此也。

戊辰八月东莱都昌黄元御撰

---

① 悦　读也。
② 真宰　天为万物之主宰，故称真宰。此处作深蕴讲。
③ 眹（zhèn　朕）　真谛也。
④ 何居　什么。
⑤ 《南华》　即《庄子》。
⑥ 《太玄》　即汉·扬雄所撰之《太玄经》。
⑦ 俶诡　奇异也。
⑧ 俟　闽本、蜀本、集成本、石印本均作"遇"，亦通。
⑨ 戊辰　乾隆十三年戊辰，即公元 1748 年。
⑩ 坚白　即"坚白同异"，战国·赵·公孙龙坚白石之喻。
⑪ 离披　散乱貌。
⑫ 往来络绎　他本均作"络绎奔会"。
⑬ 羽没石开　借"虎石"之典，喻善解此书。
⑭ 扬　原作"杨"，据蜀本、集成本改。"扬"，指汉·扬雄。
⑮ 庄　指庄周。
⑯ 蕙质而蓬心　"蕙质"，喻女子善良高洁的品性。蓬心，喻浮浅未能通达玄理之心。"蕙质而蓬心"，在此作外华内莠，才疏学浅解。
⑰ 金口而木舌　指"木铎"。木铎以金为口，木为舌，摇振出声，故曰"金口木舌"。古施政教时，振之以警众。
⑱ 禹穴　在浙江省绍兴县之会稽山上，传说为夏禹葬地。
⑲ 扃（shǎng　赏）　机也。

金匮悬解后叙

慨自俞跗云遥，巫彭既远，玉版之奇寖失，灵兰之秘无传，此膏肓之病，所以难为，而太和之春，无人更贮也。

乃有都昌① 上士，莱国② 鸿生，史服经衣③，探《八索》《九丘》④ 之奥，仁巢义杖⑤，发三辰五岳之灵。本良相之心为良医，即活人之手而活国，技已精于三折，病不患夫四难。独念长沙，真集大成之圣，惟兹《金匮》，难期冥悟之人，遂乃妙弃筌蹄⑥，旁搜秘籍。当其探奇抉奥，则志无二格，灵有专门，及乎提要钩玄，则说必解颐，趣皆炙舌，真所谓发智灯于暗室，渡宝筏于迷津者也。

嗟乎！当今之世，门檀桐君⑦ 之术，家传葛氏之方，求其返正绪于玄都⑧，扬令名于绿籍者鲜矣。得是解而读之，心花月透，意蕊春开，行见宝饵可以缓童年，妙药可以驻斜景，岂非囊中之玉律，肘后之金科也欤！

仆学迷脉色，每怀橘井苏公⑨，识暗针砭。今识杏林董子⑩，未调九候之则，壮不如人，欲觅千金之方，卿须怜我。制锦裳于云表，愧乏中郎黄绢之词，寿金石于人间，快探委宛紫书之秘，聊申扬扢⑪，以附缥缃⑫ 云尔。

乾隆岁次上章敦牂⑬ 窃月历下⑭ 申士秀谨序于莲子湖上之鹊华山房

① 都昌　春秋齐邑，汉为侯国，后为县，故城在今山东省昌邑市。
② 莱国　周国名。今山东省黄县东南有莱子城，即莱国故都。后称莱州府，古昌邑属莱州府。
③ 史服经衣　"史"，通"使"。"服"，习也。"衣"，隐也，所以隐形。"史服经衣"，攻读经史，探赜索奥。
④ 《八索》《九丘》　皆古书名。
⑤ 仁巢义仗　"巢"，高也。"杖"，通"丈"。"仁巢义杖"，品行高洁，弘扬仁术。
⑥ 筌蹄　"筌"，捕鱼竹器。"蹄"，捕兔具，用以系兔足。"筌蹄"，在皮作肤浅解。
⑦ 桐君　相传为黄帝时医师，识草木金石性味，定为三品。旧题桐君《采药录》、《药性》，系后人伪托。
⑧ 玄都　神仙所居之处。在此作蕴奥讲。
⑨ 橘井苏公　汉·苏仙公成仙前，告其母曰："明年有疫，可取橘叶井水，以疗疫疾。"好事者因传之，详见旧题葛洪《神仙传》。在此作治病救人讲。
⑩ 杏林董子　传说三国·吴·董奉隐居匡山，为人治病不取钱，但使重病愈者植杏五株，轻者一株，积年愈人无数，得杏树十余万株，蔚然成林。见《神仙传》。在此作医术精湛讲。
⑪ 扬扢（hé 纥）宏扬也。
⑫ 缥缃　"缥"，淡青色。"缃"，浅黄色。古用以为书囊，或为书衣，后因以代指书卷。
⑬ 上章敦牂　"上章"，庚年。"敦牂"，午年。"上章敦牂"，指乾隆十五年庚午，即公元1750年。
⑭ 历下　古城名，春秋战国齐邑，因城在历山下，故名，故址在今山东省历城县西。

叙

　　《金匮要略》，张仲景论杂病之书，晋·王叔和编为二十五篇，二百六十二方（眉批：序例大半乱于叔和，不独《伤寒论》），为医杂病之祖本。

　　国朝徐彬有《金匮要略论注》二十四卷，较之元人朱丹溪《金匮钩玄》，似较明晓。下至赵良《集注》，以及李衫、程林、魏荔彤、尤怡、周扬俊、沈明宗、高世栻、李升玺诸家，眉批：注家尚不止此，姑就所见言之。各有注释，皆主一偏之见，未能融贯，以其于《灵》《素》之理不精也。

　　此书古奥，又系残篇，错简缺文，眉批：原文有叔和增入者，后人各以意为序次，终非完璧。读之疑团满腹，真是千古恨事！

　　黄氏坤载，于失次者序之，残缺者补之，扫尽诸家俗说，独探骊珠①。遂使长夜漫漫，复睹智灯龙烛②，岂非仲祖之功臣欤！

道光十八年初秋三日便识

---

　　① 骊珠　原意为宝珠。在此借指精蕴。
　　② 智灯龙烛　"智"，烛也。"龙烛"，太阳也。"智灯龙烛"，原意为明察一切事物，如灯烛阳光之照物，此处借喻《金匮》医理奥妙，辨证精湛，犀照无余。

目　录

金匮悬解卷一

东莱都昌黄元御解

脏腑经络十六章[①]

脏腑经络，隐不可见，然有其外著者焉。若声臭色脉，若寒热痛痒，若喜怒爱憎，若便溺饮食，是皆可即显以知微者，但粗工不解耳。先师张仲景，究天人之际，通神明之德，于脏腑经络之内，示望闻问切之法，是亦长桑见物之神丹，太真烛怪之灵犀也。古圣贤四诊玄机，悉在于此，此论不可不熟也。（《吕览》语）

脏腑经络一

问曰：上工治未病何也？师曰：夫治未病者，见肝之病，知肝传脾，当先实脾，四季脾王不受邪，即勿补之。中工不晓相传，见肝之病，不解实脾，惟治肝也。余脏准此。

五行生克，肝木克土，脾土克水，肾水克火，心火克金，肺金克木。克其所胜，故以病传。见肝之病，知脾土被贼，先实其脾，是谓未病而早医。土旺四季，其时脾不受邪，即勿补之。中工未晓相传之义，见肝之病，不解实脾，惟治肝也，是以肝病未已，脾病复起。余脏准此类推。（此引《难经》文[②]）

脏腑经络二

问曰：病有急当救里救表者，何谓也？师曰：病，医下之，续得下利清谷不止，身体疼痛者，急当救里，后身体疼痛，清便自调者，急当救表也。

此段见《伤寒·太阳篇》，而语稍不同。

伤寒表病，医误下之，泻其脾阳，续得下利清谷不止，而身体疼痛，表证犹在者，表里俱病，然急当救里。救里之后，身体疼痛，表证未解，清便自调，里证已愈，然后急当救表也。

脏腑经络三

夫病痼疾，加以卒病，当先治其卒病，后乃治其痼疾也。

病有新旧，治有先后，此定法也。

脏腑经络四

问曰：经云厥阳独行，何谓也？师曰：此为有阳无阴，故称厥阳。

阳性上行，有阴以吸之，则升极而降，阴性下行，有阳以煦之，则降极而升。有阳无阴，则阳有升而无降，独行于上，故称厥阳。

脏腑经络五

问曰：阳病十八，何谓也？师曰：头痛，项、腰、脊、臂、脚掣痛。阴病十八，何谓也？师曰：咳嗽上气、喘、哕、咽痛、肠鸣胀满、心痛[③]拘急。五脏病各有十八，合为九十病。人又有六微，微

---

① 十六章　原脱，据目录补。
② 此引《难经》文　原脱，据闽本补。
③ 痛　原作"痞"，据闽本、本节黄解改。

有十八病，合为一百八病。五劳、七伤、六极、妇人三十六病，不在其中。

清邪居上，浊邪居下，大邪中表，小邪中里，檠饪之邪，从口入者，宿食也。五邪中人，各有法度，风中于前，寒中于暮，湿伤于下，雾伤于上，风令脉浮，寒令脉急，雾伤皮腠，湿流关节，食伤脾胃。极寒伤经，极热伤络。檠与馨同①。

经络在外为阳，头项腰脊臂脚六者掣痛，是谓阳经之六病。阳有三阳②，太阳、阳明、少阳三经，一经六病，三六十八，此阳病之十八也。五脏在内为阴，咳嗽上气、喘促、哕逆、咽痛、肠鸣胀满、心痛拘急，是为阴脏之六病。阴有三阴，太阴、少阴、厥阴三经，一经六病，三六十八，此阴病之十八也。五脏之病，非第各③有十八，一脏之病，虚则六气乘我，实则我乘六气，合之本气自病，亦有六条，是为三六十八。五脏病各有十八，合为九十病也。人又有六微，《难经》：心脉急甚者，肝邪干心也，心脉微急者，胆邪干小肠也，凡脏邪则甚，腑邪则微，故六腑之病，谓之六微。一腑之病，虚则六气乘我，实则我乘六气，合之本气自病，亦有六条，是为三六十八。六腑病各有十八，合为一百八病也。此三阳三阴、五脏六腑之中于五邪，虚实相乘之大数也。五劳，五脏之劳病，六极，六腑之极病，七伤，饮食、忧劳、饥饱④、房室、经络、营卫、气血⑤之损伤，五劳、七伤，解见"虚劳"。妇人三十六病（解见妇人"妊娠"、"产后"、"虚劳"），皆本内伤，不关外邪，故另当别论，不在其中。

五邪维⑥何？清邪居于上，浊邪居于下，大邪中于表，小邪中于里，檠饪之邪，从口入者，宿食也，是谓五邪。五邪中人，各有一定之法度。风为大邪，中于身前，多得之日早，寒为小邪，中于身后，多得之日暮，湿为浊邪，伤于下焦，雾为清邪，伤于上部，此五邪中人之部位也。风则令脉浮虚，是谓大邪之中表，寒则令脉紧急，是谓小邪之中里，雾则伤其皮腠，居于上而中于表，湿则流于关节，居于下而中于里，食则伤其脾胃，入于口而中于中，此五邪中人之处所也。邪虽有五，不过寒热二者而已，五邪中人，总之极寒则内伤于经，极热则外伤于络也。

脏腑经络六

问曰：病人有气色见于面部，愿闻其说。师曰：鼻头色青，腹中痛，苦冷者，死。鼻头色微黑者，有水气。色黄者，胸上有寒。色白者，亡血也。设微赤非时者，死。其目正圆者，痉，不治。又色青为痛，色黑为劳，色赤为风⑦，色黄者便难，色鲜明者有留饮。

《灵枢·五阅五使》：脉出于气口，色见于明堂，《灵枢·五色》：明堂者，鼻也，青为木色，鼻头色青，是木邪克土，当腹中痛。若腹里苦冷者，则水寒木枯，土败火熄，于法当死。黑为水色，鼻头色微黑者，必有水气。黄为土色，鼻虽土位，而实窍于肺，肺位在胸，色黄者，土冷胃逆，传于肺部，法应胸上有寒也。白为金色，木藏血而主色，色白者，血亡木枯，而金气乘之，故白而不华，《伤寒·脉法》⑧所谓面白脱色也。设色见微赤，而非其应见之时者，则死。盖亡血之家，缘

---

① 檠与馨同　原脱，据蜀本补。
② 有三阳　原脱，据闽本、蜀本及下文"阴有三阴"补。
③ 各　原作"合"，形近之误，据闽本、蜀本改。
④ 饱　原脱，据闽本、蜀本补。
⑤ 血　原脱，据闽本、蜀本补。
⑥ 维　系也。
⑦ 色赤为风　原脱，据闽本、蜀本、《金匮要略·脏腑经络先后病脉证第一》补。
⑧ 《伤寒·脉法》　指《伤寒论·平脉法》。

于土败胃逆，肺金失敛，又见赤色，则火不归水，逆刑肺金，而吐衄之病，无有止期。是其中气崩溃，阳根下断，必主死也。足太阳之脉，起于目之内眦，上巅下项，而行身后。《素问·诊要经终论》：太阳之脉，其终也，戴眼，反折，瘈疭（瘈，急。疭，缓）。痉者，颈项强急，脊背反折，缘太阳之脉屈而不伸也。筋脉急缩，上引目系，开而不阖，故其目正圆，直视不瞬。此太阳之脉终，故不治也。又青为木色，木枯当冲击而为痛，黑为水色，水寒则虚损而为劳，黄为土色，土湿则郁结而便难，鲜明为留饮之色，留饮在中，故鲜明而不黯淡也。（此望而知之之法也）

脏腑经络七

师曰：病人[1] 语声寂寂然，喜惊呼者，骨节间病。语声喑喑然不彻者，心膈间病。语声啾啾然细而长者，头中病。

《素问·金匮真言论》：东方青色，入通于肝，其病发惊骇。"阴阳应象论"：在体为筋，在脏为肝，在声为呼。"五脏生成论"：诸筋者，皆属于节，语声寂寂然，喜忽然惊呼者，肝之声也，肝主筋，而筋会于节，故为骨节间病。肺主声，位在心膈之上，语声喑喑然不彻者，此心膈间病，肺气不清，故声音不亮也。头痛者，响震则头鸣而痛剧，故语声啾啾细长，此头中之病，不敢高声语也。（此闻而知之之法也）

脏腑经络八

师曰：息摇肩者，心中坚。息引胸中上气者，咳。息张口短气者，肺痿唾沫。

喘息摇肩者，心中坚满，气无降路，故逆冲而肩摇也。息引胸中上气者，气逆，必生咳嗽也。息张口短气者，肺痿而胸满，清气埋塞，常生唾沫也。（此亦闻而知之之法也）

脏腑经络九

师曰：吸而微数，此病在中焦，实也，当下之则愈，虚者不治。在上焦者其吸促，在下焦者其吸远，此皆难治。呼吸动摇振振者，不治[2]。

吸气微数，此中焦盛实，肺气不降，下之腑清而气降，则愈矣。若中虚而吸数，此气败而根绝，法为不治。气逆于上焦者，其吸促，气陷于下焦者，其吸远，此皆中气之败也，升降失职，最难治也。呼吸动摇振振者，真气拔根，脱亡不久，此不治也。（此亦闻而知之之法也）

脏腑经络十

师曰：五脏病各有所得者愈。五脏病各有所恶，各随其所不喜者为病，病者素不应食，而反暴思之，必发热也。

五脏病各有所得者愈，如肝虚得春而愈，心虚得夏而愈，燥盛得湿而愈，湿盛得燥而愈也。五脏之病，各有所恶，恶则不喜，本其所恶而反得之，则随其所不喜而为病。如病者素不应食，是食为所恶，而反暴思之，是必脏腑之发热也。（此问而知之之法也）

脏腑经络十一

夫诸病在脏，欲攻之，当随其所得而攻之，如渴者，与猪苓汤。方在"消渴"。余皆仿此。

诸病在脏，欲攻下之，当随其所应得而攻之。如渴者，是内有湿邪，格其君相

---

[1] 病人　原脱，据闽本、蜀本、《金匮要略·脏腑经络先后病脉证第一》补。
[2] 不治　其下原载夹注"此亦闻而知之之法也"九字，据闽本、蜀本及前后文例删。

之火，上烁肺津，应得猪苓汤，则按法与之也。余皆仿此。（此亦问而知之之法也）

脏腑经络十二

师曰：寸口脉动者，因其王时而动，假令肝王色青，四时各随其色。肝色青而反色白，非其时色脉，皆当病。

寸口脉动者，因其旺时而动，如木旺于春，则肝脉动，火旺于夏，则心脉动，金旺于秋，则肺脉动，水旺于冬，则肾脉动，土旺于四季，则脾脉动也。动者，一气独旺，鼓动而有力也。脉既应时，色亦应脉，四时各随其色。假令肝旺，则色应青，而反色白，是木衰而金贼也，凡色不应脉，皆当病也。（此望而知之、切而知之之法也）

脏腑经络十三

问曰：有未至而至，有至而不至，有至而不去，有至而太过，何谓也？师曰：冬至之后，甲子夜半，少阳起，少阳之时，阳始生，天气温和。以未得甲子，天因温和，此为未至而至也。以得甲子，而天未温和，此为至而不至也。以得甲子，而天大寒不解，此为至而不去也。以得甲子，而天温如盛夏五六月时，此为至而太过也。

《难经》：冬至后，得甲子，少阳旺，复得甲子，阳明旺，复得甲子，太阳旺，复得甲子，太阴旺，复得甲子，少阴旺，复得甲子，厥阴旺。旺各六十日，六六三百六十日，以成一岁，此天人之所同也。

五行之序，成功者退，将来者进。冬至之后，甲子之日，夜半之时，少阳初起。少阳之时，一阳始生，天气渐向温和，节候之正也。以未得甲子，而天因温和，来气太早，此为未应至而已至也。以

得甲子，而天未温和，来气太迟，此为应至而不至也。以既得甲子，而天大寒不能解，此为已至而不去也。以方得甲子，而天温如盛夏五六月时，此为应至而太过也。此天气之不正。

天人同气，人之六气，随天之六气而递迁。《难经》：少阳之至，乍大乍小，乍短乍长，阳明之至，浮大而短，太阳之至，洪大而长，太阴之至，紧大而长，少阴之至，紧细而微，厥阴之至，沉短而敦。人气不正，则脉不应时，而太过不及之诊见矣。（此亦切而知之之法也）

脏腑经络十四

师曰：病人脉浮者在前，其病在表，浮者在后，其病在里，腰痛背强不能行，必短气而极也。

寸在前主表，尺在后主里，病人脉浮者在前，其病在表，浮者在后，其病在里。表病则腰痛背强不能行，足太阳行身之背，挟脊抵腰而走足也，里病则短气而极，手太阴肺主宗气而行呼吸也。前后俱浮，则表里兼病，肺之脏与太阳之经气逆而不降故也。（此亦切而知之之法）

脏腑经络十五

问曰：寸口脉沉大而滑，沉则为实，滑则为气，实气相抟，血气入脏即死，入腑即愈，此为卒厥，何谓也？师曰：唇口青，身冷，为入脏即死，如身和，汗自出，为入腑即愈[①]。

寸口脉沉大而滑，沉则为肾水之实，滑则为肝木之气，此缘水寒木陷，郁而欲升，故见沉滑。实气相抟，必伤中焦血气，血气伤深而入脏即死，伤浅而入腑即

① 即愈　此下蜀本载有"抟，徒官切，音团，《说文》圜也"注文。

愈，此为卒然厥仆。何以辨其入脏入腑，或死或愈也？盖脾窍于口而主肌肉，唇舌者，肌肉之本也，唇口青，是土败而木贼，身冷，是火败而水旺，此为脏阴之盛，入脏即死也。如身和，汗出而不冷，此为腑阳之盛，入腑即愈也。（此亦切而知之之法）

脏腑经络十六

问曰：脉脱，入脏即死，入腑即愈，何谓也？师曰：非为一病，百病皆然。譬如浸淫疮，从口流向四肢者可治，从四肢流来入口者不可治。病在外者可治，入里者即死。

脉脱者，脉虚脱而不实也。入脏者阴胜，则死；入腑者阳复，则愈。凡病在外者伤浅，可治；入里者伤深，则死。浸淫疮，解见"疮痈"。（此亦切而知之之法。所谓四诊也）

夫人禀五常，因风气而生长。风气虽能生万物，亦能害万物，如水能浮舟，亦能覆舟。若五脏元真通畅，人即安和，客气邪风，中人多死。千般疢① 难，不越三条，一者，经络受邪，入脏腑，为内所因也；二者，四肢九窍，血脉相传，壅塞不通，为外② 皮肤所中也；三者，房室、金刃、虫兽所伤。以此详之，病由都尽。

若人能慎养，不令邪风干忤经络，适中经络，未流传腑脏，即医治之，四肢才觉重滞，即导引、吐纳、针灸、膏摩，勿令九窍闭塞，更能无犯王法、禽兽、灾伤，房室勿令竭乏，服③ 食节其冷热苦辛酸甘，不遗形体有衰，病则无由入其腠理。腠者，是三焦通会元真之处，为血气所注；理者，是皮肤脏腑之纹理也。（黄氏无此条，依《要略》本补之，以待考焉④）

---

① 疢（chèn 衬）　犹病也。
② 外　原脱，据蜀本、《金匮要略·脏腑经络先后病脉证第一》补。
③ 服　原作"饮"，诸本均同，据《金匮要略·脏腑经络先后病脉证第一》改。
④ 夫人禀五常……以待考焉　原阙，据闽本、蜀本补。

金匮悬解卷二

东莱都昌黄元御解

外　感①

五脏风寒积聚二十一章②

五脏风寒积聚，虚邪之外感，本气之内伤者也。风雨之邪伤于上，清③湿之邪伤于下，饮食喜怒之邪伤于中。表邪外袭，里邪内应，两虚相逢，留而不去，此积聚所由来也。积者，血多而气少，《难经》所谓血滞而不濡者也。聚者，气多而血少，《难经》所谓气留而不行者也。心病于上，肾病于下，肺病于右，肝病于左，脾病于中，五脏之积聚，各有其部，此三焦所由分也。既成积聚，不得不用消磨，仲景未尝立法，然大黄蘆虫、桂枝茯苓、抵当汤丸、鳖甲煎丸、下瘀血汤之类，具载诸篇，审宜而选用之可也。

五脏风寒十九章④

五脏风寒一

肺中风者，口燥而喘，身运而重，冒而肿胀。

肺主气，气化津，肺中风者，风邪在表，肺气壅阻，是以发喘。气滞津凝，是以口燥。风郁勃而外泄，故身体旋运。气收敛而内闭，故身体迟重。阳遏不能外达，故昏冒无觉。气滞不能四达，故肿胀不消。

五脏风寒二

肺中寒，吐浊涕。

肺主皮毛，寒侵皮毛，里气郁塞，肺无降路，逆冲上窍，清气淫蒸，则化痰涕。涕少则出于鼻，多则出于口也。

五脏风寒三

肺死脏，浮之虚，按之弱如葱叶，下无根者，死。

肺死脏者，肺之真脏脉也。肺脉浮而涩，盖金降于水，则脉沉，涩者，将沉而未沉，气之方收而未藏者也。若浮取之而虚飘，重按之弱如葱叶之空，下无根者，是肺金之衰败而不降也，此谓真脏脉，真脏见则死。《素问·平人气象论》：死肺脉来，如物之浮，如风吹毛，曰肺死，"玉机真脏论"：真肺脉至，大而虚，如以毛羽中人肤。即此义也。

五脏风寒四

肝中风者，头目眴，两胁痛，行常伛，令人嗜甘⑤。

肝为厥阴风木，肝中风者，木郁风动，筋脉振摇，故头目眴动。肝脉行于胁肋，经气壅塞，故两胁痛楚。筋脉燥急，

──────────

① 外感　原脱，据闽本、蜀本补。
② 二十一章　原脱，据目录补。
③ 清　通"清"，寒也。
④ 五脏风寒十九章　原脱，据目录补。
⑤ 嗜甘　此下蜀本载有"眴，儒纯切，《说文》目动；伛，委羽切，《说文》偻也"注文。

故行常伛俯。木燥而克土，土虚则嗜甘，土味甘也。

五脏风寒五

肝中寒者，两臂不举，舌本燥，喜太息，胸中痛，不得转侧，食则吐而汗出也。

足之三阴，自足走胸，手之三阴，自胸走手，肝中寒者，足之厥阴下陷，手之厥阴上逆。手厥阴之脉，入肘下臂①，两臂无气，故痿而不举。《灵枢·经脉》：肝者，筋之合也，筋者，聚于阴器而脉络于舌本，木陷风生，故舌本燥。"经脉"：胆足少阳之经，是动则病口苦，善太息，肝胆同气，阳盛则怒，阴盛则悲也。肝脉上贯胸膈，风木郁冲，故胸中痛。厥阴行身之侧，经气郁缩，转侧痛生，故不得转侧。脾土被刑，饮食不化，故食则吐逆。食下之时，土困肝郁，风木疏泄，是以汗出也。

五脏风寒六

肝死脏，浮之弱，按之如索不来，或曲如蛇行者，死。

肝死脏者，肝之真脏脉也。肝脉弦而滑，盖甲木降于水而乙木升于火，升于火，则脉浮，滑者，将浮而未浮，气之方生而未长者也。若浮取之而弱，重按之如索不来，或曲如蛇行者，是肝木之颓败而不升也。如索不来者，如绳索空悬，轻飘游移，按之应手而去②，不能复来鼓指也。如蛇行者，木畅则直，郁则曲，一曲一直，郁而不畅，故状如蛇行。"平人气象论"：死肝脉来，急益劲，如新张弓弦，曰肝死，"玉机真脏论"：真肝脉至，中外急，如循刀刃责责然，如按琴瑟弦，彼乃肝脉之太过，此则肝脉之不及者也。

五脏风寒七

肝着，其人常欲蹈其胸上，先未苦时，但欲饮热，旋覆花汤主之。方在"妇人杂病"。

肝着者，肝气痹着而不舒也。肝愈郁而风愈动，风木荡摇，神魂悬虚，故常欲人蹈其胸上。先未苦时，水寒木燥，故但欲饮热。旋覆花汤，旋覆、新绛，行血而清风，葱白通经而泻滞也。

五脏风寒八

心中风者，翕翕发热，不能起，心中饥，食即③呕吐。

心中风者，火郁上炎，故翕翕发热。热则伤气，故虚乏不能起身。心液消烁，空洞虚馁，故心中常饥。心火既升，胃气必逆，缘火不归水，水寒则土湿故也，胃气上逆，故食即呕吐。

五脏风寒九

心中寒者，其人苦病心如啖蒜状，剧者心痛彻背，背痛彻心，譬如虫注，其脉浮者，自吐乃愈。

金之味辛，心中寒者，火衰不能制金，金反侮火，故心中时作辛味。剧者寒水侮火，故心痛彻背，背痛彻心，譬如虫注之痛楚也。其脉浮者，寒瘀胸膈，必自吐之乃愈也。

五脏风寒十

心伤者，其人劳倦即头面赤而下重，心中痛而自烦，发热，当脐跳，其脉弦，此为心脏伤所致也。

① 手厥阴之脉，入肘下臂 原脱，据蜀本补。
② 而去 原作"而不去"，据闽本、蜀本改。
③ 即 原作"则"，据蜀本、《金匮要略·五脏风寒积聚病脉证并治第十一》、本节黄解改。

心为水伤，心者火也，心伤者，一遇劳倦即火上炎而头面赤，水下凝而腿足重，寒气逆冲而心痛，热气升郁而自烦，火上郁而发热，木下郁而脐跳，其脉弦而不能洪，此为心脏伤于寒水所致也。弦为肝脉，肝木心之母，心脉浮洪，木不生火，故心脉当洪而反①弦也。

五脏风寒十一

邪入使魂魄不安者，血气少也，血气少者属于心，心气虚者，其人则畏，合目欲眠，梦远行而精神离散，魂魄妄行。阴气衰者为颠，阳气衰者为狂。

《灵枢·本神》：心藏脉，脉舍神，肾藏精，精舍志，肝藏血，血舍魂，肺藏气，气舍魄，邪入使魂魄不安者，肝肺之血气少也。血气少者属于心，以血者自阴而之阳，水升而化火则生血，气者自阳而之阴，火降而化水则生气，血气皆原于火，故血气少者，由于心火之虚也。心气虚则肾水胜火，肾之志为恐，缘火盛则神气升达而为喜，水盛则神气沦陷而为恐，故水胜火者，其人则恐。水寒火败②，则火升而水沉，金逆而木陷，火升水沉，则神飞而精走，金逆木陷，则魄荡而魂驰，故合目欲眠，梦远行而精神离散。魂魄妄行，以水火之不济，金木之不交也。精魄阴也，阴气衰者，则志迷而为颠，神魂阳也，阳气衰者，则神乱而为狂。

《难经》：重阴则颠，重阳则狂，言与此殊，而实则同也。盖浊降则为阴，阴愈盛则愈温，清升则为阳，阳愈盛则愈凉，故阳降而为浊阴，阴升而化清阳。阳清则化神，阴浊则化精，而神根于精，坎之阳也，水阴而抱阳，故精温而不颠，精根于神，离之阴也，火阳而含阴，故神清而不狂。狂者君火不降，虽上热如炉，实阳虚而非阳盛也，颠者癸水不升，虽下寒如冰，实阴虚而非阴盛也。

五脏风寒十二

心死脏，浮之实如麻豆，按之益躁③疾者，死。

心死脏者，心之真脏脉也。心火下降，则心位清虚而不实，《难经》所谓浮而大散者，心也，若浮取之实如麻豆，重按之益觉躁疾者，是心火之升炎而不降也。"平人气象论"：死心脉来，前曲后居，如操带钩，曰心死，"玉机真脏论"：真心脉至，坚而搏，如循薏苡子累累然，即此义也。

五脏风寒十三

肾着之病，其人身体重，腰中冷，如坐水中，形如水状，反不渴，小便自利，饮食如故，病属下焦，身劳汗出，衣④里冷湿，久久得之，腰以下冷痛，腹重如带五千钱，姜甘苓术汤主之。

肾着者，肾气痹着而凝冱也。水盛阴旺，故身体迟重，腰中寒冷，如坐水中。水渍经络，故形如水病之状，似乎浮肿。水旺土湿，故反不渴。水不在于脏腑，故小便自利，饮食如故。其病在肾，属于下焦。原因身劳汗出，衣里沾濡冷湿，冷湿之气，久久入腠理而浸经络，同气相感，故令肾气痹着，而成此病。肾位在腰，自腰以下阴冷痛楚。土位在腹，水旺侮土，故腹重如带五千钱也。姜甘苓术汤，姜、苓，温中而泻水，术、甘，培土而去湿也。

---

① 反　原脱，据闽本、蜀本补。
② 败　原作"熄"，据蜀本改。
③ 躁　原作"燥"，音同形近之误，据闽本、本节黄解改。
④ 衣　原作"身"，据《金匮要略·五脏风寒积聚病脉证并治第十一》、本节黄解改。

姜甘苓术汤—①

干姜四两②　甘草四两③　茯苓四两
白术四两

上四味，以水五升，煮取三升，分温
三服。腰中即温。

五脏风寒十四

肾死脏，浮之坚，按之乱如转丸，益
下入尺者，死。

肾死脏者，肾之真脏脉也。癸水升于
丁火，则水位汜涣而不结，若浮取之而
坚，重按之乱如转丸，益下入尺者，是肾
水之下流而不升也。"平人气象论"：死
肾脉来，发如夺索④，辟辟如弹石，曰肾
死，"玉机真脏论"：真肾脉至，搏而绝，
如指弹石辟辟然，即此义也。

肾无中风、中寒者，心肾同经，心病
即肾病也。而肾着之病，即中寒所伤也。

五脏风寒十五

脾中风者⑤，翕翕发热，形如醉人，
腹中烦重，皮肉瞤瞤而短气。

脾为湿土，脾中风者，湿郁为热，故
形如醉人。脾位在腹，故腹中烦重，热盛
则烦，湿盛则重也。土湿则木郁而风生，
故皮肉瞤动⑥。脾土郁满，肺金莫降，是
以短气。

五脏风寒十六

脾死脏，浮之大坚，按之如覆盆，洁
洁状如摇者，死。

脾死脏者，脾之真脏脉也。己土升于
离位，则清气在上，戊土降于坎中，则浊
气在下，清升浊降，中气⑦冲和，是以
脉见关上，其象为缓。若浮之大坚，是戊
土之壅而不降也，按之如覆盆之硬，洁洁
状如摇动者，是己土之滞而不升也（"脉
法"：浮为在表，沉为在里，腑者里中之

表，故宜浮取，脏者里中之里，故宜重
按）。《伤寒·脉法》所谓数脉见于关上，
上下无头尾，厥厥动摇者是也。"平人气
象论"：死脾脉来，锐坚如乌之喙，如鸟
之距，曰脾死。"玉机真脏论"：诸真脏
脉见者，皆死不治也。五脏者，皆禀气于
胃，胃者，五脏之本也。脏气者，不能自
致于手太阴，必因于胃气乃致于手太阴
也，故五脏各以其时自胃而致于手太阴。
邪气胜者，精气衰也，病甚者，胃气不能
与之俱致于手太阴，故真脏之气独见，独
见者，病胜脏也，故曰死。

五脏风寒十七

问曰：三焦竭部，上焦竭善噫，何谓
也？师曰：上焦受中焦气未和，不能消
谷，故为⑧噫耳。下焦竭，即遗溺失便，
其气不和，不能自禁制。不须治，久
则愈。⑨。

三焦各有其部，三焦竭部者，三焦竭
其本部之气也。上焦清气竭，则浊气上逆
而为噫。缘上焦受气于中焦，中焦燥湿之
气未和，不能消谷，土气郁满，浊阴不
降，故上焦痞闷，而为噫耳。下焦肾气亏
竭，无以约束便溺，即遗溺而失便。以其

① 一　原脱，据目录、闽本、集成本补。
② 四两　原作"二两"，据闽本、蜀本、集成
本、《金匮要略·五脏风寒积聚病脉证并治第十一》
改。
③ 四两　原作"二两"，据改同上。
④ 死肾脉来，发如夺索　原作"死肾脉发，如
来夺索"，据闽本、蜀本、《素问·平人气象论》改。
⑤ 者　原脱，据闽本、蜀本、《金匮要略·五脏
风寒积聚病脉证并治第十一》、本节黄解补。
⑥ 动　原作"重"，音近之误，据闽门、蜀本
改。
⑦ 中气　原作"气冲"，据闽本、蜀本改。
⑧ 为　诸本均同。《金匮要略·五脏风寒积病脉
证并治第十一》作"能"白云阁本《伤寒杂病论·伤
寒例》作"善"，均可参。
⑨ 久则愈　此下蜀本载有"噫，乙介切，音阨，
《说文》饱食息也，《广韵》噫气，《礼·内则》不敢
哕噫嚏咳"注文。

阳根升泄，阴孤于下，其中不和，不能自禁制夫二便也。不须治之，久而阳降气和则愈矣。（此寒气之伤于三焦而内寒者）

五脏风寒十八

师曰：热在上焦者，因咳为肺痿。热在中焦者，则为坚。热在下焦者，则尿血，亦令淋闭不通。大肠有寒者，多鹜溏，有热者，便肠垢。小肠有寒者，其人下重便血，有热者，必痔。

热在上焦者，因咳嗽而为肺痿。热在中焦者，则为消谷而便坚。热在下焦者，则为木陷而尿血，亦令淋闭而不通，缘土湿木陷，郁生下热，风木疏泄而水不能藏，则为尿血，寒水闭藏而木不能泄，则为淋闭也（此风气之伤于三焦而内热者）。若夫大肠有寒者，多如鸭鹜之溏泄，有热者，脂膏腐烂，而便肠垢。小肠有寒者，肝脾湿陷，下重而便血，有热者，肛门肿结而为痔（此于下焦之中，分别寒热）。

五脏风寒十九

趺阳脉浮而涩，浮则胃气强，涩则小便数，浮涩相抟，大便则坚，其脾为约[1]，麻仁丸主之。

趺阳，胃脉，足跗上之冲阳也，阳盛则脉浮，浮则胃气强壮也，血虚则脉涩，涩则风木疏泄，而小便数也。浮涩相合，土燥水枯，大便则坚，其脾气为之约结不舒，而粪如羊矢。麻仁丸，麻仁、杏仁，润燥而滑肠，芍药、大黄，清风而泄热，厚朴、枳实，行滞而开结也。（此热在中焦，则为坚者）

麻仁丸二[2]　方见《伤寒》[3]。

麻子仁二升　芍药半斤[4]　杏仁一升，熬，别作脂　大黄一斤[5]，去皮　厚朴一尺，去皮　枳实一斤[6]，炙

上六味，末之，炼蜜和丸，梧子大，饮服十丸，日三服。渐加，以知为度。

积聚二章[7]

积聚二十

问曰：病，有积，有聚，有䅽气，何谓也？师曰：积者，脏病也，终不移。聚者，腑病也，发作有时，展转痛移，为可治。䅽气者，胁下痛，按之则愈，复发为䅽气。

病，有积，有聚，有䅽气。积者，五脏之病也，脏为阴，其性静，故终不迁移（《难经》：脏病者，止而不移，其病不离其处）。聚者，六腑之病也，腑为阳，其性动，故发作有时，展转痛移，此为可治（《难经》：腑病者，仿佛贲响，上下流行，居无常处）。䅽气者，谷气也，水谷不消，中气郁满，木气抑遏，故胁下作痛，按之郁开则愈，举手复发，是为䅽气。此风寒之伤于脏腑，而成积聚者也。

积聚二十一

诸积大法，脉来细而附骨者，乃积也。寸口，积在胸中，微出寸口，积在喉中，关上，积在脐旁，上关上，积在心下，微下关，积在少腹，尺中，积在气街[8]，脉出左，积在左，脉出右，积在

---

① 其脾为约　原脱，据闽本、蜀本、本节黄解、《金匮要略·五脏风寒积聚病脉证并治第十一》补。
② 二　原脱，据目录补。
③ 方见伤寒　原脱，据目录补。
④ 半斤　原作"半升"，据闽本、蜀本、《金匮要略·五脏风寒积聚病脉证第十一》改。
⑤ 一斤　原作"一升"，据改同上。
⑥ 一斤　原作"一升"，据改同上。
⑦ 积聚二章　原脱，据目录补。
⑧ 气街　《资生经》："气街，气冲穴之别名。"

右，脉两出，积在中央，各以其部
处之。

诊诸积之大法，脉来细①而附骨者，
乃积也。见于寸口，则上而积在胸中。微
出寸口，则更上而积在喉中。见于关上，
则中而积在脐旁。上于关上，则上而积在
心下。微下于关，则下而积在少腹。见于
尺中，则下而积在气街。脉出于左，积在
于左。脉出于右，积在于右。脉左右两
出，积在中央。各以其上下左右之部
处之。

五十六难：肝之积，曰肥气，在左胁
下，如覆杯，有头足。心之积，曰伏梁，
起脐上，大如臂，上至心下。脾之积，曰
痞气，在胃脘，覆大如②盘。肺之积，
曰息贲，在右胁下，覆大如杯。肾之积，
曰奔豚，发于少腹，上至心下，若豚状，
或上或下无时。此五积之部也。（此就积
聚而分三焦之部）

积聚者，风寒之所成也。《灵枢·百
病始生》：夫百病之始生也，皆起于风雨
寒暑，清③湿喜怒。喜怒不节则伤脏，
风雨则伤上，清湿则伤下，是谓三部。虚
邪之中人也，始于皮肤，皮肤缓则腠理
开，开则邪从毛髮入，入则抵深，深则毛
髮立，毛髮④立则淅然，故皮肤痛。留
而不去，则传舍于络脉，在络之时，痛于
肌肉，其痛之时息，大经乃代。留而不
去，传舍于经，在经之时，洒淅⑤喜惊。
留而不去，传舍于腧，在腧之时，六经不
通，四肢则肢节痛，腰脊乃强。留而不
去，传舍于伏冲之脉，在伏冲之时，体重
身痛。留而不去，传舍于肠胃，在肠胃之
时，贲响腹胀，多寒则肠鸣飧泄食不化，
多热则溏出麋。留而不去，传舍于肠胃之
外，募原（眉批：募、膜、幕三字通。
吴又可《温疫论》解募原二字不的。膈
膜在肺下，与胁腹周回相着如幕，以遮浊

气，不使熏蒸上焦。查《难经》自明）
之间，留着于脉，稽留而不去，息而成
积。或着孙脉，或着络脉，或着经脉，或
着腧脉，或着于伏冲之脉，或着于脊筋，
或着于肠胃之募原，上连于缓筋，邪气淫
泆，不可胜论。

其着孙络之脉而成积者，其积往来上
下臂手，孙络之所居也，浮而缓，不能
句⑥积而止之，故往来移行肠胃之间，
水凑渗注灌，濯濯有音，有寒则腹满雷
引，故时切痛。其着于阳明之经，则挟脐
而居，饱食则益大，饥则益小。其着于缓
筋也，似阳明之积，饱食则痛，饥则安。
其着于肠胃之募原也，病而外连于缓筋，
饱食则安，饥则痛。其着于伏冲之脉者，
揣之应手而动⑦，发手则热气下于两股，
如汤沃之状。其着于脊筋，在肠后者，饥
则积见，饱则积不见，按之不得。其着于
腧之脉者，闭塞不通，津液不下，孔窍干
壅。此邪气之从外入内，从上下也。

积之始生，得寒乃生，厥乃成积也。
厥气生足悗，悗生胫寒，胫寒则血脉凝
涩，血脉凝涩则寒气上入于肠胃，入于肠
胃则䐜胀，䐜胀则肠外之汁沫迫聚不得
散，日以成积。卒然多食饮则肠满，起居
不节，用力过度，则络脉伤，阳络伤则血
外溢，血外溢则衄血，阴络伤则血内溢，
血内溢则后血，肠胃之络伤则血溢于肠
外，肠外有寒汁沫与血相抟，则并合凝聚

---

① 细　原脱，据闽本、蜀本、本节经文补。
② 大如　原作"如大"，据闽本、蜀本、《难
经·五十六难》乙转。
③ 清　通"凊"，寒也。
④ 毛髮　原脱，据蜀本、《灵枢经·百病始生》、
《灵枢悬解·百病始生》补。
⑤ 洒淅　原作"淅洒"，据闽本、蜀本、《灵枢
经·百病始生》乙转。
⑥ 句　原作"勾"，据蜀本、《灵枢经·百病始
生》改。
⑦ 动　原作"痛"，音近之误，据闽本、蜀本，
《灵枢经·百病始生》改。

不得散，而积成矣。卒然外中于寒，若内伤于忧怒，则气上逆，气上逆则六腧不通，温气不行，凝血蕴裹而不散，津液涩渗，着而不去，而积皆成矣。

忧思伤心，重寒伤肺，忿怒伤肝，醉以入房，汗出当风伤脾，用力过度，若入房汗[1] 出浴则伤肾，此内外三部[2] 之所生病者也。风寒积聚之义如此。

---

[1] 汗　原脱，诸本均同，据《灵枢经·百病始生》、《灵枢悬解·百病始生》补。

[2] 部　原作"处"，音近之误，据蜀本、《灵枢经·百病始生》、《灵枢悬解·百病始生》改。

金匮悬解卷三

东莱都昌黄元御解

外感杂病[①]

中风历节九章[②]

中风历节之病，皆内伤湿寒而外感风邪者也。湿寒流关节而伤筋骨，则病历节，湿寒浸脏腑而淫经络，则病中风。风为阳邪，其伤在上，湿为阴邪，其伤在下，中风未尝不病足，然究竟足轻而手重，历节则全在足而不在手。盖中风之家，阳虚湿旺，上下表里，无处不伤，故手足皆病。历节之家，中上二焦，犹可支持，寒湿独甚于下，故足病而手无恙也。

中风之病，仲景未尝立法，然苓桂术甘、茯苓四逆、八味肾气之方，皆中风必须之法。即有上热烦躁之证，而中下湿寒，则无不悉同。上部稍清，即宜大用温燥，不可久服阴药也。

中风三章[③]

中风一

夫风之为病[④]，当半身不遂，或但臂不遂者，此为痹，脉微[⑤] 而数，中风使然[⑥]。

风之为病，或中于左，或中于右，手足偏枯，是谓半身不遂。

其初先觉麻木，麻木者，气滞而不行也。肺主气，而血中之温气，实为肺气之根，右麻者，肺气之不行，左麻者，肝气之不行，麻之极，则为木。气郁于经络之中，阻滞不运，冲于汗孔，簌簌靡宁，状如乱针微刺之象，是谓之麻，久而气闭不通，肌肉顽废，痛痒无觉，是谓之木。

《灵枢·决气》：上焦开发，宣五谷味，熏肤，充身，泽毛，若雾露之溉，是谓气。物之润泽，莫过于气，筋膜之柔而不枯者，气以煦之，血以濡之也。血随气动，气梗则血瘀，气血双阻，筋膜失养，一被外风承袭，而内风感应，则病偏枯。内风者，厥阴风木之气也，气郁而血凝，血凝而木郁，风伤卫气，遏逼营血，木气愈郁，木郁生风，津液耗伤，筋膜焦缩，故病偏枯。其在经络，未尝非燥，而在脏腑，则全是湿。缘湿土壅满，肺金不得降敛，故气阻而生麻，肝木不得升达，故血郁而生风，而土湿之由，全因肾水之寒，水寒土湿，此金木埋郁之原也。

若或但一臂不遂者，此为痹，非风也。痹者，风寒湿三者合而痹其血脉也。若脉微而数，则中风使然矣。

风因虚中，是以脉微。风动而不息，是以脉数。风随八节，而居八方，冬至在

---

① 外感杂病　原脱，据目录、闽本、蜀本补。
② 九章　原脱，据目录补。
③ 中风三章　原脱，据目录补。
④ 风之为病　原作"风家之病"，据闽本、蜀本、《金匮要略·风湿历节病脉证并治第五》、本节黄解改。
⑤ 微　原作"细"，据闽本、本节黄解改。
⑥ 使然　此下蜀本载有"痹，必至切，音界，《说文》湿病也"注文。

北，夏至在南，春分在东，秋分在西，立春东北，立夏东南，立秋西南，立冬西北。《灵枢·九宫八风》：风从其所居之乡来，为实风，主生，长养①万物，从其冲后来，为虚风，伤人者也，主杀主害，故圣人避风如避矢石焉。其有三虚，而偏中于风邪，则为击仆偏枯矣。"岁露论"：乘年之衰，逢月之空，失时之和，因为贼风所伤，是谓三虚。

中 风 二

寸口脉浮而紧，紧则为寒，浮则为虚，寒虚相抟，邪在皮肤，浮者血虚，络脉空虚，贼邪不泄，或左或右，邪气反缓，正气即急，正气引邪，喝僻不遂。邪在于络，肌肤不仁，邪在于经，即重不胜，邪入于腑，即不识人，邪入于脏，舌即难言，口即吐涎。

寸口脉浮而紧，紧则为寒，浮则为虚，寒虚相抟，则邪在皮肤，而病中风。盖紧者营血之寒，浮者营血之虚。肝木藏血而②胎君火，火者，血中温气之所化也，温气不足，故营血虚寒，而脉见浮紧。血虚寒盛，则木郁风动，是以脉浮。络脉空虚，一被外风感袭，则内风郁发，而为贼邪。贼邪③不得外泄，或入于左，或入于右，随其正气之偏虚而中之，无一定也。邪气之所在，气留而血归之，气血去而正归邪，则邪气反缓，而正气即急。正气紧急，而引其邪气，则邪处之筋长，正处之筋短，鼻口喝僻而不遂，《素问·缪刺论》：邪中于经，左盛则右病，右盛则左病是也。邪气浅在于络，即肌肤痹着而不仁。邪气次在于经，即身体迟重而不胜。邪气内入于腑，则胃土上逆，浊气熏蒸，化生痰涎，堵塞心窍，即昏愦不能识人。邪气内入于脏，则脾土下陷，筋脉紧急，牵引舌本，即蹇涩不能言语④（太阴

脾脉，上连舌本），脾败不以摄涎，即口角涎流。腑邪必归于胃，脏邪必归于脾，以胃败而后邪侵于腑，脾败而后邪侵于脏也。中风之病，由于土湿，土湿则木郁而风动，以风木而贼湿土，胃逆则神迷，脾陷则言拙，是皆中气之败也。

中 风 三

寸口脉迟而缓，迟则为寒，缓则为虚，营缓则为血亡，卫⑤缓则为中风，邪气中经，则身痒而瘾疹，心气不足，邪气入中，即胸满而短气。

寸口脉迟而缓，迟则为气血之寒，缓则为营卫之虚，营缓则为里虚而亡血，卫缓则为表虚而中风。邪气中于经络，风以泄之，而卫气愈敛，闭遏营血，不得外达，则身痒而生瘾疹。痒者，气欲行而血⑥不行也。血郁为热，发于汗孔之外，则成红斑。卫气外敛，不能透发，斑点隐见于皮肤之内，是为瘾疹。营气幽郁，不得畅泄，是以身痒。若心气不足，邪气乘虚而入中，壅遏宗气，则胸膈胀满，而短气不舒也。

历节六章⑦

历 节 一

寸口脉沉而弱，沉即主骨，弱即主筋，沉即为肾，弱即为肝，汗出入水中，如水伤心，历节痛，黄汗出，故曰历节。

---

① 养 原脱，诸本均同，据《灵枢悬解·九宫八风》、《灵枢经·九宫八风》补。
② 而 原脱，据闽本、蜀本补。
③ 贼邪 原脱，诸本均同，据本节经文、上下文义补。
④ 言语 原作"语言"，据闽本、蜀本乙转。
⑤ 卫 原作"胃"，音近之误，据闽本、蜀本改。
⑥ 血 原脱，据闽本、蜀本补。
⑦ 历节六章 原脱，据目录补。

寸口脉沉而弱，肾主骨而脉沉，故沉即主骨，肝主筋而脉弱，故弱即主筋。沉即为肾，骨属于肾也，弱即为肝，筋属于肝也。此缘汗出而入水中，如使水伤心气，则水邪随脉而注筋骨，以心主脉也。筋骨既伤，则历节作痛，以诸筋皆属于骨节，而湿邪传流于关节也。湿蒸皮毛，黄汗乃出，缘脾主肌肉，其色为黄，湿渍肌肉，木气不达，木主五色，入土化黄也。

历　节　二

跌阳脉浮而滑，滑则谷气实，浮则自汗出，少阴脉浮而弱，弱则血不足，浮则为风，风血相抟，即疼痛如掣。

跌阳脉浮而滑，滑则阳盛而谷气实，浮则气蒸而自汗出。少阴①脉浮而弱，弱则为营血之不足，浮则为风邪之外中。风邪与血虚相合，即筋骨疼痛如掣。跌阳，胃脉，少阴，肾脉，肾水温升，则生肝木，而化营血，水寒不能生木，是以血虚。血中温气，实胎君火，血虚则温气不足，最易感召阴邪。水冷血寒，郁格阳明，胃气不得下行，故谷气蒸泄，自汗常出。水湿之邪，入于汗孔，流注关节之中，内与肝肾之寒合伤筋骨，复得风邪外闭，寒湿郁发，即筋骨掣痛，而病历节。水暖血温，不作此病也。

历　节　三

盛人脉涩小，短气，自汗出，历节疼，不可屈伸，此皆饮酒汗出当风所致也。

肥盛之人，营卫本盛旺，忽而脉候涩小，短气自汗，历节疼痛，不可伸屈，此皆饮酒汗出当风，感袭皮毛所致。风性疏泄，故自汗出。风泄而卫闭，故脉涩小。经脉闭塞，肺气不得下达，故气道短促。《素问》：饮酒中风，则为漏风，以酒行经络，血蒸汗出，益以风邪疏泄，自汗常流，是为漏风。汗孔不阖，水湿易入，此历节伤痛之根也。

历　节　四

味酸则伤筋，筋伤则缓，名曰泄，咸则伤骨，骨伤则痿，名曰枯，枯泄相抟，名曰断泄，营气不通，卫不独行，营卫俱微，三焦无所仰，四属断绝，身体羸瘦，独足肿大，黄汗出，胫冷，假令发热，便为历节也。

肝主筋，其味酸，味酸则伤筋，筋伤则缓弱不振，其名曰泄。肾主骨，其味咸，味咸则伤骨，骨伤则痿软不坚，其名曰枯。枯泄相合，筋骨俱病，名曰断泄，言其真气断绝于内而疏泄于外也。筋骨者，营卫之所滋养，营虚血涩，经脉不通，则卫气不能独行。营卫俱微，无以充灌三焦，三焦无所仰赖，以致四肢失秉，断绝不通，身体羸瘦，独足肿大，黄汗出而胫自冷，假令发热，便是历节也。黄汗之病，两胫自冷，以其内热不能外发也，历节之病，两胫发热，以其内寒郁格阳气也。

历　节　五

诸肢节疼痛，身体尪羸，脚肿如脱，头眩短气，温温欲吐，桂枝芍药知母汤主之。

诸肢节疼痛，身体尪羸，脚肿如脱，头眩短气，温温欲吐者，湿伤关节，则生疼痛，营卫不行，则肌肉瘦削，浊阴阻格，阳不下根，则生眩晕，气不降敛，则苦短促，胃气上逆，则欲呕吐。桂枝芍药知母汤，术、甘，培土以敌阴邪，附子暖水而驱寒湿，知母、生姜，清肺而降浊

---

① 阴　原作“阳”，据本节经文、闽本改。

气，芍、桂、麻、防，通经而开痹塞也。

桂枝芍药知母汤三①

桂枝四两　芍药三两　麻黄二两　防风四两　甘草二两　白术二两　生姜五两　知母四两　附子二两，炮

上九味，以水七升，煮取二升，温服七合，日三服。

历 节 六

病历节，不可屈伸，疼痛，乌头汤主之。

湿寒伤其筋骨，则疼痛不可屈伸。乌头汤，甘草、芍药，培土而滋肝，黄芪、麻黄，通经而泻湿，乌头开痹而逐寒也。

乌头汤四②

乌头五枚，㕮咀，以蜜二升，煎取③一升半，出乌头　甘草三两，炙　芍药三两　黄芪三两

麻黄三两

上五味，㕮咀四味，以水三升，煮取一升，去滓，内蜜煎中重煎之，服七合。不知，尽服之。亦治脚气疼痛，不可屈伸。④

附　　方

千金矾石汤一⑤　治脚气冲心。

矾石二两

上一味，以浆水一斗五升，煎三五沸，浸脚良。

崔氏八味丸二⑥　治脚气，上入少腹不仁。方在"消渴"。

按，中风之病，仲景未尝立方，其证与八味甚合，崔氏以之治历节脚气。若以治中风，则妙甚矣。

---

① 三　原脱，据目录、闽本、集成本补。
② 四　原脱，据目录、闽本、集成本补。
③ 煎取　原脱，据闽本、蜀本、《金匮要略·中风历节病脉证并治第五》补。
④ 屈伸　其下蜀本载有"㕮，音府，嚼也"注文。
⑤ 一　原脱，据目录补。
⑥ 二　原脱，据目录补。

金匮悬解卷四

东莱都昌黄元御解

外感杂病①

痉湿暍二十七章②

痉湿暍者，风郁于表而里气内应，燥盛则木枯而为痉，水盛则土溃而为湿，火盛则金烁而为暍。三气非同，然有相通者焉。相通维何？湿而已矣。痉，燥病也，而曰若发其汗，寒湿相得，则恶寒甚，是痉病之有湿也。暍，火病也，而曰夏月伤冷水，水行皮中所致，是暍病之有湿也。

盖湿旺土郁，中脘莫运，木气不舒，金气不敛，一被感袭，闭其皮毛，木遏风动，血燥筋缩，则为痉病，金被火刑，气耗津伤，则为暍病。三者虽殊，而溯本穷原，未始不类。临此三证，助阴滋湿之品，当斟酌而详慎也。

痉十三章③

痉 病 一

太阳病，发热汗出，而不恶寒者，名曰柔痉④。

太阳病，发热汗出，而不恶寒者，风伤卫也。风性柔和，故名柔⑤痉。

痉 病 二

太阳病，发热无汗，反恶寒者，名曰刚痉。

太阳病，发热无汗，反恶寒者，寒伤营也。寒性刚急，故名刚痉。

痉 病 三

太阳病，发汗太多，因致痉。

太阳病，发汗太多，亡其津血，筋脉失养，感于风寒，因成痉病。

痉 病 四

疮家，虽身疼痛，不可发汗，汗出则痉。

疮家脓血失亡，筋脉不荣，虽感风寒，不可发汗。汗出血枯，筋脉焦缩，则成痉病。

痉 病 五

夫风病，下之则痉。复发汗，必拘急。

风病木枯血燥，下之津血内亡，则成痉病。复发其汗，津血外亡，必苦拘急。

痉 病 六

病者身热足寒，颈项强急，恶寒，时头热，面赤，目赤，独头动摇，卒口噤，背反张者，痉病也。若发其汗者，寒湿相得，其表益虚，即恶寒甚。发其汗已，其

――――――――

① 外感杂病　原脱，据闽本、蜀本补。
② 二十七章　原脱，据目录补。
③ 痉十三章　原脱，据目录补。
④ 柔痉　其下蜀本载有"痉，其颈切，音经，《说文》强急也"注文。
⑤ 柔　其下原衍"和"字，据闽本、蜀本删。

脉如蛇①。

身热足寒，颈项强急，恶寒头热，面赤目赤，头摇口噤，脊背反张者，是痉病也。以太阳寒水之经，起目内眦，上额交巅，下项挟脊，抵腰走足，筋司于肝，血枯木燥，风动筋缩，而膀胱津液之腑，木所自生，更失滋润，故太阳之部，筋脉拘牵，头摇口噤，颈项强急，而脊背反折也。《素问·诊要经终论》：太阳之脉，其终也，戴眼，反折，瘈疭（瘈，急。疭，缓），即痉病之谓也。若发其汗者，阳亡火败，水土之寒湿相得，里气既亏，而表气益虚，即恶寒甚。发其汗已，经脉枯槁，动如蛇行，全失缓和从容之象矣。

痉 病 七

夫痉脉，按之紧如弦，直上下行②。

脉紧如弦，直上下行，即上章之其脉如蛇也。

痉 病 八

暴腹胀大者，为欲解。脉如故，反伏弦者，痉。

阴盛则腹胀，《素问》：肾气实则胀是也。暴腹胀大者，阴气内复，自脏流经，故为欲解。其脉如故，反沉伏而弦紧者，痉病不瘥也。

痉 病 九

太阳病，发热，脉沉而细者，名曰痉，为难治。

发热而脉沉细，阴阳俱败，故为难治。

痉 病 十

痉病有灸疮，难治。

灸疮，艾火燔灼，焦骨伤筋，津血消烁，未易卒复，故难治也。

痉 病 十一

太阳病，其证备，身体强，几几然，脉反沉迟，此为痉，栝蒌桂枝汤主之③。

太阳病，颈项强急，发热恶寒，汗出，中风之证具备，身体强硬，几几不柔，脉反沉迟，此为柔痉。栝蒌桂枝汤，姜、桂，达经气而泻营郁，甘、枣，补脾精而滋肝血，芍药、栝蒌，清风木而生津液也。

栝蒌桂枝汤五④

栝蒌根三两　桂枝三两，去皮　芍药三两　生姜三两，切　甘草二两，炙　大枣十二枚，劈

上六味，㕮咀，以水七升，微火煮取三升，去滓，适寒温，服一升。

痉 病 十二

太阳病，无汗而小便反少，气上冲胸，口噤不得语，欲作刚痉，葛根汤主之。

太阳病，无汗，是伤寒之证，而小便反少，寒水不降也。甲木生于壬水，太阳不降，甲木逆行，而贼胃土，故气上冲胸，而口噤不语，以少阳之脉，下胸而贯膈，阳明之脉，挟口而环唇也。此欲作刚痉。葛根汤，姜、甘、大枣，和中宫而补土，桂枝、芍药，达营郁而泻热，麻黄散太阳之寒，葛根解阳明之郁也。

刚痉是太阳表寒束逼阳明之证，故用葛根。

---

① 如蛇　其下蜀本载："噤，巨禁切，《说文》：口闭也"注文。
② 直上下行　此下闽本、蜀本载有"《脉经》曰：痉家，其脉伏坚，直上下"注文。
③ 主之　其下蜀本载有"几，佣朱切，音殳，《说文》：鸟之矩羽，几几然"注文。
④ 五　原脱，据目录、闽本、集成本补。

葛根汤六① （方见《伤寒》）②

葛根四两　麻黄三两，去节　桂枝二两
芍药二两　生姜三两，切③　甘草二两，炙
大枣十二枚，劈④

上七味，以水一斗，先煮麻黄、葛
根，减二升，去上沫，内诸药，煮取三
升，去滓，温服一升，覆取微似汗，不须
啜粥。余如桂枝汤将息及禁忌⑤。

痉 病 十 三

痉为病，胸满口噤，卧不着席，脚挛
急，必龂齿，可与大承气汤。

刚痉为病，阳明上逆，故胸满口噤。
脊背反张，故卧不着席。筋脉缩急，故脚
挛龂齿（筋脉屈伸、牙齿开合作响，是谓
龂齿⑥）。此其土燥胃逆，病在阳明，可
与大承气汤，大黄、芒硝，泻其燥热，枳
实、厚朴，破其壅塞也。

大承气汤七⑦ （方见《伤寒》）⑧

大黄四两，酒洗　芒硝三合　厚朴半斤，
炙，去皮　枳实五枚，炙

上四味，以水一斗，先煮枳、朴，取
五升，去滓，内大黄，煮取二升，去滓，
内芒硝，更上微火一两沸，分温再服。得
下，余勿服。

湿十一章⑨

湿 病 一

太阳病，关节疼痛而烦，脉沉而细
者，此名中湿，亦曰湿痹，其候小便不
利，大便反快，但当利其小便。

湿流关节，经脉郁阻，故生烦痛。土
湿木遏，清阳不达，故脉沉细。此名中
湿，亦曰湿痹。木郁不能疏泄水道，肠胃
滋濡，故大便反快，而小便不利。但当利
其小便，以泄湿气也。

湿 病 二

湿家之为病，一身尽疼，发热，身色
如熏黄也。

湿伤筋骨，而阻经脉，故一身尽疼。
阳气郁遏，是以发热。木气不达，则见黄
色，以肝主五色，入脾为黄也。

湿 病 三

湿家病，身痛发热，面黄而喘，头痛
鼻塞而烦，其脉大，自能饮食，腹中和无
病，病在头中寒湿，故鼻塞，内药鼻中
则愈。

湿家病，身痛发热，面黄而喘，头痛
鼻塞而烦，其脉又大，而且自能饮食，此
其腹中平和无病，病在头中寒湿，阻其肺
窍，是以鼻塞头痛，面黄作喘。纳药鼻
中，散其寒湿则愈矣。

湿 病 四

湿家，其人但头汗出，背强，欲得覆
被向火，若下之早则哕，或胸满，小便不
利，舌上如胎者，以丹田有热，胸中有
寒，渴欲得饮，而不能饮，则口燥、
烦也。

湿郁发热，皮毛蒸泄，则汗自出。若
但头上汗出，是其阳郁于上，而犹未盛于
中也。湿在太阳之经，脉络壅阻，是以背

---

① 六　原脱，据目录、闽本补。
② 方见《伤寒》　原脱，据补同上注。
③ 切　原脱，据蜀本、《金匮要略·痉湿暍病脉
证并治第二》补。
④ 劈　原脱，据蜀本、集成本、《金匮要略·痉
湿暍病脉证并治第二》补。
⑤ 不须啜粥……及禁忌　原脱，据蜀本、《金匮
要略·痉湿暍病脉证并治第二》补。
⑥ 龂齿　原作"齿龂"，据闽本及本节经文"龂
齿"乙转。
⑦ 七　原脱，据目录、闽本补。
⑧ 方见《伤寒》　原脱，据补同上注。
⑨ 湿十一章　原脱，据目录补。

强。太阳行身之背。阳郁不得外达，是以恶寒。俟其湿热内盛，而后可下，若下之太早，则土败胃逆，哕而胸满，小便不利，舌上如胎。以太阴土湿，乙木遏陷，而生下热，在于丹田。至其胸中，全是湿寒，虽渴欲得水，却不能饮，止是口中燥、烦而已。以其阳郁于上，故头汗口渴。舌窍于心，阳虚火败，肺津寒凝，胶塞心宫，故舌上如胎，实非盛热生胎也。

盖湿证不论寒热，总因阳虚。阳郁不达，是以生热，阳气极虚，则不能化热，止是湿寒耳。

湿 病 五

湿家下之，额上汗出，微喘，小便利者，死，若下利不止者，亦死。

湿寒之证，而误下之，若额上汗出，微喘，则气脱于上，小便利，下利不止，则气脱于下，是死证也。

湿 病 六

风湿相搏，一身尽疼痛，法当汗出而解，值天阴雨不止，医云此可发汗，汗之病不愈者何也？答曰：发其汗，汗大出者，但风气去，湿气在，是故不愈也。若治风湿者，发其汗，但微微似欲汗出者，风湿俱去也。

湿为阳虚，汗多阳亡，风虽去而湿愈增，又值阴雨湿盛之时，是以湿气仍在。此当微汗以泻之，则风湿俱去矣。

湿 病 七

湿家身烦疼，可与麻黄加术汤，发其汗为宜，慎不可以火攻之。

湿郁经络，卫气壅遏，而生烦疼。可与麻黄加术汤，麻、桂、杏仁，泻营卫而利肺气，甘草、白术，补中脘而燥土湿，汗出湿消，烦痛自止。慎不可以火攻之，

生其内热也。

麻黄加术汤八①

麻黄三两，去节　桂枝二两，去皮　杏仁七十枚，去皮尖　甘草一两，炙　白术四两

上五味，以水九升，先煮麻黄，减二升，去上沫，内诸药，煮取二升半，去滓，温服八合。覆取微似汗。

湿 病 八

病者一身尽疼，发热，日晡所剧者，此名风湿，此病伤于汗出当风，或久伤取冷所致也，可与麻黄杏仁薏苡甘草汤②。

汗出当风，闭其皮毛，汗液郁遏，流溢经隧，营卫壅滞，故发热③身疼。午后湿土当令，故日晡所剧。麻黄杏仁薏苡甘草汤，麻黄、杏仁，破壅而发汗，薏苡、甘草，燥湿而培土也。

麻黄杏仁薏苡甘草汤九④

麻黄五钱，去节⑤　杏仁十粒，去皮尖⑥　薏苡五钱　甘草一两，炙

上剉麻豆大⑦，每服四钱匕，水盏半，煎八分，去滓，温服。有微汗，避风。

湿 病 九

风湿，脉浮身重，汗出恶风者，防己黄芪汤主之。

风客皮毛，是以脉浮。湿渍经络，是以身重。风性疏泄，是以汗出恶风。防己

---

① 八　原脱，据目录、闽本、集成本补。
② 麻黄杏仁薏苡甘草汤　其下蜀本载有"晡，奔摸切，音通，《玉篇》：申时也"注文。
③ 发热　原作"热发"，据闽本、蜀本及本节经文乙转。
④ 九　原脱，据目录、闽本、集成本补。
⑤ 去节　原脱，据闽本、蜀本、《金匮要略·痉湿暍病脉证并治第二》补。
⑥ 去皮尖　原脱，据闽本、蜀本、《金匮要略·痉湿暍病脉证并治第二》补。
⑦ 麻豆大　原脱，据闽本、蜀本、《金匮要略·痉湿暍病脉证并治第二》补。

黄芪汤，甘草、白术，补中而燥土，黄芪、防己，发表而泻湿也。

防己黄芪汤+①

防己—两　黄芪—两　甘草五钱，炙
白术七钱五分

上剉麻豆大②，每抄五钱匕，生姜四片，大枣三枚，水盏半，煎八分，去滓，温服，良久再服③。喘者，加麻黄五钱。胃中不和者，加芍药三分。气上冲者，加桂枝三分。下有陈寒者，加细辛三分。服后当如虫行皮肤中，从腰以④下如冰。后坐被上，又以一被绕腰以下，温令有微汗，差。

按，以上二方，分两、煎法、加减，俱非仲景法。小青龙汤：喘者，去麻黄，加杏仁。此云喘者，加麻黄，大抵后人所补。

湿　病　十

伤寒八九日，风湿相抟，身体疼烦，不能转侧，不呕不渴，脉浮虚而涩者，桂枝附子汤主之。如大便坚，小便自利者，去桂加白术汤主之。

湿为风郁，两相抟结，营卫壅滞，故身体烦疼，不能转侧。"脉法"：风则浮虚，脉浮虚而涩者，血分之虚寒也。桂枝加附子汤，桂枝和中而解表，附子暖血而驱寒也。若大便坚，小便自利者，则木达而疏泄之令行，湿不在下而在中，去桂枝之疏木，加白术以燥土也。

桂枝附子汤+一⑤　　（方见《伤寒·太阳》。此即桂枝去芍药加附子汤，而分两不同）

桂枝四两　生姜三两　甘草二两　大枣
十二枚　附子三枚，炮，去皮

上五味，以水六升，煮取二升，去滓，分温三服。

去桂加白术汤+二⑥　　（方见《伤

寒》)⑦

甘草二两　生姜—两半　大枣六枚　附子—枚，炮　白术—两

上五味，以水三升，煮取一升，去滓，分温三服。一服觉身痹，半日许再服，三服都尽，其人如冒状，勿怪，即是术、附并走皮中逐水气，未得除故耳。

湿　病　十一

风湿相抟，骨节疼烦掣痛，不得屈伸，近之则痛剧，汗出短气，小便不利，恶风不欲去衣，或身微肿者，甘草附子汤主之。

湿流关节，烦疼掣痛，不得屈伸，近之则痛剧。汗出短气，小便不利，湿土中郁，肺金不得降敛，故气短而汗泄，肝木不得升达，故水阻而尿癃。阳遏不达，则恶风寒。气滞不通，则见浮肿。甘草附子汤，甘草、白术，补土而燥湿，附子、桂枝，暖水而疏木也。

甘草附子汤+三⑧　　（方见《伤寒·湿病》)⑨

甘草二两　白术二两　附子二枚　桂枝
四两

上四味，以水六升，煮取三升，去滓，温服一升，日三服。初服得微汗则解，能食。汗止复烦者，服五合。恐一升多者，服六七合为妙。

———————

① 十　原脱，据目录、闽本、集成本补。
② 麻豆大　原脱，据闽本、蜀本、《金匮要略·痉湿暍病脉证并治第二》补。
③ 良久再服　原脱，据闽本、蜀本、《金匮要略·痉湿暍病脉证并治第二》补。
④ 以　原脱，据闽本、下文"绕腰以下"补。
⑤ 十一　原脱，据目录、闽本、集成本补。
⑥ 十二　原脱，据目录、闽本补。
⑦ 方见《伤寒》　原脱，据补同上注。
⑧ 十三　原脱，据闽本、集成本补。
⑨ 方见《伤寒·湿病》　原脱，据闽本、集成本补。

暍三章①

暍病一

太阳中暍，发热恶寒，身重而疼痛，其脉弦细芤迟，小便已洒洒然毛耸，手足逆冷，小有劳，身即热，口开，前板齿燥，若发其汗，即恶寒甚，加温针，则发热甚，数下之，则淋甚②。

暍者，夏月而感风寒。表闭阳遏，则见寒热。湿动表郁，则生重疼。营卫虚涩，故弦细芤迟。水降气升，故皮毛振耸。土郁不达，故手足逆冷。阳升火泄，故劳即身热。阳明不降，故口开齿燥（阳明之脉，行于口齿）。阳明行身之前，故燥在前齿。发汗③亡阳，故恶寒甚。温针亡阴，故发热甚。下之阳败土湿，木郁不泄，是以淋甚。

暍病二

太阳中热者，暍是也，汗出恶寒，身热而渴，白虎加人参汤主之。

暑热而感风寒，其名曰暍。内热熏蒸，是以汗出。表邪束闭，是以恶寒。暑伤肺气，津液枯燥，是以身热而渴。白虎加人参汤，白虎清金而补土，人参益气而生津也。

夏月中暑，必感外寒，郁其内热。但壮火食气，汗泄阳亡，不可汗下。人参白虎，清金泻热，益气生津，实不刊④之神方也。

白虎加人参汤十四⑤　　（方见《伤寒》）⑥

石膏一斤，碎，绵裹　知母六两　甘草二两　粳米六合　人参三两

上五味，以水一斗，煮米熟汤成，去滓，温服一升，日三服。

暍病三

太阳中暍，身热疼重，而脉微弱，此以夏月伤冷水，水行皮中所致也，一物瓜蒂汤主之。

夏月汗出，浴于冷水，水入汗孔，而行皮中。皮毛冷闭，郁遏阳火，不得外泄，故生内热。热则伤气，故脉微弱。瓜蒂泻皮中之冷水，水去则窍开而热泄矣。

瓜蒂汤十五⑦

瓜蒂二十枚

上剉，以水一升，煮取五合，去滓，顿服。

---

① 暍三章　原脱，据目录补。
② 淋甚　其下蜀本载有"暍，音谒，《说文》：伤暑也；芤，音抠，《本草》：葱，一名芤"注文。
③ 汗　原作"热"，据闽本、集成本改。
④ 不刊　"刊"，削也。""不刊"，不可削除也，引伸为精深高超，不可磨灭。
⑤ 十四　原脱，据目录、闽本、集成本补。
⑥ 方见《伤寒》　原脱，据补同上注。
⑦ 十五　原脱，据目录、闽本、集成本补。

金匮悬解卷五

东莱都昌黄元御解

外感杂病①

疟病五章②

疟者，阴阳之交争也。暑蒸汗泄，浴于寒水，寒入汗孔，藏于肠胃之外，秋伤于风，则成疟病。卫气离则病休，卫气集则病作。卫气昼行于阳二十五周，夜行于阴二十五周，寒邪在经，得阳而外出，得阴而内薄，其浅在阳分，则昼与卫遇而日作，其深在阴分，则夜与卫遇而暮作。邪中于头项者，卫气至头项而病。邪中于腰脊者，卫气至腰脊而病。其后客于脊背也，循脊而下，其气日低，故其作日晏。其前行于脐腹也，循腹而上，其气日高，故其作日早。其内薄于五脏，横连于募原也，道远而行迟，不能与卫气日遇，故间日乃作。岐伯析其理，仲景传其法，理明而法良，疟无不愈之病矣。

疟病一

师曰：疟脉自弦，弦数者多热，弦迟者多寒，弦小紧者下之差，弦迟者可温之，弦紧者可发汗针灸之，浮大者可吐之，弦数者，风发也，以饮食消息止之。

弦为少阳之脉，寒邪在经，以类相从，内舍三阴，少阳居二阳三阴之间，内与邪遇，相争而病作，故疟脉自弦。少阳甲木，从相火化气，其初与邪遇，卫气都阻，不得前行，渐积渐盛，内夺阴位。阴气被夺，外乘阳位，裹束卫气，闭藏而生外寒。卫气被束，竭力外发，重围莫透，鼓荡不已，则生战栗。及其相火郁隆，内热大作，寒邪退败，尽从热化，则卫气外发而病解。此痎疟之义也。

但相火不无虚实，弦数者，火胜其水，其病多热，弦迟者，水胜其火，其病多寒。弦而小紧者，腑热重而表寒轻，下之则差。弦迟者，内寒，可温其里。弦紧者，外寒，可发汗针灸，以散其表。浮大者，宿物内阻，可吐之。弦数者，木郁而风发也，以饮食消息而止之，如梨浆、瓜汁清润甘滑之品，息其风燥，经所谓风淫于内，治以甘寒是也。

疟病二

师曰：阴气孤绝，阳气独发，则热而少气烦冤，手足热而欲呕，名曰瘅疟，若但热不寒者，邪气内藏于心，外舍分肉之间，令人消烁肌肉。

《素问·疟论》：其但热而不寒者，阴气先绝，阳气独发，则少气烦冤，手足热而欲呕，名曰瘅疟。瘅疟者，肺素有热，气盛于身，厥逆上冲，中气实而不外泄。因有所用力，腠理开，风寒舍于皮肤之内分肉之间而发，发则阳气盛，阳气盛而不衰，则病矣。其气不及于阴，故但热

---

① 外感杂病　原脱，据闽本、蜀本补。
② 五章　原脱，据目录补。

而不寒。气内藏于心而外舍于分肉之间，令人消烁肌肉，故名曰瘅疟。瘅疟但热不寒，缘其阳盛阴虚，肺火素旺。汗出窍开，风寒内入，浅居皮中，闭其卫气。卫阳郁发，热伤肺气，手足如烙，烦冤欲呕。以阴气先虚而邪客又浅，是以但热无寒。其热内蓄于心，外舍分肉之间，令人消烁肌肉。是瘅疟之义也。

疟 病 三

温疟者，其脉如平，身无寒，但热，骨节疼烦，时呕，白虎加桂枝汤主之。

"疟论"：先伤于风而后伤于寒，故先热而后寒，亦以时作，名曰温疟。温疟者，得之冬中于风，寒气藏于骨髓之中，至春阳气大发，邪气不能自出。因遇大暑，脑髓烁，肌肉消，腠理发泄，或有所用力，邪气与汗皆出。此病藏于肾，其气先从内出之于外也。如是者，阴虚而阳盛，阳盛则热矣。衰则气复反入，入则阳虚，阳虚则寒矣。故先热而后寒，名曰温疟。温疟先热后寒，缘冬月中风，泄其卫气，风愈泄而卫愈闭，遏其营血，郁而为热。后伤于寒，皮毛敛束，而风不能泄，营热更郁。营血司于肝木而生于肾水，冬时肾水蛰藏而肝木已枯，此热遂藏骨髓之中。至春乙木萌生，阳气大发，骨髓之热，可以出矣（肾主骨髓，乙木生于肾水，故骨髓之热，当随木气外出），而外为寒束，不能自出。因遇大暑，脑髓燔烁，肌肉消减之时，腠理发泄，邪可出矣。即不遇大暑，或有所用力烦劳，气蒸汗流，邪亦出矣。热邪与汗皆出，表里如焚，于是阳盛而阴虚。物极必反，阳气盛极而衰，复反故位，阴气续复，渐而翕聚，是以寒生。此温疟之义也。

温疟即瘅疟之轻者，其热未极，则阳衰阴复，能作后寒，是谓温疟。热极阴

亡，后寒不作，是谓瘅疟。曰身无寒，但热，仲景指温疟之重者而言，即瘅疟也。骨节者，身之溪谷，肾水之所潮汐，热极水枯，故骨节烦疼。呕者，热盛而胃逆也。白虎加桂枝汤，石膏、知母，清金而泻热，甘草、粳米，益气而生津，桂枝行经而达表也（风寒在表，故热藏骨髓，桂枝解散风寒，引骨髓之热外达于皮毛也）。

白虎加桂枝汤十六①

石膏一斤　知母六两　甘草二两，炙粳米二合　桂枝三两

上五味，以水一斗，煮米熟汤成，去滓，温服一升，日三服。

疟 病 四

疟多寒者，名曰牝疟，蜀漆散主之。

"疟论"：疟先寒而后热者，夏伤于暑，腠理开发，因遇夏气凄沧之水寒，藏于腠理皮肤之中，秋伤于风，则病成矣。夫寒者，阴气也，风者，阳气也，先伤于寒而后伤于风，故先寒而后热也。病以时作，名曰寒疟。

先寒后热，缘阳为阴束，故闭藏而为寒，阳气鼓发，故郁蒸而为热。阳虚不能遽发，故寒多而热少。阳败而不发，则纯寒而无热。疟多寒者，阴盛而阳虚也，是其寒邪凝瘀，伏于少阳之部。必当去之，蜀漆散，云母除其湿寒，龙骨收其浊瘀，蜀漆排决积滞，以达阳气也。

蜀漆散十七②

蜀漆洗，去腥　云母烧二日夜　龙骨等分

上三味，杵为散，未发前以浆水服半钱匕。温疟加蜀漆半分，临发时服一钱匕。

---

① 十六　原脱，据目录、闽本、集成本补。
② 十七　原脱，据目录、闽本、集成本补。

疟 病 五

病疟以月一日发,当以十五日愈,设不瘥,当月尽解,如其不瘥,当云何?师曰:此结为癥瘕,名曰疟母,急治之,宜鳖甲煎丸。

病疟以此月之初一日发,五日一候,三候一气,十五日气候一变,故当愈。设其不瘥,再过一气,月尽解矣。如其仍然不瘥,此其邪气盘郁,结为癥瘕,名曰疟母。当急治之,宜鳖甲煎丸,鳖甲行厥阴而消癥瘕,半夏降阳明而消痞结,柴胡、黄芩,清泻少阳之表热,人参、干姜,温补太阴之里寒,桂枝、芍药①、阿胶,疏肝而润风燥,大黄、厚朴,泻胃而清郁烦,葶苈、石韦、瞿麦、赤硝,利水而泻湿,丹皮、桃仁、乌扇、紫葳、蜣螂、鼠妇、蜂窠、䗪虫,破瘀而消癥也。

鳖甲煎丸十八②

鳖甲十二分,炙　半夏一分　柴胡六分　黄芩三分　人参一分　干姜三分　桂枝三分　阿胶三分,炙　芍药五分　大黄三分　厚朴三分　葶苈一分,熬　石韦三分,去毛　瞿麦二分　赤硝十二分　桃仁四分③　乌扇三分,烧　紫葳三分　蜣螂六分,熬　鼠妇三分,熬　蜂窠四分,炙　䗪虫五分,熬　丹皮五分④

上二十三味,为末,取煅灶下灰一斗,清酒一斛五斗浸灰,俟酒尽一半,着鳖甲于中,煮令泛烂如胶漆,绞取汁,内诸药,煎为丸,如梧桐子大,空心服七丸,日三服。

眉批:见涵初等欲加减此方,直是非圣无法。孙真人亦只酌换两味,何况凡庸!小柴胡、桂枝合大承汤三方,去甘草之和缓,枳实之破气。《千金》去赤硝、鼠妇,加海藻、大戟,咸能软坚,破其坚垒,加减亦善。

附　方

外台柴胡去半夏加栝蒌根汤三⑤(方见《伤寒·少阳》小柴胡汤加减)。治疟病发渴者。亦治劳疟。

柴胡八两　黄芩三两　人参三两　甘草二两　生姜三两　大枣十二枚　栝蒌根⑥四两

上七味,以水一斗二升,煮取六升,去滓,再煎取三升,温服一升,日三服。

外台柴胡桂姜汤四⑦(方见《伤寒·少阳》)。治疟寒多微有热,或但寒不热。服一剂如神。

柴胡八两　黄芩三两　甘草三两,炙　桂枝三两,去皮　干姜二两　牡蛎二两　栝蒌根四两

上七味,以水一斗,煮取六升,去滓,再煎取三升,温服一升,日三服。初服微烦,复服汗出便愈。

眉批:《外台秘要》,唐·王焘撰,多载古人秘方,其方自有所本。尚有牡蛎汤一方,专治牝疟多寒者,亦《外台》方。牡蛎四两,麻黄四两(去节),甘草二两,蜀漆三两。上四味,以水八升,先煮蜀漆、麻黄,去上沫,得六升,内诸药,煮取二升,温服一升。若吐,则勿更服。黄氏不录此方,以有柴胡桂姜汤,足以概括此方也。其意重在和解,温散寒邪,故无取麻黄。仲景自有蜀漆散治牝疟,故不载此方。

---

① 芍药　原脱,据闽本、蜀本补。
② 十八　原脱,据目录、闽本、集成本补。
③ 四分　原脱,据闽本、蜀本、《金匮要略·疟病脉证并治第四》补。
④ 五分　其下原衍"去心"二字,据闽本、蜀本删。
⑤ 三　原脱,据目录补。
⑥ 栝蒌根　原作"栝蒌",据闽本、蜀本改。
⑦ 四　原脱,据目录补。

金匮悬解卷六

东莱都昌黄元御解

外感杂病①

百合狐惑阴阳毒 十三章②

百合、狐惑、阴毒、阳毒，非同气也，而狐惑之神思迷乱有似百合，阳毒之脓血腐瘀颇类狐惑，不同之中未尝无相同之象，而皆有表邪则同也。百合之病，有得于吐下发汗者，有不经吐下发汗者，是伤寒之变证也。狐惑之病，状类伤寒，是伤寒之类证也。阳毒、阴毒之病，服药取汗，是伤寒之别证也。其病气之变现，固以本气之郁发，然非有表邪之外束，则本气何因而郁发也？此可以会通其原病矣。

百合 九章③

百 合 一

百合病者，百脉一宗，悉致其病也，意欲食，复不能食，常默然，欲卧不能卧，欲行不能行，饮食或有美时，或有不欲闻食臭时，如寒无寒，如热无热，口苦，小便赤，诸药不能治，得药则剧吐利，如有神灵者，身形如和，其脉微数。每溺时头痛者，六十日乃愈。若溺时头不痛，淅淅然者，四十日愈。若溺时快然，但头眩者，二十日愈。其证或未病而预见，或病四五日而出，或病二十日或一月后见者，各随证治之④。

百合病者，伤寒之后，邪气传变，百脉一宗，悉致其病。百脉者，六气攸分，五行不一，而百脉一宗，则殊途同归，悉致其病，则百端俱集。意未尝不欲食，复不能食，常默然无语。动止不安，故⑤欲卧不能卧，欲行不能行。饮食或有甘美之时，或有恶闻食臭之时。如寒而无寒，如热而无热，口苦便赤。诸药不效，得药则剧，吐利不测。身形如和，其脉微数。如是则经络脏腑莫名其部，寒热燥湿难分其条。此有法焉，观其小便。溺时头痛者，水降而气升也。气水一原，在上则为气，是谓上焦如雾，在下则为水，是谓下焦如渎，在中气水之交，是谓中焦如沤。上焦清气昏蒙，心绪烦乱，浊气稍降，头目犹清，溺时清气降泄而浊气升腾，头上壅塞，是以作痛，此其病重，两月乃愈。若溺时头上不痛，但淅淅振栗者，气虽上升，而未甚壅遏，其病颇轻，四十日愈。若溺时快然，但觉头眩者，气虽上升，而不至填塞，其病更轻，二十日愈。其溺时之证，或未病而预见，或病四五日而方出，或病二十日及一月而后见者，各随其证之轻重而治之也。

---

① 外感杂病　原脱，据闽本、蜀本补。
② 十三章　原脱，据目录补。
③ 百合九章　原脱，据目录补。
④ 治之　其下蜀本载有"溺，奴吊切，与尿同"注文。
⑤ 故　原脱，据蜀本补。

百 合 二

百合病，发汗后者，百合知母汤主之。

百合之病，即① 其溺时头痛观之，是病在气分也。主气者肺，肺朝百脉，百脉之气，受之于肺，一呼则百脉皆升，一吸则百脉皆降，呼吸出入，百脉关通②，是以肺病则百脉皆病。肺气清明，则神思灵爽，甘寝饱食，肺气不清，则郁闷懊恢，眠食损废矣。是宜③ 清肺，肺气清和，百脉自调。而其由来非一，则用法不同。若得于发汗之后者，是汗亡肺津，金被火刑也。百合知母汤，百合清肺而生津，知母凉金而泻火也。

百合知母汤十九④

百合七枚　知母三两

上，先以水洗百合，渍一宿，当白沫出，去其水，更以泉水二升，煎取一升，去滓，别以泉水二升煎知母，取一升，去滓⑤，后合和⑥，煎取一升五合，分温再服。

百 合 三

百合病，下之后者，滑石代赭汤主之。

百合病，得于下之后者，是下伤中气，湿动胃逆，肺郁而生热也。滑石代赭汤，百合清金而泻热，滑石、代赭，渗湿而降逆也。

滑石代赭汤二十⑦

百合七枚　滑石三两，碎，绵裹　代赭石如鸡子大，碎，绵裹

上，先以水洗百合，浸一宿，当白沫出，去其水，更以泉水二升，煎取一升，去滓，别以泉水二升煎滑石、代赭石，取一升，去滓⑧，后合和，重煎取一升五合⑨，分温服。

百 合 四

百合病，吐之后者，百合鸡子汤主之。

百合病，得于吐之后者，是吐伤肺胃之津，燥动而火炎也。百合鸡子汤，百合清肺热而生津，鸡子黄补脾精而润燥也。

百合鸡子汤二十一⑩

百合七枚　鸡子黄一枚

上，先以水洗百合，浸一宿，当白沫出，去其水，更以泉水二升，煎取一升，去滓，内鸡子黄，搅匀，煎五分，温服。

百 合 五

百合病，不经吐下发汗，病形如初者，百合地黄汤主之。

百合病，不经吐下发汗，病形如初者，瘀热淫蒸，败浊未泄。百合地黄汤，百合清金而除烦热，地黄泻胃而下瘀浊也。

百合地黄汤二十二⑪

百合七枚　生地黄汁一升⑫

上，先以水洗百合，浸一宿，当白沫出，去其水，更以泉水二升，煎取一升，去滓，内地黄汁，煎取一升五合，分温再

---

① 即　就也。
② 关通　贯通也。
③ 宜　原作"以"，音近之误，据闽本、蜀本改。
④ 十九　原脱，据目录、闽本、蜀本补。
⑤ 去滓　原脱，据蜀本、《金匮要略·百合狐惑阴阳毒病脉证并治第三》补。
⑥ 和　原脱，据蜀本、《金匮要略·百合狐惑阴阳毒病脉证并治第三》补。
⑦ 二十　原脱，据目录、蜀本、闽本补。
⑧ 去滓　原脱，据闽本、蜀本、《金匮要略·百合狐惑阴阳毒病脉证并治第三》补。
⑨ 取一升五合　原脱，据补同上注。
⑩ 二十一　原脱，据目录、闽本、蜀本补。
⑪ 二十二　原脱，据目录、闽本、蜀本补。
⑫ 升　原作"斤"，形近之误，据闽本、《金匮要略·百合狐惑阴阳毒病脉证并治第三》改。

服。中病，勿更服。大便当如漆。

百 合 六

百合病，一月不解，变成渴者，百合洗方主之。

百合病，一月不解，变成渴者，是金被火刑，津枯而肺燥也。百合洗方，润皮毛而清肺燥也。

百合洗方二十三①
百合一升②

上百合一味，以水一斗，浸之一宿，以洗身。洗后食煮饼，勿以盐豉也。

百 合 七

百合病，渴不差者，栝蒌牡蛎散主之。

百合病，渴不差者，是相火刑金而津液枯槁也。栝蒌牡蛎散，栝蒌清金而润燥，牡蛎敛肺而止渴也。

栝蒌牡蛎散二十四③
栝蒌根　牡蛎熬。等分④

上为细末，饮服方寸匕，日三服。

百 合 八

百合病，变发热者，百合滑石散主之。

百合病，变发热者，是湿动胃逆，而肺气不降也。百合滑石散，百合清金而泻热，滑石利水而泻湿也。

百合滑石散二十五⑤
百合一两，炙　滑石三两

上为散，饮服方寸匕，日三服。当微利，热除则止服⑥。

百 合 九

百合病，见于阴者，以阳法救之，见于阳者，以阴法救之。见阳攻阴，复发其汗，此为逆，见阴攻阳，乃复下之，此亦

为逆。

百合病，见于阴分者，以阳法救之，阳长而阴自消，见于阳分者，以阴法救之，阴进而阳自退。若见于阳者，反攻其阴而发汗，愈亡其阴，此为逆也，若见于阴者，反攻其阳而下之，愈亡其阳，此亦为逆也。

狐惑二章⑦

狐 惑 一

狐惑之为病，状如伤寒，默默欲眠，目不得闭，卧起不安，蚀于喉为惑，蚀于阴为狐，不欲饮食，恶闻食臭，其面目乍赤乍黑乍白。蚀于上部则声嗄，甘草泻心汤主之。蚀于下部则咽干，苦参汤洗之。蚀于肛者，雄黄散熏之⑧。

狐惑者，狐疑惶惑，绵昧不明，状如伤寒。而病实在里，默默欲眠，目不得闭，卧起不安，饮食皆废，其面目乍赤乍黑乍白，而无定色。此盖湿气遏郁，精神昏愦之病也。湿邪淫泆，上下熏蒸，浸渍糜烂，肌肉剥蚀。蚀于喉咙，其名为惑，以心主藏神，阳分受伤，清气燔蒸，则神思惶惑，而不灵也。蚀于二阴，其名为狐，以肾主藏志，阴分受伤，浊气熏烁，则志意狐惑而不清也。蚀于上部，其病在心，心火刑金，是以声嗄。

---

① 二十三　原脱，据目录、闽本、集成本补。
② 升　原作"斤"，形近之误，据闽本、《金匮要略·百合狐惑阴阳毒病脉证并治第三》改。
③ 二十四　原脱，据目录、闽本、集成本补。
④ 熬。等分　原作"等分，熬"，据《金匮要略·百合狐惑阴阳毒病脉证并治第三》改。
⑤ 二十五　原脱，据目录、闽本、集成本补。
⑥ 当微利，热除则止服　原作"当微利者，止服，热则除"，据闽本、蜀本、集成本、《金匮要略·百狐惑阴阳毒病脉证并治第三》改。
⑦ 狐惑二章　原脱，据目录补。
⑧ 熏之　其下蜀本载有"嗄，所嫁反，沙去声，《玉篇》：声破"注文。

心火升炎，下寒上热，甘草泻心汤，参、甘、姜、枣，温补中脘之虚寒，芩、连、半夏，清降上焦之郁热也。蚀于下部，其病在肾，肾脉上循喉咙，是以咽干。其前在阴器，则以苦参汤洗之，后在肛门，则以雄黄散熏之，盖土湿木陷，郁而生热，化生虫𧏾[1]，前后侵蚀，苦参、雄黄，清热而去湿，疗疮而杀虫也。土湿则脾陷而不消，胃逆而不纳，故不能饮食。君火不降，则见赤色。辛金不降，则见白色。壬水不降，则见黑色。病见上下，而根在中焦，总由太阴湿土之旺。甘草泻心，温中清上，培土降逆，狐惑之的方也。

甘草泻心汤二十六[2]（方见《伤寒·太阳》）

甘草四两，炙　半夏半升　黄芩三两　黄连一两　干姜三两　人参三两　大枣十二枚

上七味，以水一斗，煮取六升，去滓，再煎取三升，温服一升，日三服。《伤寒》无人参。

苦参汤二十七[3]

苦参一升

上一味，以水一斗，煎取七升，去滓，熏洗，日三次。

雄黄散二十八[4]

雄黄

上一味，为末，筒瓦二枚合之，烧，向肛熏之。

狐　惑　二

病者脉数，无热，微烦，默默但欲卧，汗出，初得之三四日目赤如鸠眼，七八日目四眦黑，若能食者，脓已成也，赤小豆当归散主之。

病者脉数，而无表热，郁郁微烦，默默欲卧，自汗常出，此狐惑之湿旺而木郁者。初得之三四日目赤如鸠眼，七八日目

之四眦皆黑，以肝窍于目，藏血而胎火，木郁生热，内蒸而不外发，故脉数而身和，木贼土困，故烦郁而欲卧，风木疏泄，故见自汗，邪热随经而走上窍，故目如鸠眼，营血腐败而不外华，故目眦灰黑，此必作痈脓。若能饮食者，脓已成也，以肉腐脓化，木郁松缓，是以能食。赤小豆当归散，小豆利水而泻湿，当归养血而排脓也。

赤小豆当归散二十九[5]

赤小豆三升，浸令芽[6]出，曝干　当归十两[7]

上二味，杵为散，浆水服方寸匕，日三服。

阳毒一章[8]

阳　毒　一

阳毒之为病，面赤斑斑如锦纹，咽喉痛，吐脓血，五日可治，七日不可治，升麻鳖甲汤主之。眉批：诸家皆以此为温疫时病。

阳毒之病，少阳甲木之邪也。相火上逆，阳明郁蒸，而生上热。其经自面下项，循喉咙而入缺盆，故面赤喉痛，而吐脓血。脏气相传，五日始周，则犹可治。七日经气已周，而两脏再伤，故不可治，《难经》所谓七传者死也（"五十三难"：假令心病传肺，肺传肝，肝传脾，脾传肾，肾传心，一脏不再伤，故言七传者

---

① 𧏾（nì 匿）　虫食病也。
② 二十六　原脱，据目录、闽本、蜀本补。
③ 二十七　原脱，据目录、闽本、蜀本补。
④ 二十八　原脱，据目录、闽本、蜀本补。
⑤ 二十九　原脱，据目录、闽本、集成本补。
⑥ 芽　原作"毛"，据闽本、集成本、《金匮要略·百合狐惑阴阳毒病脉证并治第三》改。
⑦ 十两　原作"十四"，据闽本、《金匮要略·百合狐惑阴阳毒病脉证并治第三》改。
⑧ 阳毒一章　原脱，据目录补。

死。七日肺肝再伤，故死也）。升麻鳖甲汤，升麻、甘草，清咽喉而松滞结，鳖甲、当归，排脓血而决腐瘀，雄黄、蜀椒，泻湿热而下逆气也。

升麻鳖甲汤三十①

升麻二两　鳖甲手指大一片，炙　甘草二两　当归一两　雄黄五钱，研　蜀椒一两，炒去汗

上六味，以水四升，煮取一升，顿服之，老小再服。取汗。

阴毒一章②

阴　毒　一

阴毒之为病，面目青，身痛如被杖，咽喉痛，五日可治，七日不可治，升麻鳖甲去雄黄蜀椒汤主之。

阴毒之病，厥阴乙木之邪也。肝窍于目而色青，故面目青。足太阴之脉，上膈而挟咽，脾肝郁迫，风木冲击，故身与咽喉皆痛。升麻鳖甲去雄黄蜀椒汤，升麻、甘草，清咽喉而松迫结，鳖甲、当归，破痞瘀而滋风木也。

升麻鳖甲去雄黄蜀椒汤三十一③

升麻二两　鳖甲手指大一片，炙　甘草二两，炙　当归一两

煎服依前法。阴阳毒有表邪外束，故宜取汗。

---

① 三十　原脱，据闽本、蜀本、目录补。
② 阴毒一章　原脱，据目录补。
③ 三十一　原脱，据闽本、蜀本、目录补。

金匮悬解卷七

东莱都昌黄元御解

内　伤①

血痹虚劳十八章②

血痹、虚劳，非一病也，而证有相通。血痹之证，必因③于虚劳，所谓骨弱肌肤盛，重因疲劳汗出是也。虚劳之病，必致于血痹，所谓中有干血，肌肤甲错，两目黯黑是也。

盖劳伤在乎气，而病成乎血。二十二难解《灵枢·经脉》之文：是动者，气也，所生病者，血也。气主煦之，血主濡之，气留而不行者，为气先病也，血滞而不濡者，为血后病也，故先为是动，后所生也。缘气无形而难病，病必由于血瘀，血有质而易病，病必由于气凝。气倡而血随之，故气动则血病也。其未结而方瘀，由上亡于吐衄而下脱于便溺。其既瘀而又结，则浅聚于经络而深积于脏腑。其方瘀而亡脱，以阴气堙郁而中寒也。其既结而积聚，则阳气壅阻而变热也。而其先，总缘于土虚。土虚则火热而水寒，金烁而木枯，中枢败而四维不转，故火金伤而神气病于上，水木损而精血病于下。会仲景建中之义，则血痹、虚劳之病，随处逢源矣。

血痹二章④

血痹一

问曰：血痹病，从何得之？师曰：夫尊荣人，骨弱肌肤盛，重因疲劳汗出，卧不时动摇，加被微风遂得之，但以脉自微涩，在寸口关上小紧，宜针引阳气，令脉和紧去则愈。

血痹者，血闭痹而不行也。此以尊荣之人，骨弱肉丰，气虚血盛，重因疲劳汗出，气蒸血沸之时，安⑤卧不时动摇，血方动而身已静，静则血凝，加被微风吹袭，闭其皮毛，内郁不得外达，因此痹着，而不流通。血痹不行，则脉自微涩。风寒外闭，则寸口关上小紧，紧者，寒闭之脉。清邪居上，故气行于寸关。此宜针引阳气，令阳气通达，则痹开而风散，紧去而脉和，自然愈也。

久痹不已，而成干血，则为大黄䗪虫之证矣。

血痹二

血痹，阴阳俱微，寸口关上微，尺中小紧，外证身体不仁，如风痹状，黄芪桂枝五物汤主之。

---

① 内伤　原脱，据闽本、蜀本补。
② 十八章　原脱，据目录补。
③ 因　原作"致"，据闽本、蜀本改。
④ 血痹二章　原脱，据目录补。
⑤ 安　犹乃也。

血痹，寸阳尺阴俱微，其寸口关上则微，其尺中则微而复兼小紧，"脉法"：紧则为寒，以寒则微阳封闭而不上达，故脉紧。外证身体不仁，如风痹之状，以风袭皮毛，营血凝涩，卫气郁遏，渐生麻痹，营卫阻梗，不能煦濡肌肉，久而枯槁无知，遂以不仁。营卫不行，经络无气，故尺寸关上俱微。营瘀木陷，郁于寒水，而不能上达，故尺中小紧。黄芪桂枝五物汤，大枣、芍药，滋营血而清风木，姜、桂、黄芪，宣营卫而行瘀涩，倍用生姜，通经络而开闭痹也。

黄芪桂枝五物汤三十二[①]

黄芪三两　桂枝三两　芍药三两　生姜六两　大枣十二枚

上五味，以水六升，煮取二升，温服七合，日三服。一方有人参[②]。

虚劳十六章[③]

虚 劳 一

脉弦而大，弦而为减，大则为芤，减则为寒，芤则为虚，虚寒相抟，此名为革，妇人则半产漏下，男子则亡血失精。

此段见《伤寒·脉法》。脉弦而大，弦则为阳衰而脉减，大则为阴衰而脉芤，减则阳气不足而为寒，芤则阴血不充而为虚，虚寒相合，此名为革。妇人则半产漏下，男子则亡血失精，以其阳升而不降，阴降而不升，上热下寒，阴中无阳，精血失统故也。

中气者，交济水火之媒（眉批：道家黄婆婴姹之旨），水火不济，总以中气之虚。后世医法不传，治此乃用清凉滋润，中气崩败，水走火飞，百不一生。今之医事，不可问也。（漏下者，非经期而血下。血暴脱者，谓之崩中，如堤崩而水泄也。血续失者，谓之漏下，如屋漏而水滴也）

虚 劳 二

夫男子平人，脉大为劳，极虚亦为劳。

脉大者，表阳离根而外浮，所谓大则为芤也。极虚者，里阳亏乏而内空，所谓芤则为虚也。或大或芤，皆以劳伤元气之故也。

虚 劳 三

男子面色薄者，主渴及亡血，卒喘悸，脉浮者，里虚也。

血者，色之华也，亡血而无以华色，故面色清薄。血弱则发热而作渴，《伤寒》所谓诸弱发热，热者必渴也。热盛火炎，则刑金而作喘。血亡肝虚，风木郁冲，则生悸动。凡脉浮者，皆缘里气之虚，表阳不能内交也。

虚 劳 四

男子脉虚沉弦，无寒热，短气里急，小便不利，面色白，时时瞑，兼衄，少腹满，此为劳使之然。

脉虚者，空虚而不实，沉者，阳陷而不升，弦者，水寒而木枯也。无寒热者，无表证也。短气者，气不归根。里急者，木郁不达。小便不利者，土湿木陷，不能行水。面色白者，血不华色。时时瞑者，阳不归根，升浮而眩晕。衄者，肺金之不敛。少腹满者，肝木之不升。此皆劳伤中气，不能升降阴阳，故使之然也。

虚 劳 五

劳之为病，其脉浮大，手足烦，春夏

---

① 三十二　原脱，据目录、闽本、蜀本补。
② 一方有人参　原脱，据闽本、蜀本补。
③ 虚劳十六章　原脱，据目录补。

剧，秋冬瘥，阴寒精自出，痠削不能行①。

脉浮大，手足烦者，阳气内虚而外盛也。春夏阳气浮升，内愈寒而外愈热，故剧。秋冬阳气沉降，外热轻而内寒减，故瘥。缘中气虚败，不能交济水火，火炎而上热，水澌②而下寒。肾者，蛰闭封藏之官也，水冷不能蛰藏阳气，则阴寒精自出，水寒不能生发肝木，则痠削不能行也。

虚　劳　六

男子脉浮弱而涩，为无子，精气清冷。

脉浮者，阳虚而不敛也，弱者，气衰而不振也，涩者，血寒而不流也。此其肝肾阳亏，精气清冷，不能生子也。

冬水蛰藏，地下温暖，春时木气发泄，则阳升而物生。人之所以生子者③，肾肝之阳旺也，若水寒木枯，生意不旺，不能生子也。

虚　劳　七

男子平人，脉虚弱细微者，喜盗汗也。

脉虚弱细微者，里阴盛而表阳虚，寐时卫气不交，阴分外泄而不敛，故喜盗汗。

虚　劳　八

人年五六十，其病脉大者，痹挟背行，若肠鸣，马刀挟瘿者，皆为劳得之。

病脉大者，阳不归根而外盛也。痹挟背行者，足太阳之经，行身之背，太阳不降，则经气痹着，挟背而行也。肠鸣者，水寒而木郁，乙木陷于寒水之中，郁勃激宕，故雷鸣而气转也。马刀挟瘿者，瘰疬之疮，足少阳之病也。足少阳之经，循颈侧而入缺盆，随足阳明而下降，水寒土湿，胃逆不降，则胆脉上壅，瘀结而生瘰疬。《灵枢·经脉》：胆足少阳之经，是动则病口苦，心胁痛，缺盆中肿痛，腋下肿，马刀挟瘿。《灵枢·痈疽》：其痈坚而不溃者，为马刀挟瘿。此皆劳伤水土，不能滋培木气故也。

虚　劳　九

脉沉小迟，名脱气，其人疾行则喘喝，手足逆冷，腹满，甚则溏泄，食不消化也。

脉沉小而迟，是名脱气，脱气者，阴中之阳陷而不升也。其人疾行则喘喝而仰息，喘喝者，阳中之阳逆而不降也，气不归根，故动则发喘。其手足逆冷，以四肢秉气于脾胃，脾胃阳虚，四肢失秉，故寒冷不温。阳受气于四末（《素问》语），手足者，阳盛之处，温则为顺，不温而寒，是谓逆也。脾主升清，胃主降浊，阳衰湿旺，升降反作，清气陷而浊气逆，是以腹满。脾阳升动，则水谷消磨，清阳下陷，磨化失职，是生飧泄，故甚则大便溏泄，食不消化也。

虚　劳　十

夫失精家，少腹弦急，阴头寒，目眩，髮落，脉极虚芤迟，为清谷亡血失精，脉得诸芤动微紧，男子失精，女子梦交，桂枝龙骨牡蛎汤主之。

失精之家，风木郁陷，则少腹弦急。温气虚败，则阴头寒凉。相火升泄，则目眩髮落。缘水寒不能生木，木气遏陷，横

---

① 痠削不能行　其下蜀本载："痠，苏官切，音酸，痠痛"注文。

② 水澌　水冷如冰也。

③ 物生。人之所以生子者　原作"物人生之所以生子也"，据闽本、蜀本改。

塞于少腹，故弦硬而紧急。肝主筋，前阴者，宗筋之聚，肾肝之阳虚，故阴头寒冷。水木下寒而不升，则火金上热而不降，相火升腾，离根而虚飘，故目眩而髪落。其脉极虚芤迟涩，此为清谷亡血失精之诊。凡脉得诸芤动微紧，皆阴中无阳，男子则失精，女子则梦交。盖乙木生于肾水，温则升而寒则陷，肾主蛰藏，肝主疏泄，水寒木陷，郁而生风，肝行其疏泄，肾失其蛰藏，故精滑而遗失也。此其中，全缘土虚。以水木为阴，随己土而上升，则下焦不寒，火金为阳，随戊土而下降，则上焦不热，上清则无嗽喘吐衄之证，下温则无清谷遗精之疾，是谓平人。脾升胃降之机，是为中气。中气者，升降阴阳之枢，交济水火之媒，姹女婴儿①之配合，权在于此，道家谓之黄婆，义至精也。其位居坎离之中，戊己之界，此即生身之祖气，胎元之元神，阴阳之门，天地之根也（《老子》：玄牝②之门，是谓天地根，指此）。桂枝③龙骨牡蛎汤，桂枝、芍药，达木郁而清风燥，姜、甘、大枣，和中气而补脾精，龙骨、牡蛎，敛神气而涩精血也。

桂枝龙骨牡蛎汤三十三④

桂枝三两　芍药三两　甘草二两　大枣十二枚　生姜三两　龙骨三两　牡蛎三两

上七味，以水七升，煮取三升，分温三服。

虚劳十一

虚劳里急，悸，衄，腹中痛，梦失精，四肢痠疼，手足烦热，咽干口燥，小建中汤主之。

里急者，乙木郁陷，迫急而不和也。木性喜达，郁而欲发，生气不遂，冲突击撞，是以腹痛。肝主筋，诸筋皆聚于节，生气失政，筋节不畅，故四肢痠疼。胆气

上逆，胸胁壅塞，肝脉上行，升路郁阻，风木振摇，故心下悸动。子半阳生，木气萌蘖，而生意郁陷，不能上达，则欲动而梦交接，益以风木疏泄，是以精遗。风燥亡津，肺府枯槁，故咽干口燥。风木善泄，肺金失敛，故血衄鼻窍。手之三阳，足之三阴，陷而不升，故手足烦热（手之三阳不升，则阳中之阳陷于阴中，足之三阴不升，则阴中之阳陷于阴中，故手足烦热）。此以中气虚败，风木下陷而相火上逆也。小建中汤，胶饴、甘、枣，补脾精而缓里急，姜、桂、芍药，达木郁而清风火也。

小建中汤三十四⑤（方见《伤寒·少阳》）

桂枝三两　芍药六两　甘草三两，炙　大枣十二枚　生姜三两　胶饴一升

上六味，以水七升，煮取三升，去滓，内胶饴，更上微火消解，温服⑥一升，日三服。呕家不可用此汤，以甜故也⑦。

虚劳十二

虚劳里急，诸不足，黄芪建中汤主之。

虚劳之病，脾阳陷败，风木枯槁，郁迫不升，是以里急。木中温气，阳气之根也，生气之陷，原于阳根之虚。黄芪建中汤，胶饴、甘、枣，补脾精而缓里急，姜、桂、芍药，达木郁而清风燥，黄芪补

---

① 姹（chà 岔）女婴儿　"道家"，名肾为姹女，名心为婴儿。"姹女婴儿"，指心肾也。
② 牝　原作"牡"，据闽本、蜀本、《老子》改。
③ 桂枝　此下原衍"加"字，据目录、闽本、蜀本删。
④ 三十三　原脱，据目录、闽本、蜀本补。
⑤ 三十四　原脱，据目录、闽本、蜀本补。
⑥ 服　原脱，据闽本、蜀本补。
⑦ 呕家……以甜故也　原脱，据闽本、蜀本、《金匮要略·血痹虚劳病脉证并治第六》补。

肝脾之气，以培阳根也。

黄芪建中汤三十五①

桂枝三两　芍药六两　甘草二两，炙
大枣十二枚　生姜三两　胶饴一升　黄芪一
两半

于小建中汤内加黄芪一两半，余依建
中汤法。气短胸满者，加生姜。腹满者，
去枣，加茯苓一两半。及疗肺虚损不足，
补气，加半夏一两。

虚劳十三

虚劳腰痛，少腹拘急，小便不利者，
八味肾气丸主之。方在消渴。

肾位于腰，在脊骨十四椎之旁，足太
阳之经，亦挟脊而抵腰中。腰者，水位
也，水寒不能生木，则木陷于水，而腰痛
作。木郁风生，不能上达，则横塞少腹，
枯槁而拘急。乙木郁陷，缘于土湿，木遏
于湿土之中，疏泄之令不畅②，故小便不
利。八味肾气丸，附子温癸水而益肾气，
地黄滋乙木而补肝血，丹皮行血而开③
瘀涩，薯、萸，敛精而止失亡，苓、泽，
泻水而渗湿，桂枝疏木而达郁也。

虚劳十四

虚劳诸不足，风气百疾，薯蓣丸
主之。

虚劳之病，率在厥阴风木一经。肝脾
阳虚，生气不达，木郁风动，泄而不藏，
于是虚劳不足，百病皆生。肺主收敛，薯
蓣敛肺而保精，麦冬清金而宁神，桔梗、
杏仁，破壅而降逆，以助辛金之收敛。肝
主生发，归、胶，滋肝而养血，地、芍，
润木而清风，芎䓖、桂枝，疏郁而升陷，
以助乙木之生发。土位在中，是为升降金
木之枢，大枣补己土之精，人参补戊土之
气，苓、术、甘草，培土而泻湿，神曲、
干姜，消滞而温寒，所以理中而运升降之

枢也。木位在左，是为克伤中气之贼，柴
胡、白蔹，泻相火而疏甲木，黄卷、防
风，燥湿土而达乙木，所以剪乱而除中州
之贼也。

薯蓣丸三十六④

薯蓣三十分　麦冬六分　桔梗五分　杏
仁六分　当归十分　阿胶七分　芍药六分
干地黄十分　大枣百枚，为膏　人参七分　甘
草二十八⑤分　白术六分　茯苓五分　神曲十
分　干姜三分　柴胡五分　白蔹二分　桂枝
十分　防风六分　豆黄卷⑥十分，以黑豆芽为
正　芎䓖六分

上二十一味，末之，炼蜜和丸，如弹
子大，空腹酒服一丸，一百丸为剂。眉
批：八珍、十全，俱仿此方，但于疏木敛
金、升降戊己之法，不及此丸精密。

虚劳十五

虚劳，虚烦不得眠，酸枣汤主之。

土湿胃逆，相火升泄，是以虚烦，不
得眠睡。酸枣汤，甘草、茯苓，培土而泻
湿，芎䓖、知母，疏木而清烦，酸枣敛神
魂而安浮动也。

酸枣汤三十七⑦

酸枣仁二升　知母二两　芎䓖二两　甘
草一两　茯苓二两

上五味，以水八升，煮酸枣仁，取六
升，内诸药，煮取三升，分温三服。

虚劳十六

五劳虚极，羸瘦腹满，不能饮食，食

① 三十五　原脱，据目录、闽本、蜀本补。
② 不畅　原脱，据闽本、蜀本补。
③ 开　原作"润"，据闽本、蜀本改。
④ 三十六　原脱，据目录、闽本、蜀本补。
⑤ 八　原脱，据蜀本、《金匮要略·血痹虚劳病
脉证并治第六》补。
⑥ 豆黄卷　原作"黄豆卷"，据闽本、蜀本、
《长沙药解·卷二》、《金匮要略·血痹虚劳病脉证并
治第六》改。
⑦ 三十七　原脱，据目录、闽本、蜀本补。

伤，忧伤，饮伤，房室伤，饥伤①，劳伤，经络营卫气伤，内有干血，肌肤甲错，两目黯黑，缓中补虚，大黄䗪虫丸主之。

五劳，五脏之劳病也。《素问·宣明五气》：久视伤血，久卧伤气，久坐伤肉，久立伤骨，久行伤筋，是谓五劳所伤。心主血，肺主气，脾主肉，肾主骨，肝主筋，五劳不同，其病各异，而总以脾胃为主，以其为四维之中气也，故五劳之病，至于虚极，必羸瘦腹满，不能饮食，缘其中气之败也。五劳之外，又有七伤，饱食而伤，忧郁而伤，过饮而伤，房室而伤，饥馁而伤，劳苦而伤，经络营卫气伤。其伤则在气，而病则在血，血随气行，气滞则血瘀也。血所以润身而华色，血瘀而干，则肌肤甲错而不润，两目黯黑而不华，肝窍于目，《灵枢》：肝病者眦青（"五阅五使篇"），正此义也。血枯木燥，筋脉短缩，故中急而不缓。大黄䗪虫丸，甘草培土而缓中，杏仁利气而泻满，桃仁、干漆、虻虫、水蛭、蛴螬、䗪虫，破瘀而消癥，芍药、地黄，清风木而滋营血，黄芩、大黄，泻相火而下结块也。

凡五劳七伤，不离肝木，肝木之病，必缘土虚。以中气劳伤，己土湿陷，风木郁遏，生气不达，于是贼脾位而犯中原。脾败不能化水谷而生肌肉，故羸瘦而腹满。肝藏血而窍于目，木陷血瘀，皮肤失荣，故肌错而目黑。大黄䗪虫丸，养中而滋木，行血而清风，劳伤必需之法也。

大黄䗪虫丸三十八②

大黄十分，蒸　黄芩二两　芍药四两　干地黄十两　甘草三两　杏仁一升　桃仁一升　干漆一两　虻虫一升　水蛭百枚　蛴螬一升　䗪虫半升

上十二味，末之，炼蜜丸小豆大，酒饮服五丸，日三服。

附　方

千金翼炙甘草汤五③　方见《伤寒·少阳》

治虚劳诸不足，汗出而闷，脉结心悸，行动如常，不出百日，危急者十一日死④。

甘草四两，炙⑤　桂枝三两　人参二两　生姜三两　大枣三十枚　麦冬半升　阿胶二两　生地黄一斤　麻仁半升

上九味，以酒七升，水八升，先煮八味，取三升，去滓，内胶，消尽，温服一升，日三服。

---

① 饥伤　原脱，据闽本、蜀本、本节黄解、《金匮要略·血痹虚劳病脉证并治第六》补。
② 三十八　原脱，据目录、闽本、蜀本补。
③ 五　原脱，据目录及附方次序补。
④ 治虚劳诸不足……十一日死　原脱，据蜀本、集成本、《金匮要略·血痹虚劳病脉证并治第六》补。
⑤ 炙　原脱，据闽本、蜀本、《金匮要略·血痹虚劳病脉证并治第六》补。

金匮悬解卷八

东莱都昌黄元御解

内伤杂病①

惊悸吐衄下血瘀血<small>十八章②</small>

　　惊悸、吐衄、下血、瘀血，病虽不一，而原则无二。惊悸之家，风木郁动，营血失敛，往往上溢而下泄，不溢不泄，则蓄结而内瘀，内瘀不去，久成痃癖，痃癖渐大，多至殒命而亡身。故瘀血之病，由于吐衄，吐衄之病，根于惊悸，惊悸之病，起于虚劳，虚劳之病，根于中气之败。

　　盖水寒土湿，不能荣木，肝胆动摇，必生惊悸。惊悸既作，风木疏泄，扰而不静，经络埋郁，凝而不流，以既凝之血，而得疏泄之令，未有不吐衄而便泻者也。吐下不行，势必积聚，而为瘀血。瘀血一成，是为心腹③之疾，事如养虎矣。

　　惊悸、吐衄之法，全以中气为主，温养保固，不可凉泻。及成瘀血，不得不下，但以下之后，病去而人不殒亡，人存而年不夭折，则善之善矣。

惊悸<small>四章④</small>

惊 悸 一

　　寸口脉动而弱，动则为惊，弱则为悸⑤

　　《伤寒·脉法》：阴阳相搏，名曰动，阳动则汗出，阴动则发热。若数脉见于关上，上下无头尾，如豆大，厥厥动摇者，名曰动也。动者，动荡而不宁，弱者，濡弱而不畅也。盖胃土不降，浊阴升塞，胆木不得下根，则浮荡而为动，动即虚飘而惊生，肝木不得上达，则抑郁而为弱，弱即振摇而悸作，而总缘土气之湿，湿则中气埋塞而木郁故也。是以虚劳之家，中气赢困，升降失职，肝胆不荣，无不有惊悸之证。

　　惊悸之人，营血瘀蓄，风火鼓扇，往往有吐衄之条。仲景列惊悸于虚劳之后，吐衄之先，盖虚劳、惊悸、吐衄之病，实一本而同源者也。

　　后世不解，以为阴虚，反以清凉滋润之药，毙其性命。庸工代起，述作相承，亿万生灵，胥⑥罹其祸。愚妄之罪，馨竹难书矣。

惊 悸 二

　　师曰：病有奔豚，有吐脓，有惊怖，有火邪，此四部病，皆从惊发得之。

　　奔豚者，肝木之邪，阳亡土败，水寒木郁，风动根摇，奔冲心肺，是谓奔豚（言其势如奔豚也）。吐脓者，惊悸之家，

---

　　① 内伤杂病　原脱，据闽本、蜀本补。
　　② 十八章　原脱，据目录补。
　　③ 心腹　原作"腹心"，据闽本、蜀本乙转。
　　④ 惊悸四章　原脱，据目录补。
　　⑤ 弱则为悸　其下蜀本载有"《说文》：心动也，悸，其季切"注文。
　　⑥ 胥　皆也。

气动血挠，离经郁蓄，涌溢阳窍，是为吐衄，不经吐衄，郁碍阳气，阳郁热发，淫蒸腐化，随吐而上，是谓吐脓。惊怖者，水寒土湿，胃气不降，胆木失根，神魂振惕，是谓惊怖。火邪者，火劫发汗，阳败惊生，迷乱昏狂，卧起不安，是谓火邪。此四部之病，异派同源，悉属肝胆。肝胆主惊，皆由木气受伤，惊发于肝胆，而得之也。

惊 悸 三

火邪者，桂枝去芍药加蜀漆龙骨牡蛎救逆汤主之。

《伤寒·太阳篇》：伤寒脉浮，医以火迫劫之，亡阳，必惊狂，起卧不安者，桂枝去芍药加蜀漆龙骨牡蛎救逆汤主之。火邪者，以火劫发汗，而中火邪也（《伤寒》：太阳病，以火熏之，不得汗，其人必躁，到经[1] 不解，必清血，名为火邪）。汗多亡阳，土败胃逆，君相飞腾，神魂浮荡，是以惊生。浊阴上逆，化生痰涎，迷塞心宫，是以狂作。桂枝去芍药加蜀漆龙骨牡蛎救逆汤，蜀漆吐腐败而疗狂，龙骨、牡蛎，敛神魂而止惊，去芍药者，以其酸寒而泻阳气也。

桂枝去芍药加蜀漆龙骨牡蛎救逆汤三十九[2]（方见《伤寒·太阳》）

桂枝三两，去皮　甘草二两，炙　生姜三两　大枣十二枚　蜀漆三两，洗去腥　龙骨四两　牡蛎五两，煅

上为末，以水一斗二升，先煮蜀漆，减二升，内诸药，煮取三升，去滓，温服一升。

惊 悸 四

心下悸者，半夏麻黄丸主之。

阳衰土湿，升降失政，胃土上逆，心下郁塞，碍厥阴升路，风木上行，不得顺达，郁勃鼓荡，是以心下悸动。半夏麻黄丸，半夏降胃逆而驱浊阴，麻黄泻埋塞而开径路也。

惊悸之证，土湿胃逆，阳气升泄，神魂失藏，多不能寐。《灵枢·邪客》：卫气独卫其外，行于阳，不得入于阴，行于阳则阳气盛，不得入于阴，阴虚，故目不瞑，饮以半夏汤一剂，阴阳已通，其卧立致，正此义也。

内伤外感惊悸之证，皆少阳之阳虚（土败胃逆，胆木失根故也），惟少阳伤寒小建中、炙甘草二证，是少阳之阳旺者（足少阳化气于相火）。汗下伤中，阳亡[3] 土败，甲木拔根，相火升炎，故以生地、芍药，泻其相火（此在内伤，必是火败，以伤寒表邪，郁其相火，是以火旺也）。然火自旺而土自虚，非表里阳盛者（小建中、炙甘草，皆培土而泻火）。除此无阳旺之惊悸矣。

后世庸工，归脾加减，天王补心之方，滋阴泻阳，误尽天下苍生。至今海内宗之，加以俗子表章，其祸愈烈。此关天地杀运，非一人之力所能挽也。

半夏麻黄丸四十[4]

半夏　麻黄等分

上二味，末之，炼蜜和丸，小豆大，饮服三丸，日三服。

吐衄下血瘀血十四章[5]

吐衄下血一

寸口脉弦而大，弦则为减，大则为芤，减则为寒，芤则为虚，寒虚相抟，此

名曰革，妇人则半产漏下，男子则亡血。

此段见"虚劳"中。亡血之病，无不由于虚寒，虚寒之原，无不由于中气之败。其亡于吐衄，非无上热，上热者，火烈金燔而不降，其中下则虚寒也。其亡于便溺，非无下热，下热者，水冷木郁而不升，其中上则虚寒也。

中气者，升降水火之枢轴，枢轴不转，则火浮而水沉，此亡血之原也。中气虚寒，阳明不降而辛金逆，郁为上热而沸涌，太阴不升而乙木陷，郁为下热而注泄，外证以弦大之脉，毫不露虚寒之形，此所以后世方书专事清凉，千手雷同，万不一生也。不知弦则为减，减则为寒，大则为芤，扎则为虚，于弦大之中而得虚寒之义，则金逆于上而寸大者，上热而非下热也，木陷于下而尺弦者，下热而非上热也。

吐衄下血二

病人面无色，无寒热，脉沉弦者，衄，烦咳者，必吐血，浮弱，手按之绝者，下血。

肝藏血而主色，面无色者，血郁欲脱，而不外华也。无寒热者，病系内伤，无外感表证也。肾脉沉，肝脉弦，脉沉而弦者，水寒不能生木，木郁于水而不升也。肾肝之阴，沉实于下，不能上吸阳气，金逆而不降，故血外溢而上衄。加以烦躁咳嗽，肺胃冲逆，必吐血也。心肺之脉俱浮，浮弱而手按之绝者，金火双败，不能归根，阳气升泄而不降也。心肺之阳，浮虚于上，不能下呼阴气，木陷而不升，故血内溢而下泄。

血之在下，则藏于木，血之在上，则敛于金，而总统于土，《灵枢》：中焦受气取汁，变化而赤，是谓血。其亡于吐衄者，阳明之不降也，脱于便溺者，太阴之不升也，太阴、阳明之不治，中气之败也。

衄血三

师曰：尺脉浮，目睛晕黄，衄未止。晕黄去，目睛慧了，知衄今止。

金性收敛，木性疏泄，衄血之病，木善泄而金不敛也。其原总由于土湿，土湿而阳明不降，则辛金上逆而失其收敛，太阴不升，则乙木下陷而行其疏泄。木生于水，尺脉浮者，木陷于水，郁动而欲升也。肝窍于目，目睛晕黄者，土湿而木郁也。肝主五色，入脾为黄，《难经》语。木郁而克土，黄为土色，土败故色随木现。晕者，日外云气，围绕如环，白睛，肺气所结，手太阴从湿土化气，湿气上淫，溢于辛金之位，故白睛黄气，如日外之环晕，遮蔽阳光，黯淡不清。湿气埋郁，肺金失其降敛之性，是以病衄。晕黄既去，云雾消而天光现，故目睛慧了。此其湿邪已退，木达风清，金敛政肃，是以衄止也。

衄血四

又曰：从春至夏衄者，太阳。从秋至冬衄者，阳明。

衄者，阳经之病，《灵枢·百病始生》：卒然多食饮，则肠满，起居不节，用力过度，则络脉伤，阳络伤则血外溢，血外溢则衄血，阴络伤则血内溢，血内溢则后血。阳络者，阳经之络，即太阳、阳明之络也。少阳半表半里，阴阳相平，故无衄证（伤寒衄证，独在阳明、太阳二经）。《素问·阴阳离合论》：太阳为开，阳明为阖，开主表中之表，故春夏之衄，属之太阳，阖主表中之里，故秋冬之衄，属之阳明。

衄 血 五

衄家，不可发汗，汗出必额上陷，脉紧急，直视不能眴，不得眠①。

此段在《伤寒·不可汗》② 中（"汗下忌宜篇"③）。衄家营血上流，阳气升泄，汗之阳亡，必额上塌陷，经脉紧急，目睛直视，不能眴转，不得眠睡。血所以灌经脉而滋筋膜，《素问·五脏生成论》：诸脉者，皆属于目，肝受血而能视，血随汗亡，筋脉枯燥，故脉紧直视，不能运转。阳气潜藏则善寐，阳根泄露而不藏，故不得眠。精血，阴也，而内含阳气，失精亡血之病，人知精血之失亡，而不知其所以泄者，阴中之阳气也。是以失精亡血之家，脾肾寒湿，饮食不化者，阴中之阳气败也。气所以熏肤而充身，额上塌陷者，阳分之气脱也。

吐 衄 六

亡血家，不可发其表，汗出即寒栗而振。

此段见《伤寒·不可汗》④ 中。汗酿于血而酝于气，亡血家血亡气泄，汗之再泄其气，阳亡火败，故寒栗而振摇，经所谓夺血者勿汗也。气，阳也，而其凉肃而降敛者，精血滋生之本也，血，阴也，而其温暖而升发者，神气化育之原也，故气降则水生，血升则火化。水盛则寒，而寒胎于肺气之凉，火旺则热，而热胎于肝血之温，亡血之家，名为亡阴，而实则亡阳，以亡其血中之温气也。再发其表，血愈泄而阳愈亡，是以寒栗而振也。

吐 血 七

夫吐血，咳逆上气，其脉数而有热，不得卧者，死。

吐血，咳逆上气，肺金之逆也。其脉

数而身热，躁烦而不卧，则土败阳亡，拔根而外泄，无复归宿之望，是以死也。

吐血之死，死于中气困败，阳泄而根断也。后世庸工，以为阴虚火旺，而用清润，其书连屋而⑤ 充栋，其人比肩而接踵，遂使千古失血之家，尽死其手，此是几许痛苦（《隋书》语），不可说也。

吐 血 八

夫酒客咳者，必致吐血，此因极饮过度所致也。

酒之为性，善生上热，而动下湿，酒客咳者，湿盛胃逆，而肺气不降也。咳而不已，收令失政，必致吐血。此因极饮过度，湿滋土败，肺胃冲逆所致也。

人知酒为湿热之媒，不知酒后烦渴，饮冷食凉，久而脾阳伤败，必病湿寒。庸工以为积热伤阴，最误天下也。

瘀 血 九

病人胸满，唇痿，舌青，口燥，但欲漱水，不欲咽，无寒热，脉微大来迟，腹不满，其人言我满，为有瘀血。

胸满者，胃逆而浊阴不降也。脾窍于口，其华在唇（《素问》语）。唇痿者，脾陷而下唇不举也。心窍于舌，青为肝色，舌青者，木枯而火败也。口燥者，肺津不升也。但欲漱水，不欲咽者，口燥而腹⑥ 湿也。无寒热者，非表证也。脉微大而来迟者，里阳不居，而表阳亦复不盛

① 不得眠 其下蜀本载："眴，音县，《说文》：目动"注文。
② 《伤寒·不可汗》 指《伤寒悬解·不可汗》。
③ 汗下忌宜篇 指《伤寒悬解·卷十四》。
④ 《伤寒·不可汗》 指《伤寒悬解·不可汗》。
⑤ 而 原脱，据闽本、蜀本及下文"比肩而接踵"补。
⑥ 腹 犹内也。如内地曰腹地。

也。腹不满，其人言我满者，阴凝而气滞也。此为内有瘀血。盖血以阴质而含阳气，温则流行，寒则凝结。血之瘀而不行者，脏阴盛而腑阳衰，阳衰阴盛，湿旺土郁，故胃逆而胸满，脾陷而唇痿。肝主五色，而司营血，血行于脉，而脉主于心，血瘀而木郁于脉，故色见而青发于舌。厥阴以风木之气，血瘀则木遏而风动，风动而耗肺津，是以口燥而漱水。阴旺土湿，是以漱水而不咽。脏腑堙郁，中气莫运，按之虚空，而自觉壅塞，是不满而言满也。

瘀 血 十

病者如有热状，烦满，口干燥而渴，其脉反无热，此为阴伏，是瘀血也，当下之。

如有热状者，无热而似热也。烦满者，丁火不降则心烦，辛金不降则胸满也。口干燥渴，即上章之口燥而欲漱水也。其脉反无热者，内原无火，故脉不洪数也。此为阴气伏留，营血瘀涩，阻格阳气，逆而不降，故见以上诸证。是瘀血也，法当下之（下瘀血汤，见妇人"产后"）。

血之吐衄溲便，必因先瘀而不行。血已郁矣，而不亡于吐衄，则血瘀于上，不亡于溲便，则血瘀于下。瘀而不去，较之外亡者更重，不得不下也。

凡惊悸、吐衄、瘀血，往往相兼而见。虚劳之家，必有惊悸、吐衄之条，惊悸皆同，而吐衄或不尽然，不知吐衄不见，则瘀血内凝矣。始若抱卵，终如怀子，环脐结硬，岁月增添，此病一成，未有长生者也。男子犹少，妇人最多。初瘀失下，后治颇难也。

吐 衄 十一

心气不足，吐血，衄血，大黄黄连泻心汤主之。

肺金不降，相火失敛，郁生上热，而病吐衄。热伤心气，故心气不足。大黄黄连泻心汤，泻心火以救心气，火泻而气复，则泻亦成补。亡血皆虚寒病，此用三黄者，经所谓急则治其标也。

大黄黄连泻心汤四十一①（《伤寒》大黄黄连泻心汤无黄芩）

大黄二两　黄连一两　黄芩一两

上三味，以水三升，煮取一升，顿服之。亦主霍乱。

吐 血 十二

吐血不止者，柏叶汤主之。

吐血不止者，中寒胃逆，而肺金失敛也。柏叶汤，干姜温中而降逆，柏、艾、马通，敛肺而止血也。

柏叶汤四十二②

柏叶三两　干姜三两　艾三把

上三味，以水五升，取马通汁一升，合煮取一升，分温再服。马通即马屎也。

下 血 十三

下血，先血后便，此近血也，赤小豆当归散主之。方在狐惑③。

下血，先血而后便者，此近血，在大便之下者也。脾土湿陷，肝气抑遏，木郁风动，疏泄失藏，则便近血。赤小豆当归散，小豆利水而燥湿土，当归养血而润风木也。

下 血 十四

下血，先便后血，此远血也，黄土汤主之。

下血，先便而后血者，此远血，在大

---

① 四十一　原脱，据目录、闽本、蜀本补。
② 四十二　原脱，据目录、闽本、蜀本补。
③ 方在狐惑　原脱，据闽本，蜀本及前后文例补。

便之上者也。便血之证，总缘土湿木遏，风动而疏泄也。其木气沉陷而风泄于魄门，则便近血，其木气郁冲① 而风泄于肠胃，则便远血。黄土汤，黄土、术、甘，补中燥湿而止血，胶、地、黄芩，滋木清风而泻热，附子暖水土以荣肝木也。

　　下血之家，风木郁遏，未尝不生燥热，仲景所以用胶、地、黄芩。而风木郁遏，而生燥热，全由水土之湿寒，仲景所以用术、甘、附子。盖水土温暖，乙木荣畅，万无风动血亡之理。风淫不作，何至以和煦之气，改而为燥热哉！燥热者，水寒土湿，生气不遂，乙木郁怒而风动也。

　　后世医书，以为肠风，专用凉血驱风之药。其命名立法，荒陋不通，至于脾肾湿寒之故，则丝毫不知，而一味凉泻。何其不安于下愚，而敢于妄作耶！

黄土汤四十三②

灶中黄土半斤　甘草三两　白术三两　附子三两，炮　阿胶三两　地黄三两　黄芩三两

　　上七味，以水八升，煮取三升，分温三服。亦主吐衄。

---

① 冲　原作"升"，音近之误，据蜀本改。
② 四十三　原脱，据目录，闽本、蜀本补。

金匮悬解卷九

东莱都昌黄元御解

内伤杂病①

奔豚四章②

奔豚之证，水寒土湿，而风木郁发者也。木生于水而长于土，水寒则不生，土湿则不长，生长不遂，则木郁而风动，动而不已，则土崩堤坏，而木邪奔腾，直冲于胸膈，心腹剧痛，鼻口火发，危困欲死，不可名状，病势之恶，未有若此之甚者也。而气机将作，则悸动先生，悸动者，风木之振摇也。盖惊悸、奔豚，俱缘亡阳，惊悸即奔豚之前矛，奔豚即惊悸之后劲，同声一气之邪，非有二也。其中吐衄之条，往往相兼而见。不吐衄而瘀腐，即为吐脓之证耳。

大凡虚劳内伤之家，必有惊悸、奔豚之病。奔豚或有时作止，而惊悸则无刻不然，其时常惊悸而奔豚不作者，已土未败，而风木不能遽发也。然悸动未息，则奔豚虽不发作，而发作之根，未尝不在。当其少腹硬块，岁月增长，即不必发作，而祸根已伏，不可不察也。

奔 豚 一

师曰：奔豚病，从少腹起，上冲咽喉，发作欲死，复还止，皆从惊恐得之。

《难经》：肾之积，名曰奔豚，发于少腹，上至心下，若豚状，或上或下无

时，《伤寒·霍乱》理中丸加减：若脐上筑者，肾气动也（《伤寒》：脐下悸者，必发奔豚），其实根原于肾而病发于肝，非纯为肾家之邪也。

病从少腹而起，上于胸膈而冲于咽喉，喘呼闭塞，七窍火生。木气奔腾，势如惊豚，若胁，若腹，若心，若头，诸处皆痛，发作欲死，凶恶非常。及其气衰而还，诸证乃止。其原皆从惊恐得之。

盖五脏之志，肾主恐而肝主惊，惊则气乱，恐则气下。惊恐之时，肝肾之气乱其生发之常，而为沦落之势，生气亦遂③陷于重渊，日月积累，渐成硬块。《难经》以为肾积，究竟是木陷于水，而成积聚也。其结于少腹，坚硬不移者，奔豚之本，其冲于咽喉，奔突不安者，奔豚之标。其标不无燥热，而其本则全是湿寒。以少阳甲木，下行而温癸水，水暖木荣，则胆壮而不生惊恐，甲木拔根，相火升泄，胆肝皆寒，则惊恐作焉。人之仓卒惊恐，而振栗战摇者，水澌而胆寒也。

奔 豚 二

奔豚，气上冲胸，腹痛，往来寒热，奔豚汤主之。

奔豚之发，木胜而土败也。木邪奔④

---

① 内伤杂病　原脱，据闽本、蜀本补。
② 四章　原脱，据目录补。
③ 亦遂　原作"云随"，形近音近之误，据上下文义改。
④ 奔　其下原衍"豚"字，据闽本，蜀本删。

发，气上冲胸，脾土被贼，是以腹痛。肝胆同气，木气上冲，胆木不得下行，经气郁迫，故往来寒热。以少阳之经，居半表半里之间，表阳里阴，迭为胜负，则见寒热之往来。厥阴，风木之气，风动血耗，木郁热发。奔豚汤，甘草补土而缓中，生姜、半夏，降胸膈之冲逆，黄芩、生葛，清胆胃之郁热，芎、归、芍药，疏木而润风燥，李根白皮清肝而下奔气也。

奔豚汤四十四[①]

甘草二两　半夏四两　生姜四两　芍药二两　当归二两　芎劳二两　黄芩二两　生葛五两　甘李根白皮一升

上九味，以水二升，煮取五升，温服一升，日三夜一服[②]。

奔　豚　三

发汗后，烧针令其汗，针处被寒，核起而赤者，必发奔豚，气从少腹上冲心，灸其核上各一壮，与桂枝加桂汤主之。

此段见《伤寒·太阳》。伤寒，烧针发汗，汗后阳虚脾陷，木气不舒，一被外寒，闭其针孔，风木郁动，必发奔豚。若气从少腹上冲心胸，便是奔豚发矣。宜灸其核上各一壮，以散外寒，即以桂枝加桂汤，疏风木而降奔冲也。

桂枝加桂汤四十五[③]（方见《伤寒·太阳》）

桂枝五两　芍药三两　甘草二两，炙　大枣十二枚　生姜三两

上五味，以水七升，微火煮取三升，去滓，温服一升。

奔　豚　四

发汗后，脐下悸者，欲作奔豚，茯苓桂枝甘草大枣汤主之。

汗亡血中温气，木郁风动，摇荡不宁，则生振悸。轻则枝叶振惕而悸在心下，重则根本撼摇而悸在脐间，若脐下悸生，则奔豚欲作矣。苓桂甘枣汤，茯苓、桂枝，泻癸水而疏乙木，甘草、大枣，补脾精而滋肝血也。

茯苓桂枝甘草大枣汤四十六[④]（方见《伤寒·太阳》）

茯苓半斤　桂枝四两　甘草二两　大枣十五枚

上四味，以甘澜水一斗，先煮茯苓，减二升，内诸药，煮取三升，去滓，温服一升，日三服。

作甘澜水法：取水二斗[⑤]，置大盆内，以勺扬之，水上有珠子五六千颗相逐，遂取用之。

---

① 四十四　原脱，据目录、闽本、集成本补。
② 一服　原脱，据闽本、蜀本补。
③ 四十五　原脱，据目录、闽本、蜀本补。
④ 四十六　原脱，据目录、闽本、蜀本补。
⑤ 斗　原作"升"，据闽本、蜀本、上文"以甘澜水一斗"改。

金匮悬解卷十

东莱都昌黄元御解

内伤杂病①

水气三十二章②

水气之病，阳衰土湿，气郁而水泛者也。或内停于脏腑，或外溢于经络，内则有气血之分，外则有风湿之辨。风湿之清浊不同，气血之上下异位，上下之界，以腰为准，腰上为阳，是谓气分，腰下为阴，是谓血分。气分之病，发其汗孔，血分之病，利其水道，而上下疏通，总以保中为主，中气轮转，血温而升则汗出，气清而降则便通。

盖水病不离气，气病不离水，气水一物，以上下而异名耳。中焦气水之交，所以降气化水、升水化气之原也，未有中气不败而气水独病于上下者。治水气之病，而败中气，则人亡矣。

后世庸工，加减八味之法，轻者偶服可愈，重病而久服之，以湿土而得地黄，未有不死者。俗子见其偶效，以为良方，误人甚多。八味之方，制于仲景，使其可以治水，仲景何以不用，而待下士加减乎！

水气一

师曰：病有风水，有皮水，有正水，有石水，有黄汗。

风水者，水之闭于风邪。皮水者，水

之溢于皮肤。正水者，水之正病于肺肾。石水者，水之凝结于肾脏。黄汗者，水之内入于汗孔者也。

水气二

风水其脉自浮，外证骨节疼痛，恶风。皮水其脉亦浮，外证胕肿，按之没指，不恶风，其腹如鼓，不渴，当发其汗。正水其脉沉迟，外证自喘。石水其脉自沉，外证腹满不喘。黄汗其脉沉迟，身发热，胸满，四肢头面肿，久不愈，必致痈脓③。

风水者，风郁其水也。《素问·水热穴论》：勇而劳甚则肾汗出，肾汗出逢于风，内不得入于脏腑，外不得越于皮肤，客于玄府，行于皮里，传为胕肿，本之于肾，名曰风水，所谓玄府者，汗孔也。风袭皮毛，故其脉自浮。湿流关节，故骨节疼痛。病因风得，是以恶风。

皮水者，水之溢于皮肤。外与风水同处，其脉亦浮。水气泛溢，营卫郁阻，故皮肉胕肿，按之没指。不因风得，故不恶风。水胀于腹，是以如鼓。水旺土湿，是以不渴。风水、皮水，皆外在皮里，法当发汗。

正水者，水之正病于肺肾。少阴水旺，故其脉沉迟。水上连肺，气道壅遏，

---

① 内伤杂病　原脱，据闽本、蜀本补。
② 三十二章　原脱，据目录补。
③ 痈脓　其下蜀本载有"胕，音肤，足也"注文。

故外证自喘。"水热穴论"：肺者，太阴也，少阴者，冬脉也，其本在肾，其末在肺，皆积水也，故水病下为胕肿大腹，上为喘呼不得卧者，标本俱病。此水之自下而泛滥于上者。

石水者，水之凝结于肾，如石之坚。肾气实则胀，故外证腹满。上不至肺，是以不喘。

黄汗者，汗出而浴，水入汗孔，浸于经络。水旺阴盛，故其脉沉迟。水遏阳气，不得外达，故身发热。土湿胃逆，肺气不降，是以胸满。浊气上壅，故头面肿。土败不能行气于四肢，故四肢肿。久而不愈，湿郁为热，肌肉腐烂，必致痈脓也。

水 气 三

寸口脉沉滑者，中有水气，面目肿大，有热，名曰风水，视人之目窠上微肿，如蚕新卧起状，其颈脉动，时时咳，按其手足上陷而不起者，风水。

寸口脉沉者，肾阴之盛，滑者，风客皮毛，水气内郁而动荡也，是谓中有水气，面目肿大，身上有热，名曰风水。视人之目窠上微微壅肿，如蚕之新卧起状，其颈脉振动，时时咳嗽，按其手足上陷而不起者，是风水也（视人之目窠上至末，《灵枢·论疾诊尺篇》文。"水胀篇"、《素问·平人气象论》皆有此段，而语稍不同）。《素问·评热病论》：诸有水气者，微肿先见于目下也。水者阴也，目下亦阴也，腹者至阴之所居，故水在腹者，必使目下肿也。其气上逆，故口苦舌干，卧不得正偃，正偃则咳出清水也（此论风水，岐伯曰：病名为风水）。颈脉者，足阳明之人迎，动于结喉之旁，颈脉动，时时咳者，胃气之上逆。按其手足，陷而不起者，肿之坚厚也。

水 气 四

太阳病，脉浮而紧，法当骨节疼痛，反不疼，身体反重而痠，其人不渴，汗出即愈，此为风水，恶寒者，此为极虚发汗得之。渴而不恶寒者，此为皮水。身肿而冷，状如周痹，胸中窒，不能食，反聚痛，暮躁不得眠，此为黄汗。痛在骨节，咳而喘，不渴者，此为脾胀，其状如肿。发汗则愈。然诸病此者，渴而下利，小便数者，皆不可发汗。

太阳病，脉浮而紧，是伤寒之脉，法当骨节疼痛，今反不疼，身体反重着而痠，其人不渴，是非伤寒，乃水气在内，发汗则愈，此为风水也。其恶寒者，此为阳气极虚，而又发汗亡阳而得之。其渴而不恶寒者，卫阳未泄，此为皮水。若身体胕肿寒冷，状如周痹，随经脉上下而痛作，胸中窒塞，不能下食，气反聚痛于膈上，暮躁不得眠睡，此为黄汗。若痛在骨节，咳而发喘，口不渴者，此为脾胀。以湿土壅阻，肺气郁碍，故咳喘俱作。其状亦如胕肿，乃内胀而非外肿也。以上诸证，皆发汗以泄其水气则愈。然诸病此者，设若渴而下利，小便数者，津液内耗，不可发汗也。

水 气 五

脉浮而洪，浮则为风，洪则为气，风气相搏，风强则为瘾疹，身体为痒，痒者为泄风，久为痂癞，气强则为水，难以俯仰。风气相系，身体洪肿，汗出乃愈，恶风则虚，此为风水。不恶风者，小便通利，上焦有寒，其口多涎，此为黄汗。

脉浮而洪，浮则为风邪之外袭，洪则为卫气之内郁。风性疏泄，气性敛闭，外风与内气相搏，风泄于外，气闭于内，营郁热作，透出汗孔，而见红斑，是谓瘀疹。气之为性，愈泄则愈敛，若风强而外泄，气强而内闭，则红斑不出。其风强而气不能全闭，红斑半出，出而不透，隐见于皮肤之内，是为瘾疹。气不透出，则郁而为痒，痒者名为泄风。泄风者，风之半泄而未透也，《素问·风论》：外在腠理，则为泄风是也。泄风不愈，营血之郁热莫宣，久而肌肉腐溃，则为痂癞（义详"风论"），《素问》名为癞风，亦曰脉风，"脉要精微论"谓脉风成为癞是也（《金匮》此段，见《伤寒·脉法》）。盖肺窍于鼻，司卫气而主皮毛，卫气郁，故皮肿毛落而鼻坏，法当泻卫气之闭遏，清营血之郁热，则疮癞平矣。若气强而风不能半泄，则气闭而为水，以气为水母，气行则水行，气郁则水郁也。气水鼓胀，故难以俯仰。风气抟结，两相维系，营卫郁阻，气水不行，故身体洪肿。汗出而水气外泄，肿乃愈也。恶风者，是其表气之虚，得风则卫气愈闭而病加，是以恶之，此为风水。不恶风者，小便通利，上焦有寒，肺气不降，其口多涎，此为黄汗。黄汗者，土湿木郁，而生下热，上原无热，惟有寒也。

水 气 六

跌阳脉当伏，今反紧，本自有寒，疝瘕，腹中痛，医反下之，即胸满短气。跌阳脉当伏，今反数，本自有热，消谷，小便数，今反不利，此欲作水。

跌阳脉当伏，今反紧，紧则为寒，本自当有寒，疝瘕，腹中疼痛，医不用温，而反下之，土败胃逆，即胸满而短气也。跌阳脉当伏，今反数，数则为热，本自当有内热，消谷，小便数，今反小便不利，此欲作水也。盖素有伏气者，跌阳脉亦当有伏留之象，而伏气有寒热之不同，寒伏则脉紧，此当有寒，疝瘕，腹中痛，医反

下之，即胸满而短气，热伏则脉数，此当有积热，消水谷而便数，今反不利，此水谷不消，内原无热，欲作水也。

水 气 七

寸口脉浮而迟，浮脉则热，迟脉则潜，热潜相抟，名曰沉，跌阳脉浮而数，浮脉即热，数脉即止，热止相抟，名曰伏，沉伏相抟，名曰水，沉则络脉虚，伏则小便难，虚难相抟，水走皮肤，即为水矣。

寸口脉浮而迟，浮脉即为阳盛而上热，迟脉即为阴盛而下潜，上热与下潜相抟，是阴气不升，其名曰沉。跌阳脉浮而数，浮脉即为阴虚而上热，数脉即为阳盛而上止，上热与上止相抟，是阳气不降，其名曰伏。阴之下沉与阳之上伏相抟，则阴中无阳而水不化气，其名曰水。阴升于上，是谓清阳，水升而化阳气，故络脉充满，阴沉而不升，则络脉虚。阳降于下，是谓浊阴，气降而化阴水，故小便通利，阳伏而不降，则小便难。络脉之虚与小便之难相抟，则水不渗于膀胱而逆走于皮肤，即为水矣。抟者，合也。

水病原于下寒，今阳气伏止于上而不下交，阴气沉潜于下而不上交，则水不能化气而水道瘀塞，络脉空虚，积水无下泄之路，盛满莫容，则避实而走虚，游溢于经络而浸淫于皮肤，必然之势也。

水 气 八

寸口脉弦而紧，弦则卫气不行，即恶寒，水不沾流，走于肠间。

弦为肝脉，紧为肾脉，寸口脉弦而紧，肾肝阴盛，营阴束其卫阳，卫气不行，即见恶寒。阳气败没，阴水泛滥，停瘀而不沾流，故走于肠间，沥沥有声也。

水 气 九

少阴脉沉而紧，紧则为痛，沉则为水，小便即难。

少阴脉沉而紧，阴旺而水寒也。紧则寒气凝涩而为痛，沉则阴气结渐而为水，水寒木郁，膀胱不泄，小便即难也。

水 气 十

脉得诸沉，当责有水，身体肿重。水病脉出者，死。

脉得诸沉，阴旺水寒，不能化气，当责有水。水溢皮肤，身体肿重，是其证也。水病脉沉，若脉出者，阳根下断，升浮无归，法当死也。

水 气 十 一

夫水病人，目下有卧蚕，面目鲜泽，脉伏，其人消渴，病水。腹大，小便不利，其脉沉绝者，有水，可下之。

目下，阳中之阴位，水气上溢，阴位先凝，故目下臃肿如卧蚕也。水气浸润，故面目鲜泽，所谓色鲜明者有留饮也（首卷"脏腑经络"语）。脉伏者，伏留而不动也。消渴者，水泛而火逆，木郁而风动也。如此，法当病水。若腹大而小便不利，其脉沉绝者，此为有水，可下之也。

水 气 十 二

问曰：病下利后，渴而饮水，小便不利，腹满因肿者何也？答曰：此法当病水。若小便自利及汗出者，当自愈。

病下利后，阳亡土湿，木郁风动，渴而饮水，小便不利，腹满因致胕肿者，此法当病水。若内而小便自利及外而汗出者，自当平愈，是以水病有发汗利水之法也。

水 气 十 三

心水者，其身重而少气，不得卧，烦而躁，其人阴肿。

心水者，水灭火也。阴盛阳虚，故身重而少气。阳不根阴，故烦躁，不得卧寐。火种下绝，肝肾寒凝，故阴器肿[①]大也。

水 气 十 四

肝水者，其腹大，不能自转侧，胁下腹痛，时时津液微生，小便续通。

肝水者，水乘木也。木郁贼土，是以腹大。肝脉自少腹而循胁肋，行身之侧，脾胀肝郁，经脉迫急，故不能转侧而胁腹时痛也。风木疏泄，故时时津液微生于上，小便续通于下也。

水 气 十 五

肺水者，其身肿，小便难，时时鸭溏。

肺水者，水乘金也。肺主气，卫气不行，故其身肿。气生水，肺气不化，故小便难。肺为太阴，化气于湿土，下与大肠相表里，大肠燥金，亦从湿化，收敛失政，故时时鸭溏。

水 气 十 六

脾水者，其腹大，四肢苦重，津液不生，但苦少气，小便难。

脾水者，水侮土也。脾为太阴湿土，水盛土湿，乙木不达，郁怒而贼脾土，脾气胀满，是以腹大。脾主四肢，湿流关节，故四肢苦重。木郁风动，肺津伤耗，故津液不生。脾土被贼，困乏衰倦，故苦

---

① 肿　原作"种"，音同形近之误，据本节经文改。

少气。土湿木郁，不能泄水，故小便难。

水 气 十 七

肾水者，其腹大，脐肿，腰痛，不得溺，阴下湿，如牛鼻上汗，其足逆冷，面反瘦。

肾水者，水自伤也。水盛而侮土，土湿木郁，是以腹大，脐居上下之交，中气所在，寒水侮土，中气崩溃，是以脐肿，脐肿腹大，总缘土败，所谓肾气实则胀也。腰者，肾之府也，水旺木郁，陷于肾部，盘塞不舒，是以腰痛。乙木不能疏泄，故不得溺。肾开窍于二阴，前阴者，宗筋之聚，肝之所司也，水寒土湿，肝木郁陷，湿气外蒸，故阴下湿，如牛鼻上汗。肾脉自足走胸，寒水下旺，经脉不升，故其足逆冷。阳明行身之前，循面下项，阳明从燥金化气，是为燥土。水侮土败，太阴湿土之部，无不胕肿，而燥被湿夺，亦当肿及阳明之分。但阳明为三阳之长，首面又六阳之会，以燥土而居阳盛之地，是以面部不肿。阳明太阴，同主肌肉，水胜土负，肌肉消减，故面部不肿，反见其瘦也。

《素问·阴阳别论》：三阴结，谓之水。三阴者，太阴也，手太阴肺不能行水，足太阴脾不能制水，阴气凝结，是以水泛。究竟化水者脾肺，司水者肾也，然则太阴者水病之标，少阴者水病之本。手之少阴，是为丁火，足之少阴，是为癸水，丁火不根于癸水之中，此少阴水病所由作也。水盛则灭火而侮土，水渐土败，堤防崩毁，水病既成，不可医矣。

治法补火燥土，以制癸水，而横流倒注，实因水窍不开，则条达厥阴，以通疏泄之路，不易之诀也。（厥阴风木，性主疏泄，汗溺皆司，汗孔、尿孔，水之去路也）

水 气 十 八

问曰：病者苦水，面目身体四肢皆肿，小便不利，脉之，不言水，反言胸中痛，气上冲咽，状如炙肉，当微咳喘，审如师言，其脉何类？师曰：寸口脉沉而紧，沉为水，紧为寒，沉紧相抟，结在关元，始时尚微，年盛不觉，阳衰之后，营卫相干，阳损阴盛，结寒微动，肾气上冲，咽喉塞噎，胁下急痛。医以为留饮，而大下之，气系不去，其病不除。复重吐之，胃家虚烦，咽燥欲饮水，小便不利，水谷不化，面目手足浮肿。又与葶苈丸下水，当时如小差，食饮过度，肿复如前，胸胁苦痛，象若奔豚，其水扬溢，则咳喘逆。当先攻击冲气，令止，乃治咳，咳止，其喘自差，先治新病，病当在后[①]。

病者苦水，面目身体四肢皆肿，小便不利，是水也，乃脉之，不言水，反言胸中痛，气上冲咽喉，状如炙肉，当微作咳喘，缘其寸口脉沉而紧。沉为水盛，紧为寒凝，沉紧相抟，水寒结在任脉之关元。始时病气尚微，年方盛壮，不知觉也。及乎年迈阳衰之后，营卫俱虚，两相干碍，是时阳损阴盛，关元之结寒微微动作，肾中阴气随而上冲，是以咽喉塞噎，状如炙肉。水寒木郁，故胁下急痛。医不知是结寒，以为留饮，而大下之，寒气维系而不去，其病不能除也。复重吐之，以伤胃气，胃逆而生虚烦，咽燥而欲饮水。其小便不利，前无渗泄之路，而水谷陈宿，不能腐化，水溢经络，是以面目手足浮肿。医又[②]与葶苈丸下水，积水初下，当时如小差，遇食饮过度，伤其脾胃，水气泛

---

① 在后　其下蜀本载有"噎，音咽，《说文》：饭窒也"注文。

② 又　原作"反"，形近之误，据闽本、蜀本、本节经文改。

滥，肿复如前。风木郁冲，胸胁苦痛，象若奔豚升突。其水邪上腾，扬溢胸膈，壅其肺气，故咳嗽喘逆俱作。治法当先攻击冲气，令止，乃后治咳，咳止，其喘自差。先治其冲气之新病，咳喘之病，当在后也。（肾肝冲气，因于下有结寒，当以温暖肾肝之药下其冲气）

水气十九

师曰：寸口脉沉而迟，沉则为水，迟则为寒，寒水相抟，趺阳脉伏，水谷不化，脾气衰则鹜溏，胃气衰则身肿，少阳脉卑，少阴脉细，男子则小便不利，妇人则经水不通，经为血，血不利则为水，名曰血分。

寸口脉沉而迟，沉则阴盛而为水，迟则阳虚而为寒，寒水相抟，阴盛阳奔，故趺阳脉伏，水谷不化。太阴主内，脾气衰则湿旺而鹜溏，阳明主外，胃气衰则阳败而身肿，于是少阳之脉卑，相火虚而形于左关，少阴之脉细，寒水旺而现于尺中。寒气下凝，男子得此，则小便不利，妇人得此，则经水不通。经水为血，血原于肾而藏于肝，水暖木荣，则血流而水利，水寒木郁，则血瘀而水①凝。缘血中温气，实胎君火，火败血瘀，水病必作，故经脉不利则为水。寸口主血，此以血分之寒而病水，根起于下焦者也。

水气二十

师曰：寸口脉迟而涩，迟则为寒，涩为血不足，趺阳脉微而迟，微则为气，迟则为寒，寒气不足则手足逆冷，手足逆冷则营卫不利，营卫不利则腹满，胁鸣相逐，气转膀胱，营卫俱劳，阳气不通即身冷，阴气不通即骨疼，阳前通则恶寒，阴前通则痹不仁。阴阳相得，其气乃行，大气一转，其气乃散，实则失气，虚则遗溺，名曰气分。

寸口脉迟而涩，迟则为阴盛而寒，涩则为血之不足。趺阳脉微而迟，微则为气之不足，迟则为阳虚而寒。寒旺而气血不足，则手足厥逆而寒冷。手足逆冷，则营卫凝涩而不利。营卫不利，经络壅塞，则脏腑郁遏而腹满。肝司营血而行于左胁，肺司卫气而行于右胁，中气胀满，碍左升右降之路，则两胁滞气，雷鸣相逐，下转于膀胱。营卫之气，不得顺行，逼而下转，俱致劳伤而郁结不行，堵塞膀胱注泄之路，此水病之所以作也。卫郁而阳气不通，即内陷而身冷，营郁而阴气不通，即外束而骨痛。阳欲前通而未能遽通，则寒栗而不舒，阴欲前通而未能遽通，则麻痹而不仁。必阴阳和调而相得，其气乃行（阴不乘阳，则卫气外行，阳不乘阴，则营气内行，是谓相得）。行则大气一转，膀胱之滞气乃散，散则滞气泄于二阴之窍，实则失气于后阴，虚则遗溺于前阴，滞气泄则水道通矣。趺阳主气，此因气分之寒而病水，根原于上焦者也。

二章总承以上诸水证，虽有表里之辨，脏腑之别，名目非一，证状不同，其究不过血分气分二者而已。气分之病，心肺之阳虚，血分之病，肾肝之阴盛也。血分病水，因于肾寒，血以水为母而火为子②，水阴而火阳，往往下寒而上热，若气分病水，则火灭而阳亡，上下俱寒也。

水气二十一

师曰：诸有水者，腰以下肿，当利小便，腰以上肿，当发汗乃愈。

诸有水者，腰以下肿，是气鼓也，气鼓因于土湿而气陷，腰以上肿，是水胀

---

① 水　原作"外"，据闽本、蜀本改。
② 血分病水……而火为子　原作"病水者，因于肾寒"，据蜀本改。

也，水胀因于土虚而水逆。盖气中之水降，则水不上逆，水中之气升，则气不下陷。水位于下，气所化也，气清则化水，循经而降，至腰以下，而水成矣，气位于上，水所生也，水温则化气，循脏而升，至腰以上，而气成矣。气之在上，清者归于心肺而化神气，浊者外发而为汗，水之在下，精者入于肾肝而化精血，粗者外渗而为溺。其所以上下升降，化生气水者，中气之旺也。中焦气水之交，气水未分，非水非气，其象如沤。中气衰败，升降失职，气陷于下，膀胱闭癃，水窍不开，则腰以下肿，故当利水，水逆于上，玄府致密，汗孔不泄，则腰以上肿，故当发汗。腰以下肿，所谓血分也，腰以上肿，所谓气分也。水病非一，随处异名，约而言之，气分血分尽之矣。

水气二十二

风水，脉浮身重，汗出恶风者，防己黄芪汤主之。方在"湿病"。腹痛者，加芍药。

此段见"湿病"。风水，脉浮身重，汗出恶风者，汗出当风，窍闭汗回，浸淫经络，是谓风水。风性发扬，是以脉浮。水性沉着，是以身重。风性疏泄，是以汗出。病因风得，是以恶风。防己黄芪汤，术、甘，燥土而补中，黄芪益卫而发表，防己利水而泻湿也。土湿木郁，肝气贼脾，则病腹痛，芍药泻木而清风也。

水气二十三

风水恶风，一身悉肿，脉浮不渴，续自汗出，无大热，越婢汤主之。

风水恶风，一身悉肿者，水胀于经络也。续自汗出，无大热者，表郁热作，热蒸于内，风泄于外，是以汗出，而泄之不透，故外无大热。越婢汤，麻黄、石膏，发表而清热，姜、甘、大枣，补土而和中也。

越婢汤四十七[①]

麻黄六两　石膏半斤　甘草二两　大枣十五枚　生姜三两

上五味，以水七升，先煮麻黄，去上沫，内诸药，煮取三升，分温三服。恶风，加附子一枚。风水，加白术四两[②]。

水气二十四

皮水为病，四肢肿，水气在皮肤中，四肢聂聂动者，防己茯苓汤主之。

阳受气于四肢，皮水为病，阳衰湿旺，故四肢肿[③]。水气在皮肤之中，郁遏风木之气，故[④]四肢聂聂动摇，《左传》：风淫末疾，譬之树在风中，根本未动，而枝叶先摇。防己茯苓汤，甘草补中而培土，黄芪、桂枝，宣营卫之郁，防己、茯苓，泻皮肤之水气[⑤]也。

防己茯苓汤四十八[⑥]

防己三两　茯苓六两　黄芪三两　桂枝三两　甘草二两

上五味，以水六升，煮取二升，分温三服。

水气二十五

厥而皮水者，蒲灰散主之。方在消渴。

水在皮肤，阻遏阳气，不得四达，故四肢厥冷。蒲灰散，蒲灰、滑石，利水而泻湿也。

----

① 四十七　原脱，据目录、闽本、蜀本补。
② 恶风……加白术四两　原作"恶风者，加附子"，据蜀本、集成本、《金匮要略·水气病脉证并治第十四》改。
③ 阳受气……故四肢肿　原作"皮水为病，四肢俱肿"，据蜀本、集成本改。
④ 故　原脱，据蜀本、集成本补。
⑤ 水气　原作"风水"，据蜀本、集成本改。
⑥ 四十八　原脱，据目录、闽本、蜀本补。

水气二十六

里水者，一身面目黄肿，其脉沉，小便不利，故令病水。假令小便自利，此亡津液，故令渴，越婢加术汤主之。

里水，水在脏腑之里，即正水、石水及五脏之水也。一身面目黄肿，水旺土湿，木郁为黄，缘木主五色，入土化黄也。阴盛，故脉沉。木气遏陷，莫能疏泄，小便不利，故令病水。假令小便自利，此亡肺家津液，故令作渴。便利口渴，则水不但在里而亦在表，脉必兼浮，不全是沉。宜越婢加术汤，姜、甘、大枣，补土而和中，麻黄、石膏，发表而清热，白术生津而止渴也①。

越婢加术汤四十九②

麻黄六两　石膏半斤　生姜三两　甘草二两　大枣十二枚　白术四两

上六味，以水六升，先煮麻黄，去上沫，内诸药，煮取三升，分温三服。

水气二十七

里水，越婢加术汤主之，甘草麻黄汤亦主之。

里水，越婢加术汤，主小便自利而渴者，甘草麻黄汤，主小便不利而无渴者③，皆用麻黄，使里④水化汗而外泄也。

甘草麻黄汤五十⑤

甘草二两　麻黄四两

上二味，以水五升，先煮麻黄，去上沫，内甘草，煮取三升，温服一升，重覆汗出。不汗，再服。慎风寒。

水气二十八

水之为病，其脉沉小，属少阴，浮者为风，无水虚肿者，为气水，发其汗即已，脉沉者，宜麻黄附子汤，脉浮者，宜杏子汤。

水之为病，其脉沉小，属之少阴，肾脉沉小也。浮者为风，风性发扬也。无水虚肿者，名为气水，其实是气，而非水也。凡此诸证，发其汗即已，但脉有浮沉，则药有温清之不同耳。脉沉者，宜麻黄附子汤，温中下而发表，浮者，宜杏子汤，清中上而发表也。

麻黄附子汤五十一⑥　（方见《伤寒·少阴》。即麻黄附子甘草汤，而分两不同）

麻黄三两　甘草一两　附子一枚，炮

上三味，以水七升，先煮麻黄，去上沫，内诸药，煮取二升半，温服八合，日三服。

杏子汤五十二⑦　（方见《伤寒·太阳》。原方缺载，取《伤寒》麻杏石甘汤补）

杏子五十枚　麻黄四两　石膏半斤，碎，绵裹　甘草二两，炙

上四味，以水七升，先煮麻黄，减二升，去上沫，内诸药，煮取二升，去滓，温服一升。

水气二十九

问曰：黄汗之为病，身体肿，发热汗出而渴，状如风水，汗沾衣，色正黄如柏

①　里水，水在脏腑之里……生津而止渴也　蜀本、集成本作"里水者，土湿木郁，浸淫经络，故一身面目黄肿，缘木主五色，入土化黄故也。木气过陷，故其脉沉。疏泄不行，故小便不利。膀胱闭癃，湿无去路，故令病水。假令小便自利，是风动而疏泄，津液耗伤，故令发渴。越婢加术汤，甘草、姜、枣，和中而补土，石膏清金而泻热，白术燥土而生津液，麻黄发汗以泻水湿也。盖湿淫之病，善伤津液，以其木郁风动，疏泄失藏故也。白术气味淳厚，能燥土，亦能生津，湿证发渴之灵丹也。"录之以供互参焉。
②　四十九　原脱，据目录、闽本、集成本补。
③　主小便不利而无渴者　闽本作"主小便不利无汗而渴者"，可参。
④　里　原作"利"，音近之误，据闽本改。
⑤　五十　原脱，据目录、闽本、集成本补。
⑥　五十一　原脱，据目录、闽本、集成本补。
⑦　五十二　原脱，据目录、闽本、集成本补。

汗，脉自沉，何从得之？师曰：以汗出入水中浴，水从汗孔入得之，宜黄芪芍药桂酒汤主之。

黄汗为病，身体胕肿，发热汗出而渴，状如风水，汗沾衣上，色正黄如柏汁。此以汗出入水，水从汗孔入里，浸淫经络，阻其营卫，卫郁而为肿，营郁而为热。经热郁蒸，泄而为汗，肌肉滋湿，汗色正黄。缘脾为湿土，而主肌肉，土湿木郁，则发黄色，木主五色，入土化黄故也。木郁风动，是以发渴。木气遏陷，是以脉沉。黄芪芍药桂酒汤，黄芪、桂枝，行营卫之郁遏，芍药、苦酒，泻经络之瘀热也。

黄芪芍药桂酒汤五十三①

黄芪五两　芍药三两　桂枝三两

上三味，以苦酒一升，水七升，相合，煮取三升，温服一升。当心烦。服至六七日乃解。若心烦不止者，以苦酒阻故也。苦酒，即醋也。

水 气 三 十

黄汗之病，两胫自冷，假令发热，此属历节，食已汗出，又身常暮盗汗出者，此营气也，若汗出已，反发热者，久久其身必甲错，发热不止者，必生恶疮，若身重，汗出已辄轻者，久久必身瞤，瞤即胸中痛，又从腰以上必汗出，下无汗，腰髋弛痛，如有物在皮中状，剧者不能食，身疼重，烦躁，小便不利，此为黄汗，桂枝加黄芪汤主之。

黄汗之病，经热内郁，而不外达，故两胫自冷。假令发热，是寒湿格其阳气，外热内寒，此属历节。黄汗外冷内热，食后水谷未消，中气胀满，经热愈郁，皮毛蒸泄，是以汗出。又暮常盗汗出者，此卫气不敛，营气之外泄也。若汗出之后，反更发热者，经热不为汗减，久而营血瘀

蒸，不能外华，皮腠肌肤枯涩，必生甲错。发热不止，血肉腐溃，必生恶疮。若身体沉重，汗后辄轻者，湿随汗泄，暂时轻松，久而汗夺血虚，木枯风作，必生瞤动，瞤即风木郁冲，胸中疼痛。风木升泄，故汗出腰半以上。风木郁勃，经络鼓荡，故腰髋弛痛，如有物在皮中。湿遏经络，故身体疼重，烦躁。湿旺木郁，故小便不利。此为黄汗，宜桂枝加黄芪汤，姜、甘、大枣，培土而和中，芍药、桂枝，通经而泻热，黄芪助卫气以达皮毛。辅以热粥，而发微汗，以泻经络之郁热也。

桂枝加黄芪汤五十四②

桂枝三两　芍药三两　甘草二两　大枣十二枚　生姜三两　黄芪二两

上六味，以水八升，煮取三升，温服一升，须臾食热稀粥一升余，以助药力，取微汗。若不汗，更服。

水 气 三 十 一

气分，心下坚，大如盘，边如旋杯，桂甘姜枣麻附细辛汤主之。

气分，清阳之位，而浊气痞塞，心下坚，大如盘，边如旋杯，此下焦阴邪逆填阳位，必缘土败而水侮也。桂甘姜枣麻附细辛汤，甘、枣，培其土虚，附子温其水寒，麻黄泻其滞气，姜、桂、细辛，降其浊阴也。

桂甘姜枣麻附细辛汤五十五③

桂枝三两　生姜三两　甘草二两　大枣十二枚　麻黄二两　附子一枚，炮　细辛二两④

上七味，以水七升，先煮麻黄，去上

---

① 五十三　原脱，据目录、闽本、集成本补。
② 五十四　原脱，据目录、闽本、集成本补。
③ 五十五　原脱，据目录、闽本、集成本补。
④ 二两　原作"三两"，据闽本、《金匮要略·水气病脉证并治第十四》改。

沫，内诸药，煮取二升，分温三服。当汗出，如虫行皮中，即愈。

水气三十二

心下坚，大如盘，边如旋杯，水饮所作，枳术汤主之。

心下坚，大如盘，边如旋杯，此缘水饮所作，以水旺土湿，胃气上逆，壅阻胆经下行之路，因而痞结心下，坚硬不消。枳术汤，枳实泻水而消痞，白术燥土而补中也。

枳术汤五十六[①]

枳实七枚　白术二两

上二味，以水五升，煮取三升，分温三服。腹中软，即当散也。

---

① 五十六　原脱，据目录、闽本、集成本补。

金匮悬解卷十一

东莱都昌黄元御解

内伤杂病①

消渴小便不利淋十三章②

消渴、癃淋者，皆厥阴之病也。厥阴风木之气，性主疏泄，泄而不藏，津液失亡，则为消渴，泄而不通，川渎瘀塞，则为癃淋。其标是燥，其本则湿，消渴者，肺胃之燥也，癃淋者，肝脾之湿也。燥胜其湿，则有消而无淋，湿胜其燥，则有淋而无消，燥湿相敌，上下不交，则消见于上，淋见于下，上下之机缄，总在乎厥阴。有合病者，有分病者，其分合之概，则有消渴也，有消渴而小便不利也，有消渴而小便反多也，有小便不利也，有淋也，有淋而消渴也。病机不一，而厥阴为病则一，缘厥阴乙木，位居水火之中，火盛于上，则风木疏泄而病消渴，水盛于下，则风木郁遏而病癃淋，无异故也。

消　渴　一

厥阴之为病，消渴，气上冲心，心中疼热，饥而不欲食，食则吐蛔，下之利不止③。

此段见《伤寒·厥阴》。厥阴之经，以风木而孕君火，肝藏血，心藏液，病而风动火炎，血液耗伤，津亡肺燥，则生消渴。风木不舒，奔腾击撞，故气上冲心，心中疼热。木郁克土，饮食不消，故胃口

虽饥而腹不欲食。木郁蠹化，是生蛔虫。食下不消，必复呕出，蛔随呕上，故食则吐蛔。下之脾败肝郁，风木疏泄，故下利不止。

厥阴不病则已，病则必见诸证，外感内伤，无有不然。后世粗工不解，以为伤寒之病，《金匮》此条，系后人误从《伤寒》采入。是于伤寒、杂病一丝不晓，何敢妄言无忌，一至于此！

消　渴　二

寸口脉浮而迟，浮即为虚，迟即为劳，虚即卫气不足，劳则营气竭。趺阳脉浮而数，浮即为气，数即消谷而大便坚，气盛则溲数，溲数即坚，坚数相抟，即为消渴④。

寸口脉浮而迟，浮即为表气之虚弱，迟即为里气之劳伤，表阳虚弱，即卫气不足，里阴劳伤，则营血枯竭。趺阳脉浮而数，浮即为阳气之盛，数即为消谷而大便坚，阳气盛则溲溺数，溲溺数则大便坚。大便之坚与小便之数相合，津液渗泄，即为消渴。

盖消渴之病，在胃不在脾，《素问·阴阳别论》：二阳结，谓之消。二阳者，阳明也，手阳明以燥金主令，金燥则消水

――――――

① 内伤杂病　原脱，据闽本、蜀本补。
② 十三章　原脱，据目录补。
③ 下之利不止　其下蜀本载有"蚘，音蛔，人腹中长虫"注文。
④ 即为消渴　其下蜀本载有"溲，音搜，《后汉书·张湛传》：遗矢溲溺"注文。

而便坚，足阳明从燥金化气，土燥则消谷而溲数。消渴者，手足阳明之合气，而燥结于肠胃者也。

太阴行气于三阴，脉候于寸口，阳明行气于三阳，脉候于趺阳。太阴主升，阴中之阳，升于脉络，则经气旺，阳明主降，阳中之阳，降于肠胃，则腑气旺。太阴虚而经中之气衰，是以寸口浮迟，卫气不足而营气消渴。此以虚劳伤其营卫，营卫耗弱，乃发热作渴之原，《伤寒》所谓诸弱发热，弱者必渴是也。阳明盛而腑中之气旺，是以趺阳浮数，戊土溲数而庚金大坚。此以燥热烁其津液，津液枯涸及消谷引饮之根。故消渴之病，太阴衰而阳明盛，经气虚而腑气实，所谓壮火之食气者也。

消 渴 三

趺阳脉数，胃中有热，即消谷引饮，大便必坚，小便即数。

趺阳脉数，则胃中有热，胃热即善饥善渴，消谷而引饮。谷消[①] 水化，中气有余，则谷传于后而大便必坚，水渗于前而小便即数。便坚溲数，土金俱燥，是以消渴也。

淋 四

淋之为病，小便如粟状，少腹弦急，痛引脐中。

淋之为病，溺孔艰涩，如粟粒阻梗而不利也。乙木郁陷，故少腹弦急。肝气贼脾，故痛引脐中。土升则木达，水寒土湿，脾气下陷，乙木抑遏，不能上达，郁怒而贼己土，是以少腹弦急而痛引脐中也。

膀胱者，州都之官，津液藏焉，气化则能出。盖化水者，肺金也，泄水者，肝木也，土湿则金逆于上，不能化水，木陷

于下，不能泄水，小便所以不利也。木以疏泄为性，土湿木郁，疏泄不行，而强欲泄之，愈泄则愈梗，愈梗则愈泄，是以频数而痛涩。温气遏陷，郁而为热，是以黄赤而闭癃。此与痢家之坠痛一理，痢病于后而淋病于前也。其燥热在肝而湿寒在脾，后世庸工，专以寒泻而治淋痢，杀人多矣。

淋 五

淋家，不可发汗，发汗则必[②] 便血。

淋家土湿木郁，怒生风燥，汗之再亡血中温气，风木愈郁，疏泄失藏，必便血也。此段见《伤寒·不可汗》[③] 中。

消 渴 六

渴欲饮水，口干舌燥者，白虎加人参汤主之。方见暍病。

此段见《伤寒·阳明》。渴欲饮水，口干舌燥者，金被火刑，热伤肺气，不能化生津液，泽脏腑而润口舌也。白虎加人参汤，知母、石膏，泻热而清金，参、甘、粳米，益气而培土，土旺金生，气充津化，解渴除烦之圣法也。

消 渴 七

渴欲饮水不止者，文蛤散主之。

渴欲饮水不止，水盛土湿，火升而刑肺也。文蛤散利水而泻湿，止渴而清烦也。

《伤寒》：意欲饮水，反不渴者，服文蛤散，若不差者，与五苓散[④]。文蛤散证即五苓散证之轻者。上燥下湿，故意欲

---

① 谷消　原作“消谷”，据闽本、蜀本乙转。
② 必　原脱，据闽本、蜀本、本节黄解、《金匮要略·消渴小便不利淋病脉证并治第十三》补。
③ 《伤寒·不可汗》　指《伤寒悬解·不可汗》。
④ 散　原脱，据闽本、蜀本、《伤寒论·辨太阳病脉证并治下》补。

饮水，而反不渴，其渴欲饮水不止，实非真渴也。

文蛤散五十七① （方见《伤寒·太阳》）

文蛤

上一味，杵为散，以沸汤五合和服方寸匕。

消　渴　八

渴欲饮水，水入则吐者，名曰水逆，五苓散主之。方在"痰饮"。

此段见《伤寒·太阳》。渴欲饮水，水入则吐者，以有停水在内，两水莫容，是以吐出。五苓散，二苓、泽泻，利水而泻湿，白术、桂枝，燥土而疏木也。

消渴小便不利九

脉浮，小便不利，微热消渴者，宜利小便发汗，五苓散主之。方在"痰饮"。

此段见《伤寒·太阳》。脉浮，小便不利，微热消渴者，湿盛于下，火升而不降也。宜利小便以泻下焦之湿，发汗以泻上焦之湿。五苓散上下渗泻，使湿淫尽化汗溺而去，止湿盛发渴之神方也。（人参白虎证，是燥盛作渴，文蛤、五苓、猪苓证，是湿盛作渴）

消渴小便不利十

脉浮发热，渴欲饮水，小便不利，猪苓汤主之。

此段见《伤寒·阳明》。湿盛于下，阳气郁格，故脉浮发热。湿旺木郁，风燥亡津，故渴欲饮水。木郁不能泄水，故小便不利。猪苓汤，二苓、滑、泽，利水而泻湿，阿胶滋木而清风也。

猪苓汤五十八② （方见《伤寒·阳明》）

猪苓—两　茯苓—两　泽泻—两　滑石—两　阿胶—两

上五味，以水四升，先煮四味，取二升，去滓，内阿胶，烊消尽，温服七合，日三服。

消　渴　十一

男子消渴，小便反多，以饮一斗，小便一斗，肾气丸主之。

凡消渴之病，率小便不行，缘土湿木遏，郁生风燥，上而津液消耗，则为消渴，下而疏泄不行，则小便不利。男子消渴，而小便反多者，乙木善泄而癸水失藏也。

小便之通塞，司于膀胱，而膀胱之开阖，职在三焦，《灵枢·本输》：三焦者，入络膀胱，约下焦，实则闭癃，虚则遗溺。以水性下润而火性上炎，水欲降而火升之，则溲溺不至遗失，故三焦之火，能约小便。夫水性善藏，火性善泄，《素问·灵兰秘典》：膀胱者，州都之官，津液藏焉，气化则能出矣。三焦者，决渎之官，水道出焉（火盛土燥，则肺气降洒而化水，火旺水暖，则肝气升达而水泄，水土温燥，金生木泄，皆三焦之力也）。膀胱主藏，三焦主出，乃火实而水虚，反闭癃而不出，火虚而水实，反遗溺而不藏，此何以故？盖蛰藏者，肾之能也，传输者，膀胱之事也，火藏于肾则水道清利而不塞（癸水温暖，则乙木荣畅，善于泄水），火泄于膀胱则水府热塞而不通，所谓实则闭癃者，三焦之火不藏于肾而泄于膀胱也。夫三焦之火③，本藏于肾，今何缘而泄于膀胱？则厥阴之咎也。以肾主蛰藏，肝主疏泄，水中之火旺，藏于少阴，是谓肾气。肾气温暖，木荣风静，则癸水善藏而木不能泄，肾气渐寒，木郁风

---

① 五十七　原脱，据目录、闽本、蜀本补。
② 五十八　原脱，据目录、闽本、蜀本补。
③ 之火　原脱，诸本均同，据上下文义补。

作，则乙木善泄而水不能藏。风木疏泄，必由水寒，而寒有微甚之差，则泄有通塞之殊。其肾水微寒而相火未至极衰，则木陷于水而生下热，泄而不通，乃病淋涩，所谓实则闭癃者，木愈①泄而水愈藏也。其肾水极寒而相火不存微焰，则木郁于水而无下热，泄而不藏，乃病注倾，所谓虚则遗溺者，水莫藏而木善泄也。

消渴者，厥阴风木之病，厥阴水母而子火，病则风木疏泄，火不根水，下寒而上热。上热则善渴，故饮水一斗，下寒则善溲，故小便一斗，"诊要经终论"：厥阴终者，中热而善溺是也。而木郁风动之由，全因土湿，土湿之由，全以水寒，水寒者，肾气之败也。肾气丸，附子、桂枝，温肾气而达木，山萸、薯蓣，敛肝气而摄水，茯苓、泽泻，渗己土而泻湿，地黄、丹皮，滋乙木而清风也。

肾气丸五十九②

附子一两　桂枝一两　薯蓣四两　山茱萸四两　茯苓三两　泽泻三两　丹皮三两　干地黄八两

上八味，末之，炼蜜和丸，梧子大，酒下十五丸，日再服。

消渴小便不利十二

小便不利者，有水气，其人若渴，栝蒌瞿麦丸主之。

小便不利者，内有水气，在下郁其乙木。其人若渴，是寒湿格其君相之火，上烁肺津也。栝蒌瞿麦丸，瞿、苓、附子，泻水而温肾寒，薯蓣、栝蒌，敛金而清肺燥也。

此与肾气丸证，皆上有燥热，下有湿寒，彼则小便反多，此则小便不利。缘彼无水气，则上燥偏多，此有水气，则下湿偏盛。燥多则风木上达而善泄，湿多则风木下郁而不能泄也。

栝蒌瞿麦丸六十③

栝蒌根二两　薯蓣三两　瞿麦一两　茯苓三两　附子一枚，炮

上五味，末之，炼蜜和丸，梧子大，饮服二丸，日三服。不知，增至七八丸，以小便利，腹中温为知。

小便不利十三

小便不利，蒲灰散主之，滑石白鱼散、茯苓戎盐汤并主之。

小便不利，以土湿木遏，郁而生热，热传己土，而入膀胱，是以小便黄赤。黄者，湿土之下传，赤者，君火之下郁也（君火胎于乙木，故木郁则生下热）。木气遏陷，泄而不通，故水道淋涩。蒲灰散，蒲灰咸寒而通淋涩，滑石淡渗而泻湿热也。滑石白鱼散，滑石渗湿而泻热，白鱼、髮灰，利水而开癃也。茯苓戎盐汤，苓、术，燥土而泻湿，戎盐利水而清热也。

蒲灰散六十一④

蒲灰半斤⑤　滑石一斤⑥

上二味，杵为散，饮服方寸匕，日三服。

滑石白鱼散六十二⑦

滑石一斤　白鱼一斤　乱髮一斤，烧⑧

上三味，杵为散，饮服方寸匕，日三服。

---

① 愈　原作"欲"，音近之误，据闽本、蜀本、集成本改。
② 五十九　原脱，据目录、闽本补。
③ 六十　原脱，据目录、闽本补。
④ 六十一　原脱，据目录、闽本补。
⑤ 半斤　诸本及《金匮要略·消渴小便不利淋病脉证并治第十三》均作"七分"。
⑥ 一斤　诸本及《金匮要略·消渴小便不利淋病脉证并治第十三》均作"三分"。
⑦ 六十二　原脱，据目录、闽本补。
⑧ 烧　原脱，据蜀本、本节黄解、《金匮要略·消渴小便不利淋病脉证并治第十三》补。

茯苓戎盐汤六十三^①

茯苓半斤　白术二两　戎盐弹丸大一枚

上三味，先将茯苓、白术煎成，入戎盐，再煎，分温三服。戎盐，即青盐也。

---

① 六十三　原脱，据目录、闽本补。

金匮悬解卷十二

东莱都昌黄元御解

内伤杂病①

黄疸二十三章②

黄疸者,水旺土湿,外感风邪,湿郁为热,传于膀胱者也。水土合邪,法当利水而燥土,但高低不同,表里攸判。其表在经络,发其汗孔,里在膀胱,利其小便,高在上脘,吐其败浊,低在下脘,下其陈菀,四路清泄,黄疸无余矣。第黄生于土湿,湿原于阳虚,其小便清白,腹满欲利者,是湿寒之黄也。湿热者,黄疸之标证,湿寒者,黄疸之本色也。

湿寒之黄,仲景未尝立法,然痓湿暍中桂、附、术、甘诸方,具在推而扩之,附子、真武、茯苓四逆,亦何非湿寒之法也,读者变通而化裁之,法不可胜用矣。慎勿株守栀子大黄一法,以概寒热无定之黄疸也。

黄　疸　一

寸口脉浮而缓,浮则为风,缓则为痹,痹非中风,四肢苦烦,脾色必黄,瘀热以行。

寸口以候三阴,寸口脉浮而缓,浮则为表中于风,缓则为肌肤之痹,是为风痹,非中风也。风痹于表,则四肢苦烦,脾色必黄,瘀热以行。盖脾为湿土,其色为黄,脾气内遏,不得四达,故湿瘀为热,黄色外发。四肢秉气于脾,脾病不得行气于四肢,故四肢烦生。

《素问·平人气象论》:溺黄赤,安卧者,黄疸。目黄者,曰黄疸。《灵枢·论疾诊尺》:身痛而色微黄,齿垢黄,爪甲上黄,黄疸也。黄疸者,土湿而木郁,木主五色,入土则化黄。溺者,肝木之疏泄,目者,肝木之开窍,爪甲者,筋之余,肝木之主司,安卧者,脾之倦,肝木之伤克,风木不郁,不成黄疸也。

黄　疸　二

趺阳　眉批:趺阳即阳明胃脉。“下利”篇云:少阴免趺阳者为顺。在足跗上之冲阳,故曰趺阳。脉紧而数,数则为热,热则消谷,紧则为寒,食即为满,尺脉浮为伤肾,趺阳脉紧为伤脾,风寒相抟,食谷即眩,谷气不消,胃中苦浊,浊气下流,小便不通,阴被其寒,热流膀胱,身体尽黄,名曰谷疸。

趺阳脉以候三阳,趺阳脉紧而数,数则为热,内热则消谷,紧则为寒,内寒则不能消谷,食即为满。尺脉之浮,为风伤于肾(上章:寸口脉浮而缓,浮则为风,寸口、关上、尺中三部俱浮。其尺中之浮,乃风伤于肾),趺阳脉紧,为寒伤于脾(紧为肾脉,风邪外束,郁其肾家之寒,寒水侮土,则脾气受伤,脾伤于寒,

---

① 内伤杂病　原脱,据闽本、蜀本补。
② 二十三章　原脱,据目录补。

故趺阳脉紧也），外风与内寒相抟，脾伤不能磨化，故食谷则头晕而目眩（水谷不化，中气胀满，甲木不降，是以目眩）。谷气陈宿不消，胃中败浊，化生瘀热（趺阳脉紧而数，数则为热，热在胃也，紧则为寒，寒在脾也），浊气下流，出于溲溺，则瘀热泄矣。而水道阻梗，小便不通，又无外泄之路，其太阴少阴，俱被寒伤，瘀热不能内入于脏，因而外入于腑，流于膀胱。膀胱之瘀热，蒸于周身，身体尽黄，名曰谷疸（胃热入于膀胱，水土合邪，湿热瘀蒸，则病黄疸）。谷疸者，胃热脾寒，谷气不消之所致也。

黄　疸　三

阳明病，脉迟者，食难用饱，饱则发烦头眩，小便必难，此欲作谷疸，虽下之，腹满如故，所以然者，脉迟故也。

此段见《伤寒·阳明》。阳明燥土，太阴湿土，阳旺土燥则脉数，阴旺土湿则脉迟，阳明病脉迟者，太阴盛而阳明虚也。阳衰湿旺，饮食不甘，故难以致饱。饱则脾不能化，中焦郁满，故心烦而头眩。土湿则木郁，不能疏泄，小便必难。湿无泄路，而谷气陈宿，此欲作谷疸。虽下之，而腹满如故，所以然者，以其脉迟而阴故也。

黄　疸　四

心中懊恼而热，不能食，时欲吐，名曰酒疸。

心中懊恼烦热，不能下食，时欲呕吐，名曰酒疸。酒之为性，最动下湿，而生上热，醉醒之后，往往烦渴饮冷，伤其脾阳，久而脾阳颓败，下湿愈滋，上热弥盛，遂生懊恼烦热，呕吐不食之证，将来必病酒疸。医知其上焦之湿热而昧其下焦之湿寒，凉泄不已，热未去而寒愈增，土

崩阳绝，则人亡矣。

酒家之病，成于饮食之生冷，酒家之命，殒于药饵之寒凉。此千古之冤枉，而人无知者，良可哀也！

黄　疸　五

夫病酒黄疸，必小便不利，其候心中热，足下热，是其证也。

酒疸阳败土湿，金郁于上，不能化津，木遏于下，不能泄水，必小便不利。胃逆而君火不降，则心中热。脾陷而风木不升，则足下热（木中孕火，其气本温，木陷于水，温郁为热，肝脉起于足大指，肾脉起于足心，故足下热也）。缘其中气颓败，不能升降阴阳故也。

黄　疸　六

酒疸，心中热，欲吐者，吐之愈。

酒疸，心中烦热，欲作呕吐者，吐之则愈。缘其湿热郁蒸，化生败浊，浊气熏心，故欲作吐。吐其腐败，则恶心呕哕止矣。

黄　疸　七

酒黄疸者，或无热，靖言了了，腹满欲吐，鼻燥，其脉浮者，先吐之，沉弦者，先下之。

酒疸，或心中无热，靖言了了，烦乱不生，而腹满欲吐，此缘土湿而胃逆也。肺金莫降，津液不生，是以鼻燥，肺窍于鼻也。其脉浮者，浊瘀在心肺之部，当先吐之。脉沉弦者，浊瘀在肝肾之部，当先下之。以腐败郁阻，心肺不降，是以脉浮（心肺之脉浮），肾肝不升，故脉沉弦（肾脉沉，肝脉弦），吐下之后，腐物涌泄，则心肺下降而肾肝上升矣。

黄疸八

酒疸下之，久久为黑疸，目青面黑，心中如蒜齑状，大便正黑，皮肤爪之不仁，其脉浮弱，虽黑微黄，故知之。

酒疸下之，败其脾阳，久而寒水侮土，变为黑疸。木主五色，入土为黄，入水为黑，自入为青，肝木藏血，而华皮肤，水土温燥，乙木荣达，则五气调和，色不偏见，其一色偏呈者，一藏埋郁，而木气不达也。下后土败阳亏，水邪上凌，木郁湿土之中，则见黄色，木郁寒水之内，则见黑色，木气自郁，则见青色。肝窍于目，目青者，肝气抑郁，自现其色于本经之窍也。阳明行身之前，自面下项，面黑者，寒水风木之邪上乘戊土之位也。谷入于胃而消于脾，从土化气，故大便色黄，正黑者，水侮木贼而土败也。土生于火，木贼而土负，水胜则火熄，心中火位，而如啖蒜齑，寒水灭火，金气无制，故辛味见于心家，金味辛也。木郁血凝，不能滋荣皮肤，故皮肤枯槁，爪之不仁。阳虚而不根于下，故脉浮弱。其色虽黑，而黑中微见黄色，故知是黄疸所变化也。

黄疸九

额上黑，微汗出，手足中热，薄暮即发，膀胱急，小便自利，名曰女劳疸。腹如水状，不治。

足太阳之经，起于睛明（在目内眦），上额交颠，而后行于背，太阳寒水之气逆而不降，则额见黑色。湿气蒸泄，则微汗出。手厥阴之经，行手心而上中指，脉动于劳宫（在手心中①），足少阴之经，起小指而走足心，脉出于涌泉（在足心中），手中热者，少阳相火之陷也，少阳与厥阴为表里，故热在手心，足中热者，厥阴风木之陷也，乙木生于癸水，木陷于水，湿

气下郁，故热在足心。日暮阳衰，寒湿下动，木火郁陷，是以病发。木陷于水，遏抑鼓荡，不得上达，故膀胱迫急。风木疏泄，火败水寒，蛰藏失政，故小便自利。此名曰女劳疸，女劳之家，纵欲伤精，泄其肾肝温气，水寒木枯，脾败湿作，则病黑疸。久而腹如水状，鼓胀不消，则水木为贼，而中气崩溃，不可治也。

黄疸十

师曰：病黄疸，发热烦喘，胸满口燥者，以病发时，火劫其汗，两热所得，然黄家所得，从湿得之。一身尽发热而黄，肚热，热在里，当下之。

病黄疸，发热烦喘，胸满口燥，何遽至此？此以疸病发时，原有内热，复以火劫其汗，两热相合，表里燔蒸，肺金受伤，故致于此。然黄家所以得病，从湿得之，非从热得，湿郁则为热耳。若一身尽发热而黄，肚皮又热，此湿热在里，当下之也。《灵枢·师传》：胃中热，则消谷，脐以上皮热，肠中热，则出黄如糜，脐以下皮热，即此肚热，热在里之义也。

黄疸十一

脉沉，渴欲饮水，小便不利者，皆发黄。

脉沉者，水盛而木陷也。木郁不能疏泄，则小便不利。风燥津亡，则渴欲饮水。湿热在中，而下无泄路，凡有此证，无不发黄。

黄疸十二

腹满，舌痿黄，躁不得睡，属黄家。

土郁不运，则病腹满。《素问·痿

---

① 在手心中　原作正文，据蜀本、集成本、下文"在足心中"改为注文。

论》：治痿独取阳明，舌痿黄者，土湿胀满，阳明上逆，君火不得下降，郁于戊土之中，火土合邪，湿热熏蒸，故舌痿而发黄，黄为土色而舌为心窍也。火不根水，故躁不得睡。此属黄家也。

黄疸十三

黄疸之病，当以十八日为期，治之十日以上，反剧者，为难治。

《素问·太阴阳明论》：脾者，土也，治中央，当以四时长四脏，各十八日寄治，不得独主于时也，黄疸，太阴湿土之病，故以十八日为期。土气未败，治之十日以上当瘥。反剧，则土败不应常期，故为难治。

黄疸十四

疸而渴者，其疸难治，疸而不渴者，其疸可治。发于阴部，其人必呕，阳部，其人振寒而发热也。

疸而渴者，湿蒸为热，湿为阳虚，热为火盛，泄火则损其阳，补阳则益其火，故为难治。疸而不渴者，湿多热少，故为可治。发于阴部，其病在里，湿盛土郁，胃气上逆，必作呕吐。发于阳部，其病在表，湿旺经郁，寒气外袭，必发热而恶寒也。

黄疸十五

谷疸之病，寒热不食，食即头眩，心胸不安，久久发黄为谷疸，茵陈蒿汤主之。

谷疸之病，湿盛而感风寒，郁其营卫，则病寒热。湿土郁满，不甘饮食。食下不消，浊气上逆，即头目[1]眩晕而心胸不安。久而谷气瘀浊，化而为热，热流膀胱，发为谷疸。茵陈蒿汤，茵陈利水而除湿，栀、黄，泻热而清烦也。

茵陈蒿汤六十四[2]（方见《伤寒·太阴》[3]）

茵陈蒿六两　栀子十四枚　大黄二两

上三味，以水一斗，先煮茵陈，减六升，内二味，煮取三升，去滓，分温三服。小便当利，尿如皂角汁状，色正赤。一宿腹减，黄从小便去也。

黄疸十六

酒疸，心中懊憹，或热痛，栀子大黄汤主之。

酒疸，心中懊憹，或生热痛，全是湿热熏冲，宫城郁塞。栀子大黄汤，栀子、香豉，清热而除烦，枳实、大黄，泻满而荡瘀也。

栀子大黄汤六十五[4]

栀子十四枚　香豉一升　枳实五枚　大黄三两

上四味，以水六升，煮取四升，分温三服。

黄疸十七

黄家，日晡所发热，而反恶寒，此为女劳得之，膀胱急，少腹满，身尽黄，额上黑，足下热，因作黑疸，其腹胀，如水状，大便必黑，时溏，此女劳之病，非水也，腹满者，难治，硝矾散主之。

黄家，日晡所发热，而反恶寒，此为女劳得之。缘女劳泄其肾阳，水寒土湿，乙木遏陷，不能疏泄水道，一感风邪，卫气内闭，汗尿不行，湿无泄路，瘀蒸肌肤，而发黄色。日晡土旺之时，湿盛热发，而木郁阳陷，故足下常热，而身反恶寒。木郁水土之内，不能上达，膀胱迫

---

[1]　目　原脱，据闽本、蜀本补。
[2]　六十四　原脱，据目录、闽本、集成本补。
[3]　《伤寒·太阴》指《伤寒悬解·太阴全篇》。
[4]　六十五　原脱，据目录、闽本、集成本补。

急，少腹满胀，一身尽发黄色，而寒水上逆，额上独黑。久而土负水胜，黄化而黑，因作黑疸。谷滓不从土化，而从水化，大便亦黑，时时溏泄，其腹胀，如水病之状。此系女劳之病，并非水也。腹满者，水木旺而中气败，证为难治。硝矾散，硝石清热瘀而泻木，矾石收湿淫而泻水① 也。

硝矾散六十六②

硝石　矾石等分，烧

上二味③，为散，大麦粥汁和服方寸匕，日三服。病随大小便去，小便正黄，大便正黑，是其候也。

黄疸十八

黄疸病，茵陈五苓散主之。

黄疸病，水郁土湿，茵陈泻湿而清热，五苓利水而燥土也。

茵陈五苓散六十七④

茵陈蒿末五分　五苓散五分

上二味和，先食饮服方寸匕，日三服。

黄疸十九

诸黄，猪膏髪煎主之。

诸黄，湿热瘀蒸，膀胱癃闭，猪膏利水而清热，髪灰泻湿而开癃也。

猪膏髪煎六十八⑤

猪膏半斤　乱髪如鸡子大三枚

上二味，和膏中煎之，髪消药成，分，再服。病从小便去。

黄疸二十

诸病黄家，但利其小便。假令脉浮，当以汗解之，宜桂枝加黄芪汤主之。方在"水气"。

诸病黄家，皆由湿得，膀胱闭癃，湿无泄路，但当利其小便，以泻湿热，茵陈

五苓、猪膏髪煎⑥ 之法是也。假令脉浮，则湿在经络而不在脏腑，此当以汗解之，宜桂枝加黄芪汤，泻其营卫，以散湿邪也。

黄疸二十一

黄疸腹满，小便不利而赤，自汗出，此为表和里实，当下之，宜大黄硝石汤。

黄疸腹满，小便不利而赤，自汗出，此为表和里实，缘汗孔外泄，水道里瘀，湿不在经络而在脏腑。法当下之，大黄硝石汤，大黄、硝石，泻阳明之湿热，栀子、黄柏，清君相之郁火也。

大黄硝石汤六十九⑦

大黄四两　硝石四两　栀子十五枚　黄柏四两

上四味，以水六升，煮取二升，去滓，内硝石，更煮取一升，顿服。

黄疸二十二

黄疸病，小便色不变，欲自利，腹满而喘，不可除热，热除必哕，哕者，小半夏汤主之。方在"痰饮"。

黄疸病，小便清白，不变黄赤之色，兼欲自利，是脾肾寒湿而清气下陷也，腹满而喘，是肺胃寒湿而浊气上逆也。如此虽有外热，不可除也，热除土败，寒湿愈增，胃气更逆，必发哕噫。哕者，宜小半夏汤，半夏、生姜，降冲逆而止呕哕，温寒湿而行郁满也。

---

① 硝石清热瘀而泻木，矾石收湿淫而泻水　原作"硝石清热瘀而泻水，矾石收湿淫而泻木"，据闽本、蜀本、《长沙药解·卷四》改。
② 六十六　原脱，据目录、闽本、集成本补。
③ 二味　原作"末"，据闽本、《金匮要略·黄疸病脉证并治第十五》改。
④ 六十七　原脱，据目录、闽本、集成本补。
⑤ 六十八　原脱，据目录、闽本、集成本补。
⑥ 煎　原脱，据闽本、蜀本、集成本补。
⑦ 六十九　原脱，据目录、闽本、集成本补。

黄疸二十三

诸黄，腹痛而呕者，宜小柴胡汤。方在"呕吐"。

诸黄，腹痛而呕者，甲木之贼戊土，而胃气上逆也。宜小柴胡汤，柴胡、黄芩，疏甲木而泻相火，参、甘、大枣，培戊土而补中气，生姜、半夏，降逆气而止呕吐也。

男子黄，小便自利，当与虚劳小建中汤。方在"虚劳"。此系黄本缺，依《要略》补之，以待考焉①。

① 男子黄……以待考焉　原阙，据闽本补。

金匮悬解卷十三

东莱都昌黄元御解

内伤杂病[①]

呕吐哕下利 四十九章[②]

呕哕者，阳明胃病也，下利者，太阴脾病也。胃以下行为顺，胃气上逆，则为呕哕，脾以上行为顺，脾气下陷，则病下利，总以中气之不治也。

中气者，升降脾胃之枢机，枢机病则升降失职，而吐利乃作。此中多挟木邪，以木郁则克土，甲木逼于上，则胃逆而为吐，乙木贼于下，则脾陷而为利。补土疏木，乃吐利之定法，土旺而木达，胆胃降则呕止，肝脾升则利断矣。

呕吐哕 二十四章[③]

呕 吐 一

问曰：病人脉数，数为热，当消谷引饮，而反吐者何也？师曰：以发其汗，令阳气微，膈气虚，脉乃数，数为客热，不能消谷，胃中虚冷故也。

此段见《伤寒·太阳篇》。汗多阳亡，浊阴上逆，是以呕吐。阳不归根，客居膈上，息道短促，是以脉数。膈上虽热，胃中则是虚冷，虚冷则水谷不消，而病呕吐也。

呕 吐 二

跌阳脉浮而涩，浮则为虚，虚则伤脾，脾伤则不磨，朝食暮吐，暮食朝吐，宿谷不化，名曰胃反。脉紧而涩，其病难治。

跌阳者，阳明胃气之所变现也，动脉在足跌上之冲阳，故曰跌阳。阳明胃气，以下行为顺，脉不应见浮涩，浮则胃气之虚而不降也。胃虚而上逆，则脾虚而下陷，陷则脾伤，脾伤不能磨化水谷，故朝食而暮吐，暮食而朝吐，宿谷不化，名曰胃反。胃反者，饮食倒上，是反顺而为逆也。紧涩者，血寒而阳陷也，脾败不磨，而脉见紧涩，水冰地坼，微阳沦陷而不升，故其病难治。

呕 吐 三

脉弦者，虚也，胃气无余，朝食暮吐，变为胃反。寒在于上，医反下之，令脉反弦，故名曰虚。

胆肝脉弦，弦者，木郁克土，胃阳之虚也。胃气无余，不能消谷，朝食暮吐，变为胃反。宗气衰微，寒在于上，医反下之，令土败木贼，脉反见弦，故名曰虚也。

---

①　内伤杂病　原脱，据闽本、蜀本、集成本补。
②　四十九章　原脱，据目录补。
③　呕吐哕二十四章　原脱，据目录补。

呕　吐　四

寸口脉微而数，微则无气，无气则营虚；营虚则血不足，血不足则胸中冷。

寸口者，手太阴肺气之所变现也。肺主气，寸口脉微而数者，肺中宗气之虚也。水谷之化营气，行于经络，其大气之抟而不行者，积于胸中，命曰宗气。宗气者，所以贯心肺而行呼吸，营气之源也。无宗气则营气虚，营虚则血不足也。宗气之根，实本于营血，血藏于肝，而血中之温气，则化君火，气乃君火之敛降者也。营虚血少，不能化火，阳衰于上，故胸中冷。血阴也，而孕君火，其性温暖而和煦，后世但言凉血，而不知暖血，误人多矣。

呕　吐　五

先呕却渴者，此为欲解。先渴却吐者，为水① 停心下，此属饮家。呕家本渴，今反不渴者，以心下有支饮故也，此属支饮。

先呕而后渴者，积饮既去，而津亡作渴，故为欲解。先渴而后吐者，为水停心下，阻格君火，是以作渴，渴而饮水，为停水所阻，乃复呕出，此属素有积饮之家也。呕家津液失亡，本当发渴，今呕后反不渴者，以心下有支饮停留，所呕者，但是新下之水谷也，此属支饮。此段见"痰饮咳嗽"中。

呕　吐　六

病人欲吐者，不可下之。

病人欲吐者，陈宿在上，故不可下。

呕　吐　七

呕家有痈脓，不可治呕，脓尽自愈。

此段见《伤寒·厥阴》。呕家而有痈脓，当令其脓从呕出，不可降逆止呕，使脓无出路。俟其脓尽痈平，则呕吐自愈矣。

哕　八

哕而腹满，视其前后，知何部不利，利之则愈。

此段见《伤寒·阳明》②。浊气上逆，则生呕哕，哕而腹满者，太阴之清气不升，阳明之浊气不降也③，前后二阴，必有不利之部。前部不利，利其水道，后部不利，利其谷道，前后窍通，浊气下泄，则满消而哕止矣。

呕　吐　九

胃反呕吐者，大半夏汤主之。

胃反呕吐者，前窍短涩，后门干燥，多有粪若羊矢之证。盖手足太阳，两经同气，水谷入胃，脾阳消磨，散其精华，上归于肺，雾气化津，传于膀胱小肠，水路清通，谷道滋润，是以小便不涩，大便不干。胃反气逆，肺金莫降，津液凝瘀，化生痰涎，二阴失滋，枯涩燥结，故粪如羊矢。下窍堵塞，浊气莫泄，逆而上冲，故呕吐不止。缘其阳衰土湿，中气颓败，不能腐熟水谷，化气生津，以滋肠窍，是以饮食不得顺下而逆行也。大半夏汤，人参补中气之虚，白蜜润小肠之燥，半夏降胃气之逆，中气旺而水谷消，下窍开而渣滓降，浊气不升，呕吐自止也。

"阴阳别论"：三阳结，谓之膈。手足太阳，是为三阳，足太阳膀胱结则小便

---

① 水　原脱，据闽本、蜀本、本节黄解、《金匮要略·呕吐哕下利病脉证并治第十七》补。

② 《伤寒·阳明》　指《伤寒悬解·阳明经·阳明虚证》。

③ 不降也　其下原衍"则生呕哕。哕而腹满者，太阴之清气不升，阳明之浊气不降也"二十四字，据闽本、蜀本删。

涩，手① 太阳小肠结则大便干，下窍涩结，浊气上逆，故食膈而不下，总由于阳明之阳虚。噎膈反胃颇同，反胃之病，在胃之下脘，噎膈之病，兼在胃之上脘。上脘气闭，则食不能入，下脘气闭，则入而复出，阳明之性，阳盛则开，阴盛则闭故也。

大半夏汤七十②

半夏二升，洗　人参三两　白蜜一升

上三味，以水一斗二升，和蜜扬之二百四十遍，煮取二升半，温服一升，余分再服。

呕 吐 十

胃反，吐而渴欲饮水者，茯苓泽泻汤主之。

胃反，呕吐而渴欲饮水者，湿盛胃逆而火不根水也。以戊土上逆，降路瘀塞，君相二火，不得下蛰，逆刑辛金，是以渴生。茯苓泽泻汤，茯苓、泽泻、桂枝，疏木而泻水，姜、甘、白术，降逆而燥土也。

茯苓泽泻汤七十一③

茯苓八两　泽泻四两　桂枝二两　生姜四两　甘草二两　白术三两

上六味，以水一斗，煮取三升，内泽泻，再煮取二升半，温④ 服八合，日再服。

呕 吐 十 一

吐后渴欲得水，而贪饮者，文蛤汤主之。

吐后渴欲得水，而贪饮者，吐伤中气，湿动肺逆⑤，郁生上热，表里无降泄之路。文蛤汤，甘草、大枣，补土而益脾精，石膏、文蛤，清金而泻湿热，杏、姜，利气而降逆，麻黄发表而达郁也。

文蛤汤七十二⑥

文蛤五两　麻黄三两　生姜三两　杏仁五十枚　石膏五两　甘草三两　大枣十二枚

上七味，以水六升，煮取二升，温服一升。汗出即愈。

呕 吐 十 二

呕吐而病在膈上，后思水者，解，急与之，思水者，猪苓散主之。

病在膈上，呕吐之后，而思水饮，是病去而津亡也。其病当解，宜急与之水，以益津液。思水者，痰饮虽去而土湿犹存，渴欲饮水，恐其复致停瘀，猪苓散，二苓、白术，泻湿而燥土，最为相宜也。

猪苓散七十三⑦

猪苓　茯苓　白术等分

上三味，杵为散，饮服方寸匕，日三服。

呕 吐 十 三

食已即吐者，大黄甘草汤主之。

食已即吐者，胃之上口，必有湿热瘀塞。大黄甘草汤，大黄泻其郁热，甘草培其中气也。

大黄甘草汤七十四⑧

大黄四两　甘草一两

上二味，以水三升，煮取一升，分温再服。

---

① 手　其下原衍"足"字，据闽本、蜀本删。
② 七十　原脱，据目录、闽本、蜀本补。
③ 七十一　原脱，据目录、闽本、蜀本补。
④ 取二升半，温　原脱，据闽本、蜀本《金匮要略·呕吐哕下利病脉证并治第十七》补。
⑤ 湿动肺逆　原作"温动肺遂"，据闽本，蜀本改。
⑥ 七十二　原脱，据目录、闽本、蜀本改。
⑦ 七十三　原脱，据目录、闽本、蜀本补。
⑧ 七十四　原脱，据目录、闽本、蜀本补。

呕吐十四

呕而脉弱，小便复利，身有①微热，见厥者，难治，四逆汤主之。

此段见《伤寒·厥阴》。呕而脉弱，胃气之虚。小便复利，肾气之虚（肾司二便，寒则膀胱失约，故小便自利）。里阳虚败，加以身有微热，而见厥逆者，阴盛于内而微阳外格，故为难治。宜四逆汤，以回里阳也。

四逆汤七十五②（方见《伤寒·太阴》）

甘草二两，炙　干姜一两半　附子一枚，生用

上三味，以水三升，煮取一升二合，去滓，分温再服。强人可大附子一枚，干姜三两。

呕吐十五

诸呕吐，谷不得下者，小半夏汤主之。方在"痰饮"。

呕吐而谷不得下者，胃气上逆，浊阴不降也。小半夏汤，半夏、生姜，降逆气而驱浊阴也。

呕吐十六

呕而发热者，小柴胡汤主之。

此段见《伤寒·少阳》③。呕者，胆木之克胃土。甲木从相火化气，相火郁升，是以发热。小柴胡汤，参、甘、大枣，补戊土而益中气，柴胡、黄芩，泻甲木而清相火，生姜、半夏，降浊而止呕也。

小柴胡汤七十六④（方见《伤寒·少阳》⑤）

柴胡八两　黄芩三两　半夏一升　生姜三两　人参三两　甘草三两　大枣十二枚

上七味，以水一斗二升，煮取六升，去滓，再煎取三升，温服一升，日三服。

呕吐十七

呕而肠鸣，心下痞者，半夏泻心汤主之。

寒邪冲激，则肠中雷鸣。胆胃升郁，则心下痞硬。心痞则火无降路，必生上热。半夏泻心汤，黄芩、黄连，清上而泻火，姜、甘、参、枣，温中而补土，半夏降逆而止呕也。

半夏泻心汤七十七⑥（方见《伤寒·少阳》⑦）

半夏八两，洗　黄芩三两　黄连一两　干姜三两　人参三两　甘草三两，炙　大枣十二枚

上七味，以水一斗，煮取六升，去滓，再煎取三升，温服一升，日三服。

呕吐十八

呕而胸满者，吴茱萸汤主之。

呕而胸满者，中气虚寒，胆胃逆升，浊阴填塞于膈上也。吴茱萸汤，人参、大枣，补中而培土，茱萸、生姜，温胃而降逆也。

吴茱萸汤七十八⑧（方见《伤寒·阳明》）

吴茱萸一升　人参二两　大枣十二枚　生姜六两。

上四味，以水五升，煮取二⑨升，温服七合，日三服。

---

① 有　原脱，据闽本、蜀本、本节黄解、《金匮要略·呕吐哕下利病脉证并治第十七》补。
② 七十五　原脱，据目录、闽本、蜀本补。
③ 《伤寒·少阳》指《伤寒悬解·少阳经上篇》。
④ 七十六　原脱，据目录、闽本、蜀本补。
⑤ 《伤寒·少阳》指《伤寒悬解·少阳经上篇》。
⑥ 七十七　原脱，据目录、闽本、集成本补。
⑦ 《伤寒·少阳》指《伤寒悬解·少阳经下篇》。
⑧ 七十八　原脱，据目录、闽本、集成本补。
⑨ 二　诸本及《金匮要略·呕吐哕下利病脉证并治第十七》均作"三"，据《伤寒论·辨阳明病脉证并治》及下文"温服七合，日三服"改。

呕吐十九

干呕，吐涎沫，头痛者，吴茱萸汤主之。

此段见《伤寒·厥阴》。胃气上逆，浊阴翻腾，则生干呕。肺气郁阻，津液凝滞，则生涎沫。浊气升填，头上壅塞，则苦疼痛。肺胃之上逆，根缘中下之虚寒，宜吴茱萸汤，温补中脘而降逆气也。

呕吐二十

干呕，吐逆，吐涎沫，半夏干姜散主之。

干呕，吐逆，吐涎沫，胃寒而气逆也。半夏干姜散，半夏降其逆气，干姜温其中寒也。

半夏干姜散七十九①

半夏　干姜等分

上二味，杵为散，取方寸匕，将水一升半，煎取七合，顿服之。

呕吐二十一

干呕而下利者，黄芩加半夏生姜汤主之。

干呕而利者，甲木之贼戊土，胃气郁遏，不能容纳水谷，故下为泄利而上为干呕。黄芩加半夏生姜汤，甘草、大枣，补中气而益脾精，黄芩、芍药，清甲木而泻相火，半夏、生姜，降胃气而止呕吐也。

黄芩加半夏生姜汤八十②（方见《伤寒·少阳》③）

黄芩三两　芍药一两　甘草二两　大枣十二枚　半夏半升　生姜三两

上六味，以水一斗，煮取三升，去滓④，温服一升，日再夜一服。

呕吐二十二

病人胸中似喘不喘，似呕不呕，似哕

不哕，彻心中愦愦然无奈者，生姜半夏汤主之。

胸中似喘似呕似哕，又复不喘不呕不哕，彻心中愦愦然烦乱而无奈者，胃气上逆，浊气翻腾，温温泛泛，心绪作恶之象也。生姜半夏汤，降逆气而驱浊阴也。

生姜半夏汤八十一⑤（此即小半夏汤，而分两不同）

生姜汁一升⑥　半夏半斤

上二味，以水三升，煮半夏，取二升，内生姜汁，煮取一升半，小冷，分四服，日三夜一。呕止，停后服。

呕哕二十三

干呕哕，若手足厥者，橘皮汤主之。

干呕哕者，胃气上逆，浊阴涌泛也。肺气阻滞，郁生痰涎，遏抑清阳，不得四布，故手足厥逆。橘皮汤⑦，橘皮、生姜，降冲逆而行痰浊也。

橘皮汤八十二⑧

橘皮四两　生姜八两

上二味，以水七升，煮取三升，温服一升⑨。下咽即愈。

哕逆二十四

哕逆者，橘皮竹茹汤主之。

哕逆者，中虚而胃逆也。橘皮竹茹汤，参、甘、大枣，补中而培土，橘、姜、竹茹，降逆而止呕也。

---

① 七十九　原脱，据目录、闽本、蜀本补。
② 八十　原脱，据目录、闽本、集成本补。
③ 《伤寒·少阳》　指《伤寒悬解·少阳经上篇》。
④ 去滓　原脱，据蜀本、《金匮要略·呕吐哕下利病脉证并治第十七》、《伤寒论·辨太阳病脉证并治下》补。
⑤ 八十一　原脱，据目录、闽本、蜀本补。
⑥ 生姜汁一升　原作"生姜一斤"，据闽本、蜀本、《金匮要略·呕吐哕下利病脉证治第十七》改。
⑦ 橘皮汤　原脱，据闽本、蜀本补。
⑧ 八十二　原脱，据目录、闽本、蜀本补。
⑨ 温服一升　原脱，据闽本、蜀本补。

橘皮竹茹汤八十三①

橘皮二斤　竹茹二斤②　　生姜半斤
人参一两　甘草五两　大枣三十枚

上六味，以水一斗，煮取三升，温服一升，日三服。

下利二十五章③

下 利 一

下利清谷，不可攻其表，汗出必胀满。

此段见《伤寒·太阴》④。下利清谷，脾阳陷败，虽有太阳表证，不可攻之。攻之汗出阳亡，清阳愈陷，浊阴愈逆，必生胀满。

下 利 二

下利气者，当利其小便。

下利而失气者，湿盛而气滞也。当利其小便，以渗湿邪。

下 利 三

夫六腑气绝于外者，手足寒，上气，脚缩。五脏气绝于内者，利不禁，下甚者，手足不仁。

六腑为阳，其位在外，六腑气绝于外者，手足寒冷，喘促而上气，蜷卧而脚缩也。五脏为阴，其位在内，五脏气绝于内者，下利不禁。下甚者，神气败泄，而手足不仁。六腑以胃为主，五脏以脾为主，脾胃同主四肢，故病皆见于手足也。

下 利 四

下利后脉绝，手足厥冷，晬时脉还，手足温者生，脉不还者死⑤。

此段见《伤寒·厥阴》。利后脉绝，手足厥冷，阳气败泄，危亡在目⑥。若晬时脉还，手足温者，阳气来复，可以回

生，脉不还者，阳气不复，死无望矣。

下 利 五

下利，手足厥冷，无脉者，灸之不温，若脉不还，反微喘者，死。

此段见《伤寒·厥阴》。下利，厥冷无脉，灸之不温与脉不还，是纯阴无阳，而反微喘者，则气不归根，必死无疑也。

下 利 六

少阴负趺阳者，为顺也。

少阴，肾脉，趺阳，胃脉，胃土本克肾水，而水盛反得侮土，以土生于火而火克于水，火胜则土能克水而少阴负，火败则水反侮土而趺阳负。凡病皆水胜而土负，土胜而水负者，甚少也。水胜则死，土胜则生，故少阴以负趺阳为顺。

仲景脉法，唐后无传，庸工下士，开滋阴补水之门，误世殃民，祸流千载。今海内医书，连床累架，皆徐世勣作无赖贼时逢人辄杀者也。俗子诵之，以害生灵，医如猛虎，人如孤豚，诚足悲伤不可说也。

下 利 七

下利，脉沉弦者，下重，脉大者，为未止，脉微弱数者，为欲自止，虽发热，不死。

此段见《伤寒·厥阴》。下利，脉沉弦者，水寒木陷，必主下重。设脉大者，是利亡肝脾之阳，木贼土败，利为未止。

---

① 八十三　原脱，据目录、闽本、集成本补。
② 斤　原作"升"，他本均同，形近之误，据《金匮要略·呕吐哕下利病脉证治第十七》改。
③ 下利二十五章　原脱，据目录。
④ 《伤寒·太阴》　指《伤寒悬解·太阴全篇》。
⑤ 脉不还者死　其下蜀本载"晬，子对切，《说文》：周年也，一日晬时者，周时也"注文。
⑥ 目　日计也。

若脉微弱数者，是脾阳欲复，肝邪将退，为欲自止，虽外见发热，然续将内敛，不至死也。

下　利　八

下利，脉沉而迟，其人面少赤，身有微热，下利清谷者，必郁冒汗出而解，病人必微厥，所以然者，其面戴阳，下虚故也。

此段见《伤寒·厥阴》。下利而脉沉迟，脏阴盛而腑阳虚也。乃其人面色少赤，身有微热者，是微阳欲复，为阴邪所遏，郁于皮腠，而不能透发也。然阳郁欲发，必不终陷，顷当冲透群阴，汗出而解。但微阳孤弱，未能遽出重围，难免郁冒昏迷，而后外达皮毛耳。方其郁冒之时，病人必当微厥，所以然者，其面之少赤，是谓戴阳，戴阳者，阳根微弱而下虚故也。

下　利　九

下利，有微热而渴，脉弱者，令自愈。

此段见《伤寒·厥阴》。下利，有微热而渴，是阳复矣。脉弱则木邪欲退，故令自愈。

下　利　十

下利，脉反弦，发热身汗者，愈。

下利，脉沉而弦者，水寒而木陷也，今弦而不沉，是乙木有升达之意，再见发热身汗，则下陷之阳，已升于上，故愈。

下　利　十一

下利，脉数，有微热，汗出，令自愈。设脉紧，为未解。

此段见《伤寒·厥阴》。下利，脉数而有微热，阳欲复也，汗出则阳气外达，

故令自愈。设脉复紧，则阴邪闭束，阳陷而不升，为未解也。

下　利　十二

下利，脉数而渴者，令自愈。设不差，必圊脓血，以有热故也。

此段见《伤寒·厥阴》。下利，脉数而渴者，阳已复矣，故令自愈。设利不差，必圊脓血，以其阳复之过，而有余热以伤阴也。

下　利　十三

下利，寸脉反浮数，尺中自涩者，必圊脓血。

此段见《伤寒·厥阴》。下利而寸脉反见浮数，是阳复而上盛，尺中自涩者，是阴退而下虚也。阳盛必俯侵阴位，郁蒸营分，而圊脓血也。

下　利　十四

下利，腹胀满，身体疼痛者，先温其里，乃攻其表，温里宜四逆汤，攻表宜桂枝汤。

此段见《伤寒·太阴》[1]。下利而腹胀满，是太阴腹满自利之证也，其身体疼痛，则是太阳表证，是当先温其里，后攻其表。温里宜四逆汤，以驱其寒，攻表宜桂枝汤，以驱其风。里温而攻表，则汗出，不虑其阳亡也。

桂枝汤八十四[2]　（方见《伤寒·太阳》）

桂枝三两　芍药三两　甘草二两　大枣十二枚　生姜三两

上五味，㕮咀，以水七升，微火煮取三升，去滓，适寒温，服一升。服已，须

---

① 《伤寒·太阴》 指《伤寒悬解·太阴全篇》。
② 八十四 原脱，据目录、闽本、集成本补。

臾啜稀粥一升，以助药力，温覆令一时许，遍身漐漐微似有汗者益佳，不可令如水淋漓。若一服汗出病瘥，停后服。

下 利 十 五

下利清谷，里寒外热，汗出而厥者，通脉四逆汤主之。

下利清谷，里寒外热，手足厥逆，脉微欲绝，是少阴通脉四逆证。厥阴风木疏泄，故有汗出之证，亦宜通脉四逆，温脏寒而通经脉也。

此段见《伤寒·厥阴》。详阅《伤寒》"少阴"、"厥阴"二篇，此段之义乃明。

通脉四逆汤八十五[1]（方见《伤寒·少阴》[2]。此即四逆汤，而分两不同）

甘草二两，炙　干姜三两，强人可四两　附子大者一枚，生用

上三味，以水三升，煮取一升二合，去滓，分温再服。

下 利 十 六

气利，诃黎勒散主之。

气利，即前所谓下利气也。以肝脾湿陷，二气郁塞，木遏风动，疏泄不藏，而为下利。利而隧道梗涩，气块喧鸣而不调畅，是谓气利。诃黎勒散，行滞气而收滑陷也。

诃黎勒散八十六[3]

诃黎勒十枚

上一味，为散，粥饮和，顿服。

下 利 十 七

下利，肺痛，紫参汤主之。

肺与大肠为表里，肠陷而利作，则肺逆而痛生。而肺肠之失位，缘中气之不治，脾土不升，而后肠陷，胃土不降，而后肺逆。紫参汤，甘草补中而缓急，紫参清金而破瘀，瘀开而气调，各复肺肠升降

之旧，则痛定而利止矣。

紫参汤八十七[4]

紫参半斤　甘草三两

上二味，以水五升，先煮紫参，取二升，内甘草，煮取一升半，分温再服。

下 利 十 八

下利后更烦，按之心下濡者，为虚烦也，栀子豉汤主之[5]。

此段见《伤寒·厥阴》。利后阳泄，不应生烦，乃更烦者，是阳复而有内热也。承气证之烦，心下硬满，是谓实烦，若按之心下濡者，是谓虚烦。缘阳复热升，熏蒸肺津[6]，而化涎沫，心气郁阻，是以生烦。宜栀子豉汤，吐其瘀浊，以清烦热也。

栀子豉汤八十八[7]（方见《伤寒·太阳》）

栀子十四枚，劈　香豉四合，绵裹

上二味，以水四升，先煮栀子，取二升半，内豉，煮取一升半，去滓，分二服。进一服得吐，则止。

下 利 十 九

下利，谵语者，有燥屎也，小承气汤主之。

此段见《伤寒·厥阴》。下利，谵语者，是胆火传于胃土，胃热而有燥屎也。宜小承气汤，下其燥屎，以泻胃热。

此下大承气证四章，皆少阴之负阳明，下利之顺证也。

---

① 八十五　原脱，据目录、闽本、蜀本补。
② 方见《伤寒·少阴》　原在"分两不同"后，据闽本、前后文例移。
③ 八十六　原脱，据目录、闽本、蜀本补。
④ 八十七　原脱，据目录、闽本、蜀本补。
⑤ 栀子豉汤主之　其下蜀本载有"濡，音奭，与软同，柔也"注文。
⑥ 津　原脱，据闽本、蜀本补。
⑦ 八十八　原脱，据目录、闽本、集成本补。

小承气汤八十九①　（方见《伤寒·阳明》②）

大黄四两　枳实三枚，炙　厚朴二两，炙

上三味，以水四升，煮取一升二合，去滓，分温二服。得利则止。

下利二十

下利，三部脉皆平，按之心下坚者，急下之，宜大承气汤。方见痉病。

此段见《伤寒·可下》③中（在"汗下宜忌篇"内）。寸大于关，关大于尺，人之常也，是以三部不平，三部皆平，是乙木郁于尺中，不能上达，故尺与关平，甲木郁于关上，不能下达，故关与寸④平。乙木陷则脐下胀⑤，甲木逆则心下坚，若按之心下坚者，是甲木之逆也。戊土被迫，腑不能容，故见下利。宜大承气急下之，以清胃腑之郁热也。

下利二十一

下利，脉迟而滑者，实也，利未欲止，急下之，宜大承气汤。

此段见《伤寒·可下》⑥中。宿食在中，不能阻其表气，而郁其里气，故外滑而内迟。里气郁阻，肝脾不升，故利未欲止。

下利二十二

下利，脉反滑者，当有所去，下之乃愈，宜大承气汤。

此段见《伤寒·可下》中。宿食在中，郁格阳气，不得内济，无复阴气之翕聚，是以脉滑。

下利二十三

下利已瘥，至其年月日时复发者，以病不尽故也，当下之，宜大承气汤。

此段见《伤寒·可下》中。下利瘥后，至其从前病起之期而又发，以病根不尽故也。当下之，以绝其根。

下利二十四

热利下重者，白头翁汤主之。

此段见《伤寒·厥阴》。肝气遏陷，郁生下热，魄门重坠者，宜白头翁汤，白头翁清少阳之相火，黄连清少阴之君火，黄柏、秦皮，泻厥阴之湿热也。

白头翁汤九十⑦　（方见《伤寒·厥阴》）

白头翁三两　黄连三两　黄柏二两　秦皮三两

上四味，以水七升，煮取三升，去滓，温服一升。不愈，更服。

下利二十五

下利，便脓血者，桃花汤主之。

此段见《伤寒·少阴》。久利不止，木郁血陷，寒湿腐败，风木摧剥，故便脓血。桃花汤，粳米补土而泻湿，干姜温中而驱寒，石脂敛肠而固脱也。

桃花汤九十一⑧　（方见《伤寒·少阴》）

干姜一两　粳米一升　赤石脂一斤，一半生用，一半筛末

上三味，以水七升，煮米熟，去滓，内石脂末方寸匕，温服七合，日三服。若一服愈，余勿服。

---

① 八十九　原脱，据目录、闽本、集成本补。
② 《伤寒·阳明》　指《伤寒悬解·阳明上篇》。
③ 《伤寒·可下》　指《伤寒悬解·汗下宜忌·可下》。
④ 寸　原作"尺"，据蜀本、上下文义改。
⑤ 胀　原作"败"，据闽本、蜀本改。
⑥ 《伤寒·可下》　指《伤寒悬解·汗下宜忌·可下》。
⑦ 九十　原脱，据目录、闽本、集成本补。
⑧ 九十一　原脱，据目录、闽本、蜀本补。

附　方

外台黄芩汤六^①　治干呕下利。

黄芩三两　桂枝一两　人参三两　大枣十二枚　干姜三两　半夏半升

上六味，以水七升，煮取三升，分温三服。

① 六　原脱，据目录补。

金匮悬解卷十四

东莱都昌黄元御解

内伤杂病①

痰饮咳嗽 三十七章②

痰饮咳嗽者，肺肾之病也，而根实原于土③虚。盖化水者，气也，其职在肺，化气者，水也，其职在肾，阳衰土湿，则肺失清降而气不化水，肾失温升而水不化气，于是痰饮作矣。痰饮浊瘀，肺气不布，隔碍壅阻，于是咳嗽生焉。治咳嗽者，去其痰饮，治痰饮者，培其土气，培土（眉批：培土故宜以温药和之）。气者，疏木而泄水，缘水侮木贼，中气湿寒，此痰饮咳嗽所由来也。然则苓桂术甘，实为痰饮主方（眉批：白术燥土，甘草补中，茯苓泄水，桂枝疏木。喻嘉言以小青龙为主方，黄玉楸以苓桂术甘为主方，皆重在温药和之意，同一见解），自此随证而化裁之，温凉补泻，意悉法周，虽百虑而不一致，实同归而非殊途也。

后世庸工，凡临咳嗽，必用清润，至于滋湿伐阳，茫然不知，久而土崩人亡，未有幸脱者。百试不验，而千古皆同，此辈方心，不可鉴也。

痰 饮 一

问曰：夫饮有四，何谓也？师曰：有痰饮，有悬饮，有溢饮，有支饮。

痰饮之处所不同，名目亦殊。义详下章。

痰 饮 二

问曰：四饮何以为异？师曰：其人素盛今瘦，水走肠间，沥沥有声，谓之痰饮。饮后水流在胁下，咳唾引痛，谓之悬饮。饮水流行，归于四肢，当汗出而不汗出，身体疼重，谓之溢饮。咳逆倚息，气短不得卧，其形如肿，谓之支饮。眉批：四饮为大纲，实不尽此，所以下出诸条而互证之。

其人素日肌肉丰盛，今忽瘦削，此由脾虚不能化谷，食宿水停，肌肉不生也，水走肠间，沥沥有声，如此谓之痰饮，饮之行走于心下小肠之间者也。饮后水流胁下，咳唾鼓动，牵引作痛，如此谓之悬饮，饮之空悬于肝胆之经者也。饮水流行，归于四肢，当化汗④外泄，而不得汗出，水浸肢节，身体疼重，如此谓之溢饮，饮之流溢于四末者也。咳嗽气逆，倚物布息，气道短促，不得眠卧，营卫郁遏，其形如肿，如此谓之支饮，饮之支结于胆经而伤及肺脏者也。（支饮或左或右，偏而不正，如树木之枝，在木干之旁。在左则右倚物息，在右则左倚物息。以足少阳之经，下胸贯膈而循胁，位在胸

---

① 内伤杂病　原脱，据闽本、蜀本补。
② 三十七章　原脱，据目录补。
③ 土　原作"上"，形近之误，据闽本、蜀本改。
④ 汗　原作"于"，据闽本、蜀本改。

侧，水饮阻格，胆经不降，逆冲肺部，肺无布息之地，故咳喘而不卧也）

痰 饮 三

水在心，心下坚筑，短气，恶水不欲饮。水在肺，吐涎沫，欲饮水。水在脾，少气身重。水在肝，胁下支满，嚏而痛。水在肾，心下悸。

水在心，火败水凌，浊阴填塞，心下坚痞动筑，气息促短，恶水不欲饮。水在肺，气滞津凝，吐涎沫而欲饮水。水在脾，阳衰湿旺，少气而身重。水在肝，经气迫急，胁下支结满硬，嚏而振鼓作痛。水在肾，木郁风摇，心下悸动。盖饮食入胃，脾阳蒸动，化为精气，上归于肺。肺金清和，将此精气散布于五脏六腑、十二经脉之中，经络脏腑，皆得受气。气降则化水，水升又化气。水之在上，气方化而未盛，故气多而水少，其象如雾，气之在下，水方化而未盛，故水多而气少，其形如渎。在上之气，有清有浊，清者化而为神气，内归于心肺，浊者外泄而为汗，在下之水，有精有粗，精者化而为精血①，内归于肾肝，粗者外渗而为溺。至于脾胃湿盛而阳虚，则气水不化，而凝为痰饮。痰者，气不化水，熏蒸于上而凝结者也，故其质厚，饮者，水不化气，淫泆于下而停瘀者也，故其质薄。

痰饮之家，虽由于肺肾之阳虚，而实原于脾胃之湿盛。后世庸工，乃有湿痰、燥痰之说，不通极矣！

痰 饮 四

夫心下有留饮，其人背寒冷如掌大。

心下火位，而留饮居之，是寒水之凌君火也。太阳寒水之经，行身之背，其人背后寒冷，正对心位，其大如掌也。

留饮即痰饮之停留者，上自心下，下

至小肠，停留不散，是谓诸饮之宗，如水木之源本也。自此而流于胁下，则为悬饮，归于四肢，则为溢饮，结于胸旁，则为支饮，是诸饮之支，如水木之支派也。

痰 饮 五

留饮者，胁下痛引缺盆，咳嗽则转甚。

足少阳之经，自缺盆而入胁里，足厥阴之经，自小腹而布胁肋，胁下痛引缺盆者，饮阻少阳之经，经气不舒，故痛引缺盆。咳嗽则经脉振动，是以痛甚。此痰饮之流于胁下而在肝胆之经者，所谓悬饮也。

痰 饮 六

胸中有留饮，其人短气而渴，四肢历节痛。

饮阻窍隧，肺无降路，津液凝滞，故短气而渴。湿流关节，故四肢历节而疼痛。此饮之自胸膈而流四肢，所谓溢饮也。

痰 饮 七

脉沉者，有留饮。眉批《金鉴》云：宜另为一条，与黄氏合。原文紧接历节痛之下。

火浮水沉，自然之性也。

痰 饮 八

膈上病痰，满喘咳吐，发则寒热，背痛腰疼，目泣自出，其人振振身瞤悸，必有伏饮。

膈上痰饮阻碍，肺气壅满，喘促咳嗽，是土湿而胃逆也。一旦痰气上涌，呕吐发作，胃气逆升，则太阳不降。太阳寒

————————
① 血 原脱，据闽本、蜀本补。

水之经，经气郁遏，营卫易位，则发热而恶寒（营阴束其卫阳，是以发热恶寒）。太阳行身之背，逆而不降，经气壅迫，故脊背疼痛。胃逆则脾陷，肝木抑遏，陷于水位，是以腰疼（肾位于腰，是谓水位）。肝窍于目，肾主五液，入肝为泪，木郁风动，肝液升泄，故目泣自出。风木摇荡，故振振而瞤悸。如此必有伏饮，缘饮伏湿旺，土木双郁，是以见证如此。

痰 饮 九

夫病人饮水多，必暴喘满。凡食少饮多，水停心下，甚者则悸，微者短气。脉双弦者，寒也，皆大下后虚。脉偏弦者，饮也。

病人阳虚湿旺，火升作渴，饮水一多，不能消化，水阻肺气，必暴生喘满。凡土虚食少而饮水多者，水停心下，郁其木气，甚者木郁风动，则生瞤悸，微者肺金阻格，必苦短气。水旺木郁，则脉必弦。弦为木气，应见于左关，若两关双弦者，是水寒土湿，木气不达，乙木郁于左关而不升，甲木郁于右关而不降，此皆大下后之虚脉。若一手偏弦者，此必饮邪之偏在一方，郁其木气也。盖饮泛土湿，木气必郁，生气不畅，故见弦象。左偏弦者，饮在脾土，右偏弦者，饮在胃土也（双弦者，即偏弦之重者，微则偏弦，甚则双弦，实同原也）。

痰 饮 十

脉弦数，眉批：《金鉴》以弦数之数字，当是迟字之讹，以下寒饮之字，故疑之。是未知少阳甲木不降之故也。有寒饮，冬夏难治。

弦数者，少阳甲木不降，相火逆升，必有寒饮郁格。冬时水旺下寒，阳气不蛰，夏而水衰，然相火升泄，下寒愈剧，

皆难治也。

痰 饮 十 一

肺饮不弦，但苦喘短气。

肺病痰饮，金能胜木，故脉不弦，但苦[①]痰饮阻碍，喘促短气耳。

痰 饮 十 二

支饮亦喘而不能卧，加短气，其脉平也。

支饮亦饮之偏结于肺部者，故喘不能卧，加以短气，其脉亦平而不弦也。

痰 饮 十 三

脉浮而细滑，伤饮。

水饮在中，郁格阳气，升浮不归，故如循贯珠，累累联属，流利不停，其诊曰滑，而其中实有捍格之象。水旺阴盛，是以脉细。

痰 饮 十 四

病痰饮者，当以温药和之。

痰饮者，水寒土湿，火冷金凉，精气埋郁所作。当以温药和之，寒消湿化，自然涣解。盖土不得火，湿气滋生，此痰饮化生之原也。土湿则上不能生金，痰凝于心胸，下不能制水，饮聚于肠胃，肺冷故气不化水，熏蒸而为痰，肾寒故水不化气，停瘀而为饮，是以当温也。

痰 饮 十 五

心下有痰饮，胸胁支满，目眩，苓桂术甘汤主之。

心下有痰饮，停瘀胃口，土湿木郁，胆经莫降，故胸胁偏支胀满，目珠眩运。

---

① 苦　原作"若"，形近之误，据闽本、本节经文改。

以君相同气，甲木失根，君火亦腾，神魂浮荡，无所归宿，是以发眩。目者神魂之开窍，故眩见于目。苓桂术甘汤，术、甘，补中而燥土，苓、桂，泻水而疏木也。

苓桂术甘汤九十二[①]（方见《伤寒·太阳》）

茯苓四两　桂枝三两　白术三两　甘草二两

上四味，以水六升，煮取三升，分温三服。小便则利。

痰 饮 十 六

夫短气有微饮，当从小便去之，苓桂术甘汤主之，肾气丸亦主之。方见"消渴"。

微饮阻隔，肺金不降，是以短气。此缘土湿木郁，不能泄水，当从小便去其水饮。饮去而土燥，则肺敛而气降矣。苓桂术甘汤，术、甘，补中而燥土，苓、桂，泻水而疏木，可以主之，肾气丸，丹、地、苓、泽，清风而泻湿，附、桂、茱、薢，暖水而荣木，亦可以主之也。

痰 饮 十 七

病者脉伏，其人欲自利，利反快，虽利，心下续坚满，此为留饮欲去故也，甘遂半夏汤主之。

留饮在下，故脉伏而欲自利。若利反捷快，是留饮下行，肠胃滋濡也。虽水[②]随利下，心下犹续续坚满，以水下未尽，浊阴不得遽消，然已非从前痞结之象，此为留饮欲去，故稍觉松软也。甘遂半夏汤，甘遂、半夏，泻水而涤饮，甘草、芍药，培土而泻木，蜂蜜滑肠而行水也。眉批：甘草与甘遂相反，盖借其反乱之势，以收拔正之功。以蜜和之，亦恐急烈太骤，伤真气也。俗医多认错，以为痰饮

复聚。

甘遂半夏汤九十三[③]

甘遂大者二枚　半夏十二枚，以水一升，煮取半升，去滓　芍药五枚[④]　甘草如指大一枚，炙

上四味，以水二升，煮取半升，去滓，以蜜半升，合药汁煎取八合，顿服之。

痰 饮 十 八

腹满，口舌干燥，此肠间有水气，己椒苈黄丸主之。

肠间有水，阻遏中气，升降不行，是以腹满。君相升逆，故口舌干燥。己椒苈黄丸，防己、椒目，泻湿而行水，葶苈、大黄，濬流而决壅也。

己椒苈黄丸九十四[⑤]

防己　椒目　葶苈　大黄各一两

上四味，末之，蜜丸如梧子大，先食饮服一丸，日三服[⑥]。稍增，口中有津液。渴者，加芒硝半两。

痰 饮 十 九

脉沉而弦者，悬饮内痛，病悬饮者，十枣汤主之。

水寒木郁，则脉沉而弦，法当悬饮在胁，咳唾引痛。病悬饮者，木旺土虚，不能行水，宜扶土而泻水。十枣汤，芫、遂、大戟，决渠而泻水饮，大枣补土而保脾精也。

---

① 九十二　原脱，据目录、闽本、集成本补。
② 水　原作"未"，音近形近之误，据下文"以水下未尽"、闽本改。
③ 九十三　原脱，据目录、闽本、集成本补。
④ 枚　诸本及《金鉴要略》均同，疑误，当作"两"。
⑤ 九十四　原脱，据闽本、集成本补。
⑥ 日三服　原脱，据蜀本、《金匮要略·痰饮咳嗽病脉证并治第十二》补。

十枣汤九十五①　（方见《伤寒》②）

芫花熬　甘遂　大戟各等分

上三味，捣筛，以水一升五合，先煮肥大枣十枚，取八合，去滓，内药末，强人服一钱匕，羸人服半钱匕，平旦温服之。不下者，明日更加半钱匕。得快利后，糜粥自养。

痰饮二十

病溢饮者，当发其汗，大青龙汤主之，小青龙汤亦主之。

水归四肢，当汗不汗，而成溢饮，病溢饮者，当发其汗。其阳气郁阻而肺热者，宜大青龙汤，石膏、麻、桂，清金而泻营卫，杏仁、生姜，利肺而降逆气，甘草、大枣，培土而补脾精也。其阴③气冲逆而肺寒者，宜小青龙汤，麻、桂、芍药，发表而泻营卫，甘草、半夏，补中而降胃气，姜、辛、五味，温肺而下冲逆也。

大青龙汤九十六④（方见《伤寒·太阳》）

麻黄六两　桂枝二两　石膏如鸡子大，碎　杏仁四十枚，去皮尖　生姜三两　甘草二两　大枣十二枚

上七味，以水九升，先煮麻黄，减二升，去上沫，内诸药，煮取三升，去滓，温服一升，取微汗。汗多者，温粉粉之。

小青龙汤九十七⑤（方见《伤寒·太阳》）

麻黄三两　桂枝三两　芍药三两　甘草二两　半夏半升　细辛三两　干姜三两　五味三两

上八味，以水一斗，先煮麻黄，减二升，去上沫，内诸药，煮取三升，去滓，温服一升。

痰饮二十一

膈间支饮，其人喘满，心下痞坚，面色黧黑，其脉沉紧，得之数十日，医吐下之不愈，木防己汤主之。虚者即愈，实者三日复发，复与不愈者，宜木防己汤去石膏加茯苓芒硝汤主之。

土湿胃逆，不能行水，故饮停胸膈，阻格肺气，喘促壅满。胆胃填塞，甲木莫降，故盘结胃口，心下痞坚。水旺木郁，不能外华，故面色黧黑，其脉沉紧。木防己汤，人参、桂枝，补中而疏木，防己、石膏，泻水而清金也。邪虚者，病在膈间，得之即愈。邪实者，土湿木郁，而生下热，暂时虽愈，三日复发。复与此汤不愈者，宜木防己汤去石膏之清上，加茯苓以泻下湿，芒硝以清下热也。

面色黧黑者，《灵枢·经脉》：足少阳厥阴之经，病则面尘脱色。盖木主五色，入心为赤，入肾为黑，以肝木藏血而华色，木荣则阳火发露而光华，木枯则阴水郁埋而晦黑，木者水母而子火，火明而水黯故也。得之数十日，医吐下之不愈者，支饮黏瘀，湿热缠绵，非用防己、石膏，不能泻也。实者三日复发，以湿热在下，病根伏留而不除也。

木防己汤九十八⑥

木防己三两　石膏鸡子大一枚　人参四两　桂枝二两

上四味，以水六升，煮取二升，分温再服。

木防己去石膏加茯苓芒硝汤九十九⑦

木防己三两　人参四两　桂枝二两　茯苓四两　芒硝三合

上五味，以水六升，煮取二升，去

---

① 九十五　原脱，据目录、闽本、蜀本补。
② 方见《伤寒》　原脱，据目录补。
③ 阴　原作"阳"，据蜀本及上下文义改。
④ 九十六　原脱，据目录、闽本、集成本补。
⑤ 九十七　原脱，据目录、闽本、集成本补。
⑥ 九十八　原脱，据目录、闽本、集成本补。
⑦ 九十九　原脱，据目录、闽本、集成本补。

淬，内芒硝，再微煎，分温再服。微利
则愈。

痰饮二十二

假令瘦人脐下有悸，吐涎沫而颠眩，
此水也，五苓散主之。

瘦人气弱，不能消水，水停木郁，风
动根摇，故脐下振悸。肺气不降，津液淫
蒸，故涌吐涎沫。君相失根，神魂旋转，
故颠冒眩晕。此缘水泛而土湿，五苓散，
二苓、泽泻，利水而泻湿，白术、桂枝，
燥土而疏木也。

五苓散一百① （方见《伤寒·太阳》）

茯苓三分　猪苓三分，去皮　泽泻一两一
分　白术三分　桂枝二分

上五味，为末，白饮服方寸匕，日三
服，多服暖水。汗出愈。

痰饮二十三

卒呕吐，心下痞，膈间有水，眩悸
者，小半夏加茯苓汤主之。

卒然呕吐，心下痞闷，膈间有水，头
眩心悸者，小半夏加茯苓汤，生姜、半
夏，降逆而止呕，茯苓泄水而消满也。

小半夏加茯苓汤百一②

半夏一升　生姜半斤　茯苓四两

上三味，以水七升，煮取一升五合，
分温再服。

痰饮二十四

心下有支饮，其人苦冒眩，泽泻汤
主之。

饮停心下，阳不归根，升浮旋转，则
生冒眩。此由土败水侮，故支饮上停。泽
泻汤，白术补中而燥土，泽泻利水而排
饮也。

泽泻汤百二③

泽泻五两　白术二两

上二味，以水二升，煮取一升，分温
再服。

痰饮二十五

呕家本渴，渴者为欲解，今反不渴，
心下有支饮故也，小半夏汤主之。

呕家津伤燥动，本当发渴，渴者为饮
去而欲解也。今呕吐之后，反不作渴，此
心下有支饮，阻格君相之火，逆刑肺金，
是以作渴，渴而饮水，不能消受，是以作
呕，新水虽吐，而支饮未去，是以呕后不
渴。小半夏汤，半夏、生姜，降冲逆而排
水饮④ 也。

小半夏汤百三⑤

半夏一升　生姜半斤

上二味，以水七升，煮取一升半，分
温再服。

痰饮二十六

先渴后呕，为水停心下，此属饮家，
小半夏加茯苓汤主之。

水停心下，火升作渴。饮而新水又
停，是以作呕。

痰饮二十七

支饮胸满者，厚朴大黄汤主之。

支饮居胆肺之部，清气郁阻，胸膈壅
满，此胃土堙塞，绝其降路也。厚朴大黄
汤，枳、朴，降逆而消满，大黄泻胃而通
瘀也。

厚朴大黄汤百四⑥ （此即小承气汤，
而分量不同）

----

① 一百　原脱，据目录、闽本、蜀本补。
② 百一　原脱，据闽本、集成本、目录补。
③ 百二　原脱，据目录、闽本、蜀本补。
④ 水饮　原作“饮水”，据闽本、蜀本、集成本
乙转。
⑤ 百三　原脱，据目录、闽本、集成本补。
⑥ 百四　原脱，据目录、闽本、蜀本补。

厚朴一尺　枳实四枚　大黄六两

上三味，以水五升，煮取二升，分温再服。

痰饮二十八

支饮不得息，葶苈大枣泻肺汤主之。方见"肺痈"。

支饮壅阻，肺气不得布①息，葶苈大枣泻肺汤，葶苈泻湿而利肺气，大枣补土而保脾精也。

痰饮咳嗽二十九

咳家，其脉弦，为有水，十枣汤主之。

咳家脉弦，此为有水，缘湿旺木郁，是以脉弦，疏泄不行，是以有水。宜十枣汤，补土而泻水也。

痰饮咳嗽三十

夫有支饮家，咳烦胸中痛者，不卒死，至一百日或一岁，宜十枣汤。

咳烦胸痛者，支饮阻格，胆肺不降也。其病虽久，而支饮未去，犹宜十枣汤也。

痰饮咳嗽三十一

久咳数岁，其脉弱者，可治，实大数者，死，其脉虚者，必苦冒，其人本有支饮在胸中故也，治属饮家。

久咳数岁，是肺胃之常逆也。其脉弱者，土金未败，犹为可治。实大数者，肺胃上逆，阳气绝根，土败于甲木，金败于相火，是以死也。其脉虚者，必苦昏冒，以其人本有支饮在胸中，格其阳气故也。治法属之饮家。

痰饮咳嗽三十二

咳逆倚息不得卧，小青龙汤主之。

咳嗽气逆，倚物布息，不得眠卧，此支饮在膈，气阻而不降也。小青龙汤，麻黄、桂、芍，发汗而泄水，五味、姜、辛，下气而止咳，甘草、半夏，补中而降逆也。

痰饮咳嗽三十三

青龙汤下已，多唾，口燥，寸脉沉，尺脉微，手足厥逆，气从小腹上冲胸咽，手足痹，其面翕热如醉状，因复下流阴股，小便难，时复冒者，与茯苓桂枝五味甘草汤，治其气冲。

青龙汤服下之后，若多唾，口燥，寸脉沉而尺脉微，手足厥逆，气从少腹上冲胸咽，是汗后阳亡而风木郁冲也。伤寒汗后阳亡，土湿水寒，木郁风动，则发奔豚，此亦奔豚之大意也。多唾口燥者，风木耗津而肺气上熏也。寸沉而尺微，上下之阳俱虚也。手足厥逆，土败而四肢失温也。气从少腹上冲胸咽，风木之上奔也。其面翕热如醉状，因复下流阴股，阳明循面下行，风木郁冲，阳明逆行，故②面热，升已而降，则流于阴股。手足痹者，汗泄血中温气，经络闭塞而不行也。小便难者，土湿木郁，不能疏泄也。时复冒者，饮阻阳气，升浮无根也。此宜与茯苓桂枝五味甘草汤，治其冲气，茯苓、桂枝，泻水而下乙木之冲，甘草、五味③，培土而降辛金之逆也。

茯苓桂枝五味甘草汤百五④

茯苓四两　桂枝四两，去皮　五味半升⑤
甘草三两，炙

上四味，以水八升，煮取三升，去

---

① 布　原作"喘"，据闽本改。
② 故　原作"而"，据闽本改。
③ 五味　原脱，据闽本、蜀本补。
④ 百五　原脱，据目录、闽本、蜀本补。
⑤ 升　原作"斤"，形近之误，据集成本、石印本、《金匮要略·痰饮咳嗽病脉证并治第十二》改。

滓，分①温三服。

痰饮咳嗽三十四

冲气即低，而反更咳胸满者，用桂苓五味甘草汤去桂加干姜细辛，以治其咳满。

服桂苓五味甘草后，冲气即低，而反更咳嗽而胸满者，乙木虽降，而辛金更逆也。用桂苓五味甘草去桂加干姜、细辛，利肺而降逆，以治其咳满也。

苓甘五味姜辛汤百六②

茯苓四两　五味半升　甘草三两　干姜三两　细辛三两

上五味，以水八升，煮取三升，去滓，温服半升，日三服。

痰饮咳嗽三十五

咳满即止，而更复渴，冲气复发者，以细辛干姜为热药也，服之当遂渴，而渴反止者，为支饮也，支饮者，法当冒，冒者必呕，呕者复内半夏，以去其水。

服苓甘五味姜辛后，咳满即止。设其更觉发渴，冲气复发者，以细辛干姜，本为热药，服之热伤肺津，应当遂时作渴，津亡燥动，风木乃发。若渴反止者，此为支饮内停也。支饮格其阳气，法当昏冒。冒者胃气升逆，必作呕吐。呕者复内半夏，以去其水饮，而止呕吐也。

苓甘五味加姜辛半夏汤百七③

茯苓四两　甘草三两　五味半升　干姜三两　细辛三两　半夏半升

上六味，以水八升，煮取三升，去滓，温服半升，日三服。

痰饮咳嗽三十六

水去呕止，其人形肿者，加杏仁主之。其证应内麻黄，以其人遂痹，故不内之。若逆而内之者，必厥。所以然者，以

其人血虚，麻黄发其阳故也。眉批：似宜用青龙，却不敢用麻黄，故仿小青龙，去麻、桂、白芍，而加苓、杏。

服苓甘五味姜辛半夏后，水去呕止，其人形肿者，此卫气之郁，宜加杏仁，利肺壅而泻卫郁。肿家应用麻黄，以泻卫气，以其人服小青龙后，阳随汗泄，手足麻痹，故不内之。若逆而内之者，必手足厥冷。所以然者，以汗泻血中温气，其人阴中之阳已虚，麻黄复泻其血中之阳气故也。

苓甘五味加姜辛半夏杏仁汤百八④

细辛三两　甘草三两　五味半升　干姜三两　茯苓四两　半夏半升　杏仁半升，去皮

上七味，以水一斗，煮取三升，去滓，温服半升，日三服。

痰饮咳嗽三十七

若面热如醉，此为胃热上冲熏其面，加大黄以利之。

服小青龙后，其面翕热如醉，此胃热上冲，熏蒸其面。若服苓甘五味姜辛半杏之后，此证犹存，宜加大黄以利之，则胃热清矣。

苓甘五味加姜辛半杏大黄汤百九⑤

茯苓四两　甘草三两，炙　五味半升　干姜三两　细辛三两　半夏半升，洗　杏仁半升，去皮尖　大黄三两

上八味，以水一斗，煮取三升，去滓，温服半升，日三服。

---

① 分　原脱，据闽本、蜀本、集成本、《金匮要略·痰饮咳嗽病脉证并治第十二》补。
② 苓甘五味姜辛汤百六　原作"桂枝五味甘草去桂加干姜细辛汤"，据闽本、蜀本、《金匮要略·痰饮咳嗽病脉证并治第十二》改。
③ 百七　原脱，据目录、闽本、蜀本补。
④ 百八　原脱，据目录、闽本、蜀本补。
⑤ 百九　原脱，据目录、闽本、蜀本补。

附　方

外台茯苓饮七[1]　眉批：《外台秘要》，唐·王焘撰，方多古人秘方，与《千金》并传，可备采择。治心胸中有停痰宿水，自吐出水后，心胸间虚，气满，不能食，消痰气，令能食。

茯苓三两　人参三两　白术三两　枳实二两　橘皮二两半　生姜四两

上六味，以水六升，煮取一升八合，分温三服，如人行八九里进之。

---

[1]　七　原脱，据目录补。

金匮悬解卷十五

东莱都昌黄元御解

内伤杂病①

肺痿肺痈咳嗽上气 十三章②

肺痿、肺痈者，咳嗽上气之标，咳嗽上气者，肺痿、肺痈之本。肺痿之病，内亡津液而伤火燥，肺痈之病，外感风邪而伤湿热，溯其原委，即咳嗽上气之积渐而成者，而咳嗽上气之由来，则因于胃气之逆也，故仲景诸方，温凉补泻，立法非一，而总以中气为主。未有土死而金生者，亦未有土生而金死者，见子而顾母，仲景诸方，未尝泻金而败土也。

盖咳嗽痰喘，悉缘中气之败，后世庸工，但知清金泻火，不知照顾中气，其下者，复加以滋阴补水之药，中气沦亡，未有不死者。虚劳咳嗽，未必即死，而最难逃者，庸工之毒手。横览夭枉，惕目惊心，天乎？人乎？可不解也。

肺痿肺痈 五章③

肺　痿　一

问曰：热在上焦者，因咳为肺痿，肺痿之病，从何得之？师曰：或从汗出，或从呕吐，或从消渴小便利数，或从便难，又被快药下利，重亡津液，故得之。曰：寸口脉数，其人咳④，口中反有浊唾涎沫者何？师曰：为肺痿之病。若口中辟辟燥，咳即胸中隐隐痛，脉反滑数，此为肺痈，咳唾脓血。脉数虚者为肺痿，数实者为肺痈。

热在上焦者，因咳嗽而为肺痿，肺痿之病，由于津亡而金燥也。溯其原来，或从汗出而津亡于表，或从呕吐而津亡于里，或从消渴便数而津亡于前，或从胃燥便难，津液原亏，又被快药下利，重亡津液而津亡于后，故得之也。寸脉虚数，咳而口中反有浊唾涎沫者，此为肺痿。若口中辟辟干燥，咳即胸中隐隐作痛，脉反滑数，此为肺痈。脉数而虚者，为肺痿，脉数而实者，为肺痈。肺痿因于燥热，故数虚而无脓，肺痈因于湿热，故数实而有脓也。

盖痿者，痿软而不振也。人之所以精神爽健者，肺气清也，肺热而金烁，则气耗而体倦，是以痿靡而废弛也。《素问·痿论》：肺主身之皮毛，肺热叶焦，则皮毛虚弱急薄，着则生痿躄也。肺者，脏之长也，心之盖也，有所失亡，所求不得，则发肺鸣，鸣则肺热叶焦，故曰五脏因肺热叶焦，发为痿躄，此之谓也。五脏各有痿，而五脏之痿，则以肺痿为根。缘肺主气而气化津，所以浸灌五脏，五脏之气，皆受于肺，气耗而津枯，五脏失滋，是以痿也。五脏之痿，因于肺热，而肺热之

---

① 内伤杂病　原脱，据闽本、蜀本补。
② 十三章　原脱，据目录补。
③ 肺痿肺痈五章　原脱，据目录补。
④ 其人咳　原脱，据闽本、蜀本、本节黄解、《金匮要略·肺痿肺痈咳嗽上气病脉证并治第七》补。

由，则又原于阳明之燥，故治痿独取阳明。阳明虽化气于燥金，而燥金实受气于阳明，以金生于土故也。

肺痈二

问曰：病咳逆，脉之何以知其为肺痈？当有血脓，吐之则死。其脉何类？师曰：寸口脉微而数，微则为风，数则为热，微则汗出，数则恶寒，风中于卫，呼气不入，热过于营，吸而不出，风伤皮毛，热伤血脉，风舍于肺，其人则咳，口干喘满，咽燥不渴，多唾浊沫，时时振寒，热之所过，血为之凝滞，蓄结痈脓，吐如米粥，始萌可救，脓成则死。

寸口脉微而数，微则为风泄于表，数则为热郁于里。微为风泄，则窍开而汗出，数为热郁，则阴束而恶寒。风则伤卫，风愈泄而卫愈闭，呼气不能入，热则伤营，卫郁闭而营莫泄，吸气不能出也（出气为呼，风泄于外，譬犹呼气，泄而不开，是呼气不入。入气为吸，气闭于内，譬犹吸气，闭而不泄，是吸气不出）。风邪外伤其皮毛，热邪内伤其血脉。风伤皮毛，故风舍于肺，皮毛闭塞，肺气壅阻，则生咳嗽，口干喘满，咽燥不渴，多吐浊沫，时时振寒。热伤血脉，故热过于营，血脉凝滞，瘀蒸腐败，化为痈脓，痈脓蓄结，吐如米粥。始萌可救，脓成则死，盖肺痈之病，因胸膈湿盛，外感风邪，肺气壅遏，湿郁为热，表则寒热兼作，里则瘀浊淫蒸，营血腐烂，化而为脓，久而肺脏溃败，是以死也。

肺痿三

肺痿，吐涎沫而不咳者，其人不渴，必遗尿，小便数，所以然者，以上虚不能制下故也，此为肺中冷，必眩，多涎唾，甘草干姜汤以温之。若服汤已渴者，属消渴。

肺痿之病，金被火刑，必咳而渴，若但吐涎沫而不咳者，则其人不渴，必当遗尿而小便数。所以然者，以上虚不能制下，气不摄水故也。此为肺中寒冷，必头目眩晕，多吐涎唾。以其肺胃寒滞，阳不归根，是以发眩。气不四达，是以多涎。甘草干姜汤，甘草补中而培土，干姜温肺而降逆也。（此肺痿之寒者）

甘草干姜汤百十[1]　（方见《伤寒·太阳》）

甘草四两　干姜二两

上㕮咀，以水三升，煮取一升五合，去滓，分温再服。原方阙载，取《伤寒》补。

肺痈四

咳而胸满，振寒，脉数，咽干不渴，时出浊唾腥臭，久久吐脓如米粥者，为肺痈，桔梗汤主之。

咳而胸满，振寒者，肺气郁阻，阳为阴闭也。脉数者，肺气不降，金被火刑也。咽干不渴者，咽燥而肺湿也。时出浊唾腥臭者，肺金味辛而气腥，痰涎瘀浊，郁蒸而腐化也。久而痈脓上吐，形如米粥，此为肺痈。桔梗汤，桔梗行瘀而排脓，甘草泄热而保中也。

桔梗汤百十一[2]　（方见《伤寒·少阴》）

桔梗一两　甘草二两

上二味，以水三升，煮取一升，分温再服，则吐脓血也。

肺痈五

肺痈，喘不得卧，葶苈大枣泻肺汤

---

① 百十　原脱，据目录、闽本、集成本补。
② 百十一　原脱，据目录、闽本、集成本补。

主之。

肺痈，喘不得卧，肺郁而气逆也。此缘土虚湿旺，浊气痞塞，腐败瘀蒸，肺无降路。葶苈大枣泻肺汤，大枣补脾精而保中气，葶苈破肺壅而排脓秽也。

葶苈大枣泻肺汤百十二①

葶苈熬令黄色，捣，丸如② 弹子大　大枣十二枚

上，先以水三升煮枣③，取二升，去枣，内葶苈，煮取一升，顿服。

咳嗽上气八章④

咳嗽上气六

上气喘而躁者，为肺胀，欲作风水，发汗则愈。

咳嗽上气，喘而躁烦者，此为肺胀而气阻也。气为水母，此欲作风水，以风中皮毛，遏闭肺气，不能调水道而输膀胱也。《素问·五脏生成论》：咳嗽上气，厥在胸中，过在手阳明太阴。手阳明升则化气，手太阴降则化水，咳嗽上气，辛金不降，无以行水，欲作风水之兆也。发汗以泻其皮毛而消肺胀，则愈矣。

咳嗽上气七

上气，面浮肿，肩息，其脉浮大，不治，又加利尤甚。

咳嗽上气，壅于头面，是以浮肿，喘息肩摇，是谓肩息，其脉浮大者，阳根下绝，此为不治。又加下利，中气败泄，尤为甚也。

咳嗽上气八

咳而上气，此为肺胀，其人喘，目如脱状，脉浮大者，越婢加半夏汤主之。

咳而上气，此为肺气胀满，其人喘阻，肺气上冲，目如脱状，脉浮大者，是表邪外束而里气上逆也。越婢加半夏汤，姜、甘、大枣，培土而和中，石膏、麻黄，清金而发表，半夏降逆而下冲也。

越婢加半夏汤百十三⑤

麻黄六两　石膏半斤　甘草二两　大枣十五枚　生姜三两　半夏半升

上六味，以水六升，先煮麻黄，去上沫，内诸药，煮取三升，分温三服。

咳嗽上气九

肺胀，咳而上气，烦躁而喘，脉浮者，心下有水，小青龙加石膏汤主之。

肺胀，咳而上气，烦躁而喘，脉浮者，此心下有水，阻格金火降路，气阻而发喘咳，肺热而生烦躁也。小青龙加石膏汤，甘草、麻、桂，补中气而泻营卫，芍药、半夏，清胆火而降胃逆，姜、辛、五味，下冲气而止咳喘，石膏凉肺蒸而除烦躁也。积水化汗而外泄，诸证自愈矣。

小青龙加石膏汤百十四⑥

麻黄三两　桂枝三两　甘草三两　芍药三两　半夏半升⑦　细辛三两　干姜三两　五味半升　石膏二两

上九味，以水一斗，先煮麻黄，去上沫，内诸药，煮取三升，强人服一升，羸者减之，日三服，小儿服四合。

咳嗽上气十

咳而脉浮者，厚朴麻黄汤主之。咳而脉沉者，泽漆汤主之。

咳而脉浮者，其病在上，是表邪外

① 百十二　原脱，据目录、闽本、集成本补。
② 如　原脱，据闽本补。
③ 枣　原脱，据闽本、集成本、《金匮要略·肺痿肺痈咳嗽上气病脉证并治第七》补。
④ 咳嗽上气八章　原脱，据目录补。
⑤ 百十三　原脱，据目录、闽本、集成本补。
⑥ 百十四　原脱，据目录、闽本、集成本补。
⑦ 升　原作"斤"，形近之误，据蜀本、《金匮要略·肺痿肺痈咳嗽上气病脉证并治第七》改。

束，里气上逆，肺金郁格而不降也。厚朴麻黄汤，麻黄发表而散寒，石膏、小麦，清金而润燥，朴、杏、姜、辛、半夏、五味，破壅而降逆也。咳而脉沉者，其病在下，是水邪上泛，相火壅阻，肺金伤克而不归也。泽漆汤，人参、甘草，补中而培土，生姜、半夏，降逆而驱浊，紫参、白前，清金而破壅，桂枝、黄芩，疏木而泻火，泽漆决瘀而泻水也。（"脉法"：浮为在表，表有寒邪，故用麻黄）

厚朴麻黄汤百十五①

厚朴五两　杏仁半升　半夏半升　干姜二两　细辛二两　五味半升　石膏如鸡子大　小麦一升　麻黄四两

上九味，以水一斗二升，先煮小麦熟，去滓，内诸药，煮取三升，温服一升，日三服。

泽漆汤百十六②

泽漆一升，以东流水五斗，煮取一斗五升　人参三两　甘草三两　生姜五两　半夏半升　白前五两　紫参五两　桂枝三两　黄芩三两

上九味，㕮咀，内泽漆汁中，煮取五升，温服五合，至夜尽。

咳嗽上气十一

咳而上气，喉中水鸡声，射干麻黄汤主之。

风寒外闭，肺气郁阻，逆冲咽喉，泻之不及，以致呼吸堵塞，声如水鸡。此缘阳衰土湿，中气不运，一感外邪，里气愈郁，胃土上逆，肺无降路，而皮毛既阖，不得外泄，是以逆行上窍，冲塞如此。射干麻黄汤，射干、紫菀、款冬、五味、细辛、生姜、半夏，下冲逆而破壅塞，大枣补土而养脾精，麻黄发汗而泻表寒也。此即伤风齁喘之证。

射干麻黄汤百十七③

射干十二枚　紫菀三两　款冬三两　五

味半升　细辛三两　生姜四两　半夏半升　大枣七枚　麻黄四两

上九味，以水一斗二升，先煮麻黄两沸，去上沫，内诸药，煮取三升，分温三服。

咳嗽上气十二

火逆上气，咽喉不利，止逆下气者，麦门冬汤主之。

土虚胃逆，相火莫降，刑克辛金，肺气逆冲，上窍壅塞，故火逆上气，咽喉不利。麦门冬汤，甘、枣、参、粳，补中而化气，麦冬、半夏，清金而降逆也。

麦门冬汤百十八④

麦门冬七升　半夏一升　人参二两　甘草二两　粳米三合　大枣十二枚

上六味，以水一斗二升，煮取六升，温服一升，日三夜一服。

咳嗽上气十三

咳逆⑤上气，时时唾浊，但坐不得眠，皂荚丸主之。

咳逆上气，时时唾浊，但能坐而不得眠，此肺气之壅闭也。皂荚丸，利气而破壅，故能主之。

皂荚丸百十九⑥

皂荚八两，刮去皮，用酥炙

上一味，末之，蜜丸梧子大，以枣膏和药，服三丸，日三夜一服。

---

① 百十五　原脱，据目录、闽本、集成本补。
② 百十六　原脱，据目录、闽本、集成本补。
③ 百十七　原脱，据目录、闽本、集成本补。
④ 百十八　原脱，据目录、蜀本、集成本补。
⑤ 逆　原作"嗽"，据闽本、本节黄解、《金匮要略·肺痿肺痈咳嗽上气病脉证并治第七》改。
⑥ 百十九　原脱，据目录、闽本、集成本补。

附　方

千金生姜甘草汤八[1]　治肺痿咳唾涎沫不止，咽燥而渴。

生姜五两　甘草四两　人参三两　大枣十五枚

上四味，以水七升，煮取三升，分温三服。

千金炙甘草汤九[2]（方见《伤寒·少阳》）[3]

治肺痿涎唾多，心中温温液液者。方在"虚劳"。

外台桔梗白散十[4]（方见《伤寒·太阳》）　治咳而胸满，振寒脉数，咽干不渴，时出浊唾腥臭，久久吐脓如米粥者，为肺痈。

桔梗三分　贝母三分　巴豆一分，去皮，熬，研如脂

上三味，为散，强人饮服半钱匕，羸者减之。病在膈上者，吐脓，在膈下者，泻出。若下多不止，饮冷水一杯，即定。

肺痈，胸胀满，一身面目浮肿，鼻塞，清涕出，不闻香臭酸辛，咳逆上气，喘鸣迫塞，葶苈大枣泻肺汤主之。（此条[5]系黄氏所缺，依《要略》本补之[6]）

---

① 八　原脱，据目录补。
② 九　原脱，据目录补。
③ 《伤寒·少阳》　指《伤寒悬解·少阳经下篇》。
④ 十　原脱，据目录补。
⑤ 条　原脱，据蜀本及上下文义补。
⑥ 肺痈……补之　原阙，据闽本、蜀本补。

金匮悬解卷十六

东莱都昌黄元御解

内伤杂病①

胸痹心痛短气　九章②

胸痹、心痛之病，浊阴逆犯清阳，责在肝肾之阴盛，心肺之阳虚，而其原，总由于中气之败。胃逆则浊阴不降，脾陷则清阳不升，是寒水凌火，风木贼土之根本也。阳宜降也，阳中之浊气宜降而清气不宜降，阴宜升也，阴中之清气宜升而浊气不宜升。浊气升而清气降，则阳陷于下而阴填于上，清虚冲和之位，变而为痞满结硬之所，阴贼横逆，宫城填塞，君主失守，阳神奔败，此胸痹、心痛所由也。

失升降之职，易阴阳之部，非缘中气亏败，何至于此！仲景于散结开痹之中而示人参一汤，所谓握要而警策者矣。

胸痹心痛一

师曰：夫脉当取太过不及，阳微阴弦，即胸痹③而痛，所以然者，责其极虚也，今阳虚知在上焦，所以胸痹心痛者，以其阴弦故也。

诊脉当取其太过不及，以定虚实。寸为阳，尺为阴，寸旺于尺，人之常也，寸微是阳虚于上，尺弦是阴盛于下。弦为肝脉，应见于左关，尺弦者，水寒不能生木，木郁于水而不升也。木不升则脾必陷，肝脾所以升清阳，肝脾郁陷，清阳不

升，是寸之所以微也。阳不敌阴，则阴邪上犯，浊气填塞，是以胸痹，宫城逼窄，是以心痛。所以然者，责其上焦之清阳极虚。阳在上，今寸微阳虚，因知病在上焦。其上焦所以胸痹而心痛者，以其尺脉之弦，阴盛而侵微阳，上凌清位，窒塞而不开，冲击而不宁也。（此脉之不及而病虚者）

胸痹短气二

平人无寒热，短气不足以息者，实也。

若夫平人外无寒热之表证，忽而短气不足以息者，此必隧道壅塞而不通，或有宿物阻格而不达，是实证也。实则宜泻，当以行瘀开闭之方，除旧布新之法，排决郁陈，则气降而息顺矣。（此脉之太过而病实者）

胸痹心痛短气三

胸痹之病，喘息咳唾，胸背痛，短气，寸口脉沉而迟，关上小紧数，栝蒌薤白白酒汤主之。

胸痹之病，凡喘息咳唾，即胸背疼④痛，短气喘促，寸口之脉沉而迟，关上之脉小而紧数，是中气不运，浊阴上逆，气

---

① 内伤杂病　原脱，据闽本、蜀本补。
② 九章　原脱，据目录补。
③ 胸痹　原作"痹脾"，闽本、蜀本、集成本节黄解、《金匮要略·胸痹心痛短气病脉证并治第九》改。
④ 疼　原作"瘀"，形近之误，据本节经文、闽本改。

道痞塞而不通也。栝蒌薤白白酒汤，栝蒌涤瘀而清烦，薤白、白酒，开壅而决塞也。

栝蒌薤白白酒汤百二十①

栝蒌实一枚，捣　薤白三两　白酒七斤

上三味，同煮取二升，分温再服。

胸痹心痛四

胸痹不得卧，心痛彻背者，栝蒌薤白半夏汤主之。

胸痹不得眠卧，心痛彻背者，是阴邪上填，冲逼心宫，而胸膈痹塞，气无前降之路，膈上莫容，是以后冲于脊背也。栝蒌薤白半夏汤，栝蒌涤瘀而清烦，薤白、白酒、半夏，破壅而降逆也。

栝蒌薤白半夏汤百二十一②

栝蒌实一枚，捣　薤白三两　白酒一斗
半夏半升③

上四味，同煮取四升，温服一升，日三服。

胸痹心痛五

胸痹，心中痞，留气结在胸，胸满，胁下逆抢心，枳实薤白桂枝汤主之，人参汤亦主之。

胸痹，心中痞塞，浊气留结在胸，胸膈壅闷，胁下气逆，上抢于心，是皆胆胃逆升，浊阴不降之故也。枳实薤白桂枝汤，枳、朴、薤白，破壅塞而消痹结，栝蒌、桂枝，涤浊瘀而下冲气也。人参汤，参、术，燥土而益气，姜、甘，温中而缓急，亦主治之。

枳实薤白桂枝汤百二十二④

枳实四枚　厚朴四两　栝蒌一枚，捣
薤白半斤　桂枝一两

上五味，以水五升，先煮枳实、厚朴，取二升，去滓，内诸药，煮数沸，分温三服。

人参汤百二十三⑤

人参三两　白术三两　甘草三两　干姜三两

上四味，以水八升，煮取三升，温服一升，日三服。

胸痹短气六

胸痹，胸中气塞，短气，茯苓杏仁甘草汤主之，橘枳生姜汤亦主之。

胸痹，胸中气塞，短气，是土湿胃逆，浊气痞塞，肺无降路，是以短气。肺气埋塞，则津液凝瘀，而化痰涎。茯苓杏仁甘草汤，杏仁利气而破壅，苓、甘，补土而泻湿也。橘枳生姜汤，橘皮破凝而开郁，枳、姜，泻满而降浊也。

茯苓杏仁甘草汤百二十四⑥

茯苓三两　杏仁五十枚　甘草一两

上三味，以水一斗，煮取五升，温服一升，日三服。不差，更服。

橘枳生姜汤百二十五⑦

橘皮一斤　枳实三两　生姜半斤

上三味，以水五升，煮取二升，分温再服。

胸痹七

胸痹缓急者，薏苡附子散主之。

胸痹缓急者，水土湿寒，浊阴上逆，肺气郁阻，胸膈闭塞。证有缓急不同，而总属湿寒。薏苡附子散，薏苡泻湿而降浊，附子驱寒而破壅也。

薏苡附子散百二十六⑧

---

① 百二十　原脱，据目录、闽本、蜀本补。
② 百二十一　原脱，据目录、闽本、蜀本补。
③ 升　原作"斤"，形近之误，据石印本、《金匮要略·胸痹心痛短气病脉证并治第九》改。
④ 百二十二　原脱，据目录、闽本、蜀本补。
⑤ 百二十三　原脱，据目录、闽本、蜀本补。
⑥ 百二十四　原脱，据目录、闽本、蜀本补。
⑦ 百二十五　原脱，据目录、闽本、蜀本补。
⑧ 百二十六　原脱，据目录、闽本、蜀本补。

薏苡十五两　附子十枚，炮

上二味，杵为散，服方寸匕，日三服。

胸痹心痛八

心中痞，诸逆，心悬痛，桂枝生姜枳实汤主之。

心中痞塞，诸气上逆，心悬作痛，以胆胃不降，胸膈郁满，阻碍厥阴升路，冲击作疼。桂枝生姜枳实汤，枳、姜①，降浊而泻痞，桂枝疏木而下冲也。

桂枝生姜枳实汤百二十七②

桂枝三两　生姜三两　枳实五两

上三味，以水六升，煮取三升，分温三服。

胸痹心痛九

心痛彻背，背痛彻心，乌头赤石脂丸主之。

寒邪冲逆，凌逼心君，故心背彻痛。乌头赤石脂丸，乌、附、椒、姜，驱寒邪而降逆，赤石脂护心君而止痛也。

乌头赤石脂丸百二十八③

乌头一分，炮　蜀椒一分（一法二分）
干姜一两（一法一分）　附子半两（一法一分）
赤石脂一两（一法二分）

上五味，末之，蜜丸如梧子大，先食服一丸，日三服。不知，稍加服。

附　方

九痛丸十一④　治九种心痛。兼治卒中恶，腹胀满，口不能言。又治连年积冷，流注，心胸痛，并冷气上冲。落马坠车等皆主之。

附子三两，炮　巴豆一两，去皮，熬，研如脂⑤　生狼牙一两　吴茱萸一两　人参一两
干姜一两

上六味，末之，炼蜜丸如梧子大，酒下，强人初服三丸，日三服，弱者服二丸。

狼牙，疮家敷洗之药，用之心痛方中，甚属无谓。去此一味，换橘皮一两，减巴豆十分之七可也。

---

① 姜　原作"实"，据蜀本、集成本改。
② 百二十七　原脱，据目录、闽本、蜀本补。
③ 百二十八　原脱，据目录、闽本、蜀本补。
④ 十一　原脱，据目录补。
⑤ 脂　原作"膏"，据蜀本、《金匮要略·胸痹心痛短气病脉证治第九》改。

金匮悬解卷十七

东莱都昌黄元御解

内伤杂病①

腹满寒疝宿食二十五章②

腹满③、寒疝、宿食，病之相因者也。寒水风木之邪，合而贼土，土湿脾陷，迫于风木之侵，滞塞不运，是以胀满，所谓肾气实则胀者（《素问》语），虽寒水之侮土，其中未尝无木邪也。风木上郁而克湿土，则为胀满，风木下郁而陷寒水，则为疝瘕，寒疝者，风木之下郁于寒水而凝结者也。土之所以化谷者，火也，寒盛火衰，水谷不化，是谓宿食，宿食既停，壅遏中气，变虚而为实，故宜攻下，攻下虽行，而其始实属寒因。则此三证，悉以寒为病本，总因于少阴之胜，趺阳之负也。

腹满十七章④

腹 满 一

趺阳脉微弦，法当腹满，不满者，必便难，两胠疼痛，此虚寒从下上也，当以温药服之。

趺阳，胃脉，在足跗上（即冲阳也）。微弦者，肝胆之气也。脉见微弦，则木邪克土，戊土贼于甲木，胃逆而浊气不降，法当腹满，若不腹满者，则甲木不贼戊土，乙木必贼己土，脾陷而清气不

升，法当便难，以脾陷肝郁，不能行其疏泄之令也。肝胆之脉，行于胁肋，若见两胠疼痛，此虚寒之气从下而上也。当以温药服之，温暖水土，以舒木气也。盖木生于水，木气之郁，必因水寒，水位在下，木位在左右胁肋之间，两胠疼痛，是木气之郁，此必寒水之气从下而上侵于木位也。

腹 满 二

寸口脉弦者，即胁下拘急而痛，其人啬啬恶寒也。

趺阳以候阳明，寸口以候太阴，寸口脉弦者，肝木之克脾土也。木邪郁迫，经气不舒，故胁下拘急而痛。木郁阳陷，阴邪外束，其人当啬啬恶寒也（啬啬者，皮毛振悚，战栗不宁之义也）。此申明上章之义也。

腹 满 三

腹满时减，复如故，此为寒，当与温药。

阳清而阴浊，清则通而浊则塞，中气痞塞，是以满也。腹满时减，复如故者，阳有时而复，故减，阴有时而胜，故复如故。阴易胜而阳难复，是以减不逾时而旋即如故。此为阴胜而内寒，非有陈宿之阻格，当与温药，以驱寒邪也。

---

① 内伤杂病　原脱，据闽本、蜀本补。
② 二十五章　原脱，据目录补。
③ 满　原作"疼"，据标题、闽本、蜀本改。
④ 腹满十七章　原脱，据目录补。

腹 满 四

夫中寒家，喜欠，其人清涕出，色和者，善嚏。

欠者，开口出气。《灵枢·口问》：卫气昼行于阳，夜行于阴，阴者主夜，夜者卧。阳者主上，阴者主下，故阴气积于下。阳气未尽，阳引而上，阴引而下，阴阳相引，故数欠。中寒之家，阴气下盛，招引阳气，引则阳陷，而阳性升浮，随引即升，一陷一升，是以有欠，常引常升，故喜欠也。缘其阴盛阳衰，升气少而降令多，不必日暮而阴常司权故也。清涕出者，肺气之上熏也，肺气郁阻，不得下达，则上熏鼻窍，而生清涕。鼻孔窄狭，积气不能畅泄，故冲激而为嚏喷。以其中气虚寒，枢轴不运，肺无下降之路，因而逆行上窍，肺气熏冲，是以清水常流而嚏喷恒作。然欲涕而即出，犹是上焦阳气之稍盛者，阳稍盛，则颜色和也。

腹 满 五

中寒，其人下利，以里虚也，欲嚏不能，此人肚中寒。

中寒，其人大便下利，以其里阳之虚也。若欲嚏不能，此人肚中阳虚而寒盛也。《灵枢·口问》：阳气和利，满于心，出于鼻，则为嚏。嚏者，肺气逆行，蓄极而通，而泄路迫狭，故激而为响。至于欲嚏不能，则气虚寒盛，较上之善嚏者，又不如也。

腹 满 六

病者痿黄，燥而不渴，胸中寒实而利不止者，死。

病者痿弱发黄，咽喉干燥而实不觉渴，是湿旺而土郁也。土气困乏，则痿靡不振。木气不达，则入土化黄（木主五

色，入土为黄）。木郁风动，则咽喉干燥。水胜土湿，则不渴①。若胸中寒实而下利不止者，火渐金冷，土败木贼，阳无复机，必主死也。

腹 满 七

夫瘦人绕脐痛，必有风冷，谷气不行，而反下之，其气必冲，不冲者，心下则痞。

瘦人阳气衰乏，绕脐痛楚，腹中必有风②冷之邪壅遏，谷气不得运行，寒水风木，合而贼土，冲突击撞，是以痛也。而反下之，败其微阳，阴邪无制，其气必冲。若不冲于膈上，必填于心下，心下痞硬之证，于是作也。

腹 满 八

其脉数而紧乃弦，状如弓弦，按之不移，脉数弦者，当下其寒。脉紧大而迟者，必心下坚。脉大而紧者，阳中有阴，可下之。

其脉数而兼紧，此乃弦脉，其状如弓弦硬直，按之不能移动，是中气虚寒，木邪克土之诊。脉数弦者，寒气凝结，当以温药下其积寒。脉紧大而迟者，浊阴上逆，必心下痞坚。以大为阳明之脉，胃气上逆，壅碍胆经降路，甲木逼迫，胃口结滞，故心下坚硬。紧大而迟，则心下之坚，全是阴邪结聚。缘阳位一虚，则阴邪乘虚而上凑，非冲塞于胸膈，则痞结于心下也。凡脉大而紧者，是为阳中有阴，可以温药下之。《伤寒·脉法》：紧则为寒，内外之寒，皆令脉紧。外紧而内大者，阴盛而外束也，阳为阴束，鼓宕不能外发，故内大而为紧。内紧而外大者，阴盛而内

①　不渴　其上原衍"脏腑"二字，据蜀本删。
②　风　原作"寒"，据闽本、蜀本、本节经文改。

格也，阳为阴格，浮动不能内交，故外大而内紧。积阴内凝，非下不去，是以可下。下宜温药，大黄附子汤是其法也。

腹满 九

病者腹满，按之不痛为虚，痛者为实，可下之，舌黄未下者，下之黄自去。

病者腹中胀满，按之不痛为虚，虚满而未至滞塞也，痛者为实，实满而已至壅阻也。陈宿凝瘀，是可下之。舌黄者，湿气乘心，故舌起黄胎，以心窍于舌，土性湿而色黄也。痛满因于气滞，气滞必缘土湿，舌胎黄色，湿之外候，其未下者，下之湿气内泻，则黄色外退矣。

腹满 十

腹中寒气，雷鸣切痛，胸胁逆满，呕吐，附子粳米汤主之。

腹中寒气，雷鸣切痛者，水寒木郁，肝气梗涩，而怫怒冲突，必欲强行，气转肠鸣，声如雷引，排触击撞，是以痛切。胸胁逆满，呕吐者，胆胃上逆，经络壅塞，浊气熏冲，则生呕吐。附子粳米汤[1]，粳米、甘、枣，补土而缓中，半夏、附子，降逆而驱寒也。

附子粳米汤百二十九[2]

附子一枚，炮　半夏半升　甘草一两
大枣十枚　粳米半升

上五味，以水八升，煮米熟汤成[3]，去滓，温服一升，日三服。

腹满 十一

心胸中大寒痛，呕不能饮食，腹中寒，上冲皮起，出见有头足，上下痛而不可触近，大建中汤主之。

心胸大寒痛，呕不能饮食者，土火俱败，寒水上凌，胃气奔逆，不能下降也。腹中寒气，上冲皮起，头足出见，上下走

痛，而不可触近者，寒水与风木合邪，肆行无畏，排击冲突，势不可当也。大建中汤，胶饴、人参，培土而建中，干姜、蜀椒，补火而温寒也。

大建中汤百三十[4]

干姜四两　蜀椒二合，炒去汗　人参一两

上三味，以水四升，煮取二升，去滓，内胶饴一升，微火煎取一升半，分温再服，如一炊顷，可饮粥二升，后更服，当一日食糜粥，温覆之。

腹满 十二

寒气厥逆，赤丸主之。

寒气厥逆，寒气在内，手足厥冷也。四肢秉气于脾胃，寒水侮土，四肢失秉，是以厥逆。寒水上凌，心火渐败，是宜泻寒水而护心君[5]。赤丸，茯苓、乌头，泻水而驱寒湿，半夏、细辛，降浊而下冲气，真朱，保护心君而止疼[6]痛也。

赤丸百三十一[7]

茯苓四两　乌头二两　半夏四两　细辛一两

上四味，末之，内真朱为色，炼蜜丸如麻子大，先食酒下三丸，日再夜一服。不知，稍增之，以知为度。真朱即朱砂，非宝珠也[8]。

腹满 十三

胁下偏痛，发热，其脉紧弦，此寒也，以温药下之，宜大黄附子汤。

---

① 附子粳米汤　其下原衍"主之"二字，据闽本、蜀本、前后文例删。
② 百二十九　原脱，据目录、闽本、蜀本补。
③ 成　原脱，据闽本、蜀本补。
④ 百三十　原脱，据目录、闽本、蜀本补。
⑤ 君　原作"火"，据蜀本、集成本及下文"保护心君"改。
⑥ 疼　原作"瘀"，形近之误，据闽本、蜀本、集成本、石印本。
⑦ 百三十一　原脱，据目录、闽本、蜀本补。
⑧ 非宝珠也　原脱，据闽本、蜀本补。

胁下偏痛，发热，其脉紧弦，此脾土寒湿，肝木郁遏，以温药下其湿寒则愈矣。宜大黄附子汤，辛、附，降逆而驱寒，大黄下积而破结也。

大黄附子汤百三十二[①]

大黄三两　附子三枚，炮　细辛二两

上三味，以水五升，煮取二升，分温三服，若强人，煮取二升半，分温三服，服后如人行四五里，进一服。

腹满十四

腹满痛，发热十日，脉浮而数，饮食如故，厚朴七物汤主之。

腹满痛，发热十日，脉浮而数者，外感风邪，经脐皆郁。经气不泄，故发热脉浮。脐气不通，故腹满而痛。而饮食如故，则内证非寒。厚朴七物汤，姜、桂、甘、枣，解表而和中，枳、朴、大黄，泻满而攻里也。以小承气而合姜、桂、甘、枣，重用生姜，亦温下法也。

厚朴七物汤百三十三[②]

厚朴半斤　枳实五枚　大黄三两　桂枝二两　甘草三两　大枣十枚　生姜五两

上七味，以水一斗，煮取四升，温服八合，日三服。呕者，加半夏五合。下利，去大黄。寒多者，加生姜至半斤。

腹满十五

痛而闭者，厚朴三物汤主之。

痛而内闭不通，必郁而生热，直用寒泻，不须温下。厚朴三物汤，枳、朴，泻其满，大黄通其闭也。

厚朴三物汤百三十四[③]（此即小承气汤，而分两不同）

厚朴八两　枳实五枚　大黄四两

上三味，以水一斗二升，先煮二物，取五升，内大黄，煮取三升，温服一升[④]。以利为度。

腹满十六

腹满不减，减不足言，当须下之，宜大承气汤。方在"痉病"。

腹满时减，已复如故，此为寒也，今腹满不减，虽少减，而究不足言减，此非虚寒，是实邪也。内实，故常满而不减。当须下之，宜大承气汤也。

腹满十七

按之心下满痛者，此为实也，当下之，宜大柴胡汤。

心下满痛者，少阳之经郁迫阳明之腑也。少阳之经，由胃口而行两胁，胆胃上逆，经腑壅塞，故心下满痛。此为实也，法当下之，宜大柴胡汤，柴、芩、芍药，清解少阳之经，枳实、大黄，寒泻阳明之腑，半夏、姜、枣，降逆而补中也。

大柴胡汤百三十五[⑤]

柴胡半斤　黄芩三两　芍药三两　半夏半升，洗　生姜五两　大枣十二枚　枳实四枚，炙　大黄二两

上八味，以水一斗二升，煮取六升，去滓，再煎取三升[⑥]，温服一升，日三服。

寒疝三章[⑦]

寒疝一

腹痛[⑧]，脉弦而紧，弦则卫气不行，即恶寒，紧则不欲食，邪正相搏，即为寒

---

① 百三十二　原脱，据目录、闽本、蜀本补。
② 百三十三　原脱，据目录、闽本、蜀本补。
③ 百三十四　原脱，据目录、闽本、蜀本补。
④ 温服一升　原脱，据闽本、蜀本、《金匮要略·腹满寒疝宿食病脉证并治第十》补。
⑤ 百三十五　原脱，据目录、闽本、蜀本补。
⑥ 取三升　原脱，据闽本、蜀本及上下文义补。
⑦ 寒疝三章　原脱，据目录补。
⑧ 痛　原作"满"，据闽本、蜀本、本节黄解、《金匮要略·腹满寒疝宿食病脉证并治第十》改。

疝，寒疝绕脐痛，若发则白津出，手足厥冷，其脉沉紧者，大乌头煎主之。

腹痛，脉弦而紧者，肝脉弦，肾脉紧，寒水风木之邪，合而克土，是以腹痛。弦则木郁阳陷，阴乘阳位，外束卫气，故卫气不行。阳郁不达，是以恶寒。紧则寒水侮土，胃气上逆，故不欲食。清阳下陷，上与阴邪相争，不能透围而出，木气郁沦，永坠寒水之中，即为寒疝。疝瘕同类，皆肾肝阴邪所凝结也。寒疝之病，水木合邪，以侵土位，常苦绕脐疼痛。若发则木气疏泄，肾精不藏，溲出白液。手足厥冷，其脉沉紧者，水寒而木郁也。宜大乌头煎，蜂蜜缓急迫而润风木，乌头泻湿淫而温寒水也。（白津出，《素问·玉机真脏论》：脾传之肾，名曰疝瘕，少腹冤热而痛，出白。白津，即白淫之类也）

大乌头煎百三十六①

乌头大者五枚，熬，去皮，不咬咀

上以水三升，煮取一升，去滓，内蜜二升，煎令水气尽，取二升，强人服七合，弱人服五合。不差，明日更服，不可一日再服。

寒 疝 二

寒疝，腹中痛，逆冷，手足不仁，若身疼痛，灸刺诸药不能治，抵当乌头桂枝汤主之。

寒疝，腹中痛，手足逆冷不仁者，肾肝之邪，合而贼土，土败而四肢失养也。或身上疼痛，灸刺诸药不能治，是脏病而经亦郁，病根在里，故但以灸刺诸药治其表，不能愈也。抵当乌头桂枝汤，乌头驱寒而逐湿，桂枝疏木而通经也。

乌头桂枝汤百三十七②

乌头三枚③　桂枝三两，去皮　芍药三两
甘草二两　大枣十二枚　生姜三两

上，桂枝五味，以水七升，微火煮取三升，去滓，乌头一味，以水二升，煎减半，去滓，以桂枝汤五合合煎，令得一升后，初服二合，不知，即服三合，又不知，复加至五合。其知者，如醉状。得吐者，为中病。

寒 疝 三

寒疝，腹中痛，及胁痛里急者，当归生姜羊肉汤主之。

寒疝，腹中痛，及胁痛里急者，风木寒郁，而克湿土也。当归生姜羊肉汤，当归滋木而息风，生姜、羊肉，行郁而温寒也。

当归生姜羊肉汤百三十八④

当归三两　生姜五两　羊肉一斤

上三味，以水八升，煮取三升，温服七合，日三服。若寒多者，加生姜成⑤一斤。痛多而呕者，加橘皮二两，白术一两。加生姜者，亦加水五升，煮取三升二合⑥服之。

宿食五章⑦

宿 食 一

问曰：人病有宿食，何以别之？师曰：寸口脉浮而大，按之反涩，尺中亦微而涩，故知有宿食，大承气汤主之。方在"痓病"。

宿食在胃，郁格表阳，故寸口脉浮大。阻碍里气，故按之梗涩。尺中亦微而

---

① 百三十六　原脱，据目录、闽本、蜀本补。
② 百三十七　原脱，据目录、闽本、蜀本补。
③ 三枚　原脱，据闽本、蜀本补。
④ 百三十八　原脱，据目录、闽本、蜀本补。
⑤ 成　原脱，据蜀本、集成本、石印本补。
⑥ 合　原作"升"，据闽本、蜀本、《金匮要略·腹满寒疝宿食病脉证并治第十》改。
⑦ 宿食五章　原脱，据目录补。

涩者，尺中主里也。此段见《伤寒·可下》①　中。

宿 食 二

脉紧如转索无常者，有宿食也，脉紧，头痛风寒，腹中有宿食不化也。

脉紧如转索无常者，锤轮索转而不定，愈转则愈紧也。以水寒土湿，则食停不化，宿食在中，土气郁满，乙木抑遏，陷于寒水，不能上达，是以脉紧。甚而木郁阳陷，阴邪外乘，头痛风寒，形似外感，实乃腹中有宿食不化也。

宿 食 三

脉数而滑者，实也，此有宿食，下之愈，宜大承气汤。

脉数而滑者，宿食在中，阳气郁格，则脉滑数。

宿 食 四

下利不欲食者，此有宿食也，当下之，宜大承气汤。

此段见《伤寒·可下》②　中。宿食伤其胃气，陈腐不化，故恶闻食臭。

宿 食 五

宿食在上脘，当吐之，宜瓜蒂散。

此段见《伤寒·可吐》③　中。宿食未消，而在上脘，阻碍粮道，法当吐之，宜瓜蒂散。

瓜蒂散百三十九④（方见《伤寒·太阳》）

瓜蒂一分，熬　赤小豆一分，煮

上二味，杵为散，取一钱匕，以香豉一合，用热汤七合，煮作稀糜，去滓，取汁和散，温顿服之。不吐者，少加之，以快吐为度而止。

附 方

外台柴胡桂枝汤十二⑤　治心腹卒痛者。

柴胡四两　黄芩两半　半夏二合半　生姜两半　人参两半　甘草一两　大枣六枚　桂枝两半　芍药两半

上九味，以水六升，煮取三升，温服一升，日三服。

---

①　《伤寒·可下》　指《伤寒悬解·汗下宜忌·可下》。
②　《伤寒·可下》　指《伤寒悬解·汗下宜忌·可下》。
③　《伤寒·可吐》　指《伤寒悬解·汗下宜忌·可吐》。
④　百三十九　原脱，据目录、闽本、蜀本补。
⑤　十二　原脱，据目录补。

金匮悬解卷十八

东莱都昌黄元御解

内伤杂病①

跌蹶手指臂肿转筋
狐疝蛔虫七章②

跌蹶、手指臂肿、转筋、狐疝、蛔虫，皆寒湿之病也。跌蹶之病，寒湿在足太阳之经。手指臂肿，寒湿在手太阴之脏。转筋之病，寒湿在足厥阴之经。狐疝之病，寒湿在足少阴之经。蛔虫之病，寒湿在足厥阴之脏。凡此五者，经脏非同，而病气则同也。假使土燥而水暖，则五者不生矣。

跌蹶一章③

跌　蹶　一

师曰：病跌蹶，其人但能前，不能却，刺腨入二寸，此太阳经伤也。

病跌蹶，其人但能前，不能却者，足跌硬直，能前步而不能后移也。缘筋脉寒湿，缩急不柔，是以不能后却。阳明行身之前，筋脉松和，则能前步，太阳行身之后，筋脉柔濡，则能后移，今能前而不能却，是病不在前而在后，太阳经伤也。太阳之经，入腘中，贯腨内，出外踝，至小指之外侧，刺腨入二寸，泻太阳之寒湿，筋柔则能却矣（腨，足肚也。刺腨者，

合阳、承筋④　之间也）。此"脏腑经络篇"所谓湿伤于下，寒令脉急者也。

手指臂肿一章⑤

手指臂肿二

病人常以手指臂肿动，此人身体瞤瞤者，藜芦甘草汤主之。

手、指、臂者⑥，手三阳、三阴经之所循。手之三阴，自胸走手，手之三阳，自手走头，经气通畅则不肿，经络壅阻，不能流行，则气血蓄积，结而为肿。气壅而莫泄，故鼓郁而为动也。动则瞤瞤振摇而不宁。此以胸有瘀浊，阻格经脉，气道不通，故至于此。藜芦甘草汤，藜芦吐其瘀浊，甘草和其中气也。

藜芦甘草汤⑦　百四十
藜芦　甘草⑧
原方阙载。

---

① 内伤杂病　原脱，据闽本、蜀本补。
② 七章　原脱，据目录补。
③ 跌蹶一章　原脱，据目录。
④ 合阳、承筋　原作"承阳、合筋"，据蜀本改。
⑤ 手指臂肿一章　原脱，据目录补。
⑥ 者　闽本、蜀本、集成本作"三者，乃"，可参。
⑦ 汤　原脱，据闽本、蜀本、集成本、石印本补。
⑧ 藜芦　甘草　蜀本作"藜芦二两　甘草一两炙"，可参。

转筋—章①

转　筋　三

转筋之为病，其人臂脚直，脉上下行，微弦。转筋入腹者，鸡屎白散主之。

转筋之为病，其人臂脚硬直，不能屈伸，其脉上下直行，微带弦象，此厥阴肝经之病也。肝主筋，筋脉得湿，则挛缩而翻转也。转筋入腹，则病势剧矣。鸡屎白散，泻其湿邪，筋和而舒矣。

鸡屎白散百四十一

鸡屎白

上为散，取方寸匕，取水八合和，温服。

狐疝—章②

狐　疝　四

阴狐疝气者，偏有小大，时时上下，蜘蛛散主之。

阴狐疝气者，疝结阴囊，出没不测，状似妖狐也。左右二丸，偏有大小，时时上下，出入无常。此少阴厥阴两经之病，由水寒木陷，肝气下郁而发。蜘蛛散，蜘蛛破瘀而消肿，桂枝疏木而升陷也。

蜘蛛散百四十二

蜘蛛十四枚，熬焦　桂枝半两

上二味，为散，取八分一匕，饮和，日再服。蜜丸亦可。

蛔虫三章③

蛔　虫　五

问曰：病腹痛④，有虫，其脉何以别之？师曰：腹中痛，其脉当沉若弦，反洪大，故有蛔虫。

腹中痛者，肾肝之邪，水寒而木郁也。肾脉沉，肝脉弦，是其脉当沉若弦，乃反洪大，是木郁而生上热也。木郁热闭则虫生，故有蛔虫也。

蛔　虫　六

蛔虫之为病，令人吐涎心痛，发作有时，毒药不止，甘草粉蜜汤主之。

蛔虫之为病，令人吐涎沫而心痛，以肝心子母之脏，气通于心，其经夹胃口而贯膈，正由心旁，蛔者木气所化，木郁而上冲，故心痛也。心病则火炎而刑金，津液不布，故涎沫上涌。蛔有动止，故发作有时。毒药不止者，但知杀虫，而木郁不达也。甘草粉蜜汤，甘草补土，白粉杀虫，蜂蜜润燥而清风，滑肠而下积也。

甘草粉蜜汤百四十三

甘草二两　粉一两　蜜四两

上三味，以水三升，先煮甘草，取二升，去滓，内粉、蜜，搅令和，煎如薄粥，温服一升。差即止。

蛔　虫　七

蛔厥者，当吐蛔，令病者静，而复时烦，此为脏寒，蛔上入其膈，故烦，须臾复止，得食而呕，又烦者，蛔闻食臭⑤出，其人当自吐蛔，蛔厥者，乌梅丸主之。

此段见《伤寒·厥阴篇》。蛔厥者，有蛔虫，而四肢厥冷，其证当见吐蛔。蛔虫在内，令病者有时静，而复有时烦，此因脏寒，不能安蛔。蛔虫避寒就温，上入其膈，故烦。蛔虫得温而安，须臾复止。

---

① 转筋一章　原脱，据目录补。
② 狐疝一章　原脱，据目录补。
③ 蛔虫三章　原脱，据目录补。
④ 痛　原作"当"，据闽本、蜀本、本节黄解改。
⑤ 臭　原脱，据闽本、蜀本、《金匮要略·趺厥手指臂肿转筋阴狐疝蛔虫病脉证并治第十九》改。

及其得食，脏寒不能消化，随即呕出。呕时气冲蛔虫，蛔虫扰乱，是以又烦。蛔闻食气之[1]上，随呕而出，故其人当自吐蛔。乌梅丸，乌梅、姜、辛，杀蛔止呕而降冲，人参、桂、归，补中疏木而润燥，椒、附，暖水而温下寒，连、柏，泻火而清上热也。盖厥阴之病，水寒不能生木，木郁而热发，故上有燥热而下有湿寒。乌梅丸上清燥热而下温湿寒，蛔厥之神方也。

乌梅丸百四十四（方见《伤寒》[2]）

乌梅三百枚　细辛六两　干姜十两　人参六两　桂枝六两　当归四两　蜀椒四两，去目　附子六两，炮　黄连一斤　黄柏六两

上十味，异捣筛，合治之，以苦酒浸乌梅一宿，去核，蒸之五升米下，饭熟，捣成泥，和药令相得，内臼中，与蜜杵二千下，丸如梧子大，先食饮服十丸，日三服，稍加至二十丸。禁生冷滑臭等物。

---

[1] 之　往也。
[2] 方见《伤寒》　原脱，据目录补。

金匮悬解卷十九

东莱都昌黄元御解

外　　科

疮痈肠痈浸淫七章①

疮痈者，营卫壅阻之病也。营气得寒，血脉凝涩，壅阻卫气，蓄积结硬，卫郁热盛，肉腐为脓。脓不泻则烂筋，筋烂则伤骨，骨伤则髓消，筋骨肌肉不相荣，经脉败漏，熏于五脏，脏伤则人死矣。浅者为痈，深者为疽。痈者，营卫之壅塞于外者也，疽者，气血之阻滞于内者也。疽之外候，皮夭而坚，痈之外候，皮薄以泽，阴阳之分也。

仲景于疮痈之门，独列肿痈、肠痈二种。肿痈即痈之浅者，肠痈即疽之深者，证不多举，而义已概矣。《灵枢》"痈疽"之篇，条绪繁多，不过此两者之传变而已，无烦详引也。

疮　痈　一

诸脉浮数，应当发热，而反洒淅恶寒，若有痛处，当发疮痈。

此段见《伤寒·脉法》②。诸脉浮数，应当发热，而反洒淅恶寒，此热郁于内，不得外发，阳遏不达，故见恶寒。若有疼痛之处，则内热郁蒸，肉腐脓化，当发疮痈也。

疮　痈　二

师曰：诸痈肿，欲知有脓无脓，以手按肿上，热者为有脓，不热者为无脓。

内热盛，则蒸腐血肉而为脓。以手掩肿上，热者，是内热已盛，脓化结消，而阳气外达也，故知有脓。不热者，血肉肿结，阳郁未达，故知无脓。

疮　痈　三

问曰：寸口脉浮微而涩，法当亡血，若汗出，设不汗出者云何？曰：若身有疮，被刀斧所伤，亡血故也。

寸口脉浮微而涩，气虚则浮微，血虚则涩。法当亡血，若汗出，以汗者，气血郁蒸而外泄，汗去则血消，血消则气亡。寸口脉浮微而涩③，气血俱虚如此，是非亡血即汗出也。设不汗出，必当亡血。若夫身有疮痈，或被刀斧所伤，营血外亡，故脉如此。

肿　痈　四

肿痈者，少腹肿痞，按之即痛如淋，小便自调，时时发热，自汗出，复恶寒，其脉迟紧者，脓未成，可下之，当有血，脉洪数者，脓已成，不可下也，大黄牡丹皮汤主之。

肿痈者，少腹肿痞，痈之外在肌肉者

① 七章　原脱，据目录补。
② 《伤寒·脉法》　指《伤寒论·辨脉篇》。
③ 浮微而涩　原脱，据本节经文补。

也。肌肉臃肿，内阻肠胃之气，结而不行，故痞硬不软。按之里气愈阻，膀胱经脉壅塞，木气郁迫，故其痛如淋。病不及脐，水道无阻，故小便自调。阳气郁蒸，皮毛不阖，故发热汗出。而阳郁不能透泄，故仍复恶寒。其脉迟紧，则血肉凝塞，隧路不通。脓尚未成，可以下之，当有血也。脉洪数者，热盛脓成，不可下也。大黄牡丹皮汤，丹皮、桃仁、瓜子，排决其脓血，芒硝、大黄，洗荡其郁蒸也。

大黄牡丹皮汤百四十五

大黄四两　芒硝三合　瓜子半升　牡丹皮一两　桃仁五十枚

上五味，以水六升，煮取一升，去滓，内芒硝，再煎沸，顿服之。有脓，当下，如无脓，当下血。

肠痈 五

肠痈之为病，其身甲错，腹皮急①，按之濡，如肿状，腹无积聚，身无热，脉数，此为肠内有痈，薏苡附子败酱散主之。

肠痈者，痈之内及六腑者也。血气凝涩，外②不华肤，故其身甲错。肠胃痞胀，故腹皮紧急。壅肿在内，故按之濡塌。形如肿状，其实肌肤未尝肿硬也。病因肠间痈肿，腹内原无积聚。瘀热在里，故身上无热，而脉却甚数，此为肠内有痈也。《灵枢·痈疽》：寒邪客于经脉之中则血涩，血涩则不通，不通则卫气归之，不得复反，故痈肿。寒气化为热，热胜则腐肉，肉腐则为脓，是痈成为热，而其先则寒也。寒非得湿则不凝，薏苡附子败酱散，薏苡去湿而消滞，败酱破血而宣壅，附子温寒而散结也。

薏苡附子败酱散百四十六

薏苡十分　附子二分　败酱五分

上三味，杵为末，取方寸匕，以水二升，煎减半，顿服。小便当下。

排脓汤百四十七

甘草二两　桔梗三两　生姜二两　大枣十枚

上③四味，以水三升，煮取一升，温服五合，日再服。

排脓散百四十八

枳实十六枚　芍药六分　桔梗二分

上三味，杵为散，取鸡子黄一枚，以药散与鸡子④黄相等，揉和令相得，饮和服之，日一服。

金 疮 六

病金疮，王不留行散主之。

金疮失血，温气外亡，乙木寒湿，必生风燥。王不留行散，甘草补中，厚朴行滞，椒、姜，暖血而扶阳，芩、芍，清肝而息风，蒴藋细叶行瘀而化凝，桑根、王不留行，通经而止血也。

王不留行散百四十九

王不留行十分，八月八日采，烧　甘草十分　厚朴二分　黄芩二分　芍药二分　蒴藋细叶十分，七月七日采，烧　桑东南根白皮十分，三月三日采，烧　干姜二分　川椒三分，除目、闭口，去汗

上九味，桑皮、蒴藋、王不留行三味烧灰存性，勿令灰过，各别捣筛，合治之为散，服方寸匕。小疮则粉之，大疮但服之，产后亦可服。如风寒，桑东南根勿取之。烧灰三物，皆阴干百日。

浸淫疮 七

浸淫疮，从口流向四肢者可治，从四

① 腹皮急　原作"腹急痛"，据闽本、蜀本、《金匮要略·疮痈肠痈浸淫病脉证并治第十八》改。
② 外　原作"非"，据闽本、蜀本改。
③ 上　原脱，据闽本、蜀本补。
④ 子　原脱，据闽本、蜀本补。

肢流来入口者不可治，浸淫疮，黄连粉主之。

《素问·玉机真脏论》：夏脉太过，则令人身热而肤痛，为浸淫。"气交变论"：岁火太过，身热骨痛，而为浸淫。《灵枢·痈疽》：发于足上下，名曰四淫，四淫者，疮之淫溢于四肢，即浸淫疮之谓也。热毒浸淫，从口流向四肢者，毒散于外，故可治，从四肢流来入口者，毒结于内，故不可治。黄连粉，泻热而清火也。

黄连粉百五十

黄连

原方阙载。大概以黄连一味作粉，粉疮上，以泻毒热也。

金匮悬解卷二十

东莱都昌黄元御解

妇　人

妊娠十一章①

胎元化生，非有他也，气以煦之，血以濡之而已。气恶其滞，滞缘于湿，血恐其郁，郁因于风，妊娠养胎之要，燥土而行滞，润木而达郁，无余蕴矣。血统于乙木，气统于辛金，而肺病则湿，肝病则燥，以足厥阴主令于风木，手太阴化气于湿土，故行气以燥土为先，行血以润木为首。

仲景于妊娠之门，温凉燥润，四法俱备，大要在建中而培土。中气健旺，而后用凉润于东南，以治木火，则血调矣，用温燥于西北，以治金水，则气调矣，气血均调而胎元化育，妊娠何得有余病也。

妊娠一妊娠一

师曰：妇人得平脉，阴脉小弱，其人渴，不能食，无寒热，名妊娠，桂枝汤主之。方见"下利"。于法六十日当有此证，设有医治逆者，却一月，加吐下，则绝之。

妇人得平和之脉，而尺脉小弱，其人渴，不能食，外无寒热表证，此名妊娠。《难经》：命门者，诸神精之所舍，原气之所系也，男子以藏精，女子以系胞。盖子宫者，少阴肾之位也，故脉见于尺。胎

之初结，气血凝塞，不复流溢，故脉形小弱。胎妊方成，中气壅满，胃逆不降，故恶心呕吐，不能甘食。胃逆则金火皆升，是以发渴。桂枝汤，甘草、大枣，补其脾精，桂枝、芍药，调其肝血，生姜降逆止呕，妊娠初治之良法也。

于妊娠之法，六十日间当有此证。设有医治之逆者，却一月之内而见此证，加以吐下之条者，日期浅近，而吐下大作，此中气之败，不关胎故，则调燮中气，绝其②病本也。

妊娠二癥痼二

妇人宿有癥病，经断未及三月，而得漏下不止，胎动在脐上者，此为癥痼害，妊娠六月动者，前三月经水利时，胎也，下血者，后断三月，衃也，所以血不止者，其癥不去故也，当下其癥，桂枝茯苓丸主之。

妇人宿有癥痼之病，经断未及三月之久，而得漏下不止，胎动在脐上者，此为癥痼之害。盖癥痼不在子宫，所以受胎将及三月，胎气渐大，与癥痼相碍，此后经血被癥痼阻格，不得滋养胞宫，是以漏下不止。妊娠六月胎动者，前三月经水利时，之③胎也。经漏下血者，后断经三月，之衃也。后断经三月，前经利三月，合为六月。其初漏下之血块，乃后断三月

---

① 十一章　原脱，据目录补。
② 其　原作"无"，据闽本、蜀本改。
③ 之　是也。

化胎之余血凝而成瘀者也。所以此后之血不止者，无胎时窍隧空虚而莫阻，胎成血阻，而病漏下。此以其癥不去也，当下其癥。癥因土湿木郁而结，桂枝茯苓丸，桂枝、芍药，疏木而清风，丹皮、桃仁，破瘀而行血，茯苓泻水而渗湿，以渐而消磨之，此妊娠除癥之法也。

桂枝茯苓丸百五十一

桂枝　芍药　桃仁去皮尖，熬　牡丹皮茯苓等分

上五味，末之，炼蜜丸如兔屎大，每日食前服一丸。不知，加至三丸。

妊娠三胎胀三

妇人怀妊六七月，脉弦发热，其胎愈胀，腹痛恶寒者，少腹如扇，所以然者，子脏开故也，当以附子汤温其脏。

木郁则脉弦。木郁阳陷，故发热而恶寒。木郁克土，故胎胀而腹痛。木郁风生，故少腹凉气如扇。所以然者，土湿水寒，肝木不荣，陷而生风，疏泄失藏，致令子脏开张故也。当以附子汤温其肾脏，苓、附，泻水而驱寒，参、术，补土而益气，芍药敛木而息风，水温土燥，木荣风息，则寒热止而痛胀消矣。

附子汤百五十二　（方见《伤寒·少阴》。《金匮》失载，此取《伤寒》方补）

附子二枚，去皮　茯苓三两　人参二两白术四两　芍药三两

上五味，以水八升，煮取三升，去滓，温服一升，日三服。

妊娠四胞阻四

师曰：妇人有漏下者，有半产后因续下血都不绝者，有妊娠下血者，假令妊娠腹中痛，为胞阻，胶艾汤主之。

非经期而下血，如器漏①水滴，谓之漏下。土弱木郁，不能养胎，则胎落而

半产。半产后肝脾遏陷，阳败而不能温升，因续下血不止。肝脾阳衰，胎成气滞，木郁血陷，故妊娠下血，如宿癥漏下之类。假令妊娠，腹中疼痛而下血，此为胞气阻碍，经血不得上行而下也。胞阻之病，因木郁风动，经脉寒涩而成，胶艾汤，芎、地、归、芍，养血而行瘀涩，阿胶、艾叶，润燥而温寒凝，甘草补土而暖肝气，木达则阻通矣。

胶艾汤百五十三

阿胶二两　艾叶三两　甘草二两　芎䓖二两　干地黄六两　当归三两　芍药四两

上七味，以水五升、清酒三升合，煮取三升，去滓，内胶，令消尽，温服一升，日三服。

妊娠五腹痛五

妇人怀妊，腹中㽲痛，当归芍药散主之②。

胎成气滞，湿土贼于风木，则腹中㽲痛。当归芍药散，芎、归、芍药，润肝而行瘀，苓、泽、白术，泻湿而燥土也。

当归芍药散百五十四

当归三两　芍药一斤　芎䓖三两　茯苓四两　泽泻四两　白术四两

上六味，杵为散，取方寸匕，酒和，日三服。

妊娠六呕吐六

妊娠，呕吐不止，干姜人参半夏丸主之。

中焦郁满，胃气上逆，则呕吐不止。干姜人参半夏丸，干姜、人参，温中而益气，半夏、姜汁，降逆而止呕也。

干姜人参半夏丸百五十五

---

① 器漏　原作"气清"，据闽本、蜀本改。
② 主之　其下蜀本载有"㽲，《说文》作疛，音绞，腹中急也"注文。

干姜一两　人参一两　半夏二两

上三味，末之，以生姜汁糊为丸，如梧子大，饮服十丸，日三服。按，此方以生姜汁、炼蜜为丸，治反胃呕吐甚良。加茯苓，愈妙。

妊娠七　小便七

妊娠，小便难，饮食如故，当归贝母苦参丸主之。

水生于肺金而泻于肝木，妊娠中气郁满，升降失职，金逆而生上热，木陷而生下热，源流埋塞，故小便艰难。当归贝母苦参丸，当归滋木而息风，贝母泻热而清金，苦参泻湿而利水也。

当归贝母苦参丸百五十六

当归四两　贝母四两　苦参四两

上三味，末之，炼蜜丸如小豆大，饮服三丸，加至十丸。

妊娠八　水气八

妊娠，有水气，身重，小便不利，洒淅恶寒，起即头眩，葵子茯苓散主之。

妊娠，内有水气，身体沉重。土湿木郁，疏泄不行，故小便不利。木郁阳陷，阴气外束，故洒淅恶寒。水邪阻格，阳气升浮，故起即头眩。葵子茯苓散，葵子、茯苓，滑窍而泻水也。

葵子茯苓散百五十七

葵子一斤　茯苓三两

上二味，杵为散，饮服方寸匕，日三服。小便利即愈。

妊　娠　九

妇人妊娠，宜常服当归散主之。

胎之结也，赖木气以生之，藉土气以养之，妊娠所以多病者，土湿而木燥也。燥则郁热而克土，故妊娠所以宜常服者，培养土木之剂也。当归散，白术燥土，

归、芍润木，芎劳、黄芩，清热而行瘀，土旺木荣，妊娠无余事矣。

当归散百五十八

当归一斤　芍药一斤　芎劳一斤　黄芩一斤　白术半斤

上五味，杵为散，酒服方寸匕，日再服。妊娠常服即宜产，胎无疾苦。产后百病悉主之。

妊娠十　养胎九①

妊娠养胎，白术散主之。

胎之所以失养者，土湿水寒而木气郁结也。妊娠养胎，燥土暖水，疏木散结而已矣。白术散，术、椒，燥土而暖水，芎劳疏木而达郁，牡蛎消瘀而散结，敛神而保精，养胎之善方也。

白术散百五十九

白术　蜀椒　芎劳　牡蛎等分

上四味，杵为散，酒服一钱匕，日三服，夜一服。但苦腹痛，加芍药。心下毒痛，倍加芎劳。心烦吐痛，不能食饮，加细辛一两、半夏大者二十枚，服之后，更以醋浆水服之。若呕，以醋浆水服之。服不解者，小麦汁服之。已后渴者，大麦粥服之。病虽愈，服之勿置。

妊娠十一　伤胎腹满十②

妇人伤胎，怀身腹满，不得小便，从腰以下重，如有水气状，怀身七月，太阴当养不养，此心气实，当刺泻劳宫及关元，小便微利则愈。

妇人伤胎，以致怀身腹满，不得小便，从腰以下沉重，如有水气之状。怀身七月，手太阴之经当养而不养，此浊阴上逆，填于阳位，心气郁塞，而成实也。盖

① 养胎九　原脱，据闽本、集成本补。
② 十　原作"九"，据闽本、集成本改。

胎之结也，一月二月，木气生之，三月四月，火气长之，五月六月，土气化之，七月八月，金气收之，九月十月，水气成之，五气皆足，而胎完矣。足太阴以湿土主令，手太阴从湿土化气，怀身七月，正手太阴当养之时，而气虚湿旺，故当养不养。湿旺则气滞，不能化水，故腹满而便癃，下重而如水状。湿气①凝滞，火无

降路，必克辛金，而生上热，故心气成实。劳宫者，手厥阴之穴，脉动于掌心，刺劳宫以泻厥阴之滞，则心亦泻矣，以君相之火同气也。关元，任脉之穴，在脐下三寸，小肠之募，刺关元以泻小肠之滞，则心亦泻矣，以丙丁之火同气也。气通水化，小便微利，湿气渗泄，则病愈矣。

---

① 状湿气　原作"脾肺"，据闽本、集成本改。

金匮悬解卷二十一

东莱都昌黄元御解

妇　人

产后十一章①

妇人产后，血室空洞，阴虚之病固多，而温气亡泄，阳虚之病亦自不少，产后三病，痉、冒、便难，皆阴虚而兼阳弱者也。至于胃实腹痛，血瘀恶露，未尝不用泻下，此以物聚而成实耳。若非陈宿凝聚，不得实也，故产后之病，切以中气为主。盖血亡木枯，乃中气克伤之本，徒知木燥而不知土虚，非良工矣。

产后一三病十一②

问曰：新产妇人有三病，一者病痉，二者病郁冒，三者大便难，何谓也？师曰：新产血虚，多汗出，喜中风，故令病痉。亡血复汗，寒多，故令郁冒。亡津液，胃燥，故大便难。

新产血虚，多汗，易感风邪，风闭皮毛，血虚筋燥，经脉挛缩，故令病痉。亡血复汗，阳泄汗多，木遏阳陷，不能外发，阴邪闭束，清气幽埋，故令神昏而郁冒。汗亡津液，肠胃干燥，故窍涩而便难。此新产妇人之三病也。

产后二郁冒十二③

产妇郁冒，其脉微弱，呕不能食，大便反坚，但头出汗，所以然者，血虚而厥，厥而必冒，冒家欲解，必大汗出，以血虚下④厥，孤阳上出，故头汗出，所以产妇喜汗出者，亡阴血虚，阳气独盛，故当汗出，阴阳乃复，大便坚，呕不能食，小柴胡汤主之。方在"呕吐"。

产妇阳陷，而病郁冒。温气亡泄，故其脉微弱。胃气上逆，故呕不能食。血脱肠燥，故大便反坚。阳不归根，故头上汗出。所以然者，血性温暖，而胎君火，血脱则温气亡泻，寒盛而发厥逆，厥则木遏阳陷，必生郁冒。冒家欲解，阳气外达，必大汗出，以其发于群阴之中，透围而出，故作大汗也。血虚下厥，孤阳不归，泄而失藏，故头上汗出。盖阴中之阳下陷，则病郁冒，阳中之阳上逆，则见头汗也。所以产妇喜汗出者，以其亡阴血虚，阳不归根，独盛于上，蒸泄皮毛，故当汗出。阳随汗泄，与阴气相平，阴阳之颠倒而反常者，乃复其本位也。其大便坚硬，呕不能食者，胆胃上逆，饮食不下。宜小柴胡汤，柴、芩、半夏，清胆火而降胃逆，姜、甘、参、枣，补脾阳而滋肝血也。

产后三胃实发热十三

病解能食，七八日更发热者，此为胃

---

① 十一章　原脱，据目录补。
② 三病十一　原作"痉病十、郁冒十一、大便难十二"，据闽本、集成本改。
③ 郁冒十二　原脱，据闽本、蜀本补。
④ 下　原作"不"，形近之误，据本节黄解、闽本、蜀本、《金匮要略·妇人产后病脉证并治第二十一》改。

实，大承气汤主之。方在"痉病"。

郁冒病解，呕止能食，七八日后，更发热者，此产后阳虚，饮食不消，宿谷壅阻，阳格于外，而发热也。病本为虚，而宿食停留，则为胃实，大承气下其宿食，则阳秘而热止矣。

产后四腹痛十四

产后腹中疗痛，当归生姜羊肉汤主之。方在"寒疝"。并治腹中寒疝，虚劳不足。

产后阳亡土湿，血虚木燥，湿土遏陷，风木不达，郁迫击冲，则病腹痛。当归生姜羊肉汤，当归滋风木而润燥，生姜、羊肉，温肝脾而行郁，治腹痛血枯之良法，亦寒疝虚劳之善方也。

产后五腹痛烦满十五

产后腹痛，烦满，不得卧，枳实芍药散主之。

产后腹痛，烦躁胀满，不得眠卧，是木燥而克土，土郁而气滞也。枳实芍药散，泻土郁而清木燥也。

枳实芍药散百六十

枳实烧令黑，勿太过　芍药等分

上二味，杵为散，服方寸匕，日三服。并主痈脓，以麦粥下之。

产后六瘀血十六

师曰：产妇腹痛，法当以枳实芍药散，假令不愈者，此为腹中有瘀血着脐下，宜下瘀血汤主之。

产妇腹痛，法当以枳实芍药散双泻土木之郁，假令不愈者，此为腹中有瘀血着于脐下，肝气郁阻，而为痛也。宜下瘀血汤，桃仁、䗪虫，破其瘀血，大黄下其癥块也。

下瘀血汤百六十一

大黄三两　桃仁二十枚　䗪虫二十枚，去足

上三味，末之，炼蜜和为四丸，以酒一升，煎一丸[①]，取八合，顿服之。瘀血下如豚肝。亦主经水不利。

产后七恶露不尽十七

产后七八日，无太阳证，少腹坚痛，此恶露不尽，不大便，烦躁发热，切脉微实，再倍发热，日晡时烦躁者，不食，食则谵语，至夜即愈，宜大承气汤主之，热在里，结在膀胱也。

产后七八日，无太阳表证，但觉少腹坚痛，此恶露之不尽也。其证不大便，烦躁而发热，若切其脉，或觉微实。再患加倍发热，日晡时益以烦躁者，此阳明之腑热。胃气郁满，必当不食。食则中气愈郁，燥热逆冲，而作谵语。至夜而阳消阴长，则愈。是宜大承气汤泻其腑热，以其热在胃里，结在膀胱之腑也。

盖胃肠内实，燥土克水，病及膀胱，膀胱燥结，肝木失滋，故血道瘀涩，恶露不行，木气遏陷，少腹坚痛也。大承气泻阳明之热，故膀胱清而恶露下。若有太阳表证，太阳者，膀胱[②]之经，是宜解表之后，用桃核承气、抵当汤丸，以下瘀血。此无太阳证，全是阳明之累及膀胱，故但清阳明，膀胱自愈也。

产后八中风十八

产后中风，续续数十日不解，头微疼，恶寒，时时有热，心下闷，干呕，汗出，虽久，阳旦证续在耳，可与阳旦汤。即桂枝汤。方在"下利"。

---

① 四丸……一丸　原作"丸，以酒一升，煮"，据闽本、蜀本、《金匮要略·妇人产后病脉证并治第二十一》改。
② 膀胱　其下原衍"者"字，据闽本、蜀本删。

产后太阳中风，续续数十日不解，头痛恶寒，时时有热，心下壅闷，干呕汗出，此皆太阳中风之证。日期虽久，太阳之阳旦证续在耳，可与阳旦汤，以解其表。

阳旦汤即桂枝汤。《伤寒·太阳①篇》：伤寒脉浮，自汗出，反与桂枝汤，欲攻其表，此误也。问曰，证象阳旦，按法治之而增剧，答曰，病证象桂枝，是阳旦即桂枝，义甚明白。喻嘉言无知妄作，乃有桂枝加黄芩之论，又造阴旦之方。庸愚狂缪，何至于此！

产后九中风② 发热十九

产后中风，发热，面正赤，喘而头痛，竹叶汤主之。

产后中风，发热，面色正赤，喘而头痛，此阳虚土败，水泛胃逆，肺气壅满，阳郁头面，而不降也。竹叶汤，竹叶、桔梗，凉肺而下气，生姜、葛根，清胃而降逆，附子温寒而暖水，桂、防、燥湿而达木，甘、枣、人参，补中而培土也。

盖产后中气虚弱，一感风邪，郁其里气，脾肝下陷而生寒，胃胆上逆而生热。其发热面赤，喘促头痛，皆阳逆上热之证。即③ 其胃逆而上热，知其脾陷而下寒，非寒水下旺，君相之火不得格郁而不降也。

竹叶汤百六十二

竹叶一把　葛根三两　桔梗一两　生姜五两　附子一枚,炮　桂枝一两　防风一两　人参一两　甘草一两　大枣十五枚

上十味，以水一斗，煮取二升半，分温三服，温覆，使汗出。头项强，用大附子一枚，破之如豆大，入前药，扬④ 去沫。呕者，加半夏半升，洗。

产后十中虚烦呕二十

妇人乳中虚，烦乱，呕逆，安中益气，竹皮大丸主之。

妇人乳子，中气虚弱，胃土不降，相火上炎而生烦乱，浊气熏冲而作呕逆，宜安中益气。竹皮大丸，竹茹、石膏，止呕而清烦，甘草、桂枝，补中而下冲，白薇凉金而退热也。

竹皮大丸百六十三

生竹茹二分　石膏二分　桂枝一分　甘草七分　白薇一分

上五味，末之，枣肉和丸，弹子大，以饮服一丸，日三夜二服。有热，倍白薇。烦喘者，加柏实一分。

产后十一下利二十一

产后下利，虚极，白头翁加甘草阿胶汤主之。

产后阳衰土湿，木郁生热，风木疏泄，而病下利。亡血之后，复苦泄利，虚惫极矣。宜白头翁汤清其湿热，加甘草以培中气，阿胶以滋风木也。

白头翁加甘草阿胶汤百六十四

白头翁三两　黄连三两　黄柏三两　秦皮三两　甘草二两　阿胶二两

上六味，以水七升，煮取二升半，内胶，令消尽，分温三服。

附　方

千金三物黄芩汤十三⑤　治妇人在草蓐，自发露得风，四肢苦烦热，头痛者，与小柴胡汤，头不痛，但烦者，此汤主之。

黄芩一两　苦参二两　干地黄四两

① 阳　原作"阴"，形近之误，据闽本、蜀本、集成本、《伤寒论·太阳病脉证并治上》改。
② 中风　原脱，据闽本、蜀本补。
③ 即　从也。
④ 扬　原作"汤"，形近之误，据闽本、蜀本、集成本、《金匮要略·产后病脉证并治第二十一》改。
⑤ 十三　原作"二十五"，据目录改。

上三味，以水六升，煮取三升，温服一升。多吐下虫。

千金内补当归建中汤十四① 治妇人产后虚羸不足，腹中刺痛不止，吸吸少气，或苦少腹中急，痛引腰背，不能饮食。产后一月，日得服四五剂为善，令人强壮。

当归四两　桂枝三两　芍药六两　甘草二两　大枣十二枚　生姜三两

上六味，以水一斗，煮取三升，温分三服，一日令尽。若大虚，加饴糖六两，汤成内之，于火上暖令饴消。若去血过多，崩伤内衄不止，加地黄六两、阿胶二两，合八味，汤成，内阿胶。若无当归，以芎䓖代之。若无生姜，以干姜代之。

---

① 十四　原作"二十六"，据目录改。

金匮悬解卷二十二

东莱都昌黄元御解

妇　人

杂病二十二章①

妇人杂病，缘于脾肾寒湿，风木枯燥，淫泆而传化也。或有寒水不能生木，木郁而变热者，究② 竟标热而本寒。除热入血室外，余皆阳浮假热之病，未可恣用阴凉之品。末以因虚积冷，总结妇人诸证，妊娠、产后、杂病，共计三十六证，无不皆然也。

杂病一　热入血室二十二

妇人中风，发热恶寒，经水适来，得之七八日，热除，脉迟，身凉和，胸胁满，如结胸状，谵语者，此为热入血室也，当刺期门，随其实而泻之。

此段见《伤寒·少阳篇》③。妇人中风，发热恶寒，而值经水适来之时，得之七八日后，热解，脉迟，身体凉和，是当愈矣。乃胸胁胀满，如结胸之状，而作谵语者，此为热入血室，热不在外而在内也。盖少阳之经，下胸贯膈，而循胁里，经气不降，横塞胸胁，故满如结胸。相火逆升，而烁心液，故作谵语。以肝主血，心主脉，甲乙同气，君相交通，故血热而心病。当刺厥阴之期门，泻其经中之实热，以散血室之瘀蒸也。

杂　病　二

妇人中风，七八日续来寒热，发作有时，经水适断，此为热入血室，其血必结，故使如疟状，发作有时，小柴胡汤主之。方在"呕吐"。

此段见《伤寒·少阳篇》④。妇人中风，七八日后续得寒热往来，发作有时之证，而值经水适断之时者，此为热入血室，其血必当瘀结。热结血分，少阳之经气不得外达，阴阳交争，互相束闭，故使寒热如疟，发作按时。小柴胡发少阳之经邪，热去则血可自下。不下，然后用下瘀之剂也。

妇人中风，而值经水适来、适断之时，及当经传少阳，相火郁发，不得泄路，邪热随经内传，必入血室。以其经脉新虚，最易受邪也。

杂　病　三

妇人伤寒，发热，经水适来，昼日明了，暮则谵语，如见鬼状者，此为热入血室，治之无犯胃气及上二焦，必自愈。

此段见《伤寒·少阳篇》⑤。妇人伤寒，发热，而值经水适来之时，昼日清白

---

① 二十二章　原脱，据目录补。
② 究　原脱，据闽本、蜀本补。
③ 《伤寒·少阳篇》指《伤寒悬解·少阳经上篇》。
④ 《伤寒·少阳篇》指《伤寒悬解·少阳经上篇》。
⑤ 《伤寒·少阳篇》指《伤寒悬解·少阳经上篇》。

明了，暮则谵语，如见鬼状者，此为热入血室。以血为阴，夜而阳气入阴，血热发作，故谵妄不明。治之勿犯中焦胃气及上焦清气，必自愈也。

杂 病 四

阳明病，下血谵语者，此为热入血室，但头汗出，当刺期门，随其实而泻之，濈然汗出而①愈。

此段见《伤寒·阳明篇》。阳明病，下血而谵语，此为胃热入于血室。盖心藏神，而神之魂藏于血，血热魂扰，故心神昏乱，而作谵语。头为手足六阳所会，阳气上蒸，表不能闭，故头上汗出。而身无汗，则热入血分，不得外泄。宜刺厥阴之期门，以泻血热。随其实处而泻之，一得濈然汗出，则热解而病愈矣。

杂病五半产漏下二十三

寸口脉弦而大，弦则为减，大则为芤，减则为寒，芤则为虚，寒虚相抟，此名曰革，妇人则半产漏下，旋覆花汤主之。

此段见《伤寒·脉法》及"虚劳"、"吐衄"二篇。水寒木枯则脉弦，营虚卫浮则脉大，弦则阳衰而外减，大则阴衰而内芤，减则阳气不足而为寒，芤则阴血不充而为虚，寒虚相合，此名曰革，如鼓之外硬而中空也。气血虚寒，脉如皮革，妇人见此，则胎孕殒落而半产，经脉沉陷而漏下。旋覆花汤，旋覆花②行经脉之瘀，葱白通经气之滞，新绛止崩而除漏也。

旋覆花汤百六十五

旋覆花三两　葱白十四茎　新绛少许

上三味，以水三升，煮取一升，顿服之。新绛，即织黄绢③。

杂病六陷经漏黑二十四

妇人陷经，漏下黑不解，胶姜汤主之。

妇人经水，温则升而赤，寒则陷而黑。血藏于肝而肝生于肾，肾寒不能生木，木郁血陷，则漏下黑色。久而不解，此以寒水之失藏，风木之善泄也。胶姜汤，阿胶滋木而息风，干姜温肝而暖血也。

胶姜汤百六十六

阿胶　干姜

原方阙载。

杂病七经水不利二十五

妇人经水不利下，抵当汤主之。

经水不利，必有瘀血壅阻，宜抵当汤下其瘀血也。

抵当汤百六十七（方见《伤寒·太阳》）

水蛭三十枚，熬　虻虫三十枚，熬，去翅足桃仁二十枚，去皮尖　大黄三两，酒浸

上四味，为末，水五升，煮取三升，去滓，温服一升。不下，再服。亦治男子膀胱满急，有瘀血者。

杂病八带下二十六

问曰：妇人年五十所，病下利数十日不止，暮即发热，少腹里急，腹满，手掌烦热，唇口干燥，何也？师曰：此病属带下。何以故？曾经半产，瘀血在少腹不去。何以知之？其证唇口干燥，故知之。当以温经汤主之。

---

① 而　原作"者"，据闽本、蜀本、《金匮要略·妇人杂病脉证并治第二十二》改。

② 花　原脱，据闽本、蜀本补。

③ 织黄绢　他本均作"帽纬。用新染者，能入血分"可参。

妇人年五十所，病下利数十日不止，脾土湿陷而风木疏泄也。土湿水寒，暮而阳不内敛，是以发热。乙木郁陷，不得升达，故腹满里急。手厥阴之脉，行手掌而上中指，手少阴之脉，行手掌而走小指，下寒而君相之火不根于水，故手掌烦热。阴精脱泄，肺津枯槁，故唇口干燥。此属带下之证，以曾经半产，瘀血在少腹不去，阴精不能上济，故少阴失其闭藏，厥阴行其疏泄，下流而为带也。盖神藏于心，精藏于肾，半产之家，肾气虚寒，瘀血凝涩，结于少腹，阻格阴阳交济之路①，故阴精流溢下脱，而为带证。《素问·骨空论》：任脉为病，男子内结七疝，女子带下瘕聚。以任者，诸阴之统任，任中阳秘，则能受妊，任脉寒冷，阴精失温，凝聚则为瘕，流溢则为带。阴精之不脱者，带脉横束，环腰如带，为之收引也，水寒木陷，带脉不引，故谓之带下。何以知其为带下也？其证唇口干燥，是阴精之下脱而不上济，故知之也。带下之病，下寒上热，下寒故下利里急，上热故烦热干燥，此当温肾肝两经之下寒。温经汤，归、胶、芍药，养血而清风，丹、桂、芎䓖，破瘀而疏木，半夏、麦冬，降逆而润燥，甘草、人参，补中而培土，茱萸、干姜，暖血而温经也。

温经汤百六十八

当归二两　芎䓖二两　芍药二两　阿胶二两　桂枝二两　丹皮二两　半夏一两　麦冬一两，去心　人参二两　甘草二两　干姜二两　茱萸三两

上十二味，以水一斗，煮取三升，分温三服。亦主妇人少腹寒，久不受胎。兼治崩中去血，或月水来过多，或至期不来。

杂病九

带下，经水不利，少腹满痛，经一月再见者，土瓜根散主之。

妇人带下，经水不利，此以血瘀而不流也。血瘀木陷，不得升达，则少腹满痛。木陷风生，经水疏泄，则一月再见。土瓜根散，桂枝、芍药，达木而清风，土瓜根、䗪虫，破瘀而行血也。

土瓜根散百六十九

土瓜根三分　䗪虫三分　桂枝三分　芍药三分

上四味，杵为散，酒服方寸匕，日三服。阴癫肿，亦主之。

杂病十

妇人经水闭不利，脏坚癖不止，中有干血，下白物，矾石丸主之。

妇人经水闭涩不利，脏中坚癖不止，中有干血，阻阴精之上济，而下白物。血瘀因于木陷，木陷因于土湿，土湿遏抑，木气不达，故经水不利。木陷而风生，疏泄失藏，精液流溢，故下白物。矾石丸，矾石收湿淫而敛精液，杏仁破滞气而消癖硬也。

矾石丸百七十

矾石三分，烧　杏仁一分

上二味，末之，炼蜜丸枣核大，内脏中，剧者再内之。

杂病十一 吐涎心痞二十七②

妇人吐涎沫，医反下之，心下即痞，当先治其吐涎沫，小青龙汤主之。方在"痰饮"。涎沫止，乃治痞，半夏泻心汤主之。方在"呕吐"。

妇人时吐涎沫，此水气内格，肺金不降，津液凝瘀而上溢也。医下之，土败胃逆，浊气填塞，心下即痞。当先治其吐涎

---

① 路　原作"气"，诸本均同，据上下文义改。
② 吐涎心痞二十七　原脱，据闽本、蜀本补。

沫，以小青龙汤泻其积水，涎沫即止，乃治其痞，痞证浊阴痞塞，阳不根阴，二火升炎，下寒① 上热，半夏泻心汤，姜、甘、参、枣，温补中脘之虚寒，黄芩、黄连，清泻上焦之郁热，半夏降浊而消痞也。

杂病十二脏燥悲伤二十八

妇人脏燥，悲伤欲哭，象如神灵所作，数欠伸，甘麦大枣汤主之。

肺属金，其气燥，其志悲，其声哭，妇人脏燥，则悲伤欲哭，象如神灵所作，不能自由。盖五行之气，升于九天之上，则畅遂而为喜，喜者，心之志也，陷于九地之下，则幽沦而为恐，恐者，肾之志也，方升未升，喜之未遂，则郁勃而为怒，怒者，肝之志也②，方陷未陷，恐之将作，则凄凉而为悲，悲者，肺之志也。以厥阴风木之气善耗津血，风动而耗肺津，肺金枯燥，故悲伤欲哭。欠者，开口而呵气，伸者，举臂而舒筋，阴阳之相引也。日暮阳降，则生欠伸，欠伸者，阴引而下，阳引而上，未能即降也。金主降，燥金欲降而肾阴又引之，故数作欠伸。甘麦大枣汤，甘草培土，大枣滋乙木而息风，小麦润辛金而除燥也。

甘麦大枣汤百七十一

甘草三两　小麦一升　大枣十枚

上三味，以水六升，煮取三升，分温三服。亦补脾气。

杂病十三咽中炙脔二十九

妇人咽中如有炙脔，半夏厚朴汤主之。

湿土堙塞，浊气上逆，血肉凝涩，结而不消，则咽中如有炙脔。半夏厚朴汤，茯苓泻湿而消瘀，朴、半、姜、苏，降逆而散滞也。

半夏厚朴汤百七十二

半夏一升　厚朴三两　生姜五两　干苏叶二两　茯苓四两

上五味，以水一斗，煮取四升，分温四服，日三夜一服。

杂病十四腹中疾痛三十

妇人腹中诸疾痛，当归芍药③ 散主之。方在"妊娠"。

妇人腹中诸疾痛，无非风木之克湿土，气滞血凝之病也。当归芍药散，芎、归、芍药，养肝血④ 而行瘀，苓、泽、白术，燥土气而泻湿，与妊娠之腹痛，无二法也。

杂 病 十 五

妇人腹中痛，小建中汤主之。方在"虚劳"。

妇人腹中痛，风木之克土也。小建中汤，桂枝倍芍药而加胶饴，泻风木而滋脾精也。

杂病十六血气刺痛三十一

妇人六十二种风，腹中血气刺痛，红蓝花酒主之。

妇人六十二种风，总因营血之瘀燥，风木之失养也。红蓝花酒，养血行瘀，以达风木也。

红蓝花酒百七十三

红蓝花一两

上一味，以酒一大升，煎减半，顿服

---

① 寒　原作"塞"，形近之误，据闽本、蜀本改。

② 则郁勃而为怒，怒者，肝之志也　原脱，据闽本、蜀本补。

③ 芍药　其下原衍"汤"字，据闽本、蜀本、本节黄解、《金匮要略·妇人杂病脉证并治第二十二》删。

④ 血　原脱，据闽本、蜀本补。

一半。未止，再服。

杂病十七水与血结① 三十二

妇人少腹满，如敦状，小便微难而不渴，生后者，此为水与血俱结在血室也，大黄甘遂汤主之②。

妇人少腹胀满，其状如敦，小便微难而不渴，病在生产之后者，以水寒土湿，乙木抑遏，积水与瘀血俱结于血室，故腹满而便难也。大黄甘遂汤，阿胶清风而润木，大黄、甘遂，下瘀血而行积水也。

大黄甘遂汤百七十四

大黄四两　甘遂二两　阿胶二两

上三味，以水三升，煮取一升，顿服之。其血当下。

杂病十八转胞三十三

问曰：妇人病，饮食如故，烦热不得卧，而反倚息者何也？师曰：此名转胞，不得溺也，以胞系了戾，故致此病，但利小便则愈，肾气丸主之。方在"消渴"。

妇人病，饮食如故，烦热不得卧寐，而反倚物而布息者，此名转胞，不得溺也。以胞系了戾回转，故致此病。此缘土湿水寒，而木气郁燥，不能疏泄也。湿寒结滞，溺孔凝涩不开，胞满而不出，则气鼓而系转。水溺不行，浊气莫泄，肺气逆升，郁而生热，故烦热倚息，不得眠卧。病不在胃，是以饮食如故。肾气丸，苓、泽，泻水而燥湿，丹、桂，疏木而达郁，地黄清风而润燥，附子暖肾而消瘕，山萸、薯蓣，敛肝气而摄水③也。

杂病十九阴吹三十四

胃气下泄，阴吹而正喧，此谷气之实也，猪膏髪煎主之。方在"黄疸"。

胃中浊气下泄，前阴气吹而喧鸣，此谷气之实，后窍结塞而不通也。猪膏髪煎，猪膏、乱髪，利水而滑大肠，泻湿而通膀胱也。

杂病二十阴寒三十五

妇人阴寒，温阴中坐药，蛇床子散主之。

妇人阴中寒冷，肾肝之阳虚也。宜以坐药，温其阴中。蛇床子散，去寒湿而暖水木也。

蛇床子散百七十五

蛇床子

上一味，末之，以白粉少许，和合相得，如枣大，绵裹内之，自然温。

杂病二十一阴疮三十六　妇人"妊娠"、"产后"、"杂病"，共计三十六证。

少阴脉滑而数者，阴中即生疮，阴中蚀疮烂者，狼牙汤洗之。

手少阴脉动神门（在小指后，掌下高骨间），足少阴脉动太溪（在足内踝后）。此少阴脉，即尺中也。尺脉滑而数者，水寒土湿，生气不遂，木郁于水，而生下热也。前阴者，肾肝之所司，木郁下热，阴中即生疮。阴中疮蚀肌肉而溃烂者，狼牙汤洗之，泻其湿热也。

狼牙汤百七十六

狼牙三两

上一味，以水四升，煮取半升④，以绵缠箸如茧，浸汤沥阴中，日四遍。

杂病二十二

妇人之病，因虚积冷结气，为诸经水

---

① 血结　原作"结血"，据闽本、蜀本、本节经文"水与血俱结"乙转。

② 主之　其下蜀本载有"敦，音对，黍稷器，盘类"注文。

③ 山萸、薯蓣，敛肝气而摄水　原脱，据闽本、蜀本补。

④ 半升　原作"四升"，据闽本、蜀本改。

断绝。至有历年，血寒积结胞门。寒伤经络，凝坚在上，呕吐涎唾，久成肺痈，形体损分。在中盘结，绕脐寒疝，或两胁疼痛，与脏相连，或结热中，痛在关元，脉数无疮，肌若鱼鳞，时着男子，非止女身。在下为多，经候不匀，令阴掣痛，小腹恶寒，或引腰脊，下根气街，气街急痛，膝胫疼烦，奄忽眩冒，状如厥癫，或有忧惨，悲伤多嗔，此皆带下，非有鬼神。久则羸瘦，脉虚多寒。三十六病，千变万端。审脉阴阳，虚实紧弦，行其针药，治危得安。其虽同病，脉各异源。子当辨记，勿谓不然。

妇人之病，因于脾肾阳虚，积冷结气，隧窍阻塞，血瘀木陷，为诸经水断绝，不复流行。至有历年，血寒积结胞门，痞硬不消，此癥瘕之在下者。若寒伤经络，血脉结涩，则凝坚在上，壅其相火，逆刑辛金，呕吐涎唾，久成肺痈，肌肉消减，形体损分，此癥瘕之在上者。若在中盘结，绕脐寒疝作疼，或两胁疼痛，内与脏气相连，此癥瘕之在中而纯寒者。或结热于中，痛在脐下关元，脉数无疮，

肌肤甲错，枯若鱼鳞，热结于内，男女交合，热淫传染，时着男子，非止但在女身，此癥瘕之在中而变热者。凡此诸病，起于肝肾，在下为多，往往经候参差，迟速不匀。或令阴器掣痛，少腹恶寒。或痛引腰脊，下根气街（气街，足阳明之动脉，在腿腹之交，又名气冲），气街急痛，膝胫疼烦，奄忽眩冒，状如厥癫之疾，狂惑不精。或有忧惨，悲伤而多怒嗔。此皆带下之病使然，非鬼神之凭附也。盖上中①下三部，一有气血寒凝，则阻格阴精上济之路，下流而为带下。血结精流，筋脉枯槁，木气不舒，故掣引作痛，悦怒乖常。久则身体羸瘦，脉虚多寒，而成劳伤不起之证。妇人妊娠、产后、杂病，共计三十六病，悉因此生，及其病成，则千变万端，不可胜数。医家于此，审脉之阴阳，虚实紧弦，行其针药，于以治危得安。其虽同为一病，而人之强弱不一，是以脉之阴阳，各异源流。子当辨记此说，勿谓不然。此穷妊娠、产后、杂病之源，而总结之也。

————————————

① 中　原脱，据蜀本、集成本、石印本补。

附录

金匮要略卷二十三

以下二卷，有方无论，不敢妄释。论者皆以为后人伪附，多不载此二卷，姑以古本所有录之。

杂 疗 方

退五脏虚热四时加减柴胡饮子方

柴胡　白术各八分　大腹槟榔四枚，皮不用　陈皮　生姜各五分　桔梗七分

以上冬三月，柴胡稍多。

柴胡　陈皮　大腹槟榔　生姜　桔梗　枳实

以上春三月，比冬减白术，加枳实。

柴胡　白术　陈皮　大腹槟榔　生姜　桔梗　枳实　甘草

以上夏三月，比春多甘草，仍用白术。

柴胡　白术　大腹槟榔　陈皮　生姜　桔梗

以上秋三月，与冬同，陈皮稍多。

上各㕮咀，分为三贴，一贴以水三升，煮取二升，分温三服，如人行四五里进一服。如四体壅，添甘草少许，每贴分作三小贴，以水一升，煮取七合，温服，再合滓为一服，重煮，都成四服。

长①服诃黎勒丸方

诃黎勒　陈皮　厚朴各三两

上三味，末之，炼蜜丸如梧子大，酒饮服二十丸，加至三十丸。

三物备急丸方

大黄　巴豆去皮心，熬，外研如泥　干姜各一两

上药各须精新，先捣大黄、干姜为末，研巴豆，内中，合治一千杵，用为散，蜜和丸亦佳，密器贮之，莫令歇②气。主心腹诸卒暴百病。若中恶、客忤，心腹胀满，卒痛如锥刺，气急口噤，停尸卒死者，以暖水、苦酒服大豆许三四丸。或不能③下，捧头起，灌令下咽，须臾当差。如未差，更与三丸，当腹中鸣，即吐下，便差。若口噤，亦须折齿灌之。

治伤寒愈不复紫石寒食散方

紫石英　白石英　赤石脂　钟乳煅　栝蒌根　防风　桔梗　文蛤　鬼臼　太乙余粮烧。各十分　干姜　附子炮　桂枝各四分

上杵为散，酒服方寸匕。

救卒死方

薤，捣汁，灌鼻中。

雄鸡冠，割取血，管吹内鼻中。

猪脂如鸡子大，苦酒一升，煮沸，灌喉中。

鸡肝及血，涂面上，以灰围四旁，立起。

大豆二七粒，以鸡子白并酒和，尽以吞之。

救卒死而壮热者方

矾石半斤，以水一斗半，煮消，以渍脚，令没踝。

救卒死而目闭者方

骑牛临面，捣薤汁，灌耳中，吹皂角

---

① 长　通"常"
② 歇　气散也。
③ 能　原"可"，据《金匮要略·杂疗方第二十三》改。

末鼻中，立效。

救卒死而张口反折者方

灸手足两爪后十四壮，饮以五毒诸膏散。有巴豆者。

救卒死而四肢不收失便者方

马屎一斗，水三斗，煮取二斗，以洗之。又取牛洞 稀粪也。一升，温酒灌口中，灸心下一寸、脐上三寸、脐下四寸各一百壮，差。

救小儿卒死而吐利不知是何病方

狗屎一丸，绞取汁，以灌之。无湿者，水煮干者①，取汁。

尸②蹶，脉动而无气，气闭不通，故静而死也治方

菖蒲屑，内鼻孔中，吹之。令人以桂屑着舌下。

又方

取左角髪方寸，烧末，酒和灌，令入喉，立起。

救卒死，客忤死，还魂汤主之方

麻黄三两　杏仁十七粒，去皮尖　甘草一两，炙

上三味，以水八升，煮取三升，去滓，分令咽之。通治诸感忤。

又方

韭根一把　乌梅七个　吴茱萸半升，炒

上三味，以水一斗煮之，以病人栉内中三沸，栉浮者生，沉者死，取三升，去滓，分饮之。

救自缢死，旦至暮，虽已冷，必可治，暮至旦，少难也，恐此当言忩气盛故也，然夏时夜短于昼，又热，犹应可治，又云心下若微温者，一日以上，犹可治之方

徐徐抱解，不得截绳，上下按被卧之。一人以脚踏其两肩，手少挽其髪，当弦弦勿纵之。一人以手按据胸上，数动之。一人摩持臂胫，屈伸之。若已僵，但

渐渐强屈之，并按其腹。如此一炊顷，气从口出，呼吸，眼开，而犹引按莫置，亦勿苦劳之。须臾，可少与桂汤及粥清含与之，令濡喉，渐渐能咽吸，稍止。若向令两人以管吹其两耳朵好，此法最善，无不活者。

凡中暍死，不可使得冷，得冷便死，疗之方

屈草带绕暍人脐，使三两人溺其中，令温。亦可用热泥和屈草，亦可扣瓦碗底，按及车缸，以着暍人脐，令溺，须得流去。此谓道路穷卒无汤，当令溺其中，欲使多人溺，取令温若汤，便可与之。不可泥及车缸，恐此物冷。暍既在夏月，得热泥土暖车缸，亦可用也。

救溺死方

取灶中灰两石余以埋人，从头至足，水出七孔，即活。

治马坠及一切筋骨损方

大黄一两，候汤成下　败蒲一握三寸，即蒲席也　桃仁四十九个，去皮尖，熬　绯帛如手大，烧灰　乱髪如鸡子大，烧灰　甘草如中指节，炙，锉　久用炊单布一尺，烧灰

上七味，以童子小便，量多少煎汤成，内酒一大盏，次下大黄，去滓，分温三服。先锉败蒲席半领，煎汤浴，衣被盖覆。须臾通利数行，痛楚立差。利及浴水赤，勿怪，即瘀血也。

---

① 者　原脱，据《金匮要略·杂疗方第二十三》补。

② 尸　原脱，据《金匮要略·杂疗方第二十三》补。

金匮要略卷二十四

禽兽鱼虫果食菜谷禁忌

凡饮食滋味，以养于生，食之有妨，反能有害，自非服药炼液，焉能不饮食乎。切见时人，不娴调摄，疾疢竞起，若恐是莫字。不因食而生，苟全其生，须知切忌者矣。

所食之味，有与病相宜，有与身相害。若得宜则益体，害则成疾，以此致危，例皆难疗。

凡煮药饮汁，以解毒者，虽云救急，不可热饮。诸毒病得热更甚，宜冷饮之。

肝病禁辛，心病禁咸，脾病禁酸，肺病禁苦，肾病禁甘。春不食肝，夏不食心，秋不食肺，冬不食肾，四季不食脾。辨曰：春不食肝者，为肝气旺，脾气败，若食肝则又补肝，脾气败尤甚，不可救。又肝旺之时，不可以死气入肝，恐复[1]魂也。若非旺时，即虚，以肝补之佳。余脏准此。

凡肝脏，自不可轻啖，自死者弥甚。凡心，皆为神识所舍，勿食之，使人来生复其对报矣。凡肉及肝，落地不着尘土者，不可食之。猪肉落水浮者，不可食。猪肉及鱼，若狗不食、鸟不啄者，不可食。猪肉不干，火炙不动，见水自动者，不可食之。肉中有如朱点者，不可食之。六畜肉，热血不断者，不可食之。父母及身本命肉，眉批：如子鼠丑牛之类，皆以本命所属而论。食之令人神魂不安。食肥肉及热羹，不得饮冷水。诸五脏及鱼，投地尘土不污者，不可食之。秽饭、馁肉、臭鱼，食之皆伤人。自死肉，口闭者，不可食之。六畜自死及疫死，则有毒，不可食之。兽自死，北首及伏地者，食之杀人。食生肉，饱饮乳，变成白虫，一作蛊。疫死牛肉，食之令病洞下，亦致坚积，宜利药下之。脯藏米瓮中，有毒，及经夏，食之发肾病。

治食自死六畜肉中毒方

黄柏屑，捣，服方寸匕。

治食郁肉漏脯中毒方　郁肉，密器盖之隔宿者是也。漏脯，茅屋漏下沾着者是也。

烧犬屎，酒服方寸匕。每服人乳汁亦良。饮生韭汁三升亦得。

治黍米中藏干脯食之中毒方

大豆，浓煮汁，饮数升，即解。亦治狸肉、漏脯等毒。

治食生肉中毒方

掘地深三尺，取其下土三升，以水五升，煮数沸，澄清汁，饮一升，即愈。

治食六畜鸟兽肝中毒方

水浸豆豉，绞取汁，服数升，愈。

马脚无夜眼者，不可食之。食酸马肉，不饮酒，则杀人。酸，当作骏，出《秦穆公·岐下野人传》。盖马肉无不酸者。马肉不可热食，伤人心。马鞍下肉，食之杀人。白马黑头者，不可食之。白马青蹄者，不可食之。马肉、豚肉共食，饱醉卧，大忌。驴马肉合猪肉食之，成霍乱。马肝及毛，不可妄食，中毒害人。

治马肝中毒未死方

---

[1]　复　伤也。

雄鼠粪二七粒，末之，水和服，日再服。

又方

人垢，取方寸匕，服之佳。

治食马肉中毒欲死方

香豉三两　杏仁三两

上二味，蒸一食顷，熟，杵之服，日再服。

又方

煮芦根，饮之良。

疫死牛，或目赤，或黄，食之大忌。牛肉共猪肉食之，必作寸白虫。青牛肠不可合犬肉食之。牛肺，从三月至五月，其中有虫如马尾，割去勿食，食则损人。牛羊猪肉，皆不得以楮木、桑木蒸炙，食之令人腹内生虫。啖蛇牛肉杀人，何以知之？啖蛇者，毛髪向后顺者是也。

治啖蛇牛肉食之欲死方

饮乳汁一升，立愈。

又方

以泔洗头，饮一升，愈。

牛肚，细切，以水一斗，煮取一升，暖饮之，大汗出，愈。

治食牛肉中毒方

甘草，煮汁饮之，即解。

羊肉其有宿热者，不可食。羊肉不可共生鱼酪食之，害人。羊蹄甲中有珠子白者，名悬筋，食之令人癫。白羊黑头，食其脑，作肠痈。羊肝共生椒食之，破人五脏。猪肉共羊肝和食之，令心闷。猪肉以生胡荽同食，烂人脐。猪脂不可合梅子食之。猪肉和葵食之，少气。鹿肉不可和蒲白作羹，食之发恶疮。麋脂及梅李子，若妊妇食之，令子青盲，男子伤精。麋[1]肉不可合虾及生菜、梅李果食之，皆病人。痼疾人不可食熊肉，令终身不愈。白犬自死，不出舌者，食之害人。食狗鼠余，令人发瘘疮。

治食犬肉不消，心下坚，或腹胀，口干大渴，心急发热，妄语如狂，或洞下方

杏仁一升，合皮熟[2]，研用

以沸汤三升，和取汁，分三服。利下肉片，大验。

妇人妊娠，不可食兔肉、山羊肉及鳖、鸡、鸭，令子无声音。兔肉不可合白鸡肉食之，令人面发黄。兔肉着干姜食之，成霍乱。凡鸟自死，口不闭，翅不合者，不可食之。诸禽肉，肝青者，食之杀人。鸡有六翮四距者，不可食之。乌鸡白首者，不可食之。鸡不可共胡蒜食之，滞气。一云鸡子。山鸡不可合鸟兽肉食之。雉肉久食之，令人瘦。鸡[3]卵不可合鳖肉食之。妇人妊娠，食雀肉，令子淫乱无耻。雀肉不可合李子食之。燕肉勿食，入水为蛟龙所吞。

鸟兽有中毒箭死者，其肉有毒，解之方

大豆煮汁，及盐汁，服之解。

鱼头正白如连珠，至脊上，食之杀人。鱼头中无腮者，不可食之，杀人。鱼无肠胆者，不可食之，三年阴不起，女子绝生。鱼头似有角者，不可食之。鱼目合者，不可食之。六甲日勿食鳞甲之物。鱼不可合鸡肉食之。鱼不得合鸬鹚肉食之。鲤鱼鲊不可合小豆、藿食之，其子不可合猪肝食之，害人。鲤鱼不可合犬肉食之。鲫鱼不可合猴、雉肉食之。一云不可合猪肝食。鳀鱼不可合鹿肉食之，令人筋甲缩。青鱼鲊不可合胡荽及生葵并麦中食之。鲀、鳝不可合白犬血食之。龟肉不可合酒、果子食之。鳖目凹陷者，及厌下有

―――――

① 麋　《金匮要略·禽兽鱼虫禁忌并治第二十四》作"獐"。

② 熟　原作"热"，形近之误，据《金匮要略·禽兽鱼虫禁忌并治第二十四》改。

③ 鸡　《金匮要略·禽兽鱼虫禁忌并治第二十四》作"鸭"。

王字形者，不可食之。鳖眉批：原字是其字，自是鳖字。肉不得合鸡、鸭子食之。眉批：鸡子忌犬肉、獭、兔、鲤、鳖、野雉、芥、李、葱、蒜，鸭子忌李子、鳖肉。野鸭忌木耳、胡桃。龟、鳖肉不可合苋菜食之。虾无须，及腹下通黑，煮之反白者，不可食之。食脍，饮乳酪，令人腹中生虫，为瘕。

脍①食之，在心胸中不化，吐复不出，速下除之，久成癥病，治之方

橘皮一两　大黄二两　朴硝二两

上三味，以水一大升，煮至小升，顿服，即消。

食鲙多，不消，结为癥病，治之方

马鞭草

上一味，捣汁饮之。

或以姜叶汁，饮之一升，即消。又可服吐药吐之。

食鱼后食毒，两种烦乱，治之方

橘皮，浓煮汁，服之即解。

食鯸鱼中毒方

芦根，煮汁服之，即解。

蟹目相向，足斑目赤者，不可食之。

食蟹中毒治之方

紫苏煮汁，饮之三升。紫苏子②，捣汁饮之，亦良。

又方

冬瓜汁，饮二升。食冬瓜亦可。

凡蟹未遇霜，多毒，其熟者，乃可食之。蜘蛛落食中，有毒，勿食之。凡蜂蝇虫蚁等集食上，食之致瘘。果子生食，生疮。果子落地经宿，虫蚁食之者，人大忌食之。生米停留多日，有损处，食之伤人。桃子多食，令人热，仍不得入水浴，令人病淋沥、热病。杏酪不熟，伤人。梅多食，坏人齿。李不可多食，令人胪胀。林檎不可多食，令人百脉弱。橘柚多食，令人口爽，不知五味。梨不可多食，令人

寒中，金疮、产妇，亦不宜食。樱桃、杏多食，伤筋骨。安石榴不可多食，损人腹。胡桃不可多食，令人动痰饮。生枣多食，令人热渴气胀寒热，羸瘦者，弥不可食，伤人。

食诸果中毒治之方

猪骨烧过

上一味，末之，水服方寸匕。亦治马肝、漏脯等毒。

木耳赤色及仰生者，勿食。菌仰卷及赤色者，不可食。

食诸菌中毒，闷乱欲死，治之方

人粪汁，饮一升。土浆，饮二升。大豆煮汁，饮之。服诸吐利药，并解。

食枫③树④菌而哭不止⑤，治之以前方。其食野芋，烦毒欲死，治之以前方。其野芋根，山东人名魁芋。人种芋，三年不收，亦成野芋，并杀人。

蜀椒闭口者，有毒，误食之，戟人咽喉，气病欲绝，或吐下白沫，身体痹冷，急治之方

肉桂煎汁饮之，多饮冷水一二升。或食蒜，饮地浆，或浓煮豉汁饮之，并解。

正月勿食生葱，令人面生游风。二月勿食蓼，伤人肾⑥。三月勿食小蒜，伤人志性。四月八月勿食胡荽，伤人神。五月勿食韭，令人乏气力。五月五日勿食一切生菜，发百病。六月七日勿食茱萸，伤神气。八月九月勿食姜，伤人神。十月勿食椒，损人心，伤心脉。十一月十二月勿食

① 脍　通"鲙"。
② 子　原脱，据《金匮要略·禽兽鱼虫禁忌并治第二十四》补。
③ 食枫　原脱，据《金匮要略·果实菜谷禁忌并治第二十五》补。
④ 树　原作"牲"，据《金匮要略·果实菜谷禁忌并治第二十五》改。
⑤ 止　原作"失"，音近之误，据《金匮要略·果实菜谷禁忌并治第二十五》改。
⑥ 肾　原脱，据《金匮要略·果实菜谷禁忌并治第二十五》补。

蓶，令人多涕唾。四季勿食生葵，令人饮食不化，发百病。非但食中，药中皆不可用，深宜慎之。时病差未健，食生菜，手足必肿。夜食生菜，不识人。十月勿食被霜生菜，令人面无光，目涩，心痛，腰疼，或发心疟，疟发时手足十指爪皆青，困委。葱韭初生芽者，食之伤人心气。饮白酒，食生韭，令人病增。生葱不可共蜜食之，杀人。独颗蒜弥忌。枣合生葱食之，令人病。生葱和雄鸡、雉、白犬肉食之，令人七窍经年流血。食糖蜜后，四日内食生葱韭，令人心痛。夜食诸姜蒜葱等，伤人心。芜青根多食，令人气胀。蓶不可共牛肉作羹，食之成瘕病，韭亦然。莼多病，恐是食字。动痔疾。野苣不可同蜜食之，作内痔。白苣不可共酪同食，作蟹虫。黄瓜食之，发热病。葵心不可食，伤人，叶尤冷，黄背紫茎者，勿食之。胡荽久食之，令人多忘。病人不可食胡荽及黄花菜。芋不可多食，动病。妊妇食姜，令子余指。蓼多食，发心痛。蓼和生鱼食之，令子夺气，阴核[1]疼痛。芥菜不可共兔肉食之，成恶邪病。小蒜多食，伤人心力。

食躁或躁方

豉，浓煮汁，饮之。

钩吻与芹菜相似，误食之，杀人，解之方

荠苨八两

上一味，水六升，煮取二升，分温二服。钩吻生地，旁无他草，其茎有毛，以此别之。

菜中有水莨菪，叶圆而光，有毒，误食之，令人狂乱如中风，或吐血，治之方

甘草，煮汁服之，即解。

春秋二时，龙带精入芹菜中，人偶食之为病，发时手背腹满痛不可忍，名蛟龙病，治之方

硬糖二三升

上一味，日两度服，吐出如蜥蜴三五枚，瘥。

食苦瓠中毒治之方

梨根煮汁，数服之，解。

扁豆，寒热者，不可食之。久食小豆，令人枯燥。食大豆屑，忌啖猪肉。大麦久食，令人作癣。白黍米不可同饴蜜食，亦不可合葵食之。荍麦面多食之，令人发落。盐多食，伤人肺。食冷物，冰入齿。食热物，勿饮冷水。饮酒食生苍耳，令人心痛。夏月大醉汗流，不得冷水洗著身及使扇，即成病。饮酒大忌灸腹背，令人肠结。醉后勿饱食，发寒热。饮酒食猪肉，卧秫稻穰中，则发黄。食饴糖饮酒，大忌。凡水及酒，照见人影动者，不可饮之。醋合酪食之，令人血瘕。食白米粥，勿食生苍耳，成走疰。食甜粥已，食盐即吐。犀角箸搅饮食沫出，及浇地坟起者，食之杀人。

饮食中毒烦满治之方

苦参三两　苦酒一升

上二味，煮三沸，三上三[2]下，服之吐食出，即差。或以水煮亦得。又犀角汤亦佳。

贪食，食多不消，心腹坚满痛，治之方

盐一升　水二升

上二味，煮令盐消，分三服。当吐食出，便差。

矾石生入腹，破人心肝，亦禁水。商陆以水服，杀人。葶苈子敷头疮，药成恐是气字。入脑，杀人。水银入人耳及六畜等，皆死。以金银着耳边，水银则吐。

---

[1]　核　原作"咳"，形近之误，据《金匮要略·禽兽鱼虫禁忌并治第二十四》改。

[2]　三　原脱，据《金匮要略·果实菜谷禁忌并治第二十五》论。

吐，疑是出。苦楝无子者，杀人。

　　凡诸毒，多是假毒以损元，知时，宜

煮甘草、荠苨汁饮之，通治诸毒药。

伤 寒 说 意

清·黄元御 撰

伤寒说意自叙

言者，所以在意也。《素问》雷公曰：臣治疏愚，说意而已。仲景《伤寒》，其言奥赜①，其意昭明②，解言则难，说意则易，其意了然，其言无用矣。

筌③ 所以在鱼，得鱼者必忘其筌。蹄④ 所以在兔，得兔者必忘其蹄。言所以在意，得意者必忘其言。言有质文⑤ 而意无质文，言有利钝而意无利钝，言人人殊，意人人同，是故意贵乎得而言贵乎忘。

昔胜书之见周公，无言而退，温伯之见孔子，不言而出，胜书温伯善语于无言，周公孔子善听于无声，何者？ 得其意也。其意诚得，其言不传，虽谓其言至今传焉可也。相如⑥子云⑦，古之长于立言者，而封禅⑧ 之义未亡，《太玄》⑨ 之旨不著，相如之言显，子云之言隐也。使《伤寒》之书出于相如，则大传矣，出于子云，则永亡矣。仲景拙于立言而巧于立意，《伤寒》之亡，以其言也，《伤寒》之传，以其意也。仆传《伤寒》，说意而已。

戊辰⑩ 之岁，成《伤寒悬解》。庚午⑪ 年春，旅寓济南，草《伤寒说意》数篇。辛未⑫ 六月，客处江都⑬，续成全书。甲戌⑭ 正月，久宦京华，不得志，复加删定，仲景之意得矣。仆之得意，不可言也。

世之最难长⑮ 者，得意之事，玉楸子往往于失志之中，有得意之乐。若使得志，则必失意，若使得意，则必失志。圣人无全功，造化无全能，与其得志而失意，不如得意而失志。二者不可兼，宁舍彼而取此，此中得失，不足为外人道也，此中忧乐，未易为俗人言也。

甲戌正月东莱都昌黄元御撰

---

① 奥赜　"奥"，犹深也。"赜"，谓幽深难见。"奥赜"，犹言精深蕴秘。
② 昭明　显明也。
③ 筌　捕鱼竹器也。
④ 蹄　兔纲也。
⑤ 质文　优劣不等也。
⑥ 相如　即汉·司马相如，字长卿，公元前179年～公元前117七年，西汉蜀君成都人，辞赋家。少时好读书，口吃而善著述，兼善击剑弹琴。武帝时，因献赋被任为郎，曾通使邛、筰有功。著有《子虚》、《上林》、《大人》等赋，以讽喻为名，词藻瑰丽雕琢，气韵排宕，汉、魏、六朝之文人多仿之。
⑦ 子云　即汉·扬雄，字子云，公元前53年～公元18年，少好学，为人简易佚荡，口吃不能剧谈，而博学深思，独以文章名世，长于辞赋，多仿司马相如。成帝时召对，献《甘泉》、《河东》、《羽猎》、《长杨》四赋，拜为郎。通群籍，多识古文奇字，仿《易经》而作《太玄经》，拟《论语》而作《法言》，仿《苍颉篇》而作《训纂篇》、《方言》。
⑧ 封禅　帝王祭天地的典礼。在泰山上筑土为坛祭天，报天之功，曰"封"，在泰山下梁父山上辟场祭地，报地之功，曰"禅"。相传古时封泰山、禅梁父者七十二家。自秦汉以后，历代封建王朝都把封禅作为国家大典。《大戴礼·保传》："封泰山而禅梁甫。"
⑨ 《太玄》　即《太玄经》，汉·扬雄撰。仿《周易》而作，凡十卷，分八十一首，以拟六十四卦。
⑩ 戊辰　清乾隆十三年戊辰，即公元1748年。
⑪ 庚午　乾隆十五年庚午，即公元1750年。
⑫ 辛未　乾隆十六年辛未，即公元1751年。
⑬ 江都　县名，即今扬州市。
⑭ 甲戌　乾隆十九年甲戌，即公元1754年。
⑮ 长　多也。

伤寒说意跋①

壬辰②冬，谒张翰风③夫子于陶署④。语及岐黄学，夫子曰：昌邑黄坤载先生医术，仲景而后一人也。乾隆间，四库馆中校纂诸臣知医者寡，故其书虽已著录⑤而卒未大显。子其为⑥我访求未刻之书以来，毅识⑦之于心不敢忘。盖是时夫子已刻黄氏书四五种，凡数十万言矣。

次年毅设帐济南，以语陈孝廉元圃，元圃谓其友宋君有黄氏《伤寒说意》钞本，因走伻⑧借观。书未至而夫子没，哲嗣仲远复申夫子遗命，求黄氏之书，一为《周易悬象》⑨，一为《四圣悬枢》，一即《伤寒说意》也。然毅既以此书寄仲远，值夫子枢将返葬，至无以为旅资，且行李已首涂⑩，故仲远谆谆以改钞相属，毅诺之。

甲午⑪春，读《礼》之暇，率及门人李董两生，并日缮成，复加校雠，拟即付之剞氏。盖敬卒翰风夫子之志，而成仲远之贤，且以彰黄氏之绝业，起世人之沉疴。而并以望夫好善之人，终能以《四圣悬枢》《周易悬象》等书见示也。

甲午三月下浣赵汝毅谨跋

---

① 伤寒说意跋　原不载，据闽本补。
② 壬辰　清道光十二年壬辰，即公元 1832 年。
③ 张翰风　即张琦。张琦，清·阳湖人，初名翊，字翰风，号宛邻，道光举人，历知章丘、馆陶等县，所至有名绩。工诗、古文及分隶，尤精舆地之学，著有《战国策释地》、《素问释义》、《古诗录》、《宛邻文集》。
④ 陶署　"陶"，指山东省馆陶县。"陶署"，馆陶县衙。
⑤ 著录　谓系统记载书名。在此指黄氏医籍录于《四库全书总目提要》。
⑥ 为　犹使也。
⑦ 识（zhì 志）　记也。
⑧ 伻　使也。
⑨ 《周易悬象》　原作《周易悬解》，据《四库全书总目提要》、《昌邑县志》改。
⑩ 首涂　先已上路也。《杜工部诗史补遗·敬寄族弟唐十八使君》："登陆将首涂，笔札枉所申。"
⑪ 甲午　道光十四年甲午，即公元 1843 年。

目　录

伤寒说意卷首

东莱都昌黄元御御解

门人毕维新述

六　经　解[①]

天有六气，风、热、暑、湿、燥、寒，地有五行，木、火、土、金、水也。人感天之六气而生六腑，故六腑为阳，感地之五行而生五脏，故五脏为阴。五脏者，肝、心、脾、肺、肾也，六腑者，胆、胃、大肠、小肠、三焦、膀胱也。脏五而腑六，《灵枢·胀论》：膻中者，心主之宫城也，是为心包，合为六脏。六脏六腑，是生十二经。经气内根于脏腑，外络于肢节。脾、肾、肝、胆、胃、膀胱经行于足，是为足之六经，肺、心、心包、三焦、大肠、小肠经行于手，是为手之六经。手有三阴三阳，足有三阴三阳，脾肺之经，太阴也，心肾之经，少阴也，肝与心包之经，厥阴也，胆与三焦之经，少阳也，胃与大肠之经，阳明也，膀胱小肠之经，太阳也。经有十二，六气统之，两经一气，故亦曰六经，太阳与少阴为表里，阳明与太阴为表里，少阳与厥阴为表里也。

小肠手太阳之经，起于小指之端，循手外侧，上腕，出踝中，上循臂骨下廉，出肘内侧，循臑外后廉，交肩上，入缺盆，络心，下膈，抵胃，属小肠，从缺盆循颈，上颊，至目内眦。

膀胱足太阳之经，起于目内眦，上额，交巅，下项，挟脊，抵腰中，循脊，络肾，属膀胱，从腰中贯臀，入腘中，贯踹内，出外踝，至小指外侧。

大肠手阳明之经，起于次指之端，循指上廉，出合谷，循臂上廉，入肘，上肩，入缺盆，络肺，下膈，属大肠，从缺盆上颈，贯颊，入下齿，挟口，交人中，左之右，右之左，上挟鼻孔。

胃足阳明之经，起于鼻之交頞中，入上齿，挟口，环唇，下交承浆，循颐后，出大迎，上耳前，至额颅，从大迎下人迎，循喉咙，入缺盆，下膈，属胃，络脾，从缺盆下乳内廉，挟脐，入气街，抵伏兔，下膝膑，循胫外，下足跗，入大指。

三焦手少阳之经，起于名指[②]之端，循手表腕，出臂外，贯肘，上肩，入缺盆，布膻中，散落心包，下膈，循属三焦，从膻中上出缺盆，上项，系耳后，至目锐眦。

胆足少阳之经，起于目锐眦，下颈，合缺盆，下胸中，贯膈，络肝，属胆，循胁里，出气街，绕毛际，循髀[③]阳，出膝外廉，下辅骨，出外踝之前，循足跗[④]，入名指。

脾足太阴之经，起于大指之端，循指

————————

① 六经解　原作"六气解"，据目录、闽本、蜀本、集成本、本节内容改。

② 名指　即无名指。

③ 髀　原作"脾"，形近音近之误，据闽本、蜀本改。

④ 跗　同跗。

内侧，上内踝前廉，上腨内，循胫骨后，交出厥阴之前，上膝股内前廉，入腹，属脾，络胃，上膈，挟咽，连舌本。

肺手太阴之经，起于中焦，下络大肠，还循胃口，上膈，属肺，从肺系横①出腋下，循臑内，行少阴、心主之前，下肘中，循臂内，入寸口，循鱼际，出大指之端。

肾足少阴之经，起于小指之下，邪走足心，循内踝之后，入跟中，上腨内，出腘内廉，上股内后廉，贯脊，属肾，络膀胱，上肝膈，入肺中，循喉咙，挟舌本，从肺出络心，注胸中。

心手少阴之经，起于心中，出属心系，下膈，络小肠，从心系上挟咽，系目系，从心系上肺，出腋下，循臑内后廉，行太阴、心主之后②，下肘内，循臂内后廉，抵掌后，循小指之内，出其端。

肝足厥阴之经，起于大指丛毛之际，上循足跗上廉，去③内踝一寸，上踝八寸，交出太阴之后，上腘内廉，循股阴，入毛中，过阴器，抵少腹，挟胃，属肝，络胆，上贯膈，布胁肋，循喉咙之后，连目系，上出额，与督脉会于巅，从目系下颊，环唇内，贯膈，注④肺。

心主手厥阴心包络之经，起于心中，出属心包络，下膈，历络三焦，从⑤胸出胁，下腋，循臑内，行太阴、少阴之间，入肘中，下臂，入掌中，循中指，出其端。

阳经在表，阴经在里，太阳在外，皮毛之分也，次则阳明，次则少阳，次则太阴，次则少阴，次则厥阴，近于骨矣。阳经则属腑络脏，阴经则属脏络腑。足之阳经，行于股外，阴经行于股内，手之阳经，行于臂外，阴经行于臂内。阳经之次，阳明在前，少阳在中，太阳在后，阴经之次，太阴在前，厥阴在中，少阴在

后。手之阴经，自胸走手，阳经自手走头，足之阳经，自头走足，阴经自足走胸。手三阳之走头，足三阳之走足，皆行于颈项而会于督之大椎。手⑥足经之分走，异道环周，太阳、少阴，行身之背，阳明、太阴，行身之前，少阳、厥阴，行身之侧。是诸经之部次也。

经有十二，独言足经而不言手经者，手之六经，自胸而手，自手而头，所辖之部小，足之六经，自头而足，自足而胸，所辖之部大，经大则气旺，气旺则病加也。两经同气⑦，病则俱病，但手经轻清而足经重浊，病则手经轻而足经重，以足经之气偏于重浊故也。

六 气 解

天有六气，初之气，厥阴风木，二之气，少阴君火，三之气，少阳相火，四之气，太阴湿土，五之气，阳明燥金，六之气，太阳寒水。天人同气也，肝足厥阴之经，是为风木，心手少阴之经，是为君火，三焦手少阳之经，是为相火，脾足太阴之经，是为湿土，大肠手阳明之经，是为燥金，膀胱足太阳之经，是为寒水。经有十二，六气统之，厥阴以风木主令，手厥阴火也，从母化气而为风，少阴以君火主令，足少阴水也，从妻化气而为热，少阳以相火主令，足少阳木也，从子化气而为暑，太阴以湿土主令，手太阴金也，从

---

① 横　原作"上"，据闽本、蜀本改。
② 后　原作"下"，据闽本、蜀本改。
③ 去　原作"出"，音近之误，据闽本、蜀本改。
④ 注　原作"布"，音近之误，据闽本、蜀本改。
⑤ 从　原作"上"，据闽本、蜀本改。
⑥ 手　原脱，据闽本、蜀本补。
⑦ 气　原作"义"，音近之误，据闽本、蜀本改。

母化气而为湿，阳明以燥金主令，足阳明土也，从子化气而为燥，太阳以寒水主令，手太阳火也，从夫化气而为寒。经气对化，自然之理。

人之六气，不病则不见，病则一经之气见，或自见其令气，或自见其本气，或主令者而见从化之气，或从化者而见主令之气，视其经气之盛衰焉。厥阴、太阴、太阳，足经主令而手经化气者也。足厥阴，风木也，手厥阴之火①，应从风化，而厥阴经病，阳虚则手厥阴化气于风木，阳盛则手厥阴不从风化而从少阳之暑化。足太阴，湿土也，手太阴之金，应从湿化，而太阴经病，阳虚则手太阴化气于湿土，阳盛则手太阴不从湿化而从阳明之燥化。足太阳，寒水也，手太阳之火，应从寒化，而太阳经病，阳虚则手太阳化气于寒水，阳盛则手太阳不从寒化而从少阴之热化。少阴、少阳、阳明，手经主令而足经化气者也。足少阴，水也，水之气为寒，少阴经病，阳盛则足少阴化气于君火，阳虚则不从火化而从太阳之寒②化。足少阳，木也，木之气为风，少阳经病，阳盛则足少阳化气于相火，阳虚则不从火化而从厥阴之风化。足阳明，土也，土之气为湿，阳明经病，阳盛则足③阳明化气于燥金，阳虚则不从燥化而从太阴之湿化。主令者盛，则化气者从之，化气者盛，则主令者从之，总之不离乎本气之虚实耳。

阴易盛而阳易衰，凡人之病，阴盛者多，阳盛者少。太阳之病，足太阳主令于寒水者十之六七，手太阳化气于君火者十之二三。阳明之病，手阳明主令于燥金者十之一二，足阳明化气于湿土者十之八九。少阳之病，手少阳主令于相火者十之三四，足少阳化气于风木者十之六七。太阴之病，足太阴主令于湿土者不止十九，

手太阴化气于燥金者未能十一。少阴之病，足少阴化气于寒水者无人非是，手少阴主令于君火者④千百之一。厥阴之病，足厥阴主令于风木者十之八九，手厥阴化气于相火者十之一二。阳从阴化则易，阴从阳化则难，气数如此，无如何也。

一经有一经之性情，经气和平，彼此交济，一经之性情不至偏见。一经病则自见其本气，而一经之性情遂处发现，《伤寒》六经之证，六经之性情发现也。仲景为六经写真⑤，知六气也，知六气之变化，则知六经之性情矣。

营 卫 解

肺主气，气行皮毛则为卫，肝主血，血行经络则为营。然肺藏卫气，肝藏营血，而实则皆出于中焦，以气血乃水谷之变化。中焦者，消磨水谷，变化气血之枢轴也。《灵枢·营卫生会》：人受气于谷，谷入于胃，以传于肺，五脏六腑皆以受气。其清者为营，浊者为卫，营在脉中，卫在脉外，营周不休，五十而复大会，阴阳相贯，如环无端。

盖水谷之气，有清有浊。水谷入胃，脾阳消磨，散其精华，化生气血，内自脏腑，外达经络。精专者，行于脉中，命之曰营，剽悍者，行于脉外，命之曰卫。营者，脉中之血，血中之气，是谓营气。营气在脉，随宗气流行。谷精之化营气，其大气之抟而不行者，积于胸中，名曰宗气。宗气者，贯心肺而行呼吸。营气之行，以息往来，血之流动，气送之也。

平人一日一夜一万三千五百息，一息

---

① 火　原作"经"，据闽本、蜀本改。
② 寒　其下原衍"水"字，据闽本、蜀本删。
③ 足　原脱，据闽本、蜀本补。
④ 者　原脱，据闽本、蜀本补。
⑤ 写真　画像曰写真。

脉六动，气行六寸。人之经脉，六阴六阳以及任、督、两跷，计合一十六丈二尺。一日之中，漏下百刻，以分昼夜。二百七十息，水下二刻，气行十六丈二尺，是谓一周。一万三千五百息，水下百刻，脉行八百一十丈，人气五十营于身，一日之度毕矣。

营气初行，常于平旦寅时从手太阴之寸口始，以肺主气而朝百脉也。自手之太阴阳明，注足之阳明太阴，自手之少阴太阳，注足之太阳少阴，自手之厥阴少阳，注足之少阳厥阴，终于两跷、督、任。周而复始，阴阳相贯，营周五十，明日寅时，又会于气口。此营气之度也。

卫气者，不随宗气，而自行于脉外，昼行阳经二十五周，夜行阴脏二十五周。其行于阳也，常于平旦寅时从足太阳之晴明始，晴明在目之内眦。《灵枢·卫气行》：平旦阴尽，阳气出于目，目张则气上行于头，循项下足太阳，至小指之端。其散者，别于目锐眦，下足少阳，至名指之端。其散者，别于目内眦，循手太阳，至名指之端。别者，至耳前，合于颌脉，注足阳明，下至跗上，入中指之端。其散者，从耳下下手阳明，入次指之端。其至于足也，入足心，出内踝下，入足少阴经。阴跷者，足少阴之别，属于目内眦，自阴跷而复合于目，交于足太阳之晴明，是谓一周。如是者，二十五度，日入阳尽而阴受气矣。其入于阴也，常从足少阴之经而注于肾，肾注于心，心注于肺，肺注于肝，肝注于脾，脾复注于肾，是谓一周。如是者，二十五度，平旦阴尽而阳受气矣。于是从肾至少阴之经，而复合于目。阴阳一日一夜，亦周五十。故少阴主内，太阳主外，卫气至阳而起，至阴而止，出乎阳则寤，入乎阴则寐。此卫气之度也。

营起于气口，卫起于晴明，营气之行，阴阳相间，卫气之行，夜阴昼阳。起止不同，道路各异，非同行于一经也。

风 寒 解

风者，天地之生气，寒者，天地之藏气。四时之气，春生、夏长、秋收、冬藏。木旺于春，木气发生则风动，水旺于冬，水气蛰藏则寒作。盖春木司令，阳自地下东升，风动而冰解，则生气得政，冬水当权，阴自地上①西敛，寒凝而冻合，则藏气得政，是风乃阳气之发扬，寒乃阴气之翕聚，气不同也。

风之中人，必由金水之外敛。金水主卫，卫性收敛，而风性发泄，卫气不启，泄之以风，而愈欲收敛，敛而莫达，则内闭营血，而生里热。寒之伤人，必因木火之外泄。木火主营，营性发泄，而寒性闭蛰，营血不秘，闭之以寒，而愈欲发泄，泄而不透，则外束卫气，而生表寒。

风为春气，三春之月，天温日明，人血淖液②而卫气浮宣，袭之以风，不能伤也，值气凉而窍闭，得风气之疏泄，是以伤卫。寒为冬气，三冬之月，天寒日阴，人血凝涩而卫气沉藏，感之以寒，不能伤也，值气温而窍开，得寒气之闭敛，是以伤营。营伤则卫郁，宜麻黄以泻卫，卫伤则营郁，宜芍药以泻营，营卫发达，则表邪退矣。《素问·玉机真脏论》：风寒客于人，使人毫毛毕直，皮肤闭而为热，当是之时，可汗而发也，桂枝、麻黄，发汗之方。

汗贵乎早，"阴阳应象论"：善治者，治皮毛，其次治肌肤，其次治筋脉，其次

---

① 上　原作"下"　据闽本、蜀本改。
② 淖（zhào　兆）液　濡润也。

治六腑，其次治五脏，治五脏者，半死半生也。菅卫感伤，在皮毛之部，桂枝、麻黄，治皮毛之方，皮毛邪散，后日之变，无由生矣。于此失治，未几而或入阳明之腑，或入三阴之脏，于是乎治腑治脏，危证丛生，工之至下而法之至拙者也。

风寒，客邪也，病则不关于客气，而视乎人身之主气。主气偏阳，则阳郁为热而入腑，主气偏阴，则阴郁为寒而入脏，无非主气为之也。其始感也，风寒之裹束在表，迁延日久，入阳明而传三阴，则皆本气之为病，非尽系风寒之力也。麻黄、桂枝，表散风寒之剂，此外则悉因主气立法，不专表散之方矣。解风寒外感，则知气血内伤，仲景《伤寒》立法，非第①为外感之金书②，而并为内伤之玉诀③。内伤之人，未必尽由于外感，而外感之家，无不悉本于内伤，解此则内外同归，主客一致，十病九全而不止也。

传　经　解

人之经脉，自皮毛以至筋骨，不过六层，太阳在表，次为阳明，次为少阳，次为太阴，次为少阴，次为厥阴，厥阴者④，经脉之在里者也。风寒感袭，受自皮毛，故太阳先病。经气郁隆，不得外泄，次第内浸⑤，相因而发，日传一经，六日而遍。此一定之事，不以风寒温热而异同也。温病内热素积，感必尽传，风寒之家，起于外感，不缘内伤，或有一经两经而即已者。此本气之旺而外感之轻，不至成病者，不至其成病，则捱次遍传。此风寒之大凡也。

虽遍传六经，而未经汗解，则太阳表证，必不能罢。太阳不罢，则不拘传至何经，凡在六日之内，总以太阳为主，寒宜麻黄，风宜桂枝，无用余方也。若在经失

解，里气和平，则不至内传，如里气非平，表郁里应，阳盛则入阳明之腑，阴盛则入三阴之脏。腑热则宜凉泻，脏寒则宜温补。

凡人阳盛则生，阴盛则死。风寒传脏，阴盛而灭微阳，早用温补，固难尽生，风寒传腑，阳盛而烁微阴，迟用凉泻，亦或致死。较之前在菅卫，逆顺霄壤⑥，此诚危急存亡之秋也。

仲景为六经分篇，而太阳一经，不皆表证，其间有阳盛而入腑者，有阴盛而入脏者。但病入脏腑，而经证未罢，是以属之太阳，虽属太阳，而内入脏腑，是皆太阳之坏病也。至于阳明之篇，则全是腑病。阳明经证，乃腑病连经，而非止经病也。三阴之篇，则全是脏病。三阴经证，乃脏病连经，而非止经病也。少阳之篇，则半是腑病，半是脏病。少阳居表阳里阴之介，阳盛则传腑，阴盛则传脏，故脏腑兼有。少阳经证，乃脏病腑病之连经，而非止经病也。若但是经病，则全统于太阳一经，不必另分立六经之篇也。

此义自仲景而后，千载无知者。郊倩程氏，比之诸家，微有一线萤光，而误以脏腑之病为经证，因谓伤寒不传经，谬矣。至喻嘉言辈，醉魔迷蒙，其于此理，一字不解也。

里　气　解

风寒之伤人也，不能为寒，不能为

---

① 第　但也。
② 金书　即金书铁卷。"金书铁卷"，古代颁赐功臣，籍以世代享受某种特权之契券，又名丹书铁卷。在此借指真谛。
③ 玉诀　义同金书，亦指真谛。
④ 厥阴者　其前原衍"感"字，据闽本、蜀本删。
⑤ 浸（qīn　侵）　通"侵"。
⑥ 霄壤　犹言天与地，喻相去绝远。

热，视乎人之里气而为①变者也。里气和平，则腑热不作，脏寒不动，终始在经，不能内传，但当发散其表邪，不必用温清补泻之剂也。里气非平，而表邪外束，腑阳盛者，则阳郁而生内热，脏阴盛者，则阴郁而生内寒。

寒热之分途，全在乎中。太阴以湿土主令，阳明从燥金化气，阳旺之家，则阳明司气，胃腑生其燥热，阴旺之家，则太阴当权，脾脏生其湿寒。湿寒者，水气也，燥热者，火气也。脾以阴土而含阳气，阳升则化火，胃以阳土而含阴精，阴降则化水。水寒而流湿，火热②而就燥，土者，水火之中气也，故火盛则燥热传于戊土，水盛则湿寒传于己土，此脏寒腑热之③所由来也。

然己土之性湿，庚金之性燥，湿者太阴脾土之本气，燥者阳明胃土之子气也，子气不敌本气之旺，故湿盛者多而燥盛者少。盖水偏胜则病湿寒，火偏胜则病燥热，而阴阳非平者，则燥易消而湿易长。缘土居水火之中，水火交蒸，但能生湿，不能生燥，则湿有日增而燥有日减，自然之事。况五行之理，水能克火，火不能④克水，故火常败而水常胜。此寒热燥湿进退消长之大凡也。

后世庸工，悖缪不通，乃有传经为热、直中为寒种种胡说。千载不得解人，何可期之旦暮间也。

---

① 为　原作"不"，据闽本改。
② 热　原作"温"，形近之误，据蜀本、闽本改。
③ 之　原脱，据闽本、蜀本补。
④ 能　原脱，据闽本、蜀本补。

伤寒说意卷一

东莱都昌黄元御解
门人毕维新述

风寒原委

四时之气，木旺于春，水旺于冬。春木发生，则阳气敷布而为风，冬水蛰藏，则阴气凝肃而为寒。春非无寒，究竟风多而寒少，冬非无风，究竟风少而寒多。春之有寒者，春行冬令，非春气之正也，冬之有风者，冬行春令，非冬气之正也。感春之风者，谓之中风，其间虽有伤寒，而不及中风之多也，感冬之寒者，谓之伤寒，其间虽有中风，而不及伤寒之多也。

气血在经，是谓营卫，营行脉中，为卫之根，卫行脉外，为营之叶。平人卫气在外而内交于营，营血在内而外交于卫，营卫调和，是以无病。卫司于肺，营司于肝，肺金下行，则生肾水，是以卫气清降而产阴精，肝木上升，则生心火，是以营血温升而化阳神。气行皮毛，卫气清降，则腠理阖①，阖则中风而不伤寒，血行经络，营血温升，则孔窍开，开则伤寒而不中风。寒伤营者，因冬日之天温而窍开也，风伤卫者，因春日之气凉而窍阖也。营伤则卫病，以营血束闭其卫气，故卫郁而表寒。以寒性闭涩而② 血性发扬，血发扬而窍开，寒以收之，而愈欲发扬，发而不透，则外裹卫气，而生表寒。卫伤则营病，以卫气遏逼其营血，故营郁而里热。以风性浮散而气性敛肃，气敛肃而窍阖，风以泄之，而愈欲敛肃，敛而不启，

则内遏营血，而生里热。风寒外袭，营卫里郁，是以病作。营卫二气，分司于肺肝，而总统于太阳，故太阳经病，有③风伤卫气、寒伤营血之不同也。

风寒外感，病在经络，经络脏腑，实相表里，在经失解，阳盛则传阳明之腑，阴盛则传太阴之脏，入脏则但寒而不热，入腑则但热而不寒。此其中虽缘于里气之不同，亦原于外邪之攸判。盖卫气为阳，然气降而化水，则自阳而之④ 阴也，阳气之中，已胎阴魄，故营伤而卫病者非无腑热，而下寒者居多。营血为阴，然血升而化火，是自阴而之阳也，阴血之中，已抱阳魂，故卫伤而营病者亦有脏寒，而上热者为众。卫司于肺，而实根于阳明，胃乃化气之原也，阳明从燥金化气，阳衰而入脏，脏寒则燥化而为湿。营司于肝，而实根于太阴，脾乃生血之本也，太阴以湿土主令，阴衰而入腑，腑热则湿化而为燥。外感之病，入脏而生湿寒，来自伤寒者较多于中风，入腑而生燥热，来自中风者较多于伤寒。究之中风原是外热，伤寒原是外寒，而其脏腑之寒热，终关于里气者居多也。

营卫之气，第宜外发，不宜内陷。寒

---

① 阖　原作"阁"，形近而误，据闽本、蜀本改。
② 而　原脱，据闽本、蜀本补。
③ 有　原作"则"，据闽本、蜀本改。
④ 之　至也。

伤营者，营闭其卫，卫气外发，则汗出而病解，风伤卫者，卫闭其营，营血外发，则汗出而病愈。腑热则营血内陷而不外发，脏寒则卫气内陷而不外发①。故伤寒卫病，腑阳旺者多生，脏阴盛者多死，以脏阴盛则卫气内脱，腑阳颓败而死也，中风营病，脏阴旺者多生，腑阳盛者多死，以腑阳盛则营血内蒸，脏阴涸竭而死也。腑阳盛则卫气不陷，设其过盛，而生内热，一用清散，则卫发而汗出，脏阴盛则营血不陷，设其过盛，而生内寒，稍用温散，则营发而汗出。若阴阳和平之家，营病则多外热，外热入腑，则宜清里，里阳非虚，不至内寒也，卫病则多外寒，外寒入脏，则宜温里，里阴非虚，不至内热也。卫气之发，赖乎阳明，卫病者，不可泻戊土之阳气，故胃热盛满，仲景有缓攻之法，营血之发，赖乎太阴，营病者，不可泻己土之阴精，故腑热伤阴，仲景有急下之条也。

中风之家，阴气不衰，足以济阳，则外热虽盛而不入阳明之腑，伤寒之家，阳气不衰，足以济阴，则外②寒虽盛，而不入太阴之脏。六日经尽，营卫郁隆，既无内陷之路，自当外发皮毛，泄而为汗，是以在经则为顺。若在经失解，阳盛而入腑，阴盛而入脏，脏寒则阴胜而阳亡，腑热则阳亢而阴亡，死不旋踵，最可虑也，是以入腑入脏则为逆。腑热而用凉泻，脏寒而用温补，补泻无差，脏寒者不无生望，腑热者虽有危机，不至于死。死者无论矣，其生者，未为大逆，然究不如在经之为顺也。

风寒之邪，感在经络，经络虽病，万不至死。阳盛入腑，脏阴消亡，阴盛入脏，腑阳颓败，则九死不获一生。若脏寒已动，而腑阳未绝，足以温其凝冱，腑热既作，而脏阴未竭，足以润其枯燥，则病

极危剧，而不至于死。然阴阳偏盛，匀③有死理，究竟阴亡而死者少，阳亡而死者多。以阴易长而阳易消，死于阳败者不止八九，死于阴亏者未能二三。若伤寒、温病之外，凡诸内伤杂病之门，则阴亏而死者，绝无而仅有矣。

太 阳 经

提 纲

太阳以寒水主令，外在皮毛，卫护周身，为六经之纲领，故其脉浮。一被风寒，则皮毛闭塞，此经先病。其经起两目之内眦，自头下项，行身之背，挟脊抵腰，由外踝而走小指，风寒外束，经脉不舒，故头项腰脊骨节疼痛。其脉连于督脉之风府，穴在头后，其窍常开，风寒伤人，皆自风府之穴传之太阳。肝司营血，行于经络，肺司卫气，行于皮毛，而皆统于太阳，风则伤卫，寒则伤营，营卫感伤，太阳所以病也。

太阳中风桂枝汤证

卫秉金气，其性清肃，清肃则窍闭，闭则无汗。风以泄之，卫气不敛，则汗出。卫以收敛为性，风愈泄而卫愈闭，闭而不开，故郁遏营血，而为内热。风性疏泄，孔窍不秘，是以恶风。风性浮散，是以脉缓。卫司于肺，肺窍于鼻，卫郁不能外达，逆行鼻窍，则见鼻鸣。卫统于阳明，卫气裹束，阳明不降，则生干呕。桂枝汤，桂枝行经脉之郁，芍药泻营血之热，甘草培中，大枣补其脾精，生姜泻其

---

① 脏寒则卫气内陷而不外发　原脱，据闽本、蜀本补。

② 外　原作"内"，据闽本、蜀本改。

③ 匀　同"均"。

肺气，此中风之法也。

桂枝汤一

桂枝一两　芍药一两　甘草七钱，炙
生姜一两，切　大枣十二枚，劈

水七杯，煎三杯，温服一杯，饮热稀
粥一杯，覆衣取微汗。不汗，再服一杯。
又不汗，尽服之。又不汗，再煎一剂，如
前法。禁生冷、粘滑、肉、面、酒、酪、
五辛、臭恶之物。

太阳伤寒麻黄汤证

营秉木气，其性温散，温散则窍开，
开则有汗。寒以敛之，营血不达，则无
汗。营以发达为性，寒愈敛而营愈发，发
而不透，故裹束卫气，而生表寒。寒气闭
藏，卫阳郁陷，是以恶寒。寒性闭涩，是
以脉紧。经气迫束，则见体痛。胃主降
浊，阳明不降，浊气上涌，则生呕逆。卫
司于肺，肺气阻逆，故作喘促。麻黄汤，
麻黄泻卫气之郁，杏仁降肺气之逆，桂枝
通经，甘草培土，此伤寒之法也。

麻黄汤二

麻黄一两　桂枝七钱　杏仁七十枚，去皮
尖　甘草七钱，炙

水九杯，先煎麻黄，减二杯，去上
沫，入诸药，煎二杯，温服大半杯，覆衣
取汗，不用饮粥。余如服桂枝法。

太阳风寒两感桂麻各半汤证

伤寒营闭卫郁，则生表寒，中风卫闭
营郁，则生里热，风寒双感，营卫俱伤，
则寒热往来，形状如疟。盖寒伤营则营欲
泄，泄而不透，故敛束卫气而为寒，风伤
卫则卫欲闭，闭而不开，故遏逼营血而为
热。营郁热发，及其卫衰而营血外乘，又
束卫气而寒来，卫郁寒生，及其营衰而卫
气外乘，又遏营血而热来，此先中于风而
后伤于寒，营卫交争，迭为胜负之故也。

若其人便调不呕，寒热频发，日二三度，
脉微缓者，是正气颇旺，不久将罢，病为
欲愈，无用治也。若脉浮而紧，面热身
痒，是阳为阴郁，欲发而未能也。"仲景
脉法"①：寸口脉浮而紧，浮则为风，紧
则为寒，风则伤卫，寒则伤营，营卫俱
伤，骨节烦疼，当发其汗，宜桂枝麻黄各
半汤，双泻营卫也。若其寒热不频，日仅
再作，是其正气之虚，不能频发，而风多
寒少，卫郁不盛，宜桂枝二麻黄一汤，重
泻其营而轻泻其卫也。如其发热作渴，脉
浮而洪大者，是兼有里热，宜桂枝二越婢
一汤，稍清其内热也。

桂枝麻黄各半汤三

桂枝五钱　芍药三钱　甘草三钱　生姜
三钱　大枣四枚　麻黄三钱　杏仁二十四枚

水五杯，先煮麻黄，去上沫，入诸
药，煎杯半，温分三服。

桂枝二麻黄一汤四

桂枝五钱　芍药四钱　甘草三钱，炙
生姜四钱　大枣五枚　麻黄二钱　杏仁十六
枚，去皮尖

水五杯，先煮麻黄，去上沫，入诸
药②，煎二杯，温服一杯，日再服。

桂枝二越婢一汤五

桂枝二钱　芍药二钱　甘草二钱　生姜
三钱　大枣四枚　麻黄二钱　石膏二钱，碎，
绵裹

水五杯，煎二杯，温服一杯。

太阳风寒大青龙汤证

中风，脉浮缓而有汗，伤寒，脉浮紧
而无汗，若中风，脉紧身疼，发热恶寒，
无汗而烦躁者，是卫气闭敛，风不能泄，
营热郁遏，莫由外达，故证似伤寒，而加
以烦躁。经热不解，内传于胸，则见燥

---

① 仲景脉法　指《伤寒论·辨脉篇》。
② 入诸药　原脱，据闽本、蜀本补。

渴。宜大青龙汤，麻黄泻其卫郁，石膏清其肺热，经热清散，燥渴自止。

然青龙发汗，最善亡阳，必无少阴证者，而后可用。若脉微而弱，汗出恶风者，是肾阴盛而卫阳虚，风能疏泄而卫不闭敛，慎勿服此。服之汗多阳亡，遂入少阴之脏，则四肢厥逆，筋惕肉瞤。此为逆治，宜以真武汤救之。盖四肢秉气于脾胃，汗泻中焦温气，阳亡土败，寒水上凌，四肢失秉，故手足厥逆。水寒土湿，木郁风动，经脉撼摇，故筋肉动惕。真武汤燥土泻湿，温寒水而滋风木也。真武汤在"少阴"。

大青龙汤六

麻黄二两　桂枝七钱　甘草七钱，炙杏仁五十粒　石膏鸡子大，研　生姜一两　大枣十二枚

水九杯，煎三杯，温服一杯，取汗。不汗，再服。汗多者，温粉粉之。汗多阳亡遂虚，恶风烦躁，不得眠也。

衄 血

伤寒皮毛外闭，卫气莫泄，经脉[①]郁隆，而傍无透窍，势必上寻出路，发于鼻孔。卫气升腾，冲逼营血，随而上溢，是为衄证。衄则卫泄病除，亦同汗解。但营血上溢，损伤颇重。此麻黄、青龙之证，失不早服，故至于此。将衄之时，必先脉浮头痛，鼻燥口干。此际早以麻黄发表，则无衄理。若卫郁热盛，宜加石膏、生地，发卫气而凉营血也。

太阳伤寒小青龙汤证[②]

太阳表证不解，阳虚之人，积水郁动，或热渴饮冷，新水不消，乘表邪外束，泛滥逆行，客居心下，阻阴阳交济之路，致令胃气上逆，而为呕哕，肺气上逆，而为咳喘，胆火上逆，而为燥渴，土

湿木贼，而为泄利，土湿木郁，而少腹胀满，小便不利。里水外寒，缠绵不解，是为异日内传三阴之根。小青龙汤，麻、桂，发汗以泻积水，半夏降逆而止呕哕，姜、辛、五味，下气而平咳喘也。

小青龙汤七

麻黄一两　桂枝一两　甘草七钱　芍药一两　半夏一两　细辛一两　干姜七钱　五味一两五钱

水十杯，煎三杯，温服一杯，覆衣。若微利者，去麻黄，加芫花如鸡子大，熬令赤色。若渴者，去半夏，加栝蒌根一两。若噎者，去麻黄，加附子一枚，炮。若小便不利，少腹满者，去麻黄，加茯苓一两四钱。若喘者，去麻黄，加杏仁二两八钱，去皮尖。

太阳风寒白虎汤证

太阳经病，而兼内热，是大青龙证。经病已解，内热未清，肺津消耗，续成燥渴，宜白虎汤，知母、石膏，清其肺金，甘草、粳米，培其脾土。

盖辛金化气于湿土，戊土化气于燥金，太阴旺则辛金化气而为湿，阳明旺则戊土化气而为燥，燥胜其湿，则辛金亦化而为燥，湿胜其燥，则庚金亦化而为湿。阳明承气汤证，是庚金主令而戊土化气，两腑俱燥者，如此则己土亦且化燥，辛金必不化湿，辛金一燥，定生燥渴，然则太阳白虎证，即阳明承气证之初气也。此宜白虎，早清金燥，莫使燥气传腑，致用承气。若气虚者，宜白虎加人参汤，保其中气，恐其寒中而阳败也。

白虎汤八

---

① 脉　原作"尽"，据闽本、蜀本、集成本、石印本改。

② 太阳伤寒小青龙汤证　原作"太阳伤寒小青龙证"，据闽本、集成本改。

石膏五两, 研　知母二两　甘草七钱
粳米二两

水十杯, 煮米熟汤成, 温服一杯, 日
三服。

白虎加人参汤九

石膏五两, 研①　知母二两　甘草七钱
粳米二两　人参一两

水十杯, 煮米熟汤成, 温服一杯, 日
三服。

大青龙乃中风之方, 白虎乃伤寒之
方②, 表病不同, 而里证则同。伤寒卫郁
之病, 而卫气化于胃土, 胃阳不足, 则传
脾脏, 而病寒湿者, 较多于中风, 而内热
渴燥者颇稀, 中风营郁之病, 而营血化于
脾土, 脾阴不足, 则传胃腑, 而病燥热
者, 较多于伤寒, 而脉紧无汗者颇少, 是
青龙之麻黄, 究为伤寒所宜, 白虎之石
膏, 究为中风所宜。然中风非无青龙证,
故大青龙汤举中风以立法, 而概伤寒, 伤
寒非无白虎证, 故白虎汤举伤寒以立法,
而概中风。其实, 青龙、白虎, 乃风寒共
用之方, 但须识得中风而有青龙证, 伤寒
而有白虎证, 则仲景心法, 此日犹传矣。

太阳伤寒五苓散证

太阳经病不解, 或阳虚之人, 宿水郁
动, 或热渴饮冷, 新水不消, 水邪阻隔,
相火不降, 烦渴思饮, 而以水投水, 莫能
容受, 入口则吐, 名为水逆。是为表里不
解, 宜五苓散, 桂枝外通其经, 白术、
苓、泽, 内泻其水也。

膀胱者, 津液之府, 水道藏焉, 气化
则能出。盖水入于胃, 脾阳蒸动, 化为雾
气, 以归于肺, 肺气清降, 化为雨露, 而
归膀胱, 所谓气化也。而水之化气, 气之
化水, 全缘土燥, 土湿不能蒸水化气, 注
积脏腑, 一遇表邪外束, 泛滥逆行, 是名
水逆。五苓燥土泻水, 通经发汗, 多饮

暖③ 水助之, 使积水化气, 泄于汗孔,
表里双解, 此后水饮气升露降, 而归水
府, 不至呕吐矣。若伤寒汗出而渴者, 亦
用此方, 以汗后阳泄湿动, 相火逆升, 而
刑肺金, 故作渴燥也。若汗出而不渴者,
湿气稍轻, 茯苓甘草汤主之。

凡太阳中风, 理应发表者, 若以冷水
噀灌, 致令汗孔闭塞, 烦热弥增。卫气欲
发, 郁于孔窍, 不能透泄, 因而皮肤粟
起。其相火上逆, 意欲饮水, 而内无燥
热, 其实不渴。是缘表邪之外束而水气之
内作也。轻者用文蛤散, 重者必用五苓泻
水。如水湿上泛, 寒实④ 结胸, 内无热
证, 宜用三物小陷胸汤, 破其凝结。重
者, 小陷胸汤不能奏效, 二白散亦可服
也。小陷胸汤在"结胸"。

五苓散十

茯苓二钱四分　猪苓二钱四分, 去皮　泽
泻四钱　白术二钱四分　桂枝一钱七分

为末, 白饮和服一汤匙。多饮暖水,
汗出愈。

茯苓甘草汤十一

茯苓七钱　桂枝七钱　生姜七钱　甘草
三钱, 炙

水四杯, 煎二杯, 温分三服。

文蛤散十二

文蛤一两七钱

为末, 沸汤半杯, 合服一汤匙。

二白散十三

桔梗三分　贝母三分　巴豆一分, 去皮心
膜, 煮, 研如脂

二物为末, 入巴豆, 臼中捣匀, 白饮
和服, 强人半钱, 羸者减之。在膈上必

---

① 研　原脱, 据闽本补。
② 方　原作"法", 据闽本、蜀本改。
③ 暖　原作"热", 据闽本、蜀本改。
④ 实　原作"湿", 音近之误, 据闽本、蜀本、
《伤寒悬解·卷三·太阳经上篇》、《伤寒论·辨太阳
病脉证并治下》改。

吐，在膈下必利。不利，食热粥一杯。利下不止，食冷粥一杯。身热，皮粟不解，欲引衣自覆者，或以冷水噀灌，闭其皮毛，热增无汗，弥生躁烦者，水气一升，必生寒结，宜用此方。若汗出而腹痛者，血亡而木燥也，加芍药一两，清其风木。

太阳风寒抵当汤证

太阳表寒不解，经热内传，结于膀胱。膀胱者，太阳之腑，经腑合邪，热结血分，则其人如狂，以心主血而藏神，血热则神乱也。其结血自下者愈，结血不下，必须攻之。若经证未解，不可攻也，攻之恐卫气内陷，当先解其表，表解后，但觉少腹急结者，乃可攻之，宜桃核承气汤，破其结血。

如日久病重，身黄而脉沉结，其人发狂者，此热在下焦，少腹必当硬满。其血海结燥，桃核承气不胜其任，非抵当汤不能开。须验其小便，小便不利者，是膀胱湿热，非血证也，若小便自利，则血证无疑。宜抵当汤、丸，相其缓急治之，少腹石硬者，用汤，满而不硬者，当用丸药缓攻也。

桃核承气汤十四

桃仁五十枚，去皮尖　大黄一两四钱　芒硝七钱　甘草七钱，炙　桂枝七钱，去皮

水七杯，煎二杯半，去渣，入芒硝，微沸，温服半杯，日三服。当微利。

抵当汤十五

水蛭三十枚，熬　虻虫三十枚，去足翅　桃仁三十粒，去皮尖　大黄一两，酒浸

共① 为末，水五杯，煎三杯，温服一杯。不下，再服。

抵当丸十六

水蛭二十枚　虻虫二十五枚　桃仁二十五枚　大黄一两

共② 为末，和，分四丸，水一杯，煎一丸，至大半杯服之。晬时当下血。不下，再服。

太阳传经

太阳经外在皮毛，感冒风寒，皮毛闭塞，营卫郁遏，不得外发，自当内传，二日阳明，三日少阳，四日太阴，五日少阴，六日厥阴。六经既遍，若脏寒不生，腑热不作，营卫无内陷之路，势必外发皮毛，泄而为汗。

其感之重者，六日经尽表③ 解，而病不遽除。中风之家，营郁热盛，多有六日表解之后，余热未消，犹不霍然。俟至十二日，经热全消，而后悉愈。甚者经尽表解，又必再经。

凡汗解之后，头痛又作，是病复而欲再传也。以经热未清，但遇一切风寒、饮食、喜怒、劳倦，营卫一郁，余热即发。阳莫盛于阳明，是宜清阳明以泻经热也。

六七日中，经尽汗解，是里气之平者，里气非平，阳盛则入腑，阴盛则入脏。传无定期，解无定日，视其脏腑寒热，郁动之早晚也。

凡太阳病，颇欲作呕，或躁烦不宁，脉候急数，此腑阳素旺，因表郁而内发，必将传里。若二三日不见阳明、少阳证，脉又安静，而不急数，则不至传腑。入脏之脉证，反此推之。脏腑有传有不传，经无不传之理也。

---

① 共　原脱，据闽本、《伤寒悬解·卷三·太阳经上篇》补。

② 共　原脱，据闽本、《伤寒悬解·卷三·太阳经上篇》补。

③ 表　原作"病"，据闽本、蜀本改。

伤寒说意卷二

东莱都昌黄元御解

门人毕维新述

太阳经坏病

提　纲

太阳经病，风用桂枝，寒用麻黄，风寒双感，用桂麻各半①。中风而火郁，用大青龙，伤寒而水郁，用小青龙。表解而内燥，用白虎，表解而里湿，用五苓。表退而热结血分，用桃核承气、抵当汤丸。治之不误，则经邪汗解，必无坏事。

若太阳病三日，经发汗吐下温针诸法，仍然不解，此非入阳明之腑，即入三阴之脏，是为太阳坏病。是缘汗下补泻，治法错误而然。

盖阳盛而亡其阴，则入于腑，阴盛而亡其阳，则入于脏，虽太阳表证未解，然不可作太阳病治。相其脉证，知其所犯何逆，随证治之也。

太阳坏病入阳明腑证

汗下后脉浮

太阳经病，阳盛亡阴，则入阳明胃腑，中风之家，营热内郁，多传阳明之腑，其脉浮者，则病在表而宜汗。汗之不愈者，汗未透也，其脉必犹浮，虽内有下证，必当先解其外。医见汗之不愈，遂用下药，不知浮脉犹存，表证未解，病必不愈。此仍当解外乃愈，宜桂枝汤，解其表

邪也。（方在"太阳"）

汗下后小便不利

汗下后小便不利者，亡津液也，津液续复，必当自愈。重者用润燥养津之法，人参白虎（方在"太阳"）、竹叶石膏（方在"伤寒类证"②）俱可。

汗下后汗出发③喘

中风汗下之后，外无大热，汗出而喘者，此表邪未解，营卫郁遏，肺气阻逆而不降也。不可再用桂枝，宜麻杏石甘汤，泻热而降逆也。

喘有寒热不同，汗后里热未清，或生外烦，因以冷水浇之，冀除其热，皮毛寒闭，郁其内热作喘，此热喘也。汗后阳虚津涸，或生渴燥，因而饮冷不消，隔其肺气作喘，此寒喘也。

麻黄杏仁甘草石膏汤十七

麻黄一两四钱　杏仁五十枚　甘草七钱
石膏二两八钱

水七杯，煎二杯，温服一杯。

汗下后烦渴

服桂枝汤，大汗出后，烦渴不解，脉

---

① 半　此下原衍"汤"字，据闽本、蜀本及前后文例删。

② 伤寒类证　指《伤寒悬解·卷十三·伤寒类证》。

③ 发　闽本、蜀本、集成本作"而"，可参。

又洪大者，汗亡津液也。津液虽耗，而汗泄阳虚，宜人参白虎（方在"太阳"），滋其枯燥。凡吐下之后，七八日不解，发热①恶风，舌燥心烦，大渴饮冷，欲得数碗而后快者，概宜人参白虎也。

汗下后昏冒

凡汗下之后，阳气既泄，阴液亦亡，阳气内陷，而阴气外束，因生昏冒。冒家汗出则愈，缘皮毛既开，阳气外达，故神明慧爽。若②汗出表和，而燥热内郁，里气未和，然后下之。

汗后恶热

阳虚之人，汗则亡阳，阴虚之人，汗则亡阴。汗后恶寒者，阳亡而表虚也，不恶寒而恶热者，阴亡而里实也，宜早以调胃承气，清其里热也。（方在"阳明"）

火劫亡阴

风家营郁发热，宜凉营发表，泻其淫蒸。若以火劫发汗，风火合邪，逼蒸营血，其身必病发黄。阳盛于上，则营血必衄。阴虚于下，则小便为难。阴分阳分之津俱竭，则皮肤枯燥不润。热无泄路，熏蒸头上为汗，颈下全无。胃气郁遏而腹满。肺气阻逆而作喘，口干咽烂，或大便不行。久而谵妄不明，甚至恶心呕哕，手足躁扰，捻衣摸床，此其昏迷烦乱，阳亢极矣。若小便利者，水源未竭，尚可救药。

营生于太阴，太阴湿土，一得热气郁蒸，必发黄色。宜泻热而渗湿，用猪苓汤加石膏、知母、生地、丹皮，湿热退而阴气复，可以生也。

火熨亡阴

太阳病二日，方传阳明之经，遽见烦躁，是胃阳素盛，将欲入腑。不知者见其烦躁，以为阳郁欲汗，反熨其背，以发大汗。火气入胃，水竭土燥，烦躁愈加。燥热熏心，必发谵语。火气升腾，所熨之汗，但见上焦，从腰以下绝无。大便干硬，小便不利，上热欲呕而足下厥冷，反恶风寒，以其火升而不降也。其燥火郁蒸，微阴内败，阴绝则死，阴复则生。

若十余日间，忽战摇振栗而自下利者，此欲解也。盖阳气欲发，而微阴外束，不能遽发，是以振栗。阳气一发，则阴复而利下，胃热后泻，是以解也。利下之后，忽觉头痛足热，则中脘郁火，上下通达，谷气四周，霍然愈矣。

火逆伤血

风家营郁热发，而热未入腑，其脉必浮，脉浮便宜汗解。若以火灸之，热因火盛，以致血海瘀结，腰下重痹，此名火逆。凡被火熏，不得汗出，必生烦躁。经尽不能汗解，伤其厥阴之经，则病下血，此名火邪。脉浮发热，此是阳气之实，实证而以虚治，误用灸法，热因火盛，必动其血，非从便下，则自口出也。

大抵微数之脉，皆阴虚血热，慎不可灸。灸之火气燔烁，微阴伤败，焦骨伤筋，血燥难复。一火之力虽微，内攻之害甚大也。

太阳坏病入太阴脏证

汗后发渴

太阳经病，阴盛阳亡，则入太阴脾脏。如大汗之后，亡其胃津，以致土燥生

---

① 热　原作"汗"，据闽本、蜀本、集成本、石印本、《伤寒论·辨太阳病脉证并治下》改。
② 若　原脱，据闽本、蜀本补。

烦，不得眠卧，时欲饮水者，此将成人参白虎证，宜少少与水，滋其土燥，令胃气调和则愈。以在大汗之后，阳气新虚，恐饮冷多而土败也。若燥热大作，少水不救盛火，则用白虎（方在"太阳"）。若汗后脉浮，小便不利，热微消渴者，则是阳虚湿动，宜用五苓。盖脾土湿陷，木郁生风，津亡燥动，是以消渴。疏泄不行，故小便不利。五苓燥土湿而达木郁，通经解表，是良法也。汗泄阳虚，阴湿易动，凡脉候浮数，口渴心烦，而所饮不多，多便不受，即是五苓证，勿服白虎也（方在"太阳"）。

汗后亡阳

伤寒本当发汗，若使脉浮自汗，溺数心烦，恶寒不甚，脚挛不伸，此是阳明证，不宜发汗。自汗者，腑热外蒸，小便数者，大便必硬。心烦者，燥土上熏，寒微者，恶寒将罢，脚挛者，木燥筋缩，此宜调胃承气（方在"阳明"）。医以脉浮自汗，病象中风，反与桂枝汤加附子而增桂枝，令其大汗亡阳，以致厥逆咽乾，烦躁吐逆，胃燥肠结，谵语不清。不知寸口浮大，是阳明之腑证，非太阳之表寒，桂附泻汗亡阳，热减而燥加，火升而胃逆。宜甘草干姜汤，温中回阳，而降逆气，再以芍药甘草汤，滋木荣筋，伸其两脚挛急，后以调胃承气（方在"阳明"[1]），下其结粪，以止谵语，诸证全瘳矣。

若桂附发汗后，不用姜甘回阳，而重发其汗，或加烧针，大亡其阳，当用四逆汤，以温水土（方在"太阴"），姜甘无济矣。

甘草干姜汤十八

甘草一两四钱　干姜一两四钱

水四杯，煎杯半，温分再服。

芍药甘草汤十九

芍药一两四钱　甘草一两四钱

水五杯，煎杯半，分温再服。

汗后吐泄[2]

汗后水药不得入口，是阳败而胃逆。若再发其汗，则脾气亦陷，必吐泄皆作。阳败胃逆，而生呕吐，脉多浮数，证多烦躁。庸工率谓火盛，不知阳气升泄，客热在胸，腹中虚冷，水谷不消，所以呕也。

吐后烦吐[3]

太阳经病，当发热恶寒，吐后不恶寒而欲去衣被，此吐伤胃气，阳升而内烦也。若既不恶寒，又不发热，关脉细数者，亦吐伤胃气也。缘其胃阳素虚，本不堪吐，病一二日而吐之者，阳升胃逆，腹中饥馁，口不能食，病三四日而吐之者[4]，阳升火泄，不喜热粥，欲食冷食，冷食入腹不消，朝食暮吐，此皆火土双败之故。然吐虽逆治，而无大害，俟其胃阳续复，或以药饵温胃降逆，则呕吐立止，非如汗下亡阳之剧也。

下后泄利身疼

伤寒阳虚胃弱，医误下之，续得泄利不止，而身仍疼痛者，此里气败而表未解。急当先救其里，阳回泄止，然后发表散寒，除其疼痛。救里宜四逆汤（方在"太阴"），救表宜桂枝汤（方在"太阳"），此定法也。

下后身痛脉迟

汗泄血中温气，阳虚木陷，而脉沉

---

①　方在"阳明"　原脱，据闽本、集成本补。

②　泄　原作"蛆"，据闽本、蜀本改。

③　吐　原作"渴"，诸本作"呕"，据本节正文、《伤寒悬解·卷四》改。

④　阳升胃逆……病三四日而吐之者　原脱，据闽本、蜀本、《伤寒悬解·卷四》补。

迟，经脉凝涩，而身疼痛。宜桂枝汤，甘、枣培土，桂枝达木，加芍药以清风木，加生姜以通经络，加人参以益肝脾温气，补宣经脉也。

新加汤二十

桂枝一两　甘草七钱　大枣十二枚　芍药一两四钱　生姜一两四钱　人参一两

于桂枝汤内加芍药、生姜各三钱五分，人参一两，余依原方。

下后泄利喘汗

中风，桂枝汤证，医反下之，败其中气，以致泄利不止。若其脉促者，是表证未解。仲景"脉法"：脉来数，时一止复来者，名曰促。盖下后里虚，表阳内陷，为里阴所格，不得下行，表里束迫，故见促象。若喘而汗出者，是胃逆肺壅，郁生上热，蒸其皮毛也。里宜四逆，表宜桂枝，而膈热壅阻，二方难用，宜葛根黄连黄芩汤，达胃郁而清上热，然后议温未晚也。

葛根黄连黄芩汤二十一

葛根二两八钱　黄连三钱五分　黄芩七钱　甘草七钱

水八杯，先煮葛根，减二杯，入诸药，煎二杯，分温再服。

下后胸满发喘

太阳病，下后胸满者，胃败而气逆也。胃气上逆，浊阴不降，肺气壅塞，是以胸满。若兼脉促，则表证未解。宜桂枝去芍药之酸寒，以解表邪。若微恶寒者，则肾阳亦败，不止脾阳之虚，宜桂枝去芍药加附子汤，温其肾水也。若微喘者，亦胃气之上逆也，胃逆而肺气郁阻，是以发喘，此较胸满颇重，当泻其逆气，宜桂枝加厚朴杏子汤，泻肺而降逆也。凡喘家用桂枝汤，必加厚朴、杏仁，利其壅塞，下

其冲逆，此定法也。

桂枝去芍药汤二十二

桂枝一两　甘草七钱　生姜一两　大枣十二枚

水五杯，煎二杯，温服一杯。

桂枝去芍药加附子汤二十三

桂枝一两　甘草七钱　生姜一两　大枣十二枚　附子一枚，炮，去皮脐，破八片

水七杯，煎二杯，温服一杯。

桂枝加厚朴杏子汤二十四

桂枝一两　芍药七钱　甘草七钱　生姜一两　大枣十二枚　厚朴七钱，炒　杏子五十粒

水七杯，煎二杯，温服一杯。

汗下后心下满痛小便
不利腹满心烦

太阳病，服桂枝未解，因复下之，致心下满而微痛，小便不利，此下伤中气，阳败湿生，胆胃上逆而肝脾下陷也。而表证未解，依然头项强痛，发热无汗。是虽以表邪之外束，而实缘里气之内郁，宜桂枝汤去桂枝之发表，加茯苓、白术，去湿而燥土也。心下满者，腹满之渐也，若发汗后，腹胀满者，阳泄土败，而浊阴上逆也，宜厚朴生姜甘草半夏人参汤，补中而降浊也。若下后腹满，加以心烦，卧起不安者，浊阴上逆①，肺气堙郁，化生败浊，阳阻而生上热也②，宜栀子厚朴汤，清热而吐瘀浊，降逆而泻胀满也。

桂枝去桂加茯苓白术汤二十五

芍药七钱　甘草七钱　生姜一两　大枣十二枚　茯苓一两　白术一两，炒

水八杯，煎三杯，温分三服。小便利则愈。

---

① 上逆　原作"逆上"，据闽本、蜀本乙转。

② 阳阻而生上热也　闽本、蜀本作"阳阻而阴格，生上热也"。

厚朴生姜甘草半夏人参汤二十六

厚朴五两六钱，炙　生姜二两五钱　甘草七钱　半夏二两五钱　人参三钱五分

水十杯，煎三杯，温服一杯，日三服。

栀子厚朴汤二十七

栀子十四枚，劈　厚朴一两四钱，姜炙　枳实四枚，水浸，去穰，炒

水三杯，煎一杯半，分二服，温进一服。得吐者，止后服。

汗吐下后心烦

下后外热不退，心微烦者，土败中寒，浊阴上涌，阳格而生外热，宜栀子干姜汤，温中清上而吐瘀浊也。若或下或汗后，心烦身热，胸中窒塞者，是败腐阻其肺气，瘀郁而生上热，宜栀子豉汤，涌吐其败浊也。凡或汗或吐或下后，虚烦不得眠睡，甚而反覆颠倒，心中懊侬无奈者，皆缘肺气壅遏，败浊埋塞，悉宜栀子豉汤吐之。若烦而少气者，中气之亏也，宜栀子甘草豉汤，以扶其土。若烦而兼呕者，胃气之逆也，宜栀子生姜豉汤，以降其逆。但栀子苦寒，最泻脾阳，如病人平日大便微溏者，便是脾阳之虚，不可服也。

栀子干姜汤二十八

栀子十四枚，炒　干姜七钱

水三杯，煎杯半，分三服，温进一服。得吐者，止后服。

栀子豉汤二十九

栀子十四枚　香豉一两四钱，绵裹[①]

水四杯，先煎栀子，存二杯半，入香豉，煎杯半，分温二服。得吐者，止后服。

栀子甘草豉汤三十

栀子十二枚　甘草七钱　香豉一两四钱

煎如前法。得吐，止后服。

栀子生姜豉汤三十一

栀子十二枚　生姜一两八钱　香豉一两

四钱

煎如前法。得吐，止后服。

太阳坏病入少阴脏证

汗后表虚漏泄恶风恶寒

太阳经病，土负水胜，则入少阴肾脏。如汗后漏泄不止，表疏恶风，小便艰难，四肢微急，屈伸不柔者，此汗泄而阳亡也。经络之阳，根于肾水，宜桂枝加附子汤，以培阳根也。若汗后表病不解，反恶寒者，亦汗亡营中之阳也，宜芍药甘草附子汤，甘草培土，芍药敛[②]营，附子温肾水而暖营血也。若下后复汗，身体振寒，脉候微细，以下亡其里阳，汗亡其表阳，致内外俱虚故也。

桂枝加附子汤三十二

桂枝一两　芍药一两　甘草七钱　生姜一两　大枣十二枚　附子一枚，炮

煎如桂枝汤法。

芍药甘草附子汤三十三

芍药一两　甘草一两　附子一两

水五杯，煎杯半，分温再服。

汗吐下后心满气冲头眩身摇心悸肉眴

伤寒吐下后，心下逆满，气上冲胸，起则头眩，脉沉而紧者，土败阳虚，浊阴上乘也。又复发汗，以亡经中之阳，温气外泄，血冷木枯，风动身摇，振振不已。此其病在经络，根原脏腑，缘于水泛土湿，木郁风动。宜苓桂术甘汤，燥土而泻水，疏木而达郁也。

若发汗之后，汗出不解，病人仍发热，心下荒[③]悸，头目眩晕，皮肉眴动，

---

① 裹　原作"缠"，据闽本、蜀本改。
② 敛　原作"泄"，据闽本、蜀本改。
③ 荒　通"慌"。

身体振摇，势欲穴地自安，此以汗出阳亡，水寒土湿，木郁风动，冲击而不宁也。宜以真武汤，泻湿燥土，清风木而温寒水也。

凡汗多阳亡，其人叉手自冒其心，心下动悸，欲得手按者，缘于土败木郁，风动神摇，宜桂枝甘草汤，疏木而培土也。汗多阳亡，病人叉手自冒其心者，率多耳聋，以肺胃逆行，胆木不降，浊气上填，孔窍不虚灵也。

大抵脉候浮数，法当汗解，若下败脾阳，身重而心悸者，则不可发汗，当俟自汗而解。此其尺中脉微，里阳原虚，须阳气渐复，表里皆实，经气外发，自能汗愈也。

凡尺脉迟微者，皆不可汗。营候于尺，汗化于营，尺微营虚，故不可汗。汗之亡阳者，亡其血中之温气也。（真武汤，在"少阴"）

茯苓桂枝白术甘草汤三十四

茯苓一两四钱　桂枝七钱　白术七钱
甘草七钱

水六杯，煎三杯，温分三服。

桂枝甘草汤三十五

桂枝一两四钱　甘草七钱

水三杯，煎一杯，顿服。

汗下后发作奔豚

汗后阳亡土湿，风木郁动，则生振悸。轻者悸在心下，重者悸在脐间。脐下振悸，根本摇动，是欲作奔豚之象也。奔豚之发，起于少腹，直犯心胸，冲突击撞，其痛不支，咽喉闭寒，七窍火发，病之最凶恶者。宜苓桂甘枣汤，泄湿培土，补脾精而达木郁也。

凡烧针取汗，表泄阳虚，针孔被寒，核起而赤者，必发奔豚。缘外寒闭束，风木郁冲之故。宜先灸核上各一壮，散其外

寒，以桂枝加桂汤，疏木而下冲也。至于下后阳虚，下焦阴气上冲者，亦皆奔豚之证，悉宜桂枝加桂汤也。

茯苓桂枝甘草大枣汤三十六

茯苓一两八钱　桂枝一两四钱　甘草一两
大枣十五枚

甘澜水十杯，先煎茯苓，减二杯，入诸药，煎三杯，温服一杯，日三服。

作甘澜水法：用水十杯，置盆内，以匀扬之数百遍，水上有珠子千颗相逐，乃取用之。

桂枝加桂汤三十七

桂枝一两七钱　芍药一两　甘草七钱
生姜一两　大枣十二枚

煎如桂枝汤法。

火劫温针后惊悸发狂

伤寒脉浮，应以汗解，医以火逼劫之，汗多阳亡，必惊悸发狂，起卧不安。以土败胃逆，胆木拔根则惊生，浊阴上填，迷塞心宫则狂作。宜救逆汤，桂枝去芍药之泻阳，加蜀漆吐败浊以疗狂，龙骨、牡蛎，敛神魂以止惊也。

凡伤寒误用温针取汗，以亡其阳，胆木拔根，必生惊悸也。

救逆汤三十八

桂枝一两　甘草七钱　生姜一两　大枣
十二枚　蜀漆一两，洗去腥[①]　龙骨一两四钱
牡蛎一两七钱，熬

水十二杯，先煮蜀漆，减二杯，入诸药，煎三杯，温服一杯。

火逆汗下后烦躁

太阳经病，误用火熏，助其经热，是谓火逆。火逆之证，热在表，不在里，误

---

① 腥　原作"脚"，据蜀本、《伤寒论·太阳病脉证并治中》改。

服下药，虚其里阳，其病不解。因复烧针发汗，亡其表阳，阳根欲脱，遂至烦躁不安。宜桂枝甘草龙骨牡蛎汤，疏木培土，敛神气而除烦躁也。

凡或汗或下，病不解而生烦躁者，皆土败水侮，阳根欲脱，宜茯苓四逆汤，参、甘，培其中气，姜、附，温其水土，茯苓泻其肾邪也。

若下之泻其里阳，又汗之亡其表阳，昼而阳气飞越，烦躁不得眠，夜而阳气收敛，安静无扰，不呕不渴，内无里证，身不大热，外无表证，而脉候微沉，是阳虚而内寒，宜干姜附子汤，温中下以回阳气也。

盖阳亡则寒生，若平素汗多，而重发其汗，阳神不归，必恍惚心乱，小便之后，阴管作疼。以乙木遏陷，疏泄不畅，便后木气凝涩而不达也。

桂枝甘草龙骨牡蛎汤三十九

桂枝三钱五分　甘草七钱　龙骨七钱

牡蛎七钱

水五杯，煎二杯，温服大半杯，日三服。

茯苓四逆汤四十

茯苓二两一钱　人参三钱五分　甘草七钱　干姜五钱二分　附子一枚，炮，去皮脐，破八片

水五杯，煎二杯，温服大半杯，日三服。

干姜附子汤四十一

干姜三钱五分　附子一枚，生用①

水二杯，煎一杯，顿服。

太阳坏病入厥阴脏② 证

汗后吐蛔

太阳经病，汗下亡阳，土湿水寒，木气不达，则病及厥阴肝脏。如脏腑素寒，复发汗，以亡其阳，胃冷而气逆，必吐蛔虫。

---

① 用　原作"炮"，据闽本改。
② 脏　原作"经"，据闽本、蜀本、正文"则病及厥阴肝脏"改。

伤寒说意卷三

东莱都昌黄元御解

门人毕维新述

太阳经坏病结胸痞证

提　纲

卫气为阳，风伤卫者，病发于阳也。卫伤则遏逼营血，而生里热。血化于脏，脏阴衰者，多传阳明之腑。营血为阴，寒伤营者，病发于阴也。营伤则束闭卫气，而生表寒。气化于腑，腑阳弱者，多传太阴之脏。

病发于阳者，俟其热邪传里，已入胃腑，非不可下。方其在经，法应汗解，而反下之，表阳内陷，则成结胸。病发于阴者，内寒郁动，易入脾脏，始终忌下。方其在经，亦应汗解，而反下之，里阴上逆，则成痞证。

太阳之病，不解于太阳之经，而内传脏腑，生死攸关，是皆太阳之坏病也。然入腑则用承气，入脏则用四逆，犹有救坏之法。至于未入胃腑，下早而为结胸，未入脾脏，误下而成痞证，则坏而又坏矣。仲景变承气而为陷胸，变四逆而为泻心，所以救坏中之坏也。

太阳坏病结胸证

结胸大陷胸汤证①

结胸者，将来之阳明腑证，下早而成者。胃腑燥热，汗亡里阴，则入阳明，胸膈湿热，下陷表阳，则成结胸。阳明戊土，化气于燥金，是以胃热则生燥，太阴辛金，化气于湿土，是以肺热则生湿。腑热将作，胸热先生，故未入阳明，而遽下之，则成结胸。

如太阳病，脉浮而兼动数，风中于表则脉浮，热盛于经则脉数，表闭里郁则脉动，动而不得外泄则痛生。然数从浮见，尚非内实，浮则表证不解，其人头痛，发热，汗出，恶寒者，表未解也。表未解者不可下，下则表阳内陷。医不解表，而反下之，动数之脉，变而为迟，以其腑热未起，下则阳负而阴胜也。胃主降浊，土败胃逆，甲木上冲，胆胃之气，两相格拒，于是胸中②作痛。甲木下行，而化相火，在下为主，在上为客。心肺之气，为甲木逆上之客气所冲，不得下达，相火郁发，外无泄路，于是息短胸盈，烦躁懊憹。膈热内郁，而经阳外束，既不外泄，势必内陷，经腑之气，闭塞坚凝，心中硬满，是为结胸。气滞则生饮③，宜大陷胸汤，泻热而排饮也。

若不成结胸，而下伤中气，其在阳分，则湿热郁蒸而头上汗出，其在阴分，则湿寒凝涩而小便不利，土败湿作，身必发黄也。

---

① 结胸大陷胸汤证　原作"结胸大陷胸证"，据闽本、集成本改。
② 胸中　原作"肠胃"，据闽本、蜀本改。
③ 饮　原脱，据闽本、蜀本及下文"排饮"补。

大陷胸汤四十二

大黄二两一钱 芒硝五钱六分 甘遂一钱，研末①

水六杯，先煎大黄，取二杯，去渣，入芒硝，煎一两沸，入甘遂末，温服一杯。得快利，止后服。

结 胸 诸 变

伤寒六七日，经尽当解，而一有结胸，则至期不解。其膈热郁蒸，已成实邪，心下满痛，按之坚硬如石，关脉浮紧，是浊阴格其清阳，结塞不开，宜大陷胸汤也。若重发其汗，又复下之，津亡燥动，舌干发渴，日晡之时，小发潮热，不大便五六日，从心下以至少腹硬满疼痛，手不敢近，是邪热已深，湿将化燥，结胸而下连胃腑也。腑证合用承气，但潮热非甚，亦宜用大陷胸汤也。

若项亦强直，状如柔痉，是湿热熏蒸，津涸②筋燥，结胸而上连颈项也。亦宜陷胸，汤恐速下，变而为丸，大黄、芒硝，清其热，葶苈、杏仁，泻其湿也。

结胸之证，下阴上阳，寸浮关沉，而其可以下愈，以其下焦之阳，未至绝根，故推陷上焦之阳，使之下接阳根。若其脉浮大，绝无沉意，是阳根已绝，万不可下，下之则死矣。若迁延日久，结胸之证，无一不俱，一见烦躁，则上热已极，阳根尽泄，虽不下而亦死矣。

若轻者，名为小结胸，亦在心下，但按之则痛，与大结胸之不按亦痛异，脉候浮数滑，与大结胸之寸浮关沉异。此亦湿热郁蒸之病，宜小陷胸汤，黄连清其热，半夏降其逆，栝蒌涤其痰也。

大陷胸丸四十三

大黄二两八钱 芒硝一两七钱 葶苈一两七钱，熬 杏仁二两八钱

大黄、葶苈为末，入杏仁、芒硝，合研如脂，丸弹子大，以甘遂末一钱匕，白蜜一小杯，水二杯，煎一杯，温顿服之，一宿乃下。不下，再服，取下为效。禁忌如常。

小陷胸汤四十四

黄连三钱五分 半夏一两七钱 栝蒌实大者一枚

水六杯，先煎栝蒌，取三杯，去滓，入诸药，煎二杯，分温三服。

脏 结

结胸与脏结不同，结胸者③，阳明之病，其证不按亦痛，按则痛剧难忍，寸脉浮，关脉沉，是上热而下寒也，脏结者，太阴之病，状如结胸，其实乃太阴胸下结硬之痞证而无上热者也，饮食如故，时时下利，其脉寸浮关沉，亦如结胸，但关则小细沉紧，腑阳颓败，脏阴牢结，究与结胸脉殊。若舌上白胎滑者，其病难治，盖舌为心窍，白为肺色，心火既衰，肺津瘀浊，胶塞心宫，故舌起白胎，胃土燥热，则胎黄涩，肺金湿寒，则胎白滑也。若胁下素有痞块，连在脐旁，痛引少腹，而入阴筋，缘土湿木郁，筋脉短急，故牵引作痛，肝主筋，脉自少腹而络阴器，其经络如此也。此其土败木贼，中气磐郁，四维不转，是名脏结。结而不解，必死无疑也。脏结之证，阴胜则寒，阳复则热，寒为死机，热为生兆。阴阳相搏，多见烦躁。复之过者，邪热内燔，亦有下证。若绝无阳证，不往来寒热，人反静而不躁，舌上胎滑者，是为纯阴，不可攻也。

---

① 研末 原脱，据蜀本、集成本及方后语"入甘遂末"补。

② 涸 原作"渴"，据闽本、蜀本、集成本、石印本改。

③ 者 原脱，据闽本、蜀本、下文"脏结者"补。

误 下 诸 变

太阳经病未解，而遽下之，其脉促，而不结胸者，经中阳气，内为阴格，外为邪束，不能通达，是以脉促，而既不结胸，则表阳未陷，经气郁发，必当作汗，此为欲解也。若寸脉浮者，阳为阴格，不得下通，必结胸也。脉紧者，表阳被郁，邪火上炎，必咽痛也。脉弦者，下伤脾胃，木气不舒，肝胆之脉，布于胁肋，必两胁拘急也。脉细数者，浊阴上逆，微阳浮升，必头痛不止也。脉沉紧者，表邪外束，胃气上逆，必欲呕也。脉沉滑者，肝木不升，郁动于下，必协合外热，而为泄利也。脉浮滑者，乙木郁陷，疏泄失藏，必下血也。盖木司营血，其性上升，木气不达，郁勃动荡，乃见滑象。滑而沉者，病在于脏，故主下利，滑而浮者，病在于经，故主下血。肝脉在左关，若郁于土中，则诊见于右关，郁于水内，则诊见于尺矣。

误 下 脾 陷

太阳病二三日，方传阳明、少阳之经，乃但欲起，不能卧，烦躁如此，其心下必结。以邪逼阳明，经气不降，少阳无下行之路，二气痞塞，故胃口结滞，阳明、少阳之脉，必见弦大。若脉微弱[1]者，此阴盛阳虚，本有寒邪在下也。寒则宜温，乃反下之，当脾陷而为泄利。若利止，必胃逆而为结胸。若泄利未止，四日见其外热，以为内热，复误下之，则阳根上泄，外热不退，而内寒下利，永无止期，此作协热利也。

太阳坏病痞证

痞 证 表 里

痞证者，将来之太阴脏证，误下而成者。胃主降浊，脾主升清，人之心下虚空者，清阳升而浊阴降也。下伤中气，升降失职，浊阴上逆，则心下痞塞，清阳下陷，则大便泄利，故痞证必兼下利，以其中气之败也。太阴病，腹满自利，下之则胸[2]下结硬，腹满者，痞之根，然尚未成痞，下之而胸下结硬，乃成痞矣。

如太阳伤寒，多入三阴，表证未解，应当解表，而医数下之，败其脾阳，遂协合外热，而为泄利。缘表证不解，则外热不退，下后内愈寒而外愈热，是谓协热利。清气下陷而泄利不止，则浊气上逆而心下痞硬，内寒外热，表里不解。宜桂枝人参汤，桂枝解其表，姜、甘、参、术，解其里也。

若伤寒大下之后，复发其汗，阳败阴乘，心下痞硬，理宜攻痞。如外见恶寒者，亦是表未解也，不可攻痞，攻痞则陷其表阳，当先解其表，表解后，乃可攻痞。解表宜桂枝汤，攻痞宜大黄黄连泻心汤也。

前用桂枝人参，双解表里，此用桂枝解表，大黄黄连攻[3]里者，以上则外热，此则外寒。阴阳之理，外热者必内寒，外寒者必内热。表证未解，阴邪束闭，阳郁不达，则外见恶寒，外寒则内必发热，此以外寒包其内热，故用桂枝以解外寒，大黄黄连以攻内热。痞证阴盛格阳，郁生上热，以大黄黄连推其上热，使之下达，则肺热肃清，设其下寒续生，则宜改温药矣。

桂枝人参汤四十五

桂枝一两四钱　人参一两　白术一两
甘草一两四钱　干姜一两

---

[1] 弱　原作"数"，据闽本、蜀本、《伤寒悬解·卷五》改。
[2] 胸　原作"心"，据闽本、蜀本、集成本、石印本、《伤寒悬解·卷十》改。
[3] 攻　原作"解"，据闽本、蜀本、下文"以攻内热"改。

水十杯，先煮四味，取五杯，入桂枝，更煮取三杯，温服一杯，日再夜一服。

大黄黄连泻心汤四十六

大黄七钱　黄连三钱五分

以麻沸汤二杯渍之，须臾绞去渣，分温再服。

清上温下

伤寒脉候浮紧，应以汗解，乃反下之，表阳内陷，紧反入里，浮紧变为沉紧，里阴逆上，于是作痞。痞证阴阳拒格，下寒上热，合用诸泻心清上温下之法。

其主大黄黄连泻心者，以浊阴逆凑，痞闷不开，阳气遏郁，必生上热，阴气凝冱，必生下寒。下寒已作，逼其上热，二气抟结，证则心下石硬，脉则关上沉紧，一定之理。若按之心下濡而不硬，诊之关上浮而不沉者，是胃阳之不降，浊气之堙郁，上热已生，而下寒未作也。此缘下伤中气，胆胃逆升，土木壅遏，结滞不散，相火燔腾，故生上热。大黄黄连泻胆胃之郁热，则气降而痞消，名曰泻心，是①泻少阳胆木之相火也。

若下寒已作，则此法难用矣，下寒既动，心下块硬，关上脉沉，固无用矣。而上热逼蒸，下无去路，则开发皮毛，泄而为汗。使其心下硬满，而复恶寒汗出者，则是下寒已动。宜附子泻心汤，大黄、芩②、连，泻其上热，而加附子，以温下寒也。此与桂枝人参、大黄黄连，自是一证。其始中焦阴凝，未生上热，故用桂枝解其表邪，人参理其中气。迟则上热已生，故变桂枝人参之法，桂枝解其表寒，而易大黄黄连泻其里热。继则下寒已动，故变大黄黄连之法，大黄、芩、连，清其上热，而加附子，温其下寒。下寒生则上热逼郁而愈甚，故增黄芩，以清胆火也。

附子泻心汤四十七

黄连三钱五分　黄芩三钱五分　附子一枚，炮，去皮脐，别煮，取汁　大黄三钱五分③

以麻沸汤二杯渍之，须臾绞去渣，入附子汁，分温再服。

泻心诸变

伤寒中风，医不解表，而反下之，败其中气，腹中雷鸣下利，日数十行，完谷不化，心下痞满，干呕心烦，不得安静。医见心下之痞，以为热结在中④，下之未尽，乃复下之，中气更败，其痞愈甚。不知此非结热，但以中脘虚亏，不能制伏阴邪，客气上逆，故成硬满。宜甘草泻心汤，甘、枣、姜、夏，温补胃气而降浊阴，芩、连，清其胆火也。

若伤寒汗出解后，胃中气不调和，心下痞硬，干噫食臭，胁下有水气，腹中雷鸣下利者，此甲木克土，土虚不能制水，水郁胆部，而积于胁下，水合木邪，以贼中气，脾土陷泄而胃土逆塞也。宜生姜泻心汤，姜、甘、参、夏⑤，温补中气，以转枢机，芩、连，清其胆火也。

甘草泻心汤四十八

甘草一两四钱　大枣十二枚　半夏一两七钱　干姜一两　黄芩一两　黄连三钱五分

水十杯，煮六杯，去渣，再煎取三杯，温服一杯，日三服。

生姜泻心汤四十九

生姜一两四钱　人参七钱　甘草七钱　大枣十二枚　半夏一两七钱　干姜三钱六分⑥

---

① 是　犹实也。
② 芩　原作"黄"，据闽本、蜀本改。
③ 大黄三钱五分　原脱，据闽本、蜀本补。
④ 中　原作"胸"，音近之误，据闽本、蜀本改。
⑤ 夏　原作"术"，据闽本、蜀本；此方组成改。
⑥ 三钱六分　原作"三两五钱"，据闽本、蜀本改。

黄芩一两　黄连三钱五分

水十杯，煮六杯，去渣，再煎取三杯，温服一杯，日三服。

泻心变法①

伤寒服泻下汤药，下利不止，心下痞硬，服泻心汤已，下利如故。医谓内热，复以他药下之，其利不止。又谓内寒，以理中与之，其利益甚。不知理中者，分理中焦，此其利在下焦滑脱，非理中所能，宜赤石脂禹余粮汤，固其滑脱，利乃可止。若使复利不止者，此土湿木陷，后窍疏泄而失藏也，当利其小便，开其水道，则谷道闭矣。

下利上痞，总因湿旺。凡误下心痞，与泻心汤不解，口燥心烦，小便不利者，悉缘土湿木郁，不能疏泄水道，宜五苓散，燥土而泻湿也。（方在"太阳"）

赤石脂禹余粮汤五十

赤石脂五两六钱，研　禹余粮五两六钱，研

水六杯，煮取二杯，分三服。

泻水排饮

痞证阴阳格拒，寒热逼蒸，则生水气，所谓阴阳交，则生湿也。

太阳中风，而有下利呕逆之证，是水旺土湿，胃逆而为呕，脾陷而为利也。是宜攻其水，然必表解者，方可攻之。

若其湿邪郁阻，浊气升塞，头痛干呕短气，心胁痞硬作疼，而外则汗出而不恶寒者，是表解里未和也。宜十枣汤，大枣培土，芫、遂、大戟，泻其里水也。

凡伤寒，发汗吐下解后，心下痞硬，噫气不除者，缘土败湿滋，胃气上逆，肺郁痰化，清道壅塞。宜旋覆花代赭石汤，参、甘、大枣，补其中气，半夏、姜、赭，降其冲逆，旋覆行其痰饮也。

他若病如桂枝证，头不痛，项不强，寸脉微浮，心中痞硬，气冲咽喉，不得喘息，此为湿盛胃逆，浊阴填塞，肺郁而化寒痰，停瘀胸膈，故气冲而不下也。法当吐之，以瓜蒂散，涌其寒痰。但吐法颇升膈上清阳，诸亡血之家，肺气素逆，勿用此法。

十枣汤五十一

芫花　甘遂　大戟　大枣十枚

等分为末，水二杯，煮大枣肥者十枚，取大半杯，去枣，入药末，强人服一钱匕，弱者半钱，平旦温服。若下少，病不除者，明日再服半钱。得快利后，糜粥温养。

旋覆花代赭石汤五十二

旋覆花一两　人参七钱　半夏一两七钱　甘草一两　代赭石三钱五分，煅，研　生姜一两七钱　大枣十二枚

水十杯，煮取六杯，去滓，再煎取三杯，温服一杯，日三服。

瓜蒂散五十三

瓜蒂一分，熬　赤小豆一分

研末，取一钱匕，以香豉三钱五分，热汤大半杯煮稀糜，去渣，取汁和散，温顿服之。不吐者，少加之，得快吐乃止。

---

① 泻心变法　原作"泻心诸变"，据闽本、蜀本改。

伤寒说意卷四

东莱都昌黄元御解
门人毕维新述

阳　明　经

提　纲

阳明从燥金化气，其经在太阳之次，肌肉之分，起鼻之交频，挟口环唇，行身之前，下膈挟脐，循胫外，由足跗而走大指。阳明为三阳之长，太阳经病不解，营卫内郁，二日必传阳明之经。阳气盛满，故脉大而身热。若腑阳素实，则自经入腑。表热传里，里热，则桂麻解表之法，变为承气攻里之方。仲景立阳明之篇，专为入腑者设，非第二日阳明之经病也。

阳明初病葛根汤证

阳明腑证，自太阳传来，方其自经入腑之始，法宜解表，其得之中风，发热恶风，汗出脉缓者，宜桂枝汤，其得之伤寒，发热恶寒，无汗脉紧者，宜麻黄汤。以太阳、阳明，经腑合病，经证如初而腑热未成，故但解太阳之经，不攻阳明之腑，经热既泄，则腑热不作矣。

经热不泄，则腑热必作，以其腑阳之盛也。何以知其腑阳之盛？以其脉大也。阳明经腑，皆主下降，外为风寒所闭，经络束迫，胃气郁遏，上脘不降，宗气壅塞，不能顺下，故有喘而胸满之证。背者，胸之府也，胸膈郁满，宗气不得前降，则逆冲于背项，是以项背强直，大与

太阳不同。一见项背强直，便是经腑合邪，宜加葛根，清散阳明经腑之郁。其项背强直而汗出恶风者，用桂枝加葛根汤，其项背强直而无汗恶寒者，用葛根汤。胃为受盛之腑，胃腑松缓，容纳有余，则吐利不作，经络束迫，致腑气郁遏，不能容受，故见吐利。利者，用葛根汤，解表而舒胃气，使不致郁陷，吐者，用葛根加半夏汤，解表而降[①]胃气，使不致冲逆。

表证不解，自太阳、少阳之经，内连阳明之腑，是谓三阳合病。其脉浮大，上于关上，胆热[②] 传之胃土，但欲眠睡，睡则阳气郁蒸，目合而汗出，是又当于桂、麻、葛根之中，加以柴、芩也。

桂枝加葛根汤五十四

桂枝一两　芍药七钱　甘草七钱　生姜一两　大枣十二枚　葛根一两四钱

水十杯，先煮葛根，减二杯，去沫，入诸药，煎三杯，温服一杯。取微汗。不用食粥。

葛根汤五十五

葛根一两四钱　麻黄七钱　桂枝七钱芍药七钱　甘草七钱　生姜一两　大枣十二枚

水十杯，先煮葛根、麻黄，去沫，入诸药，煎三杯，温服一杯。覆衣，取微汗。不用食粥。

葛根加半夏汤五十六

---

① 降　原作"舒"，据闽本、集成本改。
② 热　原作"脉"，据闽本、集成本改。

葛根一两四钱 麻黄一两，汤泡，去黄汁，焙 桂枝七钱 芍药七钱 甘草七钱 生姜一两 大枣十二枚 半夏一两七钱

水十杯，煎三杯，温服一杯。覆衣，取微汗。

阳 明 腑 证

阳明病，自经传腑之始，发表宜彻，汗出不彻，则经热郁蒸，自表传里。阳气拂郁，不得汗泄，身热面赤，烦躁短气，疼痛不知处所，乍在腹中，乍在四肢，此必入胃腑。若以表药发之，汗出热退，犹可不成腑证，迟则传腑，而成承气汤证，较之在经，顺逆攸分矣。缘其里阳素盛，而皮毛不开，经热莫泄，则腑热续发，表里感应，自然之理也。

究其由来，或失于发表，或发表而汗出不彻，或发汗利水，津亡土燥，皆能致此。其自太阳来者，寒水之衰也，谓之太阳阳明。自少阳来者，相火之旺也，谓之少阳阳明。自阳明本经来者，谓之正阳阳明，全缘燥金之盛也。

其始腑热未盛，犹见恶寒，及其腑热已盛，则恶寒自罢。内热蒸发，汗出表退，风寒悉去，全是一团燥火内燔。俟其手足汗流，脐腹满痛，日晡潮热，烦躁谵语，喘满不卧，则大便已硬，当服下药。轻者用调胃承气汤，早和胃气，不令燥结，其次用小承气汤，重者用大承气汤，下其结粪，以泻胃热也。

调胃承气汤五十七

大黄一两，酒浸，去皮 甘草七钱 芒硝二两八钱

水三杯，煎一杯，去滓，入芒硝，煮化，少少温服。

小承气汤五十八

大黄一两四钱 厚朴七钱，炙，去皮 枳实三枚，煮

水四杯，煎杯半，温分三服。初服当更衣，不更衣，尽服之。

大承气汤五十九

大黄一两四钱，酒洗 芒硝一两 枳实五枚，炙 厚朴二两八钱，炙

水十杯，先煮枳、朴，取五杯，去滓，入大黄，煎二杯，去滓，入芒硝，火化，分温再服。得下，止服。

下 期

凡服下药，宜俟六日经尽之后，腑热内实，表邪外解，乃无后虑，不可早攻，以致他变。若微见恶寒，便是表证未解，慎①不可下，下之表阳内陷，遂成结胸诸证，当先服表药，表解而后下之。若不大便五六日，经尽表解，下证悉具，是为可下之期。观其小便，若水道不利，日仅一两次，则其胃中必不结燥，迟即自能大便，不可下也，小便一利，大便必干，乃可以大承气下之。若其昏迷，不索茶水，则小便不必甚利，亦有结粪，下证已备，恐难再缓。先与小承气汤一杯，汤入腹中，后门失气者，此有结粪。以结粪阻格，胃气壅遏，胸腹胀塞，故作痛满，小承气泻其积气，因后失于魄门也，宜以大承气下之。如服小承气，而不失气者，此必初硬后溏，切不可下。胃无结燥，下之败其里气，恐致胀满不能饮食，则为祸不小矣。

下 证

腑热已盛，结粪堵塞，不得泄路，非下不可，当审观下证，以投承气。其一，日晡潮热，以金旺于申酉，至期热发，如海水潮汐，应期不爽也。其一，手足汗出，以四肢秉气于胃，胃热四达，手足蒸泄，涣然流滴②也。其一，烦躁懊憹，以胃气壅遏，不

---

① 慎 原作"甚"，音近之误，据闽本、蜀本改。
② 滴 原作"离"，形近音同之误，据闽本、蜀本改。

得下行，燥热郁发，心君挠①乱也。其一，昏冒谵语，以胃热②熏蒸，消亡心液，神明迷惑，昏狂不清也。其一，喘呼不卧，以胃热上燔，肺金被克，清气冲逆，不得安卧也。其一，呕不能食，以胃土郁遏，浊气上涌，水谷不下，恶心欲呕也。其一，心胸痞硬，以胃土冲逆，甲木不降，浊气填③塞，固结不开也。其一，脐腹痛满，以燥粪堵塞，胃气遏闭，蓄积莫容，不得通达也。凡此诸证，皆大便结塞，胃热郁升之故。胃以下行为顺，上行为逆，燥矢阻碍，下窍秘涩，胃郁莫泄，因而逆行。下其结粪，肠窍通达，腑热泄而胃气顺矣。缘④燥矢为害⑤，燥矢不去，胃郁无从泄也。视其小便，顺利舒长，诊其脉候，沉缓实大，而兼见以上诸证，宜大承气泻之，无庸疑也。若于蒸蒸发热之时，早和以调胃承气，稍重者，小承气微清胃热，不令异时燥结，更为妙也。

急下三证

胃腑始病，下不妨迟，若其内热燔蒸，三阴被烁，精液消亡，遂成死证，法当急下，不可缓也。其一，脐腹痛满，是燥土胜湿，伤及脾阴。以腹满，太阴之证，太阴之湿，化而为阳明之燥，燥土壅遏，是以痛满也。其一，发热汗多，是燥土克水，伤及肾阴。以肾主五液，入心为汗，汗多热甚，则肾水耗泄，胃土焦枯，以燥土而渗少水，势必竭流也。其一，目睛不和，是燥土侮木，伤及肝阴。以肝窍于目，目光之明烛，缘神魂之发露，目睛之宛转，因营血之滋荣，所谓目受血而能视也。土金燥热，煎熬营血，血枯木劲，筋脉焦槁，目系不柔，是以直视不转也。

亡津便燥

阳明腑证，热蒸汗发，表邪尽解，无庸再汗。医见其烦躁不清，以为表邪未退，重发其汗，或自汗已多，而小便又利，凡诸津液亡失，皆令大便干硬。但此阴液既亏，阳气亦弱，虽有燥矢，未可攻下。若其欲便不能，当用蜜煎导法、猪胆汁方，润而通之。如水利土燥，而脾气约结，粪粒坚小难下者，宜以麻仁丸，润其燥涩，破其滞气也。

蜜煎导方六十

蜜大半杯

铜器煎之令凝，作梃，长二寸，大如指，内谷道中，欲便时去之。

猪胆汁方六十一

大猪胆一枚

泻汁，和醋少许，灌谷道中，时顷便出。

麻仁丸六十二

麻仁七两　芍药二两八钱　杏仁五两六钱，熬，研　大黄五两六钱　厚朴五两六钱　枳实二两八钱

为末，炼蜜丸梧子大，饮服十丸，日三服。渐加之，以润为度。

瘀　血

阳明腑病，凡有久瘀之血，则令人善忘，大便虽干，而粪下反易，其色必黑。以人之强记不忘者，精藏而阳秘也，瘀血阻碍，神气不得蛰藏，则心浮而善忘。大便之难，缘于肠燥，热归血海，不及大肠，故大便反易。瘀血阻格，水火不交，肾气下郁，是以粪黑。人之大便，火郁则赤，金郁则白，土郁则黄，木郁则青，水郁则黑，各从其脏色也。此宜抵当汤，下其瘀血。

若病人无表证之恶寒，里证之满痛，乃发热至七八日之久，虽脉候浮数，亦可下之。盖浮数虽是表脉，而外无表证，发

---

① 挠　通"扰"。
② 热　原作"气"，据蜀本、集成本改。
③ 填　原作"堵"，形近之误，据闽本、蜀本改。
④ 缘　原作"非"，据闽本改。
⑤ 缘燥矢为害　蜀本、集成本作"凡胃家实证，皆燥矢为害"，可参。

热不已，此必有里热可知，是以宜下。设或已下，而脉数不变，表里合热，消谷善饥，至七八日不大便者，此必有瘀血①。以热不在中焦气分②，而在下焦血分，故脉数不为下变也，宜抵当汤下之。若脉数不变，而兼见下利不止，必表里协热，而便脓血。缘热蒸瘀血，久而腐化，是以成脓。以不早服抵当，故至如此。（抵当方在"太阳"）

热 入 血 室

女子阳明病，正值经来，谵语下血者，此为热入血室。以神胎于魂而魂藏于血，血热则神魂迷乱也。火性炎上，其头上汗出，际③ 颈而还。此当凉营而发表也。

---

① 血　原作"热"，音近之误，据闽本、蜀本、《伤寒悬解·卷六》、《伤寒论·辨阳明病脉证并治》改。

② 气分　原脱，据闽本、集成本、《伤寒悬解·卷六》、下文"在下焦血分"补。

③ 际　至也。

伤寒说意卷五

东莱都昌黄元御解
门人毕维新述

阳明经虚证

提　纲

阳明与太阴为表里，阳盛则阳明司权，太阴化燥，而入胃腑，阴盛则太阴当令，阳明化湿，而传脾脏。人之本气不一，有胃实者，有胃虚者，胃实入腑，则燥热而宜凉泻，胃虚传脏，则湿寒而宜温补。大小承气之证，胃之实者，五苓、四逆之证，胃之虚者。实者是谓阳明病，虚者名为阳明，而实则太阴也。

人知胃实者之无所复传，不知胃虚者之动入三阴，传变无穷也。则承气三汤，可以生人于胃实，可以杀人于胃虚，未可孟浪混施也。

阳明入太阴证

溏泄哕噫

阳明病，胃阳旺者，则当能食，至燥矢结塞，胃气上逆，乃呕不能食，若初传胃腑，即不能食，是阳虚而胃寒也。再见小便不利，而手足汗出，是湿寒凝滞，阳不内藏，而发泄于四肢也。四肢为诸阳之本，故阳虚内寒之家，手足常多冷汗。湿寒积聚，必作固瘕。固瘕者，瘕块坚固，石硬不软，湿寒渐结，日久而成。人之便后凝白寒滑，成块而下者，即瘕之未固而

后行者也。此其大便，必初硬后溏，以胃气虚冷，不能蒸水化气，水谷不别，合同而下，故成溏粪也。

凡阳明病，脉浮而迟，便是表热里寒，而见下利清谷者，宜四逆汤，温其胃寒。方在"太阴"。若不温里，而反饮冷水，以助其寒，胃气上逆，必生呕哕。若大吐大下后，阳虚汗出，医见其外热，或以为表证未解，复与之水，以发其汗，或以为里热未清，误以凉药攻之，土败胃逆，俱发哕噫。缘其胃中寒冷，不堪凉泻之味伐其微阳也。

若哕噫而见腹满，便是[①] 太阴之证，其前后二窍，定有不利之处。盖木主疏泄，脾土湿陷，肝木莫达，疏泄不行，故二窍不利。湿无泄路，己土郁胀，是以腹满。浊气不得下达，故冲逆而生哕噫。视其前后不利之部，通其郁塞，则湿消滞散，满减哕除矣。

卫虚无汗胃逆咳呕

阳明病，法应多汗，乃反无汗，其身痒，如虫行皮中之状者，此以卫气久虚，不能外发，郁于皮腠之中，蠕蠕[②] 欲动，而不畅达故也。

若卫虚无汗，而小便又利，是阳气下衰，不能摄水也。二三日后，阳气愈衰，

---

① 是　原作"具"，据蜀本改。
② 蠕（yuǎn　软）蠕　动也。

上逆而生咳呕，手足厥冷者，浊阴上填，必苦头痛。若但觉头眩而不痛，则逆气在胸，未全上头。咳伤咽喉，必苦咽痛。其食谷欲呕者，阳虚而胃逆也。宜吴茱萸汤，人参、大枣，补土而培中，吴萸、生姜，温胃而降逆。若得汤而呕吐反甚者，乃胆胃上逆，而生郁热，当先清其上热也。

凡伤寒呕多，俱因阳虚胃逆，虽有阳明里证，不可攻之也。

吴茱萸汤六十三

吴茱萸三两四钱　人参一两　生姜二两

大枣十二枚

水七杯，煎二杯，温服大半杯，日三服。

湿旺心痞

太阳中风，寸缓关浮，而尺脉微弱，肾气必[①]虚。其人发热汗出，复恶寒，而不呕，此太阳之表证未解也。使其心下痞硬者，此必医误下而陷表阳，以致成痞，非阳明也。使其心下痞不因[②]攻下，并见发热作渴，恶寒已退者，此是太阳表解，转属阳明之腑也。盖阳明腑病，胃气上逆，甲木不降，二气壅遏，自能成痞，不须攻下也。其小便数者，水利土燥，大便必硬，然尺弱肾寒，不可攻下，虽不更衣十日，亦无所苦也。即渴欲饮水，亦当少少与之，但以法救其干燥而已。以其渴是土湿木郁，而生风燥，原非火盛。宜五苓散，泻湿而燥土也（方在"太阳"）。

阳明病，凡心下硬满者，皆是土弱胃逆，即太阴之痞证也，慎勿以寒药攻之，攻之败其中气，泻利不止者，死，泄利止者，脾阳来复，乃可愈也。

寒热脉紧

阳明中风，发热恶寒，脉浮而紧，是

太阳之表证未解，卫闭而风不能泄也。而口苦咽干，有少阳之经证，腹满微喘，有太阴之脏证，缘阳衰土湿，中气不运，胃气上逆，胆火郁升，故病象如此。此其表邪不解，而里阴复盛，若误下之，则阳败湿滋，必小便难而腹更满也。

如其发热汗出，不恶寒而反恶热，是太阳表解，而属阳明之腑矣。但既觉腹满，则其太阴湿旺，虽经汗解，其身必重。若误汗以亡其阳，则烦躁昏愦，而作谵语。若烧针以亡其阳，则烦躁怵惕，而废眠卧。若误下以亡其阳，则土败胃虚，下焦客气，逆动于胸膈，心神扰乱，懊憹不宁，宫城瘀塞，舌上胎生者，宜栀子豉汤，涌其败浊也。若下后阴亡土燥，渴欲饮水，口干舌涩者，宜人参白虎，方在"太阳"。培中而益气，泻热而清金。若脉浮发热，渴欲饮水，而小便不利者，是土湿木郁，风动津耗，而疏泄不行也，宜猪苓汤，二苓、滑、泽，泻湿而燥土，阿胶清风而润木也。

猪苓汤六十四

猪苓三钱五分　茯苓三钱五分　泽泻三钱五分　滑石三钱五分　阿胶三钱五分

水四杯，先煮四味，取二杯，去渣，入阿胶，消化，温服大半杯，日三服。

汗下亡阳

阳明病，发热脉紧，是太阳证，口苦咽干，是少阳证，汗出恶热，是阳明证，此谓三阳合病。而腹满身重，难以转侧，则太阴之湿旺也，兼开阖迟涩而唇口不仁，则阳明之虚也，以脾主肌肉而开窍于口，阳性轻捷，阴性迟拙，阳明负而太阴

---

① 必　原作"少"，形近之误，据蜀本、下文"尺弱"肾寒改。

② 因　原作"用"，形近而误，据闽本、蜀本改。

胜，故身重而口拙。面色垢污，则少阳之虚也，以肝主色，血畅则色华，厥阴陷而少阳逆，故木枯而色晦。谵语遗溺，是太阳之虚也，以膀胱主藏，阳藏则火秘而神清，阳泄则水决而志惑，少阴盛而太阳虚，故遗溺而妄言。阳虚如是，若误汗以亡阳，则神败而谵语，若误下以亡阳，则额上生汗而阳泄于头面，手足逆冷而阴旺于四肢，危矣，速宜补中温下，以回微阳。若其自汗而不因汗下者，是肺胃之热，蒸泄皮毛，宜白虎泻热清金。凡阳明病，汗出多而渴者，便是人参白虎证，慎不可与猪苓汤，以汗多土燥，猪苓汤复利水而亡津也。若使口中干燥，但欲漱水，不欲下咽者，此热在经而不在腑，经热不泄，此必致衄。凡脉浮发热，口干鼻燥，而又复能食者，此皆经热而非腑热，失于发表，则为衄也。

谵语郑声

阳明病，阳盛则作谵语，阳虚亦作谵语。其误汗亡阳而谵语者，脉见短促，则阳绝而死，脉自和者，则阳复不死。其谵语而直视喘满者，则阳败而上脱，下利清谷者，则阳亡而下脱，于法皆死。

盖阳盛之谵语，是谓谵语，阳虚之谵语，是谓郑声。郑声者，语言重复，颠倒错乱，阳虚见此，多主死也。

汗出紧愈

阳明病，脉浮而紧，则表闭阳郁，必将遏其燥火，而见潮热，日晡发作也。若但浮而不紧，则表疏卫泄，寐时阳气失藏，必盗汗出也。

凡阳明病，脉见浮紧，便难作汗。其初欲食，是有谷气，大便自调，小便不利，是亦有水气。水气胜则汗不出，谷气胜则汗出。其人骨节疼痛，翕翕如有发热

之状，此表邪闭束，阳郁欲发，而热未盛也。然忽然烦躁发狂，焕然汗出，而病解者，是水气不胜谷气，故表开而汗出，水随汗泄，脉紧自愈矣。

湿盛发黄

阳明病，里虚误下，败其中气，阳不归根，肢体温热，客气上逆，不至结胸，心中懊憹，饥不能食，此膈下之阴与胸上之阳郁蒸而生败浊也。阳为阴格，升泄失敛，则头上汗出。宜栀子豉汤，吐其瘀浊（方在"太阳"）。瘀浊不吐，湿邪淫泆，是发黄之根也。

凡阳明病，面见赤色，便是阳郁，不能外发，以其胃气之虚，此宜发表，不可攻里，攻之阳败湿滋，必小便不利，发热而身黄也。阳衰湿旺，一得汗溺疏泄，则湿去而土燥。若汗尿不通，湿无去路，心中懊憹，败浊郁蒸，则身必发黄也。若被火熏，不得汗出，但头上微汗，而小便不利，身必发黄也。盖发热汗出，则湿热消散，不能发黄，若但头上汗出，颈下全无，小便不利，渴饮水浆，此缘瘀热在里，故作渴饮水，而汗尿不通，湿热莫泄，则身必发黄，宜茵陈蒿汤，泻热而除湿也。（方在"太阴"）

若其脉迟者，阳虚阴盛，食不甘味，难以致饱，饱则水谷不消，微生躁烦，头眩腹满，小便不利，此欲作谷疸之象。谷疸者，伤水谷而发黄也。虽下之，腹满如故，不为之减，以其脉迟而阴盛也。

三阳合病发黄

阳明中风，其脉弦浮而大，浮者，太阳之脉，大者，阳明之脉，弦者，少阳之脉，是三阳之合病也。而短气腹满，则有太阴证。太阴湿土，郁而生热，一身及于面目悉发黄色，鼻干尿涩，潮热嗜卧，时

时哕噫,不得汗泄,此阳明之燥夺于太阴之湿也。而非有少阳之邪,不应郁迫如是。少阳之脉,自胃口而走胁肋,湿旺胃逆,阻少阳降路,甲木逆行,而贼戊土,两经痞塞,则心胁皆痛,久按之而气不流通。少阳脉循两耳,经气冲塞,耳前后俱肿。刺之小差,而外证① 不解。病过十日之外,脉之弦大续变而为浮者,是虽内连阳明之腑,太阴之脏,而实未离少阳之经也,宜小柴胡汤,外泻少阳之经邪,内补太阴之脏气。若但浮而不弦,又无少阳诸证者,则病在太阳之经,宜麻黄汤(方在"太阳")。但发太阳之经邪,汗出热散,则黄自退矣。若腹满尿癃,而加以呕哕者,土败胃逆,不可治也。

阳明少阳合病

阳明病,外发潮热,而大便稀溏,小便自可,胸胁满硬不消者,是胃气上逆,胆经不降,少阳甲木之贼戊土也,宜小柴胡汤(方在"少阳")。泻少阳之经邪,补阳明之腑气。又或胁下硬满,不大便而呕吐,舌上白胎者,此亦少阳之贼戊土也。以胃主受盛,乘以甲木之邪,腑气郁遏,受盛失职,水谷莫容,非泄则吐。甲木冲塞,上焦不通,津液瘀浊,则舌起白胎。心窍于舌,津郁于心,故胎见于舌,肺主津,其色白也。宜小柴胡汤,泻少阳之经邪,补阳明之腑气,经腑松畅,则上焦通而津液降,胃气调和,汗出表解矣。

---

① 证 原作"势",据闽本、蜀本、《伤寒悬解·卷七》改。

伤寒说意卷六

东莱都昌黄元御解

门人毕维新述

少阳经

提　纲

少阳从相火化气，其经在阳明之次，筋脉之分，起目锐眦，循耳下颈，自胸贯膈，由胁里出外踝，循足跗而走名指。病则经气壅遏，不能顺降，故胸痛胁痞。相火上炎，故口苦咽干。阳气升浮，是以目眩。浊气冲塞，是以耳聋。位在二阳之里，三阴之表，阳盛则热，阴盛则寒，故往来寒热。其视① 三阳之经，阳气方长，故其脉弦细。

伤寒、中风，一日太阳，二日阳明，三日则传少阳。然三日少阳，而不入阳明之腑，太阴之脏，则无少阳诸证，六日经尽，汗出表解，不能自解，则以麻黄、桂枝发之，大小柴胡，不必用也。若内传脏腑，外连少阳之经，然后显少阳诸证，其始得，不必三日，其病解，不必六日，是大小柴胡之的证，与太阳之麻、桂无关也。

少阳小柴胡汤证

风寒感伤太阳之经，未经汗解，外而太阳阳明之经迫束于表，内而太阴阳明之气壅逼于里，少阳之经，在二阳三阴表里之间，郁遏不畅，于是病焉。里阴胜则外闭而为寒，寒往而热来，表阳胜则内发而

为热，热往而寒来。少阳之经，自头走足，由胸胁而下行，表里壅遏，不得下行，经气磐郁，故胸胁痞满。甲木逆侵，戊土被贼，胃气困乏，故默默不欲饮食。胃以下行为顺，困于木邪，逆而上行，容纳失职，则生呕吐。少阳以甲木而化相火，相火升炎，则生烦渴，肺金被刑，则生咳嗽。甲木失根，郁冲不宁，则腹中痛楚，心下悸动。是皆表里不和，少阳结滞之故。宜小柴胡汤，柴、芩，清其半表，参、甘，温其半里，半夏降其逆，姜、枣和其中，此表里双解之法也。

小柴胡汤六十五

柴胡一两八钱　黄芩一两　人参一两
甘草一两　半夏一两七钱　生姜一两　大枣十二枚

水十二杯，煎六杯，去渣，再煎三杯，温服一杯，日三服。若胸中烦而不呕，去半夏、人参，加栝蒌实。若渴，去半夏，加人参、栝蒌根。若腹中痛，去黄芩，加芍药。若胁下痞硬，去大枣，加牡蛎。若心下悸，小便不利，去黄芩，加茯苓。若不渴，外有微热，去人参，加桂枝，覆衣，取微汗。若咳，去人参、大枣、生姜，加五味子、干姜。

少阳连太阳经证

伤寒四五日，身热恶寒，颈项强直，

_____

① 视 通"是"。

胁下胀满，手足温暖，发渴而作呕者，是皆少阳之经郁遏不降，逆行而贼戊土，土木壅塞，结而不开也，俱宜小柴胡汤。凡服柴胡，但见少阳一证便是，不必悉具也。

若伤寒六七日，肢节烦疼，微作呕吐，少阳阳明两经相逼，心下支结，旁连胁下，倘其发热而微见恶寒，便是太阳之外证未解，宜柴胡加桂枝汤，治兼太阳之经也。

凡太阳病，迟至十日之外，脉浮细而嗜卧者，是太阳之外证已解，而入少阳之经。少阳之脉弦细，木贼土困，则善眠也。设其胸满胁痛者，则是少阳无疑，宜与小柴胡汤。若脉但浮而不细者，则全是太阳而无少阳，宜第与麻黄汤，发其太阳之表，不必以日久为疑也。（方在"太阳"）

柴胡桂枝汤六十六

柴胡一两四钱　黄芩五钱　人参五钱　半夏八钱　甘草三钱五分　生姜五钱　大枣六枚　桂枝五钱　芍药五钱

水七杯，煎三杯，温服一杯。

少阳入阳明腑证

伤寒寸脉见涩，便是少阳甲木不舒，尺脉见弦，便是厥阴乙木不达，乙木下郁则生风，甲木上郁则生火，风动火炎，木气枯燥，脾胃被刑，法当腹中急痛，宜先用小建中汤，胶饴、甘、枣，补脾胃之精气，姜、桂、芍药，散肝胆之风火，若不差者，仍与小柴胡汤，温其半里而清其半表也。凡服柴胡汤已而见燥渴者，此属阳明之腑热，当以法治之，清其腑热也。平素呕吐之家，不可与建中汤，以甘味之动呕也。

凡太阳少阳合病，必见呕利，缘甲木壅遏，则克戊土，胃腑郁迫，不能容受，

是以吐泄，吐泄者，少阳传阳明之腑也。其自下利者，宜黄芩汤，甘草、大枣，补其脾精，黄芩、芍药，泻其相火。其呕者，宜黄芩加半夏生姜汤①，降其逆气也。

伤寒，发热汗出，而病不解，心中痞硬，呕吐而下利者，是少阳传阳明之腑也。宜大柴胡汤，柴胡解少阳之经，枳、黄，泻阳明之腑，双解其表里也。

若太阳②证，过经十余日之久，心中温温欲吐，大便稀溏，胸痛腹满，郁郁微烦，此甚似少阳传腑大柴胡证。如前因极吐下而成者，则是少阳已传阳明之腑。腑病已全，经证微在，可与调胃承气汤，无用柴胡也。以少阳传阳明，经邪外束，腑气内遏，胃不能容，必作呕泄。及其腑热盛③发，蒸而为汗，则表解经舒，吐下皆止。此虽吐下，未能尽止，然欲呕微溏，仅存少阳余证，柴胡不可用矣，故与承气。若非由自极吐下得者，则胸痛腹满，便溏欲④呕，便是太阴证，勿与承气也。（方在"阳明"）

小建中汤六十七

桂枝一两　芍药二两　甘草一两　生姜一两　大枣十二枚　胶胎二两四钱

水七杯，煎三杯，去渣，入胶胎，火化，温服一杯，日三服。

黄芩汤六十八

黄芩一两　芍药七钱　甘草七钱　大枣十二枚

水六杯，煎三杯，日再夜一服。

黄芩加半夏生姜汤六十九

---

① 黄芩加半夏生姜汤　原作"黄芩加半夏汤"，据蜀本、集成本、《伤寒悬解·卷八》改。
② 阳　原作"阴"，据闽本、蜀本改。
③ 盛　原作"甚"，音近之误，据闽本、蜀本改。
④ 欲　原作"微"，据闽本、蜀本、《伤寒悬解·卷八·少阳经上篇》改。

黄芩一两　芍药七钱　甘草七钱　大枣
十二枚　半夏一两七钱　生姜一两

煎服如黄芩汤法。

大柴胡汤七十

柴胡二两八钱　黄芩一两　半夏一两七钱
生姜一两七钱　大枣十二枚　芍药七钱　枳实
四枚　大黄七钱

水十二杯，煎六杯，去渣，再煎取三
杯，温服一杯，日三服。

经腑双结

伤寒五六日，头上汗出，微觉[1]恶
寒，手足逆冷，心下胀满，口不饮食，大
便坚硬，脉沉紧而细者，此为少阳阳明两
经之微结。以两经郁迫，结于胃口，故心
下胀满，不能甘食。此必有少阳之表证，
复有阳明之里证，其汗出恶寒，肢冷心满
者，表证也，便硬者，里证也。盖两经合
病，土不胜木，必传胃腑。腑证未全，则
经证未[2]罢，故定有里证，复有表证。
若纯是里证，则腑热外蒸，手足汗流，恶
寒悉退，无复少阳表证矣。今头汗恶寒，
肢冷心满，现有少阳表证，不得纯谓之
里。其脉候沉紧，手足厥冷，亦不得谓
之[3]少阴。以少阴无汗，既头上汗出，
其非少阴甚明。此半表半里，大柴胡证
也。可表里分治，先以小柴胡解其少阳之
经邪，设表解而不明了，再以承气泻其阳
明之腑邪，燥矢一去，则腑热清矣。

少阳传里

少阳之经，在二阳之内，三阴之外，
阴阳相平，不入脏腑，则止[4]传三阴之

经，六日汗解，不解则以麻、桂发之，非
柴胡汤证也。若阳盛而传阳明之腑，阴盛
而传太阴之脏，经证未罢，是谓半表，脏
证腑证俱全，是谓半里，半表半里双病，
故用大小柴胡双解。

若伤寒三日，病在少阳，而其脉小
者，是相火非旺，不入胃腑，经尽表解，
病欲自已也。若伤寒三日，病在少阳，既
不阳盛入腑，则当阴盛入脏。使其人反能
食不呕，此为中气未衰，三阴不受邪也。
若伤寒六七日，当经尽表解之时，其人大
热而烦躁者，便是传腑之候，如无大热而
其人烦躁者，是为入脏之机。盖阴动则阳
离，神气升泄，浮越无归，故生烦躁也。

热入血室

妇人中风，发热恶寒，而值经水适
来，得病七八日后，脉迟热退身凉，似乎
表解矣，乃胸胁之下满如结胸，而作谵语
者，此为热入血室，盖其经热乘血海方虚
之时，离表而归里也。宜凉血清肝，泻其
相火。又如中风七八日，续得寒热往来，
而值经水适断者，此亦为热入血室，其血
必结。血结经瘀，遏闭少阳之气，阳陷则
阴束而为外寒，阴升则火炎而生内热，故
使寒热如疟，应时发作。宜小柴胡汤，清
其经热也。又如伤寒发热，而值经水适
来，昼日明了，夜则谵语，如见鬼状者，
此亦为热入血室。盖血为阴，夜而阳气入
于阴分，血热发作，故谵妄不明。宜泻热
清肝，以泻相火。但邪热在下，治之毋犯
胃气及上焦清气，则自愈也。

---

① 觉　原作"但"，据闽本、蜀本改。
② 未　闽本、蜀本作"不"，可参。
③ 谓之　原作"为"，据闽本、蜀本及上文"谓
之里"改。
④ 止　原作"外"，据蜀本改。

伤寒说意卷七

东莱都昌黄元御解

门人毕维新述

少阳经坏病

提　纲

少阳在阴阳之交，表里之半，忌发汗吐下，泻其阴阳，阳虚而入太阴之脏，阴虚而入阳明之腑，是为少阳坏病。如太阳病，不经汗解，转入少阳，胁下硬满，干呕不食，往来寒热，若尚未吐下，其脉沉紧者，全是小柴胡证，宜与小柴胡汤。若已经发汗吐下温针，以致谵妄不明，柴胡证罢，此少阳之坏病也，审其汗下温针，所犯何逆，以法治之，救其坏也。

少阳坏病入阳明证

汗后心悸

伤寒脉候弦细，头痛发热者，是属少阳。少阳以甲本而化相火，不可发汗，汗亡心液，火炎神乱，则生谵语，便是里入胃腑。胃和则愈，胃腑燥热不和，则君相升浮，摇荡不安，烦而且悸也。以相火下蛰，则神魂宁谧，而相火顺降，全凭胃土，胃土右转，阳气清凉，而化金水，收藏得政，是以阳秘而不泄，胃土不和，燥热升逆，甲木莫降，拔根而上炎，神魂失归，故烦乱而悸动也。凡伤寒二三日，其心中悸动而烦扰者，是阳明土燥，相火失归，拔根上炎，欲传胃腑，宜小建中汤，

滋燥土而清相火也。若伤寒脉结代，心动悸者，是相火升炎，血枯木燥，经络梗涩也，宜炙甘草汤，参、甘、大枣，补中培土，胶、地、麻仁，滋经润燥，姜、桂，行其瘀涩，麦冬清其燥热也。

炙甘草汤七十一

甘草一两四钱，炙　人参七钱　桂枝一两　生姜一两　大枣十二枚　生地五两六钱　阿胶七钱　麦冬一两六钱，去心　麻仁一两六钱

清酒七杯，水八杯，先煮八味，取三杯，去渣，入阿胶，火化，温服一杯，日三服。

表里双解

本柴胡汤证，法不宜下，而误下之，柴胡证罢，此为坏病。若柴胡证不罢者，复与柴胡汤，必蒸蒸而振摇，却发热汗出而解。以下伤胃气，卫气不能遽发，故战栗振摇，而后汗出。表解邪退，未为坏也。

如过经十余日，反二三下之，四五日后，柴胡证应罢矣，若柴胡证仍在者，先与小柴胡汤，以解其外，使呕吐不止，心下急迫，郁郁微烦者，此阳明之腑束于少阳之经，表里合病，宜大柴胡汤，表里双解也。

如伤寒十三日不解，期过再① 经，胸胁满胀作呕，日晡潮热，服下药不解，

──────────
① 再　原作"两"，据闽本、蜀本、集成本改。

已而微利，此本大柴胡证，下之不利，今反利者，知医以丸药下之，遗其表证。表邪不解，内热复郁，故虽利而不愈，此非其治也。其潮热者，胃肠之实，宜清其里，但胸胁胀满，上下呕泄，是外有经证，先宜小柴胡以解外，复以柴胡加芒硝汤，清其里热也。

柴胡加芒硝汤七十二

柴胡一两八钱　黄芩一两　人参一两　半夏一两七钱　甘草一两　生姜一两　大枣十二枚　芒硝二两

煎服如小柴胡法。不解，更服。

下后心惊

凡少阳中风，两耳无闻，目睛色赤，胸满而心烦者，是胃气上逆，贼于甲木，不可吐下，吐下则甲木升摇，悸而且惊。盖甲木化气于相火，随肺胃下降而归命门，相火下蛰，故上窍清虚，耳目聪明，中虚胃逆，肺金失敛，甲木无下行之路，浊气填塞则耳聋，相火上炎则目赤。甲木刑胃，上脘郁迫则胸满。甲木失归，相火升发则烦生。吐下伤其中气，肺胃愈逆，甲木拔根，魂浮胆怯，是以悸而且惊也。

若伤寒八九日，医误下之，以致胸满心烦，惊悸谵语，小便不利，一身尽重，不可转侧者，是下伤中气，湿动胃逆，胆木拔根，神魂不谧，相火升炎，郁生上热也，而经邪未解，表里皆病。宜柴胡加龙骨牡蛎汤，茯苓去湿，大黄泻热，人参、大枣补中，半夏、铅丹降逆，龙骨、牡蛎，敛其神魂，姜、桂、柴胡，行其经络也。

柴胡加龙骨牡蛎汤七十三

柴胡一两四钱　人参五钱　半夏七钱　生姜五钱　大枣六枚　龙骨五钱　牡蛎七钱　桂枝五钱　茯苓五钱　铅丹五钱　大黄三钱五分

水八杯，煎四杯，入大黄，切如棋

子，煮一二沸，去渣，温服一杯。

少阳坏病入太阴证

汗下后寒湿发黄

伤寒六七日，已经发汗，而复下之，土败胃逆，胆木壅遏，以致胸胁满结[①]，小便不利，烦渴不呕，往来寒热，但头上汗出，此上热中寒，外显少阳阳明之郁冲，内隐太阴厥阴之滞陷。宜柴胡桂枝干姜汤，柴胡、黄芩，清相火而降烦热，牡蛎、栝蒌，消满结而解烦渴，姜、甘，温中而培土，桂枝疏木而达郁也。

若得病六七日，脉迟而浮弱，外恶风寒，手足温暖，是太阳中风，欲传太阴之脏也。医反二三下之，败其胃气，不能饮食，而少阳不降，胁下满痛，筋脉不荣，头项强直，土湿木遏，小便不利，面目身体悉发黄色，此阴盛阳虚，胆胃郁冲，肝脾滞陷。一与柴胡汤，寒泻肝脾，清气愈陷，后必下重。

凡渴而饮水即呕者，便是太阴湿旺，柴胡汤不中与也。饮水呕者，食谷必哕，以其胃气之败也。

柴胡桂枝干姜汤七十四

柴胡二两八钱　黄芩一两　甘草七钱　桂枝一两　干姜一两　牡蛎一两　栝蒌根一两四钱

水十二杯，煎六杯，去渣，再煎三杯，温服一杯，日三服。初服微烦，复服汗出愈。

少阳坏病结胸痞证

误下成结胸

太阳与少阳并病，头项强痛，或相火

---

① 满结　原作"结满"，据闽本、蜀本乙转。

升浮①，而生眩冒，时如结胸，心下痞硬者，此少阳阳明之经上逆而壅塞也，当刺肺俞、肝俞，散其郁结，慎勿发汗，汗亡津液，则相火燔腾，而生谵语，血枯木燥，而脉弦硬。若五六日，谵语不止，宜刺期门，以泻厥阴，肝胆同气，泻肝即所以泻胆也。汗既不可，下亦非宜，汗下伤中，甲木冲逆，此结胸之由来也。

若太阳少阳并病，而反下之，致成结胸，心下硬满，泄利不止，水浆不下，此少阳经气上逆而迫束阳明之腑也。相火升炎，其人必苦心烦。凡伤寒十余日，结热在里，而有阳明腑证，复往来寒热，而有少阳经证，宜大柴胡汤，双解表里。若但有结胸，而外无大热者，此为停水结在胸胁也，观其头上微汗出者，是水饮阻格，阳气升泄于上，宜大陷胸汤，泻②其湿热也。（方在"太阳"）

误下成痞

伤寒五六日，呕而发热者，柴胡汤证具备，而误以他药下之，若柴胡证仍在者，复与柴胡汤，必蒸蒸振栗，发热汗出而解，此虽是误下，未为逆也。若心下硬满疼痛者，此为下早而成结胸也，宜服大陷胸汤（方在"太阳"）。若但硬满而不痛者，此为误下而成痞也，宜半夏泻心汤，半夏降逆，芩、连清上，姜、枣、参、甘，温补中气也。

半夏泻心汤七十五

半夏一两七钱　人参一两　干姜一两
甘草一两　大枣十二枚　黄芩一两　黄连三钱五分

水十杯，煎六杯，去渣，再煎三杯，温服一杯，日三服。

---

① 浮　原作"炎"，据闽本、蜀本改。
② 泻　原作"陷"，据闽本、蜀本改。

伤寒说意卷八

东莱都昌黄元御解

门人毕维新述

太阴经

提　纲

太阴以湿土主令，其经起足大指，循内踝，入腹上膈，挟咽喉而连舌本。太阴为三阴之长，太阳经病不解，营卫内郁，自阳明而少阳，四日必传太阴之经。若脏阴素旺，则不拘何日，自经入脏。入脏则必须温里，解表不能愈矣。

仲景立太阴及少厥之篇，皆入脏之里证，非四五六日之经病也。

痛满吐利

太阴与阳明为表里，而升降不同，燥湿异性。燥不偏盛，则阳明右降而化浊阴，湿不偏盛，则太阴左升而化清阳，表里匀平，是以不病。阳明病则胃燥而气逆，故多呕吐，太阴病则脾湿而气陷，故多泄利。以脾陷而肝气不达，郁迫击冲，是以痛满而泄利。脾肝郁陷，则胃胆上逆，是以呕吐而不食。阳明胃病之吐利，缘燥热之郁，太阴脾病之吐利，因湿寒之旺。若下之，阳亡土败，胃气愈逆，阻格少阳降路，痞塞不开，必胸下[1] 结硬。阳明下早，阳陷于胸膈，为阴气所阻，则成结胸，太阴误下，阴逆于心下，为阳气所拒，则为痞证也。

太阴四逆汤证

太阴病，自太阳传来，其脉浮者，表证未解，可以发汗，宜桂枝汤（方在"太阳"）。若发热头痛，身体疼痛，是太阳表证未解，法宜桂枝，乃脉反见沉，便是太阴脏病，当温其里，宜四逆汤，甘草培土，干姜、附子，温中而暖下也。

凡下利清谷，则病已入里，不可发汗，汗之阳亡土败，湿旺木郁，必生胀满也。下利胀满，有里证者，不可发表，身体疼痛，有表证者，亦当温里。非表病可以不解也，若身体疼痛，而下利胀满，表里皆病[2]，当先温其里，后攻其表，温里宜四逆汤，攻表宜桂枝汤也。

阳明泄利，津液失亡，多病燥渴，若自利而不渴者，则属太阴脏病，以其脏有寒故也，法当温之，宜四逆辈。水泛土湿，少阴之寒，传于太阴，故脾脏有寒也。

四逆汤七十六

甘草七钱，炙[3]　　干姜三钱五分　附子一枚，生用，去皮，破八片

水三杯，煎半杯，温服。强人可大附子一枚、干姜一两[4]。

―――――――――

① 胸下　原作"心下"，诸本均同，据《伤寒悬解·卷十》、《伤寒论·太阳病脉证并治下》改。
② 皆病　原作"胀满"，据闽本、蜀本改。
③ 炙　原脱，据蜀本、集成本补。
④ 温服……干姜一两　原作"温再服"，据蜀本、集成本、《伤寒悬解·卷十》改。

腹痛腹满

伤寒，胸中有热，腹中有肝胆之邪，肝邪克脾，则腹中疼痛，胆邪克胃，则欲作呕吐，是中脘虚寒，肝脾下陷而胆胃上逆，相火郁升而生上热也，宜黄连汤，黄连清上逆之相火，桂枝达下陷之风木，干姜温脾家之寒，半夏降胃气之逆，参、甘、大枣，补中脘之虚也。

若本太阳之表病，医不解表，而反下之，土虚木贼，因而腹满时痛者，是属太阴脏病，宜桂枝加芍药汤，桂枝达肝气之郁，芍药清风木之燥也。其大实痛者，风木贼土，郁结成实，宜桂枝加大黄汤，泻其土郁也。

太阴为病，而脉候软弱，便是脾阳之虚，其人续当自行便利，设当用大黄、芍药者，宜减之，以其胃气虚弱而易动也。

黄连汤七十七

黄连一两　桂枝一两　甘草一两　干姜一两　人参七钱　半夏一两七钱　大枣十二枚

水十杯，煎六杯，去渣，再煎三杯，温服一杯，日一夜二服。

桂枝加芍药汤七十八

桂枝一两　甘草七钱　生姜一两　大枣十二枚　芍药二两

煎服如桂枝汤法。

桂枝加大黄汤七十九

桂枝一两　甘草七钱　生姜一两　大枣十二枚　芍药二两　大黄三钱五分

水七杯，煎三杯，温服一杯，日三服。

发　黄

伤寒，脉浮而缓，手足自温者，是谓太阴脏证。太阴湿土，为表邪所闭，身当发黄。若小便自利者，湿随便去，则不能发黄，此是脾阳未衰，至七八日间，虽见

太阴自利之证，必当自止。以脾家内实，腐秽不容，当后泄而去，非自利益甚之证也。

若伤寒七八日，身黄如橘子色，小便不利，腹微满者，是①湿无泄路，瘀而生热，宜茵陈蒿汤，泻其湿热也。凡伤寒瘀热在里，身必发黄，以木主五色，入土化黄，土湿则木郁，木郁于土，必发黄色，宜麻黄连翘赤小豆汤，外泻皮毛而内泻湿热也。若伤寒，身黄而发热者，是瘀热之在表也，宜栀子柏皮汤，清表中之湿热也。

若伤寒发汗之后，身目皆黄，则是湿寒而非表热，以汗则热泄故也。此慎不可下，宜用温燥之药也。

茵陈蒿汤八十

茵陈蒿二两　栀子十四枚　大黄七钱,去皮

水十杯，先煮茵陈，减六杯，入二味，煎三杯，分温三服。小便当利，尿如皂角汁状，色正赤，一宿腹减，黄从小便去矣。

麻黄连翘赤小豆汤八十一

麻黄七钱　生姜七钱　甘草三钱五分　大枣十二枚　杏仁四十枚　连翘七钱,用根　赤小豆一杯　生梓白皮三钱

清②水十杯，先煮麻黄，去沫，入诸药，煎三杯，分温三服，半日尽。

栀子柏皮汤八十二

栀子十五枚　甘草三钱五分　黄柏皮三钱五分

水四杯，煎杯半，分温三服。

---

① 是　原脱，据闽本、蜀本补。
② 清　他本均不载，《伤寒论·辨阳明病脉证并治》作"潦"。

伤寒说意卷九

东莱都昌黄元御解
门人毕维新述

少阴经

提　纲

少阴从君火化气，其经起足小指，走足心，循①内踝，贯脊上膈，入肺中，循喉咙②而挟舌本。太阳经病不解，自表传里，以至阳明、少阳、太阴，五日则传少阴之经。但传少阴之经，不入少阴之脏，此阳之不衰、阴之非盛者，阴盛则自经而入脏，不化气于君火，而化气于寒水。盖少阴一气，水火同官，病则水胜而火负，故第有癸水之寒，而无丁火之热。阳亏阴旺，死灰不燃，是以脉沉细而欲寐，体蜷卧而恶寒也。

少阴连太阳经证

少阴水脏，病则脉沉而恶寒，若始得之时，脉已见沉而反觉发热者，是少阴脏病而太阳经证未解也，宜麻黄附子细辛汤，麻黄散太阳之经，附子温少阴之脏，细辛降肾气之逆也。

凡少阴病，得之二三日内，表证未解者，宜麻黄附子甘草汤，微发其汗。以二三日里证未成，而表证未解，则脏阴愈郁而愈盛，故以附子暖其水，甘草培其土，麻黄发微汗以解表也。

麻黄附子细辛汤八十三

麻黄七钱　细辛七钱　附子一枚，炮，去皮，破八片

水十杯，先煮麻黄，减二杯，去沫，入诸药，煎三杯，温服一杯，日三服。

麻黄附子甘草汤八十四

麻黄七钱　甘草七钱　附子一枚，炮

水七杯，先煮麻黄，去沫，入诸药，煎三杯，温服一杯，日三服。

误汗亡阳

凡少阴病，脉见微细，则经阳虚弱，不可发汗，汗则亡阳故也。阳虚于经，而尺脉弱涩者，则阳虚于脏，复不可下之也。

若少阴病，咳嗽而谵语者，此被火气逼劫，汗亡肾阳，下寒而上热故也。阳败湿增，木郁不能疏泄，小便必难，以强责少阴之汗也。

若少阴病，但手足厥逆，无汗而强发之，必动其血。血来不知从何道出，或从口鼻，或从目出，是名下厥上竭，至为难治。以阳从汗亡，复自血脱，竭尽无余，未易挽救也。

少阴里证

少阴病，脉微细沉数，此里气之实，不可发汗。凡一见脉沉，当急温之，宜四

---

① 循　原作"行"，据闽本、蜀本、集成本、《灵枢经·经脉》改。
② 喉咙　原作"咽喉"，据闽本、蜀本、集成本、《灵枢经·经脉》改。

逆汤也（方在"太阴"）。

若脉既沉矣，再兼身体疼，骨节痛，手足寒冷者，是水胜而土负，宜附子汤，参、甘，补中而培土，苓、附，泻湿而温寒，芍药清风木而敛相火也。若病得二三日，口中清和，无土胜水负口燥咽干之证，而其背恶寒者，是寒水之旺，以太阳、少阴同行脊背，亦宜附子汤，补火土而泻水也。

少阴以癸水而化君火，病则不化君火而化寒水，火盛则生土而克水，水盛则灭火而侮土。阳明病者，燥土克水，宜用承气，太阴病者，寒水侮土，宜用真武，以水之流湿，其性然也。故少阴负而阳明胜则为顺，少阴胜而太阴负则为逆。土旺于四季，少阴之手足逆冷者，水胜土负，脾胃寒湿，不能行气于四肢也。

附子汤八十五

附子二枚　茯苓一两　人参七钱　白术一两四钱　芍药一两

水八杯，煎三杯，温服一杯，日三服。

咽　痛

病人脉尺寸俱紧，是表里皆实，法当无汗，而反汗出者，阳亡而不守也，此属少阴脏病，必当咽痛而复吐利。以少阴水旺土湿，升降倒行，胃逆而贼于甲木，则为呕吐，脾陷而贼于乙木，则为泄利，甲木上冲，浊气壅塞，是以咽痛也。

凡少阴病二三日咽痛者，可与甘草汤，泻热而缓迫急也。不差者，与桔梗汤，散结而下冲逆也。咽喉疼痛，率缘浊气冲逆不降①，宜半夏散，半夏降其浊，桂枝下其冲也。若咽喉生疮，不能语言，声音不出者，是浊气冲逆，伤其上窍也，宜苦酒汤，半夏降其浊，苦酒消其肿，鸡子发其声音也。

若上病咽痛，下病泄利，胸满而心烦者，以胆胃上逆，故咽痛胸满，肝脾下陷，故泄利。宜猪肤汤，猪肤、白蜜，润燥而除烦，清热而止痛，白粉收滑脱而止泄利也。

甘草汤八十六

甘草七钱，生

水三杯，煎杯半，温服一半，日二服。

桔梗汤八十七

桔梗三钱五分　甘草七钱

水三杯，煎一杯，分温再服。

半夏散八十八

半夏　桂枝　甘草等分

研和，饮服方寸匕，日三服。不能服散，用水一杯，煎七沸，入散一两方寸匕，煎三沸，下火小冷，少少与服。

苦酒汤八十九

半夏研　鸡子一枚，去黄，入苦酒

半夏调苦酒，入鸡子壳中，置刀环内，安火上，令三沸，少少含咽②。不差，更服，至三剂必愈。

猪肤汤九十

猪肤五两六钱

水十杯，煎五杯，去渣，入白蜜一杯，白粉一两七钱，熬香，调和相得，温分二服。猪肤即猪皮。白粉即铅粉。

吐　利

少阴病，饮食入口即吐，心中温温欲吐，复不能吐，其始得之时，手足寒冷，脉候弦迟者，此有痰涎在胸，故食入即吐，而③腐败缠绵，复欲吐不能，缘阳衰土湿，故四肢寒冷，木郁不发，故脉候弦迟，败浊在上，不可下也，法当吐之。

若膈上有寒饮，干呕者，阳败胃逆，不可吐也，急当温之，宜四逆汤也。

凡欲吐不吐，心烦欲寐，五六日后，自利而渴者，此属少阴脏病也。泄利亡津，故引水自救。若小便色白者，则少阴病形悉具，以阳亡土败，不能制水，下焦虚寒，故令小便白而不黄也。

若少阴病，上吐下利，手足厥冷，烦躁欲死者，是阳虚土败，脾陷胃逆，神气离根，扰乱不宁，宜吴茱萸汤，温中补土，升降清浊也。

若少阴病，二三日不已，以至四五日，腹痛，小便不利，四肢沉重疼痛，自下利者，此阳衰土湿，不能蒸水化气，水谷并下，注于二肠。脾土湿陷，抑遏乙木升达之气，木郁欲泄，而水道不通，故后冲二肠，而为泄利。木气梗塞，不得顺行，故攻突而为痛。四肢秉气于脾土，阳衰湿旺，流于关节，四肢无阳和之气，浊阴凝滞，故沉重疼痛。其人或咳或呕，小便或利或不利，总是少阴寒水侵侮脾胃之故。宜真武汤，茯苓、附子，泻水而驱寒，白术、生姜，培土而止呕，芍药清风木而止腹痛也。

真武汤九十一

茯苓一两　白术七钱　附子一枚，炮　芍药一两　生姜一两

水八杯，煎二杯，温服大半杯，日三服。若咳者，加五味子一两七钱，细辛、干姜各① 三钱五分。若小便利者，去茯苓。若下利者，去芍药，加干姜七钱。若呕者，去附子，加生姜共前二两八钱。

下　利

少阴病，其脉微涩，呕而汗出者，必病下利，以胃逆则呕，胃逆则阳泄而不藏，是以汗出，胃逆为呕，则脾陷为利，利亡肝脾之阳，是以脉涩。此法当泄利不

止，而乃泄利反少者，是脾阳渐复，不必温下，当温其上，缘其过呕伤胃，汗出阳亡也，宜灸之以回胃阳。

若少阴下利六七日，咳呕并作，燥渴心烦，不得眠睡，是阳衰土湿，肝脾郁陷，下为泄利，胆胃冲逆，上为咳呕烦渴，眠食俱废。宜猪苓汤，二苓、滑、泽，泻水而燥土，阿胶滋木而清风也。

若四肢逆冷，或咳或悸，或小便不利，或腹中疼痛，或泄利下重者，是水土湿寒，木郁欲泄。宜四逆散，甘草、枳实，补中而泻土郁，柴胡、芍药，疏木而清风燥也。

四逆散九十二

甘草　枳实破，水浸，炙　柴胡　芍药等分

研，饮服方寸匕，日三服。若咳者，加五味子、干姜各② 十分之五，并主下利。悸者，加桂枝十分之五。小便不利者，加茯苓十分之五。腹中痛者，加附子一枚，炮。泄利下重者，用水五杯，入薤白汁三杯，煮取三杯，以散方寸匕入汤中，煮取杯半，分温再服。

下利脉微

少阴病，下利清谷，手足厥逆，脉微欲绝，里寒外热，身反不恶寒，面发赤色，是水寒土湿，经阳微弱，郁而不通也，其人或腹痛，或咽痛，或干呕，或利止脉不出者，宜通脉四逆汤，姜、甘，温中补土，附子暖水回阳。服之其脉即出者，寒湿内消，经阳外达，其病必愈也。

下利脉微者，阳虚脾陷，经气不通也，宜白通汤，姜、附，温中下而回阳，

---

① 各　原脱，诸本均同，据《伤寒悬解·卷十一》、《伤寒论·辨少阴病脉证并治》补。

② 各　原脱，诸本均同，据《伤寒悬解·卷十一》、《伤寒论·辨少阴病脉证并治》补。

葱白通经络而复脉也。

若下利脉微者，与白通汤，下利不止，厥逆无脉，干呕而心烦者，此水寒土湿，脾陷胃逆，经脉不通，而胆火上炎也，宜白通加猪胆汁汤，姜、附回阳，葱白通经，人尿、猪胆，清其上炎之相火。服汤后脉暴出者死，阳气绝根而外脱也，脉微续者生，阳气未断而徐回也。

通脉四逆汤九十三

甘草一两　干姜一两，强人可一两四钱　附子大者一枚，生用

水三杯，煎杯半①，分温二服。面色赤者，加葱九茎。腹中痛者，去葱，加芍药七钱。呕者，加生姜七钱。咽痛者，去芍药，加桔梗三钱五分。利止脉不出者，去桔梗，加人参三钱五分。

白通汤九十四

葱白四支　干姜三钱五分　附子一枚，生用，破八片，去皮

水三杯，煎一杯，分温二服。

白通加猪胆汁汤九十五

葱白四支　干姜三钱五分　附子一枚，生用　人尿半杯　猪胆汁一匙

水三杯，煎一杯，去渣②，入猪胆汁、人尿，和匀，分温二服。无胆亦可用。

便 脓 血

少阴病二三日，以至四五日，腹痛③，小便不利，下利不止，以至日久而便脓血者，此水寒土湿，脾陷肝郁，而为痛泄，乙木不达，血必下瘀，以血司于肝，温则升而寒则陷，陷而不流，湿气郁腐，故化为脓。宜桃花汤，干姜温中，粳米补土，石脂收湿而止泄也。凡少阴病，下利便脓血者，悉因湿寒滑泄，概宜桃花汤也。

少阴水盛，则肢体寒冷，是其常也，

若八九日后，忽一身手足尽热者，此水寒不生肝木，木陷而生郁热，传于膀胱，膀胱失藏，而乙木欲泄，必便血也。

桃花汤九十六

干姜一两　粳米一杯　赤石脂五两六钱，一半生用，一半研末

水九杯，煮米熟，用汤大半杯，入赤石脂末方寸匕，日三服。一服愈，余勿服。

死 证

少阴病，脉微细沉伏，但欲卧寐，汗出不烦，自欲呕吐，是水盛火衰，胃逆而阳泄也。至五六日，又见自利，复烦躁不得卧寐者，则脾肾寒泄，阳根上脱，必主死也。若吐利烦躁④，再加四肢逆冷者，更无生望也。若四肢逆冷，蜷卧恶寒，其脉不至，不烦而躁者，亦主死也。凡少阴病，蜷卧恶寒而下利，手足逆冷者，皆不治也。若下利虽止，而头上晕眩，时时昏冒者，此阳气拔根，欲从上脱，必主死也。若六七日后，渐觉息高者，此阳根已断，升浮不归，必主死也。

阳 复

少阴病，上下吐利，而手足不逆冷，身反发热者，是中气未败，微阳欲复，不至死也。其脉不至者，灸少阴之经穴七壮，以回阳根，或以温药暖水通经，则脉至矣。若蜷卧恶寒，时而自烦，欲去衣被者，是阳气欲复，病可治也。若蜷卧恶寒，下利自止，手足温暖者，是阳气来

---

① 杯半　原作"半杯"，据闽本、蜀本、《伤寒悬解·卷十一》、《伤寒论·辨少阴病脉证并治》乙转。
② 去渣　原脱，据闽本、蜀本、《伤寒悬解·卷十一》、《伤寒论·辨少阴病脉证并治》补。
③ 痛　原作"满"，据闽本、蜀本改。
④ 躁　原作"渴"，据闽本、蜀本、《伤寒悬解·卷十一》、《伤寒论·辨少阴病脉证并治》改。

复，病可治也。若寒甚脉紧，至七八日，忽见自利，脉候暴微，紧象反去，手足反温者，是寒去阳回，保无后虑，虽①烦而下利，必能自愈也。

土 胜 水 负

少阴肾水，甚不宜旺，旺则灭火而侮土，土胜而水负则生，水胜而土负则死，以阳主生而阴主死也。少阴不病则已，病则水必胜而土必负，凡诸死证，皆死于水邪泛滥，火灭而土败也。故阳明负于少阴则为逆，少阴负于阳明则为顺。

若得之二三日以上，心中烦扰，不得卧寐，是土胜而水负，燥土消其心液也。肾水根于离宫②，心液消烁，则阴精枯燥，不能藏神，故火泄而烦生。宜黄连阿胶汤，连、芩、芍药，泻火而除烦，鸡子、阿胶，泽土而润燥也。

少阴寒水之脏，无始病湿寒，忽变燥热之理，此阳明之伤及少阴者也。

黄连阿胶汤九十七

黄连一两四钱　黄芩三钱五分　芍药七钱　鸡子黄二枚　阿胶一两

水五杯，先煎三味，取二杯，去渣，入阿胶，消化，稍冷，入鸡子黄，和匀，温服大半杯，日三服。

急 下 三 证

土胜之极③，则成下证。若得之二三日，口燥咽干者，是土燥而水亏，失期不下，水涸则死，当急下之，宜大承气汤。若自利清水，其色纯青，心下疼痛，口中干燥者，是土燥水亏，伤及肝阴，当急下之，宜大承气汤。若六七日后，腹胀而不大便者，是土燥水亏，伤及脾阴，当急下之，宜大承气汤也。

少阴病，水旺火熄，土败人亡，故少阴宜负而阳明宜胜。但少阴不可太负，阳明不可太胜，太胜则燥土克水，津液消亡，亦成死证，故当急下。此即阳明之急下三证也，以阳明而伤少阴，故病在阳明，亦在少阴，两经并载，实非少阴本病也。

---

① 虽　原作"能"，据闽本、蜀本《伤寒悬解·卷十一》、《伤寒论·辨少阴病脉证并治》改。
② 宫　闽本、蜀本、集成本作"阴"，可参。
③ 极　原作"急"，音同之误，据闽本、蜀本改。

伤寒说意卷十

东莱都昌黄元御解

门人毕维新述

厥 阴 经

提 纲

厥阴以风木主令，其经起足大指，循足跗，由内踝过阴器，抵小腹，上胸膈，布胁肋，循喉咙之后，连目系，与督脉会于巅。太阳经病不解，日传一经，以至阳明、少阳、太阴、少阴，六日传于厥阴之经，六经尽矣。若但传厥阴之经，不入厥阴之脏，则经尽表解，自能汗愈，缘营卫郁遏，经脉莫容，既无内陷之路，自然外发也。此虽传厥阴之经，而厥阴之厥热吐利诸证，则概不发作，其诸证发作者，是脏病而非经病也。入脏则出入莫必，吉凶难料，阴胜则内传，而传无定日，阳复则外解，而解无定期，阴胜则为死机，阳复则为生兆，厥热胜复之间，所关非细也。

厥阴乌梅丸证

厥阴风木，生于肾水，而胎君火，水阴而火阳，阴胜则下寒，阳胜则上热。风动火郁，津液消亡，则生消渴。木性生发，水寒土湿，生意抑遏，郁怒冲击，则心① 中疼痛。木贼土败，脾陷则胃逆，故饥不欲食。食下胀满不消，胃气愈逆，是以吐蛔。下之阳亡脾败，乙木陷泄，则下利不止也。

厥阴阴盛之极，则手足厥逆。厥而吐

蛔，是谓蛔厥。伤寒脉缓而厥，至七八日，皮肤寒冷，其人躁扰无暂安之时者，此为脏厥，非蛔厥也。蛔厥者，其人当吐蛔虫。令病者有时安静，有时烦乱，此为脏寒，不能安蛔，蛔虫避寒就温，上入胸膈，故生烦乱。蛔虫得温而安，须臾烦止。及其得食，胃寒不消，气逆作呕，冲动蛔虫，蛔虫不安，是以又烦，顷则随吐而出，故当自吐蛔。蛔厥者，宜乌梅丸，乌梅、桂枝，敛肝而疏木，干姜、细辛，温胃而降逆，人参补中而培土，当归滋木而清风，椒、附，暖其寒水，连、柏，泻其相火也。

乌梅丸又主久利 九十八

乌梅三百枚 细辛二两 干姜三两五钱 人参二两 桂枝二两 当归一两六钱 蜀椒一两四钱 附子二两 黄连五两六钱 黄柏二两

研细，合匀，醋浸乌梅一宿，去核，用米五碗盖之，蒸熟，去米，捣烂和药，入蜜，臼中杵二千下，丸桐子大，食前服十丸，日三服，稍加至二十丸。禁生冷、粘滑、臭秽诸物。

厥 热 胜 复

手足逆冷，则名为厥，其所以厥者，以其阳上而不下，阴下而不上，不相顺接之故也，不顺则逆，故曰厥逆。盖四肢秉

---

① 心 原作"胸"，据闽本、蜀本、《伤寒悬解·卷十三》、《伤寒论·辨厥阴病脉证并治》改。

气于脾胃，脾胃者，阴阳升降之枢轴，脾升胃降，阴阳交济，土气温和，故四肢不冷，脾胃虚败，升降失职，肾水下陷，心火上逆，此阴阳分析①，不相顺接之由也。

厥阴肝木，水火之中气，阴盛则从母气而化寒，阳复则从子气而化热，心火既复则发热，心火未复，则肾水方盛而为厥。诸凡四肢厥冷者，是寒水方旺之时，不可下之。他如虚损之家，阳亏阴盛，亦同此法也。

厥阴阴极阳生，阴极则厥，阳复则热，伤寒一二日，至四五日，阴极而发厥者，此后阳复，必然发热，及其发热，则后必又厥，以阴阳之理，不能长胜而无复也。其前之厥深者，后之热亦深，前之厥微者，后之热亦微。方其厥之将终而热之欲作，应当下之，以泻未炎之火，而反发汗，以伤津血，必心火上炎，而口伤烂赤也。阴胜发厥，原不可下，厥将罢而热欲来，则又可下，不使寒热迭发，胜复循环，以伤正气也。

大抵阴盛而发厥者五日，则阳复而发热者亦必五日，设至六日，必当复厥，其不厥者，则阴退而自愈，以厥证始终不过五日，今热又五日，胜复相应，而不见再厥，是以知其必愈也。若发厥四日，热反三日，后日发厥，复至五日，则其病为进，以其寒多热少，阳气退败，故为病进也。若发热四日，厥反三日，复热四日，寒少热多，阳气渐长，其病当愈。

阳长阴消，自是吉事，而阳长不可太过，若发热四日，以至七日，而其热不除者，是阳气过长，热甚之极，必郁蒸阴分，而便脓血也。

阴阳消长

伤寒热少厥微，其厥第觉指头寒冷，是热退而阴复也。但默默不欲饮食，时觉烦躁，此热犹未除也。迟至数日，小便利而色白者，方是热除也。除则烦去而欲食，其病为愈。若厥而作呕，胸胁烦满者，此甲木之冲逆。甲木既逆，乙木必陷，陷而生风，疏泄失藏，其后必便血也。

热除则病愈，而不宜全除，如伤寒脉迟，六七日后，反与黄芩汤，尽彻其热，脉迟为阴盛，今与黄芩汤，复除其热，腹中寒冷，应不能食，而反能食，此名除中，中气除根，而居膈上，故暂时能食，必主死也。若其始发热六日，厥反九日，而下见泄利，是热少寒多，阴进而阳退也。凡阴盛而厥利者，当不能食，若反能食者，恐为除中。观其食已索饼，不发暴热者，知其胃气尚在，未尝外除，必当自愈。盖厥利而能食，必是阳复而发热。阳复之热，续在而不去，除中之热，暴来而暴去。恐其厥后之热暴来而复暴去，便是除中之病，迫后三日脉之，其热续在者，是前非暴来而后非暴去，期之旦日夜半必愈。以先发热六日，后厥反九日，复发热三日，并先之发热六日，亦为九日，厥热匀平，日期相应，此阳已长而阴不进，故期之旦日夜半愈。若后三日脉之，而脉仍见数，其热不罢者，此阳长之太过，热气有余，必郁蒸血肉，而发痈脓也。

凡见厥逆，必病下利，后见发热，则阳复利止，再见厥逆，必当复利。若厥逆之后，发热利止，阳复当愈，而反汗出咽痛者，此阳复之太过，内热郁蒸，外开皮毛，而上冲喉咙，其喉必痹塞也。

若发热无汗，是阳不上行，下焦温暖，利必自止。若下利不止，是阳复之太

---

① 析　原作"折"，形近之误，据闽本、蜀本改。

过，积热下郁，必伤阴分，而便脓血。便脓血者，热不上冲，其喉不痹也。

阴 胜

伤寒脉促，手足厥逆者，血寒经郁，宜灸之，以通经而暖血也。若手足厥冷而脉细欲绝者，营血寒涩而经络凝滞也，宜当归四逆汤，甘草、大枣，补其脾精，当归、芍药，滋其营血，桂、辛、通草，行其经络也。若其人内有久寒者，则病不止于经络，而根实由于脏腑，宜当归四逆加吴茱萸生姜汤①，温凝寒而行滞气也。

若手足厥冷，心下烦满，饥不能食，而脉乍紧者，此败浊结在胸中。以阳衰土湿，胃气上逆，肺津堙郁，而化痰涎，浊气壅塞，上脘不开，故心下烦满，饥不能食。当吐其败浊，宜瓜蒂散也（方在"太阳"）。

若手足厥冷，胸膈不结，而少腹胀满，按之疼痛者，此积冷之邪，结在膀胱关元也。

若伤寒五六日，上不结胸，而下亦腹濡，此内无冷结，乃脉虚而复厥逆者。此经血亡失，温气消灭，下之温气无余，则人死矣。

当归四逆汤九十九

当归一两　芍药一两　桂枝一两　细辛七钱　通草七钱　甘草七钱　大枣二十五枚

水八杯，煎三杯，温服一杯，日三服。

当归四逆加吴茱萸生姜汤一百

当归一两　芍药一两　桂枝一两　细辛七钱　通草七钱　甘草七钱　大枣二十五枚　吴茱萸三两四钱　生姜二两八钱

水六杯，清酒六杯，煎五杯，分温五服。

泄 利

伤寒手足厥逆，而心下悸动者，是水

阻胃口，阳气不降也。当先治其水，宜茯苓甘草汤，泻水培土，乃治其厥。不然水渍入胃，土湿木郁，疏泄后门，必作泄利也。

若伤寒四五日，腹中疼痛，此脾土湿陷，肝木郁冲。如气转雷鸣而下趋少腹者，此木郁不能上达，下冲后门，必作泄利也。

泄利之证，水寒土湿，木郁不达。脉候弦大者，阳气之虚也，此以下泄脾阳，而遏肝气之故。设再兼浮草，因而肠鸣者，此利泄肝脾之阳，血冷木枯，郁结不荣，宜当归四逆，温营血而达木郁。盖血藏于肝，其性温升，利亡血中温气，升意不遂，故浮大虚空，如鼓上之皮也。

若大汗或大下，泄利而厥冷者，阳亡土败，木郁后泄，宜四逆汤，以回阳气也。方在太阴。若大汗出后，外热不去，腹内拘急，四肢疼痛，又泄利清谷，厥逆恶寒者，此亦阳亡土败，木郁后泄，宜四逆汤，以回阳气也。

若下利清谷，里寒外热，汗出而厥逆者，此阳亡于里而外郁于经，宜通脉四逆，通经而回阳也。

若发热而见厥逆，至于七日，微阳不复，而再加下利者，阳气败泄，此为难治也。

呕 吐

伤寒传厥阴之脏，水寒土湿，木郁后泄，必自下利。医复吐下，以亡其阳，寒邪中格，肝脾已陷而为利，胆胃更逆而为吐，甚至饮食入口即吐者，此甲木逆行，相火升炎，而上热也。宜干姜黄连黄芩人参汤，参、姜，补中而温寒，芩、连，清上而泻热也。

───────

① 汤　原脱，据闽本、蜀本补。

若无物干呕，吐涎沫而头痛者，是中寒胃逆，浊气上涌，而津液凝滞也。宜吴茱萸汤，温中补土，降逆而止呕也。

若呕家有痈脓者，是痈脓腐败，动其恶心。不必治呕，痈平脓尽，自然愈也。

若伤寒六七日，大下之后，寸脉沉迟，尺脉不至，咽喉不利，呕吐脓血，手足厥逆，泄利不止者，是下伤中气，风木郁陷，贼脾土而为泄利，相火冲逆，刑肺金而为脓血，此最难治。宜麻黄升麻汤，姜、甘、苓、术，温燥水土，石膏、知母、天冬、葳蕤，清润燥金，当归、芍药、桂枝、黄芩，滋荣风木，升麻利其咽喉，麻黄泻其皮毛也。

凡呕而脉弱，身有微热，四肢厥逆，而小便复利者，此土败胃逆，微阳不归，最为难治。宜四逆汤，以温中下也。

干姜黄连黄芩人参汤—百一

干姜—两　人参—两　黄连—两，去须黄芩—两

水六杯，煎二杯，分温再服。

麻黄升麻汤—百二

麻黄四钱　升麻四钱　葳蕤二钱五分石膏八分，碎，绵裹　知母二钱五分　天冬八分，去心　当归四钱　芍药八分　黄芩二钱五分　桂枝八分　白术八分　茯苓八分　甘草八分　干姜八分

水十杯，煎五杯，分温三服，相去如煮一斗米顷服尽。汗出愈。

死　证

伤寒发热而下利，厥逆不止者，土败木贼，中气脱陷，必主死也。若伤寒六七日不利，忽发热下利，汗出不止者，表里脱亡，微阳消灭，必主死也。若厥逆下利，而发热躁烦，不得卧寐者，微阳脱泄，必主死也。若厥逆下利，而脉又微细，或按之绝无，灸之手足不温与脉不

还，反烦躁，或微喘者，是陷者不举而逆者不回，中气断绝，必主死也。若厥逆下利，利后脉绝，倘晬时脉还，而手足温者，阳气欲复，其人可生，如脉绝不还，手足不温，则阳无复机，必主死也。若下利日十余行，阳败阴长，其脉当虚，而反实者，是胃气消亡，厥阴真脏脉见，必主死也。

阳　复

下利脉沉而弦者，是肝气之郁陷，必主下重。若沉弦而大者，是木陷而下郁，其下利未能止也。若脉微弱而数者，是肝邪将退而脾阳欲复，利将自止也，虽阳浮而见发热，然内有复机，不至死也。

若下利清谷，脉沉而迟，是阴胜阳负。乃面色少赤，身有微热，是阳气欲复，陷于重阴之内，力弱不能遽发，郁于皮腠，是以身热而面赤。阳气欲通，而阴邪障蔽，不令其通，阴阳搏战，必将郁冒昏迷，而后蓄极而通，汗出而利止也。方其郁冒欲汗之时，必微见厥逆。以面赤是为戴阳，戴阳者，阳根下虚，不能透发，群阴外蔽，故四肢逆冷也。

凡下利脉数，有微热而汗出，此阳气升发，可令自愈。设脉复紧者，则阴邪蔽束，其利未解也。若下利脉数，而内燥发渴者，此阳回湿去，可令自愈。设下利不止，则阳回而热陷，必便脓血，以其郁热伤阴故也。若下利而寸脉浮数，是阳气已复而过旺，尺中自涩，是肝脉郁陷而蒸腐，必便脓血也。凡下利身有微热而又发渴燥者，是阳回而湿去。若脉复微弱，而不甚数大，此必无热过而便脓血之理，可令自愈也。

下利而渴，欲饮水者，以其阳回而有热也，宜白头翁汤，白头翁泻其相火，黄连泻其君火，黄柏、秦皮，清其肝火也。

大抵厥阴之病，渴欲饮水者，皆阳复而热生，可少少与水，滋其干燥，自能愈也。若热利下重者，则肝木郁陷，而生下热，宜白头翁汤，清其肝火也。

若下利而谵语者，是木郁生热，传于胃腑，燥矢下阻，胃热莫泄，燥热熏心，神明扰乱，故作谵语，宜小承气汤，下其燥矢也。（方在"阳明"）

若下利之后，更觉心烦，按之而心下柔濡者，此胃无燥矢，清气堙郁，而生虚烦也，宜栀子豉汤，吐其瘀浊，则烦去矣。（方在"太阳"）

白头翁汤—百三

白头翁—两　黄连—两　黄柏—两　秦皮—两

水七杯，煎二杯，温服一杯。不愈，再服。

四 圣 心 源

清·黄元御 撰

四圣心源自叙

医有黄帝、岐伯、越人、仲景，四圣之书，争光日月。人亡代革，薪火无传，玉楸子悯后世作者不达其意，既解《伤寒》《金匮》，乃于己巳①二月，作《四圣心源》，解内外百病，原始要终，以继先圣之业。创辟大略，遇事辍笔。庚午②四月，北游帝城。十一月终，南赴清江。辛未③二月，随驾武林④。四月还署，研思旧草，十得其九，厥功未竟。八月十五，开舟北上，再客京华⑤。壬申⑥十月，作天人之解，续成全书。癸酉⑦二月，解长沙药性⑧，五月删定⑨《伤寒》，七月笔削⑩《金匮》，八月修温疫痘疹⑪，成于九月十七。维时霖雨初晴，商飙⑫徐发，落木⑬飘零，黄叶满阶。玉楸子处萧凉之虚馆，坐寂莫之闲床，起他乡之遥恨⑭，生故国之绵思。悲哉！清秋之气也，黯然远客之心矣，爰取《心源》故本，加之润色。

嗟乎！往者虞卿⑮违赵而著《春秋》⑯，屈原去楚而作《离骚》。古人论述，往往失地远客，成于羁愁郁闷之中，及乎书竣业就，乃心独喜，然后知当时之失意，皆为后此之得意无穷也。向使虞卿终相赵国，屈原永宦楚邦，则《离骚》不作，《春秋》莫著，迄于今，其人已朽，其书不传，两人之得意，不如其失意也。

当世安乐之人，其得天者诚厚，然隙驷不留，尺波电谢⑰，生存而处华屋，零落而归山丘⑱，身与夕露同晞⑲，名与朝华并灭，荆棘狐兔之中，樵牧歌吟之下，其为安乐者焉在！窃以为天之厚安乐之人，不如其厚羁愁之士，丈夫得失之际，非俗人之所知也。

顾自己巳，以至壬申，历年多矣，元草未就，是天既长与以穷愁之境，而不频假以消闲之日。帝眷⑳之隆，何可恃也，良时非多，勖㉑之而已。

癸酉九月甲戌昌邑黄元御

---

① 己巳　乾隆十四年己巳，即公元 1749 年。
② 庚午　乾隆十五年庚午，即公元 1750 年。
③ 辛未　乾隆十六年辛未，即公元 1751 年。
④ 武林　今杭州市，清代名武林。
⑤ 京华　即京都。京都为人文荟萃之处，故称京华。
⑥ 壬申　乾隆十七年壬申，即公元 1752 年。
⑦ 癸酉　乾隆十八年癸酉，即公元 1753 年。
⑧ 长沙药性　指《长沙药解》。
⑨ 删定　"删"，定其义也。"定"，修而不改也。"删定"，润色也。
⑩ 笔削　古以竹简记载文字，遇有讹误，则以刀削之，并用笔改正之，因谓修改文字为"笔削"，即订正也。
⑪ 修温疫痘疹　"修"，撰著也。"修温疫痘疹"，指撰著《四圣悬枢》。
⑫ 商飙（biāo 标）　秋风也。
⑬ 落木　"落"，树叶脱落也。凡草曰零，木曰落，见《说文》。"落木"，脱落之树叶也。
⑭ 恨　通"憾"。
⑮ 虞卿　战国时游说之士，姓虞，其名不传，说赵孝成王，赵以为上卿，受相印，乃号虞卿，主张以赵为主，合纵以抗秦。后因拯救魏相魏齐，弃相印，与魏齐同去赵，困于大梁，已而魏齐死，虞卿穷愁著书。上采《春秋》，下观近世，曰节、义、称、号、揣、摩、政、谋，凡八篇，以刺讥国家得失，世传为《虞氏春秋》。已佚。
⑯ 《春秋》　指《虞氏春秋》。
⑰ 隙驷不留，尺波电谢　光阴似箭也。
⑱ 生存而处华屋，零落而归山丘　言人寿有限，生虽荣华，死后亦仅是一个土馒头而已。
⑲ 晞　干也。　　　　　⑳ 眷　器重也。　　　　㉑ 勖（xù 蓄）　勉也。

四圣心源后序

医学盛于上古，而衰于后世。自黄岐立法，定经脉，和药石，以治民疾，天下遵守，莫之或贰。于是有和、缓、扁鹊、文挚、阳庆、仓公之徒相继而起，各传其术，以博施当世，而方药至张仲景而立极，厥后皇甫谧、王叔和、孙思邈祖述而发扬之，起废痼，润枯弊，含生育物，绝厉消沴①，黄岐之道，于斯为盛。自唐以降，其道日衰，渐变古制，以矜新创。至于金元，刘完素为泻火之说，朱彦修作补阴之法，海内沿染，竟相传习，蔑视古经，倾议前哲，攻击同异，辨说是非，于是为河间之学者，与易水之学争，为丹溪之学者，与局方之学争。门户既分，歧途错出，纷纭扰乱，以至于今，而古法荡然矣。

夫医虽艺事，而拯疾痛，系生死，非芝菌星鸟之术，可以诡诞其辞也。阴阳有纪，五行有序，脉络有度，非博辨横议，所能推移其则也。一病之作，古今如一，非风俗政令，有时代之异也。一药之人，顺逆俄顷，非百年必世，可虚遁其说也。然而宋元以来，数百年间，人异其说，家自为法，按之往籍，则判若水火，综其会通，则背若秦越，夫岂民有异疾，药有异治哉！或俗学废古，恶旧喜新，务为变动，以结名誉，凡在学者，莫不皆然，而医其一也。故脉诀出而诊要亡，本草盛而物性异，长沙之书乱而伤寒莫治，刘朱之说行而杂病不起，天下之民，不死于病而死于医，以生人之道，为杀人之具，岂不哀哉！故凡艺或可殊途，唯医必归一致，古经俱在，良验难诬，有识之士，不能不是古而非今矣。

余少好医学，博览方籍。读黄氏《素灵微蕴》《伤寒悬解》，其于黄岐秦张之道，若网在纲，有条不紊，于是乃求其全书，积二十年不可得。岁在己丑②，承乏馆陶③贡士张君蕴山为掋校官，得其书六种，录以畀④余，乃得究其说，而益叹其学之至精，长沙而后，一火薪传，非自尊也。

余既刊《素灵微蕴》《伤寒悬解》《长沙药解》，而《四圣心源》为诸书之会极，乃复校而刊之。粗举源流正变，以引伸其说。世之为医者，能读黄氏书，则推脉义而得诊法，究药解而正物性，伤寒无夭札之民，杂病无膏肓之叹，上可得黄岐秦张之精，次可通叔和思邈之说，下可除河间丹溪之弊，昭先圣之大德，作生人之大卫，不亦懿哉！若乃规囿习俗，胶固师说，未遑⑤研究，骇其偏矫，失后事之良资，为下士之闻道，则非余之所敢知矣。

道光十二年⑥ 冬十一月阳湖张琦

---

①　沴（lì 力）　天地四时之气反常，而危害人者。
②　己丑　道光九年己丑，即公元1929年。
③　馆陶　山东省馆陶县。
④　畀（bì 比）　赐也。
⑤　未遑　未及也。
⑥　道光十二年　公元1832年。

序

宣素不知医。辛丑① 岁初夏，先君篴② 楼公抱恙，群医束手。迁延三阅月，势益剧。适明府③ 龚木民以《四圣心源》一帙见示，宣受而卒读之，叹其说理精当，实为医家善本。急与医者议，仿其意制方，以希一效。而疾已大渐④ 无及，窃恨是书之不早见也！

因念人子，当父母康强时，依依承顺，辄取岐黄家言，庋⑤ 置弗观，及一旦父母有疾，非不博求医术，及弗获效，则当父母床褥痛楚，呼天号泣，欲嚼舌啮臂，以分亲痛而不可得，亦已无如何。而医者方坐视成败，以其必不效之术，尝试于万一，竟至不讳⑥，则云证固不治。

呜呼！言及此痛，何如耶！昔张从正撰《儒门事亲》十五卷，盖谓儒者能明其理以事亲，当知医也。

是书作于昌邑黄氏，刻于阳湖张氏⑦，因所传未广，爰与小搂弟校勘付梓，以广其传。区区抱恨私心，亦欲使天下仁人孝子取是书而急读之，以善其颐养之方云尔。

道光壬寅⑧ 三月丹徒⑨ 赵克宣竹坪序

---

① 辛丑　清道光二十一年辛丑，即公元 1841 年。
② 篴（dí 敌）　笛也。
③ 明府　汉魏以来，太守、牧、尹，皆称府君，或明府君，省称明府。
④ 大渐　危也。
⑤ 庋（guǐ 诡）　阁也。
⑥ 不讳　死之婉词。
⑦ 张氏　指清·张琦，字翰风，号宛邻。
⑧ 壬寅　清道光二十二年壬寅，即公元 1842 年。
⑨ 丹徒　县名，唐以前故城在今江苏省镇江市东南。

序

先君篯楼公，辛丑夏抱恙，延医调治，仙草无灵。迨竹坪兄于木民龚明府处得《四圣心源》一编携归，与医者讨论，师其意以订方，而病已不可为矣。为人子而不知医，此愚兄弟之抱憾终天而椎心泣血者也！

伏念是编，本昌邑黄氏所著，实称善本，向曾刻于阳湖《宛邻书屋丛书》中。宛邻张氏，集丛书十有二种，除诗、古文、词外，有黄氏所著《长沙药解》《伤寒悬解》《素灵微蕴》，庄氏所著《慈幼二书》，并张氏自著《素问释义》诸书，而《心源》一书，尤诸书中之至粹至精者。

夫医虽小道，理极精深，用之得当，如济世之航，用之不当，如伤人之刃，可不慎欤！近世庸工，药性汤头，一经熟读，自诩通人①。及入病家，论实论虚，猜寒猜热，以人试药，莫中病情。求其观天时之变，察人事之宜，准古酌今，神而明之者，未易数觏②。此③矫其弊者，有勿药中医之说也。甚至逞其私智④，立说著书，伐阳滋阴，损人生气。种种背妄，遗祸无穷，良可慨已！纵有一二依附圣经，强为诠释，惜又穿凿附会，庞杂不精，反令古圣之道，愈解而愈晦矣。

是编宗黄帝、岐伯、越人、仲景四圣人之心传，而运以精思，达以卓论，抉天人之秘奥，阐顺逆之精微，作述相承，独标真谛，举谬悠⑤之说，一扫而空之，其为功岂浅鲜哉！愚兄弟不能早觏是书，以起先君之痼疾，而顾念世之人子，或有愿读是书者，爰另梓流传，以志终天之憾，且以见⑥事亲者之不可不知医也。竹坪兄与宜悉心校雠，付诸剞劂，谨叙其意，以为缘起云。

道光壬寅岁季春下浣⑦ 丹徒赵克宜小楼序

---

① 通人　学识渊博之人。
② 觏（gòu 遘）　遇见也。
③ 此　兹也。
④ 私智　一己之管见。
⑤ 谬悠　荒谬而不着边际也。
⑥ 见（xiàn 现）　显也。
⑦ 下浣　下旬。

昌邑黄先生医书八种序①

叙曰：上古天真淳闷②，婴疾者少，然而黄帝、岐伯、俞跗、雷公之伦③，即已勤求至道，惠济寰宇，岂非风湿寒暑，天不能无偏行，疾痛痒疴，人亦何容不豫计也。三代之际，掌以专官，世宿其业，民无夭枉。秦弃旧典，术遂淆乱，扁鹊、仓公，晨星落落。至于汉末，长沙崛起，上承往圣，药乃有宗。魏晋六朝，叔和、张之隐、居翊之微有发明，未言枢辖。唐宋而降，源远末分，比之江同出岷，而枝别三千，浅深泛滥，难以概焉。

国朝昌邑黄氏，慨念医术纷歧，斯道将坠，一以黄岐庐张四圣为标准，于是有《四圣心源》《素灵微蕴》《四圣悬枢》之作。又念长沙二书，钻仰虽多，明晦尚半，于是又有《伤寒悬解》《伤寒说意》《金匮悬解》之作。《神农本草》，不见《汉志》，中间地名，颇杂后代，病其非真，不无贻误，乃复因④ 长沙所用之品，推求功用，为《长沙药解》四卷。有未备者，别绎《大观本草》诸书，补之为《玉楸药解》八卷。

八种之书，昔远词文，义阔体博，末学粗工，卒难寻究。昧者未睹玄微，略循枝叶，辄疑黄氏意主扶阳，不无偏胜。不知黄氏之言曰：足太阴以湿土主令，足阳明从燥金化气，是以阳明之燥不敌太阴之湿，及其病也，胃阳衰而脾阴旺，湿居八九。胃主降浊，脾主升清，湿则中气不运，升降反作，清阳下陷，浊阴上逆，人之衰老病死，莫不由此。以故医家之药，首在中气。中气在二土之交，土生于火而火灭于水，火盛则土燥，水盛则土湿，泻水补火，抑阴扶阳，使中气轮转，清浊复位，却病延年，莫妙于此。此黄氏之微言也，神而明之，讵有偏胜患乎！

八种之书，刻于张氏⑤《宛邻丛书》⑥ 四种⑦，余四种，无刻本。铭虑其久将佚也，幕友⑧ 江右杨舍人⑨ 希闵录有全本，因更校刻，以广其传。上士十载悟玄，下士见之，以为尚白，书之美恶，在人自领，何能相贷⑩ 为缕陈乎。

黄氏尚有《素问悬解》《灵枢悬解》《难经悬解》，见《四库提要》目⑪ 中。今访未得，殆佚遗矣。

咸丰十一年⑫ 四月一日长沙徐树铭

---

① 昌邑黄先生医书八种序　原不载，据闽本补。
② 淳闷　质朴而宽宏也。
③ 伦　辈也。
④ 因　因袭也。
⑤ 张氏　指张琦。
⑥《宛邻丛书》　全称《宛邻书屋丛书》。张琦，号宛邻，其在北京创建之书室曰"宛邻书屋"。《宛邻书屋丛书》，系该书室所刻之丛书也。
⑦ 四种　指《四圣心源》、《伤寒悬解》、《长沙药解》、《素灵微蕴》。
⑧ 幕友　原指将帅幕府中之参谋、书记等，后用为地方军政官员延聘办理文书、刑名、钱谷等佐理人员之通称，此指后者。
⑨ 舍人　私属官也。
⑩ 贷　预也。
⑪《四库提要》目　即《四库全书总目提要》存目。
⑫ 咸丰十一年　咸丰十一年辛酉，即公元1861年。

序①

　　呜呼！医学之坏，至今日而极矣。其鬻② 术者无论也，即有一二嗜古之士，欲以涉猎方书，研求医理，而谬种流传，往往守一先生之言，以为标准。俗学茫昧③，千手一律，杀人如麻，不可殚记。有诘而难之者，曰：吾之学，朱、张、刘、李之学也，吾之方，固出自景岳《八阵》、叶氏《指南》之所传也，然而不愈者，有命焉，非医之咎也。噫！虽予亦以为非医之咎也，何则？彼其耳目锢蔽已深，性灵汩没④ 日久，虽欲自拔而不能，亦大可哀也已⑤。

　　余自束髪，侍先父母疾，即喜翻阅医书。初师喻嘉言昌，又师陈修圆念祖，十年无所得。道光戊申⑥，江西陈广敷溥以玉楸黄先生《医书八种》抄本相饷。其源不尽出自医家，而自唐以后，谈医者莫之能及，二千年不传之绝学，至是始得其真。爰取《四圣心源》《素灵微蕴》，镂板行世，一时医风，翕然丕变。

　　今湘乡左君菊农继明，毅然以昌明医学为己任，费缗钱⑦ 一千有奇，重刊其全部，而以校雠之役相属，其嘉惠来学之心，可谓勤矣。夫菊农亦尝从事于朱、张、刘、李、景岳《八阵》、叶氏《指南》之说者，而一旦弃之如遗，何今之自命为名医者，先入以为主，抵⑧ 死而不悟！读此书曾不汗流浃⑨ 背，一发其羞恶是非之良，不亦颠乎！

　　或曰：朱、张、刘、李，古大家也，张景岳、叶天士，亦近今之名手也，斯与黄氏，优劣恶⑩ 从而辨之？不知黄氏所传者，黄帝、岐伯、越人、仲景四圣之心法，彼则背而驰焉。异端曲学⑪，足以害道，辞而辟之，大声疾呼，吾党之责也。譬之儒家，《素问》《灵枢》，医之六经也，《伤寒》《金匮》，医之四子书⑫ 也，若黄氏之羽翼仲景，方⑬ 之诸⑭ 子，何多让⑮ 焉！

　　宗黄氏即以宗仲景，不宗仲景，黄岐之法不立，不宗黄氏，仲景之法不明。昌黎有言：非三代两汉之书不敢读。段师琵琶，须不近乐器，十年乃可授。吾愿世之好学深思者，将后世一切非圣之书，视之如洪水猛兽，而一以仲景为归，涵濡既久，渐渍而化

---

　　①　序　原不载，据蜀本补。
　　②　鬻（yù 育）　卖也。
　　③　茫昧　幽昧不明也。
　　④　汩没　埋没也。
　　⑤　已　用如矣字。《书·洛诰》："公定，予往已。"
　　⑥　道光戊申　道光二十八年戊申，即公元 1848 年。
　　⑦　缗（mín 珉）钱　以绳穿连成串的钱，即贯钱。
　　⑧　抵　至也。
　　⑨　浃　彻也。
　　⑩　恶（wū 污）　何也。《广韵》："恶，何也。"
　　⑪　曲学　非正统之学也。
　　⑫　子书　凡著书立说，自成一家言者，统称子书。
　　⑬　方　比也。
　　⑭　诸　原作"朱"，音近之误，据上下文义改。
　　⑮　让　通"攘"。

焉。若涉迷津，臻彼岸，导歧路，骋康庄，有不自旋其面目，而捐弃故伎[1]，如菊农之勇者，无是人也。

黄氏尚有《周易悬象》[2]《素问悬解》《灵枢悬解》若干卷，《四库全书提要》[3]存目中已著录。闻其昌邑裔孙珍藏甚密，傥更有大力者搜而传之，于以康济群生，补救劫运，岂非医林之盛事哉！

同治元年四月朔日湘潭后学欧阳兆熊序

---

[1] 伎　通"技"。
[2] 《周易悬象》　原作《周易悬解》，据《四库全书总目提要》、《昌邑县志》改。
[3] 《四库全书提要》　即《四库全书总目提要》。

序①

余癸亥②在资州，患失眠疾，医者言，人人殊，各尽所学，迄未霍然。甲子③因公赴长沙，遇左君继明，为治颇效。见其为人主方辄有验，询之始知寝馈于《黄氏医书》者有年。其书理明辞达，迥异诸家，因携以入蜀。

乙丑④秋，权⑤渝郡锡韦卿观察及同官诸君子咸善是书，相与醵金⑥镂版⑦，以广其传。至是告成，爰弁⑧数言，以志缘起。

同治丙寅八月长沙黄济识

---

① 序 原不载，据蜀本补。
② 癸亥 同治二年癸亥，即公元 1864 年。
③ 甲子 同治三年甲子，即公元 1865 年。
④ 乙丑 同治四年乙丑，即公元 1866 年。
⑤ 权 摄官曰权。
⑥ 醵金 凑钱也。
⑦ 镂版 即雕版。唐以前，凡书籍皆为写本。敦煌出土之《金刚经》，题有"咸通九年四月十五日王玠为二亲敬造普施"，为迄今发现之世界最早著明确实年月的镂版成品。
⑧ 弁 冠也。

黄氏遗书序①

医者，生人之术也，不善用之，则之② 生而之死。昔仲景痛宗族之沦亡，患医者之不研求经旨，著《伤寒》《金匮》诸书，方术家奉为神明，竞相祖述。顾③ 其文词简古，理解深微，猝难寻求，又为王叔和乱其篇第，旨趣隔越，加以庸工罔识，私智穿凿，别立异说，枝叶横生，讹谬百出，遂使学者去此昭昭，即彼昏昏，几成痼疾。盖自宋元以来，斯道榛芜④ 极矣。

国朝⑤ 龙兴⑥，间运遂开，古来绝学，自晦昧而就高明，如日再中。即方术一家，亦骎骎⑦ 乎抗衡往哲，标准来兹⑧。若吴江徐灵胎、钱塘张隐庵、吴门叶天士、闽中陈修园诸人，皆有廓清推⑨ 陷之功，羽翼阐扬之力，而集其大成者，尤推昌邑黄坤载先生。

先生著书，以地元⑩ 为主，以扶阳抑阴为义。窥其旨趣，盖原本大《易》⑪，合符《河》⑫，《洛》⑬，约契《参同》⑭，所谓阴阳会通，玄冥幽微者。于仲景之学，不啻亲承謦咳⑮ 而面聆绪言也。

夫死病而药生之，医莫不有是心也，乃生病而药死之，夫岂医者之本意，抑亦误于其所读之书而已。先生痛心疾首于谬种之流传，而独以超悟析此微言，其有功于仲景岂鲜哉，抑其有德于生民岂有涯涘⑯ 哉！

彭器之观察⑰，服膺⑱ 是书，谋锓版于蜀，以广其传，并丐余一言以为重。余惟先生之书，凡有识者，皆知其不可祧⑲，特恐学者袭谬承讹，不肯捐弃故技，故特表章之，庶几知所从事云尔。

时同治七年岁在戊辰八月之吉完颜崇实序

---

① 黄氏遗书序　原不载，据蜀本补。
② 之　主也。
③ 顾　犹但也。
④ 榛芜　荒废也。
⑤ 国朝　本朝也。
⑥ 龙兴　喻新王朝之兴起也。
⑦ 骎骎　疾速也。
⑧ 来兹　今后也。
⑨ 推　举也。
⑩ 地元　坤元也。
⑪ 《易》　指《易经》。
⑫ 《河》　指《河图》。
⑬ 《洛》　指《洛书》。
⑭ 《参同》　指《参同契》。
⑮ 謦咳　喻谈笑也。
⑯ 涯涘　边际也。
⑰ 观察　清代道员之俗称。
⑱ 服膺　衷心信服也。
⑲ 祧　超越也。

重刻黄氏遗书序①

昌邑黄坤载先生，学究天人，湛深《易》理，其精微之蕴，托医术以自见。著《伤寒悬解》《金匮悬解》《伤寒说意》《长沙药解》《玉楸药解》《四圣心源》《四圣悬枢》《素灵微蕴》等书，凡八种。一扫积蒙，妙析玄解，自仲景以后，罕有伦比。其宗旨言：中皇转运，冲气布濩②，水木宜升，金火宜降而已。

盖乾坤之运，一阖一辟，阴阳之用，一消一长，《易》道易简，理固如是，即医亦岂有殊理哉！且惟圣人，为能法天，自大贤以下，则皆法地，夫岂不用天，天在地中故也。黄泉黑壤，深潜九幽，而一阳自地而发生，五行附地而旋转，而变化裁成之道在此矣。余尝取先生所言证之《灵枢》《素问》及《伤寒》《金匮》诸书，意皆符合，特古人未尝显言，至先生始揭其秘耳。

先生虚明研虑，尝自负古人无双，曩③时读仲景书，几乎一字不解，迨其后一旦大悟，遂成此八种。夫以先生之虚明，而犹有所不解，其不解，殆非犹夫人之不解矣。以先生之研虑，而犹有待于悟，其所悟，殆非犹夫人之所悟矣。乃至于既悟而所言之理，固犹夫人之所知也，然不能不推先生为独知。

《老子》曰：知常曰明。又曰：上士闻道，勤而行之，中士闻道，若存若亡，下士闻道，大笑之，不笑之，不足为道。然则读先生是书者，可于此而得其微意所在矣。夫《易》言天道，而寄其用于卜筮，先生明《易》，而著其理于医术，天下事何浅之非深，何远之非近，岂独医为然哉！

器之观察将刻是书，嘉惠④学者，以复初略尝从事于此，属为序言，爰述大旨。至其精微所在，不可得⑤而陈也。

同治七年岁次戊辰九月之吉吴郡顾复初序

---

① 重刻黄氏医书序　原不载，据蜀本补。
② 布濩　散布也。
③ 曩（nǎng 攘）　往昔也。
④ 嘉惠　施惠也。
⑤ 得　犹能也。

重刻黄氏医书序①

古今医书，汗牛充栋，读不胜读，尤刻不甚刻也。不善读者，狃于所习，失之于偏，则其误犹在一己，不善刻者，茫无所择，失之于滥，则其害将遍天下。夫刻书者岂尝有意贻害哉，其心方以著书立说皆有利于人世，而讵②知适以成害耶。且天地间之可以生人者，无不可以杀人者也。圣人体天地好生之心，制为种种生人之具，后世寝失其意，遂往往至于杀人，兵刑其大端，而医术则亦非细故也。

上古医药未兴，其民多寿，后世方书日繁，其民多夭，其故何哉？盖医药非所以生人，特补天地之或有所憾，而人乃恃有医药，每无疾而致疾，有疾而又不慎其疾，此杀人之所以多也。夫神农著《本草》，而后世读《本草》者辄各主所见，其说不同。越人著《难经》，而读《难经》者复不求甚解，而其旨益晦。圣人以生人之心著书，故其书一而精，世人以售术之心著书，故其书驳而辩。彼浅陋者勿论已③，即专门名家，赫赫在人耳目者，亦不免有自炫其术之见。此仲景氏《金匮》一书，能以生人为心，故遂独有千古。而昌邑黄氏宗之，微言创义，畅发其旨，亦可谓独得千古之秘者矣。顾其书不甚传，阳湖张氏求其全集，积二十年乃得刊行于世，于是远近始稍有知之者。

夫学儒不宗六经，而好骋④百氏之说，其学卑，习医不宗仲景，而墨守一家之言，其术谬。譬如圣人制兵与刑，辟⑤以止辟，刑期⑥无刑，皆生人之心也。自姑息之政行，严酷之吏起，而生意凋敝矣。

予既读黄氏之书，而犹恐其行之不远也，复命次儿汝琮锓版多印，以寄四方。愿好言医者，家置一编，即欲藉以售术，亦庶几不失宗旨也夫。

同治七年十二月江夏彭崧毓撰

---

① 重刻黄氏医书序　原不载，据蜀本补。
② 讵　岂也。
③ 已　用如"矣"字。
④ 骋　（chěng 逞）发挥也。
⑤ 辟　处罚也。
⑥ 期　希望也。

目　录

四圣心源卷一

昌邑黄元御坤载著

昔在黄帝，咨于岐伯，作《内经》，以究天人之奥。其言曰：善言天者，必有验于人。然则善言人者，必有验于天矣。天人一也，未识天道，焉知人理！

慨自越人、仲景而后，秘典弗著，至教无传。叹帝宰之杳茫，怅民义之幽深，徒托大象①，不测其原，空抚渺躬②，莫解其要。人有无妄之疾，医乏不死之方，群称乳虎③，众号苍鹰。哀彼下泉之人，念我同门之友，作天人解。

天 人 解

阴阳变化

阴阳未判，一气混茫。气含阴阳，则有清浊，清则浮升，浊则沉降，自然之性也。升则为阳，降则为阴，阴阳异位，两仪④分焉。清浊之间，是谓中气，中气者，阴阳升降之枢轴，所谓土也。

枢轴运动，清气左旋，升而化火，浊气右转，降而化水，化火则热，化水则寒。方其半升，未成火也，名之曰木。木之气温，升而不已，积温成热，而化火矣。方其半降，未成水也，名之曰金。金之气凉，降而不已，积凉成寒，而化水矣。

水、火、金、木，是名四象⑤。四象即阴阳之升降，阴阳即中气之浮沉。分而名之，则曰四象，合而言之，不过阴阳，分而言之，则曰阴阳，合而言之，不过中

气所变化耳。

四象轮旋，一年而周，阳升于岁半之前，阴降于岁半之后。阳之半升则为春，全升则为夏，阴之半降则为秋，全降则为冬。春生夏长，木火之气也，故春温而夏热，秋收冬藏，金水之气也，故秋凉而冬寒。土无专位，寄旺于四季之月，各十八日，而其司令之时，则在六月之间。土合四象，是谓五行也。

五 行 生 克

五行之理，有生有克，木生火，火生土，土生金，金生水，水生木，木克土，土克水，水克火，火克金，金克木。其相生相克，皆以气而不以质也，成质则不能生克矣。

盖天地之位，北寒南热，东温西凉。阳升于东，则温气成春，升于南，则热气成夏，阴降于西，则凉气成秋，降于北，则寒气成冬。春之温生夏之热，夏之热生秋之凉，秋之凉生冬之寒，冬之寒生春之温。土为四象之母，实生四象，曰火生土者，以其寄宫在六月火令之后，六月湿盛，湿为土气也。其实水火交蒸，乃生湿气，六月之时，火在土上，水在土下，寒热相逼，是以湿动，湿者，水火之中气。

---

① 大象　宇宙间一切事物之本原。
② 躬　犹己也。
③ 乳虎　育子之母虎，性尤凶猛。
④ 两仪　天地。
⑤ 四象　四时之象也。

土寄位于西南，南热而西凉，故曰火生土，土生金也。

相克者，制其太过也。木性发散，敛之以金气，则木不过散，火性升炎，伏之以水气，则火不过炎，土性濡湿，疏之以木气，则土不过湿，金性收敛，温之以火气，则金不过收，水性降润，渗之以土气，则水不过润，皆气化自然之妙也。

脏 腑 生 成

人与天地相参也。阴阳肇基，爰有祖气，祖气者，人身之太极[①]也。祖气初凝，美恶攸分，清浊纯杂，是不一致，厚薄完缺，亦非同伦，后日之灵蠢寿夭，贵贱贫富，悉于此判，所谓命秉于生初也。

祖气之内，含抱阴阳，阴阳之间，是谓中气，中者，土也。土分戊己，中气左旋，则为己土，中气右转，则为戊土，戊土为胃，己土为脾。己土上行，阴升而化阳，阳升于左，则为肝，升于上，则为心，戊土下行，阳降而化阴，阴降于右，则为肺，降于下，则为肾，肝属木而心属火，肺属金而肾属水。是人之五行也。

五行之中，各有阴阳，阴生五脏，阳生六腑。肾为癸水，膀胱为壬水，心为丁火，小肠为丙火，肝为乙木，胆为甲木，肺为辛金，大肠为庚金。五行各一，而火分君相，脏有心主相火之阴，腑有三焦相火之阳也。

气 血 原 本

肝藏血，肺藏气，而气原于胃，血本于脾。盖脾土左旋，生发之令畅，故温暖而生乙木，胃土右转，收敛之政行，故清凉而化辛金。午半阴生，阴生则降，三阴右降，则为肺金，肺金即心火之清降者也，故肺气清凉，而性收敛，子半阳生，阳生则升，三阳左升，则为肝木，肝木即

肾水之温升者也，故肝血温暖而性生发。肾水温升而化木者，缘己土之左旋也，是以脾为生血之本，心火清降而化金者，缘戊土之右转也，是以胃为化气之原。

气统于肺，凡脏腑经络之气，皆肺气[②]之所宣布也，其在脏腑则曰气，而在经络则为卫。血统于肝，凡脏腑经络之血，皆肝血之所流注也，其在脏腑则曰血，而在经络则为营。营卫者，经络之气血也。

精 神 化 生

肝血温升，升而不已，温化为热，则生心火，肺气清降，降而不已，清化为寒，则生肾水。水之寒者，五脏之悉凝也，阴极则阳生，故纯阴之中，又含阳气，火之热者，六腑之尽发也，阳极则阴生，故纯阳之中，又胎阴气。阴中有阳，则水温而精盈，阳中有阴，则气清而神旺。

神发于心，方其在肝，神未旺也，而已现其阳魂，精藏于肾，方其在肺，精未盈也，而先结其阴魄。《素问》：随神往来者谓之魂，并精出入者谓之魄。盖阳气方升，未能化神，先化其魂，阳气全升[③]，则魂变而为神。魂者，神之初气，故随神而往来。阴气方降，未能生精，先生其魄，阴气全降，则魄变而为精。魄者，精之始基，故并精而出入也。

形 体 结 聚

肝主筋，其荣爪，心主脉，其荣色，脾主肉，其荣唇，肺主皮，其荣毛，肾主

---

①　太极　原始混沌之气也。

②　气　原作"金"，诸本均同，据上下文义、下文"皆肝血之所流注也"改。

③　升　原作"生"，诸本均同，音近之误，据下文"阴气全降"改。

骨，其荣髮。凡人之身，骨以立其体干，筋以束其关节，脉以通其营卫，肉以培其部分，皮以固其肌肤。

皮毛者，肺金之所生也，肺气盛则皮毛致密而润泽。肌肉者，脾土之所生也，脾气盛则肌肉丰满而充实。脉络者，心火之所生也，心气盛则脉络疏通而条达。筋膜者，肝木之所生也，肝气盛则筋膜滋荣而和畅。髓骨者，肾水之所生也，肾气盛则髓骨坚凝而轻利。五气皆备，形成而体具矣。

五 官 开 窍

肝窍于目，心窍于舌，脾窍于口，肺窍于鼻，肾窍于耳。五脏之精气，开窍于头上，是谓五官。

手之三阳，自手走头，足之三阳，自头走足，头为手足六阳之所聚会。五脏阴也，阴极生阳，阳性清虚而亲上，清虚之极，神明出焉。五神发露，上开七窍，声色臭味，于此攸辨。

官窍者，神气之门户也。清阳上升，则七窍空灵，浊阴上逆，则五官窒塞。清升浊降，一定之位。人之少壮，清升而浊降，故上虚而下实，人之衰老，清陷而浊逆，故下虚而上实。七窍之空灵者，以其上虚，五官之窒塞者，以其上实，其实者，以其虚也，其虚者，以其实也。

五 气 分 主

肝属木，其色青，其臭臊，其味酸，其声呼，其液泣。心属火，其臭焦，其味苦，其声笑，其液汗，其色赤。脾属土，其味甘，其声歌，其液涎，其色黄，其臭香。肺属金，其声哭，其液涕，其色白，其臭腥，其味辛。肾属水，其液唾，其色黑，其臭腐，其味咸，其声呻。

盖肝主五色，五脏之色，皆肝气之所入也，入心为赤，入脾为黄，入肺为白，入肾为黑。心主五臭，五脏之臭，皆心气之所入也，入脾为香，入肺为腥，入肾为腐，入肝为臊。脾主五味，五脏之味，皆脾气之所入也，入肺为辛，入肾为咸，入肝为酸，入心为苦。肺主五声，五脏之声，皆肺气之所入也，入肾为呻，入肝为呼，入心为言，入脾为歌。肾主五液，五脏之液，皆肾气之所入也，入肝为泪，入心为汗，入脾为涎，入肺为涕。

五 味 根 原

木曰曲直，曲直作酸，火曰炎上，炎上作苦，金曰从革，从革作辛，水曰润下，润下作咸，土爰稼穑，稼穑作甘①。火性炎上，上炎则作苦，水性润下，下润则作咸，木性升发，直则升而曲则不升，郁而不升，是以作酸，金性降敛，从则降而革则不降，滞而不降，是以作辛。

使坎离交媾②，龙虎回环，则火下炎而不苦，水上润而不咸，木直升而不酸，金从降而不辛。金木者，水火所由以升降也，木直则肾水随木而左升，金从则心火随金而右降，木曲而不直，故肾水下润，金革而不从，故心火上炎。而交济水火，升降金木之权，总在于土，土者，水火金木之中气，左旋则化木火，右转则化金水，实四象之父母也。不苦、不咸、不酸、不辛，是以味甘。己土不升，则水木下陷，而作酸咸，戊土不降，则火金上逆，而作苦辛，缘土主五味，四象之酸苦辛咸，皆土气之中郁也。四象之内，各含土气，土郁则传于四脏，而作诸味，调和五脏之原，职在中宫也。

---

① 木曰曲直……稼穑作甘　语出《尚书·洪范篇》。

② 媾（gòu　构）　结合也。

五情缘起

肝之气风，其志为怒。心之气热，其志为喜。肺之气燥，其志为悲。肾之气寒，其志为恐。脾之气湿，其志为思。盖阳升而化火则热，阴降而化水则寒。离火上热，泄而不藏，敛之以燥金，则火交于坎府，坎水下寒，藏而不泄，动之以风木，则水交于离宫。木生而火长，金收而水藏，当其半生，未能茂长，则郁勃而为怒，既长而神气畅达，是以喜也，当其半收，将至闭藏，则牢落① 而为悲，既藏而志意幽沦，是以恐也。

物情乐升② 而恶降，升为得位，降为失位。得位则喜，未得则怒，失位则恐，将失则悲，自然之性如此，其实总土气之回周而变化也。

己土东升，则木火生长，戊土西降，则金水收藏，生长则为喜怒，收藏则为悲恐。若轮枢莫运，升降失职，喜怒不生，悲恐弗作，则土气凝滞，而生忧思。

心之志喜，故其声笑，笑者，气之升达而酣适也。肾之志恐，故其声呻，呻者，气之沉陷而幽郁也。肝之志怒，故其声呼，呼者，气方升而未达也。肺之志悲，故其声哭，哭者，气方沉而将陷也。脾之志忧，故其声歌，歌者，中气结郁，故长歌以泄怀也。

精华滋生

阴生于上，胃以纯阳而含阴气，有阴则降，浊阴③ 下降，是以清虚而善容纳。阳生于下，脾以纯阴而含阳气，有阳则升，清阳上升，是以温暖而善消磨。水谷入胃，脾阳磨化，渣滓下传，而为粪溺，精华上奉，而变气血。

气统于肺，血藏于肝，肝血温升，则化阳神，肺气清降，则产阴精。五脏皆有精，悉受之于肾，五脏皆有神，悉受之于心，五脏皆有血，悉受之于肝，五脏皆有气，悉受之于肺，总由土气之所化生也。

土爱稼穑，稼穑作甘，谷味之甘者，秉土气也。五谷香甘，以养脾胃，土气充盈，分输四子，己土左旋，谷气归于心肺，戊土右转，谷精归于肾肝。脾胃者，仓廪之官，水谷之海，人有胃气则生，绝胃气则死。胃气即水谷所化，食为民天④，所关非细也。

糟粕传导

水谷入胃，消于脾阳。水之消化，较难于谷。缘脾土磨化，全赖于火，火为土母，火旺土燥，力能克水，脾阳蒸动，水谷精华，化为雾气，游溢而上，归于肺家，肺金清肃，雾气降洒，化而为水，如釜水沸腾，气蒸为雾也。

气化之水，有精有粗，精者入于脏腑，而为津液，粗者入于膀胱，而为溲溺。溲溺通利，胃无停水，糟粕后传，是以便干。

《灵枢·营卫生会》：上焦如雾，中焦如沤，下焦如渎。气水变化于中焦，沤者，气水方化，而未盛也，及⑤ 其已化，则气腾而上，盛于胸膈，故如雾露，水流而下，盛于膀胱，故如川渎。

川渎之决，由于三焦，《素问·灵兰秘典》：三焦者，决渎之官，水道出焉。盖三焦之火秘，则上温脾胃而水道通，三焦之火泄，则下陷膀胱而水窍闭。《灵

---

① 牢落 孤寂也。
② 升 原作"生"，音近之误，据下文"升为得位"、闽本、蜀本、集成本、石印本改。
③ 阴 原作"气"，据下文"清阳上升"、蜀本改。
④ 食为民天 即"民以食为天"，语出《史记·郦生传》。
⑤ 及 原作"既"，音近之误，据上下文义、闽本、蜀本改。

枢·本输》：三焦者，足太阳少阴之所将，太阳之别也，上踝五寸，别入贯腨肠，出于委阳，并太阳之正，入络膀胱，约下焦，实则闭癃，虚则遗溺。以水性蛰藏，太阳寒水蛰藏，三焦之火秘于肾脏，则内温而外清，水府清通，上窍常开，是以气化之水渗于膀胱，而小便利。若太阳寒水不能蛰藏，三焦之火泄于膀胱，膀胱热癃，水窍不开，脾胃寒郁，但能消谷，不能消水，水不化气上腾，爰与谷滓并入二肠，而为泄利。泄利之家，水入二肠而不入膀胱，是以小便不利，所谓实则闭癃者，三焦之火泄于膀胱也。

经脉[1] 起止

胆、胃、大肠、小肠、三焦、膀胱，是谓六腑，肝、心、脾、肺、肾、心包，是谓六脏，六脏六腑，是生十二经。经有手足不同，阳明大肠、太阳小肠、少阳三焦，是谓手之三阳经，阳明胃、太阳膀胱、少阳胆，是谓足之三阳经，太阴脾、少阴肾、厥阴肝，是谓足之三阴经，太阴肺、少阴心、厥阴心主，是谓手之三阴经。

手之三阳，自手走头。手阳明，自次指，出合谷，循臂上廉，上颈，入下齿，左之右，右之左，上挟鼻孔。手太阳，自小指，从手外侧循臂下廉，上颈，至目内眦。手少阳，自名指[2]，循手表，出臂外，上颈，至目锐眦。三经皆自臂外而走头，阳明在前，太阳在后，少阳在中。

足之三阳，自头走足。足阳明行身之前，自鼻之交頞，循喉咙，入缺盆，下乳，挟脐，循胫外，入大指次指。足太阳行身之后，自目内眦，上额，交巅，下项，挟脊，抵腰，贯臀，入腘中，出外踝，至小指。足少阳行身之侧，自目锐眦，从耳后下颈，入缺盆，下胸，循胁，从膝外廉出外踝，入名指[3]。三经皆自腿外而走足，阳明在前，太阳在后，少阳在中。

足之三阴，自足走胸。足太阴行身之前，自大指，上内踝，入腹，上膈。足少阴行身之后，自小指，循内踝，贯脊，上膈，注胸中。足厥阴行身之侧，自大指，上内踝，抵小腹，贯膈，布胁肋。三经皆自腿里而走胸，太阴在前，少阴在后，厥阴在中。

手之三阴，自胸走手。手太阴，自胸，出腋下，循臑内前廉，入寸口，至大指。手少阴，自胸，出腋下，循臑内后廉，抵掌后，至小指。手厥阴，自胸，出腋下，循臑内，入掌中，至中指。三经皆自臂里而走手，太阴在前，少阴在后，厥阴在中。

手三阳之走头，足三阳之走足，皆属其本腑而络其所相表里之脏，足三阴之走胸，手三阴之走手，皆属其本脏而络其所相表里之腑。手阳明与手太阴为表里，足阳明与足太阴为表里，手太阳与手少阴为表里，足太阳与足少阴为表里，手少阳与手厥阴为表里，足少阳与足厥阴为表里。六阳六阴，分行于左右手足，是谓二十四经也。

奇经部次

奇经八脉，督、任、冲、带、阳跷、阴跷、阳维、阴维。督脉行于身后，起于下极之腧，并入脊里，上至风府，入属于脑，诸阳之纲也。任脉行于身前，起于中极之下，循腹里，上关元，入目，络舌，诸阴之领也。冲脉起于气冲，并足少阴，挟脐上行，至胸中而散，诸经之海也。带

---

① 脉　原作"络"，诸本均同，据目录、本节正文改。
② 名指　即手无名指。
③ 名指　即足无名趾。

脉起于季胁，回身一周，环腰如带，诸经之约也。阳跷起于跟中，循外踝上行，入于风池，主左右之阳也。阴跷起于跟中，循内踝上行，交贯冲脉，主左右之阴也。阳维起于诸阳会，维络于身，主一身之表也。阴维起于诸阴交，维络于身，主一身之里也。阳跷、阳维者，足太阳之别。阴跷、阴维者，足少阴之别。

凡此八脉者，经脉之络也。经脉隆盛，入于络脉，络脉满溢，不拘于经，内溉脏腑，外濡腠理，别道自行，谓之奇经也。

营 气 运 行

水谷入胃，化生气血，气之剽悍者，行于脉外，命之曰卫，血之精专者，行于脉中，命之曰营。

营卫运行，一日一夜周身五十度。人一呼，脉再动，一吸，脉再动，呼吸定息，脉五动，闰以太息，脉六动，一息六动，人之常也。一动脉行一寸，六动脉行六寸。

《灵枢·脉度》：手之六阳，从手至头，长五尺，五六三丈。手之六阴，从手至胸，长三尺五寸，三六一丈八尺，五六三尺，合二丈一尺。足之六阳，从足至头，长八尺，六八四丈八尺。足之六阴，从足至胸，长六尺五寸，六六三丈六尺，五六三尺，合三丈九尺。跷脉从足至目，长七尺五寸，二七一丈四尺，二五一尺，合一丈五尺。督脉、任脉，长四尺五寸，二四八尺，二五一尺，合九尺。凡都合一十六丈二尺。平人一日一夜一万三千五百息，一息脉行六寸，十息脉行六尺。一日百刻，一刻一百三十五息，人气半周于身，脉行八丈一尺，两刻二百七十息，人气一周于身，脉行十六丈二尺，百刻一万三千五百息，人气五十周于身，脉行八百一十丈。

营气之行也，常于平旦寅时从手太阴之寸口始，自手太阴注手阳明，足阳明注足太阴，手少阴注手太阳，足太阳注足少阴，手厥阴注手少阳，足少阳注足厥阴，终于两跷、督、任，是谓一周也。二十八脉，周而复始，阴阳相贯，如环无端。五十周毕，明日寅时，又会于寸口。此营气之度也。

卫 气 出 入

卫气昼行阳经[①] 二十五周，夜行阴脏二十五周。

卫气之行也，常于平旦寅时从足太阳之睛明始，睛明在目之内眦，足太阳之穴也。平旦阳气出于目，目张则气上行于头，循项，下足太阳，至小指之端，别入目内眦，下手太阳，至小指之端，别入目锐眦，下足少阳，至小指次指之端，上循手少阳之分侧，下至名指[②] 之端，别入耳前，下足阳明，至中指之端，别入耳下，下手阳明，至次指之端，其至于足也，入足心，出内踝，下入足少阴经，阴跷者，足少阴之别，属于目内眦，自阴跷而复合于目，交于足太阳之睛明，是谓一周。如此者二十五周，日入阳尽，而阴受气矣，于是内入于阴脏。其入于阴也，常从足少阴之经而注于肾，肾注于心，心注于肺，肺注于肝，肝注于脾，脾复注于肾，是谓一周。如此者二十五周，平旦阴尽而阳受气矣，于是外出于阳经。其出于阳也，常从肾至足少阴之经，而复合于目。卫气入于阴则寐，出于阳则寤。一日百刻，周身五十。此卫气之度也。

《难经》营卫相随之义，言营行脉中，卫行脉外，相附而行，非谓其同行于一经也。

---

① 经 原作“气”，据下文“夜行阴脏”及闽本、蜀本、集成本改。
② 名指 即手无名指。

四圣心源卷二

昌邑黄元御坤载著

内外感伤，百变不穷，溯委穷源，不过六气，六气了彻，百病莫逃，义至简而法至精也。仲景既没，此义遂晦，寒热错讹，燥湿乖谬，零素雪于寒泉，飘温风于阳谷，以水益水而愈深，以火益火而弥热。生灵夭札，念之疚心，作六气解。

六 气 解

六气名目

厥阴风木	足厥阴肝	乙木
	手厥阴心主	相火
少阴君火	手少阴心	丁火
	足少阴肾	癸水
少阳相火	手少阳三焦	相火
	足少阳胆	甲木
太阴湿土	足太阴脾	己土
	手太阴肺	辛金
阳明燥金	手阳明大肠	庚金
	足阳明胃	戊土
太阳寒水	足太阳膀胱	壬水
	手太阳小肠	丙火

六气从化

天有六气，地有五行，六气者，风、热、暑、湿、燥、寒，五行者，木、火、土、金、水。在天成象，在地成形，六气乃五行之魂，五行即六气之魄。人为天地之中气，秉天气而生六腑，秉地气而生五脏。六气五行，皆备于人身，内伤者，病于人气之偏，外感者，因天地之气偏，而人气感之。

内外感伤，总此六气。其在天者，初之气，厥阴风木也，在人则肝之经应之，二之气，少阴君火也，在人则心之经应之，三之气，少阳相火也，在人则三焦之经应之，四之气，太阴湿土也，在人则脾之经应之，五之气，阳明燥金也，在人则大肠之经应之，六之气，太阳寒水也，在人则膀胱之经应之。

天人同气也，经有十二，六气统焉。足厥阴以风木主令，手厥阴火也，从母化气而为风，手少阳以相火主令，足少阳木也，从子化气而为暑，手少阴以君火主令，足少阴水也，从妻化气而为热，足太阳以寒水主令，手太阳火也，从夫化气而为寒，足太阴以湿土主令，手太阴金也，从母化气而为湿。手阳明以燥金主令，足阳明土也，从子化气而为燥。

盖癸水上升，而化丁火，故手少阴以君火司气，而足少阴癸水在从化之例，丙火下降，而化壬水，故足太阳以寒水当权，而手太阳丙火在奉令之条。木之化火也，木气方盛，而火气初萌，母强子弱，故手厥阴以相[1] 火而化气于风木，火气既旺，而木气已虚，子壮母衰，故足少阳以甲木而化气于相火。土之化金也，土气方盛，而金气初萌，母强子弱，故手太阴

---

[1]　相　原作"丁"，据上节"六气名目"、闽本、蜀本、集成本改。

以辛金而化气于湿土，金气方旺，而土气已虚，子壮母衰，故足阳明以戊土而化气于燥金。母气用事，子弱未能司权，则子从母化，子气用事，母虚不能当令，则母从子化，所谓将来者进，成功者退，自然之理也。

六 气 偏 见

人之六气，不病则不见，凡一经病，则一经之气见。平人六气调和，无风、无火、无湿、无燥、无热、无寒，故一气不至独见，病则或风、或火、或湿、或燥、或寒、或热，六气不相交济，是以一气独见。如厥阴病则风盛，少阴病则热盛，少阳病则暑盛，太阴病则湿盛，阳明病则燥盛，太阳病则寒盛也。

以此气之偏盛，定缘彼气之偏虚，如厥阴风盛者，土金之虚也，少阴热盛、少阳暑盛者，金水之虚也，太阴湿盛者，水木之虚也，阳明燥盛者，木火之虚也，太阳寒盛者，火土之虚也。以六气之性，实则克其所胜而侮所不胜，虚则己所不胜者乘之，而己所能胜者亦来侮之也。

究之一气之偏盛，亦缘于虚。厥阴能生，则阳气左升而木荣，其风盛者，生意之不遂也。少阴能长，则君火显达而上清，其热盛者，长气之不旺也。阳明能收，则阴气右降而金肃，其燥盛者，收令之失政也。太阳能藏，则相火闭蛰而下暖，其寒盛者，藏气之不行也。土为四维之中气，木火之能生长者，太阴己土之阳升也，金水之能收藏者，阳明戊土之阴降也，中气旺则戊己转运而土和，中气衰则脾胃[①]湿盛而不运。

土生于火而火灭于水，土燥则克水，土湿则水气泛滥，侮土而灭火。水泛土湿，木气不达，则生意盘塞，但能贼土，不能生火以培土，此土气所以困败也。血

藏于肝而化于脾，太阴土燥，则肝血枯而胆火炎，未尝不病。但足太阴脾以湿土主令，足阳明胃从燥金化气，湿为本气而燥为化气，是以燥气不敌湿气之旺。阴易盛而阳易衰，土燥为病者，除阳明伤寒承气证外不多见，一切内外感伤杂病，尽缘土湿也。

本 气 衰 旺

经有十二，司化者六经，从化者六经。从化者不司气化，总以司化者为主，故十二经统于六气。病则或见司化者之本气，或见从化者之本气，或司化者而见从化之气，或从化者而见司化之气，全视乎本气之衰旺焉。

手少阴以君火司化，足少阴之水从令而化热者，常也，而足少阴之病寒，是从化者自见其本气，以水性原寒，手少阴之病寒，是司化者而见从化之气，以君火原从水化也。足太阳以寒水司化，手太阳之火从令而化寒者，常也，而手太阳之病热，是从化者自见其本气，以火性原热，足太阳之病热，是司化者而见从化之气，以寒水原从火化也。足厥阴以风木司化，手厥阴之火从令而化风，手少阳以相火司化，足少阳之木从令而化暑者，常也，而手厥阴之病暑，足少阳之病风，是从化者自见其本气，以火性生暑而木性生风也。足太阴以湿土司化，手太阴之金从令而化湿，手阳明以燥金司化，足阳明之土从令而化燥者，常也，而手太阴之病燥，足阳明之病湿，是从化者自见其本气，以金性本燥而土性本湿也。

大抵足太阳虽以寒化，而最易病热。手少阴虽以热化，而最易病寒。厥阴原以

---

① 脾胃　原脱，据上文"戊己"、闽本、集成本补。

风化，而风盛者固多。少阳①虽以火化，而火败者非少。金性本燥，而手太阴从土化湿者，常有七八。土性本湿，而足阳明从金化燥者，未必二三也。

厥阴风木

风者，厥阴木气之所化也，在天为风，在地为木，在人为肝。足厥阴以风木主令，手厥阴心主以相火而化气于风木，缘木实生火，风木方盛，子气初胎，而火令未旺也。

冬水闭藏，一得春风鼓动，阳从地起，生意乃萌。然土气不升，固赖木气以升之，而木气不达，实赖土气以达焉。盖厥阴肝木，生于肾水而长于脾土，水土温和，则肝木发荣，木静而风恬，水寒土湿，不能生长木气，则木郁而风生。

木以发达为性，己土湿陷，抑遏乙木发达之气，生意不遂，故郁怒而克脾土，风动而生疏泄，凡腹痛下利，亡汗失血之证，皆风木之疏泄也。肝藏血而华色，主筋而荣爪，风动则血耗而色枯，爪脆而筋急，凡眦黑唇青，爪断筋缩之证，皆风木之枯燥也。及其传化乘除，千变不穷。故风木者，五脏之贼，百病之长，凡病之起，无不因于木气之郁，以肝木主生，而人之生气不足者，十常八九，木气抑郁而不生，是以病也。

木为水火之中气，病则土木郁迫，水火不交，外燥而内湿，下寒而上热。手厥阴，火也，木气畅遂，则厥阴心主从令而化风，木气抑郁，则厥阴心主自现其本气，是以厥阴之病，下之则寒湿俱盛，上之则风热兼作，其气然也。

少阴君火②

热者，少阴君火之所化也，在天为热，在地为火，在人为心。少阴以君火主令，手少阴心，火也，足少阴肾，水也，水火异气，而以君火统之，缘火位于上而生于下。坎中之阳，火之根也，坎阳升则上交离位而化火，火升于水，是以癸水化气于丁火。水化而为火，则寒从热化，故少阴之气，水火并统，而独以君火名也。

君火虽降于手而实升于足，阳盛则手少阴主令于上而癸水亦成温泉，阴盛则足少阴司气于下而丁火遂为寒灰。以丁火虽司气化，而制胜之权，终在癸水，所恃者，生土以镇之。但土虽克水，而百病之作，率由土湿，湿则不能克水，而反被水侮。土能克水者，惟伤寒阳明承气一证，其余则寒水侮土者，十九不止。土溃则火败，故少阴一病，必寒水泛滥而火土俱负，其势然也。至于上热者，此相火之逆也。火中有液，癸水之根，相火上逆，灾及宫城，心液消亡，是以热作。凡少阴病热，乃受累于相火，实非心家之过。而方其上热，必有下寒，以水火分离，而不交也。见心家之热，当顾及肾家之寒。盖水火本交，彼此相交，则为一气，不交则离析分崩，逆为冰炭。究之火不胜水，则上热不敌下寒之剧，不问可知也。

血根于心而藏于肝，气根于肾而藏于肺，心火上热，则清心家之血，肾水下寒，则暖肾家之气。故补肝之血则宜温，补心之血则宜清，补肺之气则宜凉，补肾之气则宜暖，此定法也。

少阳相火

暑者，少阳相火之所化也，在天为暑，在地为火，在人为三焦。手少阳以相

---

① 阳　原作"阴"，形近之误，据蜀本、集成本改。

② 少阴君火　此节原在"少阳相火"之下，诸本均同，据目录、六卷名目改。

火主令，足少阳胆以甲木而化气于相火，缘火生于木，相火既旺，母气传子，而木令已衰也。

三焦之火，随太阳膀胱之经下行，以温水脏，出腘中，贯腨肠，而入外踝。君火升于足而降于手，相火升于手而降于足，少阳之火降，水得此火，而后通调，故三焦独主水道。《素问·灵兰秘典》：三焦者，决渎之官，水道出焉。膀胱者，州都之官，津液藏焉，气化则能出矣。盖水性闭蛰而火性疏泄，闭蛰则善藏，疏泄则善出。《灵枢·本输》：三焦者，入络膀胱，约下焦，实则闭癃，虚则遗溺。相火下蛰，水脏温暖而水腑清利，则出不至于遗溺，藏不至于闭癃，而水道调矣。水之所以善藏者，三焦之火秘于肾脏也，此火一泄，陷于膀胱，实则下热而闭癃，虚则下寒而遗溺耳。

手之阳清，足之阳浊，清则升而浊则降，手少阳病则不升，足少阳病则不降，凡上热之证，皆甲木之不降，于三焦无关也。相火本自下行，其不下行而逆升者，由于戊土之不降。戊土与辛金，同主降敛，土降而金敛之，相火所以下潜也，戊土不降，辛金逆行，收气失政，故相火上炎。足少阳虽从三焦化火，而原属甲木，病则兼现其本气。相火逆行，则克庚金，甲木上侵，则贼戊土，手足阳明，其气本燥，木火双刑，则燥热郁发，故少阳之病，多传阳明。然少阳之气，阴方长而阳方消，其火虽盛，而亦易衰。阴消阳长则壮，阴长阳消则病，病于相火之衰者，十之八九（内伤惊悸之证，皆相火之衰也），病于相火之旺者，十之一二而已。（伤寒少阳有之）

太阴湿土

湿者，太阴土气之所化也，在天为湿，在地为土，在人为脾。太阴以湿土主令，辛金从土而化湿，阳明以燥金主令，戊土从金而化燥。己土之湿为本气，戊土之燥为子气，故胃家之燥不敌脾家之湿，病则土燥者少而土湿者多也。

太阴主升，己土升则癸水与乙木皆升。土之所以升者，脾阳之发生也，阳虚则土湿而不升，己土不升，则水木陷矣。火金在上，水木在下，火金降于戊土，水木升于己土，戊土不降，则火金上逆，己土不升，则水木下陷，其原总由于湿盛也。

《子华子》[①]：阴阳交，则生湿。湿者，水火之中气，上湿则化火而为热，下湿则化水而为寒，然上亦有湿寒，下亦有湿热。湿旺气郁，津液不行，火盛者，熏蒸而生热痰，火衰者，泛滥而生寒饮，此湿寒之在上者。湿旺水郁，膀胱不利，火衰者，流溢而为白淫，火盛者，梗涩而为赤浊，此湿热之在下者。

便黄者，土色之下传，便赤者，木气之下陷。缘相火在水，一线阳根，温升而化乙木。木中温气，生火之母，升则上达而化火，陷则下郁而生热。木气不达，侵逼土位，以其郁热，传于己土，己土受之，于是浸淫于膀胱，五行之性，病则传其所胜，其势然也。

阴易盛而阳易衰，故湿气恒长而燥气恒消。阴盛则病，阳绝则死，理之至浅，未尝难知。后世庸愚，补阴助湿，泻火伐阳，病家无不夭枉于滋润，此古今之大祸也。

阳明燥金

燥者，阳明金气之所化也，在天为燥，在地为金，在人为大肠。阳明以燥金

---

① 《子华子》　书名，旧题宋·程本撰。

主令，胃土从令而化燥，太阴以湿土主令，肺金从令而化湿。胃土之燥，子气而非本气，子气不敌本气之旺，故阴盛之家，胃土恒湿，肺金之湿，母气而非本气，母气不敌本气之旺，故阳盛之家，肺金恒燥。

太阴性湿，阳明性燥，燥湿调停，在乎中气。中气旺则辛金化气于湿土而肺不伤燥，戊土化气于燥金而胃不伤湿，中气衰则阴阳不交而燥湿偏见，湿胜其燥，则饮少而食减，溺涩而便滑，燥胜其湿，则疾饥而善渴，水利而便坚。

阴易进而阳易退，湿胜者常多，燥胜者常少，辛金化湿者，十之八九，戊土化燥者，百不二三。阳明虽燥，病则太阴每胜而阳明每负，土燥而水亏者，伤寒阳明承气证外绝无而仅有，是以仲景垂法，以少阴负跗阳者为顺。缘火胜则土燥，水胜则土湿，燥则克水，湿则反为水侮。水负则生，土负则死，故少阴宜负而跗阳宜胜，以土能胜水，则中气不败，未有中气不败而人死者。

燥为寒热之中气，上燥则化火而为热，下燥则化水而为寒。反胃噎膈之家，便若羊矢，其胃则湿而肠则燥。

湿为阴邪，阴性亲下，故根起于脾土而标见于膝踝，燥为阳邪，阳性亲上，故根起于大肠而标见于肘腕。所谓阴邪居下，阳邪居上[1]，一定之位也。

然上之燥亦因于下之湿，中风之家，血枯筋缩，其膝踝是湿，而肘腕未尝非燥。使己土不湿，则木荣血畅，骨弱筋柔，风自何来！医家识燥湿之消长，则仲景堂奥可阶而升矣。

太阳寒水

寒者，太阳水气之所化也，在天为寒，在地为水，在人为膀胱。太阳以寒水主令，足太阳膀胱，水也，手太阳小肠，火也，火水异气，而以寒水统之，缘水位于下而生于上。离中之阴，水之根也，离阴降而[2]下交坎位而化水，水降于火，是以丙火化气于壬水。火化而为水，则热从寒化，故太阳之气，水火并统，而独以寒水名也。

水性本寒，少阳三焦之火，随太阳而下行，水得此火，应当不寒，不知水之不寒者，癸水而非壬水也。盖水以蛰藏为性，火秘于内，水敛于外，是谓平人。木火主里，自内而生长之，故里气常温，金水主表，自外而收藏之，故表气常清。血生于木火，故血温而内发，气化于金水，故气清而外敛。人之经脉，厥阴在里，春气之内生也，次则少阴，夏气之内长也，次则阳明，秋气之外收也，太阳在表，冬气之外藏也。阳藏则外清而内温，阳泄则内寒而外热，外易寒水而为热火，内易温泉而为寒冰，外愈热而内愈寒，生气绝根，是以死也。

癸水温而壬水寒则治，癸水寒而壬水热则病。癸水病则必寒，壬水病则多热，以丁火化于癸水，故少阴之脏，最易病寒，壬水化于丙火，故太阳之腑，最易病热。是以病寒者，独责癸水而不责壬水，病热者，独责壬水而不责癸水也。

仲景《伤寒》，以六经立法，从六气也。六气之性情形状，明白昭揭，医必知此，而后知六经之证。六经之变化虽多，总不外乎六气，此义魏晋而后，绝无解者，先圣之法，一线莫传，凌夷至于今日，不堪问矣。

---

[1]　阴邪居下，阳邪居上　原作"阳邪居下，清邪居上"，蜀本、集成本、石印本同，闽本作"阳邪居下，阴邪居上"，据上下文义改。

[2]　而　则也。

六 气 治 法^①

治厥阴风木法

桂枝苓胶汤
甘草　桂枝　白芍　茯苓　当归　阿
胶　生姜　大枣
上热加黄芩。下寒加干姜、附子。

治少阴君火法

黄连丹皮汤
黄连　白芍　生地　丹皮
少阴病，水胜火负，最易生寒。若有
下寒，当用椒、附。

治少阳相火法

柴胡芍药汤

柴胡　黄芩　甘草　半夏　人参　生
姜　大枣　白芍

治太阴湿土法

术甘苓泽汤
甘草　茯苓　白术　泽泻

治阳明燥金法

百合五味汤
百合　石膏　麦冬　五味

治太阳寒水法

苓甘姜附汤
甘草　茯苓　干姜　附子
太阳病，最易化生湿热，以化气于丙
火，而受制于湿土也。若有湿热，当用
栀、膏之类。

---

① 六气治法　原脱，据目录补。

四圣心源卷三

昌邑黄元御坤载著

六腑化谷，津液布扬，流溢经络，会于气口，气口成寸，以决死生。微妙在脉，不可不察。

医法无传，脉理遂湮，金简长封，玉字永埋。方书累架，七诊之义无闻，医录连床，九候之法莫著，既迷罔于心中，复绵昧于指下，使踟蹰之余，命饱庸妄之毒手。顾此恨恨[①]，废卷永怀，作脉法解。

脉　法　解

寸 口 脉 法

饮食入胃，腐化消磨，手太阴散其精华，游溢经络，以化气血。气血周流，现于气口，以成尺寸。

气口者，手太阴肺经之动脉也。关前为寸，关后为尺，尺为阴而寸为阳，关者，阴阳之中气也。寸口在鱼际之分，关上在太渊之分，尺中在经渠之分。

心与小肠候于左寸，肺与大肠候于右寸，肝胆候于左关，脾胃候于右关，肾与膀胱候于两尺，心主三焦，随水下蛰，亦附此[②]焉。《素问·脉要精微论》：尺内两旁，则季胁也，尺外以候肾，尺里以候腹。中附上，左外以候肝，内以候膈，右外以候胃，内以候脾，两关部也。上附上，右外以候肺，内以候胸中，左外以候心，内以候膻中，两寸部也。前以候前，后以候后，上竟上者，胸喉中事也，下竟下者，少腹腰股膝胫足中事也。谨调尺寸，而表里上下，于此得矣。

盖肺主藏气，而朝百脉，十二经之气，皆受之于肺。平旦寅初，肺气流布，起于寸口，运行十二经中，周而复始，一日一夜，五十度毕，次日平旦寅初，复会于寸口。寸口者，脉之大会。此曰寸口，乃寸尺三部之总名，非但鱼际已也。故十二经之盛衰，悉见于此。《灵枢·经脉》：经脉者，常不可见也，其虚实也，以气口知之，此气口所以独为五脏主也。气口即寸口。手之三阳，自手走头，大小肠腑虽至浊，而经行头上，则为至清，故与心肺同候于两寸。越人十难，实为定法，近人乃欲候大小肠于两尺，乖[③]谬极矣。

寸口人迎脉法

气口者，手太阴经之动脉，在鱼际之下，人迎者，足阳明经之动脉，在结喉之旁。太阴行气于三阴，故寸口可以候五脏，阳明行气于三阳，故人迎可以候六腑，以太阴为五脏之首，阳明为六腑之长也。

脏阴盛则人迎小而寸口大，虚则人迎大而寸口小，腑阳衰则寸口大而人迎小，旺则寸口小而人迎大。《灵枢·禁服》：寸口主中，人迎主外，春夏人迎微大，秋

---

① 恨恨　原作"恨恨"，形近之误，据闽本、蜀本、集成本，及上下文义改。"恨恨"，悲愤也。
② 附此　原作"此附"，据闽本、集成本乙转。
③ 乖　原作"悠"，据闽本、集成本及上下文义改。

冬寸口微大，如是者，命曰平人。人迎大一倍于寸口，病在足少阳，一倍而躁，在手少阳。人迎二倍，病在足太阳，二倍而躁，在手太阳。人迎三倍，病在足阳明，三倍而躁，在手阳明。盛则为热，虚则为寒，紧则痛痹，代则乍甚乍间。人迎四倍，且大且数，名曰溢阳，溢阳①为外格，死不治。寸口大一倍于人迎，病在足厥阴，一倍而躁，在手厥阴。寸口二倍，病在足少阴，二倍而躁，在手少阴。寸口三倍，病在足太阴，三倍而躁，在手太阴。盛②则胀满寒中食不化，虚则热中出糜，少气色变，紧则痛痹，代则乍痛乍止。寸口四倍，且大且数，名曰溢阴，溢阴为内关，死不治。《灵枢·经脉》：人迎与脉口（即寸口也）。俱盛四倍以上，命曰关格，关格者，与之短期。《灵枢·五色》：人迎盛坚者，伤于寒，气口盛坚者，伤于食。以气口主里，伤食则阴郁于内，故气口盛坚，人迎主表，伤寒则阳郁于外，故人迎盛坚。此诊寸口人迎之法也。寸口人迎之脉，载在经文，后世乃有左为人迎、右为气口之说，无稽妄谈，不足辨也。

三部九候脉法

十二经皆有动脉，上部之动脉在头，中部之动脉在手，下部之动脉在足，是为三部，一部三候，是为九候。《素问·三部九候论》：人有三部，部有三候，三候者，有天有地有人也。上部天，两额之动脉，足少阳之颔厌也，上部地，两颊之动脉，足阳明之地仓、大迎也，上部人，耳前之动脉，手少阳之和髎也。中部天，手太阴之太渊、经渠也，中部地，手阳明之合谷也，中部人，手少阴之神门也。下部天，足厥阴之五里也，下部地，足少阴之太溪也，下部人，足太阴之箕门也。

下部之天以候肝，地以候肾，人以候脾胃之气。中部之天以候肺，地以候胸中之气，人以候心。上部之天以候头角之气，地以候口齿之气，人以候耳目之气也。下部之天，女子则取太冲。下部之人，胃气则候于阳明之冲阳，仲景谓之趺阳。此三部九候之法也。《难经》：三部者，寸关尺也，九候者，浮中沉也，与《素问》不同，此一部中之三部九候也，另是一法。

脏腑脉象

五脏为阴，六腑为阳，阴阳既殊，脉象攸分。肝脉弦，心脉洪，脾脉缓，肺脉涩，肾脉沉，其甚者为脏，其微者为腑。《难经》：心脉急甚者，肝邪干心也，微急者，胆邪干小肠也。心脉大甚者，心邪自干心也，微大者，小肠邪自干小肠也。心脉缓甚者，脾邪干心也，微缓者，胃邪干小肠也。心脉涩甚者，肺邪干心也，微涩者，大肠邪干小肠也。心脉沉甚者，肾邪干心也，微沉者，膀胱邪干小肠也。其他脏腑，依此类推。甚者沉而得之，微者浮而得之。

大抵腑脉浮数，脏脉沉迟，"仲景脉法"③：浮为在表，沉为在里，数为在腑，迟为在脏是也。盖阳外阴内，一定之理，腑气内交，脏气外济，则阴阳平而脉息调，腑病则气不内交，是以但浮而不沉，脏病则气不外济，是以但沉而不浮也。观越人十难一脉十变之义，大肠、小肠俱候于心脉，可知欲候大小肠于两尺之误。

---

① 溢阳　原脱，诸本均同，据《灵枢经·禁服》、下文"溢阴为内关"补。
② 盛　原作"甚"，诸本均同，音近之误，据《灵枢经·禁服》、上文"盛则为热"改。
③ 仲景脉法　指《伤寒论·辨脉篇》。

四时脉体

天地之气，生长于春夏，收藏于秋冬。人与天地同气也，阳气生长，则脉浮升，阴气收藏，则脉沉降，是以春之脉升，夏之脉浮，秋之脉降，冬之脉沉。

《素问·脉要精微论》：天地之变，阴阳之应，彼春之暖，为夏之暑，彼秋之忿，为冬之怒。四变之动，脉与之上下，以春应中规，夏应中矩，秋应中衡，冬应中权。是故冬至四十五日，阳气微上，阴气微下，夏至四十五日，阴气微上，阳气微下。阴阳有时，与脉为期，春日浮，如鱼之游在波，夏日在肤，泛泛乎万物有余，秋日下肤，蛰虫将去，冬日在骨，蛰虫周密，君子居室。升降浮沉，随时变更，寸脉本浮，而一交秋冬，则见沉意，尺脉本沉，而一交春夏，则见浮机，此气化一定，毫髮不爽也。

"仲景脉法"：春弦、秋浮、冬沉、夏洪。弦者，浮升之象，洪者，浮之极也，浮者，金气方收，微有降意，而未能遽沉。大约春脉沉而微浮，夏则全浮，秋脉浮而微沉，冬则全沉，"仲景脉法"原与经义相同耳。

真 脏 脉 义

土者，四维之中气也。脾以阴土而含阳气，故脾阳左升，则化肝木，胃以阳土而胎阴气，故胃阴右降，则化肺金。金降于北，凉气化寒，是谓肾水，木升于南，温气化热，是谓心火。肺肝心肾，四象攸分，实则脾胃之左右升降而变化者也。

脾胃者，四脏之母，母气亏败，四子失养，脉见真脏，则人死焉，故四脏之脉，必①以胃气为本。肝脉弦，心脉钩，肺脉毛，肾脉石，脾胃脉缓，其弦钩毛石而缓者，是四脏之有胃气也，其弦钩毛石

而不缓者，是谓真脏脉，真脏脉见，胃气败竭，必死不救也。"玉机真脏论"：脾脉者，土也，孤脏以灌四旁者也。"平人气象论"：平人之常气禀于胃，胃者，平人之常气也，人无胃气曰逆，逆者死。人以水谷为本，故人绝水谷则死，脉无胃气亦死。所谓无胃气者，但得真脏脉，不得胃气也。

所谓真脏脉者，真肝脉至，中外急，如循刀刃责责然，如按琴瑟弦，色青白不泽，毛折，乃死。真心脉至，坚而搏，如循薏苡子累累然，色赤黑不泽，毛折，乃死。真脾脉至，弱而乍数乍疏，色黄青不泽，毛折，乃死。真肺脉至，大而虚，如以毛羽中人肤，色白赤不泽，毛折，乃死。真肾脉至，搏而绝，如指弹石辟辟然，色黑黄不泽，毛折，乃死。诸真脏脉见者，皆死不治也。

五脏者，皆禀气于胃，胃者，五脏之本也。脏气者，不能自致于手太阴，必因于胃气乃至于手太阴也，故五脏各以其时自胃而至于手太阴。邪气胜者，精气衰也，病甚者，胃气不能与之俱至于手太阴，故真脏之气独见，独见者，病胜脏也，故曰死。

盖土位乎中，一身之元气也。土生于火而死于水，故仲景垂训，以少阴负趺阳为顺，少阴水胜，则火灭而土败也。自医法失传，后世庸愚，乃滋阴泻阳，补水灭火，以败胃气。以此毒天下，而民从之，良可哀也！

浮 沉 大 小

五脏之脉，心肺俱浮，肾肝俱沉，脾胃居沉浮之间，阳浮而阴沉，其性然也。

---

① 必 原作"心"，形近之误，据闽本、蜀本、集成本改。

然阳主降而阴主升，阳体虽浮，而内含降意，则浮中带沉，阴体虽沉，而内含升意，则沉中带浮。沉而微浮，则阴不下走，浮而微沉，则阳不上飞。若使寸脉但浮而不沉，则阳气上逆而不交于阴，尺脉但沉而不浮，则阴气下陷而不交于阳，水火分离，下寒上热，诸病生矣。

升降阴阳之权，全在乎中，中者，土也。己土升则乙木上达而化清阳，戊土降则辛金下行而化浊阴，阴阳交济，是以寸不但浮而尺不但沉。

土之所以升降失职者，木刑之也。木生于水而长于土，土气冲和，则肝随脾升，胆随胃降，木荣而不郁。土弱而不能达木，则木气郁塞，肝病下陷而胆病上逆。木邪横侵，土被其贼，脾不能升而胃不能降，于是两关之脉大。左关之大者，肝脾之郁而不升也，右关之大者，胆胃之郁而不降也。胆木化气于相火，胆木右降，则相火下蛰，而不上炎，胆木逆升，相火上炎，而刑肺金，肺金被克，清气郁蒸，而生上热，于是右寸之脉亦大。肝木主升，肝木不升，生意抑遏，而生下热，于是左尺之脉亦大。右寸之大者，肺金之上逆也，左尺之大者，肝木之下陷也。

胃主降浊，胃逆则浊气上填，仓廪不纳，恶心呕吐之病生焉。脾主升清，脾陷则清气下郁，水谷不消，胀满泄利之病生焉。肺藏气而性降，肝藏血而性升，金逆则气不清降而上郁，木陷则血不温升而下脱。肺主收敛，肝主疏泄，血升而不至于流溢者，赖肺气之收敛也，气降而不至于固结者，赖肝血之疏泄也。木陷则血脱于下，而肺金失敛，则血上溢，金逆则气郁于上，而肝木不升，则气下结。推之，凡惊悸、吐衄、盗汗、遗精之病，皆金气不能降敛，淋癃、泄痢、嗳腐、吞酸之病，皆木气不能生发。

金逆而莫收敛，则君火失根而左寸亦大，木陷而行疏泄，则相火下拔而右尺亦大。

大者，有余之象也，于其有余之中，得其不足之意，则脉之妙解，而医之至数① 也。经所谓大则病进者，别有玄机，非后世医书阳盛阴虚之说也。

二十四脉

浮　沉

浮沉者，阴阳之性也。《难经》：呼出心与肺，吸入肾与肝，呼吸之间，脾受谷味也，其脉在中。阳性浮而阴性沉，呼出为阳，心肺之气也，吸入为阴，肾肝之气也。

心肺之脉俱浮，浮而大散者，心也，浮而短涩者，肺也。肾肝之脉俱沉，沉而濡实者，肾也，沉而牢长者，肝也。脾居阴阳之中，其气在呼吸之交，其脉在浮沉之半，其位曰关。关者，阴阳之关门，阴自此升而为寸，阳自此降而为尺，阖辟之权，于是在焉，故曰关也。

阳盛则寸浮，阴盛则尺沉，阴盛于里，阳盛于表，"仲景脉法"：浮为在表，沉为在里，一定之法也。然浮沉可以观表里，不可以定阴阳。三难：关以前者，阳之动也，脉当见九分而浮，过者法曰太过，减者法曰不及，遂上鱼为溢，此阴乘之脉也，关以后者，阴之动也，脉当见② 一寸而沉，过者法曰太过，减者法曰不及，遂入尺为覆，此阳乘之脉也。阳乘阴位，则清气不升，故下覆于尺，阴乘阳位，则浊气不降，故上溢于鱼。溢者，浮之太过而曰阴乘，覆者，沉之太过而曰阳

---

① 数　理也。
② 见　原脱，据蜀本、集成本、《难经·三难》补。

乘，是则浮不可以为阳而沉不可以为阴。浮沉之中，有虚实焉，浮之损小，沉之实大，是阳虚于表而实于里也，沉之损小，浮之实大，是阳虚于里而实于表也。浮大昼加，沉细夜加，浮大昼死，沉细夜死。诊者当于浮沉之中参以虚实也。

迟　数

迟数者，阴阳之气也。九难：数者，腑也，迟者，脏也。数则为热，迟则为寒。经脉之动，应乎漏刻，一呼再动，一吸再动，呼吸定息，而脉五动，气之常也，过则为数，减则为迟。脏阴而腑阳，数则阳盛而为腑，迟则阴盛而为脏，阳盛则热，阴盛则寒。数之极，则为至，迟之极，则为损。一定之法也。

然迟不尽寒，而数不尽热。"脉法"：跌阳脉迟而缓，胃气如经也。寸口脉缓而迟，缓则阳气长，迟则阴气盛，阴阳相抱，营卫俱行，刚柔相得，名曰强也。是迟缓者，跌阳寸口之常脉，未可以为寒也。曰：病人脉数，数为热，当消谷引食，而反吐者，以发其汗，令阳气微，膈气虚，脉乃数也。数为客热，不能消谷，胃中虚冷故也。是数者，阳明之阳虚，未可以为热也。

凡脉或迟或数，乖戾失度则死。十四①难：一呼再至曰平，三至曰离经，四至曰夺精，五至曰死，六至曰命绝，此至之脉也。一呼一至曰离经，二呼一至曰夺精，三呼一至曰死，四呼一至曰命绝，此损之脉也。人之将死，脉迟者少，脉数者多。阳气绝根，浮空欲脱，故脉见疾数。大概一息七八至以上，便不可救。虚劳之家，最忌此脉。若数加常人一倍，一息十至以上，则死期迫矣。

滑　涩

滑涩者，阴阳之体也。滑则血盛而气虚，涩则血虚而气盛。肝藏血而肺藏气，故肝脉滑而肺脉涩。肺性收敛，肝性生发，收敛则涩，生发则滑。金自上敛，木自下发，是以肺脉浮涩而肝脉沉滑。敛则气聚，发则气散，是以肺脉涩短而肝脉滑长。气，阳也，而含阴，血，阴也，而抱阳，故滑为阳而涩为阴。"脉法"：大、浮、数、动、滑，此名阳也，沉、涩、弱、弦、微，此名阴也。以金水之性收藏，木火之性生长，收则浮涩而生则沉滑，长则浮滑而藏则沉涩。

滑者，生长之意，涩者，收藏之象，而俱非平气。"脉法"：脉有弦、紧、浮、滑、沉、涩，名曰残贼。以其气血之偏，涩则气盛而血病，滑则血盛而气伤也。寸应滑而尺应涩，肺脉之涩者，尺之始基，肝脉之滑者，寸之初气。尺应涩而变滑，则精遗而不藏，寸应滑而变涩，则气痞而不通。寸过于滑，则肺金不敛而痰嗽生，尺过于涩，则肝木不升② 而淋痢作，是以滑涩之脉，均为病气也。

大　小

大小者，阴阳之象也。阳盛则脉大，阴盛则脉小，大为阳而小为阴。寸大而尺小者，气之常也，寸过于大则上热，尺过于小则下寒。

然有大不可以为阳盛，而小不可以为阴盛者。"脉法"：脉弦而大，弦则为减，大则为芤，减则为寒，芤则为虚，寒虚相抟，此名为革，妇人则半产漏下，男子则

---

① 四　原作"一"，据闽本、蜀本、《难经》次第改。

② 升　原作"生"，诸本均同，音近之误，据上文"肺金不敛"改。

亡血失精。盖阳衰土湿，水火不交，火炎而金烁，则关寸浮大，水寒而木郁，则关尺浮大。肺金失其收敛，肝木行其疏泄，此亡血失精，半产漏下之原。庸工以为阴虚，投以滋润，土败则命殒。是大不可以为阳盛也。伤寒三日，脉浮数而微，病人身凉和者，此为欲解也。盖邪退而正复则脉微，是小不可以为阴盛也。

凡木火泄露则脉大，金水敛藏则脉小。阳泄则上热而下寒，阳藏则上清而下温。劳伤虚损之脉，最忌浮大。阳根下断，浮大无归，则人死矣。故大则病进，小则病退。小脉未可以扶阳，大脉未可以助阴，当因委而见源，穷其大小所由来也。

长　短

长短者，阴阳之形也。长为阳而短为阴。阳升于木火，故肝脉沉滑而长，心脉浮滑而长，阴降于金水，故肺脉浮涩而短，肾脉沉涩而短也。人莫不病发于阴进而病愈于阳长，阴进则脉短，阳长则脉长，故长则气治而短则气病。

然不宜过长，过长则木旺而金衰矣。木者，中气之贼，百病之长。以木性发达，而百病之起，多因于木气之不达，生意盘郁，而克脾胃，是以气愈郁而脉愈长。木郁则协水以贼土，合火而刑金，故但显肝脉之长而不形肺脉之短。金虽克木，而凡人之病，则金能克木者少而木能侮金者多也。盖木气之所以能达者，水土温而根本暖也，水寒土湿，生意不遂，则木愈郁而气愈盛，所以肝病则脉长也。

缓　紧

缓紧者，阴阳之情也。缓为阳而紧为阴。

缓者，戊土之气也。"脉法"：趺阳脉迟而缓，胃气如经也。曰：卫[①]气和，名曰缓，营气和，名曰迟。曰：寸口脉缓而迟，缓则阳气长，迟则阴气盛。以土居四象之中，具木火之气，而不至于温热，含金水之体，而不至于寒凉，雍容和畅，是以缓也。缓则热生。"脉法"：缓则胃气实，实则谷消而水化也。《灵枢·五癃津液》[②]：中热则胃中消谷，肠胃充廓，故胃缓也。然则伤寒阳明之脉，必实大而兼缓也。

紧者，寒水之气也。"脉法"：假令亡汗若吐，以肺里寒，故令脉紧也，假令咳者，坐饮冷水，故令脉紧也，假令下利，以胃中虚冷，故令脉紧也，此内寒之紧也。曰：寸口脉浮而紧，浮则为风，紧则为寒，风则伤卫，寒则伤营，此外寒之紧也。以水为冬气，冬时寒盛，冰坚地坼，是以紧也。紧则痛生。曰：营卫俱病，骨节烦痛，当发其汗，是外寒之痛也。曰：趺阳脉紧而浮，浮为风，紧为寒，浮为肠满，紧为腹痛，浮紧相抟，腹鸣而转，转即气动，膈气乃下，是内寒之痛也。然则伤寒少阴之脉，必微细而兼紧也。

盖阳盛则缓，阴盛则紧，缓则生热，紧则生寒。寒愈盛，则愈紧，热愈盛，则愈缓。以阳性发泄而阴性闭藏，发而不藏，所以缓也，藏而不发，所以紧也。

石　芤

石芤者，阴阳之虚也。阳气不降，则肾脉石，阴气不升，则心脉芤。石则外虚而内实，芤则外实而内虚。

石者，气虚而不蛰也。阳体虚而阴体

---

① 卫　原作"胃"，诸本均同，音近之误，据下文"营气和"、《伤寒悬解·卷二·脉法下篇》改。

② 五癃津液　即"五癃津液别"，黄氏于《灵枢悬解》中改作"津液五别"。

实，水中无气，凝冱① 而沉结，所以石也。"平人气象论"：平人之常气禀于胃，胃者，平人之常气也，人无胃气曰逆，逆者死。冬胃微石曰平，石多胃少曰肾病，但石无胃曰死。平肾脉来，喘喘累累如钩，按之而坚，曰肾平，冬以胃气为本。病肾脉来，如引葛，按之益坚，曰肾病。死肾脉来，发如夺索，辟辟如弹石，曰肾死。盖坎中之阳，生气之原也，阳根下断，阴魄徒存，坚实结硬，生气全无，是以死也。《老子》：柔弱者，生之徒，坚强者，死之徒，此之谓也。

芤者，血虚而不守也。阴体实而阳体虚，火中无血，消减而浮空，所以芤也。"脉法"：跌阳脉浮而芤，浮者卫气虚，芤者营气伤。曰：脉弦而大，弦则为减，大则为芤，减则为寒，芤则为虚，虚寒相抟，此名为革，芤减相合，则名曰革，后世芤外又有革脉，非是。妇人则半产漏下，男子则亡血失精。曰：脉浮而紧，按之反芤，此为本虚，故当战而汗出也。盖离中之阴，收气之原也，阴根上断，阳魂徒存，虚飘空洞，收气全无，是以病也。

血，阴也，而生于阳，阳升则化火，故温暖和畅，而吐阳魂。阳虚血寒，则凝瘀而亡脱，血脱则火泄而寒增，是以失精亡血而脉芤者，不可助阴而泄阳，盖芤则营阴外脱，而血中之温气亦亡也。

促　　结

促结者，阴阳之盛也。"脉法"：脉来缓，时一止复来者，名曰结，脉来数，时一止复来者，名曰促，阳盛则促，阴盛则结，此皆病脉。曰：脉蔼蔼如车盖者，名曰阳结也，脉累累如循长竿者，名曰阴结也。阴阳之性，实则虚而虚则实，实而虚者，清空而无障碍，所以不结，虚而实者，壅满而生阻隔，所以脉结。阳结则蔼

蔼郁动，如车盖之升沉，阴结则累累不平，如长竿之劲节。以阳性轻清而阴性重浊，故促结之象异焉。

惊悸之家，脉多促结，以其阴阳之不济也。阳旺于木火，阴盛于金水，阳虚而生惊者，木火下虚，阴气凝涩而不化，是以结也，阴虚而生悸者，金水上虚，阳气郁迫而不通，是以促也。

"脉法"：其脉浮而数，不能食，身体重，大便反硬，名曰阴结，此脏腑之结也。盖孤阳独阴，燥湿偏盛，寒热不调，其气必结。脏腑经络，本为一气，脏气结则脉气必结，脉气结则脏气必结。

若夫代止之脉，并无郁阻而中断，是营卫之败竭，非促结之谓也。

弦牢　弦者，如弦之直，弦而有力曰牢。

弦牢者，阴气之旺也。《素问·玉机真脏论》：春脉如弦。"四难"：牢而长者，肝也。弦牢者，肝家之脉，非病也。

然弦牢之中，而有濡弱之象，则肝平，但有弦牢，而无濡弱，则肝病矣。"平人气象论"：平肝脉来，软弱招招，如揭长竿末梢，曰肝平，长竿末梢者，软弱之义也。盖木生于水而长于土，水土温和，则木气发达而荣畅，水土寒湿，则木气枯槁而弦牢。

木之为义，愈郁则愈盛，弦牢者，木盛而土虚也。弦为里湿，支饮之阻卫阳，则木气抑遏而为弦，"脉法"：支饮急弦是也。牢为外寒，寒邪之束营阴，则木气郁迫而为牢，"脉法"：寒则牢坚是也。

弦亦为寒，"脉法"：脉弦而大，弦则为减，大则为芤，减则为寒，芤则为虚，《金匮》：脉双弦者，寒也，偏弦者，饮也，以水寒不能生木，是以弦也。弦亦

---

① 冱（hù 互）寒也。

为痛，《伤寒》：阳脉涩，阴脉弦，法当腹中急痛者，先用小建中汤，以风木而贼土，是以痛也。

脉以胃气为本，木得胃气则和缓，不得胃气则弦牢。"平人气象论"：平人之常气禀于胃，人无胃气曰逆，逆者死。春胃微弦曰平，弦多胃少曰肝病，但弦无胃曰死，所谓无胃气者，但得真脏脉，不得胃气也。病肝脉来，如循长竿，曰肝病。死肝脉来，急益劲，如新张弓弦，曰肝死，新张弓弦者，弦牢之象，肝家之真脏脉也。

濡弱濡者，如绵之软，软而无力曰弱。

濡弱者，阳气之衰也。"平人气象论"：平肝脉来，软弱招招，如揭长竿末梢，曰肝平。"脉法"：肝者，木也，其脉微弦，濡弱而长。肝病自得濡弱者愈。濡弱者，肝家之脉，非病也。

然软弱之中而有弦牢之意，则肝平，但有濡弱而无弦牢，则肝病矣。"玉机真脏论"：春脉如弦，其气软弱轻虚而滑，端直以长，故曰弦，端直以长者，弦牢之意也。盖木生于水而长于土，木气不达，固赖土气达之，土气不升，亦赖木气升之。冬令蛰藏，水冰地坼，一得春气鼓荡，则闭蛰起而百物生，是木能克土而亦能扶土。以乙木之生意，即己土之阳左旋而上发者也，生意濡弱，则土木之气不能升达，而肝脾俱病。

气化于戊土而藏于肺，血化于己土而藏于肝。《灵枢·决气》：脾藏营，肝藏血，肝脾者，营血之原也。濡弱则营血虚衰，"脉法"：诸濡亡血，诸弱发热，血亡则热发也，伤寒脉濡而弱，不可汗下，以其血虚而阳败也。

弦牢者，木气之太过，濡弱者，木气之不及。太过则侮人，不及则人侮，均能为病也。

散　伏

散伏者，阴阳之阖辟也。气辟而不阖，则脉散，气阖而不辟，则脉伏。

散者，气泄而不藏也。阴性聚而阳性散，阳降于尺，而化浊阴，则脉沉聚，阴升于寸，而化清阳，则脉浮散，而聚散之权，则在于关。关者，阴阳之关锁，其散而不至于飞扬者，有关以阖之，故散而能聚，散而不聚，则心病矣。"脉法"：伤寒咳逆上气，其脉散者死，谓其形损故也。脉散者，病家之大忌，散脉一形[1]，则气血之亡脱在近，精神之飞走不远。散见于寸，犹可挽也，散见于尺，无可医矣。

伏者，气郁而不发也。阳性起而阴性伏，阴升于寸，而化清阳，则脉浮起，阳降于尺，而化浊阴，则脉沉伏，而起伏之权，则在于关。关者，阴阳之关锁，其伏而不至于闭结者，有关以辟之，故伏而能起，伏而不起，则肾病矣。凡积聚癥瘕，停痰宿水之疾，脉必伏结。十八难：伏者，脉行筋下也，浮者，脉在肉上行也，故脉浮结者，外有痼疾，脉伏结者，内有积聚。《金匮》：脉来细而附骨者，乃积也。寸口，积在胸中，微出寸口，积在喉中，关上，积在脐旁，上关上，积在心下，微下关，积在少腹，尺中，积在气冲，脉出左，积在左，脉出右，积在右，脉两出，积在中央。非但积聚如是，凡一经将病，则一气先伏。肝病者木郁，心病者火郁，肾病者水郁，肺病者金郁，脾病者土郁，郁则脉伏。庚桑子[2]：人郁则为病，至理妙言！诊一气之欲伏，则知一经之将病，"脉法"：伏气之病，以意候

为病也。

---

① 形　显露也。
② 庚桑子　老聃弟子，战国楚人，老庄学派之至人，亦作"亢桑子"。

之，此之谓也。

动　代

动代者，阴阳之起止也。气欲发而不能，则为动，气中歇而不属，则为代。

动者，郁勃而不息也。"脉法"：阴阳相搏，名曰动。阳动则汗出，阴动则发热。若数脉见于关上，上下无头尾，如豆大，厥厥动摇者，名曰动也。关者，中气之变现，阴阳之枢机，阳自此降而为阴，阴自此升而为阳。阴升于寸，则遂其上浮之性，不至为动，阳降于尺，则遂其下沉之性，不至为动，惟阴欲升，脾土虚而不能升，阳欲降，胃土弱而不能降，则二气郁于关上，而见动形。阴阳郁勃，不能升降，是以动而不止也。郁勃之久，不无胜负，阳盛而动于关上，则内泄营阴而汗出，阴盛而动于关下，则外闭卫阳而发热。热发则汗不出，汗出则热不发，汗出而热发，阴阳之胜负乃分，方其动时，阴阳郁荡，未知将来之孰胜而孰负也。动见于土位，木气盘塞而莫达，甲木不降，乃悬虚而为惊，乙木不升，乃冲击而为痛，甲乙横逆，而贼戊己，则土气败矣。

代者，断续而不联也。《灵枢·根结》：一日一夜五十营，以营五脏之精，不应数者，名曰狂生。五十动而不一代者，五脏皆受气，四十动一代者，一脏无气，三十动一代者，二脏无气，二十动一代者，三脏无气，十动一代者，四脏无气，不满十动一代者，五脏无气，与①之短期，与之短期者，乍疏乍数也，乍疏乍数者，断续之象也。盖呼吸者，气之所以升降也。心肺主呼，肾肝主吸，脾居呼吸之间，呼则气升于心肺，吸则气降于肾肝，呼吸定息，经脉五动，故十息之间，五十动内，即可以候五脏之气，一脏无气，则脉必代矣。十一难：脉不满五十动而一止，一脏无气者，何脏也？吸者随阴入，呼者因阳出，今吸不能至肾，至肝而还，故知一脏无气者，肾气先尽也。由肾而肝，由肝而脾，由脾而心，由心而肺，可类推矣。代脉一见，死期在近，不可治也。代为死脉，与脾脉代之代不同。脾脉代者，脾不主时，随四时而更代也，此为病脉。

---

① 与（yù 豫）通"豫"。

四圣心源卷四

昌邑黄元御坤载著

人不能有生而无死，而死多不尽其年。外有伐性之斧①，内有腐肠之药②，重以万念纷驰，百感忧劳，往往未壮而衰，未老而病。顾保炼不谨，既失之东隅③，而医药无差，冀挽之桑榆④。古圣不作，医法中乖，贵阴贱阳，反经背道，轻则饮药而病加，重乃逢医而人废，金将军且将玉碎，石学士未必瓦全。叹竖子之侵陵⑤，痛鬼伯⑥之催促，书穷烛灭，百慨俱集，作劳伤解。

劳　伤　解

中　气

脾为己土，以太阴而主升，胃为戊土，以阳明而主降，升降之权，则在阴阳之交，是谓中气。胃主受盛，脾主消磨，中气旺则胃降而善纳，脾升而善磨，水谷腐熟，精气滋生，所以无病。脾升则肾肝亦升，故水木不郁，胃降则心肺亦降，金火不滞。火降则水不下寒，水升则火不上热。平人下温而上清者，以中气之善运也。

中气衰则升降窒，肾水下寒而精病，心火上炎而神病，肝木左郁而血病，肺金右滞而气病。神病则惊怯而不宁，精病则遗泄而不秘，血病则凝瘀而不流，气病则痞塞而不宣。四维之病，悉因于中气。中气者，和济水火之机，升降金木之轴，道家谓之黄婆，婴儿姹女⑦之交，非媒不

得，其义精矣。医书不解，滋阴泻火，伐削中气，故病不皆死，而药不一生。盖足太阴脾以湿土主令，足阳明胃从燥金化气，是以阳明之燥不敌太阴之湿，及其病也，胃阳衰而脾阴旺，十人之中，湿居八九而不止也。

胃主降浊，脾主升清，湿则中气不运，升降反作，清阳下陷，浊阴上逆，人之衰老病死，莫不由此，以故医家之药，首在中气。中气在二土之交，土生于火而火死于水，火盛则土燥，水盛则土湿，泻水补火，扶阳抑阴，使中气轮转，清浊复位，却病延年之法，莫妙于此矣。

黄芽汤

人参三钱　甘草二钱，炙　茯苓二钱
干姜二钱

煎大半杯，温服。

中气之治，崇阳补火，则宜参、姜，培土泻水，则宜甘、苓。

其有心火上炎，慌悸烦乱，则加黄连、白芍以清心。肾水下寒，遗泄滑溏，则加附子、川椒以温肾。肝血左郁，凝涩不行，则加桂枝、丹皮以舒肝。肺气右滞，痞闷不通，则加陈皮、杏仁以理肺。

---

① 伐性之斧　指危害身心之事物。
② 腐肠之药　指损伤肠胃之药物。
③ 东隅　原指日出处，在此借指少年。
④ 桑榆　原指日落余辉在桑榆间，在此借指老年。
⑤ 陵　犯也。
⑥ 鬼伯　阎王。
⑦ 婴儿姹女　道家称铅为婴儿，水银为姹女，又分别含有阳、火、心与阴、水、肾之义。

四维之病，另有专方，此四维之根本也。

阴　阳

中气升降，是生阴阳，阴阳二气，上下回周。阴位于下，而下自左升，则为清阳，阳位于上，而上自右降，则为浊阴。清阳生发于木火，则不至于下陷，浊阴收藏于金水，则不至于上逆，清气之不陷者，阳嘘于上也，浊气之不逆者，阴吸于下也。浊气不逆，则阳降而化阴，阳根下潜，而不上飞，清气不陷，则阴升而化阳，阴根上秘，而不下走，彼此互根，上下环抱，是曰平人。而清气之左升，赖乎阴中之阳生，阳生则浮动而亲上，权在己土，浊阴之右降，赖乎阳中之阴生，阴生则沉静而亲下，权在戊土。戊己升降，全凭中气，中气一败，则己土不升而清阳下陷，戊土不降而浊气上逆，此阴虚阳虚所由来也。

阴　虚

阴盛于下而生于上，火中之液，是曰阴根，阴液滋息，爱生金水。阴性沉静，其根一生，则沉静而亲下者，性也，是以金收而水藏。而金水之收藏，全赖胃土之降，胃土右降，金收于西而水藏于北，阳气蛰封，此木火生长之根本也。胃土不降，金水失收藏之政，君相二火泄露而升炎，心液消耗，则上热而病阴虚。

人知其金水之亏，而不知其胃土之弱。胃以阳体而含阴魄，旺则气化而阴生，以气统于肺而实化于胃，肺气清降，而产阴精，即胃土之右转而变化者也。是宜降肺胃以助收藏，未可徒滋心液也。

地魄汤

甘草二钱，炙　半夏三钱，制　麦冬三钱，去心　芍药三钱　五味子一钱，研　元参三钱　牡蛎三钱，煅，研

煎大半杯，温服。

水为阴，而阴生于肺胃，胃逆而肺金不敛，君相升泄，则心液消亡，而阴无生化之原。麦冬、芍药，双清君相之火，半夏、五味，降摄肺胃之逆，元参清金而益水，牡蛎敛神而藏精。

若热伤肺气，不能化水，则用人参、黄芪，益气生水，以培阴精之原。此补阴之法也。

阳　虚

阳盛于上而生于下，水中之气，是曰阳根，阳气长养，爱生木火。阳性浮动，其根一生，则浮动而亲上者，性也，是以木生而火长。而木火之生长，全赖脾土之升，脾土左升，木生于东而火长于南，纯阳之位，阴气萌滋，此金水收藏之根本也。脾土不升，木火失生长之政，一阳沦陷，肾气渐① 亡，则下寒而病阳虚。

人知其木火之衰，而不知其脾土之弱。脾以阴体而抱阳魂，旺则血生而神化，以血藏于肝而实生于脾，肝血温升，而化阳神，即脾土之左旋而变化者也。是宜升肝脾以助生长，不止徒温肾气也。

天魂汤

甘草二钱　桂枝三钱　茯苓三钱　干姜三钱　人参三钱　附子三钱

煎大半杯，温服。

火为阳，而阳升于肝脾，脾陷而肝木不生，温气颓败，则阳无生化之源。脾陷之根，因于土湿，土湿之由，原于水寒。甘草、茯苓，培土而泻湿，干姜、附子，暖脾而温肾，人参、桂枝，达木而扶阳。

若肝血虚弱，不能生火，则用归、地、首乌，以培阳神之原。以火清则神

_____
① 渐　尽也。

发，血者，神魂之母也。

夫纯阳则仙，纯阴则鬼。阳盛则壮，阴盛则病，病于阴虚者，千百之一，病于阳虚者，尽人皆是也。后世医术乖讹，乃开滋阴之门，率以阳虚之人而投补阴之药，祸流今古，甚可恨也！

阴　脱

阳自右降，降于坎府，而化浊阴，则又含阳气，是谓阳根。阳性温和而升散，阴气左升而不陷者，有此坎阳以辟之也。其升散之权，全在于脾，脾气不升，则精血驰走而阴脱。

二十难曰：脱阴者，目盲。目者，阳明所发。阳根于坎，坎水阴也，而中抱阳气，坎阳温升，而生肝木。肝藏血而含魂，魂即血中温气之渐灵者。温化而为热，是魂化而为神。阳神发露，上开双窍，而为两目，目乃阳神之所出入而游行也。阴脱者，阳根渐败，精血失藏，魂神不能发露，是以目盲。

凡人之清旦目盲者，是其阴气亡脱，定主死期不远。名为脱阴，而实以阳根之败，《素问》所谓目受血而能视者，亦是此理。后人不解经义，眼科书数千百部，悉以滋阴凉血，泻火伐阳，败其神明，以致眼病之家，逢医则盲。医理玄奥，非上智不解，乃以俗腐庸妄之徒，无知造孽，以祸生灵，可恨极矣！

乌肝汤

甘草二钱　人参三钱　茯苓三钱　干姜三钱　附子三钱，炮　首乌三钱，蒸　芍药三钱　桂枝三钱

煎大杯，温服。

阳　脱

阴自左升，升于离位，而化清阳，则又含阴精，是谓阴根。阴性清肃而降敛，

阳气右降而不逆者，有此离阴以翕之也。其降敛之机，全在于胃，胃气不降，则神气飞腾而阳脱。

二十难曰：脱阳者，见鬼。仙为纯阳，鬼为纯阴，人居阴阳之半，仙鬼之交，阳脱则人将为鬼，同气相感，是以见之。凡人之白昼见鬼者，是其阳气亡脱，亦将续登鬼录[①] 矣。

兔髓汤

甘草二钱　人参三钱　五味一钱　半夏三钱　龙骨二钱，煅，研　元参三钱　附子三钱　牡蛎三钱，煅，研。

煎大半杯，温服。

阳脱则白日见鬼，阴脱则清旦目盲。阴阳既脱，无方可医，于其将脱之前，当见机而预防也。

精　神

神胎于魂而发于心，而实根于坎阳，精孕于魄而藏于肾，而实根于离阴。阴根上抱，是以神发而不飞扬，阳根下蛰，是以精藏而不驰走。阳神发达，恃木火之生长，而究赖太阴之升，阴精闭蛰，资金水之收藏，而终籍阳明之降，太阴阳明，所以降金水以吸阳神，升木火以嘘阴精者也。

阳明不降，则火金浮升而神飘于上，太阴不升，则水木沉陷而精遗于下。盖阳中有阴，则神清而善发，阴中有阳，则精温而能藏，脾陷则精不交神，胃逆则神不交精，阳神飞荡，故生惊悸，阴精驰走，故病遗泄。

阴升阳降，权在中气，中气衰败，升降失职，金水废其收藏，木火郁其生长，此精神所以分离而病作也。培养中气，降肺胃以助金水之收藏，升肝脾以益木火之

---

① 鬼录　死者之名籍也。

生长，则精秘而神安矣。

神　惊

神发于心而交于肾，则神清而不摇，神不交精，是生惊悸，其原由于胆胃之不降。

乙木上行，而生君火，甲木下行，而化相火，升则为君而降则为相，虽异体而殊名，实一本而同原也。相火之降，赖乎胃土，胃气右转，阳随土蛰，相火下根，是以胆壮而神谧。相火即君火之佐，相火下秘，则君火根深而不飞动，是以心定而神安。

胃土不降，相火失根，虚浮惊怯，神宇不宁，缘君相同气，臣败而君危，故魂摇而神荡也。阳神秘藏，则甘寝而善记，阳泄而不藏，故善忘而不寐也。

胃土之不降，由于脾土之湿。足阳明化气于燥金，性清降而收敛，金收而水藏之，故阳蛰于坎府，湿则胃土上郁，收令不行，故火泄而阳飞也。

火炎于上，肾水沉寒，阴凝气结，久而弥坚，历年增长，状如怀子，是谓奔豚，奔豚者，肾肝之阴气聚而不散者也。水寒木枯，郁而生风，摇撼不已，则心下悸动。悸见脐下，则根本振摇，奔豚发矣。奔豚上腾，侮土凌心，发作欲死，最为剧证。数年之后，渐而火败土崩，则人死矣。

大凡脾肾寒湿，无不有惊悸之证，惊悸不愈，必生奔豚积块。此皆中气亏损，阴盛阳虚之病也。庸工不解，以为心血不足，乃以归脾、补心之方，清凉滋润，助阴伐阳，百不一生，最可伤也。

少阳相火，其性甚烈，而惊悸之家，则阳败而火熄，非少阳之旺也。其相火极旺，如小建中、炙甘草两证，乃少阳伤寒，将传阳明，故以芍药、生地，泻胆胃

之燥热，内伤中此证颇少也。

金鼎汤

甘草二钱　茯苓三钱　半夏三钱　桂枝三钱　芍药三钱　龙骨二钱　牡蛎三钱

煎大半杯，温服。

惊悸之证，土湿胃逆，相火不藏，应用茯苓去湿，半夏降胃，桂枝达肝，芍药敛胆，龙骨、牡蛎、藏精聚神，以蛰阳根。阳降根深，则魂谧神安，惊悸不作矣。

其上热者，倍芍药以清胆火。下寒者，加附子以温肾水。

若病重年深，奔豚凝结，少腹气块，坚硬渐寒，此阴邪已盛。缓用附子，当燥土去湿，调其脾胃，后以温燥之药熬膏贴之，详具"奔豚证"中。

精　遗

精藏于肾而交于心，则精温而不走，精不交神，乃病遗泄，其原由于肝脾之不升。

丙火下行，而化壬水，癸水上行，而化丁火。壬水主藏，阳归地下者，壬水之蛰藏也。壬水非寒则不藏，阴阳之性，热则发扬而寒则凝闭，自然之理。壬水蛰藏，阳秘于内①，则癸水温暖，温气左升，是生乙木，升而不已，积温成热，是谓丁火，水之生木而化火者，以其温也。木火生长，阳气发达，阴精和煦，故不陷流。

壬水失藏，则阳泄而肾寒，水寒不能生木，木气下郁，则生疏泄。木以疏泄为性，愈郁则愈欲泄，以其生意不遂，时欲发舒之故也。遇夜半阳生，木郁欲动，则梦交接，木能疏泄而水不蛰藏，是以流溢

① 内　原作"丙"，形近之误，据闽本、蜀本改。

不止也。甚有木郁而生下热，宗筋常举，精液时流。庸工以为相火之旺，用知母、黄柏泻之，是益其癸水之寒而增其乙木之陷也。

乙木之升，权在己土，木生于水，而实长于土，土运则木达，以脾阳升布，寒去温回，冰泮春生，百卉荣华故也。盖戊土西降，则化辛金，北行则化癸水，己土东升①，则化乙木，南行则化丁火，金水之收藏，实胃阴之右转，木火之生长，即脾阳之左旋也。土湿阳衰，生气不达，是以木陷而不升。人知壬水之失藏而不知乙木之不生，知乙木之不生而不知己土之弗运，乃以清凉固涩之品败其脾阳而遏其生气，病随药增，愈难挽矣。

玉池汤

甘草二钱　茯苓三钱　桂枝三钱　芍药三钱　龙骨二钱　牡蛎三钱　附子三钱　砂仁一钱，炒，研，去皮

煎大半杯，温服。

遗精之证，肾寒脾湿，木郁风动，甘草、茯苓，培土泻湿，桂枝、芍药，疏木清风，附子、砂仁，暖水行郁，龙骨、牡蛎，藏精敛神。水土暖燥，木气升达，风静郁消，遗泄自止。

其湿旺木郁，而生下热，倍茯苓、白芍，加泽泻、丹皮，泻脾湿而清肝热，不可谬用清凉滋润，败其脾肾之阳。盖肾精遗失，泄其阳根，久而温气亡脱，水愈寒而土愈湿。火土双亏，中气必败，未有失精之家，阴虚而生燥热者。其木郁下热，脾阳未亏，清其肝火，不至为害，若脾阳已亏，误用清润，则土败而人亡矣。仲景《金匮》亡血失精之义，后人一丝不解也。

灵雪丹

甘草　薄荷　甘遂　朝脑　阳起石　紫苏叶各三钱

共研，碗盛，纸糊口，细锥纸上密刺

小孔，另用碟覆碗上，碗边宽余半指，黑豆面固济。沙锅底铺粗沙，加水，坐碗沙上，出水一寸。炭火煮五香②，水耗，常添热水。水冷取出，入麝香少许，研细，蟾酥少许，人乳浸化，葱涕，官粉，炼蜜为丸，绿豆大，磁瓶封收。津水研半丸，掌上涂玉麈③头。约一两时，麈顶苏麻，便是药力透彻。秘精不泄，甚有良功。

若遗泄不止，势在危急，先炼此药，封之日落，研涂，一夜不走，肾精保固，徐用汤丸。

气　血

气统于肺，血藏于肝，而总化于中气。胃阳右转而化气，气降则精生，阴化于阳也，脾阴左旋而生血，血升则神化，阳生于阴也。精未结而魄先凝，故魄舍于肺，气魄者，肾精之始基也，神未发而魂先见，故魂舍于肝，血魂者，心神之初气也。气，阳也，而含阴魄，是以清凉而降敛，血，阴也，而吐阳魂，是以温暖而升发。及其魂升而神化，则又降而为气，魄降而精生，则又升而为血。盖精血温升，则蒸腾而化神气，神气清降，则洒陈而化精血，精血神气，实一物也，悉由于中气之变化耳。

火金上热，则神气飞扬而不守，水木下寒，则精血泄溢而莫藏，故补养神气，则宜清，凉而滋益精血，则宜温暖。

气秉辛金清凉之性，清则调畅，热则郁蒸，畅则冲虚，郁则滞塞，滞塞而不降，故病上逆，血秉乙木温暖之性，温则流行，寒则凝瘀，行则鲜明，瘀则腐败，

---

① 升　原作"行"，诸本均同，音近之误，据上文"戊土西降"、下文"木陷而不升"改。
② 五香　燃五柱香的时间。
③ 玉麈（zhǔ　主）　原意以玉为柄制作的拂麈，在此借阴茎，如产门曰玉门然。

腐败而不升，故病下陷。气滞之家，胸膈胀满，痰嗽喘逆，半缘上中之虚热，血瘀之人，紫黑成块，杯碗倾泄，多因中下之虚寒。下寒则肺气之降于肝部者，亦遂陷泄而不升，上热则肝血之升于肺家者，亦遂逆流而不降，此气血致病之原也。

气　滞

肺主藏气，凡脏腑经络之气，皆肺家之所播宣也。气以清降为性，以心火右转，则化肺气，肺气方化，而已胎阴魄，故其性清肃而降敛。实则顺降，虚则逆升，降则冲虚，升则窒塞。

君相之火，下根癸水，肺气敛之也。肺气上逆，收令不行，君相升泄，而刑辛金，则生上热，凡痞闷嗳喘，吐衄痰嗽之证，皆缘肺气不降。而肺气不降之原，则在于胃，胃土逆升，浊气填塞，故肺无下降之路。

肺胃不降，君相升炎，火不根水，必生下寒。气滞之证，其上宜凉，其下宜暖，凉则金收，暖则水藏。清肺热而降胃逆固是定法，但不可以寒凉之剂泻阳根而败胃气。盖胃逆之由，全因土湿，土湿则中气不运，是以阳明不降，但用清润之药，滋中湿而益下寒，则肺胃愈逆，上热弥增，无有愈期也。

下气汤

甘草二钱　半夏三钱　五味一钱　茯苓三钱　杏仁三钱，泡，去皮尖　贝母二钱，去心　芍药二钱　橘皮二钱

煎大半杯，温服。

治滞在胸膈右肋者。

气　积

肺藏气而性收敛，气病则积聚而不散，而肝气之积聚，较多于肺。肺气积聚，则痞塞于心胸，肝气积聚，则滞结于脐腹。

盖气在上焦则宜降，而既降于下，则又宜升，升者，肝之所司，以肝木主升，生气旺则气升，生气不足，故气陷而下郁也。而肝气之下郁，总由太阴之弱，以气秉金令，但能降而不能升，降而不至于下陷者，恃肝木之善达，肝木之善达者，脾土之左旋也。

气盛于肺胃而虚于肝脾，故肺气可泻而肝气不可泻。气积胸膈右肋，宜泻肺胃以降之，气积脐腹左肋，宜补肝脾以升之，此化积调气之法也。

达郁汤

桂枝三钱　鳖甲三钱，醋炙焦，研　甘草二钱　茯苓三钱　干姜三钱　砂仁一钱

煎大半杯，温服。

治积在脐腹左肋者。

肺胃积气，在胸膈右肋，肝脾积气，在脐①腹左肋，皆中气虚败之病也。补之则愈闷，破之则愈结，盖其本益②虚，其标益实，破之其本更虚，补之其标更实，是以俱不能效。善治者，肺胃之积，泻多而补少，肝脾之积，补多而泻少。半补而半行之，补不至于壅闭，行不至于削伐，正气渐旺，则积聚消磨矣。

血　瘀

肝主藏血，凡脏腑经络之血，皆肝家之所灌注也。血以温升为性，缘肾水左旋，则生肝血，肝血方生，而已抱阳魂，故其性温和而升散。实则直升，虚则遏陷，升则流畅，陷则凝瘀。

盖血中温气，化火之本，而温气之原，则根于坎中之阳，坎阳虚亏，不能生发③乙木，温气衰损，故木陷而血瘀。

---

① 脐　原作"胸"，形近之误，据蜀本、集成本、上文"气积脐腹左肋"改。

② 益　多也。

③ 生发　原作"发生"，据闽本、蜀本、集成本乙转。

久而失其华鲜，是以红变而紫，紫变而黑。木主五色，凡肌肤枯槁，目眦青黑者，皆是肝血之瘀。而肝血不升之原，则在于脾，脾土滞陷，生气遏抑，故肝无上达之路。

肝脾不升，原因阳衰阴旺，多生下寒，而温气抑郁，火胎沦陷，往往变而为热。然热在于肝，而脾肾两家，则全是湿寒，不可专用清润。至于温气颓败，下热不作者，十之六七，未可概论也。

血瘀之证，其下宜温而上宜清，温则木生，清则火长。若木郁而为热，乃变温而为清，而脾肾之药，则纯宜温燥，无有二法。以脾陷之由，全因土湿，土湿之故，全因水寒，肾寒脾湿，则中气不运，是以太阴不升。水土湿寒，中气堙郁，君相失根，半生上热，若误认阴虚，滋湿生寒，夭枉人命，百不一救也。

破瘀汤

甘草二钱　茯苓三钱　丹皮三钱　桂枝三钱　丹参三钱　桃仁三钱，泡，去皮尖　干姜三钱　首乌三钱，蒸

煎大半杯，温服。

血　脱

肝藏血而性疏泄，血病则脱亡而不守。未脱之先，温气虚亏，凝瘀不流。瘀少则结积而不下，瘀多则注泄而莫藏。凡便溺流漓，崩漏不禁，紫黑成块，腐败不鲜者，皆阳虚而木陷，血瘀而弗容也。

盖木性善达，水土寒湿，生气不达，是以血瘀，木郁风动，疏泄不敛，是以血脱，而肺血之脱亡，较多于肝。肝血下脱，则遗泄于便溺，肺血上流，则吐衄于口鼻。以血在下焦则宜升，而既升于上，则又宜降，降者，肺之所司，缘肺金主收，收气盛则血降，收气不足，故血涌而上溢也。而肺血之上溢，总由阳明之虚，

以血秉木气，但能升而不能降，升而不至于上溢者，恃肺金之善敛，肺金之收敛者，胃土之右转也。

血盛于肝脾而虚于肺胃，其脱于便溺，则由肝脾之寒，其脱于口鼻，或缘肺胃之热，而阳衰土湿，中气颓败，实为脱血之根。若专用清凉滋润，助阴伐阳，以败中气，人随药殒，百不一生。此非血病之必死，皆粗工之罪也。

衄　血

肺窍于鼻，肺气降敛，则血不上溢，肺气逆行，收敛失政，是以为衄，其原因于胃土之不降。

《灵枢·百病始生》：卒然多食饮，则肠满，起居不节，用力过度，则络脉伤，阳络伤则血外溢，血外溢则衄血，阴络伤则血内溢，血内溢则后血。衄血者，阳络之伤，则营血逆流，而卫气不能敛也。

肺主卫气，其性收敛，血升而不溢者，赖卫气敛之，而卫气之敛，由于肺降，降则收令行也。而肺气之降，机在胃土，胃土上壅，肺无降路，收令失政，君相升泄，肺金被刑，营血不敛，故病鼻衄。而火炎金伤，不皆实热，多有中下湿寒，胃逆而火泻者。至于并无上热，而鼻衄时作，则全因土败而胃逆，未可清金而泻火也。外感伤寒之衄，亦非关火盛，缘寒伤营血，营郁而卫闭，卫气壅遏，蓄而莫容，逆循鼻窍，以泻积郁，卫气升发，故冲营血，而为衄证，衄则卫郁泻而表病解，原非火旺金刑之故也。

仙露汤

麦冬三钱　五味一钱　贝母二钱　半夏三钱　柏叶三钱　甘草二钱　芍药三钱　杏仁三钱

煎大半杯，温服。

衄血之证，火泄金刑，气伤血沸，宜

清金敛肺，以回逆流，而必并降胃气，降胃必用半夏。近世误以血证为阴虚，半夏性燥，不宜血家，非通人之论也。

若上热非盛，而衄证时作，则全因中下湿寒，当加干姜、茯苓温燥之药。若大衄之后，气泄阳亡，厥逆寒冷，宜加参、芪、姜、附，以续微阳，清润之药，切不可用。

吐　血

血敛于肺而降于胃，肺气能收，则鼻不衄，胃气善降，则口不吐，肺气莫收，经络之血，乃从鼻衄，胃气莫降，脏腑之血，因自口吐。而肺气之敛，亦因胃气之降，吐衄之证，总以降胃为主。

胃气不降，原于土湿，土湿之由，原于寒水之旺。水寒土湿，中气堙郁，血不流行，故凝瘀而紫黑，蓄积莫容，势必外脱。土郁而无下行之路，是以上自口出。凡呕吐瘀血，紫黑成块，皆土败阳虚，中下湿寒之证。瘀血去后，寒湿愈增，往往食减而不消，饮少而不化。一旦土崩而阳绝，则性命倾殒，故大吐瘀血之家，多至于死。

其血色红鲜者，则缘肺热，然始因上热，而究变中寒。以血藏于肝，而肝木生火，心火之热，即血中之温气所化，血去而血中之温气亡泄，是以大失血后，寒栗而战摇也。而其上热之时，推其中下，亦是湿寒。盖君相之火，随戊土下降，而归坎水，则上清而下暖。胃土不降，则君相升泄，非戊土之逆，而火何以升！非己土之湿，而胃何以逆！非癸水之寒，而土何以湿！胃逆火泄，升炎于上，而坎阳绝根，其肾水必寒，寒水泛滥，其脾土必湿，理自然也。

若夫零星咯吐，见于痰唾之中者，其证稍缓。以血去非多，则气泄有限，虽亦

中下寒湿，而一时不至困败。但一遭庸手，久服清润，败其中气，则亦归死亡耳。

血证是虚劳大病，半死半生，十仅救五。而唐后医书，皆滋阴泻火，今古雷同，百不救一，实可哀也。

灵雨汤

甘草二钱　人参二钱　茯苓三钱　半夏三钱　干姜三钱　柏叶三钱　丹皮三钱

煎大半杯，温服。

治大吐瘀血者。

吐血之证，中下湿寒，凝瘀上涌，用人参、甘草，补中培土，茯苓、干姜，去湿温寒，柏叶清金敛血，丹皮疏木行瘀，自是不易之法，尤当重用半夏，以降胃逆。

血本下行，肺胃既逆，血无下行之路，陈郁腐败，势必上涌。旧血既去，新血又瘀，逆行上窍，遂成熟路。再投清润之药，助其寒湿，中气败亡，速之死矣。若温中燥土，令其阳回湿去，复以半夏降逆，使胃气下行，瘀血既吐，鲜血自不再来。若下寒甚者，蜀椒、附子，亦当大用。

其零星咯吐，红鲜不凝，虽有上热，亦非实火。稍加麦冬、贝母，略清肺热，总以泻湿培土为主，不可过用苦寒也。

白茅汤

人参二钱　甘草二钱　茯苓三钱　半夏三钱　麦冬三钱，去心　茅根三钱　芍药三钱　五味子一钱

煎大半杯，温服。

治零星吐鲜血者。

血之零吐红鲜者，虽缘土湿胃逆，而肺家不无上热，泻湿降逆之中，自宜加清肺之药。

若相火极旺，则加黄芩而倍芍药。仲景三黄泻心汤，是治相火之极旺者，但此等颇少，未易轻用。若上热不敌下寒之剧，

当大温水土，清润诸法，切不可用也。

便　血

血生于脾，藏于肝，肝脾阳旺，血温而升，故不下泄，水寒土湿，脾陷土郁，风动而行疏泄之令，则后脱于大便。

阳气收敛，则土温而水暖，其脾湿而肾寒者，庚金之收令不行也。后世以为肠风，而用清润，脾阳愈败而愈陷，无有止期也。

其肝脾阳败，紫黑瘀腐，当补火燥土，以回残阳，暖血温肝，而升郁陷。若痔漏、脱肛之治，亦依此法通之。

桂枝黄土汤

甘草二钱　白术三钱　附子三钱　阿胶三钱　地黄三钱　黄芩二①钱　桂枝二钱　灶中黄土三钱

煎大半杯，温服。

便血之证，亦因水土寒湿，木郁风动之故。仲景黄土汤，术、甘、附子，培土温寒，胶、地、黄芩，清风泻火，相火。黄土燥湿扶脾，法莫善矣。此加桂枝，以达木郁，亦甚精密。

溺　血

水寒土湿，脾陷木郁，风动而行疏泄，谷道不收，则后泄于大肠，水道不敛，则前淋于小便。

阳气蛰藏，则土温而水暖，其脾湿而肾寒者，壬水之藏令不行也。水性蛰藏，木性疏泄，水欲藏而不能藏，是以流漓而不止，木欲泄而不能泄，是以梗涩而不利。缘木愈郁则愈欲泄，愈欲泄则愈郁，郁生下热，小便赤数，虽火盛之极，而实以脾肾之阳虚。

泻湿燥土，升木达郁，自是主法。寒者温之，热者清之，然热在乙木，不在脾土，在肝则宜清凉，至于脾家，但宜温燥，虽肝热极盛，不可泻其脾土也。

宁波汤

甘草二钱　桂枝三钱　芍药三钱　阿胶三钱　茯苓三钱　泽泻三钱　栀子三钱　髪灰三钱, 猪脂煎, 研

煎大半杯，温服。

溺血与便血同理，而木郁较甚，故梗涩痛楚。苓、泽、甘草，培土泻湿，桂枝、芍药，达木清风，阿胶、髪灰，滋肝行瘀，栀子利水泻热。膀胱之热。

若瘀血紫黑，累块坚阻，加丹皮、桃仁之类行之，此定法也。

---

① 二　原作"一"，系脱版之误，据闽本、蜀本、集成本改。

四圣心源卷五

昌邑黄元御坤载著

病不过内外感伤，而杂病之传变，百出不穷。感伤者，百病之纲，百病者，感伤之目，譬如水火①，源本则合，支派攸分，虽殊途而同归，实一致而百虑②。

先圣既往，此道绝传，博考方书，乖讹万状。纵身若松柏，未必后雕，况资如蒲柳，动辄零谢，申之以杂病之侵凌，益之以群工之毒药，真轻尘之栖弱草，朝露之落薤上矣。痛昔亲从凋亡，手足伤毁，荒草颓坟，烟笼雾锁，感念存殁，情何可言，作杂病解。

杂病解上

鼓胀根原

鼓胀者，中气之败也。肺主气，肾主水，人身中半以上为阳，是谓气分，中半以下为阴，是谓水分，气盛于上，水盛于下，阴阳之定位也。而气降则生水，水升则化气，阴阳互根，气水循环。究其转运之枢，全在中气，中气一败，则气不化水，而抑郁于下，是谓气鼓，水不化气，而泛溢于上，是为水胀。

《灵枢·营卫生会》：上焦如雾，中焦如沤，下焦如渎。上焦气盛，故如雾露之空濛，下焦水盛，故如川渎之注泻，而气水变化之原，出于中焦，中焦者，气水之交，气方升而水方降，水欲成气，气欲成水，气水未分，故其形如沤。

气之化水，由于肺胃，水之化气，由于肝脾。肺胃右降则阴生，故清凉而化水，气不化水者，肺胃之不降也，肝脾左升则阳生，故温暖而化气，水不化气者，肝脾之不升也。气不化水，则左陷于下，而为气鼓，水不化气，则右逆于上，而为水胀，而其根，总因土湿而阳败，湿土不运，则金木郁而升降窒故也。

气　鼓

气从上降，而推原其本，实自下升，坎中之阳，气之根也。气升于肝脾，肝脾左旋，温暖而化清阳，是气升于水分也，肝脾不升，阴分之气堙郁而下陷，故脐以下肿。木性善达，其发达而不郁者，水温土燥而阳升也，水寒土湿，脾阳下陷，肝木不达，抑遏而克脾土，肝脾郁迫而不升运，是以凝滞而为胀满。肝气不达，郁而生热，传于脾土，脾土受之，以其湿热，传于膀胱，五行之性，病则传其所胜，势固然也。土燥则木达而水清，土湿则气滞不能生水，木郁不能泄水，故水道不利，加之以热，故淋涩而黄赤。

脾土既陷，胃土必逆，脾陷则肝木下郁，胃逆则胆火上郁，其下热者，肝木之不升也，其上热者，胆火之不降也。病本则属湿寒，而病标则为湿热。宜泻湿而行郁，补脾阳而达木气，清利膀胱之郁热也。

---

① 火　原作"木"，形近之误，据集成本改。
② 百虑　"虑"，旅也；"旅"，众也。"百虑"，众多也。

桂枝姜砂汤

茯苓三钱　泽泻三钱　桂枝三钱　芍药三钱　甘草三钱，炙　砂仁一钱，炒，研　干姜三钱

煎大半杯，入砂仁，略煎，去渣，入西瓜浆一汤匙，温服。

膀胱湿热，小便红涩者，加栀子清之。

脾肺湿旺，化生郁浊，腐败胶黏，不得下行，宜用瓜蒂散，行其痰饮。在下则泻利而出，在上则呕吐而出，去其菀陈，然后调之。

续随子仁，最下痰饮，用白者十数粒，研碎，去油，服之痰水即下。

瓜蒂散

瓜蒂二十个，研　赤小豆三钱，研　香豉三钱，研

热水一杯，煮香豉，令浓，去渣，调二末，温服。取吐下为度。

病重人虚者，不可服此，当用葶苈散。

水　胀

水从下升，而推原其本，实自上降，离中之阴，水之根也。水降于肺胃，肺胃右转，清凉而化浊阴，是水降于气分也，肺胃不降，阳分之水淫泆而上逆，故脐以上肿。金性喜敛，其收敛而不郁者，阳明胃土之降也，土湿胃逆，肺无降路，阳分之水，不得下行，阴分之水，反得上泛，水入于肺，宗气隔碍，则为喘满，水入于经，卫气壅阻，则为肿胀。

水生于肺而统于肾，藏于膀胱而泄于肝，肾与膀胱之腑，相为表里。饮入于胃，脾阳蒸动，化为雾气，而上归于肺，肺金清肃，雾气洒扬，充灌于经络，熏泽于皮肤，氤氲郁霭，化为雨露，及乎中焦以下，则注集滂沛，势如江汉矣。膀胱

者，水之壑也，肺气化水，传于膀胱，肝气疏泄，水窍清通，是以肿胀不作。膀胱之窍，清则开而热则闭，《灵枢》：三焦者，入络膀胱，约下焦，实则闭癃，虚则遗溺。其虚而遗溺者，相火之下虚也，其实而闭癃者，非相火之下实也。以肾主蛰藏，肾气能藏，则相火秘固而膀胱清，肾气不藏，则相火泄露而膀胱热，相火蛰藏，膀胱清利，是谓之实，膀胱之热者，相火泄于肾脏而陷于膀胱也。

相火藏于肾水，原不泄露，其泄而不藏者，过在乙木。木性疏泄，疏泄之令畅，则但能泄水而不至泄火，水寒土湿，生气郁遏，疏泄之令不行，而愈欲疏泄，故相火不得秘藏，泄而不通，故水道不能清利。

相火之陷，其原在肝，肝气之陷，其原在脾。肝脾郁陷，合相火而生下热，传于己土，己土以其湿热传于膀胱，是以淋涩而赤黄也。

膀胱闭癃，水不归壑，故逆行于胸腹，浸淫于经络，而肿胀作焉。"水热穴论"：其本在肾，其标在肺，皆积水也，故水病下为胕肿大腹，上为喘呼不得卧者，标本俱病。

其本之在肾者，宜泻之于膀胱，其标之在肺者，宜泻之于汗孔，汗溺之行，总以燥土疏木为主。水病之作，虽在肺肾两脏，而土湿木郁，乃其根本也。

苓桂浮萍汤

茯苓三钱　泽泻三钱　半夏三钱　杏仁三钱　甘草二钱　浮萍三钱　桂枝三钱

煎大半杯，热服。覆衣，取汗。

中气虚，加人参，寒加干姜。肺热，加麦冬、贝母。

苓桂阿胶汤

茯苓三钱　泽泻三钱　甘草二钱　桂枝三钱　阿胶三钱

煎大半杯，热服。

小便不清，加西瓜浆，热加栀子。中虚加人参，寒加干姜。

乙木遏陷，疏泄不行，阳败土湿，不能制伏水邪，故病肿胀。泻湿燥土，疏木行水，是定法也。后世八味加减之方，地黄助脾之湿，附子益肝之热，肝脾未至极败，服之可效，肝脾病深则不效，而反益其害，最误人也。

气位于上，水位于下，气之在上，虽壅满郁遏，而不至于胀，惟下陷而不升，则病气鼓，水之在下，虽停瘀凝结，而弗至于肿，惟上逆而不降，则病水胀。肿在身半以上者，水胀也，胀在身半以下者，气鼓也，其一身俱至肿胀者，气病于下而水病于上也。气水交病，则气中亦有积水，水中不无滞气。总之，气不离水，水不离气，气滞则水凝，水积则气聚，气病于下者，其水道必不利，水病于上者，其气道必不通。仲景《金匮·水气》之法，腰以上肿，当发其汗，汗发则气通而水亦泄，腰以下肿，当利小便，便利则水行而气亦达矣。

噎膈根原

噎膈者，阳衰土湿，上下之窍俱闭也。脾阳左升，则下窍能开，胃阴右降，则上窍不闭，下窍开，故旧谷善出，上窍开，故新谷善纳，新旧递嬗①，出纳无阻，气化循环，所以无病。

其上下之开，全在中气，中气虚败，湿土湮塞，则肝脾遏陷，下窍闭涩而不出，肺胃冲逆，上窍梗阻而不纳，是故便结而溺癃，饮碍而食格也。缘气之为性，实则清空，虚则滞塞。胃主降浊，脾主升清，胃降则浊气下传，上窍清空而无碍，是以善纳，脾升则清气上行，下窍洞达而莫壅，是以善出。胃逆则肺金不降，浊气

郁塞而不纳，脾陷则肝木不升，清气涩结而不出。以阳衰土湿，中气不运，故脾陷而杜其下窍，胃逆而窒其上窍，升降之枢轴俱废，出纳之机缄②皆息也。

其糟粕之不出，全因脾陷而肝郁，而谷食之不纳，则不止胃逆而肺壅，兼有甲木之邪焉。甲木逆行，克贼戊土，土木抟结，肺无下行之路，雾气堙瘀，化生痰涎，胸膈滞塞，故食噎不下。肺津化痰，不能下润，水谷二窍，枯槁失滋，而乙木之疏泄莫遂，故便溺艰涩。总缘中气不治，所以升降反作，出纳无灵也。

苓桂半夏汤

茯苓三钱　泽泻三钱　甘草二钱　桂枝三钱　半夏三钱　干姜三钱　生姜三钱　芍药三钱

煎大半杯，温服。

噎病胸膈滞塞，雾气淫蒸，而化痰饮，上脘不开，加以痰涎胶黏，故食阻不下，法宜重用半夏，以降胃气。痰盛者，加茯苓、橘皮，行其瘀浊，生姜取汁，多用益善。痰饮极旺，用瓜蒂散，吐其宿痰，下其停饮，胸膈洗荡，腐败清空，则饮食渐下矣。

胸膈之痞，缘肺胃上逆，浊气不降，而其中全是少阳甲木之邪。盖胃逆则肺胆俱无降路，胆木盘结，不得下行，经气郁迫，是以胸胁痛楚，当以甘草缓其迫急，芍药泻其木邪，柴胡、鳖甲，散其结郁。若兼风木枯燥，则加阿胶、当归，滋木清风，其痛自差。

其大便燥结，粪粒坚硬，缘土湿胃逆，肺郁痰盛，不能化生津液，以滋大肠。大肠以阳明燥金之腑，枯槁失滋，自应艰涩。而阴凝气闭，下窍不开，重以饮

---

① 嬗（shàn 缮）　传也。

② 机缄　"机"，关也；"缄"，闭也。"机缄"，谓有主司关闭，事不得已。在此指出纳之机能。

食非多，消化不速，谷滓有限，未能充满胃肠[1]，顺行而下。盖以肝木郁陷，关窍堵塞，疏泄之令不行，是以便难。此宜以干姜、砂仁，温中破滞，益脾阳而开肠窍，以桂枝达木郁而行疏泄。干涩难下者，重用肉苁蓉，以滑肠窍，白蜜亦佳。木枯血燥，不能疏泄，加阿胶、当归，滋其风木。

其小便红涩，缘肺郁痰盛，不能生水，以渗膀胱，而土湿木郁，疏泄不行，故水道不利，此宜苓、泽、桂枝，泻湿疏木，以通前窍。甚者用猪苓汤加桂枝，猪、茯、滑、泽，泻湿燥土，桂枝、阿胶，疏木清风，水道自利。噎家痰多溲少，全是土湿，湿土莫运，肝不升达，是以溺癃，肺不降敛，是以痰盛，泻湿以苓、泽为主，佐以利肺疏肝之品，则痰消而溲长矣。

下窍闭塞，浊无泄路，痞郁胸膈，食自难下。下窍续开，胸膈浊气，渐有去路，上脘自开。再以疏利之品，去其胸中腐败，食无不下之理。而上下之开，总以温中燥土为主。土气温燥，胃不上逆，则肺降而噎开，脾不下陷，则肝升而便利矣。

庸工以为阴虚燥旺，用地黄、牛乳滋润之药。更可诛者，至用大黄，噎病之人，百不一生，尚可寿及一年者，若服汤药，则数月死矣。

医法失传，千古不得解人。能悟此理，则病去年增，不得死矣。

反 胃 根 原

反胃者，阳衰土湿，下脘不开也。饮食容纳，赖于胃阴之降，水谷消磨，藉乎脾阳之升，中气健旺，则胃降而善纳，脾升而善磨，水谷化消，关门洞启，精华之上奉者，清空无滞，是以痰涎不生，渣滓

之下达者，传送无阻，是以便溺不涩。

湿盛阳亏，中气虚败，戊土偏衰，则能消而不能受，己土偏弱，则能受而不能消。以阳含阴则性降，降则化阴而司受盛，故胃以阳土而主纳，阴含阳则气升，升则化阳而司消腐，故脾以阴土而主磨。阳性开，阴性闭，戊土善纳，则胃阳上盛而窍开，己土不磨，则脾阴下旺而窍闭。水谷善纳，上窍常开，所以能食，饮食不磨，下窍常闭，所以善吐。盖土性回运，气化无停，新故乘除，顷刻莫间，饮食不磨，势难久驻，下行无路，则逆而上涌，自然之理也。

其便结者，糟粕之传送无多也。隧窍闭涩，而渣滓有限，不能遽行，蓄积既久，而后破隘而下。下而又闭，闭而又下，零星断续，不相联属。及其迟日延时，传诸魄门，则粪粒坚硬，形如弹丸。缘大肠以燥金之腑，而肺津化痰，不能下润，故燥涩而艰难也。

仲景《金匮》，于反胃呕吐，垂大半夏之法，补中降逆，而润肠燥，反胃之圣方也。若与茯苓四逆合用，其效更神矣。

姜苓半夏汤

人参三钱　半夏三钱　干姜三钱　茯苓三钱　白蜜半杯

河水扬之二百四十遍，煎大半杯，入白蜜，温服。

反胃与噎膈同理，但上脘不闭耳。全以温中燥湿，降逆开结为主。土燥阳回，饮食消化，自然不吐。谷精下润，渣滓盛满，传送无阻，大便自易。

湿气渗泄，必由便溺，若肝气不能疏泄，加桂枝、阿胶，疏木清风。利水滑肠之法，依噎膈诸方，无有异也。

---

[1] 肠　原作"阳"，形近音近之误，据闽本、蜀本改。

消渴根原

消渴者，足厥阴之病也。厥阴风木与少阳相火，相为表里，风木之性，专欲疏泄，土湿脾陷，乙木遏抑，疏泄不遂，而强欲疏泄，则相火失其蛰藏。手少阳三焦以相火主令，足少阳胆从相火化气，手少阳陷于膀胱，故下病淋癃，足少阳逆于胸膈，故上病消渴，缘风火合邪，津血耗伤，是以燥渴也。

淋因肝脾之陷，消因胆胃之逆，脾陷而乙木不升，是以病淋，胃逆而甲木不降，是以病消。脾陷胃逆，二气不交，则消病于上而淋病于下。但是脾陷，则淋而不消，但是胃逆，则消而不淋。淋而不消者，水藏而木不能泄也，消而不淋者，木泄而水不能藏也。木不能泄，则肝气抑郁而生热，膀胱热涩，故溲便不通，水不能藏，则肾阳泄露而生寒，肾脏寒滑，故水泉不止。

肝木生于肾水而胎心火，火之热者，木之温气所化，木之温者，水之阳根所发。水主蛰藏，木主疏泄，木虚则遏抑子气于母家，故疏泄不行，而病淋涩，木旺则盗泄母气于子家，故蛰藏失政，而善溲溺。

《素问·气厥论》：心移热于肺，肺消，肺消者，饮一溲二，死不治。此上下俱寒，上寒则少饮，下寒则多溲。饮一溲二，是精溺之各半也，是以必死。《金匮》：男子消渴，小便反多，饮一斗，小便一斗。此下寒上热，下寒则善溲，上热则善饮。饮一溲一，是溺多而精少也，则犹可治。渴欲饮水，小便不利者，是消淋之兼病者也。

肾气丸

地黄二两八钱 山萸一两四钱 山药一两四钱 丹皮一两 茯苓一两 泽泻一两 桂枝三钱五分 附子三钱五分

炼蜜丸梧子大，酒下十五丸，日再服。不知，渐加。

《金匮》：消渴，饮一斗，小便一斗，上伤燥热，下病湿寒，燥热在肝肺之经，湿寒在脾肾之脏。肾气丸，茯苓、泽泻，泻湿燥土，地黄、丹、桂，清风疏木，附子温肾水之寒，薯蓣、山萸[①]，敛肾精之泄，消渴之神方也。

肝主疏泄，木愈郁而愈欲泄，泄而不通，则小便不利，泄而失藏，则水泉不止。肾气丸能缩小便之太过，亦利小便之不通，《金匮》：小便一斗者主之，小便不利者亦主之，以其泻湿而燥土，清风而疏木也。

猪苓汤

猪苓三钱 茯苓三钱 泽泻三钱 滑石三钱，研 阿胶三钱

煎大半杯，入阿胶，消化，温服。

治上消下淋者。

上渴而下淋者，土湿木郁，而生风燥。猪、茯[②]、滑、泽，泻湿燥土，阿胶滋木清风，解渴通淋之良法也。

若木郁不能疏泄，宜加桂枝，以达木气。若消淋兼作而发热脉浮者，是土湿木郁而感风邪，当以五苓发其汗也。

桂附苓乌汤

茯苓三钱 泽泻三钱 桂枝三钱 干姜三钱 附子三钱 龙骨三钱，煅，研 牡蛎三钱，煅，研 首乌三钱，蒸

煎大半杯，温服。

治饮一溲二者。

《素问》饮一溲二，水寒土湿，木气疏泄，宜苓、泽，泻湿燥土，姜、附，暖

---

① 山萸 原脱，诸本均同，据《金匮悬解·卷十一·消渴小便不利淋》释文"薯蓣、山萸，敛肝气而摄水"补。

② 茯 原作"苓"，据蜀本、集成本改。

水温中，桂枝、首乌，达木荣肝，龙骨、牡蛎，敛精摄溺①。病之初起，可以救药，久则不治。

颠狂根原

颠狂者，即惊悸之重病也。肝为木，其气风，其志怒，其声呼。心为火，其气热，其志喜，其声呼。肺为金，其气燥，其志悲，其声哭。肾为水，其气寒，其志恐，其声呻。脾为土，其气湿，其志忧，其声歌。气之方升而未升则怒，已升则为喜，气之方降而未降则悲，已降则为恐。盖陷于重渊之下，志意幽沦，是以恐作。方其半陷，则凄凉而为悲，悲者，恐之先机也。升于九天之上，神气畅达，是以喜生。方其半升，则拂郁而为怒，怒者，喜之未遂也。

凡人一脏之气偏盛，则一脏之志偏见，而一脏之声偏发。颠病者，安静而多悲恐，肺肾之气旺也，狂病者，躁动而多喜怒，肝心之气旺也。肺肾为阴，肝心为阳，二十难曰：重阴者颠，重阳者狂，正此义也。而金水之阴旺，则因于阳明之湿寒，木火之阳盛，则因于太阴之湿热。缘胃土右降，金水所从而下行，湿则不降，金水右滞而生寒，金旺则其志悲，水旺则其志恐也。脾土左升，木火所从而上行，湿则不升，木火左郁而生热，木旺则其志怒，火旺则其志喜也。湿寒动则寝食皆废，悲恐俱作，面目黄瘦，腿膝清凉，身静而神迷，便坚而溺涩，此皆金水之旺也。湿热动则眠食皆善，喜怒兼生，面目红肥，臂肘温暖，身动而神慧，便调而水利，此皆木火之旺也。

颠缘于阴旺，狂缘于阳旺。阴阳相判，本不同气，而颠者历时而小狂，狂者积日而微颠。阳胜则狂生，阴复则颠作，胜复相乘而颠狂迭见，此其阴阳之俱偏者也。

苓甘姜附龙骨汤

半夏三钱　甘草二钱　干姜三钱　附子三钱　茯苓三钱　麦冬三钱，去心　龙骨三钱　牡蛎三钱

煎大半杯，温服。

有痰者，加蜀漆。

治颠病悲恐失正者。

丹皮柴胡犀角汤

丹皮三钱　柴胡三钱　犀角一钱，研汁　生地三钱　芍药三钱　茯苓三钱　甘草二钱，炙

煎大半杯，温服。

有痰者，加蜀漆。

治狂病喜怒乖常者。

劳伤中气②，土湿木郁，则生惊悸。湿旺痰生，迷其神智，喜怒悲恐，缘情而发，动而失节，乃病颠狂。颠狂之家，必有停痰。痰者，颠狂之标，湿者，颠狂之本。颠起于惊，狂生于悸，拔本塞原之法不在痰。若宿痰胶固，以瓜蒂散上下涌泄，令脏腑上下清空，然后燥土泻湿，以拔其本。

痰饮根原

痰饮者，肺肾之病也，而根原于土湿，肺肾为痰饮之标，脾胃乃痰饮之本。盖肺主藏气，肺气清降则化水，肾主藏水，肾水温升则化气。阳衰土湿，则肺气壅滞，不能化水，肾水凝瘀，不能化气。气不化水，则郁蒸于上而为痰，水不化气，则停积于下而为饮。大凡阳虚土败，金水埋郁，无不有宿痰留饮之疾。

清道堵塞，肺气不布，由是壅嗽发

---

① 溺　原作"弱"，形近之误，据闽本、蜀本、集成本改。

② 气　原作"风"，据蜀本、集成本改。

喘，息短胸盛①，眠食非旧，喜怒乖常。盖痰饮伏留，腐败壅阻，碍气血环周之路，格精神交济之关，诸病皆起，变化无恒，随其本气所亏而发，而总由脾阳之败。缘足太阴脾以湿土主令，手太阴肺从湿土化气，湿旺脾亏，水谷消迟，脾肺之气，郁而不宣，淫生痰涎。岁月增加，久而一身精气尽化败浊，微阳绝根，则人死矣。

高年之人，平素阳虚，一旦昏愦痰鸣，垂头闭目，二三日即死。此阳气败脱，痰证之无医者也。其余百病，未至于此。

悉宜燥土泻湿，绝其淫泆生化之源，去其瘀塞停滞之物，使之精气播宣，津液流畅，乃可扶衰起危，长生不老耳。

姜苓半夏汤

茯苓三钱　泽泻三钱　甘草二钱　半夏三钱　橘皮三钱　生姜三钱

煎大半杯，温服。

百病之生，悉由土湿，是以多有痰证，而鼓胀、噎膈、虚劳、吐衄、嗽喘、惊悸之家更甚。原因土湿阳虚，气滞津凝。法宜燥土泻湿，利气行郁，小半夏加茯苓、橘皮，是定法也。

在上之痰，半成湿热，在下之饮，纯属湿寒，上下殊方，温清异制，大要以温燥水土为主。上热者，加知母、石膏。下寒者，佐干姜、附子。痰之陈宿缠绵，胶固难行者，加枳实开之。饮之停瘀脏腑者，上在胸膈，用十枣汤，泻其气分，下在脐腹，用猪苓汤，泻于水道。流溢经络者，用五苓散，泻之汗孔。上脘之痰，可从吐出，中脘之痰，可从便下，若经络之饮，非使之化气成津，泻于汗尿，别无去路也。一切痰饮，用瓜蒂散吐之，功效最捷。续随子仁，驱逐痰饮，亦良物也。

咳嗽根原

咳嗽者，肺胃之病也。胃土右转，肺金顺下，雾气降洒，津液流通，是以无痰，呼吸安静，上下无阻，是以不嗽。胃土上逆，肺无降路，雾气堙塞，故痰涎淫生，呼吸壅碍，则咳嗽发作。其多作于秋冬者，风寒外闭，里气愈郁故也。

而胃之所以不降，全缘阳明之阳虚。太阴以己土而生湿，阳明从庚金而化燥，燥敌其湿，则胃降而脾升，湿夺其燥，则脾陷而胃逆，以燥为阳而湿为阴，阳性运而阴性滞，理自然也。

《素问·咳论》：其寒饮食入胃，从肺脉上至于肺则肺寒，肺寒则外内合邪，因而客之，则为肺咳。是咳嗽之证，因于胃逆而肺寒，故仲景治咳，必用干姜、细辛。

其燥热为嗽者，金燥而火炎也。手阳明以燥金主令，燥气旺则手太阴化气于庚金而不化气于湿土，一当胃逆胆升，刑以相火，则壅嗽生焉。然上虽燥热，而下则依旧湿寒也。盖肺胃顺降，则相火蛰藏而下温，肺胃逆升，则相火浮动而上热，上热则下寒，以其火升而不降也。缘足太阴之湿盛，则辛金从令而化湿，是生湿嗽，手阳明之燥盛，则戊土从令而化燥，是生燥咳，燥则上热，湿则下寒。究之湿为本而燥为标，寒为原而热为委，悟先圣咳嗽之义，自得之矣。

姜苓五味细辛汤

茯苓三钱　甘草二钱　干姜三钱　半夏三钱　细辛三钱　五味一钱,研

煎大半杯，温服。

咳证缘土湿胃逆，肺金不降，气滞痰生，窍隧阻碍，呼吸不得顺布。稍感风

————
① 盛　满也。

寒，闭其皮毛，肺气愈郁，咳嗽必作。其肺家或有上热，而非脾肾湿寒，不成此病。岐伯之论，仲景之法，不可易也。

其甚者，则为齁喘，可加橘皮、杏仁，以利肺气。若肺郁生热，加麦冬、石膏，清其心肺。若胆火刑金，加芍药、贝母，以清胆肺。劳嗽吐血，加柏叶，以敛肺气。若感冒风寒，嚏喷流涕，头痛恶寒，加生姜、苏叶，以解表邪。

肺痈根原

肺痈者，湿热之郁蒸也。阳衰土湿，肺胃不降，气滞痰生，胸膈瘀塞，湿郁为热，淫泆熏蒸，浊瘀臭败，腐而为脓。始萌尚可救药，脓成肺败则死。此缘湿旺肺郁，风闭皮毛，卫气收敛，营郁为热，热邪内闭，蒸其痰涎，而化痈脓故也。

盖风中于表，则腠理疏泄而汗出，热蒸于里，则经阳遏闭而恶寒。卫阳外敛，呼气有出而不入，营阴内遏，吸气有入而不出，营卫不交，风热兼作，风邪外伤其皮毛。

皮毛者，肺之合也。湿土郁满，肺气不降，而风袭皮毛，泄其卫气。卫气愈泄而愈敛，皮毛始开而终闭，肺气壅塞，内外不得泄路，痞闷喘促，痰嗽弥增，口干咽燥，而不作渴。少饮汤水，则津液沸腾，多吐浊沫。热邪内伤其津血，津血与痰涎郁蒸，腐化脓秽，吐如米粥。久而肺脏溃烂，是以死也。

病生肺部，而根原于胃逆，其胸膈之痛，则是胆木之邪。以胃土不降，肺胆俱无下行之路，胆以甲木而化相火，甲木克戊土，则膈上作疼，相火刑辛金，则胸中生热。是宜并治其标本也。

苏叶橘甘桔汤

苏叶三钱　甘草二钱　桔梗三钱　杏仁三钱　茯苓三钱　贝母三钱　橘皮三钱　生姜三钱

煎大半杯，温服。

胃逆胸满重，加半夏。

肺痈，胸膈湿热，郁蒸痰涎，而化痈脓。痰盛宜逐，脓成当泻，胶痰堵塞，以甘遂、葶苈之属驱之，脓血腐瘀，以丹皮、桃仁之类排之。

剧者用仲景二白散，吐下脓秽，以救脏真，胜于养痈遗害者也。

二白散

桔梗三分　贝母三分　巴豆一分，去皮，炒，研如脂

为末，饮服半钱匕，虚者减之。

脓在膈上则吐，在膈下则泄。下多，饮冷水一杯，则止。

葶苈大枣泻肺汤

葶苈炒黄，研，弹子大　大枣十二枚

水三杯，煮枣，取二杯，去枣，入葶苈，煮取一杯，顿服。

脓未成则痰下，脓已成则脓下。

四圣心源卷六

昌邑黄元御坤载著

杂病解中

腹痛根原

腹痛者，土湿而木贼之也。乙木升于己土，甲木降于戊土，肝脾左旋，胆胃右转，土气回运而木气条达，故不痛也，水寒土湿，脾气陷而胃气逆，肝胆郁遏，是以痛作。

盖乙木上升，是为枝叶，甲木下降，是为根本，脾陷则乙木之枝叶不能上发，横塞地下，而克己土，故痛在少腹，胃逆则甲木之根本不能下培，盘郁地上，而克戊土，故痛在心胸。肝胆之经，旁循胁肋，左右并行，而三阳之病，则外归于经，三阴之病，则内归于脏，以阴盛于内而阳盛于外，故痛在脏腑者，厥阴之邪，痛在胁肋者，少阳之邪也。至于中气颓败，木邪内侵，则不上不下，非左非右，而痛在当脐，更为剧也。

此其中间，有木郁而生风热者。肝以风木主令，胆从相火化气，下痛者，风多而热少，上痛者，热多而风少，而究其根原，总属湿寒。

若有水谷停瘀，当以温药下之，仲景大黄附子汤，最善之制也。若宿物留滞，而生郁热，则厚朴七物汤，是良法也。如其瘀血堙塞，气道梗阻，而生痛者，则以破结行瘀之品利之，桂枝茯苓丸、下瘀血汤，酌其寒热而选用焉。若无宿物，法宜培土疏木、温寒去湿之剂，大建中、附子粳米、乌头石脂三方，实诸痛证之准绳也。

姜苓桂枝汤

桂枝三钱　芍药三钱　甘草二钱　茯苓三钱　干姜三钱

煎大半杯，温服。

治脾肝下陷，痛在少腹者。

柴胡桂枝鳖甲汤

柴胡三钱　鳖甲三钱，醋炙　甘草二钱　桂枝三钱　半夏三钱　芍药三钱　茯苓三钱

煎大半杯，温服。

治胃胆上逆，痛在心胸者。

胃寒，加干姜、川椒、附子。

凡心腹疼痛，率因水寒土湿，木气郁冲所致。心腹痛剧欲死，四肢冰冷，唇口指甲青白者，宜姜、椒、附、桂，驱寒邪而达木郁，必重用苓、甘，泻湿培土，而缓其迫急，其痛自止。肝以风木主令，胆从相火化气，其间木郁风动，火郁热发，亦往往而有，而推其脾肾，无不湿寒之理，即有风热兼作，用芍药、柴、苓[①]，以泻肝胆，而脾肾之药，必宜温燥，此定法也。

肝主藏血，风动血耗，乙木枯槁，生意不遂，郁怒而贼脾土，则生疼痛。若血枯木燥，宜芍药、阿胶、归、地、首乌之类，以滋风木。木荣风退，即当减去，不

可肆用，以败土气。

血郁痛作，或内在脏腑，或外在经络，其证肌肤甲错，两目黯黑，多怒而善忘。以肝窍于目，主藏血而华色，血瘀不能外华，故皮肤粗涩而黑黯也。宜用丹皮、桃仁，破其瘀血。若癥结难开，加䗪虫、虻虫之类行之。寻常血瘀，五灵脂、山羊血，功力亦良。

饮食停滞，土困木郁，以致作痛，用仲景温下之法，大黄、姜、附，泻其食水。剧者，少加巴霜一二厘，扩清陈宿，功效最捷。一切宿物壅阻，并宜此法。

腰 痛 根 原

腰痛者，水寒而木郁也。木生于水，水暖木荣，生发[①]而不郁塞，所以不痛，肾居脊骨七节之中，正在腰间，水寒不能生木，木陷于水，结塞盘郁，是以痛作。木者，水中之生意，水泉温暖，生意升腾，发于东方，是以木气根荄下萌，正须温养，忽而水结冰澌，根本失荣，生气抑遏，则病腰痛。

腰者，水之所在，腹者，土之所居，土湿而木气不达，则痛在于腹，水寒而木气不生，则痛在于腰。然腰虽水位，而木郁作痛之原，则必兼土病。盖土居水火之中，火旺则土燥，水旺则土湿，太阴脾土之湿，水气之所移也。土燥则木达而阳升，土湿则木郁而阳陷，癸水既寒，脾土必湿，湿旺木郁，肝气必陷，陷而不已，坠于重渊，故腰痛作也。

色过而腰痛者，精亡而气泄也。精，阴也，而阴中之气，是谓阳根。纵欲伤精，阳根败泄，变温泉而为寒冷之渊，化火井而成冰雪之窟，此木枯土败之原，疼痛所由来也。缘阴阳生长之理，本自循环，木固生火，而火亦生木。少阴之火，升于九天之上者，木之子也，少阳之火，

降于九地之下者，木之母也。其生于水者，实生于水中之火。水中之阳，四象之根也，《难经》所谓肾间动气，生气之原也。

桂枝姜附阿胶汤

茯苓三钱　桂枝三钱　甘草二钱　干姜三钱　附子三钱　阿胶三钱，炒，研

煎大半杯，温服。

奔 豚 根 原

奔豚者，肾家之积也。平人君火上升而相火下蛰，火分君相，其实同气，君相皆蛰，则肾水不寒。火之下蛰，实赖土气，胃气右降，金水收藏，则二火沉潜，而不飞扬。土败胃逆，二火不降，寒水渐冱，阴气凝聚，久而坚实牢硬，结于少腹，是谓奔豚，《难经》：肾之积，曰奔豚是也。

水邪既聚，逢郁则发，奔腾逆上，势如惊豚，腹胁心胸诸病皆作，气冲咽喉，七窍火发，危困欲死，不可支也。及其气衰而还，诸证乃止。病势之凶，无如此甚。

然积则水邪而发则木气。其未发也，心下先悸，至其将发，则脐下悸作。以水寒木郁，则生振摇，枝叶不宁，则悸在心下，根本不安，则悸在脐间，脐上悸生者，是风木根摇，故发奔豚。

仲景"霍乱"：若脐上筑者，肾气动也。肾气者，风木摇撼之根，而论其发作，实是木邪。木邪一发，寒水上凌，木则克土，而水则刑火，火土双败，正气贼伤，此奔豚所以危剧也。

悸者，风木之郁冲，惊者，相火之浮宕。火不胜水，五行之常，所恃者，子土

---

① 生发　原作"发生"，据闽本、集成本、下文"生意升腾，发于东方"乙转。

温燥，制伏阴邪，培植阳根，蛰于坎府，根本不拔，则胆壮而神谧。土湿阳衰，不能降蛰相火，阳根泄露，飘越无依，寒水下凝，阴邪无制，巨寇在侧，而身临败地，故动惕慌悬，迄无宁宇。凡惊悸一生，即为奔豚欲发之兆，不可忽也。

茯苓桂枝甘草大枣汤

茯苓一两　桂枝四钱　甘草二钱　大枣十五枚

甘澜水四杯，先煎茯苓，减二杯，入诸药，煎大半杯，温服，日三剂。

作甘澜水法：大盆置水，以勺扬之千百遍，令水珠散乱，千颗相逐，乃取用之。

治汗后亡阳，脐下悸动，奔豚欲作者。

桂枝加桂汤

桂枝五钱　芍药三钱　甘草二钱　生姜三钱　大枣四枚

煎大半杯，温服。

治奔豚方作，气从少腹上冲心部者。

奔豚汤

甘草二钱　半夏四钱　芍药二钱　当归二钱　黄芩二钱　生姜四钱　芎䓖①三钱　生葛五钱　甘李根白皮三钱

煎大半杯，温服。

治奔豚盛作，气上冲胸，头疼腹痛，往来寒热者。

奔豚之生，相火升泄，肾水下寒，不能生木。风木郁冲，相火愈逆，故七窍皆热。少阳经气，被阴邪郁迫，故有往来寒热之证。芎、归，疏肝而滋风木，芩、芍，泻胆而清相火，奔豚既发，风热上隆，法应先清其上。

龙珠膏

川椒五钱　附子五钱　乌头五钱　巴豆三钱，研，去油　桂枝五钱　茯苓八钱　牡蛎五钱　鳖甲五钱

芝麻油、黄丹熬膏，加麝香、阿魏，研细，布摊，贴病块。

奔豚已结，气块坚硬，本属寒积，但阴邪已盛，稍服附子温下，寒邪不伏，奔豚必发，以邪深药微，非附子之过也。不治，则半年一载之间，必至殒命。此宜温燥脾胃，去其中焦湿寒，土燥阳回，力能制水，然后以此膏贴之，寒消块化，悉从大便而出，滑白黏联，状如凝脂浊瘀后泄，少腹松软。重用附子暖水，然后乃受。

瘕疝根原

瘕疝者，肾肝之积也。木生于水，水之为性，得阳和而冰泮，遭阴肃而冻合，冰泮则木荣，冻合则木枯。肾水渐寒，木气郁遏，臃②肿结硬，根于少腹，而盘于阴丸，是谓寒疝。

水凝则结，而为内寒，木郁则发，而为外热，内寒盛则牢坚而不出，外热作则奔突而不入，大小无常，动止莫测。病发则痛楚欲死，性命攸关，非细故也。

此肾肝之邪，而实原于任脉。《素问·骨空论》：任脉为病，男子内结七疝，女子带下瘕聚。任者，诸阴之统任，少阴厥阴之气，总原于任脉。肾中阳秘，则冰消冻释，任中无固结之邪，肾中阳泄，水寒木郁，阴气凝滞，乃成疝瘕带下之疾。肾性蛰藏，肝性疏泄，水气旺则结而为疝瘕，木气旺则流而为带下，无二理也。任为阴而督为阳，男则督旺，女则任旺，故男子之疝气犹少，而女子之瘕带最多。

法宜温水木之寒，散肾肝之结，结寒温散，瘕疝自消。仲景大乌头煎、乌头桂枝二方，乃此病之良法也。

------

① 䓖　原作"穷"，音同形近之误，据闽本、集成本改。

② 臃　原作"拥"，音近之误，据文义改。

肾囊偏坠者，谓之癫疝，是肝木之郁陷，臃肿硬大，常出而不入者。其时时上下者，谓之狐疝，言如狐狸之出没无常也。

茱萸泽泻乌头桂枝汤

吴茱萸三钱，炮　泽泻三钱　乌头三钱，炮　桂枝三钱　芍药三钱　甘草二钱　生姜三钱　大枣四枚

煎大半杯，温服。

仲景乌头桂枝汤，用乌头汤[1] 一杯，桂枝汤半杯，合煎，取一杯，分五服。不知，再服。其知者，如醉状。得吐为中病。今加茱萸、泽泻，去其寒湿，以绝疝瘕之根。

其臃肿偏坠者，用此药汤热洗之，或用药末，盛袋[2] 中，热熨之，日作数次，令其囊消而止。

其狐疝之偏有大小，时时上下者，仲景用蜘蛛散，亦良。

蜘蛛散

蜘蛛十四枚，炒焦　桂枝五分

研末，取八分一匕，饮和，日再服。蜜丸亦可。

积 聚 根 原

积聚者，气血之凝瘀也。血积为癥，气积为瘕。《金匮》：妇人宿有癥病，经断未及三月，而得漏下不止，胎动在脐上者，此为癥痼害，所以血不止者，其癥不去故也。缘瘀血癥聚，不在子宫，三月胎长，与癥痼相碍，故血阻而下，是癥病之为血也。《伤寒》：阳明病，若中寒，不能食，小便不利，手足濈然汗出，此欲作痼瘕，必大便初硬后溏，所以然者，以胃中冷，水谷不别故也。缘寒气凝结，水谷不消，则大便泄利，《难经》谓之大瘕泄，是瘕病之为气也。

癥瘕之病，多见寒热，以气血积聚，阳不外达，故内郁而[3] 发热，阴不内敛，故外束而恶寒。气统于肺，血藏于肝，气聚者，多下寒，血积者，多上热。盖离阴右降，而化金水，及其成水，而又抱阳气，故下焦不寒，气聚则金水失其收藏，阳不下蛰，是以寒生，坎阳左升，而化木火，及其成火，而又含阴精，故上焦不热，血积则木火失其生长，阴不上根，是以热作。

血性温暖而左升，至右降于金水，则化而为清凉，血之左积者，木之不温也，血之右积者，金之不凉也。气性清凉而右降，至左升于木火，则化而为温暖，气之右聚者，金之不清也，气之左聚者，木之不暖也。而溯其原本，总原于土，己土不升，则木陷而血积，戊土不降，则金逆而气聚，中气健运而金木旋转，积聚不生，癥瘕弗病也。

化坚丸

甘草二两　丹皮三两　橘皮三两　桃仁三两　杏仁三两　桂枝三两

炼蜜、陈醋丸酸枣大，米饮下三五丸，日二次。

若癥瘕结硬难消，须用破坚化癖之品。内寒加巴豆、川椒。内热加芒硝、大黄。

积聚之病，不过气血，左积者，血多而气少，加鳖甲、牡蛎，右聚者，气多而血少，加枳实、厚朴。总之，气不得血则不行，血不得气则不运，气聚者，血无有不积，血积者，气无有不聚，但有微甚之分耳。其内在脏腑者，可以丸愈，外在经络者，以膏药消之。

化坚膏

---

① 乌头汤　诸本均同，指《金匮》大乌头煎。

② 袋　原作"带"，音同之误，据集成本改。

③ 而　原脱，诸本均同，据下文"外束而恶寒"补。

归尾四钱　鳖甲八钱　巴豆四钱,研　黄连四钱　三棱四钱　莪术四钱　山甲一两二钱　筋余一钱。以上八味,用芝麻油一斤,净丹八两,熬膏　硼砂四两　硇砂四两　阿魏六钱,炒,研　麝香二钱　人参四钱　三七四钱　山羊血四钱　肉桂四钱。以上八味,研细,入膏。

火化,搅匀,稍冷,倾入水盆,浸二三日,罐收,狗皮摊。皮硝水热洗皮肤,令透,拭干,生姜(切)擦数十次,贴膏。一切癖块积聚,轻者一贴,重者两贴,全消。渐贴渐小,膏渐离皮,未消之处,则膏黏不脱。

忌一切发病诸物,惟猪、犬、鸭、凫、有鳞河鱼、菘、韭、米、面不忌。其余海味、鸡、羊、黄瓜,凡有宿根之物,皆忌。若无鳞鱼、天鹅肉、母猪、荞麦、马齿苋,则忌之终身。犯之,病根立发。若癖块重发,则不可救矣。

蛔虫根原

蛔虫者,厥阴肝木之病也。木郁则蠹生,肝郁则虫化。木以水为母而火为子,乙木升于己土,胎于癸水,而生君火,水升而化清阳,是以火不上热,甲木降于戊土,胎于壬水,而生相火,火降而化浊阴,是以水不下寒。肝升而胆降,火清而水暖,木气温畅,故蠹蛔不生,以其土运而木荣也。土湿脾陷,不能荣达肝木,子母分离,寒热不交。木以水火中气,堕于湿土,不得上下调济,由是寒热相逼,温气中郁,生意盘塞,腐蠹朽烂,而蛔虫生焉。

凡物湿而得温,覆盖不发,则郁蒸而虫化,或热或寒,不能生也。故虫不生于寒冰热火之中,而独生于湿木者,以木得五行之温气也。温气中郁,下寒上热,故仲景乌梅丸方,连、柏与姜、附并用,所以清子气之上热,温母气之下寒也。不去

中下之湿寒,而但事杀蛔,土败木枯,则蛔愈杀而生愈繁,此当温燥水土,以畅肝木,则蛔虫扫迹而去矣。医书杀虫之方,百试不效者也。

乌苓丸

乌梅百枚,米蒸,捣膏　人参二两　桂枝二两　干姜二两　附子二两　川椒二两,去目,炒　当归二两　茯苓三两

炼蜜同乌梅膏丸梧子大,每服三十丸,日二次。

若虫积繁盛者,加大黄二两、巴霜二钱,下尽为佳。

蛔虫生化,原于土湿木郁,法以燥土疏木为主。线白虫证,是肝木陷于大肠,木郁不达,是以肛门作痒。虫生大肠之位,从庚金化形,故其色白。而木陷之根,总由土湿,当于燥土疏木之中,重用杏仁、橘皮,以泻大肠滞气,佐以升麻,升提手阳明经之坠陷也。

便坚根原

便坚者,手足阳明之病也。手阳明以燥金主令,足阳明从燥金化气,故手足阳明,其气皆燥。然手阳明,燥金也,戊土从令而化燥,足太阴,湿土也,辛金从令而化湿,土湿者能化戊土而为湿,不能变庚金之燥,金燥者能化辛金而为燥,不能变己土之湿,以从令者易化,而主令者难变。故伤寒阳明之便结,肠胃之燥者也,反胃噎膈之便结,胃湿而肠燥者也,伤寒阳明之便结,肠胃之热燥者也,反胃噎膈之便结,胃之寒湿而肠之寒燥者也。

以阳主开,阴主阖,阳盛则隧窍开通而便坚,阴盛则关门闭涩而便结,凡粪若羊矢者,皆阴盛而肠结,非关火旺也。盖肾司二便,而传送之职,则在庚金,疏泄之权,则在乙木,阴盛土湿,乙木郁陷,传送之窍既塞,疏泄之令不行,大肠以燥

金之腑，闭涩不开，是以糟粕零下而不黏联，道路梗阻而不滑利，积日延久，约而为丸。其色黑而不黄者，水气旺而土气衰也。此证仲景谓之脾约，脾约者，阳衰湿盛，脾气郁结，不能腐化水谷，使渣滓顺下于大肠也，误用清润之剂，脾阳愈败，则祸变生矣。

阿胶麻仁汤

生地三钱　当归三钱　阿胶三钱，研麻仁三钱，研

煎一杯，去渣，入阿胶，火化，温服。

治阳盛土燥，大便坚硬者。

结甚，加白蜜半杯。胃热，加芒硝、大黄。精液枯槁，加天冬、龟胶。

肉苁蓉汤

肉苁蓉三钱　麻仁三钱　茯苓三钱　半夏三钱　甘草二钱　桂枝三钱

煎一杯，温服。

治阳衰土湿，粪如羊矢者。

凡内伤杂病，粪若羊矢，结涩难下，甚或半月一行，虽系肝与大肠之燥，而根缘土湿。以脾不消磨，谷精埋郁，而化痰涎，肝肠失滋，郁陷而生风燥故也。法宜肉苁蓉滋肝润肠，以滑大便。一切硝、黄、归、地、阿胶、龟板、天冬之类，寒胃滑肠，切不可用。

泄利根原

泄利者，肝脾之下陷也。谷入于胃，脾阳升磨，精华归于五脏，而化气血，糟粕传于大肠，而为大便。水入于胃，脾阳消克，化为雾气，上归于肺，肺气降洒，化而为水，注于膀胱，而为小便。水入膀胱，而不入大肠，而后糟粕之后传者，不至于滑泄。水之消化，较难于谷，阳衰土湿，脾阳陷败，不能蒸水化气，则水谷混合，下趋二肠，而为泄利。

谷贮于大肠，水渗于膀胱，而其疏泄之权，则在于肝。今水入二肠，而不入膀胱，则乙木疏泄之令，不行于膀胱而行于大肠，是以泄而不藏也。盖木生于水而长于土，水寒则生气不旺，而湿土郁陷，又复遏其发育之机，生长之意不遂，怒而生风，愈欲疏泄。膀胱空虚，既无可泄之物，大肠盈满，水谷停积，故乙木后泄，而为下利。缘木气抑遏，郁极而发，为湿土所限，不能上达，势必下行，行则水谷摧注而下故也。其发之过激，冲突脏腑，则生疼痛。奔冲抵触，而不得上达，盘郁结塞，则生胀满。其一切诸证，皆缘土败而木贼也。

苓蔻人参汤

人参二钱　甘草二钱　白术三钱　干姜三钱　茯苓三钱　肉蔻一钱，煨，研　桂枝三钱

煎大半杯，温服。

大便寒滑不收，小便热涩不利，加石脂以固大肠，粳米以通水道。

泄利缘肠胃寒滑，法以仲景理中为主，而加茯苓燥土，肉蔻敛肠，桂枝疏木，泄利自止。若滑泄不禁，则用桃花汤，干姜温其湿寒，石脂固其滑脱，粳米益其中气而通水道，无有不愈也。

泄利之原，率因脾肾寒湿，法宜温燥。间有木郁而生风热者，投以温燥，泄利愈加。然乙木虽为风热，而己土则是湿寒，宜清润其肝而温燥其脾。仲景乌梅丸方，连、柏与椒、姜、桂、附并用，治蛔厥而兼久利，最善之方也。

《伤寒》：太阳与少阳合病，自下利者，与黄芩汤。若呕者，与黄芩半夏生姜汤。以少阳甲木从相火化气，其经本随阳明下降，甲木不降，上逆而克戊土，戊土壅遏，水谷盛满莫容，于是吐利皆作，胆胃郁迫，相火升炎，而生燥热，此黄芩汤

证也。《伤寒》：厥阴之为病，消渴，气上冲心，心中疼热，饥而不欲食，食则吐蚘，下之利不止。缘厥阴之经，木郁风动，津液耗损，故见消渴，风木郁冲，故心中疼热，下泄脾阳，乙木愈郁，己土被贼，故下利不止，此乌梅丸证也。少阳之利，但有上热，故第[①]用芩、芍，以清胆火，厥阴之利，兼有下寒，故以连、柏清上，而并以姜、附温下。此虽伤寒之病，而亦杂证所时有，凡泄利之不受温燥者，皆此证也。杂证湿寒者多，燥热者少，千百之中，偶尔见之，不得与伤寒少阳之利同法治也。

泄利之家，肝脾下陷，则肺胃必上逆。胃逆不能降摄甲木，肺逆不能收敛相火，相火上炎，多生上热。久泄不已，相火郁升，往往喉舌生疮，疮愈则利作，利止则疮发。口疮者，胆胃之逆甚，下利者，肝脾之陷剧也，迭为盛衰，累年不愈。是宜温燥水土，驱其湿寒，下利既瘳，口疮亦平。庸工见其口疮，而清上热，则脾阳益泄，利愈加而疮愈增矣。

痢疾根原

痢疾者，庚金乙木之郁陷也。金主气而木主血，金生于土，木生于水，水温土燥，则金融而气调，木荣而血畅，水寒土湿，不能升庚金而达乙木，则金木俱陷。

魄门者，肾之所司，而阳明燥金之腑也。金性敛而木性泄，其出而不至于遗矢者，庚金敛之也，其藏而不至于闭结者，乙木泄之[②]也。湿土与金木俱陷，则金愈郁而愈欲敛，木愈郁而愈欲泄，金愈欲敛，故气滞而不通，木愈欲泄，故血脱而不藏。

木气疏泄，而金强敛之，隧路梗阻，传送艰难，是以便数而不利。金气凝涩，而木强泄之，滞气缠绵，逼迫而下，血液

脂膏，剥蚀摧伤，是以肠胃痛切，脓血不止。其滑白而晶莹者，金色之下泄，其后重而腥秽者，金气之脱陷也。久而膏血伤残，脏腑溃败，则绝命而死矣。

此其病湿寒为本，而湿热为标。病在少阴，则始终皆寒，病在厥阴，则中变为热，故仲景于少阴脓血用桃花汤，于厥阴下重用白头翁汤。缘水病则生寒，木病则生热，而寒热之原，总归于太阴之湿。盖土湿而水侮之，则郁而为湿寒，土湿而木克之，则郁而为湿热之故也。

桂枝苁蓉汤

甘草二钱　桂枝三钱　芍药三钱　丹皮三钱　茯苓三钱　泽泻三钱　橘皮三钱　肉苁蓉三钱

煎大半杯，温服。

湿寒，加干姜。湿热，加黄芩。后重，加升麻。

痢家肝脾湿陷，脂血郁腐，法当燥湿疏木，而以苁蓉滋肝滑肠，尽行腐瘀为善。若结涩难下，须用重剂苁蓉，荡[③]涤陈宿，使滞开痢止，然后调其肝脾。其脾肾寒湿，则用桃花汤，温燥己土。其木郁生热，则用白头翁，凉泻肝脾，湿热自当应药而瘳也。

淋沥根原

淋沥者，乙木之陷于壬水也。膀胱为太阳寒水之腑，少阳相火随太阳而下行，络膀胱而约下焦，实则闭癃，虚是遗溺。相火在下，逢水则藏，遇木则泄，癸水藏之，故泄而不至于遗溺，乙木泄之，故藏而不至于闭癃，此水道所以调也。

水之能藏，赖戊土之降，降则气聚

---

① 第　但也。
② 泄　原作"之泄"，据闽本、蜀本、集成本、上文"敛之"乙转。
③ 荡　原作"汤"，形近音近之误，据闽本改。

也，木之能泄，赖己土之升，升则气达也。胃逆而水不能藏，是以遗溺，脾陷而木不能泄，是以闭癃。淋者，藏不能藏，既病遗溺，泄不能泄，又苦闭癃。

水欲藏而木泄之，故频数而不收，木欲泄而水藏之，故梗涩而不利。木欲泄而不能泄，则溲溺不通，水欲藏而不能藏，则精血不秘。缘木不能泄，生气幽郁而为热，溲溺所以结涩，水不能藏，阳根泄露而生寒，精血所以流溢。

而其寒热之机，悉由于太阴之湿，湿则土陷而木遏，疏泄不行，淋痢皆作。淋痢一理，悉由木陷，乙木后郁于谷道则为痢，前郁于水腑则为淋。其法总宜燥土疏木，土燥而木达，则疏泄之令畅矣。

桂枝苓泽汤

茯苓三钱　泽泻三钱　甘草三钱，生
桂枝三钱　芍药三钱

煎大半杯，热服。

肝燥发渴，加阿胶。

脾为湿土，凡病则湿，肝为风木，凡病则燥，淋家土湿脾陷，抑遏乙木发生之气，疏泄不畅，故病淋涩，木郁风动，津液耗损，必生消渴。其脾土全是湿邪，而其肝木则属风燥。血藏于肝，风动则血消，此木燥之原也。苓、泽、甘草，培土而泻湿，桂枝、芍药，疏木而清风，此是定法。土愈湿则木愈燥，若风木枯燥之至，芍药不能清润，必用阿胶，仲景猪苓汤，善利小便，茯苓、猪苓、泽泻、滑石，利水而泻湿，阿胶清风而润燥也。

水性蛰藏，木性疏泄。乙木生于癸水，相火封藏，癸水温暖，温气左升，则化乙木，生气畅茂，乙木发达，疏泄之令既遂，则水道清通，而相火必秘。土陷木遏，疏泄不遂，而愈欲疏泄，则相火泄露，而膀胱热涩，膀胱之热涩者，风木相火之双陷于膀胱也。足少阳甲木化气于相火，与手少阳三焦并温水脏，手少阳之相火泄，则下陷于膀胱而病淋，足少阳之相火泄，则上逆于胸膈而病消，其原总由于乙木之郁也。膀胱热涩之极者，加栀子、黄柏，以清三焦之陷，则水腑清矣。

乙木之温，生化君火，木郁阳陷，温气抑遏，合之膀胱沦陷之相火，故生下热。然热在肝与膀胱，而脾则是湿，肾则是寒。寒水侮土，移于脾宫，则脾不但湿，而亦且病寒。其肝与膀胱之热，不得不清，而脾土湿寒，则宜温燥，是宜并用干姜，以温己土。若过清肝热，而败脾阳，则木火增其陷泄，膀胱热涩，永无止期矣。惟温肾之药，不宜早用，恐助膀胱之热。若膀胱热退，则宜附子暖水，以补肝木发生之根也。

肾主藏精，肝主藏血，木欲疏泄，而水莫蛰藏，则精血皆下。其精液流溢，宜薯蓣、山茱以敛之，其血块注泄，宜丹皮、桃仁以行之。淋家或下沙石，或下白物。砂石者，膀胱热癃，溲溺煎熬所结。水曰润下，润下作咸，溲溺之咸者，水之润下而成也。百川下流，则归于海，海水熬炼，则结盐块，膀胱即人身之海，沙石即海水之盐也。白物者，脾肺湿淫所化。湿旺津凝，则生痰涎，在脾则克其所胜，在肺则传其所生，皆入膀胱。膀胱湿盛，而下无泄窍，湿气淫泆，化为带浊。白物黏联，成块而下，即带浊之凝聚者也，与脾肺生痰，其理相同，淋家下见白物，上必多痰。泻湿宜重用苓、泽，若其痰多，用仲景小半夏加茯苓、橘皮以泻之。

女子带浊崩漏，与男子白浊血淋同理，皆湿旺木郁之证。内伤百病，大率由于土湿，往往兼病淋涩，而鼓胀、噎膈、消渴、黄疸之家更甚。是缘阳虚土败，金木双郁，燥土温中，辅以清金疏木之品，淋涩自开。庸工见其下热，乃以大黄，益败脾阳，谬妄极矣！淋家下热之至，但有栀子、黄柏证，无有大黄、芒硝证，其热不在脾胃也。

一切带浊、崩漏、鼓胀、黄疸，凡是小便淋涩，悉宜熏法。用土茯苓、茵陈蒿、栀子、泽泻、桂枝，研末布包，热熨小腹，外以手炉烘之，热气透彻，小便即行，最妙之法。

四圣心源卷七

昌邑黄元御坤载著

杂 病 解 下

中 风 根 原

中风者，土湿阳衰，四肢失秉，而外感风邪者也。四肢，诸阳之本，营卫之所起止，而追其根原，实秉气于脾胃。脾土左旋，水升而化血，胃土右转，火降而化气，血藏于肝，气统于肺，而行于经络，则曰营卫，四肢之轻健而柔和者，营卫之滋荣，而即脾胃之灌注也。

阳亏土湿，中气不能四达，四肢经络，凝涩不运，卫气阻梗，则生麻木。麻木者，肺气之郁。肺主皮毛，卫气郁遏，不能煦濡皮毛，故皮肤枯槁而顽废也。诸筋者，司于肝而会于节，土湿木郁，风动血耗，筋脉结涩，故肢节枯硬。一日①七情郁伤，八风感袭，闭其皮毛，而郁其经脏，经络之燥盛，则筋脉急挛，肢节拳缩，屈而不伸，痹而不仁也。脏腑之湿盛，则化生败浊，堵塞清道，神迷言拙，顽昧不灵也。人身之气，愈郁则愈盛，皮毛被感，孔窍不开，郁其筋节之燥，故成瘫痪，郁其心肺之湿，故作痴喑。

脏腑者，肢节之根本，肢节者，脏腑之枝叶，根本②既拔，枝叶必瘁，非尽关风邪之为害也。风者，百病之长，变无常态，实以病家本气之不一，因人而变，而风未尝变。风无刻而不扬，人有时而病作，风同而人异也。此与外感风伤卫气之

风，原无悬殊，粗工不解，谬分西北东南，真假是非之名，以误千古，良可伤也。

桂枝乌苓汤

桂枝三钱　芍药三钱　甘草二钱　首乌三钱　茯苓三钱　砂仁一钱

煎大半杯，温服。

治左半偏枯者。

中下寒，加干姜、附子。

黄芪姜苓汤

黄芪三钱　人参三钱　甘草二钱　茯苓三钱　半夏三钱　生姜三钱

煎大半杯，温服。

治右半偏枯者。

中下寒，加干姜、附子。病重者，黄芪、生姜可用一二两。

中风之证，因于土湿，土湿之故，原于水寒。寒水侮土，土败不能行气于四肢，一当七情内伤，八风外袭，则病中风。

肝藏血而左升，肺藏气而右降，气分偏虚，则病于右，血分偏虚，则病于左，随其所虚而病枯槁，故曰偏枯。左半偏枯，应病在足大指，足厥阴肝经行于足大指也，若手大指亦病拳曲，则是血中之气滞也。右半偏枯，应病在手大指，手太阴肺经行于手大指也，若足大指亦病拳曲，则是气中之血枯也。究之左右偏枯，足大

---

① 一日　犹一旦也。
② 根本　原作"本根"，据上下文义、闽本、蜀本、集成本乙转。

指无不病者，以足太阴脾行足大指，太阴脾土之湿，乃左右偏枯之原也。

土湿则肾水必寒，其中亦有湿郁而生热者，然热在上而不在下，热在肝胆而不在脾肾，而肝胆之燥热，究不及脾肾寒湿者之多，总宜温燥水土，以达肝木之郁。风袭于表，郁其肝木，木郁风生，耗伤津血，故病挛缩，木达风息，血复筋柔，则挛缩自伸。其血枯筋燥，未尝不宜阿胶、首乌之类，要当适可而止，过用则滋湿而败脾阳，不可不慎。

风家肢节拳缩，莫妙于熨法。右半偏枯，用黄芪、茯苓、生姜、附子，左半偏枯，用首乌、茯苓、桂枝、附子，研末布包，热熨病处关节，药气透彻，则寒湿消散，筋脉和柔，拳曲自松。药用布巾缚住，外以火炉温之。三四次后，气味稍减，另易新者。久而经络温畅，发出臭汗一身，气息非常，胶黏如饴，则肢体活软，屈伸如意矣。

其神迷不清者，胃土之逆也，其舌强不语者，脾土之陷也。以胃土上逆，浊气郁蒸，化生痰涎，心窍迷塞，故昏愦不知人事，脾土下陷，筋脉紧急，牵引舌本，短缩不舒，故蹇涩不能言语，此总由湿气之盛也。仲景《金匮》：邪入于腑，即不识人，邪入于脏，舌即难言者，风邪外袭，郁其脏腑之气，非风邪之内入于脏腑也。一切羌、独、芜、防驱风之法，皆庸工之妄作，切不可服！惟经脏病轻，但是鼻口偏斜，可以解表，用茯苓、桂枝、甘草、生姜、浮萍，略取微汗，偏斜即止。

其大便结燥，缘于风动血耗，而风动之由，则因土湿而木郁，法宜阿胶、苁蓉，清风润燥，以滑大肠。结甚者，重用苁蓉，滋其枯槁。龟板、地黄、天冬之类，滋湿伐阳，慎不可用，中气一败，则大事去矣。庸工至用大黄，可恨之极！

其痰涎胶塞，迷惑不清者，用葶苈散下之，痰去则神清。

葶苈散

葶苈三钱　白芥子三钱　甘遂一钱

研细，每服五分。

宿痰即从便下。

历节根原

历节者，风寒湿之邪伤于筋骨者也。膝踝乃众水之溪壑，诸筋之节奏，寒则凝沍于溪谷之中，湿则淫泆于关节之内，故历节病焉。

足之三阴，起于足下，内循踝膝，而上胸中，而少厥水木之升，随乎太阴之土，土湿而不升，则水木俱陷，于是癸水之寒生，乙木之风起。肉主于脾，骨属于肾，筋司于肝，湿淫则肉伤，寒淫则骨伤，风淫则筋伤，筋骨疼痛而肌肉壅肿者，风寒湿之邪合伤于足三阴之经也。

其病成则内因于主气，其病作则外因于客邪。汗孔开张，临风入水，水湿内传，风寒外闭，经热郁发，肿痛如折。虽原于客邪之侵陵[①]，实由于主气之感召，久而壅肿卷屈，跛蹇疲癃[②]。此亦中风之类也，而伤偏在足。盖以清邪居上，浊邪居下，寒湿，地下之浊邪，同气相感，故伤在膝踝。诸如膝风、脚气，色目非一，而究其根源，正自相同。

凡腿上诸病，虽或木郁而生下热，然热在经络，不在骨髓，其骨髓之中，则是湿寒，必无湿热之理。《金匮》义精而法良，当思味而会其神妙也。

桂枝芍药知母汤

桂枝四钱　芍药三钱　甘草二钱　白术二钱　附子二钱　知母四钱　防风四钱　麻

---

①　陵　犯也。
②　疲癃　残疾也。

黄二钱　生姜五钱

煎大半杯①，温服。

历节风证，肢节疼痛，足肿头眩，短气欲吐，身羸发热，黄汗沾衣，色如柏汁。此缘饮酒汗出，当风取凉，酒气在经，为风所闭，湿邪淫泆，伤于筋骨。湿旺土郁，汗从土化，是以色黄。其经络之中，则是湿热，其骨髓之内，则是湿寒。法宜术、甘培土，麻、桂通经，知母、芍药，泻热而清风，防风、附子，去湿而温寒。湿寒内消，湿热外除，肿痛自平。若其病剧，不能捷效，加黄芪以行经络，乌头以驱湿寒，无有不愈。一切膝风、脚气诸证，不外此法。

乌头用法：炮，去皮脐，切片，焙干，蜜煎，取汁，入药汤服。

痉 病 根 原

痉病者，汗亡津血而感风寒也。太阳之脉，自头下项，行身之背，发汗太多，伤其津血，筋脉失滋，复感风寒，筋脉挛缩，故颈项强急，头摇口噤，脊背反折也。《素问·诊要经终论》：太阳之脉，其终也，戴眼，反折，瘛疭，即痉病之谓，以背脊之筋，枯硬而紧急故也。

太阳以寒水主令，而实化于丙火。盖阴阳之理，彼此互根，清阳左旋，则癸水上升，而化君火，浊阴右转，则丙火下降，而化寒水。汗亡津血，阴虚燥动，则丙火不化寒水而生上热，是以身首发热而面目皆赤也。寒水绝其上源，故小便不利。背者，胸之府，肺位于胸，壬水生化之源也。肺气清降，氤氲和洽，蒸为雨露，自太阳之经注于膀胱，则胸膈清空而不滞，太阳不降，肺气壅郁，故浊气上冲于胸膈也。太阳之经，兼统营卫，风寒伤人，营卫攸分，其发热汗出，不恶寒者，名曰柔痉，风伤卫也，其发热无汗，反恶

寒者，名曰刚痉，寒伤营也。

病得于亡汗失血之后，固属风燥，而汗血外亡，温气脱泄，实是阳虚，滋润清凉之药，未可肆用也。

栝蒌桂枝汤

栝蒌根四钱　桂枝三钱　芍药三钱　甘草二钱　生姜三钱　大枣四枚②

煎大半杯，热服，覆衣，饮热稀粥，取微汗。

治风伤卫气，发热汗出者。

葛根汤

葛根四钱　麻黄三钱，先煎，去沫　桂枝二钱　芍药二钱　甘草二钱　生姜三钱　大枣四枚

煎大半杯，热服，覆衣，取微汗。

治寒伤营血，发热无汗者。

痉病是太阳证，亦有在阳明经者。若胸满口噤，卧不着席，脚挛齿龂③者，胃土燥热，筋脉枯焦之故。宜重用清凉滋润之味，不可拘太阳经法。甚者宜大承气汤，泻其胃热乃愈。

湿 病 根 原

湿病者，太阴湿旺而感风寒也。太阴以湿土主令，肺以辛金而化湿，阳明以燥金主令，胃以戊土而化燥，燥湿相敌，是以不病，人之衰也，湿气渐长而燥气渐消，及其病也，湿盛者不止十九，燥盛者未能十一。阴易盛而阳易衰，阳盛则壮，阴盛则病，理固然也。

膀胱者，津液之府，气化则能出，肺气化水，渗于膀胱，故小便清长。土湿则肺气埋郁，不能化水，膀胱闭癃，湿气浸

---

① 煎大半杯　其上原衍"水"字，据闽本、蜀本、前后文例删。

② 枚　原作"钱"，据闽本、前后文例改。

③ 龂　原作"介"，诸本均同，据《金匮要略·痉湿暍病脉证并治第二》、《金匮悬解·卷四·痉湿暍》改。

淫，因而弥漫于周身。湿为阴邪，其性亲下，虽周遍一身，无处不到，究竟膝踝关节之地承受为多。一遇风寒感冒，闭其皮毛，通身经络之气壅滞不行，则疼痛热烦而皮肤熏黄。湿陵上焦，则痛在头目。湿淫下部，则痛在膝踝。湿侵肝肾，则痛在腰腹。湿遍一身，上下表里，无地不痛，而关窍骨节，更为剧焉。

其火盛者，郁蒸而为湿热，其水盛者，淫泆而为湿寒，而总之悉本于阳虚。法当内通其膀胱，外开其汗孔，使之表里双泻也。

茵陈五苓散

白术　桂枝　茯苓　猪苓　泽泻

等分，为散，每用五钱，调茵陈蒿末一两，和匀，空腹米饮调服一汤匙，日三服。多饮热汤，取汗。

湿家日晡烦痛，以土旺午后申前，时临未支，湿邪旺盛也。若发热恶寒，是表邪闭固，加紫苏、青萍，以发其汗。

元滑苓甘散

元明粉　滑石　茯苓　甘草

等分，为末，大麦粥汁和服一汤匙，日三服。湿从大小便去，尿黄粪黑，是其候也。

湿旺脾郁，肺壅而生上热，小便黄涩，法宜清金利水，以泻湿热[1]。若湿邪在腹，肺气壅滞，以致头痛鼻塞，声音重浊，神气郁烦，当于发汗利水之中，加橘皮、杏仁，以泻肺气。

苓甘栀子茵陈汤

茵陈蒿三钱　栀子二钱　甘草二钱，生　茯苓三钱

煎大半杯，热服。

治小便黄涩，少腹满胀者。服此小便当利，尿如皂角汁状，其色正赤，一宿腹减，湿从小便去矣。

湿家腹满尿涩，是木郁而生下热，法

当利水泻湿，而加栀子，以清膀胱。若湿热在脾，当加大黄、芒硝。如湿热但在肝家，而脾肾寒湿，当加干姜、附子。若膀胱无热，但用猪苓汤，利其小便可也。

黄 疸 根 原

黄疸者，土湿而感风邪也。太阴湿土主令，以阳明戊土之燥，亦化而为太阴之湿。设使皮毛通畅，湿气淫蒸，犹得外泄。一感风邪，卫气闭阖，湿淫不得外达，脾土堙郁，遏其肝木。肝脾双陷，水谷不消，谷气瘀浊，化而为热。瘀热前行，下流膀胱，小便闭涩，水道不利，膀胱瘀热，下无泄路，熏蒸淫泆，传于周身，于是黄疸成焉。

其病起于湿土而成于风木，以黄为土色，而色司于木，木邪传于湿土，则见黄色也。或伤于饮食，或伤于酒色，病因不同，总由于阳衰而土湿。湿在上者，阳郁而为湿热，湿在下者，阴郁而为湿寒。乙木下陷而阳遏阴分，亦化为湿热，甲木上逆而阴旺阳分，亦化为湿寒，视其本[2]气之衰旺，无一定也。

其游溢于经络，则散之于汗孔。其停瘀于膀胱，则泄之于水道。近在胸膈，则涌吐其腐败。远在肠胃，则推荡其陈宿。酌其温凉寒热，四路涤清，则证有变状而邪无遁所，凡诸疸病，莫不应手消除也。

谷 疸

谷入于胃，脾阳消磨，蒸其精液，化为肺气，肺气宣扬，外发皮毛而为汗，内渗膀胱而为溺，汗溺输泄，土不伤湿，而木气发达，则疸病不作。阳衰土湿，水谷

---

① 湿热　原作"热湿"，据上下文义及蜀本、集成本乙转。

② 本　原作"木"，形近之误，据闽本、蜀本、集成本改。

消迟，谷精堙郁，不能化气，陈腐壅遏，阻滞脾土，木气遏陷，土木郁蒸，则病黄疸。

中气不运，升降失职，脾陷则大便滑溏，胃逆则上脘痞闷。浊气熏腾，恶心欲吐，恶闻谷气。食则中气愈郁，头眩心烦。此当扩清其菀陈，除旧而布新也。

酒疸

酒醴之性，湿热之媒，其濡润之质，入于脏腑，则生下湿，辛烈之气，腾于经络，则生上热。汗溺流通，湿气下泄而热气上达，可以不病，汗溺闭塞，湿热遏瘀，乃成疸病。

其性嗜热饮者，则濡润之下伤差少，而辛烈之上伤颇重。其性嗜冷饮者，则辛烈之上伤有限，而湿寒之下伤为多。至于醉后发渴，凉饮茶汤，寒湿伤脾者，不可胜数，未可以湿热概论也。

色疸

肾主蛰藏，相火之下秘而不泄者，肾藏之也。精去则火泄而水寒，寒水泛滥，浸淫脾土，脾阳颓败，则湿动而寒生，故好色之家，久而火泄水寒，土湿阳亏，多病虚劳，必然之理也。水土寒湿，不能生长木气，乙木遏陷，则生下热。土木合邪，传于膀胱，此疸病所由生也。

其湿热在于肝胆，湿寒在于脾肾。人知其阴精之失亡，而不知其相火之败泄，重以滋阴助湿之品，败其脾肾微阳，是以十病九死，不可活也。

甘草茵陈汤

茵陈三钱　栀子三钱　大黄三钱　甘草三钱，生

煎大半杯，热服。

治谷疸，腹满尿涩者。

服后小便当利，尿如皂角汁状，其色正赤，一宿腹减，黄从小便去也。

茵陈五苓散

白术　桂枝　猪苓　茯苓　泽泻

等分，为散，每用五钱，调茵陈蒿末一两，空腹米饮和服一汤匙，日三服。多饮热汤，取汗。

治日暮寒热者。

硝黄栀子汤

大黄四钱　芒硝三钱　栀子三钱

煎大半杯，热服。

治汗出腹满者。

栀子大黄汤

栀子三钱　香豉三钱　大黄三钱　枳实三钱

煎一杯，热分三服。

治酒疸，心中懊憹热疼，恶心欲吐者。

元滑苓甘散

元明粉　滑石　甘草　茯苓

等分，为末，大麦粥汁和服一汤匙，日三服。

治色疸，额黑身黄者。服后病从大小便去，尿黄粪黑，是其候也。

色疸，日晡发热恶寒，膀胱急，小便利，大便黑溏，五心热，腹胀满，身黄，额黑，此水土瘀浊之证，宜泻水去湿，通其二便。仲景用硝矾散，硝石清热，矾石去湿，此变而为滑石、元明粉，亦即硝矾之意。用者酌量而通融之，不可拘泥。

黄疸之家，脾肾湿寒，无内热者，当用姜、附、茵陈，不可误服硝、黄也。

暍病根原

暍病者，暑热而感风寒也。热则伤气，寒则伤形，《素问·通评虚实论》：气盛身寒，得之伤寒，气虚身热，得之伤暑。以寒性敛闭，暑性疏泄，寒闭其形而皮毛不开，是以气盛而身寒，暑泄其气而

腠理不阖，是以气虚而身热，暍病则伤于暑而又伤于寒者也。

盛暑汗流，元气蒸泄，被清风而浴寒水，玄府骤闭，《素问》：玄府者，汗孔也。里热不宣，故发热恶寒，口渴齿燥，身重而疼痛，脉细而芤迟也。盖气不郁则不病，虽毒热挥汗，表里燔蒸，筋力懈惰，精神委顿①，而新秋变序，暑退凉生，肺府清爽，精力如初，不遇风寒，未尝为病。及热伤于内，寒伤于外，壮火食气，而腠理忽敛，气耗而热郁，于是病作也。

汗之愈泄其气，则恶寒益甚。温之愈助其火，则发热倍增。下之愈亡其阳，则湿动木郁，而淋涩弥加。法当补耗散之元气而不至于助火，清烦郁之暑热而不至于伐阳，清金而泻热，益气而生津，无如仲景人参白虎之为善也。

人参白虎汤

石膏三钱　知母三钱　甘草二钱　粳米半杯　人参三钱

米熟汤成，取大半杯，热服。

霍乱根原

霍乱者，饮食寒冷而感风寒也。夏秋饮冷食寒，水谷不消，其在上脘则为吐，其在下脘则为泄。或吐或泄，不并作也，一感风寒，皮毛闭塞，而宿物陈菀壅遏，中气盛满莫容，于是吐泄并作。

其吐者，胃气之上逆，其泄者，脾气之下陷。胃土之逆者，胆木之上逼也，脾土之陷者，肝木之下侵也。盖中气郁塞，脾胃不转，不能升降木气，木气郁迫，而克中宫，刑以胆木则胃逆，贼以肝木则脾陷也。肝胆主筋，水土寒湿，木气不荣，是以筋转。

吐泄无余，寒瘀尽去，土气渐回，阳和徐布，中气发扬，表邪自解。若其不

解，外有寒热表证，宜以麻、桂发之，而温以理中、四逆之辈，表寒既退，而脏腑松缓，痛泄自止。若其不能吐泄，腹痛欲死，可用大黄附子，温药下之，陈宿推荡，立刻轻安。病在火令，全属寒因，是以仲景立法，率主理中、四逆，变通理中、四逆之意，则病有尽而法无穷矣。倘泥时令，而用清凉，是粗工之下者也。

桂苓理中汤

人参一钱　茯苓二钱　甘草二钱　干姜三钱　桂枝三钱　白术三钱　砂仁二钱　生姜三钱

煎大半杯，温服。

吐不止，加半夏。泄不止，加肉蔻。外有寒热表证，加麻黄。转筋痛剧，加附子、泽泻。

痎疟根原

痎疟者，阴邪闭束，郁其少阳之卫气也。人之六经，三阴在里，三阳在表，寒邪伤人，同气相感，内舍三阴，少阳之经，在二阳之内，三阴之外，内与邪遇，则相争而病作。

其初与邪遇，卫气郁阻，不得下行。渐积渐盛，内与阴争，阴邪被逼，外乘②阳位，裹束卫气，闭藏而生外寒。卫为阴束，竭力外发，重围莫透，鼓荡不已，则生战栗。少阳甲木，从相火化气，及其相火郁隆，内热大作，阴退寒消，则卫气外发，而病解焉。

卫气昼行六经二十五周，夜行五脏二十五周，寒邪浅在六经，则昼与卫遇而日发，深在五脏，则夜与卫遇而暮发。卫气离，则病休，卫气集，则病作。缘邪束于外，则恶寒，阳郁于内，则发热。阳旺而

---

① 委顿　极度疲困也。
② 乘　原作"秉"，形近音近之误，据闽本、蜀本、集成本改。

发之速，则寒少而热多，阳虚而发之迟，则寒多而热少。阳气日盛，则其作日早，阳气日衰，则其作日晏，阳气退败，不能日与邪争，则间日乃作。

此以暑蒸汗泄，浴于寒水，寒入汗孔，舍于肠胃之外，经脏之间，秋伤于风，闭其腠理，卫气郁遏，外无泄路，内陷重阴之中，鼓动外发，则成疟病也。

温　疟

先伤于寒而后中于风，先寒后热，是谓寒疟。先中于风而后伤于寒，先热后寒，是谓温疟。以冬中风邪，泄其卫气，卫愈泄而愈闭，郁为内热。又伤于寒，束其皮毛，热无出路，内藏骨髓之中。春阳发动，内热外出，而表寒闭束，欲出不能。遇盛暑毒热，或用力烦劳，气蒸汗流，热邪与汗皆出，表里如焚。及其盛极而衰，复反故位，阴气续复，是以寒生也。

瘅　疟

其但热而不寒者，是谓瘅疟。瘅疟即温疟之重者。以其阳盛阴虚，肺火素旺，一当汗出，而感风寒，卫郁热发，伤其肺气，手足如烙，烦冤欲呕。阳亢阴枯，是以但热无寒。其热内藏于心，外舍分肉之间，令人神气伤损，肌肉消铄，疟之最剧者也。

牝① 疟

其寒多而热少者，是谓牝疟。以其阴盛阳虚，卫郁不能透发，故寒多热少。盖疟病之寒，因阴邪之束闭，疟病之热，缘卫阳之郁发。其相火虚亏，郁而不发，则纯寒而无热，相火隆盛，一郁即发，则纯热而无寒。其热多者，由相火之偏胜，其寒多者，因相火之偏虚也。疟在少阳，其

脉自弦，弦数者火盛则多热，弦迟者水盛则多寒，理自然耳。

柴胡栝蒌干姜汤

柴胡三钱　黄芩三钱　甘草二钱　人参一钱　生姜三钱　大枣三枚　干姜三钱　栝蒌三钱

煎大半杯，热服，覆衣。

呕加半夏。

治寒疟，先寒后热者。

柴胡桂枝干姜汤

柴胡三钱　甘草二钱　人参一钱　茯苓三钱　桂枝三钱　干姜三钱

煎大半杯，热服，覆衣。

治牝疟，寒多热少，或但寒不热者。

白虎桂枝柴胡汤

石膏三钱　知母三钱　甘草二钱　粳米半杯　桂枝三钱　柴胡三钱

煎大半杯，热服，覆衣。

治温疟，先热后寒，热多寒少，或但热不寒者。

减味鳖甲煎丸

鳖甲二两四钱　柴胡一两二钱　黄芩六钱　人参二钱　半夏二钱　甘草二钱　桂枝六钱　芍药一两　丹皮一两　桃仁四钱　阿胶六钱　大黄六钱　干姜六钱　葶苈二钱

为末，用清酒一坛，入灶下灰一升，煮鳖甲，消化，绞汁，去渣，入诸药，煎浓，留药末，调和为丸，如梧子大，空腹服七丸，日三服。

治久疟不愈，结为癥瘕，名曰疟母。

伤 风 根 原

伤风者，中虚而外感也。阳衰土湿，中脘不运，胃土常逆，肺金失降，胸中宗气，不得四达，时时郁勃于皮毛之间。遇

①　牝　原作"牡"，形近之误，据闽本、《金匮要略·疟病脉证并治第四》改。

饮食未消，中气胀满，阻格金火沉降之路。肺金郁发，蒸泄皮毛，宗气外达，是以不病。一被风寒，闭其皮毛，肺气壅遏，不能外发，故逆循鼻窍，嚏喷而出。湿气淫蒸，清涕流溢，譬之水气蒸腾，滴而为露也。水生于金，肺气上逆，无以化水，故小便不利。

《素问·风论》：劳风法在肺下，巨阳引精者三日，中年者五日，不精者七日，咳出青黄涕，其状如脓，大如弹丸，从口中若鼻中出，不出则伤肺，伤肺则死矣。盖膀胱之水，全是肺气所化，水利则膀胱之郁浊下泄，肺家之壅滞全消。湿去而变燥，故痰涕胶黏，色化青黄，出于口鼻，肺脏不伤也。少年阳衰未极，肺不终郁，则气降而化水，故引精于三日。中年者五日。末年阳衰，不能引精者七日。若其终不能引，久而郁热蒸腐，则肺伤而死矣。

太阳引精，赖乎阳明之降，中气运转，阳明右降，则肺金下达，而化水尿，积郁始通。阳明不降，肺无下行之路，太阳无引精之权也。法宜泻肺而开皮毛，理中而泻湿郁，湿消而郁散，气通而水调，无余事已。

紫苏姜苓汤

苏叶三钱　生姜三钱　甘草二钱　茯苓三钱　半夏三钱　橘皮二钱　干姜三钱　砂仁二钱

煎大半杯，热服，覆衣。

齁喘根原

齁喘者，即伤风之重者也。其阳衰土湿，中气不运，较之伤风之家倍甚。脾土常陷，胃土常逆，水谷消迟，浊阴莫降。一遇清风感袭，闭其皮毛，中脘郁满，胃气愈逆。肺脏壅塞，表里不得通达，宗气逆冲，出于喉咙。而气阻喉闭，不得透泄，于是壅闷喘急，不可名状。此齁喘之由来也。

轻则但作于秋冬，是缘风邪之外束，重则兼发于夏暑，乃由湿淫之内动。湿居寒热之中，水火逼蒸，则生湿气。湿气在上，则随火而化热，湿气在下，则随水而化寒。火盛则上之湿热为多，水盛则下之湿寒斯甚。此因水火之衰旺不同，故其上下之寒热亦殊。而齁喘之家，则上焦之湿热不敌下焦之湿寒，以其阳衰而阴旺，火败而水胜也。

此当温中燥土，助其推迁，降戊土于坎中，使浊阴下泄于水道，升己土于离位，使清阳上达于汗孔，中气一转而清浊易位，汗溺一行而郁闷全消，则肺气清降，喘阻不作。若服清润之剂，中脘愈败，肺气更逆，是庸工之下者也。

紫苏姜苓汤

苏叶三钱　杏仁三钱　橘皮三钱　半夏三钱　茯苓三钱　干姜三钱　甘草二钱　砂仁二钱　生姜三钱

煎大半杯，热服，覆衣。

若皮毛闭束，表邪不解，则加麻黄。若言语谵妄，内热不清，则加石膏。

四圣心源卷八

昌邑黄元御坤载著

清阳升露，爰开七窍，精神魂魄之所发，声色臭味之所司也。先圣既没，千载如梦，扶阴抑阳，辞乔入谷，箝娥青[1]之舌，杜仪[1]秦[2]之口，塞瞽旷之耳，胶离朱[3]之目，祸流今古，痛积人神！

仆也，轻试老拳，道宗目眇，略婴利镞，夏侯[4]睛伤，双睛[5]莫莫，原非大眼将军，一目眈眈，竟作小冠子夏[6]。渺尔游魂，不绝如线，操觚[7]含毫，悲愤横集，作七窍解。

七 窍 解

耳 目 根 原

耳目者，清阳之门户也。阴位于下，左升而化清阳，阳位于上，右降而化浊阴，浊阴降泄，则开窍于下，清阳升露，则开窍于上。莫浊于渣滓，故阴窍于二便而传粪溺，莫清于神气，故阳窍于五官而司见闻。清阳上达，则七窍空明，浊阴上逆，则五官晦塞，晦则不睹，塞则不闻，明则善视，空则善听。

木主五色，以血藏于肝，血华则为色也。血，阴也，而阳魂生焉，故血之内华者则为色，而魂之外光者则为视。金主五声，以气藏于肺，气发则为声也。气，阳也，而阴魄生焉，故气之外发者则为声，而魄之内涵者则为闻。

木火升清，清升则阳光[8]外发而为两目，金水降浊，浊降则阳体内存而为双耳。盖神明而精暗，气虚而血实，外明乃见，内虚乃闻。木火阴体而阳用，魂中有魄，外明内暗，故能见不能闻，金水阳体而阴用，魄中有魂，内虚外实，故能闻不能见。目以用神，耳以体灵，用神则明，体灵则聪。木火之用，金水之体，皆阳也，体善存而用善发，是以聪明而神灵。

耳聋者善视，阳体已败，故神于用，目[9]瞽者善听，阳用既废，故灵于体，所谓绝利一源，用师十倍也。清阳一败，体用皆亡，浊阴逆上，孔窍障塞，则熟视不睹泰山，静听不闻雷霆，耳目之官废矣。

目 病 根 原

目病者，清阳之上衰也。金水为阴，阴降则精盈，木火为阳，阳升则神化，精浊故下暗，神清故上光。而清阳之上发，必由于脉，脉主于心而上络于目，心目者，皆宗脉之所聚也。《内经》：心者，

---

① 仪　指战国联横家张仪。
② 秦　指战国合纵家苏秦。
③ 离朱　人名，古之明目者。离朱即离娄也，能视于百步之外，见秋毫之末。
④ 夏侯　三国·魏·夏侯惇。
⑤ 双睛　鸟名。
⑥ 小冠子夏　即汉·杜钦。杜钦、杜邺，同字子夏，都以才能知名。钦盲一目，人称盲杜子夏。钦不乐，乃制高宽二寸之小帽，戴帽以别于邺，时人因改称钦为小冠子夏，邺为大冠子夏。
⑦ 觚　木简，古人用以书写者。
⑧ 光　原脱，据闽本、集成本、下文"浊降则阳体内存"补。
⑨ 目　原脱，据闽本、集成本、上文"耳聋者善视"补。

宗脉之所聚也。又曰：目者，宗脉之所聚也。宗脉之阳，上达九天，阳气清明，则虚灵而神发，所谓心藏脉而脉舍神也。《灵枢经》语。神气发现，开双窍而为精明。《素问》：夫精明者，所以别白黑，视长短。目者，神气之所游行而出入也。窍开而光露，是以无微而不烛①，一有微阴不降，则云雾暖空，神气障蔽，阳陷而光损矣。

清升浊降，全赖于土。水木随己土左升，则阴化而为清阳，火金随戊土右降，则阳化而为浊阴。阴暗而阳明，夜晦而昼光，自然之理也。后世庸工，无知妄作，补阴泻阳，避明趋暗，其轻者遂为盲瞽之子，其重者竟成夭枉之民，愚谬之恶，决海难流也！慨自师旷②哲人，不能回既瞀之目，子夏贤者，不能复已丧之明，况委之愚妄粗工之手，虽有如炬之光，如星之曜，安得不殒灭而亡失乎！

然千古之人，未有如师旷、子夏之明者，所谓盲于目而不盲于心也。古之明者，察于未象，视于无形。夫未象可察，则象为糟粕③，无形可视，则形为赘疣。官骸者，必敝之物，神明者，不朽之灵，达人不用其官用其神，官虽止而神自行，神宇泰而天光发，不饮上池而见垣人，不燃灵犀而察渊鱼，叶蔽两目而无远弗照，云碍双睛而无幽不烛，如是则听不用耳，视不用目，可以耳视，可以目听。此之谓千古之明者，何事乞照于庸工，希光于下士也！

疼　痛

眼病疼痛，悉由浊气逆冲。目居清阳之位，神气冲和，光彩发露，未有一线浊阴，若使浊阴冲逆，遏逼清气，清气升发，而浊气遏之，二气壅迫，两相击撞，是以作疼。而浊气之上逆，全缘辛金之不

敛。金收而水藏之，则浊阴归于九地之下，金不能敛，斯④水不能藏，故浊阴逆填于清位。金水逆升，浊阴填塞，则甲木不得下行，而冲击于头目，头目之痛者，甲木之邪也。甲木化气于相火，随辛金右转而温水脏，甲木不降，相火上炎，而刑肺金，肺金被烁，故白珠红肿而热滞也。手足少阳之脉，同起于目锐眦，而手之三阳，阳之清者，足之三阳，阳之浊者，清则上升，浊则下降。手之三阳，自手走头，其气皆升，足之三阳，自头走足，其气皆降。手三阳病则下陷，足三阳病则上逆。凡下热之证，因手少阳三焦之陷，上热之证，因足少阳胆经之逆，故眼病之热赤，独责甲木而不责于三焦也。其疼痛而赤热者，甲木逆而相火旺，其疼痛而不赤热者，甲木逆而相火虚也。

赤痛之久，浊阴蒙蔽，清阳不能透露，则云翳生而光华碍。云翳者，浊气之所郁结也，阳气未陷，续自升发，则翳退而明复，阳气一陷，翳障坚老，而精明丧矣。其疼痛者，浊气之冲突。其盲瞽者，清阳陷败而木火不升也。

木火之升，机在己土，金火之降，机在戊土。己土左旋，则和煦而化阳神，戊土右转，则凝肃而产阴精。阴精之魄，藏于肺金，精魄重浊，是以沉降，阳神之魂，藏于肝木，神魂轻清，是以浮升，本乎天者亲上，本乎地者亲下，自然之性也。

脾升胃降，则在中气。中气者，脾胃旋转之枢轴，水火升降之关键，偏湿则脾病，偏燥则胃病，偏热则火病，偏寒则水

————————

① 烛　照也。
② 师旷　春秋·晋乐师，字子野，生而目盲，善辨声乐。
③ 糟粕　原作"粕糟"，据闽本、蜀本、集成本乙转。
④ 斯　犹乃也。

病。济其燥湿寒热之偏，而归于平，则中气治矣。

柴胡芍药丹皮汤

黄芩三钱,酒炒　柴胡三钱　白芍药三钱　甘草二钱　丹皮三钱

煎半杯，热服。

治左目赤痛者。

百合五味汤

百合三钱　五味一钱,研　半夏三钱　甘草二钱　丹皮三钱　芍药三钱

煎半杯，热服。

治右目赤痛者。

热甚，加石膏、知母。

百合五味姜附汤

百合三钱　五味一钱　芍药三钱　甘草二钱　茯苓三钱　半夏三钱　干姜三钱　附子三钱

煎大半杯，温服。

治水土寒湿，而上热赤痛者。或不赤不热，而作疼痛，是无上热，去百合、芍药，加桂枝。

茯泽石膏汤

茯苓三钱　泽泻三钱　栀子三钱　甘草二钱　半夏三钱　石膏三钱

煎大半杯，热服。

治湿热熏蒸，目珠黄赤者。

桂枝丹皮首乌汤

桂枝三钱　丹皮三钱　首乌三钱　甘草二钱　茯苓三钱　半夏三钱　干姜三钱　龙眼十个,肉

煎大半杯，热服。

治昏花不明，而无赤痛者。

桂枝菖蒲汤

柴胡三钱　桂枝三钱　丹皮三钱　生姜三钱　甘草二钱　菖蒲二钱

煎半杯，热服。

治瞳子缩小者。

乌梅山萸汤

五味一钱　乌梅三钱,肉　山萸三钱,肉　甘草二钱　首乌三钱　芍药三钱　龙骨二钱　牡蛎三钱

煎半杯，温服。

治瞳子散大者。

姜桂参苓首乌汤

人参三钱　桂枝三钱　甘草二钱　茯苓三钱　首乌三钱　干姜三钱

煎半杯，温服。

治目珠塌陷者。

芍药枣仁柴胡汤

芍药三钱　甘草三钱　首乌三钱　枣仁三钱,生,研　柴胡三钱　丹皮三钱

煎半杯，热服。

治目珠突出者。

医书自唐以后无通者，而尤不通者，则为眼科。庸妄之徒，造孽误人，毒流千古，甚可痛恨！谨为洗发原委，略立数法，以概大意，酌其脏腑燥湿寒热而用之，乃可奏效。若内伤不精，但以眼科名家，此千古必无之事也。

耳病根原

耳病者，浊阴之上填也。阳性虚而阴性实，浊阴下降，耳窍乃虚，虚则清彻而灵通，以其冲① 而不盈也。目者，木火之终气，耳者，金水之始基，木火外明，故神清而善发，金水内虚，故气空而善内②。凡大块③ 之噫气，生物之息吹，有窍则声入，声入则籁④ 发，非关声音之钜细也。

窾⑤ 窍空洞，翕聚而鼓荡之，故声入而响达，譬之空谷传声，万窾皆振。声不传于崇山，而独振于空谷者，以其虚

---

① 冲　虚也。
② 内（nà　纳）纳也。
③ 大块　大自然也。
④ 籁　凡孔窍机括，皆谓之籁。
⑤ 窾（kuǎn　款）孔也。

也。声之入也以其虚，而响之闻也以其灵，声入于听宫，而响达于灵府①，是以无微而不闻也。

浊气一升，孔窍堵塞，则声入而不通矣。人之衰者，脾陷胃逆，清气不升，浊气不降，虚灵障蔽，重听不闻。阴日长而阳日消，窍日闭而聪日损，气化自然之数也。然窍闭于天而灵开于人，达者于是，有却年还聪之术也。

疼　痛

耳病疼痛，悉由浊气壅塞。耳以冲虚之官，空灵洞彻，万籁②毕收，有浊则降，微阴不存。若使浊气升填，结滞壅肿，则生疼痛。久而坚实牢硬，气阻而为热，血郁而化火，肌肉腐溃，则成痈脓。

浊气之上逆，缘于辛金之失敛，甲木之不降，甲木上冲，听宫胀塞，相火郁遏，经气壅迫，是以疼痛而热肿。凡头耳之肿痛，皆甲木之邪也。

手足少阳之脉，俱络于耳，而少阳一病，则三焦之气善陷，胆经之气善逆，耳病之痈肿，尽甲木之为害，于三焦无关也。甲木逆升，相火郁发，则为热肿。木邪冲突，则为疼痛。木气堵塞，则为重听。仲景《伤寒》：少阳中风，两耳无所闻。太阳伤寒，病人叉手自冒心，师因教试令③咳，而不咳者，此必两耳无闻也。以重发汗，虚故如此。

耳聋者，手少阳之阳虚，而足少阳之阳败，耳痛者，手少阳之火焰，而足少阳之火逆也。欲升三焦，必升己土，欲降甲木，必降戊土，中气不运，不能使浊降而清升也。

柴胡芍药茯苓汤

芍药三钱　柴胡二钱　茯苓三钱　半夏三钱　甘草二钱　桔梗三钱
煎半杯，热服。

治耳内热肿疼痛者。

热甚，加黄芩。脓成，加丹皮、桃仁。

苓泽芍药汤

茯苓三钱　泽泻三钱　半夏三钱　杏仁三钱　柴胡三钱　芍药三钱
煎半杯，热服。

治耳流黄水者。

参茯五味芍药汤

茯苓三钱　半夏三钱　甘草二钱　人参三钱　橘皮三钱　五味一钱　芍药三钱
煎半杯，温服。

治耳渐重听者。

鼻口根原

鼻口者，手足太阴之窍也。脾窍于口而司五味，肺窍于鼻而司五臭。人身之气，阳降而化浊阴，阴升而化清阳，清则冲虚，浊则滞塞，冲虚则生其清和，滞塞则郁为烦热。上窍冲虚而不滞塞，清和而不烦热者，清气升而浊气降也，浊降而清升，故口知五味而鼻知五臭。

而口鼻之司臭味，非第脾肺之能也，其权实由于心。以心窍于舌，心主臭而口主味，鼻之知五臭者，心也，口之知五味者，舌也。心为君火，胆与三焦为相火，三焦升则为清阳，胆木降则为浊阴，三焦陷而胆木逆，清气降而浊气升，则鼻口滞塞，而生烦热，臭味不知矣。

而清气之升，由鼻而上达，浊气之降，自口而下行。盖鼻窍于喉，口通于咽，鼻者清气之所终，口者浊气之所始也。喉通于脏，咽通于腑，喉者地气之既升，咽者天气之初降也。浊气不降而清气

---

① 灵府　心也。
② 籁　泛指声音。
③ 令　原作"今"，形近之误，据闽本、蜀本、集成本、《伤寒论·辨太阳病脉证并治中》改。

下陷，则病见于口，清气不升而浊气上逆，则病见于鼻，故鼻病者，升其清而并降其浊，口病者，降其浊而兼升其清。

升清之权，在于太阴，太阴陷则乙木不能升其清，降浊之机，在于阳明，阳明逆则辛金不能降其浊。得升降之宜，则口鼻之窍和畅而清通矣。

鼻病根原

鼻病者，手太阴之不清也。肺窍于鼻，司卫气而主降敛。宗气在胸，卫阳之本，贯心肺而行呼吸，出入鼻窍者也。肺降则宗气清肃而鼻通，肺逆则宗气壅阻而鼻塞。涕者，肺气之熏蒸也。肺中清气，氤氲如雾，雾气飘洒，化为雨露，而输膀胱，则痰涕不生，肺金不清，雾气瘀浊，不能化水，则凝郁于胸膈而痰生，熏蒸于鼻窍而涕化，痰涕之作，皆由于辛金之不降也。

肺金生水而主皮毛，肺气内降，则通达于膀胱，肺气外行，则熏泽于皮毛。外感风寒而皮毛闭秘，脏腑郁遏，内不能降，外不能泄。蓄积莫容，则逆行于鼻窍，鼻窍窄狭，行之不及，故冲激而为嚏喷。肺气熏腾，淫蒸鼻窍，是以清涕流溢，涓涓而下也。

肺气初逆，则涕清，迟而肺气埋郁，清化为浊，则滞塞而胶黏，迟而浊郁陈腐，白化为黄，则臭败而秽恶，久而不愈，色味如脓，谓之鼻痈，皆肺气逆行之所致也。其中气不运，肺金壅满，即不感风寒，而浊涕时下，是谓鼻渊，鼻渊者，浊涕下不止也。《素问》语。肺气之郁，总由土湿而胃逆，胃逆则浊气填塞，肺无降路故也。

桔梗元参汤

桔梗三钱　元参三钱　杏仁三钱　橘皮三钱　半夏三钱　茯苓三钱　甘草二钱　生姜三钱

煎半杯，热服。

治肺气郁升，鼻塞涕多者。

五味石膏汤

五味一钱　石膏三钱　杏仁三钱　半夏三钱　元参三钱　茯苓三钱　桔梗三钱　生姜三钱

煎半杯，热服。

治肺热鼻塞，浊涕黏黄者。

胃寒，加干姜。

黄芩贝母汤

黄芩三钱　柴胡三钱　芍药三钱　元参三钱　桔梗三钱　杏仁三钱　五味一钱　贝母三去，去心

煎半杯，热服。

治鼻孔发热生疮者。

苓泽姜苏汤

茯苓三钱　泽泻三钱　生姜三钱　杏仁三钱　甘草二钱　橘皮三钱　紫苏叶三钱

煎半杯，热服。

治鼻塞声重，语言不清者。

口病根原

口病者，足阳明之不降也。脾主肌肉而窍于口，口唇者，肌肉之本也。《素问》语。脾胃同气，脾主升清而胃主降浊，清升浊降，则唇口不病，病者，太阴己土之陷而阳明戊土之逆也。阳明逆则甲木不降而相火上炎，于是唇口疼痛而热肿，诸病生焉。

脾胃不病，则口中清和而无味，木郁则酸，火郁则苦，金郁则辛，水郁则咸，自郁则甘。口生五味者，五脏之郁，而不得土气，则味不自生，以五味司于脾土也。心主五臭，入肾为腐，心为火而肾为水，土者水火之中气，水泛于土则湿生，火郁于土则热作，湿热熏蒸，则口气腐秽而臭恶。

太阴以湿土主令，阳明从燥金化气，脾病则陷，胃病则逆。口唇之病，燥热者多，湿寒者少，责在阳明，不在太阴。然阳明上逆，而生燥热，半因太阴下陷，而病湿寒，清润上焦之燥热，而不助下焦之湿寒，则得之矣。

甘草黄芩汤

甘草二钱　黄芩二钱　茯苓三钱　半夏三钱　石膏三钱

煎半杯，热服。

治湿热熏蒸，口气秽恶者。

贝母元参汤

贝母三钱　元参三钱　甘草二钱　黄芩二钱

煎半杯，热漱，徐咽。

热甚，加黄连、石膏。

治口疮热肿。

桂枝姜苓汤

芍药四钱　桂枝二钱　干姜三钱　茯苓三钱　甘草二钱　元参三钱

煎大半杯，温服。

治脾胃湿寒，胆火上炎，而生口疮者。

舌　病

心窍于舌，舌者，心之官也。心属火而火性升，其下降者，胃土右转，金敛而水藏之也，胃逆而肺金失敛，则火遂其炎上之性，而病见于舌，疼痛热肿，于是作焉。

火之为性，降则通畅，升则壅郁，郁则苔生，舌苔者，心液之瘀结也。郁于土，则苔黄，郁于金，则苔白，火盛而金燥，则舌苔白涩，火衰而金寒，则舌苔白滑，火衰而土湿，则舌苔黄滑，火盛而土燥，则舌苔黄涩。五行之理，旺则侮其所不胜，衰则见侮于所胜，水者火之敌，水胜而火负，则苔黑而滑，水负而火胜，则

苔黑而涩，凡光滑滋润者，皆火衰而寒凝，凡芒刺焦裂者，皆火盛而燥结也。

心主言，而言语之机关，则在于舌，舌之屈伸上下者，筋脉之柔和也。筋司于肝，肝气郁则筋脉短缩，而舌卷不能言。《灵枢·经脉》：足厥阴气绝则筋绝。筋者，聚于阴器而脉络于舌本，脉弗荣则筋急，筋急则引舌与卵，故唇青舌卷卵缩。足太阴气绝则脉不荣其唇舌，脉不荣则舌萎人中满。《素问·热论》：少阴脉贯肾，络于肺，系舌本，故口燥舌干而渴。足三阴之脉皆络于舌，凡舌病之疼痛热肿，则责君火之升炎，若其滑涩燥湿，挛缩弛长诸变，当于各经求之也。

芩连芍药汤

黄芩三钱　黄连一钱　甘草二钱　贝母二钱，去心　丹皮三钱　芍药三钱

煎半杯，热服。

治舌疮疼痛热肿。

桂枝地黄汤

桂枝三钱　芍药三钱　生地三钱　阿胶三钱　当归三钱　甘草二钱

煎大半杯，温服。

治肝燥舌卷者。

若中风舌强语拙，或杂证舌萎言迟，皆脾肾湿寒，不宜清凉滋润，勿服此方。

牙　痛

牙痛者，足阳明之病也。手阳明之经，起于手之次指，上颈贯颊而入下齿，足阳明之经，起于鼻之交頞，下循鼻外而入上齿。手之三阳，阳之清者，足之三阳，阳之浊者，浊则下降，清则上升，手阳明升，足阳明降，浊气不至上壅，是以不痛。

手阳明以燥金主令，足阳明以戊土而化气于燥金，戊土之降，以其燥也，太阴盛而阳明虚，则戊土化湿，逆而不降，并

阻少阳甲木之经，不得下行。牙床者，胃土所司，胃土不降，浊气壅迫，甲木逆冲，攻突牙床，是以肿痛。甲木化气于相火，相火失根，逆行而上炎，是以热生。独者，木郁而为蛊也，甲木郁于湿土之中，腐败蛊朽，故虫生而齿坏。

牙齿为骨之余气，足少阴肾水之所生也。水盛于下而根于上，牙者，水之方芽于火位而未盛者也。五行之理，水能胜火而火不胜水，水火一病，则水胜而火负，事之常也，而齿牙之位，以癸水之始基，微阴初凝，根荄未壮，一遭相火逆升，熏蒸炎烈，挟焦石流金之力而胜杯水，势自易易①。以少水而烁于壮火，未可以胜负寻常之理相提而并论也。

黄芩石膏汤

黄芩三钱　石膏三钱　甘草二钱，生
半夏三钱　升麻二钱　芍药三钱

煎半杯，热服，徐咽。

治牙疼龈肿。

柴胡桃仁汤

柴胡三钱　桃仁三钱　石膏三钱　骨碎
补三钱

煎半杯，热服，徐咽。

治虫牙。

咽　喉

咽喉者，阴阳升降之路也。《灵枢·经脉》：胃足阳明之脉，循喉咙而入缺盆。脾足太阴之脉，挟咽而连舌本。心手少阴之脉，挟咽而系目系。小肠手太阳之脉，循咽而下胸膈。肾足少阴之脉，循喉咙而挟舌本。肝足厥阴之脉，循喉咙而入颃颡。五脏六腑之经，不尽循于咽喉，而咽为六腑之通衢②，喉为五脏之总门，脉有歧出，而呼吸升降之气，则别无他经也。

六腑阳也，而阳中有阴则气降，故浊阴由咽而下达，五脏阴也，而阴中有阳则

气升，故清阳自喉而上腾。盖六腑者，传化物而不藏，不藏则下行，是天气之降也，五脏者，藏精气而不泄，不泄则上行，是地气之升也。地气不升则喉病，喉病者，气塞而食通，天气不降则咽病，咽病者，气通而食塞。先食阻而后气梗者，是脏完而腑伤之也，先气梗而后食阻者，是腑完而脏伤之也。

而总之咽通六腑而胃为之主，喉通五脏而肺为之宗。阳衰土湿，肺胃不降，浊气堙郁，则病痹塞，相火升炎，则病肿痛。下窍为阴，上窍为阳，阴之气浊，阳之气清，清气凉而浊气热，故清气下陷，则凉泄于魄门，浊气上逆，则热结于喉咙也。

甘草桔梗射干汤

甘草二钱，生　桔梗三钱　半夏三钱
射干三钱

煎半杯，热漱，徐服。

治咽喉肿痛生疮者。

贝母升麻鳖甲汤

贝母三钱　升麻二钱　丹皮三钱　元参
三钱　鳖甲三钱

煎半杯，热漱，徐服。

治喉疮脓成者。

声　音

声音者，手太阴之所司也。肺藏气，而气之激宕则为声，故肺病则声为之不调，气病则声为之不畅。而气之所以病者，由于己土之湿。手阳明主令于燥金，手太阴化气于湿土，阳明旺则金燥而响振，太阴盛则土湿而声喑，譬之琴瑟箫鼓，遇晴明而清越，值阴晦而沉浊，燥湿之不同也。燥为阳而湿为阴，阳旺则气聚

---

① 易易　极言容易。
② 通衢　四通八达之大道也。

而不泄，气通而不塞，聚则响而通则鸣，唇缺齿落而言语不清者，气之泄也，涕流鼻渊而声音不亮者，气之塞也。

然声出于气而气使于神。《灵枢·忧恚无言》：喉咙者，气之所以上下者也。会厌者，声音之户也。口唇者，声音之扇也。舌者，声音之机也。悬雍者，声音之关也。颃颡者，分气之所泄也。横骨者，神气所使，主发舌者也。盖门户之开阖，机关之启闭，气为之也，而所以司其迟疾，时其高下，开阖适宜，而启闭中节者，神之所使也，是故久嗽而音哑者，病在声气，中风而不言者，病在神明。声气病则能言而不能响，神明病则能响而不能言。声气出于肺，神明藏于心，四十九难：肺主五声，入心为言，缘声由气动，而言以神发也。

闻之妇人在军，金鼓不振。李少卿①军有女子，击鼓起士而鼓不鸣，然则调声音者，益清阳而驱浊阴，一定之理也。

茯苓橘皮杏仁汤

茯苓三钱　半夏三钱　杏仁三钱　百合三钱　橘皮三钱　生姜三钱

煎半杯，热服。

治湿旺气郁，声音不亮者。

百合桔梗鸡子汤

百合三钱　桔梗三钱　五味一钱　鸡子白一枚

煎半杯，去滓，入鸡子清，热服。

治失声喑哑者。

须　髪

须髪者，手足六阳之所荣也。《灵枢·阴阳二十五人》：手三阳之上者，皆行于头，阳明之经，其荣髯也，少阳之经，其荣眉也，太阳之经，其荣须也。足三阳之上者，亦行于头，阳明之经，其荣髯也，少阳之经，其荣须也，太阳之经，其荣眉也。凡此六经，血气盛则美而长，血气衰则恶而短。

夫须髪者，营血之所滋生，而实卫气之所发育也。血根于上而盛于下，气根于下而盛于上，须髪上盛而下衰者，手足六阳之经气盛于上故也。《灵枢·决气》：上焦开发，宣五谷味，熏肤，充身，泽毛，若雾露之溉，是谓气。冬时阳气内潜，而爪髪枯脆，夏日阳气外浮，而爪须和泽，缘须髪之生，血以濡之，所以滋其根荄，气以煦之，所以荣其枝叶也。

宦者伤其宗筋，血泄而不滋，则气脱而不荣，是以无须，与妇人正同。

然则须落髪焦者，血衰而实气败，当于营卫二者双培，其本枝则得之矣。

桂枝柏叶汤

首乌三钱　桂枝三钱　丹皮三钱　生地三钱　柏叶三钱　生姜三钱　人参三钱　阿胶三钱

煎大半杯，温服。

治须落髪焦，枯燥不荣。

黄涩早白，加桑椹、黑豆。阳衰土湿者，加干姜、茯苓。肺气不充，重用黄芪，肺主皮毛故也。

---

① 李少卿　即李陵，字少卿。公元前？～前704年，汉·陇西成纪人，名将李广之孙，武帝时任骑都尉。天汉二年，率步兵五千人击匈奴，兵败投降。

四圣心源卷九

昌邑黄元御坤载著

疮疡之病，因寒邪伤营，血涩气阻，积郁成热，肉腐为脓。阳盛则红肿而外发，阴盛则黑塌而内陷。其轻则疥癣之疾，其重则腹内之病。

《灵枢》义晰[1] 而无方，《金匮》法略而未备，后世外科之家，仰钻莫入[2]，茫若其言，玉版尘封，金匮云埋。知若亚父，遭此难而身倾，贤如伯牛[3]，遘斯疾而命陨，贤智不解其义，而况余子乎。

往年目病，悔为庸妄所误，寒泄脾阳，耳后壅肿，清脓如注，又几误于外科之手。游息浮扬，一缕未断，念之至今病悸，作疮疡解。

疮 疡 解

痈 疽 根 原

痈疽者，寒伤营血之病也。血之为性，温则流行，寒则凝涩，寒伤营血，凝涩不运，卫气郁阻，蓄而为热，热盛则肉腐为脓。脓瘀不泄，烂筋而伤骨，骨髓消烁，经脉败漏，熏于五脏，脏伤则死矣。

痈病浅而疽病深，浅则轻而深则重。痈者，营卫之壅于外也，疽者，气血之阻于内也。营卫之壅遏，有盛有不盛，故肿有大小。穴腧开而风寒入，寒郁为热，随孔窍而外发，故其形圆。疽之外候，皮夭而坚，痈之外候，皮薄而泽，阴阳浅深之分也。

《灵枢·痈疽》：寒邪客于经脉之中

则血涩，血涩则不通，不通则卫气归之，不得复反，故壅肿。寒气化为热，热盛则腐肉，肉腐则为脓。痈成为热，而根原于外寒，故痈疽初起，当温经而散寒，行营而宣卫。及其寒化为热，壅肿痛楚，于此营卫遏闭之秋，仍宜清散于经络。至于脓血溃泆，经热外泄，营卫俱败，自非崇补气血，不能复也。如其经络阴凝，肿热外盛，气血虚寒，脓汁清稀，则更当温散而暖补之，不可缓也。若夫疮疖疥癣之类，其受伤原浅，但当发表而泻卫，无事他方也。

桂枝丹皮紫苏汤

桂枝三钱　芍药三钱　甘草二钱　丹皮三钱　苏叶三钱　生姜三钱

煎大半杯，热服，覆取微汗。

治痈疽初起。

《金匮》：诸脉浮数，应当发热，而反洒淅恶寒，若有痛处，当发疮痈。痈疽因外感寒邪，伤其营血，营伤而裹束卫气，卫气郁阻，不得外达，故见恶寒。卫郁热发，肉腐脓化，则成痈疽。

初起经络郁遏，必当发表，表解汗出，卫郁透泄，经络通畅，则肿痛消除，不作脓也。若不得汗，宜重用青萍发之。表热太盛，用地黄、天冬，凉泻经络之郁。卫气太虚，用黄芪益其经气。

---

① 晰　明也。
② 入　原作"人"，据闽本、蜀本、集成本改。
③ 伯牛　春秋·鲁国人，名冉耕，孔门十哲之一。

丹皮黄芪汤

桂枝三钱　桃仁三钱　甘草二钱　桔梗三钱　丹皮三钱　生姜三钱　元参三钱　黄芪三钱，生

煎大半杯，热服。

治皮肉壅肿，痈疽已成者。

热盛，重用黄芪、天冬、地黄。

排脓汤

甘草二钱，炙　桔梗三钱　生姜三钱　大枣三枚

煎大半杯，温服。

治脓成热剧，皮肉松软者。

桂枝人参黄芪汤

人参三钱　黄芪三钱，炙　桂枝三钱　甘草二钱，炙　当归三钱　芍药三钱　茯苓三钱　丹皮三钱

煎大半杯，温服。

治脓泄热退，营卫双虚者。

黄芪人参牡蛎汤

黄芪三钱　人参三钱　甘草二钱　五味一钱　生姜三钱　茯苓三钱　牡蛎三钱

煎大半杯，温服。

治脓泄后溃烂，不能收口者。洗净败血腐肉，用龙骨、象皮细末少许收之，贴仙灵膏。

仙灵膏

地黄八两　当归二两　甘草二两　黄芪二两　丹皮一两　桂枝一两

麻油一斤、黄丹八两，熬膏，入黄蜡、白蜡、乳香、没药各一两，罐收。脓后溃烂，久不收口，洗净贴。一日一换，计日平复。

大黄牡丹汤

大黄三钱　芒硝三钱　冬瓜子二钱　桃仁三钱　丹皮三钱

煎大半杯，热服。

治疽近肠胃，内热郁蒸者。

参芪苓桂干姜汤

人参三钱　黄芪三钱　甘草二钱　茯苓三钱　桂枝三钱　干姜三钱　丹皮二钱

煎大半杯，温服。

治阴盛内寒，及脓清热微者。

甚加附子。

仙掌丹

斑蝥八钱，去头翅，糯米炒黄用，去米。川产者良，余处不可用　前胡四分，炒　乳香一钱，去油　没药一钱，去油　血竭一钱　元参四分　冰片五分　麝香五分

研细，瓶收。

凡阳证痈疽初起，针破疮顶，点药如芥粒，外用膏药贴之。顷刻流滴黄水，半日即消，重者一日一换，一两日愈，神效！脓成无用，阴证不治。

瘰疬根原

瘰疬者，足少阳之病也。足少阳以甲木而化气于相火，其经自头走足，行身之旁，起目之外眦，上循耳后，从颈侧而入缺盆，下胸腋而行胁肋，降于肾脏，以温癸水。相火降蛰，故癸水不至下寒，而甲木不至上热。而甲木之降，由于辛金之敛，辛金之敛，缘于戊土之右转也，戊土不降，少阳逆行，经气壅遏，相火上炎，瘀热抟结，则瘰疬生焉。

肝胆主筋，筋脉卷屈而壅肿，故磊落历碌，顽硬而坚实也。《灵枢·经脉》：胆足少阳之经，是动则病口苦，心胁痛，缺盆中肿痛，腋下肿，马刀挟瘿。马刀挟瘿者，足少阳之脉，循缺盆，挟胸膈，而走胁肋，其经弯如马刀，而瘿瘤挟生也。《金匮》：痹挟背行，若肠鸣，马刀挟瘿者，皆为劳得之。此以劳伤中气，戊土逆升，少阳经脉降路壅阻，相火郁蒸，故令病此。

病在筋而不在肉，故坚而不溃，溃而不敛，较之诸疮，最难平复。而相火升

炎，上热日增，脾肾阳亏，下寒日剧。久而阳败土崩，遂伤性命。非伤于血肉之溃，乃死于中气之败也。法当培中气以降阳明，肺胃右行，相火下潜，甲木荣畅而归根，则疮自平矣。

柴胡芍药半夏汤

柴胡三钱　芍药三钱　元参三钱　甘草二钱　半夏三钱　丹皮三钱　牡蛎三钱　鳖甲三钱

煎大半杯，热服。

上热甚者，加黄芩、地黄。血虚木燥，加首乌。肿痛，加贝母。脓成，加桔梗。

癫风根原

癫风者，风伤卫气而营郁未尽泄也。卫性收敛，营性发扬，风伤卫气，开其皮毛，风愈泄则卫愈闭，其性然也。卫闭则营血不得外发，于是郁蒸而生里热。六日经尽，营热郁发，卫不能闭，则肿透皮毛，而见红斑。斑发热除，则病愈矣。若卫闭不开，斑点莫出，营热内遏，脏腑蒸焚，则成死证。

风以木气而善疏泄，其卫气之闭者，风泄之也，其卫气之闭而终开者，亦风泄之也。初时感冒，经热未盛，则气闭而不能泄，经尽之后，营热蒸发，则风泄而气不能闭，是以疹见。风有强弱之不同，气有盛衰之非一，风强而气不能闭，则斑点尽出，气盛而风不能泄，则斑点全无。

若风气相持，势力均平，风强而外泄，气盛而内闭。风强则内气不能尽闭，气盛肺司卫气而主皮毛，卫气清和，熏肤，充身，泽毛，若雾露之溉焉，则皮毛荣华。卫气郁闭，髪肤失其熏泽，故肤肿而毛落。肺窍于鼻，宗气之所出入。宗气者，卫气之本，大气之抟而不行，积于胸中，以贯心肺，而行呼吸者也。卫气闭塞，则宗气蒸瘀，失其清肃，故鼻柱坏也。

大凡温疫中风，发表透彻，红斑散布，毫髪无郁，必无此病。

法宜泻卫郁而清营热，决腐败而生新血，经络清畅，痂癞自平矣。

紫苏丹皮地黄汤

苏叶三钱　生姜三钱　甘草二钱　丹皮三钱　芍药三钱　地黄三钱

煎大半杯，热服。覆衣，取汗。

若不得汗，重用青萍发之，外以青萍热汤熏洗，以开汗孔。汗后用破郁行血之药，通其经络，退热消蒸之剂，清其营卫，腐去新生，自能平愈。

但凉营泻热之品，久服则脾败，当酌加姜、桂行经之药，不至内泄脾阳，则善矣。

痔漏根原

痔漏者，手太阳之病也。手之三阳，自手走头，足之三阳，自头走足。手三阳之走头者，清阳之上升也，足三阳之走足者，浊阴①之下降也。足三阳病则上逆而不降，手三阳病则下陷而不升。

《素问·气厥论》：小肠移热于大肠，为虑瘕，为沉痔。五行之理，升极必降，降极必升，升则阴化为阳，降则阳化为阴。水本润下，足少阴以癸水而化君火者，降极则升也，火本炎上，手太阳以丙火而化寒水者，升极则降也。手太阳病则丙火下陷，不上升而化寒水，是以小肠有热。五脏六腑，病则传其所胜，以丙火而化庚金，是以移热于大肠。魄门处大肠之末，丙火传金，陷于至下之地，是以痔生于肛也。

---

① 阴　原作"阳"，诸本均同，形近之误，据上文"清阳之上升也"、前后文例改。

然病在于二肠，而究其根原，实因于脾。《素问·生气通天论》：因而饱食，筋脉横解，肠澼为痔。以过饱伤脾，脾气困败，不能消磨，水谷莫化，下趋二肠，而为泄利，泄则脾与二肠俱陷，丙火陷于肛门，此痔病所由生也。

气统于肺，而肺气之降者，胃土之右转也，血藏于肝，而肝血之升者，脾土之左旋也。凡经络脏腑之气，皆受于肺，凡经络脏腑之血，皆受于肝，戊土一降，而诸气皆降，己土一升，则诸血皆升。脾土湿陷，则肝木下郁，而血不上行，故脱失于大便，凝则为癥瘕，流则为沉痔。沉癥者，皆肝血之下陷，无二理也。

《灵枢·邪气脏腑病形》：肾脉微涩，为不月，沉痔，血流于后，则为沉痔，血凝于前，则为不月，不月即癥瘕也。《金匮》：小肠有寒者，其人下重便血，有热者，必痔，痔与下重便血，皆丙火之下陷[①]。火衰而陷者，则下重便血而不痔，火未衰而陷者，则下重便血而痔生。要之，痔家热在魄门，而脾与小肠，无不寒湿。缘丙火不虚则不陷，陷则下热而中寒。丙火上升而化寒水者，常也，下陷而不化寒水，是以生热。陷而不升，故热在魄门而不在肠胃也。

此病一成，凡遇中气寒郁，则火陷而痔发。无论其平日，即其痔发肛热之时，皆其寒湿内作之会[②]，而医工不知也。

经血陷流，习为熟路，岁久年深，时常滴漏，则为漏病，譬如器漏而水泄也。

茯苓石脂汤

茯苓三钱　丹皮三钱　桂枝三钱　芍药四钱　甘草二钱　干姜二钱，炒　赤石脂三钱　升麻一钱

煎大半杯，温服。

治痔漏肿痛下血者。

肛热，加黄连。木燥，加阿胶。

---

① 下陷　原作"陷下"，据闽本、集成本乙转。
② 会　犹期也。

四圣心源卷十

昌邑黄元御坤载著

妇人之证，率与男子无殊，惟其经脉胎产三十六病，则与丈夫不同。其源流通塞，实资于调燮①，花萼长消，端赖于栽培。

降自后世，此义遂乖，伤②旸谷③之忽④寒，叹温泉之遽冱，泛桃花之巨浪⑤，决瓠子⑥之洪波，乃使春华易萎，秋实难成，胎伤卵破，女德无终，玉折兰摧，妇怨何极！仆本恨人⑦，痛心在目，作妇人解。

妇 人 解

经 脉 根 原

经脉者，风木之所化生也。人与天地相参也，与日月相应也。《灵枢经》语。男子应日，女子应月，月满则海水西盛，鱼脑充，蚌蛤实，经脉溢，月晦则海水东盛，鱼脑减，蚌蛤虚，经脉衰。月有圆缺，阴有长消，经脉调畅，盈缩按时，月满而来，月亏而止者，事之常也。

金主收敛，木主疏泄，金敛而木不能泄，则过期不来，木疏而金不能敛，则先期而至，收敛之极，乃断绝而不行，疏泄之甚，故崩漏而不止。木郁或中变为热，水郁则始终皆寒。其重者，亡身而殒命，其轻者，绝产而不生，非细故也。

其凝而不解者，水寒而木郁也。肾肝阴旺，经脉凝冱，既埋郁而腐败，乃成块而紫黑，调经养血之法，首以崇阳为主也。

盖经水之原，化于己土，脾阳左旋，温升而生营血，所谓中焦受气取汁，变化而赤，是谓血也。《灵枢经》语。血藏于肝而总统于冲任，阴中阳盛，生意沛然，一承雨露，煦濡⑧长养，是以成孕而怀子。譬之于土，阳气冬藏，水泉温暖，春木发扬，冻解冰消，暖气升腾，故万物生焉。使冬无地下之暖，虽有阳和司令，亦成寒谷不生矣。

后世庸工，全昧此理，滋阴凉血，伐泻生阳，变膏腴之壤，作不毛之地，摧后凋之木，为朝华之草，目击此风，良深永叹！仲景垂温经一法，吹邹子之暖律⑨，飘虞地之熏风⑩，古训昭然，来者当熟复而详味也。

---

① 调燮 调理也。
② 伤 痛也。
③ 旸（yáng 阳）谷 日出之处。
④ 忽 尽也。
⑤ 桃花之巨浪 即桃花浪。"桃花浪"，即桃花汛。
⑥ 瓠子 地名，在河南濮阳县南，亦称瓠子口。汉武帝元光三年，河决于瓠子，漂害民居。
⑦ 恨人 失意抱恨之人。
⑧ 濡 原作"嚅"，音同之误，据闽本、蜀本、集成本改。
⑨ 邹子之暖律 指邹衍吹律事。邹衍，战国·齐·临淄人。深观阴阳消息，著《终始》、《大圣》等篇，共十余万言。
⑩ 虞地之熏风 虞，通"吴"。"地"，原作"帝"，诸本均同，音同之误，据上下文义改。"熏风"，和风，指初夏之东南风。"虞地之熏风"，吴地吹来的和暖之风。

闭　结

经脉闭结，缘于肝木之郁。血者，木中之津液也，木性喜达，木气条达，故经脉流行，不至结涩，木气郁陷，生发不遂，则经血凝滞，闭结生焉。

乙木既陷，甲木必逆，乙木遏陷，温气不扬，则生下热，甲木冲逆，相火不归，则生上热。经脉燔蒸，而升降阻格，内无去路，则蒸发皮毛，泄而为汗。汗出热退，皮毛既阖，而经热又作。热日作而血日耗，汗日泄而阳日败，久而困惫尪羸，眠食废损。人知其经热之盛，而不知其脾阳之虚，误以凉营泻热之药投之，脾阳颓败，速之死矣。其肝胆固属燥热，其脾肾则是湿寒，治当分别而调剂之，未可专用清凉也。

盖木生于水而长于土，乙木之温，即脾阳之左升也。水寒土湿，木气不达，抑郁盘塞，则经脉不通，以其生气失政而疏泄不行也，未有脾阳健运，木陷而血瘀者。其肝木之陷，咎在于脾，其胆木之逆，咎在于胃，己土不升，则戊土不降，中气莫运，故四维不转，非第肝胆之过也。若见其闭结，辄用开通，中气已亏，再遭攻下，强者幸生，弱者立毙，十全二三，甚非良法也。

桂枝丹皮桃仁汤

桂枝三钱　芍药三钱　丹皮三钱　桃仁三钱　甘草二钱　茯苓三钱　丹参三钱

煎大半杯，温服。

上热，加黄芩。中寒，加干姜。中气不足，加人参。血块坚硬，加鳖甲、䗪虫。脾郁，加砂仁。

崩　漏

经脉崩漏，因于肝木之陷。肝木主生，生意畅遂，木气条达，则经血温升，

不至下泄，生意郁陷，木气不达，经血陷流，则病崩漏。

木气疏泄，血藏肝木而不致疏泄者，气举之也。气性降而血性升，气降于下，又随肝木而左升，血升于上，又随肺金而右降。血之在上者，有气以降之，血之在下者，有气以升之，是以藏而不泄也。肝木郁陷，升发不遂，气愈郁而愈欲泄，木欲泄而金敛之，故梗涩而不利，金欲敛而木泄之，故淋漓而不收，金能敛而木不能泄，则凝瘀而结塞，木能泄而金不能敛，则滂沛而横行。

其原全由于土败，土者，血海之堤防也，堤防坚固，则澜安而波平，堤防溃败，故泛滥而倾注，崩者，堤崩而河决，漏者，堤漏而水渗也。缘乙木生长于水土，水旺土湿，脾阳陷败，不能发达木气，升举经血，于是肝气下郁，而病崩漏也。后世庸医崩漏之法，荒唐悖谬，何足数[①]也。

桂枝姜苓汤

甘草二钱　茯苓三钱　桂枝三钱　芍药三钱　干姜三钱　丹皮三钱　首乌三钱

煎大半杯，温服。

治经漏。

桂枝姜苓牡蛎汤

甘草二钱　茯苓三钱　桂枝三钱　芍药三钱　干姜三钱　丹皮三钱　首乌三钱　牡蛎三钱

煎大半杯，温服。

治血崩。

气虚，加人参。

先 期 后 期

先期者，木气之疏泄，崩漏之机也，后期者，木气之遏郁，闭结之机也。其原

---

① 数　说也。

总由于脾湿而肝陷，木气郁陷，不得发扬，则经血凝瘀，莫能通畅，无论先期后期，血必结涩而不利。

其通多而塞少者，木气泄之，故先期而至。以经血上行，则血室不见其有余，必月满阴盈而后来，血陷则未及一月而血室已盈，是以来早。其塞多而通少者，木不能泄，则后期而至。以木气郁遏，疏泄不行，期过一月而积蓄既多，血室莫容，然后续下，是以来迟也。

桂枝姜苓汤

丹皮三钱　甘草二钱　茯苓三钱　首乌三钱　干姜三钱　桂枝三钱　芍药三钱

煎大半杯，温服。

治经水先期。

姜苓阿胶汤

丹皮三钱　甘草二钱　桂枝三钱　茯苓三钱　干姜三钱　丹参三钱　首乌三钱　阿胶三钱

煎大半杯，温服。

治经水后期。

结瘀紫黑

经水结瘀紫黑，血室寒沍而凝涩也。血之为性，温则行，寒则滞，滞久则堙郁而腐败，是以成块而不鲜。此以土湿水寒，木气郁塞之故。庸工谓之血热，据其木郁生热，而昧其水土之湿寒，祸世非小也。

苓桂丹参汤

丹皮三钱　甘草二钱　干姜三钱　茯苓三钱　桂枝三钱　丹参三钱

煎大半杯，温服。

经行腹痛

经行腹痛，肝气郁塞而刑脾也。缘其水土湿寒，乙木抑遏，血脉凝涩不畅，月满血盈，经水不利，木气壅迫，疏泄莫遂，郁勃冲突，克伤脾脏，是以腹痛。

中气不运，胃气上逆，则见恶心呕吐之证。血下以后，经脉疏通，木气松和，是以痛止。此多绝产不生。温燥水土，通经达木，经调痛去，然后怀子。

其痛在经后者，血虚肝燥，风木克土也。以经后血虚，肝木失荣，枯燥生风，贼伤土气，是以痛作也。

苓桂丹参汤

丹皮三钱　甘草二钱　丹参三钱　干姜三钱　桂枝三钱　茯苓三钱

煎大半杯，温服。

治经前腹痛。

归地芍药汤

当归三钱　地黄三钱　甘草二钱　桂枝三钱　茯苓三钱　首乌三钱　芍药三钱

煎大半杯，温服。

治经后腹痛。

热入血室

经水适来之时，外感中风，发热恶寒，七八日后，六经既遍，表解脉迟，热退身凉，而胸胁痞满，状如结胸，语言谵妄，神识不清，此谓热入血室也。以少阳之经，下胸贯膈，而循胁里，少阳厥阴，表里同气，血藏于厥阴，热入血室，同气相感，自厥阴而传少阳，甲木逆升，经气不降，横塞胸胁，故状如结胸。君相感应，相火升炎，而烁心液，故作谵语。肝主血，心主脉，血行脉中，血热则心病也。

盖经下之时，血室新虚，风伤卫气，卫气闭敛，营郁热发，热自经络，而入血室，势所自然。宜清厥阴少阳之经，泻热而凉血也。

柴胡地黄汤

柴胡三钱　黄芩三钱　甘草二钱　芍药三钱　丹皮三钱　地黄三钱

煎大半杯，温服。

表未解者，加苏叶、生姜。

杂病根原

妇人之病，多在肝脾两经，土湿木郁，生气不达，奇邪淫泆，百病丛生。而阳虚积冷者多，阴虚结热者少，以其燥热在肝胆，湿寒在脾肾，土湿木郁而生表热者十之八九，土燥水亏而生里热者百无一二也。

带　下

带下者，阴精之不藏也。相火下衰，肾水渐寒，经血凝瘀，结于少腹，阻格阴精上济之路，肾水失藏，肝木疏泄，故精液淫泆，流而为带。

带者，任脉之阴旺，带脉之不引也。五脏之阴精，皆统于任脉，任中阳秘，带脉横束，环腰如带，为之收引，故精敛而不泄，任脉寒沍，带脉不引，精华流溢，是谓带下。水下泄则火上炎，故多有夜热毛蒸，掌烦口燥之证。

而下寒上热之原，则过不在于心肾，而在于脾胃之湿。盖气根于肾，坎之阳也，升于木火，而藏于肺，血根于心，离之阴也，降于金水，而藏于肝。金性收敛而木性生发，金随胃降，收敛之政行，离阴下潜，而化浊阴，是以气凉而水暖，木从脾升，生发之令畅，坎阳上达，而化清阳，是以血温而火清，阳不郁则热不生，阴不郁则寒不作也。土湿则脾胃不运，阴阳莫交，阳上郁而热生于气，阴下郁而寒生于血，血寒，故凝涩而瘀结也。

仲景温经一汤，温中去湿，清金荣木，活血行瘀，诚为圣法。至于瘀血坚凝，则用土瓜根散，精液滑泄，则用矾石丸，法更密矣。

温经汤

人参三钱　甘草二钱　干姜三钱　桂枝三钱　茯苓三钱　丹皮三钱　当归三钱　阿胶三钱　麦冬三钱　芍药三钱　芎劳二钱　茱萸二钱　半夏三钱①

煎一杯，温服。

治妇人带下，及少腹寒冷，久不受胎，或崩漏下血，或经来过多，或至期不来。

阴精流泄，加牡蛎。瘀血坚硬，加桃仁、鳖甲。

骨　蒸

骨蒸者，肝木之不达也。肝木生于肾水，阳根在水，春气一交，随脾土左升，则化肝木。木气升发，和煦温畅，及臻②夏令，水中之阳，尽达于九天，则木化而为火。木火生长，是以骨髓清凉，下热不生。水寒土湿，肝木不升，温气下郁，陷于肾水，则骨蒸夜热，于是病焉，以肾主骨也。

肝木郁陷，而生下热，则胆木冲逆，而生上热。肝木下陷，必克脾土，胆木上逆，必克胃③土，脾胃俱病，上不能容而下不能化，饮食减损，肌④肉消瘦，淹滞缠绵，渐至不起。

庸医不解，以为阴虚，率以滋阴泻热之剂，愈败土气，土败阳伤，无有不死也。是宜燥土暖水，升达木气，木郁条达，热退风清，骨蒸自愈。原非阴虚血热之证，清凉之品，未可过用，以伐中气也。

苓桂柴胡汤

① 半夏三钱　原脱，据蜀本、《金匮要略·妇人杂病脉证并治第二十二》补。

② 臻　至也。

③ 胃　原作"戊"，诸本均同，据上文"必克脾土"、下文"脾胃俱病"改。

④ 肌　原作"朋"，形近之误，据闽本、蜀本、集成本改。

茯苓三钱　甘草二钱　丹皮三钱　桂枝三钱　芍药三钱　柴胡三钱　半夏三钱

煎大半杯，温服。

热蒸不减，加生地、黄芩。蒸退即用干姜、附子，以温水土。

胎妊解

胎妊者，土气所长养也。两精相抟，二气妙凝，清升浊降，阴阳肇基。血以濡之，化其神魂，气以煦之，化其精魄。气统于肺，血藏于肝，而气血之根，总原于土，土者，所以滋生气血，培养胎妊之本也。木火以生长之，金水以收成之，土气充周，四维寄旺，涵养而变化之，五气皆足，十月而生矣。

土衰而四维失灌，藏气不厚，则木不能生，生气不厚，则火不能长，长气不厚，则金不能收，收气不厚，则水不能成。生长之气薄，则胎不发育，收成之气薄，斯胎不坚完。木火衰乃伤堕于初结之月，金水弱乃殒落于将成之时。

血生于木火，气化于金水，而土则四象之中气也，故养胎之要，首在培土。土运则清其火金而上不病热，暖其水木而下不病寒，木温而火清，则血流而不凝也，金凉而水① 暖，则气行而不滞也，气血环抱而煦濡之，形神巩固，永无半产之忧矣。

结胎

胎妊之结，生长资乎木火，收成藉乎金水，土者四象之母，其絪缊变化，煦濡滋养，全赖乎土。脾以己土而主升，升则化阳而善消，胃以戊土而主降，降则化阴而善受。胎之初结，中气凝塞，升降之机，乍而堙郁，冲和之气，渐而壅满。其始胃气初郁，滋味厌常而喜新。及其两月胎成，则胃气阻逆，恶心呕吐，食不能

下。迟而中气回环，胃土续降，然后能食。

胃土降则心火下行而化水，脾土升则肾水上交而化火，胎气在中，升降不利，乃水偏于下润而火偏于上炎。水润下者，火不交水而坎阳虚也，火炎上者，水不济火而离阴弱也，是故妊娠之证，下寒而上热，妊娠之脉，尺微而寸洪。仲景《金匮》：妇人得平脉，阴脉小弱，其人渴，不能食，无寒热，名妊娠。寸为阳，尺为阴，阴脉小弱者，尺之微也。《素问·平人气象论》：妇人手少阴脉动甚者，妊子也。手少阴之经，循臑内后廉，而走小指，脉动在神门。神门，在掌后锐骨之中。虽非寸口，然少阴之左寸，亦可以候心，神门脉动者，寸口必动。手少阴脉动者，寸之洪也。推之左寸脉动者，右寸必动，男胎动于左寸，女胎② 动于右寸，亦自然之理也。十九难：男脉在关上，女脉在关下。男子寸大而尺小，女子寸小而尺大者，常也。

胎气一结，虚实易位，大小反常，缘于中气之壅阻也。阴阳郁格，最易为病，法宜行郁理气为主，未可遽用填补之剂也。

豆蔻苓砂汤

白蔻一钱，生，研　杏仁二钱　甘草一钱　砂仁一钱，炒，研　芍药二钱　丹皮三钱　茯苓三钱　橘皮一钱

煎大半杯，温服。

治胎孕初结，恶心呕吐，昏晕燥渴。

证缘中气郁阻，胃土不降，以此开郁降浊，清胆火而行肝血。内热加清凉之味，内寒加温暖之品，酌其脏腑阴阳而

① 水　原作"气"，诸本均同，据上文"木温而火清"改。
② 胎　原作"脉"，诸本均同，形近之误，据上文"男胎动于左寸"改。

调之。

堕　胎

胎之结也，一月二月，木气生之，三月四月，火气长之，五月六月，土气化之，七月八月，金气收之，九月十月，水气成之，五气皆足，胎完而生矣。而土为四象之母，始终全藉乎土，土中阳旺，则胎气发育，十月满足，不至于堕。

盖胎妊之理，生发乎木火，收藏于金水，而四象之推迁，皆中气之转运也。阳蛰地下，左旋而化乙木，和煦温畅，万物资生者，己土之东升也，阴凝天上，右转而化辛金，清凉肃杀，万宝告成者，戊土之西降也。木生火化而胎气畅茂，金降水凝而胎气坚完，生长之气衰则胎堕于初结，收成之力弱则胎殒于将完，其实皆土气之虚也。土生于火而克于木，火旺则土燥而木达，火衰则土湿而木郁，乙木郁陷，而克己土，土气困败，胎妊失养，是以善堕。

胎妊欲堕，腰腹必痛，痛者，木陷而克土也。木生于水而长于土，土湿水寒，乙木乃陷。三十六难：命门者，诸精神之所舍，原气之所系，男子以藏精，女子以系胞。命门阳败，肾水渐寒，侮土灭火，不生肝木，木气郁陷，而贼脾土，此胎孕堕伤之原也。

姜桂苓参汤

甘草二钱　人参三钱　茯苓三钱　干姜三钱　桂枝三钱　丹皮三钱

煎大半杯，温服。

腹痛，加砂仁、芍药。

胎　漏

结胎之后，经水滋养子宫，化生血肉，无有赢余，是以断而不行。其胎结而经来者，必有瘀血阻格。缘胎成经断，血室盈满，不复流溢。肝脾阳弱，莫能行血，养胎之余，易致堙瘀。瘀血蓄积，阻碍经络，胎妊渐长，隧道壅塞。此后之血，不得上济，月满阴盈，于是下漏。按其胎之左右，必有癥块。或其[1]平日原有宿癥，亦能致此。

若内无瘀血，则是肝脾下陷，经血亡脱，其胎必堕。若血下而腹痛者，则是胞气壅碍，土郁木陷，肝气贼脾也，《金匮》名为胞阻。

宜疏木达郁，而润风燥，漏血腹痛自止。

桂枝地黄阿胶汤

甘草二钱　地黄三钱　阿胶三钱　当归三钱　桂枝三钱　芍药三钱　茯苓三钱　丹皮三钱

煎大半杯，温服。

治妊娠下血[2]腹痛者。

桂枝茯苓汤

桂枝三钱　茯苓三钱　甘草二钱　丹皮三钱　芍药三钱　桃仁三钱

煎大半杯，温服。

治妊娠下血，癥块连胎者。

轻者作丸，缓以消之。

产后根原

产后血虚气惫，诸病丛生，病则永年毕世，不得平复。弥月之后，气血续旺，乃可无虑。盖妊娠之时，胎成一分，则母气盗泄一分，胎气渐成，母气渐泄，十月胎完，而母气耗损十倍，寻常不过数胎，而人已衰矣。母气传子，子壮则母虚，自然之理也。

但十月之内，形体虽分，而呼吸关

---

① 其　原作"有"，形近之误，据闽本、集成本改。

② 下血　原作"血下"，据闽本、蜀本、集成本乙转。

通，子母同气，胎未离腹，不觉其虚。及乎产后，胎妊已去，气血未复，空洞虚豁，不得充灌，动即感伤，最易为病。胎时气滞血瘀，积瘀未尽，癥瘕续成者，事之常也。气血亏乏，脾虚肝燥，郁而克土，腹痛食减者，亦复不少。而痉、冒、便难，尤为易致，是谓产后三病。

血弱经虚，表疏汗泄，感袭风寒，是以病痉。痉者，筋脉挛缩，头摇口噤，项强而背折也。气损阳亏，凝郁内陷，群阴闭束，是以病冒。冒者，清气幽埋，不能透发，昏溃而迷罔也。津枯肠燥，阴凝气结，关窍闭涩，是以便难。便难者，糟粕艰阻，不得顺下，原于道路之梗塞，非关阳旺而火盛也。

总之，胎气生长，盗泄肝脾，土虚木贼，为诸病之本。土气不亏，不成大病也。

桃仁鳖甲汤

桃仁三钱　鳖甲三钱　丹皮三钱　丹参三钱　桂枝三钱　甘草二钱

煎大半杯，温服。

治瘀血蓄积，木郁腹痛者。

内热，加生地。内寒，加干姜。

桂枝丹皮地黄汤

桂枝三钱　芍药三钱　甘草二钱　丹皮三钱　地黄三钱　当归三钱

煎大半杯，温服。

治脾虚肝燥，木郁克土，腹痛食减，渴欲饮水者。

气虚，加人参。水寒土湿，加干姜、茯苓。

桂枝栝蒌首乌汤

桂枝三钱　芍药三钱　栝蒌根三钱　首乌三钱　生姜三钱　大枣三枚　甘草二钱

煎大半杯，温服。

治风伤卫气，而病柔痉，发热汗出者。

葛根首乌汤

桂枝三钱　芍药三钱　甘草二钱　葛根三钱　麻黄一钱　首乌三钱　生姜三钱　大枣三枚

煎大半杯，温服。

治寒伤营血，而病刚痉，发热无汗者。

桂枝茯苓人参汤

人参三钱　甘草二钱　茯苓三钱　桂枝三钱　生姜三钱　大枣三枚

煎大半杯，温服。

治阳虚郁冒。

苁蓉杏仁汤

甘草二钱　杏仁二钱　白蜜一两　肉苁蓉三钱

煎大半杯，入白蜜，温服。

治津亏木燥，大便艰难。

姜桂苓砂汤

茯苓三钱　甘草二钱　干姜三钱　桂枝三钱　芍药三钱　砂仁一钱

煎大半杯，入砂仁末，温服。

治饮食不消。

黄先生医书八种后跋^①

　　黄氏医书，向止刻四种^②，见常州张氏^③《宛邻丛书》中，近闻版亦毁^④，余四种，无刻本。道光戊戌^⑤，闵在南昌，从包慎伯年丈^⑥ 假得钞本，与陈广夫三兄各傇^⑦ 人誊出，同学中遂多有写本矣。

　　顷客闽学使^⑧ 徐侍郎^⑨，幕携《八种》在箧^⑩，谈次及之，侍郎于黄氏素有元赏，又济世寿民之念随在涌溢，不能自已，尽付剞劂，以广流传。又念按临各属，不能携校，同事黄学博元坤，深于此事，遂留之署中，属专校雠，一再审定，致为不苟。考张刻四种，即有讹烉^⑪，写存之本，舛互益甚。长沙二书，黄氏移易旧第，弥费寻绎。学博既详，覆之侍郎，又精勘之。虽扫叶拂尘，昔人所叹，然大体完善矣。回思昔日传抄之劳，一旦海内人得佳本，玉楸之道昌，灵兰之术正，侍郎之盛心，不可及也已。

江右杨希闵铁佣谨跋

---

① 黄先生医书八种后跋　原不载，据闽本补。
② 四种　指《四圣心源》、《伤寒悬解》、《长沙药解》、《素灵微蕴》。
③ 常州张氏　指阳湖张琦，清阳湖县属常州府。
④ 毁　烧掉也。
⑤ 道光戊戌　道光十八年戊戌，即公元 1838 年。
⑥ 伯年丈　"伯年"，犹"年伯"。"伯年丈"，对父辈之尊称，不问是否同年。
⑦ 傇　雇也。《说文》："傇，赁也。"
⑧ 学使　即提督学政，由翰林官及进士出身之部院官中选派，三年一任，掌管各省学校生员考课升降之事。
⑨ 徐侍郎　指徐受衡，字树铭。
⑩ 幕携八种在箧　早有刻刊《黄氏医书八种》之心。
⑪ 烉（duó 夺）　"夺"本字。

四圣悬枢

清·黄元御 撰

四圣悬枢自叙

　　天未尝有生而无杀，或以兵荒，或以疫疠。杀之自天，于人何尤①，然此虽天之过乎，抑亦人之罪焉。兵荒未必杀人，世无良相也，疫疠未必杀人，世无良医也。相而不良其罪小，医而不良其罪大。

　　魏晋以来，至于今日，疫疠之杀人多矣。其书数十百部，其徒数千百人，病则家不得免，药则户不能逃。最可恨者，小儿之痘疹，即大人之疫疠，愚妄不以为岁气，而以为胎毒。哀此百万生灵，既困天灾，复加人祸，民有两死而无一生，吁其悲矣！天地不仁，不过以百姓为刍狗②，愚妄不仁，遂至以苍生为鱼肉，此怨天乎？抑尤人乎？仲景先师，创内外感伤之法，而未言疫疠。其言之彰明而较著者，人犹有未解，况其未言者与③，何怪于群儿之讹谬耶。

　　仆于己巳春初，草《四圣悬枢》，析温疫痘疹之义，辛未六月，笔削④于清江河院署中。四部俱成，伤寒之义元⑤矣，疫疠之义，元之又元。

　　慨夫！上士十载悟玄，下士见之大笑，以为尚白。其于闳⑥意眇⑦旨，玄而白之，其于沉辞浮藻，白而玄之。此黑之悬⑧，彼白之募⑨，是墨以为明而狐以为苍也。杨朱⑩之弟，黑出而白入，其狗吠焉，杨朱之狗，黑往而白来，其弟怪焉。兹苍黄之未变⑪，又黑白之不分，世无杨朱之弟矣，世亦并无杨朱之狗也。往有楚士而官于齐者，聚书数车，袭故纸以谈岐黄，览兹玄解，胡卢⑫而笑。吴牛之喘，未见月也，蜀犬之吠，未见日也，吾安得进⑬吴蜀之犬牛，登泰岳，凌清浮⑭，与之抑日月之光华哉！

　　昔子云⑮草《玄》⑯，侯芭⑰从而受业，桓谭⑱以为绝伦。今宇内⑲之大，谅必有侯桓其人，吾将藏之深山，虚坐⑳以待矣。

壬申十月昌邑黄元御

---

①　尤　罪过也。
②　刍（chú　初）狗　草与狗也。喻轻贱无用之物也。
③　与　通"欤"。
④　笔削　古以竹简记载文字，遇有讹误，则以刀削之，并用笔改正之，因谓修改文字为笔削。
⑤　元　通"圆"。"圆"，完整也。
⑥　闳（hóng　旬）宏也。
⑦　眇（miǎo　妙）通"妙"。
⑧　悬　远也。
⑨　募　近也。
⑩　杨朱　战国魏人，字子居，其说重在爱己，不以物累，不拔一毛以利天下，与墨子兼爱之说相反。
⑪　变（biàn　辨）别也。
⑫　胡卢　笑貌。
⑬　进　导也。
⑭　清浮　天空也。
⑮　子云　汉·扬雄，字子云。
⑯　《玄》　指《太玄经》。
⑰　侯芭　汉钜鹿人，从扬雄，受《太玄》、《法言》。雄卒，为起坟，心丧三年。
⑱　桓谭　东汉沛国相人，字君山，好音乐，遍习五经，精天文，光武朝官拜议郎给事中。光武信谶纬，谭极言其非，帝怒，出为六安郡丞，赴任途中病卒。著《新论》二十九篇。
⑲　宇内　"内"，原作"宙"，据蜀本、集成本改。"宇内"，犹言天下。
⑳　虚坐　谓其人虽不在，但为之设空位，以示敬意。

目　录

四圣悬枢卷一

昌邑黄元御坤载著

时分冬夏，病殊寒温，气候不同，感伤亦异。伤寒著于仲景，温病阐于岐伯，各有妙解，水火判然。自叔和混热病于伤寒，伤寒之理，既永晦于千古，温病之义，亦长讹于百代。后世庸工纷起，杀运宏开，当鼓橐吹炉之际，何须覆鼎，值焦头烂额之秋，那堪入瓮。横览夭枉，怆恨实多，作温病解。

温病解第一

温病名义

秋冬感冒，名曰伤寒，春夏感冒，名曰温病。病于春者谓之温，病于夏者谓之热，温热同病，因时异名，《素问·热论》：先夏至日者为病温，后夏至日者为病暑是也。四时之候，秋凉冬寒，春温夏热，约而言之，不过阴阳，阴阳之气，不过寒热。寒盛于冬，热盛于夏，秋之凉者，将寒而未寒也，春之温者，将热而未热也。感于冬者，谓之伤寒，感于夏者，谓之病热，感秋之凉，轻于伤寒，而实伤寒之属也，感春之温，轻于病热，而实病热之属也，故秋冬之感证，统曰伤寒，春夏之感证，统曰热病。仲景之言伤寒，兼秋月之伤凉也，《素问》之言热病，兼春月之病温也。

附岐伯温义

《素问·热论》：黄帝问曰：今夫热病者，皆伤寒之类也，或愈或死，其死皆以六七日之间，其愈皆以十日以上者何也？

热病者，伤寒之类，非伤寒也。

岐伯对曰：人之伤于寒也，则为病热，热虽甚不死，其两感于寒而病者，必不免于死。

外感之病，统曰伤寒，而其中实有风寒之分。春温夏热，皆感风邪，而曰伤寒者，感病之总名也。上文曰：热病者，伤寒之类，则温热非由伤寒甚明。

人之春夏感伤，风泄其卫，卫闭而遏营血，则为病热。热虽至甚，而经尽阴复，不至于死。其阳亢阴枯，外被邪客，而表里双传，一日两经，是谓两感，精液消亡，必不免于死也。

帝曰：愿闻其状。岐伯曰：伤寒一日，巨阳受之，巨阳者，诸阳之属也，故为诸阳主气也，其脉连于风府，故头项痛，腰脊强。二日阳明受之，阳明主肉，其脉挟鼻络于目，故身热目痛而鼻干，不得卧也。三日少阳受之，少阳主胆，其脉循胁络于耳，故胸胁痛而耳聋。三阳经络，皆受其病，而未入于脏者，故可汗而已。

足之三阳，自头走足。伤寒一日，太阳受之，太阳者，诸阳之所属也，故为诸阳主气也。太阳行身之后，其脉自头下项，挟脊抵腰，连于督脉之风府，邪自风府而入，客于太阳之经，故头项痛，腰脊强。二日阳明受之，阳明行身之前，其脉挟鼻络于目，故目痛鼻干。三阳之气，皆随阳明下行，阳气蛰藏则善寐，阳明上逆，阳升而火泄，故身热而不卧。三日少阳受之，少阳行身之侧，其脉从耳下颈，自胸贯膈，而循胁里，故胸胁痛而耳聋。三阳经络，皆受其病，而未入于三阴之脏者，经郁热发，汗之开其皮毛，经热外泻，则病愈矣。

四日太阴受之，太阴脉布胃中，络于嗌，故腹满①而嗌干。五日少阴受之，少阴脉贯肾，络于肺，系舌本，故口燥舌干而渴。六日厥阴受之，厥阴脉循阴器而络于肝，故烦满而囊缩。

足之三阴，自足走胸。四日太阴受之，太阴行身之前，其脉入腹络胃，上膈挟咽，故腹满而嗌干。五日少阴受之，少阴行身之后，其脉贯脊属肾入肺，而系舌本，故口燥舌干而渴。六日厥阴受之，厥阴行身之侧，其脉过阴器，抵少腹，挟胃属肝络胆，故烦满而囊缩。太阴曰脉布胃中，少阴曰脉贯肾，厥阴曰脉络于肝，是三阴之病，皆入于脏也。

其不两感于寒者，七日巨阳病衰，头痛少愈，八日阳明病衰，身热少愈，九日少阳病衰，耳聋微闻，十日太阴病衰，腹减如故，则思饮食，十一日少阴病衰，渴止不满，舌干已而嚏，十二日厥阴病衰，囊纵，少腹微下。大气皆去，病日已矣。

六日而六经俱尽，六日而六经俱解，所谓其愈皆以十日以上也。

帝曰：治之奈何？岐伯曰：治之各通其脏脉，病日衰已矣。其未满三日者，可汗而已，其已满三日者，可泻而已。

腑亦称脏，《素问·十二脏相使论》②：十二脏之贵贱相使是也。五脏六腑皆受病矣，各通其脏脉，是何脏腑之病，即针通其何脏腑之脉也。其未满三日者，所谓三阳经络皆受其病，而未入于脏，故可汗而已。其已满三日者，已入于脏，故可泻而已。汗泻俱是刺法，详见"刺热篇"。

《灵枢·热病》：热病三日，而气口静，人迎躁者，取之诸阳，五十九刺，以泻其热而出其汗，实其阴以补其不足。泻之则热去，补之则汗出。热病阳有余而阴不足，故泻其阳以补其阴。其在三阳，而未入脏者，热邪尚浅，补其经中之阴，则汗自出。其在三阴，而已入于脏者，热邪已深，非泄其脏中之阳，则热不去。温热之病，所以不死者，脏阴之未亡也，已入脏而不泄，则脏阴亡矣，故用泻法。

帝曰：其两感于寒者，其脉应与其病形何如？岐伯曰：其两感于寒者，病一日巨阳与少阴俱病，则头痛口干而烦满，二日阳明与太阴俱病，则腹满身热，不欲食，谵语，三日少阳与厥阴俱病，则耳聋囊缩而厥③，水浆不入，不知人，六日死。三阴三阳、五脏六腑皆受病，营卫不行，五脏不通，则死矣。帝曰：五脏已伤，六腑不通，营卫不行，如是之后三日乃死何也？岐伯曰：阳明者，十二经脉之长也，其血气盛，故不知人，三日其气乃尽，故死矣。

两感者，阳强不密，阴气衰绝。其太阳之寒，随少阴而化热，太阴之湿，随阳明而化燥，厥阴之风，随少阳而化火，故一日之内，两经俱病。以其表里同气，故感应神速，三日六经俱病，再日而阳明之气全消，是以死也。

附仲景温义

仲景《伤寒》：太阳病，发热而渴，

---

① 腹满　其下原衍"胀"字，诸本均同，据王注本《素问·热论》、《素问悬解·热论》及本节黄解删。

② 《素问·十二脏相使论》　即王注本《素问·灵兰秘典论》。黄氏据宋·林亿《素问》新校正本引隋·全元起本《素问》此篇原名改。详见《素问悬解·十二脏相使论》题注。

③ 厥　其下原衍"而"字，据蜀本、集成本、王注本《素问·热论》、《素问悬解·热论》删。

不恶寒者，为温病。若发汗已，身热灼者，名曰风温。风温为病，脉阴阳俱浮，自汗出，身重，多眠睡，鼻[①]息必鼾，语言难出。若被下者，小便不利，直视失溲。若被火者，微发黄色，剧则如惊痫，时瘛疭，若火熏之。一逆尚引日，再逆促命期。

伤寒阳乘阴位，卫气内郁则发热，热传阳明，金土枯燥则作渴，阴乘阳位，营气外闭则恶寒，故太阳伤寒，未传阳明，则有寒热，而无渴证。若病在太阳，发热作渴，而不恶寒，此非伤寒，是谓温病。温病之家，阳盛阴虚，津血枯槁，最忌汗下火攻。若发汗亡阴，身热如灼，火烈风生，名曰风温。风温为病，阳亢阴绝，其脉尺寸俱浮。毛蒸里[②]泄，常自汗出。清气消亡，身体重浊。胆热传胃，土困则[③]多眠睡。鼻[④]息粗重，必作鼾声。机关燥涩，语言难出。是皆误汗之证也。若被下者，亡其肾阴，小便不利。血枯金燥，直视不转。风木疏泄，溲溺遗失。是皆误下之证也。若被火者，病微则肌肉熏蒸，而发黄色。病剧则水枯木燥，肝胆失荣，魂气震荡，形如惊痫。筋脉伸缩，时作瘛疭。肌肤焦黑，色若烟熏。是皆误火之证也。凡若汗若下若火，皆为逆治，一逆尚延引其时日，再逆则催促其命期矣。

温病根原

《素问·阴阳应象论》[⑤]：冬伤于寒，春必病温。"生气通天论"：阴阳之要，阳秘乃固，阳强不能密，阴气乃绝。阴平阳秘，精神乃治，阴阳离决，精气乃绝。因于露风，乃生寒热。是以冬伤于寒，春必病温。"金匮真言论"：夫精者，身之本也，故藏于精者，春不病温。

四时之气，春生夏长，秋收冬藏。木火旺于春夏，而司生长，金水旺于秋冬，

而司收藏。而金水之所以收藏者，则精魄之能也。精以至阴而主藏，魄者精之始基，但能收而未能[⑥]藏，是以蛰藏之职，独归于精。藏气得令，相火蛰封，肾精温暖，是谓阳密。少阴癸水与太阳壬水，两相表里，皆主蛰藏，癸水之藏，以其温也，壬水之藏，以其寒也。五行之气，热则发宣，寒则凝闭，癸水之温而善藏者，壬水之寒而善闭也。

人于冬时，宜顺寒水之令，以藏阳气。阴精失藏，相火泄露，阳根不密，是谓冬伤于寒，冬伤于寒者，伤其寒水蛰藏之令气也。相火升炎，久而弥盛，春气一交，阳根尽泄，变木为火，化温成热，是以春月而行夏令也。天时之寒暄莫定，人窍之启闭无常，一遭风露侵凌，温病作矣。春时不病，至夏而感，是谓热病。冬时不病者，寒水司气，虽蛰藏失政，而经络脏腑之热，究未如春夏之盛也。

病原同异

温病之原，起于冬不藏精，伤其寒水之令，故春夏病感，必是内热。但冬伤于寒，春夏必病温热，而春夏之温热，不必皆冬伤于寒。其冬伤于寒而病温热者，自是内热，其不冬伤于寒而病温热者，未可定谓之内热也，病与温疫相同，而法亦无殊。其营郁热发，而又病于春夏之间[⑦]，固无入脏生寒，用四逆、真武之证，然燥渴饮冷，积水不消者，亦未尝少，此皆不

---

① 鼻 原脱，据蜀本、集成本、《伤寒论·辨太阳病脉证并治上》、《伤寒悬解·卷十三》补。
② 里 犹理也。
③ 则 原脱，据蜀本、集成本补。
④ 鼻 原锐，据蜀本、集成本补。
⑤ 《素问·阴阳应象论》 即王注本《素问·阴阳应象大论》。《素问悬解·阴阳应象论》题注曰："大论俱在五运六气，此无其例"，黄氏因改。"四气调神大论"，亦因之改作"四气调神论"。
⑥ 能 原脱，据蜀本、集成本补。
⑦ 间 原作"夫"，据蜀本、集成本改。

可用凉泻之法也。

风寒异邪

四时感伤之因，有风有寒，寒者，天地之阴气，风者，天地之阳气。阳主开，阴主阖，伤于寒者，皮毛开而寒束之，故窍闭而无汗，中于风者，皮毛闭而风泄之，故窍开而有汗。

气统于肺，金性清凉而降敛，血司于肝，木性温暖而升发，肺气清降则窍阖，肝血温升则窍开。人之汗孔，秋冬则阖者，气清而敛之也，春夏则开者，血温而发之也。秋冬窍阖，而有时偶开，则寒气伤之，春夏窍开，而有时偶闭，则风气中之，此四时之邪感伤之因也。

营卫殊伤

肺藏卫气，肝藏营血，寒则伤营而不伤卫，以卫气肃静，孔窍阖而寒莫由入，是以不伤，唯血温而窍开，乃伤于寒。风则伤卫而不伤营，以营血蒸动，孔窍开而风随汗解，是以不伤，唯气凉而窍阖，乃伤于风。

然寒伤营血，而病则在卫，以营性升发，一被寒邪，阖其皮毛，则营愈欲发，外乘阳位，而束卫气，故卫闭而恶寒。风伤卫气，而病则在营，以卫性降敛，一被风邪，开其汗孔，则卫愈欲敛，内乘阴位，而逼营血，故营郁而为热。

胃为戊土，乃卫气变化之原，伤寒之病，戊土与金水受之。金水司气，随戊土而下降，以阳体而胎阴魄，故气常清降而外敛，伤寒而气反内郁，是以病在气分。脾为己土，乃营血滋生之本，中风之病，己土与木火受之。木火主血，随己土而上升，以阴体而抱阳魂，故血常温升而内发，中风而血不外达，是以病在血分。

气清而孕水，故气病则寒盛，而为伤寒，血温而孕火，故血病即热盛，而为温病。秋冬之感，皆是伤寒，其时非必无风，中于风者，便是秋冬之温病，春夏之感，皆是中风，其时非必无寒，伤于寒者，便是春夏之寒病。究竟秋冬寒多而风少，故往往病寒，春夏寒少而风多，故往往病温，时令不同也。

传经大凡

一日一经，六日经尽，凡诸感病之大凡也，若伤寒，若中风，若温病、热病，若温疫、寒疫，若痘病、疹病，无不皆然。但温热必传脏腑，余则病由外感，原无内热，不必定传脏腑耳。程氏郊倩，谓温病传经，伤寒中风不传经，其论全非。唯两感之家，一日两经，则温热之所独有，而诸感病之所无也。

太阳经证

头痛热渴

太阳以寒水主令，手太阳以丙火而化气于寒水，阴盛则壬水司气而化寒，阳盛则丙火违令而化热，故太阳以寒水之经，而易于病热。

温病之家，冬不藏精，相火升泄，伤其寒水闭蛰之气，火旺水亏，由来已久。及其春夏病感，卫阳闭秘，营热郁隆，寒水之气愈亏。故受病之一日，即发热作渴，而不恶寒也。

太阳在六经之表，故感则先病。其经自头下项，行身之背，故头项痛而腰脊强。肺主卫，肝主营，而总统于太阳。太阳之经，在皮毛之部，营卫者，皆皮毛之所统辖也。

温病卫闭而营郁，法当清营热而泻卫闭。一日之初，卫闭已见，营热方生，故一日太阳之治，宜凉金补水，而开皮毛，不易之法也。

玄[①] 霜丹

浮萍三钱　麦冬三钱　甘草二钱，炙
元参三钱　丹皮三钱　芍药三钱　生姜三钱，
切　大枣三枚，劈

流水五杯，煎大半杯，热服，覆衣，
饮热稀粥，取少汗。

治一日太阳温病，头项痛，腰脊强，
发热作渴者。

阳明经证

目痛鼻干

阳明以燥金主令，足阳明以戊土而化
气于燥金，太阴胜则阳明化气而为湿，阳
明胜则太阴化气而为燥，故阳明之经，易
于病燥。

温病冬水失藏，相火升炎，胃津既
涸，脾精亦亡，太阴之湿，久化阳明之
燥。春夏病感，卫阳遏闭，营热郁发，土
焦金燔，燥气愈甚。其经挟鼻络目，行身
之前，故目痛鼻干，而身热不卧。

阳莫盛于阳明，燥热在经，不得泄
路，迟则胃腑积热，因表郁而内应。腑热
一作，脏阴渐枯，便伏异日死机。于其腑
热未动之时，凉泻经络，以清其热，则后
患绝矣。

素雪丹

浮萍三钱　石膏三钱　元参三钱　葛根
三钱　甘草二钱，炙　丹皮三钱　芍药三钱
生姜三钱，切　麦冬三钱

流水六杯，粳米半杯，煎大半杯，去
渣，热服，覆衣，饮热稀粥，取少汗。

治二日阳明温病，身热目痛，鼻干不
卧，胸燥口渴者。呕者，加半夏三钱。

人参白虎汤

石膏五钱　知母三钱　人参三钱　甘草
二钱　生姜三钱　粳米半杯

流水煎大半杯，热服，覆衣，取
少汗。

温病二日，方传阳明之经，腑热未
作，法宜清热而发表。热甚者，必伤肺
气，当用人参白虎汤，清金泻热，益气生
津，乃为善法。

少阳经证

胁痛耳聋

少阳以相火主令，足少阳以甲木而化
气于相火，顺则下蛰而温肾水，逆则上炎
而刑肺金，故少阳之经，最易病火。

温病寒水失藏，相火炎蒸，已旺于衰
废之时。春夏病感，卫闭营郁，热盛火
发，势当得令之候，愈极熏赫。少阳伤
寒，有寒热之往来，以二阳在表，三阴在
里，阳胜则热，阴胜则寒，少阳居表里之
半，是以寒往而热来。温病三阴经气，从
阳化热，故但热而无寒。其经络耳循胁，
行身之侧，故胸胁痛而耳聋。火曰炎上，
炎上作苦，故咽干而口苦。

相火内郁，则肺金受刑，甲木内郁，
则刑胃土，外无泄路，势必焦土流金，而
入阳明。当以清凉和解之法，散其炎
烈也。

红雨丹

柴胡四钱　黄芩三钱　芍药三两　石膏
三钱　甘草三钱　丹皮三钱　生姜三钱，切
元参三钱

流水煎大半杯，热服，覆衣，饮热稀
粥，取微汗。

治三日少阳温病，胸胁疼痛，耳聋口
苦，咽干作渴者。

─────────

① 玄　原作"元"，观后文阳明经证方名"素雪
丹"、少阳经证方名"红雨丹"、太阴经证方名"黄酥
丹"、少阴经证方名"紫玉丹"、厥阴经证方名"苍霖
丹"，故知元系"玄"之避讳字，乃避清圣祖玄烨讳
也，今改正。

三阳经经络，皆受其病，而未入于脏腑者，法应汗之。而温病与伤寒中风，寒暄异气，不宜麻桂辛温，以清润之剂，凉泻经络燥热，方是温病汗法。其伤在卫气，而病在营血，营热郁发，故用丹皮、白芍，泻热而凉营也。

三阳传胃

伤寒中风，病于秋冬之际，原无内热。表邪不解，阳盛则传阳明之腑，阴盛则传太阴之脏。阴阳平和，则不入脏腑，始终在经，六日经尽，则汗解矣。温病内热素积，断无但在经络，不传胃腑之理。缘其经热郁隆，外泄无路，而胃腑积热，自当感应而发。但胃热大作，必在三日之后，经热不解，而后腑热郁勃，此自然之层次。病由外感，是以表热先发也。

其在三日之内，表邪郁迫，里热方生，但当发表，未可攻里，表气疏泄，里气自平。若三日之外，腑热已作，则攻泻之法，乃可续用。

盖胃土燥热，必烁脏阴。其肺脾津液，肝肾精血，久为相火煎熬，益以燥热燔蒸，脏阴枯竭，则人死矣。是宜滋其脏阴，泻其腑热，勿令阳亢而阴亡矣。

白英丹

大黄五钱，生　芒硝三钱　甘草一钱，炙
枳实二钱，炒　厚朴三钱，炒　元参三钱　麦
冬八钱　丹皮三钱　芍药三钱　生地三钱

流水煎大半杯，热服。

阳明戊土，位居三阳之长，阳盛之极，必皆归宿阳明，而入胃腑。温病三日之外，三阴脏病，悉以胃热为之根本，虽曰五脏六腑皆受病，而阳明胃腑，实其纲领也。其里热发作，不拘在何脏腑，总以泻胃为主，而兼清本部。但肠胃未至燥结，则第滋阴，不须承气。即燥结未甚，亦当俟之六日经尽之后，腑邪内实，用泻

热滋阴之法，一下而清矣。若燥热隆盛，则三四五日之内，俱可泻下。是当用《伤寒》急下之法，不可循《伤寒》缓攻之条，以其内热郁伏，原与伤寒不同也。

太阴经证

腹满嗌干

太阴以湿土主令，手太阴以辛金而化气于湿土，阳明盛则太阴化气而为燥，太阴盛则阳明化气而为湿，故太阴之经，最易病湿。然外感风寒，以及内伤百病，其在太阴，无不是湿，而惟温病之在太阴，则化湿为燥，以其冬水失藏，相火泄而脾阴烁也。

春夏病感，营郁热旺，湿气自当愈耗。其经布胃络嗌，故腹满而嗌干。

太阴之湿夺于阳明之燥，脾阴枯槁，则肾肝精血，俱难保矣。是宜清散皮毛，泻阳明之燥而滋太阴之湿也。

黄酥丹

浮萍三钱　生地四钱　甘草二钱，炙
丹皮三钱　芍药三钱　生姜三钱

流水煎大半杯，热服，覆衣。

治四日太阴温病，腹满嗌干，发热作渴者。

少阴经证

干燥发渴

少阴以君火主令，足少阴以癸水而化气于君火，阳盛则丁火司权而化热，阴盛则癸水违令而生寒，故少阴以君火之经，而最易病寒。然外感风寒，以及内伤百病，其在少阴，无不是寒，而惟温病之在少阴，则化寒为热，以其冬不藏精，水亏火泄，春夏病感，更值火旺水虚之候。

其经贯肾络肺，而系舌本，故口燥舌

干而渴。

肾者主水，人身水火对列，水枯而火亢，则人亡矣。是宜清散皮毛，泻君火之亢而益肾水之枯也。

紫玉丹

浮萍三钱　生地四钱　知母三钱　元参三钱　甘草二钱　天冬三钱　生姜三钱

流水煎大半杯，热服，覆衣。

治五日少阴温病，口燥舌干，发热作渴者。

厥阴经证

烦满囊缩

厥阴以风木主令，手厥阴以相火而化气于风木，治则木达而化温，病则火郁而生热，以厥阴乙木，原胎丁火，故厥阴之经，最易病热。

温病卫闭而遏营血，营郁是以发热，而营藏于肝，则温病之来，实受于厥阴。方其隆冬火泄，营血已伤，势将① 腾沸。春夏病感，卫闭营遏，血热自当愈剧。其经循阴器而络肝，故烦满而囊缩。

手厥阴之火，扇以足厥阴之风，风烈火炎，煎迫营阴，营血枯槁，则命殒矣。是宜清散皮毛，泻相火之炎而滋风木之燥也。

苍霖丹

浮萍三钱　生地四钱　芍药三钱，生　当归三钱　丹皮三钱　甘草二钱，生　生姜三钱

流② 水煎大半杯，热服，覆衣。

治六日厥阴温病，烦满囊缩，发热作渴者。

三阴入脏

岐伯温病治法，未满三日者，可汗而已，其满三日者，可泻而已。三阳经络，皆受其病，而未入于脏者，故可汗而已。温病内热蓄积，交春夏③ 而受感伤，内热郁隆，原无但传经络不传脏腑之理。第传脏传腑，必在三日之外，其未满三日，则但在经络，故曰三阳经络，皆受其病，而未入于脏，在经，是以可汗。若三日之外，则必入于脏，既入于脏，则无不入于腑矣，故曰五脏六腑皆受病，入脏入腑，是以可泻。以阳盛于外，而根于内，三日之内，病在三阳，阳盛于外，故但是经热而已，三日之外，病入三阴，而脏阴消烁，已化亢阳，则④ 非止经热⑤ 而已也。积热郁伏，是以内传脏腑耳。

脏腑治法

脏以太阴为主，所谓脾者，孤脏以灌⑥ 四旁也，腑以阳明为主，所谓阳明者，五脏六腑之海，十二经脉之长也。足太阴以湿土主令，足阳明从燥金化气，温病阳明之燥劫夺太阴之湿，滋太阴之湿而泻阳明之燥固已，而推原太阴土湿之所由来，实原于水，而肾水之所以枯槁，一耗伤于燥土，一盗泄于风木。治法，以麦冬润阳明之燥，以地黄滋太阴之湿，以知母、元参、天冬清金而壮少阴之水，以当归、丹皮、白芍润木而息厥阴之风。而地黄之性，滋湿清风，兼而能之，故三阴并宜。

地黄泄阳助湿，至下之品，至于温病，土燥而木枯，则反为灵宝，莫佳于

---

① 势将　原脱，据蜀本、集成本、石印本补。
② 流　原脱，据蜀本、集成本及前后文例补。
③ 春夏　原作“夏春”，据蜀本、集成本、石印本乙转。
④ 则　原脱，据蜀本、集成本及上文“故但是经热而已”补。
⑤ 经热　原作“阳根”，据蜀本、集成本及上文“故但是经热而已”改。
⑥ 灌　原作“贯”，音同之误，据蜀本、集成本、《素问·玉机真脏论》改。

此矣！

汗 泻 之 法

温热① 之病，阳强阴弱，岐伯立法，则曰汗泻，仲景垂戒，则曰汗下，义若不同，而理实无殊。岐伯之示汗泻，补阴而泻阳也，仲景之戒汗下，泻阳而亡阴也。后世通岐伯之针刺，效仲景之汤丸，易麻桂之温燥，汗之以清凉之剂，变承气之荡涤，泻之以滋润之品，壮火既清，微阴续复，则悉得岐伯之遗法，而不犯仲景之明戒矣。

岐伯论温，于"刺热篇"云：治诸热病②，饮之寒水，乃刺之，必寒衣③之，居止寒处，身寒④ 而止也。仲景论温，但戒汗下火劫，未尝立法。究竟温病治法，不离汗泻两义，但须清凉滋润而已。会岐伯、仲景之义，于一百一十三方中选而用之，有汗法焉，暍病之人参白虎是也，《金匮》方中，有泻法焉，百合病⑤ 之百合地黄是也。由此二法而变通之，法不胜穷矣。

---

① 热 原作"疫"，据蜀本、集成本改。
② 病 原脱，据蜀本、集成本、王注本《素问·刺热篇》、《素问悬解·刺热》补。
③ 衣 原作"水"，据蜀本、集成本、王注本《素问·刺热篇》、《素问悬解·刺热》改。
④ 身寒 原脱，据蜀本、集成本、王注本《素问·刺热篇》、《素问悬解·刺热》补。
⑤ 病 原脱，据蜀本、集成本及上文"暍病"补。

四圣悬枢卷二

昌邑黄元御坤载著

外感之邪，秋冬伤寒，春夏病温，寒温之外，乃有疫疠。天地违和，人物罹殃，州里相传，死亡继踵，惨目伤心，莫甚于此。念此身世，长不百龄，风霾夭[①]骨，霜露雕年，益以医药差讹，调摄乖方，人寿几何，那复堪此！仲景《伤寒》垂法，宏济百代，人亡义晦，复无解者，况于疫疠，先师无言，著书立说之家，甚于瘟魔，制方用药之人，残于疠鬼。丈夫有志，燮理无权，永念来者，情何能已，作疫病解。

疫病解第二

疫病原始

中风伤寒，外感风寒，而寒热阴阳，视乎本气，是以人不皆病而病不皆同，半由客邪而半关主气。疫疠感于岁气之偏，乡里传染，证状皆同，少由主气而多属客邪。

盖天地有六气，风火暑湿燥寒也，岁有五运，土金水木火也。天之六气，随五运而迁徙，地之六气，亘千古而不变。五运回周，以天之六气合地之六气，客主加临，太过不及之数见焉。由是生克胜复、亢害承制之变参差不一，而岁气于焉不正。

人与天地相通也，一气不正，而人气感之，而一经之病见焉。风淫则病在厥阴，火淫则病在少阴，湿淫则病在太阴，暑淫则病在少阳，燥淫则病在阳明，寒淫则病在太阳，同气相感也。木火病则伤在血分，金水病则伤在气分。土者气血之中，血化于己土而气化于戊土，血伤则己土病，气伤则戊土病也。

寒温病异

疫病之邪，虽备六气，而寒温为多。温疫感春夏之风，寒疫感秋冬之寒。风为阳邪，感则伤阳，寒为阴邪，感则伤阴。卫气为阳，故中于风，营血为阴，故伤于寒。

平人卫气在外而内交于营，营血在内而外交于卫，营卫调和，是以无病。风伤卫气，则遏闭营血，而生内热，寒伤营血，则裹束卫气，而生外寒，营卫不调，是以病也。卫伤而内郁其营，故风虽伤卫而病实在血，营伤而外束其卫，故寒虽伤营而病实在气。血病者，多传阳明而为热，以血藏于肝而肝木生火，火盛则阳旺而入腑也；气病者，多传太阴而为寒，以气藏于肺而肺金生水，水盛则阴旺而入脏也。

温疫之家，阴气不衰，足以济阳，则但传阳经而不入阳明之腑，寒疫之家，阳气不衰，足以济阴，则但传阴经而不入太阴之脏，是谓顺证。六日六经俱遍，邪退正复，则表解而病愈矣。

---

① 夭　原作"天"，形近之误，据蜀本、集成本改。

表 里 殊 法

病在营卫，皮毛闭秘，法宜解表，以发内郁。营卫外发则生，内陷则死。风伤卫气，卫闭其营，营血外发，则斑生而病解，寒伤营血，营闭其卫，卫气外发，则汗[①] 出而病愈。

温疫传腑，腑热则营血内陷而不外发，寒疫传脏，脏寒则卫气内陷而不外发。故温疫营病，脏阴旺者多生，腑阳盛者多死，寒疫卫病，腑阳旺者多生，脏阴盛者多死。

温疫传腑，当清其腑热，以发营血，寒疫传脏，当温其脏寒，以发卫气。营司于肝，而实生于太阴，脏阴旺则外发，温疫之家，非阴盛之极者，不可轻泻其脾精，卫司于肺，而实化于阳明，腑阳旺则外发，寒疫之家，非阳盛之极者，不可轻泻其胃气也。

温 疫 由 来

温疫之证，发热出汗，得之于风。其年木火不能发泄，则人气应之，多病温疫，以孔窍闭而风气泄之也。

木火生长，因乎阴气之左升。盖纯阴之位，而一阳已生，阳生必升，升则温暖而化风木，积温而热，是为君火。温则生而热则长，阳气敷舒于九天之上，孔窍发宣而不阖，故弗[②] 伤于风。木火不能发泄，则阳气下郁，而生内热，经络闭塞，孔窍不开，是以易中于风。

天人同气，天地之木火不能发泄，人物应之，而病温疫，故多病于春夏。其病于春者，伤在乙木，其病于夏者，伤在丁火也。

寒 温 殊 病

温病感在经络而内有积热，前三日则在三阳之经，后三日则入三阴之脏，既入于脏，必入于腑，其入腑入脏，总是热而非寒。伤寒感在经络而内无积热，阳盛而后入腑，阴盛而后入脏，入腑则是热，入脏则是寒。温疫亦感在经络而内无积热，阳盛者亦入于腑，阴盛者亦入于脏，第未尝必入于腑，必入于脏，而病内热，其较温病不同。然营郁而热盛，但有入腑而病热，必无入脏而病寒者，其较伤寒亦不同。故温疫为病，止有寒泻之法，而无温补之条。其在三阴，皆六日传经之证，与伤寒三阴脏寒之证，天渊不一也。凡经尽而斑发者，是但在经络而未入于腑也，若经尽而斑不发，必有内郁之证，表药之中，必兼凉泻，内热既清，则营达而斑发矣。

表 解 热 除[③]

风性疏泄，气性收敛，风伤卫气，开其腠理，气欲内敛，风欲外泄。气闭于内，则营郁而为热，风泄于外，则窍开而为汗。风愈泄而气愈闭，营热日积，待至六经既尽，斑点外发，而后血分之热泄。

若气闭而不泄，则营热内郁，而生燥闷，五脏燔蒸，而人死矣。或泄之不透，隐见于皮肤之间，必郁而为痒。痒者，是谓隐疹。隐疹之家，血热蕴积，久而肌肉溃腐，发为痂癞，所谓脉风者也。当凉血发表，使营热外达，不令内蒸也。

阴 衰 营 陷[④]

温疫之病，在于血分。风本伤卫，卫

---

① 汗　原作"寒"，音近之误，据蜀本、集成本改。

② 弗　原作"易"，据蜀本、集成本及下文"孔窍不开，是以易中于风"改。

③ 表解热除　原在"六经治法"节后，据蜀本、集成本及后文寒疫"表解寒散"节次序移。

④ 阴衰营陷　原在"表解热除"节后，据蜀本、集成本及后文寒疫"阳衰卫陷"节次序移。

伤而闭其营血，是以病在血分。

肝藏营血而太阴为生血之本，脾以阴土而含阳气，脾阳一升，则温暖而化肝木。温疫之病，非第在肝，而实连于太阴①。脾阴不弱，足以滋润其营血，则营郁外达而斑点生。太阴脾脏，以湿土主令，阴衰传腑，湿化为燥，阳旺而生里热，则营气内陷，而不外达。温疫之死，死于脾阴之弱，火土燥热，而营郁不能达也。

太阳经证②

发热头痛

太阳之经，总统营卫，风伤卫气，遏闭营血，郁迫而生里热。肝木藏血而生火，火者，血中温气蓄积而化热也。太阳寒水之经，应当恶寒，以营郁而生火，故但热而不寒。其经自头走足，行身之背，经逆而不降，故头痛而项强也。

浮萍汤

浮萍三钱　丹皮三钱　芍药三钱　甘草二钱，炙　生姜三钱，切　大枣三枚，劈

流水煎大半杯，热服，覆衣，取汗。

治一日太阳温疫，发热头痛者。

温疫得之中风，亦是桂枝汤证。但发于春夏之月，但热无寒，不宜桂枝辛温，故以浮萍泻卫气之闭，丹皮、芍药泻营血之郁也。

身痛脉紧烦躁无汗

温疫在太阳之经，脉浮头痛，发热汗出，以风强而气不能闭也。若脉浮而紧，发热恶寒，身痛腰痛，烦躁无汗，而喘促者，是气强而风不能泄也。

盖寒疫无汗，温疫有汗，以寒性闭藏而风性疏泄也。若卫阳遏闭，风不能泄，营郁莫达，则烦躁喘促，与伤寒同证，宜

以浮萍、石膏，清散经络之热也。

浮萍石膏汤

浮萍三钱　石膏三钱，生，研　杏仁三钱，泡，去皮尖　甘草二钱，炙　生姜三钱　大枣三枚，劈

流水煎大半杯，热服，覆衣。

治温疫身痛，脉浮紧，烦躁喘促，无汗者③。

烦热燥渴

病在太阳之经，未入阳明之腑，不至遽生烦渴。若阳明燥盛之人，经热外逼，燥热内应，则见烦渴。阳明从燥金化气，腑燥发作，故有烦热便难之证，而腑燥未作，经燥先动，是以烦渴生焉。

其太阳表证未解，宜浮萍石膏④，清金而解表，绝其烦热入腑之源。表证已解，第以白虎加元麦汤，清燥而生津。气虚者，加人参以益气，以表解阳虚，恐其燥去而阳亡也。

白虎加元麦汤

石膏五钱　知母三钱　甘草二钱，炙　粳米一杯　元参三钱　麦冬八钱

流水煎至米熟，取大半杯，热服。

治温疫太阳经罢，烦热燥渴者。

人参白虎加元麦汤

石膏五钱　知母三钱　甘草二钱，炙　人参三钱　元参三钱　麦冬八钱　粳米一杯

流水煎至米熟，取大半杯，热服。

治温疫太阳经罢，气虚烦渴者。

----

① 太阴　其下原衍"脾"字，据蜀本、集成本及后文疫"阳衰卫陷"节"而实连于阳明"删。

② 太阳经证　原在"寒温殊病"节后，据蜀本、集成本移。

③ 治温疫身痛……无汗者　原脱，据蜀本、集成本及前后文例补。

④ 浮萍石膏　即上节之"浮萍石膏汤。"

阳 明 经 证

目痛鼻干呕吐泄利

三阳之经，阳明为盛，足阳明从燥金化气，太阳表邪不解，经热内传，火性就燥，必入阳明。阴盛于里而阳盛于表，腑燥未作，经燥先动。"热论"：二日阳明受之，其脉挟鼻络于目，故身热目痛而鼻干，不得卧，是皆经络燥热之证也。

阳明主降，戊土右降，则金水收藏，相火归根，故上焦清空而善容。阳明不降，金水失其收藏，胆木逆行，相火上炎，肺金被克，故目痛而鼻干。胆木逆行，而贼胃土，胃气壅遏，不能容受，故呕吐而泄利，缘经邪郁迫其腑气故也。

浮萍葛根汤

浮萍三钱　葛根三钱　石膏三钱　元参三钱　甘草三钱　生姜三钱

流水煎大半杯，热服。

治温疫阳明经证，目痛鼻干，烦热不卧者。

浮萍葛根芍药汤

浮萍三钱　葛根三钱　石膏三钱　元参三钱　甘草二钱，炙　芍药三钱　生姜三钱①

流水煎大半杯，热服。

治温疫阳明经证，泄利者。

浮萍葛根半夏汤

浮萍三钱　葛根三钱　石膏三钱　元参三钱　甘草三钱　芍药三钱　半夏三钱　生姜三钱

流水煎大半杯，热服。

治温疫阳明经证，呕吐者。

阳 明 腑 证

潮热汗出谵语腹痛便秘

病传阳明之经，不得汗解，腑阳素旺之人，以经热郁蒸，而腑热内作，开其皮毛，则见大汗，至于手足淋漓，表邪尽解，全是内伤矣，经气发舒，无复郁迫，腑气松畅，吐利皆安。汗愈泄而土愈焦，燥愈增而热愈盛，每至申酉之交，应时发热，如潮汐不爽，是谓潮热。燥土消烁心液，于是谵语。燥矢壅遏腑气，于是满痛。迟则脏阴耗亡，营气郁陷，生死攸关，不可不亟②下也。泻以大小承气，而加养阴凉血之味，脏阴续复，营郁外达矣。

调胃承气加芍药地黄汤

大黄三钱，生　甘草二钱　芒硝三钱　芍药三钱　生地八钱

流水煎一杯，去渣，入芒硝，火化，温服。

小承气加芍药地黄汤

大黄五钱，生　厚朴三钱，生　枳实三钱，炒　芍药三钱　生地一两

流水煎一杯，温服。不便，再服。

大承气加芍药地黄汤

大黄八钱，生　芒硝三钱　厚朴四钱　枳实四钱　芍药三钱　生地一两二钱

流水煎一杯，去渣，入芒硝，火化，温服。不下，再服。

少 阳 经 证

目眩耳聋口苦咽干
胸痛胁痞呕吐泄利

温疫二日，阳明经热不解，三日则入少阳之经。少阳以相火主令，足少阳以甲木而化气于相火，伤寒之口苦咽干而目眩者，皆相火之上炎也。其经自头下项，行身之侧，热病之胸胁痛而耳聋者，皆胆木

---

① 生姜三钱　原脱，据蜀本补。
② 亟　急也。

之逆行也。少阳在二阳之里，三阴之表，阴盛则传太阴之脏，阳盛则传阳明之腑，少阳者，入腑入脏之门户也。温疫营郁热盛，火旺木枯，但传胃腑而为热，不入脾脏而为寒，传胃则木邪逼土，腑气郁遏，而生吐利。是宜清散经邪，杜其入腑之路也。

柴芩栝蒌芍药汤

柴胡三钱　黄芩三钱　半夏三钱　甘草二钱，生　生姜三钱　大枣三枚，劈　芍药三钱　栝蒌根三钱

流水煎大半杯，热服，覆衣，饮热粥，取微汗。

治少阳经温疫，目眩耳聋，口苦咽干，胸痛胁痞者。

大柴胡加元参地黄汤

柴胡三钱　黄芩三钱　半夏三钱　芍药三钱　枳实三钱　大黄三钱　生姜三钱　大枣三枚　元参三钱　地黄三钱

流水煎大半杯，温服。

治少阳经温疫传阳明胃府，呕吐泄利者。

三阳传胃

温病三阳经病，营郁热盛，势必内传胃腑。而胃阳素旺，燥热感发，经腑同气，表里俱病。腑热内遏，而脏阴消烁，过经不解，则脏腑郁蒸，而人死矣。

温疫所最忌者，营热不能外泄。其不外泄之由，全以卫盛而营衰，脾阴虚而胃阳旺也。若脾阴不衰，胃阳虽① 旺，六经既遍，邪欲内传，而脏气捍格，热无内陷之隙，则蒸泄皮毛，发为斑点，而病解焉。温疫之斑发而不死者，脏阴充足，外御经邪，而热不内陷也。若一入胃腑，腑阳日盛，则脏阴日枯，不得不用泻法。缓则泻于经尽之后，急则泻于经尽之前。腑热一② 清，则经热外达，而红斑发矣。

太阴经证

腹满嗌干

太阴以湿土主令，其经自足走胸，行身之前，温疫营郁热盛，三阴之经，化气于三阳，故病传太阴，则腹满而嗌干。阳明之燥气太亢，则营热内蒸，而殒性命③，太阴之湿气不枯，则营热外达，而生斑点，温疫所最惧者，湿衰而燥胜也。太阴经病，脾阴足以济胃阳，则营热不至于内蒸，自然发越于皮毛矣。

浮萍地黄汤

浮萍三钱　生地三钱　丹皮三钱　芍药三钱　甘草二钱　生姜三钱　大枣三枚

流水煎大半杯，热服。

治温疫太阴经证，腹满嗌干者④。

少阴经证

口燥舌干

少阴以癸水而化君火，其经自足走腰，行身之后，温疫发于春夏相火得令之时，火胜水衰，故口燥舌干而渴。丁火太亢，则营郁而内焚，癸水不枯，则斑生而热退，温疫之所最惧者，水败而火胜也。少阴经病，肾水可以支⑤ 相火，则营热不至于内焚，自然宣泄于孔窍也。

浮萍天冬汤

浮萍三钱　天冬三钱　生地三钱　元参三钱　丹皮三钱　生姜三钱　栝蒌根三钱

----

① 虽　原作"非"，音近之误，据蜀本、集成本改。

② 一　原作"日"，音近之误，据蜀本、集成本改。

③ 命　原作"传"，据蜀本、集成本及下文"而生斑点"改。

④ 治温疫太阴经证，腹满嗌干者　原脱，据蜀本、集成本及前后文例补。

⑤ 支　拒也。

流水煎大半杯，温服。

治温疫少阴经证，口燥舌干而渴者①。

厥阴经证

烦满发斑

厥阴以风木主令，其经自足走胸，行身之侧，循阴器而络肝，故烦满而囊缩。厥阴肝木，司营血而胎君火，温疫之病，受在营血，则传至厥阴，邪热斯甚。若木荣血畅，经脏润泽，营热不能内传，六经即遍，别无去路，则郁极而发，蒸泄皮毛，而见红斑。若营气虚弱，不能遽发，过时斑见，而色带紫黑，则多至不救。以其经热郁蒸，后期而发，营血伤败，失其华鲜也。是宜清解凉血，使其营热发达，此治② 厥阴温疫之定法也。

浮萍当归汤

浮萍三钱　当归三钱　生地三钱　丹皮三钱　芍药三钱　甘草三钱，生　生姜三钱

流水煎大半杯，热服。

治温疫厥阴经证，烦满③ 发斑④ 者。

六经治法

温疫营郁血热，六日而至厥阴。六经既尽，阴气续复，血热外达，应见红斑，斑生则热退而病解矣。红斑之后，继以白斑。红斑者，营血之外发，白斑者，卫气之外泄。

寒疫营闭而卫郁，温疫卫闭而营郁，营开而卫泄则为汗，卫开而营发则为疹。小儿寒疫，皮肤致密，不得汗泄，则卫气升腾，冲突皮肤而为痘，温疫则大人小儿皆生疹点，无有异也。

温疫之感，全在少阳厥阴两经。厥阴职司营血，而营中之伏热，则少阳之相火，而非但乙木所胎之君火也。若未满六日，而表证已解，血热未深，止⑤ 是汗出，尚无红斑也。六日而传厥阴，血热已深，是以表解而斑红。若六日之外，过时而后斑⑥ 发，营血郁蒸，红转而紫，紫变而黑，则十不救一。

治法：六日之内，总宜透发肌表，以泻血热，至六日经尽之后，表药更当急进，刻不可缓也。血热不泄，立致殒亡，即泄之不透，隐见于皮肤之间⑦，亦生风癫之疾，非细故也。

停水不消⑧

温疫固无入脏生寒之证，然亦不皆入腑而生内热。其脏不寒而腑不热，而经热燔蒸，木火枯燥，烦渴饮冷，不能禁止。水积胃腑，停蓄不消，于是腹胁胀满，小便不利，以土湿木郁，疏泄之令不行也。

凡腑阳非旺，而病温疫，无有不停水之证。此在伤寒，便是三阴四逆、真武诸病，以温疫经热胜其脏寒，故内寒不作，然至积水不消，则脏阴较甚于腑阳矣。

其表证未解，当以猪苓汤加浮萍，表里双解之。表解而斑发，则但以猪苓，泻其积水也。

猪苓汤

猪苓三钱　茯苓三钱　泽泻三钱　滑石三钱，研　阿胶三钱，炒，研

流水煎大半杯，入阿胶，消化，

---

① 治温疫少阴经证，口燥舌干而渴者　原脱，据蜀本、集成本及前后文例补。

② 此治　原脱，据蜀本、集成本补。

③ 治温疫厥阴经证，烦满　原脱，据蜀本、集成本及前后文例补。

④ 发斑者　原脱，诸本均同，据此方功能及前后文例。

⑤ 止　仅也。

⑥ 斑　原脱，据蜀本、集成本补。

⑦ 之间　原脱，据蜀本、集成本及"表解热除"章"泄之不透，隐见于皮肤之间"补。

⑧ 停水不消　原在"阴衰营陷"节后，据蜀本、集成本移。

温服。

寒 疫 由 来

寒疫之证，寒热无汗，得之于寒。其年金水不能敛藏，则人气应之，多病寒疫，以孔窍开而寒气闭之也。

金水收藏，因乎阳气之右降。盖纯阳之位，而一阴已生，阴生必降，降则清凉而化燥金，积凉成寒，是为寒水。凉则收而寒则藏，阳气封蛰于九地之下，皮毛秘密而不开，故弗伤于寒。金水不能敛藏，则阳气上郁，而生外热。腠理发泄，皮毛不闭，是以易伤于寒。

天人同气，天地之金水不能敛藏，人物应之，而病寒疫，故多病于秋冬。其病于秋者，伤在庚金，病于冬者，伤在壬水也。

表 里 同 异

寒疫有传经之证，传经者，前三日则在三阳，后三日则在三阴，六日六经，人所同也，亦凡感病所同也。有传腑传脏之证，传腑者，不拘何日，阳盛则内传，阴盛者，不入于腑，传脏者，不拘何日，阴盛则内传，阳盛者，不入于脏，人所不同也，亦凡感病所不同也。盖温病原有内热，必传脏腑，不论传腑传脏，皆是热证。伤寒原无内热，阳旺而后传腑，阴旺而后传脏，入腑则为热，入脏则为寒。温疫亦无内热，然营郁热盛，阳旺之家，则有入腑之热，阴旺之家，亦[1] 无入脏之寒。寒疫亦无内热，亦无内寒，不必定入于腑，不必定入于脏。但人不皆阳盛，不皆阴盛，不皆阳虚，不皆阴虚，故或入于腑，或入于脏，或不入腑，或不入脏。人各不同，法与伤寒无殊，但疫感天气之非正，淫泆缠绵，较之伤寒，颇难驱逐，而其入脏入腑，亦半关岁气之偏，不尽由人

气也。

表 解 寒 散

寒性闭涩，血性发扬，发扬则窍开，闭涩则窍[2] 阖。平人之气，营阴在内，卫阳在外，寒伤营血，闭其皮毛，卫气陷于营阴之内，营阴闭藏，则生表寒。其阳盛者，三阴脏气从阳而化热，其阴盛者，三阳经气从阴而化寒。阳盛则卫气外发而汗出[3]，阴盛则卫气内陷而人亡，故寒疫之病，阳盛而外热者吉，阴盛而内寒者凶。缘其病愈，必须汗出，而其汗出，全赖阳旺。使其里气平和，则但可解表，勿轻用硝黄误下，以陷其卫阳也。若其里阳素盛，而表寒不解，以致里热郁发，则兼清里热，以解表寒。若里阳素虚，卫气郁沦，不能外发，但用表药，犹难汗解，再事寒攻，则卫阳愈陷，祸变遂生。如其里阴郁动，寒湿淫滋，当速用温燥，以回阳气，稍用泻下之剂，则人随药毙，不可活矣。

阳 衰 卫 陷

寒疫之病，在于气分。寒本伤营，营伤而束其卫气，是以病在气分。肺藏卫气，而阳明为化气之原。胃以阳土而含阴气，胃阴一降，则清凉而化肺金。寒疫之病，非第在肺[4]，而实连于阳明，胃阳不虚，足以发越其卫气，则卫郁外达而毛理泄。阳明胃腑，从燥金化气，阳衰传脏，燥化为湿，阴旺而生里寒，则卫气内陷，而不外达。寒疫之死，死于胃阳之虚，水土湿寒，而卫郁不能达也。

---

[1]　亦　原作"不"，据蜀本、集成本改。
[2]　窍　原作"敷"，据蜀本、集成本改。
[3]　汗出　原作"出汗"，据蜀本、集成本乙转。
[4]　肺　原作"肝"，据蜀本、集成本及温疫"阴衰营陷"节"温疫之病，非第在肝"改。

传经大凡

寒疫传经，亦与伤寒相同，一日太阳，二日阳明，三日少阳，四日太阴，五日少阴，六日厥阴。阳性热而阴性寒，里热非盛，不入阳明之腑，内寒非盛，不入太阴之脏，始终①在表，未尝内陷，六日经尽，则邪退正复，汗出而愈矣。

其卫盛而感轻者，皮毛易泄，则先期而汗解。其卫虚而感重者，腠理难开，则过期而汗解。其卫弱郁深，不能遽发，往往振栗战摇，而后汗出。

寒战者，少阳之证，寒战而不能发热者，相火之虚，发热而不能汗出者，表寒之盛也。少阳为阴阳之枢，寒极则入于太阴，热极则入于阳明，故阴阳偏胜而内传脏腑，多由少阳而入。入②于脏腑，则解无定期而动致危亡，不可不慎也。

阳旺传腑

腑阳素盛而经气郁遏，则里热感发而传胃腑，腑阳长则脏阴消。凡人之病，阳长则安，阴长则危，伤寒三阳之少死者，因于阳长而阴消也。病传胃腑，阳气日长，自是吉事，但阳不可亢，亢则阴亡，而寓死机。胃土燥热，攻下失期，阴精枯槁，亦成死证。是以入腑虽吉，不如在经之有吉而无凶也。

阴盛传脏

脏阴素旺而经气闭束，则内寒郁动而传脾脏，脏阴进则腑阳退。凡人之疾，阳进则安，阴进则危，伤寒三阴之多死者，以其阴进而阳退也。病传脾脏，阴气日进，最是险事，盖阴不可胜，胜则阳败，而无生望。脾土湿寒，温补后时，阳气消灭，则成死证。是以入脏则险，不如在腑之夷多而险少也。

太阳经证

头痛恶寒

太阳之经，外在皮毛，实为六经之长。肺藏卫气，肝藏营血，而总统于太阳。寒伤营血，裹束卫气，不得外发，故闭藏而生表寒。其经自头下项，行身之背，经气上壅，故头项痛而腰脊强。肺主卫气，而开窍于鼻，卫气遏闭，不能外泄，故逆行鼻窍，而生嚏嚏。卫气逆行，不得下降，故胸膈郁闷，而发喘促也。

紫苏汤

苏叶三钱　桂枝三钱　杏仁三钱，泡
甘草二钱，炙

流水煎大半杯，热服，覆衣，取汗。

治一日太阳寒疫，头痛，发热，恶寒者。

寒疫得之伤寒，亦是麻黄汤证。但不尽见于冰雪之天，非皆纯寒，未必咸宜麻黄辛温，故以桂枝泻营血之郁③，苏叶、杏仁泻卫气之郁也。

血升鼻衄

太阳经病不解，卫郁莫泄，升逼营阴，则见衄证。以肺主卫气，开窍于鼻，卫阳遏闭，不得外达，经脉莫容，上寻出路，冲其营血，是以上溢。血衄则卫郁发泻，亦同汗解，但营血流漓，不无耗丧耳。

阳明伤寒，脉浮发热，口干鼻燥，能食者，则衄。方在太阳阳明，于其脉浮发热、口干鼻燥之时，早以紫苏石膏地黄汤，泻卫郁而凉血热，则血不上流矣。

----

① 始终　原作"终始"，据蜀本、集成本乙转。
② 入　原脱，据蜀本及上下文义补。
③ 郁　其下原衍"热"字，据蜀本、集成本及桂枝治证删。

紫苏石膏地黄汤

苏叶三钱　桂枝三钱　杏仁三钱　甘草
三钱，炙　石膏三钱，生，研　生地三钱　麦
冬三钱　丹皮三钱　生姜三钱，切　大枣三
枚，劈

流水煎大半杯，热服，覆衣，取汗。

治寒疫太阳经病不解，血升鼻衄者[1]。

水气内停

太阳膀胱，寒水之经，太阳经病，阳
虚之人，多有水气停瘀之证。或原无积
水，而渴燥饮冷，蓄而不消。水气阻格，
肺胃上逆，则眩晕而呕咳，肝脾下陷，则
淋涩而泄利。外寒未解而里水又动，久而
火败土崩，则入三阴之脏，是宜外发表邪
而内驱寒水也。

苏桂姜辛汤

苏叶三钱　桂枝三钱　甘草二钱　半夏
三钱，炮　芍药三钱　细辛一钱　干姜二钱
五味子一钱

流水煎大半杯，热服，覆衣。若下
利，加赤石脂一钱。若渴者，去半夏，加
栝蒌根三钱。若小便不利，加茯苓三钱。
若喘者，加杏仁三钱。若噫者，加附子
三钱。

烦躁发渴

病在太阳，未应烦渴，设见烦渴，便
是将入阳明之腑，以阳明燥气，因表郁而
内发也。若表证已解，用白虎加元麦汤，
清燥而生津。气虚者，加人参以益气，以
汗后阳虚，恐其渴止而阳亡也。

白虎加元麦汤

石膏三钱　知母三钱　甘草二钱　粳米
一杯　元参三钱　麦冬五钱，去心

流水煎至米熟，取大半杯，热服。

治寒疫太阳经罢，烦躁发渴者。

人参白虎加元麦汤

石膏三钱　知母三钱　甘草二钱　粳米
一杯　人参三钱　元参三钱　麦冬五钱

流水煎至米熟，取大半杯，热服。

治寒疫太阳经罢，气虚烦渴者。

寒疫之病，脏腑易生湿寒，燥热者
少，然白虎证亦恒有之，此法不可废也。
表证未解，加紫苏三钱。

阳明经证

呕吐泄利

阳明之经，在肌肉之分，皮毛之内，
太阳表寒未解，以次相传，二日则及阳
明。其经挟口环唇，行身之前。经气上
壅，故鼻干口燥而胸满。阳明从燥金化
气，太阳以湿土主令，燥盛则传腑而生
热，湿盛则入脏而生寒。卫气之外发而汗
解，全恃乎胃阳盛而燥气长也。

胃者，水谷之腑，一传阳明，必见呕
吐。以少阳胆木，本从胃[2]土下行，阳
明经病，不能顺降，则胆木上逆，而克胃
土，胃气壅遏，失其容受之量，水谷在中
脘以上者则为呕吐，在中脘以下者则为泄
利。呕多则胃病，利多则脾病也。

紫苏葛根升麻汤

苏叶三钱　葛根三钱　桂枝三钱　芍药
三钱　甘草二钱　升麻二钱

流水煎大半杯，温服。

治寒疫阳明经泄利者。

紫苏葛根半夏汤

苏叶三钱　葛根三钱　桂枝三钱　芍药
三钱　半夏三钱　生姜三钱　甘草二钱

流水煎大半杯，热服。

治寒疫阳明经呕吐者。

---

① 治寒疫太阳经病不解，血升鼻衄者　原脱，
据蜀本、集成本及前后文例补。

② 胃　原脱，据蜀本、集成本补。

干 燥 发 渴

阳明经病，而见燥渴，便是将入胃腑，用白虎加麦冬、元参，清肺金而润燥。气虚者，酌加人参。

盖病入阳明，燥气必作。燥必先见于庚金而后见于戊土，以燥乃庚金之令气而戊土之化气也。戊土之燥在腹，庚金之燥在胸。胸者，辛金之位，辛金本化气于湿土，阳明旺则辛金不化己土之湿而化庚金之燥，是以燥见于胸。大肠者，庚金之腑，胸燥则肠燥可知矣。

阳 明 腑 证

潮热汗出谵语腹满便秘

三阳以阳明为盛，经热不解，转入胃腑，阳郁火旺，必作潮热。每日申酉之交，烦热倍加，如海水潮信，是名潮热。热蒸皮毛，汗出表解，津亡土燥，糟粕焦枯，不俟入肠，炼成结粪，堵塞下脘。胃热郁遏，上耗心液，于是谵语。胃气闭壅，于是腹满。迟而伤及三阴，脾阴烁则唇裂，肾阴枯则耳焦，肝阴涸则舌短，阴精竭流，则人死矣。是宜以承气加元参、麦冬、白蜜，泻其热而润其燥，虽用攻下，而不至亡阴也。

调胃承气加麦冬元参汤[①]

大黄三钱　芒硝三钱　甘草二钱　麦冬五钱　元参三钱　白蜜一杯

流水煎大半杯，入白蜜，热服。

小承气加麦冬元参汤

大黄四钱　厚朴三钱　枳实三钱，炒　麦冬五钱　元参三钱　白蜜一杯

流水煎大半杯，入白蜜，热服。

大承气加麦冬元参汤

大黄三钱　芒硝三钱　枳实三钱　厚朴三钱　麦冬八钱　元参三钱　白蜜一杯

流水煎大半杯，入白蜜，热服。

少 阳 经 证

口苦咽干目眩耳聋胸痛
胁痞寒热往来

少阳甲木，从相火化气，病则行其火令。其经起目锐眦，上络于耳，下颈而合缺盆，行两胁而走足。经气逆升，滞塞胸胁，相火燔腾，是以口苦咽干，目眩耳聋，胸痛而胁痞也。位居阳明之里，太阴之表，太阴主营，阳明主卫[②]。营阴外束，卫气欲出而不能，鼓勃振动，则为寒战，卫气透发，则汗出，凡将汗而战摇者，卫弱不能遽发也。卫阳内发，营气[③]欲出而不得，蓄积壅遏，则为发热，营气[④]透发，则热退，凡发热而无汗者，营郁[⑤]不能外达也。营卫交争，迭为胜复，是以寒往而热来，寒来而热往。相争之久，胜负遂分，寒胜则入于太阴，热胜则入于阳明。入于太阴，则阳负而多危，入于阳明，则阴尽而亦凶。其于寒热往来时，以小柴胡双解表里之邪，柴胡、黄芩，清泻半表之阳，人参、甘草，温补半里之阴，则无偏阴偏阳、内传脏腑之患矣。

小柴胡汤

柴胡四钱　黄芩三钱　半夏三钱　人参二钱　甘草二钱　生姜三钱　大枣三枚

流水煎大半杯，热服，覆衣。

---

① 调胃承气加麦冬元参汤　原作"调胃承气汤"，据蜀本、集成本及后文大小承气加味方名文例改。

② 卫　原作"胃"，音近之误，据蜀本、集成本及上文"太阴主营"改。

③ 营气　原脱，据蜀本、集成本及上文"营阴外束，卫气欲出而不能"补。

④ 营气　原作"卫气"，据蜀本、集成本及上文"卫气透发，则汗出"改。

⑤ 营郁　原作"卫郁"，据蜀本、集成本及上文"凡将汗而战摇者，卫弱不能遽发也"改。

呕吐泄利

少阳经气，随阳明戊土下降，寒邪外束，甲木郁塞，不能顺降，逆侵戊土，戊土被贼，遂与少阳之经痞结胸胁，凡心胸痞塞、胁肋硬满之证，皆少阳阳明两经之上逆也。胃主① 受盛，戊土贼于甲木，腑气郁遏，不能容纳水谷，故吐利并作。木贼土负，中气被伤，阴虚则入阳明之腑，阳虚则入太阴之脏。方其木邪肆虐之时，下见泄利，则以黄芩汤清其相火，上见呕吐，则以黄芩半夏生姜汤降其逆气，其半在少阳之经，半入阳明之腑，则以大柴胡汤双解经腑之邪，其半在少阳之经，半入太阴之脏，而下见泄利，则以柴胡桂枝干姜汤温其湿土，上见呕吐，则以柴胡桂姜半夏汤降其逆气也。

黄芩汤

黄芩三钱　芍药三钱　甘草二钱　大枣三枚

流水煎大半杯，热服。

治寒疫少阳经胸胁痞满泄利者。

黄芩半夏生姜汤

黄芩三钱　芍药三钱　甘草二钱　大枣三枚　半夏三钱　生姜三钱

流水煎大半杯，热服。

治寒疫少阳经胸胁痞满呕吐者。

大柴胡汤

柴胡三钱　黄芩三钱　半夏三钱　大枣三枚　芍药三钱　枳实三钱　大黄三钱　生姜三钱

流水煎大半杯，热服。

治少阳经传阳明腑，胸胁痞满，呕吐泄利者。

柴胡桂枝干姜汤

柴胡三钱　黄芩三钱　甘草二钱　桂枝二钱　干姜三钱　牡蛎三钱　栝蒌三钱

流水煎大半杯，热服。

治少阳经传太阴脏，胸胁痞满，泄利者。

柴胡桂姜半夏汤

柴胡三钱　黄芩三钱　干姜三钱　桂枝二钱　甘草二钱　牡蛎三钱　栝蒌三钱　半夏三钱　生姜三钱

流水煎大半杯，温服。

治少阳经传太阴脏，胸胁痞满，呕吐者。

寒疫之少阳与伤寒之少阳，病同而法亦不殊。凡见少阳诸证，非内传于腑，即内传于脏。内连脏腑，而后少阳经证日久不罢，方宜小柴胡汤增减治之。若不连脏腑，而但经络外病，则是三日少阳之证，总以太阳为主，第宜紫苏汤发表，无事大小柴胡汤也。

太阴经证

痛满吐利

寒疫传经，四日而至太阴。脾阴非旺，终不入脏，脾阴一旺，则不拘何日，皆可内传。太阴以湿土主令，表郁湿动，故病传脾脏。土湿则中气不运，伤寒太阴痛满吐利之证俱起。卫气郁陷，皆② 因于此。当补火燥湿，以回脾阳，则卫气发宣而不陷没矣。

苓桂参甘厚朴汤

人参三钱　甘草二钱　干姜三钱　茯苓三钱　桂枝三钱　厚朴三钱

流水煎大半杯，温服。

治寒疫太阴腹满者。

苓桂参甘椒附汤

人参三钱　甘草三钱　桂枝三钱　茯苓三钱　蜀椒三钱，去目　附子三钱，炮　芍药

---

① 主　原作"土"，音近之误，据蜀本、集成本改。

② 皆　原作"病"，据蜀本、集成本改。

三钱　粳米半杯

流水煎大半杯，温服。

治寒疫太阴腹痛者。

参甘姜苓半夏汤

人参三钱　甘草二钱　茯苓三钱　干姜三钱　半夏三钱　生姜三钱

流水煎大半杯，温服。

治寒疫太阴呕吐者。

茯苓四逆加赤石脂汤

人参三钱　甘草二钱　干姜三钱　茯苓三钱　附子三钱　赤石脂三钱，生，研

流水煎大半杯，温服。

治寒疫太阴泄利者。

少阴经证

厥逆吐泄

寒疫传经，五日而至少阴。肾阴非旺，终不入脏，肾阴一旺，则不拘何日，皆可内传。少阴以癸水而化君火，病则水旺而火衰，以水能胜火而火不胜水，自然之势也。表郁寒作，故病传肾脏。水寒则侮土灭火，伤寒少阴厥逆吐泄之证俱起。卫气陷败，全① 由于此。当补火泻水，以回肾阳，则卫气发达而不陷亡矣。

茯苓四逆加半夏汤

人参三钱　茯苓六钱　甘草三钱　干姜三钱　附子三钱　半夏三钱

流水煎大半杯，温服。

呕吐与泄利并见，加赤石脂。但见泄利，用茯苓四逆加赤石脂汤。方在"太阴"。四肢厥冷，蜷卧恶寒，而不吐泄，但用茯苓四逆汤治之。

厥阴经证

厥逆② 发热消渴吐泄

寒疫传经，六日而至厥阴。肝阴非旺，终不入脏，肝阴一旺，则不拘何日，皆可内传。厥阴以风木主令，下为肾水之子，上为君火之母，病则水火不交，下寒上热。水胜则厥生，火复则热发，厥而阳绝则死，热而阳回则苏。

寒疫之在少阴，但有厥逆，一传厥阴，厥逆之极，多见发热。其厥逆者，母气也，其发热者，子气也。厥为死机，热为生兆，厥热胜复之际，不可不察也。

风木之性，疏泄而枯燥，土湿水寒，木郁风动，肠窍疏泄，则为泄利，肺津枯燥，则为消渴。风木者，脾土之贼，其死者，死于水旺而土负，其生者，生于火旺而土胜。厥阴之泄利消渴日甚不已者，水胜而火息，土败而木贼也。暖水以荣木，补火以生土，厥阴之法，不外此矣。

茯苓参甘姜附归脂汤

人参三钱　甘草二钱　茯苓三钱　桂枝三钱　干姜三钱　附子三钱　当归三钱　赤石脂三钱

流水煎大半杯，温服。

治寒疫厥阴厥逆泄利者。

参甘归芍麦冬栝蒌汤

人参三钱　甘草三钱，生　当归三钱　芍药三钱　麦冬三钱　栝蒌根三钱

流水煎大半杯，热服。

治寒疫厥阴发热消渴者。

三阴治法

伤寒三阴之病，皆三阴脏证而非经证。经证者，四日太阴，五日少阴，六日厥阴，但在三阴之经，不入三阴之脏，法以太阳为主，不论何日，总是麻黄汤证，不必另立三阴之门也。仲景三阴诸法，原为三阴脏病而设。寒疫亦然，其但在三阴

---

① 全　原作"病"，据蜀本、集成本改。
② 逆　原作"阴"，据蜀本、集成本及本节正文改。

之经，总是紫苏汤证，以其离经而入脏，不得不另立专法也。

其传经而不传脏者，六日经尽，自能汗解。缘里阳不虚，卫无内陷之由，正复邪衰，自然外发。凡过期缠绵，不得汗解者，皆阴盛而入脏也。阳盛入腑，则潮热汗出而不解，阴盛入脏，则厥冷无汗而不解。寒疫入腑者少，入脏者多。温疫之死，死于阳旺而入腑，寒疫之死，死于阴旺而入脏。小儿痘病，即大人之寒疫，其阳虚卫陷，痘疮痒塌而死者，皆阴盛而入脏也。

寒疫之感，受在太阳少阴两经。寒水之气旺，感于太阳之经，则传于少阴之脏。少阴主水，五脏之阴，莫盛于少阴，太阴厥阴之病，悉因少阴之水旺，泻癸水而益丁火，三阴之通法也。

四圣悬枢卷三

昌邑黄元御坤载著

小儿痘病，即大人寒疫。寒伤营血，营闭而卫郁，卫气外发则生，内陷则死。非解仲景《伤寒》，不知寒疫，非解寒疫，不知痘病。但以先圣无言，古经①阙载，后世庸工，未烛②厥③理，涉水迷津，凿山冈道，灵关弗启，玄钥难开，篇章累架，悉凭虚公子④之言，著作连箱，皆乌⑤有先生⑥之论。致令孩提不禄⑦，襁负⑧夭亡⑨，方出人关，已登鬼录⑩。纵使昔之寿民，且为今之殇子。痛此亿万婴童，横罹冤酷，怛然悲惋，心折⑪骨惊，作痘病解。

痘病解第三

痘病根原

痘病者，寒疫之伤营血也。此因木火发泄，营阴不敛，是以寒侵于血分。寒伤大人，则为寒疫，小儿⑫则为痘证，其⑬病一也，而证则异焉。

气统于肺，血藏于肝，肺气清凉而降敛，肝血温暖而升发，自然之性也。血性宣扬而寒性闭涩，寒伤营血，闭其皮毛，营愈闭而愈欲发，发而不透，外束卫气，故卫郁而为热。六日经尽，卫气郁隆，发于汗孔，形同豆粒，是以名痘。小儿寒水蛰藏，相火未泄，皮毛之密，异于大人，故感冒寒疫，卫郁而痘发。痘粒圆满，卫郁散布，则热退而病除矣。

小儿未尝不感伤寒，而未始病痘，至

寒疫之邪，缠绵固涩，最难解散，小儿肌肤致密，感之则痘生焉。

岭南塞北，不见此病。地暖则孔窍不闭，地寒则皮毛不开，故感而不伤也。

痘病消长

小儿寒疫传经，亦同大人，一日太阳，二日阳明，三日少阳，四日太阴，五日少阴，六日厥阴。六经俱尽，卫气外发，而生痘粒。一经之郁散，则一经之病解。七日太阳病衰，八日阳明病衰，九日少阳病衰，十日太阴病衰，十一日少阴病衰，十二日厥阴病衰，卫气尽达，而痘愈矣。

阳盛者，经阳司气而热郁于外，阴盛者，脏阴当权而寒郁于内，阳盛则红白而起发，阴盛则紫黑而塌陷，以阳长而阴藏，其性然也。起发则生，塌陷则死，故阴不可长而阳不可消。阳莫盛于阳明，阴莫盛于少阴，阳盛则阳明之经病也，阴盛

---

① 经　原作"今"，音近之误，据蜀本、集成本改。
② 烛　明也。
③ 厥　其也。
④ 虚公子　虚拟之名，本无其人。
⑤ 乌　原作"非"，意近之误，据蜀本、集成本改。
⑥ 乌有先生　虚拟之名，本无其人。
⑦ 不禄　夭折也。
⑧ 襁负　以襁褓背负也。在此指婴儿。
⑨ 亡　原作"年"，据蜀本、集成本改。
⑩ 鬼录　死者之名籍也。
⑪ 心折　犹言心碎。喻伤感至极。
⑫ 儿　原作"人"，据蜀本、集成本改。
⑬ 其　原脱，据蜀本、集成本补。

则少阴之脏病也。脏阴太盛，寒及于经，而络中之阳亦消，经阳太盛，热连于腑，而脏中之阴亦耗。脏寒则宜温补，而腑热不可寒泻，补则卫发而痘长，泻恐卫陷而痘消。明于消长之理，崇阳明而黜少阴，痘家不易之法也。仲景《伤寒》"少阴"之篇：少阴负趺阳者，为顺也（趺阳，胃脉）。实痘病之玉策金绳[1]也。

热 吉 寒 凶

痘发于阳盛而外热，陷于阴盛而内寒，是以感病之时，热甚者吉，热微者凶。

发热三日，三阳之盛也。发热二日，则太阳之阳虚，故一日不热。发热一日，则阳明之阳虚，故二日不热。阳虚则卫郁不发，即暂时略发，而究不茂长，终必塌陷。一入三阴之脏，热退寒生，死不可医矣。

阳贵阴贱，凡病皆然，至于痘家，尤为甚焉。阴贵之证，除温病、温疫、伤寒阳明实证外，他未尝有也。是以三阳之经热，痘家之生途，而一见少阴之寒来，即寓死机，恐其寒来而热不继发也。三阴之脏寒，痘家之死路，而一见厥阴之热发，即为佳兆，喜其热发而寒不再来也。其阳复而热过者，疮蚀痈溃，不无后患，然既已出死路而登生途，纵治法乖违，未免损伤，究为肢体残缺之人，犹胜作官骸周全之鬼也。

抑 阴 扶 阳

痘家自始至终，全赖阳旺。阳减一分，则其异时发达收结，必有一分欠缺。其甚则红紫凹塌，而卫气不升。其次则灰色平陷，而卫气不长。其次则泡壳空虚，而卫气不充。其次则皮肤脆嫩，而卫气不敛。卫有不到之处，即人有危亡之忧。纵

毫无欠缺，痂退病除，而瘢色老嫩，犹关性命。

黑者上吉，红者无虑，白者终凶。黑者，阳旺而热盛也，红者，阳平而热调也，白者，阳虚而热败也。

凡见诸证，当竭力扶阳，以挽末路。惟烦热频作，痘色枯焦，此少阳相火之旺，厥阴风木之郁。缘木司营血，而主色泽，血虚不能华色，而风木消烁，愈失光润，故见枯焦。宜以柴胡、黄芩、地黄、芍药，泻相火而滋风木。

肌肤自华，原非下证，痘家误服硝黄而反起发丰润者，正是此种。此是误用而误效，虽能奏效，究竟是误。庸工见其偶效，以为痘有下证，死有余辜者也。

太 阳 经 证

头痛腰痛发热恶寒嗽喘嚏喷

太阳在六经之外，皮毛之分，次则阳明，次则少阳，次则太阴，次则少阴，次则厥阴，近于骨矣。卫司于肺，营司于肝，营行脉中，卫行脉外，而总统于太阳。

寒自外感，而伤营血，故太阳先病。寒性闭涩，窍开[2]寒入，闭其皮毛，血不得泄，是以伤营，阴内阳外，气之常也。寒伤营血，皮毛闭塞，营阴欲泄，肤无透窍，外乘阳位，束其卫气，卫气内郁，则遏闭而为热，营血外束，则收藏而为寒，阴阳易位，彼此缠迫，故发热而恶寒也。太阳之经，自头下项，行身之后，经气迫束，故头项腰脊骨节俱痛也。皮毛外阖，肺气壅遏，逆行上窍，泄之不及，故嗽嚏喘促也。营血遏郁，木气不畅，肝

---

① 玉策金绳 以玉为简，谓之玉策，以金为绳，编束玉策，谓之玉策金绳，秘籍之称谓也。
② 窍开 原作"开窍"，据蜀本、集成本乙转。

木不升，则振撼而为悸，胆木勿降，则悬虚而为惊也。足少阳行于耳后，手厥阴行于中指，少阳之相火上逆，故耳后筋红，厥阴之相火下陷，手厥阴亦为相火。故中指节冷也。

营为寒侵，束闭卫气，卫气不达，郁而生热，是营伤而卫病也。宜①紫苏汤，苏叶发其皮毛，杏仁利其肺气，桂枝通经而行营血，甘草培土而补中气，使寒随汗散，营开而卫泄，则不生痘病矣。

紫苏汤

苏叶三钱　桂枝一钱　杏仁二钱，泡

甘草一钱，炙

流水煎半杯，热服，覆衣，取汗。

治小儿寒疫太阳经证，而未成痘者②。

冬月寒盛，须以麻黄发之。

阴 阳 盛 衰③

太阳一经，三阳三阴之纲领也，阳盛则外传三阳之经，阴盛则内传三阴之脏。阳盛者，三阳当令，经热外发，则脏阴退避，而内寒不生，阴盛者，三阴司权，脏寒内动，则经阳败没，而外热不作。阳盛则善长，故红④肿而外发，阴盛则善藏，故黑塌而内陷。外发则卫气升达而人生，内陷则卫气沦亡而人死。阳盛者顺，阴盛者逆，自然之理也。究之病在太阳，不早解表寒，其内传六经，卫郁痘发，已为顺中之逆。若于痘形未见之先，早以表药解之，令其寒散卫泄，痘粒不生，是为顺中之顺也。

庸工谬妄，以为脏腑之毒，不知解表，而又以寒泻，败其胃气⑤，小儿夭枉，千载奇冤。此辈穰穰，何可胜诛也。

停 水 不 消

太阳膀胱，职司水道，阳衰土湿之家，水不归壑，乘表寒外闭，里水郁发，逆行阳位，客居心下。或原无停水，而渴饮茶汤，蓄积不化。水气阻格，肺胃不降，多生呕哕咳喘之证，肝脾不升，多有泄利淋涩之条。水旺则火土双败，异日黑陷之基，实伏于此。是宜表里双解之苏桂姜辛汤，苏叶泻其卫气，桂枝行其营血，甘草培土，芍药泻木，半夏、细辛、干姜、五味，降冲逆而止咳呕，里气调而表郁宣，积水化汗，泄于皮毛矣。

苏桂姜辛汤

苏叶三钱　桂枝一钱　甘草一钱　芍药一钱　半夏二钱，洗　细辛一钱　干姜一钱

五味一钱

流水煎半杯，热服，覆衣。

治太阳经证痘未发，而有水气停阻者⑥。

若下利，加赤石脂一钱。若渴者，去半夏，加栝蒌根二钱。若小便不利，加茯苓二钱。若喘者，加杏仁一钱。若噫者，加附子一钱。

烦 渴 发 热

太阳未传阳明，不作烦渴，内连阳明，卫郁发热，而外泄无路，烦渴乃生，以胃腑燥气，因表郁而里应也。此在大人，或有表解而病此者，小儿不得汗泄，必连表证。宜白虎加元麦紫苏汤⑦，清金

---

① 宜　原脱，据蜀本、集成本及前后文例补。
② 治小儿寒疫太阳经证，而未成痘者　原脱，据蜀本、集成本及前后文例补。
③ 阴阳盛衰　原作"阴盛阳衰"，据蜀本、集成本及本节文义改。
④ 红　原作"经"，音近之误，据蜀本、集成本改。
⑤ 胃气　原作"卫气"，据蜀本、集成本及上文"不知解表"改。
⑥ 治太阳经证痘未发，而有水气停阻者　原脱，据蜀本、集成本及前后文例补。
⑦ 白虎加元麦紫苏汤　原作"白虎加元参麦冬紫苏汤"，据蜀本、集成本改。

而发表。气虚者，加人参以益气，防其渴止阳亡而卫气虚败也。

白虎加元麦紫苏汤

石膏二钱，生　知母一钱　甘草一钱　粳米半杯　元参一钱　麦冬三钱，去心　紫苏三钱

流水煎至米熟，取半杯，热服，覆衣。

治太阳经证未解，而见烦渴者①。

人参白虎加元麦紫苏汤

石膏一钱　知母一钱　甘草一钱②　粳米半杯　人参一钱　元参一钱　麦冬三钱　紫苏三钱

流水煎至米熟，取大半杯，热服，覆衣。

治证同前③，而气虚者④。

寒疫之证，脏腑亦生湿寒，燥热者颇少。小儿相火未泄，阳旺之人，多有此证，白虎法不可不备也。

血升鼻衄

太阳未传阳明，卫郁非盛，尚无衄证，一传阳明，卫气郁遏，经络勿容，逆循鼻窍，冲逼营血，则见衄证。衄则卫郁升泄，痘可不生。然衄解较之汗解，损伤颇重，且恐卫郁不尽发泄，而衄后阳虚，痘不茂长，则反坏大事。于其脉浮发热，鼻燥口干，卫郁欲衄之时，以紫苏石膏地黄汤，泻卫郁而凉血蒸，表解汗泄，则衄证免矣。

紫苏石膏地黄汤⑤

苏叶三钱　桂枝一钱　杏仁一钱　甘草一钱　石膏一钱　生地一钱　麦冬三钱　丹皮一钱　生姜一钱　大枣一枚

流水煎半杯，热服，覆衣。

治太阳将传阳明，脉浮发热，鼻燥口干，欲作衄证者⑥。

阳明经证

呕吐泄利

阳明之经，在肌肉之分，皮毛之内，太阳经病，以次相传，二日则及阳明。其经挟口环唇，行身之前，经气上壅，故鼻干口燥而胸满。胃者，水谷之府，一传阳明，必见吐泄。以少阳甲木，从阳明戊土下行，表寒束迫，阳明经气不能顺降，壅碍甲木下行之路，甲木郁遏，而贼戊土，胃腑被逼，失其容受之量，水谷在中脘以上者则为呕吐，在中脘以下者则为泄利。

呕利者，入腑入脏之先机也。阳明胃腑，从燥金化气，太阴脾脏，以湿土主令，阳盛则呕泄亡阴，入腑而生热，阴盛则吐利亡阳，入脏而生寒。

寒疫之病，大人卫泄而汗解，小儿卫发而痘生，全恃乎胃阳盛而燥气长也。于其呕泄方作之时⑦，扶阳明而抑太阴，一定之法也。

紫苏葛根升麻汤

苏叶⑧　三钱　葛根二钱　桂枝一钱　芍药一钱　甘草一钱　升麻一钱

流水煎半杯，温服。

治阳明经泄利者。

------

① 治太阳经证未解，而见烦渴者　原脱，据蜀本、集成本及前后文例补。
② 甘草一钱　原脱，据蜀本、集成本及人参白虎汤组成补。
③ 治证同前　原脱，据蜀本、集成本及前后文例补。
④ 而气虚者　原脱，诸本均同，据本节正文"气虚者，加人参以益气"、卷二人参白虎加元麦汤"治寒疫太阳经罢，气虚烦渴者"补。
⑤ 紫苏石膏地黄汤　原作"紫苏地黄石膏汤"，据蜀本、集成本及本节正文改。
⑥ 治太阳将传阳明……欲作衄证者　原脱，据蜀本、集成本及前后文例补。
⑦ 方作之时　原脱，据蜀本、集成本、石印本补。
⑧ 苏叶　原作"紫苏"，诸本均同，据紫苏汤、紫苏葛根半夏汤组成文例改。

紫苏葛根半夏汤

苏叶三钱　葛根三钱　桂枝一钱　芍药一钱　半夏二钱　生姜一钱　甘草一钱

流水煎半杯，温服。

治阳明经呕吐者。

发热出痘粒满痂生

小儿痘证，原于卫郁，卫阳极盛，而后外发。阳莫盛于阳明，表寒外束，阳气郁隆，是以发热。日传一经，而至少阳，三阳俱病，卫郁盛发，故发热三日，而见痘形。四日太阴，五日少阴，六日厥阴，正阳当令，六经俱周。三阳不消，三阴不长，卫气郁满，经脉莫容，既无内陷之窍，自当外寻出路，而发于汗孔，汗孔一开，卫气外泄则为汗。寒束窍闭，汗孔莫开，卫气升腾，冲突皮肤，穿隆起发，是以成痘。

痘者，卫郁外发，而不得汗泄者也。此在大人，经脉疏阔，而卫气虚损，六日之内，满而不实，经尽之后，又能汗解，故无痘证。小儿卫盛阳满，窍隧紧密，外感寒淫，肌表不泄，与大人同病，而证状悬绝，发为颗粒，此痘病之原由也。

卫气莫泄，发越丰隆，再三日而痘粒完满，再三日而卫郁透彻，痂生热化，病退而人安矣。

凡诸疮痈，血肉肿溃，脓成必泄。痘粒之肿，不关血肉，只是卫气冲腾，皮肤泡起。经阳升发，氤氲叆叇[1]，影影如浆，其实非脓。经热外烁，皮肤焦结，痂落皮损，是以成麻。计其起落，十有二日，而后病愈。

大人病此，多愈于六七日之间者，六经既遍，邪退正复，自能汗解。小儿无汗，卫气不泄，是以再加六日，卫郁发尽，结为痘证，粒满痂生，而后病退。其卫盛者，六七八日经尽而即起，其卫虚者，十七八日三经周[2] 而后平也。

红白消长

痘病卫郁营内，外发则生，内陷则死，而其外发之权，全赖乎阳明之经。营生于太阴，卫化于阳明，肝藏血而脾乃生血之本，肺藏气而胃为化气之原也。

营内卫外，自然之位，寒伤表闭，卫气不得外行而反内郁，营血不得内守而反外束。卫气发于营血之内，是以痘粒初生，营血包裹，全是红色。太阴虚而阳明盛，则卫阳外发而营不得闭。方其初发，重围未透，营血朦胧，红不遽退。及其升发[3] 散越，透彻无郁，营阴退落，红线绕根，光圆白润，血色全消矣。卫统于肺而外司皮毛，卫虚则泡壳清薄，卫盛则泡壳苍厚，阳气醇浓，雾洒烟霏，游溢升腾，郁郁蔼蔼。卫气全升，经热尽泄于痘泡之内，郁消热化，壳硬皮焦，痂落疮平，初[4] 于经脏无伤也。太阴盛而阳明虚，则营阴外闭而卫不能发。纵竭力升发，而群阴障蔽，不得外达，血色迷蒙，久而莫消。卫气郁抑[5]，势必内陷，卫陷则痘粒痒塌，而命殒矣。

卫郁则红变而紫，卫陷则紫转而黑。庸愚见其红紫，以为血热毒深，而用凉解之剂，助其内[6] 陷，赤子夭殇，祸流千载。念之眦裂冠冲，辄欲死鞭其尸，生拔其舌！悠悠苍天，此恨何极也！

参芪丹桂红蓝汤

人参二钱　黄芪二钱　桂枝一钱　芍药

---

① 叆（ài 爱）叇（dài 代）　混浊不明貌。
② 周　原脱，据蜀本、集成本补。
③ 发　原作"阳"，诸本均同，据下文"纵竭力升发"改。
④ 初　凡列本其事者皆言初。
⑤ 抑　原作"陷"，据蜀本、集成本及上下文义改。
⑥ 内　原作"亡"，据蜀本、集成本改。

一钱 甘草—钱 丹皮二钱 红花—钱

流水煎半杯,热服。

治色红过经不退者。

发紫变黑顶平根散

痘粒初生,营阴闭束,卫气冲发,红点外形。及至卫气盛发,突围而出,营血退缩,周外环绕,痘泡圆白,红根如线。其红根之紧细者,卫气之冲逼也,其白泡之丰圆者,营血之敛束也,此为营卫之俱盛。

营衰则红根散漫,敛束不紧,卫衰则白顶灰平,升发不快,营卫俱衰,则顶平而根散,不能圆紧也。其卫气更虚者,重围不透①,血色终存。卫气怫郁,燥闷烦渴,则红变而紫。及其陷没,则紫变而黑。其极虚者,一郁遂陷,不作热烦,则红变而黑,紫不久驻。其红其紫其黑,皆阴盛阳虚,卫气不能外发也。

参芪桂麻汤

人参二钱 甘草—钱 黄芪三钱 桂枝—钱 升麻—钱

流水煎半杯,温服。

治顶平者。

参归芍药汤

人参—钱 甘草—钱 当归三钱 芍药三钱,醋炒

流水煎半杯,温服。

治根散者。

参芪蓝苏石膏汤

人参三钱 甘草—钱 黄芪三钱 石膏二钱 苏叶三钱 红花二钱 升麻—钱 丹皮—钱

流水煎半杯,温服。

治色紫而烦渴者②。

如无烦渴,去石膏③。

郁重粒多蒙头锁项抱鼻环唇肿消眼闭④

痘病营闭卫郁,郁轻者稀,郁重者密。密之极者,卫郁不能尽发,危证也!此当用清补温散之剂,使卫旺表疏,阳郁尽发,不至死也。蒙头锁项者,足三阳之不降也。手之三阳,自手走头,足之三阳,自头走足,而总由于项。阳根下弱,营阴闭束,经气不降,故头项偏多。太阳在后,阳明在前,少阳在侧,各有其部,而悉缘阳明之弱。阳明者,三阳之长,阳明不降,故太少二阳逆行而上也。抱鼻环唇者,阳明⑤之不降也。手足阳明之经,挟鼻环唇,阳明不降,故环抱于口,亦以阳明之虚也。四肢秉气于脾胃,脾旺则气达手足之掌,胃旺则气达手足之背。足之三阴,皆随太阴而上升,足之三阳,皆随阳明而下降。太阴主营,阳明主卫,痘者卫气之郁发,则关乎阳明而不关乎太阴,卫气昼行于六阳,夜行于六阴,手足背外之痘,阳明之气也,手足掌内之痘,亦阳明之气也。阳明旺则发布于手足,阳明虚则上壅于头面。此当补阳明以壮卫气,使卫气四达,亦可生也。其升发之时,郁重粒多,头面偏密者,肤肿眼合,自是常事,若肿消而眼闭⑥者,即卫气之陷也。亦当补阳明以益卫,疏太阴以开营,使营

---

① 重围不透 原作"重圆重透",蜀本作"重围已透",他本均作"重圆已透"。据前文"及至卫气盛发,突围而出"、后文"其红其紫其黑,皆阴盛阳虚,卫气不能外发也"改。

② 治色紫而烦渴者 原作"治色紫者",据蜀本、集成本及本节"燥闷烦渴,则红变而紫"改。

③ 如无烦渴,去石膏 原脱,据蜀本、集成本及石膏治证补。

④ 眼闭 原作"眼开",据蜀本、集成本及本节正文"肿消而眼闭"改。

⑤ 阳明 其下原衍"经"字,据蜀本、集成本及下文"阳明不降"删。

⑥ 眼闭 原作"眼开",据蜀本、集成本及上文"肤肿眼合"、下文"卫气之陷"改。

散而卫发，万无一①失也。

参芪姜苏石膏汤

人参二钱　甘草一钱　黄芪三钱　石膏一钱　大枣三枚　苏叶三钱　生姜一钱

流水煎半杯，温服。

治痘密者。

参甘苓夏汤

人参三钱　甘草二钱　茯苓三钱　半夏三钱

流水煎半杯，温服。

治痘抱鼻环唇者。

参芪麻桂红蓝汤

人参三钱　甘草一钱　黄芪三钱　桂枝一钱　丹皮一钱　红花一钱　升麻一钱

流水煎半杯，温服。

治肿消眼闭②者。

阳 明 腑 证

潮热谵语腹痛便秘

痘粒外发，全赖阳明之旺，阳气太盛，则自阳明之经，而入阳明之腑。寒疫阴盛而入脏者多，阳盛而入腑者少，痘病之死，皆由阴盛而阳陷也。阳盛入腑，万不一死，是为上吉，但腑燥便结，阳气过亢，亦当滋其肠胃，以救脏阴，不可轻用承气。伤寒表证未解，误服下药，陷其表阳，则生结胸心痞诸变，寒疫亦然。痘病卫气升达，最忌表阳内陷，承气之证，未易多见也。设其谵语潮热，腹痛便涩，恐其土燥阴亡，不得不泻，则以承气而加滋润之药，下其糟粕，以泻胃热，而不至伤其精气。自③非然者，硝黄枳朴，寒泻脾胃之剂，不宜孟浪也。

盖大人寒疫，而传胃腑，胃阳郁发，毛理蒸泄，表寒尽解，全是内热。汗去土焦，燥粪堵塞，不用攻下，胃火燔蒸，无从渫越。迟恐三阴枯槁，精液消亡，故有缓攻之法，又有急下之条。小儿寒束表密，汗液未亡，金土燥热，不至如大人之甚，缓攻之疾，固宜详审，急下之病，更当斟酌。以承气之法，能亡阳盛之微阴，最泻阴盛之微阳，小儿一线生阳，甚易扑灭，而痘粒发达，专凭胃气，倘其一下而卫陷，则大事坏矣。

天地苁蓉汤

生地三钱　天冬二钱　甘草一钱，生　肉苁蓉三钱　麻仁二钱，炒，研　白蜜半杯　阿胶二钱，炒，研　当归二钱

流水煎一杯，分服。

治阳明腑证，胃燥便结，不必攻下者④。

伤寒表寒未解，无服承气之法，服则表阳必陷，祸变即生。小儿痘病，以不得汗泄，故卫气郁冲，而发颗粒，无表解出痘之理。而痘粒升达，全恃卫气，卫气发越，专赖胃阳。一服下药，胃阳败泻，卫气必陷，窃谓痘病，必无服承气之法。设其胃燥便结，确有下证，用苁蓉滋润肠胃，以滑大便，不可辄用寒泻也。

小承气加生地苁蓉汤

大黄三钱　厚朴二钱，炒　枳实二钱，炒　肉苁蓉三钱　生地三钱　白蜜半杯

流水煎大半杯，分，热服。

调胃承气加生地苁蓉汤

大黄二钱　甘草一钱　芒硝二钱　肉苁蓉三钱　生地三钱　白蜜半杯

流水煎大半杯，分，热服。

大承气加生地苁蓉汤

大黄三钱　枳实二钱　芒硝二钱　肉苁

---

① 一　原脱，据蜀本、集成本补。
② 眼闭　原作"眼开"，据蜀本、集成本、本节正文"肤肿眼合"改。
③ 自　假如也，与"非"连用。
④ 治阳明腑证，胃燥便结，不必攻下者　原作"治胃燥便结者"，据蜀本、集成本及本节正文改。

蓉三钱　生地三钱　白蜜半杯　厚朴二钱

流水煎大半杯，分，热服。

痘病阳盛则吉，阴盛则凶，凡诸死证，皆由阴盛而卫陷，断无阳旺而人亡者。寒疫脏寒者多，腑热者少，即其阳旺入腑，而表寒未解，亦无服下药之法。余谓痘家纵有承气证，必不可服承气汤，存此承气三法，以备非常之变，非为寻常痘证设也。

乃有妖①魔下鬼，无知造孽，妄作《琐言》、《正宗》诸书，以祸天下。群愚贸昧，醉梦习之，动以大剂硝黄，毙人性命。天道神明，人不可以妄杀，此辈只可担粪，何敢业医！穷凶肆虐，罪大恶极，生无人诛，死逃鬼责，吾不信也！

少阳经证

惊悸吐泄寒战发热

少阳之经，在筋脉之分，肌肉之内，阳明经病，以次相传，三日则及少阳。其经自目循耳，行身之侧，下颈而合缺盆，由胸而走胁肋，从相火化气，右降而归癸水。病则经气不降，逆克戊土，阳明壅塞，心胸满胀，愈阻少阳降路，遂与阳明之经，痞结心胸胁肋之间，故有胁痛心痞之证。相火上炎，浊气升腾，故有口苦咽干，目眩耳聋之条。戊土困于甲木，胃腑逼窄，水谷莫容，故作吐泄。吐泄亡阴，则入阴明之腑，吐泄亡阳，则入太阴之脏。入脏入腑，里气郁满，而表气壅碍，则有少阳诸证。若脏腑松畅，中气调和，但传少阳之经，诸证不作也。

少阳甲木，生于壬水而降于癸水，而其下行，则随戊土，戊土下降，而甲木从之，水土栽培，根本不摇，是以胆壮。阳明既病，两经俱逆，胆木虚飘，故生惊悸。位居阳明之里，太阴之表，太阴主

营，阳明主卫，营阴外束，卫气欲出，鼓荡振摇，则为寒战。卫气郁发，阳胜而热，则寒往矣，胜极而衰，营阴闭藏，又复如初，阴胜而寒，则热往矣，故少阳之经，有寒热往来之证。营卫相争，久分胜负，寒胜则入于太阴，热胜则入于阳明。入于阳明，则有生而无死，入于太阴，则有死而无生。其入脏入腑，或死或生之机，总卜寒热之胜负，当其热来而寒往，即为阳胜之征，及其热往而寒来，便是阴胜之候。最可虑者，寒来而热不能来，热往而寒不能往也。

其在大人，寒战而热来，即望汗解，其在小儿，寒战而热来，即望痘生，往来寒热，胜负之际，不可以不察也。

小柴胡汤

柴胡三钱　黄芩一钱　人参一钱　甘草一钱　半夏三钱　生姜二钱　大枣三枚

流水煎半杯，温服。

治寒热呕吐者。

柴胡芍药石膏汤

柴胡三钱　黄芩三钱　人参一钱　甘草一钱　半夏二钱　生姜二钱　大枣三枚　芍药二钱　石膏二钱，生，研

流水煎大半杯，分，温服。

治少阳热胜，半入阳明者。

柴胡桂枝干姜汤

柴胡二钱　半夏二钱　人参一钱　甘草一钱　生姜二钱　大枣三枚　干姜二钱　桂枝一钱

流水煎半杯，温服。

治少阳寒胜，半入太阴者。

少阳居阴阳之半，半表阳旺，则热胜而入腑，半里阴旺，则寒胜而入脏，吉凶生死，悉判于此。庸愚妄作，以寒战为内

① 妖　原作"么"，音同之误，据蜀本、集成本改。

热，而用泻下。此辈昏狂狞恶，不安下愚，敢肆凶顽，以祸苍生，可恨也！

太阴经证

腹满心痞呕吐泄利

痘病四日，但传太阴之经，不入太阴之脏，此为顺证。阴胜寒作，则入于脏，伤寒痛满吐利之条，次第发矣。《伤寒》：太阴之为病，腹满而吐，食不下，自利益甚，时腹自痛，若下之，则胸下结硬。盖太阴以湿土主令，固有脏寒四逆之证。《伤寒·太阴》：以其脏有寒故也，当温之，宜服四逆。而阳败湿淫，实为脾病之根。

湿者，脾土之本气，寒者，肾水之客气，究之己土之湿，亦缘癸水之旺。戊土降于火位，故其性燥，己土升于水分，故其性湿。土生于火而火死于水，火胜而土燥，则土能克水，水胜而土湿，则水反侮土，火土双败，水邪凌侮，是以脾脏湿寒也。湿旺而燥衰，寒增而热减，则太阴日胜，阳明日负，营血日长，卫气日消，痘家痒塌黑陷①之根，全由于此。凡诸死证，无不缘于脾阴胜而胃阳负也。治太阴之脏，养中扶土，补丁火而泻癸水，无逾于茯苓四逆一方矣。

茯苓参甘厚朴汤

人参一钱　甘草一钱　干姜一钱　茯苓三钱　桂枝一钱　厚朴一钱

流水煎半杯，温服。

治太阴腹满者。

苓桂参甘椒附汤

人参一钱　甘草一钱　桂枝一钱　茯苓三钱　蜀椒一钱　附子二钱　芍药一钱　粳米半杯

流水煎半杯，温服。

治太阴腹痛者。

参甘姜苓半夏汤

人参一钱　甘草一钱　茯苓三钱　干姜一钱　半夏二钱　生姜一钱

流水煎半杯，温服。

治太阴呕吐者。

茯苓四逆加石脂汤

人参二钱　甘草一钱　干姜二钱　附子二钱　茯苓三钱　赤石脂一钱，生用

流水煎半杯，温服。

治太阴泄利者。

少阴经证

咽痛吐泄蜷卧四逆发痒
黑陷便血便脓溃烂
无痂痘疔坚石②

痘病五日，但传少阴之经，不入少阴之脏，此为顺证。火败寒胜，则入肾脏，《伤寒·少阴》欲寐，蜷卧恶寒，四肢厥逆，咽痛吐利之条，陆续见矣。少阴从君火化气，病则水胜而火败，寒长而热消，必至之势也。

少阴脉循喉咙，寒水上凌，相火失根，甲木逆冲，是以咽痛。寒水侮土，中气崩溃，胃逆则呕，脾陷则利。阳动而阴静，阴胜阳奔③，水旺火熄，故蜷卧恶寒，而但欲寐也。脾胃并主四肢，寒水侮土，四肢失温，故手足厥逆。阳胜则卫气发达而肌肤鲜华，阴胜则卫气沦郁而皮毛黎④黑，卫气幽埋⑤，不能发越，故郁而为痒。既不外发，则当内陷，势无中立之理，是以痒则必塌而黑则必陷也。水寒土湿，风木郁陷，疏

---

① 陷　原作"塌"，据蜀本、集成本及上下文义改。
② 石　原脱，据蜀本、集成本及本节正文"阴性石坚"、本节参甘桂附红蓝汤证"治痘疔坚石"补。
③ 奔(fèn 愤)　败也。
④ 黎　通"黧"。
⑤ 埋　原作"理"，形近之误，据蜀本、集成本改。

泄不藏,是以便血。湿寒凝涩,膏血腐败,风木失荣,是以下脓。卫气者,所以熏肤而充身,卫肌腠而敛皮毛,阳虚卫败,则肌肤失其收敛,溃烂而无痂壳。阳性松活,阴性石坚,寒水坚凝而石,故主痘疔。阴莫盛于少阴,所谓肾者主水,受五脏六腑之精而藏之。《素问》语。故阴气独盛,痘家死证,悉① 以肾阴之盛也。

甘桔元射汤

甘草二钱　桔梗二钱　元参一钱　射干一钱

流水煎半杯,热服。

治少阴② 咽痛者。

茯苓四逆汤

茯苓三钱　人参一钱　甘草一钱　干姜二钱　附子二钱

流水煎半杯,温服。

治蜷卧恶寒,四肢厥冷者。

呕吐,加半夏、生姜。泄利,加赤石脂。与太阴同法。

苓桂参甘芪附麻苏汤

人参三钱　甘草一钱　茯苓三钱　桂枝二钱　黄芪三钱　附子二钱　升麻一钱　紫苏三钱

流水煎半杯,温服。

治痒塌黑陷者。

桂枝芍药黄土汤

甘草一钱　白术二钱　附子二钱　阿胶一钱　生地一钱　桂枝一钱　芍药二钱　灶中黄土三钱

流水煎半杯,温服。

治便血者。

桃花汤

干姜三钱　粳米半杯　赤石脂三钱

流水煎至米熟,取半杯,入赤石脂末五分,温服。

治便脓血者。

苓桂参甘黄芪汤

人参一钱　甘草一钱　茯苓二钱　桂枝一钱　黄芪三钱

流水煎半杯,温服。

治溃烂无痂者。

参甘桂附红蓝汤

人参一钱　甘草一钱　茯苓三钱　桂枝一钱　附子二钱　红花二钱　苏叶二钱

流水煎半杯,温服。

治痘疔坚石者。

先用银针刺之,后服此汤③。

厥阴经证

气冲心痛咽疼消渴呕吐
泄利便血便脓腹痛腰痛
厥逆发热痒疮痛脓

痘病六日,但入厥阴之经,不入厥阴之脏,此为顺证。木郁风动,则入肝脏,《伤寒·厥阴》气冲心疼,咽痛腰痛,消渴呕利,厥逆发热之证,必当渐生。厥阴以风木主令,土湿水寒,木郁风生,郁冲于上,则心疼咽痛,呕吐消渴之条见,郁陷于下,则腰疼腹痛,泄利脓血之病作。

厥阴之脉,自足走胸,贯膈而循喉咙,上入颃颡,冲于胸膈,则心为之疼,冲于颃颡,则咽为之痛。木郁蠹化,则吐蛔虫。木败胃逆,则呕水谷。木陷于土,郁冲于前,则病腹痛。木陷于水,郁冲于后,则苦腰痛。血藏于肝,谷消于脾,土败木贼,风令疏泄,脾伤则清谷不止,肝伤则便血不收。厥阴风木,生于癸水而孕丁火,实为水火之中气,中气既病,故水火不交,上热而下寒,水胜则发厥,火复则发热。少阴水胜而火败,故病甚则多

---

① 悉　原脱,据蜀本、集成本补。
② 少阴　原脱,据蜀本、集成本补。
③ 此汤　原脱,据蜀本、集成本、石印本补。

死，厥阴水终而火复，故病剧而或生，盖
以阴极阳回，往往见绝而苏。其厥逆者，
死机也，其发热者，生兆也，而阳回热
发，往往太过。热郁于上，则咽痛而吐脓
血，热郁于下，则腹痛而便脓血，热郁于
经，则随在而发痈脓。凡疳疮剥蚀，唇齿
消烂，痈脓腐溃，手足卷屈者，皆厥阴之
热淫也。厥阴之经，循喉咙之后，连目
系，上出额，与督脉会于颠，下颊而环
唇，故疳生于唇口。厥阴主筋，诸筋皆会
于节，膝踝肘腕者，筋骨之关节，故痈生
于肘膝。缘卫[①] 郁不能外发，一得厥阴
之热，淫蒸腐化，则生疮痈。然虽热过营
伤，而阳回痘发，卫气不陷，亦为厥阴之
功。痘传厥阴之脏，半死半生，当于厥热
胜复之际，先事预防也。

甘桔柴芩汤

甘草一钱，生　桔梗二钱　柴胡一钱
黄芩一钱

流水煎半杯，温服。

治咽痛者。

风盛咽燥，加生地、白芍。

参甘归芍栝蒌汤

人参一钱　甘草一钱，生　当归一钱
芍药二钱　生地一钱　栝蒌根三钱

流水煎半杯，温服。

治消渴者。

苓桂参甘芍药附子汤

人参一钱　甘草一钱　茯苓三钱　桂枝
二钱　附子二钱　芍药二钱

流水煎半杯，温服。

治腰痛腹痛者。

苓桂参甘归附汤

人参一钱　甘草一钱　茯苓三钱　桂枝
二钱　附子二钱　当归二钱

流水煎半杯，温服。

治厥逆不止者。

吐泄治同太阴。

当归芍药地黄汤

甘草一钱，生　芍药三钱　生地三钱
当归一钱

流水煎半杯，温服。

治发热太过者。

芍药黄土汤

甘草一钱　白术一钱　附子一钱　阿胶
一钱　地黄一钱　芍药二钱　黄芩一钱　灶
中黄土三钱

流水煎半杯，温服。

治便血者。

痘家便血者死，以水寒土湿而木陷
也。宜暖水燥土，而清风木。

白头翁汤

白头翁二钱　黄连一钱　黄柏一钱　秦
皮一钱

流水煎半杯，温服。

治便脓者。

土虚木燥，腹痛胁痛者，加甘草、
阿胶。

地黄芍药芩柏汤

甘草一钱，生　芍药二钱　生地一钱
元参二钱　黄芩一钱　黄柏一钱

流水煎半杯，温服。

治疳疮者。

外以黄连、石膏、甘草、青黛等分，
研细，时时涂之。

甘草归地汤

甘草一钱，生　当归一钱　生地一钱
芍药二钱　桔梗二钱　元参二钱　丹皮二钱
黄芩一钱

流水煎半杯，温服。

治痈脓者。

三阴治法

痘家日传一经，六日而至厥阴，阳平

而不入于腑，阴平而不入于脏，经尽卫发，此勿药而有喜者。补泻之法，俱不可用，但须发表而已。阳盛则离经而入腑，阴盛则离经而入脏，入腑者有吉而无凶，入脏者少生而多死。此与伤寒、寒疫之证一也，而痘家之三阴，更为危险。以其表寒闭束，甚于大人，卫气难发而易陷，死者十九也。

凡病腑热则宜寒泻，脏寒则宜温补，此定法也，而痘家一证，则但有温补之法，而无寒泻之条。盖伤寒攻下，皆在表解之后，痘家未有表解之时，是无可攻下之日也。若阴盛入脏，而温补及时，十犹[1] 救五，若温补后期，则九[2] 死一生，若稍用寒凉，则百不一生矣。

临痘证者，贵于在经而先觉，不贵于入脏而后喻。救之于履霜之前，则为良工，挽之于坚冰之后，是为下士也。

庸 工 谬 妄

痘理微妙，贤智不解，况中古医工，庸愚凡陋，何足知此！其于古先圣哲言之谆切者，犹且背驰千里，况此之未经论著者乎！其荒唐讹谬，不必责也。至于《琐言》、《正宗》之类，巨恶元凶，罪深孽重。而俗子庸夫，群而习之，以扇其虐，丑类凶徒，久而愈繁。此生灵之大祸，仁人之深忧，极当劈版焚书，不可留也。

---

① 犹 原作"死"，据蜀本、集成本改。
② 九 原作"十"，据集成本、石印本改。

四圣悬枢卷四

昌邑黄元御坤载著

小儿疹病，即大人温疫。风伤卫气，卫闭而营郁，营气内陷则死，外发则生。非解仲景中风，不知温疫，非解温疫，不知疹病。

疹病之义，岐伯、仲景俱曾言之，而议论未详。后世庸工，不知凉营发表，而率用寒下，徒伤里气，而卫闭不泄，营气郁沦，遂殒性命。庭树方蘖，而遭攀折，山木始生，而夭斧斤，朝荣夕落，蕙兰与萧艾同伤，夏茂秋零，松柏共蒲柳先殒，半枕黄粱，已非故我，一榻槐安①，竟为异物。人悉言愁，我欲赋恨，作疹病解。

疹病解第四

疹病根原

疹病者，温疫之伤卫气也。此因金水敛藏，卫阳未泄，是以风袭于气分。风伤大人，则为温疫，小儿则为疹病，其②病一也，而证亦同焉。

血藏于肝，气统于肺，肝血温暖而升发，肺气清凉而降敛，自然之性也。气性闭敛，而风性疏泄，风伤卫气，泄其皮毛，卫愈泄而愈欲敛，敛而不启，内遏营血，故营郁而为热。六日经尽，营血郁勃，发于汗孔，红点圆平，其名曰疹。

小儿寒水蛰藏，相火未泄，营血本自清和。一袭邪风，相火升炎，亦同大人，故感冒温疫，营郁而疹发。疹点周密，营郁散越，则热退而病除矣。

凡人中风，未尝病疹，温疫之邪，胶黏闭塞，封固难开，小儿肌表固密③，是以感之则疹生焉。

疹病之与中风，同是风邪，但气则疫疠而时则春夏④，血蒸而表密，故热散而发疹点，证与中风不同也。

疹病隐显

小儿温疫传经，亦同大人，一日太阳，二日阳明，三日少阳，四日太阴，五日少阴，六日厥阴。六经既尽，营血外发，而生疹点。或发于三日之前，或发于六日之后，表邪之轻重不同，经气之衰旺非一也。

盖卫气敛闭，营郁热发，外无泄路，倘里有奥⑤援，则内传腑脏，如⑥脏阴未衰，表里异气，营热不得内传，经尽之后，营热郁隆，自然外发。其经阳素旺，则热盛于三日之前，其经阴不衰，则热盛于三日之后。邪轻而表疏，则外发之期早，邪重而表密，则外发之期晚。若卫闭而营不能泄，则郁闷躁烦，昏狂迷乱之证，色色皆起。遇脏阴素虚，则营热内蒸，终不外发，五脏燔烁，则人死矣。或发之未透，隐见于皮肤之内，郁而为痒，

---

① 槐安　即槐安梦，亦称南柯梦。
② 其　原脱，据蜀本、集成本补。
③ 小儿肌表固密　原脱，据蜀本、集成本补。
④ 春夏　原作"夏春"，据蜀本、集成本乙转。
⑤ 奥　同"燠"，热也。
⑥ 如　原脱，据蜀本、集成本及上文"倘里有奥援"补。

是为隐疹，隐疹者，营之半发而未透者也。隐疹之家，营热郁积，久而肌肉腐溃，发为风癞。

风癞由于隐疹，仲景论之于《伤寒·脉法》、《金匮·水气》之中，岐伯论之于"脉要精微"及"风论"之内，而隐疹之名，岐伯未言，实始仲景，此先圣疹论之始也。

太阳经证

发热头痛

太阳在六经之外，感则先病。太阳之经，总统营卫，风自外感，而伤卫气，故太阳先病。风性疏泄，窍闭而风泄之，开其皮毛，气莫能敛，是以卫伤。卫秉肺气，素以收敛为性，风伤卫气，皮毛露泄，而卫气愈敛，其性然也。卫闭而遏营血，血中温气不泄，是以发热。太阳寒水之经，病则令气郁发，证见恶寒，温疫营遏热盛，故但热而不寒。其经自头下项，行身之后，营卫壅塞，不得顺行，故头项腰脊骨节俱痛。卫司于肺，胸中宗气，卫之根本，卫郁窍闭，宗气壅逆，逆行上窍，泄之不及，冲激而出，故生嗽嚏①。卫为风袭②，遏闭营血，营血不达，郁而生热，是卫伤而营病也。宜③青萍汤，浮萍泻卫气之闭，芍药泻营血之郁，甘草、大枣，补其脾精，丹皮、生姜，调其肝气，使风随汗散，卫开而营泄，则不生疹病矣。以方在太阳，血热不深，用表药发之，只是汗出，尚无红斑也。

青萍汤

浮萍三钱　芍药二钱　甘草一钱，生　大枣三枚，劈　生姜二钱　丹皮二钱

流水煎半杯，温服，覆衣，取汗。

治疫疹初起，太阳证之轻者④。

夏月热甚，须以元参佐之。

脉紧无汗

风伤卫气，脉浮头痛，发热汗出，以风泄于外而气不能闭也，若脉浮而紧，发热恶寒，身疼腰痛，烦躁无汗，而喘促者，是气闭于内而风不能泄也。温疫亦然，凡风强则疏泄而有汗，气强则敛闭而无汗。有汗者轻，表疏则营郁易发，无汗者重，表密则血热难宣。此当以青萍石膏，清散经邪。是时未传六经，营郁尚浅，风消热泄，则斑点不生，一汗而解矣。

青萍石膏汤

浮萍三钱　石膏二钱，生，研　杏仁二钱，泡去皮尖　甘草一钱，炙　生姜二钱　大枣二枚

流水煎半杯，温服，覆衣。

治疫疹初起，太阳证之重者⑤。

烦热燥⑥渴

疹传阳明少阳，燥动火炎，则生烦渴，若方在太阳，而烦渴已见，此其三阳素旺，将来多传阳明之腑。盖温疫之邪，受在少阳厥阴两经，足少阳从相火化气，足厥阴以风木主令，胃阳旺而燥盛，则风火激烈而烦渴以生，脾阴旺而湿盛，则风火清宁而烦渴不作，如烦渴见于太阳寒水之经，则火盛水负，湿亏燥盈，是其素秉如此矣。

火炎就燥，必传胃腑，此在大人，或有表解而病此者，小儿表密，必连经证。

---

① 逆行上窍……故生嗽嚏　原脱，据蜀本、集成本补。
② 卫为风袭　原脱，据蜀本、集成本补。
③ 宜　原脱，据蜀本、集成本补。
④ 治疫疹初起，太阳证之轻者　原脱，据蜀本、集成本及前后文例补。
⑤ 治疫疹初起，太阳证之重者　原脱，据蜀本、集成本及前后文例补。
⑥ 燥　原作"躁"，形近音同之误，据蜀本、集成本改。

宜白虎加元麦青萍汤，清金而发表，绝其传腑之源也。

白虎加元麦青萍汤

石膏二钱，生　甘草一钱　知母一钱　粳米半杯　元参一钱　麦冬二钱，去心　浮萍二钱

流水煎至米熟，取半杯，热服，覆衣。

治疫疹初起，阳气素旺者①。

寒 热 胜 负

太阳以寒水主令，病则令气遏郁，而见恶寒，凡太阳经病，表阳闭束，发热而恶寒者，其常也。水旺则寒胜其热，火旺则热胜其寒。

君火胎于营血，相火者，君火之佐也。温疫营郁热发，动其君相之火，火必胜水。寒水未至颓败，犹稍见恶寒，寒水败亡，则寒从热化，但热而无寒。疹家稍见恶寒者轻，但热无寒者重。凡病不宜水旺，而寒水之在疹家，则贵若拱璧②，宜补不宜泻也。

阳 明 经 证

鼻干口燥呕吐泄利

阳明经在太阳之次，太阳表邪不解，以次内传，二日则及阳明。其经挟口环唇，行身之前，经气上壅，则鼻口干燥而胸膈胀满。戊土上逆，碍甲木降路，甲木郁遏，而贼戊土，胃不能容，则作吐泄。温疫阳盛阴虚，但恐吐泄之亡阴，不虑吐泄之亡阳，吐泄亡阴，则入胃腑，吐泄者，疹家传腑之根也。

青萍葛根汤

浮萍三钱　葛根三钱　石膏二钱　元参一钱　甘草一钱　生姜二钱

流水煎半杯，热服。

治阳明经疹病，口燥鼻干，烦热不眠者。

青萍葛根芍药汤

浮萍三钱　葛根三钱　石膏二钱　元参一钱　甘草一钱　生姜二钱　芍药一钱

流水煎半杯，热服。

治疹病阳明经证备而③泄利者。

青萍葛根半夏汤

浮萍三钱　葛根三钱　石膏二钱　元参一钱　甘草一钱　芍药一钱　生姜二钱　半夏二钱，洗

流水煎半杯，热服。

治疹病阳明经证备而④呕吐者。

经 热 传 腑

阳明经病，此在大人，汗之太过，则津亡而入胃腑，汗之不及，则热郁而入胃腑，小儿表密，不患⑤其多汗之亡津，只虑其无汗而热闭。小儿温疫，方在阳明之经，法宜透泻其表，以散经热，汗出热散，自无入腑之虑。若表邪不解，阳旺之人，必传胃腑，传腑则不得不用承气诸方矣。

阳 明 腑 证

潮热谵语腹痛便秘

伤寒中风，一传阳明之腑，腑热熏蒸，开其皮毛，则见大汗。汗愈泄而土愈燥，表病则以汗解，而腑病则以汗增。疫

---

① 治疫疹初起，阳气素旺者　原脱，据蜀本、集成本补。

② 拱璧　珍宝也。

③ 阳明经证备而　原脱，据蜀本、集成本、"疫病解第二"此方方后语"治温疫阳明经证，泄利者"补。

④ 阳明经证备而　原脱，据蜀本、集成本、"疫病解第二"此方方后语"治温疫阳明经证，呕吐者"补。

⑤ 患　原作"忠"，形近之误，据蜀本、集成本改。

邪固涩，汗出颇难，而小儿表密，更无自汗表解之理。虽传胃腑，而表证自在，此与伤寒中风之腑证不同，即与大人温疫之腑证亦殊。然有汗无汗之间，长幼自别，而潮热谵语，腹痛便结之条，亦不得迥相悬隔。盖汗亡而土燥，与无汗而火郁，皆成腑病，殊途同归，无有二也。

腑阳旺而脏阴亏，营热内蒸，不得外发，此疹家殒命之原。相其轻重，泻以承气三汤，而加养阴凉血之味，脏阴续复，经热不能内陷，自然外发矣。

调胃承气加芍药地黄汤

大黄三钱，生　甘草一钱，生　芒硝一钱①　芍药二钱　生地三钱

流水煎半杯，入芒硝，火化，温服。

治疹病阳明腑证，烦热谵语便秘者②。

小承气加芍药地黄汤

大黄二钱　厚朴二钱，炒　枳实二钱，炒芍药二钱　生地三钱

流水煎半杯，温服。

治疹病烦热谵语，痛满便秘者③。

大承气加芍药地黄汤

大黄四钱　芒硝二钱　厚朴二钱　枳实二钱　芍药二钱　生地四钱

流水煎半杯，入芒硝，火化，温服。

治疹病烦热谵语，痛满便秘而燥者④。

攻 下 缓 急

温疫非必传胃腑，以其原无内热，只是外感，与温病之内热素积者不同。然营郁热盛，遇胃家阳旺，则表里感发，传腑甚易。虽未必人人传腑，而腑证颇多。但用承气攻下，必在表解之后。若表证未解，须以青萍、石膏、知母、生地清润肠胃，凉泻肺心，而透发其表，不可攻下。如六日之外⑤，经尽腑郁，势不可待，乃

用下法。腑热既清，营郁自发。第俟其自发，不如承气之中参以表药，使其腑热泻于魄门，经热泻于汗孔，一方而双解之，更为善也。

庸工不论经腑，逢人则下，固是错误，即腑病将成，经病未解，而遽下于六日之前，亦为孟浪。小儿脆弱，那可肆意如此也。

白虎加青萍地黄汤

浮萍三钱　生地三钱　石膏二钱　知母一钱　甘草一钱，生　粳米半杯

流水煎半杯，热服，覆衣。

谓胃承气加白芍青萍汤⑥

大黄三钱　芒硝一钱　甘草一钱　芍药一钱　浮萍三钱　生姜二钱

流水煎半杯，温服。

少 阳 经 证

目眩耳聋口苦咽干胸痛
胁痞呕吐泄利

少阳经在阳明之次，阳明表邪不解，以次内传，三日则及少阳。其经自头下项，行身之侧，由胸而走胁肋，归癸水而化相火。病则经气不降，逆克戊土，戊土被贼，不得下行，遂与少阳之经彼此缠迫，故有心胸痞塞，胁肋硬满之证。相火上炎，浊气升突，故有口苦咽干，目眩耳聋之条。胃腑被逼，不能容纳水谷，故作吐泄。少阳居表里之间，阴阳之界，阳盛

---

① 一钱　其下原衍"生"字，据蜀本、集成本删。

② 治疹病……便秘者　原脱，据蜀本、集成本及前后文例补。

③ 治疹病……便秘者　原脱，据蜀本、集成本及前后文例补。

④ 治疹病……而燥者　原脱，据蜀本、集成本及前后文例补。

⑤ 外　原作"分"，据蜀本、集成本改。

⑥ 调胃承气加白芍青萍汤　原脱，据蜀本、集成本及本节正文"承气之中参以表药"补。

则传于腑，阴盛则传于脏，温疫营郁热旺，脏寒不作，但有阳盛而传腑者，未有阴盛而传脏者。缘温疫之病，热在营血，而营血之热，全因相火之郁。伤寒中风，寒热往来之证，至此则第苦热来而不病寒来，以其相火郁隆，寒不胜热也。

柴芩栝蒌芍药汤

柴胡三钱　黄芩二钱　半夏二钱　甘草一钱，生　生姜二钱　大枣三枚　栝蒌根三钱　芍药三钱

流水煎半杯，热服，覆衣。

治少阳疹病，目眩耳聋，口苦咽干，胸痛胁痞者。

大柴胡加元参地黄汤

柴胡三钱　黄芩二钱　半夏二钱　芍药二钱　枳实一钱　大黄二钱　生姜二钱　大枣二枚　元参二钱　生地三钱

流水煎大半杯，温服，分二次。

治少阳疹病，半入阳明胃腑，呕吐泄利者。

三阳传胃

温疫三阳经病，营郁热盛，阳旺之人，则传胃腑。或自太阳，或自阳明，或自少阳，内传之来路不一，视其腑热郁发之早晚也。

卫统于肺而实化于阳明，卫旺营虚，皮毛敛涩，腑热燔蒸，而表无泄路，营郁莫达，此疹病所由死也。若腑阳非盛，营热不能内传，经尽之后，自然外发，斑点一生，营郁解矣。

痘家营闭而卫不能发则死，疹家卫闭而营不能发则死。卫气之发，赖乎阳明，营气之发，赖乎太阴，故痘家最忌阳明之虚，疹家惟恐阳明之旺。滋太阳之寒水，泻少阳之相火，助己土之湿，而润庚金之燥，治阳明腑证之大凡也。

内外感伤，一切百病，悉由阳虚，不宜润药，其最宜滋润者，惟有此种，多服地黄、天冬，愈善也。

太阴经证

腹满嗌干

太阴经在少阳之次，少阳表邪不解，以次相传，四日则及太阴。其经自足走胸，行身之前。温疫营郁热盛，三阴之经，化气于三阳，故病传太阴，则腹满而嗌干。与温病略同，但内热之新故虚实不同也。

卫化于阳明，营生于太阴，阳明旺而太阴衰，则卫闭而营不能发，太阴旺而阳明衰，则营发而卫不能闭，营发则斑见而人生，卫闭则热亢[1]而人死。疹家斑点发生，全赖脾阴之旺，滋益脾精，以泽燥土，疹家太阴之定法。

内外百病，悉缘太阴之湿，而惟疹病，则惟恐其燥。己土非燥，营热不至里蒸，终当外发也。

青萍地黄汤

浮萍三钱　生地三钱　丹皮二钱　芍药二钱　甘草一钱　生姜二钱　大枣三枚

流水煎半杯，热服。

治疹病太阴经证，腹满嗌干者[2]。

少阴经证

口燥舌干

少阴经在太阴之次，太阴表邪不解，以次相传，五日则及少阴。其经自足走腰，行身之后，以癸水而化君火。少阴百病，皆水胜而火负，而惟温疫，则火胜而

---

① 亢　原作"见"，据蜀本、集成本改。
② 治疹病太阴经证，腹满嗌干者　原脱，据蜀本、集成本及"疫病解第二"此方方后语"治温疫太阴经证，腹满嗌干者"补。

水负，故口燥舌干而渴。以其营郁热发，君相燔蒸，一水不敌二火，而再值木生火长之时，则水亏火盈，必然之势。滋益肾水，以清壮火，疹家少阴之良规也。

青萍天冬汤

浮萍三钱　天冬三钱　生地三钱　元参二钱　丹皮一钱　生姜三钱　栝蒌根三钱

流水煎半杯，热服。

治疹病少阴经证，口燥舌干者①。

厥阴经证

烦满发斑

厥阴经在少阴之次，少阴表邪不解，以次相传，六日则及厥阴，六经尽矣。其经自足走胸，行身之侧，循阴器而上行，故烦满而囊缩。厥阴肝木，司营血而胎君火，又与少阳相火两相表里，温疫之病，受在营血，营郁热发，君相之火俱炎，传至厥阴，热盛极矣。是时肝血不枯，水土滋润，营热不能内传，外发皮毛，自见红斑。经传厥阴，法宜凉营血而滋风木，泻皮毛而清相火也。

青萍当归汤

浮萍三钱　当归二钱　生地三钱　丹皮二钱　芍药二钱　生姜二钱　甘草一钱

流水煎半杯，热服。

治疹病厥阴经证，烦满囊缩，而使之发斑者②。

红白续发

红斑外发，则营郁泄越，但卫闭未能豁开，其发非一次可尽。凡欲发斑，则生烦躁，脉必浮数，陆续而出，至二三日，继以白斑，则透发无遗矣。

白斑者，卫气之外泄也。白斑将发，人必烦郁昏晕，脉必浮大洪数。既发则脉静人安，别无余虑。红斑易生，白斑难

生，非郁极不能外发。将发之时，烦乱昏狂，困极欲死者，往往有之也。

紫黑迟见

疹家斑点外发，愈早愈轻。卫旺而表密者，往往经尽乃发，甚有迟至数日之后者。大概已过六日，便是斑发之期，愈迟愈险。

若营弱不能遽发，过时斑见，而色变紫黑，则多至殒命。以其经热郁蒸，营血腐败，后期而发，遂难救药也。于其紫斑隐见，未能透发之时，速服清散之方，犹可挽转。是皆失于发表，故至于此。

出没隐见

疹点透发皮肤之外，按阵续生，新者已出而旧者未没，此为顺证。若卫敛表固，营弱不能透发，隐见皮里，顷刻即回，此为不救。其次则虽不立回，而终隐皮里，不能透露，此为隐疹。隐疹之家，营郁热伏，未经表散，久而血肉腐溃，发生风癞之疾，数年之后，亦伤性命。若早用发表，必无此祸也。

水停腹胀

疹家营热郁发，营藏于肝，其病自在厥阴。厥阴以风木主令，木郁风盛，津血耗伤，必生消渴。渴而多饮，土燥木达者，下窍疏泄，则水不停留，若土湿木郁，疏泄不行，必有停水。疹点出后，水停腹胀者，十之八九。此缘脏阴素旺，不能消水。若在痘家，便是三阴脏寒之证，疹家脏阴不亏，则经热外发，反得其益。

---

① 治疹病少阴经证，口燥舌干者　原脱，据蜀本、集成本及"疫病解第二"此方方后语"治温疫少阴经证，口燥舌干而渴者"补。

② 治疹病……而使之发斑者　原脱，据蜀本、集成本及"疫病解第二"此方方后语"治温疫厥阴经证，烦满"补。

其经热隆盛，脏寒固不发作，而积水停瘀，必当泻之。其证①腹满胁胀，头目晕眩，咳喘气逆，干燥思饮，而水入即吐，不能容受。以猪苓泻其积水，溲溺一通，浊气下达，则眩晕咳喘诸证俱瘳矣。

猪苓汤

猪苓三钱　茯苓三钱　泽泻二钱　滑石一钱，研　阿胶一钱，炒，研

流水煎半杯，入阿胶，消化，温服。

治疹后水停，胀满咳喘诸证者②。

呕 吐 蛔 虫

《伤寒·厥阴》有蛔厥之证，缘木郁蠹化，故生蛔虫。脏寒不能安蛔，故四肢厥逆，而吐蛔虫。非第伤寒，凡内外百病，而见吐蛔，必是脏寒。惟温疫则是热证，缘其经热盛发，脏寒必不内作。即其脏阴素旺，益以饮冷生寒，而疹家原不以脏寒败事，虽见吐蛔，不与伤寒、杂病同论。未可温里，只宜凉营发表，但不当用寒泻耳。

疹 后 昏 愦

斑发之后，轻者即起，重者余热未清，犹有烦郁谵妄之证，再服清散之剂，便可慧爽。而皮毛已开，汗液当泄，纵不服药，余热自当渐除，不过三日之内，无不清白，静候亦可，莫须多事也。

疹 后 泄 利

疹后泄利，全缘土湿水渍，以太阴湿旺，而渴饮水停，木郁风动，行其疏泄，水道不开，则谷道失敛，故生泄利。水去土燥，泄利自止，不须服药。若其不止，恐肝脾遏陷，致生利病，宜以五苓，疏木泻水，以燥土湿也。

五苓散

茯苓三钱　猪苓二钱　泽泻二钱　白术二钱　桂枝一钱

研细，饮服二三钱，日三次。服后多饮暖水，取汗。

治疹后泄利渴饮，小便不利者③。

疹 后 脓 血

疹后泄利不止，肝脾郁陷，致成下痢脓血之疾。庸工谓是疹后余热，非也，此缘土湿木遏，郁生下热，膏血腐败，故便脓血。宜白头翁汤清其湿热，加甘草、阿胶、桂枝、茯苓，培土清风，疏木而泻湿也。

白头翁加甘草阿胶苓桂汤

白头翁三钱　黄连一钱　黄柏一钱　秦皮一钱　甘草一钱　阿胶二钱　桂枝一钱　茯苓三钱

流水煎半杯，入阿胶，消化，温服。

治疹后便脓血者④。

疹 后 目 疾

疹后营郁不能透发，余热伤眼，眦烂睛红，久而不愈，此肝气不调之故。肝窍于目而司营血，血热未清，肝气抑遏，故令病此。以凉营达木、泻湿清风之药调其肝气，木荣风息，眼病自瘳。

芍药桂苓胶地汤

芍药三钱　桂枝一钱　生地三钱　甘草一钱　茯苓三钱　阿胶二钱　生姜二钱

流水煎半杯，温服。

治疹后目疾。⑤

---

① 证　原作"后"，据蜀本、集成本改。
② 治疹后水停，胀满咳喘诸证者　原脱，据蜀本、集成本及前后文例补。
③ 治疹后泄利渴饮，小便不利者　原脱，据蜀本、集成本及前后文例补。
④ 治疹后便脓血者　原脱，据蜀本、集成本及前后文例补。
⑤ 治疹后目疾　原脱，据蜀本、集成本及前后文例补。

六经治法

疹家六日经尽，血热外发，而见红斑。其在三日之前，早服表药，一汗解矣，营郁既泄，不至发斑。若三日之后，以至经尽，而服表药，血热已深，虽有汗出，犹发斑点。治法总宜发表，前三日则加清金泻热之药，后三日则加凉血滋阴之品，要以表邪透发、经热肃清为主。发之不透，余热缠绵，淫渍种种诸疾，为害非小也。

经腑殊方

疹家未病之前，原无内热，既病之后，亦无内寒，阳盛者则有传腑之条，阴盛者则无入脏之证。阳盛传腑，则宜寒泻，阳平而不入于腑，始终在经者，则寒泻无用，但须发表而已。善治者，在前三阳，则以汗解，在后三阴，则以斑解。详分经腑，细斟汗下，慎勿在经而用攻下之剂，亦莫入腑而用发散之方，汗下不谬，

经腑清平，疹家之能事毕矣。

汗下宜忌

痘病寒伤营血，营闭而卫郁，疹病风伤卫气，卫闭而营郁，营开卫发，则生痘粒，卫开营发，则生疹点。以营热散于皮毛，故见红斑，而发自汗孔，故斑点正圆。营热外发则生，内郁则死。其内郁之原，必缘阳旺而腑热，腑热则宜寒泻。但内热之证，尚属后起，其先全是外热不解。阴旺之家，终无内郁① 之热，阳旺之人，表里感应，内郁日积，迟乃发热耳。阴旺而无内热者，固不可误清其里，即阳旺而内热未实，亦但可凉解表邪，未宜遽用寒泻，伤其里气。

病在经络，而攻其脏腑，此为粗工。若脏阴素旺之人，则中气败亡，而殒性命，所关非小。庸愚谬妄，凡治疹病，必用寒泻，已是不通，甚且泻之三日之内，方传阳经之时，则无论阳旺阴旺，总无是处矣。

---

① 郁　原作"面"，据蜀本、集成本及上文"内郁之原，必缘阳旺而腑热"改。

四圣悬枢卷五

昌邑黄元御坤载著

伊公，丞相文端公之孙，大司马学庭公之子，名赞咸，字益庵，聪明好古，博综百氏，而尤爱农黄之学。玉楸子解温疫痘疹，四部俱成，此前贤所未喻，亦先圣之罕言。荒荒坤轴①，落落玄宗，室无问字之人，门乏② 好奇之客。惟公清规远镜，洞辟灵台，玄鉴虚凝，廓开智府，挑银钌③ 而夜诵，卷珠箔以晨披，得其寰中，超以象外，流水是其今日，明月乃其前身，百年以来，一人而已。采其清言微旨，作四问之篇。

伊公四问第五

伊 公 问 旨

癸酉八月，玉楸子成《四圣悬枢》，论温疫痘疹之法。少司马伊公问曰：温疫痘疹四病，异同之义云何？玉楸子曰：感于秋冬，谓之伤寒，感于春夏，谓之温病。温病者，一人之病，非众人所同病也。其州里传染，众人同病者，是为疫疠。疫分寒温，春夏谓之温疫，秋冬谓之寒疫。痘即大人之寒疫，疹即大人之温疫也。

问 温 五 条

问：经所言热病为何？玉楸子曰：热病即温病也，病于春者谓之温，病于夏者谓之热。《素问·评热病论》：先夏至日④者为病温，后夏至日⑤ 者为病暑⑥，暑即热也，以时令而异名也。

问：温病与伤寒何殊？玉楸子曰：《素问》：热病者，伤寒之类也，而实非伤寒。伤寒感秋冬之寒，温病感春夏之风，时令不同，而寒温异矣。

问：温病与温疫何殊？玉楸子曰：温病之根，得之冬伤于寒，而有内热，感则表里皆病。温疫冬不伤寒，而无内热，但是表病，阳盛之家，而后里病也。

问：冬伤于寒，何缘而有内热？玉楸子曰：冬气封藏，天地闭塞，阳蛰九地之下，则寒水得令。人于冬时，纵欲亡精，阳泄而火飞，是以变寒而为热也。

问：冬伤于寒，何缘而春必病温？玉楸子曰：凡外感之深，必因内伤之重，阳气重伤，病则寒深，阴气重伤，病则热深，表里热剧，皮毛不开，是为温病。盖卫气以收敛为性，平日内热郁伏，一遇风邪，伤其卫气，卫闭则营郁，营血郁蒸而欲泄于内，风气发扬而欲泄于外，内外交泄而卫气愈敛，其性然也，敛而不启，乃成温病。春夏风多，是以最易感伤。若脏腑平和，素无内热，则旋感而旋解，不成

---

① 坤轴 犹言地轴。

② 乏 原作"之"，形近之误，据蜀本、集成本及上下文义改。

③ 银钌 银灯。

④ 至日 原作"日至"，据蜀本、集成本、王注本《素问·热论》、《素问悬解·评热病论》乙转。

⑤ 至日 原作"日至"，据蜀本、集成本、王注本《素问·热论》、《素问悬解·评热病论》乙转。

⑥ 先夏至日……为病暑 原载王注本《素问·热论》，黄氏移于《素问悬解·评热病论》。

温病也。

问疫五条

问：疫分寒温，前贤不解，先生推仲景微义，以发眇[1]旨，令吾闻所不闻，快矣，但犹有疑焉。秋冬则曰伤寒，春夏则曰温病，寒疫亦以秋冬名，温疫亦以春夏名。温病温疫，俱缘中风，仲景《伤寒》所列中风，实非春夏之温病，是为何时之邪也？玉楸子曰：仲景中风，秋冬之病也。秋冬之月，不皆寒天，其时日暖风和，而病外感，自是风淫，而非寒邪。然究与三春之炎风、九夏之温风气候迥别，故但名中风，而不可以为温热也。

问：寒疫温疫，感异风寒，邪既不同，证自悬殊，其分别之义安在？玉楸子曰：风为阳邪，而性疏泄，寒为阴邪，而性闭涩。故温疫之脉浮缓，其证发热而有汗，寒疫之脉浮紧，其证恶寒而无汗。温疫卫闭而营郁，是以经尽而出红斑，寒疫营闭而卫郁，是以经尽而发白汗。汗者，卫气之所蒸泄，斑者，营血之所逼现。其病解既别，其病发亦判，不相混也。

问：温疫得之风邪，当与中风同法，寒疫得之寒邪，当与伤寒同法，今温疫不用桂枝，寒疫不用麻黄，其法不同何居？玉楸子曰：春夏温病，秋冬伤寒，虽感天地之风寒，然不因岁气之偏。至于疫疠，阴阳愆伏[2]，寒暄错乱，或盛夏而零寒露，或隆冬而飘温风，节候乖常，是以成疫。其分寒温于冬夏者，大略如此，而未始尽然，固[3]难以桂枝、麻黄统治错杂无定之寒温也。

问：寒疫温疫之传脏腑，同乎不同？玉楸子曰：温疫有表热而无里热，不必传腑，阳盛者，里热作，乃传于腑，寒疫有表寒而无里寒，不必传脏，阴盛者，里寒动，乃传于脏。寒疫传脏，未始不入腑，

其入腑者，亦是寒而非热也，温疫传腑，未始不入脏，其入脏者，亦是热而非寒也。温疫非无寒，而寒终不胜其热，入腑而病热者多，入脏而病寒者少，寒疫非无热，而热终不胜其寒，入脏而病寒者多，入腑而病热者少也。

问：温疫热胜，法宜清泻，寒疫寒胜，法宜温补否耶？玉楸子曰：温疫之热，在表不在里，法宜清散其表热，不必清里，表热入腑，而后用清泻之剂，寒疫之寒，在表不在里，法宜温散其表寒，不必温里，表寒入脏，而后用温补之方，是当透发表邪，非有里证，不可误用攻补。后世庸工，之于疫疠，不论寒温表里，概用硝黄泻下，十治九误，此助天为虐者也。

问痘七条

问：痘始何时？书昉[4]何代？玉楸子曰：黄帝、岐伯、越人、仲景四圣，谈医不及痘证，然疫疠之疾，岐伯于运气诸篇，往往及之。痘即大人寒疫，未有大人独病而小儿不病者。推其渊源，实始上古，但先圣未言耳。痘书之作，则起后世，大抵皆赵宋以后之人也。

问：小儿寒疫，何为而发豆颗？玉楸子曰：寒疫营闭而卫郁，营开卫泄则为汗，疫邪固涩，而小儿表密，卫气不能透发，故冲突皮肤，而发豆粒者。使窍开而汗出，卫郁泄于皮肤之外，不作痘形也。

问：痘粒之丰圆[5]何故？玉楸子曰：寒邪外闭，三日而传三阳，卫郁盛满，发于汗孔，外为皮肤所限，旁为汗孔所束，

---

① 眇　通"妙"。
② 愆伏　时序失调也。
③ 固　原作"问"，据蜀本、集成本改。
④ 昉　始也。
⑤ 圆　原作"问"，据蜀本、集成本及下文"不得不丰圆也"改。

卫郁发越，颗粒充盈，不得不丰圆也。

问：痘粒之散漫何故？玉楸子曰：肺藏卫气，而司皮毛，金性收敛，卫外而敛皮毛，故谓之卫。卫盛则皮肤敛束而致密，卫虚则皮肤松懈而疏豁，卫郁外发，冲其皮肤，而裹束不紧，旁无界限，是以散漫而不丰圆也。

问：痘属①外感，可以汗解耶？玉楸子曰：何为而不可也！大人寒疫，必以汗解，小儿不得汗解，故发痘粒，若可汗解，何必以痘解！譬如大人，强以固表之药敛之，使之不得汗解，而以痘解可乎。

问：痘家最恐表虚，不能完满收结，今以汗泄卫阳，能无后虑？玉楸子曰：大人汗解，不必皆死，小儿无汗，不必皆生。卫虚者，汗之亦死，不汗亦死，卫盛者，不汗亦生，汗之亦生。若用人参黄芪于表药之中，则卫虚可汗，而何况实者。苟非过汗亡阳，保无后虑②也。

问：痘书何故而错谬如是？玉楸子曰：造化之理，非圣不作，非明不述。百世一圣，而至犹接踵，千里一贤，而生同比肩，圣明之少也如是。即有圣作，必待乎述，况后无明者之述，即有明述，犹须乎作，况前无圣人之作。以俗子腐生而冒圣作之才，以顽民悍夫而僭明述之业，此蟪蛄③而谈春秋，朝菌④而议晦朔耳，何当于是哉！

问疹四条

问：生平所观疹痘之书众矣，无如此之明白清畅，犀照⑤无遗者也，但小儿痘发而不再病，疹则感而又病，其义何居？玉楸子曰：小儿痘病，卫气大发，窍隧疏漏，复感寒疫，则与⑥大人，同以汗解，故痘不再生。小儿疹病，即大人温疫，其痘后未尝不病寒疫，则其疹后何能不病温疫，是以可一而可再也。

问：疹病可以汗解乎？玉楸子曰：寒疫营闭而卫郁，温疫卫闭而营郁，营开卫发则为痘，卫开营发则为疹，营卫透泄，皆能作汗，痘疹者，营卫晚发而不得早泄者也。若早发其汗，卫郁既泄，则痘粒安生？营郁既泄，则疹点⑦何来？既成痘疹，悉缘失治，原非必生之病，胡不可以汗解也！

问：疹病即大人温疫，先生但解温疫可矣，何为又解疹病？玉楸子曰：温疫一也，而少长大别，则证状亦自微异。小儿年齿幼小，然或怀质抱真，而秉良资，大人春秋盛壮，然或淳漓朴散，而负空器，则补泻温清之法，自难尽同也。

问：小儿疹病，既即大人温疫，何疹发之时，小儿独病，大人不染耶？玉楸子曰：《灵枢·九宫八风》之篇：太乙随一岁八节，而居八方，太乙移日，天必应之以风雨。风从所居之乡来，为实风，如冬至后四十六日，风自北来，夏至后四十六日，风自南来。主长养万物，从其冲后来，为虚风，如冬之南风，夏之北风也。伤人者也，仅候虚风而避之，故圣人日避虚邪如避矢石，邪勿能害。风从西方来，名曰刚风，风从北方来，名曰大刚风，风从东南来，名曰弱风，风从南方来，名曰大弱风。风有刚弱，人有少长，感以大王之风，宋玉《风赋》，少者不伤，此大王之雄风也；袭以婴儿之风，风从东方来，名曰婴儿风。长者不病。同声相应，同气相感，自然之理也。

---

① 属　原作"盛"，据蜀本、集成本改。
② 虑　原作"虚"，形近之误，据蜀本、集成本及上文"能无后虑"改。
③ 蟪蛄　蝉也。
④ 朝菌　菌类植物，朝生暮死，在此喻生命极短也。
⑤ 犀照　传说犀角可以使水中通明，真像毕现，后遂以之喻洞察幽微。
⑥ 与　如也。
⑦ 点　原作"卫"，据蜀本、集成本、上文"痘粒安生"改。

素灵微蕴

清·黄元御 撰

素灵微蕴序①

　　《素灵微蕴》四卷，昌邑黄坤载先生所著也。抉天人之奥赜，演阴阳之宰运，阐上圣之微言，扫下士之瞽说。法必轨理，病无遁情，大而不窊②，细而不越，味别渑③淄④，气通葭管⑤，以兹况彼，精识略同。美矣！善矣！蔑⑥以加矣。

　　医学蒙昧，于今为甚，脏腑喜恶，阴阳逆顺，罔或措意，诊病则不审其原，处方则不察其变，若乃奇偶佐使之宜，气味制化之理，益懵如也。俗学谬妄，广设方论，伐阳滋阴，数十百年，不可譬晓，以人试药，南北佥⑦同，夭人寿命，良可悼叹。

　　得先生此书，绎其义，通其法，其于治也，庶有瘳乎。

道光九年冬十一月阳湖张琦

---

① 素灵微蕴序　原不载，据闽本补。
② 窊（wā 洼）　不满也。
③ 渑　古水名，在今山东省临淄附近。
④ 淄　淄水，水名，在山东省。
⑤ 葭管　芦苇管也。
⑥ 蔑　无，没有也。
⑦ 佥　全也，都也。

目 录

素灵微蕴卷一

昌邑黄元御坤载著

胎化解

两精相抟，合而成形，未形之先，爰有祖气，人以气化而不以精化也。精如果中之仁，气如仁中之生意，仁得土气，生意为芽，芽生而仁腐，故精不能生，所以生人者，精中之气也。

天地之理，动极则静，静极则动，静则阴生，动则阳化，阴生则降，阳化则升。《关尹子》：无有升而不降，无有降而不升。降者为水，升者为火。《河图》之数：天一生水，地六成之，此阳之动极而静，一阴生于午也，阴盛则下沉九地而为水，而其生水之根，则在于天。地二生火，天七成之，此阴之静极而动，一阳生于子也，阳盛则上浮九天而为火，而其生火之根，则在于地。天三生木，地八成之，阳自地生，未浮于天而为火，先升于左而为木，得乎天者亲上，阳动而左升，故曰天生。地四生金，天九成之，阴自天生，未沉于地而为水，先降于右而为金，得乎地者亲下，阴静而右降，故曰地生。凡物先生而后成，故以初气生而终气成。天与地旋，相生成者，独阳不能生，独阴不能成也。

知天道则知人道矣。男子应坎，外阴而内阳，女子象离，外阳而内阴，男以坎交，女以离应。离中之阴，是为丁火，坎中之阳，是为壬水，阳奇而施，阴偶而承，丁壬妙合，凝蹇而成。阴阳未判，是谓祖气，气含阴阳，则有清浊，清者浮轻而善动，浊者沉重而善静。动静之交，是曰中皇，中皇运转，阳中之阴，沉静而降，阴中之阳，浮动而升，升则成火，降则成水，水旺则精凝，火旺则神发。火位于南，水位于北，阳之升也，自东而南，在东为木，阳之在东，神未发也，而神之阳魂已具，魂藏于血，升则化神，阴之降也，自西而北，在西为金，阴之在西，精未凝也，而精之阴魄已成，魄藏于气，降而生精。升降之间，黄庭四运，土中之意在焉，是曰五神。五神既化，爰生五气，以为外卫，产五精，以为内守，结五脏，以为宫城，开五官，以为门户。肾以藏精，开窍于耳，生骨而荣发，心以藏神，开窍于舌，生脉而荣色，肝以藏魂，开窍于目，生筋而荣爪，肺以藏魄，开窍于鼻，生皮而荣毛，脾以藏意，开窍于口，生肉而荣唇。气以煦之，血以濡之，日迁月化，潜滋默长，形完气足，十月而生，乃成为人。

其或男或女者，水火感应先后之不齐也。壬水先来，丁火后至，则阳包阴而为女，丁火先来，壬水后至，则阴包阳而为男。《易》谓乾道成男，坤道成女者，以坤体而得乾交则成男，以乾体而得坤交则成女，非秉父气则为男，秉母气则为女也。

生理皆同，而情状殊绝者，气秉之不均也。《灵枢·通天》分言五态之人，太阴之人，秉水气也，太阳之人，秉火气也，少阴之人，秉金气也，少阳之人，秉木气也，阴阳和平之人，秉土气也。阴阳二十五人，备言五形之人，是秉五气之全者。一气又分左右，左右又分上下，五行各五，是为二十五人。生人之大凡也。

五行异气，情貌爱别，而人之受气，又有偏完偏实之不一，清浊厚薄之迥异，因而性质运命，高下霄壤。推其原始，总由祖气而分，祖气不同，故精神异其昏明，气血殊其滑涩，五脏五官，以及筋脉骨肉，皮毛爪髮，胥有美恶之辨，灵蠢寿夭，富贵贫贱，于此悬别，所谓命禀于生初也。人与天地同气，秉赋既异，乃与天运之否泰① 无心而合，此气化自然之妙也。

祖气秉于先天，冲漠② 无形，其通塞从违，显而可见者，后天之气也。凡气数之乖塞，虽机兆未形，而其精神渫越，见之梦寐，气血郁浊，蒸为虮虱虫虬，甚至色已明征，神且先告，第③ 昧者不知耳。及其否极病生，疾痛切身，然后能觉，此愚夫之恒情也。《太素》以脉而谈禄命，深有至理，而拘士非之，以为穷通身外之事，与血气无关，智浅鲜矣。叔皮之论王命，萧远之论运命，及孝标辨命之作，皆言天运而不言人理，则亦知其略而未睹其原也。

藏 象 解

太真④ 剖判，离而为两，各有专精，是名阴阳。清阳升天，浊阴归地，升天成象，降地成形，清则气化，浊则质生。《素问·阴阳应象论》：在天为玄，在地为化，玄生五神，化生五味。神在天为风，在地为木，在天为热，在地为火，在天为湿，在地为土，在天为燥，在地为金，在天为寒，在地为水。五气分治，是为五行。

人与天地相参也，感五行之气而生脏腑焉。五脏者，肝、心、脾、肺、肾也，六腑者，胆、胃、大肠、小肠、三焦、膀胱也。脏五而腑六，《灵枢·胀论》：膻中者，心主之宫城也，是为心包，合为六脏。脏为阴，腑为阳，阴阳相合，则为表里。肝者，将军之官，谋虑出焉，肝合胆，胆者，中正之腑，木也。心者，君主之官，神明出焉，心合小肠，小肠者，受盛之腑，火也。脾者，仓廪之官，五味出焉，脾合胃，胃者，五谷之腑，土也。肺者，相傅之官，治节出焉，肺合大肠，大肠者，传道之腑，金也。肾者，作强之官，伎巧出焉，肾合膀胱，膀胱者，津液之腑，水也。膻中者，臣使之官，喜乐出焉，膻中合三焦，三焦者，决渎之腑，相火也。三焦亦合于肾，而别为孤腑，以三焦水道所出，肾为水脏，故并领之，《灵枢·本输》：少阳属肾，肾上连肺，故将两脏，三焦者，中渎之腑也，水道出焉，属膀胱，是孤之腑也。

肝位于东，其气风，其志怒，其音角，其液泣，其声呼，其色青，其臭臊，其味酸。心位于南，其气热，其志喜，其音徵，其液汗，其声笑，其色赤，其臭焦，其味苦。脾位于中，其气湿，其志思，其音宫，其液涎，其声歌，其色黄，其臭香，其味甘。肺位于西，其气燥，其志悲，其音商，其液涕，其声哭，其色白，其臭腥，其味辛。肾位于北，其气寒，其志恐，其音羽，其液唾，其声呻，其色黑，其臭腐，其味咸。四十九难：肝主色，自入为青，入心为赤，入脾为黄，入肺为白，入肾为黑。心主臭，自入为焦，入脾为香，入肺为腥，入肾为腐，入

---

① 否（pǐ 脾）泰 逆顺也。
② 冲漠 恬静虚寂也。
③ 第 但也。
④ 太真 原质也。

肝为膜。脾主味，自入为甘，入肺为辛，入肾为咸，入肝为酸，入心为苦。肺主声，自入为哭，入肾为呻，入肝为呼，入心为笑，入脾为歌。肾主液，自入为唾，入肝为泣，入心为汗，入脾为涎，入肺为涕。《关尹子》：木茂故华为五色，火飞故达为五臭，土和故滋为五味，金坚故实为五声，水潜故蕴为五精也。

肝气司生，其时应春，其性为暄，其化为荣，其政为散，其令宣发，其变摧拉，其合筋，其荣爪也。心气司长，其时应夏，其性为暑，其化为茂，其政为明，其令郁蒸，其变炎铄，其合脉，其荣色也。脾气司化，其时应长夏，其性静兼，其化为盈，其政为谧，其令云雨，其变动注，其合肉，其荣唇也。肺气司[1]收，其时应秋，其性为凉，其化为敛，其政为劲，其令雾露，其变肃杀，其合皮，其荣毛也。肾气司藏，其时应冬，其性为凛，其化为肃，其政为静，其令闭塞，其变凝烈，其合骨，其荣髮也。

五脏者，所以藏精神魂魄者也，《灵枢·本神》：肝藏血，血舍魂，心藏脉，脉舍神，脾藏营，营舍意，肺藏气，气舍魄，肾藏精，精舍志。五脏皆有神而藏之于心，五脏皆有精而藏之于肾。神为阳而精为阴，土居阴阳之交，魂者自阴而之阳，阳盛则生神，魄者自阳而之阴，阴盛则生精。血，阴也，而其中有阳，得木气之散，则阳升而气化，气，阳也，而其中有阴，得金气之收，则阴降而质结。盖阴浊而有质，阳清则有气，将结此质而质之魄先生，将化此气而气之魂先见。气之虚灵者则为神，质之静凝者则为精，神清而明，精浊而暗。古人以升魂为贵，降魄为贱，缘魂向阳而魄向阴也。物生于春夏而死于秋冬，人之大凡，阳盛则壮，阴盛则老，及其死也，神魂去而精魄存，气虽亡

而质仍在也，于此可悟阴阳之贵贱矣。

五行之理，相生以气，非相生以质，《谭子》所谓形不灵而气灵也。地之木火土金水者，五行之质也，天之风热湿燥寒者[2]，五行之气也。天气盛于东南，地气盛于西北，东南者，生长之位，西北者，收藏之位。阳主生长，阴主收藏，阳生于东而长于南，阴收于西而藏于北。阳之方生则为春，三阳在上，故春之气温，既长则为夏，六阳在上，故夏之气热，阴之方收则为秋，三阴在上，故秋之气凉，既藏则为冬，六阴在上，故冬之气寒。天气一日而四周，将寒则凉，将热则温，故寒生东方之温，温生南方之热，热生中央之湿，湿生西方之凉，凉生北方之寒。其相生全是气化，非木之质生火，火之质生土，土之质生金，金之质生水，水之质生木也，成质则不能生矣。相克者，制其太过也。木气过散，则土不坚，故敛之以收气，火气过炎，则金不肃，故聚之以藏气，土气过湿，则水不升，故散之以风气，金气过收，则木不达，故温之以热气，水气过润，则火不降，故燥之以土气。水升则火降，火降则金肃，金肃则木荣，木荣则土燥，土燥则水升。相生则无不及，相克则无太过，生则见变化之妙，克则见制伏之巧，亦克以气而不克以质也。前人据五行形质而论生克，逝其远矣。

《尚书·洪范》：木曰曲直，金曰从革，火曰炎上，水曰润下，土爰稼穑，此五行之性也。曲直作酸，炎上作苦，从革作辛，稼穑作甘，润下作咸，此五行之味

---

[1]　司　原作"主"，据闽本、蜀本、集成本及上下文例改。

[2]　天之风热湿燥寒者　原作"天之风火燥湿寒者"，诸本均同，据前文"心位于南，其气热"、"脾位于中，其气湿"、"肺位于西，其气燥"改。

也。盖水宜浮而火宜沉，木宜升而金宜降，土居中皇，是为四象转运之机。润下者，水气之不浮也，炎上者，火气之不沉也，直则木升，曲者，木气之不升也，从则金降，革者，金气之不降也，甘者，稼穑之正位，平则不见，不平则见，甘味之见者，土气之不运也。五气埋郁，而后五味以生，五脏乃病。升水木而降火金，其权在土，土气不运，则四维莫转，此五味郁生之原也。善乎！庚桑子①之言：草郁则为腐，树郁则为蠹，人郁则为病。阳性动而阴性止，动则运而止则郁，阳盛而生病者，千百之一，阴盛而生病者，尽人皆是，此凡物之大情也。

五脏开窍于五官，《子华子》：心之气为离，其神为朱鸟，其窍通于舌，肾之气为坎，其神为玄龟，其窍通于耳，肝之气为震，其神为苍龙，其窍通于目，肺之气为兑，其神为伏虎，其窍通于鼻，脾之气为戊己，其神为凤凰，其窍通于口，故肝心脾肺肾②五脏③之司目舌口鼻耳④五官之候。《灵枢·脉度》：五脏常内阅于上七窍也，肝气通于目，肝和则目能辨五色矣，心气通于舌，心和则舌能知五味矣，脾气通于口，脾和则口能知五谷矣，肺气通于鼻，肺和则鼻能知香臭⑤矣，肾气通于耳，肾和则耳能闻五音矣。

五脏，阴也，五官，阳也，阳升于阴，阴降于阳。头上七窍，位为纯阳，阴性重浊，阳性清虚，清虚之极，神明出焉，五神发露，则开七窍，七窍者，神气之所游行而出入也。壮则阳旺而神清，浊阴沉降，故七窍灵通，老则阳衰而神散，浊阴填凑，故七窍晦塞。

六腑者，所以受水谷而行化物者也。水谷入胃，脾气消磨，渣滓下传，精微上奉，化为雾气，归之于肺。肺司气而主皮毛，将此雾气，由脏而经，由经而络，由络而播宣皮腠，熏肤充身泽毛，是谓六经之气。雾气降洒，化而为水，津液精血，于是生焉。阴性亲内，自皮而络，自络而经，自经而归趋脏腑。津入于肺，液入于心，血入于肝，精入于肾，是谓五脏之精。阳根于阴，故生于内而盛于外，阴根于阳，故生于外而盛于内。五脏之部，心位于上，肾位于下，肝位于左，肺位于右，脾位于中。谷气为阳，升于心肺，谷精为阴，入于肾肝。肾为纯阴，阴极则阳生，心为纯阳，阳极则阴生，故上亦有精而下亦有气。下之气，阳之根也，上之精，阴之根也。

饮入于胃，脾阳蒸动，化为云雾，而上升于肺，是为肺气。肺气清降，化而为水，游溢经络，表里皆周。天暑衣厚，腠理开发，则外泄而为汗，天寒衣薄，腠理闭塞，则下行而为溺。膀胱者，水之壑也。三焦之火，随膀胱太阳之经下行而司水道，下焦之火秘，则膀胱清利而水道通，下焦之火泄，则膀胱热涩而水道闭。火泄脾虚，不能蒸水化气，则水谷并趋二肠，而成泄利。泄利之家，膀胱热涩而脾肾寒滑，全因相火之泄陷也。《灵枢·营卫生会》：上焦如雾，中焦如沤，下焦如渎。水性流下，下焦之水独盛，故如渎，气性亲上，上焦之气独盛，故如雾，中焦，气水之交，故如沤。譬之如釜，火炎水沸，上则热气之升腾，雾也，中则泡波之起灭，沤也，下则釜底之水，渎也。

《列子》：属天者，清而散，属地者，浊

---

① 庚桑子　老聃弟子，战国楚人，老庄学派之至人。亦作"亢桑子"。
② 肝心脾肺肾　原作"脾肾心肝肺"，诸本均同，据下文"肝气通于目……肾和则耳能闻五音矣"改。
③ 脏　原作"官"，诸本均同，据下文"司目舌口鼻耳五官之候"改。
④ 目舌口鼻耳　原作"口舌鼻耳目"，诸本均同，据下文"肝气通于目……肾和则耳能闻五音矣"改。
⑤ 香臭　原作"臭香"，据闽本、蜀本、集成本、《灵枢经·脉度篇》乙转。

而聚。腑禀天气，故泄而不藏，脏禀地气，故藏而不泄。"五脏别论"：五脏者，藏精气而不泄也，故满而不能实，六腑者，传化物而不藏也，故实而不能满。阴阳互根，五脏阴也，而阳神藏焉，非五脏之藏，则阳神飞矣，六腑阳也，而阴精化焉，非六腑之化，则阴精竭矣。盖阴以吸阳，故神不上脱，阳以煦阴，故精不下流。阳盛之处而一阴已生，阴盛之处而一阳已化，故阳自至阴之位而升之，使阴不下走，阴自至阳之位而降之，使阳不上越。上下相包，阴平阳秘，是以难老。阴在内，阳之守也，阳在外，阴之卫也，阴能守则阳秘于内，阳能卫则阴固于外。阳如珠玉，阴如蚌璞，含珠于蚌，完玉以璞，而昧者不知，弃珠玉而珍蚌璞，是之谓倒置之民矣。

经 脉 解

六脏六腑，是生十二经。经气内根于脏腑，外络于肢节。其浮气之不循经者，为卫气，其精气行于经者，为营气。《灵枢·决气》：壅遏营气，令无所避，是谓脉。脏脉为阴，腑脉为阳。脾、肾、肝、胆、胃、膀胱经行于足，是谓足之三阴三阳，肺、心、心包、三焦、大肠、小肠经行于手，是谓手之三阴三阳。脾肺之经，太阴，心肾之经，少阴，肝与心包之经，厥阴，胆与三焦之经，少阳，胃与大肠之经，阳明，膀胱小肠之经，太阳。太阳与少阴为表里，阳明与太阴为表里，少阳与厥阴为表里，手经与手配，足经与足配。经络回环，运行不息也。

《灵枢·经脉》：肺手太阴之脉，起于中焦，下络大肠，还循胃口，上膈，属肺，从肺系横出腋下，下行臑内，行少阴心主之前，下肘中[1]，循臂内，上骨下廉，入寸口，上鱼，循鱼际，出大指之端。其支者，从腕后循次指内廉，出其

端。大肠手阳明之脉，起于次指之端，循指上廉，出合谷两骨之间，上入两筋之间，循臂上廉，入肘外廉，上臑外前廉，上肩，出髃骨之前廉，上出于柱骨之会上，下入缺盆，络肺，下膈，属大肠。其支者，从缺盆上颈，贯颊，入下齿中，还出挟口，交人中，左之右，右之左，上挟鼻孔。胃足阳明之脉，起于鼻之交頞[2]中，旁纳太阳之脉，下循鼻外，入上[3]齿中，还出挟口，环唇，下交承浆，却从颐后下廉出大迎，循颊车，上耳前，过客主人，循髮际，至额颅。其支者，从大迎前下人迎，循喉咙，入缺盆，下膈，属胃，络脾。其直者，从缺盆下乳内廉，下挟脐，入气街中。其支者，起于胃口，下循腹里，下至气街中而合，以下髀关，抵伏兔，下膝髌中，下循胫外廉，入足跗，入中指内间。其支者，下廉三寸而别，下入中指外间。其支者，别跗上，入大指间，出其端。脾足太阴之脉，起于大指之端，循指内侧白肉际，过核骨后，上内踝前廉，上腨内，循胫骨后，交出厥阴之前，上膝骨内前廉，入腹，属脾，络胃，上膈，挟咽，连舌本，散舌下。其支者，复从胃别上膈，注心中。心手少阴之脉，起于心中，出属心系，下膈，络小肠。其支者，从心系上挟咽，系目系。其直者，复从心系却上肺，下出腋下，下循臑内后廉，行太阴心主之后，下肘内，循臂内[4]后廉，抵掌后锐骨之端，入掌内后廉，循小指之内，出其端。小肠手太阳之脉，起

---

① 中　原作"下"，诸本均同，据《灵枢经·经脉篇》、《伤寒说意·卷首·六经解》改。

② 頞　原作"额"，诸本均同，形近之误，据《灵枢经·经脉篇》、《灵枢悬解·经脉》改。

③ 上　原作"下"，诸本均同，据《灵枢经·经脉篇》、《伤寒说意·卷首·六经解》改。

④ 内　原脱，据蜀本、《灵枢经·经脉篇》、《伤寒说意·卷首·六经解》补。

于小指之端，循手外侧，上腕，出踝中，直上循臂骨下①廉，出肘内侧两筋之间，上循臑外后廉，出肩解，绕肩胛，交肩上，入缺盆，络心，循咽，下膈，抵胃，属小肠。其支者，从缺盆循颈，上颊，至目锐眦，却入耳中。其支者，别颊，上䪼，抵鼻，至目内眦，斜络于颧。膀胱足太阳之脉，起于目内眦，上额，交巅。其支者，从巅至耳上角。其直者，从巅入②络脑，还出别下项，循肩膊内，挟脊，抵腰中，入循膂，络肾，属膀胱。其支者，从腰中下挟脊，贯臀，入腘中。其支者，从膊内左右别，下贯胛，挟脊内，过髀枢，循髀外，从后廉下合腘中，以下贯腨内，出外踝之后，循京骨，至小指外侧。肾足少阴之脉，起于小指之下，斜趋足心，出于然谷③之下，循内踝之后，别入跟中，以上腨内，出腘内廉，上股内后廉，贯脊，属肾，络膀胱。其直者，从肾上贯肝膈，入肺中，循喉咙，挟舌本。其支者，从肺出络心，注胸中。心主手厥阴心包络之脉，起于胸中，出属心包络，下膈，历络三焦。其支者，循胸，出胁，下腋三寸，上抵腋下，循臑内，行太阴少阴之间，入肘中，下臂，行两筋之间，入掌中，循中指，出其端。其支者，别掌中，出名指④之端。三焦手少阳之脉，起于名指之端，上出两指之间，循手表腕，出臂外两骨之间，上贯肘，循臑外，上肩，交出足少阳之后，入缺盆，布膻中，散络心包，下膈，循属三焦。其支者，从膻中上出缺盆，上项，系⑤耳后，直上出耳上角，以屈下颊，至䪼。其支者，从耳后入耳中，出走耳前，过客主人前，交颊，至目锐眦。胆足少阳之脉，起于目锐眦，上抵头角，下耳后，循颈，行手少阳之前，至肩上，却交出手少阳之后，入缺盆。其支者，从耳后入耳中，出走耳前，

至目锐眦后。其支者，别锐眦，下大迎，合于手少阳，抵于䪼，下加颊车，下颈，合缺盆，以下胸中，贯膈，络肝，属胆，循胁里，出气街，绕毛际，横入髀厌中。其直者，从缺盆下腋，循胸，过季胁，下合髀厌中，以下循髀阳，出膝外廉，下外辅骨之前，直下抵绝骨之端，下出外踝之前，循足跗上，入名指之间。其支者，别跗上，循大指歧骨内，出其端⑥，还贯爪甲，出三毛。肝足厥阴之脉，起于大指丛毛之际，上循足跗上廉，去内踝一寸，上踝八寸，交出太阴之后，上腘内廉，循股阴，入毛中，过阴器，抵少腹，挟胃，属肝，络胆，上贯膈，布胁肋，循喉咙之后，上入颃颡，连目系，上出额，与督脉会于巅。其支者，从目系下颊里，环唇内。其支者，复从肝别贯膈，上注肺⑦。此经脉之起止，即营气之行次也。

阳经在表，阴经在里，太阳居外，皮毛之分也，次则阳明，次则少阳，次则太阴，次则少阴，次则厥阴，近于骨矣。阳经则属腑络脏，阴经则属脏络腑。足之阴经行于股里，阳经行于股外，手之阴经行于臂里，阳经行于臂外。阴经之次，太阴在前，厥阴在中，少阴在后，阳经之次，阳明在前，少阳在中，太阳在后。手之阴经自胸走手，阳经自手走头，足之阳经自头走足，阴经自足走胸。手三阳自手走

---

　①　下　原作"外"，诸本均同，据《灵枢经·经脉篇》、《灵枢悬解·经脉》改。
　②　入　原作"别"，诸本均同，据《灵枢经·经脉篇》、《灵枢悬解·经脉》改。
　③　谷　原作"骨"，诸本均同，音近之误，据《灵枢经·经脉篇》、《灵枢悬解·经脉》改。
　④　名指　即无名指。
　⑤　系　原作"挟"，诸本均同，据《灵枢经·经脉篇》、《灵枢悬解·经脉》改。
　⑥　端　原作"间"，诸本均同，音近之误，据《灵枢经·经脉篇》、《灵枢悬解·经脉》改。
　⑦　从目系下颊里……上注肺　原作"复从肝别贯膈，上注肺，其支者，从目系下颊里，环唇内"，诸本均同，据《灵枢经·经脉篇》、《灵枢悬解·经脉》改。

头，足三阳自头走足，皆行于颈项而会于督之大椎。

颈脉之次，任行于前，督行于后，俱在中央，足阳明在任脉之次，二次手阳明，三次手太阳，四次足少阳，五次手少阳，六次足太阳，七次则项之中央，下连脊骨，督脉之部也。

在项之脉，任督各一，其余左右各二，合二十四经。

足经之部，太阳少阴行身之背，阳明太阴行身之前，少阳厥阴行身之侧。除足太阳外，阴阳皆会于宗筋。

手经悉行于手，惟手少阳并足太阳而下行，出腘中，贯腨肠，而入外踝。

脏腑之募皆在前，散见诸脉，而俞则在后，发于太阳之一经。以人身前阴而后阳，故太阳为诸阳之主，脏腑之阳，以类相从，而发见于背脊也。

手之阳经则升，阴经则降，足之阳经则降，阴经则升。手之三阳，阳中之太阳也，皆升，手之三阴，阳中之少阴也，皆降，足之三阳，阴中之少阳也，皆降，足之三阴，阴中之太阴也，皆升。盖手足阴阳，浊中之清者，则从下而升，清中之浊者，则从上而降。"太阴阳明论"：阴气从足上行至头，而下行循臂至指端，阳气从手上行至头，而下行至足。阳病者，上行极而下，阴病者，下行极而上，以阴极则阳生，阳极则阴生。凡物之理，穷则反，终则始也。

阳受气于四末，故四肢为诸阳之本。然阳升于手而降于足，阴升于足而降于手，升为初气，降为终气，则阳盛于手而阴盛于足，故手巧而足拙，以阳性轻捷而阴性迟重故也。

五脏开窍于五官，清阳由经脉而升也。经脉之中，清者升而浊者降，《灵枢·阴阳清浊》：其清者上走空窍，浊者下行诸经。清气升则孔窍灵，故能辨声色，别臭味。阳性热，阴性寒，阴阳平者，下反温而上反清，以阳降而化浊阴，阴升而化清阳故也。

手足之经，阴阳各三，是谓六气。手少阴以君火主令，足少阴水也，从妻[1]化气而为热。足太阳以寒水主令，手太阳火也，从夫[2]化气而为寒。足厥阴以风木主令，手厥阴火也，从母化气而为风。手少阳以相火主令，足少阳木也，从子化气而为暑。足太阴以湿土主令，手太阴金也，从母化气而为湿。手阳明以燥金主令，足阳明土也，从子化气而为燥。

经别者，正经之别行者也。营于脉中，直道而行则为正，内则脏腑，表里之经，相为络属，及本经之支派他交者，则为别。详见《灵枢·经别》。

经筋者，十二经之筋也。起于各经，分道而行，所行之道，多与经脉相同，独足之三[3]阴，始同终异，而其结聚，则在四肢溪谷之间，以诸筋皆属于节也。肝主筋而荣爪，故十二经筋皆始自爪甲而结于腕踝，聚于肘膝，会于肩髀，联属肌肉，维络颈项，裹缠头面，大筋为纲，小筋为维，阳筋则刚，阴筋则柔，约束百骸，而会于宗筋，故"痿论"：宗筋主束骨而利机关也。详见《灵枢·经筋》。

奇经者，督、任、冲、带、阳跷、阴跷、阳维、阴维也。二十八难：督脉者，起于下极之俞，并于脊里，上至风府，入属于脑。任脉者，起于中极之下，以上毛际，循腹里，上关元，至咽喉，上颐，循面，入目，络舌。冲脉者，起于气冲，并

---

[1] 妻　原作"火"，诸本均同，据《四圣心源·卷二·六气从化》及下文"从母、从子"改。

[2] 夫　原作"水"，诸本均同，据《四圣心源·卷二·六气从化》及下文"从母、从子"改。

[3] 三　原作"二"，据闽本、蜀本、集成本、石印本、《灵枢经·经筋篇》改。

足阳明之经①，挟脐而上，至胸中而散。带脉者，起于季胁，回身一周。阳跷者，起于跟中，循外踝上行，入风池。阴跷者，亦起于跟中，循内踝上行，至喉咙②，交贯冲脉。阳维、阴维者，维络于身，阳维起于诸阳会，阴维起于诸阴交也。凡此八脉者，经脉之络也。经盛则入络，络脉满溢，不拘于经，内溉脏腑，外濡腠理。譬之圣人图设沟渠，通利水道，天雨降下，沟渠满溢，霶霈妄行，流于深湖，圣人不能复图也，经脉隆盛，入于八脉，而不环周，故八脉溢蓄，别道自行诸经，不能复拘也。任、督、冲三脉一源，同起于会阴，督则循背而行身后，为诸阳之纲，任则循腹而行身前，为诸阴之领，冲则挟脐上行，为诸经之海。督行于后，而亦行于前，"骨空论"：督脉起于少腹，以下骨中央，入系廷孔，其孔，溺孔之端也，其络循阴器，合纂间，别绕臀，至少阴与巨阳中络者，合少阴，上股内后廉，贯脊，属肾，与太阳起于自内眦，上额，交巅，入络脑，还出别下项，循肩膊内，挟脊，抵腰中，入循膂，络肾，其少腹直上者，贯脐中央，上贯心，入喉，上颐，环唇，上系两目之下中央，是督脉之前行也，盖任督本一脉，以前后而异名耳。冲行于上，而亦行于下，《灵枢·动输》：冲脉者，十二经之海也，与少阴之大络起于肾下，出于气街，循阴股内廉，斜入腘中，循京骨内廉，并少阴之经，下入内踝之后，入足下，其别者，斜入踝，出属跗上，入大指之间，注诸络，以温足胫，是冲脉之下行也。

阳跷、阳维者，足太阳之别，阴跷、阴维者，足少阴之别。阳跷主左右之阳，阴跷主左右之阴，阳维主一身之表，阴维主一身之里。带则横束一身之脉者也。

别络者，诸经别出之大络也。《灵枢·经别》：手太阴之别，名曰列缺，起于腕上分间，并太阴经，直入掌，散入于鱼际。手少阴之别，名曰通里，去腕一寸半，别而上行，循经入于心中，系舌本，属目系。手心主之别，名曰内关，去腕二寸，出于两筋之间，循经以上，系于心，包络心系。手太阳之别，名曰支正，上腕五寸，内注少阴，其别者，上走肘，络肩髃。手阳明之别，名曰偏历，去腕三寸，别入太阴，其别者，上循臂，乘肩髃，上曲颊，遍齿，其别者，入耳，合于宗脉。手少阳之别，名曰外关，去腕二寸，外绕臂，注胸中，合心主。足太阳之别，名曰飞扬，去踝七寸，别走少阴。足少阴之别，名曰光明，去踝五寸，别走厥阴，下络足跗。足阳明之别，名曰丰隆，去踝八寸，别走太阴，其别者，循胫骨外廉，上络头项，合诸经之气，下络喉嗌。足太阴之别，名曰公孙，去本节之后一寸，别走阳明，其别者，入络肠胃。足少阴之别，名曰大钟，当踝后，绕跟，别走太阳，其别者，并经上走于心包下，外贯腰脊。足厥阴之别，名曰蠡沟，去内踝五寸，别走少阳，其别者，循胫上睾，结于茎。任脉之别，名曰尾翳，下鸠尾，散于腹。督脉之别，名曰长强，挟膂，散头上，下当肩胛左右，别走太阳，入贯膂。脾之大络，名曰大包，出渊液下三寸，布胸胁。此十五络也。《素问·平人气象论》：胃之大络，名曰虚里，贯膈，络肺，出于左乳下，其动应衣，宗脉气也，此又胃之一大络也。诸经之络各一，而脾胃之络则二，以脾胃者，诸经之本故也。

经脉为里，支而横者为络，络之别者

① 并足阳明之经　原作"并足少阴"，诸本均同，据《难经·二十八难》、《难经悬解·二十九难》改。

② 至喉咙　原脱，诸本均同，据《难经·二十八难》、《难经悬解·二十九难》补。

为孙，孙络三百六十五，此外丝分而缕析焉，巧历① 不能得矣。

经脉十二，左右二十四，奇经八脉，左右十四，别络十六，左右三十，共六十八脉，相随而上下。阴脉营其脏，阳脉营其腑，区处条别，不相紊乱已。

营 卫 解

人受气于谷，谷入于胃，以传于肺，精华氤氲，而生气血。其清者为营，浊者为卫，营行脉中，卫行脉外，一日一夜，周身五十。

脉中之血，其名曰营，血中之气，是曰营气，营气在脉，随宗气而行。谷精之化营气，其大气之抟而不行者，积于胸中，命曰宗气，宗气者，所以贯心肺而行呼吸。营气之行，一息往来，盖血之动，气鼓之也。人一呼脉再动，一吸脉再动，呼吸定息，脉五动，闰以太息，脉六动，一动脉行一寸，六动脉行六寸。《灵枢·脉度》：手之六阳，从手至头，长五尺，五六三丈。手之六阴，从手至胸中，三尺五寸，三六一丈八尺，五六三尺，合二丈一尺。足之六阳，从足至头，八尺，六八四丈八尺。足之六阴，从足至胸中，六尺五寸，六六三丈六尺，五六三尺，合三丈九尺。跷脉从足至目，七尺五寸，二七一丈四尺，二五一尺，合一丈五尺。督脉、任脉，各四尺五寸，二四八尺，二五一尺，合九尺。凡都合一十六丈二尺，此气之大经隧也。平人一日一夜一万三千五百息，上下左右前后二十八脉，以应二十八宿。周天二十八宿，宿三十六分，一日之度，一千八分。漏水下百刻，以分昼夜，每刻一百三十五息。一息气行六寸，十息气行六尺，一百三十五息，人气半周于身，脉行八丈一尺，下水一刻，日行十分。二百七十息，气行十六丈二尺，是谓一周，下水二刻，日行二十分。五百四十息，人气再周于身，脉行

三十二丈四尺，下水四刻，日行四十分。二千七百息，人气十周于身，脉行一百六十二丈，下水二十刻，日行五宿二十分。一万三千五百息，人气五十营于身，脉行八百一十丈，水下百刻，日行二十八宿，一千八分。

营气之行，常于平旦寅时从手太阴之寸口始，以肺主气而朝百脉也。自手之太阴阳明注足之阳明太阴，手之少阴太阳注足之太阳少阴，手之厥阴少阳注足之少阳厥阴，即经脉之行次也，终于两跷督任，周而复始，阴阳相贯，如环无端，昼夜五十周毕，明日寅时，又会于气口，此营气之度也。

卫气者，不随营气，而自行于脉外，昼行阳经二十五周，夜行阴脏二十五周。其行于阳也，常于平旦寅时从足太阳之睛明始。睛明者，目之内眦。《灵枢·卫气》：平旦阴昼，阳气出于目，目张则气上行于头，循项，下足太阳，至小指之端。其散者，别于目内眦，下手太阳，至小指之端，其散者，别于目锐眦，下足少阳，至小指次指之端。以上循手少阳之分侧，下至名指之端。别者，至耳前，合于颔脉，注足阳明，下至跗上，入中指之端。其散者，从耳下下手阳明，入次指之端，其至于足也，入足心，出内踝，下足少阴。阴跷者，足少阴之别，属于目内眦，自阴跷而复合于目，交于足太阳之睛明，是谓一周。

岁有十二月，日有十二辰，子午为经，卯酉为纬。日行二十八宿，而一面七星，四七二十八星，房昴为纬，虚张为经。房至毕为阳，昴至心为阴，阳主昼，阴主夜。夜半为阴昽，鸡鸣而阴衰，平旦阴尽，而阳受气矣，日中为阳昽，日西而阳衰，日入阳尽，而阴受气矣。

太阴主内，太阳主外，卫气至阳而

---

① 巧历　精通历算者。

起，至阴而止，各行二十五度，分为昼夜。日行一舍，人气行一周于身与十分身①之八。日行二舍，人气行三周于身与十分身之六。日行三舍，人气行②五周于身与十分身之四。日行四舍，人气行③七周于身与十分身之二。日行五舍，人气行于身九周。日行六舍，人气行于身十周与十分身之八。日行七舍，人气行于身十二周与十分身之六。日行十四舍，人气二十五周于身与十分之身之二。阳尽于阴，阴受气矣。

其入于阴也，常从足少阴注于肾，肾注于心，心注于肺，肺注于肝，肝注于脾，脾复注于肾，为一周。夜行一舍，人气行于阴脏一周与十分脏之八。夜行十四舍，人气行于阴脏二十五周与十分脏之二。从肾至少阴之经，而复合于目。

阴阳一日一夜各行二十五周而有奇分，在身得十分身之二，在脏得十分脏之二，合得十分之四。从房至毕十四舍，水下五十刻，日行半度，卫气出于阳则寤，从昴至心十四舍，水下五十刻，卫气入于阴则寐。人之所以卧起之时有早晏者，奇分不尽数也。此卫气之度也。

三十难言营卫相随，盖相随之义，如日月之度，虽不同道，而并行不悖也。营自起于宗气，卫自起于睛明，营则阴阳相间，卫则夜阴昼阳，起止不同，道路各异，非同行于一经之谓也。

脏候解

人秉五气，是生脏腑，受气不同，脏腑亦别，强弱殊质，邪正异性，感而生病，千变不一。脏腑幽深，人不能见，而相形察色，可以外候也。《灵枢·本脏》：脏腑者，所以参天地而副阴阳，运四时而化五节。五脏固④有小大、高下、坚脆、端正、偏倾，六腑亦有小大、长短、厚

薄，结直、缓急，吉凶善恶之殊，由此分焉。

心小则脏安，邪弗能伤，易伤以忧，大则忧不能伤，易伤于邪，高则满于肺中，俯而善忘，难开以言，下则易伤于寒，易恐于言，坚则脏安守固，脆则善病消瘅热中，端正则和利难伤，偏倾则操持不一，无守司也。肺小则脏安少饮，不病喘喝，大则多饮，善病胸痹喉痹逆气，高则上气肩息咳，下则居贲迫肝⑤，善胁下痛，坚则不病咳上气，脆则善病消瘅易伤，端正则和利难伤，偏倾则胸偏痛也。肝小则脏安，无胁下之病，大则逼胃迫咽，苦膈中，且胁下痛，高则上支贲切，胁悗为息贲，下则逼胃，胁下空而易受邪，坚则脏安难伤，脆则善病消瘅易伤，端正则和利难伤，偏倾则胁下痛也。脾小则脏安，难伤于邪，大则苦凑眇而痛，不能疾行，高则眇引季胁而痛，下则下加于大肠，而脏苦受邪，坚则脏安难伤，脆则善病消瘅易伤，端正则和利难伤，偏倾则善满善胀也。肾小则脏安难伤，大则善病腰痛，不可以俯仰，易伤以邪，高则苦背膂痛，不可以俯仰，下则腰尻痛，不可以俯仰，为狐疝，坚则不病腰背痛，脆则善病消瘅易伤，端正则和利难伤，偏倾则苦腰尻痛也。凡此二十五变者，人之所以强弱不同也。

赤色小理者，心小，粗理者，心大，无𩩲𩨒者，心高，𩩲𩨒小短举者，心下，𩩲𩨒长者，心下坚，𩩲𩨒弱小以薄者，心

---

① 身　原脱，诸本均同，据《灵枢经·卫气行篇》、《灵枢悬解·卫气行》补。

② 行　原脱，诸本均同，据《灵枢经·卫气行篇》、《灵枢悬解·卫气行》补。

③ 行　原脱，诸本均同，据《灵枢经·卫气行篇》、《灵枢悬解·卫气行》补。

④ 固　原作"因"，诸本均同，形近之误，据《灵枢经·本脏》、《灵枢悬解·本脏》改。

⑤ 肝　原作"肺"，据闽本及上下文义改。

脆，髑骺直下不举者，心端正，髑骺倚一方者，心偏倾也。白色小理者，肺小，粗理者，肺大，巨肩反膺陷喉者，肺高，合腋张胁者，肺下，好肩背厚者，肺坚，肩背薄者，肺脆，背膺厚者，肺端正，胁偏疏者，肺偏倾也。青色小理者，肝小，粗理者，肝大，广膺反散者，肝高，合胁兔骸者，肝下，胸胁好者，肝坚，胁骨弱者，肝脆，膺腹好相得者，肝端正，胁骨偏举者，肝偏倾也。黄色小理者，脾小，粗理者，脾大，揭唇者，脾高，唇下纵者，脾下，唇坚者，脾坚，唇大而不坚者，脾脆，唇上下好者，脾端正，唇偏举者，脾偏倾也。黑色小理者，肾小，粗理者，肾大，高耳者，肾高，耳后陷者，肾下，耳坚者，肾坚，耳薄不坚者，肾脆，耳好前居牙车者，肾端正，耳偏倾①者，肾偏倾也。

五脏皆小者，少病，苦焦心，大愁忧，皆大者，缓于事，难使以忧，皆高者，好高举措，皆下者，好出人下，皆坚者，无病，皆脆，不离于病，皆端正者，和利得人心，皆偏倾者，邪心而善盗，不可以为人平，反覆言语也。

六腑之应，肺合大肠，大肠者，皮其应也，心合小肠，小肠者，脉其应也，肝合胆，胆者，筋其应也，脾合胃，胃者，肉其应也，肾合三焦膀胱，三焦膀胱者，腠理毫毛其应也。肺应皮，皮厚者，大肠厚，皮薄者，大肠薄，皮缓腹裹②大者，大肠大而长，皮急者，大肠急而短，皮滑者，大肠直，皮肉不相离者，大肠结也。心应脉，皮厚者，脉厚，脉厚者，小肠厚，皮薄者，脉薄，脉薄者，小肠薄，皮缓者，脉缓，小肠大而长，皮薄而脉冲小者，小肠小而短，诸③阳经脉皆多纡屈者，小肠结也。脾应肉，肉䐃坚大者，胃厚，肉䐃么者，胃薄，肉䐃小而么者，胃

不坚，肉䐃不称身者，胃下，胃下者，下管约不利，肉䐃不坚者，胃缓，肉䐃无小理累者，胃急，肉䐃多小理累者，胃结，胃结者，上脘约不利也。肝应爪，爪厚色黄者，胆厚，爪薄色红者，胆薄，爪坚色青者，胆急，爪濡色赤者，胆缓，爪直色白无约者，胆直，爪恶青黑多纹者，胆结也。肾应骨，密理厚皮者，三焦膀胱厚，粗理薄皮者，三焦膀胱薄，疏腠理者，三焦膀胱缓，皮急而无豪④毛者，三焦膀胱急，豪毛美而粗者，三焦膀胱直，稀豪毛者，三焦膀胱结也。

《灵枢·师传》：五脏者，心为之主，缺盆为之道，骺骨有余，以候髑骺。肺为之盖，巨肩陷喉，候见其外。肝者主为将，使之候外，欲知坚脆，视目小大。脾者主为卫，使之迎粮，视唇舌好恶，以知吉凶。肾者主为外，使之远听，视耳好恶，以知其性。六腑者，胃为之海，广颏，大颈，张胸，五谷乃容。鼻隧以长，以候大肠。唇厚，人中长，以候小肠。目下裹大，其胆乃横。鼻孔在外，膀胱漏泄。鼻柱中央起，三焦乃约。此五脏六腑之外候也。凡官骸美恶，肾禀脏气，生死寿夭，不外乎此。

《灵枢·五色》：明堂者，鼻也。阙者，眉间也。庭者，颜也。蕃者，颊侧也。蔽者，耳门也。五官之位，其间欲方大，去之十步，皆见于外，如是者，寿必中百岁。故五官以辨，阙庭以张，明堂广大，蕃蔽见外，方壁高基，引垂居外，寿考之征也。若五官不辨，阙庭不张，小其

---

① 倾　诸本均同，《灵枢经·本脏》、《灵枢悬解·本脏》均作"高"。
② 裹　原作"里"，形近之误，据闽本、集成本、《灵枢经·本脏》、《灵枢悬解·本脏》改。
③ 诸　原脱，诸本均同，据《灵枢经·本脏》、《灵枢悬解·本脏》补。
④ 豪　通"毫"。

明堂，蕃蔽不见，又卑墙基，墙下无基，垂角去外，如是者，虽平常殆，加之以疾，百不一生也。

《灵枢·天年》：五脏坚固，血脉和调，肌肉解利，皮肤致密，营卫之行，不失其常，呼吸微徐，气以度行，六腑化谷，津液布扬，各如其常，故能长久。使道隧以长，墙基高以方，通调营卫，三部三里起，骨高肉满，百岁乃得终。五脏不坚，使道不长，空外以张，喘息暴疾，又卑墙基薄，脉少血，其肉不石，故中寿而尽也。

《灵枢·寿夭刚柔》：形与气相任则寿，不相任则夭。皮与肉相果则寿，不相果则夭。形充而皮肤缓者则寿，急者则夭。形充而颧不起者骨小，骨小则夭。形充而䐃肉坚者肉坚，肉坚则寿，䐃肉不坚者肉脆，肉脆则夭。墙基卑，高不及其地者，不满三十而死，其有因加疾者，不及二十而死也。平人而气胜形者寿，病而形肉脱，气胜形者死，形胜气者危矣。此即官骸以测寿夭之法也。

经脉十二，根于脏腑，而一身毛髮，又秉经气而生，观之可以知血气之盛少焉。《灵枢·阴阳二十五人》：足三阳之上者，皆行于头，阳明之经，其荣髯也，少阳之经，其荣须也，太阳之经，其荣眉也，血气盛则美而长，血气少则恶而短。三经之下者，皆循阴器而行于足，阳明之血气盛则下毛美长，血气少则无毛，足指少肉而善寒，少阳之血气盛则胫毛美长，外踝毛坚而厚，太阳之血气盛则跟肉满而踵坚，血气少则跟瘦而善转筋。手三阳之上者，亦行于头，阳明之经，其荣髭也，少阳之经，其荣眉也，太阳之经，其荣须也，血气盛则美而长，血气少则恶而短。三经之下者，皆循臂臑① 而行于手，血气盛则掌肉充满而温，血气少则掌瘦以寒，阳明之血气盛则腋下之毛美，少阳之血气少则手瘦而多脉。知皮毛则知经脉，知经脉则知脏腑，表里一气，内外合符，察微洞幽，不逾迹象，此亦精义入神之事也。

---

① 臑　原作"胕"，诸本均同，据手三阳经循行部位改。

素灵微蕴卷二

昌邑黄元御坤载著

五 色 解

上工望而知之，中工问而知之，下工切而知之。六十一难：望而知之谓之神，闻而知之谓之圣，问而知之谓之工，切而知之谓之巧。神圣工巧，优劣悬殊，故四诊之中，首推望色。

四十九难：肝主色，自入为青，入心为赤，入脾为黄，入肺为白，入肾为黑。五色者，五脏之气所发，故五脏在中，上结五官，外现五色。肝官于目，心官于舌，脾官于口，肺官于鼻，肾官于耳。病生五脏，则色现五官，《灵枢·五阅五使》：肝病者眦青，心病者舌短颧赤，脾病者唇黄，肺病者喘息鼻张，肾病者颧与颜黑，《灵枢·五色》：青黑为痛，黄赤为热，白为寒。

五官之中，尤重明堂，明堂骨高以起，平以直，润泽以清，真色以致，病色不见，则五脏安和，壮盛无疾，骨陷色夭，则五脏不安，诸病乃作。不第五脏，凡六腑、四肢、百节，病则色征于面，按部而发。《灵枢·五色》：五脏次于中央，六腑挟其两侧，首面上于阙庭，王宫在于下极。庭者，首面也，阙上者，咽喉也，阙中者，肺也，下极者，心也，直下者，肝也，肝左者，胆也，下者，脾也，方上者，胃也，中央者，大肠也，挟大肠者，肾也，当肾者，脐也，面王以上者，小肠也，面王以下者，膀胱子处也，此脏腑之现于面部者也。颧者，肩也，颧后者，臂

也，臂下者，手也，目内眦上者，膺乳也，挟绳而上者，背也，循牙车以下者，股也，中央者，膝也，膝以下者，胫也，当胫以下者，足也，巨分者，股里也，巨屈者，膝膑也，此肢节之现于面部者也。

左右殊方，男女异位。浮泽为外，沉浊为内，察其浮沉，以知浅深，察其泽夭，以观成败，察其散抟，以知远近。视色上下，以知病处，其色上行者，病益甚，其色下行，如云彻散者，病方已，色从外走内者，病从外走内，色从内走外者，病从内走外。其相乘制也，肾乘心，心先病，肾为应。他皆如是也。

《素问·玉机真脏论》：形气相得，谓之可治，色泽以浮，谓之易已，形气相失，谓之难治，色夭不泽，谓之难已。"三部九候论"：五脏已败，其色必[①]夭，夭则死矣。《灵枢·本神》：心怵惕思虑则伤神，神伤则恐惧自失，破䐃脱肉，毛悴色夭，死于冬。脾盛怒而不解则伤意，意伤则悗乱，四肢不举，毛悴色夭，死于春。肝悲哀动中则伤魂，魂伤则狂妄不精，阴缩而筋挛，筋骨不举，毛悴色夭，死于秋。肺喜乐无极则伤魄，魄伤则狂，意不存人，皮革焦，毛悴色夭，死于夏。肾忧愁而不止则伤志，志伤则喜忘其前言，腰脊不可以俯仰，毛悴色夭，死于季夏。

---

① 必　原作"不"，诸本均同，据王注本《素问·玉机真脏论》、《素问悬解·玉机真脏论》改。

五脏之外，兼审经脉。"诊要经终论"：太阳之脉其终也，戴眼，反折，瘈疭，其色白，绝汗乃出，出则死矣。少阳终者，百节皆纵，目睘绝系，绝系一日半死，其死也，色先青白，乃死矣。阳明终者，口目动作，善惊，妄言，色黄，其上下之经盛而不行则终矣。少阴终者，面黑，齿长而垢，腹胀闭，上下不通而终矣。太阴终者，腹胀闭，不得息，善噫善呕，呕则逆，逆则面赤，不逆则上下不通，面黑，皮毛焦而终矣。厥阴终者，中热，嗌干，善溺，心烦，甚则舌卷卵上缩而终矣。此十二经之终也。《灵枢·经脉》：手太阴气绝则皮毛焦，太阴者，行气温于皮毛，皮毛焦则津液去，皮节伤，爪枯毛折，毛折者，毛先死，丙笃丁死，火胜金也。手少阴气绝则脉不通，脉不通则血不流，血不流则色不泽，其面黑如漆柴者，血先死，壬笃癸死，水胜火也。足太阴气绝则脉不荣其唇舌，唇舌者，肌肉之本也，脉不荣则肌肉软却，舌萎，人中满，人中满则唇反，唇反者，肉先死，甲笃乙死，木胜土也。足少阴气绝则骨枯，少阴者，伏行而濡于骨髓，骨髓不濡，则肉不着骨，骨肉不相亲，则肉软却，故齿长而垢，髮无润泽，髮无润泽者，骨先死，戊笃己死，土胜水也。足厥阴气绝则筋绝，筋者，聚于阴器而络于舌本，脉弗荣则筋急，引卵与舌，唇青舌卷卵缩，则筋先死，庚笃辛死，金胜木也。五阴气俱绝则目系转，转则目运，目运者，志先死，志先死，则远一日半死矣。六阳气俱绝则阴与阳相离，离则腠理发泄，绝汗乃出，大如贯珠，转出不流，且占夕死，夕占旦死矣。

经脉之外，兼察络脉。经脉十二者，伏行分肉之间，深而不见，其常见者，手太阴过外踝之上，无所隐故也。诸脉之浮而常见者，皆络脉也。凡诊络脉，青则寒且痛，赤则有热。胃中寒，手鱼之络多青矣，胃中有热，鱼际络赤，其暴黑者，留久痹也，其有赤有黑有青者，寒热气也，其青短者，少气也。《灵枢·论疾诊尺》：耳间青脉起者，掣痛。"平人气象论"：臂多青脉，曰脱血。"经络论"：经有常色而络无常变也，阴络之色应其经，阳络之色变无常，随四时而行也，寒多则凝涩，凝涩则青黑，热多则淖泽，淖泽则黄赤也。

经脉之外，兼观眸子。"脉要精微论"：精明五色者，气之华也，赤欲如白裹珠①，不欲如赭，白欲如鹅羽，不欲如盐，青欲如苍璧之泽，不欲如蓝，黄欲如罗裹雄黄，不欲如黄土，黑欲如重漆色，不欲如地苍。夫精明者，所以别白黑，观长短，以白为黑，以长为短，如是则精衰，精衰则神败，寿命不久矣。"三部九候论"：目匡陷者死，神败故也。"五脏生成论"：凡相五色之奇脉，面黄目青，面黄目赤，面黄目白，面黄目黑者，皆不死也。面青目赤，面赤目白，面青目黑，面黑目白，面赤目青，皆死也。"论疾诊尺"：目赤色者病在心，白在肺，青在肝，黄在脾，黑在肾。黄色不可名者，病在胸中。诊目痛，赤脉从上下者，太阳病，从下上者，阳明病，从外走内者，少阳病。诊寒热瘰疬，赤脉上下至瞳子，见一脉，一岁死，见一脉半，一岁半死，见二脉，二岁死，见二脉半，二岁半死，见三脉，三岁死。"四时气"曰：观其色，察其目，知其散复者，视其目色，以知病之存亡也。

盖色者，脏腑经络之外荣，一病见则一色应。《素问·评热病论》：诸有水者，微肿先见于目下也。《灵枢·水胀》：水

---

① 珠 通"朱"。

始起也，目窠上微肿，如新卧起之状，腹胀，身皆大，大与肤胀等也。"论疾诊尺"：目痛而色微黄，齿垢黄，爪甲上黄，黄疸也。《灵枢·五色》：男子色在于面王，为小腹痛，下为卵痛，其圜直为茎痛，高为本，下为首。女子色在于面王，为膀胱子处之病，散为痛，抟为聚。赤色见于颧，大如拇指，病虽小愈，必卒死。黑色出于庭，大如拇指，必不病而卒死。《大要》以浮泽为生，沉夭为死。"五脏生成论"：青如翠羽者生，赤如鸡冠者生，黄如蟹腹者生，白如豚膏者生，黑如乌羽者生，此五色之见生也。青如草兹者死，赤如衃血者死，黄如枳实者死，黑如炲者死，白如枯骨者死，此五色之见死也。凡精神之舒惨，气血之通塞，无不征之于色，病色一见，则上工一望而知。子长谓越人饮上池而见五脏，非解者之言矣。

五 声 解

《素问·三部九候论》：五色微诊，可以目察，五脏相音，可以意识。声者，气之所发，气者，肺之所司，《关尹子》：金坚故实为五声也。"六节脏象论"：五气入鼻，藏于心肺，上使五色修明，音声能彰。"五脏别论"：心肺有病，鼻为之不利。《灵枢·本神》：肺气虚则鼻塞不利，少气，实则喘喝，胸盈仰息。故肺病则见之于气，气病则见之于声。然五脏皆有气，则五脏皆有声，气司于肺，而传于五脏，则为五气，发于五脏，则为五音，闻声而五音以辨，则五脏攸分矣。

四十九难：肺主声，入肝为呼，入心为言，入脾为歌，入肾为呻，自入为哭。盖人秉五气，而生五脏，五气所发，是谓五声。肝秉木气，在音为角，在志为怒，在声为呼。心秉火气，在音为徵，在志为喜，在声为笑。脾秉土气，在音为宫，在

志为忧，在声为歌。肺秉金气，在音为商，在志为悲，在声为哭。肾秉水气，在音为羽，在志为恐，在声为呻。"宣明五气论"：五气所病，心为噫，肺为咳，肝为语，脾为吞，肾为欠为嚏，胃为气逆，为哕为恐。《灵枢·经脉》：足阳明病则洒洒恶寒，苦呻数欠。足太阴病则呕，胃脘痛，腹胀善噫。足少阴病则饥不欲食，咳唾则有血，喝喝而喘。足少阳病则口①苦，善太息，面微有尘，体无膏泽。"阴阳别论"：二阳一阴发病，主惊骇，背痛，善噫，若欠，名曰风厥。《灵枢·口问》：寒气客于胃，厥逆上下散，复出于胃，故为噫。卫气昼行于阳，夜行于阴，行阳则寤，行阴则寐。阳者主上，阴者主下，阴气积于下，阳气未尽，阳引而上，阴引而下，阴阳相引，故数欠。阳气和利，满于心，出于鼻，故为嚏。谷入于胃，胃气上注于肺，今有故寒气与新谷气俱还入于胃，新故相乱，真邪相攻，气并相逆，复出于胃，故为哕。阴气盛而阳气虚，阴气疾而阳气徐，故为唏。忧思则心系急，心系急则气道约，约则不利，故太息以伸出之。呻者，肾之声也，而亦见于足阳明者，水胜而侮土也。噫者，脾之声也，而亦见于手少阴者，子病则传母也。《素问·脉解》：太阴所谓上走心而噫者，阴盛而上走于阳明，阳明络属心，故上走心为噫也。喘咳者，肺之声也，而亦见于足少阴者，子病而累母也。二阳者，手足阳明，一阴者，手之②厥阴也，肝胆主惊，此则土金木火发病皆主惊骇者，手之阳明则金胜木，足之阳明则木胜土，手之厥阴则

---

① 口 原作"舌"，诸本均同，据《灵枢经·经脉》、《灵枢悬解·经脉》改。
② 之 原作"足"，诸本均同，据上文"一阴者"、下文"手之阳明……足之阳明……手之厥阴"改。

子传母也。欠者，肾之声也，水灭火则见于手厥阴，侮土则见于足阳明，传子则见于足厥阴，传母则见于手阳明也。而诸声之中，莫重于哕，《素问·三部九候论》：若有七诊之病，其脉候亦败者，死矣，必发哕噫，"宝命全形论"：弦绝者，其音嘶败，木敷者，其叶发，病深者，其声哕。

凡声不离气，气之方升而未升则其声怒，气之方降而未降则其声悲，气之已降则其声恐，气之已升则其声喜。气壮则声宏，气怯则声细，气塞则沉郁而不扬，气散则浮飘而不归，气滑利则流畅而敏给，气结滞则梗涩而迟发。阳气盛则清而长，阴气盛则浊而促。"阴阳应象论"：视喘息，听声音，而知所苦，良工闻声而知病者，以气寓于声也。

然气也，而神传之矣。《灵枢·忧恚无言》：咽喉者，水谷之道也。喉咙者，气之所以上下也。会厌者，音声之户也。口唇者，音声之扇也。舌者，音声之机也。悬雍者，音声之关也。颃颡者，分气之所泄也。横骨者，神气所使，主发舌者也。厌小而薄，则开阖利，其出气疾，厌大而厚，则开阖难，其出气迟。而气之所以迟疾，则神之所使也。

"脉要精微论"：五脏者，中之守也。中盛脏满，声如从窖中言，是中气之湿也。言而微，终日乃复言者，此夺气也。衣被不敛，言语善恶不避亲疏者，此神明之乱也。得守者生，失守者死。故阳虚而见谵言，百无一生，神败故也。

古之言音者，于铎鼓琴瑟无情之物，而情达焉。聪者审音知其情状而悉其善恶，以声通乎气而气通于神也。况人以神气之激荡发为五声，较之丝竹金石更近自然。陆士衡《文赋》：思涉乐，其必笑，方言哀，而已叹。《邓析子》[1]：体痛者，口不能不呼，心悦者，颜不能不笑。《庄子》：强哭者，虽悲不哀，强亲者，虽笑不和。故语可伪也，而声不可伪，神气之默喻也。由五声而知五气，由五气而测五神，《谭子》所谓语不灵而声灵也。

问　法　解

《灵枢·师传》：临病人问所便。中暑消瘅则便寒，寒中之属则便热。问[2]居四诊之一，中工用药，寒热不失，全凭此法。药之寒热，一违病人所便，则药下而病增矣。但寒热有上下，病人所便，自有正反。凡上热下寒，口嗜寒冷，及其入腹而痛满泄利者，便于上而不便于下也。从其上之便而违其下之不便，是为庸工。

其寒热之上下，厥有外候。胃中热则消谷，令人悬心善饥，脐以上皮热，肠中热则出黄如糜，脐以下皮热。胃中寒则腹胀，肠中寒则肠鸣飧泄。胃中寒，肠中热，则胀而不泄，胃中热，肠中寒，则疾饥，小腹痛胀，飧泄。《灵枢·论疾诊尺》：肘所独热者，腰以上热。手所独热者，腰以下热。肘前独热者，膺前热，肘后独热者，肩背热。臂中独热者，腰腹热。掌中热者，腹中热，掌中寒者，腹中寒。凡身热而肢寒者，土败阳亏，不能行气于四肢也。头热而足寒者，土败火泄，不能下蛰于癸水也。朝凉而暮热者，日夕阴盛而阳气不藏也。发热而恶寒者，表闭经郁而阳气不达也。阳郁不发，则生外寒，外寒者，容[3]有内热，阳泄不归，则生外热，外热者，多有内寒。此脏腑寒热之外候也。

问其身上之寒热，问其饮食所便之寒热，参之则无微不彰矣。饮食者，脏腑所

---

[1] 邓析子　《汉书·艺文志》名家著录，今本多摭集道家之说，疑为晋人托名之作。
[2] 问　原作"用"，据集成本、石印本改。
[3] 容　当也。

消受也。脾以湿土主令，胃从燥金化气，燥湿均平，则脾升而善消，胃降而善受。食而不饥者，能受不能消也，饥①而不食者，能消不能受。喜吞干燥者，水旺而土湿也，嗜咳滋润者，火盛而土燥也。食宿不能化者，太阴之湿增也，食停而不消者，阳明之燥减也。早食而困倦者，阳衰而湿旺也，晚饭而胀满者，阴盛而燥虚也。水谷下咽而胸膈壅塞者，胃逆而不降也，饮食入胃而脐腹郁闷者，脾陷而不升也。胃逆而甲木上遏，则胸胁生痛，脾陷而乙木下抑，则脐肋作痛。甲木刑胃，则生呕吐，呕吐者，胃逆而不受也，乙木贼脾，则生泄利，泄利者，脾陷而不消也。

水之难化，较甚于谷。水谷消磨，化而为气，上归肺部，气降津生，由经络而渗膀胱，是为小便。水注于前，则谷传于后，而大便坚硬。阳衰土湿，但能化谷，不能化水，水谷并入于二肠，故大便利而小便涩。木性上达，水盛土湿，脾气下陷，抑乙木升达之性，郁怒冲突，则生痛胀，冲而莫达，则下决谷道，而为溏泄。小便之利，木泄之也，水入二肠，而不入膀胱，故乙木下泄，但能开其谷道，不能开其水道，水道不通，短涩而黄赤者，土湿木陷而不能泄也。淋沥之家，小便偏涩，噎膈之家，大便偏塞，虽溺色红浊，粪粒坚小，而实缘脾土湿寒，木郁不能疏泄，郁陷而生风热，传于下窍，无关于中焦也。

庚桑子：人郁则为病。中气堙塞，四维莫运，由是而蒸为五气，瘀为五味，淫为五液，发为五声，征为五色，感为五情。臊者，肝之气也，焦者，心之气也，香者，脾之气也，腥者，肺之气也，腐者，肾之气也。酸者，肝之味也，苦者，心之味也，甘者，脾之味也，辛者，肺之味也，咸者，肾之味也。泪者，肝之液也，汗者，心之液也，涎者，脾之液也，涕者，肺之液也，唾者，肾之液也。呼者，肝之声也，笑者，心之声也，歌者，脾之声也，哭者，肺之声也，呻者，肾之声也。青者，肝之色也，赤者，心之色也，黄者，脾之色也，白者，肺之色也，黑者，肾之色也。怒者，肝之情也，喜者，心之情也，忧者，脾之情也，悲者，肺之情也，恐者，肾之情也。

寤寐者，阴阳之动静也。卫气昼行于六经，则阳动而为寤，夜行于五脏，则阴静而为寐。而卫气之出入，司之中气，阳衰土湿，阳明不降，则卫气升逆，而废眠睡。卫秉金气，其性收敛，收敛失政而少阳不蛰，则胆木虚飘而生惊恐。虚劳之家，惊悸不寐者，土败而阳泄也。

痛痒者，气血之郁塞也。经络壅滞，气阻而不行则为痛，行而不畅则为痒。内外感伤诸病，筋脉痛楚而皮肤瘙痒者，皆经气之闭痹也。

一证之见，必有至理，内而五脏六腑，外而四肢九窍，凡寒热痛痒，饮食寤寐，声色臭味，情志形神之类，质问详悉，合而审焉，病如洞垣矣。问法在于善解，解极其彻，则问致其详，不解者，不能问也。

诊 法 解

《素问·脉要精微论》：诊法常以平旦，阴气未动，阳气未散，饮食未进，经脉未盛，络脉调匀，气血未乱，故乃可诊有过之脉。

上古诊有三法，一则三部九候，以诊周身，一则气口人迎，以候阴阳，一则但诊气口，后世之所宗也。"三部九候论"：

① 饥　原作"饮"，形近之误，据蜀本、集成本改。

人有三部，部有三候，三候者，有天有地有人也。上部天，两额之动脉，足少阳之颔厌。上部地，两颊之动脉，足阳明之地仓、大迎。上部人，耳前之动脉。手少阳之和髎。中部天，手太阴也，太渊、经渠，即寸口之动脉。中部地，手阳明也，合谷①，在大指次指歧骨之间。中部人，手少阴也。神门，在臂内后廉，掌后锐骨之间。下部天，足厥阴也，五里，在毛际外，羊矢下一寸陷中。女子取太冲，在大指本节后二寸陷中。下部地，足少阴也，太溪，在内踝后，跟骨上陷中。下部人，足太阴也。箕门，在五里下，鱼腹上。胃气则候于阳明之冲阳，在足跗上，即仲景所谓趺阳也。下部之天以候肝，地以候肾，人以候脾胃之气。中部之天以候肺，地以候胸中之气，人以候心。上部之天以候头角之气，地以候口齿之气，人以候耳目之气。察九候独小者病，独大者病，独疾者病，独迟者病，独热者病，独寒者病，独陷下者病，所谓七诊也。七诊虽见，九候不从者不死。若有七诊之病，其脉候亦败者死。三部九候皆相失者死。中部乍数乍疏者死。九候之脉，皆沉细弦绝者为②阴，以夜半死，躁盛喘数者为阳，以日中死。"气交变论"③：岁木太过，风气流行，脾土受邪，冲阳绝，死不治。岁火太过，炎暑流行，肺金受邪，太渊绝，死不治。岁土太过，雨湿流行，肾水受邪，太溪绝，死不治。岁金太过，燥气流行，肝木受邪，太冲绝，死不治。岁水太过，寒气流行，心火受邪，神门绝，死不治。是皆三部九候之法也。

气口者，手太阴之经，鱼际下之动脉，人迎者，足阳明之经，结喉旁之动脉。气口，脏脉，脏阴盛则气口大于人迎，虚则小于人迎，人迎，腑脉，腑阳盛则人迎大于寸口，虚则小于寸口。《灵枢·九针十二原》：气口候阴，人迎候阳，阳明行气于三阳，故以之候表，太阴行气于三阴，故以之候里。《灵枢·禁服》：寸口主中，人迎主外，春夏人迎微大，秋冬寸口微大，如是者，命曰平人。人迎大一倍于寸口，病在足少阳，一倍而躁，在手少阳。人迎二倍，病在足太阳，二倍而躁，在手太阳。人迎三倍，病在足阳明，三倍而躁，在手阳明。盛则为热，虚则为寒，紧则痛痹，代则乍甚④乍间。人迎四倍，且大且数，名曰溢阳，溢阳为外格，死不治。寸口大一倍于人迎，病在足厥阴，一倍而躁，在手心主。寸口二倍，病在足少阴，二倍而躁，在手少阴。寸口三倍，病在足太阴，三倍而躁，在手太阴。盛则胀满寒中食不化，虚则热中出糜少气溺色变，紧则痛痹，代则乍痛乍止。寸口四倍，且大且数，名曰溢阴，溢阴为内关，死不治。《灵枢·经脉》：人迎与脉口俱盛四倍以上，名曰关格，关格者，与之短期。《灵枢·五色》：人迎盛坚者，伤于寒，气口盛坚者，伤于食，以伤食则脏郁于里，故气口盛坚，伤寒则经郁于表，故人迎盛坚也。

但诊气口者，《灵枢·经脉》：经脉者，常不可见也，其虚实也，以气口知之。缘肺朝百脉，十二经之脉气，皆朝宗于肺脉。寸口者，脉之大会，一日一夜，脉行五十度，平旦而复会于寸口。肺主气，经脉之动者，肺气鼓之也。肺气行于十二经中，故十二经之盛衰，悉见于寸口，此气口所以独为五脏主也。寸口在鱼际之分，

---

① 谷　原作"骨"，诸本均同，音近之误，据《素问悬解·三部九候论》释文之手阳明经经穴名称改。

② 为　原脱，据蜀本、下文"躁盛喘数者为阳"补。

③ 气交变论　诸本均同，即"气交变大论"。

④ 甚　原作"盛"，诸本均同，音近之误，据《灵枢经·禁服》、《灵枢悬解·禁服》改。

关上在太渊之分，尺中在经渠之分，即三部九候论所谓中部天也。"脉要精微论"：尺内两旁，则季胁也，尺外以候肾，尺里以候腹。中附上，左外以候肝，内以候膈，右外以候胃，内以候脾，两关部也。上附上，右外以候肺，内以候胸中，左外以候心，内以候膻中，两寸部也。前以候前，后以候后。上竟上者，胸喉中事也，下竟下者，少腹腰股膝胫足中事也。关前为阳，关后为阴，阳者主上，阴者主下。凡脉气上行者，病见于上，脉气下行者，病见于下。手之三阳，自手走头，大小肠位居至下而脉则行于至上，故与心肺同候于两寸。庸医乃欲候大小肠于两尺，不通之至！越人十难一脉十变之义，十八难尺寸三部之法，气口脉法之①祖也，下士不解，是以妄作如此。

气口之中，又有但诊尺脉之法，《灵枢》垂"论疾诊尺"之篇，曰：审其尺之缓急小大滑涩，肉②之坚脆，而病形定矣。盖观上可以知下，察下可以知上，所谓善调寸③者，不待于尺，善调尺者，不待于寸也。

人与天地相参也，天地之气，四时迭运，人之脉气，与之息息相应，毫髮不爽，故春之脉升，夏之脉浮，秋之脉降，冬之脉沉。"宣明五气"：肝脉弦，心脉钩，脾脉代，肺脉毛，肾脉石。"脉要精微论"：天地之变，阴阳之应，彼春之暖为夏之暑，彼秋之忿为冬之怒。四变之动，脉与之上下，以春应中规，夏应中矩，秋应中衡，冬应中权。是故冬至四十五日，阳气微上，阴气微下，夏至四十五日，阴气微上，阳气微下。阴阳有时，与脉为期，期而相失，知④脉所分，分之有期，故知死时。微妙在脉，不可不察，察之有纪，从阴阳始，始之有经，从五行生，生之有度，四时为宜。春日浮，如鱼

之游在波，夏日在肤，泛泛乎万物有余，秋日下肤，蛰虫将去，冬日在骨，蛰虫周密，君子居室。"玉机真脏论"：春脉如弦，春脉者，肝也，东方木也，万物之所以始生也，其气来软弱轻虚而滑⑤，端直以长，故曰弦。反此者病，其气来实而强，此谓太过，病在外，其气来不实而微，此谓不及，病在中。太过则令人善怒，忽忽眩冒而颠疾，不及则令人胸痛引背，下则两胁胠满。夏脉如钩，夏脉者，心也，南方火也，万物之所以盛长也，其气来盛去衰，故曰钩。反此者病，其气来盛去亦盛，此谓太过，病在外，其气来不盛去反盛，此谓不及，病在中。太过则令人身热而肤痛，为浸淫，其不及则令人烦心，上见咳唾，下为气泄。秋脉如浮，秋脉者，肺也，西方金也，万物之所以收成也，其气来轻虚以浮，来急去散，故曰浮。反此者病，其气来毛而中央坚，两旁虚，此谓太过，病在外，其气来毛而微，此谓不及，病在中。太过则令人逆气而背痛，愠愠然，不及则令人喘，呼吸少气而咳，上气见血，下闻病音。冬脉如营，冬脉者，肾也，北方水也，万物之所以合藏也，其气来沉以搏，故曰营。反此者病，其气来如弹石者，此谓太过，病在外，其去如数者，此谓不及，病在中。太过则令人解㑊，脊脉痛而少气不欲言，其不及则令人心悬如病饥，眇中清，脊中痛，少腹满，小便变。脾脉者，土也，孤脏以灌四

---

①　法之　原作"之法"，据闽本、蜀本、集成本乙转。

②　肉　原作"内"，诸本均同，形近之误，据《灵枢经·论疾诊尺》、《灵枢悬解·论疾诊尺》改。

③　寸　原作"上"，据闽本、集成本改。

④　知　原作"如"，诸本均同，形近之误，据王注本《素问·脉要精微论》、《素问悬解·脉要精微论》改。

⑤　滑　原作"浮"，诸本均同，据王注本《素问·脉要精微论》、《素问悬解·脉要精微论》改。

旁者也，善者不可见，恶者可见。其来如水之流者，此谓太过，病在外，如乌之喙者，此谓不及，病在中。太过则令人四肢不举，不及则令人九窍不通，名曰重强。

"平人气象论"：平人之常气禀于胃，胃者，平人之常气也，人无胃气曰逆，逆者死。春胃微弦曰平，弦多胃少曰肝病，但弦无胃曰死，胃而有毛曰秋病，毛甚曰今病，脏真散于肝，肝藏筋膜之气也。夏胃微钩曰平，钩多胃少曰心病，但钩无胃曰死，胃而有石曰冬病，石甚曰今病，脏真通于心，心藏血脉之气也。长夏胃微软弱曰平，弱多胃少曰脾病，但代无胃曰死，代乃脾之平脉，言随四时更代，与代止不同也。软弱有①石曰冬病，石甚曰今病，脏真濡于脾，脾藏肌肉之气也。秋胃微毛曰平，毛多胃少曰肺病，但毛无胃曰死，毛而有弦曰春病，弦甚曰今病，脏真高于肺，以行营卫阴阳也。冬胃微石曰平，石多胃少曰肾病，但石无胃曰死，石而有钩曰夏病，钩甚曰今病，脏真下于肾，肾藏骨髓之气也。平心脉来，累累如连②珠，如循琅玕，曰心平，夏以胃气为本。病心脉来，喘喘连属，其中微曲，曰心病。死心脉来，前曲后居，如操带钩，曰心死。平肺脉来，厌厌聂聂，如落榆荚，曰肺平，秋以胃气为本。病肺脉来，不上不下，如循鸡羽，曰肺病。死肺脉来，如物之浮，如风吹毛，曰肺死。平肝脉来，软弱招招，如揭长竿末梢，曰肝平，春以胃气为本。病肝脉来，盈实而滑，如循长竿，曰肝病。死肝脉来，急益劲，如新张弓弦，曰肝死。平脾脉来，和柔相离，如鸡践地，曰脾平，长夏以胃气为本。病脾脉来，实而盈③数，如鸡举足，曰脾病。死脾脉来，锐坚如乌④之喙，如鸟之距，如屋之漏，如水之流，曰脾死。平肾脉来，喘喘累累如钩，按之而坚，曰肾平，

冬以胃气为本。病肾脉来，如引葛，按之益坚，曰肾病。死肾脉来，发如夺索，辟辟如弹石，曰肾死。诸死脉，皆真脏也。

"玉机真脏论"：大骨枯槁，大肉陷下，胸中气满，喘息不便，其气动形，期六月死，真脏脉见，乃与之期日。大骨枯槁，大肉陷下，胸中气满，喘息不便，内痛引肩项，期一月死，真脏见，乃与之期日⑤。大骨枯槁，大肉陷下，胸中气满，喘息不便，内痛引肩项，身热，脱肉破䐃，真脏见，十日之内死。大骨枯槁，大肉陷下，肩⑥髓内消，动作并衰，真脏未见，期一岁死，见其真脏，乃与之期日。大骨枯槁，大肉陷下，胸中气满，心中不便，腹内痛引肩项⑦，身热，破䐃脱肉，目匡陷，真脏见，目不见人，立死，其见人者，至其所不胜之时则死。其脉绝不来，若人一呼五六至，其形肉不脱，真脏虽不见，犹死也。所谓不胜之时者，肝见庚辛死，心见壬癸死，脾见甲乙死，肺见丙丁死，肾见戊己死，是谓真脏见皆死。

人以水谷为本，故人绝水谷则死，脉

---

① 有 原作"而"，诸本均同，据王注本《素问·平人气象论》、《素问悬解·平人气象论》改。

② 连 原作"环"，音近之误，据闽本、集成本、王注本《素问·平人气象论》、《素问悬解·平人气象论》改。

③ 盈 原作"益"，诸本均同，形近之误，据王注本《素问·平人气象论》、《素问悬解·平人气象论》改。

④ 乌 原作"鸟"，诸本均同，形近之误，据王注本《素问·平人气象论》、《素问悬解·平人气象论》改。

⑤ 大骨枯槁……乃与之期日 原脱，据闽本补于书眉，并谓："首行日字下原文尚有三十三字，张（张琦）刻脱去，今校补。"据此及王注本《素问·玉机真脏论》、《素问悬解·玉机真脏论》补。

⑥ 肩 原作"骨"，诸本均同，形近之误，据王注本《素问·玉机真脏论》、《素问悬解·玉机真脏论》改。

⑦ 心中不便，腹内痛引肩项 原作"腹中痛，心中不便，肩项"，诸本均同，据王注本《素问·玉机真脏论》、《素问悬解·玉机真脏论》改。

无胃气亦死。所谓无胃气者，但得真脏脉，不见胃气也。所谓真脏脉者，真肝脉至，中外急，如循刀刃责责①然，如按琴瑟弦，色青白不泽，毛折，乃死。真心脉至，坚而搏②，如循薏苡子累累然，色赤黑不泽，毛折，乃死。真肺脉至，大而虚，如以毛羽中人肤，色白赤不泽，毛折，乃死。真脾脉至，弱而乍数乍疏，色黄青不泽，毛折，乃死。真肾脉至，搏③而绝，如指弹石辟辟然，色黑黄不泽，毛折，乃死。诸真脏脉见者，皆死不治也。五脏者，皆禀气于胃，胃者，五脏之本也。脏气者，不能自致于手太阴，各以其时自胃而至于手太阴。邪气胜者，精气衰也，病甚者，胃气不能与之俱至于手太阴，故真脏之气独见，独见者，病胜脏也，故曰死。

迟速者，阴阳自然之性也。人一呼脉再动，一吸脉再动，呼吸定息，脉五动，闰以太息，脉六动，命曰平人，平人者，不病也。阳性急，阴性缓，阳泄则脉数，阴凝则脉迟，数则为热，迟则为寒。十四难：一呼三至曰离经，一呼四至曰夺精，一呼五至曰死，一呼六至曰命经，此至之脉也。一呼一至曰离经，二呼一至曰夺精，三呼一至曰死，四呼一至曰命绝，此损之脉也。

浮沉者，阴阳自然之体也。心肺俱浮，肾肝俱沉，浮而大数者，心也，浮而短涩者，肺也，沉而实坚者，肾也，沉而牢长者，肝也。五难：初持脉，如三菽之重，与皮毛相得者，肺部也，如六菽之重，与血脉相得者，心部也，如九菽之重，与肌肉相得者，脾部也，如十二菽之重，与筋平者，肝部也，按之至骨，举指来疾者，肾部也。阳主外，阴主内，阳泄则脉浮，阴凝则脉沉，浮为在表，沉为在里。病甚者，沉细夜加，浮大昼加，沉细

夜死，浮大昼死。阴阳之理，彼此互根，阳位于上而根于下，阴位于下而根于上，阳盛者，下侵阴位，而见沉数，不可以为阴旺，阴盛者，上侵阳位，而见浮数，不可以为阳旺，是当参伍而尽变也。

代者，数疏之不调也。《灵枢·根结》：一日一夜五十营，以营五脏之精，不应数者，名曰狂生。五十动而不一代者，五脏皆受气，四十动一代者，一脏无气，三十动一代者，二脏无气，二十动一代者，三脏无气，十动一代者，四脏无气，不满十动一代者，五脏无气，与之短期，与之短期者，乍疏乍数也。乍疏乍数者，代更之象，与"宣明五气"之言代不同也。

呼吸者，气之所以升降也。四难：呼出心与肺，吸入肾与肝，呼吸之间，脾受谷味也，其脉在中。呼则气升于心肺，吸则气降于肾肝，一呼一吸，经脉五动之间，即可以候五脏，气不至于一脏，则脉必代矣。十一难：吸者随阴入，呼者因阳出，今吸不能至肾，至肝而还，故知一脏无气者，肾气先尽也。由肾而肝，由肝而脾，由脾而心，由心而肺，可类推也。气尽则死，其死期之迟速不应者，仓公所谓安谷者，则过期，不安谷者，不及期也。

尺寸者，阴阳之定位也。男女殊禀，阴阳不同，受气既别，诊法亦异。十九难：男脉在关上，女脉在关下。男子尺脉恒弱，寸脉恒盛，女子尺脉恒盛，寸脉恒弱，是其常也。故有男子之平脉，女得之而病作，女子之病脉，男得之而疾瘳，此秉赋之定数也。

---

① 责责　原作"啧啧"，音同之误，据闽本、集成本、王注本《素问·玉机真脏论》、《素问悬解·玉机真脏论》改。

② 搏　原作"抟"，据闽本、集成本、王注本《素问·玉机真脏论》、《素问悬解·玉机真脏论》改。

③ 搏　原作"抟"，据闽本、集成本、王注本《素问·玉机真脏论》、《素问悬解·玉机真脏论》改。

医 方 解

医自岐伯立言，仲景立法，百世之师也。后此惟思邈真人祖述仲景《金匮》之法，作《千金》之方，不失古圣之源。其余方书数百种，言则荒唐而讹谬，法则怪妄而差池。上自东汉以来，下自昭代①以还，著作如林，竟无一线微通者。

今之庸愚，习用诸方，如四物、八珍、七宝、六味、归脾、补心滋肾养营之类，纷纭错出，不可胜数。是皆无知妄作，误人性命，而下士奉行不替②。百世不生圣人，千里不产贤士，何凌夷以至于斯耶？

惊悸之证，其在伤寒，皆得之汗多阳亡。惟少阳之证，相火郁发，或以汗下伤阴，甲木枯槁，内贼戊土，乃有小建中、炙甘草证，重用芍药、生地，以清相火。至于内伤虚劳，惊悸不寐，俱缘水寒土湿，神魂不藏，无相火上旺，而宜清润者。即其千百之中偶而有之，而究其脾肾，终是湿寒。严用和贸昧而造归脾之方，以补心血，薛立斋又有丹皮栀子加味之法，张景岳、赵养葵、高鼓峰、吕用晦更增地黄、芍药之辈。复有无名下士，作天王补心丹，肆用一派阴凉。群儿醉梦不醒，成此千秋杀运，可恨极矣！

夜热之证，因阴旺土湿，肺胃不降，君相失根，二火升泄。钱仲阳乃作六味汤丸，以滋阴亏，薛氏推广其义，以治男女劳伤，各种杂病，张氏、赵氏、高氏、吕氏祖述而发扬之。遂成海内恶风，致令生灵夭札，死于地黄者最多，其何忍乎！下至二地、二冬、龟板、黄柏诸法，不可缕悉。

究其源流，泻火之论，发于刘河间，补阴之说，倡于朱丹溪。二悍作俑，群凶助虐，莫此为甚！

足之三阳，自头走足，凡胸胁壅满，上热燔蒸，皆足阳明少阳之不降也。李东垣乃作补中益气之方，以升麻、柴胡升胆胃之阳，谬矣，而当归、黄芪，亦复支离无当，薛氏辈效尤而习用之，遂成不刊之法。

风寒之证，仲景之法备矣。陶节庵妄作九味羌活之法，杂乱无律，而俗子遵行，天下同符，弃圭璧而宝砆碔③，那可解也。

诸如此类，连床充栋，更仆难明。昔徐世绩少年作无赖贼，逢人则杀，检阅古今书，何其无赖贼之多而仁人君子之少也，设使贾太傅④尚在，不知如何痛哭矣！

---

① 昭代　对本朝之颂称者。
② 替　止也。
③ 砆碔　似玉之美石。
④ 贾太傅　西汉·贾谊，以其曾为长沙王太傅，迁梁怀王太傅，故世称贾太傅。

素灵微蕴卷三

昌邑黄元御坤载著

齁喘解

赵彦威,病齁喘,秋冬病作,嚏喷涕流,壅嗽发喘,咽喉闭塞,呼吸不通,腹胀呕吐,得后泄失气稍差,胀微则病发略减。少时素患鼻渊。二十余岁,初秋晚食后偶因惊恐,遂成此病,自是不敢晚饭。嗣后凡夜被风寒,或昼逢阴雨,或日昃饱嗽,其病即发,发则二三日,或八九日、二十余日方愈。病十二年矣。

此其素禀肺气不清。肺旺于秋,主皮毛而司收敛,肺气清降,则皮毛致密,风寒不伤。肺气郁升,皮毛蒸泄,凉风一袭,腠理闭敛,肺气膹塞,逆冲鼻窍,鼻窍窄狭,奔气迫促,出之不及,故嚏喷而下;如阳郁阴中,激而为雷。肺气遏阻,爰生嗽喘。津液堙瘀,乃化痰涕。

此肺气上逆之病也,而肺逆之原,则在于胃。脾以太阴而主升,胃以阳明而主降,"经脉别论":脾气散精,上归于肺,是脾之升也,"逆调论":胃者,六腑之海,其气下行,是胃之降也。盖脾以阴体而抱阳气,阳动则升,胃以阳体而含阴精,阴静则降,脾升则肝气亦升,故乙木不陷,胃降则肺气亦降,故辛金不逆,胃气不降,肺无下行之路,是以逆也。

肺胃不降,病在上焦,而究其根本,则缘中气之虚。中气者,阴阳升降之枢轴也。盖太阴以湿土主令,阳明从燥金化气,中气在太阴阳明之间,和平无亏,则阴不偏盛而阳不偏衰,燥不偏虚而湿不偏长,故脾胃转运,升降无阻。中气虚损,阴旺湿滋,堙郁不运,则脾不上升而清气常陷,胃不下降而浊气常逆,自然之理也。

饮食入胃,脾土温燥,而后能化。阴盛土湿,水谷不消,中焦壅满,是以作胀。胀则脾气更陷而胃气更逆,一遭风寒,闭其皮毛,肺气郁遏,内无下达之路,外无升泄之孔,是以冲逆咽喉,而病嗽喘。雨降则湿动,日暮则阴隆,病所以发也。日昃阳衰,阴停不化,中气一郁,旧证立作,故不敢晚饭也。吐泄去其陈宿,中脘冲虚,升降续复,故病差也。是其虚在中气,而其起病之时,则因木邪,以五情之发,在肾为恐,在胆为惊。胆以甲木而化相火,随戊土下行而温癸水,相火蛰于癸水之中,肾水温暖则不恐,胆木根深则不惊。平日湿旺胃逆,相火之下蛰不秘,一遇非常之事,动其神志,胆木上拔而惊生,肾水下沦而恐作。己土侮于寒水,故脾气下陷,戊土贼于甲木,故胃气上逆。初因惊恐而病成者,其故如是。"奇病论":惊则气上,"举痛论":恐则气下,上下反常,故升降倒置,此致病之原委也。

法当治中以培升降之用,燥土而拨转运之机,所谓发千钧之弩者,由一寸之机,转万斛之舟者,由一枵之木也。

南齐·褚澄有言:上病治下。凡病水火分离,下寒上热,不清心火,而温肾水,较之庸工,颇为得矣,而总不如治中。中者,坎阳离阴交媾[①]之媒,此义

———————
① 媾　原作"妬",据蜀本、集成本改。

得之《灵》、《素》，读唐宋以后书，未易生兹妙悟也。

齁证即伤风之重者。感冒之初，内有饮食，外有风寒，法宜理中而兼发表。表解后，温燥水土，绝其寒湿之根。盖饮食未消，感袭风寒，湿土堙瘀，肺气不降，风闭皮毛，内郁莫泄，表里皆病，故内外兼医。

彦威病，用燥土疏木、温中降浊之剂，茯苓、甘草、干姜、细辛、橘皮、半夏、桂枝、砂仁，十余剂，不再作。

吐 血 解

钱叔玉，初秋农事过劳，痰嗽唾血，紫黑成块，一吐数碗，吐之不及，上溢鼻孔，肌肤生麻，头痛寒热，渴燥食减，出汗遗精，惊恐善忘，通夜不瞑，胸腹滞痛，气逆作喘，朝夕倚枕侧坐，身攲[①]血遂上涌，天寒风冷，或饮食稍凉，吐血更甚，右脚热肿作痛，大便溏滑。

此缘中焦阳败，水陷火飞。肺主气，肝主血，而气根于心，血原于肾。《管子》：南方曰日，其气为热，热生火与气，北方曰月，其气为寒，寒生水与血。心火清降，则化肺气，肾水温升，则化肝血。血升而化火，故水不下注，气降而化水，故火不上炎。气降而不至于陷泄者，血温而升之也，血升而不至于逆流者，气清而降之也。水木不能温升，则下病遗泄，火金不能清降，则上病吐血，理有固然，不足怪也。

水陷火飞，是谓未济，而交济水火，其职在中。中者，四维之枢也，中气运则脾升而胃降，脾土左升，肝血上行，而化心火，阳气发生，故精不下走，胃土右降，肺气下行，而化肾水，阴气收敛，故血不上溢，《子华子》所谓上水而下火，二气升降，以相济也。中气不运，肝脾下

陷而肺胃上逆，水火分离，冰炭不交，此遗精吐血之原也。后世庸工，于亡血失精之理，茫乎不解，或用清凉，或事敛涩，阳败土郁，中气不转，火愈飞而水愈陷，是拯溺而锤之以石，救火而投之以薪也，不极不止耳。

气藏于金，血藏于木，而溯厥由来，总化于土。以水谷入胃，中气健旺，泌糟粕而蒸津液，化其精微，上注于肺，肺气宣扬而洒布之。剽悍者，化而为阳，行于脉外，命曰卫气，《灵枢·决气》：上焦开发，宣五谷味，熏肤，充身，泽毛，若雾露之溉，是谓气也。气者，水之源也。精专者，化而为阴，行于脉中，命曰营血，《灵枢·决气》：中焦受气取汁，变化而赤，是谓血也。血者，火之本也。劳苦动其中气，络脉伤则血溢，《灵枢·百病始生》：卒然多食饮则肠满，起居不节，用力过度则络脉伤，阴络伤则血内溢，血内溢则后血，阳络伤则血外溢，血外溢则衄血。中气未败，一衄即止，中气亏败，肺胃常逆，则血之上溢，遂成熟路，是以横流不已。衄出于鼻，来自肺脏，吐出于口，来自胃腑，血之别道上溢者，来历不同，而其由于肺胃之不降一也。其一溢而即吐者，血色红鲜，其离经瘀停，陈宿腐败，而后吐者，则成块而紫黑也。

肺气下降，而生肾水，而肾水之中，又含肺气，越人八难所谓肾间动气，呼吸之门也。平人呼则气升于肺金，吸则气降于肾水，息息归根，故嗽喘不作。胃土上逆，肺失收降之令，气不归水，而胸膈壅遏，故冲激而生嗽喘也。肺胃不降，则胆火不得下行，金火燔蒸，故发热汗出，而风寒外束，卫气不达，是以恶寒。阳衰土湿，水谷不消，而食寒饮冷，愈难腐化，

_____
① 攲（qī 绮）斜也。

中焦壅满，肺胃更逆，故血来倍多。风闭皮毛，肺腑郁闷，故嗽喘增加而血来益甚。肺气堙瘀，津液凝结，故痰涎淫生。阳气静藏则为寐，肺胃不降，阳气升泄，蛰藏失政，故夜不成寐。胆火虚浮，不根于水，心神浮散，不藏于精，故善惊而善忘。君相皆升，寒水独沉，肾志沦陷，是以恐也。脾胃凝滞，中气不能四达，故经络闭塞而为麻，缘卫气壅塞，郁冲于汗孔之中，不得畅行，故蔌蔌麻生，如万针错杂而攒簇也。阳气下降，先至右足，阳气不降，经脉淤滞，故右脚肿痛，营卫梗阻，故郁而生热。不降于足，而逆冲头上，故头痛也。总之，中气不运，则升降之源塞，故火炎于上，水流于下，木陷于左，金逆于右，而四维皆病。

法宜补中而燥土，升陷而降逆，阳回湿去，谷神来苏，中枢已运，四维自旋，随推而转，因荡而还，水火金木，皆得其处，而安其常。然后阴营其脏，阳固其腑，气充而不盈，血满而不溢，鳞飞羽伏，各复其太和之天已。

叔玉病失血年余，已数十日不卧。自来医方，失血、遗精、惊悸、嗽喘，皆用清润之法，未有知其阳亏湿旺者，百不一生，千秋不悟，既非彻识，安能洞详。用燥土降逆、温中清上之品，茯苓、甘草、半夏、干姜、丹皮、牡蛎、桂枝、白芍，月余病愈。

庸工误解本草，谓血证最忌半夏，由其不知医理也。

惊 悸 解

陈梦周，患作酸嗳气，头晕耳鸣，春季膈热，火升头痛，手麻惊悸，不寐善忘，左乳下跳动不息，每午后膝冷病作，鸡鸣膝温而轻，平旦膝暖而差。服燥土疏木之药，饱食甘寝，但胸有火块，游移上下左右，时时冲击微痛，心跳未已。初秋膝冷又发，项脊两肩作痛，面颧浮肿，喷嚏时来，四肢拘急，心跳连脐，遍身筋脉亦动。八月后睡醒口苦，舌根干燥，每夜鸡鸣，膝冷病作，午后膝温而轻，日夕膝暖[①] 而差。病来计粒而食，饮啖稍过，胀闷不消，滞气后泄，略啖瓜果，便觉腹痛，食粥则吐稀痰，晚食更多。

此缘土湿不运，阳气莫藏。心藏神，肾藏精，人之虚灵善悟者，神之发也，睹记不忘者，精之藏也。而精交于神，神归于精，则火不上炎，水不下润，是谓既济。精不交神，则心神飞越，不能知来，神不归精，则肾精驰走，不能藏往，此善忘之由也。精根于神，及其右降而为金，则魄具而精生，神根于精，及其左升而为木，则魂成而神化，《子华子》所谓精秉于金火而气谐于水木也。今火炎于上，则金被其克而不降，水润于下，则木失其政而不升矣。

木自东升。《尚书·洪范》：木曰曲直，曲直作酸，曲者，木气之不直也。木性直遂升达，发荣滋畅，故不作酸，曲折抑郁，不得直上[②]，则盘塞地下，而克脾土，土困不能消化水谷，故变稼穑甘味，腐而为酸。土主五味，其味为甘，一得木气贼伤，则甘化而为酸也。以五行之气，阳降阴升，则水旺而为寒，阳升阴降，则火旺而为热，阴方升而阳方降，则金旺而为凉，阳方升而阴方降，则木旺而为温。阳之动，始于温而盛于暑，阴之静，始于凉而盛于寒。物惟温暖而加覆盖，气不宣扬则善酸，方热既凉已寒，不作此味。譬之釜水，薪火未燃，是水之寒，火燃未沸，是木之温，炉红汤沸，是火之热，薪

---

① 暖 原作"冷"，据闽本、蜀本、集成本改。
② 上 原作"下"，诸本均同，据上下文义改。

尽火熄，是金之凉。后世庸工，以酸为热，岂有鼎沸而羹酸者乎。

悸者，乙木之郁冲，惊者，甲木之浮宕[1]，乙木之枝叶敷舒于上，甲木之根本栽培于下，则惊悸不生。乙木不能直升，枝叶上郁，肝气振摇则善悸，甲木不能顺降，根本下拔，胆气虚飘则善惊。

头耳者，少阳胆经之所络也。甲木下降，则浊气退藏，上窍清空，甲木上逆，浊气升塞，故头晕而耳鸣，甚则壅遏而头痛也。胆气上溢则口苦，"奇病论"：肝者，中之将也，取决于胆，咽为之使，此人数谋虑不决，故胆[2]气上溢而口为之苦。胆木化气于相火，相火上炎，故作苦也。相火下蛰则水温，甲木失根，火泄水寒，是以膝冷。相火逆升，是以膈热。甲木冲击，是以胸痛也。

金自西降。《尚书·洪范》：金曰从革，从革作辛，革者，金气之不从也。金性从顺降敛，清凉肃静，故不作辛，革碍郁遏，不得从下，上被火刑，则生辛味。肺主气而司皮毛，肺气郁升，收令不遂，皮毛疏泄，感袭风寒，则生嚏喷。以肺主呼吸，而呼吸之气，直达肾水，故肾水之中，亦有肺气，越人八难所谓肾间动气，呼吸之门也。吸随阴入，呼因阳出，肺心为阳，肾肝为阴，四难：呼出心与肺，吸入肾与肝。一呼自肾而至肺，一吸自肺而至肾，其息深深，故嚏喷不作。肺气不降，而皮毛不阖，积郁莫泄，逆冲鼻窍，鼻窍迫狭，出之不及，故作喷嚏，如药在炮中，激而为响也。肺气逆行，横塞肩脊，故作痛，壅阏头面，故作肿也。

左右者，阴阳之道路也。木陷于左，金逆于右，阴阳之道路塞矣，而不可徒求之左右，必责中气之虚。胃为阳土，脾为阴土，阳土顺降，阴土逆升。脾升则平旦而后乙木左升，胃降则日夕而后辛金右降，木升则阳气发生而善寤，金降则阳气收藏而善寐。脾土不升，则木郁于左而清昼欲寝，胃土不降，则金郁于右而终夜不睡。寤寐者，卫气所司，卫气昼行于阳，夜行于阴，阳尽则寐，阴尽则寤，随中气而出入也。胃土不降，收气失政，卫气不得入于阴，常留于阳，留于阳则阳气盛，不得入于阴则阴气虚，故目不瞑。阴气虚者，阴中之阳气虚，非精血之亏损也。盖阳动而阴静，静则睡，动则醒，卫不入阴，阳泄而失藏，浮动无归，故不能寐。孤阴无阳，故曰阴气虚也。胃土不降，由于太阴之湿，《灵枢·邪客》有半夏秫米之法，半夏降逆，秫米泻湿，秫米即高粱米，善泻湿气。深中病情。仲景而后，此义不传矣。

肝藏魂，肺藏魄，《灵枢·本神》：随神往来谓之魂，并精出入谓之魄。以神发于魂，肝之魂生则胎心神，故魂含子气而知来，精产于魄，肺之魄结则孕肾精，故魄含子气而藏往。胃土上逆，肺金不降，阴魄浮升，不能并肾精下蛰，故往事遗忘而不藏也。

中气运转，脾阳升动，则饮食磨化，湿旺脾郁，饮食不化，故过啖则胀。《子华子》：流水之不腐，以其逝也，水谷陈宿，脾土郁陷，抑遏乙木，不得发扬，故瘀生酸味。肝气不达，而时欲发舒，故当脐而跳。中气不转，胸腹闷塞，故上嗳而下泄也。左乳下者，胃之虚里，《素问·平人气象》：胃之大络，名曰虚里，贯膈络肺，出于左乳下，其动应衣，宗气泄也。宗气在胸，降于少腹，平人喘息，动见少腹者，宗气之升降也。胃气既逆，肺无降路，宗气不能下行，故横冲于虚里，失其

---

① 宕　通"荡"。
② 胆　原作"虚"，诸本均同，据王注本《素问·奇病论》、《素问悬解·奇病论》、上下文义改。

收敛降蛰之性，泄而不藏，故曰泄也。此与心下之悸动异委同源，木不得直升，则动在心下，金不得顺降，则动在乳下，总缘胃气之上壅也。肺胃升填，收令莫行，甲木莫由下达，相火溁[1]越，是膝冷髓寒之本。阳衰土湿，再以薄粥助之，故气滞痰生。得之日晚湿旺之时，故痰涎愈多。四肢秉气于胃，脾病不能为胃行气于四肢，故拘急而生麻。寒水侮土，中气愈滞，故膝冷则病作。

阳气春升而秋降，阴气春降而秋升，一日之中，亦分四时，其阴阳升降，与一岁相同。《灵枢·根结》：发于春夏，阴气少，阳气多，发于秋冬，阳气少，阴气多。春阳上升，则地下之阴多，故阳升之时，午后阴升而膝冷，秋阳下降，则地下之阳多，故阳降之时，鸡鸣阴降而膝冷。《素问·厥论》：阴气起于五指之里，阳脉者，集于膝下而聚于膝上，故阴气盛则从五指至膝上寒，其寒也，不从外，皆从内也。膝膑者，溪谷之会，机关之室，精液之所朝夕也。寒水归壑，流注关节，故膝膑寒冷，所谓肾有邪而气流于两腘也。

治法惟宜燥土。土居二气之中，以治四维，在阴而阴，在阳而阳，随四季而递变。土旺则上清下温，升左降右，稍助其推迁，而南北互位，东西贸区，静与阴同闭，动与阳俱开，成然寐，遽然觉，经目而讽于口，过耳而识于心，泰山崩而色不变，迅雷震而心不摇，神宇泰定，诸病俱消矣。

惊悸之证，阳败土湿，后世庸工，以为阴亏，归脾、补心诸方，谬妄极矣。梦周平日强记善睡，涉秋病作，服归脾、六味诸药，大损眠食，惕然惊悸，通夜不寐。年逾六十，中气衰弱，而常服滋润，伐其微阳，神思荒浪，欲作卓落国人，其老矣，何以堪此哉！

《宋书》：谢晦与檀道济将发荥[2]阳，晦其夕悚动不眠，道济就寝便熟。何其胆壮如是？是宜泻湿降逆，以培甲木，甲木根深，自当宠辱不惊。

世之医士，未穷梦觉之关，神浮于上而散以远志，阳败于中而伐以地冬，火灭于下而泻以栀柏，彼直真梦者矣，何以使梦者之觉[3]乎。悲夫！晋唐而后，世阅人而为世者多矣，但守窔奥[4]之萤烛，不仰天庭之白日，是使长夜杳杳，千秋不寤。己且未觉，而偏能觉人？设遇伤寒少阴善寐之证，又能使人长睡不觉矣，可胜叹哉！

悲　恐　解

邵熙伯，病惊悸悲忧，二十年中，病凡四发。初发四月而愈，后发愈期渐晚，或至数年。发则数月不食不寝，饭至疑有毒药，绝粒不尝，便数遗精，多欲好淫，膝冷心凉，欠伸太息，忧愁思虑，惊惧悲惋，常恐见杀，尸碎体分，逢人求救，屈膝哀恳，独处则泣下沾衣。时或自刭[5]几死，使人守之，静夜磨笄[6]自刺，室中锥刀绳索之类，尽为收藏，乃私服大黄，泻下求死。凡诸病象，每发皆同。

此缘火败土湿，金水俱旺。肝之气为风，心之气为热，脾之气为湿，肺之气为燥，肾之气为寒，此五脏之气也。肝之志为怒，心之志为喜，脾之志为忧，肺之志为悲，肾之志为恐，此五脏之志也。凡一脏之气偏盛，则一脏之志偏见，悲者燥金

---

① 溁　散也。
② 荥　原作"营"，音近之误，据集成本、上下文义改。
③ 梦者之觉　原作"觉者之梦"，据闽本、集成本改。
④ 窔（yào 要）奥　室之东南隅曰窔，西南隅曰奥。
⑤ 刭　刎也。
⑥ 笄（jī 鸡）　簪也。

之气盛，恐者寒水之气盛，忧思者湿土之气盛也。肝木主生，肺金主杀，木囚火灭，金燥无制，则杀机常动，"方盛衰论"：肺气盛则梦见斩血籍籍。人于醒后，神气浮动，脏真之盛衰，不能自觉，寐而神气宁谧，静中独觉，故脏中之盛衰，形而为梦，《谭子》所谓醒不灵而梦灵也。梦中觉者，盛未极也，盛之极则不梦而亦觉之。金旺木枯，但觉杀气之烈，而无生意之萌，肢骸分裂，恍在目前，故时欲自到，冀得完尸而死。金旺则欲哭，是以悲涕流连也。《金匮》：妇人脏燥，喜悲伤欲哭，是其肺金之燥也。金为水母，燥金生其寒水，是以恐作。盖人之五志，神气升达则为喜，将升未升，喜之弗遂，则郁勃而为怒，精气沦陷则为恐，将陷未陷，恐之欲生，则凄凉而为悲。木火衰而金水旺，故有悲恐而无喜怒，水寒则火灭，金燥则木伤故也。

肾主蛰藏，肝主疏泄，火泄水寒，不能温养肝木，而水泛土湿，陷遏乙木升达之气，生发不遂，则愈欲流泄，其性如是，遇夜半阳生，宗筋一举，则梦交接。木能疏泄而水不蛰藏，是以精遗。温气常陷，不得升，达而化君火，是以好淫。总缘生气之失政也。

精藏于肾，水藏于膀胱，"脉要精微论"：水泉不止者，是膀胱不藏也。膀胱之藏泄，司于三焦，《灵枢·本输》：三焦者，入络膀胱，约下焦，实则闭癃，虚则遗溺。然水道之通塞，虽在三焦，而其疏泄之权，实在乙木，以相火秘藏，肾水温暖，则肝气升达，膀胱清利，疏泄适中，而小便常调，相火不秘，泄于膀胱，肾寒不能生木，郁陷而欲疏泄，火旺则膀胱热涩，泄而不通，火衰则膀胱寒滑，泄而不藏。人之大恐而便溺俱下者，水寒火败而木气陷泄也。

胆以甲木而化相火，亦与三焦同归癸水，根深蒂固，则惊骇不生，三焦陷泄，甲木逆飘，胆气虚浮，故生惊骇。相火者，君火之佐，相火败而君火熄，寒水上凌，故病心凉，"四气调神论"：逆夏气则太阳不长，心气内洞，夏为寒变。以夏暑之月，而热火变为寒灰，至于三时[①]，则霜雪不能喻其冷，汤火不能使之温矣。君火失职，阳不归阴，则卫气常浮，夜不成寐。人之卫气，日行阳经二十五度，夜行阴脏二十五度，其行于阳也，常以平旦从足太阳而出于内眦，其行于阴也，常以日暮从足少阴而入于阴分。卫气入阴，则火交于水，神归于精，一身之阳气，悉退于至阴之中，群动皆息，是以能寐，卫不入阴，魂神飞宕，故终夜不寝。卫气入阴，原于胃气右降，金水收藏，胃土不降，收藏失令，是以卫浮而不入也。

阳明胃气，下行则开，上行则闭，脾胃为仓廪之官，人之食下者，仓廪开也，胃土上逆，仓廪不开，故食不下咽，下咽则呕。胃土不降，全因于湿。火败不能生土，寒水泛滥，入土化湿，金旺木枯，土邪无制。湿土司气，而风木不承，中气于是不运，故升降倒行，胃土上逆而废饮食，脾土下陷而善忧思也。湿土在中，水冷金凉，木衰火熄，变生诸证，奇诡异常，而实非怪病。

治法以燥土为主，而温暖金水，长养木火，使恐化为怒，悲转为喜，则脏气平均，情志调和矣。

《吕氏春秋》：齐王疾痏，灸瘕也，谓灸后病癫。使人之宋迎文挚。文挚至，谓太子曰：王之疾，必可已也。虽然，王之疾已，则必杀挚也。太子曰：何故？文挚曰：非怒王则疾不可治，王怒则挚必死。

太子顿首强请曰：苟已王之疾，臣与臣之母以死争之于王，王必幸臣与臣之母，愿先生勿患也。文挚曰：诺。请以死为王。与太子期而将往，不当者三，齐王固已怒矣。文挚至，不解履登床，履王衣。问王之疾，王怒而不与言。文挚因出，辞以重王怒。王怒而起，疾乃遂已。王大怒，将生烹文挚。太子与王后争之而不能得，文挚遂烹焉。

《东汉书》[①]：一郡守病，华佗以为盛怒则差，乃多受其货而不加功。无何弃去，又留书骂之。太守果大怒，使人追杀之。不及，因瞋恚，吐黑血数升而愈。

熙伯病与此同。盖木虚不能制土，土之湿盛则善思，金燥则善悲，水寒则善恐，水寒不能生木故不怒，木枯不能孕火故不喜。怒则木旺而克土，生火而克金，土位之下，风气承之，则土燥而克水，故病可已。熙伯病先发时，将愈必有怒色，经所谓思伤脾，怒胜思者，至理不爽也。第[②] 其胆破魂亡，百计激之，绝不敢怒。用燥土培木、温金暖水之剂，十余日后，小有不快，怒气勃然，遂瘳。

飧泄解

崔季长，素病腿膝寒冷，日暮环脐腹痛，胀满作泄，阳痿肩寒，服燥土疏木药愈。夏初童试，劳倦病发，吐黑血数日，饮食不甘，胀满吐泄，腹中郁热，积块坎起，泄则气块宣鸣而下，小便红涩，日夕脐腹痛连左胁，往来寒热，作酸嗳气，壅嗽生痰，四肢酸凉，膝股如冰，时常倦睡，夜卧腘中作痛，仰卧冲气上奔，左侧冲气横塞，满腹剧痛，惟右胁着席。

此缘水寒土滞，金木结辖[③]。人身脐居上下之间，太阴阳明之中气也。中气盛则运，衰则滞，运则清虚，衰则胀塞，《关尹子》[④] 所谓实即虚而虚即实也。饮

食入胃，脾土消磨，中气运行，是以不胀。水谷腐化，精华升而渣滓降，津液渗于膀胱，渣滓传于二阳，便溺分途，故前不至淋而后不至泄。阳衰土湿，不能蒸水化气，而与渣滓并注二肠，水渍湿旺，脾气郁陷，抑遏乙木，不得升达，木气郁冲，故作痛胀。木性升泄，遏于湿土之下，冲突击撞，不得上达，则下走二肠，以泄积郁。水在二肠，不在膀胱，故乙木冲决，膀胱闭塞而大肠泄利也。《灵枢·口问》：中气不足，溲便为之变，正此义也。盖脾胃者，仓廪之官，"脉要精微论"：仓廪不藏者，是门户不要也。肾开窍于二阴，是为胃之关门。肾以癸水居土之下，心以丁火居土之上，而水交于火则浊气下降而上不热，火交于水则清气上升而下不寒。"阴阳应象论"：寒气生浊，热气生清。火不上热，则浊生而右降，水不下寒，则清生而左升，浊气在下，故上不胀，清气在上，故下不泄。而水火之交，全恃乎土，土者如车之轮，如户之枢，四象皆赖以为推迁。《子华子》：阳之正气，其色赤，阴之正气，其色黑，上赤下黑，左青右白，黄潜于中宫，而五运流转，故有轮枢之象焉。轮枢运则火下炎而浊降，水上润而清升，是以坎离独斡乎中气。土虚则鸟飞而上，鱼动而下，火则上炎，水则下注，浊气在上，则生膜胀，清气在下，则生飧泄。

胀泄者，太阴脾土之湿盛也。土生于火而败于水，火旺则阳明盛而湿亦化燥，水旺则太阴盛而燥亦化湿，燥则运行，湿则滞塞，运行则谷消而便坚，滞塞则完谷

---

① 东汉书　即《后汉书》。
② 第　但也。
③ 辖（sè 色）　气结也。
④ 《关尹子》　原作"《关令尹》"，诸本均同，据此书书名改。

而后泄。"调经论"：志有余则腹胀飧泄，肾藏志而气寒，志有余者，寒水泛滥，入土化湿，木郁风动，是以胀泄并作也。

太阳以寒水主令，手太阳化气于寒水，故丁火常热而丙火常清，少阴以君火主令，足少阴化气于君火，故癸水常温而壬水常寒，今癸水反寒而壬水反热，此以下焦之火泄也。《灵枢·本输》：三焦者，足太阳少阴之所将，太阳之别也，并太阳之正，入络膀胱，约下焦，实则闭癃，虚则遗溺。三焦之火，秘于肾脏，则腑清而水利，泄于膀胱，则腑热而溺涩。以水性蛰藏，木性疏泄，相火内秘，癸水温暖，此乙木生发之根也。火败水寒，乙木不生，益以湿土陷遏，生发不遂，而愈欲疏泄，故相火离根，泄于膀胱。乙木常陷，则肾精不藏，泄而不通，则小便不利。此癸水寒滑，壬水热涩之原也。

三焦之火，随太阳寒水下行，秘于癸水而不泄者，寒水蛰藏之力也。手之六经，皆行于手，惟三焦之下腧在足太阳之前，出于腘中，下贯腨肠，而入于外踝，肾得此火，癸水温暖，故骨髓不寒，二十四难所谓少阴冬脉伏行而温于骨髓也，火泄髓寒，则腿足不温。膝膑者，溪谷之会，寒水下流，溪谷凝冱，故膝冷倍常也。足太阳入于腘之外廉，脉动委阳，足少阳出于腘之内廉，脉动阴谷，经络寒冱，血涩而筋急，夜卧寒增而气滞，故相引而痛也。

寒水不生乙木，筋脉失荣，故病阳痿。肝主筋而脉循于阴器，前阴者，筋之聚，故名宗筋。木生于水而长于土，"痿论"：阳明者，五脏六腑之海，主润宗筋。阴阳总宗筋之会，会于气街，而阳明为之长。足之三阴、阳明、少阳、冲、任、督、跷九脉同会于宗筋而独长于阳明者，以阳明为多气多血之经。气以煦之，血以濡之，筋脉滋荣，则坚硬不痿。水寒土湿，生长失政，木气郁槁，故阳痿而囊缩也。

寒热者，阴阳胜复之故，属在少阳。少阳居二阳三阴之中，半表半里，午后阴长阳消，阴盛而侵阳分，表闭而寒来，阳复而侵阴分，里郁而热来，胜复迭乘，则往来寒热。凡病一见寒热，是为外阳内阴二气不和，表里阴盛，则但寒而不热，表里阳盛，则但热而不寒，里阴表阳均势相争，则见寒热。从此阴胜阳奔[①]，乃至惟有恶寒。抑三阴而扶二阳，当为预计也。

肝胆不调，总由土湿，土湿则脾陷而胃逆，脾陷则乙木不升而郁冲于下，胃逆则甲木不降而郁冲于上。木位于左，故痛连左胁。肝胆左郁，故气结而作酸。土困木贼，故脐腹作痛也。胃逆则肺无降路，刑于胆[②]火，而病嗽咳。

肺司气而主声，《关尹子》：金坚故实为五声。以肺之为体，孔窍玲珑，清气飘扬，冲而不盈，呼之则气升于颠，吸之则气降于踵，息息归根，孔窍无阻，是以不嗽。肺气逆升，冲于孔窍，窍阻气塞，则嗽而出之，故戛然[③]而鸣，"生气通天论"所谓秋伤于湿，上逆而咳者，正谓此也。

人身之气，足阳明化气于燥金，手太阴化气于湿土者，常也。燥胜其湿，则肺金收降，湿胜其燥，则肺金郁升，今手太阴化己土之湿，足阳明不化庚金之燥，胃土上逆而湿气埋塞，则津液瘀浊而化痰涎，日见其多耳。土困于中，而四维皆病。

治法：燥土暖水，疏木达郁，清金降逆。水温土燥，则土气回旋，木升金降，痰消而嗽止，水利而便调矣。

季长病泄半载，为庸医误药，已至危

---

① 奔（fèn 愤） 败也。
② 胆 原作"肝"，诸本均同，据上下文义改。
③ 戛然 象声词。

急。用温中燥土、暖水达木之方，腹中滞气，一啜而散，阳气浸淫，见于眉宇之间，数剂泄止。

庸工以胀泄为脾气之散，用五味、木瓜、山萸、芍药诸品，中气郁结，而再服酸收，是益其源而障其流也。至于十全大补一方，真俗腐之妄作，人每用以治泄利，不通之至！

肠澼解

田西山，乡试旅中饮冷露卧，因病下痢，日百余次，少腹痛坠，绕脐气块如石，数道上攻，左胁更甚，痛叫不已，胸膈若烧，肛门如烙，小便热涩，气街大筋突起，跳动鼓指，发手热气下于两股，状如汤沃，阳缩囊绉，蜷卧膝冷，谵语离魂，不食数日矣。

此其中焦寒湿，上下俱热。常人胃土右降，则甘饮食，脾土左升，则化水谷，胃降则甲木不逆，脾升则乙木不陷，木气无郁，故上下冲和，痛胀不生。饮食寒冷，伤其脾阳，不能蒸水化气，水谷并下，注于二肠，水气浸淫，脾土湿陷，抑遏乙木，不能升达，肝气郁冲，故生痛胀。木以升泄为性，既不上达，则下决二阴，以泄粪溺，水在二肠，不在膀胱，故小便不开而大便不阖。水去土燥，肝脾升运，泄利自止，脾阳陷败，寒湿愈增，则泄利不止，遂便脓血。盖乙木直升，糟粕顺下，隧道无阻，故脂血不伤，乙木郁陷，滞气梗塞，糟粕不能顺行，脂血摧剥，与之俱下，是以作痛。君火胎于乙木，温气陷遏，不得上化君火，故生下热。湿邪淫蒸，脂血腐化，是以成脓。乙木陷于大肠，沉坠不升，是以后重。久而脂血伤残，刮迹而去，侵及脏腑，中气溃败，是以死也。

阳明以戊土而化燥金，金燥则能收降，故阳明之气，善于下行，太阴之湿胜其阳明之燥，则脾既下陷，胃亦上逆。胃逆则甲木无下行之路，甲木化气于相火，相火上炎，是以胸膈烦热。君相同气，二火燔腾，心神扰乱，是以谵语。胆木失根，相火郁升，营血不谧，是以魂离。胆位于左，经络痞塞，是以结梗，下行无路，是以逆冲而上也。

气冲者，阳明动脉，在毛际之旁，腿腹之交。阳明之气，不遂其下行之性，故气冲即气街。郁蓄，而生跳动。《灵枢·百病始生》：虚邪之中人也，其着于伏冲之脉，揣之应手而动，发手则热气下于两股，如汤沃之状。"痿论"：冲脉者，经脉之海，主渗灌溪谷，与阳明合于宗筋。阴阳总宗筋之会，会于气街，而阳明为之长。阳明多气多血，而冲脉又与诸筋总会阳明之气街，穴腧充满，故气街之动脉常大。伏冲即冲脉之深而在脊者，风寒袭于冲脉，郁其经气，盛满莫容，走阳明而归气街，是以跳动鼓指也。是其上热在于少阳，下热在于厥阴，而上下郁热之根，则由己土之湿，土湿之故，则由癸水之寒。

后世庸工以为痢证无寒，不知其热并不在于中焦，况三焦皆寒、上下无热者亦复不少，而以硝黄重泻胃气，湿寒愈增，轻则生鼓胀之病，重则死矣。大凡新秋病痢，皆暑夏生冷之所伤，俗医以为暑邪，而用寒攻，无有不误者也。

治法当泻土湿而疏木郁，其热盛者，凉行其滞，其寒盛者，温行其结，令其脾燥肝升，凝结通达，瘀清腐扫，脂血调和，则痛坠全瘳，脓血弗生矣。至于历代医书痢证诸方，荒唐不经，未足深辨也。

西山平素尚俭，量腹而食，度身而衣，病不服药，已至危剧。诊之尚可救挽，而自分不起，意欲勿药。谓半月以来，神魂迷离，精魄荒散，窃觉病势已革，卢扁复生，恐难为力。君且莫喧，以扰余心。仆与西山童稚交善，解而慰之曰：今卢扁在此，公未见知耳。若得灵药一匙，即可返魂，勿恐。用燥土温中、行瘀散滞、清胆达木之方，强而饮之。一服而差，遂不再服。

月余扶杖而行，善饥善后，食入俄顷即下，问何以故？仆闻语大笑：公少服药数剂，此成洞风矣。《史·仓公传》：阳虚侯相赵章、齐淳于司马，皆尝病此，公脾土未调，土郁风旺，疏泄水谷，肠胃空洞，风木不达，中气难复也。问：此可无患恐之？曰：赵章之病，仓公以为法五日死，公尚无子，那可惜此小费，为后世嗤耶！曰：淳于司马何以不死？吾命在天，不在吾子之手！言之再四不听，如此数月，后竟无恙，但右手战麻，写字艰难，每为考试所苦，终不服药也。

脾 胃 解

业师于子蓬，司铎[①] 金乡[②]，录证来问：自来饮食不多，今止三分之一，稍多即伤食泄利，鱼肉绝不思食，食枣数枚即发热，食柿饼半枚即欲泄，陪客茶多，晚即不寐，不食晚饭十余年矣。饮食调适，终日不唾，若晚饮杯酒，略服温燥，则痰唾黏联，长如唾丝，睡即涎流，大便成粒，每晚将睡，必思登溷[③]，小便短少，夜醒必溺，五更水谷消化，此时更觉[④]溺多，晨起必渴，饮食亦甘。平素气禀如是，往时自制加减四君丸，黄芪、白术、茯苓、橘皮、甘草、当归，遇脾胃寒湿，便服一二次，甚觉有效。向来不敢饮酒及食诸燥热之物，六月食凉粉，霍乱呕吐并作，八月六日食黍糕半枚，午后省牲，在明伦堂[⑤] 呕吐原物，自此饭后常觉气逆欲吐，左胁贴乳，上冲喉下，隐隐似痛，半日食消，方才气顺。服四君丸，发热面

赤，耳后如火，两眦[⑥] 酸痛，胸腹燥渴，啖黄梨半枚而愈，是后每日啖梨乃安。往日一食便泄，今止大便润湿，不似从前结若羊矢而已。吾恐饭后欲吐，将成反胃证，则可虑矣。前时腰痛腿重，此际已愈，但坐卧少久，不能遽起，是老年常景，非关病也。但有还少仙方，自当更妙，但恐不能耳。偶服六味丸，即觉腹中寒滞，服八味三剂后，更觉燥热，耳后如火。或谓附桂少故，非也，吾脏腑大概寒热俱不受，须不寒不热、不燥不湿、平中带补之剂乃可。此意与县中医士言之，为吾制兔丝丸，服之甚不佳，而四君丸平日最效，今便燥热不受，大抵渐老渐衰，甚有血虚火起之意。当用何药治之？人还即寄方来。

详观平日旧证：自来饮食不多，渐老渐减，稍多即伤食作泄，此脾气之弱也。脾为太阴湿土，阳明之燥足以济太阴之湿，则脾阳升运，水谷消磨，湿旺燥衰，中气莫运，多食不能消化，故病泄利。肉食更难消磨，过时陈宿，反伤胃气，是以不思食。食枣生热者，甘缓之性，善滞中气，土滞则脾陷而胃逆，胃逆而甲木不降，相火上炎，是以生热，非大枣之性热也。食柿饼作泄者，寒败脾阳也。茶多不寐者，阳气收藏则为寐，收藏之权，虽关金水降蛰，而金水降蛰之原，实由戊土之降，茶多滋其土湿，阳明不降，金水失收藏之政，故神魂升泄而不寐也。不食晚饭者，日暮阳衰，不能腐化耳。晚饮杯酒，

---

① 司铎　掌教化之令者。
② 金乡　县名，即今山东省金乡县。
③ 溷　厕也。
④ 觉　原作"多"，音近之误，据闽本、集成本改。
⑤ 明伦堂　明人伦之堂也。多指各地孔庙之大殿。
⑥ 眦　原作"背"，形近之误，据闽本及下文"遂生上热"改。

痰生涎流者，酒助土湿，湿动胃逆，津液堙郁，则化痰涎，下行无路，是以逆行也。大便成粒，硬若羊矢者，下焦阴旺，肠窍约结，糟粕传送，不能顺下，下而辄闭，蓄积既多，乃复破隘而下，下而又闭，零星续下，不相联属，大肠以燥金主令，而手足太阴，湿旺津瘀，但化痰涎，不能下润大肠，是以燥结成丸，枯涩难下，实非下焦之阳盛也。晚思登溷者，阳衰湿动，肝脾郁陷也。夜多小便者，子半阳生，水谷消化也。便多水利土燥，故思饮而甘食。四君丸，术、甘补中，茯苓泻湿，橘皮利肺，当归滋肝，与脏气颇合，是以能效。近食凉粉吐泄，寒湿伤脾。黍糕胶黏难化，原物涌吐。阳明胃气，本自下行，屡呕气逆，因而上行，饭后中焦郁满，胃气不下，是以欲呕。胃逆则胆无降路，亦遂上冲，胆位于左，故左胁冲喉，隐隐而痛。食消而胆胃皆降，故气顺也。平时颇宜四君丸，今乃燥热不受，非药性之热，乃中气之愈衰也。归、芪、术、甘，壅滞不行，茯苓、橘皮，不能开其郁塞，君相之火，不得归根，遂生上热，与食枣发热之故，理相同也。梨以甘寒疏利之性，清其郁热，是以渴燥皆止。兔丝收敛固涩，与湿旺土郁之证，愈为助虐，甚不宜也。八味暖水滋木，与肝肾燥寒，未为相反，但以地黄入胃，留恋湿土，湿动胃逆，则附子不能下温癸水，而反助甲木上炎之火，耳后火起，少阳胆经络于耳后故也，何关桂附多少乎！六味滋湿伐阳，原属庸工妄作，更与此证相左[①]矣。

法宜燥土暖水，疏木达郁，水温土燥，木达风清，脾旺湿消，神气渐盈，百龄易得，还少仙方，何其不能！《素问·生气通天论》：圣人服天气而通神明。"阴阳应象论"：能知七损八益，则耳目聪明，身体轻健，老者复壮，壮者益治。

年高之人，阳衰阴旺，是以易老，若以药物抑阴扶阳，本有还童之理，而愚昧以为妄诞，此下士闻道，所以大笑也。至于素禀脏气，虽与人别，而寒热燥湿，一切不受，是方药之差误，非宜寒不受寒，宜热不受热也。此以肠胃柔脆，不堪毒药[②]，少服便效，未宜多用也。

十一月初，先生又录证来问：吾十月十五生日，行香[③]后使客[④]纷纭，颇劳酬酢，饭毕腰痛，脊骨两旁，筋急如扯，旧病复发。又因初五六日每晚饮酒数杯，湿热郁积，遂成此证。十六日大势已差，尚能回拜客，进县署。误服八味丸，腰弯不能立行，痛连脊背。乃服羌活、独活、白术、地黄、杜仲、甘草二剂，背痛少减，而不能行立如故。又服左归饮加白术、葳蕤，痛如前，且觉大便燥，腹内热，两膝酸热。乃服当归地黄饮加黄芩、栀子五分，晨起破腹两三次，身颇轻爽，腰微能直，火气似去，其痛乃移左胯。因往年病疟，左半伤耗，上年腿肿，亦在左畔，此时渐轻，但不及未痛前耳。今欲去黄芩、栀子，第服当归地黄饮。昨日已服一剂，大便尚未滋润，而脾甚觉其湿。思欲空腹服之，压以干物，未审何如？

前悉腰痛一证，已获康愈，今又因饮酒动湿，脾土郁陷，肝气抑遏，盘塞肾部，而生痛楚。肾位于腰，为肝之母，子气不能生发，是以腰痛也。误服八味，助其土湿，木气更遏，是以痛剧。张景岳之左归饮，服之脾湿愈滋，木郁风生，而成燥热。归、地、栀、芩，寒湿败脾，木郁作泄，泄后郁热清利，是以微差，而肝气

---

① 左　反也。
② 毒药　治病之药也。
③ 行香　本为礼佛仪式，清代外省文武官员，每逢朔望，例向文武庙焚香即拜，亦称行香。此指后者。
④ 使客　客人也。

益陷，故痛移左胯，实明减而暗增，非药效也。前此已为误用，若今后常服，土湿日滋而脾阳日败，断不可也。大便之燥，全缘脾湿，湿去阳回，饮食消化，精华升布，津液降洒，大肠滋润，自然便调。倘以归地滋湿，变结燥而为滑溏，则脾阳亏败，为祸深矣。

火 逆 解

王文源，平日膈上壅塞，常吐清痰。冬夜心惊火发，下自足心，上自踹内，直冲心胸，胸膈痞闷，咽喉闭塞，耳鸣头眩，气虚心馁，四肢无力，遍身汗流，烦躁饮冷，得食稍差，小便清数，大便重坠，阴精欲流，胸腹腰脊表里皆热，手足独凉。将愈则冲气下行，渐而火降烦消，小便热黄乃瘳。五六日、半月一作，凡腹中壅滞，或食肉稍多则发。先时足心常热，近则溺孔亦热。医用六味、八味不受，病已四年矣。

此缘土湿胃逆，相火上炎。足少阳以甲木而化相火，自头走足，下行而温癸水，癸水蛰藏，相火不泄，则肾脏温暖，而上下清和，癸水不蛰，相火升泄，下自九原[1]，上出重霄，变清凉之境，为曦赫之域，是以烦热而燥渴也。阳根下拔，浮越无归，故耳鸣头眩，扰乱不宁，以少阳经脉，自锐眦而绕头耳也。热蒸窍泄，是以汗流。君相同气，心火升浮，不根肾水，故虚馁空洞，欲得谷气。足心者，足少阴之涌泉，少阴之脉，自足心循踹内，出腘中，上络于心，循喉咙而挟舌本，相火泄于涌泉之下，故根起足心，自少阴肾脉逆行而上也。其足心溺孔之热者，手少阳相火之陷也。足少阳从相火化气，病则上逆，手少阳以相火主令，病则下陷，以足之三阳，自头走足，其气本降，手之三阳，自手走头，其气本升，降者不降而升

者不升，反顺为逆，是以病也。少阴主藏，手足少阳之火，秘藏癸水之中，则浊气不逆，清气不陷，故上热不生，下热不作，少阴失藏，甲木常逆，则三焦常陷，陷于少阴之经，则热在足心，陷于太阳之腑，则热在溺孔。《灵枢·本输》：三焦者，足太阳少阴之所将，太阳之别也，并太阳之正，入络膀胱，约下焦，实则闭癃，虚则遗溺，三焦之火，陷于水底，沦落涌泉之下，则不在州都之中，故膀胱寒滑而溲溺清数，是即虚则遗溺之义也。及火退病除，溺孔方热，是相火不归水脏，而又陷于水腑，此乃异日甲木飞腾之原也。甲木之降，机在戊土，戊土降则肺金能收，肾水善藏，戊土右转，金水得收藏之政，此胆火所以下行也，戊土上逆，浊气升填，肺无下行之路，收敛失政，则胆火不藏，遇饮食弗消，中气郁满，胃土全逆，肺金尽革，则胆火拔根而上炎，是旋至而立应者也。其发于食肉中满之际者，土气堙塞，室其四运之轴，是以胃逆而病作耳。胃腑既逆，脾脏必陷，陷遏乙木升发之气，不得上达，必将下泄，故精欲前流而粪欲后失也。胃逆脾陷，由于土湿，而土湿之故，全因寒水之旺，土不克水，而寒水泛滥，反得侮土，土被水渍，既湿且寒，运化之机，迟蹇失度，一得肥腻，不能消腐，凝滞愈增，则升降悉反，乌得不病耶！土旺四季，人之四肢，即岁之四季，四肢秉气于脾胃，而寒湿在中，流注肢节，故手足厥冷，改其温和之常也。

是宜燥土降逆，以蛰相火，土燥阳回，中气旋转，升降复职，水火归根，君相宁谧，则胆壮而神清，惊骇不生，烦热不作矣。

唐太仆王冰注《素问》，发壮水益火

---

[1] 九原　原义为九州之域也。在此指身体下部。

之言，嗣后薛立斋、赵养葵、高鼓峰、吕用晦辈祖述其说，乃以六味壮水，退膈上之热，以八味益火，除脐下之寒。不知下寒上热，缘于土败，地黄滋湿伐阳，溃败脾土，服之上热愈增，下寒更剧，是以水益水以火益火也，土败阳亡，则人死矣。至于今日，恶风布扬，遍满天下，此实仁人君子之所深忧也。

自医理失传，火逆上热之证，概谓阴虚，肆用归地败土，枉杀生灵。至于妖[1]魔下鬼，乃以龟板、天冬、知母、黄柏泻其微阳，得之立死，其祸更惨，此刘朱之遗毒也。君子不操燮理之权，以康斯世，见此群凶屠毒万代，安能默默无言耶！

治文源病，用燥土降逆、暖水蛰火之法，十余剂，不再发。

---

[1]　妖　原作"么"，诸本均同，音同之误，据上下文义改。

素灵微蕴卷四

昌邑黄元御坤载著

消 渴 解

吴智渊，病消渴，胸膈燥热如焚，日饮凉水石余，溲亦石余，溲下温热，将毕则寒，其色白浊，魄门失气亦凉，天寒腿膝颇冷，善食善饥，数倍其常。

此缘湿土遏抑，风木疏泄。心火本热，肾水本寒，平人火不上热、水不下寒者，以水根于火、火根于水也。水根于火，则九天之上，阳极阴生，常肃然而如秋，火根于水，则九地之下，阴极阳化，常煦然而如春。盖阳降而化浊阴，又含阳气，阴升而化清阳，又抱阴精，此水火交济之常也。阴阳之升降，必由左右，左右者，阴阳之道路也。右为肺金，左为肝木，金不右降，则火逆而生上热，木不左升，则水陷而生下寒，下寒则肝木郁泄而善溲，上热则肺金枯燥而善饮。而消渴之病，则独责肝木而不责肺金，仲景《伤寒》、《金匮》：厥阴之为病，消渴。以厥阴风木，生于癸水而长于己土，水寒土湿，生长不遂，木郁风动，疏泄失藏，则善溲溺，风燥亡津，肺金不泽，则善消渴，溲溺不止者，乙木之陷也，消渴不已者，甲木之逆也。甲木化气于相火，与手少阳三焦并归癸水，而约小便。《灵枢·本输》：三焦者，入络膀胱，约下焦，实则闭癃，虚则遗溺。手足少阳，秘藏癸水之中，则下不淋遗而上无消渴，癸水不藏，甲木上逆，则相火升炎，而病消渴，三焦下陷，则相火沦落，而病淋遗。盖膀胱者，州都之官，津液藏焉，三焦者，决渎之官，水道出焉，膀胱主藏，三焦主出，水善藏而火善泄，其性然也。三焦之火，秘于肾脏，则脏温而腑清，三焦之火，泄于膀胱，则脏寒而腑热，腑清则水利，腑热则溺癃。而三焦之火，不无盛衰，其火盛而陷者，则水腑热涩，其火衰而陷者，则水腑寒滑，热涩者，实则闭癃也，寒滑者，虚则遗溺也。膀胱寒滑，藏气失政，故多溲溺。甲木之逆，三焦之陷，则皆乙木泄之也，是以独责之厥阴。

而乙木之泄，则由太阴之湿陷，阳明之燥逆也。"阴阳别论"：二阳结，谓之消。二阳者，手足阳明，手阳明以燥金主令，足阳明从令而化燥，足太阴以湿土主令，手太阴化气而为湿，湿济其燥，则肺胃清降而上不过饮，燥济其湿，则肝脾温升而下不多溲，阳明燥结于上脘，故相火燔蒸而善渴，太阴湿郁于下脘，故风木疏泄而善溺。《金匮》：男子消渴，饮水一斗，小便一斗者，肾气丸主之。相火在水，是为肾气，附子补肾中阳根，召摄相火，相火蛰藏，则渴止而逆收，此反本还原之法也。地黄、丹皮，清乙木而润风燥，泽泻、茯苓，渗已土而退湿淫，桂枝达肝脾之遏陷，薯蓣、茱萸[1]，敛精溺之输泄，附子温肾水之寒[2]，制方精良，豪

————

[1] 茱萸　原脱，诸本均同，据《金匮悬解·卷十一》补。

[2] 附子温肾水之寒　原脱，诸本均同，据《四圣心源·卷五·消渴》补。

无缺欠矣。

然阴阳有进退，燥湿有消长，此非尽阳明之病也。消渴而水利者，燥多而湿少，当属之阳明，消渴而溺癃者，湿多而燥少，宜属之太阴。以土湿非旺，则风木疏泄而不藏，是以水利，土湿过甚，则风木疏泄而不通，是以溺癃。二阳结，谓之消，是阳明燥盛而水利者也，二阳之病发心脾，有不得隐曲，女子不月，其传为风消，是太阴湿盛而溺癃者也。盖乙木藏血而孕丁火，脾土湿陷，木郁风生，必病消渴。血中温气，化火之根，温气抑遏，子母感应，心火必炎。相火者，君火之佐，君相同气，有感必应，其势如此。病起二阳而究归心脾者，太阴之湿盛也。心火上①炎，热甚津亡，故常燥渴，脾土下陷，湿旺木郁，故少溲溺。肝主筋，前阴者，筋之聚，其在男子，则宗筋短缩，隐曲不利，其在女子，出经血瘀涩，月事不来，总由风木盘塞而莫能泄也。如此则宜减地黄而增丹皮，去附子而加芍药，缘木郁不泄，温气陷而生下热，膀胱热癃，则宜芍药，经脉闭结，营血不流，则宜丹皮，去附子之助热，减地黄之滋湿，药随病变，无容胶执也。《金匮》以八味治小便不利，是无下热者。

后世庸工，或以承气泻火，或以六味补水，或以四物滋阴，述作相承，千秋一例，而《金匮》立法，昭若日星，何其若罔闻知也。至喻嘉言解《金匮·消渴》厥阴为病一条，以为后人从《伤寒》采入，其于《伤寒》、《金匮》，一丝不解，是又庸医之下者矣。嘉言谓伤寒热深厥深，与杂证不同，是袭传经为热之说，不通极矣。又以下消为热，更谬。

经义渊微，固属难解，仲景八味之法与岐伯二阳结义同符，特②庸工不悟耳。

智渊病，用肾气丸料煎汤冷饮，覆杯渴止，积年之苦遂除。

气 鼓 解

田龙章，初秋病痢，服药数剂，痢愈而腹胀，得食更甚，胁内气冲作痛。用温中散滞之方，胀消，心绪烦乱，悦怒不平。又以忿恚而发，数发之后，脐内肿胀，遂成气鼓，喘呼不卧，溲溺艰涩，诸味俱绝，食甘稍差。

此缘脾土湿陷，木郁不达。肾司二便，而粪溺之输泄，其职在肝，阳衰土湿，脾气郁陷，抑遏乙木升发之气，下冲魄门，泄其积郁，而传道阻梗，是以病痢。过服寒泄，伤其脾阳，痢止土败，不能升运，木气犹遏，故多忿怒。怒伤肝气，贼虚脾土，肝脾郁迫，不得发舒，故清气壅阻，而为肿胀。脾主消磨，肝主疏泄，饮食入胃，脾阳升磨，谷精上运，则化气血，谷滓下传，则为大便。而水之消化，全赖土燥，克以燥土，蒸而为气，雾气降洒，化而为水，以输膀胱。粪溺蓄积，泄以风木之气，水利于前，谷行于后，则后不至泄而前不至淋。水利土燥，脾升木达，清阳旋转，肿胀所以不作也。土湿不能蒸水化气，乃与谷滓并入二肠，水停湿旺，土陷木郁，木气冲决，但冲二肠而为泄利，不开膀胱而导闭癃，是以后窍滑而前窍涩。前窍不开，湿无去路，肝脾日郁，此肿胀所由作也。

肺主气而行水，脾气陷塞，胃无下行之路，则肺金逆上，不能下降而为水，雾气埋郁，故生痰喘。气位于上，水位于下，上不病气鼓、下不病水胀者，气水各得其位也，惟水逆于上，则病水胀，气陷于下，则病气鼓。《金匮》：腰以上肿，当

---

① 上 原作"势"，诸本均同，音近之误，据上下文义改。
② 特 但也。

发其汗，腰以下肿，当利其小便，发其汗者，使积水化气，泄于汗孔，利其小便者，使积气化水，泄于膀胱也。

膀胱通塞，司于三焦，三焦之火，随太阳下行，温肾水而约膀胱，虚则遗溺而不藏，实则闭涩而不通。所谓实者，三焦之火陷于膀胱也，火陷于膀胱者，肝脾之不升也，肝木下陷，郁而生热，传于脾土，土木合邪，传于膀胱，膀胱瘀热，故小便淋涩黄赤。黄者，土色之下行，赤者，火色之下现。肾主蛰藏，三焦之火秘于肾脏，肾水暖则上生肝木，木之温者，秉于水中之火也。肝木温升，则化心火，肝木不升，温气遏陷，故生下热。温气下陷，生意不遂，而愈欲疏泄，故相火失藏。

此宜燥土升陷，而达木气，土燥阳升，消化水谷，水能化气而气复化水，下注膀胱，水道清利，湿气渗①泄，肝脾升达，肿胀自消。庸工见其小便热涩，而以黄柏、知母清泻膀胱之热，脾阳更败，湿陷益增，是拯溺而投之以石也，岂不谬与！若脏腑之中，湿旺气结，久而不行，化生腐败，腐败瘀填，则用疏涤五脏之法，去其菀陈。腐败全消，脾阳升布，则精气动薄，神化回潏，寿命永固，长生不老，此除旧布新之法也。

人生于火而死于水，以阳生而阴杀也。土者，火之子而水之夫，所以制水而救火。太阴湿土，虽名克水，而湿性易发，辄为水侮，故仲景立方，第有泄湿之论，而无补水之条。至刘朱二家，专事泻火，而鼓胀一门，亦谓湿热，不知湿热之原，何由而成，此井蛙夏虫之见耳。薛氏加减肾气之法，地黄滋其土湿，牛膝陷其脾阳，附子不能补水中之火，反以益肝胆膀胱之热，服之病轻者效，病重者死，非气鼓之良法也。其减地黄、附子，增车前

而倍茯苓，亦恐其滋湿而生热，而不知为湿热之媒，譬犹遗盖而逃雨也，无之而非湿矣。庸工见八味助火，改事寒凉，杀人更捷。此刘朱之遗祸，至今不息，良可悲夫！

龙章病，用燥土达木、行郁升陷之味，十余日全瘥。

噎 膈 解

李玉林，因积忿病膈，喉紧胸痞，饮食艰阻，焦物稍下，右胁胀痛，腹满气逆，环脐痛楚，酸水泛溢，日呕胶痰，得酒更多，便干，完谷不化。病将半年，日月增剧。医教以多饮牛乳，或欲以甘遂下痰，迟疑未服。

此缘肝脾湿陷，肺胃壅阻。人之中气，左旋而化脾土，右转而化胃土，中气健旺，阴阳不偏，则胃气下行，浊阴右降，清虚而善容，脾气上行，清阳左升，温暖而善消。枢轴运动，水谷消磨，精华上奉，渣滓下传，旧谷既腐，新谷又至，气化循环，仓廪常开，所以不病噎膈也。

中气在阴阳之交，水火之分，不燥不湿，不热不寒。脾升则阳气发生而化温，胃降则阴气收敛而化燥，清阳化火乃为热，浊阴化水乃为寒，然则坎离之本，是在戊己，戊己之原，实归中气。中年以外，戊土之阴渐长，己土之阳渐消，往往湿增而燥减，水旺而火衰。寒水胜火，入土化湿，水寒则乙木不生，土湿则肝气不达，重以积怒伤肝，克贼脾土，肝脾郁陷，水谷不消，则肺胃痞升，饮食不纳，相因之理也。

肺位于胸，胆位于胁，皆随胃土下行，胃气上逆，肺胆无下行之路，食下而

---

① 渗 原作"糁"，形近之误，据蜀本、集成本改。

肺胆愈壅，故胸痞而胁胀。背者胸之府，肺气壅遏，胸膈莫容，逆冲肩背，故肩胛之痛生焉。痰饮者，土金湿旺，雾气堙郁所化。饮食入胃，水谷之消磨，赖乎脾阳，精华之洒陈，赖乎肺气。饮食腐化，游溢精气，上输于脾，脾气散精，上归于肺，肺气飘扬，氤氲布濩①，所谓上焦如雾者也。肺气清肃，将此水谷精华，宣布于毛脉脏腑之中，化为津液精血，所谓上焦开发，宣五谷味，熏肤，充身，泽毛，若雾露之溉者是也。足太阴以湿土主令，手太阴从湿土化气，燥衰湿旺，木郁金革，水谷在脾而消磨不速，精华入肺而洒陈不利，则气滞津凝，淫泆②而化痰涎。肺胃上逆，浊气填塞，益以痰涎瘀阻，胶黏不下，此噎膈所由来也。

肺与大肠，表里同气，肺气化津，滋灌大肠，则肠滑而便易。饮食消腐，其权在脾，粪溺疏泄，其职在肝，以肝性发扬，而渣滓盈满，碍其布舒之气，则冲决二阴，行其疏泄，催以风力，故传送无阻。脾土湿陷，风木不达，疏泄之令弗行，则阴气凝塞，肠窍全闭，关隘阻隔，传道维艰。而饮食有限，糟粕无多，不能冲关破隘，顺行而下，零星断落，不相联接。大肠以燥金之腑，而津液上凝，不复下润，故粪粒干燥，梗涩难下。膀胱者，津液之腑，津液之源，化于肺气，气滞痰结，不获③化生津液，下注膀胱，故水道枯竭，小便不利。"阴阳别论"：三阳结，谓之膈。三阳者，太阳也，足太阳膀胱结则小便癃，手太阳小肠结则大便闭。前后闭癃，浊气不能下泄，因而上逆，浊气冲逆，上脘痞塞，是以食阻而不纳。肝脾升达，则下窍疏通而善出，肺胃降敛，则上窍空洞而善入，脾陷胃逆，升降颠倒，则上下不开，出纳俱废。病在饮食便溺之间，而总以中脘之阳虚也。

朱丹溪以下愚谈医，于噎膈一门，首开滋润之法，阳虚湿旺，再以牛羊乳酪败脾阳而助土湿，无不死者。赵氏《医贯》，更扇其虐，乃以六味补阴，吕用晦赞扬而刻行之，致使群愚诵习，毒流天下后世，可胜叹哉！

丹溪论病，悉归于痰，不知痰饮化生，全因土败湿滋，乃于噎膈痰多，竟以为燥，此狂夫之下者。是后医书，皆袭其讹，以为阴亏燥甚，遂使病者多死。此自中古以来，庸流立法之误，并非不起之证也。

玉林病，用燥土行郁、升陷降逆、温胃滑肠之法，十余日后，二便皆通，逆气悉下，饮啖如常。

反　胃　解

林氏，怒后胸膈热痛，吐血烦闷，多痰，头疼作呕，因成反胃，头面四肢浮肿，肌骨渐瘦，常下紫血。夏月心痛恒作，腹中三块如石，一在左胁，一在右胁，一在心下，痛时三块上冲，痞满嗳浊，心烦口渴，旋饮旋吐，手足厥冷如冰，交秋则愈。经来腹痛，遍身皮肉筋骨皆痛，上热燔蒸。初病因丧爱子痛哭，泪尽血流，后遭父姑之丧，凡哭皆血。鱼肉瓜果，概不敢食，恃粥而已，粥下至胸即上，时而吐蛔，少腹结塞，喘息不通，小便红浊淋涩，粪若羊矢。半月以后，嗽喘惊悸不寐，合眼欲睡，身跳尺余，醒梦汗流，往来寒热。凡心绪不快，及目眶青黑，则病发必剧。病九年矣，滴水弗存，粒米不纳，服药汤丸俱吐。

此缘脾陷胃逆，出纳皆阻。胃主降

---

① 布濩　散布也。

② 泆　原作"佚"，形近之误，据蜀本、集成本改。

③ 获　得也。

浊，脾主升清，脾升则清气上达，粪溺无阻，胃降则浊气下传，饮食不呕，脾陷而清气填塞，是以涩闭，胃逆而浊气冲逆，是以涌吐。而出纳废弃，上下关格，总由中脘阳虚，脾胃湿寒，不能消水而化谷。盖水谷消化，糟粕下传，胃无陈宿，故不呕也，即呕亦无物，脾胃湿寒，水谷不消，陈宿停留，壅碍阳明虚受之常，则中脘郁胀，升降倒行，胃气上逆，故呕吐不存也。胃以下行为顺，上行为反，上行之久，习为自然，食停即吐，永不顺降，故曰胃反。饮食不存，无复渣滓入于二便，而肝脾郁结，肠窍塞闭，是以便溺不利。胃气上逆，肺胆莫降，相火刑金，故上热郁蒸，嗽喘燥渴。辛金不收，则气滞而痰凝。甲木失藏，则胆虚而惊作。相火升炎，泄而不秘，皮毛开滑，斯常汗流。神气浮动，自少梦寐。六月湿旺，胃气更逆，愈阻胆经降路，甲木郁迫，贼伤胃气，则胃口疼痛。少阳经脉，自胃口而下两胁，经腑俱逆，不得舒布，两气抟塞，因成三块。甲木升击，则三块齐冲。土木纠缠，故痞塞嗳气。交秋燥动湿收，是以病愈也。

血藏于肝而敛于肺，阴分之血，肝气升之，故不下脱，阳分之血，肺气敛之，故不上溢。血以阴体而含阳气，温则升，清则降，热则上流，寒则下泄，下温而上清，则条达而红鲜，上热而下寒，则瘀凝而紫黑，凝瘀之久，蓄积莫容，乃病外亡。相火升泄，上热下寒，阳分之血，已从上溢，阴分之血，必从下脱，经脉败漏，紫黑不鲜，一月数来，或半月方止者，血海寒陷而不升也。经血寒瘀，月期满盈，阻碍风木发舒之气，郁勃冲突，是以腹痛。既不上达，则必下泄，而木气遏陷，疏泄不畅，是以血下而梗涩也。刘朱论血，以紫黑为热，谬矣！肝藏血而窍于目，肾主五液，入肝为泪，肝气上通于心。《灵枢·口问》：心者，五脏六腑之主也，目者，宗脉之所聚，上液之道也，悲哀忧愁则心动，心动则五脏六腑皆摇，摇则宗脉感而液道开，故泣出焉。悲哀动中，肝液上涌，营血感应，宗脉开张，木火升泄，而金水不能敛藏，是以血泪俱下也。肝脾郁陷，下焦堵塞，故少腹结硬，喘息不通。肝属木，其色青，其志怒，其窍为目。《灵枢·五阅五使》：肝病者，眦青，肝病则郁怒而克脾土，故青色见于目眦，目眦青则病重者，木贼而土败也。木郁则生虫，肝郁则生蛔，故《伤寒·厥阴》有吐蛔之条，亦由土湿而木遏也。脾主肌肉，四肢之本，湿旺脾郁，肌肉壅滞，而四肢失秉，故生肿胀，经后血脱，温气亡泄，脾阳愈败，故肿胀愈加也。土亏阳败，病重邪深，幸以下窍结涩，阳根未断，是以久病长危而不死也。

林氏久病，几于绝粒。用燥土暖水、温胃降逆、疏木行郁之法，川椒、附子、干姜、茯苓、甘草、桂枝、白芍、丹皮、半夏、苁蓉，半月愈。

中 风 解

马孝和，素以生计忧劳，因怒中风，左手足卷屈，寒冷如冰，遍身骨痛，惟左半无觉，夜烦谵语不寐，能食不能饮，饮则气逆欲吐，胸闷痰多，大便燥结，小便痛涩，肌色皯黱[①]，精神惶惑，遇亲故慰问，泣下沾衣。

此缘水寒土湿，木郁风生。肝位于左，其志为怒，其气为风。《子华子》：西方阴，止以收，而生燥，东方阳，动以散，而生风。观之于天，大块[②]之噫气，

---

① 皯（gǎn 赶）黱（měi 每） 枯焦晦黑也。

② 大块 大自然也。

必自春发，推之于人，人生之息吹，必自肝生。厥阴风木之气，天人所同也，而土燥水暖，则风生不烈，以木生于水而长于土，水暖则生发滋荣，土燥则长育条畅，和风舒布，必无飘忽激扬之灾。水寒土湿，生长不遂，木郁风发，极力疏泄，乃有播土扬沙，摧枯拉朽诸变。木性疏泄，水性蛰藏，使阳根未断，藏气稍存，虽风木飘扬，不至尽泄。《子华子》：水，阳也，而其伏为阴，风，阴也，而其发为阳，阳根不至升泄于风木者，全赖肾阴之能伏耳。今土湿水寒，阳根欲绝，风木郁飘，肾精不藏，值怒动肝气，飘风勃发，益以感冒虚邪，束其皮毛，里气郁遏，愈增激烈，风力簸扇，津液消亡，则筋脉挛缩，而病偏枯。此病生于内，而非中八风之虚邪，不能伤也。

肾藏精而主骨，肝藏血而主筋，风燥亡阴，精血枯槁，筋骨失养，故卷屈疼痛。左手足者，风木之位，是以偏伤。肝血既耗，则阳明与冲脉之血，必不充足。阳明多气多血之经，主润宗筋，宗筋主束骨而利机关。冲脉者，经脉之海，主渗灌溪谷，与阳明合于宗筋。肘膝者，溪谷之会，机关之室。阳明冲脉经血枯燥，溪谷焦涸，故机关不利。肝心子母之脏，肝气传心，母病累子，心液亡而神明乱，故烦躁谵语。风木疏泄，阳气不敛，君相升浮，故不能寐。夜半阴隆，阳泄而不藏，故中夜病剧也。大小便者，膀胱大肠之腑，开窍于肾，而输泄之权，则在于肝，风动血亏，输泄不畅，故便干而溺涩也。腿膝厥冷之证，属在厥阴。阴性寒而阳性热，平人阴阳交济，则上不热而下不寒。厥阴阴极阳生，水为母而火为子，受母气于北地，所以下寒，胎子气于南天，所以上热。阳上阴下，不相交接，故厥阴经病，独有厥证。上下者，阴阳之定位也，

左右者，阴阳之道路也，风木未极疏泄，则火炎于子宫，水沍于母位，上下之寒热，不至易地，风木大发，扫地无余，阳根尽亡，温气全泄，乙木之温夺于癸水之寒，变东方阳和之地为北边冰雪之场，是以左半手足寒凉而无觉也。肺属金，其气燥，其志悲，其声哭，风伤津液，燥动悲生，触绪哀感，其性如此也。总以寒水泛滥，入土生湿，木郁风作，筋脉失荣。

脾者，孤脏以灌四旁，湿旺津瘀，不能四灌，故内愈湿而外益燥，一旦因情志之内伤，虚邪外袭，风燥血烁，筋挛体枯。以风木而刑湿土，湿气堙郁，化生败浊，孔窍填塞，肺腑郁闷，胃逆则神迷，脾陷则言拙，是皆中气之败也。汤入则吐者，滋其土湿，胃气愈逆也。

法当暖水燥土，而润风木，水暖土燥，乙木荣达，风静体伸，复其骨健筋柔之素矣。

中风证，时医知有外邪，不知有内伤，全用辛温发散，误矣，又或用硝黄下药，是速其死。病理微妙，非近代粗工所知，如刘河间、李东垣、朱丹溪辈，曷能解此！张景岳愚而妄作，又创为非风之论，是敢与岐黄仲景为敌也！又与气脱之证相提并论，尤属愚昧。气脱者，昏迷颠仆，朝病夕死，中风偏枯痿废，犹延数年之命，久病方死，安可混言！风者，百病之长，外感悉同，而病象悬殊，以人之本气不一也。中风，水寒土湿，木郁风摇，外袭风淫，表里皆病，初[①] 无西北东南真假之殊，前人之论，一字不通，无足多辨者。

孝和病，用暖水燥土、滋木清风之法，十余剂，拥杖而起，放杖而笑，不知病之去也。

———————

① 初　本也。

《吕氏春秋》：鲁人有公孙悼者，谓人曰吾能起死人，吾故能治偏枯，今吾倍所以治偏枯之药，则能起死人矣。公孙悼虽不能起死人，然未尝不善治偏枯。后之医者，倍死人之药，以起偏枯，良可叹息也。

带　下　解

李氏，夏病赤带，内杂白沙如豆，并下紫血，食不甘味，入口作苦，咽干胸燥思饮，而内实不渴，大便泄利，小便淋浊，溺前作痛，溺后作痒。

此缘脾土湿陷，风木疏泄。精藏于肾，其性封蛰，而肾水蛰封，由于肺金之收敛，收则生燥，手阳明以燥金主令，足阳明从燥金化气，戊土燥降，收敛得政，阳蛰九地之下，则癸水温暖而不泄。阳明之燥夺于太阴之湿，则戊土不降，肺金失收敛之令，相火升泄，于是癸水莫藏。肾主蛰藏，肝主疏泄，己土湿陷，抑遏乙木生发之气，郁怒生风，竭力疏泄，木能疏泄而水不蛰藏，其在男子，则病遗精，其在女子，则病带下。《灵枢·五癃津液》[①]：阴阳不和即水火不交。则使液溢而下流于阴，髓液皆减而下，下过度则虚，虚故腰背痛而胫痠，即遗精带下之证也。女子带下，精液流溢，五色不同。"上古天真论"：肾者主水，受五脏六腑之精而藏之。肾水失藏，五脏陷流，一脏偏伤，则一色偏下，肝青、心赤、脾黄、肺白、肾黑，各有本色，是以不一也。

风木郁泄，相火不秘，甲木之火逆，则胸膈烦热，三焦之火陷，则膀胱热涩。风力郁冲，而木气遏陷，不能畅泄，故溲溺淋漓，梗阻难下。木以疏泄为性，水道不开，势必后冲谷道，以泄怫郁，水谷齐下，则成泄利。水曰润下，润下作咸，水之润下，莫过于海，故海水独咸，一经火

煎日晒，则结咸块，白沙成粒者，相火陷于膀胱，煎熬溲溺而结，与煮海成盐之义正相同。膀胱热癃，精溺塞塞，木气郁碍，是以作痛。精溺既下，而木郁未达，是以发痒。风木陷泄，肝血失藏，离经瘀郁，久而腐败，故紫黑时下。其病于夏暑者，湿旺木郁，非关热盛。秋凉则愈者，燥动而湿收也。然木郁热作，是病之标，而火泄水寒，是病之本，推其源流，则由奇经之任带二脉。"骨空论"：任脉为病，男子内结七疝，女子带下瘕聚，任为诸阴之长，水寒血冷，任脉凝沍，阴气抟结则为疝瘕，阴精流注则为带下，无二理也。带脉起于季胁，回身一周，居中焦之位，处上下之间，横束诸脉，环腰如带，所以使阳不上溢，阴不下泄，土败湿滋，带脉不束，督升任降，阳飞阴走，故精液淫溢而不收也。

《金匮》：妇人病下利，数十日不止，暮即发热，少腹里急，手掌烦热，唇口干燥，此病属带下，曾经半产，瘀血在少腹不去。以瘀血凝结，阻水火升降之路，则火逆而生热烦，水陷而为带下，此带证发作之因也。

此当温燥脾肾，疏木达郁，以荣风木。后之庸医，或用清利，或事固涩，阳败郁增，则风木愈泄，是决江河之流而障之以手也，不竭不止矣。男子淋浊遗精，女子崩漏带下，病悉同源，而庸工不解，其所制各方，无可用者。

李氏，用燥土温中、疏肝清下、蛰火敛精之法，数日而瘳。

耳　聋　解

张氏，少因半产，下血虚损。中年腹

---

① 五癃津液　即"五癃津液别"，黄氏于《灵枢悬解》改作"津液五别"。

中郁满，头目昏晕，咽喉有物如草。后因媳女卒病，惊悸火发，自肩上项，升腾耳后，右耳遂聋，数日左耳亦病滞塞，怒则更甚，头面麻痒，如蜂蚁纷挠，心烦生躁，则头上汗流，膈右烦热，胶痰瘀塞，食下胸闷吐酸，项脊筋疼，饥则心空气馁，酸水浸淫，心神慌乱不寐，寐必手足麻软，醒后不能转移，腿胫骨髓空虚，筋脉酸楚，膝踝浮肿，小便赤涩，病半年矣。

此缘土湿火升，清陷浊逆。"阴阳应象论"：北方生寒，在脏为肾，在窍为耳。耳为肾官，亦为心官，"金匮真言论"：南方赤色，入通于心，开窍于耳。肾藏精，心藏神，神为阳，精为阴，阳清而阴浊，清气上升，则孔窍空虚，浊气上逆，则孔窍闭塞，空虚则善听，闭塞则莫闻。而阴根于阳，阳根于阴，阴生则浊，阳生则清，清则必升，浊则必降。盖水为纯阴，而内含阳气，此气左升，则化木火，是清阳出于浊阴之中也，火为纯阳，而中抱阴精，此精右降，则化金水，是浊阴生于清阳之内也。肾水之内，一阳常升，心火之中，一阴常降，七窍空虚，但有清阳布濩，而无一线浊阴，稍生闭塞，是以声入耳通，钜细必闻。非水火相济，精神互交，不能如是，故耳以一窍而并官心肾。

心为君火，相火者，君火之佐也。胆以甲木而化相火，随君火而交癸水，君相下根，则精温而清升，神肃而浊降。神胎于魂，魂藏于血，血统于肝，肝胆之气，表里相合，血脱则温气亡泄，魂虚木陷，不能生火化神，则心君浮动，常有升摇之意，而温泄胆寒，甲木失其培养，君相感应，亦将飞腾，其头目昏晕，咽喉梗碍者，皆甲木飘扬，根本不秘之象也，但未全逆耳。偶因惊悸卒发，君相同奔，浊气上逆，孔窍冲塞，是以重听不闻。少阳之脉，循耳后而下肩项，甲木逆冲，由经倒上，故相火升炎，自肩项而绕耳后也。君相下行，肺金敛之也，肺自右降，相火上逆，肺金被克，收令不行，故先聋右耳，胆自左升，续则渐及本位，故后聋左耳。怒则胆气更逆，是以病加。甲木郁升，浊气纷乱，故头面麻痒，如蚁动蜂飞。火能上泄，金不下敛，故头上汗流。肺被火刑，故膈右烦热。君相虚浮，故心慌胆怯，不能寐[①] 也。

究其根原，总由阳衰而湿旺。太阴以湿土主令，而清气左升，则化阳魂，阳明从燥金化气，而浊气右降，则生阴魄。盖肺金藏气而含魄，胃为化气之原，气清则魄凝，肝木藏血而含魂，脾为生血之本，血温则魂见。气之清者，生水之基，故精孕于魄，血之温者，化火之根，故神胎于魂。火旺则土燥，水盛则土湿，燥济其湿，则胃降而脾升，湿夺其燥，则脾陷而胃逆。血脱温亡，泻其化火之根，火衰水盛，精脏生寒，寒水上泛，脾土滋湿，湿夺阳明之燥，脾陷胃逆，故君相拔根，而肺失收藏之政也。

胃土不降，浊气右填，肺津郁遏，凝为痰涎，蒸以君相之火，则胶塞不流。脾湿不化水谷，食下而中焦郁胀，肺胃更逆，故胸膈壅闷。肺气不得前下，逆而上冲，后侵太阳之部，故项脊筋疼。肾主髓，《灵枢·决气》：谷入气满，淖泽注于骨，补益脑髓，是肾为髓之下源而肺为髓之上源也，肺郁化痰，无缘下生肾水，故骨髓空虚。脾陷木遏，筋脉不舒，故觉酸楚。脾主五味，入肝为酸，土燥则乙木直升，土湿则乙木曲陷，吞吐酸水者，湿土而遭曲木，温气抑郁之所化也。谷消气

① 寐　其上原衍"梦"字，据闽本，蜀本、集成本删。

馁，胃虚心空之时，乙木郁冲，故酸水泛滥。阳气不得下达，阴凝气滞，故膝踝浮肿。痹而中气愈郁，不能四布，故手足麻软。水源上竭，膀胱空涸，而乙木遏陷，疏泄不行，是以水道淋涩也。

《灵枢·决气》：液脱者，脑髓消而胫酸，精脱者，耳聋，今骨髓空虚，膝胫酸楚，孔窍闭塞，音响不闻，浮[1]据经语，参以当年失血，甚似精血脱亡，阴虚阳盛。不知亡血失精，泻其阳根，水寒土湿，胃逆火升，故令病此。《灵枢·邪气脏腑病形[2]》：十二经脉，三百六十五络，其血气皆上于面而走孔窍，其别气走于耳而为听。而胆脉下行，正由耳旁，《灵枢·卫气》：足少阳之标，在窗笼之前，窗笼者，耳也，胃降则胆木下达而耳聪，胃逆则胆木上盘而耳聋。以耳者宗脉之所聚，胃者十二经脉之海，宗脉浊降而清升，机在阳明。"通评虚实论"：头痛耳鸣，九窍不利，肠胃之所生也。手阳明之燥衰，足阳明之湿旺，胃不化气于燥金，而化气于湿土，此头痛耳鸣，九窍不利之原也。

张氏病，为制燥土降逆、清金敛火、暖水升陷、疏木达郁之方，晨起净鼻，右耳响声如雷，豁然而通，鸟语蝇声，聒耳喧心，盘水洗面，波涛溯沛。此以久塞之窍，忽得清空，虚灵乍复，无足为怪。《晋书》：殷仲堪父名师。尝病耳聪，闻床下蚁动，声若牛斗，亦由宿障新开，是以如此。午后气平，声闻如常。接服十余剂，加椒、附温下而康。

目　病　解

玉楸子[3]中外条固，夙无苛殃。甲寅[4]八月，时年三十，左目红涩，三日后白睛如血，周外肿起，渐裹黑珠，口干不饮，并无上热烦渴之证。延一医诊之，高冠严色，口沫泉涌，以为大肠之火，用大黄黄连下之，不泄。又以重剂下之，微泄，不愈。乃意外有风寒，用滚茶一盆，覆衣熏蒸，汗流至踵，不愈。有老妪善针，轻刺白珠，出浊血数十滴如胶，红肿消退，颇觉清朗。前医犹谓风火不尽，饮以风燥苦寒数十剂，渐有飞白拂上，如轻雾蒙笼。伊谓恐薄翳渐长，乃用所谓孙真人秘方，名揭障丹，一派辛寒，日服二次。又有熏法，名冲翳散，药品如前，煎汤热覆，含筒吹熏，取汗如雨，每日一作。如此半月，薄翳渐长渐昏，蟹睛突生外眦，光流似电。脾阳大亏，数年之内，屡病中虚，至今未复。

此缘阳泄土败，木陷火亏。"金匮真言论"：东方色青，入通于肝，开窍于目。《灵枢·脉度》：肝气通于目，肝和则目能辨五色矣。目官于肝而实窍于心，"解精微论"：心者，五脏之专精，目者，其窍也。盖肝藏魂，肺藏魄，肾藏精，心藏神，肾为阴，心为阳，五行之性，阴静而阳动，静极则阴凝而为精，动极则阳发而为神，方其半静，精未凝也，而精之阴魄已结，方其半动，神未发也，而神之阳魂先生，《关尹子》：精者魄藏之，神者魂藏之，即此理也。阴静则精凝而为幽，阳动则神发而为明，神魂者，肝心之阳，故并官于目。心以丁火，而含阴根，降则化水，肾以癸水，而含阳根，升则化火，火降而化浊阴，必由心而之肺，水升而化清阳，必由肾而之肝。有阳必升，无阴不降，升则下浊，降则上清，阴浊则暗，阳清则光，清阳之位，微阴不存，而后神魂发露，而为明也。清阳上升，必由于脉，

---

[1]　浮　轻也。

[2]　形　其下原衍"论"字，诸本均同，据《灵枢经·邪气脏腑病形》、《灵枢悬解·邪气脏腑病形》删。

[3]　玉楸子　黄元御别号，见《昌邑县续志》、《黄氏族谱》。

[4]　甲寅　清雍正十二年甲寅，公元1734年。

脉之沉者为经，浮者为络。头上经络，清升浊降，是谓纯阳，而诸脉皆属于目，《灵枢·邪气腑腑病形》：十二经脉，三百六十五络，其血气皆上于面而走孔窍，其精气上走于目而为睛，是周身之阳，无不由脉而上升于目也。而诸脉之升，则由于心，以心主脉而窍于目，故诸脉在胸则皆属于心，在头则皆属于目，心目者，同为宗脉之所聚也。阳由脉升，则清明在上，以神生于阳而阳旺于火。少阴者，君火也，太阳者，寒水也，少阴以君火主令，降则下温而不寒，太阳从寒水化气，升则上清而不热。君火之降，必协甲木，甲木化气于相火，君令臣随，自然之理。君相之降，司之于金，金主收而水主藏，收令旺则君相之火由金而归水，神交于精，深根宁极，而后太阳之上升者，清虚而不乱，火清则神宇泰定，而天光发矣。手太阳以丙火而化寒水，升则火清。金气不降，则君火上炎而刑金，相火秉令，甲木亦逆，肺金被克，收令不行，火随经上，营血沸腾，白睛红肿，阳光散乱。清气陷遏，浊气郁升，云雾迷漫，乃生翳障。火退清升，云消雾散，翳障自平，阳衰气滞，云翳不退，障其神明，神虚不能外发，久则阳气陷亡，神去而明丧矣。

左目者，阳中之阳也。"阴阳应象论"：天不足西北，故西北阴也，而人右耳目不如左明，地不满东南，故东南阳也，而人左手足不如右强。阳者其精并于上，则上明而下虚，故其耳目聪明而手足不便也，阴者其精并于下，则下盛而上虚，故其耳目不聪明而手足便也。以东方者，金水既衰，木火方旺，清阳当令，神魂畅发，此升魂所以为贵而降魄所以为贱也。而阴魄右降，阳魂左升，全赖中气之运。中气运转，胃降脾升，则金收西北，阴从魄敛，木生东南，阳自魂发，浊阴归

地，清阳上天，《亢仓子》[1]　所谓清而能久则明也。阳衰土湿，中气莫运，则升降迟滞，四维不转，水陷火逆，是以目病。水陷则乙木与庚金不升，火逆则甲木与辛金不降。木主血，金主气，乙木庚金不升，则气血之清者下陷，甲木辛金不降，则气血之浊者上凝，翳膜凝结。中气未败，俟其浊降清升，则明复翳退，弗为害也，乃火已降矣，犹以苦寒泄于下，辛燥汗于上，内外铲削，元气败竭，辛金甲木，永不能降，庚金乙木，永不能升，则阳常下陷而阴常上逆，头上经络，浊阴冲塞，气血凝涩，津液堙瘀，翳障层生，阳神蔽锢，而光明损矣。

《灵枢·决气》：气脱者，目不明。气统于外而根于中，人身下则肾气，上则肺气，中则胃气，外则卫气，气盛于外，故悉统于卫，而卫生于谷，故并根于中。卫气夜行于阴，昼行于阳，常随中气出入。其行于阳也，平旦寅初从足太阴之经而出于睛明，睛明在目之内眦，故目张而能视。卫出于目，则上下中外之阳随而俱升，阳盛则日月淑清而扬光矣。中气亡泄，诸阳俱败而不升，故目不明也。"五脏生成论"：肝受血而能视，以血藏温气，升则化火，魂舍于血而神生于魂也。二十难：脱阴者目盲，以阳根于阴，阴脱则阳根绝也。而究其根本，悉关中气。

后世庸工不解，或谓火盛，或谓阴虚，是以天之中央在燕之北与越之南也。至于火退昏翳，全由阳败，而再服清润，不亦谬乎。眼科如《原机启微》，一字不通，张子和、刘守真之论，更属荒诞，薛立斋妄载《医案》之中，赵养葵、吕用晦

----

① 亢仓子　书名，旧题庚桑楚作，一卷。唐·王士源以《亢仓子》久已散失，遂杂取《老》、《庄》、《列子》、《文子》、《商君书》、《吕氏春秋》、《说苑》等编写成《亢仓子》，献给朝庭。

等谬加赞扬，继以《证治准绳》、《眼科全书》、《审视瑶函》、《银海精微》、《龙木禅师》①诸书，真介葛卢②、管公明③所不解也。而九域传诵，业此名家，从此目病之人，皆变离朱④而为瞽旷矣。何图天壤之间，又有孙真人《秘谈》一书，更出诸人之下。今《千金》具在，岂思邀仙灵，而为此厉鬼耶！庸愚醉梦，习之以胶人目，谓非酷欤！

眼病悉在经络，其赤肿疼痛，皆手太阴足少阳二气之逆冲也，法宜清胆肺而降冲逆。至于中虚下寒，则全宜温燥。白珠红肿，当行其瘀血，浮翳初生，先破其滞气，自应随手病除。乃不事此，妄以汗下亡阳，致使中气颓败，翳障坚老，何哉！

---

① 《龙木禅师》　指《眼科龙木论》。

② 介葛卢　春秋时介国国君，相传通兽语，见《左传·僖二十九年》。《太平御览·博物志》："介葛卢闻牛鸣，知生三犊，尽为牺牲，嵇叔夜以为无此，皆先儒妄说。"

③ 管公明　即管辂，字公明，三国·魏平原人，明《周易》，善卜筮，相传所占无不应。

④ 离朱　人名，古之明目者，见《庄子·骈拇》。

序 意

　　玉楸先生，宰思捐虑，气漠神融，清耳而听，明目而视。既遭庸医之祸，乃喟然太息，仰橑而叹曰：是余之罪也。夫昔杜子夏①、殷仲堪②辈，祸剧折肱，而未尝游思医事，后之病者，不能遁天之刑也。

　　古之至人，视听不用耳目，自兹吾作庚桑子矣。杜门谢客，馨心渺虑，思黄帝、岐伯、越人、仲景之道，三载而悟，乃知夫圣人之言冥冥，所以使人盲也。

　　轩岐既往，《灵》《素》犹传，世历三古③，人更四圣④，当途而后，赤水迷津⑤，而一火薪传，何敢让焉。因溯四圣之心传，作《素灵微蕴》二十有六篇，原始要终，以究天人之际，成一家之言。藏诸空山，以待后之达人。岁在庚申⑥九月二十八日草成。

　　悲夫！昔屈子⑦、吕氏⑧之伦，咸以穷愁著书，自见于后，垂诸竹素，不可殚述。使非意有郁结，曷能冥心于冲虚之表，骛精于恍惚之庭，论书策以抒怀，垂文章以行远哉！

---

　　① 杜子夏　汉杜邺，字子夏，长于文字之学，多藏书，哀帝时为凉州刺史数年，后以病免。
　　② 殷仲堪　东晋陈郡人，曾官尚书，孝武帝时督荆、益、宁三州事，谋反兵败自杀。其父尝病，堪"执药挥泪，遂眇一目。"
　　③ 三古　即三代，夏、商、周也。
　　④ 四圣　指黄帝、岐伯、越人、仲景。
　　⑤ 赤水迷津　"赤水"，神话中的水名。"赤水迷津"，寻觅不到赤水的渡口。在此指迷失方向。
　　⑥ 庚申　乾隆五年庚申，即公元1740年。
　　⑦ 屈子　屈原。
　　⑧ 吕氏　吕不韦。

杝　元①

玉楸子著《素灵微蕴》既成，徇华之客，以为不急之务，虚缅岁月，乃述上圣之功，剖作者之意，作杝元以解嘲。其辞曰：

涒滩之岁，节届初冬，玉楸子独处乎寒青之馆，神宁于遥碧之亭，时则玄阴晦朔，素雪飘零，梧槭槭而叶堕，松谡谡而风清，闲庭寂寥，不闻人声。

有北里望人者，轩车南驾，驻辔相过。袨服袯襫，高冠伟峨，扬眉张颊，言涌如波。闻子穷年作解②，一空冥搜，椓天地之奥，锲鬼神之幽，障千寻之浪，扫五里之雾，信乎？玉楸子曰：唯。客乃傲然而笑曰：吁嗟吾子，茫乎愚矣！乃者乾光耀采，文运璘斌，群才云骇，万汇烟屯③，人附虬龙之翼，家荫鸾凤之林，蔚然如长风之凌劲翮，荡乎若大壑之纵游鳞，是以朝无佞禄，野无伪隐，滋兰蕙之不足，又曷事乎析薪。今吾子匿秀山巅，藏云水曲，栖心于恍惚之庭，梏神于冥漠之麓，意疲精殚，手胼口瘃④，仰远骛乎九霄，俯深钓于穷谷，纵彰微理于遐年，畅名言于遗录，曾不得掇巍科⑤，阚朝轴⑥，凌高轩，纡佩玉，洵所谓刻棘端之沐猴，镂冰玉之画斑⑦，人以为结珞⑧之与玛璠，吾以为燕石之与鼠璞。况今医子蜂生，方书代作，人自以为俞跗，家自以为扁鹊，附托贵游，凭依高爵，舒虹霓以蒙尘，攀骊龙而云薄，莫不意色礚磕，声华灼烁。今吾子足不出于方州，行不越乎闾里，抱一篇以长吟，面百城以自喜，仰屋梁以咨嗟，抚空几而叹只。子不如还车息驾，折柱摧弦，萧凉书阁，寂寞云檐，松声两岸，花影一帘，于焉啸乐可以盘桓，何为涉彼漫漫之歧路，遣此骎骎之岁年！

玉楸子振臂而起，仰天而嘘：夫闻清商⑨而谓角，非徵弦之过，听者之不聪也。见和璧而曰石，非琼瑶之贱，视者之不明也。世皆宝瓴甋而憎琬璞，重筑拍而弃钟吕，又何诧乎子之舌谰谰而口谆谆。

厥初生民，风淳气平，浑固敦庞，人鲜疾病。五子⑩相荡，二气⑪初竞，夭札疵疠，梏窳厥性。乃有黄帝，运起天钟，传经玉版，示药昆峰。道遵岐伯，业受雷公，向天老而问凤，驱黄神以驭龙，补造化之缺漏，济民物之伤残，功与天地相并，术与鬼神通玄，邈哉邈矣，不可得而述殚。

---

① 杝（chǐ 齿）元　"杝"，依木之纹理劈开，在此引伸作依理剖析。"元"通"原"。"杝元"，剖白原义也。

② 作解　指撰著《素灵微蕴》，以解《素》、《灵》之奥赜。

③ 万汇烟屯　人才济济，昌茂兴隆也。

④ 手胼（pián 骈）口瘃（zhú 轴）　手生茧，口生疮。

⑤ 巍科　科举之高第。

⑥ 阚（kàn 瞰）朝轴　览朝庭之文件，在此借指辅弼朝政。

⑦ 斑（fú 服）　弩檠也。

⑧ 结珞　"珞"，原作"络"，诸本均同，据上下文义改。"结珞"即"璎珞"。

⑨ 清商　古代音乐五音（宫、商、角、徵、羽）之一，商声。

⑩ 五子　即五行。

⑪ 二气　阴阳也。

　　无何鼎湖① 一去，攀髯② 长号，云迷大谷，鬼哭秋郊，黎丘昼市③，枭鹨夜咷。人误药术，家习圭刀，双目戢戢，众口呶呶。聆其议论，则风飞云逸，溯厥指归，则烟笼雾飘，无不齿有刃而舌有剑，胸有斧而手有刀。似此悠悠，何足谈悉，遥望前修，慨而叹矣。关情玉机④，阻隽灵兰⑤，如墨如漆，亦几千年，谁从此日，握要钩玄，相煦以燠，相濡以寒。至于仆者，丘园⑥ 散诞，松菊徘徊，慕仲长统⑦ 之乐志，企赵元叔⑧之壮怀，晓云西去，夜月东来，挥落叶哀鸿之曲，倾梅花寒雪之杯，既息心以遗累，复违俗而舒襟，良无求于富贵，亦何羡乎卢文。乃偶撄末疾，见误庸医，夷然太息，键户深思，澄心凝虑，六年于兹。当其午夜篝灯，心源默辟，擢笔灵飞，抚几神蓦，焂然天开，磔然理易，于是凿先圣未雕之璞，探千秋永坠之奇，腾幽振微，破险开迷，闳言眇旨，磅礴陆离。不知兹固不足以扬天地之大化，继古圣之匡维，衷群言之淆乱，回苍生之颠沛也。

　　呜呼！玄风既邈，大道遂沦，世憎其璞，人恶其真，率信耳而疑目，咸誉古而疵今。季主揲卦⑨，贾生有居鄙之诮⑩，子云著书⑪，刘子发覆瓿之言⑫，故孟坚寄慨于《宾戏》之作⑬，景纯述意于《客傲》之篇⑭。纵受嗤于一世，终留誉于万年，彼流俗之谣诼，亦何屑而论牂。

　　今子失辔于康庄之路，熏心于荣利之场，虽目动而言肆，实墨明而狐苍。乃欲持眇见以訾大道，是何异乘车鼠穴而欲穷章台之广狭，企足蚁封而欲测渤海之渺茫也，不亦妄欤！

---

　　① 鼎湖　相传为黄帝乘龙升天之处。
　　② 攀髯　传说黄帝乘龙升天，小臣们攀龙髯，龙升摆髯，而髯被拔落。见《史记·封禅书》。
　　③ 黎丘昼市　"黎丘"，古代寓言谓：黎丘有鬼，喜效人子弟以惑人。一丈，人醉归遇此鬼，效其子之状于途。归而诘其子，其子辩无其事。他日路遇其子，误以为鬼，拔剑杀之。见《吕氏春秋·疑似》。"黎丘昼市"，喻鬼魅猖獗于白昼闹市。
　　④ 关情玉机　"玉机"，指《黄帝内经》。"关情玉机"，对钻研中医经典著述无兴趣。
　　⑤ 阻隽（puan 吮）灵兰　"隽"，肥肉也。"灵兰"，指《黄帝内经》。"阻隽灵兰"，意指不能吸取《内经》之精蕴。
　　⑥ 丘园　"丘"谓丘圩，"园"谓园圃。后多指隐居之所。
　　⑦ 仲长统　东汉末年哲学家，山阳高平（今山东省金乡县）人，字公理，官至尚书郎，参丞相曹操军事，敢直言，谓天下由治而乱，由于统治者之腐败，人呼为狂生。著有《昌言》。
　　⑧ 赵元叔　即东汉词赋家赵壹，字元叔。汉阳西县（今甘肃天水市西南）人，恃才倨傲，为乡党所摈弃，几至于死，后经袁逢等人称荐，名动京师。公府多次征辟，皆不应，卒于故里。其著以《刺世疾邪赋》最著。
　　⑨ 季主揲卦　"季主"，人名，古善卜者。"揲卦"，以著草卜卦也。"季主揲卦"，季主以著草卜卦。
　　⑩ 贾生有居鄙之诮　"贾生"，汉·贾谊。"贾生有居鄙之诮"，贾谊以季主占卜于市肆之中，而不处庙堂之上，无真才实学，故讥笑之。
　　⑪ 子云著书　"子云"，汉·扬雄，字子云。"书"，指《太玄经》。"子云著书"，指扬雄著《太玄经》。
　　⑫ 刘子发覆瓿（bù 部）之言　"刘子"，汉·刘歆，刘向之子，与父总校群书，编成《七略》，对经籍目录学贡献颇大，并通晓天文律历，著有《三统历谱》。因参与谋杀王莽，事败自杀。"瓿"，古代盛酱醢之类的瓦器，口圆，腹深，圈足。"刘子发覆瓿之言"，指《汉书·扬雄传》："（刘歆）谓雄曰：空自苦！今学者有禄利，然尚不能明《易》，又如《玄》何？吾恐后人用覆酱瓿也。"
　　⑬ 孟坚寄慨于《宾戏》之作　"孟坚"，汉·班固，字孟坚，东汉扶风安陵人，明帝时诏为兰台令史，后迁为郎，典校秘书，终成《汉书》，并撰有《白虎通德论》。和帝永元元年，窦宪出征匈奴，以固为中护军，四年帝与宦官合谋杀宪，固被洛阳令捕系，死狱中。"宾戏"，班固所撰之名文，固有才术，而位不过郎，感东方朔、扬雄所作，撰《宾戏》以自遣。"孟坚寄慨于《宾戏》之作"，班固寄感慨于《宾戏》之中。
　　⑭ 景纯述意于《客傲》之篇　"景纯"，晋·郭璞，字景纯，山西闻喜人，好经术，博洽多闻，擅词赋，通阴阳历算卜筮之术，好古文奇字，释《尔雅》、《方言》、《山海经》、《穆天子传》等。以时乱避地渡江，官著作佐郎，后为王敦记室参军，以劝阻敦起兵，被杀。"景纯述意于《客傲》之篇"，郭璞述抱负于《客傲》之内。

长沙药解

清·黄元御 撰

长沙药解自序

闻之《吕览》：始生之者，天也，养成之者，人也，成之者，遂其生也，是天人之合也。然生之者，布帛也，菽粟也，杀之者，若锋刃，若鼎镬，若水旱，若蝗螟，生之途，未能十一，杀之途，不止十三。何其生之寡而杀之多也？此人事乎？抑天道耶？玉楸子曰：此未足以为多也，有其至多者焉。屠羊说[①] 以屠羊传，而羊不哀，其道孤也。无何，屠牛垣以屠牛传，而庖丁起，其党渐众，牛始哀矣。无何，高渐离[②] 以屠狗传，而聂政[③] 兴，朱亥出，樊哙生，其徒愈繁，而狗始悲矣。无何，白起、章邯之属以战将名，宁成、郅都之辈以刑官著，自兹屠人者传矣。风气开，下流众，苟道将、尔朱荣[④] 之徒且比肩来，索元礼、来俊臣之类更接踵至，尤而效之，抑又甚焉，至于原野厌[⑤] 人之肉，川谷流人之血，人始哭矣。

此良可疾首痛心已，而君子未以为痛也。何则？大难既平，目[⑥] 不睹兵革之事，耳[⑦] 不闻罗织之经，其人死，其祸绝，往者已矣，来者犹幸。夫何庸工群起，而谈岐黄，则杀之至多，而不可胜穷者，无如此甚矣。不以戈铤，而人罹锋刃，不事箝网，而人遭诛夷，其书多，其传久，其流远，其派众，其人已死，其祸不绝，遂使四海之大，百世之远，尽饮其羽[⑧]，饱其锋，登其梯，入其瓮。水旱不年有，而此无免时，蝗螟不岁见，而此无逃期。痛哉！痛哉！此最可痛哭流涕者也！其天道乎？抑人事耶？

玉楸子悲先圣之不作，后学之多悖，处滑[⑨] 靡波流之日，思以一篑障江河，垂帘著述，十载于兹矣。以为书者，庸工之法律，药者，庸工之刀斧，千载大难，吾将解之。张睢阳曰：未识人伦，焉知天道。天道远，人理近，始欲与之言人理，人理玄，物性昭，今且与之晰物性。恒有辩章百草之志，未遑也。

辛未秋，南浮江淮，客阳丘，默默不得意。癸酉仲春之初，东郊气转，北陆寒收，遂乃远考《农经》，旁概百氏。近古以来，李时珍作《纲目》，搜罗浩衍，援引该洽，备牛扁狗骨之木，列鸡头鸭脚之草，采神经[⑩] 怪牒以炫其奇，征野史稗官以著其富，纪载博矣，而醜谬不经。嗟乎！未识人理，焉知物性，今欲与之言物性，仍兼与之晰人理。侍读吴公驻马相过，闻之惘然离席进曰：惟吾子删其怪妄，归于简约，以复炎黄之旧，意亦可焉。玉楸子伏而唯曰：吾无从删也。经传炎帝，非尽曩文[⑪]，录出桐君，不

---

① 屠羊说 "屠羊"，复姓，以技为氏。"屠羊说"，人名。
② 高渐离 战国·燕人，详见《史记·刺客传》。
③ 聂政 战国·韩轵人，详见《战国策·韩》、《史记·聂政传》。
④ 尔朱荣 后（东）魏北秀容人。详见《魏书》、《北史·本传》。
⑤ 厌 通"餍"，饱也。
⑥ 目 原作"且"，形近之误，据闽本、蜀本改。
⑦ 耳 原作"且"，形近之误，据闽本、蜀本改。
⑧ 饮其羽 即"饮羽"。在此喻受害之至深。
⑨ 滑（gǔ 古） 乱也。
⑩ 神经 神秘之书。
⑪ 曩（náng 囊）文 "曩"，谓昔时也。"曩文"，在此指古圣之文。

皆昔义，下及余子，更不晓事，莠盛苗秽，非种难锄。悉刬^① 尔类，利用大耕耳，乃取仲景方药笺疏之，作《长沙药解》。

停笔怆怀，中宵而叹，公孙悼倍偏枯之药以起死人，其药不灵，何则？人已死也，然以治偏枯，则其药灵。偏枯者，半死半生也，偏枯之人而使之不枯，是半死之人而使之不死也，则谓公孙悼之药能起死人也可。今以起死人之药而治偏枯，其药亦不灵，非药之不灵，人之不解也。

噫！前古圣人，尝草木而作经，后古圣人，依感复而立法，欲以生人，而后世乃以之杀人，由其不解人理，不解物性也。玉楸子《长沙药性》成，知其解者，旦暮遇之，斯拱而俟之耳。

乾隆十八年岁在癸酉二月昌邑黄元御撰

---

① 刬（chǎn 产） 消也，即铲除之意。

长沙药解后序

《长沙药解》者，黄氏述《伤寒》《金匮》方药之旨而作也。

自神农尝百草以治民疾，而医学始兴，故言药性者以神农为主。而世传《神农本草经》三卷，《汉志》不著录，其言不类上古，又杂出后汉地名，陶宏景以为仲景、元化辈所记，而《伤寒论序》云：撰用《素问》《八十一难经》《阴阳大论》《胎胪药录》，而不及《本草经》，以其说按之，亦往往不合。盖上古文字未兴，多出口授传，其学者乃编勒成书，受授既久，多所差谬，或间以己说，故其言杂而不能醇。魏晋以来，吴普、李当之、陶宏景皆有增益，各为撰述。唐宋诸臣，复屡事修纂，务为炫博，以求该备，于是异说横出，破碎无纪。医者无所宗尚，乃各出私智，人自为书，故宋元而①后，医有异学，药有异性。明·李时珍作《本草纲目》，思以正之，而②援据繁缛，辄未得其精要。盖沿袭讹谬，数千百年，古籍淆乱，无所依据，而欲以一人心力拾掇而得之，斯固难矣。

余尝以为学者生千载后，既不能具生知之性，通神明之德，以类③万物之情，仅据往籍，以得大概，而《本草》既讹，杂不可信，《素问》诸书，又不及方药。惟仲景氏继炎黄之业，作《伤寒》《金匮》，后世宗之，为方书之祖，其处方论药，条理精密，有端绪可寻，又生当汉世，多得古说。然则今日而欲辨章百物，求神农黄帝之所传者，舍仲景之书，其奚适焉？此即黄氏作书之意也。

余既刊《伤寒悬解》，乃复刊此，俾相辅以行，而述所知者序其后。至若排比方药，以求其性，贯串大义，以达其用，探赜索隐，钩深致远，世有知者，自能鉴之，无事赘说尔。

阳湖张琦

---

① 宋元而　原脱，据闽本、集成本补。
② 正之而　原脱，据闽本、集成本补。
③ 类　解也。

目　录

长沙药解卷一

昌邑黄元御坤载著

甘草　味甘，气平，性缓，入足太阴脾、足阳明胃经。备冲和之正味，秉淳厚之良资，入金木两家之界，归水火二气之间，培植中州，养育四旁，交媾精神之妙药，调济气血之灵丹。

伤寒炙甘草汤，甘草四两，桂枝三两，生姜三两，大枣十二枚，人参二两，生地一斤，阿胶二两，麻仁半升，麦冬半升。清酒七升，水八升，煮三升，去渣，入阿胶，消化，温服一升，日三服。一名复脉汤。治少阳伤寒，脉结代，心动悸者。以少阳甲木化气于相火，其经自头走足，循胃口而下两胁，病则经气上逆，冲逼戊土，胃口填塞，碍厥阴风木升达之路，木郁风作，是以心下悸动。其动在胃之大络，虚里之分，正当心下。经络壅塞，营血不得畅流，相火升炎，经络渐而燥涩，是以经脉结代。相火上燔，必刑辛金，甲木上郁，必克戊土，土金俱负，则病转阳明，而中气伤矣。甲木之升，缘胃气之逆，胃土之逆，缘中气之虚。参、甘、大枣，益胃气而补脾精，胶、地、麻仁，滋经脉而泽枯槁，姜、桂，行营血之瘀涩，麦冬清肺家之燥热也。

甘草泻心汤，甘草四两，大枣十二枚，半夏半升，黄连一两，黄芩三两，干姜三两。治太阳伤寒中风，下后心下痞硬，干呕心烦，谷不化，腹中雷鸣下利者。以下后中气虚寒，水谷不消，土木皆郁，升降倒行，脾陷而贼于乙木，则腹中雷鸣而下利，胃逆而贼于甲木，则心下痞

硬而干呕。君相火炎，宫城不清，是以心烦。甘、姜、大枣，温补中气之虚寒，芩、连，清泻上焦之烦热，半夏降胃逆而止干呕也。

四逆汤，甘草二两，干姜一两半，附子生，一枚。治太阴伤寒，脉沉腹胀，自利不渴者。以寒水侮土，肝脾俱陷，土被木贼，是以腹胀下利。附子温补其肾水，姜、甘，温补其脾土也。脾主四肢，脾土湿寒，不能温养四肢，则手足厥冷。四肢温暖为顺，厥冷为逆，方以甘草而君姜附，所以温中而回四肢之逆，故以四逆名焉。治少阴病，膈上有寒饮，干呕者。以其肾水上凌，火土俱败，寒饮泛溢，胃逆作呕。姜、甘、附子，温补水土，而驱寒饮也。治厥阴病，汗出，外热里寒，厥冷下利，腹内拘急，四肢疼者。以寒水侮土，木郁贼脾，微阳不归，表里疏泄。姜、甘、附子，温补水土，以回阳气也。

通脉四逆汤，甘草、干姜各三两，生附子一枚。治少阴病，下利清谷，手足厥逆，脉微欲绝者。以寒水侮土，木郁贼脾，是以下利。脾阳颓败，四肢失温，是以厥逆。经气虚微，是以脉微欲绝。姜、甘、附子，温补里气，而益四肢之阳也。治厥阴病，下利清谷，里寒外热，汗出而厥者。以水土寒湿，木郁贼脾，微阳不敛，表里疏泄。姜、甘、附子，温暖水土，以达木郁也。

四逆散，甘草、枳实、柴胡、芍药。等分，为末，饮服方寸匕。治少阴病，四

逆者。以水寒木枯，郁生风燥，侵克脾土，中气痞塞，不能四达。柴、芍，清其风木，甘草补其中气，枳实泻其痞满也。

甘草干姜汤，甘草四两，干姜二两。治伤寒汗后，烦躁吐逆，手足厥冷者。以汗后火泄土败，四肢失养，微阳离根，胃气升逆。甘草、干姜，补土温中，以回升逆之阳也。

金匮甘草附子汤，甘草二两，附子二枚，白术二两，桂枝四两。治风湿相抟，骨节疼烦，汗出短气，小便不利，恶风不欲去衣，或身微肿者。以水寒土湿，木郁不能行水，湿阻关节，经络不通，是以痛肿。湿蒸汗泄，卫阳不固，故恶风寒。术、甘，补土燥湿，桂枝疏木通经，附子温其水寒也。

甘草麻黄汤，甘草二两，麻黄四两。治里水，一身面目黄肿，小便不利者。以土湿不能行水，皮毛外闭，溲尿下阻，湿无去路，淫蒸肌肤，而发黄肿。甘草补其土，麻黄开皮毛而泻水湿也。

伤寒调胃承气汤，甘草二两，大黄三两，芒硝半斤。治太阳伤寒三日，发汗不解，蒸蒸发热，属阳明者。以寒闭皮毛，经郁发热，汗出热泄，病当自解，发汗不解，蒸蒸发热者，此胃阳素盛，腑热内作，将来阳明之大承气证也。方其蒸蒸发热之时，早以甘草保其中，硝、黄泻其热，胃气调和，则异日之腑证不成也。

金匮白头翁加甘草阿胶汤，白头翁、黄连、黄柏、秦皮各三两，甘草、阿胶各二两。治产后下利虚极者。以产后亡血木燥，贼伤脾土，而病下利。白头翁汤以清其湿热，甘草补其脾土，阿胶润其风木也。

伤寒甘草汤，生甘草二两。治少阴病，二三日，咽痛者。少阴水旺，二火俱腾，上行清道，是以咽痛。生甘草泻热而消肿也。

甘草粉蜜汤，甘草二两，铅粉一两，蜜四两。水三升，煮甘草，取二升，入粉、蜜，煎如薄粥。治蛔虫为病，吐涎心痛，发作有时者。以土弱气滞，木郁虫化。甘草补土，白粉[①]杀虫，蜂蜜润燥而清风，滑肠而下积也。

人之初生，先结祖气，两仪不分，四象未兆，混沌莫名，是曰先天。祖气运动，左旋而化己土，右转而化戊土，脾胃生焉。己土东升，则化乙木，南升则化丁火，戊土西降，则化辛金，北降则化癸水，于是四象全而五行备。木温、火热、水寒、金凉，四象之气也，木青、金白、水黑、火赤，四象之色也，木臊、水腐、金腥、火焦，四象之臭也，木酸、金辛、火苦、水咸，四象之味也，土得四气之中，四色之正，四臭之和，四味之平。甘草气色臭味，中正和平，有土德焉，故走中宫而入脾胃。

脾土温升而化肝木，肝主藏血而脾为生血之本，胃土清降而化肺金，肺主藏气而胃为化气之源，气血分宫，胥[②]秉土气。甘草体具五德，辅以血药，则左行己土而入肝木，佐以气药，则右行戊土而入肺金。肝血温升，则化神气，肺金清降，则化精血，脾胃者，精神气血之中皇，凡调剂气血，交媾精神，非脾胃不能，非甘草不可也。

肝脾之病，善于下陷，入肝脾者，宜佐以升达之味，肺胃之病，善于上逆，入肺胃者，宜辅以降敛之品。呕吐者，肺胃之上逆也，滞气不能上宣，则痞闷于心胸，泄利者，肝脾之下陷也，滞气不得下达，则胀满于腹胁，悉缘于中气之虚也。

----

① 白粉　即铅白粉，亦即铅粉。
② 胥　皆也。

上逆者，养中补土，益以达郁而升陷，则呕吐与胀满之家，未始不宜甘草，前人中满与呕家之忌甘草者，非通论也。

上行用头，下行用梢，熟用甘温培土而补虚，生用甘凉泻火而消满。凡咽喉疼痛及一切疮疡热肿，并宜生甘草，泻其郁火。熟用，去皮，蜜炙。

白术 味甘、微苦，入足阳明胃、足太阴脾经。补中燥湿，止渴生津，最益脾精，大养胃气，降浊阴而进饮食，善止呕吐，升清阳而消水谷，能医泄利。

金匮桂枝附子去桂加白术汤，甘草二两，大枣六枚，生姜两半，附子一枚，白术一两。治风湿相搏，身体疼烦，大便坚，小便自利者。以汗出遇风，表闭汗回，流溢经络关节，营卫郁阻，是以疼烦。若小便不利，此应桂枝加附子，暖水达木，以通水道，今大便坚，小便自利，则湿在表而不在里，而水道过通，恐亡津液，故去桂枝之疏泄，加白术以补津液也。

越婢加术汤，麻黄六两，石膏半斤，甘草二两，生姜三两，大枣十二枚，白术四两。治里水，一身面目黄肿，小便自利而渴者。以皮毛外闭，湿气在经，不得泄路，郁而生热，湿热淫蒸，是以一身面目黄肿。若小便不利，此应表里渗泻，以驱湿热，今小便自利而渴，则湿兼在表，而不但在里，便利亡津，是以发渴。甘草、姜、枣，补土和中，麻、膏，泻经络之湿热，白术补脏腑之津液也。

麻黄加术汤，麻黄三两，桂枝二两，甘草一两，杏仁七十枚，白术四两。治湿家身烦疼者。以湿郁经络，皮毛不泄，故身烦疼。麻黄汤泄皮毛以驱湿，恐汗去而津亡，故加白术，以益津也。此即里水之证，小便不利者也。

理中丸，方在人参。治霍乱吐利。若脐下筑者，肾气动也，去术，加桂四两，去术之滞，加桂枝益肝阳而伐肾阴也。吐多者，去术，加生姜三两，去术之壅，加生姜降逆而止呕吐也。腹满者，去术，加附子一枚，去术之闭，加附子开瘀浊而消胀满也。下多者，仍用术，以其固脱陷而止泄也。渴欲得水者，加术足前成四两半，以其生津液而去湿也。

白术散，白术、蜀椒、川芎、牡蛎等分。妊娠养胎。以胎妊之病，水寒土湿，木气郁结，而克脾土，则脾困不能养胎。白术补土燥湿，蜀椒暖水敛火，芎䓖疏乙木之郁，牡蛎消肝气之结也。

脾以太阴而抱阳气，故温升而化木火，胃以阳明而含阴精，故清降而生金水，胃降则空虚而善容，是以食下而不呕，脾升则磨荡而善腐，是以谷消而不利。五行之性，火燥而水湿，太阴脾土，升自水分，因从水分① 而化湿，阳明胃土，降于火位，因从火位而化燥，太阴之湿济阳明之燥，阳明之燥济太阴之湿，燥湿调和，中气轮旋，是以胃纳脾消，吐利不作。

但太阴脾以湿土司令，阳明胃从燥金化气，辛金己土，俱属太阴，而辛金不如己土之湿，庚金戊土，俱属阳明，而戊土不如庚金之燥，缘化于人，不敌主令于己者之旺也。人之衰也，火日亏而水日盛，燥日消而湿日长，湿则中气凝郁，枢轴不运，升降反作，脾陷胃逆，脾陷则乙木不达，下克己土，水谷不消而为泄，胃逆则甲木失归，上克戊土，饮食不纳而为呕。白术补土燥湿，土燥而升降如前，是以吐泄兼医。理中汤，方在人参。用之以治痞满呕泄，盖与姜、甘、人参温补中气，转其升降之轴，自复清浊之位也。其

---

① 分 原脱，据集成本、石印本补。

性守而不走，故于补虚固脱，独擅其长，而于疏通宣导，则未能焉。若脐动腹满诸证，非姜、桂、附子不能胜任矣。

凡去湿之品，每伤于燥，白术气味浓郁，汁浆淳厚，既养胃气，亦补脾气，最生津液，而止燥渴。仲景用之于桂枝、麻黄之内，汗去而津液不伤，至妙之法也。盖湿淫之病，善伤津液。以土燥金清，则肺气降洒，而化雨露，其露气之氤氲而游溢者，浸润滑泽，是谓之津，津液渗灌，脏腑沾濡，是以不渴。湿则气滞津凝，淫生痰涎，脏腑失滋，每生燥渴。津液无多，而再经汗泄，湿愈而燥伤矣。加白术，去湿而养津，此除湿发汗之金绳也。

水火之交，其权在土。水化而为木火，由己土之左旋，火化而为金水，缘戊土之右转，土者，水火之中气也。中气旺则戊土蛰封，阴降而抱阳，九地之下，常煦然而如春，己土升发，阳升而含阴，九天之上，常凛然而如秋。中气衰则戊土逆升，失其封蛰之职，火飞而病上热，己土顺陷，乖其发达之政，水沉而病下寒，是以火热水寒之病，必缘土败。仲景治水，五苓、真武、附子、泽泻诸方俱用白术，所以培土而制水也。禹平①水土，非土则水不可平，治天下之水者，莫如神禹，治一身之水者，莫如仲景，圣圣心符，天人不殊也。

白术性颇壅滞，宜辅之以疏利之品。肺胃不开，加生姜、半夏以驱浊，肝脾不达，加砂仁、桂枝以宣郁，令其旋补而旋行，则美善而无弊矣。

产于潜②者佳。选坚白肥鲜者，泔浸，切片，盘盛，隔布，上下铺湿米，蒸至米烂，晒干用。

人参　味甘、微苦，入足阳明胃、足太阴脾经。入戊土而益胃气，走己土而助脾阳，理中第一，止渴非常，通少阴之脉微欲绝，除太阴之腹满而痛，久利亡血之要药，盛暑伤气之神丹。

金匮人参汤，人参、白术、甘草、干姜各三两。即理中汤，治胸痹心痛，气结在胸，胸满，胁下逆抢心。以中气虚寒，脾陷胃逆，戊土迫于甲木，则胸中痞结，己土逼于乙木，则胁下逆抢。甘草、白术，培土而燥湿，姜、参，温中而扶阳，所以转升降之轴也。

理中丸，即人参汤四味作丸。治霍乱吐利，头痛身疼，发热恶寒。以夏月饮食寒冷，水谷未消，感冒风寒，皮毛外闭，宿食内阻，木气不舒，郁而克土，胃气壅遏，水谷莫容，胃逆则呕，脾陷则利。参、术、姜、甘，温补中气，所以拨上下之枢也。腹痛，加人参足前成四两，以阳衰气滞，土木逼迫，加人参补肝脾之阳，以消③阴滞也。

四逆加人参汤，甘草二两，干姜二两半，生附子一枚，人参一两。治霍乱利止脉微。以泄利既多，风木不敛，亡血中之温气。四逆汤暖补水土，加人参以益血中之温气也。

伤寒通脉四逆汤，方在甘草。治少阴病，下利清谷，里寒外热，手足厥逆，脉微欲绝。利止脉不出者，加人参一两，以利亡血中温气，故肢寒，脉微欲将断绝，加人参补肝脾之阳，以充经脉也。

新加汤，桂枝三两，甘草二两，大枣十二枚，芍药四两，生姜四两，人参三两。治伤寒汗后身疼痛，脉沉迟者。以汗泻血中温气，阳虚肝陷，故脉沉迟。经脉凝涩，风木郁遏，故身疼痛。甘、枣、桂枝，补脾精而达肝气，加芍药清风木之

---

① 平　治也。
② 潜　浙江省于潜县。
③ 消　原作"清"，形近之误，据蜀本、集成本、石印本改。

燥，加生姜行血脉之瘀，加人参补肝脾之阳，以充经脉也。

白虎加人参汤，石膏一斤，知母六两，甘草二两，粳米六合，人参三两。治伤寒汗后心烦，口渴舌燥，欲饮水数升，脉洪大者。以胃阳素盛，津液汗亡，腑热未定[1]，肺燥先动。白虎泻热清金，加人参以补汗亡之阳气也。治太阳中暍，汗出恶风，身热而渴者。以暑月感冒，风寒郁其内热，而伤元气，热盛而寒不能闭，是以汗出。白虎清金而泻热，加人参以益耗伤之阳也。

小柴胡汤，方在柴胡。治少阳伤寒，渴者，去半夏，加人参、栝蒌根，以津化于气，气热故津伤而渴，人参、栝蒌根，清金而益气也。

气充于肺，而实原于肾，肺气下降，而化肾水，水非气也，而水实含肺气。此气在水，《难经》谓为生气之原，道家名为水中气。盖阴阳之理，彼此互根，阴升而化阳，又怀阴精，阳降而化阴，又胎阳气。阳气一胎，己土左旋，升于东南，则化木火。脾以阴体而抱阳魂，非脾阳之春生，则木不温，非脾阳之夏长，则火不热，故肝脾虽盛于血，而血中之温气，实阳升火化之原也。及其升于火而降于金，则气盛矣，是以肝脾之气虚，肺胃之气实。虚而实则肝脾升，实而虚则肺胃降。实而实则胃壅塞而不降，虚而虚则肝脾抑郁而不升，而总由于中气之不旺。

中气居不戊不己之间，非金非木之际，旺则虚者，充实而左升，实者冲虚而右降，右不见其有余，左不见其不足。中气不旺，则轮枢莫转，虚者益虚而左陷，实者益实而右逆。

人参气质淳厚，直走黄庭[2]，而补中气。中气健运，则升降复其原职，清浊归其本位，上下之呕泄皆止，心腹之痞胀俱消。仲景理中汤丸，用之以消痞痛而止呕泄，握其中枢，以运四旁也。大建中汤、方见胶饴。大半夏汤、方见半夏。黄连汤方在黄连。诸方，皆用之治痞痛呕利之证，全是建立中气，以转升降之机。由中气以及四维，左而入肝，右而入肺，上而入心，下而入肾，无往不宜。但入心则宜凉，入肾则宜热，入肺胃则宜清降，入肝脾则宜温升，五脏自然之气化，不可违也。

中气者，经络之根本，经络者，中气之枝叶，根本既茂，枝叶自荣，枝叶若萎，根本必枯。肝脾主营，肺胃主卫，皆中气所变化也。凡沉、迟、微、细、弱、涩、结、代之诊，虽是经气之虚，而实缘中气之败，仲景四逆、新加、炙甘草，方在甘草。皆用人参，补中气以充经络也。

白术止湿家之渴，人参止燥证之渴。白术渗土金之湿，散浊气而还清，清气飘洒，真液自滴，人参润金土之燥，蒸清气而为雾，雾气氤氲，甘露自零。至于盛暑伤气之热渴，大汗亡津之烦躁，加人参于白虎、清金之内，化气生津，止渴涤烦，清补之妙，未可言喻。麦门[3]冬汤、方在麦冬。竹叶石膏汤，方在竹叶。二方之用人参，清金补水之玉律也。

熟用温润，生用清润。

大枣 味甘、微苦、微辛、微酸、微咸，气香，入足太阴脾、足阳明胃经。补太阴己土之精，化阳明戊土之气，生津润肺而除燥，养血滋肝而息风，疗脾胃衰损，调经脉虚芤。

金匮十枣汤，甘遂、芫花、大戟等分

---

① 定　犹成也。
② 黄庭　道家语，在此指脾胃。
③ 门　原脱，诸本均同，据本书卷三麦冬释文《金匮悬解·卷十五》、《金匮要略·肺痿肺痈咳嗽上气病脉证并治第七》补。

为散，大枣十枚，煎服一钱匕。治中风表解，内有水气，下利呕逆，头痛，心下痞硬满，引胁下痛，汗出不恶寒者。以土败不能制水，水邪泛滥，中气郁阻，肝脾下陷而为泄利，胆胃上逆而作呕吐。戊土迫于甲木，是以心痞胁痛。相火升而卫泄，是以汗出。表证既解，故不恶寒。芫、遂、大戟，决其积水，大枣保其脾精也。

伤寒苓桂甘枣汤，方在茯苓。用之治伤寒汗后，脐下悸动，欲作奔豚，以汗泻肝脾精气，木枯风动，郁勃冲击，土败而风木升腾，是为奔豚，大枣补脾精而滋风木也。金匮甘麦大枣汤方在小麦。用之治妇人脏燥，悲伤欲哭，以木枯风盛，肺津被耗，大枣补脾精而润风燥也。

伤寒小柴胡汤，方在柴胡。治少阳伤寒，胁下痞硬者，去大枣，加牡蛎，咳者，去人参、大枣、生姜，加五味、干姜，金匮黄芪建中汤，方在胶饴。治虚劳里急，诸不足，腹满者，去大枣，加茯苓一两，以其补而不行，益滞而助壅也。

木宜直升，曲则作酸，金宜从降，革则作辛，水宜上行，润下则咸，火宜下济，炎上则苦。酸则木病，故宜辛散，辛则金病，故宜酸收，咸则水病，故宜苦温，苦则心病，故宜咸寒。金木不遂其性则病生，水火各遂其性则病作，治宜对宫之味，所以反逆而为顺也。土居四象之中，得五味之和，五气之正，不酸、不辛、不苦、不咸，其味曰甘，不腥、不臊、不焦、不腐，其气曰香。味为阴而气为阳，阳性动而阴性静，以其味甘，则阴静而降，以其气香，则阳动而升，升则己土左旋而水木不陷，降则戊土右转而火金不逆。四象之病而生四味者，土气之弱也。

大枣纯和凝重，具土德之全，气味甘香，直走中宫，而入脾胃，其甘宜胃，其香宜脾。而香甘之外，则四象之味俱备，其辛宜肝，其酸宜肺，其苦宜肾，其咸宜心。补中宫而养诸子，既左右之咸宜，亦四达而不悖，真天下之佳果，人间之良药。

其味浓而质厚，则长于补血而短于补气。人参之补土，补气以生血也，大枣之补土，补血以化气也，是以偏入己土，补脾精而养肝①血。凡内伤肝脾之病，土虚木燥，风动血耗者，非此不可，而尤宜于外感发表之际。

盖汗血一也，肺主卫气而司皮毛，肝主营血而司经络，营行脉中，为卫之根，卫行脉外，为营之叶，非卫则营不生，非营则卫不化，酝于卫而藏于营，则为血，酿于营而泄于卫，则为汗，虽异名而实同出，故曰夺汗者勿血，夺血者勿汗。太阳中风，卫气外敛，营郁而生内热，义详桂枝、麻黄。桂枝汤方在桂枝。开经络而泻营郁，不以大枣补其营阴，则汗出血亡，外感去而内伤来矣，故仲景于中风桂枝诸方皆用之，补泻并行之法也。十枣汤、葶苈大枣数方，悉是此意。惟伤寒营闭卫郁，义在泻卫，不在泻营，故麻黄汤方在麻黄。不用也。其甘多而香少，则动少而静多，与姜桂同用，调其凝重之气，使之游溢于脏腑，洒陈于经络，以精专之体，改而为流利之性，此先圣之化裁也。

桂枝为内外感伤之原，遇沉、迟、结、代之脉，一变而为新加，再变而为炙甘草，方在甘草。总不离桂枝之法。而当归四逆方在当归。治厥阴脉微欲绝，则倍用大枣以滋肝血，方用大枣二十五枚。扩桂枝之义以宏大枣之功，而大枣之能事始尽。其伟绩殊效，备见于仲景诸方矣。

新制大枣法：选坚实肥大者，煮去苦

---

① 肝　原作"肺"，据闽本、上下文义改。

水，换水煮烂，去皮核，净肉半斤，加生姜汁八两，入原汤煮化，连汁晒干。

胶饴 味甘，入足太阴脾、足阳明胃经。功专扶土，力可建中，入太阴而补脾精，走阳明而化胃气，生津润辛金之燥，养血滋乙木之风，善缓里急，最止腹痛。

伤寒小建中汤，胶饴一升，芍药六两，桂枝、甘草、生姜各三两，大枣十二枚。治少阳伤寒，阳脉涩，阴脉弦，寸为阳，尺为阴。法当腹中急痛者。以甲乙二木，表里同气，甲木不降，则阳脉涩，乙木不升，则阴脉弦。甲木不降，必克戊土，法当痛见于胸胁，乙木不升，必克己土，法当痛见于腹胁。木气枯硬，是以其痛迫急。少阳胆从相火化气，厥阴肝以风木主令，肝胆合邪，风火郁生，中气被贼，势在迫急。胶饴、甘草，补脾精而缓里急，姜、桂、芍药，达木①郁而清风火也。治少阳伤寒，心中悸而烦者。以病传少阳，相火郁隆，不可发汗，汗亡少阳之津，木枯土弱，必传阳明，五行之理，病则传其所胜也。胃气调和则病愈，胃土堙郁而不和，其心中必生烦悸。盖少阳甲木，化气于相火，而下交癸水者，戊土培之也。汗泻中脘之阳，土弱胃逆，不能降蛰相火，相火飞腾，升炎于上，心液消烁，故生郁烦。胆胃上壅，阻碍厥阴升降之路，是以动悸。以枯木而贼弱土，燥热郁生，伤耗胃脘之精液，则中宫败矣。胶饴、甘草、大枣，补脾而生胃液，姜、桂、芍药，疏木而清相火也。小建中证，即炙甘草证之轻者，烦悸不已，必至经脉结代。《金匮》治虚劳里急腹痛，悸衄，梦而失精，四肢痠疼，手足烦热，咽干口燥者。以中气衰弱，凝郁莫运，甲木不降，累及厥阴，升路郁阻，而生动悸，相火刑金，收令不行，而生吐衄。肺津消烁，则咽干口燥。乙木不升，生气莫遂，

贼伤己土，则腹痛里急。木郁风动，疏泄不藏，则梦而失精。手之三阳，足之三阴，陷而不升，则手足烦热，而肢节疼痛。胶饴、甘、枣，补土养精而缓里急，姜、桂、芍药，疏木达郁而清风也。

金匮大建中汤，胶饴一升，人参一两，干姜四两，蜀椒二合。治心胸中，大寒痛，呕不能饮食，腹中寒气，上冲皮起②，头足出现，上下走痛，而不可触近。以火虚土弱，水邪无畏，中侮脾胃，上凌心火，火土双败，中上寒甚，呕痛齐作，饮食俱废。饴、参，培土而建中，干姜、蜀椒，补火而温寒也。

黄芪建中汤，黄芪两半，胶饴一升，芍药六两，桂枝三两，甘草二两，生姜三两，大枣十二枚。治虚劳里急，诸不足。虚劳之病，土败木遏，郁槁不荣，《素问》语。是以里急。生气失政，缘于阳虚。胶饴、甘、枣，补脾精而缓里急，姜、桂、芍药，疏木郁而清风燥，黄芪补卫阳而生营阴也。

乙木生于癸水而植于己土，甲木生于壬水而培于戊土，中气旺则戊土右降而甲木不逆，己土左升而乙木不陷，乙木直升，故腹胁松畅而不满急，甲木顺降，故胸胁冲和而不痞硬。中气颓败，不能四运，甲木上逆而贼戊土，乙木下陷而贼己土，土木逼迫，则痞硬满急，疼痛惊悸，吐衄遗泄，干燥烦热之病生焉。总以根本失养，枝干不荣，故变和缓而为急切，作盗贼以犯中原也。风木相火，郁生燥热，内耗脾胃之精液，外烁肝胆之精血，久而生意枯槁，中气亡败，则性命倾矣。胶饴温润淳浓，补脾精而养肝血，缓急切而润

① 木 原作"水"形近之误，据闽本改。
② 起 原作"毛"，诸本均同，据《金匮悬解·卷十七》、《金匮要略·腹满寒疝宿食病脉证治第十》改。

风燥，是以建中三方皆用之，以补中而缓急。

盖中气者，交济水火之枢，升降①金木之轴，中气健旺，枢轴轮转，水木升而火金降，寒热易位，精神互根，自然邪去而正复，是强中御外之良规也。审其木燥而用芍药，水寒则用椒姜，气弱则加黄芪，血虚则加当归，解此四法，胶饴之用，备建中立极之妙矣。

粳米 味甘，入足太阴脾、足阳明胃、手太阴肺经。入太阴而补脾精，走阳明而化胃气，培土和中，分清泌浊，生津而止渴燥，利水而通热涩。

金匮附子粳米汤，附子一枚，粳米半升②，半夏半升③，甘草一两，大枣十枚。治腹中寒气，雷鸣切痛，胸胁逆满，呕吐。以火虚土败，水寒木郁，肝木克脾，故腹中雷鸣而为切痛，胆木克胃，故胸胁逆满而作呕吐。粳米、甘、枣，补土和中，附子驱下焦之湿寒，半夏降上脘之冲逆也。

伤寒桃花汤，方在赤石脂。用之治少阴病，腹痛下利，小便不利，便脓血者，以土湿水寒，木郁血陷，粳米补土而和中，利水而泻湿也。

人之中气冲和，升降不反，则清阳弗陷而浊阴弗逆，中气亏损，升降倒行，清气下陷，痛坠而泄利，浊气上逆，痛满而呕吐，则冲和之地，变而为急迫之场矣。物之冲和，莫如谷气，粳米得谷气之完，《素问》：稻米者完。最补中焦，而理清浊，附子粳米汤以此和平厚重之气助其中宫，桃花汤以此和煦发达之气益其中脘。中旺则癸水将退，而后干姜奏其回阳之效，己土将复，而后石脂成其固脱之功，阴邪欲遁，而后附子展其破寒之能，胃气欲平，而后半夏施其降逆之力。若非粳米握其中权，虽以半夏、附子之长于降浊，

何足恃其前茅，干姜、石脂之善于升清，安得逞其后劲。常山④ 率然，但有首尾，未能如此呼应之灵也。

饮食入腹，是变精气，谷气化精，归于肝脾，谷精化气，归于肺胃。物之润泽，莫过于气，气清而化津水，津旺则金润，水利则土燥。水愈利则土愈燥而气愈清，气愈清则津愈旺而水愈利，故止渴之法，机在益气而清金，清金之法，机在利水而燥土，以土燥则清气飘洒，津液流布，脏腑被泽，是以不渴，土湿则浊气湮郁，痰涎凝结，脏腑失滋，是以渴也。粳米清液淳浓，最能化气生津，清金止渴，长于利水而燥土。白虎汤方在石膏。用之治伤寒表解之热渴，石膏、知母，清金而化水，粳米益气而生津也。人参白虎汤方在人参。用之治伤寒汗后之燥渴，石膏、知母，清金而化水，粳米、人参，益气而生津也。竹叶石膏汤方在竹叶。用之治大病差后，虚羸少气，气逆欲吐，麦冬、石膏，清金而化水，粳米、人参，益气而生津也。麦门冬汤方在麦冬。用之治咳嗽，火逆上气，咽喉不利，麦冬清金而化水，粳米、人参，益气而生津也。

盖非气则津不化，非津则水不生，譬之水沸而气腾焉，气上之熏泽而滋润者，津也，气下之泛洒而滴沥者，水也。使无粳米、人参益气生津之药，徒以知、膏、麦冬清金化水之品，求其止渴，断乎不能！人之夏热饮水，肠鸣腹胀而燥渴不止者，水不化气故也。

---

① 降　原作"隆"，形近之误，据闽本改。
② 升　原作"斤"，形近之误，据蜀本、集成本、石印本、《金匮悬解·卷十七》、《金匮要略·腹满寒疝宿食病脉证并治第十》改。
③ 升　原作"斤"，形近之误，据蜀本、集成本、石印本、《金匮悬解·卷十七》、《金匮要略·腹满寒疝宿食病脉证并治第十》改。
④ 常山　指蜀汉·赵云。

薏苡 味甘，气香，入足太阴脾、足阳明胃经。燥土清金，利水泻湿，补己土之精，化戊土之气，润辛金之燥渴，通壬水之淋沥，最泻经络风湿，善开胸膈痹痛。

金匮薏苡附子散，薏苡十五两，附子十枚。杵为散，服方寸匕。治胸痹缓急者。以水土湿寒，浊阴上逆，清气郁阻，胸膈闭塞。证有缓急不同，而总属湿寒。薏仁泻湿而降浊，附子驱寒而破壅也。

薏苡附子败酱散，薏苡十分，附子二分，败酱五分。杵为散，煎服方寸匕。小便当下。治肠痈，身甲错，腹皮急，按之濡，如肿状，腹无积聚，身无热，脉数。以寒邪在腹，膏血凝涩，堙郁臭败，腐而为脓。肠气壅遏，故腹皮胀急，而状如肿满。凝瘀腐化，故腹无积聚，而按之软塌。血败不华肌腠，故皮肤甲错，而失滑泽。卫阻而非表邪，故经脉数疾，而无外热。附子破其寒郁，败酱行其脓血，薏苡泻湿而开水窍也。败酱能化脓为水，水窍既开，故自小便下。

水非气清则不利，气非土燥则不清，土非水利则不燥。欲燥其土，必利其水，欲利其水，必清其气，欲清其气，必燥其土。土居气水之交，握其生化之权，而司其清浊之任者也。薏苡一物而三善备焉，上以清气而利水，下以利水而燥土，中以燥土而清气。

盖气化于精而水化于气，薏苡精液浓厚，化气最清，气秉清肃，化水最捷。以清肃之气而行降洒之令，千支万派，尽赴溪壑，水注川渎而大泽不涸，则土处沃衍而神洲不沉，湿消而气爽，露零而木荣矣。麻杏薏苡甘草汤方在麻黄。以治风湿之病，推之凡筋挛[1]骨痛、水胀气鼓、肺痈肠疽、消渴淋痛之类，无不因湿，则薏苡之治效，固当不一而足也。

百病之来，湿居十九，悉缘于太阴脾土之阳衰也。泻湿而燥土者，未必益气清金，而利水者，未必补中，能清能燥，兼补兼泻，具抑阴扶阳之力，擅去浊还清之长，未可得于凡草常木之中也。

小麦 味甘、微苦，《素问》：肺色白，宜食苦，麦、羊肉、杏、薤皆苦。小麦是手太阴药。入足太阴脾、足阳明胃、手太阴肺经。润辛金之枯燥，通壬水之淋涩，能清烦渴，善止悲伤。

金匮甘麦大枣汤，甘草三两，小麦一升，大枣十枚。治妇人脏燥，悲伤欲哭，数欠伸者。以厥阴风木之气，最耗精血，风动而伤肺津，金燥则悲伤欲哭。五脏之志，在肺为悲，在肾为恐，五脏之声，在肺为哭。盖肺金燥降，则化肾水，物情喜升而恶降，升则得意而为喜，降则失意而为恐，悲者，恐之先机也。阳气将降，则生欠伸，欠伸者，阴引而下，阳引而上，未能即降也。义详《灵枢·口问》。甘草培土，大枣滋乙木而息风，小麦润辛金而除燥也。此与消渴，俱厥阴病。

小麦粥生津止渴，除烦泻热，白术散方在白术。用之治心烦作呕，以其清心而除烦也。枳实芍药散方在枳实。用之治痈脓，以其泻热而除湿也。

大麦 味甘、酸，性滑，入足阳明胃、手太阴肺经。利水消疸[2]，止渴生津。

金匮硝矾散方在硝石。用之治女劳黑疸，以其利水而泻湿也。白术散方在白术。用之治妊娠作渴，以其润肺而生津也。

大麦粥利水泻湿，生津滑燥，化谷消胀，下气宽胸，消中有补者也。

————

① 挛 原作"孪"，音同形近之误，据闽本、蜀本改。

② 疸 原作"疽"，形近之误，据闽本改。

神曲　味辛、甘，入足太阴脾经。化谷消痰，泻满除癥。

金匮薯蓣丸方在薯蓣。用之治虚劳百病，以其调中而消滞也。

神曲辛烈之性，化宿谷停痰，磨硬块坚积，疗胀满泄利，化产后瘀血。

炒，研用。

吴茱萸　味辛、苦，性温，入足阳明胃、足太阴脾、足厥阴肝经。温中泻湿，开郁破凝，降浊阴而止呕吐，升清阳而断泄利。

伤寒吴茱萸汤，吴茱萸一升，人参三两，生姜六两，大枣十二枚。治阳明伤寒，食谷欲呕者。胃气顺降，则纳而不呕，胃气逆升，则呕而不纳。人参、大枣，培土而补中，吴茱萸、生姜，温胃而降逆也。治厥阴病，干呕，吐涎沫，头痛者。以土虚木郁，中气被贼，胃逆不降，浊气上冲，是以头痛干呕。湿气凝瘀，是以常吐涎沫。人参、大枣，培土而补中，茱萸、生姜，降逆而疏木也。治少阴病，吐利，手足厥冷，烦躁欲死者。以寒水侮土，脾陷胃逆，则吐利兼作。中气亏败，四肢失温，则手足厥冷。坎阳离根，散越无归，则烦躁欲死。人参、大枣，培土而补中，茱萸、生姜，降逆而升陷也。《金匮》治呕而胸满者。以中虚胃逆，浊气冲塞，故呕而胸满。人参、大枣，培土而补中，茱萸、生姜，降逆而泻满也。

伤寒当归四逆加吴茱萸生姜汤，当归、芍药、桂枝、通草各三两，细辛、甘草各二两，大枣十五枚，吴茱萸一升，生姜半斤。水六升，清酒六升，合煮，分三服。治厥阴病，手足厥冷，脉细欲绝，内有久寒者。以土主四肢，而手足之温暖，经脉之充畅者，赖厥阴乙木之力，以乙木性温，藏营血而孕君火，灌经络而主肢节也。积寒内瘀，肝血冷涩，不能四运，故肢寒而脉细。当归四逆补营血而通经脉，茱萸、生姜，温寒凝而行阴滞也。

金匮温经汤，当归、阿胶、芍药、川芎、桂枝、丹皮、人参、甘草、干姜各二两，半夏、麦冬各一升，吴茱萸三两。水一斗，煮三升，分温三服。亦主妇人少腹寒，久不受胎。兼崩中去血，或月水来过多，或至期不来。治妇人带下，下利不止，暮即发热，腹满里急，掌热口干。以曾半产，瘀血在腹，阻隔清阳升达之路，肝脾郁陷，故腹满里急。风木疏泄，故带下泄利。君火上逆，故手掌烦热，唇口干燥。暮而阳气不藏，是以发热。归、阿、芍药，养血而清风，丹、桂、芎劳，破瘀而疏木，半夏、麦冬，降逆而润燥，甘草、人参，补中而培土，茱萸、干姜，暖肝而温经也。

吴茱萸辛燥之性，泻湿驱寒，温中行滞，降胃逆而止呕吐，升脾陷而除泄利，泻胸膈痞满，消脚膝肿痛，化寒痰冷饮，去嗳腐吞酸，逐经脉关节一切冷痹，平心腹胸首各种寒痛，熨胁腹诸癥，杀脏腑诸虫，医霍乱转筋，疗疝气痛坠。热水洗数次用。

蜀椒　味辛，性温，入足阳明胃、足厥阴肝、足少阴肾、足太阴脾经。暖中宫而温命门，驱寒湿而止疼痛，最治呕吐，善医泄利。

金匮大建中汤方在胶饴。用之治心腹寒疼，以寒水而凌火土，蜀椒胜寒水而补火土也。乌头赤石脂丸方在乌头。用之治心痛彻背，背痛彻心，以肾邪而贼心君，蜀椒益君火而逐阴邪也。升麻鳖甲汤方在鳖甲。用之治阳毒，咽喉痛，吐脓血，以表邪而郁肝火，蜀椒开腠理而泻毒汁也。王不留行散方在王不留行。用之治病金疮，以血亡而泻温气，蜀椒温肝脾而暖血海也。伤寒乌梅丸方在乌梅。用之治厥阴蛔厥，以蛔避寒湿，而居膈上，蜀椒温寒而驱蛔虫也。《金匮》白术散（方在白术）用之养妊娠胎气，以胎遇寒湿，则伤殒坠，蜀椒燥湿土而温寒水也。

蜀椒辛温下行，降冲逆而驱寒湿，暖水土而温中下，消宿食停饮，化石水坚癥，开胸膈痹结，除心腹寒疼，止呕吐泄利，疗黄疸水肿，坚齿发，暖腰膝，开腠理，通关节，行血脉，除肿痛，缩小便，下乳汁，破瘀血，杀蛔虫。

去目及闭口者，炒去汗用。

椒目泻水消满，金匮己椒苈黄丸方在防己。用之治肠间有水气，腹满者，以其泻水而消胀也。

椒目下气，善治耳鸣盗汗。

干姜 味辛，性温，入足阳明胃、足太阴脾、足厥阴肝、手太阴肺经。燥湿温中，行郁降浊，补益火土，消纳饮食，暖脾胃而温手足，调阴阳而定呕吐，下冲逆而平咳嗽，提脱陷而止滑泄。真武汤加减：下利者，去芍药，加干姜。

伤寒干姜附子汤，干姜一两，生附子一枚。治太阳伤寒，下后复汗，昼日烦躁不得眠，夜而安静，不呕不渴，脉沉，无表证，身无大热者。以火土俱败，寒水下旺，微阳拔根，不得宁宇。干姜温中以回脾胃之阳，附子暖下以复肝肾之阳也。

柴胡桂姜汤，柴胡半斤，黄芩三两，甘草二两，桂枝三两，栝蒌根四两，干姜三两。治少阳伤寒，汗后复下，胸胁满结，小便不利，渴而不呕，但头汗出，心烦，往来寒热。以汗下伤其中气，土败木郁，不能行水，故小便不利。胆胃上逆，经气缠迫，故胸胁满结。相火升炎，发为烦渴。而表病未解，故往来寒热。柴胡疏甲木之滞，桂枝达乙木之郁，牡蛎消胸胁之满结，栝蒌润心肺之烦躁，姜、甘、温中而补土也。

干姜芩连人参汤，干姜、人参、黄芩、黄连各三两。治厥阴病，本自寒下，医复吐下之，寒格，更逆吐下。以中气虚寒，脾陷为利，相火升炎，而生上热。芩、连，清泻君相以除烦热，参、姜，温补脾胃以止吐利也。

金匮姜甘苓术汤，干姜、甘草各二两，茯苓、白术各四两[①]。治肾着，身重腹重，腰中冷痛，如坐水中，小便自利，饮食如故。以身劳汗出，衣里冷湿，浸淫经络，以犯肾脏，肾位于腰，故腰中冷痛。苓、术，利水而泄湿，姜、甘，温中而培土也。

伤寒甘草干姜汤，方在甘草。治伤寒汗后，烦躁吐逆，金匮桂枝人参汤，方在人参。治胸痹心痞，胁下逆抢心，理中丸，方在人参。治霍乱吐利，伤寒甘草泻心汤，方在半夏。治伤寒下后，心下痞硬，干呕心烦，雷鸣下利，半夏泻心汤，方在半夏。治少阳下后，心下痞满，黄连汤，方在黄连。治太阴腹痛，欲作呕吐，桃花汤，方在粳米。治少阴腹痛，下利脓血，金匮大建中汤，方在胶饴。治心胸寒痛，呕不能食，胶姜汤，方在阿胶。治妇人陷经，漏下黑色，温经汤，方在茱萸。治妇人带下，下利不止，皆用之，以温脾胃而止呕吐也。

桂苓五味甘草去桂加干姜细辛汤，茯苓四两，五味半升，甘草、干姜、细辛各三两。治痰饮，咳逆胸满，以中虚胃逆，肺气郁阻，是以咳满，姜、辛，破壅而降逆也。

伤寒小柴胡汤，方在柴胡。治少阳伤寒，咳者，去人参、大枣、生姜。加五味、干姜，四逆汤，方在甘草。治少阴

---

① 四两　原作"二两"，诸本均同，据《金匮悬解·卷二》、《金匮要略·五脏风寒积聚病脉证并治第十一》改。

病，四逆腹痛，咳者加五味、干姜，真武汤，方在茯苓。治少阴病，腹痛下利，咳者，加五味、辛、姜，姜、辛、五味，善下气逆，而治咳满。小青龙汤，方在麻黄。治伤寒，心下有水气，干呕，发热而咳，厚朴麻黄汤，方在厚朴。治咳而脉浮者，皆用之，以其下冲而降逆也。

火性炎上，有戊土以降之，则离阴下达而不上炎，水性润下，有己土以升之，则坎阳上达而不下润。戊己旋转，坎离交互，故上非亢阳而不至病热，下非孤阴而不至病寒。中气既衰，升降失职，于是水自润下而病寒，火自炎上而病热。戊土不降，逆于火位，遂化火而为热，己土不升，陷于水位，遂化水而为寒，则水火分离，戊土燥热而己土湿寒者，其常也。而戊土之燥热，究不胜己土之湿寒，盖水能胜火，则寒能胜热，是以十人之病，九患寒湿而不止也。干姜燥热之性，甚与湿寒相宜，而健运之力，又能助其推迁，复其旋转之旧。盖寒则凝而温则转，是以降逆升陷之功，两尽其妙。仲景理中用之，回旋上下之机，全在于此，故善医泄利而调霍乱。凡咳逆齁喘、食宿饮停、气膨水胀、反胃噎膈之伦，非重用姜苓，无能为功。诸升降清浊、转移寒热、调养脾胃、消纳水谷之药，无以易此也。

五脏之性，金逆则生上热，木[1]陷则生下热。吐衄呕哕、咳嗽喘促之证，不无上热，崩漏带浊、淋涩泄利之条，不无下热，而得干姜，则金降木升，上下之热俱退，以金逆而木[2]陷者，原于中宫之湿寒也。干姜温中散寒，运其轮毂[3]，自能复升降之常，而不至于助邪。其上下之邪盛者，稍助以清金润木之品，亦自并行而不悖。若不知温中，而但清上下，则愈清愈热，非死不止！此庸工之遗毒，而千载之奇冤，不可不辨也。

血藏于肝而原于脾，干姜[4]调肝畅脾，暖血温经，凡女子经行腹痛，陷漏紫黑，失妊伤胎，久不产育者，皆缘肝脾之阳虚，血海之寒凝也，悉宜干姜，补温气而暖血海。

温中略炒用，勿令焦黑。

生姜 味辛，性温，入足阳明胃、足太阴脾、足厥阴肝、手太阴肺经。降逆止呕，泻满开郁，入肺胃而驱浊，走肝脾而行滞，荡胸中之瘀满，排胃里之壅遏，善通鼻塞，最止腹痛，调和脏腑，宣达营卫，行经之要品，发表之良药。

伤寒生姜泻心汤，生姜四两，人参三两，甘草三两，大枣十二枚，干姜一两，半夏半升，黄芩三两，黄连一两。治太阳伤寒，汗出表解，胃中不和，干噫食臭，心下痞硬，胁下有水气，腹中雷鸣下利者。以汗后中气虚寒，水谷不消，胃逆脾陷，土木皆郁，脾陷而贼于乙木，则腹中雷鸣而下利，胃逆而迫于甲木，则心下痞硬而噫臭。甲木化气于相火，君相皆升，必生上热。参、甘、姜、枣，温补中气之虚寒，黄连、黄芩，清泻上焦之郁热，半夏、生姜，降浊气之冲逆，消痞硬而止哕噫也。

黄芩加半夏生姜汤，方在半夏。治太阳少阳合病，下利而作呕者。黄芩汤，方在黄芩。治太少之下利，加半夏、生姜，降胃逆而止呕也。

金匮生姜半夏汤，生姜一斤，半夏半升。治病人胸中似喘非喘，似呕非呕，似哕非哕，心中溃溃然无奈者。以肺胃上

---

① 木　原作"水"，形近之误，据蜀本、集成本、石印本、下文"金降木升"改。
② 木　原作"水"，形近之误，据蜀本、集成本、石印本、上文"金降木升"改。
③ 毂（gǔ 谷）　车轮中间，车轴贯入处之圆木，藉以凑辐者。
④ 干姜　原脱，诸本均同，据上下文义补。

逆，浊气熏冲，胸膈郁烦，不可名状。生姜、半夏，降逆气而扫瘀浊也。

伤寒真武汤，方在茯苓。治少阴病，腹痛下利，呕者，去附子，加生姜足前成半斤，通脉四逆汤，方在甘草。治少阴病，下利清谷，脉微欲绝，呕者，加生姜二两，伤寒理中丸①，方在人参。治霍乱吐利，吐多者，去术，加生姜二两，以中郁胃逆，故作呕吐，生姜降胃逆而豁郁浊，善止呕吐也。

伤寒当归四逆加吴茱萸生姜汤，方在吴茱萸。治厥阴伤寒，手足厥冷，脉细欲绝，内有久寒者。以肝司营血，久寒在肝，营血冷涩不行。当归四逆补营血而通经脉，吴茱萸、生姜，温寒凝而行瘀涩也。

新加汤，方在人参。治伤寒汗后，身疼痛，脉沉迟者，桂枝汤加人参三两、芍药、生姜各一两，以经络寒涩，生姜温血海而行经脉也。

金匮当归生姜羊肉②汤，方在当归。治寒疝，腹胁痛，里急，并产后腹痛，寒多者，加生姜一斤，厚朴七物汤，方在厚朴。治腹满痛，寒多者，加生姜半斤，生姜温中寒而止腹痛力逊干姜，然亦有良效也。

人身之气，清阳左升于肝脾，浊阴右降于肺胃，胃土冲和，气化右转，则辛金清降，息息归根，壬水顺行，滴滴归源，雾露洒陈，津液流布，下趣③溪壑，川渎注泻，是以下不虚空而上不壅满。肺胃不降，则气水俱逆，下之膀胱癃闭，溲尿不行，上之胸膈堙塞，津液不布，于是痰饮喘嗽，恶心呕哕之病生焉。生姜疏利通达，下行肺胃而降浊阴，善止呕哕而扫瘀腐，清宫除道之力，最为迅捷。缘肺胃主收，收令不旺，则逆行而病堙塞，生姜开荡堙塞，复其收令之常，故反逆而为顺也。本为泻肺之品，泻其实而不至损其

虚，循良之性，尤可贵焉。

气盛于肺胃而实本于肝脾，血中之温气，肺气之根也。阳气初生于乙木之中，未及茂长，是以肝脾之气易病抑郁。生姜辛散之性，善达肝脾之郁，大枣气质醇浓，最补肝脾，而壅满不运，得生姜以调之，则精液游溢，补而不滞。桂枝汤方在桂枝。用之于甘枣桂芍之中，既以和中，又以发表。凡经络凝涩，沉迟结代，宜于补益营卫之品加生姜以播宣之，则流利无阻。炙甘草、新加汤、当归四逆汤皆用之，以温行经络之瘀涩也。

半夏　味辛，气平，入手太阴肺、足阳明胃经。下冲逆而除咳嗽，降浊阴而止呕吐，排决水饮，清涤涎沫，开胸膈胀塞，消咽喉肿痛，平头上之眩晕，泻心下之痞满，善调反胃，妙安惊悸。

伤寒半夏泻心汤，半夏半升④，人参、甘草、干姜、黄芩、黄连各三两，大枣十二枚。治少阳伤寒，下后心下痞满而不痛者。以中气虚寒，胃土上逆，迫于甲木，经气结涩，是以作痞。少阳之经，循胃口而下胁肋，随阳明而下行，胃逆则胆无降路，故与胃气并郁于心胁，甲木化气于相火，君相同气，胃逆而君相皆腾，则生上热。参、甘、姜、枣，温补中脘之虚寒，黄芩、黄连，清泻上焦之郁热，半夏降胃气而消痞满也。《金匮》治呕而肠⑤

---

① 《伤寒》理中丸　原作"《金匮》理中丸"，诸本均同。"理中丸"，《金匮悬解》、《金匮要略》均不载，载于《伤寒悬解·卷十三》、《伤寒论·辨霍乱病脉证并治》，据改。
② 羊肉　原脱，诸本均同，据卷二当归释文、《金匮悬解·卷十七》、《金匮要略·腹满寒疝宿食病脉证并治第十》补。
③ 趣　通"趋"。
④ 升　原作"斤"，诸本均同，形近之误，据《伤寒悬解·卷九》、《伤寒论·辨太阳病脉证并治下》改。
⑤ 肠　原作"腹"，诸本均同，形近之误，据《金匮悬解·卷十三》、《金匮要略·呕吐哕下利病脉证并治第十七》改。

鸣，心下痞者。中气虚寒则肠鸣，胃气上逆则呕吐也。

金匮大半夏汤，半夏二升，人参三两，白蜜一斤。水一斗二升，和蜜扬之二百四十遍，煮，分三服。治胃反呕吐者。以脾阳虚败，水谷不消，而土木郁陷，下窍堵塞，是以不为泄利，而为呕吐。胃以下行为顺，反而逆行，故名胃反。人参补中脘之阳，建其枢轴，白蜜润下窍之结涩，半夏降上逆之胃气也。

伤寒黄芩加半夏生姜汤，黄芩三两，芍药二两，甘草二两，大枣十二枚，半夏半升，生姜三两。治太阳少阳合病下利而作呕者；黄芩汤，方在黄芩。治太少之下利，加半夏、生姜，降胃逆而止呕也。

葛根加半夏汤，葛根四两，麻黄三两，桂枝二两，甘草二两，芍药二两，生姜三两，大枣十二枚，半夏半升①。治太阳阳明合病，不下利，但呕者。以阳明为少阳胆木所逼，水谷莫容，已消而在下脘则为利，未消而在上脘则为呕。半夏降胃逆而止呕也。

金匮半夏干姜散②，半夏、干姜等分，为散，浆水服方寸匕。治干呕，吐逆，吐涎沫。以中寒胃逆，浊阴冲塞，肺气埋郁，淫蒸涎沫。干姜温中而下冲气，半夏降逆而荡瘀浊也。

小半夏汤，半夏一升，生姜一斤。治心下有支饮，呕而不渴者。以饮居心下，阻隔胃气，故胃逆作呕，而不觉燥渴。半夏、生姜，降逆气而排水饮也。

苓甘五味姜辛加半夏汤，茯苓四两，甘草三两，五味半升③，干姜三两，细辛一两，半夏半升。治支饮，昏冒作呕，而不渴者。以饮居心下，隔其胃阳，阳升则冒，胃逆则呕，半夏驱水饮而止呕冒也。

越婢加半夏汤，麻黄六两，石膏半斤，甘草一两，生姜三两，大枣十五枚，半夏半升。治肺胀，咳喘上气，目如④脱，脉浮大者。以中气虚滞，肺胃之降令素迟，一遇风寒，闭其皮毛，里郁莫泄，胃气逆升，肺壅为热，是以咳喘上气，而脉浮大。此为肺胀之病，即伤风齁喘而为热者。甘、枣，补其中虚，麻黄泻其皮毛，石膏清其肺热，生姜、半夏，降冲逆而破壅塞也。

伤寒半夏散，半夏、甘草、桂枝等分，为散，白饮和服方寸匕。不能服散，水煎服。治少阴病，咽痛者。以阴气上冲，因致咽痛。半夏、桂枝，降其冲逆，甘草缓其急迫也。

金匮半夏厚朴汤，半夏一升，厚朴三两，茯苓四两，生姜五两，苏叶二两。治妇人咽中如有炙脔。以湿旺气逆，血肉凝瘀。茯苓泻其湿，朴、半、姜、苏，降其逆而散其滞也。

半夏麻黄丸⑤，半夏、麻黄等分，蜜丸。治心下悸者。以阳衰土湿，升降失政，脾陷而乙木不得直升，则郁勃而为悸，胃逆而甲木不能顺降，则悬虚而为惊。胃土上逆，浊阴填塞，心下更郁，经络壅涩，碍厥阴风木升达之路，是以心下悸动。《素问》：胃之大络，名曰虚里，出于左乳下，其动应衣，即此谓也。惊原于魂气之虚飘，悸原于经气之阻碍。半夏降

---

① 升　原作"斤"，形近之误，据集成本、石印本、《伤寒悬解·卷六》、《伤寒论·辨太阳病脉证并治中》改。

② 散　原作"汤"，诸本均同，据下文"为散"、《金匮悬解·卷十三》、《金匮要略·呕吐哕下利病脉证并治第十七》改。

③ 升　原作"斤"，形近之误，据集成本、石印本、《金匮悬解·卷十四》、《金匮要略·痰饮咳嗽病脉证并治第十二》改。

④ 如　原作"欲"，诸本均同，音近之误，据《金匮悬解·卷十五》、《金匮要略·肺痿肺痈咳嗽上气病脉证治第七》改。

⑤ 丸　原作"汤"，据下文"蜜丸"、闽本、《金匮悬解·卷八》、《金匮要略·惊悸吐衄下血胸满瘀血病脉证并治第十六》改。

胃逆而驱浊阴，麻黄开堙郁而通络路也。

人之中气，左右回旋，脾主升清，胃主降浊。在下之气，不可一刻而不升，在上之气，不可一刻而不降。一刻不升，则清气下陷，一刻不降，则浊气上逆。浊气上逆，则呕哕痰饮皆作，一切惊悸眩晕，吐衄嗽喘，心痞胁胀，膈噎反胃，种种诸病，于是生焉，而总由于中气之湿寒。盖中脘者，气化之原，清于此升，浊于此降，四象推迁，莫不本乎是。不寒不热，不燥不湿，阴阳和平，气机自转。寒湿偏旺，气化停滞，枢机不运，升降乃反，此脾陷胃逆之根也，安有中气健运，而病胃逆者哉！

甲木下行而交癸水者，缘于戊土之降，戊土不降，甲木失根，神魂浮荡，此惊悸眩晕所由来也。二火升炎，肺金被克，此燥渴烦躁所由来也。收令不遂，清气堙郁，此吐衄痰嗽所由来也。胆胃逆行，土木壅迫，此痞闷膈噎所由来也。凡此诸证，悉宜温中燥土之药，加半夏以降之。其火旺金热，须用清敛金火之品。然肺为病标而胃为病本，必降戊土，以转火金，胃气不降，金火无下行之路也。半夏辛燥开通，沉重下达，专入胃腑，而降逆气。胃土右转，浊瘀扫荡，胃腑冲和，神气归根，则鹤胎龟息，绵绵不绝竭矣。

血原于脏而统于经，升于肝而降于肺，肝脾不升，则血病下陷，肺胃不降，则血病上逆。缘中脘湿寒，胃土上郁，浊气冲塞，肺金隔碍，收令不行，是以吐衄。此与虚劳惊悸，本属同原，未有虚劳之久，不生惊悸，惊悸之久，不生吐衄者。当温中燥土，暖水敛火，以治其本，而用半夏降摄胃气，以治其标。

庸工以为阴虚火动，不宜半夏，率以清凉滋润之法，刊诸纸素。千载一辙，四海同风，《灵枢》半夏秫米之方、治目不

得瞑，在"邪客篇"。《金匮》半夏麻黄之制，绝无解者。仁人同心，下士不悟，迢迢长夜，悲叹殷庐[1]，悠悠苍天，此何心哉！

洗去白矾用。妊娠姜汁炒。

代赭石 味苦，气平，入足阳明胃经。降戊土而除哕噫，镇辛金而清烦热。

伤寒旋覆花代赭石[2]汤，方在旋覆花。用之治伤寒汗吐下后，心下痞硬，噫气不除者，以其降胃而下浊气也。滑石代赭汤，方在滑石。用之治百合病，下之后者，以其降肺而清郁火也。

代赭重坠之性，驱浊下冲，降摄肺胃之逆气，除哕噫而泄郁烦，止反胃呕吐，疗惊悸哮喘，兼治吐衄、崩漏、痔瘘、泄利之病。

煅红，醋淬，研细，绵裹，入药煎。

松软者佳，坚硬者无用。

肝脾下陷者忌之。

厚朴 味苦、辛，微温，入足阳明胃经。降冲逆而止嗽，破壅阻而定喘，善止疼痛，最消胀满。

伤寒桂枝加厚朴杏子汤，桂枝、芍药、生姜各三两，甘草、厚朴各二两，大枣十二枚，杏仁五十枚。治太阳伤寒，下后微喘者。下后中虚胃逆，肺金莫降，是以发喘。姜、甘、大枣，和中而补土，桂枝、芍药，疏木而泻热，厚朴、杏仁，降逆而止喘也。《伤寒》：喘家作，桂枝汤加厚朴、杏子仁。

朴姜甘夏人参汤，厚朴一斤，生姜半斤，甘草二两，半夏半升[3]，人参一两。治伤寒汗后，腹胀满者。汗后中虚胃逆，

---

① 殷庐 "殷"，深也。"殷庐"，深室也。
② 石 原脱，据闽本、蜀本、集成本补。
③ 升 原作"斤"，形近之误，据蜀本、集成本、石印本、《伤寒悬解·卷四》、《伤寒论·辨太阳病脉证并治中》改。

浊阴冲塞，是以胀满。人参、甘草，补中而培土，朴、半、生姜，泻满而消胀也。

金匮厚朴大黄汤，厚朴一尺，枳实四枚，大黄六两。此即小承气汤，而分两不同。治支饮胸满者。以饮居心下，肺胃郁阻，是以胸满。大黄破结而逐饮，枳、朴，泻满而降逆也。

厚朴三物汤，厚朴八两，枳实五枚，大黄四两。此亦小承气汤，而分两不同。二方皆君厚朴。治腹满而便闭者。以滞气抟结，闭塞不通。枳、朴，行滞而止痛，大黄破结而开塞闭也。

厚朴七物汤，厚朴半斤，枳实五枚，大黄二两，桂枝二两，甘草三两，生姜五两，大枣十枚。治腹满痛，发热，脉浮而数，饮食如故者。以外感风邪，经腑皆郁，经气不泄，故发热脉数。腑气不通，故腹满而痛。甘、枣、桂、姜，达郁而解外，枳、朴、大黄，泻满而攻里也。

厚朴麻黄汤，厚朴五两，小麦一升，麻黄四两，石膏如鸡子大，杏仁半升，干姜二两，半夏半升，细辛二两，五味半升。治咳而脉浮者。以中脘不运，皮毛不[1]合，肺胃郁阻，浊气莫泄。麻黄发表而散寒，小麦、石膏，清肺而润燥，朴、杏、半夏、姜、辛、五味，降逆而止咳也。

大小承气汤、方在大黄。半夏厚朴汤、方在半夏。枳实薤白桂枝汤、方在枳实。王不留行散[2] 方在王不留行。皆用之，以其降浊而行滞也。

厚朴苦辛下气，善破壅塞而消胀满，下冲逆而定喘嗽，疏通郁迫，和解疼痛，除反胃呕吐，疗肠滑泄利，消宿食停水，调泄秽吞酸，止肠胃雷鸣，平霍乱转筋，下冲消滞之物也。

去皮，姜汁炒。

枳实 味苦、酸、辛，性寒，入足阳明胃经。泻痞满而去湿，消陈宿而还清。

金匮枳术汤，枳实七枚，白术二两。煎，分三服。腹中软，即当散。治心下坚，大如盘，边如旋杯，水饮所作。以水停中脘，胃气郁阻，胆经隔碍，不得下行，痞结心下，坚硬不消。枳实泻水而消痞，白术燥土而补中也。

枳实薤白桂枝汤，枳实四枚，厚朴四两，栝蒌一枚，薤白半斤，桂枝一两。治胸痹心痞，胸中满结，胁下逆抢心。以胆胃上逆，胸膈填塞。枳、朴、薤白，破壅塞而消痞结，栝蒌、桂枝，涤浊瘀而下冲逆也。

伤寒枳实栀子汤，枳实三枚，栀子十四枚，香豉一两。清浆水煎，分二服，覆令微似汗。治大病差后，劳复者。大病新差，中气尚弱，因劳而复。浊阴上逆，中宫堙塞，经郁热作。枳实降浊而消滞，栀子泻热而清烦，香豉和中[3] 而散郁也。

金匮枳实芍药散，枳实、芍药等分。为散，服方寸匕，日三服，并主痈脓，以麦粥下之。治产后腹痛，烦满不得卧。以产后血亡肝燥，风木克土，是以腹痛。肝脾郁结，则胆胃壅塞，而生烦满。芍药清风而止痛，枳实泻满而除烦也。

栀子大黄汤，方在栀子。用之治伤寒下后，心烦腹满者，治酒疸懊憹热痛者，橘枳生姜汤，方在橘皮。用之治胸中痹塞，短气，桂姜枳实汤，方在桂枝。用之治心中痞塞悬痛，大小承气汤，二方在大黄。用之治阳明胃燥便难，皆以其泻痞满而破壅塞也。

枳实酸苦迅利，破结开瘀，泻痞消

---

① 不 原作"外"，据闽本、蜀本、集成本改。
② 散 原作"汤"，诸本均同，据本书卷二王不留行释文、《金匮悬解·卷十九》、《金匮要略·疮痈肠痈浸淫病脉证并治第十八》改。
③ 中 原作"平"，形近音近之误，据闽本、蜀本改。

满，除停痰留饮，化宿谷坚癥，涤荡郁陈，功力峻猛，一切腐败壅阻之物，非此不消。

麸炒黑，勿令焦，研用。

栀子 味苦，性寒，入手少阴心、足太阴脾、足厥阴肝、足太阳膀胱经。清心火而除烦郁，泻脾土而驱湿热，吐胸膈之浊瘀，退皮肤之熏黄。

伤寒栀子干姜汤，栀子十四枚，干姜二两。煎，分三服。得吐，止后服。治太阳伤寒，大下后，身热不去，微烦者。大下败其中气，浊阴上逆，瘀生腐败，阻隔君火，身热心烦。干姜降逆而温中，栀子吐浊瘀而除① 烦热也。

栀子厚朴汤，栀子十四枚，厚朴四两，枳实四枚。煎，分二服。得吐，止后服。治伤寒下后，心烦腹满，卧起不安者。以下伤土气，中脘郁满，阳明不降，浊阴上逆，陈郁填塞，阻隔君火，烦躁不宁。枳、朴，泻满而降逆，栀子吐浊瘀而除烦也。

栀子香豉汤，栀子十四枚，香豉四两。煎，分二服。得吐，止后服。治伤寒汗下后，烦热，胸中窒者。汗下败其中气，胃土上逆，浊气填瘀，君火不得下行，故心宫烦热，胸中窒塞。香豉调中而开窒，栀子扫浊瘀而除烦热也。治阳明伤寒，下后胃中空虚，客气动膈，心中懊憹，舌上胎者。下伤胃气，浊阴逆上，客居胸膈，宫城不清，故生懊憹。香豉和中而下气，栀子涌浊淤而清懊憹也。治厥阴病，利后虚烦，按之心下濡者。香豉和中而泻湿，栀子决浊瘀而清虚烦也。

栀子甘草香豉汤，栀子十二枚，香豉四两，甘草二两。煎，分二服。得吐，止后服。治伤寒汗吐下后，虚烦不得眠，剧则反覆颠倒，心中懊憹此栀子香豉证。而少气者。香豉、甘草，调胃而补中气，栀

子涤浊瘀而清虚烦也。

栀子生姜香豉汤，栀子十二枚，香豉四两，生姜五两。煎，分二服。得吐，止后服。治伤寒汗吐下后，虚烦不得眠，剧则反覆颠倒，心中懊憹此栀子香豉证。而呕者。香豉、生姜，降逆而止呕吐，栀子荡浊瘀而清虚烦也。

栀子柏皮汤，栀子十五枚，甘草一两，黄柏皮一两。治太阴伤寒，发热身黄者。湿在经络，郁而不泻，则发热身黄。甘草、柏皮，补中而清表热，栀子泻湿而退身黄也。

金匮栀子大黄汤，栀子十四枚，香豉一升，枳实五枚，大黄三两。治酒疸，心中懊憹，或热痛者。酒疸湿热郁蒸，故心懊憹。甲木冲击，故生热痛。香豉、枳、黄，降浊而泻热，栀子清心而除懊憹也。

茵陈蒿汤，方在茵陈。治太阴病，身黄腹满，小便不利者，谷疸同此。大黄硝石汤方在大黄。治黄疸腹满，小便不利者，皆用之，以清乙木之郁蒸，泻膀胱之湿热也。

栀子苦寒，清心火而除烦热，烦热既法，清气下行，则浊瘀自涌。若热在膀胱，则下清水道，而开淋涩。盖厥阴乙木，内孕君火，膀胱之热，缘乙木之遏陷，亦即君火之郁沦也，善医黄疸者，以此。

香豉 味苦、甘，微寒，入足太阴脾经。调和脏腑，涌吐浊瘀。

仲景伤寒栀子香豉汤方在栀子。用之治伤寒汗下后，烦热，胸中窒者，土湿胃逆，浊瘀凝塞，香豉扫浊瘀而开凝塞也。治伤寒汗吐下后，虚烦不得眠，剧则反覆颠倒，心中懊憹者，以腐败壅塞，浊气熏

① 除　原作"降"，诸本均同，形近之误，据上文"清心火而除烦郁"，下文"扫浊瘀而除烦热"改。

冲，香豉涌腐败而清宫城也。瓜蒂散方在瓜蒂。用之治胸中塞瘀，心中痞硬，气冲咽喉，不得息，以寒瘀胶塞，阻碍气道，香豉荡腐物而清胸隔也。金匮栀子大黄汤方在栀子。用之治酒疸，心中懊憹热痛，以湿热熏冲，心君郁痞，香豉排郁陈而宁神宇也。

香豉调和中气，泻湿行瘀，扫除败浊，宿物失援，自然涌吐，实非吐剂。肃清脏腑，甚有除旧布新之妙。

瓜蒂 味苦，性寒，入足阳明胃、足太阴脾经。利水而泻湿淫，行瘀而涌腐败。

伤寒瓜蒂汤，瓜蒂二十枚。水一升，煎五合，顿服之。治太阳中暍，身热痛重，而脉微弱①。以夏月汗出，浴于冷水，水入汗孔，而行皮中，窍隧冷闭，郁遏阳火，而生内热。壮火伤气，故脉微弱。瓜蒂决皮中之水，开窍而泻热也。

瓜蒂散，瓜蒂一分，赤小豆一分。为散，取一钱匕，以香豉一合，用热汤煮作稀糜，去滓，取汁和散，温服，取吐。不吐，加之，得快吐乃止。治胸有寒瘀，病如桂枝证，头不痛，项不强，寸脉微浮，心中痞硬，气上冲咽喉，不得息者。以胃土上逆，碍胆经降路，二气相迫，结于胃口，故心下痞硬。降路梗塞，则肺气逆冲，咽喉阻闭，肺气郁遏淫蒸，而化痰涎，隧道皆填，是以胸膈壅闷，不得喘息。小豆、香豉，行其瘀浊，瓜蒂涌其痰涎也。治厥阴病，邪结胸中，心下烦，饥不能食，手足厥冷，脉乍紧者。以痰涎在胸，郁阻肺气，不得四达。瓜蒂涌痰涎以通气道也。治宿食在上脘者。宿食上停，浊气不降，郁闷懊憹，头痛发热，其状甚似外感。瓜蒂涌之，则浊降而病除也。

瓜蒂苦寒，泻水涤痰，涌吐腐败，以清气道，荡宿食停饮，消水肿黄疸，通脑闷鼻齆，止咳逆蚴喘，湿热头痛，风涎喉阻，一切癫痫蛊胀之病皆医。

亡血家忌之。

蜀漆 味苦、辛，性寒，入足阳明胃、足太阴脾、足少阳胆经。荡浊瘀而治痎疟，扫腐败而疗惊狂。

金匮蜀漆散②，蜀漆、云母、龙骨等分。为散，未发前浆水服半钱匕。温疟加蜀漆半分③，临发时服一钱匕。治牝疟，多寒者。寒湿之邪，客于少阳之部，郁遏阳气，不得外达。阳气发于阴邪之内，重阴闭束，莫能透越，鼓搏振摇，则生寒战。阳郁热盛，透围而出，是以发热。阳气蓄积，盛而后发，故至期病作，应如潮信。阳旺则蓄而即盛，故日与邪争，阳衰则久而方振，故间日而作。阳进则一郁即发，锐气倍常，故其作日早，阳退则闭极方通，渐至困乏，故其作日晏。作之日早，则邪退日速，作之日晏，则邪退日迟。作晏而退迟者，阳衰不能遽发，是以寒多。阳败而终不能发，则绝寒而无热矣。云母泻其湿寒，龙骨收其腐败，蜀漆排决④陈宿，以达阳气也。

伤寒救逆汤方在龙骨。用之治伤寒火劫，亡阳惊狂，起卧不安者，以阳亡湿动，君相离根，浊阴上填，心宫胶塞，蜀漆除道而清君侧也。

蜀漆苦寒疏利，扫秽行瘀，破坚化积，清涤痰涎，涌吐垢浊，是以善医痎疟惊狂之病。

---

① 太阳中暍……而脉微弱 并载于《伤寒》、《金匮》。《伤寒悬解·卷十三》释文："《金匮》以瓜蒂吐之，是定法也。"上文"《伤寒》瓜蒂汤"，本此。

② 散 原作"汤"，诸本均同，据下文"为散，服一钱匕"、《金匮悬解·卷五》、《金匮要略·疟病脉证并治第四》改。

③ 分 原作"钱"，诸本均同，据上文"等分"、《金匮悬解·卷五》、《金匮要略·疟病脉证并治第四》改。

④ 决 原作"次"，形近之误，据闽本、蜀本、集成本、石印本改。

洗去腥用。

黎芦 味苦、辛，性寒，入足阳明胃、手太阴肺经。涌胸膈之痰涎，定皮肤之瞤惕。

金匮黎芦甘草汤，黎芦、甘草。原方失载。治病人手指臂肿动，身体瞤瞤者。以手之三阴，自胸走手，手之三阳，自手走头，经气郁遏，故结而为肿，郁而为动。郁极则身体瞤动，不但指臂而已。此缘胸有瘀浊，阻隔经气往来之路，是以如此。甘草培其中气，黎芦吐其瘀浊，以通经气也。

黎芦苦寒毒烈，善吐浊痰，兼治疥癣，杀诸虫，点痣，去瘜肉。

升麻 味辛、苦、微甘，性寒，入手阳明大肠、足阳明胃经。利咽喉而止疼痛，消肿毒而排脓血。

金匮升麻鳖甲汤，升麻二两，鳖甲手掌大一片，甘草二两，当归一两，雄黄五钱，蜀椒一两。水四升，煎一升，顿服。治阳毒为病，面赤斑斑如锦文，咽喉痛，吐脓血。阳毒之病，少阳甲木之克阳明也。手足阳明，皆行于面，少阳甲木，从相火化气，火之色赤，故面见赤色。足阳明之脉，循喉咙而入缺盆，胆胃壅迫，相火瘀蒸，故咽喉痛而吐脓血。其病五日可治，七日不可治。升麻、甘草，清咽喉而缓急迫，鳖甲、当归，消凝瘀而排脓血，雄黄、蜀椒，泻湿热而下逆气也。

升麻鳖甲去雄黄蜀椒汤，升麻二两，鳖甲手掌大一片，甘草二两，当归一两。治阴毒为病，面目青，身痛如被杖，咽喉痛。阴毒之病，厥阴乙木之克太阴也。厥阴乙木，开窍于目，木之色青，故面目青。脾主肌肉，足太阴之脉，上膈而挟咽，肝脾郁迫，风木冲击，故身及咽喉皆痛。升麻、甘草，清咽喉而缓急迫，鳖甲、当归，破结滞而润风木也。

阳毒、阴毒，病在肝胆，而起于外邪，非风寒束闭，郁其脏腑，不应毒烈如是。升麻清利咽喉，解毒发汗，表里疏通，是以奏效也。

伤寒麻黄升麻汤方在麻黄。用之治厥阴病，咽喉不利，吐脓血，以其清咽喉而排脓血也。

升麻辛凉升散，清利咽喉，解肌发表，善治风寒侵迫，咽喉肿痛，呕吐脓血之病。最能解毒，一切蛊毒邪秽之物，入口即吐。避疫疠烟瘴之气，断泄利遗带之恙，止吐衄崩淋诸血，消痈疽热肿，平牙根臭烂，疗齿疼，医口疮，胥有良效。

手阳明自手走头，足阳明自头走足，二经升降不同，升麻升提之性，入手阳明为顺，入足阳明为逆。咽喉之病，以及口舌牙齿，其位在上，须用升麻，而加清降之药，自高下达，引火归根。若足阳明他病，悉宜降药，不宜升麻，惟用于涌吐方中乃可。后世庸工，以之升提足阳明胃腑清气，足阳明顺下则治，逆上则病，何可升乎！

葛根 味甘、辛，性凉，入足阳明胃经。解经气之壅遏，清胃腑之燥热，达郁迫而止利，降冲逆而定喘。

伤寒葛根汤，葛根四两，麻黄、桂枝、芍药、甘草各二两，大枣十二枚，生姜二两。治伤寒太阳阳明合病，项背强几几，无汗恶风[①]者。阳明胃经，自头走足，行身之前，背者，胸之府也，《素问》语。太阳经病不解，内侵阳明，阳明郁遏，不得顺降，冲逆胸膈，胸膈莫容，遂后壅于项背，故项背强直，几几不柔。寒闭皮毛，故无汗恶风。姜、甘、大枣，利中宫而补土，桂枝、芍药，达凝郁

————————
① 风 原作"寒"，诸本均同，据下文"寒闭皮毛，故无汗恶风"、《伤寒悬解·卷六》、《伤寒论·辨太阳病脉证并治中》改。

而泻热，麻黄散太阳之寒，葛根解阳明之郁也。治太阳与阳明合病，自下利者。以经气郁遏，则腑气壅迫，不能容受，未消之食，必至上呕，已化之谷，必至下利。麻黄发表而泻郁遏，葛根疏里而达壅迫也。又治太阳病，欲作刚痉，无汗而小便反少，气上冲胸，口噤不得语者。以过汗亡津，筋脉不柔，复感寒邪，闭其皮毛，则病刚痉。足阳明脉循上齿，手阳明脉循下齿，筋脉燥急，故口噤不开。麻黄泻闭而散寒，葛根降逆而润燥也。

桂枝加葛根汤，桂枝三两，芍药、甘草各二两，大枣十二枚，生姜三两，葛根四两。煎服。治太阳阳明合病，项背强几几，汗出恶风者。风泄皮毛，故汗出恶风。桂、芍，泻太阳而达营郁，葛根解阳明而降气逆也。

葛根黄连黄芩汤，葛根半斤，黄连一两，黄芩二两，甘草二两。治太阳中风，下后下利脉促，喘而汗出者。以下伤中气，脾陷为利，胃逆为喘。上热郁生，窍开汗出。连、芩，清君相之火，葛根降阳明之逆也。

金匮竹叶汤方在竹叶。用之治产后中风，发热面赤，喘而头痛，以胃气上逆，肺郁生热，故气喘头痛而发热面赤，葛根清胃而降逆也。

奔豚汤方在甘李根白皮。用之治奔气上冲胸，腹痛，往来寒热，以风木勃发，则生烦躁，生葛清风而润燥，泻热而除烦也。

葛根辛凉下达，除烦泻热，降阳明经腑之郁，经腑条畅，上脘之气不逆，则下脘之气不陷，故呕泄皆医。生津止渴，清金润燥，解阳明郁火，功力尤胜。

作粉最佳。鲜者取汁用，甚良。

赤石脂　味甘、酸、辛，性涩，入手少阴心，足太阴脾、手阳明大肠经。敛肠

胃而断泄利，护心主而止痛楚。

伤寒桃花汤，干姜三两，粳米一升，赤石脂一斤，用一半研末。水七升，煮米熟，去渣，温服七合，入赤石脂末方寸匕。治少阴病，腹痛下利，小便不利，便脓血者。以水土湿寒，脾陷肝郁，二气逼迫，而腹为之痛。木愈郁而愈泄，水道不通，则谷道不敛，膏血脱陷，凝瘀腐败，风木摧剥，而下脓血。粳米补土而泻湿，干姜温中而驱寒，石脂敛肠而固脱也。

赤石脂禹馀粮汤，赤石脂一斤，禹余粮一斤。治伤寒下利不止，利在下焦，服理中汤，利益甚者。已土湿陷，庚金不敛，则为泄利。而已土湿陷之利，其病在中，理中可愈，庚金不敛之利，其病在下，理中不能愈。石脂、余粮，涩滑而断泄利也。

乌头赤石脂丸方在乌头。用之治心痛彻背，以其保宫城而护心君也。

赤石脂酸收涩固，敛肠住泄，护心止痛，补血生肌，除崩收带，是其所长。最收湿气，燥脾土，治停痰吐水之病。更行瘀涩，破凝滞，有摧生下衣之能。兼医痈疽、痔瘘、反胃、脱肛之证。

禹余粮　味甘，微寒，入足太阴脾。足少阴肾、足厥阴肝、手阳明大肠经。止小便之痛涩，收大肠之滑泄。

伤寒禹余粮丸，原方失载。治汗家重发汗，恍惚心乱，小便已阴痛者。以发汗太多，阳亡神败，湿动木郁，水道不利，便后滞气梗涩，尿孔作痛。禹余粮甘寒收涩，秘精敛神，心火归根，坎阳续复，则乙木发达，滞开而痛止矣。

赤石脂禹余粮汤方在石脂。用之治大肠滑脱，利在下焦者，以其收湿而敛肠也。

禹余粮敛肠止泄，功同石脂，长于泻湿，达木郁而通经脉，止少腹骨节之痛，

治血崩闭经之恙，收痔瘘失血，断赤白带下。

煎汤，生，研。作丸、散，煅红，醋淬，研细用。

鸡子黄　味甘，微温，入足太阴脾、足阳明胃经。补脾精而益胃液，止泄利而断呕吐。

伤寒黄连阿胶汤方在阿胶。用之治少阴病，心中烦，不得卧者，以其补脾而润燥也。金匮百合鸡子汤方在百合。用之治百合病，吐之后者，以其涤胃而降逆也。排脓散方在桔梗。用之，以其补中脘而生血肉也。

鸡子黄温润淳浓，体备土德，滋脾胃之精液，泽中脘之枯槁，降浊阴而止呕吐，升清阳而断泄利，补中之良药也。

煎油，治小儿湿热诸疮，甚效。鸡子白在三卷中。

麻仁　味甘，气平，性滑，入足阳明胃、手阳明大肠、足厥阴肝经。润肠胃之约涩，通经脉之结代。

伤寒麻仁丸，麻子仁二升，芍药半斤，杏仁一斤，去皮尖，炒用，研如脂，大黄一斤，厚朴一斤，枳实半斤。末，炼蜜丸梧子大，饮服十丸，日三服，渐加。治阳明病，脾约便难。以脾气约结，糟粕不能顺下，大肠以燥金主令，敛涩不泄，日久消缩，约而为丸。燥结不下，是以便难。麻仁、杏仁，润燥而滑肠，芍药、大黄，清风而泻热，厚朴、枳实，行滞而开结也。

炙甘草汤方在甘草。用之治少阳病，脉结代，心动悸者，以其养血而润燥也。

麻仁滑泽通利，润大肠而滋经脉，隧路梗涩之病宜之。

去壳，炒，研用。

白蜜　味甘、微咸，入足阳明胃、足太阴脾、手阳明大肠经。滑秘涩而开结，泽枯槁而润燥。

伤寒蜜煎导法，蜜七合。炼干，作挺如指，长二寸，内谷道中，欲大便时去之。治阳明病，自汗出，小便自利，津液内竭，大便硬者。以汗尿亡津，而致便硬，非胃热便难之比，不可攻下，蜜煎润燥而滑肠也。

金匮大半夏汤方在半夏。用之治反胃呕吐，以肠窍闭塞，糟粕不得下传，白蜜润大肠而通传道也。伤寒大陷胸丸方在大黄。用之治结胸项强，以其滑胸膈而下瘀浊也。金匮乌头汤方在乌头。用之治历节疼痛，以其滑经络而止寒湿也。大乌头煎方在乌头。用之治寒疝绕脐痛，以其润筋脉而缓迫急也。甘草粉蜜汤方在甘草。用之治蛔虫为病，吐涎心痛，以其滋乙木而息风燥也。甘遂[①]半夏汤方在甘遂[②]。用之治留饮欲去，心下续坚满，以其滑肠胃而泻水饮也。

蜂蜜浓郁滑泽，滋濡脏腑，润肠胃而开闭涩，善治手足阳明燥盛之病。太阴湿旺，大便滑溏者勿服。

入水四分之一，炼熟用。

大黄　味苦，性寒，入足阳明胃、足太阴脾、足厥阴肝经。泻热行瘀，决壅开塞，下阳明之燥结，除太阴之湿蒸，通经脉而破癥瘕，消痈疽而排脓血。

伤寒大承气汤，大黄四两，芒硝三两，枳实五枚，厚朴半斤。治阳明病，胃热便难。以表病失解，郁其胃阳，阳莫盛于阳明，阳明戊土，从燥金化气，阳旺土燥，肠窍结涩，腑热莫宣，故谵语潮热，手足汗流。胃气壅遏，不得下泄，故脐腹

① 遂　原作"草"，诸本均同，据本书卷四甘遂释文、《金匮悬解·卷十四》、《金匮要略·痰饮咳嗽病脉证并治第十二》改。
② 遂　原作"草"，诸本均同，据本书卷四甘遂释文改。

满痛。大黄、芒硝，破结而泻热，厚朴、枳实，降逆而消滞也。

小承气汤，大黄四两，厚朴二两，枳实三枚。治阳明病，腑热方作。大黄泻其燥热，朴、枳，开其郁滞也。

大陷胸汤，大黄六两，芒硝一斤，甘遂一钱。水六升，煮大黄，取二升，去渣，入芒硝，煎化，入甘遂末，分服。治太阳中风，下早而为结胸。以腑热未实，下之太早，伤其中气，戊土不降，里阴上逆，皮毛未泄，表阳亦陷，阴阳拒隔，结于胸中。寒热逼蒸，化生水气，硬满疼痛，烦躁懊憹。硝、黄，泻其郁热，甘遂排其水饮也。

大陷胸丸，大黄半斤，芒硝半斤，葶苈半斤，杏仁半升。共末之，入芒硝，研如脂，丸如弹子大，取一枚，甘遂末一钱、白蜜二合，水二升，煮一升，温顿服之。一宿乃下。不下，更服。治结胸项强，状如柔痉。以湿热熏冲，上连颈项。大黄、芒硝，破结而泻热，杏仁、葶苈、甘遂，降逆而泻水也。

大黄黄连泻心汤，大黄二两，黄连一两。麻沸汤一升渍之，去渣，分温服。治伤寒下后复汗，心下痞硬。以汗下伤其中气，阳亡土败，胃气上逆，阻碍胆经降路，结于心下，痞塞硬满。相火既隔，君火亦升。大黄泻戊土而清热，黄连泻心火而除烦也。

桂枝加大黄汤，桂枝三两，甘草二两，生姜三两，大枣十二枚，芍药六两，大黄一两。治太阳病，医反下之，因而腹满实痛，属太阴者。以太阳表病，误下而伤脾气，脾陷木遏，郁生风热，侵克己土，胀满而成实痛。桂枝和中而解表，芍药滋乙木而清风，大黄泻己土而消满也。

金匮大黄硝石汤，大黄、硝石、黄柏各四两，栀子十五枚。水煎，顿服。治黄疸，腹满自汗，小便不利而赤。以黄家湿淫经络，皮毛莫启，是以发黄，今汗孔外泄，水道里郁，表和里实，湿不在经络而在脏腑，法当用下。大黄、黄柏，泻其瘀热，硝石、栀子，清其湿热也。

苓甘五味姜辛半杏加大黄汤，茯苓四两，甘草三两，五味半升，干姜三两，细辛三两，半夏半升，杏仁半升，大黄三两。治痰饮，水去呕止，肿消痹愈，而面热如醉者。痰饮服半夏而水去，服杏仁而肿消，若面热如醉，是胃热逆冲，上熏其面。缘足之三阳，自头走足，阳明行身之前，自面而下，加大黄以泻阳明之热也。

大黄附子汤，大黄三两，细辛二两，附子三枚。炮用。治胁下偏痛，发热，其脉紧弦。以脾土寒湿，郁其肝气，风木抑遏，故胁痛而发热，脉弦而且紧，宜以温药下其结寒。辛、附，温寒而破瘀，大黄下积而开结也。

大黄甘草汤，大黄一两，甘草一两。治食已即吐者。以土弱胃逆，浊气痞塞，郁生上热，故水谷不下。大黄破其痞塞，甘草培土补中，缓其下行之急也。

伤寒抵当汤，大黄三两，桃仁、水蛭、虻虫各三十枚。水煎，分三服。治伤寒六七日后，表证犹在，脉微而沉，热在下焦，其人发狂，小腹硬满，小便自利者。以表病失解，经热莫达，内传膀胱之腑，血室瘀蒸，是以发狂，宜先解其表寒，而后下其瘀血，桃、蛭、虻虫，破其瘀血，大黄泻其郁蒸也。

金匮大黄䗪虫丸，大黄十分，甘草三两，杏仁一升，芍药四两，干地黄十两，桃仁一升，干漆一两，虻虫一升，水蛭百枚，蛴螬半升，䗪虫半升，黄芩三两。蜜丸，小豆大，酒饮服五丸，日三服。治五劳义详《素问·宣明五气篇》中。七伤，义详《金匮·血痹虚劳》。羸瘦腹满，内有干血，肌肤甲错，两目黯黑。以中气劳伤，己土湿陷，风木抑遏，贼伤脾气，脾气堙郁，不能腐熟水谷，化生肌肉，故羸瘦而腹满。肝藏血而窍于目，肝气抑遏，营血瘀涩，无以荣华皮腠，故肌肤甲错而两目黯黑。甘草培土而缓中，杏仁行滞而泻满，桃仁、干漆、虻虫、水蛭、蛴螬、䗪虫，破郁而消癥，芍药、地黄，清风木而滋营血，黄芩、大黄，泻相火而下结块也。

下瘀血汤，大黄三两，桃仁二十枚，䗪虫二十枚。炼蜜为四丸，酒一升，煮一丸，取八合，顿服之。瘀血下如豚肝。亦主经水不利。治产后腹痛，中有瘀血，着于脐下者。以瘀血在腹，木郁为痛。桃仁、䗪虫，破其瘀血，大黄下其癥块也。

大黄甘遂汤，大黄二两，甘遂二两，阿胶二两。煮一升，顿服之。其血当下。治产后水与血结在血室，小腹胀满，小便微难而不渴者。以水寒湿旺，乙木抑遏，水瘀血结，不得通达，故腹胀满，便难而不渴。阿胶清风而润木，大黄、甘遂，下瘀血而行积水也。

大黄牡丹皮汤，大黄四两，芒硝四合，瓜子半升，桃仁五十枚，牡丹皮一两。煎一升，入芒硝，煎化，顿服之。有脓当下，无脓下血。治肠痈，少腹肿痞，按之痛如淋，小便调，自汗出，时时发热，复恶寒，脓已成，其脉洪数者。以湿寒隔碍，气血不行，壅肿而为痈疽。营卫瘀遏，外寒内热，郁热淫蒸，故肉腐为脓。脓之未成，气血壅塞，则脉见迟紧，脓成结消，气血通达，故见洪数。未脓可下，脓成宜排。丹皮、桃仁、瓜子，排决其脓血，大黄、芒硝，寒泻其燔蒸也。

大黄苦寒迅利，泻热开瘀，决壅塞而通结闭，扫腐败而荡郁陈，一切宿食留饮，老血积痰，得之即下，心痞腹胀，胃结肠阻，饮之即通，湿热瘀蒸，非此不除，关窍梗塞，非此不开，荡涤肠胃之力莫与为比，下痢家之停滞甚捷。

酒浸用。

巴豆　味辛、苦，大热，入足阳明胃、足太阴脾、足少阴肾经。驱寒邪而止痛，开冷滞而破结。

伤寒二白散方在桔梗。用之治寒实结胸，无热证者，以寒实郁结，痞塞不通，巴豆破寒实而决郁塞也。

巴豆辛苦大热，破沉寒积冷，止心疼腹痛，泻停痰积水，下宿谷坚癥，治霍乱胀痛，不能吐泻，疗寒痰阻闭，不得喘息，排脓血而去腐秽，荡积滞而断疟痢，消死肌弩肉，点疣痣疥癣，种种奇功，神异非常。

去壳，炒，研用。强人可服二厘。

长沙药解卷二

昌邑黄元御坤载著

当归　味苦、辛，微温，入足厥阴肝经。养血滋肝，清风润木，起经脉之细微，回肢节之逆冷，缓里急而安腹痛，调产后而保胎前，能通妊娠之小便，善滑产妇之大肠，奔豚须用，吐蛔宜加，寒疝甚良，温经最效。

伤寒当归四逆汤，当归三两，芍药三两，细辛二两，通草三两，甘草二两，大枣二十五枚。治厥阴伤寒，手足厥冷，脉细欲绝。以肝司营血，而流于经络，通于肢节，厥阴之温气亏败，营血寒涩，不能充经络而暖肢节。甘草、大枣，补脾精以荣肝，当归、芍药，养营血而复脉，桂、辛、通草，温行经络之寒涩也。

金匮当归生姜羊肉汤，当归三两，生姜五两，羊肉一斤[1]。治寒疝腹痛，胁痛里急，及产后腹痛。以水寒木郁，侵克己土。当归补血而荣木，生姜、羊肉，行滞而温寒也。

当归芍药散，当归三两，芍药一斤，芎劳三两，白术四两，茯苓四两，泽泻半斤。治妇人妊娠杂病诸腹痛。以脾湿肝郁，风木贼土。归、芎、芍药，疏木而清风燥，苓、泽、白术，泻湿而补脾土也。

当归贝母苦参丸，当归四两，贝母四两，苦参四两。治妊娠小便难，饮食如故。以膀胱之水，生于肺金而泻于肝木，金木双郁，水道不利。当归滋风木之郁燥，贝母、苦参，清金利水而泻湿热也。

当归散，当归一斤，芍药、芎劳一斤，黄芩一斤，白术半斤。为散，酒服方寸匕。治胎产诸病。以胎前产后诸病，土湿木郁，而生风燥。芎、归、芍、芩，滋风木而清热，白术燥湿土而补中也。

火为阳而水为阴，水中之气，是为阳根。阳根左升，生乙木而化丁火，火降而阳清，则神发焉。神旺于火，而究其本原，实胎于木，阳气全升则神旺。木处阳升之半，神之初胎，灵机方肇，是谓之魂，魂藏于肝而舍于血。肝以厥阴风木，生于癸水，癸水温升，而化血脉。血者，木之精液，而魂之体魄也。

风静血调，枝干荣滋，则木达而魂安。温气亏乏，根本失养，郁怒而生风燥，精液损耗，本既摇落，体魄伤毁，魂亦飘扬，此肝病所由来也，于是肢寒脉细，腹[2]痛里急，便艰尿涩，经闭血脱，奔豚吐蛔寒疝之类，由此生焉。悉当养血，以清风燥。

当归滋润滑泽，最能息风而养血，而辛温之性，又与木气相宜，酸则郁而辛则达，寒则凝而温则畅，自然之理也。血畅而脉充，故可以回逆冷而起细微。木达而土苏，故可以缓急痛而安胎产。诸凡木郁风动之证，无不宜之。但颇助土湿，败脾胃而滑大便，故仲景用之，多土木兼医。但知助阴而不知伐阳，此后世庸工所以大

---

[1]　斤　原作"片"，形近之误，据集成本、石印本、《金匮悬解·卷十七》、《金匮要略·腹满寒疝宿食病脉证治第十》改。

[2]　腹　原作"肠"，诸本均同，形近之误，据上下文义改。

误苍生也。

阿胶　味平，入足厥阴肝经。养阴荣木，补血滋肝，止胞胎之阻疼，收经脉之陷漏，最清厥阴之风燥，善调乙木之疏泄。

金匮胶艾汤，阿胶二两，干地黄六两，芍药四两，当归三两，芎䓖二两，甘草二两，艾叶三两。治妊娠胞阻，腹痛下血。以乙木不达，侵克己土，是以腹痛。乙木郁陷，而生风燥，疏泄失藏，是以下血。胶、地、归、芍，养血而清风燥，甘草补中而缓迫急，芎䓖疏木而达遏郁，艾叶暖血而回陷漏也。

胶姜汤，阿胶、干姜。原方阙载，今拟加甘草、大枣、生姜、桂枝。治妇人经脉陷下，滴漏墨色。以脾肾阳亏，风木郁陷，经寒血漏，色败而黑。阿胶滋风木而止疏泄，干姜温经脉而收陷漏也。

乙木生于癸水而长于己土，水温土燥，则木达而血升，水寒土湿，则木郁而血陷，木气抑遏，不得发扬，于是怫郁而生风燥，凡诸腹痛里急、崩漏淋利之证，无不以此。风木之性，专于疏泄，泄而未遂，则梗涩不行，泄而太过，则注倾而下。阿胶息风润燥，养血滋阴，猪苓、方在猪苓。薯蓣、方在薯蓣。黄土、方在黄土。温经、方在茱萸。白头翁、方在白头翁。炙甘草、方在甘草。鳖甲煎、方在鳖甲。黄连阿胶、方在黄连。大黄甘遂、方在大黄。诸方皆用之，以滋乙木之风燥也。其性滋润凝滞，最败脾胃而滑大肠，阳衰土湿，饮食不消，胀满溏滑之家，甚不相宜。必不得已，当辅以姜、桂、二苓之类。

蛤粉炒，研用。

地黄　味甘、微苦，入足太阴脾、足厥阴肝经。凉血滋肝，清风润木，疗厥阴之消渴，调经脉之结代，滋风木而断疏泄，血脱甚良，泽燥金而开约闭，便坚亦效。

金匮肾气丸，干地黄八两，山茱萸四两，薯蓣四两，茯苓三两，泽泻三两，牡丹皮三两，桂枝一两，附子一两。治虚劳腰痛，小腹拘急，小便不利，及妇人转胞，不得小便，及短气有微饮，及男子消渴，小便反多。以本主疏泄，水寒土湿，乙木郁陷，不能上达，故腰痛而腹急。疏泄之令不行，故小便不利。土木郁塞，下无透窍，故胞系壅阻而转移。水饮停留，上无降路，故气道格碍而短促。木以疏泄为性，郁而莫泄，激怒而生风燥，津液伤耗，则病消渴。风木之性，泄而不藏，风盛而土湿，不能遏闭，泄之太过，故小便反多。久而精溺注倾，津液无余，则枯槁而死。燥在乙木，湿在己土，而寒在癸水。乙木之燥，病之标也，癸水之寒，病之本也，是当温补肾气，以拔病本。附子补肾气之寒，薯、萸，敛肾精之泄，苓、泽，渗己土之湿，地黄润乙木之燥，桂枝达肝气之郁，丹皮行肝血之滞。

盖木愈郁而风愈旺，风旺而疏泄之性愈烈，泄之不通，则小便不利，泄而失藏，则小便反多，标异而本同，总缘于土湿而水寒，生意之弗遂也。水温土燥，郁散风清，则木气发达，通塞适中，而小便调矣。

肾气者，坎中之阳，《难经》所谓肾间动气，生气之根，呼吸之门也。方以肾气为名，则君附子而不君地黄，地黄者，淮阴[①]之兵，多多益善，而究非主将也。

仲景于地黄，无作君之方，无特加之法。肾气丸用之治消渴淋隆，君附子以温肾气，地黄滋风木之枯燥也。薯蓣丸方在薯蓣。用之治虚劳风气，君薯蓣以敛肾

————
① 淮阴　指西汉·韩信。

精，地、胶、归、芍，清风木之疏泄也。伤寒炙甘草汤方在甘草。用之治经脉结代，君甘草以补中气，地、胶、麻仁，滋经脉之燥涩[1]也。大黄䗪虫丸方在大黄。用之治劳伤干血，君大黄、䗪虫以破积，地黄、芍药，润经脉之枯燥也。黄土汤方在黄土。用之治便后下血，君黄土以收血脱，地黄、阿胶，清风木之疏泄也。胶艾汤方在阿胶。用之治胎阻下血，君胶、艾以回血漏，地黄、归、芍，清风木之疏泄也。百合地黄汤方在百合。用之治百合初病，君百合以清肺热，地黄泄脏腑之瘀浊也。

地黄滋润寒凉，最滑大便，火旺土燥者宜之。伤寒阳明病，腑燥便结，多服地黄浓汁，滋胃滑肠，胜用承气。鲜者尤捷，故百合地黄汤以之泻脏腑瘀浊，其力几同大黄。温疫、疹病之家，营郁内热，大用生地，壮其里阴，继以表药发之，使血热外达，皮肤斑生，亦为要物。血热不得透泄，以致经络郁热，而生痂癞，是为癞风，用生地于表散之中，清经热以达皮毛，亦为良品。水旺土湿者，切不可服！

凡人木病则燥，土病则湿，而木之病燥，究因土湿。滋木之燥，势必益土之湿，土湿愈增，则木燥愈甚，木益枯而土益败，则人死矣。地黄甚益于风木，甚不宜于湿土。阳旺土燥则不病，病者皆阴旺而土湿者也。

外感阳明之中，燥湿相半，三阴全是湿寒。内伤杂病，水寒土湿者，十之八九，土木俱燥者，不多见也。脾约之人，大便结燥，粪若羊矢，反胃噎膈，皆有此证，是胃湿而肠燥，非真燥证也。衄家，惟阳明伤寒，卫郁莫泄，逆循上窍，冲逼营血，以致鼻流，于表汗之中，加生地凉营之味，使之顺达皮毛，乃为相宜。至于内伤吐衄，悉缘土湿，更非燥证，以及种

种外热烦蒸，无非土湿阳飞，火奔水泛，久服地黄，无有不死！

盖丁癸同宫，戊己并行，人之衰也，火渐消而水渐长，燥日减而湿日增，阳不胜阴，自然之理。阳旺则壮，阴旺则病，阳纯则仙，阴纯则鬼，抑阴扶阳，不易之道。但至理幽玄，非上智不解，后世庸工，以下愚之资，而谈上智之业，无知妄作，遂开补阴滋水之派。群儿冒昧，翕习[2]成风，著作流传，遍于寰海，使抱病之家，死于地黄者十九，念之可为痛心也！

晒干，生用。仲景方中生地，是用鲜者取汁。熟地之制，庸工妄作，不足用也。

芍药 味酸、微苦，微寒，入足厥阴肝、足少阳胆经。入肝家而清风，走胆腑而泻热，善调心中烦悸，最消腹里痛满，散胸胁之痞热，伸腿足之挛急，吐衄悉瘳，崩漏胥断，泄痢与淋带皆灵，痔漏共瘰疬并效。

伤寒桂枝加芍药汤，桂枝三两，甘草二两，大枣十二枚，生姜三两，芍药六两。治太阳伤寒，下后腹满痛，属太阴者。以木养于土，下败脾阳，己土湿陷，乙木遏郁，而生风燥，侵克己土，是以腹痛。木贼土困，便越二阳，而属太阴。姜、甘、大枣，补土和中，桂枝达肝气之郁，加芍药清风木之燥也。

小柴胡汤，方在柴胡。治少阳伤寒，腹中痛者，去黄芩，加芍药，通脉四逆汤，方在甘草。治少阴病，下利脉微，腹中痛者，去葱，加芍药二两，金匮防己黄芪汤，方在防己。治风湿脉浮身重，胃中不和者，加芍药三分，盖土湿木陷，郁生

---

[1] 涩 原作"湿"，诸本均同，形近之误，据地、胶、麻仁功用改。
[2] 翕习 威盛貌。

风燥，风木冲击，脾土被伤，必作疼痛，不以芍药清风燥而泻木郁，痛不能止也。伤寒真武汤，方在茯苓。治少阴病，腹痛，四肢沉重疼痛，而用芍药，小建中汤，方在阿胶。治少阳伤寒，腹中急痛，而倍芍药，皆此义也。四逆散，方在甘草。治少阴病，四逆，腹痛用芍药而加附子，法更妙矣。

新加汤，方在人参。治太阳伤寒，发汗后，身疼痛，脉沉迟者，桂枝加芍药生姜各一①两人参三两。以肝司营血，行经络而走一身，汗泄营中温气，木枯血陷，营气沦郁而不宣畅，故身作疼痛而脉见沉迟。木陷则生风，人参补血中之温气，生姜达经脉之郁陷，芍药清风木之枯燥也。

附子汤，方在附子。治少阴病，身体疼，手足寒，骨节痛，脉沉者。以血行于经络，走一身而达肢节，水寒而风木郁陷，是以脉沉。营血郁涩，不能行一身而暖肢节，是以身疼而肢节寒痛。参、术、苓、附，补火土而泻寒水，芍药清风木之枯燥也。

芍药甘草汤，芍药四两，甘草四两。治太阳伤寒，脉浮汗出，心烦恶寒，小便数，脚挛急。以阳虚土弱，脾陷胃逆，相火不降而心烦，风木不升而恶寒。风木疏泄，上下失藏，故汗出而尿数。津液耗伤，筋脉焦缩，故腿足挛急。甘草补其土虚，芍药双清木火，以复津液也。

相火上郁，则阳泄而烦心，小建中治少阳病心悸而烦者，芍药清相火之逆升也。

风木下郁，则阳陷而恶寒，芍药甘草附子汤，芍药三两，甘草三两，附子一枚。治太阳伤寒，发汗病不解，反恶寒者。以汗伤中气，风木不达，阳气郁陷，则表病不解而反加恶寒，缘阳不外达于皮毛也。阳气之陷，因土虚而水寒。甘草补己土之虚，附子温癸水之寒，芍药清风木之燥也。

桂枝去芍药汤，桂枝三两，甘草三两，大枣十二枚，生姜三两。治太阳伤寒，下后脉促胸满者。以表证未解，而误下之，经阳内陷，为里阴所拒，结于胸膈，则为结胸。若脉促者，"仲景脉法"②：脉来数，时一止复来者，名曰促。是经阳不至全陷，"脉法"：阳盛则促，是为里阴所壅逼。故表证犹未解也，可用桂枝表药。若觉胸满，则当去芍药。缘下伤中气，里阴上逆，表阳内陷，为里阴所拒，是以胸虽不结，而亦觉壅满，里阳既败，故去芍药之酸寒，而以桂枝达其经阳也。若微觉恶寒，便是阳陷稍深，则于去芍药方中，加附子以温寒水也。

真武汤，下利者，去芍药，加干姜二两，以肝脾阳败，则下陷而为泄利，故去芍药之酸寒，而加干姜之辛温也。

阳根于水，升于肝脾，而化丁火，水寒土湿，脾阳郁陷，下遏肝木升达之路，则郁勃而克脾土，腹痛里急之病，于是生焉。厥阴以风木之气，生意不遂，积郁怒发，而生风燥，是以厥阴之病，必有风邪。风性疏泄，以风木抑遏，而行疏泄之令，若消若淋，若泄若痢，若崩若漏，若带若遗，始因郁而欲泄，究欲泄而终郁，其或塞或通，均之③风燥则一也。芍药酸寒入肝，专清风燥而敛疏泄，故善治厥阴木郁风动之病。肝胆表里同气，下清风木，上清相火，并有捷效。

然能泄肝胆风火，亦伐脾胃之阳，《伤寒》：太阴为病，脉弱，其人续自便

---

① 一 原作"二"，诸本均同，据《伤寒悬解·卷四》、《伤寒论·辨太阳病脉证并治中》改。
② 仲景脉法 指《伤寒论·辨脉篇》。
③ 之 是也。

利，设当行大黄、芍药者，宜减之，以其人胃气弱，易动故也。凡风木之病，而脾胃虚弱，宜稍减之，与姜、桂、苓、术并用，土木兼医。若至大便滑泄，则不可用矣。黄芩汤、大柴胡用之治少阳之下利，以甲木而克戊土，所以泻少阳之相火也。伤寒别经及杂证下利，皆肝脾阳陷，不宜芍药。其败土伐阳，未如地黄之甚，然泻而不补，亦非虚家培养之剂也。

《金匮》妇人腹痛用芍药诸方，总列于后。妊娠及杂病诸腹痛，当归芍药散主之。方在当归。产后腹痛烦满，枳实芍药散主之。方在枳实。产后虚羸，腹痛里急，痛引腰背，杂病腹中痛，小建中汤主之。方在胶饴。带下，少腹满痛，经一月再见者，土瓜根散主之。方在土瓜根。

防风　味甘、辛，入足厥阴肝经。燥己土而泻湿，达乙木而熄风。

金匮桂枝芍药知母汤方在桂枝。用之治历节疼痛，以其燥湿而舒筋脉也。薯蓣丸方在薯蓣。用之治虚劳，风气百病，以其燥湿而达木郁也。竹叶汤方在竹叶。用之治产后中风，发热面赤，以其疏木而发营郁也。

厥阴风木之气，土湿而木气不达，则郁怒而风生。防风辛燥发扬，最泻湿土而达木郁，木达而风自息，非防风之发散风邪也。风木疏泄，则窍开而汗出，风静而汗自收，非防风之收敛肌表也。其诸主治，行经络，逐湿淫，通关节，止疼痛，舒筋脉，伸急挛，活肢节，起瘫痪，清赤眼，收冷泪，敛自汗盗汗，断漏下崩中。

柴胡　味苦，微寒，入足少阳胆经。清胆经之郁火，泻心家之烦热，行经于表里阴阳之间，奏效于寒热往来之会，上头目而止眩晕，下胸胁而消硬满，口苦咽干最效，眼红耳热甚灵，降胆胃之逆，升肝脾之陷，胃口痞痛之良剂，血室郁热之

神丹。

伤寒小柴胡汤，柴胡半斤，半夏半升，甘草三两，黄芩三两，人参三两，大枣十二枚，生姜三两。治少阳伤寒中风五六日，往来寒热，胸胁苦满，默默不欲饮食，心烦喜呕。以少阳之经，居表阳里阴之中，表阳内郁，则热来而寒往，里阴外乘，则热往而寒来。其经行于胸胁，循胃口而下，逆而上行，戊土被克，胆胃俱逆，土木壅遏，故饮食不纳，胸胁满而烦呕生。少阳顺降，则下温而上清，少阳逆升，则下寒而上热，热胜则传阳明，寒胜则传太阴。柴胡、黄芩，清泻半表，使不热胜而入阳明，参、甘、大枣，温补半里，使不寒胜而入大阴，生姜、半夏，降浊阴之冲逆而止呕吐也。又治腹中急痛者，以胆胃逼迫，则生痞痛，参、甘、大枣、柴胡、黄芩，内补土虚而外疏木郁也。治妇人中风，经水适断，热入血室，寒热如疟，发作有时者。以经水适断，血室方虚，少阳经热，传于厥阴，而入血室。夜而血室热作，必神挠[1]乱，谵妄不明。外有胸胁痞满，少阳经证。肝胆同气，柴、芩清少阳经中之热，亦即清厥阴血室之热也。

大柴胡汤，柴胡半斤，黄芩三两，半夏半升，生姜五两，大枣十二枚，芍药二两，枳实四两，大黄二两。治少阳伤寒，汗出不解，心中痞硬，呕吐而下利者。以少阳半表阳旺，热胜而传阳明，汗愈泄而胃愈燥，故汗出不解。甲木侵迫，戊土被逼，胃气郁遏，水谷莫容，故吐利俱作。胃口壅塞，故心中痞硬。少阳证罢，便是阳明之承气证，此时痞硬呕利，正在阳明少阳经腑合病之秋。柴、芩、芍药，清少阳之经，枳实、大黄，泻阳明之腑，生

---

①　挠　扰也。

姜、半夏，降浊气而止呕逆也。

金匮鳖甲煎丸方在鳖甲。用之治病疟一月不差，结为癥瘕，以疟邪亦居少阳之部，柴胡所以散少阳经气之痞塞也。

寒性闭塞而营性发散，伤寒则寒愈闭而营愈发，发而不通，遂裹束卫气而生表寒，迟则阳郁而后发热。风性疏泄而卫性收敛，中风则风愈泄而卫愈敛，敛而不启，遂遏逼营血而生里热，迟则阴郁而后恶寒。阳盛于三阳，阴盛于三阴，少阳之经，行于二阳三阴之中，半表半里之介，半里之阴乘于外，则闭藏而为寒，及其衰也，内郁之阳，又鼓发而为热，热来则寒往矣，半表之阳发于内，则蒸腾而为热，及其衰也，内郁之阴，又裹束而为寒，寒来则热往矣。阳明之不能热往而寒来者，阳盛于表也，太阴之不能寒往而热来者，阴盛于里也。足少阳以甲木而化相火，顺则下行而温水脏，相火下秘，故上清而下暖，逆则上行，出水腑而升火位，故下寒而上热。下寒则半里之阴内旺，所以胜表阳而为寒，上热则半表之阳外旺，所以胜里阴而为热。表阳里阴，各居其半，均势相争，胜负循环，则见寒热之往来。阴胜则入太阴之脏，但有纯寒而热不能来，阳胜则入阳明之腑，但有纯热而寒不能来。

入腑则吉，徐用承气，泻其内热而外无别虑，入脏则凶，急用四逆，温其里寒而未必万全，是以入脏为逆，入腑为顺，然入腑失下而亦有死者，究不如在经之更顺也。方其在经，阴阳搏战，胜负未分，以小柴胡双解表里，使表阳不至传腑，里阴不至传脏，经邪外发，汗出病退，此小柴胡之妙也。

足少阳经，自头走足，行身之侧，起于目之外眦，从耳下项，由胸循胁，绕胃口而下行，病则逆行，上克戊土，而刑辛金。以甲木而克戊土，胃无下降之路，则

气逆而作呕吐，以相火而刑辛金，肺无下降之路，则气逆而生咳嗽。辛金被贼，则痞塞于胸胁，戊土受虐，则胀满于腹胁，以其经气之结滞也。木气盛则击撞而痛生，火气盛则熏蒸而发热，凡自心胁胸肋而上，若缺盆颈项，若咽喉口齿，若辅颐腮颧，若耳目额角，一切两旁热痛之证，皆少阳经气之逆行也。少阳甲木，居于左而行于右，邪轻则但发于左，邪旺则并见于右。柴胡入少阳之经，清相火之烦蒸，疏木气之结塞，奏效最捷，无论内外感伤，凡有少阳经病，俱宜用之。缘少阳之性，逆行则壅迫而暴烈，顺行则松畅而和平，柴胡清泻而疏通之，经气冲和，则反逆为顺，而下行也。

肝胆表里相通，乙木下陷而生热者，凡诸淋浊泄利之类，皆有殊功。以其轻清萧散①，甚与肝胆之郁热相宜，热退郁消，自复升降之旧，故既降少阳之逆，亦升厥阴之陷。痔漏之证，因手少阳之陷，瘰疬之证，因足少阳之逆，并宜柴胡。

黄芩　味苦，气寒，入足少阳胆、足厥阴肝经。清相火而断下利，泻甲木而止上呕，除少阳之痞热，退厥阴之郁蒸。

伤寒黄芩汤，黄芩三两，芍药二两，甘草一两，大枣十二枚。若呕者，加半夏半升，生姜三两。治太阳少阳合病，自下利者。以太阳而传少阳，少阳经气内遏，必侵克戊土，而为呕利。逆而不降，则壅逼上脘而为呕，降而不舒，则郁迫下脘而为利。利泄胃阳，则入太阴之脏，利亡脾阴，则传阳明之腑。少阳以甲木而化相火，易传阳明而为热。甘草、大枣，补其脾精，黄芩、芍药，泻其相火也。

外台黄芩汤，黄芩三两，半夏半升，人参三两，大枣十二枚，干姜二两，桂枝

① 萧散　消散也。

一两。治干呕下利者。以中气虚寒，脾陷而贼于乙木，则为下利，胃逆而贼于甲木，则为干呕。人参、大枣，补中培土，干姜、桂枝，温升肝脾而止下利，黄芩、半夏，清降胆胃而止干呕也。

伤寒小柴胡汤方在柴胡。用之治往来寒热，胸胁硬满，大柴胡汤方在柴胡。用之治发热汗出，心下痞硬，半夏泻心汤方在半夏。用之治呕而发热，心中痞满。生姜泻心汤方在生姜。用之治干呕食臭，心下痞硬，甘草泻心汤方在甘草。用之治水谷不化，心下痞硬。附子泻心汤方在附子。用之治恶寒汗出，心下痞硬，大黄黄连泻心汤方在大黄。用之治关上脉浮，心下痞濡，以少阳之经，自头走足，下胸贯膈，由心下而行两胁，经气郁遏，内攻戊土，胃气被贼，胀满不运，外逼少阳之经，结塞不开，是以心胁痞满，结微则濡，结甚则硬，少阳经郁，相火升炎，黄芩清少阳之相火，以泻痞郁之热也。葛根黄芩黄连汤方在葛根。用之治喘而汗出者，泽漆汤方在泽漆。用之治咳而脉浮者，清相火之刑辛金也。干姜芩连人参汤方在干姜。用之治食入即吐者，清甲木之克戊土也。金匮鳖甲煎丸方在鳖甲。用之治疟病结为癥瘕，清少阳之郁火也。大黄蟅虫丸方在大黄。用之治虚劳内有干血，清厥阴之燥热也。当归散方在当归。用之治妊妇诸病，清风木之郁蒸也。黄土汤方在黄土。用之治便后下血，清风木之疏泄也。

甲木清降，则下根癸水而上不热，乙木温升，则上生丁火而下不热，足厥阴病则乙木郁陷而生下热，足少阳病则甲木郁升而生上热，以甲木原化气于相火，乙木亦含孕乎君火也。黄芩苦寒，并入甲乙，泻相火而清风木，肝胆郁热之证，非此不能除也。然甚能寒中，厥阴伤寒，脉迟，而反与黄芩汤彻其热，脉迟为寒，今与黄芩汤复除其热，腹中应冷，当不能食，今反能食，此名除中，必死，小柴胡汤，腹中痛者，去黄芩，加芍药，心下悸，小便不利者，去黄芩，加茯苓，凡脉迟、腹痛、心下悸、小便少者，忌之。

清上用枯者，清下用实者，内行醋炒，外行酒炒。

黄柏 味苦，气寒，入足厥阴肝、足太阴脾经。泻己土之湿热，清乙木之郁蒸，调热利下重，理黄疸腹满。

伤寒乌梅丸方在乌梅。用之治厥阴伤寒，气上撞心，心中疼热，食即吐蛔，以木郁则虫化，郁冲而生上热，黄柏泻郁升之上热而杀蛔虫也。

白头翁汤方在白头翁。用之治厥阴病，热利下重者，以木郁则利作，郁陷而生下热，黄柏泻郁陷之下热而举重坠也。

金匮栀子柏皮汤方在栀子。用之治太阴病，身黄发热者，大黄硝石汤方在大黄。用之治黄疸腹满，小便不利者，以乙木湿陷，不能疏泄，郁生下热，传于膀胱，水窍不开，溢于经络，则身黄腹满而发热，黄柏泻湿热而清膀胱也。

阳衰土湿，乙木不达，抑遏而生湿热，冲于胃口，则心中疼热，陷于大肠，则热利下重，郁于膀胱，淫于肌肤，则腹满身黄。黄柏苦寒迅利，疏肝脾而泻湿热，清膀胱而排瘀浊，殊有捷效，最泻肝肾脾胃之阳。后世庸工，以此为滋阴补水之剂，著书立说，传流不息，误人多矣。

黄柏清脏腑之湿热，柏皮清经络之湿热，故发热身黄用柏皮。

白头翁 味苦，性寒，入足少阳胆、足厥阴肝经。清下热而止利，解郁蒸而凉血。

伤寒白头翁汤，白头翁三两，黄连三两，黄柏三两，秦皮三两。治厥阴病，热利下重，欲饮水者。以己土湿陷，木郁而生下热，不能疏泄水道，则为下利，缘风木之性，愈郁则愈泄，水道不开，谷道必不能闭也。足厥阴风木，手少阳相火，俱陷于大肠，故魄门郁热而重坠。手少阳下陷，则足少阳上逆，君相合气，升炎于上，故渴欲饮水。白头翁清少阳之相火，黄连清少阴之君火，黄柏、秦皮，泻厥阴之湿热也。

白头翁苦寒之性，并入肝胆，泻相火而清风木，是以善治热利。其诸主治，消瘿瘤，平瘰疬，治秃疮，化癥块，清咽肿，断鼻衄，收血利，止腹痛，医外痔，疗偏坠。

秦皮 味苦，性寒，入足厥阴肝经。清厥阴之郁热，止风木之疏泄。

伤寒白头翁汤方在白头翁。用之治热利下重者，以其清热而止利也。

秦皮苦寒酸涩，专入厥阴，清郁蒸而收陷泄。其诸主治，通经脉，开痹塞，洗目赤，收眼泪，去瘴翳，除惊痫，收崩带，止泄痢。

白蔹 味苦，微寒，入足少阳胆、足厥阴肝经。清少阳上逆之火，泻厥阴下郁之热。

金匮薯蓣丸方在薯蓣。用之治虚劳，风气百疾，以其泻肝胆之郁热也。

白蔹苦寒疏利，入肝胆之经，散结滞而清郁热。其诸主治，消瘰疬，平痔漏，清赤目，止血痢，除酒齄，灭粉刺，理痈肿，收带浊，解女子阴中肿痛。

豆黄卷 味甘，气平。利水泻湿，达木舒筋[1]。

金匮薯蓣丸方在薯蓣。用之，以其泻湿而疏木也。

大豆黄卷专泻水湿，善达木郁，通膝理而逐湿痹，行经脉而破血癥，疗水郁腹胀之病，治筋挛膝痛之疾。黑大豆长于利水而行血，及其芽生而为黄卷，更能破瘀而舒筋，以其发舒通达，秉之天性也。黑豆芽生五寸，干之为黄卷。

苦参 味苦，性寒，入足厥阴肝、足太阳膀胱经。清乙木而杀虫，利壬水而泻热。

金匮苦参汤，苦参一斤，煎汤熏洗。治狐惑蚀于下部者。以肝主筋，前阴者，宗筋之聚，土湿木陷，郁而为热，化生虫䘌蚀于前阴。苦参清热而去湿，疗疮而杀虫也。

当归贝母苦参丸方在当归。用之治妊娠小便难，以土湿木陷，郁而生热，不能泄水，热传膀胱，以致便难，苦参清湿热而通淋涩也。

苦参苦寒之性，清乙木之瘀热而杀虫䘌，泻壬水之热涩而开癃闭。其诸主治，疗鼻齆[2]，止牙痛，消痈肿，除疥癞，平瘰疬，调痔漏，治黄疸、红痢、齿衄、便血。

生梓白皮 味苦，性寒，入足少阳胆、足阳明胃经。泻戊土之湿热，清甲木之郁火。

伤寒麻黄连翘赤小豆汤方在连翘。用之治太阴病，瘀热在里，而发黄者，以其清胃胆上逆之瘀热也。

太阴土湿，胃气逆行，胀满不运，壅碍甲木下行之路，甲木内侵，束逼戊土，相火郁遏，湿化为热，则发黄色，以木主五色，入土化黄故也。梓白皮苦寒清利，入胆胃而泻湿热，湿热消则黄自退。胆胃上逆，浊气熏冲，则生恶心呕哕之证。湿热郁遏，不得汗泄，则生疥痤癣痱之病。其诸主治，清烦热，止呕吐，洗癣疥，除

---

① 利水泻湿，达木舒筋 诸本均同，据前后文例，其上脱归经。据其功能治证，补入"入足太阴脾、足厥阴肝、足少阴肾经"似妥。

② 齆（wèng 瓮）鼻病也。

瘙痒。

甘李根白皮 味涩，性寒，入足厥阴肝经。下肝气之奔冲，清风木之郁热。

金匮奔豚汤，甘草二两，半夏四两，生姜四两，生葛五两，黄芩三两，芎䓖二两，当归二两，芍药二两，甘李根白皮一斤。治奔豚气，上冲胸，腹痛，往来寒热。以阳亡脾败，陷遏乙木，木气郁发，冲于脐腹胸膈，则生疼痛，而兼寒热。缘乙木上冲，胃胆俱逆，少阳郁迫，内与阴争，胜负迭见，故寒热往来。厥阴风木之气，风动血耗，温郁为热。甘草补土缓中，生姜、半夏，降甲戊之上逆，黄芩、生葛，清胆胃之郁热，芎䓖、芍药，疏木而润风燥，甘李根白皮清肝而下冲气也。

甘李根白皮甘寒敛涩，善下厥阴冲气，故治奔豚。其诸主治，止消渴，除烦逆，断痢疾，收带下。

狼牙 味苦，性寒，入足厥阴肝经。清乙木之郁热，疗女子之阴疮。

金匮狼牙汤，狼牙三两。水四升，煮半升，以绵缠箸如茧，浸汤沥阴，日四。治妇人少阴脉滑而数，阴中生疮，蚀烂者。尺中候肾，尺脉滑数，是木郁于水，而生下热，法当阴里生疮。温热蒸腐，故剥蚀而坏烂。狼牙清郁热而达乙木，止蚀烂而消痛痒也。

狼牙草苦寒清利，专洗一切恶疮。其诸主治，止便血，住下痢，疗疮疡蚀烂，治疥癣瘙痒，女子阴痒，理虫疮发痒，杀寸白诸虫。

猪胆汁 味苦，性寒，入足少阳胆经。清相火而止干呕，润大肠而通结燥。

伤寒白通加猪胆汁汤，葱白四茎，干姜一两，生附子一枚，人尿五合，猪胆汁一合。治少阴病下利，厥逆无脉，干呕心烦者。以水寒土败，君相皆飞，甲木克胃，故生干呕，丁火失根，故觉心烦。猪

胆汁清相火而止呕，人尿清君火而除烦也。

通脉四逆加猪胆汁汤，甘草三两，干姜三两，大附子一枚，猪胆汁半合。治霍乱吐下既止，汗出而厥，四肢拘急，脉微欲绝者。以相火逆升，汗孔疏泄。猪胆汁清相火而止汗也。

猪胆汁方，大猪胆[①] 一枚，泻汁，和醋少许，灌谷道中。食顷，当大便出。治阳明病，自汗出，小便利，津液内竭，大便硬者。以汗出水利，津亡便硬。证非胃实，不可攻下。猪胆汁合醋，清大肠而润燥也。

猪胆汁苦寒滋润，泻相火而润燥金，胆热肠燥者宜之。

乌梅 味酸，性涩，入足厥阴肝经。下冲气而止呕，敛风木而杀蛔。

伤寒乌梅丸，乌梅三百个，干姜十两，细辛六两，人参六两，桂枝六两，当归四两，川椒四两，附子六两，黄连一斤，黄柏六两。治厥阴病，气上冲心，心中疼热，消渴，食即烦生，而吐蛔者。以水寒土湿，木气郁遏，则生蛔虫。木郁风动，肺津伤耗，则病消渴。木郁为热，冲击心君，则生疼热。脏腑下寒，蛔移隔上，则生烦呕。呕而气逆，冲动蛔虫[②]，则病吐蛔。乌梅、姜、辛，杀蛔止呕而降冲气，人参、桂、归，补中疏木而润风燥，椒、附，暖水而温下寒，连、柏，泻火而清上热也。

乌梅酸涩收敛，泻风木而降冲击，止呕吐而杀蛔虫，善医蛔厥之证。其诸主治，止咳嗽，住泄利，消肿痛，涌痰涎，

① 大猪胆 其下原衍"汁"字，诸本均同，据下文"泻汁"、《伤寒悬解·卷六》、《伤寒论·辨阳明病脉证并治》删。

② 蛔虫 原作"虫蛔"，据闽本、蜀本、集成本、石印本乙转。

泻烦满，润燥渴，散乳痈，通喉痹，点黑痣，蚀瘀肉，收便尿下血，止刀箭流血，松霍乱转筋，开痰厥牙闭。

醋浸一宿，去核，米蒸。

枣仁 味甘、酸，入手少阴心、足少阳胆经。宁心胆而除烦，敛神魂而就寐。

金匮酸枣仁汤，酸枣仁二升，甘草一两，茯苓二两，芎䓖二两，知母二两。治虚劳虚烦不得眠。以土湿胃逆，君相郁升，神魂失藏，故虚烦不得眠睡。甘草、茯苓，培土而泻湿，芎䓖、知母，疏木而清热，酸枣敛神魂而安浮动也。

枣仁酸收之性，敛摄神魂，善安眠睡。而收令太过，颇滞中气，脾胃不旺，饮食难消者，当与建中燥土，疏木达郁之品并用，不然则土木皆郁，腹胀吞酸之病作矣。其诸主治，收盗汗，止梦惊。生用泄胆热多眠，熟用补胆虚不寐。

山茱萸 味酸，性涩，入足厥阴肝经。温乙木而止疏泄，敛精液而缩小便。

金匮八味丸方在地黄。用之治男子消渴，小便反多，以其敛精液而止疏泄也。

水主藏，木主泄，消渴之证，木能疏泄而水不蛰藏，精尿俱下，阳根失敛，久而阳根败，则人死矣。山茱萸酸涩敛固，助壬癸蛰藏之冷，收摄精液，以秘阳根，八味中要药也。八味之利水，则桂枝、苓、泽之力，非山茱萸所司也。

去核，酒蒸。

艾叶 味苦、辛，气温，入足厥阴肝经。燥湿除寒，温经止血。

金匮柏叶汤方在柏叶。用之治吐血不止，胶艾汤方在阿胶。用之治胞阻漏血，以其温经而止血也。

血生于肝，敛于肺，升于脾，降于胃，行于经络，而统于中气，中气旺则肝脾左升而不下泄，肺胃右降而不上溢，中气虚败，肺胃逆升，则上流于口鼻，肝脾

下陷，则下脱于便溺。盖血以阴质而含阳气，其性温暖而孕君火，温则流行而条畅，寒则凝瘀而梗涩，瘀而不行，则为癥瘕，瘀而未结，则经脉莫容，势必外脱，肺胃之阳虚，则逆流而不降，肝脾之阳虚，则陷泄而不升。肺胃之逆，非无上热，肝脾之陷，非无下热，而究其根原，全缘于中下之湿寒。

艾叶和煦通畅，逐湿除寒，暖补血海，而调经络，瘀涩既开，循环如旧，是以善于止血，而治疮疡。其诸主治，止吐衄便尿、胎产崩带、淋沥痔漏、刀箭跌损诸血，治发背、痈疽、疔毒、疥疮、臁疮、风癞、疥癣诸疮，除咽喉、牙齿、眼目、心腹诸痛，灭奸黵①，落赘疣，调胎孕，扫虫蛊。

灶中黄土 味辛，入足太阴脾、足厥阴肝经。燥湿达木，补中摄血。

金匮黄土汤，灶中黄土半斤，甘草二两，白术三两，黄芩三两，阿胶三两，地黄三两，附子三两。治先便后血。以水寒土湿，乙木郁陷而生风，疏泄不藏，以致便血。其下在大便之后者，是缘中脘之失统，其来远也。黄土、术、甘，补中燥湿而止血，胶、地、黄芩，滋木清风而泻热，附子暖水驱寒而生肝木也。

下血之证，固缘风木之陷泄，而木陷之根，全因脾胃之湿寒。后世医书，以为肠风，风则有之，而过不在肠，至于脾胃湿寒之故，则绝无知者。愈用清风润燥之剂，而寒湿愈增，则注泄愈甚，以至水泛火熄，土败人亡，而终不悟焉，此其所以为庸工也。

灶中黄土，以湿土而得火化，最能燥湿而敛血，合术、甘以燥土，附子以暖水，胶、地以清风，黄芩以泻热，下血之

---

① 奸（gǎn 杆）黵（zèng 赠） 面黑气也。

法备矣。盖水寒则土湿，土湿则木郁，木郁则风生，风生则血泄，水暖而土燥，土燥而木达，木达而风静，风静而血藏，此必然之理也。

足太阴以湿土主令，辛金从令① 化气而为湿，手阳明以燥金主令，戊土从令② 化气而为燥，失血之证，阳明之燥衰，太阴之湿旺也。

柏叶燥手太阴足阳明之湿，故止吐血，燥则气降而血敛，黄土燥手阳明足太阴之湿，故止下血，燥则气升而血收也。其诸主治，止吐衄、崩带、便尿诸血，敷发背、痈疽、棍杖诸疮。

新绛 味平，入足厥阴肝经。行经脉而通瘀涩，敛血海而止崩漏。

金匮旋覆花汤方在旋覆花。用之治妇女半产漏下，以其敛血而止漏泄也。

新绛利水渗湿，湿去则木达而血升，故能止崩漏。其诸主治，止崩漏、吐衄、泄利诸血，诸血证皆缘土湿，以中气湿郁，故上溢而下泄也。除男子消渴消渴，厥阴风木之病，亦缘太阴土湿。通产后淋沥。

止血，烧灰存性，研用。消渴、淋沥，煮汤，温服。

马通 味辛，性温，入足厥阴肝经。最能敛气，长于止血。

金匮柏叶汤方在柏叶。用之治吐血不止，以其敛气而收血也。

白马通性善摄血，其诸主治，专止吐衄崩漏诸血。

王不留行 味苦，入足厥阴肝经。疗金疮而止血，通经脉而行瘀。

金匮王不留行散，王不留行十分，蒴藋细叶十分，桑东南根白皮十分，甘草十八分③，厚朴二分④，川椒三分，干姜二分，黄芩二分，芍药二分。治病金疮。以金疮失血，温气外亡，乙木枯槁，风燥必

动。甘草培其中气，厚朴降其浊阴，椒、姜，补温气而暖血，芩、芍，清乙木而息风，蒴藋化凝而行瘀，桑根、王不留行，通经而止血也。

王不留行通利经脉，善治金疮而止血。其诸主治，止鼻血，下乳汁，利小便，出诸刺，消发背痈疽。

八月八日采苗，阴干百日用。

桂枝 味甘、辛，气香，性温，入足厥阴肝、足太阳膀胱经。入肝家而行血分，走经络而达营郁，善解风邪，最调木气，升清阳脱陷，降浊阴冲逆，舒筋脉之急挛，利关节之壅阻，入肝胆而散遏抑，极止痛楚，通经络而开痹涩，甚去湿寒，能止奔豚，更安惊悸。

伤寒桂枝汤，桂枝三两⑤，芍药三两，甘草二两，大枣十二枚，生姜三两。治太阳中风，头痛发热，汗出恶风。以营性发扬，卫性敛闭，风伤卫气，泄其皮毛，是以汗出。风愈泄而卫愈敛，郁遏营血，不得外达，是以发热。甘草、大枣，补脾精以滋肝血，生姜调脏腑而宣经络⑥，芍药清营中之热，桂枝达营气之郁也。

桂枝人参汤，桂枝四两，人参、白术、炙甘草、干姜各三两。治太阳伤寒，表证未解，而数下之，利下不止，心下痞

---

① 令 原脱，诸本均同，据《四圣心源·卷二》六气从化、本气衰旺、太阴湿土、阳明燥金诸节补。

② 令 原脱，诸本均同，据《四圣心源·卷二》六气从化、本气衰旺、太阴湿土、阳明燥金诸节补。

③ 十八分 原作"一分"，诸本均同，据《金匮悬解·卷十九》、《金匮要略·疮痈肠痈浸淫病脉证并治第十八》改。

④ 二分 原作"十分"，诸本均同，据《金匮悬解·卷十九》、《金匮要略·疮痈肠痈浸淫病脉证并治第十八》改。

⑤ 三两 原作"二两"，据集成本、石印本、《伤寒悬解·卷三》、《伤寒论·辨太阳病脉证并治上》改。

⑥ 生姜调脏腑而宣经络 原脱，诸本均同，据《伤寒悬解·卷三》释文补。

硬。以误下伤其中气，己土陷下而为泄，戊土逆上而为痞，而表证犹存。人参汤理中气之纷乱，桂枝解表邪之怫郁也。

桂枝甘草汤，桂枝四两，甘草二两。治太阳伤寒，发汗过多，叉手自冒其心，心下悸动，欲得手按者。以阳亡土败，木气郁勃，欲得手按，以定撼摇。甘草、桂枝，培土以达木也。

桂枝加桂汤，桂枝五两，芍药三两，甘草二两，大枣十二枚，生姜三两。治太阳伤寒，烧针发汗，针处被寒，核起而赤，必发奔豚，气从小腹上冲心胸者。以汗后阳虚脾陷，木气不达，一被外寒，闭其针孔，木气郁动，必发奔豚。若气从小腹上冲心胸，便是奔豚发矣。先灸其针孔，以散其外寒，乃以桂枝加桂，疏乙木而降奔冲也。

凡气冲心悸之证，皆缘水旺土虚，风木郁动之故。苓桂术甘汤，方在茯苓。治太阳伤寒，吐下之后，心下逆满，气上冲胸，又发汗动经，身为振振摇者。金匮桂苓[①]五味甘草汤，桂枝四两，茯苓四两，五味半升，甘草三两。治痰饮咳逆，服小青龙汤后，方在麻黄。饮去咳止，气从少腹上冲胸咽者。与桂苓五味甘草，治其冲气。防己黄芪汤方在防己。治风湿脉浮身重，气上冲者，加桂枝三分。伤寒，太阳病下后，其气上冲者，与桂枝加桂汤。茯苓桂枝甘草大枣汤[②]，方在茯苓。治太阳伤寒汗后，脐下悸动，欲作奔豚者。伤寒理中丸[③]，方在人参。治霍乱吐利，若脐上筑者，肾气动也，去术，加桂四两。伤寒四逆散，方在甘草。治少阴病四逆，悸者，加桂五分。以足之三阴，自足走胸，乙木生于癸水而长于己土，水寒土湿，脾气郁陷，乙木抑遏，经气不畅，是以动摇。其始心下振悸，枝叶之不宁也，及其根本摇撼，脐下悸作，则木气奔突，势如

惊豚，直冲于胸膈咽喉之间。桂枝疏肝脾之郁抑，使其经气畅达，则悸安而冲退矣。

乌梅丸，方在乌梅。治厥阴病，气上冲心，心中疼热，食则吐蛔。以木郁则虫化，木[④]气勃升，故冲击而作痛。桂枝疏木达郁，下冲气而止心痛也。

金匮桂姜枳实汤，桂枝三两，生姜三两，枳实五两。治心中悬疼，气逆痞塞。以胆胃不降，心下痞塞，碍乙木上行之路，冲击而生疼痛。枳、姜，降浊而泻痞，桂枝通经而达木也。

外台柴胡桂枝汤，柴胡四两，黄芩二两半，半夏二合半，甘草一两，芍药两半，大枣六枚，生姜、桂枝各一两半，人参一两半[⑤]。治心腹卒痛。以甲木郁则上克戊土，而为心疼，乙木郁则下克己土，而为腹疼。小柴胡补土而疏甲木，芍药、桂枝，清风而疏乙木也。此本太阳少阳合病之方。少阳伤寒，肢节烦疼，微呕，心下支结，是少阳之经证也，而外见发热恶寒，是太阳之经证也，故以柴胡而加桂枝，双解太少之经。然心腹疼痛之理，亦不外是也。

金匮桂甘[⑥]姜枣麻附细辛汤，桂枝

---

① 苓 原作"枝"，据集成本、石印本、《金匮悬解·卷十四》、《金匮要略·痰饮咳嗽病脉证并治第十二》改。

② 茯苓桂枝甘草大枣汤 原作"苓桂甘草汤"，诸本均同，据《伤寒悬解·卷四》、《伤寒论·辨太阳病脉证并治中》改。

③ 伤寒理中丸 原作"金匮理中丸"，诸本均同，"理中丸"，《金匮悬解》、《金匮要略》均不载，载于《伤寒悬解·卷十三》、《伤寒论·辨霍乱病脉证并治》，据改。

④ 木 原作"怒"，诸本均同，音近之误，据上下文义改。

⑤ 人参一两半 原脱，诸本均同，据下文"小柴胡"、《金匮悬解·卷十六》、《金匮要略·腹满寒疝宿食病脉证并治第十》补。

⑥ 甘 原作"枝"，据集成本、《金匮悬解·卷十》、《金匮要略·水气病脉证并治第十四》改。

三两，甘草二两，生姜三两①，大枣十二枚，麻黄二两，附子一枚，细辛三两。治气分，心下坚，大如盘，边如旋杯。气分，清阳之位，而浊气痞塞，心下坚，大如盘，边如旋杯，此下焦阴邪逆填于阳位也。阴邪上逆，原于水旺而土虚。甘、枣，补其土虚，附子温其水寒，姜、桂、细辛，降其浊阴，麻黄泻其滞气也。

桂枝茯苓丸，桂枝、芍药、丹皮、桃仁、茯苓等分。治妊娠，宿有癥病，胎动漏血。以土虚湿旺，中气不健，胎妊渐长，与癥病相碍，中焦胀满，脾无旋运之路，陷遏乙木，郁而生风，疏泄失藏，以致血漏。木气郁冲，以致胎摇。茯苓泻湿，丹皮、桃仁，破癥而消瘀，芍药、桂枝，清风而疏木也。

桂枝芍药知母汤，桂枝、白术、知母、防风各四两，芍药三两，生姜五两，麻黄、甘草、附子各二两。治肢节疼痛，脚肿，身羸，头眩，欲吐。以四肢禀气于脾胃，中脘阳虚，四肢失养，湿伤关节，而生肿痛。浊阴阻格，阳不下济，郁升而生眩晕，逆行而作呕吐。术、甘，培土以障阴邪，附子温下而驱湿寒，知母清上而宁神气，桂、芍、姜、麻，通经而开痹塞也。

八味肾气丸，方在地黄。治妇人转胞，不得小便。男子虚劳腰痛，少腹拘急，小便不利。男子消渴，小便反多。以木主疏泄，职司水道，水寒土湿，木气抑郁，疏泄不遂，而愈欲疏泄，泄而弗畅，则小便不利，泄而失约，则小便反多，桂枝疏木以行疏泄也。其短气有微饮者，宜从小便去之，苓桂术甘汤主之，肾气丸亦主之，桂枝善行小便，是以并泻水饮也。

桂枝附子汤，方在附子。治风湿相抟，骨节疼痛，小便不利，大便坚，小便利者，去桂，加术，便利而去桂者，木达

而疏泄之令行也。

桂枝辛温发散，入肝脾而行营血。风伤卫气，卫闭而遏营血，桂枝通达经络，泻营郁而发皮毛，故善表风邪。

肝应春，而主生，而人之生气充足者，十不得一，即其有之，亦壮盛而不病，病者，皆生气之不足者也。盖木生于水而长于土，水温土燥，阳气升达，而后生气畅茂，水寒土湿，生气失政，于是滞塞而克己土，以其生意不遂，故抑郁而作贼也。肝病则燥涩湮瘀，经脉亦病。木中孕火，其气本温，温气存则郁遏而生风热，温气少则风热不作，纯是湿寒。其湿寒者，生气之衰，其风热者，亦非生气之旺。此肝病之大凡也。

桂枝温散发舒，性与肝合，得之脏气条达，经血流畅，是以善达脾郁。经脏荣舒，而条风扇布，土气松和，土木双调矣。土治于中，则枢轴旋转，而木气荣和，是以既能降逆，亦可升陷，善安惊悸，又止奔豚。至于调经开闭，疏木止痛，通关逐痹，活络舒筋，噎塞痞痛之类，遗浊淋涩之伦，泄秽、吞酸、便血之属，胎坠、脱肛，崩中带下之条，皆其所优为之能事也。大抵杂证百出，非缘肺胃之逆，则因肝脾之陷，桂枝既宜于逆，又宜于陷，左之右之，无不宜之，良功莫悉，殊效难详。凡润肝养血之药，一得桂枝，化阴滞而为阳和，滋培生气，畅遂荣华，非群药所能及也。

去皮用。

羊肉 味苦，《素问》：羊肉、杏②、薤皆苦。气膻，入足太阴脾、足厥阴肝经。温肝脾而扶阳，止疼痛而缓急。

金匮当归生姜羊肉汤，方在当归。用

---

① 生姜三两　原脱，据闽本、蜀本、集成本补。
② 杏　原作"香"，诸本均同，形近之误，据《素问·脏气法时论》改。

之治寒疝腹痛者，以水寒木枯，温气颓败，阴邪凝结，则为瘕疝，枯木郁冲，则为腹痛，羊肉暖补肝脾之温气，以消凝郁也。治胁痛里急者，以厥阴之经，自少腹而走两胁，肝脾阳虚，乙木不达，郁迫而生痛急，羊肉温补肝脾之阳气，以缓迫切也。治产后腹中疼痛者，产后血亡，温气脱泄，乙木枯槁，郁克己土，故腹中疼痛，羊肉补厥阴之温气，以达枯木也。治虚劳不足者，以虚劳不足，无不由脾肝之阳虚，羊肉补肝脾之阳气，以助生机也。

羊肉淳浓温厚，暖肝脾而助生长，缓迫急而止疼痛，大补温气之剂也。其诸主治，止带下，断崩中，疗反胃，治肠滑，暖脾胃，起劳伤，消脚气，生乳汁，补产后诸虚。

黄酒 味苦、辛，性温，入足厥阴肝、足少阳胆经。行经络而通痹塞，温血脉而散凝瘀，善解凝郁，最益肝胆。

金匮鳖甲煎丸，方在鳖甲。治久疟结为癥瘕。红蓝花酒，方在红蓝花①。治妇人诸风，腹中血气刺痛，并用之，以其通经而行血也。伤寒炙甘草汤②、方在甘草。当归四逆加吴茱萸生姜汤、方在茱萸。金匮肾气丸、方在地黄。赤丸、方在乌头。薯蓣丸、方在薯蓣。大黄䗪虫丸、方在大黄。小建中汤③、方在胶饴。当归芍药散、方在当归。白术散、方在白术。下瘀血汤、方在大黄。土瓜根散方在土瓜根。诸方皆用之，取其温行药力，引达经络也。

黄酒辛温升发，温血脉而消寒涩，阳虚火败，营卫冷滞者宜之。尤宜女子，故胎产诸方，多用黄酒。

苦酒 味酸、苦，性涩，入足厥阴肝经。理咽喉而消肿痛，泻风木而破凝郁。

伤寒苦酒汤，鸡子一枚，去黄，半夏十四枚，苦酒浸。内鸡子壳中，火上三沸，去滓，少少含咽之。不差，更作。治少阴病，咽中生疮，声不出者。以少阴之经，癸水与丁火同宫，彼此交济，病则水下流而生寒，火上炎而生热。手少阴之经挟咽，是以生疮。金被火刑，故声不出。苦酒破瘀而消肿，半夏降逆而驱浊，鸡子白清肺而发声也。

猪胆汁方方在猪胆。用之治津亡便硬，以其敛津液而润燥也。乌梅丸方在乌梅。用之治消渴吐蛔，以其敛风木而泻肝也。金匮耆芍桂酒汤方在黄芪。用之治黄汗身肿，以其行营瘀而泻热也。

苦酒酸苦收涩④，善泻乙木而敛风燥，破瘀结而消肿痛。其诸主治，破瘀血，化癥瘕，除痰涎，消痈肿，止心痛，平口疮，敷舌肿，涂鼻衄。

芎䓖 味辛，微温，入足厥阴肝经。行经脉之闭涩，达风木之抑郁，止痛切而断泄利，散滞气而破瘀血。

金匮白术散方在白术。用之养妊娠胎气，心中痛者，倍加芎䓖，当归芍药散方在当归。用之治妊娠腹中疼痛，胶艾汤方在阿胶。用之治妊娠胞阻，漏血腹痛，奔豚汤方在李根白皮。用之治奔豚，气冲腹痛，以风木郁冲，则气阻而痛作，芎䓖疏木而达郁，散滞气而止疼痛也。

温经汤方在茱萸。用之治妇人带下，瘀血在腹，腹满里急，下利不止，以其风木郁陷，则血瘀而利生，芎䓖疏木达郁，破瘀血而止泄利也。

酸枣仁汤方在酸枣。用之治虚劳虚烦

---

① 红蓝花 原作"红花"，诸本均同，据本卷红蓝花释文、《金匮悬解·卷二十二》、《金匮要略·妇人杂病脉证并治第二十二》改。
② 汤 原脱，据上下文例补。
③ 小建中汤 原作"胶饴汤"，诸本均同，据本书卷一胶饴释文、《金匮悬解·卷七》、《金匮要略·血痹虚劳病脉证并治第六》改。
④ 涩 原作"湿"，诸本均同，据上文"苦酒性涩"改。

不眠，薯蓣丸方在薯蓣。用之治虚劳，风气百疾，当归散方在当归。用之治妇人妊娠诸病，皆以其疏木而达郁也。

芎劳辛烈升发，善达肝郁，行结滞而破瘀涩，止疼痛而收疏泄，肝气郁陷者宜之。其诸主治，痈疽发背、瘰疬瘿瘤、痔漏疥疬诸疮皆医，口鼻、牙齿、便溺诸血皆止。

牡丹皮　味苦、辛，微寒，入足厥阴肝经。达木郁而清风，行瘀血而泻热，排痈疽之脓血，化脏腑之癥瘕。

金匮肾气丸方在地黄。用之治消渴，小便反多。以肝木藏血而性疏泄，木郁血凝，不能疏泄水道，风生而燥盛，故上为消渴而下为淋涩。及其积郁怒发，一泄而不藏，则膀胱失约而小便不禁。丹皮行血清风，调通塞之宜也。

鳖甲煎丸方在鳖甲。用之治久疟而为癥瘕，桂枝茯苓丸方在桂枝。用之治妊娠宿有癥病，温经汤方在茱萸。用之治带下，瘀血在腹，大黄牡丹皮汤方在大黄。用之治肠痈脓成，其脉洪数，以其消癥瘀而排脓血也。

牡丹皮辛凉疏利，善化凝血而破宿癥，泻郁热而清风燥。缘血统于肝，肝木遏陷，血脉不行，以致瘀涩，而生风热，血行瘀散，则木达风清，肝热自退也。其诸主治，通经脉，下胞胎，清血热，凉骨蒸，止吐衄，断淋沥，安扑损，续折伤，除癫风，消偏坠。

桃仁　味甘、苦、辛，入足厥阴肝经。通经而行瘀涩，破血而化癥瘕。

伤寒桃核承气汤，桃仁五十枚，甘草、桂枝、芒硝各一两，大黄四两。治太阳伤寒，热结膀胱，其人如狂，外证已解，但小腹急结者。太阳为膀胱之经，膀胱为太阳之腑，太阳表证不解，经热内传，结于膀胱之腑，血室瘀蒸，其人如狂，是宜攻下。若外证未解，不可遽下，俟其表热汗散，但只小腹急结者，乃用下法。甘草补其中气，桂枝、桃仁，行经脉而破凝瘀，芒硝、大黄，泻郁热而下积血也。

抵当汤方在大黄。用之治血结膀胱，少腹硬满，金匮鳖甲煎丸方在鳖甲。用之治久疟不愈，结为癥瘕，大黄䗪虫丸方在大黄。用之治虚劳腹满，内有干血。桂枝茯苓丸方在桂枝。用之治宿有癥病，胎动下血，下瘀血汤方在大黄。用之治产妇腹痛，中有瘀血，大黄牡[1]丹皮汤方在大黄。用之治肠痈脓成，其脉洪数，以其破癥瘀而行脓血也。

桃仁辛苦滑利，通经行血，善润结燥而破癥瘀。其诸主治，止咳逆，平喘息，断崩漏，杀虫䘌，疗心痛，医腹痛，通经闭，润便燥，消心下坚积，止阴中肿痒，缩小儿癫疝，扫男子牙血。

泡，去皮尖。

土瓜根　味苦，微寒，入足厥阴肝经。调经脉而破瘀涩，润肠燥而清阴癫。

金匮土瓜根散，土瓜根、䗪虫、桂枝、芍药等分。为散，酒服方寸匕，日进三服。治女子经水不利，一月再见，少腹满痛者。以肝主藏血而性疏泄，木郁不能疏泄，血脉凝涩，故经水不利。木郁风动，而愈欲疏泄，故一月再见。风木遏陷，郁塞冲突，故少腹满痛。从此郁盛而不泄，则病经闭，泄多而失藏，则病血崩。桂枝、芍药，疏木而清风，土瓜根、䗪虫，破瘀而行血也。又治阴门癫肿者，以其行血而达木也。肝气郁陷，则病癫肿。又，导大便结硬者，以其泻热而润燥也。阳明伤寒，自汗出，小便利，津液内

----

[1]　牡　原脱，诸本均同，据本书卷一大黄释文、《金匮悬解·卷十九》补。

竭，而便硬者，当须自欲大便，蜜煎导而通之，土瓜根、猪胆汁，皆可为导。《肘后方》：土瓜根汁，入少水，内筒，吹入肛门内，取通。

土瓜根苦寒滑利，善行经脉，破瘀行血，化癖消癥。其诸主治，通经闭，下乳汁，消瘰疬，散痈肿，排脓血，利小便，滑大肠，疗黄疸，坠胎孕。

蒴藋　味酸，微凉，入足厥阴肝经。行血通经，消瘀化凝。

金匮王不留行散方在王不留行。用之治病金疮，以其行血而消瘀也。

蒴藋辛凉清利，善行凝瘀，而通血脉。其诸主治，疗水肿，逐湿痹，下癥块，破瘀血，洗隐疹风瘙，敷脚膝肿痛。

七月七日采细叶，阴干百日用。

干漆　味辛，入足厥阴肝经。专通经脉，善破瘕癥。

金匮大黄䗪虫丸方在大黄。用之治虚劳腹满，内有干血，以其化坚癥而破干血也。

干漆辛烈之性，善破瘀血，其力甚捷。而尤杀诸虫，肝气遏抑，血瘀虫化者宜之。

炒枯存性，研细。

红蓝花　味辛，入足厥阴肝经。专行血瘀，最止腹痛。

金匮红蓝花酒，红蓝花一两，酒一升。煎减半，分服。治妇人诸风，腹中血气刺痛。肝主藏血，木郁风动，肝血枯燥，郁克己土，则生疼痛。红蓝花行血而破瘀，黄酒温经而散滞也。

红蓝花活血行瘀，润燥止痛，最能疏木而清风。其诸主治，通经脉，消胕肿，下胎衣，开喉闭，苏血晕，吹聹耳。

败酱　味苦，微寒，入足厥阴肝经。善破瘀血，最排痈脓。

金匮薏苡附子败酱散方在薏苡。用之治肠痈脉数，以其排积脓而行瘀血也。

败酱苦寒通利，善破瘀血而消痈肿，排脓秽而化癥瘕。其诸主治，止心痛，疗腹疼，住吐衄，破癥瘕，催生产，落胎孕，收带下，平疥癣，除翳膜，去胬肉。败酱即苦菜也。

鳖甲　味咸，气腥，入足厥阴肝、足少阳胆经。破癥瘕而消凝瘀，调痈疽而排脓血。

金匮鳖甲煎丸，鳖甲十二分，柴胡六分，黄芩三分，人参一分，半夏一分，桂枝三分，芍药五分，阿胶三分，干姜三分，大黄三分，厚朴三分，葶苈一分，石韦三分，瞿麦二分，赤硝十二分，桃仁二分，丹皮五分，乌扇三分，紫葳三分，蜣螂六分，鼠妇三分，蜂窠四分，䗪虫五分。为末，煅灶下灰一斗，清酒一斛五斗，浸灰，候酒尽一半，入鳖甲，煎化，取汁，入诸药中，煎为丸，梧桐子大，空心服七丸，日进三服。治病疟一月不差，结为癥瘕。以寒湿之邪，客于厥阴少阳之界，阴阳交争，寒热循环，本是小柴胡加桂姜证，久而不解，经气痞塞，结于胁下，而为癥瘕，名曰疟母。此疟邪埋根，不可不急治之也。鳖甲行厥阴而消癥瘕，半夏降阳明而松痞结，柴胡、黄芩，清泻少阳之表热，人参、干姜，温补太阴之里寒，此小柴胡之法也，桂枝、胶、芍，疏肝而润风燥，此桂枝之法也，大黄、厚朴，泻胃而清郁烦，此承气之法也，葶苈、石韦、瞿麦、赤硝，利水而泄湿，丹皮、桃仁、乌扇、紫葳、蜣螂、鼠妇、蜂窠、䗪虫，破瘀而消癥也。

升麻鳖甲汤方在升麻。用之治阳毒、阴毒，以其排脓秽而行血瘀也。

鳖甲化瘀凝，消癥瘕而排脓血。其诸主治，下奔豚，平肠痈，疗沙淋，治经漏，调腰痛，敷唇裂，收口疮不敛，消阴头肿痛。

醋炙焦，研细用。

紫葳 味酸，微寒，入足厥阴肝经。专行瘀血，善消癥块。

金匮鳖甲煎丸方在鳖甲。用之治病疟日久，结为癥瘕，以其行瘀而化癖也。

紫葳酸寒通利，破瘀消癥。其诸主治，通经脉，止淋沥，除崩中，收带下，平酒齄，灭风刺，治癫风，疗阴疮。紫葳即凌霄花。

䗪虫 味咸，微寒，入足厥阴肝经。善化瘀血，最补损伤。

金匮鳖甲煎丸方在鳖甲。用之治病疟日久，结为癥瘕，大黄䗪虫丸方在大黄。用之治虚劳腹满，内有干血，下瘀血汤方在大黄。用之治产后腹痛，内有瘀血，土瓜根散方在土瓜根。用之治经水不利，少腹满痛，以其消癥而破瘀也。

䗪虫咸寒疏利，专破癥瘀，兼补伤损。其诸主治，疗折伤，续筋骨。

炒枯存性，研细用。

蜣螂 味咸，微寒，入足厥阴肝经。善破癥瘕，能开燥结。

金匮鳖甲煎丸方在鳖甲。用之治病疟日久，结为癥瘕，以其破癥而开结也。

炒枯存性，研细用。

鼠妇 味酸，微寒。入足厥阴肝经。善通经脉，能化癥瘕。

金匮鳖甲煎丸方在鳖甲。用之治病疟日久，结为癥瘕，以其破血而消坚也。

炒枯存性，研细用。鼠妇，湿生虫，在砖石下，形如蠹鱼①。

蜂窠 味咸，入足厥阴肝经。能化结硬，善破坚积。

金匮鳖甲煎丸方在鳖甲。用之治病疟日久，结为癥瘕，以其消结而破坚也。

炒枯存性，研细用。

虻虫 味甘，微寒，入足厥阴肝经。善破瘀血，能化宿癥。

金匮抵当汤方在大黄。用之治血结膀胱，少腹硬满，大黄䗪虫丸方在大黄。用之治虚劳腹满，内有干血，以其破瘀而消癥也。

虻虫苦寒，专破浮结之血，最堕胎孕。

炒枯，去翅足，研细用。

水蛭 味咸、苦，微寒，入足厥阴肝经。善破积血，能化坚癥。

金匮抵当汤方在大黄。用之治血结膀胱，少腹硬满，大黄䗪虫丸方在大黄。用之治虚劳腹满，内有干血，以其破坚而化积也。

水蛭咸寒，善下沉积之血，最堕胎孕。

炒枯存性，研细用。

蛴螬 味咸，微寒，入足厥阴肝经。能化瘀血，最消癥块。

金匮大黄䗪虫丸方在大黄。用之治虚劳腹满，内有干血，以其破瘀而化积也。

炒枯存性，研细用。

蜘蛛 味苦，微寒，入足厥阴肝经。能消偏坠，善治狐疝。

金匮蜘蛛散，蜘蛛十四枚，桂枝半两。为散，取八分匙，饮和，日再服。治狐疝，偏坠有大小，时时上下。以水寒木陷，气郁为肿，出入无常，状如妖狐。蜘蛛破瘀而消肿，桂枝疏木而升陷也。

炒枯存性，研细用。

雄黄 味苦，入足厥阴肝经。燥湿行瘀，医疮杀虫。

金匮雄黄散，雄黄，为末，筒瓦二枚合之，烧熏肛门。治狐惑蚀于肛者。以土湿木陷，郁而生热，化生虫蜃，蚀于肛门。雄黄杀虫而医疮也。

升麻鳖甲汤方在升麻。用之治阳毒、阴毒，以其消毒而散瘀也。

---

① 蠹鱼 虫名，常蛀蚀衣巾书帙。

雄黄燥湿杀虫，善治诸疮。其诸主治，消肿痛，治疮疡，化瘀血，破癥块，止泄痢，续折伤，避邪魔，驱虫蛇。

铅丹　味辛，入足少阳胆、足厥阴肝经。降摄神魂，镇安惊悸。

伤寒柴胡加龙骨牡蛎汤方在龙骨。用之治少阳伤寒，胸满烦惊，以其降逆而敛魂也。

铅丹沉重降敛，宁神魂而安惊悸。其诸主治，疗疮疡，去翳膜。

铅粉　味辛，入足厥阴肝经。善止泄利，能杀蛔虫。

伤寒猪肤汤方在猪肤。用之治少阴病，下利咽痛，以其止利而医疮也。甘草粉蜜汤方在甘草。用之治蛔虫。吐涎心痛，以其燥湿而杀虫也。

铅粉燥涩之性，能杀虫蠹而止滑溏。其诸主治，止诸血，疗诸疮，续折伤，染须髪。

长沙药解卷三

昌邑黄元御坤载著

黄芪　味甘，气平，入足阳明胃、手太阴肺经。入肺胃而补气，走经络而益营，医黄汗血痹之证，疗皮水风湿之疾，历节肿痛最效，虚劳里急更良，善达皮腠，专通肌表。

金匮黄芪芍药桂酒汤，黄芪五两，芍药三两，桂枝三两，苦酒一升。治黄汗身肿，发热汗出而渴，汗沾衣，色黄如柏汁，脉自沉者。以汗出入水，水从窍入，淫泆于经络之间，阻其卫气，壅而为肿。卫气不行，遏其营血，郁而为热。脾为己土，肌肉司焉，水气浸淫，肌肉滋湿，营行经络之中，遏于湿土之内，郁热熏蒸，化而为黄。营秉肝气，而肝司五色，入脾为黄，营热蒸发，卫不能闭，则开其皮毛，泄为黄汗，缘营血闭遏，而木郁风动，行其疏泄之令也。风热消烁，津液耗伤，是以发渴。木气遏陷，不得升达，是以脉沉。黄芪走皮毛而行卫郁，桂枝走经络而达营郁，芍药、苦酒，泻营热而清风木也。

桂枝加黄芪汤，桂枝三两，芍药三两，甘草二两，大枣十二枚，生姜三两，黄芪二两。治黄汗，两胫自冷，腰髋弛痛，如有物在皮中，身疼重，烦躁，腰以上汗出，小便不利。以水在经络，下注关节，外阻卫阳而内遏营阴，营遏木陷，温气沦郁，内热不宣，故两胫自冷。风木郁勃，经络鼓荡，故腰髋弛痛，如有物在皮中。湿淫外束，故疼重烦躁。木陷而郁于湿土，故小便不利。风升而开其孔窍，故腰以上汗出。水谷未消，中气满胀，营愈郁而热愈发，故食已则汗。暮而卫气入阴，为营气所阻，不得内敛，故外泄皮毛，而为盗汗。营热郁隆，不为汗减，热蒸血败，不能外华皮腠，久而肌肤枯涩，必至甲错。血肉腐溃，必生恶疮。甘、枣、生姜，补宣中气，芍药泻营热而清风木，桂枝达营气之郁，黄芪行卫气之郁，助以热粥，而发微汗，经热自随汗泄也。

黄芪桂枝五物汤，黄芪三两，桂枝三两，芍药三两，生姜六两，大枣十二枚[1]。治血痹，身体不仁，状如风痹，脉尺寸关上俱微，尺中小紧。以疲劳汗出，气蒸血沸之时，安卧而被微风，皮毛束闭，营血凝涩，卫气郁遏，渐生麻痹。营卫阻梗，不能煦濡肌肉，久而枯槁无知，遂以不仁。营卫不行，经络无气，故尺寸关上俱微。营遏木陷，郁动水内，而不能上达，故尺中小紧。大枣、芍药，滋营血而清风木，姜、桂、黄芪，宣营卫而行瘀涩，倍生姜者，通经而开痹也。

肝脾左旋，癸水温升而化血，肺胃右转[2]，丁火清降而化气。血司于肝，其在经络则曰营，气司于肺，其在经络则曰卫。营行脉中，为卫之根，卫行脉外，为营之叶。营卫周行，一日五十度，阴阳相贯，如环无端。其流溢之气，内溉脏腑，外濡腠理。营卫者，气血之精华者也。二

十二难：脉有是动，有所生病，是动者，气也，所生病者，血也。气主煦之，血主濡之，气留而不行者，气先病也，血滞而不濡者，血后病也。血阴而气阳，阴静而阳动，阴则内守，阳则外散，静则不辟，动则不阖，而卫反降敛，以其清凉而含阴魄，营反温升，以其温暖而抱阳魂也。卫本动也，有阴以阖之，则动者化而为降敛，营本静也，有阳以辟之，则静者变而为升发。然则血之温暖，气煦之也，营之流行，卫运之也，是以气有所动，则血病生焉。气冷而后血寒，卫梗而后营瘀，欲调血病，必益血中之温气，欲调营病，必理营外之卫阳。卫气者，逆则不敛，陷则不发，郁则不运，阻则不通，是营血受病之原也。黄芪清虚和畅，专走经络，而益卫气。逆者敛之，陷者发之，郁者运之，阻者通之，是燮理卫气之要药，亦即调和营血之上品。辅以姜、桂、芍药之类，奏功甚捷，余药不及也。

五行之气，凉则收而寒则藏，气之清凉而收敛者，秉金气也。黄芪入肺胃而益卫气，佐以辛温则能发，辅以酸凉则善敛，故能发表而出汗，亦能敛表而止汗。小儿痘病，卫为营闭，不得外泄。卫旺则发，卫衰则陷，陷而不发者，最宜参芪，助卫阳以发之。凡一切疮疡，总忌内陷，悉宜黄芪。

蜜炙用。生用微凉，清表敛汗宜之。

薯蓣　味甘，气平，入足阳明胃、手太阴肺经。养戊土而行降摄，补辛金而司收敛，善熄风燥，专止疏泄。

金匮薯蓣丸，薯蓣三十分，麦冬六分，桔梗五分，杏仁六分，当归十分，阿胶七分，干地黄十分，芍药六分，芎䓖六分，桂枝十分，大枣百枚为膏，人参七分，茯苓五分，白术六分，甘草二十分，神曲十分，干姜三分，柴胡五分，白蔹二分，豆黄卷十分，防风六分。蜜丸，弹子大，空腹酒服一丸。治虚劳诸不足，风气百疾。以虚劳之病，率在厥阴风木一经，厥阴风木，泄而不敛，百病皆生。肺主降敛，薯蓣敛肺而保精，麦冬清金而宁神，桔梗、杏仁，破壅而降逆，此所以助辛金之收敛也，肝主升发，归、胶，滋肝而养血，地、芍，润木而清风，芎䓖、桂枝，疏郁而升陷，此所以辅乙木之升发也，升降金木，职在中气，大枣补己土之精，人参补戊土之气，苓、术、甘草，培土而泻湿，神曲、干姜，消滞而驱寒，此所以理中而运升降之枢也，贼伤中气，是惟木邪，柴胡、白蔹，泻火而疏甲木，黄卷、防风，燥湿而达乙木，木静而风息，则虚劳百病瘳矣。

阴阳之要，阳密乃固，阴平阳秘，精神乃治，阴阳离决，精气[①]乃绝。《素问》语。四时之气，木火司乎生长，金水司乎收藏，人于秋冬之时，而行收藏之政，宝涩精神，以秘阳根，是谓圣人。下此于蛰藏之期，偏多损失，坎阳不密，木郁风生，木火行疏泄之令，金水无封闭之权，于是惊悸、吐衄、崩带、淋遗之病，种种皆起。是以虚劳之证非一，无不成于乙木之不谧，始于辛金之失敛，究之总缘于土败。盖坎中之阳，诸阳之根，坎阳走泄，久而癸水寒增，己土湿旺，脾不能升而胃不能降，此木陷金逆所由来也。法当温燥中脘，左达乙木而右敛辛金。薯蓣之性，善入肺胃而敛精神，辅以调养土木之品，实虚劳百病之良药也。

五味子　味[②]酸、微苦、咸，气涩，入手太阴肺经。敛辛金而止咳，收庚金而

---

① 气　原作"神"，诸本均同，据《素问悬解·生气通天论》、王注本《素问·生气通天论》改。

② 味　原脱，据闽本、蜀本、集成本、前后文例补。

住泄，善收脱陷，最下冲逆。

伤寒小青龙汤，方在麻黄。治太阳伤寒，心下有水气，干呕，发热而咳，用五味、干姜、细辛，敛肺降逆，以止咳嗽。

小柴胡汤，方在柴胡。治少阳伤寒。若咳者，去人参、大枣、生姜，加五味、干姜。真武汤，方在茯苓。治少阴病，内有水气，腹痛下利。若咳者，加五味半升①、细辛、干姜各一两。四逆散，方在甘草。治少阴病四逆，咳者，加五味、干姜各五分，并主下利。金匮厚朴麻黄汤。方在厚朴。射干麻黄汤，方在射干。并用之，以治咳嗽。小青龙汤，治痰饮咳逆，饮去咳止，气从少腹上冲胸咽者，以桂苓五味甘草汤治其气冲，咳嗽冲逆者，辛金之不敛也，泄利滑溏者，庚金之不敛也。五味酸收涩固，善敛金气，降辛金之上冲而止咳逆，升庚金之下脱而止滑泄，一物而三善备焉。金收则水藏，水藏则阳秘，阳秘则上清而下温，精固而神宁，是亦虚劳之要药也。

诃黎勒　味酸、微苦，气涩，入手阳明大肠、手太阴肺经。收庚金而住泄，敛辛金而止咳，破壅满而下冲逆，疏郁塞而收脱陷。

金匮诃黎勒散，诃黎勒十枚。为散，粥饮和，顿服。治气利，以肝脾郁陷，二气凝塞，木郁风动，疏泄失藏，而为下利。利则气阻而痛涩，是为气利。诃黎勒行结滞而收滑脱也。

肠陷而为利者，清气滞塞而不收也，肺逆而为咳者，浊气壅塞而不敛也。诃黎勒苦善泻而酸善收，苦以破其壅滞，使上无所格而下无所碍，酸以益其收敛，使逆者自降而陷者自升，是以咳利俱止也。其治胸满心痛，气喘痰阻者，皆破壅降逆之力，其治崩中带下，便血堕胎者，皆疏郁升陷之功也。

白前　味甘、辛，入手太阴肺经。降冲逆而止嗽，破壅塞而清痰。

金匮泽漆汤方在泽漆。用之治脉沉之咳，是缘水气之里冲，非由风邪之外闭，泽漆治其水气，白前降冲逆而驱痰饮也。

白前善降胸胁逆气，心肺凝痰，嗽喘冲阻，呼吸壅塞之证，得之清道立通，浊瘀悉下。宜于补中之剂并用乃效。

细辛　味辛，温，入手太阴肺、足少阴肾经。降冲逆而止咳，驱寒湿而荡浊，最清气道，兼通水源。

伤寒小青龙汤，方在麻黄。治太阳伤寒，心下有水气，干呕，发热而咳，用细辛、干姜、五味，降逆敛肺，以止咳嗽。《金匮》以治痰饮，咳逆倚息，饮去咳止，气从少腹上冲胸咽，用桂苓五味甘草，治其气冲。冲气既低，而反更咳胸满者，用桂苓五味甘草去桂加干姜细辛，方在干姜。治其咳满，伤寒真武汤，方在茯苓。治少阴病，内有水气，腹痛下利，若咳者，加五味半升②、细辛、干姜各一两，是皆小青龙之法也。

金匮厚朴麻黄汤方在厚朴。射干麻黄汤方在射干。皆用之，以治咳而下寒者。

麻黄附子细辛汤、方在麻黄。麻辛附子汤③、方在桂枝。大黄附子汤、方在大黄。赤丸、方在乌头。乌梅丸，方在乌梅。皆用之，以治寒气之冲逆也。

防己黄芪汤，方在防己。治风湿脉浮身重，气冲者，加桂枝三分，下有陈寒者，加细辛三分。风木冲逆，则用桂枝，寒水冲逆，则用细辛，此治冲逆之良法也。

---

① 升　原作"斤"，据集成本、石印本、《伤寒论·辨少阴病脉证并治》改。
② 升　原作"斤"，形近之误，据集成本、石印本、《伤寒论·辨少阴病脉证并治》改。
③ 麻辛附子汤　据本书卷二桂枝释文，系指"桂甘姜枣麻附细辛汤"。

肺以下行为顺，上行则逆，逆则气道壅阻，而生咳嗽。咳嗽之证，由于肺金不降，收气失政，刑于相火。其间非无上热，而其所以不降者，全因土湿而胃逆。戊土既湿，癸水必寒，水寒土湿，中气不运，此肺金咳逆之原也。

当火炎肺热之时，而推其原本，非缘寒气冲逆，则由土湿湮塞，因而水饮停瘀者，十居七八。然则上热者，咳嗽之标，水饮湿寒者，咳嗽之本也。

外感之咳，人知风寒伤其皮毛，而不知水饮湿寒实伤其腑脏。盖浊阴充塞，中气不运，肺金下达之路既梗，而孔窍又阖，里气愈阻，肺无泄窍，是以宗气壅迫，冲逆而为咳。若使里气豁通，则皮肤虽闭，而内降有路，不至于此也。

细辛温燥开通，利肺胃之壅阻，驱水饮而逐湿寒，润大肠而行小便，善降冲逆，专止咳嗽。其诸主治，收眼泪，利鼻壅，去口臭，除齿痛，通经脉，皆其行郁破结，下冲降逆之力也。

射干　味苦，微寒，入手太阴肺经。利咽喉而开闭塞，下冲逆而止咳嗽，最清胸膈，善扫瘀浊。

金匮射干麻黄汤，射干十二枚，紫菀三两，款冬三两，五味半升①，细辛三两，半夏半升，生姜四两，大枣七枚，麻黄四两。治咳而上气，喉中如水鸡声。以风寒外闭，皮毛不泄，肺气郁迫，逆而上行，喉窍窄狭，泄之不及，以致呼吸闭塞，声如水鸡。射干、紫菀、款冬、五味、细辛、生姜、半夏，下冲逆而破壅塞，大枣补其里，麻黄泻其表也。

气通于肺，内司呼吸而外主皮毛，皮毛虽闭，而内有下行之路，不至堵塞如是。是其平日土湿胃逆，浊气升隔，肺之降路不甚清通，一被外感，皮毛束闭，里气愈阻，内不能降而外不能泄，是以逆行

而上冲，塞于咽喉，此即伤风齁喘之证。当饮食未消之际，水谷郁遏，中气胀满，故呼吸闭塞，迫急非常也。不降里阴，则胸膈莫容，不泄表寒，则经络终郁，射干降逆开结，善利肺气，麻黄外散其风寒，使经络松畅，则里气不迫，射干内降其冲逆，使咽喉清虚，则表气不壅，表邪外解而里阴下达，停痰宿水，积湿凝寒，皆从水道注泄而下，根株斩灭矣。

其诸主治，通喉痹，开胸满，止咽痛，平腹胀，泻肺火，润肠燥，行积痰，化瘀血，下经闭，消结核，破癥瘕，除疟母。鳖甲煎丸方在鳖甲。用之以治疟母，乌扇即射干也。下冲破结，是其长也。

紫菀　味苦、辛，入手太阴肺经。降气逆而止咳，平息贲而止喘。

金匮射干麻黄汤方在射干。用之以治咳而上气，以其清肺而降逆也。

紫菀清金润肺，止咳定喘，而兼善敛血。劳嗽吐血之证，因于肺逆而不敛，肺气清降，则血自敛矣。其诸主治，开喉痹，通小便，定喘促，破息贲，止吐血，住便血，疗肺痈，行脓血，皆清金降逆之力也。

款冬花　味辛，气温，入手太阴肺经。降冲逆而止嗽喘，开痹塞而利咽喉。

金匮射干麻黄汤方在射干。用之以治咳而上气，喉中如水鸡声，以其开痹而止喘也。

款冬降逆破壅，宁嗽止喘，疏利咽喉，洗涤心肺，而兼长润燥。肺逆则气滞而津凝，故生烦躁，肺气清降，浊瘀荡扫，津液化生，烦躁自止。其诸主治，除肺痈脓血，去痰涕胶黏，开咽喉喘阻，润胸膈烦躁，皆去浊还清之力也。

---

① 升　原作"斤"，形近之误，据蜀本、集成本、《金匮要略·肺痿肺痈咳嗽上气病脉证并治第七》改。

杏仁　味甘、苦，入手太阴肺经。降冲逆而开痹塞，泻壅阻而平喘嗽，消皮腠之浮肿，润肺肠之枯燥，最利胸膈，兼通经络。

金匮茯苓杏仁甘草汤，茯苓三两，杏仁五十个，甘草一两。治胸中痹塞，短气。以土湿胃逆，浊气冲塞，肺无降路，是以短气。茯苓泻湿而消满，杏仁破壅而降逆，甘草补中而培土也。薯蓣丸、方在薯蓣。文蛤汤、方在文蛤。厚朴麻黄汤、方在厚朴。皆用之，以降逆也。

伤寒麻黄汤，方在麻黄。治太阳伤寒，恶风，无汗而喘者。麻杏甘石汤，方在麻黄。治太阳伤寒，汗下后，汗出而喘者。桂枝加厚朴杏子汤，方在厚朴。治太阳中风，下后表未解而微喘者。小青龙汤，方在麻黄。治太阳伤寒，心下有水气。若喘者，去麻黄，加杏仁半升，皆用之以治喘也。

苓甘五味姜辛半夏加杏仁汤，茯苓四两，甘草三两，五味半升，干姜三两，细辛三两，半夏半升，杏仁半升。治支饮呕冒，饮去呕止，其人形肿者，以经气壅滞则为肿，杏仁利气而消滞也。麻杏薏甘汤方在麻黄。用之以泻表气之滞，矾石丸、方在矾石。大陷胸丸方在大黄。用之以泻里气之滞也。麻仁丸、方在麻仁①。大黄䗪虫丸方在大黄。用之以润燥也。

肺主藏气，降于胸膈而行于经络，气逆则胸膈闭阻，而生喘咳。脏病而不能降，因以痞塞，经病而不能行，于是肿痛。杏仁疏利开通，破壅降逆，善于开痹而止喘，消肿而润燥，调理气分之郁，无以易此。其诸主治，治咳逆，疗失音，止咯血，断血崩，杀虫蛊，除鼽刺，开耳聋，去目翳，平努肉，消停食，润大肠，通小便，种种功效，缘其降浊消郁之能事也。

薤白　味辛，气温，入手太阴肺、手阳明大肠经。开胸痹而降逆，除后重而升陷，最消疮痛，善止滑泄。

金匮栝蒌薤白白酒汤、栝蒌薤白半夏汤、二方在栝蒌。枳实薤白桂枝汤方在枳实。并用之，治胸痹心痛，以其破壅而降逆也。

伤寒四逆散，方在甘草。治少阴病，四逆。泄利下重者，加薤白三升，以其行滞而升陷也。

肺病则逆，浊气不降，故胸膈痹塞，肠病则陷，清气不升，故肛门重坠。薤白辛温通畅，善散壅滞，辛金不至上壅，故痹者下达而变冲和，庚金不至下滞，故重者上达而化轻清。其诸主治，断泄痢，除带下，安胎妊，散疮疡，疗金疮，下骨鲠，止气痛，消咽肿，缘其条达凝郁故也。

桔梗　味苦、辛，入手太阴肺经。散结滞而消肿硬，化凝郁而排脓血，疗咽痛如神，治肺痈至妙，善下冲逆，最开壅塞。

伤寒桔梗汤，桔梗二两，甘草二两。治少阴病，咽痛者。以少阴肾脉，循喉咙而挟舌本，少阴心脉，挟咽而系目系，少阴病则癸水上冲，丁火不降，郁热抟结，而生咽痛。桔梗开冲塞而利咽喉，生甘草泻郁热而缓迫急也。通脉四逆汤，方在甘草。治少阴病，下利脉微。咽痛者，去芍药，加桔梗一两，亦此法也。《金匮》以治肺痈，咳而胸满，振寒脉数，咽干不渴，时出浊唾腥臭，久而吐脓如米粥者。以肺气壅塞，湿热淫蒸，浊瘀腐败，化而为脓。桔梗破壅塞而行腐败，生甘草泻郁热而清肺金也。

---

① 麻仁　原作"麻黄"，据闽本、蜀本、集成本、石印本改。

二白散，桔梗三分，贝母三分，巴豆一分。为散，白饮和服。治太阳中风，寒实结胸。以经病未解，而水土湿寒，乃以冷水噀灌，愈闭其表，寒湿郁动，逆冲清道，与膈上之阳，两相隔拒，寒热逼迫，痞结不开。桔梗、贝母，清降其虚热，巴豆温下其湿寒，结散郁开，腐败难容，在上则涌吐而出，在下则泄利而去矣。《外台》以治肺痈者，排决脓瘀，令其吐泄而下，肺腑清空，正气续复，不使养痈以胎祸也。

金匮排脓汤，桔梗三两，甘草二两，大枣十枚，生姜二两。以疮疽脓硬，必当排而行之，使肿消而脓化。而死肌腐化，全赖中气。甘、枣，培补脾精，生姜和中而行气，桔梗消结而化脓也。

排脓散，桔梗二分，芍药六分，枳实十六枚。为散，鸡子黄一枚，以散数钱揉均[①]，饮和服之，日一服。以疮疽脓成，必当排而决之，使腐去而新生。而脓瘀既泻，营血必伤。桔梗行其凝瘀，枳实逐其腐败，芍药清肝风而凉营，鸡子黄补脾精而养血也。

薯蓣丸、方在薯蓣。竹叶汤、方在竹叶。并用之，以降肺气之逆也。

桔梗苦泻辛通，疏利排决，长于降逆而开结，消瘀而化凝，故能清咽喉而止肿痛，疗疮疽而排脓血。其诸主治，清头面，理目痛，通鼻塞，疗口疮，止气喘，平腹胀，调痢疾，破血瘀，皆降逆疏壅之力也。

橘皮 味辛、苦，入手太阴肺经。降浊阴而上呕哕，行滞气而泻郁满，善开胸膈，最扫痰涎。

金匮橘皮汤，橘皮四两、生姜八两。用以治干呕哕，而手足厥者。以胃土上逆，浊气熏冲，故生呕哕。中气堙郁，不能四达，故手足厥冷。橘皮破壅塞而扫瘀浊，生姜降冲逆而行凝滞也。

橘皮竹茹汤，橘皮一斤[②]，竹茹二升，生姜半斤，甘草五两，人参一两，大枣三十枚。治哕逆者。以土衰胃逆，浊阴不降。甘、枣、人参，补中气以培土，橘、姜、竹茹，降浊阴而行滞也。

橘枳生姜汤，橘皮一斤[③]，生姜半斤，枳实三两。治胸中痹塞，短气。以胃土逆升，浊气痞塞，肺无降路，是以短气。橘、姜，破壅塞而降浊阴，枳实泻痞满而扫瘀腐也。外台茯苓饮[④]，方在茯苓。即于橘枳生姜汤加参、术、茯苓，以治痰饮，补泻并行，可谓妙矣。

橘皮辛散之性，疏利通畅，长于降浊止呕，行滞消痰，而和平条达，不至破气而损正，行郁理气之佳药也。其诸主治，疗吹奶，调乳痈，除痎疟，消癥瘕，行胶痰，磨宿谷，利小便，通大肠，理嘈杂，治淋痢，下鱼骨鲠，杀寸白虫，总缘善行滞气也。

皂荚 味辛、苦，涩，入手太阴肺经。降逆气而开壅塞，收痰涎而涤垢浊，善止喘咳，最通关窍。

金匮皂荚丸，皂荚六两。去皮，酥炙，蜜丸梧子大，枣膏和汤服三丸，日夜四服。治咳逆上气，时时唾浊，但坐不得眠。以肺胃逆升，浊气郁塞，涎沫胶黏，下无泄路，故时时上唾。身卧则气道愈阻，弥增壅闷，故但坐不得眠。皂荚开闭塞而洗痰涎，通气道而降冲逆也。

皂荚辛烈开冲，通关透窍，搜罗痰

---

① 均 通"匀"。

② 斤 原作"升"，形近之误，据闽本、蜀本、《金匮悬解·卷十三》、《金匮要略·呕吐哕下利病脉证并治第十七》改。

③ 斤 原作"升"，形近之误。据闽本、蜀本、《金匮悬解·卷十六》、《金匮要略·胸痹心痛短气病脉证并治第九》改。

④ 饮 原作"散"，据闽本、蜀本、集成本、本书卷四茯苓释文改。

涎，洗荡瘀浊，化其黏联，胶热之性，失其根据，攀附之援，脏腑莫容，自然外去，虽吐败浊，实非涌吐之物也。其诸主治，开口噤，通喉痹，吐老痰，消恶疮，熏久利脱肛，平妇人吹乳，皆其通关行滞之效也。

白酒 味辛，气温，入手太阴肺经。开胸膈之痹塞，通经络之凝瘀。

金匮栝蒌薤白白酒汤、栝蒌薤白半夏汤二方在栝蒌。并用之，以治胸痹心痛，以其开瘀而消滞也。

酒性辛温宣达，黄者重浊而走血分，白者轻清而走气分，善开闭塞而行经络，暖寒滞而止痛楚，故能治胸痹。

今之烧酒，与此证甚宜，用以代之，效更捷也。

葱白 味辛，气温，入手太阴肺经。回脏腑之利泄，起经脉之芤减，发达皮毛，宣扬郁遏。

伤寒白通汤，葱白四茎，干姜一两，生附子一枚。治少阴病，下利。以寒水侮土，清气下陷，而为泄利。姜、附，温水土之寒，葱白升清气之陷也。

通脉四逆汤[1]，方在甘草。治少阴病，下利脉微，面色赤者，加葱九茎，以阳郁不能外达，故面赤，加葱白以宣阳气之郁也。

金匮旋覆花汤，方在旋覆花。治妇人脉体芤减，用之以通经气之郁涩也。

葱白辛温发散，升陷达郁，行经发表，厥有功焉。其诸主治，下乳汁，散乳痈，消肿痛，止麻痹，疗下血，熨便癃，通淋涩，调泄利。

麻黄 味苦、辛，气温，入手太阴肺、足太阳膀胱经。入肺家而行气分，开毛孔而达皮部，善泻卫郁，专发寒邪，治风湿之身痛，疗寒湿之脚肿，风水可驱，溢饮能散，消咳逆肺胀，解惊悸心忡。

伤寒麻黄汤，麻黄三两，桂枝二两，甘草一两，杏仁七十枚。治太阳伤寒，头痛恶寒，无汗而喘。以卫性敛闭，营性发扬，寒伤营血，闭其皮毛，是以无汗。肺气壅遏，是以发喘。寒愈闭而营愈发，裹束卫气，不得外达，是以恶寒。甘草保其中气，桂枝发其营郁，麻黄泻其卫闭，杏仁利其肺气，降逆而止喘也。

大青龙汤，麻黄六两，桂枝二两，杏仁五十枚[2]，甘草二两，生姜三两，大枣十二枚，石膏如鸡子大。治太阳中风，脉紧身痛，发热恶寒，烦躁无汗。以风中卫气，卫敛而风不能泄，是以无汗。遏闭营血，内热郁隆，是以烦躁。病虽中风，而证同伤寒，桂枝不能发矣。甘、枣，补其脾精，桂枝发其营郁，麻黄泻其卫闭，杏、姜，利肺壅而降逆气，石膏清肺热而除烦躁也。

小青龙汤，麻黄三两，桂枝三两，芍药三两，甘草二两，半夏三两，五味半升[3] 细辛三两，干姜三两[4]。治太阳伤寒，心下有水气，干呕，发热而咳。以水饮中阻，肺胃不降，浊气逆冲，故作呕咳。甘草培其土气，麻、桂，发其营卫，芍药清其经热，半夏降胃逆而止呕，五味、细辛、干姜，降肺逆而止咳也。《金匮》以治痰饮，咳逆倚息者，使水饮化气，而随汗泄，降以五味、姜、辛，咳逆自平也。又以大、小青龙，通治溢饮。以饮水流行，归于四肢，不能化汗而外泻，则水饮注积，遏阻卫气，以致身体疼重。

---

① 汤 原作“散”，诸本均同，据《伤寒悬解·卷十一》、《伤寒论·辨少阴病脉证并治》改。

② 杏仁五十枚 原脱，据闽本、蜀本、集成本补。

③ 升 原作“斤”，形近之误，据蜀本、《伤寒悬解·卷三》、《伤寒论·辨太阳病脉证并治中》改。

④ 三两 原作“二两”，据蜀本、《伤寒悬解·卷三》、《伤寒论·辨太阳病脉证并治中》改。

麻黄发汗，泻其四末之集水也。

麻杏甘石汤，麻黄四两，杏仁五十枚，甘草二两，石膏半斤。治太阳伤寒，汗下后，汗出而喘，无大热者。以经热未达，表里郁蒸，故汗出而喘。麻黄泻卫，甘草保中，杏仁降其逆气，石膏清其郁热也。

麻黄附子细辛汤，麻黄二两，附子一枚，细辛二两。治少阴病，反发热，脉沉者。以少阴脉沉而身反发热，则里寒已作而表寒未退。麻黄发其表寒，附子驱其里寒，细辛降其阴邪也。

麻黄附子甘草汤，麻黄二两，附子一枚，甘草二两。治少阴病，得之二三日，无里证者。以脉见沉细，经是少阴，而里证未作，宜解表寒。麻黄轻发其表，附子重暖其里，甘草培其中气也。

麻黄升麻汤，麻黄二两半，升麻一两一分，葳蕤十八铢，石膏六铢，知母十八铢，当归一两一分，芍药六铢，黄芩十八铢，桂枝六铢，茯苓六铢，白术六铢，甘草六铢，干姜六铢，天冬六铢①。治厥阴伤寒，大下后，咽喉不利，吐脓血，泄利不止者。以下后中气寒湿，相火上逆，刑辛金而为脓血，风木下陷，贼己土而为泄利。姜、甘、苓、术，温中燥土，知、膏、冬、蕤，清肺热而生津，归、芍、芩、桂，滋肝燥而升陷，升麻理其咽喉，麻、杏，泻其皮毛也。

金匮麻杏薏甘汤，麻黄五钱，杏仁十枚，薏苡五钱，甘草一两。治风湿发②热，身疼，日晡所剧。以汗出当风，闭其皮毛，汗热郁遏，淫溢窍隧，日晡湿动，应候而剧。甘草、薏苡，补土而燥湿，杏仁利气而破壅，麻黄开窍而发汗也。

越婢汤，麻黄六两，石膏半斤，甘草二两，大枣十五枚，生姜三两。治风水，身肿，脉浮，汗出，恶风。以汗出遇风，窍闭汗阻，淫溢经隧，壅遏卫气，而为浮肿。麻黄发皮毛而泻水，石膏清肺金而泻热，甘、枣、生姜，补脾精而和中也。

麻黄附子汤，麻黄三两，甘草一两，附子一枚。即"少阴"麻黄附子甘草方，而分两不同。治水病，脉沉小，属少阴，虚肿者。以土弱阳飞，肾寒水胀，流溢经络，而为浮肿。甘草、附子，补土而暖肾，麻黄发表而泻水也。

风湿与风水，皆汗为风闭，而湿则未至成水，其证稍异。缘有内水，不但表寒，故多用麻黄。

肝司营血，中抱阳魂，其性温暖而发散，肺司卫气，内含阴魄，其性清凉而收敛。卫气清敛，则孔窍阖而寒不能伤，泄之以风，窍开而汗出，卫气失其收敛之性，故病中风，营血温散，则孔窍开而风不能中，闭之以寒，窍合而汗收，营血失其发散之性，故病伤寒。但卫性收敛，风愈泄而卫愈敛，则遏闭营血，而生里热，营性发散，寒愈闭而营愈发，则裹束卫气，而生表寒。以营血温升，则化火而为热，卫气清降，则化水而为寒，营郁而发热，卫闭而恶寒者，其性然也。风伤卫而营郁，故用桂枝以泻营，寒伤营而卫闭，故用麻黄以泻卫。桂枝通达条畅，专走经络，而泻营郁，麻黄浮散轻飘，专走皮毛，而泻卫闭，窍开汗出，则营卫达而寒热退矣。

麻黄发表出汗，其力甚大，冬月伤寒，皮毛闭塞，非此不能透发，一切水湿痰饮，淫溢于经络关节之内，得之霍然汗散，宿病立失。但走泻真气，不宜虚家，汗去阳亡，土崩水泛，阴邪无制，乘机发

---

① 天冬六铢　原脱，据蜀本、集成本、《伤寒悬解·卷十二》、《伤寒论·辨厥阴病脉证并治》补。

② 发　原作"寒"，诸本均同，据《金匮悬解·卷四》、《金匮要略·痉湿暍病脉证并治第二》改。

作,于是筋肉瞤动,身体振摇,惊悸奔豚诸证风生,祸变非常,不可不慎!

盖肾主五液,入心为汗,非血不酿,非气不酝,非水不变,非火不化。鼎沸而露滴者,水热而气暖也,身劳而出汗者,火动而血蒸也,汗出而温气发泄,是以战栗而振摇。所谓夺汗者无血,夺血者无汗,以其温气之脱泄,非谓汗血之失亡。

阳者,阴之神魂,阴者,阳之体魄,体魄者,神魂之宫室,神魂者,宫室之主人。上士重其人而轻其宫,人存而宫亦修①,下士贱其主而贵其室,主亡而室亦坏矣。

煮去沫用。

根节止汗,发表去其根节,敛表但用根节。

苏叶 味辛,入手太阴肺经。降冲逆而驱浊,消凝滞而散结。

金匮半夏厚朴汤方在半夏。用之治妇人咽中如有炙脔,以其降浊而散滞也。

苏叶辛散之性,善破凝寒而下冲逆,扩胸腹而消胀满,故能治咽中瘀结之证,而通经达脉,发泻风寒,双解中外之药也。其诸主治,表风寒,平喘嗽,消痈肿,安损伤,止失血,解蟹毒。

栝蒌根 味甘、微苦,微寒,入手太阴肺经。清肺生津,止渴润燥,舒痉病之挛急,解渴家之淋癃。

金匮栝蒌桂枝汤,栝蒌根三两,桂枝三两,芍药三两,甘草二两,大枣十二枚,生姜三两。治太阳痉病,其证备,身体强,几几然,脉沉迟者。太阳之经,外感风寒,发汗太多,因成痉病。其证身热足寒,颈强项急,头摇口噤,背反张,面目赤。发热汗出,而不恶寒者,是得之中风,名曰柔痉。以厥阴风木,藏血而主筋,筋脉枯②燥,曲而不伸,是以项强而背反。木枯风动,振荡不宁,是以头摇

而齿齘。太阳行身之背,故病在脊背。此因汗多血燥,重感风邪,郁其营气,故病如此。甘、枣,补脾精而益营血,姜、桂,达经气而泻营郁,芍药、栝蒌,清风木而生津液也。

栝蒌瞿麦丸,栝蒌根三两,薯蓣二两,瞿麦一两,茯苓三两,附子一枚。治内有水气,渴而小便不利者。阳衰土湿,寒水停留,乙木郁遏,不能疏泄,故小便不利。木郁风动,肺津伤耗,是以发渴。瞿麦、苓、附,泻水而温寒,薯蓣、栝蒌,敛肺而生津也。

栝蒌牡蛎散,栝蒌根、牡蛎等分。为散,饮服方寸匕,日三服。治百合病,渴不差者。百合之病,肺热津伤,必变渴证。津液枯燥,故渴久不止。栝蒌、牡蛎,清金敛肺,生津润燥而止渴也。

小青龙汤,方在麻黄。治太阳伤寒,内有水气,渴者,去半夏,加栝蒌根三两,小柴胡汤,方在柴胡。治少阳伤寒,渴者,去半夏,加人参、栝蒌根,以其凉肃润泽,清金止渴,轻清而不败脾气也。

清肺之药,最为上品,又有通达凝瘀,清利湿热之长。其诸主治,下乳汁,通月水,医吹奶,疗乳痈,治黄疸,消囊肿,行扑损瘀血,理疮疡肿痛。

栝蒌实 味甘、微苦,微寒,入手太阴肺经。清心润肺,洗垢除烦,开胸膈之痹结,涤涎沫之胶黏,最洗瘀浊,善解懊憹。

金匮栝蒌薤白白酒汤③,栝蒌实一枚,薤白三两,白酒七升。治胸痹气短,喘息咳唾,胸背疼痛,寸口脉沉而迟,关

---

① 修 善也。在此借指身体健康强壮。
② 枯 原作"苦",诸本均同,音近之误,据上下文义改。
③ 汤 原作"方",诸本均同,音近之误,据《金匮悬解·卷十六》、《金匮要略·胸痹心痛短气病脉证治第九》改。

上小紧数。以胸膈痹塞，气无降路，故喘息咳唾。逆冲胸背，而生痛楚。清道埋郁，爰生烦热。薤白、白酒，开扩其壅塞，栝蒌清涤其郁烦也。

栝蒌薤白半夏汤，栝蒌实一枚，薤白三两，白酒一斗，半夏半升①。治胸痹不得卧，心痛彻背者。以胸膈痹塞，气无降路，逼迫宫城，故心痛彻背。背者，胸之府也，气不前降于腹，胸膈莫容，是以逆冲于脊背。薤白、白酒、半夏，破塑而降逆，栝蒌清涤其郁烦也。

伤寒小陷胸汤，大栝蒌实一枚，半夏半升，黄连一两。治小结胸，正在心下，按之则痛，脉浮滑者。太阳中风，表证未解，下之太早，经阳内陷，为里阴所拒，结于胸膈，心下满痛，烦躁懊憹，脉沉而紧，是为结胸。结之小者，浊气冲塞，正在心下，其势稍缓，非按不痛，脉则浮滑，未至沉紧。而阳气郁遏，亦生烦热。半夏降其逆气，黄连泻其闷热，栝蒌涤其郁烦也。

小柴胡汤，方在柴胡。治少阳伤寒。胸中烦而不呕者，去人参、半夏，加栝蒌实，以其清心而除烦也。

栝蒌实肃清凉润，善解郁烦，浊气郁蒸，涎沫黏联，心绪烦乱，不可言喻者得之，肺府清洁，神气慧爽，洗心涤肺之妙药也。其诸主治，消咽痛，治肺痿，涤痰涎，止咳嗽，通乳汁，下胞衣，理吹奶，调乳痈，解消渴，疗黄疸，通小便，润大肠，断吐血，收脱肛，平痈肿，医疮疡。

麦冬　味甘，微凉，入手太阴肺、足阳明胃经。清金润燥，解渴除烦，凉肺热而止咳，降心火而安悸。

金匮麦门冬汤，麦冬七升②，半夏一升③，粳米三合，人参二两，甘草一两，大枣十二枚④。治咳嗽，火逆上气，咽喉不利。以肺胃上逆，相火刑金。麦冬、半夏，清金泻火而降逆，甘、枣、参、粳，补中化气而生津也。

伤寒炙甘草汤方在甘草。用之治少阳伤寒，脉结代，心动悸者。以少阳相火不降，致累君火，逆升而生烦悸，麦冬清心而宁神也。

薯蓣丸、方在薯蓣。竹叶石膏汤方在竹叶。皆用之，以清金而润燥也。

麦冬清凉润泽，凉金泻热，生津除烦，泽枯润燥之上品。然无益中虚肺热之家，率因阳衰土湿，中气不运，胃胆上逆，相火刑金，原非实热之证。盖土湿胃逆，则肺胆不得右降，以土者四象之中气，毂⑤败则轴折，轮辐不转，自然之理。戊土上壅，浊气填塞，肺胆无下降之路，此相火刑金之原也。金受火刑，失其清肃降敛之性，嗽喘吐衄，于是生焉。但服清润，阴旺湿滋，中气愈败，胃土更逆，上热弥增。是以虚劳淹滞，非无上热，而清金润肺之法，绝不能效，以救其标而伤其本也。此宜金土同医，故仲景用麦冬，必与参甘同剂。麦冬而得人参，清金益气，生津化水，雾露泛洒，心肺肃凉，洗涤烦躁之法，至为佳妙也。其诸主治，安魂魄，除烦悸，疗喉疮，治肺痿，解消渴，平咳嗽，止吐衄，下痰饮，利水湿，消浮肿，下乳汁，通经水。

天冬　味苦，气寒，入手太阴肺、足

---

① 升　原作"斤"，形近之误，据蜀本、集成本、《金匮悬解·卷十六》、《金匮要略·胸痹心痛短气病脉证治第九》改。

② 七升　原作"半斤"，诸本均同，据《金匮悬解·卷十五》、《金匮要略·肺痿肺痈咳嗽上气病脉证并治第七》改。

③ 升　原作"斤"，诸本均同，形近之误，据《金匮要略·肺痿肺痈咳嗽上气病脉证并治第七》改。

④ 枚　原脱，诸本均同，据《金匮悬解·卷十五》、《金匮要略·肺痿肺痈咳嗽上气病脉证并治第七》补。

⑤ 毂（gǔ 谷）　车轮中间，车轴贯入处之圆木，藉以凑辐者。

少阴肾经。清金化水，止渴生津，消咽喉肿痛，除咳吐脓血。

伤寒麻黄升麻汤方在麻黄。用之治厥阴伤寒，大下后，咽喉不利，吐脓血，泄利不止者，以其清火逆而利咽喉，疗肺痈而排脓血也。

水生于金，金清则水生，欲生肾水，必清肺金，清金而生水者，天冬是也，庸工以地黄血药而滋肾水，不通极矣！盖肺主化气，气主化水，肺中之气，氤氲如雾，雾气清降，化而为水，其精液藏于肾而为精，其渣滓渗于膀胱而为尿。天暑衣厚，则表开而外泄，天寒衣薄，则表合而内注，汗尿一也，外内不同耳。而肺金化水，必因土燥，阳明庚金，燥气司权，收敛戊土之湿，化而为燥，胃气右转，肺气清降，而水化焉，此如凉秋变序，白露宵零也。土湿则中郁而胃逆，肺金莫降，雾气凝塞，淫蒸而化痰涎，水源绝矣。

天冬润泽寒凉，清金化水之力，十倍麦冬，土燥水枯者，甚为相宜。阳明伤寒之家，燥土贼水，肠胃焦涸，瘟疫斑疹之家，营热内郁，脏腑燔蒸，凡此闭涩不开，必用承气，方其燥结未甚，以之清金泻热，滋水滑肠，本元莫损，胜服大黄。又或疮疡热盛，大便秘塞，重剂酒煎热饮，亦良。肾阴有盛而无衰，宜温不宜补，土燥水枯之证，外感中止有此种，至于别经伤寒，此证甚少，若内伤杂病，率皆阴旺土湿，未有水亏者。土胜而水负则生，水胜而土负则死，天冬证绝不[1] 偶见，未可轻服。其性寒滑湿濡，最败脾胃而泻大肠，阳亏阴旺，土湿便滑者，宜切忌之。久服不已，阳败土崩，无有不死。后世庸工，以此杀人，不可胜数。凡肺痿肺痈，吐衄嗽喘，一切上热之证，非土燥阳实者，概不宜此，用者慎之！其有水亏宜饵者，亦必制以渗利之味，防其助湿。

土湿胃逆，痰涎淫生，愈服愈滋，而水源愈竭矣，是犹求水于阳燧[2] 也。其诸主治，止咳逆，定喘促，愈口疮，除肿痛，疗肺痿，治肺痈，去痰涎，解消渴，利小便，滑大肠。

竹叶　味甘，微寒，入手太阴肺经。清肺除烦，凉金泻热。

金匮竹叶汤，竹叶一把，桔梗一两，生姜五两，附子一枚，葛根三两，桂枝一两，防风一两，甘草一两，人参一两，大枣十五枚。治产后中风，发热面赤，喘而头痛。以产后中气虚弱，阴阳不能交济，肝脾易陷，肺胃易逆，陷则下寒，逆则上热。风伤卫气，卫敛而遏营血，上热弥增，肺胃愈逆，故发热面赤，喘而头痛。肺胃愈逆而热愈增，则肝脾益陷而寒益甚。竹叶、桔梗，凉肺而除烦，葛根、生姜，清肺而降逆，附子温寒而暖水，桂、防，燥湿而达木，甘、枣、人参，补中而培土也。

竹叶石膏汤，竹叶二把，石膏一斤[3]，麦冬一升[4]，粳米半升，人参三两，甘草二两，半夏半升。治大病差后，虚羸少气，气逆欲吐者。以病后中虚，胃逆欲吐，三阳不降，燥热郁发。竹叶、石膏、麦冬[5]，清金泻热而除烦，粳米、参、甘，补中化气而生津，半夏降逆而止呕也。

竹叶甘寒凉金，降逆除烦，泻热清上之佳品也。其诸主治，降气逆，止头痛，除吐血，疗发黄，润消渴，清热痰，漱齿

---

① 不　无也。
② 阳燧　向日光取火之凹面铜镜。
③ 斤　原作"两"，诸本均同，据《伤寒悬解·卷十三》、《伤寒论·辨阴阳易差后劳复病脉证并治》改。
④ 升　原作"斤"，诸本均同，形近之误，据《伤寒悬解·卷十三》、《伤寒论·辨阴阳易差后劳复病脉证并治》改。
⑤ 麦冬　原脱，据闽本、蜀本、集成本补。

衄，洗脱肛。

竹茹　味甘，微寒，入手太阴肺、足阳明胃经。降逆止呕，清热除烦。

金匮竹皮大丸，竹茹二分，石膏二分，白薇一分（有热二分），甘草七分，桂枝一分。枣肉和丸。治产妇乳子中虚，烦乱呕逆。以乳妇产子未久，中气尚虚，遇土郁木贼之时，胃逆作呕，爰生烦乱。竹茹降浊而止呕，石膏、白薇，清金而除烦，甘草、桂枝，培土而达木也。

橘皮竹茹汤方在橘皮。用之治哕逆，以其降逆而驱浊也。

竹茹甘寒之性，善扫瘀浊而除呕哕，清金敛肺，更其所长。其诸主治，除吐衄，止崩漏，治隔噎，疗肺痿。

萎蕤　味甘，入手太阴肺经。清肺金而润燥，滋肝木而清风。

伤寒麻黄升麻汤方在麻黄。用之治厥阴病，咽喉不利，吐脓血者，以金受火刑，萎蕤清金而润燥也。

萎蕤和平滋润，化气生津，解渴除烦，清金利水，益气润燥。其诸主治，止消渴，通淋涩，润皮肤，去黑皯①，疗目眦赤烂，治眼睛昏花。即玉竹。《三国志·华佗传》：以漆叶青黏散方，授弟子樊阿，谓可服食长生。青黏即玉竹也。

百合　味甘、微苦，微寒，入手太阴肺经。凉金泻热，清肺除烦。

金匮百合知母汤②，百合七枚，知母二两。治百合病，发汗后者。伤寒之后，邪气传变，百脉皆病，是为百合。其证眠食俱废，吐利皆作，寒热难分，坐卧不安，口苦便赤，心烦意乱，不能指其为何经何脏之病也。然百脉之气，受之于肺，肺者，百脉之宗也，是宜清肺。其在发汗之后者，津枯而金燔。百合清肺而生津，知母凉金而泻热也。

滑石代赭汤，百合七枚，滑石三两，碎，代赭石如鸡子大。治百合病，下之后者。下败中脘之阳，土湿胃逆，肺热郁蒸。百合清肺而泻热，滑石、代赭，渗湿而降逆也。

百合鸡子汤，百合七枚，煎汤，入鸡子黄一枚，搅匀，煎。治百合病，吐之后者。吐伤肺胃之津，金土俱燥。百合清肺热而生津，鸡子黄补脾精而润燥也。

百合地黄汤，百合七枚，生地黄汁一斤。入百合汤，煎服。大便当如漆。治百合病，不经发汗吐下，病形如初者。不经发汗吐下，而瘀热淫蒸，败浊未泄。百合清肺而泻热，生地黄汁凉泻肠胃而下垢浊也。

百合洗方，百合一斤。水一斗，渍一宿，洗身。洗后食煮饼，勿以盐。治百合病，一月不解，变成渴者。火炎金燥，则肺热不解，变而为渴。肺主皮毛，百合洗皮毛，以清肺热也。

百合滑石散，百合一两，滑石二两。为散，饮服方寸匕，日三服。微利，止服，热则除。治百合病，变发热者。湿动胃逆，肺郁生热。百合清金而泻热，滑石利水而除湿也。

百合凉金润燥，泻热消郁，清肃气分之上品。其诸主治，收涕泪，止悲伤，开喉痹，通肺痈，清肺热，疗吐血，利小便，滑大肠，调耳聋耳痛，理胁痈乳痈、发背诸疮。

水渍一宿，白沫出，去其水，更以泉水煎汤用。

贝母　味苦，微寒，入手太阴肺经。清金泻热，消郁破凝。

伤寒二白散、方在桔梗。金匮当归贝

母苦参丸方在当归。并用之，以其清金而泻热也。

贝母苦寒之性，泻热凉金，降浊消痰，其力非小，然轻清而不败胃气，甚可嘉焉。其诸主治，疗喉痹，治乳痈，消瘿瘤，去努肉，点翳障，敷疮痈，止吐衄，驱痰涎，润心肺，解燥渴，清烦热，下乳汁，除咳嗽，利水道。

白薇 味苦、微咸，微寒，入手太阴肺、足太阳膀胱经。凉金泻热，清肺除烦。

金匮竹皮大丸方在竹茹。用之治乳妇中虚，烦乱呕逆，有热者，倍白薇，以其泻热而除烦也。

白薇苦寒，长于清金而除烦热，利水而通淋涩。其诸主治，通鼻塞，止血淋，清膀胱热涩，断胎产遗尿。

紫参 味苦，微寒，入手太阴肺、手阳明大肠经。消胸中之痞结，止肺家之疼痛。

金匮紫参汤，紫参半斤，甘草三两。治下利肺痛。以肺与大肠相为表里，肠陷而利作，则肺逆而痛生。而肺肠之失位，原于中气之不运，盖己土不升则庚金陷，戊土不降则辛金逆。甘草补中而培土，紫参清金而破凝，使肺肠之气，各复其升降之旧也。

泽漆汤方在泽漆。用之治咳逆而脉沉者，以其清金而降逆也。

紫参苦寒，清金泻热，降冲逆而破凝塞，清咳嗽而止疼痛。金清则肺气收摄，故长于敛血，金清则肺气通调，故长于行瘀。其诸主治，止吐衄，消痈肿，利小便，滑大肠，治金疮，调血痢，破瘀血，通闭经，开胸膈积聚，散腹胁坚满。

柏叶 味苦、辛，涩，入手太阴肺经。清金益气，敛肺止血。

金匮柏叶汤，柏叶三两，干姜三两，艾三把，马通汁一升。治吐血不止者。以中虚胃逆，肺金失敛，故吐血不止。干姜补中而降逆，柏、艾、马通，敛血而止吐也。

血生于木而摄于金，庚金不收，则下脱于便尿，辛金不降，则上溢于鼻口。柏叶秉秋金之收气，最能止血，缘其善收土湿，湿气收则金燥而自敛也。其诸主治，止吐衄，断崩漏，收便血，除尿血，敷烧灼，润须发，治历节疼痛。

柏实 味甘、微辛，气香，入手太阴肺经。润燥除烦，降逆止喘。

金匮竹皮[①]大丸，方在竹茹。治乳妇中虚，烦乱呕逆。烦喘者，加柏实一分，以其清金降逆而止烦喘[②]也。

柏实清润降敛，宁神调气，善去烦躁，而止喘逆。缘其香甘入土，能行凝滞，开土郁，肺胃右行，神气下达，烦喘自定。其诸主治，安魂魄，止惊悸，润肠秘，泽髪焦。

蒸，晒，炒，去皮，取仁用。

鸡子白 味甘，气腥，微寒，入手太阴肺经。疗咽喉之肿痛，发声音之暗哑。

伤寒苦酒汤[③]，方在苦酒。治少阴病，咽中生疮，声音不出，用之以其消肿痛而发声音也。

鸡子白秉天之清气，有金象焉，善消肿痛而利咽喉，清肺金而发声音。其诸主治，涂鼻疮，治发黄，敷肿痛，洗烧灼。鸡子黄在一卷。

猪肤 味甘，微寒，入手太阴肺经。

---

① 皮 原作"茹"，诸本均同，音近之误，据本卷竹茹释文、《金匮悬解·卷二十一》、《金匮要略·妇人产后病脉证并治第二十一》改。

② 喘 原作"呕"，据闽本、上文"烦喘者"改。

③ 汤 原作"方"，诸本均同，据本书卷二苦酒释文、《伤寒悬解·卷十一》、《伤寒论·辨少阴病脉证并治》改。

利咽喉而消肿痛，清心肺而除烦满。

伤寒猪肤汤，猪肤一斤，白蜜一斤，白粉五合。治少阴病，下利咽痛，胸满心烦者。以少阴寒水，侵侮脾胃，脾土下陷，肝脾不升，则为下利，胃土上逆，胆胃不降，相火刑金，则为咽痛。浊气冲塞，宫城不清，则胸满而心烦。猪肤、白蜜，清金而止痛，润燥而除烦，白粉涩滑溏而收泄利也。

肺金清凉而司皮毛，猪肤秉金气之凉肃，善于清肺，肺气清降，君相归根，则咽痛与烦满自平也。猪膏在四卷。

瓜子　味甘，性寒，入手太阴肺、手阳明大肠经。清肺润肠，排脓决瘀。

金匮大黄牡丹皮汤方在大黄。用之，以其破瘀而排脓也。

瓜子仁甘寒疏利，善开壅滞而决脓血，故能治肠痈。

知母　味苦，气寒，入手太阴肺、足太阳膀胱经。清金泻热，止渴除烦。

伤寒白虎汤、方在石膏。金匮酸枣仁汤、方在枣仁[①]。桂枝芍药知母汤方在桂枝。并用之，以其清金而泻火，润燥而除烦也。

知母苦寒之性，专清心肺而除烦躁，仲景用之，以泻上焦之热也。甚败脾胃而泻大肠，火衰土湿，大便不实者忌之。后世庸工，以此通治内伤诸病，滋水灭火，误人性命，至今未绝。其诸主治，泻大肠，清膀胱。

石膏　味辛，气寒，入手太阴肺、足阳明胃经。清金而止燥渴，泻热而除烦躁。

伤寒白虎汤，石膏一斤，知母六两，甘草二两，粳米六两。治太阳伤寒，表解后，表有寒，里有热，渴欲饮水，脉浮滑而厥者。太阳表解之后，阴旺则汗去阳亡，而入太阴，阳旺则汗去阴亡，而入阳明，表解而见燥渴，是腑热内动，将入阳明也。阳明戊土，从庚金化气而为燥，太阴辛金，从己土化气而为湿，阳旺之家，则辛金不化己土之湿而亦化庚金之燥，胃热未发而肺燥先动，是以发渴。石膏清金而除烦，知母泻火而润燥，甘草、粳米，补中化气，生津而解渴也。

金匮小青龙加石膏汤，麻黄三两，桂枝三两，芍药三两，甘草二两，半夏半升，五味半升，细辛三两，干姜二两，石膏二两。治心下有水，咳而上气，烦躁而喘，肺胀脉浮者。以水饮内阻，皮毛外阖，肺气壅遏，而生咳喘。小青龙发汗以泻水饮，石膏清热而除烦躁也。

伤寒大青龙汤方在麻黄。用之治太阳中风，不汗出而烦躁者，麻杏甘石汤方在麻黄。用之治太阳伤寒，汗下后，汗出而喘，无大热者，竹叶石膏汤[②]方在竹叶。用之治大病差后，气逆欲吐者，金匮越婢汤方在麻黄。用之治风水恶风，续自汗出者，木防己汤方在防己。用之治膈间支饮，其人喘满者，厚朴麻黄汤方在厚朴。用之治咳而脉浮者，文蛤汤方在文蛤。用之治吐后渴欲得水，而贪饮者，竹皮大丸方在竹茹。用之治乳妇烦乱呕逆者，皆以其泻热而除烦也。

石膏辛凉之性，最清心肺而除烦躁，泻郁热而止燥渴。甚寒脾胃，中脘阳虚者勿服。其诸主治，疗热狂，治火嗽，止烦喘，清燥渴，收热汗，消热痰，住鼻衄，除牙痛，调口疮，理咽痛，通乳汁，平乳痈，解火灼，疗金疮。

研细，绵裹，入药煎。虚热，煅用。

桑根白皮[③]　味甘、涩、辛，微寒，入手太阴肺经。清金利水，敛肺止血。

金匮王不留行散方在王不留行。用

------

① 枣仁　原作“酸枣”，据蜀本、本书卷二“枣仁”改。

② 方在麻黄……竹叶石膏汤　原脱，诸本均同，据前后文例及麻黄、竹叶释文补。

③ 桑根白皮　原作“桑根皮”，诸本均同，据目录及下文“桑根白皮”改。

之，治病金疮，以其清肺而敛血也。

桑根白皮甘辛敛涩，善泻湿气而敛营血。其诸主治，清肺火，利气喘，止吐血，断崩中，通小便，疗水肿，消痰饮，止吐泄，理金疮，敷石痈，生眉髮，泽须鬓，去寸白虫，涂鹅口疮，汁搽口疮，沥搽疥疮。

三月三日采东南根，阴干百日。

旋覆花　味咸　入手太阴肺、足阳明胃经。行凝涩而断血漏，涤瘀浊而下气逆。

金匮旋覆花汤，旋覆花三两，葱白十四茎，新绛少许。煎，顿服。治妇人半产漏下。以肝脾阳虚，胎元失养，是以半产。血瘀不升，是以漏下。旋覆行血脉之瘀，葱白通经之滞，新绛止崩而除漏也。

伤寒旋覆花代赭石汤，旋覆花三两，半夏半升，代赭石一两，人参二两，甘草三两，大枣十二枚，生姜五两。治伤寒汗吐下后，表证已解，心下痞硬，噫气不除者。以土虚胃逆，碍甲木下行之路，胃口痞塞，浊气不降。参、甘、大枣，补其中脘，半夏、姜、赭，降其逆气，旋覆花行其瘀浊也。

旋覆花通血脉而行瘀涩，能除漏滴，清气道而下痰饮，善止哕噫。其诸主治，逐痰饮，止呕逆，消满结，软痞硬，通血脉，消水肿。

长沙药解卷四

昌邑黄元御坤载著

茯苓　味甘，气平，入足阳明胃、足太阴脾、足少阴肾、足太阳膀胱经。利水燥土，泻饮消痰，善安悸动，最豁郁满，除汗下之烦躁，止水饮之燥渴，淋癃泄痢之神品，崩漏遗带之妙药，气鼓与水胀皆灵，反胃共噎膈俱效，功标百病，效著千方。

伤寒五苓散，茯苓十八铢，猪苓十八铢，泽泻一两六铢，白术十八铢，桂枝半两。治太阳中风，内有水气，渴欲饮水，水入则吐者。以宿水停留，因表郁而内动，阻隔三阳，不得下行，是以渴欲饮水。而以水投水，又复不受，是以水入则吐。茯、猪、术、泽，泻水而燥土，桂枝行经而发表也。治太阳伤寒，汗后脉浮，小便不利，热微消渴者。以汗泻脾阳，己土湿陷，乙木抑遏，不能疏泄水道，故小便不利。木郁风生，肺津伤耗，是以消渴。茯、猪、术、泽，泻湿而生津液，桂枝达木以行疏泻也。

金匮小①半夏加茯苓汤，半夏一升，生姜半斤，茯苓四两。治饮家水停心下，先渴后呕。饮家水停心下，土湿津凝，必作燥渴。而再得新水，愈难消受，是以呕吐。苓、姜、半夏，降浊阴而泻水饮也。

茯苓泽泻汤，茯苓八两，泽泻四两，白术三两，甘草二两，桂枝二两，生姜四两。治反胃呕吐，渴欲饮水者。以土湿木郁，抑塞不升，下窍闭结，浊阴无降泄之路，胆胃俱逆，是以呕吐。桂枝达木郁而升陷，生姜利胃壅而降逆，术、甘，补土

而生津，苓、泽，泻水而去湿也。

外台茯苓饮，茯苓三两，人参三两，白术三两，枳实三两，橘皮二两半，生姜四两。治心胸中停痰宿水，吐出水后，心胸间虚满，不能食者。心胸阳位，而痰水停宿，全缘中焦土湿。宿水虽吐，停痰尚在，而其中脘不旺，一吐之后，胃土上逆，浊气壅塞，是以虚满，不能下食。参、术、茯苓，补中而燥土，枳、橘、生姜，降浊而消满也。

伤寒桂枝去桂加茯苓白术汤，芍药二两，甘草二两，生姜三两，大枣十二枚，茯苓三两，白术三两。治太阳伤寒，汗出不解，头疼发热无汗，心下满痛，小便不利。以汗后亡阳，水泛土湿，胃气上逆，则心下满痛，脾气下陷，则小便不利，苓、术，燥土泻水而消满也。

小青龙汤，方在麻黄。治太阳伤寒，心下有水气，小便不利，少腹满者，去麻黄，加茯苓四两，金匮黄芪建中汤方在黄芪。治虚劳里急，腹满者，去大枣，加茯苓一两半，缘土湿木郁，两气壅塞，而生痞满，茯苓泻湿，满自消也。

伤寒苓桂术甘汤，茯苓四两，桂枝二两，白术二两，甘草二两。治太阳伤寒，吐下之后，心下逆满，气上冲胸，起则头眩，又复发汗动经，身为振振摇者。吐下泻其脏中之阳，风木动于脏，而气上冲胸

---

① 小　原脱，诸本均同，据《金匮悬解·卷十四》、《金匮要略·痰饮咳嗽病脉证并治第十二》补。

膈，复汗以泻其经中之阳，风木动于经，则身体振摇，缘水泛土湿而木气郁动也。桂枝疏木而达郁，术、甘、茯苓，培土而泻水也。

真武汤，茯苓三两，白术二两，附子一枚，芍药二两，生姜三两。治少阴病，内有水气，腹①痛下利，小便不利，四肢沉重疼痛，或呕者。以水泛土湿，风木郁遏，不能疏泄水道，故小便不利。木郁贼土，脾陷胃逆，故腹痛呕利。营血寒涩，不能行经络而充肢节，故四肢沉重疼痛。附子温癸水之寒，芍药清乙木之风，生姜降浊而止呕，苓、术，燥土而泻湿也。治太阳中风，服大青龙汤，汗后亡阳，手足厥逆，筋惕肉𥆧者。以阳亡土败，寒水大发，风木失温，郁动不宁，故手足厥冷而筋肉振动。芍药敛风木之摇荡，苓、术、附子，温补火土而泻寒水也。治太阳伤寒，汗出不解，发热头眩，心下悸，身𥆧动，振振欲擗地者。以汗后亡阳，水寒土湿，风木郁动，身体战摇。芍药清风木之振撼，苓、术、附子，温补火土而泻寒水也。

苓桂甘枣②汤，茯苓半斤，桂枝四两，甘草二两，大枣十五枚。治汗后脐下悸动，欲作奔豚。风木郁动，是生振悸。心下悸者，枝叶之不宁，脐下悸者，根本之不安，脐下振悸，根本撼摇，则奔豚作矣，因于水旺土崩，而根本失培也。甘、枣，补脾精以滋风木，桂枝达木郁而安动摇，茯苓泻水而燥土也。

《金匮》：假令瘦人，脐下有悸，吐涎水而颠眩，此水也，五苓散主之。理中丸，方在人参。治霍乱吐利，若脐下筑者，肾气动也，去术，加桂四两，悸者，加茯苓二两。伤寒小柴胡汤，方在柴胡。治少阳伤寒，心下悸，小便不利者，去黄芩，加茯苓。盖悸者，木也，所以致木之

悸者，水也。缓则悸于心下，急则悸于脐间，脐下之悸，用桂枝以疏木，心下之悸，用茯苓以泻水，缓急之不同故也。

茯苓四逆汤，茯苓四两，甘草二两，人参一两，干姜一两，附子一两。治汗下之后，病仍不解，烦躁者。以汗下亡阳，土败水发，阳气拔根，扰乱无归，故生烦躁。参、甘、姜、附，温补火土，茯苓泻其水邪也。

火位于上，水位于下，水寒而下润，火热而上炎。人之生也，火水必交，交则火胎于坎而水不寒，水孕于离而火不炎。水火相交，爰生湿气，土位在中，是以性湿。火燥水湿，自然之性，土生于火，而土之湿气，实化于水。水火之交，全赖乎土，己土左旋，坎阳东升而化火，戊土右转，离阴西降而化水，水火互根，寒热交济，则胃不偏燥而脾不偏湿，阴阳和平，是以无病。

物不能有盛而无衰，火盛则土燥，水盛则土湿。水不胜火，则湿不胜燥，然丁癸同宫，丁火不能敌癸水之寒，戊己并列，而戊土何能敌己土之湿！人之衰也，火消而水长，燥减而湿增，其大凡也。

土湿不运，升降倒行，水木下陷而寒生，火金上逆而热作，百病之来，莫不以此。自此以往，阳火渐亏，阴水渐盛。火复而土生则人存，水盛而土崩则人亡，是以仲景垂教，以少阴之负趺阳者为顺。土胜为顺，水胜为逆，古之圣人，燥土而制水，后之庸工，滋水而伐土，上智之与下愚，何其相远也！

土燥之病，伤寒惟阳明有之，而湿居其半，他经已不少睹③，内伤杂病之中，

---

① 腹 原作"肠"，形近之误，据蜀本、集成本、《伤寒悬解·卷十一》、《伤寒论·辨少阴病脉证并治》、下文"故腹痛吐利"改。

② 枣 原作"草"，诸本均同，音近之误，据《伤寒悬解·卷四》、《伤寒论·辨太阳病脉证并治中》改。

③ 不少睹 不，反语词。"不少睹"，很少见也。

那复有此！后世庸工，开滋阴补水之门，而医如萧斧①，人若朝菌②矣。凡内伤诸病，如气鼓水胀，咳嗽痰饮，泄利淋浊，吐衄崩漏，瘕疝带下，黄疸消渴，中风癫狂，惊悸遗精，反胃噎隔，泄秽吞酸，骨蒸毛热，闭经绝产，霍乱腹痛，伤风齁喘，种种幻怪，百出不穷，究其根原，悉缘土湿。茯苓泻水燥土，冲和淡荡，百病皆宜，至为良药，道家称其有延年之功，信非过也。

庸工用乳制，最缪不通！

猪苓　味甘，气平，入足少阴肾、足太阳膀胱经。利水燥土，泻饮消痰，开汗孔而泻湿，清膀胱而通淋，带浊可断，鼓胀能消。

伤寒猪苓汤，猪苓一两，茯苓一两，泽泻一两，滑石一两，阿胶一两。治阳明伤寒，脉浮发热，渴欲饮水，小便不利者。阳明之证，有燥有湿，阳明旺而太阴虚，则燥胜其湿，太阴旺而阳明虚，则湿胜其燥。己土湿陷，乙木抑遏，不能疏泄水道，则小便不利。木郁风动，肺津伤耗，则渴欲饮水。风气飘扬，而表寒未解，则脉浮发热。猪、茯、滑、泽，燥己土而泻湿，阿胶滋乙木而清风也。治少阳病，下利，咳而呕渴，心烦不得眠者。以水旺土湿，风木郁陷，下克己土，疏泄不藏则为利，风燥亡津则为渴。乙木陷而甲木逆，上克戊土，浊气逆冲，则为咳呕，相火上炎，则心烦不得眠睡。猪、茯、泽、滑，渗癸水而泻湿，阿胶滋乙木而清风也。

金匮猪苓散，猪苓、泽泻、白术等分。为散。治病在膈上，呕吐之后，而思水者。痰饮内阻，多见渴证，而投以新水，益复难容，故随饮而即吐。呕伤津液，应当作渴，而水停心下，则反不渴，是以先渴而即呕者，必有支饮。若饮在膈上，吐后而思饮水者，是饮去而津伤，为欲解也，此当急与之水，以救其渴。但其平日阳衰土湿，而后饮停膈上，宿水方去，又得新水，而土湿如前，不能蒸水化气，则新水又停矣，是当泻湿而生津。泽、苓，泻水而去湿，白术燥土而生津也。

猪苓渗利泻水，较之茯苓更捷。但水之为性，非土木条达，不能独行，猪苓散之利水，有白术之燥湿土也，猪苓汤之利水，有阿胶之清风木也，五苓之利水，有白术之燥土、桂枝之达木也，八味之利水，有桂枝之达木、地黄之清风也。若徒求利于猪、茯、滑、泽之辈，恐难奏奇功耳。

去皮用。

泽泻　味咸，微寒，入足少阴肾、足太阳膀胱经。燥土泻湿，利水通淋，除饮家之眩冒，疗湿病之燥渴，气鼓水胀皆灵，膈噎反胃俱效。

金匮泽泻汤，泽泻五两，白术二两。治心下有支饮，其人苦冒眩者。以饮在心下，阻隔阳气下降之路，阳不根阴，升浮旋转，故神气昏冒而眩晕。此缘土湿不能制水，故支饮上泛，泽泻泻其水，白术燥其土也。

泽泻咸寒渗利，走水腑而开闭癃，较之二苓淡渗，更为迅速。五苓、八味、茯苓、泽泻、当归、芍药诸方皆用之，取其下达之速，善决水窦，以泻土湿也。

葵子　味甘，微寒，性滑，入足太阳膀胱经。滑窍而开癃闭，利水而泻膀胱。

金匮葵子茯苓散，葵子一升，茯苓三两。为末，饮服方寸匕。治妊娠有水气，身重，小便不利，洒淅恶寒，起即头眩。

---

① 萧斧　芟艾之斧也。引申为削划。
② 朝菌　菌类植物，朝生暮死。在此借喻生命极短。

以阳衰土湿，乙木下郁，不能行水，故身重而小便不利。木郁阳陷，是以恶寒。停水瘀阻，阳气浮荡，不能下根，故起则头眩。葵子滑窍而利水，茯苓泻满而渗湿也。

妊娠胎气胀满，脾胃不运，积水郁遏，颇难疏决。葵子寒滑通利，善于开窍而行水，以茯苓泻其满，葵子滑其窍，满消而窍利，然后奔注而下。长于滑胎通乳，消散初起奶痛，以其泻湿燥土，滑利经脉之壅塞也。

瞿麦　味苦，微寒，入足厥阴肝、足太阳膀胱经。利水而开癃闭，泻热而清膀胱。

金匮栝蒌瞿麦丸方在栝蒌。用之，治内有水气，渴而小便不利者，以其通水道而利小便也。又能行血，鳖甲煎丸方在鳖甲。用之，以清湿热而破血积也。

瞿麦渗利疏通，善行血梗而达木郁，木达而疏泄之令畅，故长于利水。其诸主治，清血淋，通经闭，决痈脓，落胎妊，破血块，消骨鲠，出竹刺，拔箭镞，皆其疏决开宕① 之力也。

蒲灰　味咸，微寒，入足太阳膀胱经。开膀胱之闭，泻皮肤之水。

金匮蒲灰散，蒲灰半斤，滑石二斤。为散，饮服方寸匕，日三服。治小便不利。以水泛土湿，木郁生热，不能行水，热传己土，而入膀胱，膀胱热涩，小便不利。蒲灰咸寒而开闭涩，滑石淡渗而泻湿热也。

蒲灰咸寒，直走膀胱，而清热涩，利水至捷。

通草　味辛，入足厥阴肝、手少阴心、足太阳膀胱经。行血脉之瘀涩，利水道之淋癃。

伤寒当归四逆汤方在当归。用之，治厥阴病，手足厥冷，脉细欲绝，以其通经

络而开结涩也。

通草疏利壅塞，开通隧道，善下乳汁，而通月水，故能治经络结涩，性尤长于泻水。其诸主治，通经闭，下乳汁，疗黄疸，消水肿，开淋涩，消痈疽，利鼻痈，除心烦。

石韦　味苦，入足太阳膀胱经。清金泻热，利水开癃。

金匮鳖甲煎丸方在鳖甲。用之，治疟日久，结为癥瘕，以其泻水而消瘀也。

石韦清肺除烦，利水泻湿，专治淋涩之证，并疗崩漏金疮，发背痈肿。

茵陈蒿　味苦，微寒，入足太阴脾、足太阳膀胱经。利水道而泻湿淫，消瘀热而退黄疸。

伤寒茵陈蒿汤，茵陈蒿六两，栀子十四枚，劈，大黄二两。治太阴病，身黄腹满，小便不利者。以己土湿陷，木郁热生，湿② 热传于膀胱，水窍不开，淫溢经络，郁蒸而发黄色。茵陈利水而除湿，栀子、大黄，泻热而消瘀也。

金匮茵陈五苓散，茵陈蒿末十分，五苓散五分。治病黄疸，茵陈行经而泻湿，五苓利水而开癃也。

茵陈通达经络，渗泄膀胱，性专去湿，故治发黄，并浴疮疥瘙痒之疾。

连翘　味苦，性凉，入足太阴脾、足太阳膀胱经。清丁火而退热，利壬水而泻湿。

伤寒麻黄连翘赤小豆汤，麻黄二两，生姜二两，甘草一两，大枣十二枚，生梓白皮一斤，杏仁四十枚，连翘二两，赤小豆一升。治太阴伤寒，瘀热在里，身必发黄。以太阴湿旺，胃土贼于甲木。肺金刑于相火，木火郁遏，湿化为热，则发黄

① 宕　通"荡"。
② 湿　原作"温"，据蜀本、集成本、上文"己土湿陷，木郁热生"改。

色。缘肺热则水道不利，湿无泄路，木主五色，入土而化黄也。甘、枣、生姜，补土和中，麻黄泻皮毛之郁，杏仁降肺气之逆，生梓白皮清相火而疏木，连翘、小豆，泻湿热而利水也。

连翘清心泻火，利水开癃，善除郁热之证，尤能行血通经，凉营散结，疗痈疽瘰疬之病，擅消肿排脓之长。

泽漆　味苦，微寒，入足太阳膀胱经。专行水饮，善止咳嗽。

金匮泽漆汤，泽漆三升，半夏半升，白前五两，紫参五两，黄芩三两，人参三两，甘草三两，桂枝三两，生姜五两。治咳而脉沉者。火浮水沉，自然之性，其脉见沉，是有里水。水邪阻格，肺气不降，金受火刑，是以作咳。人参、甘草，补中而培土，生姜、半夏，降逆而驱浊，紫参、白前，清金而破壅，桂枝、黄芩，疏木而泻火，泽漆行其水积也。

泽漆苦寒之性，长于泻水，故能治痰饮阻格之咳。

入药用长流水煎。

赤小豆　味甘，入手太阳小肠、足太阳膀胱经。利水而泻湿热，止血而消痈肿。

金匮赤小豆当归散，赤小豆三升，当归十两。为散，浆水服方寸匕，日三服。治狐惑脓成，脉数心烦，默默欲卧，目赤眦青，汗出能食。以湿旺木郁，郁而生热，湿热淫蒸，肉腐脓化。赤小豆利水而泻湿热，当归养血而排脓秽也。又治先血后便者。以土湿木遏，郁而生风，疏泄不藏，以致便血。其下在大便之先者，是缘肝血之陷漏，其来近也。赤小豆利水而泻湿热，当归养血而清风木也。

伤寒瓜蒂散方在瓜蒂。用之，治胸有寒瘀，心中痞硬，气冲咽喉，以其涤胸中之湿淫也。

麻黄连翘赤小豆汤方在连翘。用之，治太阴病，瘀热在里，身必发黄，以其泻经络之湿邪也。

赤小豆利水泻湿，行郁退热，安胎下乳，善治一切痈肿，及诸下血之病。

浸令毛出，曝干用。

防己　味苦、辛，性寒，入足太阴脾、足太阳膀胱经。泻经络之湿邪，逐脏腑之水气。

金匮防己黄芪汤[①]，防己一两，黄芪一两，甘草五钱，白术七钱五分，生姜四两，大枣三枚。服后当如虫行皮中，从腰以下如冰。上下绕被，温令有微汗，差。治风湿脉浮身重，汗出恶风。以汗出当风，开其皮毛，汗液郁遏，不得外泄，浸淫经络，是谓风湿。病在经络，是以脉浮。湿性沉着，是以身重。风性疏泄，是以汗出恶风。术、甘，燥土而补中，黄芪益卫以发表，防己泻腠理之湿邪也。

防己茯苓汤，防己三两，茯苓六两，黄芪三两，桂枝三两，甘草二两。治皮水为病，四肢肿者。水在皮肤，是谓皮水。四肢秉气于脾胃，缘土旺于四季也，水邪侮土，不能行气于四肢，故四肢作肿，聂聂动摇。甘草补土，黄芪、桂枝，宣营卫之郁，防己、茯苓，泻皮肤之水也。

己椒苈黄丸，防己一两，椒目一两，葶苈一两，大黄一两。蜜丸，如梧子大，食前服一丸，日三服[②]。治肠间有水气，腹满，口舌干燥者。水在肠间，阻遏中气，升降不行，是以腹满。防己、椒目，泻湿而行水，葶苈、大黄，浚流而决壅也。

――――――

① 防己黄芪汤　作原"黄芪防己汤"，诸本均同，据《金匮悬解·卷四》、《金匮要略·痉湿暍病脉证并治第二》改。

② 服　原脱，据闽本、蜀本、集成本、《金匮悬解·卷十四》、《金匮要略·痰饮咳嗽病脉证并治第十二》补。

木防己汤，木防己三两，石膏如鸡子大[1]，人参四两，桂枝二两。治膈间支饮，其人喘满，心下痞坚，面色黧黑，脉沉紧者。以土湿胃逆，不能行水，故饮停于胸膈。胃逆而阻胆经之降路，故心下痞坚。胃逆而阻肺气之降路，故胸中喘满。人参、桂枝，补中而疏木，防己、石膏，泻水而清金也。

汉防己泻经络之湿淫，木防己泻脏腑之水邪，凡痰饮内停，湿邪外郁，皮肤黑黄，膀胱热涩，手足挛急，关节肿痛之证，悉宜防己。

海藻　味咸，性寒，入足少阴肾、足太阳膀胱经。利水而泻痰，软坚而消痞。

伤寒牡蛎泽泻散[2]　方在牡蛎。用之，治大病差后，从腰以下有水气者，以其利水而清热涩也。

海藻咸寒下行，走膀胱而通水道，善疗奔豚脚气，气鼓水胀之疾，而软坚化痞，尤为擅长，且凡瘿瘤瘰疬，溃疝癥瘕，一切痈肿坚顽之病皆医。

商陆根　味苦、辛、酸，入足太阳膀胱经。专泻水饮，善消肿胀。

伤寒牡蛎泽泻散[3]　方在牡蛎。用之，治大病差后，从腰以下有水气者，以其泻水而开闭癃也。

商陆根酸苦涌泻，专于利水，功力迅急，与芫、遂、大戟相同，得水更烈，善治水气肿胀之病，神效非常，兼疗痈肿疬癖诸证。

赤者大毒，用白者。鲜根捣汁，服后勿饮水。

葶苈　味苦、辛，性寒，入足太阳膀胱经。破滞气而定喘，泻停水而宁嗽。

金匮葶苈大枣泻肺汤，葶苈捣丸如弹子大，大枣十二枚。治支饮，喘不得息。饮阻肺金下降之路，肺气壅碍，喘不得息。大枣补脾精而保中气，葶苈泻肺壅而

决支饮也。又治肺痈，喘不得卧者。以土湿胃逆，浊气痞塞，腐败瘀蒸，化而为脓。肺气阻格，喘不得卧。大枣补脾精而保中气，葶苈破肺壅而排脓秽也。

伤寒大陷胸丸方在大黄。用之，治太阳结胸，以其开痹塞而泻痰饮也。

葶苈苦寒迅利，行气泻水，决壅塞而排痰饮，破凝瘀而通经脉，凡停痰宿水，嗽喘肿胀之病，甚奏奇功，月闭经阻，夜热毛蒸之疾，亦有捷效。

芫花　味苦、辛，入足太阳膀胱经。性专泻水，力能止利。

伤寒小青龙汤，方在麻黄。治太阳伤寒，心下有水气。若微利者，去麻黄，加芫花如鸡子大，熬令赤色，水旺土湿则利作，芫花泻水而止利也。

金匮十枣汤方在大枣。用之，治心胁痞痛，下利呕逆者，治悬饮内痛，脉沉而弦者，以其破壅塞而泻饮也。

芫花破气泻水，逐饮涤痰，止喘嗽而化痞痕，消痈肿而平疮疥，善杀虫鱼，妙枯瘤痔，牙痛头秃之病，皆有奇功。

甘遂　味苦，性寒，入足太阳膀胱经。善泻积水，能驱宿物。

金匮甘遂半夏汤，甘遂大者二枚，半夏十二枚，芍药五枚，甘草指大一枚。水二升，煮半升，入蜜半升，煎八合，顿服。治留饮欲去，心下坚满，脉伏，自利反快者。心下坚满，脉气沉伏，是有留饮。忽而自利反快，是水饮下行，渍于肠

---

[1]　如鸡子大　诸本均同，《金匮悬解·卷十四》、《金匮要略·痰饮咳嗽病脉证并治第十二》均作"如鸡子大十二枚"，可参。

[2]　伤寒牡蛎泽泻散　原作"金匮牡蛎泽泻散"，诸本均同，此方《金匮要略》、《金匮悬解》均不载，载于《伤寒悬解·卷十三》、《伤寒论·辨阴阳易差后劳复病脉证并治》，据改。

[3]　伤寒牡蛎泽泻散　原作"金匮牡蛎泽泻散"，诸本均同，此方《金匮要略》、《金匮悬解》均不载，载于《伤寒悬解·卷十三》、《伤寒论·辨阴阳易差后劳复病脉证并治》，据改。

胃也。甘遂、半夏，泻水而涤饮，甘草、芍药，培土而泻木，蜂蜜滑大肠而行水也。

伤寒大陷胸汤方在大黄。用之，治结胸热实，烦躁懊憹者，十枣汤方在大枣。用之，治心胁痞痛，下利呕逆者，治悬饮内痛，脉沉而弦者，大黄甘遂汤方在大黄。用之，治水与血结在血室者，皆以其破壅而泻痰饮也。

甘遂苦寒迅利，专决积水，凡宿痰留饮，经腑停瘀，皮肤肿胀，便尿阻涩之证，一泻而下，其力甚捷，并下癥瘕积聚，一切陈郁之物。

大戟　味苦，性寒，入足太阳膀胱经。泻水饮之停留，通经脉之瘀涩。

金匮十枣汤方在大枣。用之，治心胁痞痛，下利呕逆者，治悬饮内痛，脉沉而弦者，以其破结而驱饮也。

大戟破气泻水，兼化老血癥瘀，通经脉结闭，散颈腋痈肿，洗脚气肿痛之病，胥有捷效。

滑石　味苦，微寒，入足太阳膀胱经。清膀胱之湿热，通水道之淋涩。

金匮滑石白鱼散，滑石一斤，白鱼一斤，乱髮一斤。为散，饮服方寸匕。治小便不利。以膀胱湿热，水道不通。滑石渗湿而泻热，白鱼、髮灰，利水而开癃也。

滑石代赭汤，滑石三两，代赭石如鸡子大，百合七枚。治百合病，下后者。下伤中气，湿动胃逆，肺郁生热。滑石利水而泻湿，百合、代赭，清金而降逆也。

伤寒猪苓汤方在猪苓。用之，治脉浮发热者，渴欲饮水，小便不利者，以其渗膀胱而泻湿热也。金匮蒲灰散方在蒲灰。用之治皮水为病，四肢肿满者，以其泻经络之水也，治小便不利者，以其泻膀胱之湿也。百合滑石散方在百合。用之治百合病，变发热者，以其利水而泻湿也。

滑石甘寒，渗泻水湿，滑窍隧而开凝郁，清膀胱而通淋涩，善治黄疸，水肿，前阴闭癃之证。

戎盐　味咸，微寒，入足太阳膀胱经。清膀胱而泻热，开癃闭而利水。

金匮茯苓戎盐汤，茯苓半斤，戎盐弹丸大，白术二两。治小便不利。以其土湿，则水道不利。术、苓，燥土而泻湿，戎盐利水而泻热也。

戎盐咸寒之性，直走膀胱，而清痰热，长于利水。其诸主治，能止吐血、尿血、齿舌诸血，以咸走血而性清降也。

味咸而甘，入药殊胜食盐之苦[①]，即青盐也。

硝石　味咸、苦，性寒，入足太阳膀胱、足太阴脾经。清己土而退热，利壬水而泻湿。

金匮硝矾散，硝石、矾石等分。为散，大麦粥汁合服方寸匕。病从大小便去，大便黑，小便黄。治女劳黑疸，日晡发热，而反恶寒，足下热，膀胱急，少腹满，其腹如水状，身尽黄，额上黑，因作黑疸，大便黑，时溏。以女劳泻其肾阳，久而水寒土湿，乙木遏陷，郁生下热，攻逼己土，己土受之，湿亦化热，以其湿热传于膀胱，而木郁不能疏泄，故小便黄涩而不利。一感风邪，泻其卫气，卫气愈泻而愈敛，皮毛遂闭，膀胱瘀热，下不能泄而表不能达，因而淫溢经络，熏蒸肌肤，而发黄色。乙木陷于壬水，积郁莫散，则少腹胀满而膀胱迫急。日晡土旺之时，湿盛热发而木郁阳陷，故足下常热而身反恶寒。太阳膀胱之经，自目之内眦上额交颠，经气上逆，故额见黑色。久而土负水胜，黄化而黑，因成黑疸。谷渣不从土化而从水化，因而大便亦黑，水从脾胃而侮

---

① 苦　即大咸。

土，则大便黑。土传膀胱而克水，则小便黄。总之，皆由于木邪，以肝主五色，入肾为黑，入脾为黄也。硝石咸苦，清热瘀而泻木，矾石酸涩，收湿淫而泻水也。

水中土木之郁，泻于小便，故其色黄，土中水木之郁，泻于大便，故其色黑。黑疸水陆瘀涩，隧路梗阻，硝石咸寒之性，直达下脘，利水路而泻谷道，合之矾石涤荡郁陈，注于二便，腐败扫除，正气清通，继以补中养火之剂，垂尽之命，可以再延也。

大黄硝石汤，方在大黄。治黄疸腹满，小便不利，用之以清膀胱之湿热也。

硝石，扫地霜熬成，在上者，锋芒细白，是谓芒硝，水底成块者，谓之硝石。其性重浊下行，善于利水泻热，消瘀化腐，故能医黄疸之疾。

芒硝　味咸、苦、辛，性寒，入手少阴心、足太阳膀胱经。泻火而退燔蒸，利水而通淋沥。

伤寒柴胡加芒硝汤，柴胡半斤，黄芩三两，半夏半升，人参三两，甘草三两，大枣十二枚，生姜三两，芒硝六两。治少阳伤寒，十三日不解，胸胁满而呕，日晡所发潮热，已而微利者。伤寒之证，六日经尽当解，自能汗愈，迟者十二日再经解矣。若十三日不解，已过再经之期，此非入脏，即是入腑，必不在经中也。其胸胁痞满，而作呕吐，是少阳经证。日晡所发潮热，已而微利者，是阳明腑证。以少阳之经，循胸胁而走足，经病而侵胃腑，胃腑被逼，逆而上行，阻格少阳下降之路，二气壅塞，故胸胁痞满。胃腑郁迫，故水谷莫容，而生呕利。少阳以甲木而化相火，传于戊土，则胃腑生热，阳明以戊土而化燥金，日晡土金旺相①之时，故腑热应期，发如潮信。经腑双病，此本大柴胡证，外解其经而内下其腑，一定之法，

乃已曾用丸药下过，缓不及事，而又遗其经证，是以犹见微利，宜先以小柴胡解其经病，后以柴胡而加芒硝，清其腑热，缘已服丸药，无须用大黄也。

金匮木防己去石膏加茯苓芒硝汤，木防己三两，人参四两，桂枝二两，茯苓四两，芒硝三合。治支饮在胸，喘满，心下痞坚，面黧黑，脉沉，服木防己汤，三日复发，复与不愈者。以土湿木郁，而生下热去石膏之清上，加茯苓以泻湿，芒硝以清热也。

伤寒大承气汤方在大黄。用之，治阳明病，胃热便难，所以泻阳明之燥热也。大陷胸汤方在大黄。用之，治太阳病结胸，所以泻胸膈之湿热也。金匮大黄牡丹皮汤方在大黄。用之，治肠痈脓成，脉洪数者，所以泻肠中之瘀热也。

芒硝咸苦大寒，下清血分，泻火救焚，软坚破积，利水道而通淋涩，利谷道而开结闭，结热瘀蒸，非此不退，宿痰老血，非此不消，寒泻之力，诸药不及。

赤硝　味咸、苦，入足厥阴肝、足太阳膀胱经。软坚破积，化癥消癥。

金匮鳖甲煎丸方在鳖甲。用之，治久疟结为癥瘕，以其破瘀而消癥也。

赤硝即朴硝之赤者，凡斥②卤之地，咸水之旁，咸气浸淫，土上生霜，有白有赤有黄，《本草》所谓清白者佳，黄者伤人，赤者杀人，性烈故也。其清热软坚，消块化积，亦同诸硝，而迅利过之。

矾石　味酸，涩，微寒，入足太阴脾、足太阳膀胱经。善收湿淫，最化瘀浊，黑疸可消，白带能除。

金匮矾石丸，矾石三分，烧，杏仁一分。炼蜜丸枣核大，内脏中。治妇人带

---

① 旺相　得时也。
② 斥　地咸卤曰斥。

下，经水闭不利，脏坚癖不止，中有干血，下白物。以干血结瘀，脏中癖硬，阻碍经脉下行之路，以致经水闭涩不利。血瘀因于木陷，木陷因于土湿，湿土遏抑，木气不达，故经水不利。木陷于水，愈郁而愈欲泄，癸水不能封蛰，精液溢流，故下白物。矾石化败血而消癖硬，收湿淫而敛精液，杏仁破其郁陷之滞气也。

硝矾散，方在硝石。治女劳黑疸，以其燥湿而利水也。

千金矾石汤①，矾石二两。浆水一斗五升，煎，浸脚气。治脚气冲心，以其燥湿也。

矾石酸涩燥烈，最收湿气，而化瘀腐，善吐下老痰宿饮。缘痰涎凝结，黏滞于上下窍隧之间，牢不可动，矾石搜罗而扫荡之，离根失据，脏腑不容，高者自吐，低者自下，实非吐下之物也。其善治痈疽者，以中气未败，痈疽外发，肉腐脓泄而新肌生长，启无余事。阳衰土湿，中气颓败，痈疽不能外发，内陷而伤腑脏，是以死也，矾石收脏腑之水湿，土燥而气达，是以愈也。

煅枯，研细用。

云母 味甘，入足少阳胆、足太阳膀胱经。利水泻湿，消痰除疟。

金匮蜀漆散方在蜀漆。用之，治牝疟多寒，以其泻湿而行痰也。

疟以寒湿之邪，结于少阳之经，与淋沥之证，皆缘土湿而阳陷，云母泻湿行痰，故治牝疟而除淋沥。

白鱼 味甘，入足太阳膀胱经。善行水道，最通淋涩。

金匮滑石白鱼散方在滑石。用之，治小便不利，以其利水也。

文蛤 味咸，微寒，入手太阴肺、足太阳膀胱经。清金除烦，利水泻湿。

伤寒文蛤散，文蛤。为散，沸汤和服方寸匕。治太阳中风，应以汗解，反以冷水噀灌，经热被却而不得去，弥更益烦，肉上起粟，意欲饮水，反不渴者。表病不以汗解，反以冷水闭其皮毛，经热莫泻，烦躁弥增。卫郁欲发，升于汗孔，冲突皮肤，凝起如粟。烦热郁隆，意欲饮水，而热在经络，非在脏腑，则反不觉渴。是其己土必当湿旺，若使非湿，表郁燥动，未有不渴者。文蛤除烦而泻湿也。《金匮》治渴欲饮水不止者。以湿土堙郁，乙木不得升泄，则膀胱热癃，辛金不得降敛，则胸膈烦渴。文蛤清金而泻水也。

文蛤汤，文蛤五两，石膏五两，生姜三两，杏仁五十枚，麻黄三两，甘草三两，大枣十二枚。温服一升，汗出即愈。治吐后渴欲得水，而贪饮者。以水饮既吐，胃气上逆，肺金格郁，刑于相火，是以渴而贪饮。甘草、大枣，补土而益精，石膏、文蛤，清金而泻湿，杏、姜，破壅而降逆，麻黄发表而达郁也。

文蛤咸寒，清金利水，解渴除烦，化痰止嗽，软坚消癖，是其所长，兼医痔疮鼠瘘、胸痹腰疼、鼻口疮蚀、便溺血脱之证。

煅粉，研细用。

鸡屎白 微寒，入足太阳膀胱经。利水而泻湿，达木而舒筋。

金匮鸡屎白散，鸡屎白。为散，水服方寸匕。治转筋为病，臂②脚③直，脉上下，微弦，转筋入腹。筋司于肝，水寒土湿，肝木不舒，筋脉挛缩，则病转筋。鸡屎白利水道而泻湿寒，则木达而筋

---

① 汤 原作"丸"，诸本均同，据《金匮悬解·卷三》、《金匮要略·中风历节病脉证并治第五》及方后语"煎，浸脚气"改。

② 臂 原作"背"，诸本均同，形近音近之误，据《金匮悬解·卷十八》、《金匮要略·趺蹶手指臂肿转筋阴狐疝蛔虫病脉证并治第十九》改。

③ 脚 腿也。

舒也。

《素问·腹中论》：有病心腹满，旦食则不能暮食，名为鼓胀，治之以鸡矢醴，一剂知，二剂已。

其性神于泻水，一切淋沥黄疸之证皆医，兼能化瘀破结，善磨癥瘕而消痈肿，敷瘰疬而涂鼠瘘。

白鸡者良，腊月收之。

猪膏 味甘，微寒，入足太阳膀胱经。利水泻湿，滑窍行瘀。

金匮猪膏髪煎，猪膏半斤，乱髪鸡子大三枚。膏中煎之，髪消药成，分，再服，病从小便去。治诸黄。以土湿木陷，郁生下热，传于膀胱，膀胱闭癃，湿热熏蒸，随经逆上，侵于肌肤，则病黄疸。猪膏利水而清热，髪灰泻湿而消瘀也。又治妇人阴吹。以土湿木陷，谷道郁塞，胃中浊气，不得后泄，故自前窍，喧吹而下。猪膏利水而滑大肠，发髪泻湿而通膀胱也。

猪膏利水滑肠，善通大小二便，治水肿、带下之证。

乱髪 味苦，入足太阳膀胱、足厥阴肝经。利水通淋，泻湿行瘀。

金匮猪膏髪煎方在猪膏。用之，治诸黄疸，及女子阴吹，以其泻湿而行滞也。滑石白鱼散方在滑石。用之，治小便不利，以其利水而通淋也。

髪灰长于利水而善行血瘀，能止上下九窍之血，消一切痈肿，通女子经闭。童女髪灰，治梦遗最神。

烧灰存性，研细用。

人尿 味咸，气臊，性寒，入手少阴心经。清心泻火，退热除烦。

伤寒白通加猪胆汁汤方在猪胆汁。用之，治少阴病，下利，厥逆无脉，干呕烦者。以手足少阴，水火同居，少阴经病，水火不交，癸水下旺，丁火上炎，是以烦

生。猪胆汁清相火而止呕，人尿清君火而除烦也。

水曰润下，润下作咸，水①入膀胱，下从寒水化气，是以咸寒而清火，除烦而泻热。性能止血，而寒泻脾阳，不宜中虚家。

用童子小便清白者。

裈裆灰 味苦，入足少阴肾、足太阳膀胱经。泻壬水之湿寒，疗阴阳之交易。

伤寒烧裈散，裈裆中近隐处剪烧灰，阴阳水服方寸匕，日三服。小便即利，阴头微肿，则愈。男用女者，女用男者。治伤寒阴阳易病，身体重，少气，少腹满，里急，或阴中筋挛，热上冲胸，头重不能举，眼中生花，膝胫拘急者。以伤寒之病，坎阳发泄，肌肤热蒸，而阴精自寒。大病新愈，遽与人交，以其阴寒，传之于人，寒邪内入，直走②命门，水寒木枯，筋脉紧急。缘肝主筋，筋聚于前阴而属于关节，故阴器与膝胫皆挛。裈裆灰利水道而泻阴邪也。

裈裆受前阴之熏染，同类相招，善引阴邪，而通小便，故治阴阳易病，兼医女劳黄疸之病。

黄连 味苦，性寒，入手少阴心经。清心退热，泻火除烦。

伤寒黄连汤，黄连三两，桂枝三两，甘草三两，干姜③三两，人参二两，大枣十二枚，半夏半升。治太阴伤寒，胸中有热，胃中有邪气，腹中痛，欲呕吐者。以中气虚寒，木邪克土，脾陷而贼于乙木，故腹中痛，胃逆而贼于甲木，故欲呕吐。君火不降，故胸中有热。姜、甘、

----

① 水　诸本均同，据上下文义，疑为"尿"字之讹。

② 直走　原作"走直"，据闽本、蜀本、集成本乙转。

③ 干姜　原作"生姜"，诸本均同，据《伤寒悬解·卷十》、《伤寒论·辨太阳病脉证并治下》改。

参、枣，温中而补土，桂枝达乙木而止疼，半夏降戊土而止呕，黄连清君火而泻热也。

黄连阿胶汤，黄连四两，黄芩一两，芍药二两，阿胶三两，鸡子黄二枚。水五升，煎二升，去滓，入胶，消化，内鸡子黄，搅，温分三服。治少阴病，心烦不得卧。少阴水火同经，水胜则火负，火胜则水负。火本不胜水，其所以胜者，火旺而土燥也。君火下蛰，则心清而善寐，君火上亢，则心烦而不卧。缘坎水根于离阴，燥土克水，消耗心液，神宇不清，是以生烦。黄连清君火而除烦，芩、芍，清相火而泻热，阿胶、鸡子黄，补脾精而滋燥土也。

金匮黄连粉，黄连，研末，水调服。治浸淫疮。以土湿火升，郁生上热，湿热浸淫，结为毒疮。从口而走四肢则生，从四肢而入口则死。黄连泻湿热之浸淫也。

伤寒大黄黄连泻心汤，方在大黄。治太阳伤寒，误下成痞，附子泻心汤，方在附子。治心下痞硬，恶寒汗出，甘草泻心汤，方在甘草。治心下痞硬，干呕心烦，生姜泻心汤，方在生姜。治心下痞硬，干噫食臭，半夏泻心汤，方在半夏。治少阳伤寒，心下痞满，葛根黄连黄芩汤，方在葛根。治中风下后，喘而汗出，干姜芩连人参汤，方在干姜。治厥阴吐下后，食入即吐，小陷胸汤，方在栝蒌。治小结胸，脉浮滑者，白头翁汤，方在白头翁。治厥阴下利，热渴饮水者，乌梅丸，方在乌梅。治厥阴蛔厥，心中疼热，皆用之，以其泻心君之火也。

火蛰于土，土燥则火降而神清，土湿则火升而心烦，黄连苦寒，泻心火而除烦热，君火不降，湿热烦郁者宜之。土生于火，火旺则土燥，火衰则土湿，凡太阴之湿，皆君火之虚也，虚而不降，则升炎而

上盛，其上愈盛，其下愈虚，当其上盛之时，即其下虚之会[1]，故仲景黄连清上诸方，多与温中暖下之药并用，此一定之法也。凡泻火清心之药，必用黄连，切当中病即止，不可过剂，过则中下寒生，上热愈甚。庸工不解，以为久服黄连，反从火化，真可笑也。

朱砂　味甘，微寒，入手少阴心经。善安神魂，能止惊悸。

金匮赤丸，茯苓四两，半夏四两，乌头二两，细辛一两。研末，炼蜜丸，朱砂为衣，麻子大，酒下三丸。治寒气厥逆。以火虚土败，不能温水，寒水上凌，直犯心君。茯苓、乌头，泻水而逐寒邪，半夏、细辛，降逆而驱浊阴，朱砂镇心君而护宫城也。

朱砂降摄心神，镇安浮荡，善医惊悸之证。赤丸用之，取其保护君主，以胜阴邪也。

牡蛎　味咸，微寒，性涩，入手少阴心、足少阴肾经。降胆气而消痞，敛心神而止惊。

伤寒牡蛎泽泻散[2]，牡蛎、泽泻、海藻、蜀漆、葶苈、商陆根、栝蒌根等分。为散，白饮和服方寸匕。小便利，止服。治大病差后，从腰以下有水气者。大病新瘥，汗下伤中，之[3]后脾阳未复，不能行水，从腰以下，渐有水气。牡蛎、栝蒌，清金而泻湿，蜀漆、海藻，排饮而消痰，泽泻、葶苈、商陆，决州都而泻积水也。

伤寒小柴胡汤，方在柴胡。治少阳伤寒，胁下痞硬，去大枣，加牡蛎，以其软

---

① 会　期也。
② 伤寒牡蛎泽泻散　原作"金匮牡蛎泽泻汤"，诸本均同，此方《金匮要略》、《金匮悬解》均不载，载于《伤寒悬解·卷十三》、《伤寒论·辨阴阳易差后劳复病脉证并治》，据改。
③ 之　犹其也。

坚而消痞也。

柴胡桂枝干姜汤，方在干姜。用之，治少阳伤寒，汗下后胸胁满结者，以其化结而消满也。金匮栝蒌牡蛎散，方在栝蒌。用之，治百合病，渴不差者，以其凉金而泻热也。白术散方在白术。用之，养妊娠胎气，以其消瘀而除烦也。

金匮桂枝龙骨牡蛎汤①、伤寒桂枝甘草龙骨牡蛎汤、桂枝去芍药加蜀漆龙骨牡蛎汤、柴胡加龙骨牡蛎汤诸方并在龙骨。皆用之，以其敛神而止惊也。

牡蛎咸寒降涩，秘精敛神，清金泻热，安神魂而保精液，凡心悸神惊，遗精盗汗之证皆医，崩中带下，便滑尿数之病俱疗。善消胸胁痞热，缘少阳之经，逆而不降，则胸胁硬满，而生瘀热，牡蛎降摄君相之火，甲木下行，经气松畅，硬满自消。一切痰血癥瘕，瘿瘤瘰疬之类，得之则化，软坚消痞，功力独绝。粉身止汗最良。

煅粉，研细用。

龙骨 味咸，微寒，性涩，入手少阴心、足少阴肾、足厥阴肝、足少阳胆经。敛神魂而定惊悸，保精血而收滑脱。

金匮桂枝龙骨牡蛎汤，桂枝三两，芍药三两，甘草二两，生姜三两，大枣十二枚，龙骨二两，牡蛎三两。治虚劳，失精血，少腹弦急，阴头寒，目眩髮落，脉得芤动微紧虚迟者。凡芤动微紧虚迟之脉，是谓清谷亡血失精之诊，男子得之，则为失精，女子得之，则为梦交，以水寒土湿，风木疏泄，精血失藏故也。相火升泄，则目眩髮落。风木郁陷，则少腹弦急。桂枝、芍药，达木郁而清风燥，甘、枣、生姜，补脾精而调中气，龙骨、牡蛎，敛精血之失亡也。

伤寒桂枝甘草龙骨牡蛎汤，桂枝一两，甘草二两，龙骨二两，牡蛎二两。治

太阳伤寒，火逆，下后，因烧针烦躁者。火逆之证，下之亡其里阳，又复烧针发汗，亡其表阳，神气离根，因至烦躁不安。桂枝、甘草，疏木郁而培中宫，龙骨、牡蛎，敛神气而除烦躁也。

桂枝去芍药加蜀漆龙骨牡蛎汤，桂枝三两，甘草二两，大枣二两，生姜三两，龙骨四两，蜀漆三两，牡蛎五两。治太阳伤寒，脉浮，火劫亡阳，惊狂，起卧而不安者。以火逼汗多，因致阳亡。君火飞腾，神魂失根，是以惊生。浊阴上逆，迷失心宫，是以狂作。龙骨、牡蛎，敛神魂而止惊，加蜀漆以吐瘀浊，去芍药之泻阳气也。

柴胡加龙骨牡蛎汤，柴胡四两，半夏二合，人参两半，大枣六枚，生姜两半，牡蛎二两半，桂枝两半，茯苓两半，铅丹两半，大黄一两，龙骨两半。治少阳伤寒，下后胸满烦惊谵语，小便不利，一身尽重，不可转侧者。以下败里阳，胆气拔根，是以惊生。甲木逆冲，是以胸满。相火升炎，故心烦而语妄。水泛土湿，故身重而便癃。大枣、参、苓，补土而泻水，大黄、柴、桂，泻火而疏木，生姜、半夏，下冲而降浊，龙骨、牡蛎②、铅丹，敛魂而镇逆也。

龙骨蛰藏闭涩之性，保摄精神，安惊悸而敛疏泄，凡带浊遗泄，崩漏吐衄，一切失精亡血之证皆医，断鬼交，止盗汗，除多梦，敛疮口，涩肠滑，收肛脱。

白者佳，煅，研细用。

附子 味辛、咸、苦，温，入足太阴脾、足少阴肾经。暖水燥土，泻湿除寒，

---

① 金匮桂枝龙骨牡蛎汤 原作"伤寒桂枝龙骨牡蛎汤"，诸本均同，此方《伤寒论》、《伤寒悬解》均不载，载于《金匮悬解·卷七》、《金匮要略·血痹虚劳病脉证并治第六》，据改。

② 牡蛎 原脱，诸本均同，据柴胡加龙骨牡蛎汤组成补。

走中宫而温脾，入下焦而暖肾，补垂绝之火种，续将断之阳根，治手足厥冷，开脏腑阴滞，定腰腹之疼痛，舒踝膝之挛拘，通经脉之寒瘀，消疝瘕之冷结，降浊阴逆上，能回哕噫，提清阳下陷，善止胀满。

伤寒附子汤，附子二枚，茯苓三两，白术四两，人参二两，芍药二两。治少阴病，身体疼，骨节痛，手足寒，脉沉者。以少阴水旺，阴凝气滞，故骨节疼痛。寒水侮土，脾胃不能温养四肢，故手足厥冷。水寒木陷，故脉沉细。参、术、茯苓，培土而泻水，芍药清乙木之风，附子温癸水之寒也。《金匮》治妊娠六七月，子脏开，脉弦发热，其胎愈胀，腹痛恶寒，少腹如扇。以水寒木郁，陷而生风，故少腹如扇，子脏开张。阳气下陷，是以发热恶寒。脾土被克，气滞不通，是以腹痛胎胀。参、术、茯苓，培土泻湿，芍药清其风木，附子温其水寒也。

伤寒桂枝加附子汤，桂枝三两，芍药三两，甘草二两，生姜三两，附子一枚，炮去皮，破八片，焙焦，大枣十二枚。治太阳中风，发汗，遂漏不止，恶风，小便难，四肢微急，难以屈伸者。以表阳汗泄，卫虚失敛，是以汗漏不止。木郁不能行水，是以小便不利。桂枝疏肝木之郁陷，芍药敛风气之疏泄，甘、枣、生姜，补土而和中气，附子暖水以益阳根也。

附子泻心汤，附子一枚，大黄二两，黄连一两，黄芩一两。治太阳伤寒、下后心下痞硬，而复恶寒汗出者。以下伤中气，升降倒行，胆胃俱逆，胃口[1]填塞，故心下痞硬。君相二火，离根上腾，故下寒上热。上热熏蒸，是以汗出。大黄泻胃土之逆。黄连泻心火之逆，黄芩泻胆火之逆，附子温癸水之寒也。

金匮桂枝附子汤，桂枝四两，甘草二两，生姜三两，大枣十二枚，附子三枚、

炮去皮脐。治风湿相抟，骨节疼痛，不呕不渴，小便不利。以水寒土湿，木气下郁，不能疏泄水道。姜、甘、大枣，和中补土，桂枝疏乙木之郁，附子温癸水之寒也。

伤寒四逆汤、方在甘草。真武汤、方在茯苓。茯药甘草附子汤、方在芍药。甘草附子汤、方在甘草。干姜附子汤、方在干姜。大黄附子汤、方在大黄。金匮黄土汤、方在黄土。附子粳米汤、方在粳米。肾气丸、方在地黄。栝蒌瞿麦丸[2]、方在栝蒌。乌头赤石脂丸、方在乌头。薏苡附子败酱散、方在薏苡。诸方亦皆用之，以温脾肾之寒也。

伤寒小青龙汤，方在麻黄。治太阳伤寒，心下有水气，若噫者，去麻黄，加附子一枚，水寒土湿，胃气上逆则为噫，附子温胃而降逆也。

四逆散，方在甘草。治少阴病，四逆，腹中痛者，加附子一枚。水寒木郁，贼伤己土则腹痛，加附子暖水而生木也。

理中丸，方在人参。治霍乱吐利，腹满者，去术，加附子，水泛土湿，贼于乙木则为满。附子暖水而燥土也。

金匮竹叶汤，方在竹叶。治产后中风，颈项强，用大附子一枚，破之如豆大，太阳行身之背，自头下项，寒水上逆，则颈项强，附子暖水而降逆也。

阴阳之理，彼此互根，阴降而化水，而坎水之中，已胎阳气，阳升而化火，而离火之中，已含阴精。水根在离，故丙火下降，而化壬水，火根在坎，故癸水上升，而化丁火。癸水化火，阴升而化阳也，是以丁癸同经而手少阴以君火主令，

────────

① 口　原作"心"，据蜀本、集成本改。
② 丸　原作"汤"，诸本均同，据《金匮悬解·卷十一》、《金匮要略·消渴小便不利淋病脉证并治第十三》改。

丙火化水，阳降而化阴也，是以壬丙共气而足太阳以寒水司权。阴阳交济，水火互根，此下①之所以不寒而上之所以不热也。水火不交，则热生于上而寒生于下。病在上下，而实缘于中气之败。土者，水火之中气也，戊土不降，故火不交水而病上热，己土不升，故水不交火而病下寒。升降之倒行者，火衰水胜而土湿也。火盛而土燥，则水枯而病实热，阳明承气之证是也。承气之证少，真武之证多，以水易盛而火易衰，燥易消而湿易长。火衰土湿，丁火奔腾而癸水泛滥，是以寒盛于中下也。

盖火不胜水，自然之理，所恃者，壮盛之时，生土以制之，至其渐衰，母虚子弱，火土俱亏，土无制水之权，而火处必败之势，寒水上凌，遂得灭火而侮土。火复而土苏则生，火灭而土崩则死。人之死也，死于火土两败而水胜也，是以附子、真武、四逆诸方，悉火土双补，以胜寒水。仲景先师之意，后世庸工，不能解也。附子沉重下行，走太阴而暖脾土，入少阴而温肾水，肾水温则君火归根，上热自清。补益阳根之药，无以易此。

相火者，君火之佐也，君行则臣从，足少阳以甲木而化相火，随君火下行，而交癸水。癸水之温者，相火之下秘也，君火不藏，则相火亦泄，君相皆腾，是以上热。而上热之剧者，则全缘于相火，相火之性，暴烈迅急，非同君火之温和也。人之神宁而魂安者，二火之归根也，君火飞则心悬而神悸，相火飘则胆破而魂惊，故虚劳内伤之证，必生惊悸，其原因水寒土湿而二火不归故也。庸工以为血虚，而用清润之药，诸如归脾、补心之方，误世多矣。当以附子暖水，使君相二火归根坎府，神魂自安。但欲调水火，必先治土，非用补土养中、燥湿降逆之味，附子不能

独奏奇功也。惟惊悸年深，寒块凝结，少腹硬满，已成奔豚者，莫用附子，用之药不胜病，反为大害。当以桂、附、椒、姜，研熨脐下，积寒消化，用之乃受。凡内伤虚劳，以及各门杂病，皆缘中气不足，水旺火奔，下寒上热，未有下热者。下寒若盛，即宜附子暖癸水而敛丁火，绝有奇功。至于伤寒三阴之证，更为相宜也。其下热而不宜附子者，水寒土湿而木陷也。生气不足，故抑郁而生下热，下热虽生，而病本仍是湿寒。如崩漏遗带，淋癃痔瘘，黑疸气鼓之证，悉木郁下热之证，但事清肝润燥，而寒湿愈增，则木愈郁而热愈盛。法宜干姜、甘、苓、术之内，副以清风疏木之品，郁热一除，即以附子温其下焦，十有九宜，但法有工拙，时有早晚耳。

纸包数层，水湿，火中灰埋，煨熟，去皮脐，切片，砂锅隔纸焙焦用，勿令黑。庸工用童便、甘草水浸，日久全是渣滓，毫无辣味，可谓无知妄作之至矣。

乌头 味辛、苦，温，入足厥阴肝、足少阴肾经。开关节而去湿寒，通经络而逐冷痹，消腿膝肿疼，除心腹痞痛，治寒疝最良，疗脚气绝佳。

金匮乌头汤，乌头五枚，麻黄三两，甘草三两，黄芪三两，芍药三两。治历节肿疼，不可屈伸。以湿寒浸淫，流注关节，经络郁阻，故作肿痛。甘草培土，芍药清肝，黄芪行其卫气，麻黄通其经脉，乌头去其湿寒也。

乌头赤石脂丸，乌头一分，炮，蜀椒一分，干姜一两，附子半两，赤石脂一两。治心痛彻背，背痛彻心。以寒邪冲逆，凌逼宫城。赤石脂保其心君，乌、

---

① 下 原脱，据闽本、蜀本、下文"上之所以不热"补。

附、椒、姜，驱逐其寒邪也。

大乌头煎，大乌头五枚。水三升，煎一升，去滓，入蜜二斤，煎令水老①。治寒疝，脐痛腹满，手足厥冷。以水寒木郁，不得发越，阴邪凝结，冲突作痛。乌头破寒气之凝，蜜煎润风木之燥也。

乌头桂枝汤，乌头三枚，桂枝三两，芍药三两，甘草二两，生姜三两，大枣十二枚②。蜜③二升，煎乌头，减半，去滓，以桂枝汤五合，煎一升。治寒疝腹痛。以肝肾寒邪，同犯脾土。桂枝补土疏木，乌头破其寒凝也。

赤丸方在朱砂。用之，治寒气厥逆，以其驱寒而降逆也。

乌头温燥下行，其性疏利迅速，开通关腠，驱逐寒湿之力甚捷，凡历节脚气，寒疝冷积，心腹疼痛之类，并有良功。

制同附子。蜜煎，取汁用。

蛇床子 味苦、辛，微温，入足太阴脾、足厥阴肝、足少阴肾经。暖补命门，温养子宫，兴丈夫玉麈④瘘弱，除女子玉门寒冷。

金匮蛇床子散，蛇床子。为末，以米白粉少许，和合如枣核大，绵裹，纳之，自温。治妇人阴寒。蛇床子温肝而暖肾，燥湿而去寒也。

蛇床子温燥水土，暖补肾肝，壮阳宜子，男女皆良。疗前阴寒湿肿痛，理下部冷痹痿疼，断赤白带下，收溲尿遗失，浴疥癣痂癞；熏痔漏顽疮，打扑、惊痫、脱肛、脱阴并效，漱牙痛，吹听耳，浴男子阳痿绝佳。

去壳取仁，微研用。作浴汤，生用。

---

① 老 久也。在此指久煎成浓汁。
② 大枣十二枚 原脱，诸本均同，据《金匮悬解·卷十七》、《金匮要略·腹满寒疝宿食病脉证并治第十》补。
③ 蜜 原作"水"，诸本均同，据《金匮要略·卷十七》、《金匮要略·腹满寒疝宿食病脉证并治第十》改。
④ 玉麈（zhǔ 主） 阴茎。

玉　楸　药　解

清·黄元御　撰

玉楸药解自叙

昔神农解药，黄帝传医，仲景先生继农黄立法，圣作明述，于是焉备。

癸酉①仲春②，既解长沙药性，而仲景未用之药，散在后世本草，数百千载，狂生下士，昧昧用之，以毒兆民。农黄以往，仲景云③殂，后之作者，谁复知医解药，诸家本草，率皆孟浪之谈。明·李时珍修《纲目》，博引庸工讹谬之论，杂以小说、稗官、仙经、梵志，荒唐无稽，背驰圣明作述之义几千里矣！玉楸子悲忆昔人，怆念来者，甲戌④三月，成《伤寒说意》，五月成《素灵微蕴》，六月复作《玉楸药解》，八月癸丑告成，此愚书之第八部也。

萧萧古寺，落落荒斋，感岁月之已晚，伤春秋之欲暮。当伯玉⑤知非之时，值孔子学《易》之秋，事与之判⑥，年与之齐，慨世短而心长，念身微而愁剧。虽然，子长作《史》，子云草《玄》⑦，固当牢骚于创始之日，亦必愉快于勒成之时者。志励丁年⑧，书竣苍首，十仞作井，一篑成山，此亦烟岚著书之士，最为破涕而笑者也。

呜呼！有一代之功业，有千秋之勋猷，任兼将相，望重国家，宣沙漠之雄威，驰丹青之良誉。荣则荣矣，无何而古墓为田，松柏成薪，丰碑已断，绿字无存，传观故实，不能考其姓名，远综先典，莫或搜其轶事。念沧桑之更变⑨，叹⑩陵谷之迁移，其间宏才远略，丰功伟烈，生而光显，没而泯灭者，不知几何？三不朽⑪事业，殊不在是，与其收功臣之带砺⑫，享良相之茅土⑬，不如永日啸歌，逍遥于黄叶青山下也。

甲戌八月甲寅东莱⑭都昌⑮黄元御撰

---

① 癸酉 乾隆十八年癸酉，即公元1753年。
② 仲春 原作"春仲"，诸本均同，据《长沙药解自序》："癸酉仲春……作《长沙药解》"乙转。
③ 云 语助词，无义。
④ 甲戌 乾隆十九年甲戌，即公元1754年。
⑤ 伯玉 蘧伯玉，春秋末卫国大夫，名瑗，相传他行年五十，而知四十九年之非，为人勤于改过，能进能退，与时无忤。孔子佩服他力求寡过，过卫时曾寄宿其家。
⑥ 判 半也。
⑦ 玄 原作"元"，避清圣祖玄烨讳，今改正。"玄"，指《太玄经》，汉·扬雄撰。
⑧ 丁年 壮年也。
⑨ 更变 原作"变化"，据蜀本、集成本、石印本改。
⑩ 叹 原作"欢"，形近之误，据蜀本、集成本、石印本改。
⑪ 三不朽 立德、立功、立言也。虽久不废，谓之不朽。
⑫ 带砺 永爵也。
⑬ 茅土 封邑也。
⑭ 东莱 郡名，汉初置，属青州，辖山东旧登州、莱州之地，治所在掖（今山东掖县），唐以后为莱州，明清为莱州府。
⑮ 都昌 县名，汉初置，宋改名昌邑县，延至今，明清属莱州府。

目　录

玉楸药解卷一

昌邑黄元御坤载著

草　部

苍术　味甘、微辛，入足太阴脾、足阳明胃经。燥土利水，泻饮消痰，开郁去满，化癖除癥，理吞吐酸腐，辟山川瘴疠，起筋骨之痿软，回溲溺之混浊。

白术守而不走，苍术走而不守，故白术善补，苍术善行。其消食纳谷，止呕住泄，亦同白术，而泻水开郁，则苍术独长。盖木为青龙，因己土而变色，金为白虎，缘戊土而化形，白术入胃，其性静专，故长于守，苍术入脾，其性动荡，故长于行，入胃则兼达辛金而降浊，入脾则并走乙木而达郁。白术之止渴生津者，土燥而金清也①，苍术之除酸而去腐者，土燥而木荣也。白术偏入戊土，则纳粟之功多，苍术偏入己土，则消谷之力旺，己土健则清升而浊降，戊土健则浊降而清亦升，然自此而达彼者，兼及之力也，后彼而先此者，专效之能也，若是脾胃双医，则宜苍术、白术并用。

茅山者佳，制同白术。

新制双术法列下：选于茅二术坚实肥鲜者各一斤②，别器泔浸，换水，令润透，去皮，切片，晒用。黄芪、沙参、生姜、半夏各八两，煎浓汁，浸白术。大枣、龙眼、砂仁各八两，煎浓汁，浸苍术。各用磁盘，隔布铺盖湿米，砂锅蒸透，晒干。再浸再蒸，汁尽而止。量加暖水温中之品合煎，久饵实能延年却老。

戊己转运，水火交济，环铅聚汞③之理，医家不解，妄以滋阴之药，促命夭年，甚可恨也！黄土炒白术，芝麻炒苍术，无知妄作，不通之极！

黄精　味甘，入足太阴脾、足阳明胃经。补脾胃之精，润心肺之燥。

黄精滋润醇浓，善补脾精，不生胃气，未能益燥，但可助湿，上动胃逆，浊气充塞，故多服头痛，湿旺者不宜。《本草》轻身延年之论，未可尽信也。

砂锅蒸，晒用。

钩吻即野葛，形似黄精，杀人！

益智仁　味辛，气温，入足太阴脾、足阳明胃经。和中调气，燥湿温寒，遗精与淋浊俱疗，吐血与崩漏兼医。

凡男子遗精淋浊，女子带下崩漏，皆水寒土湿，肝脾郁陷之故。总之，木郁亦生下热，而热究不在脾胃，庸工谓其相火之旺，胡说极矣！其脾胃上逆，则病吐血，往往紫黑成碗，终损性命。益智仁温燥湿寒，运行郁结，戊己旋转，金木升降，故治诸证。然非泻水补火，培土养中之药，未能独奏奇功。

去壳，炒，研。消食亦良。

草豆蔻　味辛，气温，入足太阴脾、足阳明胃经。燥湿调中，运行郁浊，善磨

饮食，能驱痰饮，治胃口寒湿作痛，疗腹中腐败成积，泄秽吞酸俱效，蛮烟瘴疠皆医，疾疟堪疗，霍乱可愈，反胃噎膈之佳药，呕吐泄利之良品，化鱼肉停留，断赤白带下。

草豆蔻调和脾胃，温燥寒湿，运行郁浊，推宕①陈宿，亦与砂仁相仿，而性气颇烈，内郁稍重者宜之。

面包裹②煨，研，去皮。

缩砂仁　味辛，气香，入足太阴脾、足阳明胃经。和中调气，行郁消满③，降胃阴而下食，达脾阳而化谷，呕吐与泄利皆良，咳嗽共痰饮俱妙，善疗噎膈，能安胎妊，调上焦之腐酸，理下气之秽浊④，除咽喉口齿之热，化铜铁骨刺之鲠。

清升浊降，全赖中气，中气非旺，则枢轴不转，脾陷胃逆，凡水⑤胀肿满。痰饮咳嗽，噎膈泄利，霍乱转筋，胎坠肛脱，谷宿水停，泄秽吞酸诸证，皆升降反常，清陷浊逆故也。泻之则益损其虚，补之则愈增其满，清之则滋其下寒，温之则生其上热，缘其中气埋郁，清浊易位，水木下陷，不受宣泻，火金上逆，不受温补也。惟以养中之味，而加和中之品，调其滞气，使之回旋，枢轴运动⑥，则升降复职，清浊得位，然后于补中扶土之内，温升其肝脾，清降其肺胃，无有忧矣。和中之品，莫妙如砂仁，冲和条达，不伤正气，调理脾胃之上品也。

去壳，炒，研，汤冲服，则气足。

补骨脂　味辛、苦，气温，入足太阴脾、足少阴肾、手阳明大肠经。温脾暖肾，消水化食，治膝冷腰疼，疗肠滑肾泄，能安胎坠，善止遗精，收小儿遗溺，兴丈夫痿阳，除阴囊之湿，愈关节之凉。

阳衰土湿之家，中气埋郁，升降失位，火金上逆，水木下陷。夜而阴旺湿增，心肾愈格。子半阳生之际，木气萌

生，不得上达，温气下郁，遂兴阳而梦泄。此宜燥土泻湿，升脾降胃，交金木而济水火。道家媒合，婴儿姹女⑦，首⑧重黄婆⑨，玄理幽妙，医工不解也。

补骨脂温暖水土，消化饮食，升达肝脾，收敛滑泄，遗精带下，溺多便滑诸证，甚有功效。方书称其延年益寿，虽未必信，然要亦佳善之品也。

盐酒拌润，炒，研，晒干用。

同青盐、乳香，搽日久牙瘘⑩。

肉豆蔻　味辛，性温，气香，入足太阴脾、足阳明胃经。温中燥土，消谷进食，善止呕吐，最收泄利，治寒湿腹痛，疗赤白痢疾，化痰水停留，磨饮食陈宿。

肉豆蔻调和脾胃，升降清浊，消纳水谷，分理便溺，至为妙品。而气香燥，善行宿滞，其⑪性敛涩，专固大肠，消食止泄，此为第一。

面包煨，研，去油，汤冲。

肉蔻辛香，颇动恶心，服之欲呕，宜蜜小丸，烘干，汤送。

胡芦巴　味苦、辛，气温，入足阳明胃、足少阴肾经。泻湿驱寒，破瘕消疝。

胡芦巴苦温下行，治水土湿，腹胁满胀，寒疝冷瘕，囊坠脚肿之证。

白豆蔻　味辛，气香，入足阳明胃、

---

① 宕　荡也。
② 裹　原作"糖"，据蜀本、集成本改。
③ 满　原作"渴"，诸本均同，形近之误，据砂仁功能改。
④ 调上焦之腐酸，理下气之秽浊　诸本均同，据医理，作"调上逆之腐酸，理下泄之秽浊"较妥。
⑤ 水　原作"疟"，据蜀本、集成本、石印本改。
⑥ 使之回旋，枢轴运动　他本均作"使枢轴回旋运动"，义胜。
⑦ 女　原作"妇"，据集成本、石印本改。
⑧ 首　原脱，据蜀本、集成本、石印本补。
⑨ 黄婆　道家称脾为黄婆。
⑩ 瘘　蜀本、集成本、石印本作"痛"，可参。
⑪ 其　原作"质"，据蜀本、集成本、石印本改。

手太阴肺经。降肺胃之冲逆，善止呕吐，开胸膈之郁满，能下饮食，噎膈可效，疟疾亦良，去睛上翳障，消腹中胀疼。

白豆蔻清降肺胃，最驱膈上郁浊，极疗恶心呕哕。嚼之辛凉清肃，肺腑郁烦，应时开爽。秉秋金之气，古方谓其大热，甚不然也。

研细，汤冲。

红豆蔻　味辛，气温，入足太阴脾、足阳明胃经。治脾胃湿寒，痛胀皆消，疗水谷停瘀，吐泄俱断，善止霍乱疟痢，能除反胃噎膈，去胸腹之酸秽，散山川之瘴疠。

红豆蔻调理脾胃，温燥湿寒，开通瘀塞，宣导污浊，亦与草豆蔻无异，而力量稍健，内瘀极重者宜之。上热易作鼻衄牙痛之家，尽属中下湿寒，胆火不降，当温燥中下，候上热不作而用之。

去壳，研用。

红豆蔻即良姜子，与良姜性同。

大茴香　味辛，微温，入足阳明胃、足少阴肾经。降气止呕，温胃下食，暖腰膝，消癀疝。

茴香性温下达，治水土湿寒，腰痛脚气，固瘕，寒疝之证。

香附　味苦，气平，入足太阴脾、足厥阴肝经。开郁止痛，治肝家诸证。

但肝以风木之气，升达不遂，则生风燥，香附降伏之性，最不相宜，香燥之气，亦正相反。庸工香附诸方，造作谬妄不通。

荜拨　味辛，气温，入足太阴脾、足阳明胃经。温脾胃而化谷，暖腰膝而止痛，吐泄皆医，疝瘕并效。

荜拨辛燥温暖，治水谷不消，肠鸣水泄，心腹疼胀，呕逆酸心之病甚佳。

醋浸，焙用。

荜拨与荜澄茄性味相同，功效无殊，皆胡椒类也。

藿香　味辛，微温，入足太阴脾、足阳明胃经。降逆止呕，开胃下食。

藿香辛温下气，善治霍乱呕吐，心腹胀满之病。煎漱口臭。

香薷　味辛，微温，入足阳明胃、足太阳膀胱经。利水泻湿，止呕断利。

温胃调中，治霍乱腹痛吐利之证，利小便，消水肿，止鼻衄，疗脚气。庸工用之治暑病。

荜澄茄　味辛，气温，入足太阴脾、足阳明胃经。温燥脾胃，消纳水谷，能止胀痛，善除呕吐。

澄茄①　温燥之性，甚宜脾胃寒湿，下气降浊，进食消谷，治霍乱吐泄，反胃噎膈之病。

酒浸，炒用。形似胡椒。

使君子　味甘，微温，入足太阴脾、足厥阴肝经。利水燥土，杀虫止泄。

使君子②　燥湿温中，疏木杀虫，治小便白浊，大便泄利，痞块癖疝。

每月上旬，取仁数枚，空腹食之，虫皆死。

戒饮热茶，犯之则泄。

威灵仙　味苦，微温，入足太阴脾、足厥阴肝经。起痿开痹③，化癖行痰。

威灵仙④　泻湿驱风，行痰逐饮，治手顽足痹，腰痛膝软，老血凤癥，积水停痰。虚家勿用。

白附子　味辛、甘，性温，入足太阴脾、足厥阴肝经。驱风泻湿，逐痹⑤

---

①　澄茄　原脱，据蜀本、集成本、石印本、前后文例补。

②　使君子　原脱，诸本均同，书前后文例补。

③　痹　原作"脾"，音近之误，据蜀本、集成本、石印本改。

④　威灵仙　原脱，据蜀本、集成本、石印本、前后文例补。

⑤　痹　原作"车"，据蜀本、集成本、石印本改。

行痰。

温燥发泻，表散风湿，治中风失音，鼻口偏斜，耳聋喉痹，疥癣疝瘕，面上黯黵，阴下湿痒，行痰涎，止唾。

慈菰　味甘，微寒，入足太阴脾、足厥阴肝经。下食消谷，止血磨癥，摧产下衣，行血通经。

慈菰① 甘寒通利，破产后瘀血，开小便涩淋，滑胎下衣。妊妇忌食。

牵牛子　味甘，气寒，入足阳明胃、手阳明大肠、手太阳小肠、足太阳膀胱经。逐痰泻水，破聚决壅。

牵牛子② 下停痰积水，宿谷坚瘕，杀虫泻蛊，除肿消胀，溺癃便结，风刺雀斑之证皆医。功力甚猛，虚者勿服。

去皮，研末用③。

何首乌　味甘，性涩，气平，入足厥阴肝经。养血荣筋，息风润燥，敛肝气之疏泄，遗精最效，舒筋脉之拘挛，偏枯甚良，瘰疬痈肿皆消，崩漏淋漓俱止，消痔至妙，截疟如神。

何首乌滋益肝血，荣舒筋脉，治中风左半偏枯之病甚佳。辅以燥土暖水之味，佐以疏木导经之品，绝有奇功，而不至助湿败脾，远胜地黄、龟胶之类。方书谓其黑髮乌须，悦颜却老，理颇不虚。盖阴者，阳之宅也，肝血温升，生化魂神，血败则温气亡泄，魂神脱矣，未有宫室毁坏而主人无恙者也。何首乌滋肝养血，则魂神畅茂，长生延年，理有必至。但宜加以扶阳之药，不可参以助阴之品，庸工开补阴之门，龟地之杀人多矣。

米泔换浸一两天，铜刀切片，黑豆拌匀，砂锅蒸，晒数次。

肉苁蓉　味甘、咸，气平，入足厥阴肝、足少阴肾、手阳明大肠经。暖腰膝，健筋骨，滋肾肝精血，润肠胃结燥。

凡粪粒坚小，形如羊屎，此土湿木郁，下窍闭塞之故。谷滓在胃，不得顺下，零星传送，断落不联，历阳明大肠之燥，炼成颗粒，秘涩难通。总缘风木枯槁，疏泄不行也，一服地黄、龟胶，反益土湿，中气愈败矣。

肉苁蓉④ 滋木清风，养血润燥，善滑大肠，而下结粪。其性从容不迫，未至滋湿败脾，非诸润药可比。方书称其补精益髓，悦色延年，理男子绝阳不兴，女子绝阴不产，非溢美之词也。

锁阳　味甘，微温，入足厥阴肝经。补血滋阴，滑肠润燥。

锁阳⑤ 滋肝养血，润大肠枯燥，荣筋起痿，最助阳事，性与肉苁蓉同。

丹参　叶甘，气平，入足厥阴肝经。行经破瘀，通经止痛。

丹参调经⑥ 安胎，磨坚破滞，一切痈疽痂癫瘿瘤疥癣皆良，癥瘕崩漏兼医。《本草》谓其破宿血，生新血，落死胎，疏通血脉，治脚膝痿痹。走⑦ 及奔马，行血之良品也。

泽兰　味苦，微温，入足厥阴肝经。通经活血，破滞磨坚，胎产俱良，瘕癥颇善，止腰腹疼痛，消痈疽热肿，跌打吐衄能瘳。

泽兰⑧ 辛温香散，行血破瘀，通⑨脉安胎，一切痈疽癥瘕，金疮扑打，吐衄诸证皆医。而气味和平，不伤迅利，行经化结之良品也。

---

① 慈菰　原脱，据蜀本、集成本、石印本补。
② 牵牛子　原脱，诸本均同，据前后文例补。
③ 用　原脱，据蜀本、集成本、石印本补。
④ 肉苁蓉　原脱，据蜀本、集成本、石印本、前后文例补。
⑤ 锁阳　原脱，诸本均同，据前后文例补。
⑥ 调经　原作"经脉"，据蜀本、集成本、石印本改。
⑦ 走　迅利也。
⑧ 泽兰　原脱，诸本均同，据前后文例补。
⑨ 通　原作"经"，音近之误，据蜀本、集成本、石印本改。

益母草　味苦、辛，气平，入足厥阴肝经。活血行经，破瘀通脉，胎产崩漏、痛疽癥瘕①、跌打损伤悉效。

益母草调经行血，治一切血证，破瘀扫腐，下死胎，摧胞衣，并医各色疮疡。女子良药。

刘寄奴　味苦，微温，入足厥阴肝经。活血行瘀，化癥破结。善行瘀血，凡经期产后，汤火跌扑血瘀诸证俱瘳，止便溺失血，金疮不收口并捷。

延胡索　味苦、辛，微温，入足厥阴肝经。调经破血，化块消癥。专行滞血，治经瘀腹疼，化积聚癥瘕，理跌扑损伤。

胭脂　味甘，气平，入足厥阴肝经。活血行瘀，消肿止疼。

此红兰花所作，活血与花同。

蒀茹　味辛，微寒，入足厥阴肝经。行老血，破宿癥，扫除凝血，消磨瘀肉。

蒀茹有去腐决壅之力，《素问》同乌鲗骨治妇人血枯，王氏以为去恶也。

姜黄　味甘，苦，性寒，入足厥阴肝经。破血化癥②，消肿败毒。破瘀血宿癥，消扑损痈疽，止心腹疼痛，平疥癣初生。

地榆　味苦，气寒，入足厥阴肝经。泻热清肝，凉营止血。

地榆③　苦寒沉降，止吐衄便溺崩漏金疮诸血。但大凡失血证，内寒者多而热者少，庸工以治下焦血病，最不通。

三七　味甘、微苦，入足厥阴肝经。和营止血，通脉行瘀。

三七④　行瘀血而敛新血，凡产后经期跌打痈肿一切瘀血皆破，凡吐衄崩漏刀伤箭射一切新血皆止⑤，血病⑥之上药也。

蒲黄　味甘，气平，入足厥阴肝经。行瘀止血。

蒲黄⑦　亦行瘀血而敛新血，经产痈疽、癥瘕、跌扑能破，吐衄崩漏，痔疮痢疾⑧鲜血能止。调经止带，安胎下乳，心腹诸证，下衣摧生皆善。

续断　味苦，微温，入足厥阴肝经。行血破瘀，敛营补损。

续断行瘀血而敛新血，崩漏癥瘕、痈疽瘰疬、淋漓、痔瘘、跌打、金疮诸血，能止能行，有回虚补损，接骨续筋之力。

大蓟　味苦，微温，入足厥阴肝经。回失红，行瘀血。

大蓟⑨　亦行瘀血而敛新血，吐衄崩漏痈疽跌打，及肠痈血积、金疮蛊毒、虫毒俱治。

小蓟性同，而力犹薄，不能瘳痈消肿，但破血耳。

茜草　味苦，微寒，入足厥阴肝经。通经脉瘀塞，止营血流溢。

茜草⑩　亦行瘀血，敛新血，吐衄崩漏跌打损伤痔瘘疮疖俱治。

即染红茜草根⑪。

紫草　味苦，气寒，入足厥阴肝经。清肝凉血，泻火伐阳。

紫草疏利，凉血活瘀，寒胃滑肠。痘色红紫之证，缘营闭卫虚，不能外达，庸工以为血瘀，用紫草治之，百治百死。今古不悟，可恶！

三棱　味苦，气平，入足厥阴肝经。

---

① 癥瘕　原作"瘕癥"，据蜀本、集成本、石印本乙转。
② 癥　原作"瘕"，据蜀本、集成本、石印本改。
③ 地榆　原脱，据蜀本、集成本、石印本补。
④ 三七　原脱，诸本均同，据前后文例补。
⑤ 止　原作"出"，据蜀本、集成本、石印本改。
⑥ 病　原作"产"，据蜀本、集成本改。
⑦ 蒲黄　原脱，据蜀本、集成本、石印本补。
⑧ 疾　原作"痰"，形近之误，据蜀本改。
⑨ 大蓟　原脱，据蜀本、集成本、石印本补。
⑩ 茜草　原脱，据蜀本、集成本、石印本补。
⑪ 即染红茜草根　他本均不载，疑其上有脱文。

破滞行瘀，消积化块①。

三陵② 磨积聚癥瘕，善破老血，通经利气，下乳堕胎，止经产心腹诸痛③，消跌扑损伤诸瘀，软疮疡痈肿坚硬。

莪术 味苦、辛，微温，入足厥阴肝经。破滞攻坚，化结行瘀。

莲，俗作术。消癖块，破血癥④，化腑脏痼冷，散跌扑停瘀，通经开闭，止痛散结。

醋炒用⑤。

钩藤钩 味甘，微温，入足厥阴肝经。泻湿清风，止惊安悸，治木郁筋惕，惊悸瘈疭。

苍耳子 味苦，微温，入足厥阴肝经。散风湿拘挛，泻湿去风，治肢节挛痛，瘰疬疥疠，风瘙瘾疹。

叶主发散风湿。

豨莶草 味苦，气寒，入足厥阴肝经。止麻木，伸拘挛，通利关节，驱逐风湿，疮疡壅肿，服涂皆善。

研末，热酒冲⑥服，治疔疮肿毒，汗出则愈。不可治中风。

羌活 味苦，气平，入足厥阴肝经。通关逐痹，发表驱风。

羌活⑦ 泻湿除风，治中风痿痹喎斜，关节挛痛，皮肤瘙痒，痈疽疥癞诸病。

独活，性同。

天麻 味辛，微温，入足厥阴肝经。通关透节，泻湿除风。治中风痿痹瘫痪，腰膝牵强，手足拘挛之证，兼消壅肿。

荆芥 味辛，微温，入足厥阴肝经。散寒发表，泄湿⑧除风。治鼻口喎斜，肢体痿痹，筋节挛痛，目弦头旋之证，消疮痍疥癞，痔瘘瘰疬，除吐衄崩漏，脱肛阴癫。

秦艽 味苦，气平，入足厥阴肝经。发宣经络，驱除风湿。治中风瘫痪，湿家筋挛骨痛，黄疸之证。

甘菊花 味甘，气平，入足厥阴肝经。清风止眩，明目去翳。

菊花⑨ 清利头目，治目⑩疼痛眩晕之证。庸工凡治头目，无不用之，今古相承，不见其效。不知头目眩晕，由湿盛上逆，浊气充塞，相火失根，升浮旋转而成，愚妄以为头风，而用发散之药，此千试不灵之方也。

青葙子 味苦，微寒，入足厥阴肝经。清肝泻热，明目驱风。治眼病赤肿，红翳青盲。此庸工习用之药。

谷精草 味苦，微温，入足厥阴肝经。明目清风，去翳消障。

谷精草⑪ 苦⑫温发散，庸工治头痛目翳之证，谓其能愈头风，愚妄极矣！

木贼草 味苦，微温，入足厥阴肝经。明目退翳，清风止崩。

木贼草⑬ 磨翳清障，除漏止崩。解肌发汗，与麻黄同性。

木鳖子 味苦，微温，入足厥阴肝经。软坚化结，消肿破瘀。治恶疮乳痈，痔瘘瘿瘤，瘰疬粉刺，黯斑癣块，疝气之证。

番木鳖，治喉痹。

青蒿 味苦，气寒，入足厥阴肝经。清肝退热，泻湿除蒸。治骨蒸热劳，平疥

---

① 破滞行瘀，消积化块 原作"行瘀清积化块"，据蜀本、集成本、石印本改。
② 三陵 原脱，据蜀本、集成本、石印本补。
③ 痛 原作"病"，诸本均同，音近形近之误，据三棱功用、上下文义改。
④ 消癖块，破血癥 原作"消癖，破血块血癥"，据蜀本、集成本、石印本改。
⑤ 用 原脱，据蜀本、集成本、石印本补。
⑥ 冲 原脱，据蜀本、集成本、石印本补。
⑦ 羌活 原脱，诸本均同，据前后文例补。
⑧ 泄湿 原脱，据蜀本、集成本补。
⑨ 菊花 原脱，据蜀本、集成本、石印本补。
⑩ 头目 原脱，据蜀本、集成本、石印本补。
⑪ 谷精草 原脱，据集成本、石印本补。
⑫ 苦 原作"辛"，据蜀本、集成本、石印本改。
⑬ 木贼草 原脱，据蜀本、集成本、石印本补。

癫瘑痒，恶疮久痢，去男子蒜髪①，止金疮血流，医一切湿热之证。淋汁合和石灰，消诸瘀肉。

青黛 味咸，气寒，入足厥阴肝经。清肝泻热，凉胆除蒸。敷金疮壅肿，疗恶犬毒蛇诸伤。

龙胆草 味苦，大寒，入足厥阴肝、足少阳胆经。清肝退热，凉胆泻火。

龙胆草② 除肝胆郁热，治眼肿赤痛，瘀肉高起，疗膨疸发黄，膀胱热涩，除咽喉肿痛诸证。中寒者勿服。

大青 味苦，大寒，入足厥阴肝、足少阳胆经。清风退火，泻热除蒸。治瘟疫斑疹，黄疸痢疾，喉痹口疮，捣敷肿毒。

小青，同性。

夏枯草 味苦、辛，气寒，入足厥阴肝、足少阳胆经。凉营泻热，散肿消坚。治瘰疬瘿瘤扑伤血崩带下，白点汗斑诸证。

鲜者熬膏佳。

山慈菰 味甘、辛，气平，入足厥阴肝、足少阳胆经。消肿败毒，软坚化结。平疮疡肿硬，治痈疽瘰疬，疗毒结肿，黯斑粉刺诸证，涌吐风狂痰涎。

沙参 味甘、稍苦，微凉，入手太阴肺经。清金除烦，润燥生津。

沙参③ 凉肃冲淡，补肺中清气，退头上郁火，而无寒中败土之弊。但情性④轻缓，宜多用乃效。

山东、辽东者佳，坚脆洁白，迥异他产，一切疮疡疥癣，肿痛瘙痒皆效。

元参 味甘、微苦，入手太阴肺、足少阴肾经。清肺金，生肾水，涤心胸之烦热，凉头目之郁蒸。瘰疬斑疹、鼻疮喉痹皆医。

元参⑤ 清金补水，凡疮疡热痛，胸膈燥渴，溲便红涩，膀胱癃闭之证俱善。清肺与陈皮、杏仁同服。利水合茯苓、泽泻同服。轻清飘洒，不寒中气，最佳之品。

茅根 味甘，微寒，入手太阴肺、足太阳膀胱经。清金止血，利水通淋。

白茅根清金利水，敛血通经，治喘哕烦渴，吐衄崩漏，经闭溺涩，水肿黄疸。

初生茅针，止衄血便血，收金疮流血，消肿败毒，下水溃痈，酒煎服，一针溃一孔，二针溃二孔。

花止吐血，治金疮流血。

芦根 味甘，性寒，入手太阴肺、足阳明胃经。降逆止呕，清热除⑥烦。

芦根清降肺胃，消荡郁烦，生津止渴，除呕下食，治噎哕懊憹之证。

芦笋清肺止渴，利水通淋，解鱼肉药箭诸毒。

芦叶清肺止呕，治背疽肺痈。灰汁煎膏，蚀瘀肉，去黑痣。

箨⑦ 治金疮瘢⑧痕。

前胡 味苦，微寒，入手太阴肺经。清肺化痰，降逆止嗽。

前胡清金泻火，治气滞痰阻，咳逆喘促之证。

百部 味苦，微寒，入手太阴肺经。清肺止嗽，利水杀虫。

百部清金润肺，宁嗽降逆，杀白蛲蛔虫，一切树木蛀虫，疗疥癣瘙痒，消水气黄肿，洗衣去虱。

白鲜皮 味苦，性寒，入手太阴肺、足太阳膀胱经。清金止咳，利水清疸。

---

① 蒜髪　斑秃也。
② 龙胆草　原脱，据蜀本补。
③ 沙参　原脱，诸本均同，据前后文例补。
④ 情性　蜀本同，他本均脱，据上下文义作"性情"义胜。
⑤ 元参　原脱，诸本均同，据前后文例补。
⑥ 除　原作"止"，据蜀本、集成本、石印本改。
⑦ 箨（tuō 托）　笋壳也。
⑧ 瘢　原作"灭"，据蜀本、集成本、石印本改。

白鲜皮清金利水，治咳嗽上气，黄疸溺癃，疥癣鼠瘘。

牛蒡子　味苦，气平，入手太阴肺经。清风泻湿，消肿败毒。

牛蒡子发散风湿，清利咽喉，表瘾疹郁蒸，泻气鼓水胀，历节肿痛之证。庸工习用小儿疹病。

山豆根　味苦，气寒，入手太阴肺经。清利咽喉肿痛，一切疮疡疥癣，杀寸白诸虫。

金银花　味辛，微凉，入手太阴肺、足厥阴肝经。凉肝清肺，消肿败毒。

金银花清散风湿，消除肿毒，治一切疮疡杨梅疥癣痔瘘痢疾之类，敷饮俱妙。功次木芙蓉。

马兜铃　味苦，气寒，入手太阴肺经。清肺降逆，定喘止嗽。

马兜苓苦寒泻火，清肺下冲，治咳逆痰喘，痔瘘肿痛，能解蛇虫之毒。多用则吐。

紫苏　味辛，微温，入手太阴肺经。温肺降逆，止喘定嗽。

紫苏辛温下气，治咳逆痰喘，呕吐饮食，利膈通肠，破结消癥，兼驱腰膝湿气，解蟹毒。

白及　味苦，气平，入手太阴肺经。敛肺止血，消肿散瘀。

白及黏涩，收敛肺气，止吐衄失血，治痈疽瘰疬痔瘘疥癣皲皴之病，跌打汤火金疮之类俱善。

南星　味辛，性温，入手太阴肺、足阳明胃经。降气行瘀，化积消肿。

南星辛烈开通，治胃逆肺阻，胸膈壅满，痰涎胶塞，头目眩晕，磨积聚癥瘕，消痈疽肿痛，疗麻痹拘挛，止吐血便红，及疥癣疣[1]赘，喉痹口疮，金疮打损，破伤中风之类。功同半夏，而猛烈过之。

水浸二三日，去其白涎，用牛胆丸套

者，治痰郁肺热甚佳[2]。

常山　味苦，性寒，入手太阴肺、足阳明胃经。吐痰泻水，消胀除瘿。

常山苦寒迅利，排决痰饮，能吐能下。庸工以治痰疟，有无痰不疟之说，陋矣。

常山[3]　即蜀漆根，生用多服，则作呕吐。

蓖麻子　味苦，气平，入手太阴肺、足太阳膀胱经。下胎衣，收子肠，拔肿毒，泻水症。

蓖麻子性善收引，敷足则下胎衣，涂顶则收子肠，贴鼻口㖞斜，熏咽喉肿痹。熬膏贴肤，拔毒追脓，纸捻入鼻，开癃通闭。又性善走泻，能利大小二肠，下饮澼水症，兼消肿硬，平瘰疬恶疮。

石斛　味甘，气平，入手太阴肺、足少阴肾经。降冲泻湿，壮骨强筋。

石斛下气通关，泻湿逐痹，温肾壮阳，暖腰健膝，治发热自汗，排痈疽脓血，疗阴囊湿痒，通小便淋漓。

浮萍　味辛，微寒，入手太阴肺经。发表出汗，泻湿清风。

浮萍辛凉发表，治瘟疫斑疹，疗肌肉麻痹，中风㖞斜瘫痪，医痈疽热肿，瘾疹瘙痒，杨梅粉刺，汗斑皆良[4]，利小便闭癃，消肌肤肿胀，止吐衄，长须髪。

薄荷　味辛，气凉，入手太阴肺经。发表退热，善泻皮毛。治伤风头痛，瘰疬疥癣，瘾疹瘙痒，滴鼻止衄，涂敷消疮。

藁本　味辛，微温，入手太阴肺、足太阳膀胱经。行经发表，泻湿驱风。

---

① 疣　原作"瘤"，据蜀本、集成本、石印本改。

② 佳　原作"在"，形近之误，据蜀本改。

③ 常山　原脱，诸本均同，据前后文例补。

④ 良　原作"驱"，据蜀本、集成本、石印本改。

藁本① 辛温香燥，发散皮毛风湿，治头疱面皯，酒齄粉刺，疥癣之疾。

白芷 味辛，微温，入手太阴肺、手阳明大肠经。发散皮毛，驱逐风湿。

白芷② 辛温香燥，行经发表，散风泻湿，治头痛鼻渊，乳痈背疽，瘰疬痔瘘，疮痍疥癣，风痹瘙痒，肝疱疵③瘢之证。兼能止血行瘀，疗崩漏便溺诸血，并医带淋之疾。刀伤蛇咬皆善，敷肿毒亦善。

贯仲 味苦，微寒，入手太阴肺、足厥阴肝经。止血行瘀，破积杀虫。

贯仲收敛营血，消化瘀蒸，治吐衄崩带，积聚疬癖，杀寸白诸虫。

马兰 味辛，气平，入手太阴肺、足厥阴肝经。止血破瘀，消疟除疟。

马兰调营养血，破旧生新，治吐衄疟痢，消酒疸④水肿，腹痛肠痧，喉痹口紧，疗金疮折损，解蛊毒蛇伤，菌毒痔疮。

土茯苓 味甘，气平，入足少阴肾经。利水泻湿，燥土健中，壮筋骨而伸拘挛，利关节而消壅肿，最养脾胃，甚止泄利。

土茯苓⑤ 燥土泻湿，壮骨强筋，止泄敛肠，极有殊效。善治痈疽瘰疬，杨梅恶疮。

灯心草 味淡，气平，入足少阴肾经。利水通淋，泻湿开癃。

灯心草利水渗湿，通小便淋涩。烧灰吹喉⑥，散止鼻衄，并治破伤血流之证。

木通 味辛，气平，入足太阳膀胱经。通经利水，渗湿清热。

木通孔窍玲珑，通利窍隧，利水开癃，渗泻膀胱湿热。庸工利水方中，率多用之，而绝不得效。本草诸⑦家，未参验耳。

萹蓄 味苦，气平，入足太阳膀胱经。清利膀胱，渗泻湿热。

萹蓄利水泻湿，治黄疸淋涩，消女子阴蚀，杀小儿蛔虫，疗浸淫疥疬，疽痔痛痒⑧之证。

海带 味咸，性寒，入足太阳膀胱经。行痰泻火，消瘿化瘤。

海带⑨ 咸寒疏利，清热软坚，化痰利水，治鼓胀瘿瘤。与昆布、海藻同功。

昆布 味咸，性寒，入足太阳膀胱经。泻水去湿，破积软坚。

昆布咸寒清利，治气鼓水胀，瘿瘤瘰疬，癥疝恶疮。与海带、海藻同功。

地肤子 味苦，微寒，入足太阳膀胱经。利水泻湿，清热止淋。

地肤子⑩ 清利膀胱湿热，治小便淋涩，疗头目肿痛，狐疝阴癞，腰疼胁痛，血痢恶疮，阳痿诸证。

苗、叶利水亦捷。

萆薢 味苦，气平，入足太阳膀胱经。泻水去湿，壮骨舒筋。

萆薢⑪ 疏泻水道，驱经络关节之湿，治手足痿痹瘫痪，小便白浊频数诸证，并医恶疮痔瘘。

牛膝 味苦、酸，气平，入足太阳膀胱、足厥阴肝经。利水开淋，破血通经。

牛膝⑫ 疏利水道，治小便淋涩疼痛，

---

① 藁本　原脱，据蜀本、集成本、石印本补。
② 白芷　原脱，据蜀本、集成本、石印本补。
③ 疵　他本均作"痍"，亦通。
④ 疸　原作"痕"，据蜀本、集成本改。
⑤ 土茯苓　原脱，诸本均同，据前后文例补。
⑥ 烧灰吹喉　诸本均同，据上下文义，疑下有脱文。
⑦ 诸　原作"之"，据蜀本、集成本、石印本、上下文义改。
⑧ 疗浸淫疥疬，疽痔痛痒　他本均作"疗淫疥疬疽，痔疮痛痒"，可参。
⑨ 海带　原脱，据蜀本、集成本、石印本补。
⑩ 地肤子　原脱，据集成本、石印本补。
⑪ 萆薢　原脱，据蜀本、集成本、石印本补。
⑫ 牛膝　原脱，据蜀本、集成本、石印本补。

疗膝胫痿痹拘挛，通① 女子经脉闭结，起男子宗筋软缩，破坚癥老血，消毒肿恶疮，木器刺伤。捣敷金疮，溃痈排脓。堕胎下衣，喉痹舌疮，扑伤打损，瘾疹风癞皆效。

其性下行，肝脾郁陷者勿用。

旱莲草　味甘、酸，入足少阴肾、足厥阴肝经。益肝肾，乌须髪。

旱莲草② 汁黑如墨，得少阴水色，入肝滋血，黑髪乌须，止一切失血，敷各种疮毒。汁涂眉髪，其生速繁。

天雄　味辛，性温，入足少阴肾、足厥阴肝经。驱寒泻湿，秘精壮阳。温肾荣筋，治阳痿精滑，膝挛腰痛，心腹疼痛，胸膈痰水，续筋接骨，化癖消癥，排痈疽脓血，起风痹瘫痪，治霍乱转筋。

天雄即附子长大者，制法与附子同，煨，去皮脐，切片，隔纸焙干。稍生服之，则麻木昏晕。

仙茅　味辛，气温，入足少阴肾、足厥阴肝经。壮骨强筋，暖腰温膝。

仙茅暖水荣木，复脉清风，滋筋力，益房帏，治玉塵痿软，皮肤风癞。

去毛，糯米浸汁，去赤汗。

仙灵脾　味辛、苦，微温，入足少阴肾、足厥阴肝经。荣筋强骨，起痿壮阳。

仙灵脾③ 滋益精血，温补肝肾，治阳痿不举，阴绝不生，消瘰疬，起瘫痪，清风明目，益志宁神。

亦名淫羊藿。

羊脂拌炒。

巴戟天　味辛、甘，微温，入足少阴肾、足厥阴肝经。强筋健骨，秘精壮阳。

巴戟天④ 温补精血，滋益宗筋，治阳痿精滑，鬼交梦遗，驱逐脉风，消除痂癞。

去梗，酒浸，蒸晒。

蒺藜　味苦，微温，入足少阴肾、足

厥阴肝经。泻湿驱风，敛精缩溺。

蒺藜子疏木驱风，治肝气输泄，精滑溺数，血淋白带。白者良⑤，与沙苑同性。

兔丝子　味酸，气平，入足少阴肾、足厥阴肝经。敛精利水，暖膝温腰。

兔丝子⑥ 酸涩敛固，治遗⑦ 精淋漓，膝冷腰痛。但不宜于脾胃⑧，久服中宫壅塞，饮食不化，不可用以误人。

覆盆子　味甘，气平，入足少阴肾、足厥阴肝经。强阴起痿，缩溺敛精。

覆盆子⑨ 补肝肾精血，壮阳宜子，黑髪润颜，治小便短数。

狗脊　味苦，气平，入足少阴肾、足厥阴肝经。泻湿驱寒，起痿止痛。

狗脊⑩ 泻肾肝湿气，通关利窍，强筋壮骨⑪，治腰痛膝疼，足肿腿弱，遗精带浊。

去毛，酒蒸。

猴姜　味苦，微温，入足少阴肾、足厥阴肝经。接骨断，止牙痛。

猴姜⑫ 泻湿通经，治关节疼痛，手足不仁，耳鸣牙疼，筋断骨折，兼疗肾泄。

亦名骨碎补。

远志　味辛，微温，入手少阴心、足少阴肾经。开心利窍，益智安神。

---

① 通　原脱，据蜀本、集成本、石印本补。
② 旱莲草　原脱，据蜀本、集成本、石印本补。
③ 仙灵脾　原脱，据蜀本、集成本、石印本补。
④ 巴戟天　原脱，据蜀本、集成本、石印本补。
⑤ 良　原脱，据蜀本、集成本、石印本补。
⑥ 兔丝子　原脱，据蜀本、集成本、石印本补。
⑦ 遗　原作"之"，据蜀本、集成本、石印本改。
⑧ 于脾胃　原作"脾用"，据蜀本、集成本、石印本改。
⑨ 覆盆子　原脱，据蜀本、集成本、石印本补。
⑩ 狗脊　原脱，据蜀本、集成本、石印本补。
⑪ 强筋壮骨　原作"壮筋骨"，据蜀本、集成本、石印本改。
⑫ 猴姜　原脱，据蜀本、集成本、石印本补。

远志① 辛散开通，治心窍昏塞，胸膈痹痛，补肾壮阳，敛精止泄，疗骨疽乳痛，一切疮疡肿毒。

菖蒲 味辛，气平，入手少阴心经。开心益智，下气行郁。

菖蒲② 辛烈疏通，开隧窍瘀阻，除神志迷塞，消心下伏梁，逐经络湿痹，治耳目瞆聋，疗心腹疼痛，止崩漏带下，胎动半产，散痈疽肿痛，疗癣痔瘘。

生石中者佳。四川道地，莱阳出者亦可用。

地丁 味苦、辛，微寒，入手少阴心、足少阳胆经。消肿毒③，疗疮疥。

地丁④ 行经泻火，散肿消毒，治痈疽瘰疬，疗毒恶疮。敷食皆佳。

紫花地丁，更胜白花者，亦名蒲公英。蒲公英黄花，非白花⑤。

漏芦 味咸，微寒，入足少阴肾、足厥阴肝经。利水秘精，凉血败毒。

漏芦⑥ 咸寒，利水泻湿，清肝退热，

治失溺遗精，淋血便红，眼痛目赤，背疽乳痈，痔瘘瘰疬，白秃金疮，历节带下，泄利。治一切虫伤跌打，恶疮毒肿，排脓止血，服浴皆善。下乳汁最捷。

海金沙 味甘，性寒，入足太阳膀胱经。利水泻湿⑦，开癃止淋。

海金沙⑧ 清泻膀胱湿热，治膏血砂石诸淋，消鼓胀肿满。

沙乃草上细粉，如蒲黄然。

千金子 味辛，微涩，入足阳明胃、手阳明大肠、手太阳小肠、足太阳膀胱经。泻水下痰，决瘀扫腐。

千金子下停痰积水，一扫而空，功力迅速，远胜他药，亦不甚伤中气，凡食积血块，老癖坚癥，经闭胞转，气鼓水胀，皆有捷效。兼泻蛊毒，疗蛇咬，点黑痣赘疣，愈疥癣黚黵。

去壳服。白仁纸包，压去油净，取霜，每服十余粒。

亦名续随子。

---

① 远志　原脱，据蜀本、集成本、石印本补。
② 菖蒲　原脱，据蜀本、集成本、石印本补。
③ 肿毒　原作"毒肿"，据蜀本、集成本、石印本、下文"散肿消毒"乙转。
④ 地丁　原脱，诸本均同，据前后文例补。
⑤ 蒲公英黄花，非白花　原脱，据蜀本、集成本、石印本补。
⑥ 漏芦　原脱，据蜀本、集成本、石印本补。
⑦ 湿　原作"关"，据蜀本、集成本、石印本改。
⑧ 海金沙　原脱，诸本均同，据前后文例补。

玉楸药解卷二

昌邑黄元御坤载著

木　部

降香　味苦，微温，入足太阴脾、手少阴心经。疗梃刃伤损，治痈疽肿痛。

降香芳烈辛温，烧之辟疫疠之邪，痈疽之病与夫跌打金疮，皮破血漏，筋断骨伤皆疗。

丁香　味辛，气温，入足太阴脾、足阳明胃经。温燥脾胃，驱逐胀满，治心腹疼痛，除腰腿湿寒，最止呕哕，善回滑溏，杀虫解蛊，化块磨坚，起丈夫阳弱，愈女子阴冷。

丁香辛烈温燥，驱寒泻湿，暖中扶土，降逆升陷，善治反胃肠滑，寒结腹痛之证。

用母丁香。雄者为鸡舌香。

木香　味辛，微温，入足太阴脾、足阳明胃经。止呕吐泄利，平积聚癥瘕，安胎保妊，消胀止痛。

木香辛燥之性，破滞攻坚，是其所长。庸工以治肝家之病，则不通矣，肝以风木之气，凡病皆燥，最不宜者。

面煨实大肠，生磨消肿病。

白檀香　味辛，微温，入足阳明胃、足太阴脾、手太阴肺经。治心腹疼痛，消瘕疝凝结。

白檀香辛温疏利，破郁消满，亦治吐胀呕泄之证，磨涂面上黑痣。

紫檀香破瘀消肿，止金疮血漏，煎饮磨涂最良。

乌药　味辛，气温，入足阳明胃、足太阴脾、手太阴肺经。破瘀泻满，止痛消胀。

乌药辛散走泻，治痛满吐利，胀肿喘息，寒疝冲突，脚气升逆之证。但不宜虚家，庸工以之治虚满之病，非良法也。

槟榔　味苦、辛，性涩，气温，入足太阴脾、足阳明胃经。降浊下气，破郁消满，化水谷之陈宿，行痰饮之停留，治心腹痛楚，疗山水瘴疠。

槟榔辛温，下气破滞，磨坚行瘀，败陈宿之气，亦有用之良材。若气虚作满，则损正益邪，不能奏效矣。

大腹子　味辛、苦，性涩，气温，入足太阴脾、足阳明胃经。下气宽胸，行郁散浊。

大腹子即槟榔之别产而大腹者，性既相同，效亦不殊。

大腹皮专治皮肤肿胀，亦甚不宜虚家。肿胀有根本，皮肤是肿胀之处所，非肿胀之根本也。庸工不知根本，但于皮肤求之，非徒无益，而又害之。

阿魏　味辛，气臭，入足太阴脾、足厥阴肝经。辟瘟御瘴，破积消癥。

阿魏辛烈臭恶，化血积血癥，固瘕[1]癫疝，杀小虫，消疟母，辟瘟疫瘴疠之灾，解蘑[2]菰牛马之毒。

———————

① 瘕　原作"痂"，音近之误，据蜀本、集成本、石印本改。
② 蘑　原作"苈"，形近之误，据蜀本、集成本、石印本改。

阿魏生西番昆仑地，是木汁坚凝成冰，松脂渍胶，臭恶异常。炒研入碗，磁面崩损，成片而下，其克伐剥蚀之力，无坚不破，化癖磨癥，此为第一，但可入膏药敷贴，不宜汤丸服饵也。

炒焦，研细。

苏木 味辛、咸，气平，入足厥阴肝经。调经行血，破瘀止痛。

苏木善行瘀血，凡胎产癥瘕，疮疡跌扑，一切瘀血皆效。

血竭 味咸，气平，入足厥阴肝经。破瘀行血，止痛续伤。

血竭破瘀血，癥瘕积块，跌扑停瘀皆良，亦止鼻衄便血，并治恶疮疥癣。

乳香 味辛，微温，入足厥阴肝经。活血舒筋，消肿止痛。

乳香活血行瘀，治心腹疼痛，消痈疽结肿，散风癞瘙痒，平跌打溃烂，止口眼喝斜，舒筋脉挛缩。

炒干，研用。

没药 味苦，气平，入足厥阴肝经。破血止痛，消肿生肌。

没药破血行瘀，化老血宿癥，治痈疽痔漏，金疮杖疮，跌扑损伤，一切血瘀肿痛，疗经期产后，心腹疼痛诸证。

制同乳香。

棕榈毛 味苦，性涩，气平，入足厥阴肝经。收敛失血，固涩肠滑。

棕榈毛收涩之性，最能止血，凡九窍流溢及金疮跌打诸血皆止。

折断，烧灰存性用。

芜荑 味辛，气平，入足厥阴肝经。杀虫破积，止痢消疮。

芜荑杀脏腑诸虫，磨气积血癥，治痔瘘疥癣，一切诸疮，止寒冷痢。

芦荟 味苦，性寒，入足厥阴肝经。杀虫消痔，退热除疳。

芦荟清热杀虫，治痔瘘疥癣，亦名象胆。

肉桂 味甘、辛，气香，性温，入足厥阴肝经。温肝暖血，破瘀消癥，逐腰腿湿寒，驱腹胁疼痛。

肝属木而藏血，血秉木气，其性温暖。温气上升，阳和舒布，积而成热，则化心火。木之温者，阳之半升，火之热者，阳之全浮也。人知气之为阳，而不知其实含阴精，知血之为阴，而不知其实抱阳气。

血中之温，化火为热之原也，温气充足，则阳旺而人康，温气衰弱，则阴盛而人病。阳复则生，阴胜则死，生之与死，美恶不同，阳之与阴，贵贱自殊。蠢①飞蠕动，尚知死生之美恶，下士庸工，不解阴阳之贵贱，千古祸源，积成于贵阴贱阳之家矣。

欲求长生，必扶阳气，扶阳之法，当于气血之中。培其根本。阳根微弱，方胎水木之中，止②有不足，万无有余，世无温气太旺而生病者。其肝家痛热，缘生意不足，温气抑郁，而生风燥，非阳旺而阴虚也。

肉桂温暖条畅，大补血中温气，香甘入土，辛甘入木，辛香之气，善行滞结，是以最解肝脾之郁。

金之味辛，木之味酸，辛酸者，金木之郁，肺肝之病也。盖金之性收，木之性散，金曰从革③，从则收而革不收，于是作辛，木曰曲直④，直则散而曲不散，于是作酸。辛则肺病，酸则肝病，以其郁也，故肺宜酸收而肝宜辛散。肺得酸收，则革者从降而辛味收，肝得辛散，则曲者

---

① 蠢 虫动也。
② 止 仅也。
③ 金曰从革 语出《尚书·洪范篇》。
④ 木曰曲直 语出《尚书·洪范篇》。

直[1] 升而酸味散矣，事有相反而相成者，此类是也。肝脾发舒，温气升达，而化阳神，阳神司令，阴邪无权，却病延年之道，不外乎此。

凡经络堙瘀，脏腑癥结，关节闭塞，心腹疼痛等证，无非温气微弱，血分寒冱之故。以至上下脱泄，九窍不守，紫黑成块，腐败不鲜者，皆其证也。女子月期产后，种种诸病，总不出此。悉宜肉桂，余药不能。

肉桂本系树皮，亦主走表。但重厚内行，所走者表中之里。究其力量所至，直达脏腑，与桂枝专走经络者不同。

杜仲 味辛，气平，入足厥阴肝经。荣筋壮骨，健膝强腰。

杜仲去关节湿淫，治腰膝疫痛，腿足拘挛，益肝肾，养筋骨。

五加皮 味辛，微温，入足厥阴肝经。逐湿开痹，起痿伸挛。

五加皮通关泻湿，壮骨强筋，治腰痛膝软，足痿筋拘，男子阳痿囊湿，女子阴痒阴蚀，下部诸证。

蔓荆子 味苦，微温，入足厥阴肝经。泻风湿，清头目。

蔓荆子发散风湿，治麻痹拘挛，眼肿头痛之证。

头目疼痛，乃胆胃逆升，浊气上壅所致，庸医以为头风，而用蔓荆子发散之药，不通极矣！诸家本草，皆出下士之手，此等妄言，不胜其数。

密蒙花 味甘，微寒，入足厥阴肝经。清肺润燥，明目去翳。

密蒙花清肝明目，治红肿翳障，庸工习用，不效也。治病不求其本，不解眼病根源，浪用一切清凉发散之药，百治不得一效，此庸工之所以庸也。

大风子 味苦，微热，入足厥阴肝经。搽疥疠，涂杨梅。

大风子辛热发散，治风癣疥疠杨梅之证。取油涂抹。

研烂，器[2] 收，汤煮，密封，煎黑如膏，名大枫子油。

槐实 味苦，性寒，入足厥阴肝经。凉血清风，润肠消痔。

槐实苦寒，清肝家风热，治痔瘘肿痛，阴疮湿痒，明目止泪，清心除烦，坠胎催生，乌须黑髪，口齿热痛，头目晕眩，寒泻大肠，润燥开结。

楝子 味苦，性寒，入足厥阴肝经。泻火除狂，利水止痛。

苦楝子清肝泻热，利水杀虫，治瘟疫伤寒，烦躁狂乱，止腹痛溺癃，癞病痔瘘，大便下血。

亦名金铃子。

竹沥 味甘，性寒，入手太阴肺经。清肺行痰。

竹沥甘寒疏利，清胸膈烦渴，开痰涎胶黏，治中风心肺郁热，孔窍迷塞之证。

鲜竹去节，火烘沥下，磁器接之。其性虽寒，不至滑泻肠胃，清上之药，最为佳品。

荆沥 味甘，气平，入手太阴肺经。化痰泻热，止渴清风。

荆沥化痰驱风，治头目[3] 晕眩，中风不语之病。功与竹沥相同，热宜竹沥，寒宜荆沥。

榆白皮 味甘，气平，入手太阴肺、足太阳膀胱经。止喘降逆，利水消肿。

榆白皮清金利水，治齁喘咳嗽，淋漓消渴，滑胎摧生，行血消肿，痈疽发背，瘰疬秃疮。

木芙蓉 味辛，气平，入手太阴肺、

---

① 直 原作"宜"，诸本均同，形近之误，据上下文义改。
② 器 他本均作"瓶"，可参。
③ 目 原脱，据蜀本、集成本、石印本补。

足厥阴肝经。清风泻热，凉血消肿。

木芙蓉清利消散，善败肿毒，一切疮疡，大有捷效。涂饮俱善。

金樱子　味咸，性涩，入手阳明大肠、足厥阴肝经。敛肠止泄，固精断遗。

金樱子酸敛涩固，治泄利遗精。肝气①郁结者不宜。酸敛之品，服之则遗精愈甚，当与升达之药并用。

辛夷　味辛，微温，入手太阴肺、足阳明胃经。泻肺降逆，利气破壅。

辛夷降泻肺胃，治头痛、口齿疼、鼻塞，收涕去鼽②，散寒止痒，涂面润肤，吹鼻疗疮。

亦名木笔花。

苏合香　味辛，性温，入手太阴肺、足厥阴肝经。辟鬼驱邪，利水消肿。

苏合香走散开通，能杀虫辟恶除邪，治肿胀疹痱③，气积血癥，调和脏腑，却一切不正之气。

安息香　味辛、苦，气温，入手太阴肺、足厥阴肝经。除邪杀鬼，固精壮阳。

安息香温燥窜走，治鬼支邪附，阳痿精遗，历节疼痛，及心腹疼痛之病。熏服皆效。烧之神降鬼逃。

韶脑　味辛，性热，入手太阴肺、足厥阴肝经。通经开滞，去湿杀虫。

韶脑辛烈之性，通关透节，去湿、逐风寒，治心疼腹痛，脚气牙虫，疥癣秃疮。箱笼席簟，杀蠹辟虱。

冰片　味辛，性凉，入手太阴肺、足厥阴肝经。去翳明目，开痹通喉。

冰片辛凉开散，治赤目白翳，喉痹④牙疼，鼻瘜，舌出肠脱，杀虫消痔，开窍散火。

蕤仁　味甘，微温，入手太阴肺、足厥阴肝经。明目止疼，退赤收泪。

蕤仁理肺疏肝，治眼病赤肿，目烂泪流，鼻痛衄血，痞痰阻隔。生治多睡，熟治不眠。

琥珀　味辛、甘，气平，入手太阴肺、足厥阴肝经。明目去翳，安魂定魄。

琥珀凉肺清肝，磨障翳⑤，止惊悸，除遗精白浊，下死胎胞衣，涂面益色，敷疗拔毒，止渴除烦，滑胎摧生。

乳浸三日，煮软，捣碎。

淡竹叶　味甘，微寒，入足太阳膀胱经。利水去湿，泻热除烦。

淡竹叶甘寒渗利，疏通小便，清泻膀胱湿热。

没石子　味苦，微温，入足少阴肾、足厥阴肝经。补精血，乌须髮。

没石子性气温涩，治虚冷滑泄，赤白痢疾。合药染须。烧灰扑汗，治阴汗。

亦名无余子。

焙，研屑用。

桑椹　味甘，气平，入足太阳膀胱、足厥阴肝经。止渴生津，消肿利水。

桑椹滋木利水，清风润燥，治消渴癃淋，瘰疬秃疮，乌须黑髪。

桑叶治脚气水肿，扑损金疮，行瘀止渴，长髪明目。

桑枝治脚气中风，㖞斜拘挛，咳嗽上气，紫白癜风，消痈疽，利小便。

桑皮汁灭黑痣恶肉，敷金疮，化积块。亦名木硇⑥。

桑花涩肠止嗽，治吐衄崩带。

女贞子　味苦，气平，入足少阴肾、足厥阴肝经。强筋健骨，秘精壮阳，补益

---

① 气　原脱，据蜀本、集成本、石印本补。
② 鼽　原作"肝"，音近之误，据蜀本、集成本、石印本改。
③ 痱　原作"瘰"，据蜀本、集成本、石印本改。
④ 喉痹　原作"头痛"，据蜀本、集成本改。
⑤ 翳　原脱，据蜀本、集成本、石印本补。
⑥ 亦名木硇　原作夹注，据蜀本、集成本、石印本、前后文例改。

精血，长养精神。

女贞子隆冬苍翠，非其温暖之性，不能如是。

楮实子 味甘，气平，入足少阴肾、足太阳膀胱、足厥阴肝经。起痿助阳，利水消肿。

楮实子温暖[1]肝肾，补益虚劳，壮筋骨，强腰膝，治阳事痿弱，水气胀满，明目去翳，充肤悦颜，疗喉痹金疮，俱效。

枸杞子 味苦、微甘，性寒，入足少阴肾、足厥阴肝经。补阴壮水，滋木清风。

枸杞子苦寒之性，滋润肾肝，寒泻脾胃，土燥便坚者宜之。水寒土湿，肠滑便利者，服之必生溏泄。《本草》谓其助阳，甚不然也。

根名地骨皮，清肝泻热，凉骨除蒸，止吐血齿衄，金疮血漏，止热消渴。

桑寄生 味苦，气平，入足少阴肾、足厥阴肝经。壮骨荣筋，止血通乳。

桑寄生通达经络，驱逐湿痹，治腰痛背强，筋痿骨弱，血崩乳闭胎动，腹痛痢疾，金疮痈疽，坚髪齿，长眉须。

雷丸 味苦，性寒，入手少阴心、足厥阴肝经。杀虫解蛊，止汗除癫。

雷丸清热疏肝，杀寸白小虫，驱风除癫，止小儿汗。久服令人阴痿。

甘草水浸，去皮，切，炮为末，扑身止[2]汗。

天竺黄 味甘，性寒，入手少阴心、足少阳胆经。泻热宁神，止惊除痰。

天竺黄清君相火邪，治惊悸癫痫，中风痰迷，失音不语，明目安心，清热解毒。

柏子仁 味甘、辛，气平，入足太阴脾、手阳明大肠、手少阴心、足厥阴肝经。润燥除湿，敛气宁神。

柏子仁辛香甘涩，秉[3]燥金敛肃之气，而体质则极滋润，能收摄神魂，宁安惊悸，滑肠开秘，荣肝起痿，明目聪耳，健膝强腰，泽润舒筋，敛血止汗。燥可泻湿，润亦清风，至善之品。

蒸、晒、舂、簸，取仁，炒、研。烧沥取油，光泽须髪。涂抹癣疥，搽黄水疮湿，最效。

松子仁 味甘、辛，气平，入手太阴肺、手阳明大肠、手少阴心、足厥阴肝经。润燥清风，除湿开痹。

松子仁与柏子仁相同，收涩不及而滋润过之，润肺止咳，滑肠通秘，开关逐痹，泽肤荣毛，亦佳善之品。研揩须髪，最生光泽。

松子大如豆粒，光头三角，出云南、辽东，中原无此。

松香治痈疽疥痱，秃疮血瘻，止痛生肌，排脓收口，止崩除带，强筋固齿，历节疼痛，阴囊湿痒。

松节治腰腿湿痹，筋骨疼痛。

松花止血。

---

[1] 温暖 原作"暖温"，据蜀本、集成本、石印本乙转。

[2] 止 原作"出"，据蜀本、集成本、石印本改。

[3] 秉 原作"乘"，形近音近之误，据蜀本改。

玉楸药解卷三

昌邑黄元御坤载著

金石部

钟乳　味甘，性温，入足太阴脾、手太阴肺、足少阴肾、足厥阴肝经。宁嗽止喘，敛血秘精。

石钟乳燥湿悍疾，治脾肾湿寒，遗精吐血，肠滑乳闭，虚喘劳嗽，阳痿声哑，其功甚速。寒消湿去，食进气充。恃此纵欲伤精，阳根升泄，往往发为消淋痈疽之证。固缘金石剽悍，亦因服者恃药力而雕斫①也。

硫黄　味酸，性温，入足太阴脾、足少阴肾、足厥阴肝经。驱寒燥湿，补火壮阳。

石硫黄温燥水土，驱逐湿寒，治虚劳咳嗽，呕吐泄利，衄血便红，冷气寒瘕，腰软膝痛，阳痿精滑，痈疽痔瘘，疥癣癞秃，敷女子阴痒，洗玉门宽冷，涂鼻疣疔耳②，消胬肉顽疮。

入萝卜内，稻糠火煨熟，去其臭气，研细用。

硝石能化硫为水，以竹筒盛，埋马粪中，一月成水，名硫黄液。

硇砂　味辛，性温，入足太阴脾、手太阴肺经。攻坚破结，化痞磨癥。

硇砂辛烈消克，治气块血癥、老翳胬肉，停食宿胘，疣痣赘瘤之属。《本草》谓其暖胃益阳，消食止嗽，备载服食之法。如此毒物，能③使金石销毁，何可入腹？但宜入膏散外用耳。

西番者佳。

金屑　味辛，性寒，入足阳明胃、手太阴肺经。镇定魂魄，宁安惊悸。

金屑服之杀人，性同鸩酒，古人赐死，往往用此。《本草》谓其能止咳嗽吐血，惊悸癫痫。方士制炼服饵，以为长生不死，荒妄极矣。或谓生者有毒，熟者无毒，胡说之至！庸工每常用之。即至少服，不至④杀人，而惊悸自有原本，镇重之物，何能得⑤效！

砒霜　味苦、辛，性热，入足太阴脾、手太阴肺、足厥阴肝经。行痰化癖，截疟除齁。

砒霜辛热大毒，治寒痰冷癖，久疟积痢，疗痔漏瘰疬，心痛齁喘，蚀痈疽腐肉，平走马牙疳。

生名砒黄，炼名砒霜，经火更毒，得酒愈烈，过脐则生泻，服一钱杀人！

花乳石　味酸，性涩，气平，入足厥阴肝经。止血行瘀，磨翳⑥消瘴。

花乳石功专止血，治吐衄崩漏，胎产刀杖，一切诸血。善疗金疮，合硫黄锻炼，敷之神效。亦磨远年障翳，化瘀血老

----

① 雕斫　"雕"，损伤也，通"凋"。"雕斫"，损削也。
② 鼻疣疔耳　他本均作"鼻鼻疣痣"，可参。
③ 能　原作"解"，据蜀本、集成本、石印本改。
④ 至　他本均作"致"。
⑤ 得　原脱，据蜀本、集成本、石印本补。
⑥ 翳　原作"郁"，诸本均同，据下文"磨远年障翳"改。

癥，落死胎，下①胞衣。

煅，研，水飞用。

密陀僧 味辛，气平，入足厥阴肝经。宁嗽止惊，化积杀虫。

密陀僧沉坠下行，能降痰止吐，化积除惊，宁嗽断痢，止血消肿，平痔瘘汗斑，口疮鼻齄，臁疮骨疽之属。

研细，水飞。

空青 味苦，性寒，入足厥阴肝经。磨翳明目，化积行瘀。

空青清肝破滞，治目昏眼痛，赤肿障翳，通经下乳，利水消癥。

石子如卵，内含水浆，摇之有声，其名空青，点久年翳膜青盲，壳亦磨障。亦有内裹白面者，搽肿毒疮疖甚效。亦空青之别种，极难得也。

层青 味酸，性寒，入足厥阴肝经。明目去翳，破积杀虫。

层青治眼痛赤烂多泪，明目。磨癥化积，亦同空青。

层青色如波斯青黛，层层而出，故名。

石青 味甘，气平，入足厥阴肝经。明目止痛，消肿破癥。

石青清肝退热，治目昏眼痛，跌打金疮，消痈肿，化积聚，吐顽痰。

石绿 味酸，气平，入足厥阴肝经。止泄痢，吐风痰。

石绿清凉重坠，治风痰壅闷，急惊昏迷。

青礞石 味咸，气平，入手太阴肺、足太阴脾经。化痰消谷，破积攻坚。

青礞石重坠下行，化停痰宿谷，破硬块老瘀。其性迅利，不宜虚家。庸工有滚痰丸方，用礞石、大黄，泻人中气，最可恶也。

海浮石 味咸，气平，入手太阴肺、足厥阴肝经。化痰止渴，破滞软坚。

海浮石咸寒通利，能化老痰，消积块，止消渴，通淋涩，去翳障，平瘿瘤，清金止嗽，泻湿消疝，亦兼治疔毒恶疮。

铁锈 味咸，气平，入手太阴肺、足厥阴肝经。消肿败毒，降逆清热。

铁锈重坠清降，消肿毒恶疮，疗蜘蛛蜈蚣诸伤。

铜青 味咸，气平，入手太阴肺、足厥阴肝经。止血行痰，消肿合疮。

铜青② 即铜绿，酸涩，能合金疮，止血流，平牙疳③肉蚀，收烂弦冷泪，消臁疮顽癣，疗痔瘘杨梅，去风杀虫，生髮点痣。功专外用，不入汤丸。医书用吐痰，殊非良法。

石灰 味辛，性温，入手太阴肺、手阳明大肠经。止血化积杀虫。

石灰温暖燥烈，收湿驱寒，治痈疽疥癣，瘰疬瘿瘤，痔瘘瘿疣，白瘢黑痣，松刺瘜肉，水泄红烂，赤带白淫，脱肛阴挺，囊坠髮落，牙疼口喎，止痛合疮，生肌长肉，坠胎杀虫，染髮乌须，收金疮血流。但可外用熏敷涂，不可服饵。

牛胆拌套，风干者佳。

绿矾 味酸，性凉，入手太阴肺、手阳明大肠经。消痈化积，止血平疮。

绿矾燥烈收涩，治痰涎疟痢，积聚胀满，喉痹牙虫，耳疮眼疼，弦烂水肿，崩中便血，疥癣秃疮之烂蛆生者。亦外用，未可轻服。

蓬砂 味咸，性凉，入手太阴肺经。化痰止嗽，磨翳消癥。

蓬砂消癥化瘀④，治癖积翳障，胬肉结核，喉痹骨鲠。《本草》谓其化痰止

---

① 下 原脱，据蜀本、集成本、石印本补。
② 铜青 原脱，诸本均同，据前后文例补。
③ 疳 原作"兔"，据蜀本、集成本、石印本改。
④ 消癥化瘀 原作"消化瘀痰"，据蜀本、集成本、石印本改。

嗽，清肺生津，除反胃噎膈。此非循良之性，未可服饵也。

胆矾 味酸，性寒，入手太阴肺经。降逆止嗽，消肿化积。

胆矾酸涩燥收，能克化癥结，消散肿毒，治齿痛牙疳，喉痹牙虫，鼻内阴蚀，脚疽痔瘘，杨梅，金疮，白癜，一切肿痛，疗带下崩中，治上气眼疼弦烂，疯狗咬伤，百虫入耳，腋下狐臭，吐风痰最捷。

炉甘石 味甘，气平，入手太阴肺经。明目退翳，收敛疮肉。

炉甘石清金燥湿，治眼病红肿翳障，弦烂泪流，兼医痔瘘下疳，止血消毒，并疗阴囊湿痒。

炉甘石生金银矿，秉寒肃燥敛之气，最能收湿合疮，退翳除烂。但病重根深，不能点洗收效，必须服药饵，用拔本塞源之法。若眼科诸言，一派胡说，不可服也。

锻红，童便浸数次，水洗，研细，水飞。

珊瑚 味辛，气平，入手太阴肺经。点眼去翳，吹① 鼻止衄。

珊瑚磨翳消障，功载《本草》，而取效甚难，至谓化血止衄，则其说更荒涎。

玛瑙 味辛，气平，入手太阴肺经。点眼去翳，熨目消红。

玛瑙磨翳退障，存此一说可也，至于收功奏效，则未能矣。

石燕 味甘，性凉，入足少阴肾、足太阳膀胱经。利水通淋，止带催生。

石燕甘寒渗利，泻膀胱湿热，治淋沥热涩，溺血便血，消渴带下，痔瘘障翳，齿动牙疼，卷毛倒捷。

石蟹 味苦、咸，性寒，入手少阴心、足少阳胆经。清心泻热，明目磨翳。

石蟹咸寒泻火，治青盲白翳，瘟疫热疾，催生落胎，行血消肿，痈疽热毒，吹喉痹，解漆疮。

石蚕 味苦，微凉，入足太阳膀胱经。通淋沥，生肌肉。

石蚕清利膀胱，治石淋血结，磨服则下碎石。

石鳖 抹甘，性凉，入足太阳膀胱经。通淋沥，止便血。

石鳖清泻膀胱，治小便淋沥。

阳起石 味咸，微温，入足少阴肾、足厥阴肝经。起痿壮阳，止带调经。

阳起石温暖肝肾，强健宗筋，治寒疝冷瘕，崩漏带下，阴下湿痒，腰膝痠疼，腹痛无子，经期不定。

吸铁石 味辛，微寒，入足少阴肾、手太阴肺经。补肾益精。

吸铁石收敛肺肾，治耳聋目昏，喉痛颈核，筋羸骨弱，阳痿脱肛，金疮肿毒，咽铁吞针，敛肝止血，种种功效，悉载《本草》。庸工用之，殊无应验，非药石中善品也。

火煅，醋淬，研细，水飞。

自然铜 味辛，气平，入足少阴肾、足厥阴肝经。补伤续绝，行瘀消肿。

自然铜燥湿② 行瘀，止痛续折，治跌打损伤，癥瘕积聚，破血消瘿，宁心定悸，疗风湿瘫痪之属。

自然铜收湿之力，与③ 无名异同。

火锻，醋淬，研细，水飞。

无名异 味咸，气平，入足少阴肾、足厥阴肝经。接骨续筋，破瘀消肿。

无名异燥湿行瘀，消肿止痛，治金疮打损，筋断骨折，痈疽杨梅，痔瘘瘰疬，

---

① 吹 其下原衍"耳"字，据蜀本、集成本、石印本删。
② 湿 原作"温"，形近之误，据蜀本、集成本、石印本、下文"自然铜收湿"改。
③ 与 原脱，据蜀本、集成本、石印本补。

脚气臁疮之类。

无名异善收湿气，调漆炼油，其干甚速，至燥之品。

铁落　味辛，气平，入手少阴心、足少阳胆经。宁心下气，止怒除狂。

生铁落，《素问·病能论》用治怒狂，曰：生铁落者，下气疾也。肝主怒，肝虚则惊悸善恐，胆旺则风①狂善怒，铁落镇伏肝胆，收摄神魂，止惊除狂，是所长也。

针砂　味咸，气平，入手少阴心、足太阳膀胱经。宁神止惊，泻湿消胀。

针砂镇定心神，疏通水道，治惊痫，扫痰饮，治水胀，除黄疸②，缩瘿瘤，染须髮。然金石重坠，未宜轻服。炒熨手足，去湿痹疼痛甚效。

水银　味辛，性寒，入手少阴心、足少阴肾经。杀虫去虱，止痛拔毒。

水银大寒至毒，治疥癣痔瘘，杨梅恶疮，灭白癜粉疱。但可涂搽，不可服饵，服之痿阳绝产，筋挛骨痛。

古人服方士烧炼水银，以为不死神丹，殒命夭年，不可胜数。帝王将士③，多被其毒。古来服食求神仙，多为药所误，其由来远矣。

勿入疮口。

轻粉　味辛，性寒，入足少阴肾、足厥阴肝经。搽疥癣，涂杨梅。

轻粉辛冷毒烈，服之筋骨拘挛，齿牙脱落。庸工用治杨梅恶疮，多被其毒，不可入汤丸也。《本草》谓其治痰涎积滞，气臌水胀。良药自多，何为用此！

轻粉即水银、盐、矾升炼而成者，其性燥烈，能耗血亡津，伤筋损骨。

元明粉　味辛、咸，性寒，入手少阴心、手太阴肺经。泻热除烦，扫癥破结④。

元明粉咸寒疏荡，治心肺烦热，伤寒发狂，眼痛鼻衄，宿滞老癥。

元明粉乃朴硝、萝卜、甘草熬炼而成，是方士造作，以为服食却病。之⑤药泻火伐阳，舍生取死，原非通制，不必用也。

百草霜　味辛，气平，入足厥阴肝经。敛营止血，清热消瘀。

百草霜专止失血，治吐衄便溺产漏诸血甚效。

百草霜⑥即灶内烟煤，与釜脐灰同性。

① 风　通"疯"。《正字通》："风，别作疯。"
② 疸　原作"疽"，形近之误，据集成本改。
③ 将士　他本均作"卿相"，义胜。
④ 扫癥破结　原作"扫磨癥结"，据蜀本、集成本、石印本改。
⑤ 之　此也。
⑥ 百草霜　原脱，据蜀本、集成本、石印本补。

玉楸药解卷四

昌邑黄元御坤载著

果　部

龙眼　味甘，微温，入足太阴脾、足厥阴肝经。补脾养血，滋肝生精。

龙眼甘能益脾，润可生精，滋肝木而清风燥，降心火而消热烦，补阴生血，而不至滋湿伐阳，伤中败土，至佳之品，胜归地诸药远矣。以有益智之名，《本草》谓其宁神益智，神归于血，智生于神，此亦固有之理也。至于惊悸不寐，根因湿旺胃逆，阳泄不藏，严氏归脾，以为血虚，而用龙眼，则难效矣。

荔枝　味甘，性温，入足太阴脾、足厥阴肝经。暖补脾精，温滋肝血。

荔枝甘温滋润，最益脾肝精血，木[1]中温气，化火生神，人身之至宝，温气亏损，阳败血寒，最宜此味。功与龙眼相同，但血热宜龙眼，血寒宜荔枝，木郁血热，火泄金燔者食之，则龈肿鼻衄，非所当服。

干者味减，不如鲜者，而气质和平，补益无损，不至助火生热，则大胜鲜者。其功生津止渴，悦色益颜，发[2]痘消疮，治肿疗瘰疬赘瘤之类。

荔枝[3]核治癞疝囊肿。

甘蔗　味甘，微寒，入足太阴脾、足阳明胃经。泻热除烦。

蔗浆甘寒，解酒清肺，故《汉书》有蔗浆折朝酲，王维有大官还有蔗浆寒之语。土燥者最宜，阳衰湿旺者，服之亦能

寒中下利。《本草》谓其下气止呕，则虽属甘缓，亦颇疏利不壅。与白砂糖性同[4]，功用相仿。

甜瓜　味甘，性寒，入足太阴脾、足阳明胃经。清烦止渴，解暑凉蒸。

甜瓜甘寒疏利，甚清暑热，但泻胃滑肠，阳衰土湿者食之必泄利，生冷败脾，以此为最。

莲子　味甘，性平，入足太阴脾、足阳明胃、足少阴肾、手阳明大肠经。养中补土，保精敛神，善止遗泄，能住滑溏。

莲子甘平，甚益脾胃，而固涩之性，最宜滑泄之家，遗精便溏，极有良效。

心名莲薏，苦寒泻火，治心烦上热之证。阳虚火败，去心用。

藕能活血破瘀，敷金疮折伤，生食清肺止渴，蒸食开胃止泄。

莲蕊固精止血，悦色乌须。

莲房止崩漏诸证。

荷蒂能领诸药，直至巅顶。

胡桃　味甘，性涩，气平，入足阳明胃、手太阴肺经。宁嗽止喘，利水下食。

胡桃核敛涩滋润，能进饮食，止喘嗽，润肠胃，通淋涩，除崩漏，消痈肿，敷瘰疬，涂疥癣，疗头疮鼻䘌聤耳。便血

---

① 木　原作"之"，据蜀本、集成本、石印本改。
② 发　原作"登"，据蜀本、集成本、石印本改。
③ 荔枝　原脱，据蜀本、集成本、石印本补。
④ 同　原作"平"，诸本均同，音近之误，据上下文义改。

吞铜①、遗精失溺，泽肤润肠，黑乌须髪，治腰疼腹痛寒疝红痢醋②心之类，鱼口便毒火烧打损疔疮之属。

油胡桃③治痈肿疥癣，杨梅秃疮，润泽须髪。

青皮染髭须白癜。

山楂　味酸、甘，气平，入足太阴脾、足厥阴肝经。消积破结，行血开瘀。

山楂消克磨化，一切宿肉停食，血瘕气块皆除。

栗子　味甘、咸，气平，入足太阴脾、足少阴肾经。补中培土，养胃益脾。

《素问·脏气法时论》：心色赤，宜食咸，大豆、豚肉、栗、藿皆咸。戊土降于丁火，得离中之阴精，己土升于癸水，得坎中之阳气，故苦则入胃，咸则归脾。栗子咸甘入脾，补中助气，充虚益馁，培土实脾，诸物莫逮，但多食则气滞难消，少啖则气达易克耳。生食治腰腿不遂，生嚼涂筋骨碎断，又消肿痛，行瘀血，破痃癖，去恶刺，出箭头，止鼻衄，敛泄利。

风干者佳。

壳止便血。

壳内薄皮，治骨鲠。

橡子　味苦，性涩，气平，入足太阴脾、手阳明大肠经。健脾消谷，涩肠止利。

橡子苦涩收敛，暖胃固肠，消食止泄，治泄利脱肛，断痔瘘失血，磨涂痈疽坚硬不消。

壳止下利便血，带下崩中，乌须染髪④，性最敛涩。

荸荠　味甘，微寒，入足太阴脾、足厥阴肝经。下食消谷，止血磨癥。

荸荠甘寒清利，治热烦消⑤渴，化宿谷坚癥，疗噎膈黄疸，解金石蛊毒，医吞铜便血，止下利崩中。攻坚破聚，是其所长，但寒胃气，脾弱者食之，则脐下结痛。

荸荠⑥即地栗，亦名凫茈，《尔雅》作凫茈。

西瓜　味甘，微寒，入手太阴肺、足太阳膀胱、足阳明胃经。清金除烦，利水通淋。

西瓜甘寒疏利，清金利水，涤胸膈烦躁，泻膀胱热涩，最佳之品。脾胃寒湿，取汁热服。

蒲桃　味甘、酸，微寒，入手太阴肺、足太阳膀胱、足阳明胃经。清金解渴，利水除淋。

蒲桃清金利水，治烦渴热淋，疗胎气冲心。其力未及西瓜，亦佳品也。

蒲桃出自西域，《汉书·西域传》：大宛诸国，富人以蒲桃作酒，藏之数十年不坏。张骞携其种来，中国始生。后人作葡萄。

黄橘　味甘、酸，微寒，入手太阴肺经。清金止渴，凉膈除烦。

黄橘酸甘清利，治心肺烦渴，但生冷之性，滋湿败土，聚涎⑦生痰，阳虚湿旺者忌之。

青皮破滞攻坚，伐肝泻肺，庸工最肯用之。

青梨　味甘、酸，微寒⑧，入手太阴肺经。清心凉肺，止渴消痰。

青梨甘寒清利，凉心肺烦热，滋脏腑燥渴，洗涤涎痰，疏通郁塞，滋木清风，泻火败毒，治风淫热郁，欲作瘫痪痈疽之

---

① 吞铜　他本均不载，疑衍。
② 醋　原作"酯"，形近之误，据蜀本改。
③ 桃　原作"核"，据蜀本、集成本、石印本改。
④ 髪　原作"皂"、据蜀本、集成本、石印本改。
⑤ 消　原脱，据蜀本、集成本、石印本补。
⑥ 荸荠　原脱，诸本均同，据前后文例补。
⑦ 涎　原作"敛"，音近之误，据蜀本、集成本、石印本改。
⑧ 微寒　原脱，据蜀本、下文"青梨甘寒"补。

病。阴旺土湿者忌之，泻胃滑肠，不可恣食。上热① 者，取汁温服。点眼病赤肿瞖肉。

柿霜　味甘，性凉，入手太阴肺、手少阴心经。清金止渴，化痰宁嗽。

柿霜清心肺烦热，生津解渴，善治痰嗽，消咽喉口舌诸疮肿痛。

干柿饼清肺涩肠，消痰止渴，治吐血淋血，痔瘘肠癖，肺痿心热，咳嗽喑哑。

枇杷　味酸、甘，气平，入手太阴肺经。润肠解渴，止呕降逆。

枇杷酸收降利，治肺胃冲逆，呕哕烦渴。

叶能清金下气②，宁嗽止吐，清凉泻肺，治标之品。去毛，蜜炙，止嗽最善③。

杨梅　味酸、甘，微温，入手太阴肺经。除痰止呕，解渴断痢。

杨梅酸涩降敛，治心肺烦郁，止呕食吐酒，疗痢疾损伤，止血衄。

核仁能治脚气。

杨梅生瘴疠之乡，其味酸甘，多食损齿伤筋。惟桑土④ 者不酸。林邑⑤ 生者，实如杯盏⑥，青时极酸，熟则如蜜。酿酒号梅香酽⑦，土人珍重之。

橄榄　味酸，性涩，气平，入手太阴肺经。生津止渴，下气除烦。

橄榄酸涩收敛，能降逆气，开胃口，生津液，止烦渴，消酒醒，化鱼鲠，收泄利，疗咽喉肿痛，解鱼鳖诸毒，平唇裂牙疳。果与木、核皆灵。

核治癫疝。

林檎　味酸，性涩，气平，入手太阴肺经。生津解渴，下气消痰。

林檎酸涩收敛，治肺热消渴，疗肠滑泄利。

金枣　味酸、甘，微凉，入手太阴肺经。下气宽胸，解醒止渴。

金枣酸凉清肺，降胸膈逆气，治上热烦渴。

金枣亦名橘，似橘，小而皮光，大如胡桃，夏青冬黄，在树至三五年。树高数尺，霜雪不凋，实随年长，形如鸡卵，色青黄如初年也。

银杏　味苦、甘，性涩，气平，入手太阴肺经。降痰下气，宁嗽止喘。

银杏苦涩敛肺，降痰涎，止喘嗽，缩小便，除白浊，收带下，更⑧ 去鼺疱黯黵，平手足皱裂，疗头面癣疥，杀虫去虱⑨ 皆效。

银杏即白果，熟食益人。

叶辟诸虫。

芡实　味甘，性涩，入手太阴肺、足少阴肾经。止遗精，收带下。

芡实固涩滑泄，治遗⑩ 精失溺，白浊带下之病。

石榴皮　味酸，性涩，入手阳明大肠、足厥阴肝经。敛肠固肾，涩精止血。

石榴皮酸涩收敛，治下利遗精、脱肛便血，崩中带下之病，点眼止泪，涂疮拔毒。

木瓜　味酸，性涩，微寒，入手太阴肺、足厥阴肝经。敛肠止泄，逐湿舒筋。

木瓜酸敛收涩，能敛肺固肠，燥土泻

---

① 上热　诸本均同，据前后文义，当作"下寒"。

② 枇杷叶能清金下气　原作"叶能治金下气"，据蜀本、集成本、石印本改。

③ 止嗽最善　原作"止嗽兼止呕"，据蜀本、集成本、石印本改。

④ 桑土　适宜植桑之土壤。

⑤ 林邑　南海古国名。秦为林邑，晋、隋称林邑国，五代、后周称占城。

⑥ 盏　大腹敛口之盆。

⑦ 酽　（yàn 验）　味浓之酒。

⑧ 更　他本均作"根"，可参。

⑨ 虱　原作"风"，形近之误，据蜀本、集成本、石印本改。

⑩ 遗　原作"泄"，据蜀本、集成本、石印本改。

肝，治霍乱吐利，腹痛转筋，疗脚气，治中风筋挛骨痛。其主治诸病，总皆寒湿之邪，但用木瓜，终难成效。《本草》谓其性温，止泄而搪积。

瓜汁寒脾，冷饮立生泄利。虽能泻肝止痛，而土虚木贼，最忌酸收，功止[①]治标，未能无弊，何如苓桂姜甘温燥之品，效大而力捷也。

木瓜[②] 鲜者，糖钱，敛肺止渴。

棠梨 味酸，性涩，微寒，入手太阴肺、足厥阴肝经。收肠敛肺，止泄除呕。

棠梨酸涩，功同木瓜，治霍乱吐泻，腹痛转筋，烧食止泄利。

香橼 味苦、酸，微凉，入手太阴肺经。清金下气，止嗽除痰。

香橼长于行气[③]。

香橙 味酸，入手太阴肺经。宽胸利气，解酒消瘿。

香橙善降逆气，止恶心，消瘰疬瘿瘤。

附谷菜部

芝麻 味甘，气平，入足厥阴肝、手阳明大肠经。润肺开闭。

芝麻补益精液，滋[④]润肝肠，治大便结塞。清风荣木，养血舒筋，疗语塞步迟，皮燥髪枯，髓涸肉减，乳少经阻诸证。医一切疮疡，败毒消肿，生肌长肉。杀虫，生秃髪，滑产催衣皆善。

扁豆 味甘，气平[⑤]，入足太阴脾、手阳明大肠经。培中养胃，住泄止呕。

扁豆性甘平敛涩，补土治泄，亦良善之品也。

用白者佳。

瓠芦 味甘，气平，性滑，入手太阴肺、足太阳膀胱经。清金润燥，利水泻湿。

瓠芦清金利水，治心肺[⑥]烦热，溲溺淋涩，胀满黄肿之证。鲜者作羹，甘滑清利。亚腰者，连子烧，研，饮送，每服一枚，水胀腹满，十余日消。

亦作葫芦。

瓠芦甘寒泻水，排停痰宿饮，消水肿黄疸，煮汁渍阴，能通小便，煎汤滴鼻，即出黄水，疗鼻塞牙疼，去胬肉老翳，治痈疽痔瘘，疥癣癫痫。点鼻肉，吹耳脓，吐蛊毒，下死胎，灸下部悬痈，能吐能泄。

冬瓜 味酸、甘，微寒，入手太阴肺、足太阳膀胱经。清金止渴，利水消胀。

冬瓜清金利水，治消渴水胀，泄痢淋涩，痈疽痔瘘皆医，解食中毒，洗头面黚黯。

冬瓜去皮，切片，酒水煮烂，去渣熬浓，器收，每夜涂面，变黑为白，光泽异前。

白芥子 味辛，气温，入手太阴肺经。破壅豁痰，止喘宁嗽。

白芥子辛温利气，扫寒痰冷涎，破胸膈支满，治咳逆喘促，开胃止痛，消肿辟恶皆良。

莱菔子 味辛，气平，入手太阴肺经。下气止喘，化痰破郁。

莱菔子辛烈疏利，善化痰饮，最止喘嗽，破郁止痛，利气消谷。生研，吐老痰。

韭子 味辛，性温，入足少阴肾、足

---

① 止 仅也。
② 木瓜 原脱，据蜀本、集成本、石印本补。
③ 香橼长于行气 诸本均同，其下缺治证，据前后文例，疑有脱文。
④ 滋 原脱，据蜀本、集成本、石印本补。
⑤ 气平 原脱，据蜀本、集成本、石印本、下文"扁豆性甘平"补。
⑥ 肺 原脱，据蜀本、集成本、石印本补。

厥阴肝经。秘精敛血，暖膝强腰。

韭子温补肾肝，治白淫赤带，腰膝软弱，宗筋下痿，精液常流。

韭菜汁治吐衄便溺诸血，行打扑损伤诸瘀，疗女子经脉逆行，止胸膈刺痛如锥，消散胃脘瘀血。

玉楸药解卷五

昌邑黄元御坤载著

禽 兽 部

牛肉 味甘，性平，入足太阴脾、足厥阴肝经。补中培土，养血荣筋。

《素问》：脾色黄，宜食甘，粳米、牛肉、枣、葵皆甘。牛肉补益脾肝，滋养血肉，壮筋强①骨，治腰膝软弱，消渴癖积，涂牛皮风癣。

水牛肉性寒②，兼消水肿，利小便。

牛乳清肺润肠，退热止渴，疗黄疸。

牛髓补精添力，续绝补伤。

牛脑润皴裂，消癖积。

牛胆套南星，治惊化痰。

牛角䚡通经破瘀，止血泄利。

牛涎治反胃噎膈。

牛溺治水肿尿癃。

牛黄治惊狂风热。

败鼓皮治蛊毒淋漓。

马勃治咽喉痹痛，久嗽失声，骨鲠吐衄。马勃亦名牛屎菰。

马肉 味辛、苦，性寒，入足阳明胃、手太阴肺经。清金下气，壮骨强筋。

马肉辛冷，无补益。

骏马肉有毒，醇酒、杏、芦、菔汁解。

马肝有毒。《汉书》：文成食马肝死。景帝曰：食肉不食马肝。马肝大毒，入疮则死。栗③杵，灰汁浸洗，白沫出，解。

白马溺治积聚癥瘕。祖台之《志怪》④载治鳖瘕事。

山羊血 味咸、甘，气平，入足厥阴肝经。最行瘀血，绝止疼痛。

山羊血治瘀血作痛，疗跌⑤扑损伤甚捷。

犀角 味苦、酸，性寒，入足厥阴肝、足少阳胆、手少阴心经。泄火除烦，解毒止血。

犀角寒凉泻火，治胸膈热烦，口鼻吐衄，瘟疫营热发斑，伤寒血瘀作狂，消痈疽肿痛，解饮食药饵山水瘴疠诸毒。

凡劳伤吐衄之证，虽有上热，而其中下两焦则是寒湿，当与温中燥土之药并用。庸工犀角地黄一方，犀角可也，地黄泻火败土，滋湿伐阳，则大不可矣。

羚羊角 味苦、咸，微寒，入足厥阴肝经。清风明目，泄热舒筋。

羚羊角清散肝火，治心神惊悸，筋脉挛缩，去翳明目，破瘀行血，消瘰疬毒肿，山水瘴疠，平肝治胀满，除腹胁疼痛。

青羊肝 味苦，微寒，入足厥阴肝经。清肝退热，明目去翳。

青羊肝苦寒，清肝胆风热，治眼病红肿翳膜，昏花丧明，疗牙疳痢疾。

青羊胆治青盲白翳，红瘀赤障，便秘肠结，黯疱疔疮。

---

① 强 原脱，据蜀本、集成本、石印本补。
② 寒 原脱，据蜀本、集成本、石印本补。
③ 栗 此前疑脱"同"字。
④《志怪》 书名，记述怪异之事。
⑤ 跌 原脱，据蜀本、集成本、石印本补。

白羊乳润肺止渴，治口疮舌肿，心痛肠燥。蜘蛛咬伤，蚰蜓入耳，灌之即化成水。

白狗胆　味苦，性寒，入足少阳胆、足厥阴肝经。明目退翳，破瘀消积。

白狗胆苦寒，清肝胆风热，治眼痛鼻痛，鼻衄耳聤，杀虫化积，止痛破血。凡刀箭损伤，及腹胁瘀血瘀痛，热酒服半枚，瘀血尽下。兼敷一切恶疮。

白狗乳点久年青盲，于目未开时点，目开而瘥，涂赤秃发落，拔白生黑。

白狗血治癫疾。

黑狗血治难产横生，鬼魅侵凌。

狗宝温胃降逆，止噎纳谷，疗痈疽疔毒。

狗阴茎壮阳起痿，除女子带下阴痒。

獭肝　味甘，微温，入足厥阴肝经。补虚益损，止嗽下冲。

獭肝温中降逆，治虚劳咳嗽上气，痔瘘下血，鬼魅侵侮之证。

五灵脂　味辛，微温，入足厥阴肝经。开闭止痛磨坚。

五灵脂最破瘀血，善止疼痛，凡经产跌打诸瘀，心腹胁肋诸痛皆疗，又能止血，凡吐衄崩漏诸血皆收。生用行血，熟用止血。

夜明砂　味淡，气平，入足厥阴肝经。消积聚，去翳障。

蝙蝠屎名夜明砂，能磨翳明目，消肿破积，止痛除惊，去黑黯，下死胎，疗瘰疬，治马扑肿痛。

月明砂　味淡，气平，入足厥阴肝经。去翳障，疗痔瘘。

兔屎名月明砂，能明目去翳，消痔杀虫。庸工习用不效，季明[1]又言其能治虚劳夜热，更荒诞！

鸡内金　味甘，气平，入手阳明大肠、足厥阴肝经。止利敛血，利水秘精。

鸡内金扶中燥土，治泄利崩带，尿血便红，喉痹乳蛾，口疮牙疳，失溺遗精，酒积食宿，胃反膈噎，并消痈疽发背。

鹰屎白　味淡，微寒，入手太阴肺、足厥阴肝经。消积灭痕，化硬退疱。

鹰屎白灭打伤瘢痕，消头面黯黵，化癖积骨鲠。

鹿茸　味辛，微温，入足少阴肾、足厥阴肝经。生精补血，健骨强筋。

鹿茸补益肾肝，生精补血，最壮筋骨，治阳痿精滑，鬼交梦泄，崩漏带浊，腰疼膝软，目眩耳聋诸证。

酥炙用。研碎，酒煮，去渣，熬浓，重汤煮成膏，最佳。

鹿角胶　味辛、咸，微温，入足少阴肾、足厥阴肝经。补肾益肝，敛精止血。

鹿角胶温补肝肾，滋益精血，治阳痿精滑，鬼交梦遗，吐衄崩带，腰疼膝痛，疮疡毒肿，跌打损伤，宜子安胎，补虚回损，功效极多。但性滞不宜脾胃，中焦郁满者，切忌服之。

蛤粉炒，研用。

生研酒服，行瘀血肿毒，涂抹亦良。

炼霜熬膏，专补不行。胶霜功同，而霜不胶黏，似胜。

雀卵　味咸，性温，入足少阴肾、足厥阴肝经。壮阳起痿，暖血温精。

雀卵温补肝肾精血，治男子阳痿，女子带下，精寒血枯，固瘕癥疝之证。《素问》：治女子血枯，月事衰少不来，用乌鲗骨、藘茹，丸以雀卵。

雄雀屎名白丁香，能点翳膜胬肉，消积聚癥瘕，敷痈疽溃顶[2]，吹喉开[3]痹。

---

① 季明　宋·张杲，字季明，著有《医说》。
② 敷痈疽溃顶　其上原衍"点"字，据蜀本、集成本、石印本删。
③ 开　原作"间"，形近之误，据蜀本、集成本、石印本改。

虎骨　味辛、咸，气平，入足少阴肾经。疗关节气冷，治膝胫肿痛。

虎骨逐痹通关，强筋健骨，平历节肿痛，愈腰膝痿软，诸兽骨鲠，恶犬咬伤，痔瘘脱肛俱效。胫骨良。

酥炙，研用。熬膏佳。

手病用前腿骨，足病用后腿骨，左病用右，右病用左。

象皮　味咸，气平，入足太阳膀胱经。合疮口，生肌肤。

象皮治金疮不合，一切疮疡，收口生肌俱捷。

烧灰存性，研细用。

象牙治诸刺入肉伤喉，敷饮皆效。

熊胆　味苦，性寒，入手少阴心、足少阳胆、足厥阴肝经。清心泻热，去翳杀虫。

熊胆苦寒，清君相二火，泻肝明目，去翳杀虫，宁魂止惊，治牙疳鼻䘌，耳疮痔瘘之属。

鼠胆　味苦，性寒，入手少阴心、足少阳胆、足厥阴肝经。点目昏，滴耳聋。

鼠胆涂箭镞不出，聤耳汁流。

鼠粪名两头尖，治伤寒劳复，男子阴易，通室① 女子经闭，收产妇阴脱，疗痈疽乳吹，犬咬鼠瘘。日华子② 谓其明目，然误入食中，令人目黄成疸，亦非明目之品。

燕子窠　味辛，气平，入手少阴心经。消恶疮，败肿毒。

胡燕窠土消肿解毒，治疥疬浸淫，黄水白秃，一切恶疮，涂洗皆效。

---

① 室　他本均不载，可参。

② 日华子　唐代药学家，又称大明，四明（浙江宁波）人，著有《大明本草》，亦名《日华子诸家本草》，已佚。其文散见于《本草纲目》中。

玉楸药解卷六

昌邑黄元御坤载著

鳞介鱼虫部

腽肭脐 即海狗肾。味咸，性热，入足少阴肾、足厥阴肝经。补精暖血，起痿壮阳。

腽肭脐温暖肝肾，治宗筋痿弱，精冷血寒，破坚癥老血，治鬼交梦遗，健膝强腰，补虚益损，洗阴痒生疮。

海马 味甘，性温，入足少阴肾、足厥阴肝经。暖水壮阳，滑胎消癥。

海马温暖肝肾，起痿壮阳，破癥块，消疔肿，平痈疽，催胎产。

龟板 味咸，性寒，入足少阴肾经。泻火滋阴，寒胃滑肠。

龟板咸寒泻火，败脾伤胃，久服胃冷肠滑，无有不死。朱丹溪以下庸工，作补阴之方，用龟板、地黄、知母、黄柏，治内伤虚劳之证，铲灭阳根，脱泄生气。俗子狂夫，广以龟、鹿诸药，祸流千载，毒遍九州，深可痛恨也！

烧，研，敷，饮，治诸痈肿疡甚灵。

桑螵蛸 味咸，气平，入足少阴肾、足太阳膀胱、足厥阴肝经。起痿壮阳，回精失溺。

桑螵蛸温暖肝肾，疏通膀胱，治遗精失溺，经闭阳痿，带浊淋漓，耳痛喉痹，瘕疝骨鲠之类皆效。

炮，研细用。

绿蜻蜓 味咸，微温，入足少阴肾、足厥阴肝经。强筋壮阳，暖水秘精。

绿蜻蜓温暖肝肾，治阳痿精滑。

近时房中药，多用红色者。

桑虫 味苦，气平，入手少阴心、足厥阴肝经。止崩除带消胀。

桑虫行瘀破滞，治口疮目翳，崩中带下。庸工以起小儿痘疮塌陷，不通之至！

蜗牛 味咸，性寒，入足太阳膀胱、足厥阴肝经。利水泻火，消肿败毒。

蜗牛去湿清热，治痔瘘瘰疬，发背脱肛，耳聋鼻衄，喉痹腮肿，目翳面疮，解蜈蚣蚰蜒蜂蝎诸毒。

生捣，烧，研，涂敷皆良。

蚯蚓土 味咸，微寒，入手少阴心经。除湿热，消肿毒。

蚯蚓土清热消肿，敷乳吹卵肿，聤耳疰腮，一切肿毒，少腹小便胀闭。

原蚕蛾 味咸，性温，入足少阴肾、足厥阴肝经。暖肾壮阳，固精敛血。

原蚕蛾温暖肝肾，大壮阳事，治遗精溺血，疗金疮，灭瘢痕，止白浊。

蝼蛄 味咸，性寒，入足太阴膀胱经。利水消肿，开癃除淋。

蝼蛄咸寒，清利膀胱湿热，消水病胀满，小便淋沥，下胎衣，平瘰疬，出针刺，拔箭镞。腰前甚涩，能止大小便，腰后甚利，能利大小便。

研细，吹鼻中，即出黄水；管吹茎内，立开小便。功力甚捷。

螺蛳 味甘，性寒，入足太阳膀胱经。清金止渴，利水泻热。

螺蛳清金利水，泻湿除热，治水肿胀

满，疗脚气黄疸，淋沥消渴，疥癣瘰疬，眼病脱肛，痔瘘痢疾，一切疔肿之证。煮汁，疗热醒酒①。

水田、江湖、溪涧诸螺性同，敷饮皆效。

黄蜡　味淡，气平，入手太阴肺、足厥阴肝经。敛血止痢，接骨续筋。

黄蜡凝聚收涩，治泄痢便脓，胎动下血，跌打金刃，汤火蛇咬，冻裂，一切诸疮，愈破伤风。

白蜡　味淡，气平，入手太阴肺、足厥阴肝经。止血生肌，补伤续绝。

白蜡坚凝敛聚，能消肿止痛，长肉合疮，接筋续骨，外科要品也。

白蜡即黄蜡之殊色者，此是蜡树虫吐白如胡粉也。

珍珠　味甘、咸，微凉，入手太阴肺、足厥阴肝经。明目去翳，安魂定魄。

珍珠凉肺清肝，磨翳障，去惊悸，除遗精白浊，下死胎胞衣，涂面益色，敷疔拔毒，止渴除烦，滑胎催生。

石决明　味咸，气寒，入手太阴肺、足太阳膀胱经。清金利水，磨翳止淋。

石决明清肺开郁，磨翳消障，治雀目夜昏，青盲昼暗，泻膀胱湿热，小便淋漓，服点并用。但须精解病源，新制良方，用之乃效。若庸工妄作眼科诸方，则终身不灵，久成大害，万不可服！

面煨，去粗皮，研细，水飞。

蝉蜕　味辛，气平，入手太阴肺经。发表驱风，退翳消肿。

蝉蜕轻浮发散，专治皮毛，退翳膜，消肿毒，治大人失音，小儿夜啼，取其昼鸣夜息之意。

庸工以治大人头风眩晕，小儿痘疮痒塌，则不通矣。眩晕不缘风邪，痒塌全因卫陷，此岂蝉蜕所能治也？又治惊痫噤风，亦殊未然。

蛇蜕　味咸，气平，入手太阴肺经。发表驱风，退翳败毒。

蛇蜕发散皮毛，治疮疡毒肿。至于退翳膜，止惊痫，则非蛇蜕、蝉蜕所能奏效，庸工往往不解病源，而但用表散之品，可见庸陋极矣。

蛤蚧　味咸，气平，入手太阴肺、足太阳膀胱、足少阴肾、足厥阴肝经。敛血止嗽，利水助阳。

蛤蚧收降肺气，疏通水腑，治喘嗽吐血，消渴癃淋，通经行血，起痿壮阳②，及虚劳羸弱之病。

去头眼鳞爪，酒浸，酥炙黄，研细。

口含少许，驰百步不喘，止喘宁嗽，功力甚捷。其毒在头足，其力在尾，如虫蛀其尾者，不足用。

蜥蜴　味咸，性寒，入手太阴肺、足太阳膀胱、足少阴肾、足厥阴肝经。消癫通淋，破水积，治瘰疮。

蜥蜴③　亦名石龙子，能吐雹祈雨，故善通水道。

酥炙，研细用。

蟾酥　味辛，微温，入手太阴肺、足少阴肾经。涩精助阳，败毒消肿。

蟾酥研，涂磨囟顶，治精滑梦遗，磨点疮头，治疔毒痈肿，磨腰暖肾，揩牙止痛。

辛烈殊常，入钵擂研，气冲鼻孔，喷④嚏不止，沾唇麻辣，何能当者，外科家因作小丸服，甚非良善之法也。

五倍子　味酸，气平，入手太阴肺、手阳明大肠经。收肺除咳，敛肠止利。

五倍酸收入肺，敛肠坠⑤，缩肛脱，消肿毒，平咳逆，断滑泄，化顽痰，止失

---

① 煮汁，疗热醒酒　原脱，据蜀本、集成本补。
② 壮阳　原脱，据蜀本、集成本补。
③ 蜥蜴　原脱，诸本均同，据前后文例补。
④ 喷　原脱，据蜀本、集成本、石印本补。
⑤ 酸收入肺，敛肠坠　原作"收敛肺肠坠"，据蜀本、集成本、石印本改。

红，敛溃疮，搽口疮，吹喉痹，固盗汗，止遗精，治一切肿毒痔瘘，疥癞金疮之类。

五倍酿法名百药煎，与五倍同功。

蛤粉　味咸，性寒，入手太阴肺、足太阳膀胱经。清金利水，化痰止嗽。

蛤粉咸寒清利，凉金退热，利水泻湿，治咳嗽气逆，胸满痰阻，水胀溺癃，崩中带下，瘿瘤积聚。

锻，研用①。

全蝎　味辛，气平，入足厥阴肝经。穿筋透节，逐湿除风。

全蝎燥湿驱风，治中风㖞斜瘫痪，小儿惊搐，女子带下诸证。此亦庸工习用之物。诸如此种，大方之家，概不取也。

僵蚕　味辛、咸，气平，入足厥阴肝经。活②络通经，驱风开痹。

僵蚕驱逐风邪，治中风不语，头痛胸痹，口噤牙痛，瘾疹风瘙，瘰疬疔毒，黯斑粉刺，疳痔金疮，崩中便血，治男子阴痒，小儿惊风诸证。此庸工习用之物。风邪外袭，宜发其表，风燥③内动，宜滋其肝，表里不治，但事驱风，欲使之愈，复何益也，愈驱愈盛，不通之极矣。

僵蚕烧研酒服，能溃痈破顶，又治血淋崩中。

蚕脱纸烧研，治吐衄便溺诸血，小儿淋漓，诸疮肿痛。

白花蛇　味咸，微温，入足厥阴肝经。通关透节，泻湿驱风。

白花蛇穿经透骨，开痹搜风，治鼻口㖞斜，手足瘫④痪，骨节疼痛，肌肤麻痒，疥癞风癫之证。

中风病因木郁风动，血燥筋枯，外风虚邪表闭，筋缩四肢而成。而木郁之由，全缘水寒土湿，生发不遂。白花蛇外达筋脉，则益其枯燥，内行脏腑，不能去其湿寒，非善品也。庸工习用诸方，标本皆

背，无益于病，而徒杀生灵，甚无益也。读柳子厚⑤《捕蛇》之篇⑥，至可伤矣。

乌梢蛇　味咸，气平，入足厥阴肝经。起风瘫，除疥疬。

乌梢蛇穿筋透络，逐痹驱风，治中风麻痹，疥疬瘙痒，与白花蛇同。

风癞因风伤卫气，卫敛营郁，营热外发，红点透露，则为疹，红点不透，隐于皮里，是为瘾疹，隐而不发，血热瘀蒸，久而肌肤溃烂，则成痂癞。仲景有论及之，而后世不解，用搜风之物，枉害生灵，无补于病。诸如此类，概不足取也。

斑蝥　味辛，微寒，入足厥阴肝经。消肿败毒，利水通淋。

斑蝥辛寒毒烈，坠胎破积，追毒利水，止瘰疬疥癣，痈疽瘕疝，下蛊毒，开癃淋，点疣痣，消瘘疮，解疯狗伤。

斑蝥糯米同炒，去斑蝥，用米，研细，清油少许，冷水调服，治疯狗伤，小便利下毒物而瘥。利后腹痛，冷水青靛解之。瘰疬每服一枚，不过七枚，毒从小便出，如粉片血块而瘥。毒下小便，痛沥不堪，宜滑石、灯心等引之使下。

蜈蚣　味辛，微温，入足厥阴肝经。坠胎破积，拔脓消肿。

蜈蚣辛温毒悍，能化癥消积杀虫，解毒蛊，治瘰疬痔瘘，秃疮便毒，疗蛇瘕蛇咬，毒瘴蛇蛊。庸工以治惊痫抽搐，脐风口噤。

青鱼胆　味苦，性寒，入足厥阴肝经。明目去翳，消肿退热。

---

① 用　原脱，据蜀本、集成本、石印本补。
② 活　原作"滑"，据蜀本、集成本、石印本改。
③ 燥　原作"湿"，据蜀本改。
④ 瘫　原作"痈"，形近之误，据蜀本、集成本、石印本改。
⑤ 柳子厚　唐·柳宗元，字子厚。
⑥ 《捕蛇》之篇　指柳宗元撰《捕蛇者说》。

青鱼胆苦寒，泻肝胆风热，治眼病赤肿翳障，呕吐喉痹涎痰，化鱼骨鲠噎，平一切恶疮。

乌鲗鱼　味咸，气平，入足厥阴肝经。行瘀止血，磨障消癥。

乌鲗鱼骨善能敛新血而破瘀血，《素问》治女子血枯，先唾血，四肢清，目眩，时时前后血①，以乌鲗鱼骨、藘茹，为末，丸以雀卵。血枯必由夫血脱，血脱之原，缘瘀滞不流，经脉莫容，乌贼骨行瘀固脱，兼擅其长，故能著奇功。其诸治效，止吐衄崩带，磨翳障菌瘤，疗跌打汤火，泪眼雀目，重舌鹅口，喉痹耳聤，缩瘿消肿，拔疔败毒，敛疮燥脓，化鲠止痟，收阴囊湿痒，除小便血淋。

鲮甲　味辛、咸，气平，入足阳明胃、足厥阴肝经。穿经透络，洞骨达筋。

鲮甲善穿通走窜，透坚破结，开经络关节痹塞不通，通经脉，下乳汁，透筋骨，逐风湿②，止疼痛，除麻痹，消肿毒，排脓血，疗痈疽痔瘘，瘰疬疥癣，奶吹③乳岩，阴痿便毒，聤耳火眼，蚁瘘鼠疮。至于瘫痪㖞斜，缓急拘挛，未必能也，而引达木荣筋之药，斩关深入，直透拳曲拘挛之处，则莫过于此。

病在上下左右，依其方位，取甲炒焦，研细用④。

亦名穿山甲。

鲤鱼　味甘，性温，入足太阴脾、手太阴肺、足太阳膀胱经。降气止咳，利水消胀。

鲤鱼利水下气，治咳嗽喘促，水肿黄疸，冷气寒痕，泄利反胃，胎动乳闭。烧灰，醋和，敷一切肿毒。

常食鼻口发热，助肺火。

鲫鱼　味甘，性温，入足太阴脾、足太阳膀胱、足厥阴肝经。补土培中，利水败毒。

鲫鱼补土益脾，温中开胃，治消渴水肿，下利便血，噎膈反胃，骨疽肠痈，痔痔秃疮，涂久年诸疮不差。

---

① 时时前后血　原作"之前便血"，据《素问·腹中论》、蜀本、集成本、石印本改。
② 湿　原脱，据蜀本、集成本、石印本补。
③ 奶吹　他本均作"乳吹"，可参。
④ 用　原脱，诸本均同，据上下文义补。

玉楸药解卷七

昌邑黄元御坤载著

人　部

胎衣　味咸，气平，入足厥阴肝经。补虚伤，益气血。

胎衣治男女虚劳，说起丹溪。胎妊化生，赖夫精气，不关衣胞。成人，胎衣枯槁，精气无存，此珠玉之蚌璞，无用者耳。而下士庸工，以此治虚劳，愚矣。其所妄作河车大造诸丸，用地黄、黄柏、龟板、天冬，泻火伐阳，辞人近鬼，祸世戕生，毒虐千古！痛念死者，此恨无终也。

人中白　味咸，性寒，入手少阴心、足太阳膀胱经。清心泻火，凉血止衄。

人中白咸寒泻火，治鼻衄口疮，牙疳喉痹之证。即人溺澄清，白浊下凝者。庸工以法晒炼，而为秋石，妄作各种丹丸，泻火伐阳，以夭人命，甚可恶也！

人中黄　性寒，入手少阴心、足少阳胆经。清瘟疫，止热狂。

人中黄寒凉泻火，治温热诞狂。即粪清也，名黄龙汤。乃庸工习用之物，甚不足取。

乳汁　味甘，性凉，入手太阴肺、足太阴脾、足厥阴肝经。清肺除烦，滋肝润燥。

乳汁以肝血[①]化于肺气，即朱汞变为白金，养育婴儿，滋生气血，全赖夫此。内伤虚劳，为小儿热吮，极佳，非寻常草木所能及也。一离人身，温气稍减，但存冷汁，其[②]质寒滑滋润，绝无补益。血得气化，温变为肃，暖服不热，冷饮则凉，润肺滋肝，是其长耳，抑阴扶阳，非所能也。

至乳酥、乳酪之类，冷食寒饮，极损中气，惟塞外、西方之民，脾胃温燥，乃为相宜，阳亏土湿，切当远之。噎膈湿旺之病，朱丹溪以为燥证，而用乳酪，湿滋土败，其死更速。

点眼病甚良，解食牛肉中毒。

---

① 血　原脱，据蜀本、集成本补。
② 其　原脱，据蜀本、集成本补。

玉楸药解卷八

昌邑黄元御坤载著

杂 类 部

紫梢花　味甘，性温，入足少阴肾、足厥阴肝经。起痿壮阳，暖肾秘精。

紫梢花温暖肝肾，强筋起痿，治遗精、白浊、阴痒、囊湿、冷带之证。

玉簪根　味辛，性寒，入足少阴肾经。化骨落牙，断产消痈。

玉簪① 根辛寒透骨，能落牙齿，化骨鲠，绝胎妊，散肿毒，研涂一切痈肿。作汤不可着牙，最能损齿。

凤仙子　味苦，微温，入足少阴肾经。软坚化骨，消癖落牙。

凤仙子其性最急，能化骨鲠，落牙齿，催生产，消癖块，与玉簪根性略同，而迅烈过之。

作油，以少许滴蟹上，其壳立碎，崩落釜中。

锦地罗　味苦，气平，入手少阴心经。消肿解毒，兼解瘴疠。

锦地罗治瘴气疠毒，一切饮食诸毒。生研，酒服、涂抹皆效。

墓田回　气平，入足少阴肾经。除崩止带，敛血秘精。

墓田回治② 崩中带下，收敛疏泄。

苋实　味甘，性寒，入手阳明大肠、足太阳膀胱、足厥阴肝经。去翳明目，杀蛔③ 清风。

苋实清利肝肺，治青盲瞽目，白翳黑花，疏木杀虫，滑肠利水，通利大小二便。

经水　味咸，气平，入手太阴肺、足太阴脾、足厥阴肝经。退疸去黄，止血消肿。

经水清热去湿，治热病劳复，女劳黄疸，痈疽湿痒④，疗虎狼药箭诸伤。俗子以为红铅，制炼服饵，愚谬不通！

鸡冠　味苦，微凉，入足厥阴肝经。清风退热，止衄敛营。

鸡冠花止九窍失血，吐血崩漏淋痢诸血皆止，并治带淋之证。

花与子同功。

粟壳　味咸，性涩，微寒，入手太阴肺、手阳明大肠经。收肺敛肠，止咳断利。

罂粟壳酸涩收敛，治咳嗽泄利。肺逆肠滑之病，初病忌服，当与行郁泻湿之药并用乃可。并治遗精。

鸦片烟　味酸，性涩，微温，入手阳明大肠、足少阴肾经。敛肠止泄，保肾秘精。

鸦片烟收涩敛固，治泄利脱肛，精滑梦遗。本草谓鸦片即罂粟未开，针刺青苞，津出刮收，阴干而成，名阿芙蓉。今洋船至关，多带此物。关中无赖之徒，以及不肖子弟，宫宦长随，优伶娼妓，以为服之添筋力，长精神，御淫女，抱娈童，十倍寻常，但寿命不永，难逃五年。此烟非延年养生之品，断宜戒之！

---

① 玉簪　其下原衍"花"字，据蜀本、集成本、石印本删。

② 治　原脱，据蜀本、集成本、石印本补。

③ 蛔　原作"疣"，诸本均同，形近之误，据下文"疏木杀虫"改。

④ 湿痒　原脱，据蜀本、集成本及上文"清热去湿"补。

黄元御医学学术思想研究

黄元御医学学术思想研究

黄元御（1705~1758）是清代乾隆年间著名的医学家。本书收入了海内现存《四库全书》著录的十一部黄氏医籍，即《素问悬解》十三卷、《灵枢悬解》九卷、《难经悬解》二卷、《伤寒悬解》十四卷、《金匮悬解》二十二卷、《伤寒说意》十卷、《四圣心源》十卷、《四圣悬枢》五卷、《素灵微蕴》四卷、《长沙药解》四卷、《玉楸药解》八卷，共计一百零一卷，近二百万言，是黄元御医书问世以来最完备的黄氏医学著作全集。《黄元御医学全书》是今人及来者研究黄氏医学建树、学术思想、医术特色及其治学态度等方面最完整的文献资料，是中医医疗、教学、研究工作者极重要的参考珍籍。拙文仅就笔者研习黄氏医籍及其生平建树的心得体会，略述于下。

一、黄元御的生平事迹

黄元御，名玉路，字元御，一字坤载，号研农，别号玉楸子，山东省昌邑市人，生于康熙四十四年乙酉（公元1705年）九月，卒于乾隆二十三年戊寅（公元1758年）九月，享年五十四岁。黄氏出身书香名门，系东汉豫州牧、太尉黄琬之后。其十六世祖黄恩甫，宋朝元祐年间由泗州（今江苏盱眙）迁居山东昌邑。其十一世祖黄福，字如锡，号后乐翁，生于元至正二十三年癸卯（公元1363），殁于明正统五年庚申（公元1440年），享年七十八岁。明洪武十七年甲子（公元1384年）乡荐以贡士授项城主薄，上书论治国大计，

拜工部右侍郎。永乐（公元1403年至1424年）初年，迁工部尚书，掌交趾布、政二司事，随军出征，平叛越南，"调度有方"，凡十七年，撰《贺平交趾表》以进。继任光禄大夫、户部、兵部尚书，加少保衔，参赞机务。历事洪武、建文、永乐、洪熙、宣德、正统六朝，建树甚丰，当官不为赫名，凡事细微无不谨，"器重才敏，周练世务，忧国忘家，老而弥笃"。成化（公元1465年至1487年）初，谥忠宣公，著有《黄忠宣集》。其坟茔在昌邑市黄家辛郭村，高数丈，神道尚可辨，石翁仲尚残存，系该市一级文物保护单位。其祖父黄运贞，副榜贡生，就读于京师国子监，放候选训导。其父黄钟，邑痒生，工文翰，善词章。其兄黄德润、黄德淳，为增生、监生。其堂兄黄德静，为增生，对先秦诸子颇有研究，精于痘疹之诊疗，著有《离骚解》《痘疹集要》。尚文的家风熏陶，老儒于子蓬的谆谆教导，加之其"少负奇才，聪明过人"，"甫成童"即为"诸生"。"博极群书，尤邃于《易》，诸子百家，靡不精熟"。才华横溢，抱负高远，"常欲奋志青云，以功名高天下"，"世推为国器"。

然天有不测风云，人有旦夕祸福。就在黄元御意气风发，踌躇满志，精勤于功名仕途之时，于其"盛壮之年（雍正十二年甲寅，公元1734年），偶患目疾，误药粗工，左目失明"。在其《素灵微蕴·目病解》中记叙之继往身体状况、目疾治疗始末、误治所致的后遗症如下。"玉楸子中外条固，夙无苛殃。甲寅八月，时年三

十，左目红涩。三日后白睛如血，周外肿起，渐裹黑珠，口干不饮，并无上热烦渴之症。延一医诊之，高冠严色，口沫泉涌，以为大肠之火，用大黄、黄连下之，不泄。又以大剂下之，微泄，不愈。乃意外有风寒，用滚茶一盆，覆衣熏蒸，汗流至踵，不愈。有老妪善针，轻刺白珠，出浊血数十滴如胶，红肿消退，颇觉清朗。前医犹谓风火不尽，饮以风燥苦寒数十剂，渐有飞白拂上，如轻雾蒙笼。伊谓恐薄翳渐长，乃用所谓孙真人秘方，名揭障丹，一派辛寒，日服二次，又有熏法，名冲翳散，药品如前，煎汤热覆，含筒吹熏，取汗如雨，每日一作。如此半月，薄翳渐长渐昏，蟹睛突出外眦，光流似电。脾阳大亏，数年之内，屡病中虚，至今未复。"清代科制，五官不正，均不仕禄，黄元御乃"委弃试帖"，告别仕途，悲天怜人，而致于"岐黄之术"。

这一横祸，对黄元御的心身无疑是一个严重的打击，其悲愤心情，屡见于言表，二十年后，在其《素问悬解自序》中尚曰："玉楸子盛壮之年，误服庸工毒药，幸而未死"！然其可贵之处，在于他并未因遭此厄运而自暴自弃，一厥不振，而是很快地从悲痛中解脱出来，冷静而正确地面对现实，改习医术，并立志曰："不能为名相济世，亦当为名医济人"！为实现这一高远的目标，他克服损目及中虚等困难，从头做起，自此"抱杜钦、褚昭（均眇一目之古代名士）之痛，上溯岐黄，伏读《灵》《素》，识其梗概，乃悟医源"，进而"考镜灵兰之秘，讵读仲景《伤寒》"。以其聪惠的天资，渊博的学识，加之运用正确的从源到流、居高临下的习医方法，"探赜索奥，烛微察隐"，所以未几即登入中医药学之奥堂，致"幽理玄言，往来络释"，医术日臻提高，医名因

之大盛，时人誉其与山东诸城名医藏枚吉为"南藏北黄"。

黄元御于"庚午（乾隆十五年庚午，公元1750年）四月，北游帝城，考授御医。"以其精湛的医术，博得乾隆帝青睐，"亲题'妙悟岐黄'四字匾额，悬挂太医院门首"，以示褒奖。"辛未（乾隆十六年辛未，公元1751年）二月，纯皇帝南巡（乾隆帝首次南巡）"，黄元御"随驾武林（今杭州市），著方调药皆神效"。"身登会稽（会稽山，今绍兴市东南，又名防山、栋山），亲探禹穴（即大禹陵，在会稽山上），目睹越国江山。"黄氏"考授御医"及乾隆帝赐匾额之事，传说如下。黄氏至京不久，适值乾隆帝有疾，太医院诸医诊疗不效，经邑人举荐，为高宗（乾隆帝）诊视。诏进时黄氏辞曰："敝乃草民，不懂君臣大礼，恐万岁见责，有欺君之罪。"乾隆帝传谕："免恕一切，至官廷时对正面只行四叩首，不施君臣礼"，并令侍官带俸银及绫罗缎匹为礼，再诏黄氏进宫。黄氏辞曰："无功不受禄，敝乃布衣之士，岂敢接受。"帝怒，再赐以五品顶戴，进冠带俸禄，按品赐银，再次传进。黄氏见再难推委，遂入宫。乾隆帝于寝床上虚设宫女，放下幔帐，仅露一手于外。黄氏诊脉毕，一揖而退。侍官问曰："帝患何疾？何方医治？"黄氏对曰："龙得风脉，无药可医，怕不久于人世。"侍官回奏，乾隆帝乃知其为良医，遂将幔帐撩起，令其面君诊脉。诊毕，帝曰："朕属何疾？"黄氏对曰："万岁小恙，乃七分药毒三分病，须先进两帖解毒药，继服一帖治所病。"帝允诺，按方配服，病豁然而愈。为褒扬其精湛的医术，乾隆帝乃御书"妙悟岐黄"匾额赐之，并诏为御医，倍受恩宠。此虽系轶事传说，然对黄元御医术之精湛，性格之清高，乾隆帝这位明君的性格处事

等，描述的极为精辟。参之黄元御《四圣心源自序》"帝眷之隆，何可恃也"，当有一定的真实性，而非纯系杜撰。

黄氏虽被诏为御医，然其侍帝之侧的时光看来并不多，而是频繁外出，行踪不定。《四圣心源自叙》曰："庚午四月，北游帝城。十一月终，南赴清江（今江苏省淮阴市）。辛未二月，随驾武林。四月还署，研思旧草，十得其九，厥功未竟。八月十五，开舟北上，再客京华。"《四圣悬枢自叙》曰："仆于己巳（乾隆十四年己巳，公元 1749 年）春初，草《四圣悬枢》，析温疫痘疹之义，辛未六月，笔削于清江河院署中。"《长沙药解自叙》曰："辛未秋，南浮江淮，客阳邱。……癸酉（乾隆十八年癸酉，公元 1753 年）仲春之初，东郊气转，北陆寒收，遂乃远考《农经》，旁概百氏……取仲景方药笺疏之，作《长沙药解》。"《伤寒说意自叙》曰："庚午年春，旅寓济南，草《伤寒说意》数篇，辛未六月，客处江都，续成全书。"黄元御屡游江淮，有学者考证，黄氏曾"供职清江运河航运管理公署，行游幕生涯"，窃意此恐与黄氏顾及"帝眷之隆"日久，难免遭其他太医嫉妒，乃常请外出以避祸有关，亦藉以抽暇撰著立言。

黄元御医术精湛，治病如神之轶事传说，至今在其故里流传颇多。吴去疾《雪堂医话》载昌邑刘樵山讲述的黄氏治病轶事两则如下。其一：黄氏乡居，以医负盛名。其女远嫁，生一子，出痘，势甚危，抱归求治。黄氏一见，即怒詈曰："此证险恶，不过日晡，其速行"！其女长跪乞怜，黄氏不顾，呼人急驾骡车送之返。时赤日中天，舆人故迟迟其行，中途遇大雨，周身尽湿，舆人乃驾车回黄家，盖黄氏预嘱之也。时已日暮矣，黄氏率家人正伫立门外，笼灯相候。语之曰："汝子生矣。

此证内热已极，非用此法，不能挽救。吾默察天时，知今日午后必有大雨，故弄此狡狯。不然，汝子岂能生哉！"遂处方与服，痘果透发而愈。其二：黄氏尝夏月出行，有数人见其至，相与谋曰："黄氏号为名医，吾侪盖试之"。一人故仆地，急招黄氏诊。黄氏曰："此人仅能延数刻耳，哀哉！"群嗤之以鼻。黄氏曰："毋！其听预言。汝等初意，乃与余为戏也。不知今当夏月，湿热交蒸，此人仆地之时，热毒之气已从口鼻吸入，内又有肠胃之病，感之而发，其来也暴，非药石所能瘳矣。"众不信，黄乃行。未几，其人果腹中绞痛，不数时即毙。人皆嗟叹，共称黄术如神。另外，昌邑盛传，黄氏乡居时，其表兄孙某放道合，将诣江南上任，亲友及地方官员缙绅纷纷登门相贺，车水马龙，黄氏亦至。众人皆有贺礼，孙某应酬不暇，荣光焕发，至为欣喜。黄氏曰：仁兄荣升外任，光宗耀祖，可喜可贺！愚弟无长物相贺，愿赠兄一脉。对曰：贱躯素健，一诊何妨。诊毕，黄氏正色曰：仁兄两年后将发搭背疮！此疮甚剧，性命攸关。余不能阻其发，然可以药移于兄之腿肚，则无大碍矣。发后兄自当延当地医师施治，然必知此疮由背移来者乃可服其药，否则断不可妄治！孙某虽恶黄氏言语怪诞，然知其医术精湛，也为之一震，乃请其书方。书毕，黄氏曰：仁兄到任即服，切勿延误时日，十剂为限。孙某到任后，因忙于公务应酬，月余后方忆起黄氏之嘱，按方服之。两年后左腿肚果出一疮，日大日剧，奇痛难忍，眠食俱废。急召当地名医诊视，询及此疮系原发？抑或由他处移来？众医皆茫然"移来"之问，均曰原发，而证危剧，不知何故，因不服其药。后一医报名自荐，愿为其一诊。诊毕曰：太尊此疮，断非原发，乃高手以药由背移此！孙某因尽告黄氏为其移疮之事及所嘱之言，恭请处治。对曰：余虽知此疮由来，然迁延日久，证已大剧，愧无施治之术。为今之计，唯余亲赴昌邑，面聆黄师高术，求灵药一匙，而愈太尊贵恙。江南距昌邑数千里之遥，限于当时交通条件，赴昌邑求方，谈何容易，不数目孙某疮崩而殁。有睹"文革"中遗失之黄氏《玉楸子堂稿》者，谓其中之"移山填海方"，即黄氏赠孙某者。黄元御五代传人、先师麻瑞亭（1903～1997），早年听其业师李鼎臣讲述过黄氏诊病轶事一则，简述如下。黄氏晚年，在太医任上，沈阳一王爷之子病笃，遣人诣京，求乾隆帝委太医往诊，帝即命黄元御前往。即日起程，乘轿奔赴，夜不住驿，轿中假寐，食不下轿，裹腹而已。至沈阳，直奔王府，报名而入，径往正堂，王爷降阶相迎。方落坐，黄氏未及请问，王爷即欲述其子病情。黄氏曰：臣进府时，闻东厢有呻吟之声，可是小爷？王爷对曰：是也。黄氏曰：无须诊视，其肺已腐烂不堪，无药可医，惜哉！王爷闻言，面露惊谔之色，旋即面冷如铁，起身曰：先生少坐，本王去去却回。未几，侍者捧一盘呈于堂，视之，其内乃一腐烂人肺也，浊血流溢。黄氏大惊失色，方欲问其故，王爷已手握匕首而至，双手及利刃尽染血污，抱拳稽首曰：先生神明，本王佩服！适才已将犬子杀之，此乃其肺也，果如先生所言。黄氏惊倒于地，面如土色，张口结舌，无言以对。稍定，乞归。王爷允请，黄氏即刻起程，形容一如赴沈急促之状。至京，拜表奏乾隆帝诊病及王爷杀子始末，谢罪并乞归故里休养。帝不究其直言之罪，好言抚慰，准其所请。未及陛辞，即匆匆返籍，病卧不起。其子请问病由，黄氏详告之，并曰：为父已胆破神伤，医药无及，尚有

百日阳寿，速请好友故旧一诀！果百日后而逝。此案看似离奇，然据以下诸端，窃思亦非为杜撰。其一：《伤寒说意自序》曰："甲戌（乾隆十九年甲戌，公元1754年）正月，久宦京华，不得志，复加删定，仲景之意得矣。"《素问悬解自叙》："乾隆甲戌，客处北都，成新书八部（《伤寒悬解》《伤寒说意》《金匮悬解》《四圣心源》《四圣悬枢》《素灵微蕴》《长沙药解》《玉楸药解》）。乙亥（乾隆二十年乙亥，公元1755年）春初……乃笺释《素问》……十一月终书成，淆乱移正，条绪清分，旧文按部，新义焕然。"《灵枢悬解自序》曰："丙子（乾隆二十一年丙子，公元1756年）二月，方欲作之，澹明居士清先解《道德》。《道德》既成，于二月二十五日乃创此草，正其错乱，发其幽杳，五月二日书竣。"《难经悬解自序》曰："丙子五月，《灵枢解》成，岐黄而后，难《灵》《素》者，扁鹊耳……《难经》不可不解也，五月十六日创始，二十二日书竣。"《周易悬象自序》曰："仆于易理，十年不解。丙子三月，偶与玄览处士烛下清言，间及王辅嗣易无互体之论。玄览以系传非其中爻不备析之，默然而退，遂有仰钻之隙。既解《道德》《灵枢》，六月中，乃草《周易》诸象。"以此观之，黄元御自乾隆甲戌到丙子，乃至其后，仍在太医任上，居于北京，且因"精力衰乏"，忙于撰著，而不再南游江淮，与此说黄氏晚年，在太医任上相符。其二：乾隆帝既青睐黄元御医术，老家奴才求请御医，救其"犬子"危疾，乾隆帝委其前往，自在情理之中。其三：黄元御以"精力衰乏"之身，火速前往，劳累不堪，艺高人胆大，加之其清高直率性格之所使，出言欠斟酌，直谓"其肺已腐烂不堪"，也在情理之中。其四：满洲贵族统治者，对汉人向来猜忌，

虽其时当"乾隆盛世"，依然如故，以文字狱等迫害汉人士子，即是明证。王爷因黄元御尚未诊视，即谓其子"肺已腐烂不堪，无药可医"，必恶其出言狂傲，故弄玄虚，以衒其能，加之"马上得天下"之后裔骄横残忍本性，杀其子以验黄氏之言，也合当时情理。若非如黄氏所言，必立刃之，以泄其愤！其五：黄氏遭此人格之侮辱，非常之惊之吓，于其"精力衰乏"之身，自是雪上加霜，乞归故里，亦合落叶归根之常情。其六：乾隆帝是一代明君，尽管其奴才爱子被刃，与黄元御之直言不无关系，然其咎不在黄氏，所以不究其直言之罪，好言抚慰，准其所请，也在情理之中。其七：一代名医，自判其阳寿几何，亦系能为之事，所以黄氏谓自己尚有百日阳寿，果百日后而逝，亦非危言耸听。据以上诸端，加之李鼎臣三代业医，其祖父李福坦受业于黄元御门人昌邑于昭，代代口传，因之窃谓此案并非杜撰。至于经数百年口传，某些情节有出入，当属难免。黄元御谢世于乾隆二十三年戊寅九月，以此推之，此案应发生在当年五月。黄氏若非受此侮辱惊吓，虽"精力衰乏"，恐不会辞世如此怆促。诚如是，则此乃黄元御一生所遭的悲剧之一也。

黄元御才思横溢，抱负高远，为实现其"当为名医济人"的目标，除"勤求古训，极深研几"，重于实践，医术精湛，治病如神外，且极力奋进，于"不频假以消闲之日"的竞况下，"研田为农，管城作君，流连尺素，爱惜分音"，撰著立言。于溯委究源，融会贯通医理之际，精研博采，积累汇总有成之时，自乾隆十三年戊辰（公元 1748 年）至乾隆二十一年丙子，撰著医籍十二部、《周易悬象》一部、《道德经悬解》一部，合计近

200 万言。其著述之名目、卷数、成书年代等如下。《伤寒悬解》，十四卷，成书于乾隆十三年戊辰。《金匮悬解》，二十二卷，成书于乾隆十三年戊辰。《四圣心源》，十卷，成书于乾隆十八年癸酉。《四圣悬枢》，五卷，成书于乾隆十八年癸酉。《长沙药解》，四卷，成书于乾隆十八年癸酉。《伤寒说意》，十卷，成书于乾隆十九年甲戌。《素灵微蕴》，四卷，成书于乾隆十九年甲戌。《玉楸药解》，八卷，成书于乾隆十九年甲戌。《素问悬解》十三卷，成书于乾隆二十年乙亥。《灵枢悬解》，九卷，成书于乾隆二十一年丙子。《难经悬解》，二卷，成书于乾隆二十一年丙子。《玉楸子堂稿》，卷数不详，成书年代不详（当成书于其晚年，未刊行于世）。《周易悬象》，八卷，成书于乾隆二十一年丙子（未刊行于世）。《道德经悬解》，二卷，成书于乾隆二十一年丙子（未刊行于世）。在短短的九年之内，在"左目失明"、"屡病中虚"、"精力衰乏"的身体状况下，在"不频假以消闲之日"的境况下，撰成上述理论临床造诣均十分精深、特色十分鲜明的十二部医籍及两部易、道类著述，实属不易，难能可贵。其执着的追求，非凡的毅力，严谨的治学，竭泽的付出，卓越的建树，均是常人所难能乃至无法企及的。正是这些珍籍的撰成，使黄元御医术成为完璧，使其成为"一代医宗"，为中医药学宝库增添了一颗璀璨的明珠，为当代以至现今的医疗保健事业做出了巨大的贡献，并将造福于后代及举世之民，其深远意义，是无法估量的。

黄元御的一生，是极力奋进、建树至丰的一生，是力倡医学改革的一生，是悲壮的一生。其所以悲壮，既因遭庸医误治损其目，毁了他的仕途前程，不得已而改习医术，更因其深恶当时纭纭众医，不念

思求经旨，不究辨证，死守成方，"鹦鹉人言"，"窥囿习俗，胶固师说"，滥用寒凉，草菅人命，而力倡改革金元以来的医学颓风，因之招致时人及后世"诟病"，而"其书屏不传"。金元四大家出，力倡寒凉泄火、益气升阳、汗吐下祛邪、寒凉滋阴，为中医学术的发展，临床疗效的提高，贡献颇大，惠及历代，乃至将来，功莫大焉。然刘、李、张、朱诸大家之说，均是深究经旨，精于临床的产物，用之亦须因地因时因人而异，方能取得良好的疗效，否则难免出现流弊。如前人谓刘氏之术，乃"因地因时，各明一义，补前人所未及，利于松柏而不利于蒲柳"。其他三家之说，亦各有所偏。而承其术及私淑者，多一味盲从，而且偏执，滋意阐扬，疏于辨证，套用成方，致使流弊丛出不穷。然纭纭医工，执迷不悟，诚如清·张琦《四圣心源后序》所言："医学盛于上古，而衰于后世。……自唐以降，其道日衰，渐变古制，以矜创新。至于金元，刘完素为泻火之说，朱彦修为衬阴之法，海内沿染，竞相传习，蔑视古经，倾议前哲，攻击同异，辨说是非。……门户既分，歧途错出，纷纭扰乱，以至于今。……宋元以来，数百年间，人异其说，家自为法。按之往籍，则判若水火，综其会通，则背若秦越。……俗学废古，恶旧喜新，务为变动，以结名誉。……故脉诀出而诊要亡，本草盛而物性异，长沙之书乱而伤寒莫治，刘朱之说行而杂病不起，天下之民，不死于病而死于医，以生人之道，为杀人之具，岂不哀哉！"黄元御《素灵微蕴·医方解》曰："医自岐伯立言，仲景立法，百世之师也。后世惟思邈真人祖述仲景《金匮》之法，作《千金》之方，不失古圣之源。其余方书数百种，言种荒唐而讹谬，法则怪妄而差池。上自东汉以来，下自昭代以

还，著作如林，竟无一线微通者。今之庸愚，习用诸方，如四物、八珍、七宝、六味、归脾、补心滋养荣之类，纷纭错出，不可胜数，是皆无知妄作，误人性命，而下士奉行不替。"黄氏此论，虽言辞有所偏激，然于当时医风，乃可谓写真。此医学颓风之形成，与"康乾盛世"之时代背景，也不无关系。其时清朝开国已逾百年，民族矛盾相对缓和，尤经康乾两朝励精图治，社会相对稳定，生产相对发展，国库相对充裕，人民相对安居乐业。温饱思淫欲，"文恬武戏"、"晏安豫乐"之风日盛，其身则肝肾亏损，虚火日炽，每况愈下，其心则喜好补养，乃至服石，以冀长生。庸医既不明阴阳互根之理，又喜投其所好，诚如仲景所言："观今之医，不念思求经旨，以演其所知，各承家技，终始顺旧，省病问疾，务在口给，相对斯须，便处汤药，按寸不及尺，握手不及足，人迎、趺阳、三部不参，动数发息不满五十，短期未知决诊，九候曾无仿佛，明堂阙庭尽不见察，所谓窥管而已"，泄火伐阳，滋阴补肾，乱医杂投。越补肾越寒，越泄火越炽，阴日长而阳日消，治愈讹而体愈虚，诚如黄元御《四圣悬枢自叙》所言："民有两死而无一生，吁其悲矣"！"处滑靡波流之日（《长沙药解自序》语）"，因"误服庸工毒药，幸而未死"的黄元御，力倡改革医学颓风，是很自然的。

历来的改革，均行之不易，尽管黄元御"乃都昌上士，莱国鸿生，史服经衣，探《八索》《九丘》之奥，仁巢义杖，发三辰五狱之灵，本良相之心为良医，即活人之手而活国，技已精于三折，病不患夫四难（申士秀《金匮悬解后叙》语）"，有坚实的医学与文史哲基础，及"不能为名相济世，亦当为名医济人"的远大

抱负，而欲"以一篑障江河（《长沙药药自序》语），实属不易。然因"痛念先圣传经，本以起死，讵知下工学古，反以戕生（《素问悬解自序》语），"纵尔敝精劳神，不得已也（《伤寒悬解自序》语）"。乃"垂帘著述，十载于兹（《长沙药解自序》语），意无反顾，正本清源。这一历程，概述如下。其一：门庭清冷，孤身奋战，刻意岐黄。《素灵微蕴·杻元》曰："涒滩（乾隆五年庚申，公元 1740 年）之岁，节届初冬，玉楸子独处乎寒青之馆，神宁于遥碧之亭，时则玄阴晦朔，素雪飘零，梧槭槭而叶堕，松谡谡而风清，闲庭寂寥，不闻不声。"《四圣悬枢·卷五》曰："荒荒坤轴，落落玄宗，室无问字之人，门乏好奇之客。""掩关静拱，据梧凝思（《伤寒悬解自序》语）"，"馨心涉虑，思黄帝、岐伯、越人、仲景之道，三载而悟（《素灵微蕴·序意》）"叙。《四圣心源自叙》曰："维时（乾隆十八年癸酉，公元 1753 年）霖雨初晴，商飚徐发，落木飘零，黄叶满阶。玉楸子处萧凉之虚馆，坐寂寞之闲床，起他乡之遥恨，生故国之绵思。悲哉！清秋之气也，黯然远客之心矣，爰取《心源》故本，加之润色。"其二：殚精尺素，撰著立言，创辟新意。《伤寒悬解自序》曰："玉楸子涤虑玄览，游思圹垠，空明研悟，自负古今无双。甲寅（雍正十二年甲寅，公元 1734 年）之岁，以误药粗工，委弃试帖。考镜灵兰之秘，讵读仲景《伤寒》，一言不解。遂乃博搜笺注，倾沥群言，纵观近古伤寒之家数十百种，岁历三秋，犹尔茫若，仰钻莫从，废卷长嘘。……丁巳（乾隆二年丁巳，公元 1737 年）仲春，此心未已，又复摊卷淫思。日落神疲，欹枕假寐，时风静月白，夜凉如水，索影半床，清梦一肱，华胥初回，恍然解矣。然后知群公著述，荒浪无归，彼方且涉泽迷津，披榛罔路，何以引我于康庄也。……伊时拟欲作解，年岁贸迁，日月缠迫，腹稿荒残，零落不遒。乾隆戊辰（乾隆十三年戊辰，公元 1748 年），以事带阳邱，宾于刘氏荒斋，北枕长河，南踞崇山，修树迷空，杂花布地。爰此佳胜，低徊留之，乃有著作斐然之志。于是掩关静拱，据梧凝思，灵台夜辟，玄钥晨开，遂使旧疑雾除，宿障云消，蚌开珠露，沙落金星。十载幽思，三月而就，起于春暮，成于秋始，时七月初三日也。……乃玄草甫成，二毛生鬓，感念此生，于邑增怀。……今春秋四十四年矣，岁月不居，时节如流，不获以未衰之身，小有建立，方枯心于尺素之中，殚精于寸管之内。……今日顿启灵源，成兹玄钩，虽不能媲美前哲，要也可备一家之言也。"《金匮悬解自序》曰："仲景先师，著《金匮玉函要略》一书，垂诸杂病之法，以约言而析玄理。玉楸子神宇天光，自负解者，乃参伍悦研，三载于兹。真宰恍惚，未得其眹，百家诸子之论，率皆过目而冰销，入耳而瓦解，兹独惊怖其言，譬犹河汉无极。其义何居？《南华》（即《庄子》）之奇，《太玄》（《太玄经》）之奥，可谓诙诡幻怪之至矣，然何至如此之闭结不解也。……戊辰孟秋，既成《伤寒悬解》，乃复凝思眇虑，入此竖白。心游万仞，精骛八极，八月末望，又告成功。灵思妙悟，悦恍离披，幽理玄言，往来络绎。向解《伤寒》，心枯神瘁，几于白凤朝飞，彩毫夜去，讵以强弩之末，竟尔羽没石开。……盖扬（扬雄）庄（庄周）之文，义浅而辞深，《金匮》之书，言显而理晦，非精于《灵》《素》之理者，不能解《金匮》之言，昧其理而求其言，是以幽冥而莫睹其原。注《金匮》者，蕙质而莲心，金口而木舌，是皆今日适越而昔来者也。

仆也身登会稽，亲探禹穴，目睹越国江山，知昔日之来者，歧路迷罔，自谓适越而非也。……丈夫有志，郁沦奥渫，胸臆约结，何以为欢？求为医经药录，启先圣之玄扃，非第消永日而遣牢思，抑亦康济斯民之术也，由是刳心刻意，而书传焉。"《四圣心源自叙》曰："医有黄帝、岐伯、越人、仲景四圣之书，争光日月，人亡代革，薪火无传。玉楸子悯后世作者不达其意，既解《伤寒》《金匮》，乃于己巳（乾隆十四年己巳，公元1749年）二月，作《四圣心源》，解内外百病原始要终，以继先圣之业。创辟大略，遇事辍笔。庚午（乾隆十五年庚午，公元1750年）四月，北游帝城。十一月终，南赴清江。辛未（乾隆十六年辛未，公元1751年）二月，随驾武林。四月运署，研思旧草，十得其九，厥功未竟。八月十五，开舟北上，再客京华。壬申（乾隆十七年壬申，公元1752年）十月，作天人之解，续成全书。……顾自己巳，以至壬申，历年多矣，元草未就，是天既长与以穷愁之境，而不频假以消闲之日。帝眷之隆，何不恃也，良时非多，勖之而已。"《四圣悬枢自叙》曰："仆于己巳春初，草《四圣悬枢》，析温疫痘疹之义，辛未六月，笔削于清江河院署中。四都俱成，伤寒之义元矣，疫疠之义，元之又元。慨夫！上士十载悟玄，下士见之大笑，以为尚白。其于闳意眇旨，玄而白之，其于沉辞浮藻，白而玄之，此黑之玄，彼白之募，是墨以为明而孤以为苍也。"《长沙药解自序》曰："庸工群起，而谈岐黄，则杀人至多，而不可胜穷者，无如此甚矣。不以戈铤，而人罹锋刃，不事箷网，而人遭诛夷。其书多，其传久，其流远，其派众，其人已死，其祸不绝，遂使四海之大，百世之远，尽饮其羽，饱其锋，登

其梯，入其阱。……玉楸子悲先圣之不作，后学之多悖，处滑靡波流之日，思以一蒉障江河，垂帘著述，十载于兹矣。以为书者，庸工之法律，药者，庸工之刀斧，千载大难，吾将解之。……恒有辩章百草之志，未遑也。……辛未秋，南浮江淮，客阳邱，默默不得意。癸酉（乾隆十八年癸酉，公元1753年）仲春之初，东郊气转，北陆寒收，遂乃远考《农经》，旁概百氏……取仲景方药笺疏之，作《长沙药解》。停笔怆怀，中宵而叹……前古圣人，尝百草而作经，后古圣人，依感复而立法，欲以生人，而后世乃以之杀人，由其不解人理，不解物性也。"《伤寒说意自叙》曰："言者，所以在意也。《素问》雷公问：臣治疏愚，说意而已。仲景《伤寒》，其言奥赜，其意昭明，解言则难，说意则易。……仲景拙于立言而巧于立意……仆传《伤寒》，说意而已。戊辰之岁，成《伤寒悬解》。庚午年春，旅寓济南，草《伤寒说意》数篇，辛未六月，客处江都（今扬州市），绩成全书。甲戌（乾隆十九年甲戌，公元1754年）正月，久宦京华，不得志，复加删定，仲景之意得矣。"《素灵微蕴·序意》曰："玉楸先生，宰思损虑，气漠神融，清耳而听，明目而视。既遭庸医之祸……自兹吾作庚桑子矣。杜门谢客，馨心渺虑，思黄帝、岐黄、越人、仲景之道，三载而悟。……轩岐既往，《灵》《素》犹传，世历三古，人更四圣，当途而后，赤水迷津，而一火薪传，何敢让焉。因溯四圣之心传，作《素灵微蕴》二十有六篇，原始要终，以究天人之际，成一家之言。……岁在庚申（乾隆五年庚申，公元1740年）九月二十八日草成。"《玉楸药解自叙》曰："昔神农解药，黄帝传医，仲景先生继农黄立法，圣作明述，于是备焉。癸酉仲春，既解长沙药性，而

仲景未用之药，散在后世本草，数百千载，狂生下士，味味用之，以毒兆民。农黄以往，仲景云徂，后之作者谁复知医解药，诸家本草率皆孟浪之谈。……玉楸子悲忆昔人，怆念来者，甲戌三月，成《伤寒说意》，五月成《素灵微蕴》，六月复作《玉楸药解》，八月癸丑告成，此愚书之第八部也。萧萧古寺，落落荒斋，感岁月之已晚，伤春秋之欲暮……慨世短而心长，念身微而愁剧。志励丁年，书竣苍首，十仞作井，一篑成山，此亦烟岚著书之士，最为破涕而笑者也。"《素问悬解自序》曰："黄帝咨岐伯作《内经》，垂《素问》《灵枢》之篇，医法渊源，自此而始，所谓玄之又玄，众妙之门者也。秦汉而后，韦绝简乱，错落舛互，譬之棼丝，不可理矣。玉楸子盛壮之年（雍正甲寅，时年三十），误服庸工毒药，幸而未死。遂抱杜钦、褚蚼之痛，愤检汉后医书，恨其不通（通者，思邈真人《千金》一书而已）。上溯岐黄，伏读《灵》《素》，识其梗概，乃悟医源，至于紊乱错讹，未能正也。乾隆甲戌，客处北都，成新书八部。授门人毕子武龄（字维新，金陵人），服习年余，直与扁仓并驾。毕子既得先圣心传，复以笺注《素》《灵》为清。其时精力衰乏，自维老矣（时年五十），谢曰不能。乙亥（乾隆二十年乙亥，公元1755年）春初，毕子又以前言请，且谓医尊四圣，自今日始，仲景二注已成，岐黄扁鹊之书，迄无解者，三圣之灵，未无遗恨。过此以往，来者诵法新书，心开目明，而不解先圣古义，又将恨无终穷也。时维二月，寒消冻解，律转阳回，门柳绽金，庭兰孕玉。玉楸子客况萧蕭，旅怀索落，歌《远游》之章，诵《闲居》之赋，幽思缕起，殊非杜康所解，乃笺释《素问》，以消郁烦。十一月终书成，淆乱移正，条绪清分，旧文

按部，新意焕然。嗟乎！仆以东海顽人，远宾上国，研田为农，管城作君，流连尺素，爱惜分阴。春雪才收，秋露忽零，星斗屡易，弦望几更，倏而陇阴促节，急景催年，冰澌长河，霜结修檐。岁凛凛以愁暮，心恨恨而哀离，夜耿耿而永怀，昼营营而遥思。此亦羁客迁人骚牢悱怨之极，概诚足悲忧不可说也。无何稿脱书清，事竣业就，遂作岐伯之高弟，黄帝之功臣。是即拥旄万里之荣，南面百城之乐也，贫而暴富，莫加于此矣。"《灵枢悬解自序》曰："《灵枢》乃《素问》之原，凡刺法、腧穴、经络、脏象，皆自《灵枢》发之，而错乱舛互，亦与《素问》同。既解《素问》，《灵枢》不可不解矣。……慨自龙胡已去，圣藻犹存，而遗文颠倒，乱于俗士之手，遂经传而意晦，自兹以还，玄珠永坠，赤水迷津。……丙子（乾隆二十一年丙子，公元1756年）二月，方欲作之，澹明居士请先解《道德》。《道德》既成，于二月二十五日乃创此草，正其错乱，发其幽杳，五月二日书竣。……讵意斯文未丧，千载重明，日月光天，山河丽地，古圣心传，昭然如揭。"《难经悬解自序》曰："昔黄帝传《内经》，扁鹊作《难经》，《史·仓公传》所谓黄帝、扁鹊脉书，黄帝脉书即《内经》，扁鹊脉书即《难经》也。妙理风土，疑丛雾散，此真千古解人。其见五脏癥结，全恃乎此，不须长桑灵药，上池神水也，而《史》传载之，此子长（司马迁）不解耳。……丙子五月，《灵枢解》成，岐黄而后，难《灵》《素》者，扁鹊耳……《难经》不可不解也。五月十六日创始，二十二日书竣。"其三：横遭非议，据理力驳，矢志不移。《素灵微蕴·杻元》曰："玉楸子著《素灵微蕴》既成，徇华之客，以为不急之务，虚缃岁月，乃述上圣之功，剖作者之意，作杻元

以解嘲。……有北里望人者，轩车南驾，驻辔相过，袨服绰緤，高冠伟峨，扬眉张颊，言涌如波。闻子穷年作解，一空冥搜，棳天地之奥，锼鬼神之幽，障千寻之浪，扫五里之雾，信乎？玉楸子曰：唯。客乃傲然而笑曰：吁嗟吾子，茫乎愚矣！乃者乾光耀彩，文运璘斌，群才云骇，万汇烟屯，人附虬龙之翼，家荫鸾凤之林，蔚然如长风之凌劲翮，荡乎若大壑之纵游鳞，是以朝无佹禄，野无伪隐，滋兰蕙之不足，又曷事乎析薪？今吾子匿秀山巅，居云水曲，栖心于恍惚之庭，梏神于冥漠之麓，意疲精殚，手胼口瘃，仰远骛乎九霄，俯深钓于穷谷，纵彰微理于遒年，畅名言于遗录，曾不得掇巍科，阑朝轴，凌高轩，纡珮玉，洵所谓刻棘端之沐猴，镂冰玉之画瑶，人以为结珞之与玙璠，吾以为石燕之与鼠璞。况今医子蜂生，方书代作，人自以为俞跗，家自以为扁鹊，附托贵游，凭依高爵，舒虹霓以蕃尘，攀骊龙而云薄，莫不意色磈磊，声华灼烁。今吾子足不出于方州，行不越乎闾里，抱一篇以长吟，面百城而自喜，仰屋梁以咨嗟，抚空几而叹只。子不如还车息驾，折柱摧弦，萧凉书阁，寂寞云檐，松声两岸，花影一帘，于焉啸乐可以盘桓，何为涉彼漫漫之岐路，遣此駪駪之岁年！玉楸子振臂而起，仰天而嘘：夫闻清商而谓角，非徽弦之过，听者之不聪也；见和璧而曰石，非琼瑶之贱，视者之不明也。世皆宝瓴甋，而憎琬璞，重筑拍而弃钟吕，又何诧乎子之舌谰谰而口詝詝。厥初生民，风淳气平，浑固敦庞，人鲜疾病。五子相荡，二气初竞，夭札疵疠，楛窳厥性。乃有黄帝，运起天钟，传经玉版，示药昆锋，道遵岐伯，业受雷公，向天老而问凤，驱黄神以驭龙。补造化之缺漏，济民物之伤残，功与天地相并，术与鬼神通玄，遒哉邈矣，不可得而述殚。

无何鼎湖一去，攀髯长号，云迷大谷，鬼哭秋郊，黎邱昼市，枭鹏夜咷，人误药术，家习圭刀，双目戢戢，众口呶呶。聆其议论，则风飞云逸，溯厥指归，则烟笼雾飘，无不齿有刃而舌有剑，胸有斧而手有刀。似此悠悠，何足谈悉，遥望前修，慨而叹矣。关情玉机，阻隽灵兰，如墨如漆，亦几千年，谁从此日，握要钩玄，相煦以燠，相濡以寒。至于仆者，丘园散诞，松菊徘徊，慕仲长统之乐志，企赵元叔之壮怀，晓云西去，夜月东来，挥《落叶》《哀鸿》之曲，倾梅花寒雪之杯，既息心以遗累，复违俗而舒襟，良无求于富贵，亦何羡乎卢文。乃偶撄末疾，见误庸医，夷然太息，键户深思，澄心凝虑，六年于兹。当其午夜篝灯，心源默辟，擢笔灵飞，抚几神蓦，昚然天开，磔然理易，于是凿先圣未雕之璞，探千秋永坠之奇，腾幽振微，破险开迷，闳言眇旨，磅礴陆离。不知兹固不足以扬天地之大化，继古圣之匡维，哀群言之淆乱，回苍生之颠沛也。呜呼！玄风既邈，大道遂沦，世憎其璞，人恶其真，率信耳而疑目，咸誉古而疵今。季主揲卦，贾生有居鄙之诮，子云著书，刘子发覆瓿之言，故孟坚寄慨于《宾戏》之作，景纯述意于《客傲》之篇，纵受嗤于一世，终留誉于万年，彼流俗之谣诼，亦何屑而论斿。今子失辔于康庄之路，熏心于荣利之场，虽目动而言肆，实墨明而狐苍。乃欲持眇见以訾大道，是何异乘车鼠穴而欲穷章台之广狭，企足蚁封而欲测渤海之渺茫也，不亦妄欤！"此赋虽系黄元御"解嘲"之作，"北里望人"亦系虚拟，然其形容言辞，可谓是黄元御对当时庸俗之流的真实写照。宛如仲景所言："当今居世之士……但竞逐荣势，企踵权豪，孜孜汲汲，为名利是务，崇饰其末，忽弃其本，华其外而悴其内……蒙蒙昧昧，蠢若游魂！"而黄氏之答辞，确是他对当时医界颓风的悲愤，力挽狂澜的决心，及力辟庸愚狂言的写照。综上所述，不难看出，黄元御是在不为平庸之辈所理解乃至嘲笑的巨大压力下，在难耐的清冷寂寞的处境中，强忍着身心疾痛，"爱惜分音"，疾书立言，而矢志于改革当时医学颓风这一壮举的。

　　孤掌难鸣，逆流难扼，是其悲也，建树至半，"新意焕然"，是其壮也。而黄元御的悲剧，远不止如此，而是直延至其逝后二百年之久，且发展成为黄氏医学的一场悲剧！上至"功魁祸首"之《四库全书》，秉承统治者的意旨，出于政治目的，加之"四库馆中，校纂诸臣，知医者寡（清·赵汝毅《伤寒说意跋》语）"等原因，对黄元御极尽贬伐之能事，下至群医俗士，鹦鹉学舌，群起而攻之，言辞之激烈，对其人格之诋毁，无以复加，远比所谓的黄元御"诋诃历氏名医"为尤，直欲"鞭尸"以解其恨！《四库全书总目》曰："（黄元御）大抵自命甚高，欲驾魏晋以来医者上，未免师心太过，求名太急。……大抵自高位置，欲驾千古而上之，于旧说多故立异同，以矜独解。……其说诋诃历代名医，无所不至，可谓之善骂矣。"《清史稿》曰："（黄元御）自命甚高，喜更改古书，以伸己说。"群医俗士攻击黄元御者，以陆九芝为尤，诬其"改书"、"窃经"、"不识阳明病"，不一而足。王士雄甚至诬张琦之子中了黄元御书毒，处温热之药以疗其子疫症，致其子服之而殁。诚如清·赵曾向《书新刻黄氏遗书后》所言："先生嫉近代诸医家畔经离道，多逞私说，反复辨难，辟其乖谬，缘是为世诟病，其书屏不传。"究其原因，黄元御甲寅损目后，于功名心灰意冷，召为御医后，"久宦京华"，饱览官场之炎

凉，更因其清高不训之性格，俾视达官显宦，勋爵世胄，不满现实，借古讽今之言辞屡见言表，如此"忤逆"行径，官方不贬他才怪呢，所以《四库全书》等对他的贬伐，是很自然的。由于黄元御所处的时代环境、阅历体验等原因，尤因其遭庸医误治，屡用苦寒攻下，乱医杂投，使其"左目失明"，"脾阳大亏，数年之内，屡病中虚"的痛苦体验，痛心疾首，因之其于内伤杂病，力倡健脾调中、理气疏肝、扶阳抑阴，而力辟贵阴贱阳之论。然俗医因"耳目锢蔽已深，灵性汩没日久（清·欧阳兆熊《黄氏医书八种序》语）"，对黄氏"痛心疾首于谬种之流传，而独以超悟析此微言（清·完颜崇实《黄氏遗书序》语）"，"白头不解（《素问悬解自序》语）"，虽对黄氏医术不敢放胆攻击，而对黄氏某些过激言辞，却抓住不放，极尽对其人身攻击之能事。由于官方民间长达二百年之对黄元御的讨伐，直接累及其医术的传习，其医著海内所藏者，几瘆若晨星，且多束之高阁，俾于研习，承黄氏之术者，更屈指可数，致黄氏医术，几成绝业，此非黄元御及其医术之悲剧欤！黄元御也自知其言行既忤逆了当政者，也不顺庸俗之耳，所以于《四圣悬枢·序意》中谆谆告曰："（将其著述）藏诸深山，以待后之达人"。时当"文字狱"尚盛的"乾隆盛世"，黄元御之"忤逆"言行，当政者未予深究，得以寿终正寝，已是万幸！

　　至于世传黄元御"潜游江南，从学者颇众"之说，恐与事实不符。乾隆十八年癸酉之前，黄氏确因随驾及其他差遣屡赴江淮各地，而乾隆十九年甲戌至二十一年丙子，黄氏"客处北都"，在太医任上，以其剩勇，继续撰著，成书五部，近百万言，当无暇也无精力"潜游江南"，乾隆二十三年戊寅（公元1758年），他就与世

长辞了。丙子之后，黄氏焉能以"精力衰乏"之身，而"潜游江南"，广收门徒哉！

据黄氏晚年治沈阳一王爷之子病后表奏乾隆帝，乞归故里，病卧不起，百日后而逝的说法，黄元御当殁于故里。但尚无更多资料确定。

金无足赤，人无完人。黄元御虽有其不足之处，如对宋元以来的医家、医风之批评，有过激之嫌，然其匡正时敝为己任的精神，普救含灵之苦的惠心，"勤求古训，有极深研儿，至老而不倦"的治学精神，饱含新意，特色鲜明的近二百万言的著述，造福了历代与当今，乃至后世与举世之民，是其长处与主流。来者自应以继承并发扬其长处为己任，而无需苛求其不足。纵观黄元御一生，实如其同代人历下申士秀所言："（黄元御乃）都昌上士，莱国鸿生，史服经衣，探《八索》《九丘》之奥，仁巢义杖，发三辰五狱之灵，本良相之心为良医，即活人之手而活国，技已精于三折，病不患夫四难。（其医著）说必解颐，趣皆炙舌，真所谓发智灯于暗室，渡宝筏于迷津者也。"至今黄元御故里及临近地区的群众，对其仍十分敬仰怀念。每年清明，群众自动赴黄元御茔前顶礼膜拜者络绎不绝，谓其陵园内之柏叶能治百病，纷纷采摘，致使二十年来，其陵柏一如当初栽植时低矮不华。此非黄元御这位普救含灵之苦的大医之医德医术，已深植于后人心中，因之对其无限敬佩怀念欤！

二、黄元御的医学著述 及学术思想

如上所述，黄元御一生，见于文献记载者，撰著了十二部医籍。除未刊行于世且现已失传的《玉楸子堂稿》外，现将《四库全书总目》所著录的海内现存的十一部医籍分别简述于下。

《伤寒悬解》，十四卷，成书于乾隆十三年戊辰，即公元 1748 年。从《伤寒悬解自序》观之，黄元御自雍正十二年甲寅（公元 1734 年）损目后，除"上溯岐黄，伏读《灵》《素》"外，即开始研习《伤寒》。前三年可谓广络原野，"考镜灵兰之秘，讵读仲景《伤寒》，一言不解，遂乃博搜笺注，倾沥群言，纵观近古伤寒之家数十百种"。虽"犹尔茫若，仰钻莫从"，却是其"丁巳（乾隆二年丁巳，公元 1737 年）仲春……恍然解矣"之原因所在。知彼之短，"群公著述，荒浪无归，适秦之车且东其辕，适越之舟或北其首……涉泽迷津，披榛罔路"，方能扬己之长，不为"训诂"拘泥，不为"笺疏"所误，以"涤虑玄览，游思扩垠，空明研悟"之天资，探赜索奥，而得《伤寒》之真谛。真谛既得，诠释《伤寒》之意顿生，"伊时拟欲作解"，然因"不频暇以消闲之日"等诸多因素所限，未能如愿，致使"年岁贸迁，日月蹰迫，腹稿荒残，零落不追"。而此志未泯，耿耿于心，"乾隆戊辰，以事滞阳邱，宾于刘氏荒斋，北枕长河，南踞崇山，修树迷空，杂花布地，爰此佳胜，低徊留之"，在这种难得的心境、闲暇、环境之中，夙愿可酬，"乃有著作斐然之志"。"于是掩关静拱，据梧凝思，灵台夜辟，玄钥晨开，遂使旧疑雾除，宿障云消，蚌开珠露，沙落金呈，十载幽思，三月而就，起于春暮，成于秋始，时七月初三日也"，撰成此旷世的诠释《伤寒》之作。诚如《伤寒悬解后序》清·张琦所言："余少读仲景书，叹其博大精简，囊裹蕃变，轩岐而后，道具于此。而章次凌杂，多所难通，研索传注，考证典册，意旨各异，端绪莫寻。后得黄氏元御《伤寒悬解》，纲领振举，条理综贯，积疑尽释，豁然遂通。"《伤寒悬解》的学术价值及其精蕴之处，张琦在《伤寒悬解后序》中言之甚切。"振坠绪于已绝，辨众惑于方竞，洵足维持玉册，彰显灵兰，剔弊反经，厥善有四。提挈阴阳，界画经纬。二气殊感，而应以营卫，六经递及，而统以巨阳。脏腑未入，则总解于经，风寒杂侵，则不越乎表。正始受之道，辟直中之误，善一也。聚讼之盛，莫若传经，为顺为逆，家执其承，或循或越，人异其说，是皆以腑为经，混传于人，未彻大旨，误解病情。夫部分相比，若堂室之毗连，表里攸悬，犹高卑之殊致，安能舍共由之户而遽窥内寝之门，捐给级之阶而立连乃岗之顶？于是发腑脏传入之理，究阴阳衰盛之义，阳盛入腑，阴盛入脏，方其半入，则经腑相连，及其全归，则阴阳偏厉。启秘奥于片语，息横议于立谈，善二也。太阳为宰，少阳为枢，故于二经，各标坏病。经邪淹久，复加误治，病势转变，非复本经，自此而入正阳为胃实，归三阴为脏寒，随证处方，因逆为治。而昧者不察，仅割单词，以为方法，缺如略而不论，不知救败之法，备于诸策，失治之候，详于各篇。一经编第，灿若眉列，判阴阳之去路，著腑脏之发源，善三也。阳明虚证，络古不分，少阴急下，千秋未彻。阳消阴长，胃有转变之机，土燥水竭，肾有论亡之候，理涉疑似，必究其精，义存隐显，独得其是，凡诸病状，剖抉无疑。浚久没之巨川，薙丛生之积棘，长波注海，经千折而靡停，周道如砥，历九轨而无阻，善四也。"

黄元御于气化学说，研习至精，造诣甚高，且融贯于其全部医著之中，诸凡生理、病理、药理之阐释，立法、处方、遣药之意旨，无不以气化为本，因之黄氏以气化学说诠释《伤寒》，是很自然的，是《伤寒悬解》的特色之一，也是其精湛之一端。以气化学说注释《伤寒》六经，始自清·张志聪，而黄氏以此学说诠释《伤寒》，发挥至极致之境。《伤寒悬解卷首》曰："人有十二经，仲景《伤寒》，但立六经，从六气也。"《伤寒说意卷首》曰："经有十二，六气统之，两经一气，故曰六经。"《伤寒悬解卷首》曰："病则太阳是寒，阳明是燥，少阳是火，太阴是湿，厥阴是风，而惟少阴，则不从热化，而从寒化。"《四圣心源·卷二》曰："仲景《伤寒》，以六经立法，从六气也。六气之性情形状明白若揭，医必知此，而后知六经之证。六经之变化虽多，总不外乎六气。"纵观《伤寒悬解》，关于气化，黄氏不但于卷首设专篇论之，且于每经篇首，亦均以气化开论，足见黄氏诠释《伤寒》的指导思想是以气化解六经。如《伤寒悬解卷十一·少阴经全篇·少阴脏病》开卷即曰："少阴以癸水而化气于君火，无病之时，丁火下降而交水，癸水上升而交火，水火互根，阴阳交济，二气合为一气，故火不上热而水不下寒，及其一病，丁火上炎而为热，癸水下润而为寒，遂成冰炭矣。少阴病，但见其下寒而不显其上热者，以水能胜火而火不胜水，病则水胜而火负，一定之理也。"《伤寒悬解卷十一·少阴全篇·提纲》曰："少阴虽从君火化气，病则还其本原，寒水司权，有阴无阳。"如此则将少阴心肾水火之生理关系、病理变化、从化本源、证状由来等阐释的至明至精，为全篇经文的诠释，奠定了理论基础，所以全篇之诠释，诀微灿然。他经也是如此，合而共成此精湛的《伤寒悬解》。所以然者，本之于黄元御精深的气化学说造诣也。

黄元御力驳"传经为热"之论，纠

正了诠释《伤寒》者千古之误，使仲景《伤寒》反朴归真，是其对伤寒学说的一大贡献，也是《伤寒悬解》的精湛之处。《伤寒悬解卷末》曰："叔和《伤寒序例》，悖廖之至！而流传千古，遂成伤寒祖派。……叔和混热病于伤寒，遂启后来传经为热之讹。注《伤寒》者数十百家，无不背仲景而尊叔和。伪例一出，流祸至今，存心仁爱者，曷能默而已乎！"因之不泥旧说，另辟路径，而诠释之，以导习者于坦途也。所以然者，乃因黄氏洞悉伤寒传经本之于"里气"。《伤寒说意卷首·里气解》曰："风寒之伤人也，不能为寒，不能为热，视乎人之里气而为变者也。里气和平，则腑热不作，脏寒不动，始终在经，不能内传，但当发散其表邪，不必用温清补泻之剂也。里气非平，而表邪外束，腑阳盛者，则阳郁而生内热，脏阴盛者，则阴郁而生内寒。……后世庸工，悖谬不通，乃有传经为热，直中为寒，种种胡说。"《伤寒悬解卷首·仲景微旨·寒热死生》曰："阳生阴杀，显见之理，后世庸工，乃至滋阴而伐阳，泻火而补水。一临伤寒，先有传经为热之语横塞胸中，至于证脉阴阳，丝毫不解，人随药死，枉杀多矣。"黄元御强调里气、阳气在伤寒发病、传经、治疗、预后中的重要性，是正确的，是其抉仲景《伤寒》之秘奥的心得结晶，是其朴素的辩证唯物观点及贵阳贱阴观点在治伤寒学中的具体体现。

《金匮悬解》，二十二卷，成书于乾隆十三年戊辰。《金匮悬解自叙》曰："仲景先师，著《金匮玉函要略》一书，垂诸杂病之法，以约言而析玄理。玉楸子神宇天光，自负解者，乃参伍悦研，三载于兹。真宰恍惚，未得其眹，百家诸子之论，率皆过目而冰消，入耳而瓦解，兹独惊怖其言，譬犹河汉无极！……戊辰孟秋，成

《伤寒悬解》，乃复凝思眇虑，入此坚白。心游万仞，精骛八极，八月末望，又告成功。"可见黄元御是在研习《金匮》有年，通读了诸子百家诠释《金匮》之作，心得甚丰之时，以其超悟之天资，另辟路径，而诠释《金匮》的。以其"灵思妙悟"，使"怳恍离彼"的《金匮》之"幽理悬言，往来络释"，而成此精湛的《金匮悬解》。诚如清·申士秀《金匮悬解后叙》所言："说必解颐，趣皆炙舌，真所谓发智灯于暗室，渡宝筏于迷津者也。……得是解而读之，心花月透，意蕊春开，行见宝饵可以缓童年，妙药可以驻斜景，岂非囊中之玉律，肘后之金科欤！"道光十八年初秋三日无名氏在《金匮悬解序》中曰："《金匮要略》，张仲景论杂病之书，晋·王叔和编为二十五篇，二百六十二方，为医杂病之祖本。国朝徐彬有《金匮要略论注》二十四卷，较之元人朱丹溪《金匮钩玄》似较明显。下至赵良《集注》以及李彣、程林、魏荔彤、尤怡、周杨俊、沈明宗、高世栻、李升玺诸家，各有注释，皆主一偏之见，未能融贯，以其于《灵》《素》之理不精也。此书古奥，又系残篇，错简缺文，读之疑团满腹，真是千古恨事！黄氏坤载于失次者序之，残缺者补之，扫尽俗家诸说，独探骊珠，遂使长夜漫漫，复睹智灯龙烛，岂非仲祖之功臣欤！"可见黄元御在"向解《伤寒》，心枯神瘁，几于白凤朝飞，彩毫夜去"的情况下，"以强弩之末"，"羽没石开"，而撰成之《金匮悬解》，是探赜索奥，精练灿然，学术价值极高的诠释《金匮》之作。向以贬诋黄元御为能事的《四库全书》，在其"总目"中也较公正地评述曰："元御谓张机著《金匮玉函经》，以治内伤杂病，大旨主于扶阳气，以为运化之本。自滋阴之说盛，而阳自阴升、阴由阳降之理迄无解

者，因推明其意，以成此书。于四诊九候之法，言之颇详。"

《四圣心源》，十卷，成书于乾隆十八年癸酉，即公元1753年。《四圣心源自序》曰："医有黄帝、岐伯、越人、仲景四圣之书，争先日月，人亡代革，薪火无传。玉楸子悯后世作者不达其意，既解《伤寒》《金匮》，乃于己巳二月作《四圣心源》，解内外百病原始要络，以继先圣之业。创辟大略，遇事掇笔。庚午四月，北游帝城。十一月终，南赴清江。辛未二月，随驾武林。四月还署，研思旧草，十行其九，厥功未竟。八月十五，开舟北上，再客京华。壬申十月，作天人之解，续成全书。癸酉二月，解长沙药性……八月修温疫痘疹，成于九月十七。维时霖雨初晴，商飚徐发，落木飘零，黄叶满阶。玉楸子处萧凉之虚馆，坐寂寞之闲床，起他乡之遥恨，生故国之绵思。悲哉！清秋之气也，黯然远客之心矣，爰取《心源》故本，加之润色。"可见黄元御是在精研《素问》《灵枢》《难经》《伤寒》《金匮》近二十年，抉其奥赜，心得宏富之时，为"继先圣之业"，使四圣之"薪火"得以世传，乃融贯《内》《难》《伤寒》《金匮》之旨，而撰此"解内外百病原始要络"之作的。然不似《伤寒悬解》《金匮悬解》一气撰成，而是断断续续，在乾隆十四年己巳（公元1749年）至乾隆十八年癸酉（公元1753年）这五年之内，抽暇撰著润色而成的。"己巳二月"，才"创辟大略"，就因"遇事"而"掇笔"。至于黄元御所遇之"事"，历来说法不一，然其"北游帝城"、"南赴清江"、"随驾武林"、"解长沙药性（撰《长沙药解》）"、"修温疫痘疹（撰《四圣悬枢》）"这些事，当是主要的。五年之内，这些事已够其忙禄的了，更何况因忙于诊务等，使其"不频暇

以消闲之日"，所以其间尽管他总是抽暇"研思"、"润色"，也难免拖延时日。

《四圣心源》是一部以论述临床病证为主，且与基础理论紧密结合的综合性医著。前三卷"天人解"、"六气解"、"脉法解"，是其基础理论部分，后七卷"劳伤解"、"杂病解"、"七窍解"、"疮疡解"、"妇人解"，论述内科、外科、妇科病证之"原始要络"。以基础理论总括其临床之论述，以临床病证之理法方药印证其基础理论，前后融贯，相辅相成，相得益彰，而成完璧。

黄元御倡《内经》"善言天者，必有验于人"之古代"天人合一"的哲学思想，并将此思想贯穿于其全部医著之中。尤于"天人解"中最为突出，从阴阳变化、五行生克、脏腑生成、气血原本、精神化生、营气运行、卫气出入等诸方面阐释"天人一也"之学术观点，谓为医者"未识天道，焉知人理"。"天道"者，大自然之垂象及其规律也，"人理"者，人之生理病理也，可见黄元御深谙"医易同源"之至理。诚如清·顾复初《重刻黄氏遗书序》所言："昌邑黄坤载先生，学究天人，湛深《易》理，其精微之蕴，托医术以自现"。前已述及，黄元御于气化学说造诣甚高，他的这一造诣，在"天人解"中阐释的至为精湛。曰："阴阳未判，一气混茫，气含阴阳，则有清浊，清则浮升，浊则沉降，自然之性也。升则为阳，降则为阴，阴阳异位，两仪分焉。"曰："人与天地相参也，阴阳肇甚，爰有祖气，祖气者，人身之太极也。"《易经》曰："易有太极，是生两仪，两仪生四象。"太极即原始混沌之气，黄氏称其为"阴阳未判"，呈"混茫"状态之气，在人则曰祖气，可见黄元御对"天人合一"之至理，阐释的至精至微，为

其他医著所少见。

黄元御精通阴阳五行学说，并将其广泛而精湛地运用于其医著之中，且多所发明，是其医术精湛、医著精铄之一端。将人之脏腑、经络、气血、津液、皮肉、筋骨、毛发、孔窍、精神等之阴阳属性，归纳阐释的透彻入微。据《河图》"天一生水，地六成之，地二生火，天七成之，天三生木，地八成之，地四生金，天九成之，天五生土，地十成之"之论，谓五行之生成、生克制化，乃因于阴阳之气的作用，故曰"五行皆以气而不以质，成质则不能生克矣"。从四时、方位、气候、变化诸方面，结合脏腑生成、气血原本、精神化生等人之生理，阐释气化之妙义，脏腑之生理，病变之因由。对《尚书·洪范篇》"木曰曲直，金曰从革，火曰炎上，水曰润下，土爰稼穑"之论，从秉气、升降等方面精辟阐释，而揭示五味之根原。曰："火曰炎上，上炎则作苦，水曰润下，下润则作咸，木性升发，直则升而曲则不升，郁而不升，是以作酸，金性降敛，从则降而革则不降，滞而不降，是以作辛。使坎离交媾，龙虎回环，则火下炎而不苦，水上润而不咸，木直升而不酸，金从降而不辛。……土者，水火金木之中气，左旋则化木火，右转则化金水，实四象之母也，不苦、不咸、不酸、不辛，是以味甘。"

黄元御对后天脾胃在人之生理病理中的重要地位，认识至为精彻，因之于内伤杂病之治疗，强调调中，复其脾升胃降之常，方能龙虎回环，阴平阳秘，而达愈疾之目的。曰："清浊之间，是谓中气，中气者，阴阳升降之枢轴，所谓土也。枢轴运动，清气左旋，升而化火，浊气右转，降而化水，化火则热，化水则寒。方共半升，未成火也，名之曰木，木之气温，升

而不已，积温成热，而化火矣。方其半降，未成水也，名之曰金，金之气凉，降而不已，积凉成寒，而化水矣。水火金木，是名四象，四象即阴阳之升降，阴阳即中气之浮沉，分而名之，则曰四象，合而言之，不过阴阳，分而言之，则曰阴阳，合而言之，不过中气所变化耳。"曰："阴生于上，胃以纯阳而含阴气，有阴则降，浊阴下降，是以清虚而善容纳，阳生于下，脾以纯阴而含阳气，有阳则升，清阳上升，是以温暖而善消磨。水谷入胃，脾阳磨化，渣滓下传，而为粪溺，精华上奉，而变气血。气统于肺，血藏于肝，肝血温升，则化阳神，肺气清降，则产阴精。五脏皆有精，悉受之于肾，五脏皆有神，悉受之于心，五脏皆有血，悉受之于肝，五脏皆有气，悉受之于肺，总由土气之所化生也。……脾胃者，仓廪之官，水谷之海，人有胃气则生，绝胃气则死，胃气即水谷所化，食为民天，所关非细也。"黄元御此论，源于《内经》，而发挥的至为精湛。所以然者，"其源不尽出自医家（清·欧阳兆熊《黄氏医书八种序》语）"，"盖原本大《易》，合符《河》《洛》，约契《参同》，所谓阴阳会通，玄冥幽微者（清·完颜崇实《黄氏遗书序》语）"。

黄元御精通五运六气学说，谓："内外感伤，百变不穷，溯委穷源，不过六气，六气了彻，百病莫逃。"在其"六气解"中，对六气从化、六气偏见、本气衰旺及厥阴风木、少阴君火、少阳相火、太阴湿土、阳明燥金、太阳寒水之风热暑湿燥寒六气，做了透彻而精辟的论述，并列示治疗六气之主方。对内伤杂病之辨证、治疗、预后等，均有极大地指导作用，且纠正了后世在少阳相火等方面的某些不经之谈。

黄元御精熟脉法，脉诊造诣极高，《伤寒悬解·脉法上篇》曰："精熟仲景脉法，游心于虚静之宇，动指于冲漠之庭，以此测病，亦不啻鬼谋而神告已"。在其"脉法解"中，对寸口脉法、寸口人迎脉法、三部九候脉法、脏腑脉象、四时脉体、真脏脉义等，均以《内经》《难经》、仲景脉法为本，作了精湛的论述。对浮、沉、迟、数、滑、涩、大、小、长、短、缓、紧、石、芤、促、结、弦、牢、濡、弱、散、浮、动、代二十四脉，以阴阳为纲，结合五行，精辟论述，并揭示其临床意义，发四圣之微旨，启迪后学。

黄元御对脏腑之生理病理，阐释的至为精彻，尤重脾胃中气之升降顺逆，谓心、肺、肝、肾、小肠、大肠、胆、膀胱、心包、三焦诸脏腑气机之升降顺逆，皆取决于脾胃。其于生理，"劳伤解"谓："脾为己土，以太阴而主升，胃为戊土，以阳明而主降，升降之权，则在阴阳之交，是谓中气。胃主受盛，脾主消磨，中气旺则胃降而善纳，脾升而善磨，水谷腐熟，精气滋生，所以无病。脾升则肾肝亦升，故水木不郁，胃降则心肺亦降，故火金不滞，火降则水不下寒，水升则火不上热。平人下温而上清者，以中气之善运也。……中气者，和济水火之机，升降金木之轴。"其于病理，"劳伤解"谓："中气衰则升降窒，肾水下寒而精病，心火上热而神病，肝木左郁而血病，肺金右滞而气病。……四维（心、肺、肝、肾）之病，悉因于中气。……足太阴脾以湿土主令，足阳明胃从燥金化气，是以阳明之燥不敌太阴之湿，及其病（内伤杂病）也，胃阳衰而脾阴旺，十人之中，湿居八九而不止也。胃主降浊，脾主升清，湿则中气不运，升降反作，清阳下陷，浊阴上逆，人之衰老病死，莫不由此。"其于内伤杂病之治疗，首在调理脾胃，顾护中气，升清降浊，兼及四维。"劳伤解"谓："以故医家之药，首在中气。中气在二土之交，土生于火而火死于水，火盛则土燥，水盛则土湿，泄水补火，扶阳抑阴，使中气轮转，清浊复位，却病延年之法，莫妙于此。"征之临床，此法不但是治疗内伤杂病之的法，亦是内伤而兼外感疾患之主法。黄元御所说的"补火"之"火"、"扶阳"之"阳"，系指脾阳，"泄水"之"水"、"抑阴"之"阴"，是指水湿之邪。后世医工，不解其奥义，多谓黄元御好崇阳补火，加之其力辟贵阴贱阳之论，曰："古圣不作，医法中乖，贵阴贱阳，反经背道，轻则饮药而病加，重乃逢医而人废……医书不解，滋阴泻火，伐削中气，故病不皆死，而药不一生（"劳伤解"语）"，因之招致庸俗贬伐。其程度之剧，历时之久，无不至极，实为憾事！黄元御宗仲景"少阴负趺阳者为顺也"之旨，并据其数十年的临床心得，于内伤杂病，多以阳衰土湿、水寒木郁、火金壅滞立论，所以立方遣药，注重健脾和胃、疏肝平胆、理气降逆、扶阳抑阴，实非专司崇阳补火。此书四至十卷临床病证部分，自拟方颇多，审其源流，均宗四圣之旨，立方意旨彰显，遣药简洁，配伍精当，施之临床，疗效卓著，启迪后学，堪资师法。先师麻瑞亭，承黄元御之学，业医六十余年，善治胃肠肝胆疾患、再障、肾病、心肺疾患、高血压病、经带疾患、不孕（育）症、疑难重症，尤善于脉诊，临证每凭脉辨证以施治，得心应手，医名遍及三秦，乃至全国海外，可谓黄氏医术精湛之明证。

《四圣心源》乃黄元御"诸书之会极（清·张琦《四圣心源后序》语）"，"宗黄帝、岐伯、越人、仲景四圣之心传，而运以精思，达以卓论，抉天人之秘奥，阐顺逆之精微，作述相承，独标真谛，举谬攸之说，一扫而空之（清·赵克宜《四圣心源序》语）"。"其源不尽出自医家，而自唐以后，谈医者莫之能及，两千年不传之绝学，至是始得其真（清·欧阳兆熊《黄氏医书序》语）"。诚如清·顾复初《重刻黄氏遗书序》所言："余尝取先生所言证之《灵枢》《素问》及《伤寒》《金匮》诸书，意皆符合，特古人未尝显言，至先生始揭其秘耳。"

《四圣悬枢》，五卷，成书于乾隆十八年癸酉。《四圣悬枢·卷一》曰："时分冬夏，病殊寒温，气候不同，感伤也异。《伤寒》著于仲景，温病阐于岐伯，各有妙解，水火判然。自叔和混热病于伤寒，伤寒之理既永晦于千古，温病之义亦长讹于百代。后世庸工纷起，杀运宏开……横览夭枉，怆恨实多，作温病解。"《四圣悬枢自叙》曰："天未尝有生而无杀，或以兵荒，或以疫疠，杀之自天，于人何尤，然此虽天之过乎，抑亦人之罪焉。兵荒未必杀人，世无良相也，疫疠未必杀人，世无良医也。……魏晋以来，至于今日，疫疠之杀人多矣。"《四圣悬枢·卷二》曰："外感之邪，秋冬伤寒，春夏温病，寒温之外，乃有疫疠。天地违和，人物罹殃，州里相传，死亡继踵，惨目伤心，莫甚于此。……仲景《伤寒》，垂法宏济百代，人亡义晦，复无解者，况于疫疠，先师无言，著书立说之家，甚于瘟魔，制方用药之人，残于疠鬼。丈夫有志，燮理无权，永念来者，情何能已，作疫病解。"《四圣悬枢自叙》曰："小儿之痘疹，即大人之疫疠，愚妄不以为岁气，而以为胎毒。哀此百万生灵，既困无灾，复加人祸，民有两死而无一生，吁其悲矣。"《四圣悬枢·卷三》

曰："小儿痘病，即大人之寒疫。寒伤营血，营闭而卫郁，卫气外发则生，内陷则死。非解仲景伤寒，不知寒疫，非解寒疫，不知痘病。但以先圣无言，古经阙载，后世庸工，未烛厥理，涉水迷津，凿山罔道，灵关弗启，玄钥难开……致令孩提不禄，襁负夭亡，方出人关，已登鬼录。……痛此亿万婴童，横罹冤酷，怛然悲恻，心折骨惊，作痘病解。"《四圣悬枢·卷四》曰："小儿疹病，即大人温疫。风伤卫气，卫闭而营郁，营气内陷则死，外发则生。非解仲景中风，不知温疫，非解温疫，不知疹病。疹病之义，岐伯、仲景俱曾言之，而议论未详。后世庸工，不知凉营发表，而率用寒下，徒伤里气，而卫闭不泄，营气郁沦，遂殒性命。……人悉言愁，我欲赋恨，作疹病解。"由此可见，黄元御是在既因温疫痘疹"先圣无言，古经阙载"，"言之而议论未详"，"叔和混热病于伤寒"，后人从之，又因魏晋以来，医家于此，论多杂乱无章，药多孟浪不精，致使"疫疠之杀人多矣"，乃宗四之旨，参以前人之论，加以己验，而于"己巳（乾隆十四年己巳，公元1749年）春初，草《四圣悬枢》，析温疫痘疹之义（《四圣悬枢自叙》语）"。然此系草创，经"辛未（乾隆十六年辛未，公元1751年）六月，笔削于清江河院署中，四部俱成，伤寒之义元矣，疫疠之义，元之又元（《四圣悬枢自叙》语）"，"癸酉（乾隆十八年癸酉，公元1753年）八月，修温疫痘疹（《四圣心源自叙》语）"等修订润色，"成于（乾隆癸酉）九月十七（《四圣心源自叙》语）"，方告完成。

纵观此书，前四卷分别论述温病、疫病、痘病、疹病之原始要终，均以六经辨证，卷五设为问答，补述前四卷之未详者，使"疫疠之义，元之又元"。其于治疗，温病、温疫、疹病，注重透表清气、凉营泄热、益阴伐阳，痘病、寒疫，强调其寒因，力辟混同温病、温疫、疹病之讹，痛斥苦寒攻痘、戕伐阳气之谬。《四圣悬枢》中黄元御之自拟方亦颇多，审其源流，亦均宗四圣之旨，立方意旨章显，遣药简洁，配伍精当，施之临床，卓有良效。他如黄元御善用浮萍以治温，彰显于此，诚为良验。《四圣悬枢卷一·温病解·脏腑治法》曰："地黄泄阳助湿，至下之品，至于温病，土燥而木枯，则反为灵宝，莫佳于此矣。"此论既是黄元御洞悉内伤外感之不同、寒温异气之殊分的写照，也是此书诸多精言之一者。《四库全书总目》曰："（黄元御）谓寒疫、温疫、痘病、疹病，皆由于岁气。世皆以小儿之痘为胎毒，非也，若能因其将发而急表散之，则痘可以不出。其说为宋以来所未有。"此正说明黄元御对疫疠病因认识之洞彻，为宋以来诸医家所不及。此于现代医学，可谓基本常识，而于二百年前，黄元御这一精识，可谓难能可贵矣。所以然者，因其洞彻四圣微旨，精于运气之学，医术精湛，绝不"鹦鹉人言"也。

此书发四圣之微旨，熔前人之精言，扼要精确，特色鲜明，文笔精练，实论述急性传染病之佳作，启迪后学，堪资师法。先师麻瑞亭，1937 年参加陕西省中医师考试，名冠榜首，始悬壶于西安市东新街，而其医名，自 1931 年来陕之初即震于西安古城，因其善治麻疹、斑疹伤寒、猩红热、大头瘟等急性热病也。其所本者，《四圣悬枢》也，此非黄元御精于温疫痘疹，此书堪资师法之例证欤！

《长沙药解》，四卷，成书于乾隆十八年癸酉。清·张琦《长沙药解后序》曰："《长沙药解》者，黄氏述《伤寒》《金匮》方药之旨而作也。自神农尝百草以治

民疾，而医学始兴，故言药性者，以神农为主。而世传《神农本草经》三卷，《汉志》不著录，其方不类上古，又杂出后汉地名，陶宏景以为仲景、元化辈所记。而《伤寒论序》云撰用《素问》《八十一难经》《阴阳大论》《胎胪药录》，而不及《本草经》，以其说按之，亦往往不合。盖上古文字未兴，多出口授传，其学者乃编勒成书，受授既久，多所差缪，或间以已说，故其言杂而不醇。魏晋以来，吴普、李当之、陶宏景皆有所增益，各为撰述。唐宋诸臣，复屡事修纂，务为炫博，以求赅备，于是异说横出，破碎不纪。医者无所宗尚，乃各出私智，人自为书，故宋元而后，医有异学，药有异性。明·李时珍作《本草纲目》，思以正之，而援据繁缛，辄未得其精要，盖沿袭讹谬，古籍淆乱，无所依据，而欲以一人之力拾掇而得之，斯固难也。……惟仲景氏继炎黄之业，作《伤寒》《金匮》，后世宗之，为方书之祖，其处方论药，条理精密，有端绪可寻，又生当汉世，多得古说，然则今日而欲辨章百物，求神农、黄帝之所传者，舍仲景之书，其奚适焉，此即黄氏作书之意也。"此说于黄元御撰《长沙药解》之因由，可谓的当矣。《长沙药解自序》曰："癸酉仲春之初，东郊气转，北陆寒收，遂乃远考《农经》，旁概百氏……取仲景方药笺疏之，作《长沙药解》。"

此书乃取《伤寒》《金匮》所载药物162 种，"分类排纂，以药名药性为纲，而以其方用此药为目，各推其因证主疗之意（《四部总录·医药编》语）"。于每药之下，首述其气味归经，性质功用，继录《伤寒》《金匮》凡用此药之方，是方治证，以印证其功用。药性方用，纲目清晰，释文扼要精湛，间及前人之得失。诚如《长沙药解后序》所云："排比方药，以求

其性，贯串大意，以达其用，探赜索隐，钩深致远"。实为继农黄而弘仲景之伟业，辨章药性，以资后人利用之佳作，启迪后学，堪资研习。此书名为药解，实为论药释证，抉其机理，以药系方，以方言证，参病机辨证于其间，对比类同之药于其内，理法方药相贯，以彰药物功用之作，为后世本草所不及，羽翼《伤寒悬解》《金匮悬解》之佳作也。

《伤寒说意》，十卷，成书于乾隆十九年甲戌，即公元1754年。《伤寒说意自叙》曰："言者，所以在意也，《素问》雷公曰：臣治疏愚，说意而已。仲景《伤寒》，其言奥赜，其意昭明，解言则难，说意则易。……言有质文而意无质文，言有利钝而意无利钝，言人人殊，意人人同，是故意贵乎得而言贵乎忘。……仲景拙于立言而巧于立意……仆传《伤寒》，说意而已。"可见黄元御撰此书之旨，不在于诠释《伤寒》经文，而在于彰显《伤寒》之微意。撰著经过，《伤寒说意自叙》曰："庚午年（乾隆十五年庚午，公元1750年）春，旅寓济南，草《伤寒说意》数篇。辛未（乾隆十六年辛未，公元1751年）六月，客处江都，续成全书。甲戌正月，久宦京华，不得志，复加删定，仲景之意得矣。"《玉楸药解自叙》曰："甲戌正月，成《伤寒说意》"，而告完成。可见此书亦如《四圣心源》，系抽暇撰成者，而非一气撰成。黄元御"辛未二月，随驾武林（《四圣心源自叙》语）"，其"辛未六月，客处江都，续成全书"，当是侍驾扬州时抽暇"续成"者。

纵观此书，仿《伤寒悬解》次第，分门别类，会通综述其大意，结构严谨，条绪清分，前后融贯，文笔精练，造诣至深。与《伤寒悬解》互为羽翼，一纵一横，使《伤寒》之精蕴，抉而无遗。可谓研习

《伤寒》门径之作，堪资后学研习。

《素灵微蕴》，四卷，成书于乾隆十九年甲戌。《素灵微蕴·序意》曰："玉楸先生，宰思损虑，气漠神融，清耳而听，明目而视。既遭庸医之祸……杜门谢客，馨心渺虑，思黄帝、岐伯、越人、仲景之道，三载而悟。……轩岐既往，《灵》《素》犹传，世历三古，人更四圣，当途而后，赤水迷津。而一火薪传，何敢让焉，因溯四圣之心传，作《素灵微蕴》二十有六篇，原始要终，以究天人之际，成一家之言……岁在庚申（乾隆五年庚申，公元1740年）九月二十八日草成。"可见黄元御雍正十二年甲寅（公元1734年）损目后，即弃文习医，专致于四圣典籍之研习，时仅三年，即洞悉四圣之心源，既有心得，"乃有著作斐然之志（《伤寒悬解自序》语）"，"丁巳（乾隆二年丁巳，公元1737年）仲春……恍然解矣，伊时拟欲作解（《伤寒悬解自序》语）"。虽因"年岁贸迁，日月缠迫，腹稿荒残，零落不追（《伤寒悬解自序》语）"，当时未能撰著《伤寒悬解》，而《素灵微蕴》，可能从那时已开始撰著，历时三年，撰成初稿，又经十余年的增删润色，至"甲戌五月，成《素灵微蕴》（《玉楸药解自叙》语）"。

纵观此书，前两卷，包括胎化解、脏象解、经脉解、营卫解、脏候解、五色解、五声解、问法解、诊法解、医方解十篇，归纳阐释四圣所述人之生理、病理、疾病、诊疗等基本理论，间及前人论述、诊疗之得失。后两卷，包括齁喘解、吐血解、惊悸解、悲恐解、飧泄解、肠澼解、脾胃解、火逆解、消渴解、气鼓解、噎膈解、反胃解、中风解、带下解、耳聋解、目病解十六篇，以其经治之病历及自身所患之目疾为本，阐释内科、妇科、五官科

十六种病证之原始要络，以概其内伤杂病之辨证施治的理法方药建树。既属医案，又非同一般医案，于病因、病机、诊断，据四圣之旨，探讨分析的至精至微，于治疗，宗四圣之旨，调理中洲以治其本，升清隆浊以理其乱，而达阴平阳秘，气血调和，祛病延年之目的。诚如清·张琦《素灵微蕴序》所言："抉天人之奥赜，演阴阳之宰运，阐上圣之微言，扫下士之瞽说。法必轨理，病无遁情，大而不窕，细而不越，味别渑淄，气通葭管，以兹况彼，精识略同，美矣，善矣，蔑以加矣。"全书一脉相承，理论临床相得益彰，其精识卓见，非同凡响，实研习四圣著述心得之佳作，启迪后学之宝筏也。

《玉楸药解》，八卷，成书于乾隆十九年甲戌。《玉楸药解自叙》曰："昔神农解药，黄帝传医，仲景先生继农黄立法，圣作明述，于是备焉。癸酉仲春，既解长沙药性，而仲景未用之药，散在后世本草。……诸家本草，率皆孟浪之谈。……数百千载，狂生下士，昧昧用之，以毒兆民。……玉楸子悲忆昔人，怆念来者，甲戌六月，复作《玉楸药解》，八月癸丑告成，此愚书之第八部也。"可见黄元御撰《玉楸药解》的本意，是因仲景未用之药，后世医工无准绳可遵，孟浪述之，昧昧用之，多有流弊，为正错讹而惠将来，以己之验，并参以前人论述，正其性而释其用者也。

纵观此书，载药291种，分为草部、木部、金石部、果部、禽兽部、鳞介鱼虫部、人部、杂类部八卷。每药之下，亦首述其性味归经，继述其功用治症，除个别药物引录《农经》之论、前人论述得失外，均系黄元御之心得见解。结合病因病机阐述药物功效、注重分析对比以别药物异同、强调药物配伍以明相辅相成、力主

用药求本以使获得良效、力辟服石求仙滥用剧毒药物、依据临床实践而述独到见解诸端，实为其他本草所不及。文笔精练，详略有致，特色鲜明，切于实用，实羽翼《长沙药解》之佳作，堪资临床之珍籍也。

《素问悬解》，十三卷，成书于乾隆二十年乙亥，即公元1755年。《素问悬解自序》曰："黄帝咨岐伯作《内经》，垂《素问》《灵枢》之篇，医法渊源，自此而始，所谓玄之又玄，众妙之门者也。秦汉而后，韦绝简乱，错落舛互，譬之棼丝，不可理矣。玉楸子盛壮之年（雍正甲寅，时年三十），误服庸工毒药，幸而未死。遂抱杜钦、褚熠之痛，愤检汉后医书，恨其不通（通者，思邈真人《千金》一书而已）。上溯岐黄，伏读《灵》《素》，识其梗概，乃悟医源。至其紊乱错讹，未能正也。乾隆甲戌，客处北都，成新书八部。授门人毕子武龄（字维新，金陵人），服习年余，直与扁仓并驾。毕子既得先圣心传，复以笺注《素》《灵》为请。其时精力衰乏，自维老矣（时年五十），谢曰不能。乙亥春初，毕子又以前言请，且谓医尊四圣，自今日始，仲景二注已成，岐黄扁鹊之书，迄无解者，三圣之灵，未无遗恨。过此以往，来者诵法新书，心开目明，而不解先圣古义，又将恨无终穷也。时维二月，寒消冻解，律转阳回，门柳绽金，庭兰孕玉。玉楸子客况萧骚，旅怀索落，歌《远游》之章，诵《闲居》赋，幽思缕起，殊非杜康所解，乃笺释《素问》，以消郁烦，十一月终书成。"《玉楸药解自叙》曰："志励丁年，书竣苍首，十仞作井，一篑成山"，看来黄元御撰成"新书八部"后，本无诠释《素问》《灵枢》《难经》之意，因毕武龄一再恳请，才不顾"精力衰乏"，奋其余烈，而"笺释《素问》"的，而且继

之诠释了《灵枢》《难经》及《道德经》《易经》。因之《素问》《灵枢》《难经》三悬解（即《黄氏遗书三种》），及《道德经悬解》《周易悬象》之撰成传世，毕氏之功，不可没也。

《素问》成书年代久远，年移代革，至"秦汉而后"，已"韦绝简乱"。致使"错落舛互，譬之棼丝，不可理矣"。唐·王冰《黄帝内经素问序》亦曰："世本纰谬，篇目重叠，前后不伦，文义悬隔，施行不易，披会亦难，岁月既淹，袭以成弊。或一篇重出而别立二名，或两论并吞而都为一目，或问答未已别树篇题，或脱简不书而云世厥，重经合而冠针服，并方宜而为咳篇，隔虚实而为逆从，合经络而为论要，节皮部为经络，退至教以先针，诸如此流，不可胜数。"为使其永远流传，佳惠当代及后世，几乎历代封建王朝及当时的学者都对其进行过整理研究工作。隋·全元起"始为之训解，厥第七一通（宋·林忆《重广补注黄帝内经素问序》语）"，《黄帝内经素问序》亦谓："今之奉行，惟八卷尔"。"迄唐宝应中，太仆王冰笃好之，得先师所藏之卷，大为次注，犹三皇遗文，烂然可观。……顷在嘉佑中，仁宗念圣祖之遗事将坠于地，乃诏通知其学者，俾之是正。臣等承乏典校，伏念旬岁。遂乃搜访中外，裒集众本，浸寻其义，正其讹舛。……又采汉唐书录古医经之存世者，得数十家，叙而考正焉。贯穿错综，磅礴会通……舛文疑义，于是详明（《重广补注黄帝内经素问序》语）。"可见《素问》经王冰之次注，补足了八十一篇，林亿等新校正，订正了讹误，其功莫大焉，然仍有缺叹。诚如清·冯承熙国学正《新刻素问悬解叙》所言："昔唐太仆王冰注《素问》，精勤博访，历十二年方臻理要，宋光禄卿林亿辈典校旧文，犹或议之，盖阐

扬至道，羽翼微言，固若斯之难也。迄今披览遗篇，综观体要，未尝不叹其研精于经者深而为功于世者大也。然或绪未明，强为移置，或讹舛未正，曲为诠释，诚有足议，未可尽从。林亿辈从而正之，虽多所发明，亦得失相半，要未能蹰躇而满志也。"且嘉佑而后，因传抄所误等原因，又亡"刺法伦"、"本病论"。有鉴于此，《素问》仍需进一步整理研究，订正其讹误，恢复其原貌，以供师资，用传不朽。此乃黄元御诠释《素问》，撰《素问悬解》之本意也。

纵观此书，黄元御据其精研《素问》二十余年之心得，谓："旧本此篇（指"本病论"）误在"玉机真脏论"，详其文理，与"标本病传论"义同，而非一篇。"本病论"原亡，取此篇补之……旧本"刺法伦"亡，实误载于"诊要经终论"内，未尝亡也，今取彼文，以补此篇"，而复《素问》八十一篇之旧。错简者移正之，讹误者订正之，阙字者明示之。重新编次，为养生、脏象、脉法、经络、孔穴、病论、治论、刺法、雷公问、运气等十类，一十三卷。除极个别经文，因其意甚明，无须诠释者外，每段经文，均予诠释。释文探赜索奥，抉其微旨，条分缕析，融会贯通，内容宏富，文笔精练，特色鲜明，诚如《素问悬解自序》所云："淆乱移正，条绪清分，旧文按部，新意焕然"。因之《素问悬解》实为诠释《素问》之佳作，堪资后学研习。《新刻素问悬解叙》谓："观其条理分明，篇第昭晰，其所移置，则若符节之合也。义意周密，脉络融贯，其所诠释，则若日星之炳也。然后叹穷微抉奥，集其大成，远胜于前人之所为者，窃幸于先生见之也。"此可谓对《素问悬解》的公正评价，绝非褒文，览者自明。

而《四库全书》，除极力诋毁黄元御

圣微旨，理明义精，阐释透彻，抉微无遗，灿然可观，撮其心得之医著，尊四圣之旨，立论明确，条绪分明，前后融贯，结构严谨，文笔精练，立方意旨，宗四圣心传，遣药简洁，配伍精当，符合临床，特色鲜明，自成一家。由于其尊古崇圣之特色至为鲜明，可见黄元御是一位经方派大师，实为"岐伯之高弟，黄帝之功臣（《素问悬解自序》语）"也。究其尊古崇圣之原因，虽缘于"误服庸工毒药"，致使"左目失明"，"脾阳大亏"，更因其"湛深《易》理（清·顾复初《重刻黄氏遗书序》语）"，深谙医易同源之至理，宝"圭璧"而弃"砆砆"也。且因其"诸子百家，靡不精熟"，是一位"上士"、"鸿生"，将其渊博之学识，融会于其医著之中，往往以哲理析医理，而理明义精，爰经据典，若符节之合，因之其医著精湛灿然，非同凡响，读之令人心开目明，群疑顿失，爱不释手，共鸣顿生。此乃其备受有功名兼通医术之士及资深医家所折服之原因所在，亦俗士庸医鹦鹉学舌，唯在所谓的黄元御"善骂"上作文章，诋毁其人格，而极少敢于驳其医术之缘由也。而此正说明黄氏医术至精，除个别立论有所偏波外，其总体无懈可击。前人誉黄元御为"一代医宗"，并非褒言也。

前人多谓黄元御倡扶阳抑阴，好崇阳补火，不无流弊。此乃因其医籍"旨远词文，义阔体博，末学粗工，卒难寻究，昧者未睹玄微，略循枝叶（清·徐树铭《昌邑黄先生医书八种序》语）"，而造成的误解。前已述及，黄氏尤重后天脾胃在人之生理病理中的重要性，于内伤杂病，首重调理脾胃，握中央以驭四旁。所谓"扶阳"之"阳"，"补火"之"火"，系指脾阳，"抑阴"之"阴"，"泄水"之"水"，是指水湿之邪。诚如《重刻黄氏遗书序》

所言："其宗旨言，中皇转运，冲气布濩，水木宜升，金火宜降而已"。更何况黄元御于温病、温疫、疹病等热病之治，力主透表清气、凉营泄热，益阴伐阳，壮水之主，以治阳光。所以谓黄元御好崇阳补火之说，实为对黄氏医术之误解所致者。

《重刻黄氏遗书序》曰："昌邑黄坤载先生，学究天人，湛深《易》理，其精微之蕴，托医术以自现"，此实系写真之言。黄元御不但是一位医学大家，确实也是一位易学大家，其易学造诣，贯穿于其医著之中，随处可见。前已述及，乾隆二十一年丙子，黄氏据其精究《易经》之心得，撰成《周易悬象》八卷。因未刊行于世，传世之抄本亦极为罕见，据称60年代初尚在黄氏故里流传的一抄本，也因"文革"佚失，惜未得睹。然从《四库全书》及前人对该书之评价，《昌邑县续志》所载之《周易悬象自序》观之，黄元御确实"湛深《易》理"，《周易悬象》特色鲜明，为易学之一家之言。《四库全书总目》谓："其（黄元御）训释，以观象为主"。《四库全书》纂修官、藏书家、黄元御之同代人山东历城周永年曰："在近人《易》说中，（《周易悬象》）犹可谓有根据"。《四库全书》、周永年对黄元御可谓均持否定态度，前已述及，其对黄氏之诋诃，对黄氏医籍之贬伐，无不至极，能对《周易悬象》有此低调的评述，可见《周易悬象》至为精湛。

《周易悬象自序》曰："在昔文周孔子，三圣传《易》，本兴神物，以前民用，百姓之愚，可以与能者也。顾三圣而后，非第百姓不能，而汉魏晋唐诸家《易传》，亦未得尽通，下至此后诸儒，经义全昧，而议论俗腐，辞理庸烂，三圣安得有此肺肠！盖《易》兴末世，蒙难而作，犹患深切，语多隐晦，言曲而事肆，旨远而辞文，龙跃虎变，风号雷惊，天语飞声，人闻失色，加之简策凌乱，章句舛互，泥其辞反失其意，拘其文乃背其情。临水投石而没入不得，当空掷块而明者不见，况于迂儒下士，测以胶固之心，解以株守之辞，化神奇为臭腐，对之使人白日欲睡矣。……夫《周易》言推，乃演卦之法，而设象系辞，则无此意。其系、传所云刚来柔来诸语，皆为反对，两卦彼此互发，非自别卦。推移而不得其说，穿连诸卦，牵缠镂辐，甚无谓也。仆于易理，十年不解，丙子三月，偶与玄览处士烛下清言，间及王辅嗣易无互体之论，玄览以系、传非其中爻不备析之，默然而退，遂有仰钻之隙。既解《道德》《灵枢》，六月中，乃草《周易》诸象，玄杳皆在，说卦之中，临文有得，不烦蔓引株连尔。时剪烛夜研，辟户晨推，每讶心开，恒惊须断，迄于三灵玄感，一线幽通。太璞既雕，大圜亦破，乃知圣经渊妙，以至于此。水尽山穷，别开天地，往于故纸堆中求之，宜其不得也。嗟乎！三圣明易，皆遭困危，是真易能困人耶，非易能困人也，不困不解耳。以易理之玄，三圣于困中解之，况无三圣之才，欲于得意之际，焘然解焉，不亦难乎，所谓困亨者，此也。然则与欲求亨，不如守困矣。"可见黄元御深悟《易经》之主体是象，所以"其训释，以观其象为主"。深悟《易经》是我国古代之哲学巨著，乃述宇宙万事万物之真谛者，所以其诠释以彰显经文大旨为归，而不纠缠于一事一物，一字一句，绝不蹈"泥其辞反失其意，拘其文乃背情"之复辄。因之《周易悬象》是一部抉《易经》之真谛，彰《易经》之秘奥，特色鲜明，精湛灿然的诠释《易经》之作，易学之一家之言也。

清朝成都将军兼署四川总督完颜崇实

《黄氏遗书序》曰："国朝龙兴，间运遂开，古来绝学，自晦昧而就高明，如日再中。即方术一家，亦骎骎乎抗衡往哲，标准来兹。若吴江徐灵胎、钱溏张隐庵、吴门叶天士、闽中陈修园诸人，皆有廓清推陷之功，羽翼阐扬之力，而集其大成者，尤推昌邑黄坤载先生。先生著书，以地元为主，以扶阳抑阴为义，窥其旨趣，盖原本大《易》，合符《河》《洛》，约契《参同》，所谓阴阳会通，玄冥幽微者。于仲景之学，不啻亲承謦咳而面聆绪言也。"清·顾复初《重刻黄氏遗书序》曰："昌邑黄坤载先生，学究天人，湛深《易》理，其精微之蕴，托医术以自现。……一扫积蒙，妙析玄解，自仲景而后，罕有伦比。其宗旨言，中皇转运，冲气布濩，水木宜升，金火宜降而已。……余尝取先生所言证之《素问》《灵枢》《伤寒》《金匮》诸书，意皆符合，特古人未尝显言，至先生始揭其秘耳。……夫《易》言天道，而寄用于卜筮，先生明《易》，而著其理于医术。"今之学者张奇文氏亦谓："黄氏对《周易》研究颇深，其《周易悬象》一书，对易与医的关系论述颇详。"仅举数例，以证"托医术以自现"之一斑。《易·系辞》曰："易有大极（大即太也，所以大极也称太极），是生两仪，两仪生四象。"《四圣心源·卷一·天人解·脏腑生成》曰："人与天地相参也，阴阳肇基，爰有祖气，祖气者，人身之太极也。祖气之内，含抱阴阳，阴阳之间，是谓中气，中气者，土也。"《四圣心源·卷一·天人解·阴阳变化》曰："阴阳未判，一气混茫，气含阴阳，则有清浊，清则浮升，浊则沉降，自然之性也。升则为阳，降则为阴，阴阳异位，两仪分焉。清浊之间，是谓中气，中气者，阴阳升降之枢轴，所谓土也。枢轴运动，清气左旋，升而化火，浊气右转，降而化水，化火则热，化水则寒。方其半升，未成火也，名之曰木，木之气温，升而不已，积温成热，而化火矣。方其半降，未成水也，名之曰金，金之气凉，降而不已，积凉成寒，而化水矣。水火金木，是名四象，四象即阴阳之升降，阴阳即中气之浮沉，分而名之，则曰四象，合而言之，不过阴阳，分而言之，则曰阴阳，合而言之，不过中气所变化耳。"《易·系辞》曰："一阴一阳谓之道。"《素问悬解·阴阳应象论》"阴阳者，天地之道也，万物之纲纪，变化之父母，生杀之本始，神明之府也"释文："阴阳，天地之大道也，万物之主，变化之原，生杀之本，神明之府也。"《易·乾》曰："本乎天者亲上，本乎地者亲下，各从其类也。"《素问悬解·阴阴应象论》"故清阳为天，浊阴为地，地气上为云，天气下雨，雨出地气，云出天气，清阳上天，浊阴归地"，释文："清阳为天，浊阴为地，地气上腾则为云，天气下降则为雨。雨降于天，而实出地气，地气不升，则天无雨也，云升于地，而实出天气，天气不降，则地无云也。地气上为云，以浊阴而化清阳，是清阳上天也，天气下为雨，以清阳而化浊阴，是浊阴归地也。……得乎天者亲上，得乎地者亲下，自然之性也。"《易·系辞》："乾道成男，坤道成女。"《素灵微蕴·卷一·胎化解》曰："其或男或女者，水火感应先后之不齐也。壬水先来，丁火后至，则阳包阴而为女，丁火先来，壬水后至，则阴包阳而为男。《易》谓乾道成男、坤道成女者，以坤体而得乾爻则成男，以乾体而得坤爻则成女，非秉父气则为男，秉母气则为女也。"《易·系辞》曰："天下同归而殊途，一致而百虑。"《四圣心源·卷五·杂病解上》开卷之文曰："病不过内外感伤，而杂病之传变，百出不穷。感伤者，百病之纲，百病者，感伤之目，譬如水火，原本则合，支派攸分，虽殊途而同归，实一致而百虑。"

黄元御其所以有如此宏富而特色鲜明的医学易学建树，其所以"医术精湛，治病如神"，为"一代医宗"，既因他有"当为名医济人"的远大志向，"博极群书，尤邃于《易》，诸子百家，靡不精熟"的文史哲功底，更因他有"勤求古训，极深研几，至老而不倦（吴去疾语，见《神州国医学报》）"的敬业勤业精神、严谨的治学态度。《素问悬解自序》曰："抱杜钦、褚炤之痛……上溯岐黄，伏读《灵》《素》。……研田为农，管城作君，流连尺素，爱惜分音。"《灵枢悬解自序》曰："维时青阳初谢，朱夏方来，上临赫日，下拂炎风，益以披裘带索，食玉炊桂，鼻头出火，心下如痗。……鹦鹉人言，不足为也。"《伤寒悬解自序》曰："考镜灵兰之秘，讵读仲景《伤寒》，一言不解，遂乃博搜笺注，倾沥群言，纵观近古伤寒之家数十百种，岁历三秋，犹尔茫若，仰钻莫从，废卷长嘘。……丁巳仲春，此心未已，又复摊卷淫思。日落神疲，欹枕假寐，时风静月白，夜凉如水，清梦一肱，华胥初回，恍然解矣。……伊时拟欲作解，年岁贸迁，日月鱇迫，腹稿荒残，零落不追。乾隆戊辰，以事滞阳邱，宾于刘氏荒斋，北枕长河，南踞崇山，修树迷空，杂花布地，爱此佳胜，低徊留之，乃有著作斐然之志。于是掩关静拱，据梧凝思，灵台夜辟，玄钥晨开，遂使旧疑雾除，宿障云消，蚌开珠露，沙落金呈，十载幽思，三月而就。……乃玄草甫成，二毛生鬓，感念此生，于邑增怀。……枯心于尺素之中，殚精于寸管之内……小有建立。"《金匮悬解自叙》曰："戊辰孟秋，既成《伤寒悬解》，乃复凝思眇虑，入此坚白。心游万仞，精骛八极，八月末望，又告成功。灵思妙悟，怳恍离披，幽理玄言，往来络绎。向解《伤寒》，心枯神瘁，几于白凤朝飞，彩毫夜去，讵以强弩之末，竟尔羽没石开。……丈夫有志，郁沦奥渫，胸臆约结，何以为欢？求为医经药录，启先圣之玄扃，非第消永日而遣牢思，抑亦康济斯民之术也，由是刿心刻意，而书传焉。"《素灵微蕴·序意》曰："杜门谢客，罄心渺虑，思黄帝、岐伯、越人、仲景之道，三载而悟。"《素灵微蕴·杌元》曰："涓滩之岁，节届初冬，玉楸子独处乎寒青之馆，神宁于遥碧之亭，时则玄阴晦朔，素雪飘零，梧槭械而叶堕，松谡谡而风清，闲庭寂寥，不闻人声。"《长沙药解自序》曰："玉楸子悲先圣之不作，后学之多悖，处滑靡波流之日，思以一篑障江河，垂帘著述，十载于兹矣。……乃远考《农经》，旁概百氏……取仲景药笺疏之，作《长沙药解》。"《玉楸药解自叙》曰："萧萧古寺，落落荒斋，感岁月之已晚，伤春秋之欲暮。……慨世短而心长，念身微而愁剧。……志励丁年，书峻苍首，十仞作井，一篑成山。"清·张琦《伤寒悬解后序》曰："若乃游神于千载之上，宅心于万变之内，以意逆志，以理正道，会立言之微旨，揭作者之至意，导巨源之千派，掣棼绪之众丝，智独析乎微芒，憾不留乎毫髪，则振古铄今，未有如黄氏之盛者也。"……由此足见，黄元御矢志不移，坚韧不拔，不为俗流所惑，以意逆志，穷微抉奥，奋笔疾书，撰著立言，彰其新意的治学精神，是常人所无法企及的。业精于勤，黄元御一生，"不频暇以消闲之日"的诊疗，"爱惜分音"的撰著立言，是其终成建树至丰的一代名医

之主要原因。马克思说："在科学的道路上，是没有平坦的大道可走的。只有那些在崎岖小路的攀登上不畏艰险的人，才有可能到达光辉的顶点。"这一名言，亦可谓是对黄元御在中医药事业上勇于攀登的精神，所取得的丰硕成果的科学总结。他的志向毅力，治学精神，是很值得后人学习和师法的！

三、黄元御医学著作版本源流

黄元御医学著作之版本及源流，笔者曾进行了较全面地调研与考证，简述如下。

（一）乾隆本

海内现存的上述黄元御十一部医籍，《四库全书总目·子部·医家类》谓："编修周永年家藏本"。周永年（1730～1791），字书昌，号林汲山人，山东历城（今济南市历城区）人，精通易学，《四库全书》纂修官，藏书家，目录学、校勘学造诣甚高。倡兴办公共图书馆（即借书园），著有《儒藏》一书，节衣缩食，积书五万卷。《四库全书总目》采自周氏家藏本者三十三种，其中著录四种，存目二十九种，黄元御著作十三种（医籍十一种及《周易悬象》《道德经悬解》），均系存目。黄元御系当时名医，其医著一百余卷，作为子部医家类藏书目录至为可观，有极高的收藏价值，《周易悬象》《道德经悬解》，特色鲜明，为易、道研究一家之言。周永年较黄元御年少二十五岁，又系山东同乡，占地理之便，搜集较易，因之其家藏黄氏系列著述，并作为标准本注入《四库全书》，当属无疑。然周氏家藏本系抄本？或是家刻本？坊刻本？官刻本？至今尚未发现，不能定论。《四圣悬枢自叙》曰："吾将藏之深山，

虚坐一待矣。"《素灵微蕴·序意》曰："藏诸空山，以待后之达人。"清·赵汝毅《伤寒说意跋》曰："乾隆间，四库馆中校纂诸臣知医者寡，故其书虽已著录，而卒未大显。"清·赵曾向《书新刻黄氏遗书后》曰："先生嫉近代诸医家离经畔道，多呈私说，反复辨难，辟其乖谬，缘是为世诟病，其书屏不传。"以此观之，加之周永年对黄元御及其著述总的来说持诋诃贬斥态度，"自命甚高"，"师心太过，求名太急"，"大抵自高位置，欲驾千古而上之，于旧说多故立异同，以矜独解"，"诃历代名医……可谓之善骂矣"，"元御此注（指《素问悬解》），并以此法（指错简之伦）说医经，而汉以来之旧帙，无能免于点窜者矣"。笔者窃谓，周氏之家藏本很可能是手抄本，而不是刻本。《四部总录·医药编》《全国中医图书联合录》（以下简称《联目》）等所谓的乾隆本，均系著录之误，即将黄氏自序时间定为刊年所致，如《黄氏医书八种》闽本及某些道光本等，实非乾隆本。

笔者搜集到的乾隆本有二，一是浙江中医学院图书馆所藏的乾隆十五年庚午历下申士秀于莲子湖上之鹊华山房精抄之《金匮悬解》抄本（以下简称"申本"），共二十二卷，一是北京图书馆所藏的黄元御得意门生金陵毕武龄于乾隆年间精抄之《伤寒说意》抄本（以下简称"毕本"），共十卷。《金匮悬解》申本与其后之诸刊本相较，优点有三。其一：申本《自序》署名为"东莱都昌黄元御撰"，正文署名为"东莱都昌黄元御解"，其后诸刊本《自序》署名均作"昌邑黄元御撰"，正文署名均作"昌邑黄元御坤载著"。考东莱，郡名，春秋时称莱子国，在齐之东，故称东莱，明、清为莱州府。都昌，县名，汉初置，宋改名为昌

邑，延至今，明、清属莱州府治。然虽改名已久，都昌之称却延至现代，所指有别而已，如黄元御故里所在地，现在称昌邑市都昌镇。解，《玉篇》谓："解，释也。"黄元御系尊古崇经派人物，《金匮悬解》系诠释《金匮》之作，因之署作"东莱都昌"，署作"解"，是自然而贴切的，且见于此书成书仅两年的精抄本，自是黄氏原署名无疑。而其后之诸刊本，当是刻刊者改署，且署作"著"，不如"解"贴切。因之就申本的署名而言，其学术价值优于他本。其二：申本之正文，错讹极少，而其后之诸刊本，错讹比申本多，申本释文中某些段落，其后诸刊本厥载。而这些段落，与上下文符节相合，使其释义元之又元，系黄氏原文无疑，因之申本之学术价值明显地优于其他刊本。其三：申本正文后附录《金匮要略卷二十三杂疗方》《金匮要略卷二十四·禽兽鱼虫果食谷菜禁忌》两卷，其内容与《金匮要略》之《杂疗方第二十三》《禽兽鱼虫禁忌并治第二十四》《果食谷菜禁忌并治第二十五》三卷无异，仅将二十四、二十五两卷合为一卷，而作《金匮要略卷二十四》而已。黄元御于《杂疗方》开卷之前曰："以下两卷，有方无论，不敢妄释。论者皆以为后人伪附，多不载此二卷，姑以古本所有录之。"考此二卷，其体例、内容等与前二十二卷有明显的差异，似系张仲景集前人效方之作，因此后之医家多不重视，某些医家甚至删而不录，诚如黄氏所言："论者皆以为后人伪附，多不载此二卷"。然其中诸多内容，如治中恶方、治尸厥方、救卒死方、急救之人工呼吸法等，既有很高的学术价值，又简便实用，尤其发现生猪、生牛肉能生寸白虫，说明一千六百多年前先哲们对寄生虫的由来已有了相当程度的认识，可谓是一个奇迹，学术价值尤

高。因之不但不应弃而不录，而且应该努力发掘，以便发挥其防病治病的作用。黄元御"姑以古本所有录之"、"不敢妄释"的处理方法，既说明其重视前人建树，又体现了其治学严谨的一贯态度。其后诸刊本均不收此二卷，既说明刻刊者之明显失误，违背了黄氏原意，也使其学术价值不如申本。《伤寒说意》毕本与其后之诸刊本相较，优点亦有三。其一：毕本除精抄于乾隆何年待考外，其署名之优于其他刊本诸端，与《金匮悬解》申本同。其二：正文释文之优点，与《金匮悬解》申本同。其三：唯毕本载《伤寒说意自叙》，其后诸刊本均厥载。《自序》之重要性无庸赘言，毕本载之，其学术价值自然优于他本。此《序》既记述了《伤寒说意》之撰著本意，撰著过程，成书年代，文献价值极高，又精辟地论述了"言"、"意"之别，有很高的学术价值。黄氏对"志"、"意"的取舍，可见其风骨之一斑。订正了"愚"误作"愈"这一千年之误，可见其精深的校勘造诣之一端，乃是他对《素问》的一大贡献。通行本《素问·著至教论》雷公答黄帝问作"臣治疏愈，说意而已"。王冰注曰："雷公言：臣之所治，稀得全愈，请言深意，而已疑心。已，止也，谓得说则疑心乃止。"《素问》王注本成于"大唐宝应元年岁次壬寅"，即公元762年，据今已1236年。一千多年来，刻刊《素问》者，均依王注本作"愈"，诠释《素问》者，亦均承王氏之说作"愈"释之。观王冰此注，不无牵强之嫌。《素问悬解·著至教论》作"臣治疏愚，说意而已"，《伤寒说意自叙》也作"臣治疏愚，说意而已"。尽管《素问悬解·著至教论》对此句未作诠释，然从上下文义观之，尤其从下文"阳言不别，阴言不理"黄元御精确地释作"阴阳之微言，不能辨别而分

理也"观之，显然黄帝与雷公是在探讨医学理论，而非治疗。雷公回答黄帝之问曰：我才疏学浅，治学不精，所以只能说说其大意而已，至于阴阳之奥义，我辨别不了，也说不清楚。《伤寒说意自叙》引用此文，从上下文义观之，更说明黄帝、雷公君臣是在探讨医学理论。所以实为"愚"字，而非"愈"字。这一音近之误，至黄元御始得订正，而复其原，此非其精深校勘造诣欤！对《素问》之一大贡献欤！

由此两种精抄本可见，乾隆本是最接近黄氏医著原貌的学术价值最高的黄氏医籍珍本，因之此次校勘整理黄氏医书，以《金匮悬解》申本作该书之底本，以《伤寒说意》毕本为该书之底本。

（二）道光本

黄元御医著问世不久，即遭《四库全书》贬伐，加之黄氏"嫉近代诸医家离经畔道，多逞私说，反复辨难，辟其乖谬，缘是为世诟病"，致使"其书屏不传"，所以五十年后的嘉庆中叶，已极难寻觅。嘉庆十八年癸酉（公元1813年）举人、阳湖张琦（1763～1833），字翰风，号宛邻，精舆地、诗词、医术，历知山东章丘、馆陶等县，著有《战国策释地》《古诗录》《宛邻文集》《素问释义》《本草述要》等书，是一位有功名兼通医术之士。崇尚黄元御之学，其《四圣心源后序》曰："余少好医学，博览方技，读黄氏《素灵微蕴》《伤寒悬解》，其于黄岐秦张之道，若网在纲，有条不紊，于是求其全书，积二十年不可得。岁在己丑（道光九年己丑，公元1829年），承乏馆陶贡士张蕴山为掖校官，得其书六种，录以畀余，乃得究其说，而益叹其学之至精。长沙而后，一火薪传，非自尊也。"而张琦"求其全书"、刻刊黄氏医书之经过，咸丰二年壬子（公元1852年）进士、金华知府、阳湖赵曾向

《书新刻黄氏遗书后》言之甚详。"嘉庆中叶，吾乡先辈张皋闻、翰风二先生昆仲同客京师。一日，皋闻于厂肆废麓中得先生所著医书一册，以示翰风，曰：其文驾魏晋上。翰风素工医，读之曰：岂特其文，其于医，直仲景后一人而已。即之厂肆，遍索他册，不可得。道光己丑，翰风权知山东馆陶县事，掖校官张蕴山，昌邑人也，得先生所著《素灵微蕴》《伤寒悬解》《四圣心源》《长沙药解》《伤寒说意》《金匮悬解》，录以授翰风。馆陶鲜刻工，翰风乃邮寄其尤要者刻于京师，世所传《宛邻书屋丛书》中《黄氏遗书四种》是也。"《四种》者何？张琦《四圣心源后序》曰："余既刊《素灵微蕴》《伤寒悬解》《长沙药解》，而《四圣心源》为诸书这会极，乃复校而刊之"，可见张氏所校刻者，乃此四书也。清·赵汝毅《伤寒说意跋》曰："壬辰（道光十二年壬辰，公元1832年）冬，谒张翰风夫子于陶署，语及岐黄学，夫子曰：昌邑黄坤载先生医术，仲景而后一人也。……子其为（使）我访求未刻之书，毅识之于心不敢忘。……次年设帐济南，以语陈孝廉元圃，元圃谓其友宋君有黄氏《伤寒说意》抄本，因走伻借观。书未至而夫子没，哲嗣仲远复申夫子遗命，求黄氏之书，一为《周易悬象》，一为《四圣悬枢》，一即《伤寒说意》也。然毅既以此书寄仲远，值夫子枢将返丧，至无以为旅资，且行李已首途，故仲远谆谆以改抄相属，毅诺之。甲午（道光十四年甲午，公元1834年）春，读《礼》之暇，率及门人李董二生并日缮成，复加校仇，拟即付之歆氏，盖敬卒翰风夫子之志，而成仲远之贤，且以彰黄氏之绝业，起世人之沉疴。"就《伤寒说意》而言，此说与赵曾向之说有异，然以"拟即付之剞氏"观之，很可能道光年间刻刊过赵汝毅

"校仇"的《伤寒说意》刊本。张琦虽仅刻刊了四种黄氏医书，就带着他大半生枯心访求黄氏医书，而终未得睹其全部之遗憾与世长辞了，但他对黄氏医术的续断继绝，为咸丰年间《黄氏医书八种》的汇刻，乃至同治年间《黄氏遗书三种》的"晚出"与首次刻刊，均起了巨大的作用。尤其是他穷困到"返丧至无以为旅资"的境地，仍遗嘱其子张仲远及赵汝毅等好友继续访求黄氏的其他医藉及《周易悬象》等著述之苦心，更令人敬佩！他为官清廉的高尚品德，矢志不移的求索精神，是很值得后人学习和师法的。

《书新刻黄氏遗书后》曰："未几，翰风先生归道山，令子仲远同年，承先生将南归，丐其友董子远孝廉、杨用明外翰兼程赴昌邑，拟尽录先生所著书。值先生子姓亦有丧，子远、用明穷一日夜之力，仅录得《四圣悬枢》《玉楸药解》，以报仲远……世所称《黄氏遗书八种》，皆转辗从仲远录出者也。"清·杨希闵《黄先生医书八种后跋》曰："黄氏医书，向止刻四种，见常州张氏《宛邻丛书》中，近闻版亦毁，余四种，无刻本。道光戊戌（道光十八年戊戌，公元1838年），闵在南昌，从包慎年伯丈假得抄本，与陈广夫三兄各傫人腾出，同学中遂多有写本矣。"清·欧阳兆熊《黄氏医书八种·序》曰："道光戊申（道光二十八年戊申，公元1848年），江西陈广敷溥以玉楸黄先生医书八种抄本相饷。其源不尽出自医家，而自唐以后，谈医者莫能及之，二千年不传之绝学，至是始得其真。爰取《四圣心源》《素灵微蕴》锓版行世，一时医风，翕然丕变。"可见道光年间，除张琦刻刊的四种黄氏医籍宛邻本外，《黄氏医书八种》之手抄本已开始流传。而始将八种搜集齐全者，是张仲远遵其父张琦遗命，请其友董子远、

杨用明赴昌邑抄录了《四圣悬枢》《玉楸药解》而告成者。欧阳兆熊据之刻刊了《四圣心源》《素灵微蕴》，而这两个版本的行世，对黄氏医术之传习，很有俾益。

笔者搜集到的道光本有四：一是道光十年庚寅（公元1830年）刻刊之《素灵微蕴》宛邻本，一是道光十二年壬辰（公元1832年）刻刊之《长沙药解》宛邻本，一是道光十二年壬辰刻刊之《伤寒悬解》宛邻本（前八卷），一是道光二十二年壬寅（公元1842年）丹徒赵克宣、赵克宜昆仲据道光十二年刻刊之《四圣心源》宛邻本校刻的《四圣心源》赵本。《素灵微蕴》，半叶11行，每行23字，花口，单鱼尾，四周单栏，版框高18.5厘米、宽14.2厘米，共四卷。《长沙药解》，半叶11行，每行23字，花口，单鱼尾，四周单栏，版框高18.5厘米、宽14.2厘米，共四卷，乾隆十八年癸酉（公元1753年）黄元御所撰之《长沙药解自序》冠于书首，道光十二年壬辰张琦所撰之《长沙药解后序》附于书末。《伤寒悬解》，前八卷，半叶11行，每行23字，花口，单鱼尾，四周单栏，版框高18.5厘米、宽14.2厘米，乾隆十三年戊辰（公元1748年）黄元御所撰之《伤寒悬解自叙》冠于书首。《四圣心源》，半叶11行，每行23字，花口，单鱼尾，四周单栏，版框高17.3厘米、宽14.2厘米，共十卷，乾隆十八年癸酉黄元御所撰之《四圣心源自叙》，道光二十二年壬寅赵克宣《序》、道光二十二年壬寅赵克宜《序》冠于书首。这四种版本，均系海内现存的此四种黄氏医籍之最早刊本，是最接近原著面貌的、学术价值最高的黄氏医籍珍本，因之此次校勘整理黄氏医书，除《伤寒悬解》惜仅存前八卷，非为完本，而作校本外，以《素灵微蕴》宛邻本作该书之底本，以《长沙药解》宛邻本作

该书之底本，以《四圣心源》赵本作该书之底本。

（三）咸丰本

清·徐受衡（树铭）侍郎《昌邑黄先生医书八种序》曰："八种之书，刻于张氏《宛邻丛书》四种，余四种，无刻本。铭虑其久将佚也，幕友江右杨舍人希闵录有全本，因更校刻，以广其传。"清·杨希闵（铁庸）《黄先生医书八种后跋》曰："顷客闽学使徐侍郎，幕携八种在箧，谈次及之，侍郎于黄氏素有元赏，又济世寿民之念随在涌溢，不能自已，尽付剞劂，以广其传。又念按临各属不能携校，同事黄学博（元坤）深于此事，遂留于署中，属专校仇，一再审定，致为不苟。考张刻四种，即有讹舛，写存之本，舛互益甚，长沙二书，黄氏移易旧第，弥费寻释。学博既详核之，侍郎又精勘之，虽叶拂尘，昔人所叹，然大体完善矣。回思昔日传抄之劳，一旦海内人得佳本，玉楸之道昌，灵兰之术正，侍郎之盛心，不可及也已。"清·赵曾向《书新刻黄氏遗书后》曰："迩年徐受衡侍郎刻于闽"，即指此徐树铭于咸丰十一年辛酉（公元1861年）刻刊于福州之《黄氏医书八种》燮和精舍本也（以下简称"闽本"）。闽本流传较广，影响较其他八种之咸丰本大。史载还有咸丰五年乙卯（公元1855年）《黄氏医书八种》湖南刻本、咸丰十一年辛酉《黄氏医书八种》青云堂刻本及八种之某些单行刊本。上述诸种《黄氏医书八种》刻本，主要的学术价值在于《黄氏医书八种》之汇刻，加之精校细勘，为黄氏医籍之流传，黄氏医术之弘扬，均起了很大的作用。由于所据底本（抄本）不同，可能彼此之间有某些小的差异，但不会有大的不同。所以然者，刻刊者多系崇尚黄氏之学的有功名兼通医术之士，文史哲及医学造诣均高。

如杨铁庸不但是徐树铭的同僚幕友，而且精于医，著有《伤寒论解略》《伤寒论百十三方解略》《金匮百七十五方解略》《盱客医谈》等，又精于校勘之学，黄学博精于校勘之学，经其"详核之"，徐树铭"又精勘之"，所以《黄氏医书八种》闽刻本是接近原书面貌的学术价值较高的《黄氏医书八种》刻本。其他八种刻本亦然。且黄元御著述，仿南朝骈体，结构严谨，文笔精练，如江河浑浩流转，水净沙明，所以其诸刊本之小异，不难识别孰是孰非。

笔者搜集到的咸丰本是《黄氏医书八种》闽本，半叶12行，每行23字，单鱼尾，四周单栏，版框高19厘米、宽13厘米，共八种，合计七十七卷。《四圣心源》十卷，乾隆十八年癸酉黄元御所撰之《四圣心源自叙》、咸丰年间杨希闵所撰之《黄先生医书八种后跋》、道光十二年壬辰张琦所撰之《四圣心源后序》、咸丰十一年辛酉徐树铭所撰之《昌邑黄先生医书八种序》冠于书首。《素灵微蕴》四卷，道光九年己丑（公元1829年）张琦所撰之《素灵微蕴序》冠于书首。《四圣悬枢》五卷，乾隆十七年壬申（公元1752年）黄元御所撰之《四圣悬枢自叙》冠于书首。《伤寒悬解》十四卷，乾隆十三年戊辰黄元御所撰之《伤寒悬解自序》、道光十二年壬辰张琦所撰之《伤寒悬解后序》冠于书首。《伤寒说意》十卷，道光十四年甲午（公元1834年）赵汝毅所撰之《伤寒说意跋》冠于书首。《金匮悬解》二十二卷，乾隆十三年戊辰黄元御所撰之《金匮悬解自叙》冠于书首。《长沙药解》四卷，乾隆十八年癸酉黄元御所撰之《长沙药解自序》、道光十二年壬辰张琦所撰之《长沙药解后序》冠于书首。《玉楸药解》八卷，乾隆十九年甲戌（公年1754年）黄元御所撰之《玉楸药解自叙》冠于书首。此次校勘整理黄氏医书，以其中的《伤寒悬解》《四圣悬枢》《玉楸药解》分别作该书之底本，其他五种分别作该书之主校本。

（四）同治本

上述之乾隆本、道光本、咸丰本及后述之光绪本、宣统本、民国本等，除周永年家藏本包括《素问悬解》《灵枢悬解》《难经悬解》三种外，均指其他八种黄氏医籍，即《黄氏医书八种》之刻本、抄本及其某些单行抄本、刻本，而同治本则既包括八种之诸本，又包括《黄氏遗书三种》刻本。清·赵曾向《书新刻黄氏遗书后》曰："而《素问》《灵枢》《难经》三悬解，卒鲜传本，近更丧乱，昌邑亦遭兵燹，先生之书，将不可过问矣。今岁（同治十一年壬申，公元1872年）正月，吾乡冯赓廷（承熙）国学正于厂肆中得先生著述抄本数册，则三悬解具在焉。赓廷固精于医，而有志于振兴斯道者，既幸先生之医书得此而大备，而此三书者，世无刻本，急思公诸同好，以广其传。闻崇朴山将军藏宋刻《素问》《灵枢》《难经》新校正本，假以校仇，爰付剞劂，而属曾向识其缘起如此。翰风先生尝曰：医学盛于上古，衰于后世，盖自刘朱之言盈天下，举世唯知滋阴熄火之为急，以此毒下，而民从之，诚咄咄怪事！先生所为，表阐四圣之旨，而于近代之邪说颇辞，拒之必力也。孟子曰：予岂好辨哉，予不得已也，先生有焉。或谓先生论医，偏于扶阳，考之《素问·生气通天论》，重言阳气者五，《伤寒论·少阴篇》曰：少阴负趺阳者为顺也，阳贵阴贱，古训昭然，先生岂臆说哉！是故欲知医，必尽通四圣之书，欲通四圣之书，必先读先生之书。今先生之书十一种具刊行于世，是天心之仁爱斯人，不忍以斯人之疾病生死终听之于二三庸妄之说，而特启先生，以昌明四圣之学。后之君子，举金元以来谬种流传诸书付之一炬，独守先生之言，与晋唐诸名医参互考订，以直接四圣心传，庶几民无夭札，世登寿域。此则先生之志，亦即赓廷刊是书之志也夫。"咸丰元年举人、国学正、阳湖冯承熙《新刻素问悬解叙》曰："向读黄坤载先生《素灵微蕴》《四圣心源》诸书，奥析夭人，妙烛幽隐，每谓自越人、仲景而后罕有其伦。继而闻先生犹有《素问》《灵枢》《难经》诸解，神往者久之。顾世无刊本，且闻其后裔珍藏甚密，欲一觏卒不可得。春初（同治十一年壬申，即公元1872年春初），陈子梦陶偶游坊肆，见先生遗书抄本若干帙，举以告余，遂与访之，则《素问》《灵枢》《难经》诸解具在焉。亟购以归，日夜披读，寝食俱忘。观其条理分明，篇第昭晰，其所移置，则若符合之合也，义意周密，脉络融贯，其所诠释，则若日星之炳也。然后叹穷微探奥，集其大成，远胜于前人之所为者，窃幸于无生见之也。《难经悬解》既已梓而行之，今将刻《素问悬解》，因书以冠篇首。"以此观之，《素问悬解》《灵枢悬解》《难经悬解》三书，同治十一年壬申之前无刻本，幸因冯氏崇尚黄元御之学，对此三书"神往者久之"，才使其沉睡于坊肆中的抄本得以发现，并精校而梓行之。百余年之缺憾，至此得圆，黄元御十一种医籍得以俱刊行于世，冯氏之功，可谓大矣。若黄元御及张琦等矢志振兴黄氏医术之士地下有灵，必将含笑于九泉矣。另有一不著刻刊者及刻刊年代之《难经悬解》单行刻本，不如冯氏刻本精善，中国科学院图书馆著录作"乾隆本"，也系以成书代作刊年之误，恐系书坊据冯本翻刻者。据说尚有一《素问悬解》刻本传世，睹者谓其不如冯本精

善，也恐系据冯本翻刻者。

笔者搜集到的《素问悬解》《难经悬解》是同治十一年冯氏刻本（以下简称"冯本"），均为半叶11行，每行23字，花口，单鱼尾，四周单栏，版框高17.5厘米、宽13.5厘米。《素问悬解》十三卷，乾隆二十年乙亥（公元1755年）黄元御所撰之《素问悬解自序》、同治十一年壬申冯承熙所撰之《新刻素问悬解叙》冠于书首，冯承熙所撰之《校余偶识》附于书末。《难经悬解》二卷，乾隆二十一年丙子（公元1756年）黄元御所撰之《难经悬解自序》，同治十一年壬申冯承熙所撰之《新刻难经悬解叙》冠于书首，同治十一年壬申赵曾向所撰之《书新刻黄氏遗书后》附于书末。此两种刻本，均校刻精善，系接近原著面貌之珍本，因之此次校勘整理黄氏医书，分别以之作该书之底本。

清·赵曾向《书新刻黄氏遗书后》曰："迩近徐受衡侍郎刻于闽，欧阳晓岑观察刻于皖，彭器之观察刻于蜀，世所称《黄氏遗书八种》，皆转辗从仲远录出者也。"闽本刻于咸丰十一年辛酉，皖本、罗本均刻于同治年同。清·欧阳兆熊《黄氏医书八种序》曰："今（同治元年壬戌，公元1862年）湘乡左君菊农继明，毅然以昌明医学为己任，费缗钱一千有奇，重刊其全部（指《黄氏医书八种》），而以校仇之役相属，其嘉惠来学之心，可谓勤矣。夫菊农亦尝从事于朱、张、刘、李、景岳《八陈》、叶氏《指南》之说者，而一旦弃之如遗，何今之自命为名医者先入以为主，抵死而不悟？……宗黄氏即以宗仲景，不宗仲景，黄岐之法不立，不宗黄氏，仲景之法不明。……吾愿世之好学深思者，将后世一切非圣之书视之如洪水猛兽，而一以仲景为归，涵濡既久，渐渍而化焉。若涉迷

津，臻彼岸，导歧路，骋康庄，有不自旋其面目而捐弃故伎，如菊农之勇者，无是人也。"此指据江西陈广（敷溥）赠欧阳兆熊之《黄氏医书八种》抄本刻刊的湖南本。《水窗春呓》载：曾国藩之幕僚欧阳兆熊，从扬州挂冠返湖南，于同治五年丙寅（公元 1866 年）在湘潭开办医馆，招收学生，以《黄氏医书八种》为教本。明文规定，有来学者，给以纸笔酒食，令其诵习，不熟此书者，不准行医。所以然者，与欧阳氏经历有关，其《黄氏医书八种序》曰："余自束发，侍先父母疾，即喜翻阅医书，初师喻嘉言昌，又师陈修园念祖，十年无所得"。虽其言行有偏激之处，然其力倡医学反朴归真之惠心，大力弘扬黄氏医学之义举，是可钦可佩的。清·黄济《黄氏医书八种序》曰："余癸亥（同治二年癸亥，公元 1863 年）在资州，患失眠疾，医者言人人殊，各尽所学，迄未霍然。甲子（同治三年甲子，公元 1864 年）因公赴长沙，遇左君继明，为治颇效。见其为人主方辄有验，询之始知寝馈于黄氏医书者有年。其书理明辞达，迥异诸家，因携以入蜀。乙丑（同治四年乙丑，公元 1865 年）秋，权渝郡锡韦卿观察及同官诸君子咸善是书，相与酿金镂版，以广其传。至是（同治五年丙寅，公元 1866 年）告成，爰弁数言，以志缘起。"此指据江西陈广（敷溥）抄本或左菊农湖南刻本刻刊之《黄氏医书八种》渝本。同治年间，还有三山吴玉田刻本、七曲会刻本等《黄氏医书八种》刊本。

笔者搜集到的《黄氏医书八种》是同治七年戊辰（公元 1868 年）彭器之（崧毓）刻刊于成都之蜀刻本，均为半叶 9 行，每行 23 字（不包括句读），花口，单鱼尾，四周单栏，版框高 18.2 厘米、宽 13.5 厘米，合计七十七卷。《四圣心源》十卷，乾隆十八年癸酉黄元御所撰之《四圣心源自叙》、同治七年戊辰彭器之所撰之《重刻黄氏医书序》、同治七年戊辰完颜崇实所撰之《黄氏遗书序》、同治七年戊辰顾复初所撰之《重刻黄氏遗书序》冠于书首，道光十二年壬辰张琦所撰之《四圣心源后序》附于书末。《素灵微蕴》四卷，道光九年己丑张琦所撰之《素灵微蕴序》冠于书首。《四圣悬枢》五卷，乾隆十七年壬申黄元御所撰之《四圣悬枢叙》冠于书首。《伤寒悬解》十四卷，汉·张机所撰之《伤寒论序》、乾隆十三年戊辰黄元御所撰之《伤寒悬解自序》、同治元年壬戌欧阳兆熊所撰之《黄氏医书八种序》、同治五年丙寅黄济所撰之《黄氏医书八种序》冠于书首，道光十二年壬辰张琦所撰之《伤寒悬解后序》附于书末。《伤寒说意》十卷，道光十四年甲午赵汝毅所撰之《伤寒说意跋》附于书末。《金匮悬解》二十二卷，乾隆十三年戊辰黄元御所撰之《金匮悬解自叙》《钦定四库全书总目提要》之《金匮悬解》提要冠于书首。《长沙药解》四卷，乾隆十八年癸酉黄元御所撰之《长沙药解自序》冠于书首。《玉楸药解》八卷，乾隆十九年甲戌黄元御所撰之《玉楸药解自叙》冠于书首。此刻本不如闽本精善，间有错讹，然全书均有句读及某些字词之训释，是其长处。虽然其学术价值略逊于闽本，然仍不失为善本之一，因之此次校勘整理黄氏医书，分别以之作《黄氏医书八种》之主校本。

（五）光绪本、宣统本、民国本

这一时期的《黄氏医书八种》，多系铅印本、石印本，如光绪二十年甲午（公元 1894 年）上海图书集成印书局排印之集成本、宣统元年己酉（公元 1909 年）上海江左书林石印本、民国二十四年上海锦章书局石印本等。这些版本均系排印本、石印本，不如咸丰本、同治本精善，却较通行，可谓通行本。

笔者搜集到的《黄氏医书八种》，是集成本、锦章书局石印本。此次校勘整理黄氏医书，分别以之作该书之旁校本。

《灵枢悬解》九卷，冯承熙刻刊于光绪六年庚辰（公元1880年），系此书之孤本。全书九卷，版式同《素问悬解》《难经悬解》，校刻精善，乾隆二十一年丙子黄元御所撰之《灵枢悬解自序》冠于书首。此次校勘整理黄氏医书，以之作《灵枢悬解》之底本。

（六）其他版本

黄氏医籍，除上述之主要版本、抄本外，尚有某些家藏版本、清抄本等。虽然《联目》厥载，但国内某些大中型图书馆及个人有藏，各有特色，可供研究黄氏医籍版本源流及黄氏医术参考之用。

综上所述，黄氏医籍之珍本是《金匮悬解》申本，《伤寒说意》毕本，《素问》《灵枢》《难经》三悬解冯本，《素灵微蕴》《长沙药解》宛邻本，《四圣心源》赵本。《黄氏医书八种》，流传较广者是闽本，蜀本、渝本、湖南本次之，虽非珍本，然其学术价值也相对较高。至于集成本、石印本等通行本，可谓泛读本，错讹较多。前已述及，《金匮悬解》申本、《伤寒说意》毕本，均系精抄珍本，然以黄氏医籍版本系统而言，则不在其内，属单行抄本范畴。黄氏医籍，有两大版本系统，一为《黄氏遗书三种》（即《素问》《灵枢》《难经》三悬解）系统，一为《黄氏医书八种》（也称《黄氏遗书八种》）系统。这两个版本系统及其源流，概述如下。《黄氏遗书三种》系统，包括《素问》《灵枢》《难经》三悬解冯本及中国科学院图书馆所藏之《难经悬解》刻本、相传存世之

《素问悬解》刻本，以冯本为优。另两种单行刻本，恐系据冯本翻刻者，均不如冯本精善。《黄氏医书八种》系统，较《黄氏遗书三种》复杂，有数个分枝，赵曾向所谓的"徐受衡侍郎刻于闽（闽本），欧阳晓岑观察刻于皖（皖本），彭之观察刻于蜀（蜀本）"，当是其主要分枝。然其所据之底本，"皆转辗从仲远录出（抄本）者也"。其"转辗"过程，也较复杂。如杨希闵谓："从包慎伯年文假得抄本，与陈广夫三兄各倩人腾，同学中遂多有写本矣。"包慎，有学者考证，亦系有功名兼通医术之士，与张琦同代齐名，因之其藏有《黄氏医书八种》抄本，当系由张仲远处所得。徐受衡谓："幕友江右杨舍人希闵录有全本，因更校刻（闽刻本），以广其传。"欧阳兆熊谓："陈广（敷溥）以玉楸黄先生医书八种抄本相饷。……湘乡左君菊农继明……重刻其全部（湖南刻本）。"黄济谓："左君继明……寝馈于黄氏医书有年，其书理明辞达，迥异诸家，因携入蜀。……渝君锡韦卿观察及同官诸君子咸善是书，相与醵金镂版（渝刻本），以广其传。"可见张仲远"录出"之《黄氏医书八种》抄本，当系包慎得之，借于杨希闵，杨希闵与陈广等抄之，一则供徐受衡作底本刻刊了闽本，一则陈广赠与欧阳兆熊，左菊农据之刻刊了湖南本，一则黄济携湖南本（或为陈广抄本）"入蜀"，锡韦卿据之刻刊了渝本。他如三山吴玉田刻本、七曲会刻本等所据之底本的"转辗"过程，亦当类上述者。至于集成本、石印本等，则是据上述某种刻本排印、翻刻之泛读本。所以尽管《黄氏医书八种》系统较《黄氏遗书三种》复杂，然其源流，则归于一，即张仲远"录出"之《黄氏医书八种》抄本也。

笔者才疏学浅，孤陋寡闻，对黄元御

学术思想之研究极为肤浅，对黄氏医籍版本掌握的较少，因之拙文错讹遗漏之处在所难免。敬希大家同道不吝赐教，加以斧正。

西安市中医医院孙洽熙

1998 年 8 月 24 日

附：黄元御学术研究论文题录

1. 吕志。试论黄元御之扶阳气学术思想。中医药学报. 1984，（6）：25
2. 朱步先。读《长沙药解》札记——评黄坤载"肝脾俱陷""胆胃逆行"理论价值。江苏中医杂志. 1985，6（10）：34
3. 朱邦贤。崇阳黜阴的《素灵微蕴》。上海中医药杂志. 1985，（4）：42
4. 汪辉东。黄元御妇科学术思想初探。中医药学报. 1985，（6）：4
5. 张谨墉。黄元御学术思想浅探。山东中医学院学报. 1985，9（3）：55
6. 张志远、王振国。《长沙药解》为上乘之作。浙江中医学院学报. 1986，10（4）：3
7. 丛林。黄元御崇阳著八种。山东中医杂志. 1986，（2）：59～60
8. 张吉。黄元御气化学术思想初探。北京中医学院学报. 1986，9（1）：16
9. 郭君双。黄元御著作之聚散及版本。中华医史杂志. 1987，17（1）：38
10. 陈家骅。从《玉楸药解》探析黄元御的学术思想。山东中医杂志. 1987，（1）：9～12
11. 刘国晖。黄坤载《四圣心源》中气学说探讨。四川中医. 1987，5（1）：7～8
12. 朱鸿铭。黄元御的中气观与黄芪汤的临床应用。北京中医学院学报. 1988，11：（6）
13. 张登本。《内经医籍述要》选载（一）——《素灵微蕴》述要。陕西中医函授. 1988，（3）
14. 沈敏南。评黄元御的《伤寒说意》。山东中医学院学报. 1988，12（2）：95～96
15. 严李澜。试论黄元御的中气升降学术思想。北京中医. 1988，（2）：17～18
16. 张奇文、张志远、裴凤玉。黄元御年谱初编。山东中医学院学报. 1989，13（1）：32～34
17. 刘桂荣。黄元御"中气升降"浅探。山东中医学院学报. 1990，14（1）：20～22
18. 赵文举。论黄元御升运脾阳的医学思想。上海中医药杂志. 1990，（4）：40～41
19. 李继功、姜其善。温下清上法治疗顽固性口腔溃疡45例。山东中医杂志. 1990，9：（6）
20. 朱鸿铭。黄元御运用浮萍经验探讨。中医杂志. 1990，31（6）：57
21. 孙洽熙、徐淑凤、李艳梅。黄元御学术思想初探。国医论坛. 1990，5（2）：21～23
22. 张志远。研《易》言医——魏、黄二家治学特色。中医药学报. 1990，（6）：1～3
23. 长青。黄元御。山西中医. 1991，7（6）：33
24. 汪辉东。黄元御诊治月经与产后病经验举隅。甘肃中医学院学报. 1992，9（1）：33，30
25. 迟炳南。论黄元御执中治本的论治特色。山东中医杂志. 1992，11（1）：5～7
26. 汪辉东。黄元御论治血证的学术特色。甘肃中医. 1993，6（6）：2～4
27. 赵文举。黄元御象数医学特色初探。国医论坛. 1994，9（2）：9～10
28. 赵文举。黄元御象数医学特色初探。中医药学报. 1994，（1）：4～7
29. 刘桂荣。黄玉路"扶阳益气"说浅探。山东中医学院学报. 1996，20（4）：264267
30. 张奇文。黄元御生平事迹考略。山东中医学院学报. 1980；（4）：69